Matthias J. Müller • Francesca Regen
Hrsg.

Benkert/Hippius Kompendium der Psychiatrischen Pharmakotherapie

15. Auflage

Springer

Hrsg.
Matthias J. Müller
Nieder-Olm, Deutschland

Francesca Regen
Berlin, Deutschland

ISBN 978-3-662-72451-4 ISBN 978-3-662-72452-1 (eBook)
https://doi.org/10.1007/978-3-662-72452-1

Die Deutsche Nationalbibliothek verzeichnet diese Publikation in der Deutschen Nationalbibliografie; detaillierte bibliografische Daten sind im Internet über https://portal.dnb.de abrufbar.

Einbandabbildung: Auf dem Cover dieser Auflage ist die Arbeit o.T., 50 x 60 cm, Lack und Ölkreide auf Holz, 2022, von Paco Knöller abgebildet.

Planung/Lektorat: Renate Scheddin
Springer ist ein Imprint der eingetragenen Gesellschaft Springer-Verlag GmbH, DE und ist ein Teil von Springer Nature.
Die Anschrift der Gesellschaft ist: Heidelberger Platz 3, 14197 Berlin, Germany

Vorwort

Mit der 15. Auflage des „*Benkert/Hippius*“ beginnt sicherlich eine neue Epoche, aber keine Zeitenwende. Wir wollen als Herausgeberteam die Tradition im besten Sinne und nach unserem besten Wissen fortsetzen, d. h. insbesondere das „Feuer bewahren“. Wir waren und sind sehr gerne und mit Leidenschaft Teil dieser Tradition.

Das *Kompendium der Psychiatrischen Pharmakotherapie* ist in den letzten 50 Jahren zum festen Bestandteil der klinischen und wissenschaftlichen Arbeit für viele Ärztinnen und Ärzte im deutschen Sprachraum, aber auch weit darüber hinaus, geworden.

In der vorliegenden 15. Auflage haben wir die bewährten Strukturen und Inhalte beibehalten und aktualisiert. Wir sind weiterhin dieser – aus unserer Sicht einzigartigen – Synthese aus wissenschaftlicher Fundierung und klinisch-praktischer Bewertung in der Begründung psychopharmakologischer Therapien verpflichtet. Und wir werden weiterhin den Grundsatz der evidenzbasierten Medizin in deren ursprünglicher Form weiterverfolgen, d. h., in der medizinischen Praxis klinische Entscheidungen für und mit Patienten auf der Grundlage der besten verfügbaren wissenschaftlichen Belege zu treffen.

Das bedeutet für uns bei einer stark steigenden Anzahl von Originalstudien unterschiedlicher Qualität, aber v. a. auch von Reviews, Metaanalysen, Netzwerk- und Umbrella-Analysen und Leitlinien, zum einen „den Wald vor lauter Bäumen“ nicht aus den Augen zu verlieren, zum anderen aber aus der verfügbaren wissenschaftlichen Evidenz für den „einzelnen Baum im Wald“ eine begründbare Empfehlung zu wagen.

Wir freuen uns sehr, diese Herausforderung anzunehmen, sind uns jedoch auch der Größe der Aufgabe und der Verantwortung bewusst.

Und wir sind sehr dankbar für die Unterstützung und die Ermutigungen, die wir erfahren haben:

- Zuerst und zunächst Herrn Prof. Dr. Otto Benkert, dessen Wunsch es war, „sein“ Werk in die Hände eines Herausgeberteams weiterzugeben und der weiterhin der Namensgeber und Spiritus Rector bleibt.
- Dem Springer-Verlag, ganz besonders Frau Renate Scheddin, für die Ermöglichung des Titels „*Benkert/Hippius Kompendium der Psychiatrischen Pharmakotherapie* “, der zugleich Tradition und Zukunft des Werks signalisiert, und für die große Unterstützung beim Übergang sowie Frau Dr. Astrid Horlacher und Frau Karin Dembowsky (Lektorat), ohne die diese 15. Auflage nicht möglich gewesen wäre.
- Allen Autoren der 14. Auflage, die sofort bereit waren, auch in dieser 15. Auflage mitzuwirken.
- Und nicht zuletzt allen Leserinnen und Lesern, die mit ihren Kommentaren auch zur Verbesserung dieser Auflage beigetragen haben und hoffentlich weiterhin beitragen werden.

Wir hoffen, dass wir Ihre Erwartungen erfüllen können und freuen uns auf jede Rückmeldung.

Matthias J. Müller und Francesca Regen
Nieder-Olm und Berlin im Herbst 2025

P.S. Wir haben uns entschieden, das immer noch gültige und visionäre ▶ Vorwort zur 14. Auflage in dieser Auflage noch einmal abzudrucken.

Vorwort zur 14. Auflage

Das *Kompendium der Psychiatrischen Pharmakotherapie* liegt jetzt in der 14. Auflage vor. Es ist in der Nachfolge der *Psychiatrischen Pharmakotherapie*, die von 1974–1996 in weiteren sechs Auflagen erschienen ist, geschrieben worden.

Das *Kompendium* fasst die Kenntnisse der klinischen Praxis und der psychopharmakologischen Wissenschaft in einem kompakten, zuverlässigen und aktuellen Leitfaden zusammen. Dem Leser wird parallel dazu die Gelegenheit geboten, sich sehr schnell über den neuesten Stand zu den einzelnen Präparaten im *Pocket Guide – Psychopharmaka von A bis Z* mit eigenen Bewertungsschwerpunkten für die Praxis zu informieren.

Es ist unser Ziel, das gesicherte Wissen ausgewogen in das *Kompendium* einzubringen. Neue Ergebnisse werden auf der Grundlage der evidenzbasierten Medizin gesichtet, kritisch hinterfragt und sorgfältig bewertet. Efficacy-Studien haben für uns einen hohen Stellenwert, die klinische Erfahrung geht aber immer auch in die endgültige Empfehlung mit ein. Wichtige Ergebnisse der *S3-Leitlinien* werden übernommen, abweichende Empfehlungen werden diskutiert. Um den Prozess der Bewertung für den Leser nachvollziehbar zu machen, werden v. a. aktuelle Studien, die für die psychiatrische Pharmakotherapie richtungweisend sein können, zitiert.

Da aufgrund immer wieder aktualisierter behördlicher Auflagen die Hersteller oftmals ihre Fachinformationen zu Nebenwirkungen, Risiken oder Kontraindikationen schnell erweitern müssen, soll darauf hingewiesen werden, dass zur Verordnung eines in diesem *Kompendium* beschriebenen Präparates nur die aktualisierte Fachinformation für den Arzt rechtlich bindend ist. Allerdings weichen wir bei unseren Empfehlungen durchaus auch von den Hinweisen der Fachinformation ab. So wird z. B. häufig aufgrund von verständlichen Vorsichtsmaßnahmen der Firmen das Risiko einer Verlängerung des QT-Intervalls eines Präparates vom Hersteller höher eingeschätzt, als es die Literaturrecherchen rechtfertigen. Auf solche Diskrepanzen wird dann im jeweiligen Präparateteil im Abschnitt *Interaktionen* hingewiesen. Wir bemühen uns aber, die Risiken, Nachteile und Vorteile eines Präparates ausgewogen darzustellen und geben dem Arzt dann die Möglichkeit, auf dieser Basis das Arzneimittel selbst zu bewerten. Die Nutzen-Risiko-Abwägung soll eine individuelle ärztliche Entscheidung bleiben.

Gerade die ausführliche Darstellung der Interaktionen von Psychopharmaka ist ein Schwerpunkt dieses Buches. In den Präparateteilen der ▸ Kap. 1–10 finden sich zu jedem Psychopharmakon alle wichtigen Wechselwirkungen mit klinischer Relevanz. Die Verweise auf die entsprechenden Tabellen im Anhang erlauben es, alle wichtigen Enzymaktivitäten bei Kombinationen von Psychopharmaka zu erfassen. Neben der Tabelle der Induktoren und Inhibitoren der CYP-Enzyme (Anhang INT) findet sich die Tabelle der Substrate der CYP-Enzyme (Anhang SUB). Darüber hinaus kann durch die Lektüre sowohl der Leseanweisung zu den Interaktionen als auch von ▸ Kap. 16 das Verständnis zu den Arzneimittelwechselwirkungen erleichtert werden. **Neu** ergänzt wird dieses Kapitel durch Ausführungen zur Pharmakokinetik bei Entzündungen und durch Nahrungsmittel. Unser Ziel ist es, dem Leser kenntlich zu machen, wo die Risiken bei einer Kombinationstherapie beginnen. Es gibt in vielen Fällen risikoärmere Kombinationen, die durch unser Informationssystem erkennbar sind. Jedem Arzt bleibt es vorbehalten, den von uns empfohlenen Rahmen zu akzeptieren oder die Grenzen für sich weiter oder enger zu stecken.

Die Off-label-Anwendung von Psychopharmaka nimmt einen breiten Raum ein. Wir bemühen uns, auf wissenschaftliche und klinisch bedeutsame Erkenntnisse bei der Indikation von Psychopharmaka, auch ohne Zulassung, frühzeitig aufmerksam zu machen. Durch Kennzeichnung des Zulassungsstatus im Präparateteil kann der Leser die Indikationen und Dosierungen genau zuordnen. Auf eine noch fehlende Zulassung bei wichtigen Indikationen und auf neue Indikationen, die durch erste Studienergebnisse angedeutet werden oder schon begründet sind, wird hingewiesen.

Eine Wunschvorstellung bleibt die oftmals empfohlene Kombinationstherapie von Pharmakotherapie und Psychotherapie. Das Für und Wider wird im *Kompendium* sorgfältig ausgelotet, sodass sich der behandelnde Arzt mit diesem Wissen den örtlichen Realitäten der psychotherapeutischen Versorgung anpassen kann.

Es wurden die meisten Elemente des US-amerikanischen Diagnosesystems DSM-5 und der **vorläufigen ICD-11** integriert. Die bekannten Diagnosen nach dem Klassifikationssystem psychischer Störungen ICD-10 bleiben aber im *Kompendium* deutlich erkennbar. Eine endgültige Umstellung kann erst nach Verabschiedung der ICD-11 erfolgen. Aber schon jetzt zeichnen sich durch die Übernahme aller wichtigen Änderungen deutlich bessere Ordnungsstrukturen in den ▶ Kap. 1–10 ab; darauf wird zu Beginn eines jeden Kapitels hingewiesen.

Die **schnell wirksamen Antidepressiva (RAAD)** werden jetzt ausführlich dargestellt. Sie haben im Vergleich zu den bekannten Antidepressiva eine kürzere Wirklatenz und erweitern damit die bisherigen Behandlungsmöglichkeiten depressiver Störungen. Die jeweiligen Besonderheiten bei einer **COVID-19-Erkrankung** werden in den relevanten Kapiteln beschrieben. Das ▶ Kap. 13 wird durch Erfahrungen im Einsatz mit Psychopharmaka bei der **Dialyse** ergänzt.

Es werden **sechs neue Präparate** (in ▶ Kap. 1 *Desvenlafaxin*, in ▶ Kap. 5 *Daridorexant*, *Eszopiclon* und *Kalium,- Magnesium,- Kalzium- und Natrium-Oxybat*, in ▶ Kap. 6 *Lecanemab*, in ▶ Kap. 9 *Semaglutid*) besprochen. Einige Präparate wurden, nach längerer kritischer Auseinandersetzung über mehrere Auflagen, nur noch in Kurzform dargestellt. Das Schicksal mehrerer Präparate mit durchaus innovativem Wirkansatz bleibt offen, weil das Votum des G-BA aussteht oder negativ ausfiel. Darauf wird in der Bewertung des jeweiligen Präparates hingewiesen.

An dieser Stelle habe ich mich in jeder Auflage bei den Lesern der *Psychiatrischen Pharmakotherapie* bedankt, dass sie dem Buch über viele Jahre die Treue gehalten haben. Diesen Dank will ich in dieser Auflage besonders gerne wiederholen. Denn im Jahr 2023 kann ich auf 50 Jahre zurückblicken, die ich mit Koautoren zuerst aus München und dann vorwiegend aus Mainz an diesem Buch gearbeitet habe. Die Koautoren haben gewechselt, aber das Ziel ist geblieben: mit den Aktualisierungen in 20 Auflagen den Standard bei der Verordnung von Psychopharmaka in der Psychiatrie vorzugeben.

Der **Rückblick** auf den Beginn dieses Buches erinnert auch an die Entwicklung der psychiatrischen Pharmakotherapie Anfang der 1970-er Jahre. Hanns Hippius erhielt gerade den Lehrstuhl in München, und ich konnte zur gleichen Zeit mit meiner klinischen Ausbildung an dieser Klinik beginnen. Wichtige Psychopharmaka waren seit 1952 im Handel. Aber es gab damals keinen Leitfaden, der Assistenten und Ärzte durch den Alltag der klinischen Pharmakotherapie hätte führen können. Hanns Hippius unterstütze meinen Wunsch, die damals bekannten wissenschaftlichen und klinischen Daten in einem Grundriss der *Psychiatrischen Pharmakotherapie* zusammenzufassen und zu gliedern und gab mir dazu auch den notwendigen Freiraum. Diese Arbeit konnte ich in Mainz mit neuen Koautoren fortsetzten und durch wissenschaftliche Arbeiten auf der psychopharmakologischen und klassifikatorischen Ebene intensivieren. So ermöglichten etwa in den 1980-er Jahren die diagnostischen Forschungen im Bereich der Angsterkrankungen, dass die bisher unbekannte *Panikstörung* nun auch klinisch klassifiziert und mit einer wirksamen medikamentösen antidepressiven Therapie behandelt werden konnte. Das *Kompendium* wurde auch durch die frühzeitige Auseinandersetzung mit damaligen *Randindikationen* der Psychiatrie, wie der Demenz, den sexuellen Funktionsstörungen oder den Essstörungen, und deren möglichen medikamentösen Therapien geprägt. Nur durch kontinuierliche Erweiterung des Buchumfangs konnten wir dem steigenden wissenschaftlichen Anspruch der Pharmakotherapie in der Psychiatrie gerecht werden. Auch deswegen erschien das *Kompendium* in kürzeren Abständen. Es wurde dank der Mitarbeit der Koautoren zu einem festen Bestandteil des therapeutischen Alltags vieler Psychiater und Ärzte im deutschsprachigen Raum.

Diesem Anspruch werden die zukünftigen Herausgeber sicherlich auch in weiteren Auflagen gerecht werden. Neue technische Möglichkeiten werden dieses Ziel unterstützen. Ich hoffe, dass gleichzeitig – wie in den bisherigen Auflagen – auch die klinische Bewertung einer Therapie durch die Autoren Grundlage des *Kompendiums* bleiben wird.

Ohne die wertvolle Lektoratsarbeit von Karin Dembowsky hätte auch diese Auflage nicht erscheinen können.

Otto Benkert
Mainz im Sommer 2023

Interessenkonflikt Die Autor*innen haben keine für den Inhalt dieses Manuskripts relevanten Interessenkonflikte.

Leseanweisung

- Die Kapiteleinteilung richtet sich primär nach den Psychopharmaka der großen Substanzgruppen (▸ Kap. 1–10). Am Ende des Buches folgen weitere wichtige Kapitel der psychiatrischen Pharmakotherapie (▸ Kap. 11–16).
- Die ▸ Kap. 1–4 und 6 (Antidepressiva, Medikamente zur Behandlung bipolarer Störungen, Antipsychotika, Anxiolytika, Antidementiva) sind einheitlich gegliedert: Nach Übersichtsdarstellungen im jeweils ersten, allgemeinen Teil werden im zweiten Teil die einzelnen Präparate beschrieben. In ▸ Kap. 5 (Medikamente zur Behandlung von Schlaf-Wach-Störungen) wird diese Gliederung des *Kompendiums* auch für Hypnotika eingehalten. ▸ Kap. 7 (Medikamente zur Behandlung von Abhängigkeitserkrankungen und abhängigem Verhalten) ist im allgemeinen Teil nach den einzelnen Suchtmitteln geordnet. In den ▸ Kap. 8–10 und in ▸ Kap. 5 (außer bei den Hypnotika) geben die Diagnosen die Ordnungsstruktur vor.
- Die Beschreibung der Präparate folgt immer der gleichen Systematik: Die Auflistung der **Handelspräparate** unter Einschluss einer Auswahl von Generika erfolgt in der gelb unterlegten Eingangsbox. Die Darreichungsformen werden in der Regel nur für das zugelassene Präparat des Erstanbieters beschrieben. Bei Präparaten mit einer großen Zahl von Generika wird nur noch beispielhaft ein zufällig ausgewähltes Generikum genannt. Zusätzlich werden Generika gelistet, die einen vom Handelsnamen des Erstanbieters abweichenden Namen haben. Das ist nötig, um diese Arzneimittel auch über das ▸ Präparateverzeichnis zu finden. Zusätzliche Dosierungen und Darreichungsformen bei Generika werden, soweit sie erfassbar waren, genannt. Dieses Vorgehen bietet sich an, weil zum einen die Zahl der verfügbaren Generika immer größer wird (und somit sehr viel Platz in Anspruch nimmt) und zum anderen, weil alle Generika im Internet leicht aufzufinden sind. Schließlich ist die Marktkonstanz vieler Generika oft kurz, sodass eine Namenskonstanz über den Erscheinungszeitraum des Kompendiums von zwei Jahren nicht gewährleistet werden kann. Aus diesem Grund werden auch abweichende Namen von Wirkstoffen und Generika in Österreich und der Schweiz nicht mehr systematisch erfasst.
- Die Handelsnamen mit ihren Dosierungen und Darreichungsformen sowie ihrem Zulassungsstatus sind der neuesten Roten bzw. Gelben Liste und den aktuellen **Fachinformationen** entnommen. Es wurden alle bis zum Frühjahr 2026 neu zugelassenen Psychopharmaka berücksichtigt.
- Für die Angaben kann keine Gewähr übernommen werden.
- In der Eingangsbox findet sich, soweit verfügbar, zu jedem Präparat die *Neuroscience-based Nomenclature* (NbN) in englischer Sprache.
- Auf die Nennung des IUPAC-Namens wird verzichtet.
- Im Abschnitt Indikationen ist der **Zulassungsstatus** mit einem hochgestellten ^{z} gekennzeichnet. Die Ausweisung bezieht sich immer auf das Präparat des Erstanbieters. Der Zulassungsstatus für die Generika und für nichtpsychiatrische Indikationen wird in der Regel nicht berücksichtigt. Bei Altzulassungen ist oft die Diagnose nicht hinreichend definiert (z. B. Neurose) oder kann nicht mit einer ICD-10-Diagnose in Einklang gebracht werden; auf diese Situation wird durch

die Kennzeichnung mit einem hochgestellten $^{(z)}$ aufmerksam gemacht. **Zugelassene psychiatrische Indikationen** (auch für Kinder-und Jugendliche) **und Randindikationen für die Psychiatrie** sind ***kursiv*** gedruckt, andere Zulassungen für ein Psychopharmakon erscheinen in Normaldruck. Die Zulassungsdiagnosen, auch bei neuen Substanzen, sind für verschiedene Generika nicht immer identisch. Viele Studien zu den zugelassenen Präparaten der letzten Jahrzehnte wurden überwiegend an Patienten mit DSM-Diagnosen durchgeführt (z. B. Major Depression), auch diese werden, soweit ausgewiesen, genannt. Die Klassifikation der Diagnosen im *Kompendium* berücksichtigt jeweils sowohl im allgemeinen Teil als auch im Präparateteil neben den ICD-10-Diagnosen möglichst auch die bereits zur Verfügung stehenden ICD-11-Diagnosen.

- Die **Wirkstoffe** sind im Text ***kursiv*** und die **Handelsnamen** in **Normalschrift** gedruckt.
- Die Definition der **Evidenzgrade** ist in der wissenschaftlichen Literatur nicht einheitlich. Gegenwärtiger Zulassungsstatus und Ergebnisse der wissenschaftlichen Literatur spiegeln sich unter Indikationen in folgenden Kennzeichnungen wider:
  - ^{z}: In der Regel Evidenzgrad Ia,b – mindestens zwei randomisierte, kontrollierte Studien aus unabhängigen Gruppen, d. h. die Wirksamkeit ist für die Indikation gesichert, das Präparat ist für die Indikation zugelassen.
  - $^{(z)}$: Es besteht zwar eine Zulassung für die Indikation, aber die Wirksamkeit ist nicht gesichert, oder es handelt sich um eine Altzulassung.
  - *Off label*: Es werden Indikationen genannt, für die zwar keine Zulassungen bestehen, aber Evidenz vorhanden ist, die eine Off-label-Verordnung im Einzelfall rechtfertigt. Dabei handelt es sich in der Regel um die Evidenzgrade IIa mit mindestens einer randomisierten Studie und die Evidenzgrade IIb mit z. B. Fall-Kontroll-Studien, experimentellen Einzelfallstudien oder deskriptiven Studien.
- Für die Hauptindikation ist der Zielbereich der **Plasmakonzentration** (mittlere Plasmakonzentrationen bei therapeutischen Dosierungen im Steady State) bei den meisten Psychopharmaka mit einem hochgestellten ^{p} am Ende des Abschnitts Pharmakokinetik gekennzeichnet, wenn therapeutisch wirksame Konzentrationen in Studien nachgewiesen wurden. Wenn der therapeutische Bereich weniger gut belegt ist, sind die zu erwartenden mittleren Plasmakonzentrationen mit einem hochgestellten $^{(p)}$ hervorgehoben.
- Die Angabe der **maximal zugelassenen Dosis**, bezogen auf das zugelassene Präparat des Erstanbieters, ist ebenfalls mit einem hochgestellten ^{z} gekennzeichnet. Die Angaben zu den Dosierungen beziehen sich, wenn nicht anders erwähnt, auf alle zugelassenen Indikationen.
- Die Angaben zu **Nebenwirkungen** sind den Fachinformationen, auch mit Nennung der üblichen Häufigkeitsangaben – sehr häufig (> 1/10), häufig (> 1/100 bis < 1/10), gelegentlich (> 1/1000 bis < 1/100), selten (> 1/10.000 bis < 1/1000), sehr selten (< 1/10.000) – entnommen. Die Nebenwirkungen der Gruppen „sehr häufig" bis „gelegentlich" entsprechen in der Regel den Originalangaben der Hersteller (bis auf Vermeidung von Wiederholungen oder Routinehinweise, z. B. auf Überempfindlichkeitsreaktionen). Für die seltenen Nebenwirkungen ist unter der Rubrik „Sonstige Nebenwirkungen" eine subjektive Auswahl (wichtige, typische Nebenwirkungen) getroffen. Wichtige Einzelfallbeschreibungen aus der

neuesten Literatur werden zusätzlich erwähnt. Zeichnet sich ein Präparat durch (weitgehend) fehlende Nebenwirkungen aus, wird dieser Vorteil im Abschnitt Indikationen und Behandlungshinweise oder im Abschnitt Bewertung erwähnt. Es soll besonders darauf hingewiesen werden, dass sich die Angaben zu den Nebenwirkungen aus den Fachinformationen, die im Präparateteil jeweils aufgelistet werden, auf das absolute Auftreten und nicht auf den Vergleich zu Plazebo beziehen. So erklären sich abweichende Angaben in den Fachinformationen, den wissenschaftlichen Veröffentlichungen und den klinischen Bewertungen in Teilen dieses *Kompendiums*.

- Auf die **Risikopopulationen für Herz, Leber und Niere** wird für jedes einzelne Präparat gesondert hingewiesen. In ► Kap. 13 finden sich die Übersichtstabellen zur Risikoeinschätzung bei internistischen Erkrankungen. Überschneidungen in den Abschnitten zu Nebenwirkungen und Kontraindikationen sind nicht zu vermeiden. Auch mögliche **Intoxikationen** werden in diesem Abschnitt beschrieben.
- Die wichtigen **Kontraindikationen** werden aufgezählt; darüber hinaus erfolgen jeweils Verweise auf ergänzende Ausführungen. Kontraindikationen, die sich auf pharmakodynamische oder pharmakokinetische Wechselwirkungen beziehen, finden sich im Abschnitt Interaktionen. Nicht genannt werden in der Regel Kontraindiktionen und Risiken, die für alle Arzneimittel gelten (z. B. keine Verordnung bei bekannten Unverträglichkeiten oder Wirkverstärkung bei gleichzeitiger Einnahme von sedierenden Arzneimitteln oder Alkohol). Auch bei den Angaben der Kontraindikationen können sich Abweichungen zwischen zusammenfassenden Bewertungen in verschiedenen Textteilen und den Fachinformationen ergeben.
- Im Präparateteil werden alle klinisch relevanten **Interaktionen** genannt. Bei möglichen Risiken wird auf die **Interaktionstabellen** im Anhang (Anhang INT und Anhang SUB) verwiesen; ist der Verweis **fett** gedruckt, haben diese Interaktionen immer klinische Relevanz. Vor Einsicht in diese Tabellen wird **dringend empfohlen**, im Anhang die „Anleitung zur Benutzung der Interaktionstabellen" und weiterhin den ► 16.3 „Arzneimittelinteraktionen" zu lesen.
- Die Präparate werden **bewertet**. Wenn sie zwar zugelassen, aber unseres Erachtens entbehrlich oder mit zu großen Risiken behaftet sind, werden nur unerlässliche Informationen gegeben.
- Im jeweiligen Präparateteil der ► Kap. 1–10 werden **alle Psychopharmaka** mit einer **psychiatrischen Zulassungsindikation** ausführlich besprochen. Im jeweiligen allgemeinen Teil dieser Kapitel werden auch psychiatrische Off-label-Indikationen von anderen Arzneimitteln diskutiert.
- **Risiken für Schwangerschaft und Stillzeit** werden für alle Präparate in ► Kap. 14 abgehandelt.
- In das **Stichwortverzeichnis** sind die Wirkstoffe (*kursiv*) aufgenommen, eine **fett** gedruckte Seitenzahl verweist auf die ausführliche Beschreibung in den Präparateteilen der ► Kap. 1–10. Das **Präparateverzeichnis** enthält die Handelsnamen mit Verweis auf den jeweiligen Wirkstoff.
- Die Empfehlungen des *Kompendiums* gelten in der Regel für das Erwachsenenalter (Ausnahmen: ADHS und Enuresis).
- Um dem bewährtem Lesefluss der bisherigen Auflagen zu entsprechen, wurde weiterhin das generische Maskulinum gewählt.

Leseanweisung für das Kompendium

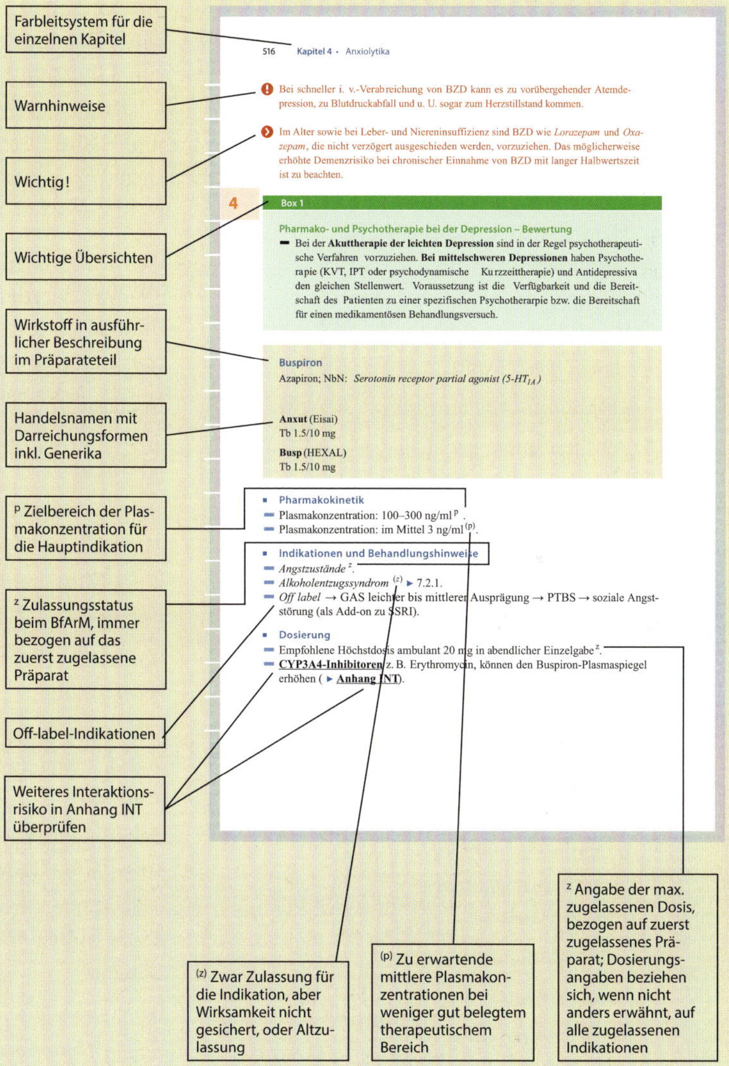

Abkürzungsverzeichnis

AADC	aromatische Aminosäuredecarboxylase
AAP	atypisches Antipsychotikum
ACE	Angiotensin-converting-Enzym
ACh	Acetylcholin
AchE-I	Acetylcholinesterasehemmer
ACTH	Adrenokortikotropin
AD	Demenz durch Alzheimer-Krankheit
ADAS-cog	*Cognitive Section of the Alzheimer's Disease Assessment Scale*
ADH	antidiuretisches Hormon
ADHS	Aufmerksamkeitsdefizit-/Hyperaktivitätsstörung
ADME	Absorption – Distribution – Metabolismus – Exkretion
AE	Alkoholembryopathie
AID	absolute Kindsdosis (*absolute infant dose*)
AK	Antikörper
AM	Arzneimittel
Amp.	Ampulle
AMPA	α-Amino-3-hydroxy-5-methyl-4-isoxazol-Propionsäure
AN	Anorexia nervosa
ApoE	Apolipoprotein E
APA	*American Psychiatric Association*
APP	Amyloid-Präkursor-Protein
APS	attenuierte psychotische Symptome
ARDS	*adult respiratory distress syndrome*
ARFID	*avoidant/restrictive food intake disorder*
ASM	anfallssuppressive Medikamente (Anfallssuppressiva)
ASP	alkoholismusspezifische Psychotherapie
ASS	Autismus-Spektrum-Störungen
BB	Blutbild
BES	Binge-Eating-Störung
BfArM	Bundesinstitut für Arzneimittel und Medizinprodukte
BLIPS	*brief limited intermittent psychotic symptoms*
BMI	Body-Mass-Index
BN	Bulimia nervosa
BPS	Borderline-Persönlichkeitsstörung
BPSD	*behavioral and psychological symptoms in dementia*
BtMVV	Betäubungsmittelverschreibungsverordnung
bvFTD	behaviorale Variante der frontotemporalen Demenz
BZD	Benzodiazepin
CADASIL	*cerebral autosomal dominant arteriopathy with subcortical infarcts and leucoencephalopathy*

CBASP	*cognitive behavioral analysis system of psychotherapy*
CCK	Cholezystokinin
CDLB	*Consortium on Dementia with Lewy-Bodies*
CERAD	*Consortium for the Establishment and Registry of Alzheimer's Disease*
CFS	Chronic-Fatigue-Syndrom
cGMP	zyklisches Guanosinmonophosphat
CIWA-Ar	*Clinical Institute Withdrawal Assessment for Alcohol Scale – Revised Version*
CK	Kreatinphosphokinase
COMT	Katecholamin-O-Methyltransferase
COPD	chronische obstruktive Lungenerkrankung
CPAP	*continuous positive airway pressure*
CPZ	Chlorpromazin
CRH	Kortikotropin-Releasing-Hormon
CRP	C-reaktives Protein
CYP	Cytochrom P450
D_1	Dopaminrezeptor Typ 1
DA	Dopamin
DAR	Disulfiram-Alkohol-Reaktion
DAT	Dopamintransporter
DBT	dialektisch-behaviorale Therapie
DD	Differenzialdiagnose
DHEA	Dehydroepiandrosteron
DLK	Demenz durch Lewy-Körper-Krankheit
DRESS-Syndrom	*drug rash with eosinophilia and systemic symptoms*
Drg.	Dragée(s)
DSM	Diagnostisches und Statistisches Manual Psychischer Störungen
DUP	Dauer der unbehandelten Psychose
EEG	Elektroenzephalogramm
EKT	Elektrokonvulsionstherapie
EMDR	*eye movement desensitization and processing*
EKG	Elektrokardiogramm
EM	*extensive metabolizer*
EMG	Elektromyogramm
EPS	extrapyramidalmotorische Störungen
ERP	*exposure with response prevention*
FAS	fetales Alkoholsyndrom
FDA	*Food and Drug Administration*
FI	Fachinformation
FMS	Fibromyalgiesyndrom
FTD	frontotemporale Demenz
GABA	γ-Aminobuttersäure
GHB	γ-Hydroxybuttersäure
GAS	generalisierte Angststörung
GFR	glomeruläre Filtrationsrate
GH	Wachstumshormon (*growth hormone*)
GHB	γ-Hydroxybuttersäure
GHRH	Growth-hormone-Releasing-Hormon
GIP	glukoseabhängiges insulinotropes Peptid

GKV	gesetzliche Krankenversicherung
GLP-1	*Glucagon-like Peptide-1*
GSK	Glykogensynthase-Kinase
H_1	Histaminrezeptor Typ 1
HEE	*high expressed emotions*
HKS	hyperkinetische Störungen
HPA-System	Hypothalamus-Hypophysen-Nebennieren-System
HSDD	*hypoactive sexual desire disorder*
5-HT	Serotonin (5-Hydroxy-Tryptamin)
HWZ	Halbwertszeit
ICD	Internationale Klassifikation Psychischer Störungen
IFIS	intraoperatives Floppy-Iris-Syndrom
IM	*intermediate metabolizer*
IQWiG	Institut für Qualität und Wirtschaftlichkeit im Gesundheitswesen
IPT	interpersonelle Psychotherapie
IVIG	intravenöse Immunglobuline
KAP	konventionelle Antipsychotika
KHK	koronare Herzerkrankung
k_e	Eliminationskonstante
Kps.	Kapsel
KVT	kognitive Verhaltenstherapie
LAI	*long acting injectables*
LOLA	L-Ornithin-L-Aspartat
LSD	Lysergsäurediethylamid
Lsg.	Lösung
LUTS	*lower urinary tract symptoms*
mACh	muskarinischer Acetylcholinrezeptor
MBT	*mentalization-based therapy*
MAOH	Monoaminoxidasehemmer
MBCT	achtsamkeitsbasierte kognitive Therapie (*mindfulness-based cognitive therapy*)
MCH	melanozytenkonzentrierendes Hormon
MCI	leichte neurokognitive Störung (*mild cognitive impairment*)
MDA	3,4-Methylendioxyamphetamin („Eve“)
MDD	Major Depression (*major depressive disorder*)
MDMA	3,4-Methylendioxymetamphetamin („Ecstasy“)
MMST	Mini-Mental-Status-Test
MNS	malignes neuroleptisches Syndrom
MRT	Magnetresonanztomographie
MLST	multipler Schlaflatenztest
NA	Noradrenalin
NAC	N-Acetylcystein
NAION	nichtarteriitische anteriore ischämische Optikusneuropathie
NaSSA	noradrenerg/spezifisch serotonerges Antidepressivum mit α_2-adrenozeptorantagonistischer Wirkung

NbN	*Neuroscience-based Nomenclature*
NCD	neurokognitive Störung (*neurocognitive disorder*)
NDRI	Noradrenalin- und Dopaminwiederaufnahmehemmer
NET	Noradrenalintransporter
NICE	*National Institute for Health and Clinical Excellence*
NK	Neurokinin
NMDA	N-Methyl-D-Aspartat
NNT	*number needed to treat*
NO	Stickstoffmonoxid
NPY	Neuropeptid Y
NSAID	nichtsteroidale Antiphlogistika
NVL	Nationale Versorgungsleitlinie
NW	Nebenwirkung(en)
NYHA	*New York Heart Association*
OR	*Odds Ratio*
OROS	*osmotic controlled release delivery system*
OSAS	obstruktives Schlafapnoe-Syndrom
PAH	pulmonale arterielle Hypertonie
PANSS	*Positive and Negative Symptoms Scale*
PKC	Proteinkinase C
PCP	Phencyclidin
PDD	Demenz durch Parkinson-Krankheit (*Parkinson's disease with dementia*)
PDE-5	Phosphodiesterase Typ 5
PDSS	Postinjektionssyndrom (*post-injection delirium/sedation syndrome*)
PET	Positronenemissionstomographie
PIP_2	Phosphatidylinositoldiphosphat
PLMD	*periodic limb movement disorder*
PM	*poor metabolizer*
PMDS	prämenstruelle dysphorische Störung
PNEA	psychogener, nichtepileptischer Anfall (*psychogenic nonepileptic seizure*)
PPHN	primäre pulmonale Hypertonie bei Neugeborenen
PRL	Prolaktin
PSD	Post-stroke-Depression
PSSD	persistierende sexuelle Funktionsstörung nach Absetzen von SSRI/SNRI (*post-SSRI sexual dysfunction*)
PTBS	posttraumatische Belastungsstörung
RAAD	*rapid-acting antidepressants*
RCT	randomisierte klinische Studie
REM	*rapid eye movement*
RID	relative Kindsdosis (*relative infant dose*)
ROT	Realitätsorientierungstherapie
RPK	Rehabilitation psychisch Kranker
rTMS	repetitive transkranielle Magnetstimulation
RLS	Restless-Legs-Syndrom

SAD	saisonale depressive Störung
SET	Selbst-Erhaltungs-Therapie
SFT	*schema-focussed therapy*
SIADH	Syndrom der inadäquaten ADH-Sekretion
SIPS	substanzinduzierte psychotische Störung
SKAT	Schwellkörperautoinjektionstherapie
SODAS	*spheroidal oral drug absorption system*
SPECT	*Single-Photon Emission Computed Tomography*
SNRI	kombinierter selektiver Serotonin- und Noradrenalinwiederaufnahmehemmer
SRI	Serotoninwiederaufnahmehemmer
SSRI	selektiver Serotoninwiederaufnahmehemmer
SSW	Schwangerschaftswoche
Susp.	Suspension
$t_{1/2}$	β-Eliminationshalbwertszeit (bzw. Freisetzungshalbwertszeit bei Depotpräparaten)
Tbl.	Tablette
TDM	therapeutisches Drug-Monitoring
tDCS	transkranielle Gleichstrombehandlung
TdP	Torsades de Pointes
TEAS	*treatment-emergent switch*
TEK	Trainingsprogramme zur Verbesserung der affektiven Sinneswahrnehmung und der emotionalen Kompetenz
TFP	*transference-focussed psychotherapy*
THC	Tetrahydrocannabinol
T_{max}	Zeit bis zum maximalen Plasmaspiegel
Trpf.	Tropfen
TSF	Training sozialer Fertigkeiten
TTS	transdermales therapeutisches System
TZA	trizyklisches Antidepressivum
TSH	Thyreotropin
UAW	unerwünschte Arzneimittelwirkung(en)
UGT	UDP-Glykosyltransferase
UM	*ultrarapid metabolizer*
VD	Demenz durch zerebrovaskuläre Krankheit
VLPO	ventrolaterales präoptisches Areal
VNS	Vagusnervstimulation
VT	Verhaltenstherapie
WFSBP	*World Federation of Societies of Biological Psychiatry*
ZNS	Zentralnervensystem

Inhaltsverzeichnis

Autorenliste

Prof. Dr. med. Dr. rer. nat. Dipl.-Psych. M. J. Müller Nieder-Olm
mjmueller@gmx.de

PD Dr. med. F. Regen Berlin
francesca.regen@charite.de

Prof. Dr. med. I.-G. Anghelescu Berlin
ion.anghelescu@mhiberlin.de

Dr. med. Fr. Borlak Freiburg
francesca.borlak@agj-freiburg.de

Prof. Dr. rer. nat. Dipl.-Chem. H.-W. Clement Freiburg
hans-willi.clement@uniklinik-freiburg.de

Dr. rer. nat. G. Hefner Eltville
gudrun.hefner@vitos.de

Prof. Dr. med. P. Heiser Nordhausen/Freiburg
philip.heiser@uniklinik-freiburg.de

Prof. Dr. rer. nat. C. Hiemke Mainz
hiemke@uni-mainz.de

Prof. Dr. med. H. Himmerich London
hubertus.himmerich@kcl.ac.uk

Prof. Dr. med. F. Kiefer Mannheim
falk.kiefer@zi-mannheim.de

Prof. Dr. med. C. Lange-Asschenfeldt Düsseldorf
info@ppp-duesseldorf.de

PD Dr. med. Dipl.-Kfm. M. Paulzen Aachen
m.paulzen@alexianer.de

Prof. Dr. med. A. Steiger Kaiserslautern/München
profsteiger@gmail.com

Prof. Dr. med. F. Weber Cham
Frank.Weber@sana.de

Antidepressiva

Francesca Regen

Inhaltsverzeichnis

Benkert/Hippius Kompendium der Psychiatrischen Pharmakotherapie,
https://doi.org/10.1007/978-3-662-72452-1_1

1.1 Übersicht

Antidepressiva sind eine heterogene Gruppe von Pharmaka, die bei depressiven Syndromen unterschiedlicher nosologischer Zuordnung und Charakteristik einen stimmungsaufhellenden und/oder antriebsverbessernden Therapieeffekt haben. Zusätzlich sind sie bei einer Reihe weiterer Störungsbilder wirksam, sodass der traditionelle, auf die ursprüngliche Hauptindikation bezogene Begriff „Antidepressiva" nur einen Teilaspekt ihrer therapeutischen Potenz darstellt.

Die **Einteilung** antidepressiv wirksamer Arzneimittel (AM) basiert in der Regel auf chemischen Struktureigenschaften und/oder auf pharmakologischen Wirkprofilen und berücksichtigt damit nur einige der verschiedenen Eigenschaften einzelner Substanzen. Die frühere Klassifikation bezog sich auf die **chemische Struktur**, heute werden Antidepressiva vorrangig nach ihrem **primären Angriffspunkt im ZNS** kategorisiert (◘ Tab. 1.1). Dieses Einteilungsprinzip ist zu bevorzugen, da es pharmakologisch aussagekräftiger ist; es liegt auch der NbN zugrunde. Dabei gestaltet sich die Klassifikation antidepressiv wirksamer Substanzen zunehmend komplexer: zum einen wurden Antidepressiva mit neuen Wirkmechanismen eingeführt (z. B. *Agomelatin, Esketamin*), zum anderen wird der Vereinigung multipler Wirkansätze zunehmend eine entscheidende Bedeutung zugeschrieben, die sich in einer Einteilung anhand des primären Wirkmechanismus nicht vollständig abbilden lässt. Zuletzt kam mit dem Begriff der ***rapid-acting antidepressants*** **(RAAD)** bzw. der schnell wirksamen Antidepressiva eine weitere Einteilung hinzu, die Antidepressiva anhand ihrer **Wirklatenz** über verschiedene Wirkmechanismen hinweg in „klassische" und „schnell wirksame" Antidepressiva gruppiert. Zu den RAAD werden derzeit *Esketamin/Ketamin* sowie *Dextromethorphan/Bupropion* (NMDA-Rezeptorantagonisten), *Brexanolon* und *Zuranolon* (positive allosterische Modulatoren synaptischer und extrasynaptischer $GABA_A$-Rezeptoren) und Psychedelika (*Psilocybin, LSD, Meskalin* oder *Dimethyltryptamin [DMT]*; [partielle] Agonisten am $5\text{-}HT_{2A}$-Rezeptor) gezählt.

Die früher übliche Einteilung von Antidepressiva anhand ihrer **chemischen Struktur** erlaubt eine Unterscheidung von trizyklischen Antidepressiva, tetrazyklischen Antidepressiva und anderen, chemisch neuartigen Antidepressiva.

Trizyklische Antidepressiva (TZA), welche von *Imipramin* abgeleitet sind, zeigen in ihrer chemischen Struktur eine charakteristische Anordnung von 3 Ringen („Trizyklus"). Auch wenn Unterschiede der Substanzen am Zentralring und/oder an der Seitenkette strukturchemisch häufig nur gering sind, resultieren daraus oft erhebliche qualitative Änderungen des pharmakologischen und klinischen Wirkungsbildes. Zu den **tetrazyklischen Antidepressiva** zählen *Maprotilin* (derzeit nicht mehr im Handel verfügbar), *Mianserin* sowie strukturchemisch auch *Mirtazapin*. Andere, **chemisch neuartige Antidepressiva** zeigen untereinander keine strukturchemische Ähnlichkeit mehr, wie z. B. *Agomelatin*, *Bupropion*, *Duloxetin*, *Reboxetin*, *Venlafaxin* oder die selektiven Serotoninwiederaufnahmehemmer (SSRI).

Die primären, pharmakologischen Angriffspunkte im ZNS erlauben folgende Einteilung (s. auch ◘ Tab. 1.1):

Tab. 1.1 Übersicht der pharmakologischen Angriffspunkte von Antidepressiva

Antidepressivum	5-HT-I	NA-I	DA-I	MAOH	mACh	H_1	5-HT_2	DA	α_1	α_2
Agomelatin[a]	0	0	0	0	0	0	++	0	0	0
Amitriptylin	++	++	+/−	0	++	+++	++	+/−	+++	0
Bupropion	+/−	++	++	0	+/−	+/−	+/−	0	+	+/−
Citalopram	+++	+/−	0	0	0	+	0	0	+/−	0
Clomipramin	+++	++	+/−	0	++	+	+	+/−	++	0
Desvenlafaxin	+++	+(+)	+/−	0	0	0	0	0	0	0
Doxepin	+	++	+/−	0	+	+++	++	+	+++	0
Duloxetin	++	++	+	0	+/−	+/−	0	+	+/−	0
Escitalopram	+++	+/−	0	0	0	+/−	0	0	+/−	0
Esketamin[b]	0	0	0	0	0	0	0	0	0	0
Fluoxetin	+++	+/−	+/−	0	+/−	+/−	+	+/−	+/−	0
Fluvoxamin	+++	+/−	0	0	0	0	0	+/−	+/−	0
Hypericum	++	+	+	0	0	0	?	0	0	0
Imipramin	++	++	+/−	0	+	+/−	+	0	+	0
*Maprotilin**	0	++	+/−	0	+	+++	+	0	+	0
Milnacipran	++	+++	0	0	0	0	0	0	0	0
Mirtazapin	+/−	0	0	0	+/−	+++	++	0	+	++
Moclobemid	0	0	0	++	0	0	0	0	0	0
*Nortriptylin**	+	+++	+/−	0	+	+	+	0	+	0

Tab. 1.1 (*Fortsetzung*)

Antidepressivum	5-HT-I	NA-I	DA-I	MAOH	mACh	H_1	5-HT_2	DA	α_1	α_2
Paroxetin	+++	+/−	+/−	0	+	0	0	+	+/−	0
Reboxetin	0	+++	0	0	0	0	0	0	0	0
Sertralin	+++	+/−	+	0	+/−	0	0	+	0	0
Tianeptin[c]	0	0	0	0	0	0	0	0	0	0
Tranylcypromin	0	+	0	+++	0	0	0	0	0	0
Trazodon	++	0	0	0	0	+	++	0	++	0
Trimipramin	+/−	+/−	+/−	0	++	+++	++	++	+++	0
Venlafaxin	+++	+	+/−	0	0	0	0	+/−	0	0
Vortioxetin[d]	+++	+/−	0	0	0	0	0	0	0	0

5-HT-I 5-HT-Wiederaufnahmehemmung, *NA-I* NA-Wiederaufnahmehemmung, *DA-I* DA-Wiederaufnahmehemmung, *MAOH* Monoaminoxidasehemmung, *mACh* Antagonismus an muskarinischen Acetylcholinrezeptoren, H_1 Antagonismus an Histaminrezeptoren (Typ 1), *5-*HT_2 Antagonismus an 5-HT_2-Rezeptoren, *DA* Antagonismus an Dopaminrezeptoren, α_1 Antagonismus an α_1-Adrenozeptoren, α_2 Antagonismus an α_2-Adrenozeptoren; +++ sehr stark, ++ stark, + schwach, +/− sehr schwach, 0 nicht wirksam. * Derzeit nicht mehr im Handel verfügbar.

Es sind nur die Antidepressiva gelistet, die auch ausführlich im Präparateteil (▶ 1.13) beschrieben werden.

[a] *Agomelatin*: selektiver, spezifischer Agonismus am Melatoninrezeptor, Antagonismus an 5-HT_{2C}-Rezeptoren. [b] *Esketamin* und *Ketamin*: nichtselektiver, nichtkompetitiver Antagonismus am glutamatergen N-Methyl-D-Aspartat(NMDA)-Rezeptor. Zusätzlich Agonismus am σ_1-Rezeptor sowie am μ- und – geringer – am κ-Opioidrezeptor. Die zugrundeliegenden antidepressiven Wirkmechanismen sind noch nicht vollständig geklärt, angenommen wird eine Förderung der Neuroplastizität über nachgeschaltete Prozesse (Hemmung GABAerger Interneurone, Aktivierung von AMPA-Rezeptoren, BDNF-Synthese). [c] *Tianeptin*: pharmakodynamischer Wirkmechanismus im Einzelnen unklar: Verstärkung der 5-HT-Wiederaufnahme (*serotonin reuptake enhancement*, SRE), neuroprotektive und neurotrophe Eigenschaften sowie modulierende Effekte auf die glutamaterge und dopaminerge Transmission. Neueren Studien nach auch μ- und (geringer) δ-Opioidrezeptoragonist. [d] *Vortioxetin*: 5-HT-Wiederaufnahmehemmer mit zusätzlich antagonistischen Eigenschaften an 5-HT_3-, 5-HT_{1D}- und 5-HT_7-Rezeptoren, partiellem Agonismus an 5-HT_{1B}-Rezeptoren und agonistischen Eigenschaften am 5-HT_{1A}-Rezeptor.

Nichtselektive Monoaminwiederaufnahmehemmer

- *Amitriptylin, Doxepin, Imipramin*: TZA mit Noradrenalin(NA)- und 5-HT-Wiederaufnahmehemmung zusammen mit Neurorezeptorwirkungen.
- *Clomipramin*: TZA, überwiegende 5-HT-Wiederaufnahmehemmung, Metabolit *Norclomipramin* bevorzugter NA-Wiederaufnahmehemmer zusammen mit Neurorezeptorwirkungen.
- *Nortriptylin*: TZA mit überwiegender NA-Wiederaufnahmehemmung zusammen mit Neurorezeptorwirkungen, weniger anticholinerge Eigenschaften im Vergleich zu anderen TZA. *Nortriptylin* ist derzeit nicht mehr im Handel verfügbar.

Selektive Serotoninwiederaufnahmehemmer (SSRI)

- *Citalopram, Escitalopram, Fluoxetin, Fluvoxamin, Paroxetin, Sertralin. Escitalopram* hat die höchste Selektivität.

Überwiegende oder selektive NA-Wiederaufnahmehemmer

- *Reboxetin*: selektiver NA-Wiederaufnahmehemmer.
- *Maprotilin* (derzeit nicht mehr im Handel verfügbar): tetrazyklisches Antidepressivum mit relativ selektiver NA-Wiederaufnahmehemmung. Zusätzlich antihistaminerge Wirkkomponente und α_1-Antagonismus. Etwas geringere anticholinerge Eigenschaften als TZA.
- *Mianserin*: tetrazyklisches Antidepressivum, über präsynaptischen α_2-Antagonismus Verstärkung der noradrenergen Neurotransmission (wie bei *Mirtazapin*), zusätzlich Histamin-H_1-, 5-HT_2-, 5-HT_3- und α_1-Antagonismus.

Kombinierte selektive 5-HT- und NA-Wiederaufnahmehemmer (SNRI)

- *Venlafaxin*: selektiver 5-HT- und (in hohen Dosen) NA-Wiederaufnahmehemmer.
- *Desvenlafaxin*: aktiver Metabolit von *Venlafaxin* mit im Vergleich zu *Venlafaxin* stärkerer NA-Wiederaufnahmehemmung.
- *Milnacipran* und *Duloxetin*: etwa gleich starke, selektive Hemmung der 5-HT- und NA-Wiederaufnahme.

Kombinierte selektive NA- und Dopamin(DA)-Wiederaufnahmehemmer (NDRI)

- *Bupropion*.

Noradrenerg/spezifisch serotonerges Antidepressivum mit α_2-adrenozeptorantagonistischer Wirkung (NaSSA)

- *Mirtazapin*: zentral wirksamer präsynaptischer α_2-Antagonist (schwächer auch α_1-Antagonist), dadurch indirekte Verstärkung der noradrenergen und serotonergen Neurotransmission. Postsynaptischer 5-HT_2- und 5-HT_3-Antagonismus führt zur vermehrten Stimulation von 5-HT_1-Rezeptoren. Zusätzlich potente antihistaminerge Eigenschaften. Keine anticholinerge Wirkung.

Monoaminoxidasehemmer (MAOH)

- *Moclobemid*: reversibler selektiver Hemmer der MAO-A.
- *Tranylcypromin*: irreversibler nichtselektiver MAOH (beeinflusst werden 5-HT und NA über die MAO-A, DA über die MAO-B).

Modulation der glutamatergen Signaltransduktion: NMDA-Rezeptorantagonisten

- *Esketamin* und *Ketamin*: Antagonismus am glutamatergen N-Methyl-D-Aspartat(NMDA)-Rezeptor, Agonismus am σ_1-Rezeptor, Agonismus an μ- (MOR) und, geringer, an κ-Opioidrezeptoren (KOR). *Esketamin* als das S-Enantiomer des razemischen *Ketamins* weist eine höhere Affinität für NMDA-Rezeptoren auf als das R-Enantiomer.
- *Dextromethorphan/Bupropion* (in USA als Auvelity zugelassen). *Dextromethorphan*: Antagonismus am NMDA-Rezeptor; zusätzlich Agonismus am σ_1-Rezeptor. *Dextromethorphan* wird mit *Bupropion* kombiniert, um über die CYP2D6-Hemmung von *Bupropion* einen sehr schnellen Abbau von *Dextromethorphan* zu verhindern und synergistische Effekte zu erzielen.

Modulation der GABAergen Signaltransduktion: $GABA_A$-PAM

- *Brexanolon* und *Zuranolon*: positive allosterische Modulatoren (PAM) synaptischer und extrasynaptischer $GABA_A$-Rezeptoren.

Andere Wirkprinzipien

- *Agomelatin*: Melatoninrezeptoragonist (MT_1 und MT_2) mit durch Antagonismus an $5\text{-}HT_{2C}$-Rezeptoren vermittelter Verstärkung der dopaminergen und noradrenergen Neurotransmission bei fehlender Monoaminwiederaufnahmehemmung.
- *Tianeptin*: Wirkmechanismus noch unklar. Anders als andere Antidepressiva soll *Tianeptin* über eine Verstärkung der 5-HT-Wiederaufnahme zu einer Senkung der extrazellulären 5-HT-Konzentration führen (Serotonin-Reuptake-Enhancement, SRE). Daneben werden neuroprotektive und neurotrophe Eigenschaften sowie modulierende Effekte auf die glutamaterge und dopaminerge Transmission beschrieben. Nach neueren Studien wirkt *Tianeptin* als Agonist am μ- und (geringer) am δ-Opioidrezeptor.
- *Vortioxetin*: 5-HT-Wiederaufnahmehemmer mit zusätzlich antagonistischen Eigenschaften an $5\text{-}HT_3$-, $5\text{-}HT_{1D}$- und $5\text{-}HT_7$-Rezeptoren, partiellem Agonismus an $5\text{-}HT_{1B}$-Rezeptoren und agonistischen Eigenschaften am $5\text{-}HT_{1A}$-Rezeptor. Dadurch scheint es zur Erhöhung der Freisetzung der Monoamine 5-HT, NA und DA sowie von Acetylcholin und Histamin zu kommen.
- *Trimipramin*: TZA, jedoch nur schwache Monoaminwiederaufnahmehemmung, im Gegensatz zu fast allen anderen Antidepressiva keine Suppression des REM-Schlafs. Antagonistische Eigenschaften an Histamin-, Acetylcholin-, $5\text{-}HT_2$-, DA- und α_1-adrenergen Rezeptoren.
- *Trazodon*: 5-HT-Antagonist und -Wiederaufnahmehemmer: Antagonistisch an $5\text{-}HT_{2A/2C}$-Rezeptoren, schwache 5-HT-Wiederaufnahmehemmung (erst in höherer Dosis). Zusätzlich Antagonismus an H_1- und α_1-adrenergen Rezeptoren.
- *Gepirone* (in USA zugelassen): partieller $5\text{-}HT_{1A}$-Rezeptoragonist (ähnlich *Buspiron* ▶ 4.12.3).
- **Phytopharmaka:** Wirkmechanismus von *Hypericum-Extrakten* beruht nach bisherigen Untersuchungen auf einer Wiederaufnahmehemmung von 5-HT, NA, DA, γ-Aminobuttersäure (GABA) und Glutamat (*Hyperforin*) und gleichzeitiger Steigerung der Sekretion von GABA, Aspartat und Glutamat, wobei der Haupt-

1

mechanismus in einer Modulation von Ionenkanälen besteht; entspricht damit keinem der bislang bekannten Präparate.
- **Psychedelika:** *Psilocybin*, *LSD*, *Meskalin* oder *Dimethyltryptamin* (*DMT;* z. B. als *Ayahuasca*): (partielle) Agonisten am 5-HT_{2A}-Rezeptor (▶ 1.2)
- **AAP:** für *Aripiprazol*, *Olanzapin* und *Quetiapin* ▶ 3.15, Präparate/Pharmakodynamik.

1.2 Wirkmechanismen

Auch wenn sich auf dem Boden zahlreicher pathophysiologischer Erkenntnisse mehrere Erklärungsmodelle der Entstehung depressiver Störungen herausgebildet haben, sind die neurobiologischen Ursachen bislang nicht hinreichend geklärt. **Theorien der Pathogenese depressiver Störungen** umfassen eine **Dysfunktion verschiedener zentralnervöser Neuromodulatoren** (noradrenerges, serotonerges und dopaminerges System; glutamaterges System und proinflammatorische Zytokine; GABAerges System und neuroaktive Steroide; Tachykininsystem), eine **Veränderung neuroendokriner Systeme** (Hypothalamus-Hypophysen-Schilddrüsen-System; Wachstumshormon[GH]-Sekretion; gonadale Steroide; Hypothalamus-Hypophysen-Nebennierenrinden[HPA]-System) sowie einen **Mangel an neurotrophen Faktoren** (Neurotrophinhypothese der Depression) **mit Beeinträchtigung der Neuroplastizität**.

Die meisten heute gebräuchlichen **„klassischen" Antidepressiva** folgen dem aus der sog. Monoaminmangelhypothese der Depression (Moncrieff et al. 2023) abgeleiteten Wirkmechanismus und bewirken durch Hemmung der Wiederaufnahme am jeweiligen Transportermolekül, durch Hemmung des abbauenden Enzyms (MAOH) oder indirekt (z. B. *Mirtazapin*) eine **Verstärkung der serotonergen, noradrenergen und/oder dopaminergen Neurotransmission**. Aufgrund u. a. auch der zusätzlichen Beeinflussung anderer Neurotransmittersysteme (z. B. acetylcholinerger oder histaminerger Systeme) ergeben sich trotz dieses gemeinsamen Wirkansatzes mit grundsätzlicher Ähnlichkeit der klinischen Wirkprofile substanzspezifische Eigenschaften. Dabei ist der **eigentliche Wirkmechanismus** von Antidepressiva noch unbekannt; für die antidepressive Wirkung werden vielfältige Prozesse angenommen, die den durch eine Beeinflussung verschiedener Neurotransmittersysteme entstehenden Effekten auf Rezeptorebene nachgeschaltet sind. So führt die indirekte oder direkte Stimulation der Rezeptorsysteme auf der Ebene der intrazellulären Second-Messenger-Systeme und der nachgeschalteten Genexpression zu einer Fülle von **adaptiven, neuroplastischen Vorgängen**, die sich mit der antidepressiven Wirkung unter Berücksichtigung verschiedener möglicher neurobiologischer Modelle depressiver Störungen in Zusammenhang bringen lassen. Diesen der antidepressiven Wirkung zugrundeliegenden, adaptiven Prozessen wird auch die **Wirklatenz** von Antidepressiva zugeschrieben.

Anders als die meisten klassischen Antidepressiva, die entsprechend der Monoaminmangelhypothese eine Veränderung der serotonergen, noradrenergen und/oder dopaminergen Neurotransmission bewirken und mit einer gewissen Wirklatenz einhergehen, zeigen die schnell wirksamen Antidepressiva (***rapid-acting antidepressants*;**

RAAD) eine rasche antidepressive Wirkung innerhalb von Stunden bis zu wenigen Tagen.

Ketamin **und** ***Esketamin*** wirken als **Antagonisten am glutamatergen N-Methyl-D-Aspartat(NMDA)-Rezeptor**. Auch eine (Teil-)Wirkung über σ_1-Rezeptoren sowie μ- (MOR) und, geringer, an κ-Opioidrezeptoren (KOR) wird diskutiert (Levinstein et al. 2025). Über nachgeschaltete Prozesse (Hemmung GABAerger Interneurone, Aktivierung von AMPA-Rezeptoren, BDNF-Synthese) wird auch hier letztlich eine Förderung neuroplastischer Prozesse angenommen. Dabei sind die antidepressiven Wirkmechanismen von *Ketamin* und *Esketamin* im Einzelnen noch nicht vollständig geklärt. ***Dextromethorphan*** wirkt ebenfalls als NMDA-Rezeptorantagonist sowie auch als σ_1-Rezeptoragonist; für die antidepressive Wirkung werden beide Mechanismen als potenziell relevant angesehen. Über die CYP2D6-Hemmung von *Bupropion* wird ein rascher Abbau von *Dextromethorphan* verhindert; zusätzlich entsteht ein Synergismus bezüglich der antidepressiven Effekte (Tabuteau et al. 2022). *Dextromethorphan* ist in Deutschland als Hustenstiller im Handel; ein Missbrauchspotenzial wurde beschrieben. Als Kombinationspräparat ist *Dextromethorphan/Bupropion* seit 2022 in USA zugelassen (Auvelity; 45 mg/105 mg 2 × täglich). ***Brexanolon*** ist ein **positiver allosterischer Modulator (PAM) synaptischer und extrasynaptischer** $\mathbf{GABA_A}$**-Rezeptoren** ($\mathbf{GABA_A}$**-PAM)** und seit 2019 in USA zur Behandlung der postpartalen Depression zugelassen (▶ 1.4.15, Psychische und Verhaltensstörungen in Zusammenhang mit Schwangerschaft, Entbindung und Wochenbett; postpartale Depression). 2025 stellte der Hersteller die Produktion von *Brexanolon* zugunsten des oral verfügbaren ***Zuranolon*** (SAGE-217) ein. *Zuranolon* wirkt ebenfalls als $GABA_A$-PAM und ist in USA seit 2023 und in Europa seit Herbst 2025 für die Behandlung der postpartalen Depression zugelassen. Von einer Zulassung für die Behandlung depressiver Episoden wurde nach negativen Studienergebnissen abgesehen (Clayton et al. 2023; Parikh et al. 2024). *Zuranolon* ist das erste, spezifisch für die Behandlung der postpartalen Depression in Europa zugelassene AM. Als Wirkmechanismus der $GABA_A$-PAM wird die Wiederherstellung einer GABAergen Balance durch die Modulation auch extrasynaptischer $GABA_A$-Rezeptoren angenommen. Aufgrund eines möglichen Missbrauchs- und Abhängigkeitspotenzials plant das Bundesgesundheitsministerium, *Zuranolon* in Darreichungsformen > 50 mg/Einheit auf die Betäubungsmittelliste aufzunehmen; vorgesehen sind für die Behandlung der postpartalen Depression Kapseln mit 20, 25 und 30 mg *Zuranolon*, die damit von der geplanten Änderung nicht betroffen wären. Auch **Psychedelika** wie insbesondere *Psilocybin* werden als mögliche RAAD untersucht. ***Psilocybin*** sowie ***LSD, Meskalin*** oder ***Dimethyltryptamin*** **(*DMT*)** wirken als (partielle) **Agonisten am** $\mathbf{5\text{-}HT_{2A}}$**-Rezeptor**. Die Gabe erfolgt in den aktuellen Studien in wenigen Einzelgaben und eingebettet in einen psychotherapeutischen Kontext („psychedelische Therapie" oder „Psychedelika-assistierte Psychotherapie"). Als antidepressive Wirkmechanismen werden neben dem direkten Agonismus am $5\text{-}HT_{2A}$-Rezeptor biopsychosozial-spirituelle Folgen der akuten bewusstseinserweiternden Wirkung, eine Erhöhung von BDNF und neuroplastische Effekte, immunmodulatorische Wirkungen sowie Veränderungen der neuronalen Netzwerkintegrität im Ruhezustand (Default-Mode Network) diskutiert. Eine Frage, die sich im Zusammenhang mit den schnell wirksamen Antidepressiva stellt, ist die

Gestaltung der Akut- und auch der Erhaltungstherapie (intermittierende oder auch einmalige Gabe für RAAD vs. kontinuierliche Gabe bei „klassischen" Antidepressiva). Für *Esketamin* intranasal in Kombination mit einem SSRI oder SNRI in der Behandlung der therapieresistenten Depression ist im Anschluss an die 4-wöchige Akuttherapie (Applikation 2 × wöchentlich) eine Erhaltungstherapie mit zunächst 1- und im Verlauf 2-wöchentlicher Gabe vorgesehen. In der Indikation der akuten Kurzzeitbehandlung mittel- bis schwergradiger depressiver Episoden, die einem psychiatrischen Notfall entsprechen, ist nach der 4-wöchtlichen Kombinationsbehandlung eine Erhaltungstherapie allein mit einem „klassischem" Antidepressivum vorgesehen. Es gibt Ansätze, wie bereits bei den Psychedelika praktiziert, nach Gabe eines RAAD **psychotherapeutische Interventionen** anzuwenden, um in einem Zeitfenster erhöhter Neuroplastizität protektives Lernen zu begünstigen und damit die antidepressiven Effekte länger zu erhalten.

Mit dem Ziel der **Entwicklung neuer antidepressiver Wirkansätze** werden derzeit die Ursachen und Folgen einer gesteigerten Aktivität des HPA-Systems, die Bedeutung von inflammatorischen Prozessen und von Mikroglia, die Rolle von Neuropeptiden sowie die Bedeutung von Neurotrophinen und der adulten Neuroneogenese in der Entstehung depressiver Episoden und ihre therapeutische Beeinflussung untersucht. Andere wichtige sekundäre Wirkprinzipien der Antidepressiva beziehen sich auf eine prä- und postsynaptische glutamaterge Beeinflussung, auf die Synthese des Proteins p11, welches die 5-HT_{1B}-Rezeptordichte erhöht, und auf die Acetylierung von Histonen. Ein weiterer Schwerpunkt der Depressionsforschung und der Forschung zu antidepressiven Wirkmechanismen liegt in einer möglichen Bedeutung des Ceramid-Systems und des Enzyms saure Sphingomyelinase (ASM) sowie in genetischen Polymorphismen und epigenetischen Modifikationen. So finden sich beispielsweise genomweite Assoziationsstudien zur Identifizierung neuer genetischer Varianten, die einen Einfluss z. B. auf die Therapieresponse ausüben, Untersuchungen von Polymorphismen von Genen, deren Produkte monoaminerge Funktionen ausüben (Serotonintransportergen, Gen für die Katecholamin-*O*-Methyltransferase COMT, Gen für die MAO-A), sowie Untersuchungen der Bedeutung von Varianten im Gen für den purinergen P2X7-Rezeptor. Auch gibt es Bestrebungen, **biologische Prädiktoren** (Biomarker) für einen Therapieerfolg und/oder das Auftreten von NW zu etablieren, die eine **individualisierte antidepressive Behandlung** ermöglichen.

- **Neue pharmakologische Ansätze**
  - Ein Schwerpunkt in der Entwicklung neuer Antidepressiva liegt gegenwärtig in der **Modulation des glutamatergen Systems** und hier in der Entwicklung von Substanzen mit der Möglichkeit einer oralen Gabe sowie verringerten psychotomimetischen NW. So befinden sich derzeit orale Formulierungen von *Esketamin* und *Ketamin* (CLE-100 bzw. R-107) in klinischer Prüfung (Glue et al. 2024). Auch das R-Enantiomer von *Ketamin* (*R-Ketamin* oder *Arketamine*) sowie *Ketamin*-Metaboliten (*Hydroxynorketamin*) werden hinsichtlich ihrer antidepressiven Eigenschaften untersucht. Weitere NMDA-Rezeptorantagonisten sind in der Entwicklung (z. B. *Onfasprodil*). Es gibt Hinweise für eine Wirksamkeit von Glycin-Transporter-I-Inhibitoren (*Sarcosine*) und partiellen Agonisten

an der Glycinbindungsstelle (*Rapastinel* bzw. *GLYX-13*). In mehreren RCT konnte ein rascher antidepressiver Effekt des Anästhetikums *Distickstoffmonoxid* (Lachgas) aufgezeigt werden, welcher hauptsächlich auf eine Inhibition von NMDA-Rezeptoren zurückgeführt wird. *Distickstoffmonoxid* wird aufgrund seiner dissoziativen und euphorisierenden Wirkung sowie der leichten Verfügbarkeit zunehmend als Rauschmittel konsumiert (Missbrauchspotenzial). Auch positive Wirkungen von *D-Cycloserin* in höheren Dosen (nicht zugelassen) oder *Amantadin* werden berichtet. Diskutiert werden weiterhin mögliche positive Wirkungen von *N-Acetylcystein* (NAC) bei verschiedenen neuropsychiatrischen Erkrankungen. Modulatoren des glutamatergen Systems haben jedoch nicht regelhaft antidepressive Effekte gezeigt, Studien zu *Memantin* (► 6.11.5, Präparat), *Riluzol*, *Lanicemin* oder auch *Esmethadon* (REL-1017) waren negativ (Fava et al. 2024).

- Zunehmendes Interesse in der Behandlung depressiver Störungen finden derzeit auch serotonerge **Psychedelika** (insbesondere ***Psilocybin***, *DMT*, *Ayahuasca* [enthält *DMT*] und *LSD*). Nach Gabe von in der Regel ein oder zwei Dosen *Psilocybin* im Abstand von wenigen Wochen, eingebettet in einen psychotherapeutischen Kontext („Psychedelika-assistierte Psychotherapie" oder „psychedelische Therapie"), zeigte sich in Studien ein rascher, über mehrere Wochen bis zu mehrere Monate anhaltender antidepressiver Effekt (Goodwin et al. 2022; Gukasyan et al. 2022; Raison et al. 2023). Einzelne Patienten können seit Juli 2025 in begründeten Ausnahmefällen im Rahmen eines Härtefallprogramms im Compassionate-Use-Verfahren *Psilocybin* erhalten.
  Insgesamt gibt es noch viele Unklarheiten bzgl. Wirksamkeit (fehlende effektive Verblindung in RCT), Verträglichkeit und Handhabung (Bedeutung der psychotherapeutischen Einbettung und der psychedelischen Erfahrung); die Befunde müssen noch in weiteren Studien mit größeren Fallzahlen abgesichert werden. Zu MDMA bei PTBS ► 1.4.8.
- Neben *Brexanolon* und *Zuranolon* werden auch weitere **positive allosterische Modulatoren (PAM) synaptischer und extrasynaptischer $GABA_A$-Rezeptoren** hinsichtlich ihrer antidepressiven Eigenschaften untersucht.
- In Pilotstudien fand sich ein positiver Effekt einer niedrigdosierten Gabe von *Buprenorphin* als Hinweis auf eine mögliche Rolle von **Modulatoren des Opioidsystems** in der Behandlung depressiver Störungen. Nachdem eine fixe Kombination aus *Buprenorphin* und dem μ-Opioidrezeptorantagonisten *Samidorphan* in einer RCT positive Effekte gezeigt hatte, fielen zwei weitere Phase-III-Studien negativ aus; die FDA hatte von einer Zulassung abgesehen. Weitere Substanzen befinden sich in Entwicklung (z. B. *Aticaprant*).
- In Bezug auf die Pathogenese depressiver Störungen mehren sich Hinweise auf eine Beteiligung **inflammatorischer Prozesse** und einer hierdurch gestörten neuronalen Homöostase, zumindest in einer Untergruppe von depressiven Patienten (neuroinflammatorische Hypothese der Depression). In einer Metaanalyse über 36 RCT ergaben sich antidepressive Effekte für mehrere antiinflammatorische Substanzen (z. B. NSAID, Zytokininhibitoren und Glukokortikoide). Hinweise auf eine antidepressive Wirkung finden sich auch für andere Substanzen, denen ebenfalls antiinflammatorische/immunmodulierende Eigenschaften zugeschrie-

ben werden, wie z. B. für *Acetylsalicylsäure*, *Metformin* oder Statine (▶ 1.4.2). Es gibt mehrere positive RCT mit kleinen Fallzahlen zu dem Tetrazyklin *Minocyclin* bei Depression; eine multizentrische RCT zur Wirksamkeit bei therapieresistenter Depression fiel allerdings negativ aus.

- *Seltorexant* ist ein **Orexin-2-Rezeptorantagonist**, der als Zusatz zu Antidepressiva und in der Monotherapie bei (therapieresistenter) depressiver Episode mit insomnischen Beschwerden untersucht wird.
- Es gibt Hinweise auf positive Effekte von **PPAR-γ-Agonisten** (*Pioglitazon* oder *Rosiglitazon*; orale Antidiabetika) bei depressiven Patienten mit abdomineller Adipositas bzw. metabolischem Syndrom als Monotherapie sowie als *add-on* zu Antidepressiva. In einer RCT fanden sich auch unabhängig vom Vorliegen metabolischer Störungen signifikante Vorteile im Vergleich zu Plazebo.
- Ebenfalls untersucht hinsichtlich einer möglichen antidepressiven Wirksamkeit werden *Scopolamin* als zentral wirksamer, kompetitiver **Antagonist an muskarinischen Acetylcholinrezeptoren** (mAChR) sowie Substanzen mit Beeinflussung **nikotinischer Acetylcholinrezeptoren** (nAChR; z. B. *Mecamylamin*). Studien mit kleiner Fallzahl weisen auf einen möglichen antidepressiven Effekt von transdermalem *Nikotin* bei Nichtrauchern hin.
- In der Hoffnung, durch die Beeinflussung mehrerer Transmittersysteme eine bessere Wirksamkeit zu erzielen, befinden sich **Triple-Wiederaufnahmehemmer** mit jeweils unterschiedlich stark ausgeprägter Hemmung der der 5-HT-, NA- und DA-Wiederaufnahme und teils noch zusätzlichen pharmakologischen Eigenschaften (z. B. 5-HT_{2C}- und 5-HT_3-Antagonismus) in Entwicklung (Phase II–III, z. B. *Ansofaxine*).
- **Kortikotropin-Releasing-Hormon(CRH)-Rezeptor-1-Antagonisten** sind ein weiterer Ansatz. Die Strategie leitet sich aus der Vielzahl von empirischen Befunden ab, die eine Hyperaktivität des HPA-Systems, das u. a. die Ausschüttung des Stresshormons Kortisol reguliert, bei depressiven Störungen annimmt (Kortikosteroidrezeptorhypothese der Depression). Auch der Einsatz von **Kortisolsynthesehemmern** (*Metyrapon*), von **Glukokortikoidrezeptor(GR)-Antagonisten** (*Mifepriston*) sowie die Untersuchung der Bedeutung des FK506-bindenden Proteins 51 (**FKBP51**), der Bedeutung von SNP im **FKBP5 Gen** und die Entwicklung von FKBP51-Inhibitoren liegt theoretisch hierin begründet. Diese Behandlungsansätze sind klinisch noch nicht etabliert.
- **Neurokinin 1 (NK_1, Substanz-P)-** und **NK_2-Rezeptorantagonisten** werden auf ihre antidepressive Wirkung hin untersucht (*Orvepitant*). Die Ergebnisse sind nicht eindeutig; im Gegensatz zu präklinischen Studien ergaben mehrere kontrollierte klinische Studien zur Wirkung des NK_1-Rezeptorantagonisten *Aprepitant* ein negatives Ergebnis.
- Andere experimentelle Substanzen, die sich in Entwicklung in antidepressiver Indikation befinden, sind Neuropeptid-Y-Antagonisten, Stimulatoren der Neurogenese (*NSI-189*), Vasopressinantagonisten, MCH-1-Rezeptorantagonisten, Ampakine, Phosphodiesterase-4-Inhibitoren (z. B. *Rolipram*) und Glykogen-Synthase-Kinase-3(GSK-3)-Inhibitoren.
- Das AAP ***Brexpiprazol*** (Rexulti) (▶ Kap. 3) ist von der FDA und von der EMA für die Behandlung der Schizophrenie zugelassen; in den USA besteht zusätz-

lich eine Zulassung für die Augmentationsbehandlung von therapieresistenten depressiven Episoden. Ebenso hat ***Cariprazin*** (▶ Kap. 3) Ende 2022 in den USA die Zulassung für die Augmentationsbehandlung der therapieresistenten Depression erhalten.

1.3 Allgemeine Therapieprinzipien

Diese Therapieprinzipien beziehen sich auf den Einsatz von Antidepressiva bei **depressiven Störungen**. Soweit sich in anderen Indikationen abweichende Empfehlungen ergeben, sind diese gesondert aufgeführt.

- Grundsätzlich sollte die Verordnung von Antidepressiva im Rahmen eines **Gesamtbehandlungsplans** erfolgen, der neben der medikamentösen Behandlung auch psycho- und soziotherapeutische sowie psychoedukative und unterstützende Maßnahmen umfasst. Eine Behandlung sollte bei depressiven Episoden möglichst **frühzeitig** erfolgen.
- **Behandlungsziele** sind eine Symptomreduktion und das Erreichen einer Remission, eine Verringerung der Mortalität mit insbesondere Verhinderung von Suiziden, eine Reduktion der Wahrscheinlichkeit für einen Rückfall oder ein Rezidiv sowie bei fehlender Besserung auch die Verhütung einer Verschlimmerung. Weitere Behandlungsziele betreffen die Lebensqualität, Funktionsfähigkeit, berufliche und psychosoziale Aktivität und Teilhabe sowie Gesundheitskompetenz. Es sollten gemeinsam individuelle Therapieziele entsprechend den individuellen Patientenpräferenzen und Bedürfnissen formuliert werden und ggf. im Verlauf angepasst werden (Bundesärztekammer et al. 2022).
- Die **Wahl einer geeigneten Behandlungsstrategie** sollte unter Berücksichtigung verschiedenster Faktoren immer für den Einzelfall erfolgen. Neben der antidepressiven Pharmakotherapie sind bei allen Patienten **individuelle Faktoren**, die zur Genese oder Aufrechterhaltung der Symptomatik beitragen, zu beachten und ggf. psychotherapeutisch zu behandeln (am häufigsten die Stressoren: Partnerschaftskonflikte, berufliche oder finanzielle Belastungen). Entsprechend der Motivation des Patienten, der Verfügbarkeit psychotherapeutischer Behandlungsmöglichkeiten und dem Schweregrad der depressiven Episode wird der Schwerpunkt auf eine antidepressive Pharmakotherapie und/oder eine psychotherapeutische Behandlung gelegt.
- Grundlage für die Wahl einer geeigneten Behandlungsstrategie ist somit ein **vollständiger diagnostischer Prozess** (Erfassung der Symptomatik, Bestimmung des Schweregrades, Erfassung von Dauer und Verlauf depressiver Episoden, differenzialdiagnostischer Ausschluss anderer Störungen [z. B. bipolare Störungen, Anpassungsstörungen, Trauerreaktionen, organisch-affektive Störungen bzw. sekundärer affektiver Syndrome], Erfassung von somatischen und psychischen Komorbiditäten, von psychosozialen Aspekten, Aktivität und Teilhabe, ggf. Fremdanamnese, Erfassung von Suizidalität, psychotischen Symptomen) sowie eine vollständige Medikamentenanamnese (über welche Zeitdauer, in welcher Dosierung, in welcher Kombination, mit welchen Wirkungen und NW erfolgten vorherige antidepressive Behandlungsversuche).

- Den Patienten sowie ggf. auch deren Angehörigen sollte ein verständliches **Krankheits- und Behandlungskonzept** vermittelt werden. Behandlungsstrategien, davon erhoffte Wirkungen und mögliche NW sowie die verschiedenen Behandlungsphasen sollten besprochen und die Therapieplanung im Sinne einer **gemeinsamen, partizipativen Entscheidungsfindung** abgestimmt werden. So treten zu Beginn der antidepressiven Behandlung typischerweise zunächst NW auf, danach erst zeigen sich die antidepressiven Effekte. Auch besteht bei der Behandlung mit Antidepressiva nicht etwa – wie oftmals von Patienten befürchtet – das Risiko einer Abhängigkeitsentwicklung. Darüber sollten Patienten aufgeklärt und informiert werden, um die Adhärenz zu sichern.
- Da der notwendige und sinnvolle Einsatz einer Pharmakotherapie zur Depressionsbehandlung für viele Patienten nicht von vornherein verständlich und noch immer mit vielen Vorurteilen behaftet ist, ist die **Vermittlung eines biopsychosozialen Krankheitsmodells**, welches für den Patienten verständlich und akzeptabel ist und den Einsatz sowohl einer medikamentösen als auch einer psychotherapeutischen Behandlung und ggf. anderer psychosozialer Maßnahmen zur Linderung psychischer Beschwerden erklärt, unerlässlich. Dies gilt besonders dann, wenn eine langfristige Behandlung mit Antidepressiva notwendig ist (▶ 1.10), um die Adhärenz zu erhöhen und Rezidive zu vermeiden. In Bezug auf die Notwendigkeit einer medikamentösen Behandlung bietet sich eine Erklärung biologischer Aspekte von Depressionen z. B. mithilfe des Krankheitsmodells einer „Stoffwechselstörung" an, durch welche analog der Behandlung eines Diabetes oder einer essenziellen arteriellen Hypertonie die Notwendigkeit eines Einsatzes von Antidepressiva zur symptomatischen, aber effektiven Therapie erklärt wird. Ein solches Krankheitsmodell behindert auch nicht den psychotherapeutischen Zugang zu einem Patienten, wenn man mit ihm die verschiedenen Aspekte seines Störungsbildes und deren Bedeutung nach dem **Vulnerabilitäts-Stress-Modell** bespricht. Während die medikamentöse Therapie den biologischen Aspekt der Störung symptomatisch, aber effektiv behandelt, kann z. B. eine KVT den Patienten zunehmend in die Lage versetzen, auf der Ebene seiner Gedanken und des Verhaltens möglichst großen therapeutischen Nutzen aus der erzielten klinischen Besserung zu ziehen und so den Behandlungserfolg aktiv zu verstärken.
- Es ist wichtig, **psychoedukative Elemente** in die professionelle Therapie der Depression gerade dann zu integrieren, wenn eine längerfristige Therapie erfolgen muss. Dabei sollen Patient und, wenn möglich, auch Angehörige über den typischen Verlauf der Erkrankung, die möglichen Behandlungsstrategien in einer Erhaltungs- und Langzeittherapie und die individuellen Frühsymptome einer erneuten depressiven Episode informiert sein. Die notwendige Medikation mit ihren möglichen NW und Risiken bei Kombination mit anderen Medikamenten muss dem Patienten vertraut sein.
- Im **Behandlungsverlauf** sollten die Symptomatik inkl. Suizidalität, NW, der psychosoziale Status und Teilhabebedarf sowie die Adhärenz monitoriert werden. In die Bewertung des Behandlungserfolgs sollten neben der depressiven Symptomatik auch psychosoziale Aspekte, Aktivität und Teilhabe einfließen. Die Monitoring-Intervalle sollten abhängig vom Schweregrad und von der Art der Behandlung individuell gewählt werden, zu Beginn der Behandlung und

bei schweren Verläufen kann ein engmaschigeres Monitoring notwendig sein (Bundesärztekammer et al. 2022).

- Der Einsatz von Symptomskalen als Selbst- oder Fremdbeurteilung kann für die Abschätzung der Symptomschwere im Rahmen der Diagnostik und Therapieplanung sowie zur Evaluation der Symptomveränderung und **Wirkungsprüfung** hilfreich sein (z. B. PHQ-9, BDI-II oder MADRS).
- Wenn es im Verlauf einer Behandlung zu einer vorübergehenden Verschlechterung der depressiven Symptomatik oder auch zu Suizidalität kommt, können im Bedarfsfall **BZD** (▶ 1.4.2, ▶ Kap. 4) gegeben werden. Es besteht in der Regel keine absolute Kontraindikation, auch im Rahmen einer längerfristigen VT, BZD vorübergehend zu verordnen. Eine Ausnahme bildet der Konfrontationsversuch im Rahmen einer VT.
- Die **Auswahl des Antidepressivums** erfolgt im Einzelfall unter Berücksichtigung verschiedener Auswahlkriterien wie beispielsweise dem NW- und Interaktionsprofil einer Substanz, der therapeutischen Breite, der Darreichungsform, der Handhabbarkeit (Notwendigkeit einer schrittweisen Dosissteigerung, Notwendigkeit von Routinekontrollen, mehrfach tägliche Einnahme oder Einmalgabe), evtl. vorliegenden Komorbiditäten und Komedikationen, bestehenden Kontraindikationen, dem Ansprechen in einer früheren Krankheitsepisode oder bei Angehörigen ersten Grades, der Patientenpräferenz, der Wirklatenz, der Schwere der Symptomatik, der Erfahrung des Behandelnden, dem Zulassungsstatus, der Verfügbarkeit und ggf. der Erstattungsfähigkeit durch die gesetzliche Krankenversicherung (GKV), sowie ggf. dem vorliegenden Zielsyndrom (siehe auch ▶ 1.4.1). Die zuverlässige Vorhersage eines individuellen Therapieerfolgs mit einem bestimmten Antidepressivum ist dabei auch heute noch nicht möglich.
- Prinzipiell ist zur besseren Steuerbarkeit eine **Monotherapie mit einem Antidepressivum** anzustreben. **Kombinationsbehandlungen** werden in der Regel nach ungenügender Response favorisiert (▶ 1.11.3). Allerdings gibt es Studien, die zeigen, dass der Einsatz einer Kombination verschiedener Antidepressiva bereits zu Beginn der Behandlung einer Monotherapie überlegen sein kann (▶ 1.4.1, Unterschiede im Wirkungs- und NW-Profil von Antidepressiva bei der depressiven Episode).
- Die Standarddosis oder auch die vereinbarte **Zieldosis** sollte je nach individueller Verträglichkeit unter schrittweiser Aufdosierung möglichst rasch erreicht werden (▶ 1.9.1).
- Die Behandlung depressiver Störungen mit Antidepressiva umfasst eine **Akuttherapie** (bis zur Remission), eine **Erhaltungstherapie** (6–12 Monate, obligat) sowie ggf. eine **Langzeit- bzw. Rezidivprophylaxe** (> 1 Jahr bei hohem Rezidivrisiko, ▶ 1.10).
- Bei mangelnder **Adhärenz** sollte ein Gespräch mit dem Patienten über dessen Gründe für die Nichteinnahme erfolgen; dabei sollte erneut über die Nutzen-Risiko-Abwägung informiert werden sowie ggf. ein Umsetzversuch auf ein Antidepressivum mit günstigerem NW-Profil erfolgen. In der Erhaltungstherapie bzw. Rezidivprophylaxe sind für die Entwicklung von mangelnder Adhärenz die NW sexuelle Funktionsstörungen, Gewichtszunahme sowie Sedierung von

besonderer Bedeutung (▶ 1.5). Besondere Bedeutung für die Adhärenz hat der Aufbau einer vertrauensvollen Beziehung zwischen Behandelnden und Patienten (Bundesärztekammer et al. 2022).

- Nachdem lange Zeit angenommen wurde, dass die **Plazeboansprechrate** in RCT in den letzten Jahrzehnten zugenommen hat, weisen zwei neuere Studien auf eine stabile Plazeboresponse-Rate bzw. einen gleichbleibenden **Plazebo-Antidepressivum-Unterschied** hin. So ergab eine Studie unter Einbeziehung von insgesamt 252 RCT eine seit 1990 stabile Plazeboresponse-Rate von 35–40 % mit einem auf konfundierenden Faktoren beruhenden, scheinbaren Anstieg bis zum Jahr 2000. Im Gegensatz dazu fand eine andere Studie einen Anstieg der Plazeboresponse, ebenso aber auch einen Anstieg der Response auf Antidepressiva und damit eine seit 30 Jahren gleichbleibende Effektstärke von Antidepressiva. Insgesamt ist die Plazebo-Verum-Differenz in RCT für Antidepressiva relativ klein (z. B. 10 % Symptomreduktion oder 2–3 HAMD-Punkte), dabei zeigt sich **mit zunehmendem Schweregrad einer depressiven Symptomatik eine zunehmende Abgrenzbarkeit der Wirkung von Antidepressiva gegenüber Plazebo**. Zu bedenken ist, dass hier mittlere Unterschiede zwischen zwei Gruppen betrachtet werden; der Wirkeffekt für den Einzelfall kann jedoch erheblich sein. Auch bilden sich antidepressive Effekte möglicherweise nicht immer ausreichend auf den in RCT verwendeten Schweregradskalen ab. So ergaben sich in einer Studie bei Betrachtung des Einzel-Items „depressive Stimmung" als primäres Outcome auch für zuvor negative Studien signifikante antidepressive Effekte. Ähnlich fand sich bei Betrachtung der depressiven Kernsymptome einer Schweregradskala (HDRS-6) eine gleich gute Wirksamkeit von SSRI sowohl bei leichten als auch schweren depressiven Episoden. Entsprechend der aktuellen **nationalen Versorgungsleitlinie (NVL) „unipolare Depression"** (Bundesärztekammer et al. 2022) sollten Antidepressiva bei leichten depressiven Episoden unter besonders kritischer Abwägung des Nutzen-Risiko-Verhältnisses angeboten werden, in der Behandlung mittelgradiger depressiver Episoden gleichwertig eine Psychotherapie **und/oder** eine medikamentöse Therapie angeboten und bei schweren depressiven Episoden eine Kombinationstherapie mit medikamentöser Therapie und Psychotherapie empfohlen werden (▶ 1.4.5).
- Zur akuten Suizidalität ▶ 12.6.

1.4 Indikationen

Antidepressiva sind nosologieübergreifend wirksam. Es ist eine stetige Ausweitung des Indikationsgebiets zu beobachten. Im folgenden Abschnitt wird die Therapie der unipolaren depressiven Störung besprochen. Die Behandlung der bipolaren Störung findet sich in ▶ Kap. 2.

1.4.1 Depressive Störungen

Indikationen für Antidepressiva bei depressiven Störungen

- Depressive Störung mit Einzelepisoden oder rezidivierend depressive Störung
  - Leichtgradig, mittelgradig, schwergradig, Schweregrad nicht näher bezeichnet, gegenwärtig in Teil- oder Vollremission.
  - Mit psychotischen Symptomen (▶ Kap. 3)
  - Mit ausgeprägten Angstsymptomen
  - Mit Panikattacken
  - Gegenwärtige depressive Episode anhaltend
  - Gegenwärtige depressive Episode mit Melancholie
  - Saisonaler Beginn einer affektiven Episode bei rezidivierender depressiver Störung
  - In Zusammenhang mit Schwangerschaft, Geburt oder Wochenbett, mit oder ohne psychotische Symptome
- Dysthyme Störung
- Gemischte depressive Störung und Angststörung
- Prämenstruelle dysphorische Störung
- Sonstige, näher oder nicht näher bezeichnete, depressive Störungen
- Substanzbedingte affektive Störungen
- Sekundäres affektives Syndrom

Die Vielfalt von Symptommustern, die bei affektiven Störungen auftreten können, führte zu verschiedenen Unterteilungen, die jeweils bestimmte Aspekte der affektiven Störung hervorheben wie z. B. den Längsschnitt (unipolar-bipolar, rezidivierend), den Schweregrad der aktuellen Episode (leicht, mittelschwer, schwer) oder andere symptom- oder verlaufsbezogene Charakteristika (z. B. mit ausgeprägten Angstsymptomen, mit Panikattacken oder persistierend). In diesem Kapitel soll, soweit möglich, die **Unterteilung depressiver Störungen nach ICD-11** übernommen werden. Dabei werden die Diagnosen besprochen, für die spezifische pharmakotherapeutische Behandlungsempfehlungen vorliegen. Die hier verwendeten Störungsbegriffe entsprechen der Entwurfsfassung der deutschen Übersetzung der ICD-11 (Version 2024-01); in Zukunft können sich ggf. noch Änderungen ergeben.

Bipolare (affektive) Störung, gegenwärtig depressive Episode, syn. bipolare Depression ▶ 2.4.2; depressive Episode mit psychotischen Merkmalen ▶ 3.4.6.

Depressive Störung mit Einzelepisoden oder rezidivierend depressive Störung

Das wesentliche Merkmal einer depressiven Episode stellt eine mindestens 2-wöchige Zeitspanne mit fast täglich bestehender depressiver Verstimmung oder Verlust des Interesses an Aktivitäten dar. Hinzu kommen weitere Symptome wie Konzentrationsschwierigkeiten, Gefühle der Wertlosigkeit oder exzessive oder unangemessene

Schuldgefühle, Hoffnungslosigkeit, wiederkehrende Gedanken an den Tod oder an einen Suizid, Veränderungen des Appetits oder des Schlafes, psychomotorische Erregung oder Verlangsamung sowie Energieverlust oder schnelle Erschöpfbarkeit. Bei der rezidivierenden depressiven Störung liegen mindestens zwei depressive Episoden vor, zwischen denen mindestens mehrere Monate ohne signifikante Störung der Stimmung liegen. Manische, hypomanische oder gemischte Episoden als Kennzeichen einer bipolaren Störung lagen niemals vor.

Wenngleich es hinsichtlich des klinischen Wirkungs- bzw. NW-Profils teils deutliche Unterschiede zwischen einzelnen Antidepressiva gibt, die man sich im Einzelfall zunutze machen kann (z. B. sedierende NW, s. unten), ist die Studienlage bzgl. möglicher Wirksamkeitsunterschiede einzelner Antidepressiva uneinheitlich. Insgesamt scheinen **Unterschiede in der Wirksamkeit** zwischen einzelnen Antidepressiva oder einzelnen Klassen von Antidepressiva **nur geringfügig** zu sein. Bedeutsame Unterschiede können sich hingegen bezüglich des NW-Profils ergeben (▶ 1.5, ◘ Tab. 1.4). Eine besondere Rolle spielen dabei das Risiko einer Gewichtszunahme, eine (möglicherweise gewünschte) Sedierung, kardiale NW sowie sexuelle Funktionsstörungen (▶ 1.5).

Auch AAP, insbesondere *Quetiapin*, haben in Studien antidepressive Effekte gezeigt. Zu Antipsychotika in der Behandlung der unipolaren Depression ▶ 1.4.2 und ▶ 1.11.4.

Zu BZD in der antidepressiven Behandlung ▶ 1.4.2. Zu weiteren Medikamenten und Verfahren in der Depressionsbehandlung ▶ 1.4.2, ▶ 1.4.3, ▶ 1.4.4 und ▶ 1.4.5.

▪ Unterschiede im Wirkungs- und Nebenwirkungsprofil von Antidepressiva bei depressiven Episoden

- **SSRI und andere neuere Antidepressiva** sind aufgrund des **günstigeren NW-Profils** den TZA vorzuziehen (▶ 1.5, ◘ Tab. 1.4). Auch ist das Risiko, eine Manie zu induzieren, bei den TZA (aber auch bei *Venlafaxin*) größer (▶ 2.4.2). TZA und SSRI zeigen nach einer Metaanalyse eine vergleichbare Wirksamkeit bei jedoch häufigeren Therapieabbrüchen unter TZA.
- In einer ersten **Netzwerk-Metaanalyse** über 117 RCT unter Einbeziehung von 12 neueren Antidepressiva zeigte sich für *Escitalopram*, *Mirtazapin*, *Sertralin* und *Venlafaxin*, gemessen anhand der Response-Rate, ein **Wirksamkeitsvorteil** gegenüber den anderen Substanzen. Hinsichtlich der **Verträglichkeit** bzw. Akzeptanz, gemessen anhand der Anzahl der Therapieabbrüche, ergaben sich Vorteile für *Escitalopram*, *Sertralin*, *Bupropion* und *Citalopram*. In einer weiteren, 2018 publizierten Netzwerk-Metaanalyse derselben Arbeitsgruppe fand sich unter Einbeziehung von 522 RCT und 21 Antidepressiva ein Wirksamkeitsvorteil für *Agomelatin*, *Amitriptylin*, *Escitalopram*, *Mirtazapin*, *Paroxetin*, *Venlafaxin* und *Vortioxetin* (Cipriani et al. 2018). Dagegen wiesen *Fluoxetin*, *Fluvoxamin*, *Reboxetin* und *Trazodon* die geringste Wirksamkeit auf. Hinsichtlich der Verträglichkeit bzw. Akzeptanz zeigten *Agomelatin*, *Citalopram*, *Escitalopram*, *Fluoxetin*, *Sertralin* und *Vortioxetin* Vorteile gegenüber den anderen Antidepressiva, während sich für *Amitriptylin*, *Clomipramin*, *Duloxetin*, *Fluvoxamin*, *Reboxetin*, *Trazodon* und *Venlafaxin* die höchste Anzahl an Therapieabbrüchen ergab. Aus der Metaanalyse ausgeschlossen wurden Studien, die Patienten mit bipolaren

Störungen, psychotischen Symptomen, therapieresistenter Depression oder körperlichen Erkrankungen umfassten.

- In anderen Metaanalysen über 203 bzw. 234 RCT, in denen SSRI und neuere Antidepressiva verglichen wurden, fanden sich keine signifikanten Wirksamkeitsunterschiede. Einzig für *Mirtazapin* zeigten sich Hinweise auf einen früheren Wirkungseintritt im Vergleich zu *Citalopram*, *Fluoxetin*, *Paroxetin* und *Sertralin*.
- In Bezug auf mögliche **Wirksamkeitunterschiede** von Antidepressiva im **Langzeitverlauf** ergaben sich in einer aktuellen Studie Vorteile von *Sertralin* und *Citalopram* im Vergleich zu anderen SSRI, von *Venlafaxin* im Vergleich zu *Duloxetin*, von *Sertralin* im Vergleich zu *Agomelatin* und *Vortioxetin,* von *Mirtazapin* im Vergleich zu *Mianserin* und von *Amitriptylin* und *Imipramin* im Vergleich zu anderen TZA (Kessing et al. 2024).
- Vonseiten des **NW-Profils** ergaben sich allerdings klinisch relevante Unterschiede zwischen den einzelnen Substanzen (s. auch ▶ 1.5, ◘ Tab. 1.4). So zeigte sich für *Mirtazapin* und *Paroxetin* im Vergleich zu anderen neueren Antidepressiva eine höhere Rate an **Gewichtszunahmen** (*Mirtazapin* > *Paroxetin*), für *Venlafaxin* im Vergleich zu SSRI eine höhere Rate an Übelkeit und Erbrechen sowie für *Sertralin* im Vergleich zu anderen SSRI und zu *Venlafaxin* eine höhere Rate an Diarrhö. *Trazodon* war häufiger mit Müdigkeit assoziiert. Für *Bupropion* zeigte sich eine geringere Rate an sexuellen Funktionsstörungen, für *Paroxetin* fand sich im Vergleich zu anderen SSRI eine erhöhte Rate. Absetzsymptome zeigten sich am häufigsten unter *Paroxetin* und *Venlafaxin*, am seltensten unter *Fluoxetin*.
- *Bupropion* zeigt eine den SSRI und *Venlafaxin* vergleichbare antidepressive Wirksamkeit bei möglichen Wirksamkeitsvorteilen bei **anhedon/gehemmt-depressiven** Patienten. Vonseiten des NW-Profils weist *Bupropion* Vorteile bezüglich einer fehlenden Gewichtszunahme sowie eines geringen Risikos sexueller Funktionsstörungen auf. Ebenfalls ein günstiges NW-Profil in Bezug auf **sexuelle Funktionsstörungen** zeigen *Agomelatin*, *Mirtazapin*, *Moclobemid*, *Reboxetin*, *Tianeptin*, *Trazodon* und *Vortioxetin*, wobei als seltene Komplikation unter *Trazodon* Priapismus auftreten kann.
- Eine **sedierende Komponente**, z. B. bei *Mirtazapin* oder *Amitriptylin*, aber auch bei dem AAP *Quetiapin*, kann bei **ängstlich-agitierter Ausprägung** von Vorteil sein. Die initiale Sedierungspotenz ist weitgehend auf den H_1-Rezeptorantagonismus zurückzuführen (◘ Tab. 1.1). Jedoch wirken auch nichtsedierende Antidepressiva (z. B. SSRI, MAOH, *Bupropion*) angstreduzierend. Nur bei schwer ängstlich-depressiven Patienten zeigte sich in einer Metaanalyse ein leichter Vorteil von SSRI gegenüber *Bupropion*.
- Vor- und Nachteile einzelner Substanzen können sich weiterhin aus der therapeutischen Breite, dem Interaktionspotenzial sowie durch den Hauptabbauweg und die Notwendigkeit einer Dosisanpassung bzw. Kontraindikationen bei Leber- oder Niereninsuffizienz ergeben (▶ 1.13, Präparate und ▶ Kap. 13).
- In Bezug auf **mögliche Wirksamkeitsvorteile** gibt es Hinweise, dass der irreversible, nichtselektive MAOH *Tranylcypromin*, insbesondere in höheren Dosierungen, eine Wirksamkeit in der Behandlung von Depressionen zeigt, die auf andere Antidepressiva nicht angesprochen haben. Diskutiert wird zudem, insbesondere bei schweren oder therapieresistenten depressiven Episoden, ein Vorteil von An-

tidepressiva, die mehrere Wirkansätze aufweisen (**duale und multimodale Antidepressiva**). So zeigte sich in einem Cochrane-Review ein möglicher Wirksamkeitsvorteil für *Mirtazapin*. Auch fanden sich in einer Metaanalyse für *Venlafaxin* bei im Vergleich schlechterer Verträglichkeit Wirksamkeitsvorteile gegenüber SSRI, während allerdings *Duloxetin* keine Vorteile gegenüber anderen Antidepressiva (bei im Vergleich zu SSRI und *Venlafaxin* schlechterer Verträglichkeit) zeigte. Daneben gibt es Hinweise, dass Präparate mit dualem Wirkmechanismus wie *Mirtazapin* und *Venlafaxin*, aber auch der SSRI *Escitalopram*, einen geringfügig früheren Wirkungseintritt aufweisen (▶ 1.10.4).

- Hinweise auf Vorteile durch Vereinigung multipler Wirkansätze ergeben sich ebenfalls aus Studien, in denen eine **Kombination verschiedener Antidepressiva bereits zu Beginn der Behandlung** einer Monotherapie überlegen war. Die Studienlage ist hierzu allerdings nicht eindeutig, in anderen RCT fand sich kein Vorteil einer solchen, gleich zu Beginn der Behandlung eingesetzten Kombinationstherapie. In einer Metaanalyse, in die allerdings auch Studien eingingen, bei denen eine Kombinationsbehandlung bei Non-Response auf eine Monotherapie erfolgte (▶ 1.11.3), zeigten sich Vorteile einer Kombinationstherapie gegenüber einer Monotherapie insbesondere für die Kombination von Monoaminwiederaufnahmehemmern ([S]SRI/SNRI) mit α_2-Rezeptorantagonisten (*Mianserin*, *Mirtazapin* und *Trazodon*) (Henssler et al. 2022). Bei Kombinationsbehandlungen ist immer das Interaktionsrisiko zu beachten.
- **Geschlechtsspezifische Unterschiede:** Es gibt Hinweise aus Metaanalysen, dass bei einer Behandlung mit SSRI Frauen im Vergleich zu Männern ein besseres Ansprechen zeigen; für *Imipramin* wird eine höhere Wirksamkeit bei Männern diskutiert. Bei zusätzlicher Betrachtung des Body-Mass-Index (BMI) fand sich in einer Metaanalyse insbesondere bei übergewichtigen Männern keine Wirkung von SSRI im Vergleich zu Plazebo. Ob dies in geschlechtsspezifischen pharmakokinetischen Unterschieden mit letztlich bei Männern relativ zu niedriger Dosis pro kg Körpergewicht oder in pharmakodynamischen Unterschieden begründet ist, ist unklar.
- **Schnell wirksame Antidepressiva (RAAD)** zeigen in Bezug auf die **Wirklatenz** einen deutlichen Vorteil gegenüber SSRI, SNRI, TZA und anderen neuen Antidepressiva, die anhand ihrer Wirklatenz zu den „klassischen" Antidepressiva gezählt werden, und stellen eine wertvolle Erweiterung der bisherigen Behandlungsmöglichkeiten depressiver Störungen dar. **Zugelassen** unter den **RAAD** ist in Europa aktuell ***Zuranolon*** für die Behandlung der postpartalen Depression (seit Herbst 2025) sowie ***Esketamin* intranasal** in Kombination mit einer oralen antidepressiven Therapie in der akuten Kurzzeitbehandlung mittel- bis schwergradiger depressiver Episoden, die einem psychiatrischen Notfall entsprechen, sowie in Kombination mit einem SSRI oder SNRI für die Behandlung therapieresistenter depressiver Episoden (s. unten). In den USA sind zudem *Dextromethorphan/Bupropion* für die Behandlung depressiver Episoden sowie *Brexanolon* für die Behandlung der postpartalen Depression zugelassen. ***Off label*** hat sich vor Markteinführung von *Esketamin* intranasal die i. v.-Gabe von **razemischem *Ketamin*** etabliert (s. unten); diese wird weiterhin dann erwogen, wenn die Vor-

aussetzungen für eine Gabe von *Esketamin* intranasal innerhalb des zugelassenen Indikationsbereichs nicht erfüllt werden (z. B. bipolare Störungen). Zu den häufigsten NW von *Esketamin* und *Ketamin* gehören Schwindel, Dissoziation, Übelkeit, Somnolenz, Kopfschmerzen, erhöhter Blutdruck und Geschmacksstörungen, diese treten vorübergehend am Tag der Applikation auf und klingen in der Regel nach kurzer Zeit noch am selben Tag wieder ab.

- **Ketamin**

- Eine einmalige **i. v.-Gabe von razemischem *Ketamin* (*off label*)** hat in mehreren RCT eine schnelle, innerhalb von 24–48 h beginnende, meist 3–7 Tage oder länger anhaltende antidepressive Wirksamkeit bei uni- und bipolaren depressiven Episoden ergeben. Auch eine Reduktion von Suizidideationen wurde in mehreren RCT und Metaanalysen gezeigt (Shen et al. 2024), diese scheint in Teilen auch unabhängig von einer antidepressiven Wirkung zu sein. Es gibt aus RCT erste Hinweise auf positive Effekte bei PTBS, Zwangsstörungen, Angststörungen und Alkohol- und Kokainabhängigkeit in Kombination mit motivationaler Therapie (Grabski et al. 2022). Durch wiederholte Gabe können kumulative und länger anhaltende Effekte erreicht werden.
- In der Regel erfolgt eine Gabe 2- bis 3-mal pro Woche über 2–3 Wochen (insgesamt 6–9 Gaben, ggf. weitere Gaben in größeren Zeitabständen als Erhaltungstherapie); ein einheitliches Therapieregime gibt es bislang nicht. Einer aktuellen Studie nach ist bei Nichtansprechen auf die ersten 4 i. v.-Gaben von *Ketamin* auch im weiteren Verlauf mit einer Non-Response auf *Ketamin* zu rechnen, sodass auf nachfolgende Behandlungen verzichtet werden kann (Wang et al. 2024).
- Neben einer i. v.-Gabe gibt es auch erste Studien zu alternativen Applikationswegen von *Ketamin* bei Depressionen (intranasal, intramuskulär, subkutan, oral).
- Als mögliche **klinische Prädiktoren** für ein bevorzugtes Ansprechen auf *Ketamin* werden derzeit eine positive Familienanamnese für Alkoholabhängigkeit oder -missbrauch bei Angehörigen ersten Grades sowie frühe Traumatisierungen in der Kindheit diskutiert. Entgegen erster Annahmen scheint die Stärke der Ausprägung von dissoziativen Symptomen nicht mit einem besseren Ansprechen auf *Ketamin* oder *Esketamin* assoziiert zu sein (Medeiros et al. 2024).
- Die antidepressive Wirksamkeit von *Ketamin* zeigte sich in mehreren Studien für unipolar und bipolar depressive Episoden gleich stark; einzig für die Behandlung der unipolaren depressiven Episode liegt mit *Esketamin* intranasal eine zugelassene Alternative vor.
- Ein negativer Einfluss einer Komedikation mit BZD und *Naltrexon* oder auch eine verbesserte Wirksamkeit von *Ketamin* bei gleichzeitiger Gabe von Antidepressiva konnte nicht regelhaft aufgezeigt werden. Die Gabe von *Ketamin* sollte bei bipolarer Depression in der Regel in Kombination mit einem Phasenprophylaktikum erfolgen.
- In Bezug auf mögliche Risiken und NW einer wiederholten regelmäßigen Gabe von *Ketamin* in der Langzeitbehandlung liegt bislang wenig Erfahrung vor (Berichte über Zystitiden, mögliche kognitive NW, Missbrauchspotenzial), diese

sind noch nicht ausreichend systematisch untersucht. Das mögliche Missbrauchspotenzial ist weiterhin Gegenstand der Forschung (Simmler et al. 2022). Die Gabe von *Ketamin* sollte bei Patienten mit klinisch signifikanter komorbider Abhängigkeitserkrankung möglichst vermieden werden.

- In einer randomisierten, offenen Vergleichsstudie zeigte sich eine i. v.-Gabe von *Ketamin* bei depressiven Patienten ohne psychotische Symptome im **Vergleich zu EKT** gleich wirksam (ELEKT-D; Anand et al. 2023), während sich in einer anderen randomisierten Vergleichsstudie (KetECT; Ekstrand et al. 2022) und einer Metanalyse (Rhee et al. 2022) EKT als wirksamer im Vergleich zu *Ketamin* erwies. EKT bietet sich insbesondere bei älteren Patienten und bei Vorliegen von psychotischen Symptomen an. Eine *Ketamin*-Gabe kann im Einzelfall bei schweren depressiven Episoden, insbesondere mit Therapieresistenz oder in Verbindung mit Suizidalität, in Abhängigkeit von der Patientenpräferenz und der Verfügbarkeit einer EKT eine sinnvolle Alternative darstellen. Die Anwendung von *Ketamin* i. v. ist *off label*. Für die akute Kurzzeitbehandlung sowie für therapieresistente unipolare depressive Episoden ist mit *Esketamin* intranasal (s. unten) hingegen eine zugelassene Alternative verfügbar.
- Die Gabe von ***Ketamin* bei EKT** hat in einer Metaanalyse keinen zusätzlichen antidepressiven Effekt gezeigt, wohl aber positive Effekte bezüglich der Dauer der Krampfanfälle und der Reduktion der Ladungsabgabe. In einer weiteren Netzwerk-Metaanalyse zeigte sich für *Ketamin* im Vergleich zu *Propofol* eine bessere antidepressive Wirksamkeit bei jedoch schlechterem kognitivem Outcome (Rhee et al. 2024). *Ketamin* ist als EKT-Anästhetikum insbesondere bei hoher Krampfschwelle hilfreich und indiziert, mögliche Vor- und Nachteile sollten patientenspezifisch gegeneinander abgewogen werden.
- RCT haben keinen Effekt einer Erhaltungstherapie mit *D-Cycloserin* oder *Lithium* bei *Ketamin*-Respondern gesehen. Aufgrund des glutamatergen Wirkmechanismus könnte eine Erhaltungstherapie mit *Tianeptin* oder *Bupropion plus Dextromethorphan* bei *Ketamin*-Respondern erfolgversprechend sein; Daten hierzu liegen noch nicht vor. In einer RCT konnten die antidepressiven Effekte einer *Ketamin*-Infusion durch eine anschließende, computerassistierte psychotherapeutische Intervention verlängert werden (Price et al. 2022).
- In der **aktuellen *S3-Leitlinie*** wird in der Behandlung therapieresistenter depressiver Episoden von einer Anwendung von ***Ketamin i. v.*** im ambulanten Bereich abgeraten (*off label*, Gefahr einer Fehlversorgung aus kommerziellem Interesse). Im stationären Setting wird in der Leitlinie eine Indikation im Einzelfall bei schwersten therapieresistenten Störungen gesehen, insbesondere in Verbindung mit akuter Suizidalität. In der Notfallbehandlung depressiver Störungen mit Suizidalität wird in der aktuellen Leitlinie keine Empfehlung für *Ketamin* i. v. ausgesprochen, da die Anwendung *off label* ist und mit *Esketamin* intranasal ein zugelassenes Medikament zur Verfügung steht (Bundesärztekammer et al. 2022).
- Die i. v.-Gabe von *Ketamin* (*off label*) kann derzeit weiterhin dann erwogen, wenn die Voraussetzungen für eine Gabe von *Esketamin* intranasal innerhalb des zugelassenen Indikationsbereichs nicht erfüllt werden (z. B. bipolare Störungen; ▶ Kap. 2).

Esketamin intranasal

- *Esketamin* **intranasal** ist in Deutschland und Europa in Kombination mit einer oralen antidepressiven Therapie als **akute Kurzzeitbehandlung** mittelschwerer bis schwerer depressiver Episoden, die einem psychiatrischen Notfall entsprechen, sowie in Kombination mit einem SSRI oder SNRI bei mittelschweren bis schweren **therapieresistenten depressiven Episoden zugelassen.**
- Aufgrund der möglichen Sedierung, Dissoziation und eines möglichen Missbrauchs- und Abhängigkeitspotenzials ist eine Gabe von *Esketamin* intranasal nur unter Aufsicht von medizinischem Fachpersonal möglich und erfordert eine anschließende Nachbeobachtung (ca. 90 min; patientenindividuell nach klinischem Ermessen, ► 1.13.10, Präparat). Im Rahmen des **Risikomanagementplans (RMP)** wurde ein kontrolliertes Zugangssystem implementiert (Bestätigung des Erhalts und der Verteilung von Schulungsmaterialien als Voraussetzung für eine Belieferung) sowie behördlich genehmigtes Schulungsmaterial für Anwender und Patienten bereitgestellt („Blaue-Hand-Material"). Bei einer Verschreibung erfolgt eine Abgabe nicht an die Patienten selbst, sondern an die verschreibende Arztpraxis oder Klinik. Die Einleitung und Überwachung der der Behandlung mit *Esketamin* Nasenspray darf nur durch einen Psychiater erfolgen. Die Anwendung und die anschließende Nachbeobachtung müssen in einem geeigneten medizinischen Umfeld stattfinden.
- Für *Esketamin*-Nasenspray in der akuten Kurzzeitbehandlung kam der Gemeinsame Bundesausschuss (G-BA) zu einer **positiven Nutzenbewertung** mit Anhalt für einen geringen Zusatznutzen in Bezug auf die depressive Symptomatik, sodass ein Erstattungsbetrag vereinbart wurde. Für *Esketamin*-Nasenspray in der Behandlung der therapieresistenten Depression kam der G-BA im Herbst 2023 auf dem Boden der Ergebnisse der ESCAPE-TRD Studie (Reif et al. 2023) ebenfalls zu einer positiven Nutzenbewertung mit Anhalt für einen beträchtlichen Zusatznutzen; auch hier wurde entsprechend ein Erstattungsbetrag festgesetzt. Ferner wurde eine Zusatzpauschale für die Vergütung der Nachbeobachtungszeit nach der intranasalen Anwendung eingeführt (EBM-Ziffer) (► 1.13.10, Präparat). Daneben wurde eine „bundesweite Praxisbesonderheit" zwischen dem GKV-Spitzenverband und dem pharmazeutischen Unternehmer vereinbart, die zu einer gesonderten Beurteilung der Verordnungen bei Wirtschaftlichkeitsprüfungen führt und den vermehrten Einsatz innovativer kostenintensiver Therapien fördern soll.
- Daten zur Wirksamkeit, Sicherheit und Verträglichkeit von *Esketamin* Nasenspray in der Langzeitanwendung über im Mittel 3,5 Jahre bis hin zu 6,5 Jahren bei Patienten mit therapieresistenter Depression waren positiv (Zaki et al. 2025).
- Dissoziative Effekte von *Esketamin* intranasal waren bei Patienten mit therapieresistenter Depression in Post-hoc-Analysen nicht mit antidepressiven Effekten assoziiert.
- In einer aktuellen Studie war eine Kombination von *Esketamin* mit SNRI im Vergleich zu SSRI mit einer signifikant erniedrigten Mortalität, Hospitalisierungsrate und reduzierten Rate an depressiven Rückfällen assoziiert, während eine Kombination von *Esketamin* mit SSRI im Vergleich zu SNRI mit einer geringfügig niedrigeren Inzidenz von Suizidversuchen verbunden war (Del Casale et al. 2025).

- In einer aktuellen RCT zeigte sich auch eine alleinige Gabe von *Esketamin* intranasal ohne begleitendes Antidepressivum bei Patienten mit therapieresistenter Depression Plazebo überlegen (Janik et al. 2025). Im Januar 2025 erteilte die amerikanische Zulassungsbehörde FDA eine entsprechende Zulassungserweiterung für *Esketamin* intranasal in der Monotherapie bei therapieresistenter Depression.
- Entsprechend der aktuellen ***S3-Leitlinie*** kann bei einer mittelgradigen bis schweren therapieresistenten depressiven Episode und in der akuten Notfallbehandlung depressiver Episoden, insbesondere bei akuter Suizidalität, zusätzlich zu einem Antidepressivum *Esketamin* in intranasaler Applikation angeboten werden. Bei der Wahl zwischen *Esketamin* und neurostimulatorischen Verfahren sollte gemäß den Leitlinien eine partizipative Entscheidungsfindung unter Abwägung von Nutzen und Risiken, der Verfügbarkeit und der individuellen Präferenz erfolgen (Bundesärztekammer et al. 2022).

■ **Ketamin vs. Esketamin**

- Welches Enantiomer (*R-Ketamin* oder *S-Ketamin*) von razemischem *Ketamin* eine größere antidepressive Wirksamkeit, eine bessere Verträglichkeit und ein möglicherweise größeres Abhängigkeitspotenzial zeigt, wird weiterhin diskutiert (Bonaventura et al. 2021). Klinisch liegen für eine antidepressive Wirksamkeit beim Menschen für *R-Ketamin* bislang nur sehr wenige Daten aus Pilotstudien vor. Auch der Metabolit von *R-Ketamin Hydroxynorketamin* wird hinsichtlich seiner antidepressiven Effekte untersucht (▶ 1.2, Neue pharmakologische Ansätze).
- Zwei Untersuchungen von gepoolten Daten zu *Ketamin* i. v. und *Esketamin* intranasal bei unipolarer und bipolarer Depression mit Nutzung metaanalytischer Techniken ergaben eine möglicherweise bessere Wirkung von intravenösem razemischem *Ketamin* im Vergleich zu *Esketamin* intranasal (Bahji et al. 2021, 2022). Eine retrospektive Datenanalyse zeigte ebenfalls Vorteile von *Ketamin* i. v. im Vergleich zu *Esketamin* intranasal bei sekundären Outcome-Parametern (Nikayin et al. 2022). Die einzige RCT zum direkten Vergleich von *Ketamin* i. v. (0,5 mg/kg KG) und *Esketamin* i. v. (0,25 mg/kg KG) ergab eine vergleichbar gute Wirksamkeit (Correia-Melo et al. 2020). Ebenso zeigte eine aktuelle retrospektive Kohortenstudie zur Wirksamkeit von *Ketamin* i. v. vs. *Esketamin* intranasal bei therapieresistenter Depression eine vergleichbare Wirksamkeit hinsichtlich Remissions-/Response-Raten mit unter *Ketamin* i. v. schnellerem Erreichen einer Remission (nach weniger Behandlungen) (Singh et al. 2023). Randomisierte Vergleichsstudien zur Wirksamkeit von *Ketamin* i. v. vs. *Esketamin* intranasal liegen bislang nicht vor.
- Für *Esketamin* intranasal liegen positive Ergebnisse zur Wirksamkeit, Sicherheit und Verträglichkeit einer Erhaltungstherapie bei Patienten mit therapieresistenter Depression von im Mittel 3,5 Jahren bis zu 6,5 Jahren vor (SUSTAIN-3; Zaki et al. 2025), während die Datenlage zur Langzeitwirksamkeit und -sicherheit von *Ketamin* i. v. unzureichend ist.
- Vor dem Hintergrund der insgesamt wenigen Daten mit fehlendem Direktvergleich zwischen *Ketamin* i. v. und *Esketamin* intranasal kann eine Gleichwer-

tigkeit oder ein Vorteil einer der beiden Behandlungen nicht ausgeschlossen werden. *Esketamin* ist dabei in der Behandlung der unipolaren Depression in den Indikationen therapieresistente depressive Episode und akute Kurzzeitbehandlung zugelassen, während eine Gabe von *Ketamin* in psychiatrischen Indikationen immer *off label* ist.

Depressive Episode mit psychotischen Symptomen (wahnhafte Depression) ▶ 3.4.6.

Rezidivierende depressive Störung mit saisonalem Beginn einer affektiven Episode (saisonale depressive Störung, SAD)

Auftreten und Remission von depressiven Episoden mehrheitlich in Abhängigkeit von den Jahreszeiten (meist mit depressiven Episoden im Winter); oft zeigt sich eine atypische Symptomausprägung des depressiven Syndroms. Eine serotonerge Dysfunktion wird postuliert; eine pathophysiologische Rolle konnte *Melatonin* (▶ 5.1.3) nicht zugeschrieben werden. Nach ICD-11 und auch DSM-5 ist diese Zusatzkodierung gleichfalls auf eine Bipolar-I- und Bipolar-II-Störung anwendbar.

- Lichttherapie (▶ 1.4.3) zeigte in kontrollierten Studien und in zwei Metaanalysen Wirksamkeit bei der SAD; bei leichter Symptomausprägung, gutem Ansprechen auf Lichttherapie in der Vorgeschichte, Patientenpräferenz oder Kontraindikationen gegen eine medikamentöse Behandlung gilt Lichttherapie als Therapie der ersten Wahl. Die Durchführung erfolgt üblicherweise so lange, bis im Frühjahr von einer ausreichenden natürlichen Lichtexposition ausgegangen werden kann. Eine Besserung depressiver Symptome bei SAD zeigt sich häufig bereits in der ersten Behandlungswoche, in Einzelfällen auch später (nach 2–4 Wochen).
- In der Akuttherapie der SAD erwies sich KVT der Lichttherapie gegenüber als vergleichbar wirksam, bei Vorteilen in der Verhinderung nachfolgender Episoden über 2 Jahre.
- Eine medikamentöse Behandlung erfolgt prinzipiell entsprechend der Behandlung depressiver Episoden. Kontrollierte Studien in der Behandlung der SAD liegen für SSRI (*Sertralin* und *Fluoxetin*) und *Moclobemid* vor.
- *Bupropion* zeigte in mehreren RCT bei prophylaktischer Gabe (Herbst bis Frühling) eine Wirksamkeit zur Verhinderung erneuter depressiver Episoden bei SAD und ist in den USA in der Indikation SAD zugelassen.

Depressive Episode mit atypischen Merkmalen (atypische Depression)

Depressives Syndrom mit erhaltener affektiver Modulationsfähigkeit, Hyperphagie/vermehrtem Appetit, vermehrtem Schlafbedürfnis, ausgeprägtem körperlichem Schweregefühl und Empfindlichkeit gegenüber Zurückweisungen. Es gibt eine Hypothese, dass es sich bei der atypischen Depression um eine Form der bipolaren Störung II (▶ 2.4.2) handelt; sie ist besonders häufig mit einer Hypersomnie assoziiert. In der ICD-11 können im Gegensatz zum DSM-5 atypische Merkmale nicht spezifiziert werden.

- Über bevorzugtes Ansprechen auf MAOH und SSRI wird berichtet. Auch *Bupropion* und SNRI sind wirksam und zeigen möglicherweise Vorteile in Bezug

auf Symptome wie vermehrtes Schlafbedürfnis und schnelle Erschöpfbarkeit; die Studienbasis zu einem präferenziellen Ansprechen auf bestimmte Antidepressiva ist insgesamt schmal. SSRI, SNRI und *Bupropion* sind wegen des günstigeren NW-Profils Mittel der Wahl.
- In einer Studie ergaben sich mit KVT gleich gute Responder-Raten wie mit MAOH.
- Bewegungstherapie erscheint zusätzlich sinnvoll.

Dysthyme Störung

Die **dysthyme Störung** nach ICD-11 ist charakterisiert durch eine 2 Jahre oder länger anhaltende, über die meiste Zeit des Tages und an den meisten Tagen bestehende depressive Verstimmung. Die depressive Stimmung wird von weiteren Symptomen wie einem deutlichen Verlust des Interesses oder der Freude an Tätigkeiten, verminderter Konzentration und Aufmerksamkeit oder Unentschlossenheit, einem niedrigen Selbstwertgefühl oder exzessiven oder unangemessenen Schuldgefühlen, Hoffnungslosigkeit in Bezug auf die Zukunft, gestörtem oder vermehrtem Schlaf, vermindertem oder gesteigertem Appetit oder Energieverlust und schneller Erschöpfbarkeit begleitet. Während der ersten 2 Jahre der Störung sollten nach ICD-11 nicht die Kriterien einer depressiven Episode über einen Zeitraum von 2 Wochen erfüllt worden sein. Manische, gemischte oder hypomanische Episoden in der Anamnese liegen nicht vor. Im Gegensatz dazu beschreibt die **persistierende depressive Episode** nach ICD-11 eine depressive Episode, die durchgehend seit mindestens 2 Jahren besteht. Das DSM-5 fasst mit der persistierenden depressiven Störung die Diagnosen der dysthymen Störung und der chronischen depressiven Störung zusammen. Ob die Kriterien für eine depressive Episode vorübergehend oder auch anhaltend während der 2-Jahres-Periode erfüllt wurden, wird im DSM-5 durch einen Zusatz spezifiziert (mit reinem dysthymen Syndrom, mit persistierender depressiver Episode, mit intermittierenden depressiven Episoden).
- Die Wirksamkeit von Antidepressiva bei dysthymer Störung ist gesichert. In Metaanalysen zeigte sich für die Behandlung der dysthymen Störung eine Wirksamkeit von Antidepressiva; bei niedrigerer Plazeboresponse ergab sich sogar ein größerer Antidepressivum-Plazebo-Unterschied als für die Behandlung depressiver Störungen. SSRI sind aufgrund ihrer besseren Verträglichkeit im Vergleich zu TZA besonders geeignet. Zu *Duloxetin* liegt eine positive RCT bei dysthymer Störung vor.
- Auch zu *Amisulprid* (► 3.15.1, Präparat) gibt es mehrere Studien, die eine positive Wirkung von niedrigen Dosen (50 mg/d) bei dysthymer Störung zeigen. Antidepressiva sollten aufgrund des günstigeren NW-Profils vorgezogen werden. Zur Kombination mit psychotherapeutischen Verfahren bei dysthymer Störung und chronischer Depression: ► 1.4.5.

Gemischte depressive Störung und Angststörung

- Dieses Störungsbild wird in der ICD-11 den depressiven Störungen zugeordnet und beschreibt ein gleichzeitiges Bestehen sowohl von subsyndromalen Angstsymptomen als auch von subsyndromalen depressiven Symptomen für einen Zeitraum von 2 Wochen oder mehr, ohne dass die Störung ein Ausmaß annimmt, welches die Diagnose einer depressiven Episode, dysthymen Störung oder Angststörung rechtfertigt.

- Studien zur Behandlung liegen nicht vor. Ein Teil der Patienten erfüllt im Zeitverlauf die Kriterien nicht mehr, ein weiterer Teil zeigt einen Übergang in eine depressive Störung oder eine Angststörung. Das Vorgehen kann analog zur subsyndromalen Depression zunächst in Zuwarten, einem Aktivitätenaufbau oder unspezifischen, problemorientierten und stützenden Gesprächen bestehen. Entwickelt sich im weiteren Verlauf eine depressive Störung oder eine Angststörung, sollte diese entsprechend behandelt werden.

Prämenstruelle dysphorische Störung

Die prämenstruelle dysphorische Störung (PMDS) stellt eine schwere Form des prämenstruellen Syndroms (PMS) dar. Die PMDS ist gekennzeichnet durch körperliche und psychische Symptome, die regelmäßig zyklusgebunden in der zweiten Zyklushälfte besonders während der späten Lutealphase auftreten (7 Tage vor Beginn der Menses) und die Patientinnen erheblich beeinträchtigen. Remission tritt einige Tage nach der Periode auf. Kardinalsymptome sind Affektlabilität, Irritabilität und Dysphorie, depressive Verstimmung, innere Anspannung und Ängstlichkeit, Konzentrationsstörungen, schnelle Erschöpfbarkeit, Schlafstörungen, vermehrter Hunger nach Kohlenhydraten, Spannungsgefühl in den Brüsten, Wassereinlagerungen und Gelenk- und Muskelschmerzen.

- Die Wirksamkeit von **SSRI** (*Citalopram*, *Escitalopram*, *Fluoxetin*, *Paroxetin*, *Sertralin*) insbesondere auf Irritabilität und Dysphorie ist belegt. Auch für *Venlafaxin* und *Clomipramin* liegen positive Ergebnisse vor; für die Wirksamkeit von *Duloxetin* gibt es Hinweise. 5-HT-Wiederaufnahmehemmer sind in der Behandlung der PMDS noradrenergen Substanzen überlegen. In den USA sind *Fluoxetin*, *Paroxetin* und *Sertralin* in dieser Indikation zugelassen; in Deutschland liegt für kein Antidepressivum eine spezifische Zulassung für die Indikation PMDS vor.
- SSRI können als **Dauertherapie** und als **intermittierende Gabe** (in der Lutealphase 14 Tage vor der Menses bis zum Ende der Menstruation) angewandt werden. Die Wirkung tritt schnell ein und wird meist schon im ersten Zyklus gesehen, bereits niedrige Dosen sind wirksam. In einer ersten RCT zeigte eine nur kurzzeitige Gabe von *Sertralin* (50–100 mg/d) vom Symptombeginn bis zum Eintritt der Menstruation (über ca. 6 Tage) ebenfalls Wirksamkeit auf Irritabilität und Dysphorie, wenn auch mit niedrigerer Effektstärke. Insgesamt erscheint die Wirksamkeit von SSRI bei kontinuierlicher Gabe besser als bei intermittierender Gabe (Jespersen et al. 2024).
- Aufgrund der bei intermittierender Gabe nur kurzen Behandlungsdauer von maximal 2 Wochen treten Absetzsymptome auch unter *Paroxetin* typischerweise nicht auf (▶ 1.5.10).
- Ebenfalls wirksam können hormonelle Behandlungsstrategien sein (gynäkologische [Mit-]behandlung).
- Untersucht werden auch der Einfluss von *Progesteron* und des *Progesteron*-Metaboliten *Allopregnanolon* auf Symptome der PMDS. Es gibt aus RCT erste Hinweise auf eine positive Wirkung des *Allopregnanolon*-Isomers und -Antagonisten

Sepranolone, von *Dustaterid* (5α-Reduktasehemmer, blockiert die Umwandlung von *Progesteron* zu *Allopregnanolon*) sowie von *Ulipristal* 5 mg/d (selektiver *Progesteron*-Rezeptormodulator mit partiellem *Progesteron*-antagonistischem Effekt, zugelassen zur Behandlung von Uterusmyomen; in höheren Dosierungen als Notfallkontrazeption).

Substanzbedingte affektive Störungen

Nach DSM-5 und ICD-11 werden hier depressive Störungen eingeordnet, die in Zusammenhang mit der Einnahme von Substanzen (Alkohol, illegale Drogen, Toxine, psychotrope Medikation, andere AM, ► 12.8.2) stehen und über die typische Dauer der (akuten) physiologischen Effekte bzw. der akuten Intoxikation oder des Entzugs hinaus anhalten. Das depressive Syndrom entwickelt sich in engem zeitlichem Zusammenhang (innerhalb von einem Monat) mit der Einnahme/Intoxikation oder dem Entzug einer Substanz, z. B. Stimulanzien, Steroide, *L-Dopa*, Antibiotika, hormonelle Kontrazeptiva, Immuntherapeutika, *Isotretinoin*, ZNS-gängige Substanzen, Chemotherapeutika etc. Mit Beendigung der Einnahme oder des Entzugs sollten die Symptome meist rasch, spätestens jedoch innerhalb eines Monats abklingen. Ein ätiologischer Zusammenhang mit der Einnahme einer Substanz und dem Auftreten depressiver Symptome sollte klinisch herstellbar sein.

Depression bei Abhängigkeitserkrankungen: s. unten.

Sekundäres affektives Syndrom (depressive Störung aufgrund eines anderen medizinischen Krankheitsfaktors)

Studien zeigen vermehrt, dass es zwischen depressiven Störungen und körperlichen Erkrankungen wie z. B. Herz-Kreislauf-Erkrankungen (s. unten), Diabetes mellitus Typ 2 (s. unten) oder Osteoporose (► 1.5.9) einen engen **bidirektionalen Zusammenhang** gibt. Das Risiko depressiver Patienten, an diesen Folgekrankheiten zu versterben, ist hoch und lange Zeit unterschätzt worden; im Vordergrund des Mortalitätsrisikos bei depressiven Patienten stand bisher allein das Suizidrisiko. Patienten mit schweren Depressionen, bipolaren Störungen und insbesondere Schizophrenie (► 3.6, Einleitung) haben insgesamt eine eingeschränkte Lebenserwartung im Vergleich zur Allgemeinbevölkerung. Antidepressiva sind bei Patienten mit körperlichen Erkrankungen wirksam in der Behandlung und Prävention depressiver Symptome; die Effektstärke scheint dabei in Abhängigkeit von der komorbiden körperlichen Erkrankung zu variieren (Köhler-Forsberg et al. 2023).

Die „depressive Störung aufgrund eines anderen medizinischen Krankheitsfaktors“ nach DSM-5 und ICD-11 (sekundäres affektives Syndrom) ist definiert als eine depressive Verstimmung, Interessensverlust oder Freudlosigkeit mit Hinweisen aus Vorgeschichte, körperlicher Untersuchung oder Laboruntersuchungen, dass das Störungsbild eine direkte pathophysiologische Folge eines anderen medizinischen Krankheitsfaktors ist. Für die nachfolgenden, mit depressiven Störungen assoziierten körperlichen Erkrankungen wird ein möglicher direkter pathophysiologischer Zusammenhang derzeit in unterschiedlichem Maße diskutiert. Zusätzlich hinweisend auf einen möglichen kausalen pathophysiologischen Zusammenhang wäre im Einzelfall eine zeitliche Korrelation zwischen Beginn, Verschlechterung oder Verbesserung einer körperlichen Erkrankung und einer affektiven Symptomatik sowie das Vorhandensein von Merkmalen, die für eine „unabhängige" affektive Störung untypisch sind (z. B. ungewöhnliches Alter bei Ersterkrankung, atypischer Verlauf der affektiven Symptomatik).

Depression bei Diabetes mellitus

Diabetes und Depression treten gehäuft gemeinsam auf. Depressive Störungen sind dabei mit einem erhöhten Risiko der Entwicklung eines Diabetes sowie bei Vorliegen eines Diabetes mit einer schlechteren Blutzuckereinstellung (HbA_{1c}-Wert), mikro- und makrovaskulären Komplikationen und einer erhöhten Mortalität assoziiert. Ebenso sind eine Insulinresistenz, Prädiabetes und Diabetes mellitus mit einem erhöhten Risiko für depressive Störungen assoziiert. Sowohl depressive Störungen als auch Diabetes mellitus sind zudem mit einem erhöhten Risiko für die Entwicklung einer Demenz assoziiert, das komorbide Vorliegen beider Erkrankungen zeigte in einer Kohortenstudie eine überadditive Risikozunahme insbesondere bei Patienten < 65 J. Zusätzlich zu einem Rückgang depressiver Symptome kann es unter einer antidepressiven Behandlung bei depressiven Patienten mit Diabetes mellitus zu einer Reduktion des Körpergewichts und einer verbesserten Blutzuckereinstellung kommen.

- Zu beachten sind in der psychopharmakologischen Behandlung insbesondere metabolische NW wie eine mögliche Gewichtszunahme. Insbesondere zu Beginn der Behandlung oder bei Dosisanpassungen sollten regelmäßige Kontrollen des Blutzuckers erfolgen.
- SSRI sind aufgrund des günstigen NW-Profils zu empfehlen. In einer Plazebostudie war *Sertralin* in der Erhaltungstherapie und Rezidivprophylaxe depressiver Episoden bei Patienten mit Diabetes Plazebo signifikant überlegen. Eine anhaltende Remission ging dabei unabhängig von der Art der Behandlung (*Sertralin* oder Plazebo) mit einer besseren Blutzuckereinstellung einher.
- RCT liegen auch zu *Fluoxetin* und *Paroxetin* vor; *Agomelatin* zeigte in ersten Studien ebenfalls Wirksamkeit. Eine Behandlung mit *Bupropion* ging mit positiven Wirkungen auf das Gewicht bei depressiven Patienten mit Adipositas sowie bei depressiven Patienten mit Diabetes mellitus auf das Gewicht, die Blutzuckerwerte und auf sexuelle Funktionsstörungen einher.
- TZA sind wegen der NW, besonders der Gewichtszunahme, zu vermeiden. MAOH können bei Patienten mit Diabetes mellitus den Blutzucker beeinflussen und sollten nur mit Vorsicht angewandt werden. Die Dosierung von *Insulin* und/oder oralen Antidiabetika muss möglicherweise angepasst werden (Vorsicht vor Hypoglykämien).
- Auch KVT ist wirksam; in einer Studie erwies sich *Sertralin* KVT in der Erhaltungstherapie als überlegen. Bewegungstherapie ist im Hinblick auf die positiven Effekte sowohl auf depressive Störungen als auch auf die Blutzuckerregulation bei Diabetes zu empfehlen.

Depression bei kardiovaskulären Erkrankungen

Depressive Störungen treten bei Patienten nach Myokardinfarkt 3-mal häufiger als in der Allgemeinbevölkerung auf. 18–45 % der Patienten mit KHK weisen die Symptome einer Depression auf. Depressive Störungen verschlechtern die Prognose kardiovaskulärer Erkrankungen; so sind die Mortalität und die Morbidität einer koronaren Herzerkrankung oder auch einer koronaren Bypass-Operation bei depressiven Patienten erhöht. Ursachen hierfür liegen zum einen in biologischen Zusammenhängen wie z. B. einer bei depressiven Störungen eingeschränkten autonomen Adaptationsfähigkeit bei reduzierter Herzratenvariabilität, zum anderen in Verhaltensfaktoren wie z. B. reduzierter körperlicher Aktivität oder erhöhtem Tabakkonsum.

Anhand von Ergebnissen aus einem 7-Jahres-Follow-up in der SADHART-Studie sowie einem 8-Jahres-Follow-up in der EsDEPACS-Studie konnten die negativen Folgen einer depressiven Komorbidität auf das **kardiologische Langzeit-Outcome** erneut belegt werden. Dabei ergaben sich Hinweise, dass bei Patienten mit akutem Koronarsyndrom und depressivem Syndrom eine Behandlung mit *Sertralin* oder *Escitalopram* bzw. ein initiales antidepressives Therapieansprechen zu einer Reduktion schwerer kardialer Ereignisse und der Langzeitmortalität führen kann. Eine Senkung der Mortalität bei den ehemaligen Therapierespondern war dabei auch unabhängig davon nachweisbar, ob die Besserung der depressiven Symptomatik mit Verum oder Plazebo erreicht wurde. In einer Kohortenstudie zeigte sich nach Kontrolle möglicher konfundierender Faktoren ebenfalls eine reduzierte Mortalität bei Patienten mit kardiovaskulären Erkrankungen, die eine gute Adhärenz bezüglich einer antidepressiven Medikation zeigten, im Vergleich zu Patienten mit einer schlechten Adhärenz.

- Nach Metaanalysen zeigen Antidepressiva (*Citalopram*, *Fluoxetin*, *Mirtazapin*, *Paroxetin*, *Sertralin*) bei guter Verträglichkeit eine Wirksamkeit im Vergleich zu Plazebo in der Behandlung depressiver Episoden bei Patienten mit **KHK**. Im Gegensatz dazu fand sich bei Patienten mit **Herzinsuffizienz** für *Sertralin* und *Escitalopram* in jeweils einer RCT bei guter Verträglichkeit keine signifikante Verbesserung der depressiven Symptomatik und der Mortalität im Vergleich zu Plazebo. In einer Studie waren SSRI bei 1148 Patienten mit KHK mit einem niedrigeren Risiko für einen Myokardinfarkt assoziiert; auch in einer aktuellen Metaanalyse fand sich bei depressiven Patienten nach Myokardinfarkt für SSRI und *Mirtazapin* bei guter Wirksamkeit und Verträglichkeit ein reduziertes Risiko für einen erneuten Myokardinfarkt oder interventionelle Revaskularisierungen (Wan et al. 2025).
- **SSRI (*Sertralin*)** und ***Mirtazapin*** sind aufgrund ihres günstigen NW-Profils **Mittel der Wahl**. Anhand der Studienlage sollte unter den SSRI *Sertralin* aktuell bevorzugt werden. RCT bei Patienten mit Myokardinfarkt liegen ebenfalls für *Citalopram*, *Escitalopram*, *Mirtazapin*, *Paroxetin* und *Fluoxetin* vor.
- Bei depressiven Patienten mit kardialen Erkrankungen sollte unter einer antidepressiven Medikation auf das Auftreten **kardialer Beschwerden**, die **Herzfrequenz** (z. B. anhaltende Tachykardien), einen möglichen **Blutdruckanstieg, orthostatische Dysregulation** und auf Veränderungen des **EKG** geachtet werden. Es werden regelmäßige EKG-Kontrollen empfohlen (▶ 1.5.1 und ▶ 1.8, ◘ Tab. 1.6); ggf. sollte eine medikamentöse antidepressive Behandlung in Abstimmung mit dem behandelnden Kardiologen erfolgen (z. B. nach Myokardinfarkt). Mögliche **Interaktionen** sind zu beachten. An die Möglichkeit eines erhöhten **Risikos von Blutungen**, insbesondere gastrointestinaler Blutungen, im Falle einer bei Patienten mit Herz-

Kreislauf-Erkrankungen oftmals anzutreffenden Komedikation mit Thrombozytenaggregationshemmern oder Antikoagulanzien ist zu denken (▶ 1.5.3). So fand sich unter der Kombination von SSRI und Thrombozytenaggregationshemmern nach Myokardinfarkt im Vergleich zur alleinigen Gabe Thrombozytenaggregationshemmern ein 1,4- bis 2,4-fach erhöhtes Risiko einer Blutung.

- Für ***Citalopram*** und ***Escitalopram*** wurde eine dosisabhängige Verlängerung des QTc-Intervalls aufgezeigt; dies sollte insbesondere bei höheren Dosierungen von *Citalopram* oder *Escitalopram* und bei Patienten mit erhöhtem Risiko für Herzrhythmusstörungen beachtet werden (▶ 1.5.1, ◘ Tab. 1.5 und 13.2, ▶ Box 1).
- Vorsicht bei der Kombination von ***Fluoxetin***, ***Fluvoxamin*** und ***Moclobemid*** mit der Prodrug *Clopidogrel*, die über CYP3A4 und CYP2C19 aktiviert wird. Durch Hemmung von CYP2C19 durch *Fluoxetin*, *Fluvoxamin* oder *Moclobemid* und damit der Aktivierung von *Clopidogrel* ist mit einer Wirkabschwächung von *Clopidogrel* und einem um 12 % erhöhten Infarktrisiko, insbesondere bei Patienten > 65 J. (um 22 % erhöhtes Risiko), zu rechnen (Bykov et al. 2017). Bei Behandlung mit *Clopidogrel* sollte daher einem SSRI, welcher CYP2C19 nicht hemmt (z. B. *Citalopram* oder *Sertralin*), der Vorzug gegeben werden. Es ist zu beachten, dass alle SSRI die Aktivierung der Thrombozyten beeinflussen und dass bei gleichzeitiger Gabe von SSRI und *Clopidogrel* das Blutungsrisiko erhöht ist.
- Die Gabe von Antidepressiva mit noradrenergen Eigenschaften wie **SNRI**, ***Bupropion*** und ***Reboxetin*** kann mit einem Anstieg der Herzfrequenz und des Blutdrucks einhergehen; dies sollte bei Patienten mit KHK, Herzinsuffizienz oder arterieller Hypertonie berücksichtigt werden.
- Bei einer Behandlung mit ***Tranylcypromin*** muss auf die Einhaltung einer tyraminarmen Diät zur Vermeidung hypertensiver Krisen geachtet werden. Daneben kann es insbesondere bei älteren Patienten und unter ansteigender Dosierung zu einer orthostatischen Dysregulation kommen (▶ 1.5.1). Unter ***Moclobemid*** kann es ebenfalls zu einer Erhöhung des Blutdrucks kommen.
- Zu ***Agomelatin*** bei KHK liegen noch keine Daten aus systematischen Untersuchungen vor, vonseiten des NW-Profils ist eine gute kardiale Verträglichkeit zu erwarten.
- **TZA** zeigen ein **ungünstiges kardiales NW-Profil** (anticholinerge bzw. α_1-antiadrenerge Wirkung, Natriumkanalblockade mit Erregungsleitungsstörungen, Repolarisationsstörungen mit Verlängerung des QTc-Intervalls, erhöhtes Risiko für Arrhythmien) und sollten bei kardial erkrankten Patienten **nicht eingesetzt** werden.
- ***Omega-3-Fettsäuren*** erbrachten als Augmentation zu *Sertralin* in zwei RCT keinen zusätzlichen Effekt bei depressiven Patienten mit KHK, zeigten aber in einer weiteren Analyse positive Effekte auf Maße der Herzfrequenzvariabilität (▶ 1.4.2). Es gibt erste Hinweise auf mögliche positive Effekte von **Statinen** (▶ 1.4.2).
- Hinsichtlich **KVT und IPT** bei Depression und KHK kann zurzeit keine eindeutige Empfehlung ausgesprochen werden. Beide Verfahren zeigten in RCT und in einer Metaanalyse eine (geringfügige) Wirksamkeit bei depressiven Patienten mit KHK. Verhaltensaktivierung erwies sich in einer Studie bei depressiven Patienten mit Herzinsuffizienz als vergleichbar wirksam wie Antidepressiva.

Post-stroke-Depression

Depressive Symptome nach zerebralen Insulten sind häufig (bei ca. 30 % der Patienten im Verlauf von 3–6 Monaten nach einem Schlaganfall) und verschlechtern oft Prognose und Rehabilitationserfolge. Auch gibt es zunehmend Hinweise, dass das Vorliegen depressiver Störungen das Risiko, einen Schlaganfall zu erleiden, erhöht. Dies wird auf biologische (neuroendokrine, immunologische oder inflammatorische) Faktoren, auf Verhaltensfaktoren wie erhöhten Tabakkonsum, verminderte körperliche Aktivität und erhöhtes Körpergewicht sowie auf das bei Depressionen gehäufte Vorliegen komorbider Erkrankungen wie arterielle Hypertonie, kardiale Erkrankungen oder Diabetes mellitus zurückgeführt.

Ob auch eine medikamentöse Behandlung mit Antidepressiva über NW z. B. in Form einer möglichen Gewichtszunahme, einer Blutdruckerhöhung, einer Störung der Thrombozytenaggregation oder Vasokonstriktion teilweise zu dem beobachteten, erhöhten Risiko für Schlaganfälle bei Depressionen beiträgt, wird diskutiert. So fand sich ein möglicherweise erhöhtes Risiko für einen Schlaganfall in Zusammenhang mit einer kürzlich begonnenen antidepressiven Medikation (v. a. mit SSRI), während eine längere Einnahme von Antidepressiva einen protektiven Effekt zeigte. Eine Kohortenstudie wiederum fand ein reduziertes Risiko für ischämische Schlaganfälle für Antidepressiva mit starker Serotoninwiederaufnahmehemmung (Douros et al. 2019).

Als **Risikofaktoren** für die Entwicklung einer Post-Stroke-Depression (PSD) gelten psychische Erkrankungen in der Vorgeschichte, positive Familienanamnese für psychische Erkrankungen, Alter < 70 J. sowie ausgeprägtere funktionelle und kognitive Defizite. Unter Patienten mit Z. n. intrakranieller Blutung zeigten diejenigen mit einer lobären Blutung (als Hinweis auf eine zerebrale Amyloid-Angiopathie) eine größere Wahrscheinlichkeit einer Diagnose einer Depression vor und nach der Blutung sowie eine geringere Wahrscheinlichkeit einer Remission depressiver Symptome und einer Response auf Antidepressiva (Castello et al. 2022).

Nachdem u. a. die vielversprechenden Ergebnisse der sog. FLAME-Studie und die Ergebnisse einer Cochrane-Metaanalyse positive Effekte von SSRI auf die Rehabilitation nach Schlaganfall auch bei nichtdepressiven Patienten gefunden hatten, konnten mehrere RCT keine positiven Effekte von *Citalopram* oder *Fluoxetin* auf das Rehabilitationsergebnis bei nichtdepressiven Patienten mit akutem Schlaganfall aufzeigen (FOCUS Trial Collaboration 2019; EFFECTS Trial Collaboration 2020; AFFINITY Trial Collaboration 2020). Die Gabe von Antidepressiva unabhängig vom Vorliegen depressiver Symptome zur Verbesserung des funktionellen Outcomes oder zur Reduktion des Risikos für eine PSD ist anhand dieser Daten nicht gerechtfertigt.

- Eine PSD sollte konsequent behandelt werden. **SSRI** und den **neueren Antidepressiva** sollte aufgrund der besseren Verträglichkeit der Vorzug gegeben werden; *Citalopram*, *Fluoxetin*, *Mirtazapin*, *Reboxetin* und *Sertralin* waren (z. T.) in kontrollierten Studien wirksam. Auch anhand einer Metaanalyse zeigten Antidepressiva Wirksamkeit in der Behandlung der PSD. Wichtig ist dabei eine strenge Nutzen-Risiko-Abwägung unter Beachtung eines erhöhten Risikos für Stürze oder Knochenbrüche, aber auch einer durch Antidepressiva mit Hemmung der Serotoninwiederaufnahme bedingten Alteration der Thrombozytenfunktion mit Erhöhung der Blutungsneigung.

- Ein möglicherweise erhöhtes **Blutungsrisiko** sollte insbesondere nach hämorrhagischen Schlaganfällen sowie bei Komedikation mit Thrombozytenaggregationshemmern oder Antikoagulanzien beachtet werden (▶ 1.5.3). Bei Patienten mit einem erhöhten Risiko für Blutungen (insbesondere bei Blutungen in der Vorgeschichte, gleichzeitiger Thrombozytenaggregationshemmung oder Antikoagulation) sollten, wenn irgend möglich, Substanzen mit **fehlender relevanter Affinität zum Serotonintransporter** gewählt werden. Bei Patienten mit Z. n. intrakranieller Blutung und Hinweisen auf eine zerebrale Amyloid-Angiopathie sollte im Hinblick auf den möglicherweise geringeren Nutzen einer antidepressiven Behandlung (s. oben, Castello et al. 2022) und eine in dieser Patientengruppe ebenfalls beschriebene stärkere Risikoerhöhung für ein Blutungsrezidiv unter SSRI (Kubiszewski et al. 2020) die Indikation besonders streng gestellt werden.
- Mögliche **Interaktionen** einer antidepressiven Medikation mit internistischen bzw. neurologischen AM sind zu beachten. So sollten *Fluoxetin, Fluvoxamin* und *Moclobemid* aufgrund ihrer Hemmung von CYP2C19 und einer damit verbundenen möglichen Wirkabschwächung nicht gleichzeitig mit *Clopidogrel* verordnet werden (s. oben, Depression bei kardiovaskulären Erkrankungen).
- **TZA** sollten wegen deutlich höherer NW-Raten (Erniedrigung der Krampfschwelle, Blutdruckabfall) **nicht** gegeben werden.
- **KVT** zeigte sich in einer Metaanalyse wirksam. Es gibt erste Hinweise auf eine positive Wirkung von transkranieller Gleichstromstimulation und repetitiver transkranieller Magnetstimulation (▶ 1.4.4).

❯ Unter Gabe von Antidepressiva nach Schlaganfall konnte zwar z. T. eine signifikante Verringerung des Auftretens einer PSD im Vergleich zu einer Plazebogabe bzw. fehlenden Behandlung gezeigt werden, allerdings ist **bei Fehlen depressiver Symptome** anhand der aktuellen Datenlage eine Verordnung von SSRI nach Schlaganfall zur Prävention der PSD oder zur Verbesserung des funktionellen Outcomes **nicht sinnvoll.**

Depression bei Parkinson-Krankheit

Die Häufigkeit depressiver Symptome liegt bei ca. 30 %. Patienten mit depressiven Störungen zeigen ein erhöhtes Risiko, eine Parkinson-Krankheit zu entwickeln. Ob das Auftreten einer depressiven Störung ein Frühsymptom oder ein kausaler Risikofaktor für die Entwicklung einer Parkinson-Krankheit ist, wird diskutiert.

- TZA können aufgrund anticholinerger NW zu kognitiven Störungen und psychotischen Symptomen führen (aber der Tremor kann sich bessern). Besonders *Trimipramin* und *Clomipramin* sollten wegen der D_2-antagonistischen Komponente gemieden werden. Unter den TZA ist *Nortriptylin*, das derzeit allerdings nicht verfügbar ist, zu bevorzugen.
- Aufgrund der besseren Verträglichkeit sollten **SSRI** und ***Venlafaxin*** den TZA **vorgezogen werden**. Eine Verschlechterung der motorischen Symptomatik (Zunahme von OFF-Phasen und Tremor) bei Einzelfällen konnte systematisch nicht bestätigt werden. *Mirtazapin* kann aufgrund einer schlafinduzierenden Wirkung günstig sein.

- RCT liegen zu *Citalopram*, *Fluoxetin*, *Paroxetin*, *Sertralin* und *Venlafaxin* vor. In einer RCT war *Nortriptylin* (25–75 mg/d; derzeit außer Handel) wirksam, *Paroxetin* (12,5–37,5 mg/d) hingegen nicht. In einer anderen RCT zeigten sowohl *Paroxetin* als auch *Venlafaxin* Wirksamkeit im Vergleich zu Plazebo. Das hohe NW- und Interaktionsrisiko von *Nortriptylin* ist zu beachten.
- Zu *Bupropion* liegen positive Einzelfallberichte vor, die teils auch eine Besserung der motorischen Symptomatik berichten. Zu *Duloxetin* und *Agomelatin* liegt jeweils eine offene Studie vor.
- Auch dopaminergen Substanzen (*L-Dopa*, *Pramipexol*, *Ropinirol*) werden antidepressive Eigenschaften zugeschrieben. In einer RCT hatte *Pramipexol* (0,125–1 mg, 3-mal täglich) eine gute antidepressive Wirkung.
- Positive Effekte werden von *Omega-3-Fettsäuren* (▶ 1.4.2) und von repetitiver transkranieller Magnetstimulation berichtet (▶ 1.4.4). Lichttherapie (▶ 1.4.3) zeigte in einer RCT bei depressiven Patienten mit Parkinson-Krankheit keinen zusätzlichen antidepressiven Effekt gegenüber einer Kontrollbedingung, kann aber dennoch als zusätzliches Verfahren sinnvoll sein. Es fand sich eine Verbesserung der subjektiven Schlafqualität. Auch EKT (▶ 1.4.4) kann bei therapieresistentem Verlauf eingesetzt werden; hier werden positive Effekte auch auf die motorischen Funktionen beschrieben.
- Es gibt Hinweise auf positive Effekte von psychotherapeutischen Verfahren (KVT).
- In einer Metaanalyse fanden sich positive Effekte von körperlichem Training auf depressive Symptome bei Parkinson-Krankheit (Kim et al. 2023).

Depression bei Epilepsie

Angaben zur Prävalenz depressiver Störungen bei Patienten mit Epilepsie schwanken zwischen 13 und 20 %. Depressive Störungen schränken die Lebensqualität von Epilepsiepatienten weiter ein und wirken sich auf den Therapieverlauf negativ aus. 5–10 % der Epilepsiepatienten sterben durch Suizid, besonders hoch ist das Suizidrisiko bei komorbid vorliegender depressiver Störung oder Substanzmissbrauch.

- **SSRI und neuere Antidepressiva (nicht *Bupropion*)** weisen ein nur **geringes Risiko** einer Erniedrigung der Krampfschwelle auf, in therapeutischen Dosen zeigen sie eher anfallssuppressive Effekte. Eine Eindosierung sollte dennoch möglichst nur bei gut kontrollierter Epilepsie mit stabiler Symptomatik erfolgen. Eine kontrollierte Studie bei depressiven Patienten mit Epilepsie liegt zu *Sertralin* vor, offene Studien liegen zu *Citalopram*, *Fluoxetin*, *Sertralin*, *Mirtazapin* und *Reboxetin* vor.
- TZA und *Maprotilin* (nicht mehr im Handel verfügbar) zeigen ein ungünstiges Nutzen-Risiko-Profil; unter ihnen wurden insbesondere bei zerebraler Vorschädigung, hohen Dosen, raschem Aufdosieren oder schlagartigem Absetzen generalisierte zerebrale Krampfanfälle gehäuft beobachtet. Auch *Bupropion* (nichtretardiert) zeigt dosisabhängig eine erhöhte Prävalenz epileptischer Anfälle.
- Zu beachten sind mögliche pharmakokinetische Interaktionen zwischen einer antidepressiven und einer anfallssupprimierenden Medikation (▶ 1.13; ▶ Anhang INT). Dosissteigerungen des Antidepressivums sollten langsam erfolgen, die Zieldosis sollte möglichst niedrig gewählt werden.

- Mögliche psychotrope Effekte einer anfallssupprimierenden Medikation sind zu beachten. Bei Auftreten einer depressiven Symptomatik sollte ein möglicher Zusammenhang mit der antiepileptischen Medikation abgeklärt werden. Günstig erscheinen *Lacosamid*, *Carbamazepin*, *Oxcarbazepin*, *Eslicarbazepin*, *Valproat* und *Lamotrigin*; ungünstig *Levetiracetam* und *Perampanel*.
- Es gibt Hinweise auf positive Effekte von psychotherapeutischen Verfahren (KVT); in einer kontrollierten Studie bei depressiven Patienten mit Epilepsie war KVT gleich wirksam wie *Sertralin*.
- Eine Stimulation des N. vagus (▶ 1.4.4), die sowohl in der Behandlung der Depression als auch in der Behandlung von Epilepsien eingesetzt wird, kann ggf. eine nichtmedikamentöse Therapieoption darstellen. Auch EKT (▶ 1.4.4) wurde in Fallserien erfolgreich eingesetzt, die begleitende anfallssupprimierende Medikation kann die Durchführung allerdings erschweren.

Zum Suizidrisiko unter Anfallssuppressiva ▶ 2.7.

Depression bei dermatologischen Erkrankungen

Bei vielen Hauterkrankungen (z. B. Akne, Psoriasis, Urtikaria) wird eine Komorbidität mit Depressionen gesehen. Pruritus als eines der vorherrschenden Symptome sowohl primär dermatologischer als auch systemischer Erkrankungen kann daneben psychogen verstärkt werden oder bedingt sein. Verschiedene in der Behandlung dermatologischer Erkrankungen eingesetzte AM wie z. B. Steroide oder Interferone, aber auch *Finasterid* (bei androgenetischer Alopezie und benigner Prostatahyperplasie) können zudem mit psychischen Symptomen einhergehen.

- Antidepressiva sind (auch in kontrollierten Studien) wirksam. Die H_1-Blockade (bei *Amitriptylin*, *Doxepin*, *Trimipramin*, *Mirtazapin*) lässt sich bei Pruritus und Urtikaria auch unabhängig vom Vorliegen einer depressiven Symptomatik nutzen. Zu *Doxepin* liegen auch Studien zu einer lokalen Anwendung als 5 %ige Creme bei Pruritus vor (z. B. Prudoxin, Zonalon).
- Eine sedierende Komponente kann bei Schlafstörungen aufgrund von Pruritus zusätzlich hilfreich sein.
- SSRI sind insbesondere bei Pruritus, der ein zwanghaftes Kratzen provoziert, wirksam, ebenso aber auch bei paraneoplastischem, cholestatischem oder urämischem Pruritus.
- Zu beachten sind allerdings auch mögliche dermatologische NW von Psychopharmaka, z. B. Exantheme und Urtikaria, eine mögliche Hyperhidrosis, erhöhte Photosensibilität oder Alopezie sowie die mögliche Exazerbation einer Psoriasis unter *Lithium* (▶ Kap. 2) oder schwere Hautreaktionen wie ein Stevens-Johnson-Syndrom, insbesondere unter Phasenprophylaktika wie *Lamotrigin* oder *Carbamazepin* (▶ Kap. 2).

Depression bei Demenz

Depressive Symptome sind im Alter oft mit einer Demenz assoziiert (bei etwa 20–50 % der Patienten mit Demenz im Verlauf der Erkrankung). In 40 % der Fälle entwickeln sich depressive Symptome bei Beginn der Demenz. Zu den demenzassoziierten Verhaltensstörungen ▶ 6.4.9.

- Die Behandlung depressiver Störungen bei Demenz entspricht prinzipiell der antidepressiven Behandlung bei Patienten in höherem Lebensalter; **SSRI und neuere Antidepressiva** sind aufgrund des günstigen NW-Profils **Mittel der ersten Wahl** (▶ 1.12). Allerdings ist die Datenlage zur pharmakotherapeutischen Behandlung depressiver Störungen bei Demenz gering, eine Wirksamkeit von Antidepressiva konnte nicht konsistent aufgezeigt werden.
- So liegen zu *Citalopram*, *Sertralin* und *Moclobemid* in dieser Patientengruppe zwar positive Ergebnisse vor, neuere Studien mit größeren Fallzahlen stellen diese jedoch teilweise infrage oder hatten ein negatives Ergebnis. In einer RCT fand sich keine Wirksamkeit von *Sertralin* und *Mirtazapin* im Vergleich zu Plazebo auf depressive Symptome bei Demenzpatienten; Metaanalysen, zuletzt über 8 RCT, konnten keine gesicherte Wirksamkeit von Antidepressiva für depressive Störungen bei Demenz aufzeigen (Dudas et al. 2018). Auch wurde eine medikamentöse Behandlung mit SSRI bei Patienten mit Demenz mit einem dosisabhängig erhöhten Risiko für Stürze in Verbindung gebracht. In Bezug auf einen Einsatz von SSRI zur Behandlung von Agitation bei Patienten mit Demenz konnte in einer Studie ein positiver Effekt von *Citalopram* auf Agitation bei Patienten mit Demenz aufgezeigt werden (▶ 6.4.9); dieser ließ sich in einer aktuellen RCT für *Escitalopram* jedoch nicht replizieren (Rajji et al. 2025). Daneben werden auch mögliche positive Effekte von SSRI auf die Pathophysiologie der Alzheimer-Krankheit (AD) diskutiert; nach einerStudie verzögerte eine Langzeitbehandlung mit SSRI bei Patienten mit MCI den Übergang in eine AD.
- Unter dem Einsatz von Acetylcholinesterasehemmern (AChE-I) kann ein positiver Einfluss auch auf depressive Beschwerden bei Patienten mit Demenz erreicht werden (▶ 6.4.9).
- Vermehrte angenehme Tätigkeiten oder körperliche Übungen sowie Unterstützung und Edukationsprogramme für Pflegende können sich positiv auf depressive Symptome bei Patienten mit Demenz auswirken.
- Gerade vor dem Hintergrund einer möglicherweise nur begrenzten Wirksamkeit medikamentöser Therapieverfahren und den damit verbundenen NW-Risiken (für Antipsychotika ▶ 3.4.6) kommt **nichtmedikamentösen, psychosozialen Maßnahmen,** wie z. B. Psychoedukation und Angehörigenarbeit, psychotherapeutischen Verfahren, Bewegungs-, Kunst- und Musiktherapie, ein besonderer Stellenwert zu (▶ 6.5).
- Antidepressiva im höheren Lebensalter ▶ 1.12.

❯ Anticholinerge zentralnervöse NW (Delir, Verwirrtheits- und Desorientiertheitszustände) sind auch bei üblichen TZA-Dosen (▶ 1.5.2) möglich. Bei MAOH orthostatische Hypotonie (Sturzgefahr) möglich; mangelnde Adhärenz in Bezug auf diätetische Maßnahmen. Vorsicht bei Gabe sedierender AM (Sturzgefahr).

Depression und Antidepressiva bei Abhängigkeitserkrankungen

Patienten mit depressiven Störungen zeigen ein erhöhtes Risiko für Abhängigkeitserkrankungen und umgekehrt. Eine komorbid zu einer depressiven Störung vorliegende **Alkoholabhängigkeit** verlängert die Dauer depressiver Episoden; eine fortbestehende depressive Episode wiederum stellt einen Risikofaktor für einen Trinkrückfall dar. Antidepressiva werden in der klinischen Praxis auch bei der **Behandlung von Entzugssyndromen** eingesetzt.

- Die Datenlage zur Wirksamkeit von Antidepressiva auf depressive Symptome und auf das Trinkverhalten bei **depressiven Patienten mit Alkoholabhängigkeit** ist eingeschränkt und uneinheitlich; eine positive Beeinflussung zeigt sich häufiger für depressive Symptome als für das Trinkverhalten (▸ 7.2.1).
- Bei **BZD-Abhängigkeit** können Antidepressiva adjuvant hilfreich sein (▸ 4.6.3).
- Bei **Abhängigkeit von Stimulanzien** (Kokain, Amfetamine, Ecstasy) können Antidepressiva ein depressives Syndrom im Rahmen eines Entzugssyndroms günstig beeinflussen (▸ 7.2.5 und ▸ 7.2.6).
- Bei **Alkohol- und Opioidabhängigkeit** kann nur bei **leichten Entzugssyndromen** *Doxepin* versucht werden (▸ 7.2.1 und ▸ 7.2.4).
- In einer RCT bei depressiven Patienten mit Alkoholabhängigkeit zeigte sich die **Kombination aus *Sertralin*** (200 mg/d) **plus *Naltrexon*** (100 mg/d) der jeweiligen Monotherapie und Plazebo signifikant überlegen im Hinblick auf die Abstinenzraten, den Zeitpunkt eines Trinkrückfalls sowie die Verträglichkeit. Auch zeigte sich ein Trend zu einer höheren Remissionsrate der depressiven Störung unter der Kombinationstherapie.
- *Bupropion* für die Unterstützung der **Raucherentwöhnung**: ▸ 7.2.9.

Depression und COVID-19

Im Zuge der Corona-Pandemie hat es ein deutliches Interesse an möglichen **Folgen des Infektionsgeschehens und der getroffenen Schutzmaßnahmen** zur Eindämmung der Pandemie (Versorgungssituation psychisch kranker Menschen, Zunahme der Inzidenz psychischer Erkrankungen aufgrund einer Vielzahl psychosozialer Stressoren) gegeben. So zeigte sich in einer retrospektiven Kohortenstudie nach einer COVID-19-Infektion im Vergleich zu anderen respiratorischen Infekten das Risiko für Angststörungen und depressive Störungen vorübergehend in den ersten beiden Monaten nach der Infektion erhöht, während sich für psychotische Störungen, kognitive Defizite, Demenzen und Epilepsien das Risiko als anhaltend erhöht über den untersuchten 2-Jahres-Zeitraum erwies (Taquet et al. 2022). Im Zusammenhang mit der COVID-19-Pandemie und hier assoziiert mit steigenden Infektionsraten und verminderter Mobilität zeigte sich in weiteren Studien für 2020 eine Zunahme der Prävalenz von depressiven Störungen und Angststörungen, insbesondere bei Frauen sowie jüngeren Patienten (z. B. COVID-19 Mental Disorders Collaborators 2021). Ein Anstieg der Suizidmortalität fand sich nicht (Pirkis et al. 2021).

Auf der Suche nach möglichen Behandlungsansätzen von COVID-19-Infektionen rückten im Rahmen von Repurposing-Ansätzen auch **antivirale Eigenschaften von Antidepressiva** und anderen Psychopharmaka in den Fokus. Frühe Studien zu *Fluvoxamin* bei COVID-19-Infektion waren in Bezug auf Endpunkte wie Mortalität, Hospitalisierung, Besuch von Notaufnahmen oder Hypoxämie positiv, spätere RCT waren in Bezug auf die Zeit bis zur Genesung jedoch negativ (McCarthy et al. 2023; Stewart et al. 2023).

Ein weiterer Schwerpunkt liegt in der Erfassung und Behandlung von Symptomen, die nach einer COVID-19-Infektion anhalten oder kurz danach auftreten. Als **Long-COVID-Syndrom** werden dabei länger als 4 Wochen anhaltende Beschwerden nach einer COVID-Infektion, als **Post-COVID-Syndrom** oder ***post-COVID condition*** **(PCC)** länger als 12 Wochen anhaltende Beschwerden bezeichnet (WHO). Es liegt eine Vielzahl unterschiedlicher Symptome vor. Eine ausgeprägte und übermäßige Erschöpfbarkeit steht meist im Vordergrund; es gibt deutliche Überschneidungen zum Chronic-Fatigue-Syndrom (▶ 1.4.11) sowie zum Fibromyalgiesyndrom (▶ 1.4.10). Die Beschwerden gelten als unabhängig von der Krankheitsschwere der akuten COVID-19-Infektion und werden auch nach milden Verläufen berichtet.

- Als **Risikofaktoren** für die Entwicklung eines Post-COVID-Syndroms wurden weibliches Geschlecht, hoher BMI, vorbestehende Atemwegserkrankungen und die Schwere der akuten Infektion identifiziert (Hurme et al. 2025). Nach schweren Verläufen mit intensivmedizinischer Behandlung und Beatmung werden zudem auch Anzeichen einer PTBS beschrieben.
- Objektivierbare Werte gibt es nicht, differenzialdiagnostisch abzugrenzen sind nachweisbare kardiale, pulmonale oder neurologische Folgen der stattgehabten Infektion.
- Die genauen pathophysiologischen Mechanismen sind nach wie vor nicht bekannt, diskutiert werden metabolische Veränderungen, eine chronische Inflammation, Autoimmunprozesse, Hypokortisolismus, Endothelveränderungen und eine Viruspersistenz.
- Anhand von Verlaufsdaten zeigen 20–40 % der Betroffenen auch nach einem Jahr noch Symptome, bei vielen kommt es im Verlauf auch zu einer spontanen Remission oder deutlichen Besserung der Beschwerden.
- Wie beim Chronic-Fatigue-Syndrom (▶ 1.4.11) erfolgt die Behandlung symptomatisch mit einem individuellen Energie- und Aktivitätsmanagement („*pacing*") zur Vermeidung von Überanstrengungen.
- Diskutiert wird ferner ein positiver Effekt einer Impfung auch bei bereits vorliegenden Post-COVID-Syndromen.
- Entsprechend der zuletzt im Februar 2024 aktualisierten Leitlinie der Deutschen Gesellschaft für Neurologie (DGN; Berlit et al. 2024) ist eine umfassende Diagnostik und eine interdisziplinäre Behandlung anzustreben. Bei Hinweisen auf einen autoimmunologischen Erkrankungsmechanismus kann im Rahmen von kontrollierten Studien eine immunmodulatorische Therapie (Kortikoide, intravenöse Immunglobuline, therapeutische Apherese) erwogen werden. In einer ersten, aktuellen RCT zeigte Plasmapherese allerdings keinen signifikanten Effekt bei Patienten mit Post-COVID-Syndrom (España-Cueto et al. 2025).
- Empfohlen werden ferner nichtmedikamentöse Therapieansätze wie Entspannungsverfahren, moderate körperliche und kognitive Belastung, Ergotherapie, Gedächtnistraining, Physiotherapie sowie KVT zur Modifikation Fatigue-begünstigender Faktoren. Bei ausgeprägter belastungsinduzierter Symptomverschlimmerung (postexertioneller Malaise) wird eine Schulung im Umgang mit der Erkrankung und einem alltags- und teilhabeförderndem Selbstmanagement empfohlen.

Andere näher bezeichnete depressive Störungen

Rezidivierende kurze depressive Störung (recurrent brief depression)

Die rezidivierende kurze depressive Störung, mit zwar sehr kurz anhaltender, aber oft sehr ausgeprägter depressiver Symptomatik bis hin zu Suizidalität, wird manchmal zu den unterschwelligen Depressionen gezählt, sollte aber wegen der schwierigen Behandlungssituation eine Sonderstellung einnehmen. Auf eine schwierige Abgrenzbarkeit zu den emotional instabilen Persönlichkeitsstörungen wird hingewiesen. Auch kurze hypomane Episoden von 1–3 Tagen Dauer können im Verlauf auftreten und deuten auf eine mögliche Assoziation zum Spektrum bipolarer Störungen hin. Bislang ist keine befriedigende antidepressive Pharmakotherapie etabliert. Auch ist nach einer Metaanalyse nicht geklärt, ob eine Erhaltungs-/Langzeittherapie mit Antidepressiva bei häufigen Episoden genauso wirksam ist wie bei wenigen Episoden. Ein Behandlungsversuch mit einem Antidepressivum erscheint dennoch sinnvoll; auch psychotherapeutische Interventionen sind in jedem Fall indiziert.

Subsyndromale Depression (Minor Depression)

Depressives Syndrom mit ähnlicher Symptomatik wie eine depressive Episode, aber mit geringerem Ausprägungsgrad (weniger Diagnosekriterien sind erfüllt). Bei Vorliegen der Störung über einen Zeitraum von 2 Jahren werden die Kriterien für eine Dysthymie (s. oben) erfüllt. Die Begriffe Minor Depression und subsyndromale bzw. unterschwellige Depression werden synonym gebraucht.

- Der Nutzen von Antidepressiva ist umstritten, SSRI scheinen wirksam zu sein. In einer Metaanalyse zum Einsatz von Antidepressiva bei Minor Depression konnte jedoch keine Wirksamkeit von *Amitriptylin*, *Fluoxetin* oder *Paroxetin* gegenüber Plazebo nachgewiesen werden.
- Zunächst kann das Vorgehen unter engmaschiger Betreuung in Zuwarten oder einem Angebot von niedrigintensiven und/oder internet- und mobilbasierten Interventionen bestehen. Weiterhin kann ein Aktivitätenaufbau angestrebt werden. Bei Fortbestehen der Symptomatik und Risiko einer Chronifizierung oder Verschlechterung kann auch eine spezifische psychotherapeutische Behandlung (KVT) erwogen werden.
- Im Einzelfall können z. B. bei hohem Leidensdruck oder früheren depressiven Episoden unter besonders kritischer Abwägung des Nutzen-Risiko-Verhältnisses Antidepressiva angeboten werden.

Depressive Episode im Rahmen einer bipolaren (affektiven) Störung (bipolare Depression)

► 2.4.2.

Depression bei Schizophrenie

► 3.4.1, Therapie von depressiver Symptomatik und Suizidalität.

Depression bei schizoaffektiver Störung

► 3.4.3.

1

1.4.2 Andere Arzneimittel zur Depressionsbehandlung

Benzodiazepine und Non-Benzodiazepinhypnotika

Es gibt widersprüchliche Hinweise für eine spezifische antidepressive Wirkung von BZD. Auch ist nicht gesichert, ob eine kombinierte Gabe von Antidepressiva und BZD oder Non-BZD-Hypnotika nicht nur das Schlafverhalten, sondern auch die eigentliche depressive Symptomatik positiv beeinflusst.

- Zum kurzfristigen Einsatz in Kombination mit Antidepressiva sind BZD bei starker Unruhe, Angst, Panikattacken und Suizidalität gut geeignet (▶ 4.4.1). Bei hartnäckigen Schlafstörungen können *Zolpidem*, *Zopiclon* oder *Eszopiclon* gegeben werden (▶ 5.1.4). Duale Orexinrezeptorantagonisten (DORA) ▶ 5.1.
- Nach 2–4 Wochen sollten sowohl BZD als auch *Zolpidem* und *Zopiclon* ausschleichend abgesetzt werden. Auf NW ist zu achten.
- Feste Kombinationen von Antidepressiva und BZD sind nicht sinnvoll. Sie sollten insbesondere bei älteren Patienten wegen des Sturzrisikos vermieden werden.
- Bei stark gehemmt-depressiven Patienten mit Stupor und Mutismus: *Lorazepam* (▶ 12.5.2).

Antipsychotika

AAP haben in Studien antidepressive Effekte gezeigt.

- *Quetiapin* (150–300 mg/d) hat sich in mehreren RCT in der **Monotherapie** unipolarer depressiver Episoden als wirksam auch in der Erhaltungstherapie erwiesen. Eine Zulassung von *Quetiapin* in der Monotherapie unipolarer depressiver Episoden (entsprechend der bipolaren Depression ▶ 2.4.2) wurde allerdings aufgrund von Bedenken bezüglich möglicher NW zurückgestellt. Eine Monotherapie mit *Quetiapin* bei unipolar depressiven Episoden kann derzeit trotz nachgewiesener Wirksamkeit aufgrund des NW-Risikos insbesondere in der Langzeittherapie nicht als Therapieoption der ersten Wahl empfohlen werden, eine Off-label-Indikation ist im Einzelfall gerechtfertigt.
- Auch in der **Augmentationstherapie** depressiver Episoden wurden mit AAP positive Ergebnisse vorgelegt (▶ 1.11.4, ◘ Abb. 1.2). *Quetiapin* (150–300 mg/d) ist als ***add-on*** **zu Antidepressiva bei therapieresistenten depressiven Episoden** zugelassen (▶ 1.11.4). Zu *Aripiprazol*, *Brexpiprazol*, *Cariprazin*, *Olanzapin*, *Risperidon* und *Ziprasidon* als *add-on* bei therapieresistenter Depression ▶ 1.11.4.
- *Amisulprid* hat eine positive Wirkung bei Dysthymie (▶ 1.4.1, Persistierende depressive Störung).
- **KAP** können aufgrund des höheren NW-Risikos bei Depressionen **nicht empfohlen** werden; dies gilt insbesondere für Depotpräparate (▶ 3.15).

Stellenwert von Antipsychotika bei depressiven Störungen im Rahmen schizophrener ▶ 3.4.1 und schizoaffektiver Störungen ▶ 3.4.3; Einsatz von Antipsychotika in der Behandlung (mittel- oder schwergradiger) depressiver Episoden mit psychotischen Symptomen ▶ 3.4.6; Einsatz von Antipsychotika in der Behandlung bipolarer Störungen ▶ 2.4.2.

Hormone

Bei Frauen konnte ein in der Menopause um das 2,5-Fache erhöhtes Risiko, an einer Depression zu erkranken, gezeigt werden. Auch scheinen Frauen mit bekannter postpartaler Depression sensitiv für psychotrope Effekte von **Östrogenen** und **Gestagenen** zu sein. Daneben wird ein Zusammenhang zwischen erniedrigten Werten von **Testosteron** und dem Risiko der Entwicklung depressiver Episoden insbesondere bei Männern (aber auch bei peri- und postmenopausalen Frauen) diskutiert. Hormone können eine Therapieoption als Zusatztherapie (Augmentation) bei Therapieresistenz (▸ 1.11.4) sein. Auf der anderen Seite gibt es Hinweise auf einen Zusammenhang zwischen der Einnahme von hormonellen Kontrazeptiva und depressiven Störungen, Suizidversuchen und Suiziden. Zur prämenstruellen dysphorischen Störung (PMDS) ▸ 1.4.1.

- Ein Einsatz von **Östrogenen** (*17β-Östradiol*; 100 µg) kann bei Frauen in der Menopause erfolgversprechend sein. Eine Östrogensubstitution als Augmentationsstrategie ist bei Frauen in der Menopause erwägenswert, eine Anwendung als Monotherapie ist aber meist nicht ausreichend. Grundsätzlich scheint die Remissionsrate bei zusätzlicher Hormonersatztherapie einer alleinigen Therapie mit Antidepressiva überlegen zu sein. In einer RCT über 12 Monate entwickelten Frauen in der Perimenopause und frühen Postmenopause unter einer Therapie mit transdermalem *Östradiol* seltener depressive Symptome. Allerdings muss auf das erhöhte Risiko des Hormoneinsatzes hingewiesen werden (nur in enger Zusammenarbeit mit Gynäkologen). Auch für die Behandlung der postpartalen Depression mit Östrogenen gibt es Hinweise. Zu *Allopregnanolon* (*Brexanolon*) als neuroaktiver Metabolit von *Progesteron* in der Behandlung der postpartalen Depression: ▸ 1.4.15, postpartale Depression.
- Es gibt Hinweise, dass eine **Testosterongabe** bei Männern positive Effekte auf depressive Symptome zeigen kann (Walther et al. 2019). Ebenso werden positive Effekte einer Testosterongabe auf Symptome einer Dysthymie oder Minor Depression bei Männern mit erniedrigtem oder niedrignormalem Testosteronspiegel berichtet. Insgesamt ist die Datenlage in Bezug auf eine antidepressive Wirkung von Testosteron jedoch inkonsistent. Zu einem Einsatz von Testosteron zur Behandlung depressiver Episoden unabhängig vom Testosteronspiegel und vom Vorliegen anderer Symptome eines Hypogonadismus kann derzeit auch im Hinblick auf Nutzen-Risiko-Abwägungen (mögliches kardiovaskuläres Risiko, Entwicklung und/oder Förderung des Fortschreitens einer benignen Prostatahyperplasie oder eines Prostatakarzinoms u. a.) nicht geraten werden.
- ***Dehydroepiandrosteron*** (***DHEA***) ist ein neuroaktives Steroid mit antagonistischer Wirkung am $GABA_A$-Rezeptor und antiglukokortikoidem Effekt. In mehreren Studien wird *DHEA* eine antidepressive Eigenschaft zugeschrieben. Es ist als „Anti-Aging-Substanz" – allerdings ohne nachgewiesene Wirksamkeit – beliebt. In einer RCT konnten bei gesunden älteren Menschen keine positiven Effekte einer *DHEA*-Gabe auf kognitive Funktionen oder auf das subjektive Wohlbefinden nachgewiesen werden. Zu *DHEA* in der Behandlung von sexuellen Störungen ▸ 8.2.1.

Statine

Für Statine werden positive Effekte auf Stimmung und Lebensqualität sowie ein protektiver Effekt bezüglich der Entwicklung depressiver Störungen beschrieben. Daneben liegen 3 RCT mit kleinen Fallzahlen zur antidepressiven Wirkung von Statinen (*Lovastatin*, *Atorvastatin* und *Simvastatin*) als *add-on* zu SSRI (*Citalopram* und *Fluoxetin*) bei depressiven Patienten vor. Eine Metaanalyse unter Berücksichtigung dieser Studien ergab einen antidepressiven Effekt von Statinen als *add-on* zu Antidepressiva. Die antidepressiven Effekte werden auf antiinflammatorische Eigenschaften von Statinen zurückgeführt. In einer aktuellen, multizentrischen RCT fand sich allerdings für *Simvastatin* als *add-on* zu einer Standardbehandlung bei therapieresistenter Depression kein signifikanter zusätzlicher Effekt (Husain et al. 2023); ebenso zeigte sich in einer weiteren aktuellen, multizentrischen RCT kein signifikanter Effekt von *Simvastatin* als *add-on* zu *Escitalopram* bei depressiven Patienten mit Adipositas (Otte et al. 2025). Derzeit erscheint ein Einsatz von Statinen als *add-on* zu Antidepressiva in der Behandlung depressiver Episoden oder zur Reduktion des Risikos für eine depressive Episode z. B. nach Schlaganfall außerhalb der bisherigen Indikationen (wie z. B. Sekundär- und Primärprävention kardiovaskulärer Ereignisse, familiäre Hyperlipidämie etc.) nicht gerechtfertigt.

Nahrungsergänzungsmittel

Ernährung und Nahrungsergänzungsmittel („*nutraceuticals*") finden bei psychischen Störungen zunehmendes Interesse. In Bezug auf die Ernährung gelten eine hohe Zufuhr von Vollkorngetreide, Gemüse, Obst, Nüssen, Fisch und Ölen mit ungesättigten Omega-3-Fetten wie Olivenöl sowie die Vermeidung von hochverarbeiteten Lebensmitteln, gezuckerten Getränken und raffiniertem Getreide als günstig für die psychische Gesundheit. Eine mögliche positive Wirkung in der Behandlung depressiver Episoden wird gegenwärtig insbesondere für *Omega-3-Fettsäuren* (besonders *Eicosapentaensäure*), *L-Methylfolat* und *Vitamin D* angenommen. Auch für positive Effekte einer zusätzlichen Gabe von Zink und Probiotika gibt es Hinweise (Sarris et al. 2022). Eine Bestimmung der Serumkonzentration von *Vitamin B12*, *Folsäure* und *Vitamin D* sollte möglichst im Rahmen der Routinediagnostik depressiver Episoden erfolgen, insbesondere aber bei anamnestischen Hinweisen auf Lebens- und Ernährungsgewohnheiten oder Resorptionsstörungen, die einen Mangel bedingen können.

- ***Omega-3-Fettsäuren*** zeigen in Metaanalysen Wirksamkeit bei depressiven Episoden im Vergleich zu Plazebo (Lu et al. 2024). Dabei wird der antidepressive Effekt von *Omega-3-Fettsäuren* der darin enthaltenen ***Eicosapentaensäure (EPA)*** zugeschrieben, deren Menge bei etwa 2 g/d und einem Anteil von > 50 % im Verhältnis zu *Docosahexaensäure* (*DHA*) liegen sollte (Sarris et al. 2022). Erwogen werden kann die Gabe von *Omega-3-Fettsäuren* insbesondere als *add-on* zu Antidepressiva sowie ggf. auch als Monotherapie z. B. bei leichten depressiven Episoden und in der Schwangerschaft. Bei insgesamt guter Verträglichkeit ist auf eine möglicherweise verstärkte Blutungsneigung bei Kombination mit Antikoagulanzien oder Thrombozytenaggregationshemmern zu achten.
- Es gibt auf der Basis eines gestörten Metabolismus der *Homocysteinsäure* sowie von *Methionin* die Hypothese, dass ***Folsäure*** bzw. ihre bioaktive Form

L-Methylfolat einen protektiven Effekt auf die Entwicklung depressiver Symptome und eine antidepressive Wirkung haben. Auch konnte mehrfach gezeigt werden, dass niedrige *Folsäure*-Spiegel mit einem schlechteren Behandlungsverlauf und einer schwereren Ausprägung depressiver Syndrome assoziiert sind. *Folsäure* und *L-Methylfolat* zeigten in einer Metaanalyse als *add-on* zu Antidepressiva positive Effekte; die beste Evidenz liegt dabei für eine Gabe von *L-Methylfolat* 15 mg/d als *add-on* zu Antidepressiva vor (Sarris et al. 2022). Zu beachten ist bei *Folsäure*-Präparaten in hoher Dosierung und über einen längeren Zeitraum eine mögliche Förderung der Zellproliferation bei malignen Erkrankungen.

- Es gibt aus RCT und Metaanalysen Hinweise für eine Wirksamkeit von ***S-Adenosylmethionin (SAM)*** bei depressiven Episoden. Die Daten sind allerdings insgesamt nicht konsistent. Zuletzt hatten RCT keine signifikanten Effekte von *SAM* als *add-on* zu Antidepressiva oder in der Monotherapie ergeben. Unter *SAM* (i. v. oder i. m.) sind bei bipolarer Depression auch Phasenwechsel in Richtung Hypomanie bzw. Manie beschrieben worden.
- Auch für ***Vitamin D*** werden positive Effekte bei depressiven Störungen beschrieben. Diskutiert wird dabei ein „zentraler" Mangelzustand, der sich klinisch und im peripheren Blut nicht als Hypovitaminose abbildet.
- Im Hinblick auf oftmals erniedrigte Serumkonzentrationen von *Vitamin D* bei depressiven Patienten im Vergleich zu Gesunden, das erhöhte Risiko für Osteoporose bei depressiven Patienten, die vielfältigen Folgen eines *Vitamin-D*-Mangels und die gute Verträglichkeit von *Vitamin-D*-Präparaten sollte auf Risikofaktoren für einen *Vitamin-D*-Mangel geachtet werden (▶ 1.5.9).
- Prinzipiell sollten Hypovitaminosen insbesondere bei therapieresistenten Verläufen ausgeschlossen und ggf. supplementiert werden. Davon unabhängig können *L-Methylfolat* und *Vitamin D* insbesondere bei therapierefraktären Verläufen als *add-on* zu Antidepressiva erwogen werden.

1.4.3 Unterstützende nichtmedikamentöse Therapieverfahren: Schlafentzugstherapie, Lichttherapie und Bewegungstherapie

Schlafentzugstherapie

- Bei vielen depressiven Patienten ist Schlafentzug eine sinnvolle Zusatztherapie zur Gabe von Antidepressiva. Da ca. 50 % der Patienten eine Response auf Schlafentzug zeigen, ist ein solcher Therapieversuch, besonders bei zunächst unzureichender Wirkung des Antidepressivums, lohnend. Der Effekt ist oftmals unmittelbar am Folgetag beobachtbar; er hält allerdings bei etwa 60–80 % der Patienten nur kurzfristig an. Durch eine Wiederholung der Schlafentzugstherapie, eine Kombination mit anderen sog. Chronotherapeutika wie Schlafphasenvorverlagerung und Lichttherapie (s. unten) und durch eine begleitende medikamentöse antidepressive Behandlung kann versucht werden, die Wirkdauer zu verlängern.

1

- **Durchführung:** Die Behandlung erfolgt meist in Serien (z. B. 2- bis 3-mal pro Woche). Die Patienten wachen entweder die ganze Nacht (vollständiger, **totaler Schlafentzug**) oder die zweite Nachthälfte hindurch (**partieller Schlafentzug**, ab 1:30 Uhr). Ein partieller Schlafentzug weist eine vergleichbar günstige therapeutische Wirkung wie ein totaler Schlafentzug auf, wird von Patienten aber meist besser toleriert. Während der Schlafentzugsnacht und am Folgetag darf keine (auch nicht eine vorübergehende) Schlafperiode eintreten. Eine Durchführung in Gruppen erleichtert das Wachbleiben. Auf eine Gabe schlafanstoßender Medikamente sollte vor der Schlafentzugstherapie möglichst verzichtet werden.
- Zur Erhaltung des Schlafentzugseffekts kann eine **Schlafphasenvorverlagerung** sinnvoll sein. Hierbei wird versucht, den gestörten Schlaf-Wach-Rhythmus im Anschluss an einen kompletten Schlafentzug durch stundenweise Vorverlagerung der Schlafphase im Verlauf von einer Woche wieder zu normalisieren.
- **Nebenwirkungen:** Insgesamt stellt die Schlafentzugstherapie eine sehr sichere, nebenwirkungsarme Behandlungsoption dar. Eine Erniedrigung der Krampfschwelle mit der Möglichkeit zerebraler Krampfanfälle sollte bei Patienten mit erhöhtem Risiko für zerebrale Krampfanfälle berücksichtigt werden. Bei schweren depressiven Syndromen mit Suizidalität oder wahnhaften Symptomen kann es zu einer Verschlechterung der Symptomatik kommen, auch wurde über eine mögliche Induktion manischer Episoden berichtet. Als **Kontraindikationen** gelten das Vorliegen einer aktiven Epilepsie, schwere körperliche Erkrankungen, eine Substanzabhängigkeit sowie psychotische und maniforme Symptome.

Lichttherapie

Die Patienten werden täglich einer Lichtquelle mit artifiziellem weißem Licht ausgesetzt. Der Wirkmechanismus ist noch ungeklärt; es wird eine Normalisierung von zirkadianen Rhythmen (*phase advance*) sowie eine Normalisierung einer gestörten serotonergen Neurotransmission postuliert. Gleichzeitig können Antidepressiva verordnet werden. Die Patienten sollten angehalten werden, sich möglichst viel im Freien aufzuhalten: ein 1-stündiger täglicher **Spaziergang am Morgen** soll einen ähnlichen Effekt wie Lichttherapie haben. Als positive Prädiktoren für ein Ansprechen gelten das Vorliegen atypischer Depressionsmerkmale wie gesteigerter Appetit, Hypersomnie und Kohlenhydratheißhunger, jüngeres Alter, Fehlen einer Persönlichkeitsstörung und gutes Ansprechen auf eine Schlafentzugstherapie. Lichttherapie wird häufig zur Behandlung der SAD eingesetzt und zeigt dort Wirksamkeit. Auch bei Patienten mit depressiven Episoden ohne saisonales Muster und bei der bipolaren Depression (► Kap. 2) fand sich ein positiver Effekt von Lichttherapie in Kombination mit Antidepressiva (Menegaz de Almeida et al. 2025), sodass ein Einsatz von Lichttherapie als *add-on* zu Antidepressiva bei depressiven Episoden unabhängig von der jahreszeitlichen Bindung versucht werden sollte.

- **Durchführung:** Je nach Stärke der künstlichen Lichtquelle erfolgt eine Exposition über 30–120 min/d (10.000 lx für 30 min, 2500–6000 lx für 60–120 min), bevorzugt morgens zwischen 6 und 8 Uhr bzw. gleich nach dem Aufstehen. Neuere Studien weisen auf eine Möglichkeit der Anwendung auch blau angereicherten Lichts niedriger Intensität (750 lx) hin.

- **Nebenwirkungen:** Insgesamt sind die NW gering. Über Risiken für die Augen wird nicht berichtet; in einer systematischen Übersichtsarbeit fand sich kein Hinweis für Augenschäden aufgrund von Lichttherapie. Es kann zu Beginn über Kopfschmerzen, Sehstörungen, überanstrengte Augen, Übelkeit und Müdigkeit geklagt werden, außerdem über Menstruationsunregelmäßigkeiten. Sehr selten sind hypomanische Syndrome.

Bewegungstherapie

Körperliche Aktivität zeigte in vielen Studien und Metaanalysen moderate, positive Effekte bei depressiven Störungen (Noetel et al. 2024). Auch ist das Risiko, an einer Depression zu erkranken, bei körperlich aktiven Menschen geringer (Pearce et al. 2022).

- Regelmäßiges, strukturiertes, supervidiertes, nicht überforderndes körperliches Training oder auch sportliche Aktivität im Allgemeinen können sowohl in der Prävention als auch in der Behandlung depressiver Störungen als Ergänzung zu anderen Therapien uneingeschränkt empfohlen werden.
- Walken oder Joggen, Yoga und Krafttraining erscheinen, insbesondere bei intensivem Training, effektiver als andere Sportarten; Yoga und Krafttraining zeigten sich zudem gut verträglich im Vergleich zu anderen körperlichen Aktivitäten (Noetel et al. 2024).

1.4.4 Hirnstimulationsverfahren zur Depressionsbehandlung

Elektrokonvulsionstherapie

Wirksamkeit und gute Verträglichkeit der EKT sind bei sachgemäßer Durchführung belegt (die Entstehung struktureller zerebraler Läsionen wurde bei sachgemäßer Anwendung nicht beobachtet). Vorteile der EKT liegen in einem raschen Therapieerfolg und hohen Response- und Remissionsraten. EKT zeigt zudem deutliche antisuizidale Effekte (Kaster et al. 2022; DGPPN 2022).

- Die **wichtigsten Indikationen** stellen schwere gehemmte depressive Episoden (auch mit Suizidalität), depressive Episoden mit psychotischen Merkmalen und therapieresistente depressive Episoden dar. Zum Einsatz der EKT bei Schizophrenie ▶ 3.13.5.
- **Nebenwirkungen und Risiken** ergeben sich aus der Notwendigkeit einer Kurznarkose, daneben können kognitiv-amnestische Störungen, eine Herzfrequenz- und Blutdruckerhöhung (meist passager), Kopfschmerzen, Muskelschmerzen sowie Übelkeit auftreten. Bei Patienten mit erhöhtem intrakraniellem Druck, kürzlich (< 3 Monate) zurückliegendem Myokardinfarkt oder Schlaganfall, fehlender Narkosefähigkeit aufgrund kardiopulmonaler Erkrankungen, schwerer arterieller Hypertonie oder bei einem akutem Glaukomanfall ist die EKT **kontraindiziert**. Hohes Alter, Schwangerschaft oder das Tragen eines Herzschrittmachers stellen keine Kontraindikationen dar. Relative Kontraindikationen sind ein zerebrales Aneurysma oder Angiom sowie Erkrankungen, die eine geringere Toleranz gegenüber einer möglichen Blutdrucksteigerung und Tachykardien aufweisen.

- Ob eine **begleitende medikamentöse antidepressive Behandlung** Vorteile erbringt, ist anhand der gegenwärtigen Studienlage unklar und muss im Einzelfall unter Berücksichtigung der zu erwartenden antidepressiven Wirksamkeit, der möglichen Eignung als Erhaltungstherapie sowie möglicher NW entschieden werden. In einer Metaanalyse zeigten sich Vorteile einer zusätzlichen Gabe von Antidepressiva (TZA, SSRI/SNRI, MAOH) während der Akut-EKT bei depressiven Episoden (Pluijms et al. 2021). In einer RCT erwies sich eine begleitende Gabe von *Nortriptylin* (derzeit außer Handel) und *Venlafaxin* als gut verträglich; für die Kombination aus *Nortriptylin* und EKT zeigten sich positive Effekte auf die depressive Symptomatik sowie auf kognitive Funktionen (Pluijms et al. 2022). Eine weitere RCT konnte die adjuvanten Effekte einer Gabe von *Nortriptylin* bei EKT allerdings nicht replizieren. Auch eine begleitende Gabe von *Agomelatin* war in einer RCT gut verträglich, ohne dass sich jedoch signifikante additive antidepressive Effekte im Vergleich zu Plazebo ergaben.
- In einer Metaanalyse zur Wirksamkeit verschiedener medikamentöser Ansätze in der **Reduktion kognitiver NW** bei EKT ergaben sich Hinweise für positive Effekte von *Memantin* und *Liothyronin* (T3) (Verdijk et al. 2022).
- *Ketamin* ist als Anästhetikum bei EKT insbesondere bei hoher Krampfschwelle eine Option; bezüglich eines möglichen Vorteils aufgrund zusätzlicher antidepressiver Effekte ist die Datenlage nicht eindeutig (► 1.4.1).
- Nach erfolgreicher Behandlung ist eine **Erhaltungstherapie**, meist mit einem Antidepressivum, notwendig, da sonst hohe Rückfallquoten insbesondere innerhalb der ersten 6 Monate zu befürchten sind. Vorteile für *Paroxetin* wurden beschrieben. Der Einsatz einer EKT als Erhaltungstherapie mit im Behandlungsverlauf abnehmender Behandlungsfrequenz (von 1 × pro Woche bis 1 × pro Monat), ggf. in Kombination mit Antidepressiva, ist ebenfalls eine wirksame und gut verträgliche Option, die in einer RCT einer alleinigen medikamentösen Erhaltungstherapie überlegen war. Auch eine zusätzliche KVT war in einer Studie einer alleinigen medikamentösen Erhaltungstherapie nach EKT überlegen. In einer Metaanalyse ergaben sich Hinweise auf eine geringere Rückfallrate unter einer Erhaltungstherapie mit *Lithium* nach Akut-EKT (Lambrichts et al. 2021).
- Bei der Auswahl einer medikamentösen Erhaltungstherapie sollte mitberücksichtigt werden, ob eine Erhaltungs-EKT vorgesehen ist. Bei gleichzeitiger Gabe von *Lithium* unter EKT sind vermehrte kognitive NW und ein prolongiertes postiktales Delir möglich. Eine medikamentöse Erhaltungstherapie kann bereits während der EKT oder nach Abschluss der Akut-EKT begonnen werden; der Beginn einer medikamentösen Erhaltungstherapie bereits während der EKT zeigte hinsichtlich der Rückfallraten keine Vorteile.

❯ BZD und Anfallssuppressiva sollten vor einer EKT weitestmöglich reduziert werden. Eine EKT ist in Ausnahmefällen jedoch auch unter anfallssuppressiver Medikation möglich.

! Gleichzeitige Gabe von *Lithium* (vermehrte kognitive NW und prolongiertes postiktales Delir möglich), *Clozapin* und *Bupropion* (Verlängerung der Anfallsaktivität beschrieben) sowie *Tranylcypromin* (Narkoserisiko).

Repetitive transkranielle Magnetstimulation

Nichtinvasives Verfahren, bei dem kortikale Neurone mit kurz dauernden Magnetfeldern hoher Intensität stimuliert werden. Eine Kurznarkose ist im Gegensatz zur EKT nicht notwendig; Vorteile bestehen in einer guten Verträglichkeit (häufigste NW sind lokale Missempfindungen im Bereich der Stimulation, vorübergehende Kopfschmerzen, sehr selten Auslösung eines epileptischen Anfalls). Eine repetitive transkranielle Magnetstimulation (rTMS) des (meist linken) dorsolateralen präfrontalen Kortex zeigte in vielen Studien antidepressive Wirkung im Vergleich zu einer Plazebostimulation. Eine Studie weist auf eine mögliche Wirksamkeit von rTMS auch in der Rückfall- und Rezidivprophylaxe hin. Es gibt Hinweise auf Wirksamkeit bei Zwangsstörungen. Aktuelle Weiterentwicklungen stellen die tiefe transkranielle Magnetstimulation (*deepTMS*) sowie die intermittierende „Theta-Burst-Stimulation" (iTBS) dar. Es gibt Hinweise auf eine verbesserte Wirkung von iTBS durch Zugabe des partiellen NMDA-Agonisten *D-Cycloserin* (Cole et al. 2022).

- rTMS ist in den USA seit 2008 für die Behandlung mittelgradiger therapieresistenter Depressionen zugelassen. Die Behandlung wird in Deutschland von den GKV nicht erstattet. Die Stärke der antidepressiven Wirksamkeit von rTMS wird kontrovers diskutiert. Eine rTMS kann bei Patienten erwogen werden, die auf eine antidepressive Pharmakotherapie nicht angesprochen haben. In der *S3-Leitlinie* wird eine Augmentation mit rTMS als „Kann-Empfehlung" bei Nichtansprechen auf eine antidepressive Monotherapie aufgeführt; bei Therapieresistenz sollte eine rTMS entsprechend der *S3-Leitlinie* angeboten werden. Dabei ist EKT der rTMS überlegen; im Vergleich zu EKT ist rTMS unter den Stimulationsverfahren auch entsprechend der *S3-Leitlinie* gegenwärtig als Therapie der zweiten Wahl anzusehen.

Transkranielle Gleichstromstimulation

Die transkranielle Gleichstromstimulation (*transcranial direct current stimulation*, tDCS) erlangt erneut zunehmendes Interesse in der Behandlung depressiver Störungen und zeigt vielversprechende Ergebnisse. Bei der tDCS wird ein schwacher Gleichstrom (1–2 mA) über zwei an der Kopfhaut befestigte Elektroden am wachen Patienten appliziert (nichtinvasives Verfahren).

- In Metaanalysen zeigte sich tDCS in der Behandlung von Depressionen wirksam (z. B. Ren et al. 2025), insgesamt ist die Studienlage jedoch noch uneinheitlich. So ergaben sich in einer multizentrischen RCT keine signifikanten Effekte einer tDCS im Vergleich zu einer sham-Stimulation als Zusatz zu SSRI (Burkhardt et al. 2023), während sich in einer weiteren aktuellen, multizentrischen RCT signifikante Effekte einer zusätzlichen tDCS zeigten (Woodham et al. 2025).
- Aktuell erfolgen eine Optimierung von Stimulationsparametern, Untersuchungen der Kombination von tDCS mit medikamentösen und psychotherapeutischen Verfahren und die Suche nach individuellen Prädiktoren für eine Therapieresponse.

Vagusnervstimulation

Nach operativer Implantation eines Schrittmachers, der an den linken N. vagus angeschlossen wird, erfolgt eine intermittierende repetitive Stimulation, die über

Mittelhirnstrukturen zu limbischen und kortikalen Arealen geleitet werden soll. Es wird vermutet, dass es durch die Stimulation zu einer Normalisierung dieser hyperaktiven Areale kommt. Das Verfahren ist in den USA zur Behandlung therapieresistenter depressiver Episoden zugelassen.

- Während offene Studien meist vielversprechende Ergebnisse zeigten, ergab sich in einer RCT kein signifikanter Vorteil einer Vagusnervstimulation (VNS) im Vergleich zu Plazebo. Eine prospektive Langzeitbeobachtungsstudie über 5 J. weist auf positive Effekte einer zusätzlichen VNS bei therapieresistenten depressiven Episoden hin. Die Ergebnisse zur Wirksamkeit der VNS bei Depression sind insgesamt jedoch nicht ausreichend, sodass die VNS als invasives Verfahren keine breite Anwendung in der Behandlung depressiver Störungen gefunden hat.

Tiefe Hirnstimulation

Die tiefe Hirnstimulation (THS) in der Behandlung von schweren, therapieresistenten depressiven Episoden befindet sich im experimentellen Stadium. Die Anzahl der bislang weltweit mittels THS behandelten depressiven Patienten ist noch gering, die Datenlage ist widersprüchlich und die optimale Zielregion der Stimulation für antidepressive Effekte noch unklar. In offenen Studien schienen die Ergebnisse vielversprechend, erste kontrollierte Studien zur THS bei Patienten mit therapieresistenter Depression ergaben jedoch keinen signifikanten Effekt. Ein neuer Ansatz ist eine personalisierte THS mit Identifikation symptomspezifischer Biomarker und feedbackgesteuerter, bedarfsgerechter Stimulation (*closed loop THS*). Bei schweren, chronischen, therapieresistenten Zwangsstörungen zeigt THS Wirksamkeit und ist als Zusatztherapie zu einer Pharmakotherapie in Europa sowie den USA zugelassen.

1.4.5 Antidepressiva und Psychotherapie bei depressiven Störungen

Psychotherapeutische Verfahren bei depressiven Störungen

Die Bedeutung einzelner psychotherapeutischer Verfahren zur Depressionsbehandlung kann hier nicht ausführlich dargestellt werden. Es werden aber die prinzipiellen Gesichtspunkte erwähnt.

- Unter den spezifischen **psychotherapeutischen Verfahren** sind die Verhaltenstherapie bzw. kognitive Verhaltenstherapie (**KVT**) und die interpersonelle Psychotherapie (**IPT**) auf ihre Wirksamkeit als Monotherapien oder in Kombination mit Psychopharmaka bei depressiven Störungen am besten untersucht. Der Therapiefokus der IPT liegt auf der Bewältigung psychosozialer Stressoren; in der Praxis ist allerdings die Verfügbarkeit gering und die Kosten werden ambulant von den gesetzlichen Krankenversicherungen (GKV) nicht übernommen. Auch onlinegestützte KVT bzw. internetbasierte Selbstmanagementinterventionen zeigten in Metaanalysen Wirksamkeit. Die psychodynamische Kurzzeittherapie ist ebenfalls gut belegt, es liegen aber im Vergleich zu KVT und IPT weniger Studien vor. In einer Metaanalyse ließen sich keine Wirksamkeitsunterschiede zwischen verschiedenen psychotherapeutischen Verfahren in der Behandlung depressiver Episoden aufzeigen.

- Speziell zur Behandlung chronischer Depressionen (anhaltende depressive Episoden und Dysthymie) ist auf der Grundlage kognitiv-behavioraler Techniken die **CBASP** (*cognitive behavioral analysis system of psychotherapy*) entwickelt worden.
- Die achtsamkeitsbasierte kognitive Therapie (*mindfulness-based cognitive therapy*, **MBCT**) kombiniert Techniken der KVT mit Übungen zur Achtsamkeit und ist speziell für die Prävention von Rückfällen entwickelt worden.
- Die Akzeptanz- und Commitment-Therapie (**ACT**) kombiniert verhaltenstherapeutische Techniken mit achtsamkeits- und akzeptanzbasierten Strategien und Interventionen zur Werteklärung.
- Im Rahmen der ambulanten Versorgung depressiver Patienten von den GKV erstattungsfähig („**Richtlinienverfahren**") sind in Deutschland die **KVT** bzw. **VT**, die **tiefenpsychologisch fundierte Psychotherapie**, die **analytische Psychotherapie** (Psychoanalyse) und die **systemische Therapie**.
- Entsprechend der aktuellen NVL sollten für einen individuellen Behandlungsfall geeignete Psychotherapieverfahren durch Psychotherapeuten vorgeschlagen werden und in partizipativer Entscheidungsfindung unter Beachtung von persönlichen Präferenzen und Vorerfahrungen der Patienten, Setting-Möglichkeiten sowie Verfügbarkeit ausgewählt werden. Evidenz für eine differenzielle Indikationsstellung für spezifische Verfahren für spezifische Patienten mit depressiven Störungen liegen bislang nicht vor, alle psychotherapeutischen Verfahren erscheinen gleich wirksam in der Behandlung depressiver Störungen (Cuijpers et al. 2021).
- Wenn sich bei Patienten mit traumatischen Erlebnissen in der Kindheit dauerhaft keine Besserung unter einer depressionsorientierten Therapie zeigt, können zusätzlich traumaspezifische Therapieverfahren hilfreich sein, auch wenn die diagnostischen Kriterien einer PTBS nicht erfüllt sind (Bundesärztekammer et al. 2022).
- Zur Überbrückung von Wartezeiten auf den Beginn einer ambulanten Richtlinien-Psychotherapie kommen niedrigintensive Interventionen, unterstützende Angebote und psychosoziale Therapien infrage (Bundesärztekammer et al. 2022).

Antidepressiva und Psychotherapie im Vergleich

Schwierigkeiten beim Vergleich der Wirksamkeit von psychotherapeutischen und psychopharmakologischen Verfahren ergeben sich durch methodische Unterschiede zwischen Psychotherapie- und Pharmakotherapiestudien wie unterschiedliche Kontrollgruppen, Verblindung und Datenanalyse, sodass ein Vergleich von Effektstärken problematisch ist.

- Insgesamt führen KVT bzw. IPT in der **Akuttherapie** depressiver Störungen oft zu vergleichbaren Effekten wie eine psychopharmakologische Behandlung. Die Wirksamkeit psychotherapeutischer Verfahren wird dabei einer Metaanalyse nach – wie auch in der Vergangenheit für Antidepressiva festgestellt – durch eine selektive Publikation positiver Studienergebnisse (Publikations-Bias) eher überschätzt.
- KVT scheint allerdings nur dann so erfolgreich wie ein Antidepressivum zu sein, wenn der Psychotherapeut gut ausgebildet ist. In einer Metaanalyse, in der Antidepressiva und verschiedene Arten der Psychotherapie verglichen wurden,

erzielte Psychotherapie mit hohem therapeutischem Standard in der Akutbehandlung gleich gute Effekte wie eine Pharmakotherapie und war der Pharmakotherapie im weiteren Verlauf leicht überlegen. Psychotherapie mit niedrigem therapeutischem Standard führte dagegen zu schlechteren Ergebnissen als die Pharmakotherapie, insbesondere zu vermehrten Therapieabbrüchen.

- Ein Nachteil einer alleinigen psychotherapeutischen Behandlung kann in der im Vergleich zu einer medikamentösen Behandlung längeren (aber nicht unumstrittenen) Wirklatenz gesehen werden. Auch ist eine psychotherapeutische Behandlung oftmals nicht schnell verfügbar.
- Ein Hinweis auf das präferenzielle Ansprechen auf ein psychotherapeutisches Verfahren (CBASP und IPT) scheint das Vorliegen früher Traumatisierungen (wie Missbrauch, früher Elternverlust oder familiäre Vernachlässigung) zu sein.
- Bei summarischer Bewertung der Studienlage kristallisiert sich als (nicht unwidersprochen gebliebene) Folgerung heraus, dass mit steigender Schwere der Depression eine zunehmende Überlegenheit der Pharmakotherapie gegenüber der Psychotherapie zu verzeichnen ist. Bei **schweren Depressionen** ist in der Regel ein **Antidepressivum unverzichtbar**. Ebenso kann aber auch bei Vorliegen einer leichten depressiven Episode im Einzelfall der Nutzen einer psychopharmakologischen Intervention erheblich sein.
- Eine **Kombinationsbehandlung** aus antidepressiver Medikation und IPT oder KVT zeigte sich in Studien und Metaanalysen einer alleinigen Psychotherapie insbesondere bei **schweren Depressionen** überlegen. Generell vermitteln klinische Beobachtungen und zunehmend auch Studien den Eindruck, dass eine **Kombination** aus KVT oder IPT und Antidepressivum insbesondere bei schweren Depressionen einen **synergistischen Behandlungseffekt** hat.
- Auch ergab sich in Studien bei Patienten mit unzureichendem Ansprechen auf die jeweilige Monotherapie ein Vorteil einer Augmentation eines Antidepressivums mit KVT sowie auch einer KVT mit einem Antidepressivum.
- Die **NVL** empfiehlt entsprechend, bei **leichtgradigen depressiven Episoden** zunächst niedrigintensive Interventionen und/oder internet- und mobilbasierte Interventionen unter ärztlicher oder psychotherapeutischer Begleitung anzubieten. Eine Psychotherapie soll angeboten werden, wenn Patienten auf niedrigintensive oder internetbasierte Angebote nicht ansprechen, darauf in der Vergangenheit nicht angesprochen haben oder diese ablehnen, wenn Patienten in der Vergangenheit gut auf eine Psychotherapie angesprochen haben oder wenn das Risiko einer Chronifizierung oder Entwicklung einer mittelgradigen oder schweren depressiven Episode besteht (Bundesärztekammer et al. 2022). Antidepressiva sollten bei leichten depressiven Episoden unter besonders kritischer Abwägung des Nutzen-Risiko-Verhältnisses angeboten werden, wenn die Symptomatik trotz niedrigintensiver Interventionen fortbesteht, wenn die Symptomatik in der Vergangenheit gut auf Antidepressiva angesprochen hat oder das Risiko für eine Chronifizierung oder Entwicklung einer mittelgradigen oder schweren Depression besteht oder aber niedrigintensive oder psychotherapeutische Interventionen abgelehnt werden oder in der Vergangenheit nicht wirksam waren (Bundesärztekammer et al. 2022). Dabei ergeben sich entsprechend der NVL anhand der Studienlage keine signifikanten Effektivitätsunterschiede

zwischen neueren Antidepressiva und Verhaltenstherapie, auch der Schweregrad der depressiven Symptomatik erwies sich als ohne Einfluss auf die vergleichende Effektivität einer medikamentösen oder verhaltenstherapeutischen Behandlung im ambulanten Setting.

- In der Behandlung **mittelgradiger depressiver Episoden** soll neben Psychoedukation sowie unterstützenden Angeboten (Lichttherapie, Bewegungstherapie) **gleichwertig** eine **Psychotherapie oder eine medikamentöse Therapie** angeboten werden. Auch eine initiale Kombinationsbehandlung, für die es Hinweise auf additive Effekte gibt, kann entsprechend der NVL erfolgen, wird aber aus klinisch-pragmatischen Gründen und gesundheitsökonomischen Erwägungen nicht explizit empfohlen (Bundesärztekammer et al. 2022). Zusätzlich können internet- und mobilbasierte Interventionen angeboten werden.
- Bei **schweren depressiven Episoden** soll entsprechend der NVL eine **Kombinationstherapie** mit medikamentöser Therapie und Psychotherapie empfohlen werden. Wenn eine Kombinationstherapie von Patienten abgelehnt wird, soll nach NVL eine Psychotherapie oder eine medikamentöse Behandlung gleichwertig als Monotherapie angeboten werden (Bundesärztekammer et al. 2022). Zu bedenken ist hier, dass es bei schweren depressiven Episoden oftmals einen hohen Behandlungsdruck gibt und einige Patienten erst durch eine medikamentöse Behandlung einer Psychotherapie zugänglich werden, sodass diese Empfehlung mit Einschränkungen zu betrachten ist. Entsprechend empfiehlt auch die NVL bei Vorliegen von psychotischen Symptomen vorrangig eine psychopharmakologische Behandlung und eine Kombination mit psychotherapeutischen Verfahren nach Abklingen der akuten psychotischen Symptomatik.
- Für **chronisch anhaltende Depressionen und Dysthymie** wird gegenwärtig ebenfalls eine Kombination aus psychotherapeutischen Verfahren (CBASP bzw. KVT/IPT) und Psychopharmakotherapie empfohlen. Die Datenlage ist jedoch nicht eindeutig: In zwei RCT zeigte sich die Kombination aus CBASP plus Antidepressivum gegenüber der jeweiligen Monotherapie überlegen; in einer weiteren Studie fand sich jedoch kein zusätzlicher Vorteil von CBASP im Vergleich zu alleiniger medikamentöser Behandlung oder unspezifischen supportiven Gesprächen. Für die Dysthymie mit intermittierender depressiver Episode zeigten sich ebenfalls Vorteile einer Kombination aus KVT oder IPT plus Antidepressivum gegenüber der jeweiligen Monotherapie. Im Vergleich zwischen psychotherapeutischen Verfahren und medikamentöser Behandlung erwies sich hier eine alleinige medikamentöse Behandlung einer alleinigen KVT/IPT als überlegen.
- Neben der Akuttherapie haben sich psychotherapeutische Verfahren auch in der **Erhaltungstherapie** und in der **Rezidivprophylaxe** (▶ 1.10) als wirksam erwiesen. Die Wirksamkeit scheint allerdings von der Rückfall- bzw. Rezidivneigung der Patienten beeinflusst zu werden. Eine alleinige **Erhaltungstherapie** mit psychotherapeutischen Verfahren erscheint dann unzureichend, wenn zuvor in der Akutbehandlung der depressiven Episode die Gabe eines Antidepressivums zum Erreichen einer Remission notwendig war. Im Anschluss an eine medikamentöse Erhaltungstherapie kann eine **Rezidivprophylaxe** im Prinzip auch in Form einer alleinigen psychotherapeutischen Behandlung erfolgen; in einer Studie

1

Box 1

Pharmako- und Psychotherapie bei der Depression – Bewertung

- Bei der **Akuttherapie der leichten Depression** sind in der Regel psychotherapeutische Verfahren vorzuziehen. **Bei mittelschweren Depressionen** haben Psychotherapie (KVT, IPT oder psychodynamische Kurzzeittherapie) und Antidepressiva den gleichen Stellenwert. Voraussetzung ist die Verfügbarkeit und die Bereitschaft des Patienten zu einer spezifischen Psychotherapie bzw. die Bereitschaft für einen medikamentösen Behandlungsversuch.
- Bei der **Akuttherapie der schweren Depression** sollte von Beginn an eine Behandlung mit einem Antidepressivum erfolgen. Die Pharmakotherapie sollte, wenn möglich, durch eine Psychotherapie unterstützt werden. Die meisten Studien und Metaanalysen belegen, dass eine Kombination aus Psychotherapie und Pharmakotherapie bei schweren depressiven Episoden vorteilhaft ist.
- Insbesondere bei unzureichendem Therapieerfolg bzw. Therapieresistenz ist die Kombinationstherapie anzustreben. Auch bei der wiederkehrenden Depression mit einem Rezidiv unter einer bestehenden Rezidivprophylaxe mit antidepressiver Medikation ist die zusätzliche KVT oder IPT indiziert.
- Bei **chronischen Depressionen** und **Dysthymie** sollte eine Kombination aus psychotherapeutischen Verfahren (CBASP bzw. KVT/IPT) und Psychopharmakotherapie angeboten werden. Insbesondere für Patienten mit frühen Traumatisierungen sind kognitiv-verhaltenstherapeutische Interventionen indiziert. Sollte eine Kombinationsbehandlung nicht möglich sein, erscheint eine medikamentöse Behandlung einer alleinigen psychotherapeutischen Behandlung überlegen.
- Bei der **Erhaltungstherapie und Rezidivprophylaxe** sind Antidepressiva und Psychotherapie etwa vergleichbar wirksam. Wenn möglich, sollten beide Verfahren kombiniert werden, die Kombinationsbehandlung zeigt Vorteile gegenüber der jeweiligen Monotherapie.
- Wenn in der Akuttherapie zum Erreichen einer Remission eine medikamentöse antidepressive Behandlung notwendig war, sollte die Psychopharmakotherapie in der Erhaltungstherapie und Rezidivprophylaxe möglichst fortgeführt werden. Ist jedoch eine Fortführung der medikamentösen Behandlung nicht mehr möglich (z. B. bei NW oder bei Schwangerschaft) oder von Patienten nicht mehr erwünscht, sollte eine psychotherapeutische Rückfall- und Rezidivprophylaxe erfolgen.

fand sich kein Unterschied in der Rezidivrate zwischen einer Fortführung einer medikamentösen Therapie und einem Ausschleichen der Medikation unter einer psychotherapeutischen Behandlung (Breedvelt et al. 2021). In der Regel spricht jedoch nach erfolgreicher medikamentöser Akut- und Erhaltungstherapie wenig gegen eine medikamentöse Rezidivprophylaxe, ggf. dann in Kombination mit einer Psychotherapie.

- MBCT erwies sich in einer Metaanalyse für die Rückfallprophylaxe bei Patienten mit rezidivierender depressiver Störung als wirksam und vergleichbar anderen Behandlungsoptionen wie einer medikamentösen Behandlung.

- Ein Vorteil psychotherapeutischer Verfahren in der Rezidivprophylaxe depressiver Störungen wird in der Annahme eines anhaltenden rezidivprophylaktischen Effekts auch nach Beendigung der Psychotherapie gesehen. Ein solcher anhaltender Effekt wurde durch aktuelle Studien allerdings wieder infrage gestellt. In einer RCT zeigten sich sowohl KVT als auch eine medikamentöse Behandlung mit *Fluoxetin* in der Erhaltungstherapie Plazebo überlegen, wobei sich nach Beendigung dieser Erhaltungstherapie entgegen der Erwartung über einen Beobachtungszeitraum von 24 Monaten kein Vorteil für KVT gegenüber der medikamentösen Behandlung ergab. In einer weiteren Studie zeigte sich bei Absetzen einer medikamentösen Rezidivprophylaxe kein zusätzlicher protektiver Effekt einer stattgehabten KVT. Eine Fortführung der antidepressiven Behandlung war mit signifikant niedrigeren Rückfallraten verbunden, unabhängig davon, ob im Vorfeld eine alleinige medikamentöse Behandlung oder eine Kombinationsbehandlung mit KVT erfolgt war.
- Auch in der Erhaltungstherapie und Rezidivprophylaxe rezidivierender depressiver Störungen zeichnet sich insgesamt ein **synergistischer Effekt** einer Pharmakotherapie und psychotherapeutischer Verfahren ab.

Bewertung der Pharmako- und Psychotherapie bei Depression ▶ Box 1.

1.4.6 Angst- oder furchtbezogene Störungen

Übersicht

Indikationen für Antidepressiva bei Angst- oder furchtbezogenen Störungen

- Generalisierte Angststörung
- Panikstörung
- Agoraphobie
- Spezifische Phobie
- Soziale Angststörung
- Störung mit Trennungsangst
- Substanzinduzierte Angststörungen
- Sekundäres Angstsyndrom

Im **DSM-5** wurden zur Gruppe der Angststörungen zwei neue Diagnosen hinzugefügt: die Trennungsangststörung und der selektive Mutismus. In der **ICD-11** wurde die Kategorie der „Störungen mit Beginn in Kindheit und Jugend" ebenfalls aufgelöst und die „Störung mit Trennungsangst" und der selektive Mutismus den Angststörungen zugeordnet. Der Beginn der Erkrankung in der Kindheit und Jugend als diagnostisches Kriterium fällt in der ICD-11 weg, damit sind Trennungsangststörung und selektiver Mutismus auch mit erstmaliger Manifestation im Erwachsenenalter diagnostizierbar. Die Diagnose „Angst und depressive Störung, gemischt" wird in der ICD-11 den depressiven Störungen zugeordnet und als „Gemischte depressive

Störung und Angststörung" aufgeführt. Bei der Agoraphobie wurde die Möglichkeit des Zusatzes „mit Panikstörung" aufgegeben, das komorbide Vorliegen beider Störungen kann durch Vergabe beider Diagnosen abgebildet werden. In den nachfolgenden Abschnitten werden die Diagnosen entsprechend der ICD-11 aufgeführt.

Patienten mit Angststörungen klagen häufiger über körperliche Symptome wie Schmerzen, Palpitationen oder Schlafstörungen als Hauptbeschwerden, sodass Angststörungen oftmals nicht erkannt werden. Zu den häufigsten **Differenzialdiagnosen** gehören Erkrankungen des Herz-Kreislauf-Systems (z. B. Angina pectoris, Myokardinfarkt, Herzrhythmusstörungen), Atemwegserkrankungen (z. B. Asthma bronchiale, COPD), endokrine Störungen (z. B. Schilddrüsenüberfunktion, Hypoglykämie, Phäochromozytom), Störungen des Elektrolythaushalts (z. B. Hyperkaliämie, Hypokalziämie), neurologische Erkrankungen (z. B. Migräne, komplex-fokale Anfälle, Tumore) und weitere Erkrankungen. Die differenzialdiagnostische Abklärung sollte wenigstens eine ausführliche Anamnese, eine körperliche Untersuchung, eine Blutentnahme mit Bestimmung des Blutbildes, des Blutzuckers, der Elektrolyte und der Schilddrüsenfunktion sowie ein EKG mit Rhythmusstreifen umfassen; ggf. sollten zusätzlich weitere Untersuchungen wie eine Untersuchung der Lungenfunktion, eine kranielle Bildgebung oder ein EEG erfolgen.

Eine **Behandlungsindikation** besteht entsprechend der ***S3-Leitlinie*** bei mittlerem bis hohem Leidensdruck der Patienten, psychosozialen Einschränkungen oder möglichen Komplikationen wie Abhängigkeitserkrankungen. **Behandlungsziele** sind eine Reduktion von Angstsymptomen und von Vermeidungsverhalten, eine Verbesserung der Bewegungsfähigkeit, eine Verbesserung der sozialen Integration, die Wiederherstellung der beruflichen Leistungsfähigkeit, eine Verbesserung der Lebensqualität sowie eine Reduktion der Rückfallwahrscheinlichkeit (*S3-Leitlinie Behandlung von Angststörungen*, Bandelow et al. 2021). Die Behandlung sollte patientenorientiert erfolgen unter Berücksichtigung der Patientenpräferenz, der möglicherweise für Patienten entstehenden Kosten, des benötigten Zeitaufwands und evtl. der Wartezeiten.

Komorbide Störungen sollten mitbehandelt und Angehörige in die Behandlung mit einbezogen werden. Es besteht ein erhöhtes Risiko für Komorbidität mit anderen Angsterkrankungen, Depressionen, somatoformen Störungen und Abhängigkeitserkrankungen.

Generalisierte Angststörung

Die generalisierte Angststörung (GAS) ist gekennzeichnet durch anhaltende, unrealistische oder übertriebene Angst und Besorgnis über Belange des Alltags (Beruf, Finanzen, Angehörige und Partner); damit verbunden sind Hypervigilanz, vegetative Übererregbarkeit, Konzentrationsstörungen, schnelle Erschöpfbarkeit, motorische Anspannung und Schlafstörungen. Die Symptome sind oft chronisch mit fluktuierender Intensität. Häufig besteht eine Komorbidität mit depressiven Störungen.

Psychopharmakotherapie

- Antidepressiva waren in kontrollierten Studien wirksam; zugelassen sind ***Duloxetin***, ***Escitalopram***, ***Paroxetin*** und ***Venlafaxin***. Der Wirkungseintritt erfolgt meist innerhalb von 2–4 Wochen; bevorzugt sprechen psychische Symptome der Angststörung auf Antidepressiva an (chronische Besorgtheit, Anspannung,

Grübelneigung, Ängste im interpersonellen Bereich). Unterschiede in der Wirksamkeit zwischen SSRI und SNRI scheint es nicht zu geben; *Escitalopram* (10 mg) hatte Vorteile gegenüber *Paroxetin* (40 mg). Es gibt Hinweise für eine Wirksamkeit von *Agomelatin* (*off label*).

- Die **Dosierung** der Antidepressiva entspricht weitestgehend mit einigen Ausnahmen (*Paroxetin* eher 40 mg/d, *Venlafaxin* schon ab 75 mg/d) der Behandlung depressiver Störungen. *Escitalopram* 20 mg war nicht besser als 10 mg.
- ***Pregabalin*** ist eine weitere, zugelassene Therapieoption der ersten Wahl für die Behandlung der GAS und kann insbesondere bei innerer Unruhe und Schlafstörungen eine Alternative darstellen (► 4.2 und ► 4.12.15, Präparat). Es gibt Berichte über ein Abhängigkeitspotenzial, Vorsicht bei komorbiden Abhängigkeitserkrankungen.
- ***Buspiron*** ist als nichtsedierendes Anxiolytikum wirksam (aber inkonsistente Datenlage); langsamerer Wirkungseintritt wie bei Antidepressiva (► 4.2 und ► 4.12.3, Präparat); Präparat der zweiten Wahl.
- Auch ***Opipramol*** (► 4.2 und ► 4.12.12, Präparat) ist zur Behandlung der GAS zugelassen, die Datenbasis ist jedoch schmaler als für Antidepressiva. Präparat der zweiten Wahl.
- ***Hydroxyzin*** (H_1-Antagonismus) ist zur „symptomatischen Behandlung von Angstzuständen" zugelassen, aufgrund der Interaktionsrisiken und QTc-Zeit-Verlängerung sollte auf *Hydroxyzin* verzichtet werden (► 4.12.8, Präparat).
- **BZD** zeigen bei raschem Wirkungseintritt (wichtig bei Krisenintervention) eine gute Wirkung insbesondere auf somatische Angstsymptome. Aufgrund ihres Abhängigkeitspotenzials sollten BZD in der Regel nicht bei Patienten mit GAS eingesetzt werden. BZD können unter strenger Nutzen-Risiko-Abwägung zeitlich begrenzt in Ausnahmefällen (schwere kardiale Erkrankungen, Suizidalität u. a.) angewendet werden.
- Es gibt positive Studien zu AAP bei der GAS, insbesondere für ***Quetiapin*** (► 3.4.6; *off label*; Garakani et al. 2024). *Quetiapin* kann aber aufgrund möglicher NW insbesondere in der Langzeittherapie nicht als Therapieoption der ersten Wahl empfohlen werden. Nicht indiziert sind KAP.
- *Lavendelöl* (Silexan; ► 4.12.9, Präparat) hat in einer RCT Wirksamkeit gezeigt bei GAS und gemischter depressiver Störung und Angststörung.
- Erste RCT weisen auf eine mögliche Wirksamkeit von *Psilocybin* (PSX-001) in Kombination mit Psychotherapie bei GAS hin.
- In einer vergleichenden Metaanalyse unter Einschluss von 89 RCT zeigten *Duloxetin*, *Pregabalin*, *Venlafaxin* und *Escitalopram* Wirksamkeit bei guter Verträglichkeit in der Behandlung der GAS (Slee et al. 2019). *Quetiapin* zeigte die größte Reduktion von Angstsymptomen, bei allerdings schlechter Verträglichkeit; als wirksam, aber schlechter verträglich erwiesen sich ähnlich auch *Paroxetin* und BZD. *Mirtazapin*, *Sertralin*, *Fluoxetin*, *Buspiron* und *Agomelatin* waren wirksam und gut verträglich, bei jedoch kleinerer Stichprobengröße.
- Eine medikamentöse Behandlung sollte im Rahmen einer **Erhaltungstherapie und Rezidivprophylaxe** nach Erreichen einer Remission **mindestens 6–12 Monate** beibehalten werden. Die Dauer kann entsprechend der *S3-Leitlinie* verlängert

werden, wenn ein Absetzversuch zu einem Wiederauftreten der Angstsymptomatik führt, wenn der Krankheitsverlauf besonders schwer war oder wenn sich aus der Anamnese des Patienten Hinweise auf eine lange Behandlungsnotwendigkeit ergeben (anamnestisch mehrere Episoden, chronifizierter Verlauf). Für Patienten unter einer medikamentösen Erhaltungstherapie mit *Venlafaxin* im Vergleich zu Plazebo zeigte sich eine reduzierte Rezidivrate; auch unter *Escitalopram* ergab sich in einer anderen Studie über bis zu 72 Wochen ein geringeres Rezidivrisiko als unter Plazebo.

Psychotherapie und Kombinationstherapie bei GAS

- Psychotherapeutische Verfahren sind wirksam zur Bearbeitung von ängstlich-dysfunktionalen Kognitionen (kognitive Umstrukturierung); insbesondere für die KVT wurde die Wirksamkeit bei der GAS gezeigt. Erste Hinweise liegen auch für positive Effekte von Programmen zur achtsamkeitsbasierten Stressreduktion vor (*mindfulness-based stress reduction*). Bei fehlender Wirksamkeit oder Verfügbarkeit von KVT oder bei Patientenpräferenz sollte entsprechend der *S3-Leitlinie* eine psychodynamische Psychotherapie angeboten werden. Zur Überbrückung bis zum Therapiebeginn oder als therapiebegleitende Maßnahme kann eine KVT-basierte Internet-Intervention angeboten werden. Selbsthilfe- und Angehörigengruppen können ergänzend besucht werden.
- Über vergleichende Effekte zwischen KVT und Antidepressiva gibt es wenige Daten, beide Verfahren sind prinzipiell wirksam und zeigen vergleichbare Effektstärken. Auch scheinen beide Verfahren gleichermaßen anhaltende Effekte nach ihrer Beendigung aufzuweisen (Bandelow et al. 2018).
- In Fällen, in denen eine Psychotherapie oder eine Pharmakotherapie nicht ausreichend wirksam waren, sollte die jeweils andere Therapieform versucht werden.

Bewertung der Pharmako- und Psychotherapie bei GAS ▶ Box 2.

Box 2

Pharmako- und Psychotherapie bei der GAS – Bewertung

- Sowohl KVT als auch eine medikamentöse Behandlung sind bei der GAS die Therapie erster Wahl; beide Verfahren sind etwa vergleichbar wirksam. Die Auswahl sollte anhand der Patientenpräferenz erfolgen. Bei Versagen einer Therapieform sollte die jeweils andere oder eine Kombination beider angeboten werden.
- Bei schweren und chronischen Formen sind immer Antidepressiva, möglichst aber in Kombination mit KVT, indiziert, ebenso auch bei komorbidem Substanzmissbrauch oder begleitender depressiver Störung.

Panikstörung

Die Panikstörung nach DSM-5 und ICD-11 ist gekennzeichnet durch rezidivierende, paroxysmal auftretende Angstzustände mit vegetativen Begleitsymptomen (Herzklopfen, Atemnot, Schwindel, Übelkeit), die nicht an bestimmte Stimuli oder Situationen gebunden sind. Zusätzlich zeigen sich anhaltende Sorgen über ein Wiederauftreten und die Bedeutung von Panikattacken oder ein Vermeidungsverhalten.

Angststörungen sind wie depressive Störungen mit einer erhöhten Mortalität assoziiert. Auch für die Panikstörung wird u. a. eine Assoziation mit kardiovaskulären Erkrankungen sowie ein erhöhtes Risiko für Myokardinfarkte und die Entwicklung einer KHK beschrieben (▶ 1.4.1, Depressive Störung aufgrund eines anderen medizinischen Krankheitsfaktors), was insbesondere im Hinblick auf die sich teils überschneidende Symptomatik (z. B. Engegefühl im Brustbereich und Luftnot) von Bedeutung ist.

Bei der Panikstörung sollte schon vor Beginn der Akutbehandlung abgewogen werden, ob der Patient auch längerfristig zu der gewählten Therapieform steht. Es ist davon auszugehen, dass die Panikstörung eine chronische Erkrankung ist, sodass eine längerfristige Behandlung notwendig werden kann (s. unten).

Psychopharmakotherapie

- ***Citalopram, Escitalopram, Paroxetin* und *Sertralin*** sowie ***Venlafaxin*** sind **Therapie der ersten Wahl**. Wenn SSRI oder *Venlafaxin* nicht wirksam waren oder nicht vertragen wurden, sollte entsprechend der aktualisierten *S3-Leitlinie* ***Clomipramin*** angeboten werden. Unter den Antidepressiva sind *Imipramin*, *Clomipramin*, SSRI und irreversible MAOH besonders gut untersucht. **Zugelassen** für die Panikstörung sind *Venlafaxin*, unter den SSRI *Citalopram*, *Escitalopram*, *Paroxetin* und *Sertralin* sowie unter den TZA *Clomipramin*.
- Die **Dosierung** sollte langsam einschleichend erfolgen. **Empfohlene Initialdosen** pro Tag: *Citalopram* 10 mg, *Escitalopram* 5 mg, *Fluoxetin* 5–10 mg, *Fluvoxamin* 50 mg, *Paroxetin* 10 mg, *Sertralin* 25 mg, *Venlafaxin* 37,5 mg. **Zieldosis:** *Citalopram* 20–40 mg, *Escitalopram* 10–20 mg, *Fluoxetin* 20 mg, *Fluvoxamin* 150 mg, *Paroxetin* 20–50 mg, *Sertralin* 50–150 mg, *Venlafaxin* 75–225 mg. Bei *Clomipramin* können Tagesdosen von 30–60 mg ausreichen, empfohlen werden in der *S3-Leitlinie* 75–250 mg.
- Zunächst ist mit unerwünschten Wirkungen und erst nach 2–4 Wochen mit einem gewünschten Therapieeffekt zu rechnen; hierüber muss der Patient informiert werden, um die Adhärenz zu sichern. Patienten mit Panikstörung reagieren oft empfindlich auf NW wie Schwitzen, Zittern und innere Unruhe, sodass Dosiserhöhungen besonders langsam und kleinschrittig erfolgen sollten.
- An eine Akuttherapie schließt sich bei Panikstörungen eine Erhaltungstherapie an. Wann der beste Zeitpunkt für eine **Beendigung der Erhaltungstherapie** mit Antidepressiva bei Panikstörung ist, bleibt unklar. Das Risiko eines Rückfalls sollte individuell gegenüber NW einer antidepressiven Erhaltungstherapie abgewogen werden. In der Regel werden Antidepressiva nach erfolgreicher medikamentöser Behandlung über **1–2 Jahre** gegeben. In der *S3-Leitlinie Angststörungen* wird für die Panikstörung eine **Behandlungsdauer** nach Remission von **6–12 Monaten empfohlen**. Die Dauer kann entsprechend der *S3-Leitlinie* verlängert werden, wenn ein Absetzversuch zu einem Wiederauftreten der Angstsymptomatik führt, wenn der Krankheitsverlauf besonders schwer war oder wenn sich aus der Anamnese des Patienten Hinweise auf eine lange Behandlungsnotwendigkeit ergeben (anamnestisch mehrere Episoden, chronifizierter

Verlauf). Antidepressiva schützten einer Metaanalyse nach über ein Jahr signifikant vor einem Rückfall im Vergleich zu Plazebo. Bei Weiterführung der Erhaltungstherapie mit Antidepressiva konnte in einem hohen Prozentsatz der Behandlungserfolg beibehalten werden. Die Art der Angststörung, die Dauer der vorangegangenen antidepressiven Behandlung oder eine begleitende Psychotherapie zeigten keinen Einfluss auf das Rückfallrisiko. Für *Imipramin* konnte hingegen gezeigt werden, dass die Rückfallrate nach Absetzen der Medikation dann niedriger ist, wenn zuvor eine 18-monatige statt einer 6-monatigen Erhaltungstherapie durchgeführt wurde. Für SSRI zeigte sich in einer RCT nach einem Jahr ein anhaltender Behandlungserfolg auch nach Absetzen des SSRI. In einer Metaanalyse zeigten sich nach Beendigung sowohl einer KVT als auch einer medikamentösen Behandlung anhaltende Effekte (Bandelow et al. 2018).
- **BZD** (z. B. *Alprazolam*, *Clonazepam*, *Lorazepam*) haben zwar den Vorteil eines schnellen Wirkungseintritts; der Nachteil liegt bei langfristiger Anwendung in der Gefahr einer Abhängigkeitsentwicklung (▸ 4.6.1). Eine Gabe sollte nur nach strenger Nutzen-Risiko-Abwägung und nur vorübergehend erfolgen. So kann z. B. bei schwerer Panikstörung eine vorübergehend überlappende Behandlung mit BZD indiziert sein (Beginn mit beiden Substanzklassen, nach 2–4 Wochen Ausschleichen des BZD). Auch akute Panikattacken können in begründeten Ausnahmefällen durch Gabe eines BZD rasch beendet werden.
- β-Rezeptorenblocker können autonome Angstsymptome wie Palpitationen oder Tremor positiv beeinflussen, zeigten aber in RCT keine Wirksamkeit und können einen niedrigen Blutdruck oder eine orthostatische Dysregulation verstärken. β-Rezeptorenblocker sind gemäß der *S3-Leitlinie* in der Angstbehandlung obsolet.
- Bei **ungenügendem Ansprechen** kann eine vorübergehende Fortführung der Behandlung mit gleichbleibender Dosis, eine Dosisoptimierung, eine Augmentation z. B. mit BZD oder AAP, eine Kombination mit KVT oder ein Präparatewechsel versucht werden. Welche der verschiedenen Vorgehensweisen bei Therapieresistenz vorzuziehen ist, kann anhand der derzeitigen Studienlage nicht entschieden werden.
- *D-Cycloserin*, ein partieller Glutamat-2-Rezeptoragonist, scheint im Rahmen von KVT Extinktionsvorgänge geringfügig zu augmentieren (Mataix-Cols et al. 2017). Für die Augmentation der KVT bei Panikstörung sind die Ergebnisse widersprüchlich, ein Einsatz von *D-Cycloserin* kann derzeit außerhalb von Studien nicht empfohlen werden.

Antipsychotika und Angsterkrankungen ▸ 3.4.6.

Psychotherapie und Kombinationstherapie bei der Panikstörung

- KVT zeigt in dieser Indikation eine gut belegte Wirksamkeit, besonders bei sachgerechtem Einsatz von Expositions- und Konfrontationsübungen. Der Vorteil der KVT liegt in der aktiven Teilnahme, dem Erlernen der Selbstexposition und den oft anhaltenden Effekten, auch nach Abschluss der Akuttherapie. Psychodynamische Psychotherapie hat einen etwas geringeren Evidenzgrad. Bei fehlender Wirksamkeit oder Verfügbarkeit von KVT oder bei Patientenpräferenz sollte entsprechend der *S3-Leitlinie* eine psychodynamische Psychotherapie angeboten werden. Zur Überbrückung bis zum Therapiebeginn oder als therapiebegleitende Maßnahme kann eine KVT-basierte Internet-Intervention angeboten werden. Selbsthilfe- und Angehörigengruppen können ergänzend besucht werden. Auch Sport (Ausdauertraining) kann als ergänzende Maßnahme empfohlen werden.

- In einer RCT bei 150 Patienten mit Panikstörung (die Hälfte mit Agoraphobie) war die Kombination verschiedener SSRI mit KVT (18 Sitzungen) einer alleinigen KVT klar überlegen; gegenüber einer Monotherapie mit SSRI fanden sich geringfügige Vorteile für eine Kombinationstherapie. In einer Metaanalyse zeigte sich die Kombination einer medikamentösen Behandlung mit KVT einer alleinigen medikamentösen Behandlung deutlich überlegen.

Bewertung der Pharmako- und Psychotherapie bei Panikstörung ▸ Box 3.

Box 3

Pharmako- und Psychotherapie bei der Panikstörung – Bewertung

- Eine erstmals aufgetretene, **unkomplizierte Panikstörung** kann prinzipiell mit einer KVT allein, mit Antidepressiva allein oder mit einer Kombination aus beiden behandelt werden. Bei Versagen einer Therapieform sollte die jeweils andere oder eine Kombination beider angeboten werden. Dabei mehren sich die Studien mit einer Präferenz des Einsatzes einer Kombination von KVT und Antidepressiva in der akuten Behandlungsphase.
- Eine **schwere oder chronische Panikstörung**, besonders mit begleitender Depression, sollte immer kombiniert behandelt werden. Falls nur eine der beiden Therapieformen zur Verfügung steht, sind zunächst Antidepressiva Mittel der Wahl.
- Bei **begleitender Agoraphobie** sollte immer eine KVT – allein oder in Kombination mit Antidepressiva – angestrebt werden.

Agoraphobie

Die Agoraphobie nach DSM-5 und ICD-11 ist gekennzeichnet durch Ängste in den folgenden Situationen: Benutzung öffentlicher Verkehrsmittel, Aufenthalt auf großen Plätzen oder in geschlossenen Räumen, Anstehen in Schlangen bzw. Aufenthalt in Menschenansammlungen oder Aufenthalt außerhalb des eigenen Hauses ohne Begleitung. Die Situationen werden gemieden oder erfordern die Anwesenheit eines Begleiters aufgrund von Befürchtungen, dass im Fall einer Panikattacke oder anderer unangenehmer, zu Hilflosigkeit führender Symptome kein geeigneter „Fluchtweg" bzw. keine Hilfe erreichbar ist.

Agoraphobie tritt häufig zusammen mit Panikattacken auf, klinische Studien beschränkten sich bislang auf die Behandlung der Agoraphobie mit Panikstörung. Für die Agoraphobie spezifische Behandlungsempfehlungen unabhängig vom Vorliegen einer Panikstörung liegen derzeit nicht vor, die Behandlung erfolgt wie bei der Panikstörung (s. oben).

Spezifische Phobie

▸ 4.4.2.

Soziale Angststörung

Es steht die anhaltende Angst vor negativen Bewertungen durch andere im Vordergrund, sodass schließlich soziale Situationen (z. B. Unterhaltungen, Treffen, Essen oder Trinken in Anwesenheit anderer, Vorträge/Prüfungen) gemieden werden. Die soziale Phobie wurde in DSM-5 und ICD-11 in soziale Angststörung umbenannt, um dem möglichen Auftreten der Symptome in verschiedenartigen Situationen Rechnung zu tragen.

Psychopharmakotherapie

- Bei der sozialen Angststörung sind die SSRI ***Escitalopram, Paroxetin*** und ***Sertralin*** sowie der SNRI ***Venlafaxin*** Mittel der ersten Wahl (zugelassen). Bei inkonsistenter Datenlage haben mehrere Studien auch die Wirksamkeit von MAOH bei sozialer Angststörung gezeigt (zugelassen: ***Moclobemid***), sie sind aber den SSRI unterlegen und zweite Wahl.
- Bei Response sollte das Antidepressivum **mindestens 6–12 Monate** weiterverordnet werden. Nach Beendigung der medikamentösen Behandlung zeigt sich dabei ein erhöhtes Rückfallrisiko. Ob eine längere Erhaltungstherapie mit einer Reduktion des Rückfallrisikos einhergeht, ist unklar. Möglicherweise kann das Rückfallrisiko durch eine begleitende Psychotherapie gesenkt werden, Daten liegen hierzu nicht vor.
- *Pregabalin* zeigte Wirksamkeit (*off label*), ► 4.4.2.
- Wirksam sind auch BZD; aufgrund des bestehenden Abhängigkeitspotenzials sollten sie aber nur nach strenger Nutzen-Risiko-Abwägung und nur vorübergehend verordnet werden, ► 4.4.2.
- *D-Cycloserin*, ein partieller Glutamat-2-Rezeptoragonist, scheint im Rahmen von kognitiver Verhaltenstherapie Extinktionsvorgänge geringfügig zu augmentieren (Mataix-Cols et al. 2017).
- Es gibt aus einer ersten RCT Hinweise auf eine mögliche Wirksamkeit von *Ketamin*.
- β-Rezeptorenblocker ► 4.4.2.

Psychotherapie und Kombinationstherapie bei der sozialen Angststörung

- KVT mit Expositionstherapie ist allein und in Kombination mit Antidepressiva gut wirksam. Bei fehlender Wirksamkeit oder Verfügbarkeit von KVT oder bei Patientenpräferenz sollte entsprechend der *S3-Leitlinie* eine psychodynamische Psychotherapie angeboten werden. Systemische Therapie hat eine Indikation, wenn KVT oder psychodynamische Psychotherapie nicht wirksam oder nicht verfügbar sind sowie bei Patientenpräferenz. Zur Überbrückung bis zum Therapiebeginn oder als therapiebegleitende Maßnahme kann eine KVT-basierte Internet-Intervention angeboten werden. Zusätzlich können auch Virtuelle-Realität-Expositionen erfolgen. Selbsthilfe- und Angehörigengruppen können ergänzend besucht werden.
- Sowohl Psychotherapie als auch Antidepressiva sind wirksam, die Auswahl eines Verfahrens sollte anhand der Patientenpräferenz gewählt werden. Bei Versagen einer Therapieform sollte die jeweils andere oder eine Kombination beider angeboten werden.

- Es gibt Hinweise auf eine Überlegenheit einer Kombinationsbehandlung im Vergleich zu einer alleinigen medikamentösen Behandlung oder KVT.
- Erste RCT zeigen einen positiven Effekt bei sozialer Angststörung durch die computergestützte psychotherapeutische Modifikation des Aufmerksamkeits-Bias für Bedrohung (Arad et al. 2023).

Bewertung der Pharmako- und Psychotherapie bei sozialer Angststörung ▶ Box 4.

Box 4

Pharmako- und Psychotherapie bei der sozialen Angststörung – Bewertung

- Sowohl KVT als auch Antidepressiva sind bei sozialen Angststörungen Therapie der ersten Wahl; beide Verfahren sind etwa vergleichbar wirksam. Bei Versagen einer Therapieform sollte die jeweils andere oder eine Kombination beider angeboten werden.
- Bei schweren und chronischen Formen sind immer Antidepressiva, möglichst aber in Kombination mit KVT, indiziert, ebenso auch bei komorbidem Substanzmissbrauch oder begleitender depressiver Störung.

Störung mit Trennungsangst

Die Störung mit Trennungsangst nach DSM-5 und ICD-11 ist charakterisiert durch eine nicht altersentsprechende und entwicklungsgerechte Angst vor einer Trennung von nahen Bezugspersonen (Eltern, Partner oder Kinder). Es besteht eine anhaltende, übertriebene Angst vor dem Verlust oder der Trennung von nahen Bezugspersonen, die zu Vermeidungsverhalten führt. Die Symptome entwickeln sich typischerweise in der Kindheit, können aber auch im Erwachsenenalter neu auftreten. Um der Möglichkeit der Entwicklung auch im Erwachsenenalter Rechnung zu tragen, wurde die Störung mit Trennungsangst in DSM-5 und ICD-11 den Angststörungen zugeordnet anstatt wie zuvor in DSM-IV und ICD-10 den Störungen mit Beginn in Kindheit und Jugend.

- SSRI und SNRI sind vermutlich wirksam, Studien zur Wirksamkeit von Antidepressiva oder Psychotherapie bei Erwachsenen mit Trennungsangststörung liegen nicht vor. In einer ersten Pilotstudie zeigte *Vilazodon*, ein SSRI mit zusätzlich partiellem Agonismus am 5-HT_{1A}-Rezeptor, der in USA zur Behandlung depressiver Episoden zugelassen ist, keine Wirksamkeit.
- Mögliche psychotherapeutische Behandlungsoptionen umfassen Psychoedukation, KVT oder psychodynamische Verfahren; bei Kindern war KVT in einer RCT einer Warteliste überlegen.

Substanzinduzierte Angststörungen

▶ 4.4.2.

1.4.7 Zwangsstörung oder verwandte Störungen

In der ICD-11 werden in der Gruppierung „Zwangsstörung oder verwandte Störungen" verschiedene Störungen aufgeführt, die durch wiederkehrende Gedanken und repetitives Verhalten gekennzeichnet sind. In diese Kategorie fallen neben der **Zwangsstörung** die **körperdysmorphe Störung** (Dysmorphophobie), der **Eigengeruchswahn** (*olfactory reference disorder*), die **Krankheitsangststörung bzw. Hypochondrie**, **pathologisches Horten** sowie die **körperbezogenen repetitiven Verhaltensstörungen** (Trichotillomanie und Dermatillomanie – *skin picking disorder*). Auch das Tourette-Syndrom wird bei den Zwangsstörungen aufgeführt, ist aber dem Kapitel „Störungen des Nervensystems" der ICD-11 zugeordnet und wird dort kodiert.

Zwangsstörung

Eine Zwangsstörung ist gekennzeichnet durch wiederkehrende, als unsinnig oder quälend erlebte Zwangsgedanken und/oder -handlungen. Zwangsgedanken betreffen besonders aggressive, religiös-blasphemische und sexuelle Gedankeninhalte, ferner Themen der Symmetrie, Kontamination und des Hortens. Zwangshandlungen umfassen Kontroll-, Ordnungs-, Zähl-, Wiederholungs-, Reinigungs- und Sammelzwänge. In der ICD-11 kann die Zwangsstörung weiter dahingehend spezifiziert werden, ob eine Krankheitseinsicht mehrheitlich besteht oder nicht (mit mittelmäßiger bis guter Krankheitseinsicht; mit schlechter bis fehlender Krankheitseinsicht).

Psychopharmakotherapie

- Überzeugende Wirksamkeitsnachweise sind für Antidepressiva mit überwiegender oder selektiver 5-HT-Wiederaufnahmehemmung vorhanden (**zugelassen** *Clomipramin*, *Escitalopram*, *Fluoxetin*, *Fluvoxamin*, *Paroxetin* und *Sertralin*, in A und CH zusätzlich auch *Citalopram*). **SSRI** sind aufgrund der besseren Verträglichkeit Mittel der **ersten Wahl**. In der aktualisierten, 2. Revision der *S3-Leitlinie* Zwangsstörungen wird unter den SSRI trotz in Deutschland fehlender Zulassung in dieser Indikation auch *Citalopram* empfohlen; in Österreich und der Schweiz ist *Citalopram* auch für die Behandlung der Zwangsstörung zugelassen. Zu beachten ist insbesondere für *Citalopram*, aber auch *Escitalopram* das Risiko einer dosisabhängigen Verlängerung der QT-Zeit (*Citalopram* > *Escitalopram* > *Sertralin* oder andere SSRI; ▶ 1.5.1, ◘ Tab. 1.5). ***Clomipramin*** ist vergleichbar wirksam, aufgrund des NW-Profils jedoch **zweite Wahl**.
- Erste Hinweise für eine Wirksamkeit liegen auch für *Venlafaxin* sowie für *Mirtazapin* vor (*off label*, nicht erste Wahl).
- In einer RCT zeigten sich erstmals Hinweise für einen möglichen Vorteil des Beginns der Behandlung mit einer Kombination aus SSRI und AAP; so erwies sich ein erster Therapieversuch mit *Citalopram* plus *Quetiapin* einer Monotherapie mit *Citalopram* überlegen. *Citalopram* plus *Mirtazapin* zeigte in einer Pilotstudie einen schnelleren Wirkungseintritt.
- Der 5-HT_3-Antagonist *Granisetron* (1 mg 2 × täglich) zeigte als *add-on* zu *Fluvoxamin* in einer RCT bei schwerer Zwangsstörung positive Effekte. Auch für den 5-HT_3-Antagonisten *Ondansetron* liegen positive Berichte und erste RCT als Monotherapie sowie als *add-on* bei therapieresistenter Zwangsstörung vor.
- Unter der Annahme einer glutamatergen Hyperaktivität bei Zwangsstörungen werden die Effekte von Glutamatmodulatoren auch bei Zwangsstörungen untersucht: *Memantin* zeigte als *add-on* zu *Fluvoxamin* in einer RCT positive Effekte. Eine alleinige Gabe von *Ketamin* i. v. zeigte in einer RCT ebenfalls positive Effekte.

- **SSRI** sollten in Abhängigkeit vom Verlauf der Symptomatik und möglicher NW bis zu der **maximal zugelassenen Dosierung** eingesetzt werden. Dabei sollte spätestens ab der 6.–8. Behandlungswoche – sofern nicht bereits eine Remission eingetreten ist – eine maximal zugelassene Dosis erreicht werden.
- Der Therapieerfolg stellt sich oft erst nach 2–3 Monaten ein; die **Behandlungsdauer** mit SSRI oder *Clomipramin* sollte **mindestens 12 Wochen** betragen. Meist wird nur eine graduelle Besserung von 40–50 % erreicht.
- Bei der Zwangsstörung ist eine **längerfristige medikamentöse Erhaltungstherapie (mindestens 12–24 Monate)** erforderlich; Absetzversuche sollten langsam ausschleichend über mehrere Monate und möglichst nur unter einer VT-Kombination erfolgen (s. unten).

Vorgehen bei Therapieresistenz

- Etwa 40–60 % der Patienten mit Zwangsstörungen sprechen nicht auf eine initiale SRI-Monotherapie an.
- Zunächst sollte eine **Dosiserhöhung – ggf. auch in höherer Dosierung als der zugelassenen Tageshöchstdosis** – versucht, dann auf einen **anderen SSRI** umgestellt werden. In einer RCT war bei SSRI-Non-Respondern das Umsetzen auf einen anderen SSRI (*Paroxetin*) wirksamer als das Umsetzen auf *Venlafaxin*. Andererseits konnte in einer anderen Studie gezeigt werden, dass bei Therapieresistenz *Venlafaxin* erwägenswert ist.
- Nach zwei erfolglosen Therapieversuchen mit SSRI sind ***Clomipramin*** oder eine **Augmentation mit AAP** (*off label*) indiziert.
- Eine **Add-on-Therapie von SSRI mit AAP** erwies sich in Metaanalysen als wirksam bei therapieresistenter Zwangsstörung, etwa ein Drittel der Patienten mit therapieresistenter Zwangsstörung sprechen auf eine Augmentation mit AAP an. Die beste Evidenz liegt gegenwärtig für eine Augmentation mit *Risperidon* (0,5–3 mg, erste Wahl) vor. Für einen positiven Effekt von *Olanzapin* als Add-on-Therapie gibt es Hinweise, allerdings ergab sich in einer metaanalytischen Zusammenfassung der Studien kein signifikanter Effekt im Vergleich zu Plazebo. *Aripiprazol* (10–15 mg/d) zeigte in offenen Studien sowie in zwei RCT als *add-on* zu SSRI oder *Clomipramin* positive Effekte. Für *Quetiapin* als *add-on* zu Antidepressiva liegen die meisten Studien vor, die Ergebnisse sind allerdings widersprüchlich. Für eine Augmentation **am geeignetsten** sind daher ***Risperidon*** und ***Aripiprazol.*** Bei Nichtansprechen auf die Augmentation sollten AAP nach 6 Wochen abgesetzt werden.
- Der positiven Wirkung von AAP in der Augmentationsbehandlung von therapieresistenten Zwangsstörungen stehen Berichte über eine Auslösung von Zwangssymptomen durch AAP gegenüber, die auf die antiserotonerge Wirkung von AAP zurückgeführt wird (► 3.6.1).
- Vor einer Dosissteigerung über die zugelassene Tageshöchstdosis hinaus, einem Umsetzen auf einen anderen Wirkstoff oder dem Beginn einer Add-on-Augmentation sollte der Plasmaspiegel kontrolliert werden, um sicherzustellen, ob ausreichend hohe Konzentrationen eingestellt sind, bei denen mit einer therapeutischen Wirkung gerechnet werden kann.

1

Eine Augmentation mit AAP kann nach zwei erfolglosen Therapieversuchen mit SSRI/*Clomipramin* angeboten werden. Eine Monotherapie mit AAP ist nicht indiziert. Bei Nichtansprechen auf die Augmentation mit AAP sollten diese nach 6 Wochen wieder abgesetzt werden.

- **rTMS** (▶ 1.4.4) zeigte in RCT und Metaanalysen Wirksamkeit (Bandelow et al. 2023).
- Die **tiefe Hirnstimulation** (THS; ▶ 1.4.4) ist eine Option bei schwersten, chronischen, therapieresistenten Zwangsstörungen.

▪ **Neue pharmakologische Ansätze**

- Zu *Riluzol* und *Memantin* als *add-on* bei therapieresistenter Zwangsstörung finden sich positive Berichte aus offenen und kontrollierten Studien. Auch *N-Acetylcystein* (*NAC*), dem glutamatmodulierende Eigenschaften zugeschrieben werden, zeigte in einer RCT als *add-on* zu SRI positive Effekte bei therapieresistenter Zwangsstörung. Zu *Lamotrigin* (100 mg/d) als *add-on* zu Antidepressiva liegt eine positive RCT vor. Auch eine Augmentation mit *Topiramat* zeigte in mehreren RCT eine Wirksamkeit.
- Im Gegensatz zu den Ergebnissen bei nichttherapieresistenter Zwangsstörung ergab eine offene Studie zu *Ketamin* i. v. bei therapieresistenter Zwangsstörung keine positiven Effekte. Es gibt erste Hinweise auf eine mögliche Wirkung von *Rapastinel* (▶ 1.2).
- *Psilocybin* (▶ 1.2) wird gegenwärtig in mehreren RCT hinsichtlich einer Wirkung bei Zwangsstörungen untersucht.
- Positive Berichte aus offenen Studien finden sich zu SSRI plus *Lithium* bzw. *Buspiron*.
- BZD sind in der Regel nicht wirksam; allerdings gibt es eine positive Studie mit *Clonazepam*.
- Es gibt erste Hinweise auf eine mögliche autoimmune Genese bei einer kleinen Untergruppe von Patienten mit schweren, therapieresistenten Zwangsstörungen und Wirksamkeit von *Rituximab* (Gallwitz et al. 2025).

Psychotherapie und Kombinationstherapie bei der Zwangsstörung

- **KVT mit Exposition und Reaktionsmanagement** (ERP, *exposure with response prevention*) ist wirksam und Psychotherapie der ersten Wahl. Entsprechend der revidierten *S3-Leitlinie* sollte bei der Wahl zwischen einer Behandlung mit SSRI/*Clomipramin* und KVT die KVT **bevorzugt** werden.
- Psychoedukation sollte Bestandteil der Behandlung sein, Angehörige und enge Bezugspersonen sollten, soweit möglich, in die Behandlung einbezogen werden. Auch mobil- und internetbasierte KVT wird geprüft und erscheint wirksam, sie bietet sich bei begrenztem Behandlungsangebot z. B. aufgrund von regionalen Versorgungsengpässen oder zur Überbrückung von Wartezeiten an. Sport- und bewegungstherapeutische Interventionen sowie Ergotherapie können ergänzend eingesetzt werden.
- Eine **psychopharmakologische Behandlung** von Zwangsstörungen sollte entsprechend der *S3-Leitlinie* **möglichst mit einer KVT kombiniert** werden. Eine

Monotherapie mit Antidepressiva ist dann indiziert, wenn KVT abgelehnt oder wegen der Schwere der Symptomatik nicht durchgeführt werden kann, wenn KVT nicht zur Verfügung steht, bei Patientenpräferenz, bei gutem Ansprechen auf eine psychopharmakologische Behandlung in der Vergangenheit oder wenn durch die medikamentöse Behandlung die Bereitschaft des Patienten für KVT erhöht werden kann.

- Eine KVT mit Exposition kann mit SSRI/*Clomipramin* ergänzt werden mit dem Ziel eines schnelleren Wirkeintritts und/oder bei Vorliegen einer komorbiden Depression. Auch **bei Nichtansprechen** auf eine Monotherapie sollte die **Kombination** versucht werden.
- In einer RCT war bei SSRI-Non-Respondern eine zusätzliche KVT mit Exposition und Reaktionsmanagement wirksamer als eine Add-on-Behandlung mit *Risperidon*, die in dieser Studie keine Wirksamkeit im Vergleich zu Plazebo zeigte.
- Ein neuer Ansatz sind psychotherapeutische Blockbehandlungen mit sehr intensiver Expositionsbehandlung innerhalb weniger Tage.

Bewertung der Pharmako- und Psychotherapie bei Zwangsstörung ▶ Box 5.

Andere verwandte Störungen

- Für die **körperdysmorphe Störung** wird über Behandlungserfolge unter SSRI berichtet. In einer Studie war *Fluoxetin* Plazebo überlegen, besonders bei körperbezogenem Wahn.
- Zu der Behandlung des **Eigengeruchswahns** liegen keine kontrollierten Studien vor, es gibt Einzelfallberichte und kleine Fallserien über erfolgreiche Behandlungen mit AAP, SSRI, deren Kombination sowie psychotherapeutischen Verfahren (KVT).

Box 5

Pharmako- und Psychotherapie bei der Zwangsstörung – Bewertung

- KVT mit Exposition und Reaktionsmanagement ist wirksam und Psychotherapie der ersten Wahl. Wenn zwischen KVT und Pharmakotherapie gewählt werden kann, sollte **KVT bevorzugt** werden.
- Eine psychopharmakologische Behandlung von Zwangsstörungen sollte möglichst mit einer KVT kombiniert werden.
- Eine Indikation für Antidepressiva parallel zur KVT ist in der akuten Phase immer dann gegeben, wenn eine Komorbidität mit einer Depression besteht, man einen schnelleren Wirkeintritt erreichen will oder die Störung schwer ist. Auch bei Teil-Response sollten immer KVT und Antidepressiva kombiniert werden.
- Eine Indikation für eine alleinige medikamentöse Therapie ist dann gegeben, wenn eine KVT abgelehnt wird, diese wegen der Schwere der Symptomatik nicht durchgeführt werden kann oder die Wartezeiten dafür zu lang sind.
- Ein Absetzen der Antidepressiva sollte bei der Zwangsstörung möglichst nicht ohne parallele KVT erfolgen, weil sonst eine Rückfallquote von ca. 80 % riskiert wird. Die KVT zeigt einen nachgewiesenen Langzeiteffekt.

- Beim **pathologischen Horten** können SSRI oder *Venlafaxin* versucht werden.
- Bei der Trichotillomanie liegen die besten Ergebnisse für niedrige Dosen von *Aripiprazol* und *Olanzapin* vor. Eine RCT zeigte sehr gute Effekte von *Memantin* (20 mg/d) bei **körperbezogenen repetitiven Verhaltensstörungen** (Trichotillomanie und *skin picking disorder*) (Grant et al. 2023). Positive Ergebnisse gibt es auch für *Bupropion* und *N-Acetylcystein*, nicht aber für SSRI. Verhaltenstherapien sind vorzuziehen.

Substanzinduzierte Zwangs- oder verwandte Störungen

Hier werden Störungen eingeordnet, bei denen Zwangssymptome auf die Wirkung einer Substanz (Intoxikation oder Entzug, z. B. Stimulanzien) bzw. einer Medikation (z. B. *Clozapin*, *Olanzapin*, ► 3.6.1) zurückzuführen sind.

1.4.8 Störungen, die spezifisch stressassoziiert sind

Posttraumatische Belastungsstörung und komplexe posttraumatische Belastungsstörung

Die **posttraumatische Belastungsstörung (PTBS)** ist ein Störungsbild, das sich nach einem oder mehreren traumatischen Ereignissen von außergewöhnlicher Schwere entwickelt. Die PTBS äußert sich in wiederholten, sich aufdrängenden, intrusiven Erinnerungen oder Wiederinszenierungen des Ereignisses in Gedächtnis, Tagträumen oder Albträumen, die von starken oder überwältigenden Ängsten und körperlichen Symptomen begleitet werden. Daneben zeigt sich ein Vermeidungsverhalten in Bezug auf Gedanken und Erinnerungen an das traumatische Ereignis sowie in Bezug auf Aktivitäten, Situationen oder Menschen, die an das Trauma erinnern. Es findet sich ein anhaltendes Bedrohungsgefühl, das sich z. B. in einer Hypervigilanz und Schreckhaftigkeit äußert.

Die in der ICD-11 zusätzlich neu eingeführte **komplexe PTBS** kann sich infolge langanhaltender oder sich wiederholender Ereignisse von extrem bedrohlicher oder schrecklicher Natur, denen man schwer oder gar nicht entkommen kann, entwickeln. Alle diagnostischen Voraussetzungen für eine PTBS sind erfüllt, darüber hinaus ist die komplexe PTBS gekennzeichnet durch schwere und anhaltende Probleme bei der Affektregulation, durch eine negative Selbstbewertung begleitet von Scham-, Schuld- und Versagensgefühlen im Zusammenhang mit dem traumatischen Ereignis sowie durch Schwierigkeiten bei der Aufrechterhaltung von Beziehungen und dem Gefühl von Nähe zu anderen.

Häufig finden sich bei einer PTBS komorbide Störungen.

Psychopharmakotherapie

- Eine psychopharmakologische Behandlung ist neben traumafokussierter Psychotherapie (s. unten) insbesondere bei schwerer PTBS sowie im Hinblick auf komorbide Störungen, wie depressive Störungen, Schlafstörungen und Albträume, indiziert. Insgesamt sind die zu erwartenden Effekte mit Antidepressiva bei der PTBS geringer ausgeprägt als bei depressiven Störungen.

- Die meisten positiven Ergebnisse liegen zu ***Paroxetin*** und ***Sertralin*** **(erste Wahl)** vor (beide **zugelassen**). Daneben zeigen RCT für *Venlafaxin* und teils auch *Mirtazapin* eine gute Wirkung (*off label*). In einem Cochrane-Review zeigten sich SSRI als wirksam in der Behandlung der PTBS, bei geringerer Evidenz ergaben sich für *Mirtazapin* und *Amitriptylin* ebenfalls positive Effekte (Williams et al. 2022).
- Mit niedriger Dosis beginnen, dann **mindestens 8 Wochen** (eher hohe) Erhaltungsdosis. Unter SSRI kommen Albträume vor.
- Es gibt Empfehlungen zu einer **1- bis 2-jährigen Behandlungsdauer**; nach Absetzen ist das Risiko für einen Rückfall größer. Die längste kontrollierte Studie mit *Venlafaxin* war über 6 Monate (mäßiggradig) effektiv.
- Bei PTBS mit psychoseähnlichen Zuständen können zusätzlich **AAP** hilfreich sein (*Risperidon*). *Risperidon* zeigte auch eine positive Wirkung auf Albträume. Für *Olanzapin* und *Quetiapin* liegen Hinweise auf eine Wirksamkeit auch in der Monotherapie vor, auch zeigte sich eine positive Beeinflussung von Schlafstörungen und Albträumen bei PTBS. Für *Aripiprazol* liegen Hinweise auf positive Effekte einer zusätzlichen Gabe zu Antidepressiva bei unzureichender Besserung vor. Für *Brexpiprazol* (▶ 3.15.4) als *add-on* zu *Sertralin* zeigten sich in RCT vielversprechende, positive Effekte (Davis et al. 2025); ein Zulassungsantrag in dieser Indikation wurde in USA gestellt.
- *Topiramat* (▶ 9.3.6, Präparat) zeigte in RCT und anhand einer Metaanalyse Wirksamkeit in der Behandlung der PTBS. Bei komorbider Alkoholkonsumstörung fand sich ein zusätzlicher positiver Effekt einer Kombination von *Topiramat* oder *Naltrexon* mit traumafokussierter Psychotherapie auf Symptome der PTBS (Hien et al. 2023; Norman et al. 2025).
- Eine wiederholte Gabe von ***Ketamin*** i. v. in subanästhetischer Dosis (0,5 mg/kg KG) zeigte teils gute Effekte sowohl auf Symptome der PTBS als auch insbesondere auf komorbid vorliegende depressive Symptome (Feder et al. 2021). Es liegen mehrere positive Studien mit kleinen Fallzahlen zu einer kombinierten Anwendung von *Ketamin* und psychotherapeutischen Interventionen vor (*Ketamin*-unterstützte Psychotherapie) (Philipp-Muller et al. 2023).
- Es gibt aus Einzelfallberichten und Fallserien Hinweise für eine positive Wirkung von ***Clonidin*** (0,075–0,15 mg) auf Agitation, Hyperarousal, Schlafstörungen und Albträume im Rahmen einer PTBS.
- Nachdem der α_1-Antagonist *Prazosin* (in D nicht mehr im Handel) in mehreren Studien zunächst positive Effekte auf Albträume und Schlafstörungen sowie Hyperarousal bei PTBS gezeigt hatte, ergab eine große RCT 2018 ein negatives Ergebnis, sodass *Prazosin* nicht mehr zur Behandlung von Albträumen und Schlafstörungen bei PTBS empfohlen wird. Das ebenfalls als α_1-Antagonist wirkende ***Doxazosin*** (2–8 mg) zeigte in einer offenen Studie und retrospektiven Fallserie positive Effekte und kann zur Behandlung von Albträumen versucht werden.
- Es gibt Hinweise auf positive Effekte von Cannabispräparaten auf Schlafstörungen und Albträume bei PTBS.
- Bei zusätzlich aggressivem Verhalten kann *Valproat* versucht werden.

1

- **BZD** ▶ 4.4.4. **Auf BZD sollte möglichst verzichtet werden.**
- Es gibt erste Hinweise auf eine mögliche Wirksamkeit von (r)TMS und tDCS (van 't Wout-Frank et al. 2024; ▶ 1.4.4).
- **MDMA** führt zu einer Freisetzung von 5-HT, NA und DA aus präsynaptischen Nervenendigungen und zeigt vielversprechende Ergebnisse im Rahmen einer **substanzunterstützten Psychotherapie bei PTBS**. Zwei RCT waren hierzu positiv (Mitchell et al. 2021, 2023); ein Zulassungsantrag durch Lykos Pharmaceutics bzw. MAPS (*Multidisciplinary Association for Psychedelic Studies*) wurde im August 2024 jedoch durch die FDA aufgrund von Bedenken hinsichtlich der Sicherheit und Wirksamkeit abgelehnt. Auf eine mögliche positive Wirkung von *Topiramat*, *Ketamin*, *Psilocybin*, *Cannabidiol* (*CBD*) und *Propranolol* im Rahmen einer traumafokussierten KVT gibt es Hinweise.
- Untersucht werden auch Effekte einer Stellatum-Blockade.

Psychotherapie und Kombinationstherapie bei PTBS

- **Traumafokussierte psychotherapeutische Verfahren** (kognitiv-verhaltenstherapeutische Methoden wie prolongierte Exposition, *cognitive processing therapy* [CPT], kognitive Therapie [KT] und EMDR [*eye movement desensitization and reprocessing*]) sind bei der Behandlung der PTBS einer Pharmakotherapie vorzuziehen und **Therapie der ersten Wahl**.
- In der 2019 publizierten *S3-Leitlinie*, die sich 2025 in Überarbeitung befindet, werden entsprechend als Therapie der ersten Wahl traumafokussierte Interventionen empfohlen (Schäfer et al. 2019). Antidepressiva (empfohlen werden in der Leitlinie *Sertralin*, *Paroxetin* und *Venlafaxin*) sollten nur dann eingesetzt werden, wenn psychotherapeutische Verfahren nicht verfügbar sind oder von Patienten nicht gewünscht werden. Die Vorteile von psychotherapeutischen gegenüber medikamentösen Verfahren werden in einer besseren Wirksamkeit und nachhaltigeren Effekten gesehen.
- Dabei ist die Datenlage zum Vergleich zwischen psychotherapeutischen Verfahren und Antidepressiva uneinheitlich. So ergab sich in einer Netzwerk-Metanalyse über 12 RCT, in denen psychopharmakologische und psychotherapeutische Behandlungen verglichen wurden, in der Akuttherapie kein signifikanter Unterschied zwischen den Verfahren; im Langzeit-Follow-up nach Studienende fanden sich Hinweise auf mögliche Vorteile einer Psychotherapie. In einer weiteren, großen RCT zeigten sich keine signifikanten Unterschiede zwischen traumafokussierter KVT, *Sertralin* oder einer Kombination beider Verfahren. Auch in einer weiteren RCT zeigten sowohl traumafokussierte KVT als auch *Sertralin* gute Effekte mit möglichen Vorteilen der KVT im Langzeitverlauf. Weitere Ergebnisse bleiben abzuwarten.
- Bei komplexer PTBS sollten traumafokussierte sowie emotionsregulierende Psychotherapieverfahren zur Anwendung kommen.
- Bei Patienten mit PTBS und komorbider Abhängigkeitserkrankung sollte möglichst eine Kombination aus traumafokussierten Interventionen und einer Pharmakotherapie der Abhängigkeitserkrankung erfolgen. Eine oftmals befürchtete Verschlechterung der Abhängigkeitserkrankung durch eine Expositionsbehandlung zeigte sich in Studien nicht.

- Im Hinblick auf Möglichkeiten der **Prävention einer chronischen PTBS** zeigte eine frühe, innerhalb der ersten Wochen oder Monate nach dem Ereignis beginnende traumafokussierte KVT mit Expositionsbehandlung bei Patienten mit Zeichen einer schweren akuten Belastungsreaktion oder einer sich entwickelnden PTBS positive Effekte. Eine Kurz-KVT mit im Vordergrund stehender Expositionsbehandlung brachte in einer ersten RCT bei Patienten direkt (innerhalb von Stunden) nach einem traumatisierenden Ereignis ebenfalls positive Effekte hervor. Keinen Effekt bzw. sogar eine möglicherweise erhöhte Rate an PTBS fand sich hingegen für Angebote einer einmaligen Krisenintervention in Gruppengesprächen (*debriefing*) oder für die Gabe von BZD (s. unten, akute Belastungsstörung).
- Ein neuer Ansatz in der Psychotherapie der PTBS ist die **substanzunterstützte Psychotherapie** (mit MDMA, *Ketamin* oder *D-Cycloserin*, s. oben) sowie die Nutzung von **virtueller Realität** (VR) (Difede et al. 2022).

Bewertung der Pharmako- und Psychotherapie bei PTBS ► Box 6.

Box 6

Pharmako- und Psychotherapie bei der PTBS – Bewertung

- Therapie der ersten Wahl sind traumafokussierte psychotherapeutische Verfahren. Die traumafokussierte KVT ist eine bewährte Therapie, ebenso EMDR; beide Therapien können gleichwertig angewandt werden.
- Wenn eine traumafokussierte Psychotherapie nicht verfügbar ist oder von einem Patienten nicht gewünscht wird, sollten eine Pharmakotherapie oder nichttraumafokussierte Interventionen angeboten werden.
- Wird eine schwere PTBS von starken Angstsymptomen oder Depressionen begleitet, sollte eine Kombination aus psychotherapeutischen Verfahren und Psychopharmakotherapie erwogen werden. Ebenso sollte bei fehlender Response oder Partial-Response unter traumafokussierter KVT oder EMDR eine zusätzliche psychopharmakologische Behandlung erfolgen.
- Eine **frühe, psychotherapeutische Intervention** sollte vom Schweregrad der anfänglichen psychischen Symptomatik nach einem Trauma abhängig gemacht werden. Bei **fehlender Symptomatik** sollte keine Intervention erfolgen. Bei **leichter Symptomatik** und fehlendem Wunsch nach einer psychotherapeutischen Intervention sollte der Verlauf sorgfältig beobachtet werden, um im Falle der Entwicklung einer PTBS zügig Hilfe anbieten zu können. Meist kommt es bei leichtem Verlauf zur Spontanrückbildung der anfänglichen Symptomatik. Eine frühe, innerhalb von 3 Monaten nach dem Ereignis beginnende traumafokussierte KVT sollte Patienten angeboten werden, die bereits in dieser frühen Phase die **Zeichen einer schweren akuten Belastungsreaktion oder einer sich entwickelnden PTBS** zeigen. Es bieten sich KVT und/oder frühe Expositionsbehandlung an. Wenn eine psychotherapeutische Intervention nicht möglich ist, kann diese später im Verlauf erfolgen, ggf. sollte dann frühzeitig eine psychopharmakologische Behandlung eingeleitet werden, insbesondere bei komorbiden Angst- oder

Depressionssymptomen. Ob eine solche psychopharmakologische Intervention einer chronischen PTBS-Entwicklung vorbeugt, ist jedoch offen. Es gibt Hinweise, dass eine Kurz-KVT mit im Vordergrund stehender Expositionsbehandlung innerhalb von Stunden nach einem traumatisierenden Ereignis positive Effekte zeigen kann.

Akute Belastungsreaktion

Die akute Belastungsreaktion wird in der ICD-11 neu bei den „Faktoren, die den Gesundheitszustand beeinflussen" eingeordnet und beschreibt die Entwicklung vorübergehender emotionaler, somatischer, kognitiver oder verhaltensbezogener Symptome als Folge eines traumatischen Ereignisses. Die Reaktion wird angesichts der Schwere des auslösenden Ereignisses als normal angesehen und beginnt sich üblicherweise innerhalb weniger Tage nach dem auslösenden Ereignis zurückzubilden. Von der WHO wurden Empfehlungen für die Behandlung von akuten Belastungsreaktionen veröffentlicht, in denen von einer **Gabe von BZD oder Antidepressiva abgeraten** und eine traumafokussierte KVT empfohlen wird.

Anhaltende Trauerstörung, Anpassungsstörung und Burnout

Die **anhaltende Trauerstörung** wurde in der ICD-11 als eigenständiges Krankheitsbild aufgenommen und ist gekennzeichnet durch eine unüblich lange anhaltende und über soziale, kulturelle und religiöse Normen hinausgehende Trauerreaktion. Die Diagnose darf frühestens 6 Monate nach dem Tod einer wichtigen Bezugsperson gestellt werden; weiterhin müssen bedeutsame Einschränkungen in verschiedenen Lebensbereichen auftreten. Symptome sind eine ausgeprägte, intensive Sehnsucht und ständige gedankliche Beschäftigung mit der verstorbenen Person und den Todesumständen, Traurigkeit, Schuldgefühle, Ärger, Verbitterung, Verleugnung, Schwierigkeiten mit der Akzeptanz des Todes, emotionale Taubheit, sozialer Rückzug und Vermeiden von Erinnerungen an die verstorbene Person. Die anhaltende Trauerstörung sollte gegenüber posttraumatischen Belastungsstörungen und depressiven Störungen abgegrenzt werden, die Komorbidität mit depressiven Störungen ist hoch.

- KVT mit Elementen der kognitiven Umstrukturierung dysfunktionaler trauer- und verlustbezogener Gedanken und Konfrontation mit den schlimmsten Aspekten des Verlustes ist wirksam. In einer aktuellen RCT war eine solche KVT einer achtsamkeitsbasierten kognitiven Therapie (MBCT) im Langzeitverlauf überlegen (Bryant et al. 2024).
- Die Gabe von Antidepressiva zeigte in einer RCT gegenüber einer alleinigen KVT keinen zusätzlichen Effekt. Antidepressiva können bei komorbider depressiver Störung indiziert sein.

Eine **Anpassungsstörung** stellt klinisch relevante, emotionale Reaktionen oder Reaktionen des Verhaltens auf identifizierbare psychosoziale Belastungen dar, bei denen die Symptomatik variieren kann (mit depressiver Verstimmung, mit Angst, mit Störung des Sozialverhaltens), die Kriterien für eine andere psychische Störung jedoch nicht erfüllt werden. Die Symptome entwickeln sich in der Regel innerhalb eines Monats nach Beginn der Belastung und verschwinden üblicherweise im Verlauf von 6 Monaten, sofern die Belastung nicht länger fortbesteht.

Burnout ist in der ICD-11 im Kapitel „Faktoren, die den Gesundheitszustand beeinflussen oder zur Inanspruchnahme des Gesundheitswesens führen“ eingeordnet. Burnout wird hier als Folge von chronischem Stress am Arbeitsplatz, der nicht erfolgreich bewältigt wird, konzeptualisiert. Gekennzeichnet wird er durch Gefühle von Energieverlust oder Erschöpfung, durch zunehmende geistige Distanz von der eigenen Arbeit oder Gefühle von Negativismus oder Zynismus im Zusammenhang mit der eigenen Arbeit sowie durch eine verminderte berufliche Produktivität.

- Geeignete Maßnahmen sind Veränderungen mit dem Ziel des Wegfalls des Stressors und individuelle Unterstützung durch Beratung, Erholungsprogramme/Entspannungsverfahren und Stressmanagementprogramme. Ergänzend können leichte sportliche Aktivität und eine Förderung sozialer Aktivitäten sinnvoll sein.
- Werden die Kriterien einer depressiven Episode erfüllt, wird unabhängig vom Vorliegen eines eventuellen Stressors eine depressive Episode diagnostiziert; diese sollte entsprechend behandelt werden.

1.4.9 Somatische Belastungsstörung oder Störungen der Körpererfahrung

Die Gruppe der „Somatischen Belastungsstörung oder Störungen der Körpererfahrung“ in der ICD-11 umfasst die **somatische Belastungsstörung** sowie die **Körper-Integritäts-Identitätsstörung bzw. Körperintegritätsdysphorie** als eine Störung der Körperidentität mit intensivem und anhaltendem Wunsch nach einer signifikanten körperlichen Behinderung. Die somatische Belastungsstörung nach ICD-11 ist durch das Vorliegen als belastend empfundener, anhaltender körperlicher Beschwerden gekennzeichnet, denen die Betroffenen übermäßig viel Aufmerksamkeit schenken und die zu wiederholten Arztkontakten führen. Wenn eine Erkrankung zu den Beschwerden beiträgt, ist das Ausmaß der gedanklichen Beschäftigung mit den Beschwerden unangemessen und kann nicht durch geeignete Untersuchungen und Beruhigungen gemindert werden. Die Beschwerden sind anhaltend, an den meisten Tagen vorhanden und liegen mindestens für mehrere Monate vor.

- **Psychotherapeutische Interventionen**, besonders **KVT**, sind erste Therapieoption. Das Erlernen von Entspannungsübungen und körperliche Aktivität ergänzen die Therapie.
- Die somatische Belastungsstörung weist eine hohe Komorbidität mit körperlichen Erkrankungen sowie Angst- und depressiven Störungen auf. **Antidepressiva** sind oft wirksam. Zu bevorzugen sind aufgrund des günstigen NW-Profils SSRI und die neueren Antidepressiva. Allerdings profitieren Patienten mit ausgeprägten begleitenden körperlichen Symptomen oftmals in geringerem Maße von einer antidepressiven Medikation als „rein“ affektiv gestörte Patienten. Daneben zeigt sich häufig eine geringere Adhärenz mit einer antidepressiven Medikation aufgrund einer **erhöhten Empfindlichkeit gegenüber NW**. Ein medikamentöser Behandlungsversuch mit Antidepressiva ist immer dann indiziert, wenn komorbide depressive Störungen und Angststörungen vorhanden sind oder psychotherapeu-

tische Verfahren nicht zur Verfügung stehen. Ein Einsatz kann auch in Kombination mit psychotherapeutischen Verfahren erfolgen. Die Langzeiteffekte von Antidepressiva und psychotherapeutischen Verfahren sind nicht untersucht, auch liegen keine Vergleichsstudien zwischen den Therapieformen vor.

- Häufig bestehende Begleitsymptome wie Anspannung oder Angst rechtfertigen einen vorübergehenden Einsatz von BZD. Zur längerfristigen Behandlung sollten aber Antidepressiva oder *Opipramol* (▶ 4.12.12) vorgezogen werden.
- Kritisch zu bewerten ist ein Einsatz von Depot-Antipsychotika (z. B. *Fluspirilen*) im Hinblick auf das Risiko von Spätdyskinesien.

1.4.10 Chronische Schmerzsyndrome

Ein Drittel der depressiven Patienten leidet unter Schmerzen, ein noch größerer Anteil beklagt verschiedentliche körperliche Beschwerden in Form von Kopf-, Magen-, muskuloskelettalen oder Rückenschmerzen. Die Hälfte aller Patienten mit Schmerzsyndromen zeigt eine komorbide depressive Störung oder Angststörung. **Antidepressiva** beeinflussen Schmerzerlebnisse im Rahmen eines depressiven oder ängstlichen Syndroms positiv. Darüber hinaus haben sie eine **eigene analgetische Wirkung**, die von der antidepressiven Wirkung weitgehend unabhängig ist.

- Antidepressiva können erfolgreich zur **symptomatischen Behandlung chronischer Schmerzzustände unterschiedlicher Ätiologie** eingesetzt werden; die gleichzeitige Gabe von Analgetika kann oft reduziert werden. Mögliche Indikationen sind Schmerzsyndrome bei onkologischen Erkrankungen, Erkrankungen des rheumatischen Formenkreises, Kopfschmerzen, Lumbalgien, Polyneuropathien (z. B. diabetisch), neuralgiforme Schmerzen (Postzosterneuralgie, Trigeminusneuralgie) und Thalamusschmerz. Antidepressiva sind auch bei Zosterschmerz, besonders als Augmentation zur Opioidanalgesie, wirksam. Eine Toleranzentwicklung besteht nicht.
- **TZA** (zugelassen in der Schmerzbehandlung *Amitriptylin*, *Clomipramin* und *Imipramin*) sowie **Antidepressiva mit kombinierter serotonerger und noradrenerger Wirkung** (insbesondere *Duloxetin*, zugelassen, mit Einschränkungen auch *Venlafaxin*, *Mirtazapin* und *Milnacipran*, *off label*) sind besser wirksam als SSRI, vermutlich deshalb, weil beide Neurotransmittersysteme interaktiv über Interneurone in die deszendierende zentrale Hemmung der Schmerzleitung eingebunden sind. Als weitere mögliche Wirkmechanismen von Antidepressiva in der Schmerzbehandlung werden eine Modulation der peripheren Entzündungskomponente von Schmerzen (auch über einen Antagonismus an 5-HT_{2A}-Rezeptoren) und eine Interaktion am Opioidrezeptor vermutet.
- Die **Dosierung** von TZA in der Behandlung neuropathischer Schmerzen ist in der Regel niedriger als in der Depressionsbehandlung (Beginn mit 10–25 mg, Zieldosis 25–75 mg/d). Die Dosierung von SNRI entspricht der üblichen Dosis in der Depressionsbehandlung.
- **Nichtmedikamentöse Verfahren** beinhalten eine schmerzbezogene Psychotherapie, Entspannungs- und Stressbewältigungsverfahren, körperliche Aktivität/aktivierende Physiotherapie sowie Biofeedback-Verfahren.

Neuropathischer Schmerz

- Therapie der ersten Wahl sind ***Gabapentin***, ***Pregabalin*** (beide zugelassen) sowie **TZA** und ***Duloxetin***. Zugelassen sind unter den Antidepressiva *Amitriptylin*, *Clomipramin*, *Imipramin* und für Schmerzen bei diabetischer Polyneuropathie *Duloxetin*. Auch anhand einer aktuellen Metaanalyse ergibt sich eine Empfehlung von $\alpha_2\delta$-Liganden, TZA und SNRI als Therapie der ersten Wahl (Soliman et al. 2025).
- Die Zieldosis ist für *Duloxetin* 60–120 mg/d, *Pregabalin* 300–600 mg/d, *Gabapentin* 1200–3600 mg/d und TZA 25–75 mg/d. Anwendung finden auch andere Substanzen wie *Capsaicin*-Pflaster/-Creme, *Lidocain*-Pflaster (zweite Wahl, besonders geeignet bei lokalisierten Schmerzen bzw. Postzosterneuralgie) und *Botulinumtoxin*, rTMS oder Opioide (dritte Wahl), auf die hier nicht näher eingegangen wird.
- *Zu Venlafaxin*, *Milnacipran* und *Mirtazapin* (alle *off label*) bei neuropathischen Schmerzen ist die Datenlage schlechter. *Carbamazepin* ist zwar für die Behandlung neuropathischer Schmerzen zugelassen, hat aber ein ungünstiges NW-Profil. *Carbamazepin* ist Mittel der Wahl bei Trigeminusneuralgie. *Lamotrigin* (*off label*) ist in Einzelfällen, insbesondere bei HIV-Neuropathie und bei postischämischen zentralen Schmerzsyndromen, zu erwägen. Bei Trigeminusneuralgie ist *Lamotrigin* Mittel der zweiten Wahl.
- Bei Nichtansprechen auf eine Monotherapie empfiehlt sich eine Kombination (z. B. *Amitriptylin*/*Duloxetin* plus *Pregabalin*; Tesfaye et al. 2022).

Rezidivprophylaxe bei Migräne

In der **Rezidivprophylaxe der Migräne** sind neben β-Adrenozeptor-Antagonisten (z. B. *Metoprolol* oder *Propranolol*, erste Wahl, zugelassen), *Valproat* (nicht zugelassen, aber zu Lasten der GKV verordnungsfähig als Medikament der zweiten Wahl), *Topiramat* (zugelassen als Medikament der zweiten Wahl), Kalziumantagonisten (*Flunarizin*, zugelassen als Medikament der zweiten Wahl), monoklonale Antikörper gegen den Calcitonin-Gene-Related-Peptide(CGRP)-Rezeptor oder gegen CGRP- und 5-HT_{2B}-Rezeptorantagonisten auch Antidepressiva (in dieser Indikation nicht zugelassen) mit gutem Erfolg eingesetzt worden. Da eine hohe Komorbidität mit Depression und Angststörungen besteht, sind Antidepressiva besonders bei parallelen depressiven oder ängstlichen Störungsbildern vielversprechend.

Positive Studienergebnisse zur Migräneprophylaxe liegen vor für *Amitriptylin*, *Nortriptylin* (außer Handel), *Escitalopram* und *Venlafaxin* (beste Studienlage gegenwärtig unter den TZA für *Amitriptylin*, unter den neueren Antidepressiva für *Venlafaxin*). In einer Metaanalyse über 37 RCT zeigten TZA (v. a. *Amitriptylin* 25–150 mg/d) gute Effekte; sie erwiesen sich als vergleichbar wirksam einer Gabe von β-Rezeptorenblockern und den SSRI überlegen. Die Wirkung scheint mit längerer Dauer der Behandlung zuzunehmen; der Therapieerfolg sollte möglichst erst nach einer längeren Einnahmedauer (etwa 8–12 Wochen) beurteilt werden. *Escitalopram* und *Venlafaxin* zeigten in einer Studie positive Effekte bei Patienten ohne komorbide depressive Störungen. In einer aktuellen Studie fand sich für den CGRP-Antikörper *Fremanezumab* bei Patienten mit Migräne und komorbider Depression eine signifikante Reduktion sowohl der Anzahl an Migränetagen als auch depressiver Symptome (Lipton et al. 2025).

1

Der Einsatz von Antidepressiva könnte theoretisch den Einsatz von 5-HT-Agonisten (etwa von Triptanen wie *Sumatriptan, Zolmitriptan, Naratriptan, Rizatriptan*) in der Akutbehandlung des Migräneanfalls wegen der Gefahr eines zentralen Serotoninsyndroms einschränken. Eine Studie wies allerdings das Risiko eines zentralen Serotoninsyndroms bei Einnahme von Triptanen unter einer SSRI- oder SNRI-Behandlung als äußerst gering aus (Orlova et al. 2018). Bei gleichzeitiger Behandlung mit Triptanen und einem SSRI oder SNRI wird eine angemessene Beobachtung des Patienten empfohlen.

Chronischer Spannungskopfschmerz

Analog dem Einsatz von Antidepressiva in der Migräneprophylaxe zeigen Antidepressiva auch in der Behandlung chronischer Spannungskopfschmerzen Wirksamkeit. In einer Metaanalyse über 37 RCT (s. oben) fanden sich auch in der Behandlung des chronischen Spannungskopfschmerzes für TZA gute Effekte; dabei ergab sich im Vergleich zu SSRI eine bessere Wirkung. In einer Cochrane-Metaanalyse zeigte sich für SSRI und *Venlafaxin* in der Behandlung des Spannungskopfschmerzes keine Wirksamkeit im Vergleich zu Plazebo. Auch hier scheint die Wirkung von Antidepressiva mit längerer Dauer der Behandlung zuzunehmen; der Therapieerfolg sollte möglichst erst nach einer längeren Einnahme (etwa 8–12 Wochen) beurteilt werden. Antidepressiva sollten möglichst mit allgemeinen und nichtmedikamentösen Maßnahmen (Stressbewältigungstraining, Ausdauertraining, Entspannungsübungen, Biofeedback, Physiotherapie, manuelle Therapie) kombiniert werden.

- Mittel der ersten Wahl sind TZA, z. B. *Amitriptylin* 25–75 mg/d (beginnend mit 10–25 mg/d, langsame Dosissteigerung). Alternativen sind *Doxepin, Imipramin, Clomipramin*. Mittel der zweiten Wahl sind *Mirtazapin, Venlafaxin, Valproat, Moclobemid, Fluoxetin* oder *Sulpirid*.

Fibromyalgiesyndrom/chronisches ausgedehntes Schmerzsyndrom

Das Fibromyalgiesyndrom (FMS) zeichnet sich durch chronische (über mindestens 3 Monate anhaltende), polytope Schmerzen oder Steifheit im Stütz- und Bewegungsapparat sowie druckschmerzhafte Muskelansätze an typischen Stellen (*tender points*) aus. Zusätzlich treten oft Kopfschmerzen, Erschöpfbarkeit, Schlafstörungen, neuropsychiatrische Symptome, gastrointestinale Beschwerden, andere vegetative Symptome (Zyanose der Akren, Dermographismus) oder Schwellungsgefühl an Händen und Füßen auf. Die Ursache ist nicht geklärt, Stress als Auslöser wird vermutet. Häufig findet sich eine begleitende depressive Symptomatik. Es gibt Überlappungen mit dem nach COVID-19-Infektionen beschriebenen Long-COVID- und Post-COVID-Syndrom (▶ 1.4.1) sowie mit dem Chronic-Fatigue-Syndrom (▶ 1.4.11).

- In Deutschland gibt es keine spezifisch für das FMS, das Chronic-Fatigue-Syndrom oder das Post-COVID-Syndrom zugelassenen AM.
- Duale **Antidepressiva mit kombinierter serotonerger und noradrenerger Wirkung** scheinen in der Behandlung des FMS besser wirksam zu sein als SSRI. Auch *Pregabalin* und *Gabapentin* zeigten positive Effekte in RCT. In den USA liegt für *Duloxetin, Milnacipran* sowie *Pregabalin* eine Zulassung vor, für *Duloxetin* zusätzlich auch eine Zulassung für die Behandlung chronischer muskuloskelet-

taler Schmerzen. Die EMA hingegen sah von einer Zulassung der genannten Substanzen in der Indikation des FMS ab, da aus Sicht der EMA der Nutzen die Risiken nicht überwiegt.

- **Medikamente der ersten Wahl** in der Behandlung des FMS sind *Duloxetin* (60–120 mg/d), *Milnacipran* (100–200 mg/d) und *Pregabalin* (300–450 mg/d). In einer Studie ergab die Kombination aus *Milnacipran* und *Pregabalin* bei unzureichender Response auf *Pregabalin* zusätzliche positive Effekte. Auch *Amitriptylin* (25–50 mg/d) ist in der Behandlung des FMS gut evaluiert. Es gibt Hinweise für positive Effekte von *Quetiapin* (50–300 mg/d).
- Ergänzt werden sollte die medikamentöse Behandlung durch regelmäßige körperliche Bewegung, Physiotherapie, physikalische Therapie und KVT.

Chronische Rückenschmerzen

Duloxetin zeigte in mehreren RCT Wirksamkeit bei chronischen lumbalen Rückenschmerzen; in USA erfolgte eine Zulassung in dieser Indikation.

Colon irritabile

Neben diätetischen Maßnahmen und häufig eingesetzten internistischen AM (Antidiarrhoika, Propulsiva oder Laxanzien) werden zur Behandlung des Colon irritabile Antidepressiva verwendet; diese wirken sich vermutlich auch über antidepressive Effekte positiv auf die abdominellen Beschwerden aus.

- Ergebnisse liegen zu TZA (*Amitriptylin*, *Clomipramin*, *Desipramin*, *Imipramin*, *Trimipramin*), *Mianserin* sowie *Fluoxetin*, *Paroxetin* und *Citalopram* vor. Eine Cochrane-Metaanalyse ergab eine positive Wirkung sowohl von TZA als auch von SSRI mit einer NNT von 4–5, sodass ein Therapieversuch mit Antidepressiva vielversprechend sein kann. Niedrig dosierte TZA sind besser wirksam als SSRI, die als zweite Wahl bei fehlendem Erfolg mit TZA eingesetzt werden sollten.
- Die Dosierung für TZA lag in Studien mit 25–50 mg/d meist unterhalb der in der Behandlung der Depression üblichen Dosis, so war *Amitriptylin* in einer aktuellen RCT in einer Dosierung von 10–30 mg/d Plazebo überlegen (Ford et al. 2023). TZA bieten sich aufgrund ihrer hemmenden Wirkung auf die Kolonmotilität und ihrer obstipierenden Effekte insbesondere für Patienten an, bei denen abdominelle Schmerzen mit Diarrhöen verbunden sind.
- SSRI sind geringer wirksam in Bezug auf abdominelle Schmerzen, beeinflussen aber das allgemeine Wohlbefinden, ängstliche gastrointestinale Beschwerden und eine häufig begleitende ängstlich-depressive Symptomatik bei Patienten mit Colon irritabile positiv. Vorteile ergeben sich bei Patienten mit Colon irritabile und vorwiegender Obstipation.

1.4.11 Chronic-Fatigue-Syndrom

Das Chronic-Fatigue-Syndrom (CFS) oder chronisches Erschöpfungssyndrom ist ein diagnostisch unscharfes Krankheitsbild mit chronischer (mindestens 6 Monate) übermäßiger körperlicher und geistiger Erschöpfbarkeit, begleitet von einer Vielzahl unspezifischer Symptome wie Hals-, Muskel-, Kopf- und Gelenkschmerzen, leichter Temperaturerhöhung, Frösteln, Schlafstörungen, Konzentrationsstörungen oder schmerzhaften Lymphknoten. Die Ursache ist unbekannt; vorausgehend ist häufig ein Infekt, psychosozialer Stress oder ein einschneidendes Ereignis. In der ICD-11 wird das CFS als „Postvirales Fatigue-Syndrom" aufgeführt. Objektivierbare Parameter für die Diagnose gibt es bislang nicht, letztlich ist das CFS eine Ausschlussdiagnose. Es besteht Ähnlichkeit zum Krankheitskonzept der Neurasthenie. Frauen erkranken doppelt so häufig wie Männer. Betroffene Patienten leiden komorbid oft an depressiven Störungen oder somatischen Belastungsstörungen sowie Angsterkrankungen. Es gibt Überlappungen mit dem nach COVID-19-Infektionen beschriebenen Long-COVID- und Post-COVID-Syndrom (▶ 1.4.1) sowie mit dem Fibromyalgiesyndrom (▶ 1.4.10)

- Die Behandlung ist symptomatisch und orientiert sich am Prinzip des *„pacing"*, bei dem im Rahmen eines Aktivitäts- und Energiemanagements ein individuelles Belastungsniveau eingehalten wird, um Überanstrengungen zu vermeiden.
- Es gibt keine spezifisch für das CFS zugelassenen AM. Über Behandlungserfolge mit niedrigen Dosen von TZA (bis 75 mg/d), SSRI und *Duloxetin* sowie mit niedrigdosiertem *Naltrexon* (*low dose Naltrexon* – LDN; 0,5–4,5 mg/d; individuelle Rezeptur) wird berichtet.

1.4.12 Essstörungen

- Bei **Anorexia nervosa** liegen keine überzeugenden Wirksamkeitsnachweise von Antidepressiva vor (▶ 9.2.1).
- Bei **Bulimie** ist eine Wirksamkeit von mehreren Antidepressiva gezeigt. *Fluoxetin* ist zugelassen (▶ 9.2.2).
- Bei der **Binge-Eating-Störung** gibt es mehrere Studien, die Hinweise für eine Wirksamkeit von SSRI geben (▶ 9.2.3).

1.4.13 Schlafstörungen

Schlafstörungen allgemein ▶ Kap. 5; Antidepressiva bei Schlafstörungen ▶ 5.1; Hypersomnien ▶ 5.2.1.

1.4.14 Klimakterische Beschwerden

Auch wenn menopausale Hitzewallungen üblicherweise gut auf eine Östrogen-Substitution ansprechen und die Wirksamkeit einer Hormonersatztherapie in dieser Indikation belegt ist, sind nichthormonelle Behandlungsoptionen im Hinblick auf das unter einer Östrogensubstitution erhöhte Risiko von kardiovaskulären Ereignissen und Mammakarzinomen sowie bei Vorliegen von Kontraindikation für eine Hormontherapie (hormonsensitive Tumore) von großer Relevanz.

Hitzewallungen, Schweißausbrüche und depressive Symptome in der Menopause zeigten in kontrollierten Studien und Metaanalysen eine Besserung unter *Venlafaxin* (37,5–75 mg/d), *Desvenlafaxin* (100 mg/d), *Citalopram* (10–30 mg/d), *Escitalopram*

(10–20 mg/d), *Paroxetin* (10–25 mg/d), *Pregabalin* (150–300 mg/d) und *Gabapentin* (900–2400 mg/d). *Paroxetin* hat in einer Dosierung von 7,5 mg (abends) als erstes Antidepressivum in den USA eine Zulassung speziell zur Behandlung von vasomotorischen Symptomen in der Menopause erhalten. Auch für *Clonidin* (0,1–0,15 mg/d) fand sich in einer RCT eine Wirksamkeit in der Reduktion von Hitzewallungen, die sich in Vergleichsstudien als *Venlafaxin* vergleichbar erwies. Bei z. T. uneinheitlicher Studienlage zeigen auch *Sertralin* und *Fluoxetin* Wirkung. Für die Wirksamkeit von *Duloxetin* und *Mirtazapin* gibt es Hinweise. Neu zugelassen für die Behandlung von moderaten bis schweren vasomotorischen Symptomen in der Menopause ist ferner der nichthormonelle selektive Neurokinin 3(NK3)-Rezeptorantagonist *Fezolinetant*, der spezifisch auf die thermoregulatorischen Zentren im Hypothalamus wirkt.

- Therapie der ersten Wahl (aber keine Zulassung) sind *Venlafaxin*, *Desvenlafaxin*, *Citalopram* und *Escitalopram* sowie mit Einschränkungen *Paroxetin* (s. unten und ▶ 1.13, Präparate).
- Bei ungenügendem Ansprechen oder Unverträglichkeiten bietet sich als Therapie der zweiten Wahl die Gabe von *Pregabalin* oder *Gabapentin* (Neurontin) an.
- Bei fehlender Wirksamkeit, NW oder Kontraindikationen kann in einem nächsten Therapieversuch *Clonidin* versucht werden.

› Aufgrund der Inhibition von CYP2D6 durch *Paroxetin* und *Fluoxetin* und der daraus folgenden verminderten Metabolisierung von *Tamoxifen* (Prodrug) zu seinem aktiven Metaboliten *Endoxifen* dürfen *Paroxetin* und *Fluoxetin* nicht zur Behandlung von Hitzewallungen bei Frauen unter *Tamoxifen*-Behandlung gegeben werden. Auch sollte keine Kombination von *Tamoxifen* mit anderen Inhibitoren von CYP2D6 wie z. B. *Bupropion*, *Duloxetin* oder *Propranolol* erfolgen.

1.4.15 Psychische Störungen oder Verhaltensstörungen in Zusammenhang mit Schwangerschaft, Geburt oder Wochenbett

Hier werden nach ICD-11 psychische und Verhaltensstörungen eingruppiert, die mit der Schwangerschaft oder dem Wochenbett (beginnend innerhalb von etwa 6 Wochen nach der Entbindung) assoziiert sind. Unterschieden werden nach ICD-11 psychische und Verhaltensstörungen mit und ohne psychotische Symptome. Werden die Kriterien für eine spezifische psychische Störung erfüllt, wird diese ebenfalls diagnostiziert. Schwangerschaftsdepression und postpartale Depression fallen in diese Kategorie. Nach DSM-5 kann die Zusatzkodierung „mit peripartalem Beginn“ bei depressiven Episoden vergeben werden, wenn die Stimmungsveränderung in der Schwangerschaft oder in den ersten 4 Wochen nach der Entbindung begann.

Depressive Episode mit Beginn in der Schwangerschaft (Schwangerschaftsdepression)

Die Prävalenzraten liegen bei 10 %. Risikofaktoren sind insbesondere depressive Episoden in der Anamnese (besonders bipolare Störungen) oder in der Familie, Substanzmissbrauch, geringe soziale Unterstützung, unerwünschte Schwangerschaft,

1

Fehlen eines Partners und Arbeitslosigkeit. Die Entwicklung einer depressiven Episode während der Schwangerschaft gilt als Risikofaktor für eine postpartale Depression (s. unten).

- Bei einer leichten bis mittelschweren depressiven Episode müssen alle psychotherapeutischen und psychosozialen Möglichkeiten zur Behandlung ausgeschöpft werden. Nichtmedikamentöse Therapieverfahren sind Mittel der ersten Wahl bei leichten bis mittelschweren depressiven Episoden. Es gibt Hinweise auf positive Effekte von Schlafentzug und Lichttherapie (▶ 1.4.3).
- Trotz aller Risiken bei der Verordnung von Antidepressiva während der Schwangerschaft besteht bei einer schweren depressiven Episode, insbesondere bei Suizidalität und psychotischen Symptomen, eine Indikation für Antidepressiva. Einzelheiten zu Risiken von verschiedenen Antidepressiva in Schwangerschaft und Stillzeit finden sich in ▶ 14.2 (Zusammenfassung ▶ 14.2, ▶ Box 1). Eine Monotherapie ist dabei einer Kombinationsbehandlung mit mehreren Psychopharmaka zwingend vorzuziehen; Medikamentenwechsel sollten möglichst vermieden werden, ebenso die Verordnung von BZD. Es sollte die geringste effektive Dosis und ein niedriger wirksamer Wirkstoffspiegel angestrebt werden (TDM). rTMS (▶ 1.4.4) erscheint wirksam und sicher in der Anwendung auch während der Schwangerschaft. In Einzelfällen (z. B. therapieresistente Depression mit Gefahr nichtbeherrschbarer Suizidalität) sollte eine Elektrokonvulsionstherapie (EKT) (▶ 1.4.4) erwogen werden.
- Das Beenden einer bereits bestehenden Therapie mit SSRI in der Schwangerschaft ist mit einem 3-fach erhöhten Rezidivrisiko im Vergleich zur Fortführung der Therapie verbunden (▶ 14.2). Im Falle einer vorbestehenden rezidivierenden depressiven Störung und geplanter oder bestehender Schwangerschaft kann bei einem hohen Rezidivrisiko im Einzelfall unter sorgfältiger Nutzen-Risiko-Abwägung die Fortführung einer Therapie mit Antidepressiva sinnvoll sein.
- Da eine in der Schwangerschaft begonnene antidepressive Therapie häufig nach der Entbindung fortgeführt wird, sollten bei Stillwunsch der Mutter die mit dem Stillen assoziierten Risiken einzelner Antidepressiva (▶ 14.2) bereits in der Therapieplanung berücksichtigt werden.

Postpartale Depression

Verschiedene Schweregrade depressiver Episoden treten bei 10–15 % der Frauen bis zu einem Jahr nach der Entbindung auf. Der häufigste Beginn liegt innerhalb von 4–6 Wochen nach der Geburt des Kindes. Es handelt sich oft um eine schwere Erkrankung mit relativ hohem Suizidrisiko, bei der eine schnelle und intensive psychosoziale Unterstützung, möglichst auch stationär, notwendig ist. Das Risiko einer postpartalen Depression (PPD) ist erhöht bei Frauen mit depressiven Episoden oder postpartalen affektiven Störungen in der Vorgeschichte, bei Gestationsdiabetes sowie bei niedrigem sozioökonomischem Status. Auch gibt es Hinweise auf ein erhöhtes Risiko einer PPD bei Frauen, die in der Vorgeschichte unter hormonellen Kontrazeptiva depressive Symptome entwickelt haben (Larsen et al. 2023). Häufig finden sich PPD bei bipolaren Störungen und bei positiver Familienanamnese für bipolare Störungen, sodass bei einer ersten postpartalen depressiven Episode, insbesondere bei positiver Familienanamnese, die mögliche Entwicklung einer bipolaren Störung in Betracht gezogen werden sollte.

- Grundsätzlich unterscheidet sich eine Behandlung von PPD nicht von einer antidepressiven Therapie zu anderen Zeitpunkten; eine Überlegenheit einer bestimmten Substanz ist nicht bekannt.
- Nichtmedikamentöse Therapieverfahren sollten bei leichten bis mittelschweren depressiven Episoden vorgezogen werden. KVT und IPT sind wirksam, auch internet- und mobilbasierte Interventionen zeigten Vorteile.
- Antidepressiva sind bei schweren depressiven Episoden, bei fehlender Besserung unter psychotherapeutischen Verfahren oder bei Patientenpräferenz indiziert. Bei Stillwunsch der Mutter sind unter sorgfältiger Nutzen-Risiko-Abwägung die mit dem Stillen assoziierten Risiken von Antidepressiva (▶ 14.2) zu berücksichtigen.
- ***Brexanolon***, die synthetische Form des neuroaktiven Steroids *Allopregnanolon* (und ein RAAD), ist ein positiver allosterischer Modulator synaptischer und extrasynaptischer $GABA_A$-Rezeptoren ($GABA_A$-PAM) und wurde 2019 von der FDA zur Behandlung der PPD zugelassen. Die Gabe erfolgt als kontinuierliche Dauerinfusion über 60 h. Durch den Hersteller wurde die Produktion 2025 zugunsten von *Zuranolon* eingestellt.
- ***Zuranolon*** ist als **RAAD** und als oral verfügbarer **$GABA_A$-PAM** in USA seit 2023 und in Europa seit Herbst 2025 zur Behandlung der PPD zugelassen; die Behandlung erfolgt über einen Zeitraum von 14 d. *Zuranolon* ist das erste, spezifisch für die Behandlung der PPD zugelassene AM.
- Es gibt Hinweise auf positive Effekte von Schlafentzug, Lichttherapie (▶ 1.4.3) und Hormonen (Östrogen). Stimulationsverfahren: ▶ 1.4.4.

1.4.16 Persönlichkeitsstörungen

Zielsyndromorientierte Psychopharmakotherapie ▶ 11.4.1, ◘ Tab. 11.2.

1.5 Nebenwirkungen und Risiken

Aus dem Ausmaß einer Blockade verschiedener postsynaptischer Rezeptoren sind typische NW abzuleiten (◘ Tab. 1.2). Die selektive Hemmung der 5-HT- oder NA-Wiederaufnahme führt zu einer Reihe charakteristischer, meist nur vorübergehender NW (◘ Tab. 1.3). ◘ Tab. 1.4 gibt einen Gesamtüberblick über die unerwünschten Wirkungen von Antidepressiva.

- NW treten bevorzugt zu Beginn (2–4 Wochen) einer Therapie auf. Es können einzelne oder alle der genannten Effekte auftreten.
- Im Verlauf einer Behandlung bilden sich die NW (besonders vegetative Symptome) zurück, ohne dass die Dosierung verändert werden muss. Einige der Effekte können jedoch persistieren (z. B. orthostatische Dysregulation, Mund-

Tab. 1.2 Nebenwirkungen bei Blockade verschiedener postsynaptischer Rezeptoren

Rezeptortyp	Nebenwirkungen bei Rezeptorantagonismus
Muskarinische Acetylcholinrezeptoren	Akkommodationsstörungen, Mundtrockenheit, Obstipation, Sinustachykardie, Miktionsstörungen, Gedächtnisstörungen, Verwirrtheit, Delir
H_1-Rezeptoren	Müdigkeit, Sedierung, Appetit- und Gewichtszunahme, Verwirrtheit
5-HT_2-Rezeptoren	Appetit- und Gewichtszunahme (v. a. 5-HT_{2C}), Sedierung
DA-Rezeptoren	Prolaktinanstieg, Libidoverlust, EPS
α_1-adrenerge Rezeptoren	Orthostatische Hypotonie, Schwindel, Müdigkeit, reflektorische Tachykardie

H Histamin, *5-HT* Serotonin, *DA* Dopamin, *EPS* extrapyramidalmotorische Störungen.

Tab. 1.3 Nebenwirkungen bei Hemmung der Wiederaufnahme von Serotonin und Noradrenalin (z. B. durch SSRI oder SNRI)

Hemmung der Wiederaufnahme	Nebenwirkungen
5-HT	Zu Behandlungsbeginn (erste 2–4 Wochen): Appetitminderung, Übelkeit, Diarrhö, Kopfschmerzen, Schlafstörungen, Schwitzen, Agitiertheit, sexuelle Funktionsstörungen. Öfter bei langfristiger Therapie persistierend: sexuelle Funktionsstörungen
Effekt vermittelt durch indirekte Rezeptorstimulation an den Rezeptorsubtypen	
5-HT_{2A}	Ängstlichkeit, Agitiertheit, Schlafstörungen, sexuelle Funktionsstörungen
5-HT_{2C}	Appetitminderung, Reizbarkeit, sexuelle Funktionsstörungen
5-HT_3	Übelkeit, Erbrechen, Kopfschmerzen
NA	Tremor, Tachykardie, Unruhe, Kopfschmerzen, Miktionsstörungen, Schwitzen, Mundtrockenheit

5-HT Serotonin, *NA* Noradrenalin.

trockenheit, sexuelle Funktionsstörungen). Eine Dosisanpassung oder ein Präparatewechsel können dann notwendig werden.

- Für Antidepressiva ist eine Assoziation mit verschiedenen negativen Gesundheitsfolgen durch ein erhöhtes Risiko für z. B. kardiovaskuläre Erkrankungen, Osteoporose und Frakturen oder auch Suizidalität beschrieben worden (s. unten), für die auch die depressive Störung selbst einen Risikofaktor darstellt. Welchen Anteil an der einzelnen Assoziation die Depression oder aber deren Behandlung mit Antidepressiva trägt, wird oftmals kontrovers diskutiert. In einer Übersicht über 45 Metaanalysen von Beobachtungsstudien ergab sich nach Korrektur für die Indikation Depression (*confounding by indication*) keine signifikante Assoziation mehr zwischen Antidepressiva und negativen Gesundheitsfolgen (Dragioti et al. 2019).

Tab. 1.4 Häufigkeit relevanter unerwünschter Wirkungen von Antidepressiva in der klinischen Praxis

Antidepressivum	**Anticholinerge Nebenwirkungen**	**Übelkeit, Erbrechen, Diarrhö**	**Sedierung**	**Agitation, Schlafstörungen**	**Sexuelle Funktionsstörungen**	**Orthostatische Hypotonie**	**Gewichtszunahme**	**EKG-Veränderungen**	**Letalität bei Überdosierung**
Agomelatin	0	0	+	0	+	0	0	0	0
Amitriptylin	+++	0	+++	0	+++	+++	+++	++	+++
Bupropion	0	+	0	++	+	0	0	0	+
Citalopram	0	++	0	++	+++	0	+	+	+
Clomipramin	++	+	+	+	+++	++	++	++	++
Desvenlafaxin	0	++	0	++	++	0	0	(+)	+
Doxepin	+++	0	+++	0	+++	+++	+++	++	+++
Duloxetin	0	++	0	++	++	0	0	0	0
Escitalopram	0	++	0	++	+++	0	0	+	0
Esketamin	0	(+)	++	0	0	0	0	0	+
Fluoxetin	0	++	0	++	+++	0	0	(+)	0
Fluvoxamin	0	++	(+)	++	+	0	0	0	0
Hypericum	0	0	+	0	?	?	?	0	?
Imipramin	++	0	+	++	++	++	++	++	+++
*Maprotilin**	++	0	++	0	++	++	++	++	+++
Mianserin	+	0	++	0	+	++	+	(+)	+
Milnacipran	0	++	0	++	++	0	0	0	0
Mirtazapin	0	0	++	0	+	+	+++	(+)	+
Moclobemid	0	0	0	+	+	0	0	(+)	0
*Nortriptylin**	+	0	0	+	++	+	+	++	+++
Paroxetin	(+)	++	0	++	+++	0	+(+)	(+)	0
Reboxetin	0	+	0	++	+	+	0	0	0
Sertralin	0	++	0	++	+++	0	0	(+)	0
Tianeptin	0	++	0	++	+	0	0	0	0
Tranylcypromin	0	0	0	++	+	+++	0	0	+++
Trazodon	0	+	+++	0	+	++	0	+	+
Trimipramin	+++	0	+++	0	+++	+++	+++	++	+++

Tab. 1.4 (*Fortsetzung*)

Antidepressivum	Anticholinerge Nebenwirkungen	Übelkeit, Erbrechen, Diarrhö	Sedierung	Agitation, Schlafstörungen	Sexuelle Funktionsstörungen	Orthostatische Hypotonie	Gewichtszunahme	EKG-Veränderungen	Letalität bei Überdosierung
Venlafaxin	0	++	0	++	++	0	0	(+)	+
Vortioxetin	0	++	0	0	+	0	0	0	?

+++ häufig bis regelmäßig, ++ mäßig häufig, + selten, (+) sehr selten, 0 unerheblich oder nicht vorhanden, ? Häufigkeit nicht bekannt, eingeschränkte Datenlage. * Derzeit nicht mehr im Handel verfügbar.

1.5.1 Kardiale Nebenwirkungen

Vor allem unter **TZA** kann es zu einer **Verlangsamung der kardialen Erregungsleitung** (AV-Überleitung und His-Purkinje-System) kommen. Verantwortlich ist eine (Klasse-IA-Antiarrhythmika-ähnliche) chinidinartige Wirkung mit Blockade des Natriumkanals mit „membranstabilisierender", erregungsleitungsverzögernder Wirkung. Im EKG resultieren Blockbilder. Vorbestehende Erregungsleitungsstörungen oder die gleichzeitige Gabe von AM, die solche induzieren können, sind daher kontraindiziert. Grundsätzlich gilt auch eine Verlängerung der QTc-Zeit als Risikofaktor; dies insbesondere in Kombination mit AM, die selbst wiederum zu einer QTc-Zeit-Verlängerung führen (QTc-Zeit-Verlängerung ausführlich ▶ 3.6.3).

In Bezug auf ein bei depressiven Störungen erhöhtes **Risiko für kardiovaskuläre Erkrankungen** (▶ 1.4.1, Depressive Störung aufgrund eines anderen medizinischen Krankheitsfaktors) wird diskutiert, ob nicht auch Antidepressiva selbst (insbesondere TZA) einen Teil dieses Risikos über kardiale NW wie eine Verlängerung der QTc-Zeit, eine Blutdruckänderung, eine orthostatische Dysregulation oder eine Beeinflussung der Herzfrequenzvariabilität bedingen. Einschränkungen bei der Interpretation der Ergebnisse von Studien zum Zusammenhang zwischen Antidepressiva und kardiovaskulären Ereignissen ergeben sich dadurch, dass eine Trennung des Einflusses der depressiven Grunderkrankung und einer daraufhin erfolgenden antidepressiven Behandlung auf das kardiovaskuläre Risiko kaum möglich ist (s. oben, *confounding by indication*).

- Im Vergleich zu TZA zeigen **SSRI** ein grundsätzlich günstigeres NW-Profil bei Herz-Kreislauf-Erkrankungen (▶ 13.2). Dabei sind allerdings auch unter **SSRI und anderen neueren Antidepressiva** eine **Störung der myokardialen Erregungsrückbildung** und eine **Verlängerung der QTc-Zeit** beschrieben (Tab. 1.5). Insbesondere für *Citalopram* und *Escitalopram* wird eine dosisabhängige Verlängerung der QTc-Zeit diskutiert (▶ 1.13.4 und ▶ 1.13.9, Präparate).

Tab. 1.5 Effekte von Antidepressiva auf das QTc-Intervall[a]

Substanzklasse bzw. Substanz	Risiko einer QTc-Zeit-Verlängerung
*Citalopram**, *Escitalopram**, *Mirtazapin*, *Maprotilin***, *Mianserin*, *Moclobemid*, TZA (alle, insbesondere *Amitriptylin*), *Venlafaxin*	Vorhanden
Fluoxetin, *Fluvoxamin*, *Paroxetin*, *Sertralin*, *Trazodon*	Gering oder nur bei Überdosierung oder Intoxikation
Agomelatin, *Bupropion*, *Duloxetin*, *Milnacipran*, *Reboxetin*, *Tianeptin*, *Tranylcypromin*, *Vortioxetin*	Sehr gering

s. auch Wenzel-Seifert et al. (2011), *Center for Education & Research on Therapeutics* (CERT) der Universität von Arizona (► http://crediblemeds.org, zuletzt abgerufen am 09.09.2025).
* Durch das CERT in die Gruppe „*known Risk of TdP*" eingestuft. ** Derzeit nicht mehr im Handel verfügbar.
[a] Das hier abgebildete Risiko einer QTc-Zeit-Verlängerung stimmt nicht zwingend mit dem kardiovaskulären Risikoprofil überein, in das zusätzlich u. a. mögliche anticholinerge, chinidinartige, orthostatische oder blutdrucksteigernde Wirkungen eingehen. Auch ist die Assoziation zwischen einer QTc-Zeit-Verlängerung und dem Auftreten von TdP komplex und beinhaltet oftmals weitere Risikofaktoren.

! Kombination von *Citalopram* und *Escitalopram* mit anderen QTc-Zeit-verlängernden AM (formal kontraindiziert!) nur unter sorgfältigen EKG- und Elektrolytkontrollen.

- Prinzipiell kann unter **allen Antidepressiva** eine **Verlängerung der QTc-Zeit** auftreten, sodass regelmäßige EKG-Kontrollen empfohlen werden (► 1.8, Tab. 1.6). Bei Patienten mit kardialen Erkrankungen, erhöhtem Risiko für Herzrhythmusstörungen oder Einnahme von anderen AM mit Einfluss auf das QT-Intervall sollten entsprechend engmaschigere EKG-Kontrollen erwogen werden (► 1.8, Tab. 1.6). Zur Risikoeinschätzung einer Verlängerung der QTc-Zeit unter einzelnen Antidepressiva Tab. 1.5. Zu beachten ist, dass die Assoziation zwischen einer QTc-Zeit-Verlängerung und dem Auftreten von Torsades de Pointes (TdP) komplex ist und oftmals weitere Risikofaktoren beinhaltet.
- Als **weitere Risikofaktoren für TdP und kardiotoxische NW** gelten: Alter > 65 J., weibliches Geschlecht, kardiovaskuläre Vorerkrankungen (z. B. dekompensierte Herzinsuffizienz, kürzlich aufgetretener Myokardinfarkt), Bradykardien bzw. -arrhythmien, AV-Blockierungen 2. und 3. Grades, Elektrolytstörungen (Hypokaliämie, Hypomagnesiämie), hohe Wirkstoffkonzentrationen (z. B. aufgrund von Überdosierungen, einer Hemmung des Metabolismus aufgrund von Interaktionen, Nieren- oder Leberinsuffizienz oder schneller Injektion eines AM) sowie eine Kombination verschiedener kardiotoxischer Substanzen (► 13.2, ► Box 1).
- SNRI, *Bupropion* und *Reboxetin* können aufgrund der noradrenergen Komponente einen stärkeren Einfluss auf das kardiovaskuläre System ausüben und mit einem **Anstieg der Herzfrequenz und des Blutdrucks** einhergehen. Auch über eine anticholinerge Komponente (z. B. bei TZA, Tab. 1.1 und 1.2) und/oder

1

eine Hemmung von α_1-adrenergen Rezeptoren kann unter Antidepressiva eine Sinustachykardie auftreten. Unter höheren Dosen von *Reboxetin* kann es zu einem **orthostatischen Blutdruckabfall** kommen.

- Während einer **Therapie mit irreversiblen MAOH** (*Tranylcypromin*) muss eine **tyraminarme Diät** eingehalten werden, um **hypertensive Krisen** zu vermeiden. Dies gilt nicht für *Moclobemid* in den empfohlenen Dosierungen. Unter ansteigender Dosierung von *Tranylcypromin* tritt öfter eine **(orthostatische) Hypotonie** und **Tachykardie** auf (relevant besonders bei älteren Patienten).
- Bei **Tachykardien**: Dosisanpassung, ggf. β-Rezeptorenblocker (z. B. niedrige Dosen von ***Bisoprolol***).
- Bei **orthostatischer Hypotonie**: Aufklärung und Beratung zu Verhaltensregeln (rasches Aufstehen vermeiden, bei längerem Stehen Wippen auf den Fußspitzen, Vermeidung von Hitze) sowie Bewegung und Wechselduschen. Bei unzureichendem Erfolg ggf. *Etilefrin* (z. B. Effortil).
- Unter SSRI und SNRI kann es zu Elektrolytstörungen, insbesondere **Hyponatriämien** (**Cave**: bei älteren Patienten) kommen (▶ 1.5.11, SIADH).
- Es gibt erste Hinweise auf eine mögliche, nicht auf Faktoren wie verändertes Essverhalten zurückzuführende Erhöhung des LDL-Cholesterins unter Antidepressiva (▶ 1.5.7).

Vorsichtsmaßnahmen zur Verminderung kardialer NW unter Antidepressiva ▶ Box 7.

Box 7

Vorsichtsmaßnahmen zur Verminderung kardialer NW unter Antidepressiva

- TZA sollten nicht bei kardialer Vorschädigung verordnet werden.
- Auf einen gleichzeitigen Einsatz mehrerer das QTc-Intervall verlängernder AM sollte möglichst verzichtet werden. Die Richtdosen sollten nicht überschritten werden, auf AM-Interaktionen sollte geachtet werden (ggf. TDM). Neben regelmäßigen EKG-Kontrollen werden Elektrolytkontrollen (Kalium, Magnesium, Natrium, insbesondere bei Diarrhöen, Erbrechen, Einnahme von Diuretika, Mangelernährung) und ein Ausgleich von Kalium- und Magnesiumdefiziten empfohlen (Routineuntersuchungen ▶ 1.8, ◘ Tab. 1.6). Bei Einsatz eines Diuretikums sollten kaliumsparende Substanzen vorgezogen werden.
- Tritt eine QTc-Zeit-Verlängerung auf (▶ 3.6.3), sollte nach Ausschluss anderer Ursachen wie einer Elektrolytstörung eine medikamentöse Umstellung erfolgen.
- Sollten unter einer Behandlung mit QTc-Zeit-verlängernden Substanzen Palpitationen, Kurzatmigkeit, Schwindel oder Synkopen auftreten, ist umgehend ein EKG abzuleiten.
- Kontrollen der Kreislaufparameter sollten insbesondere bei Patienten mit KHK, Herzinsuffizienz oder arterieller Hypertonie regelmäßig erfolgen.

1.5.2 Vegetative Nebenwirkungen

- Bei stark ausgeprägten **anticholinergen Effekten** (z. B. Miktionsstörungen, Blasenatonie, Harnverhalt, Atonie des Magen-Darm-Trakts) Gabe lang wirksamer peripherer Cholinesterasehemmer: *Distigmin* (Ubretid; 2,5–5 mg p. o.) oder *Pyridostigmin* (z. B. Kalymin; alle 4 h 60 mg p. o. oder alle 4–6 h 1–2 mg i. m.) unter internistischer Kontrolle, ggf. Katheterisierung.
- Anticholinerge NW sind insbesondere bei älteren Patienten zwingend zu vermeiden. In einer prospektiven Kohortenstudie zeigte sich über einen Beobachtungszeitraum von fast 5 Jahren eine Assoziation zwischen der Einnahme einer anticholinergen Medikation und neu aufgetretenen demenziellen Syndromen sowie ischämischen Schlaganfällen.
- Zur Therapie des zentralen anticholinergen Syndroms ▶ 12.8.2.

! Ileus ist unter TZA möglich.

- **Verstärktes Schwitzen** kann in einigen Fällen eine Dosisanpassung oder ein Umsetzen des Antidepressivums erforderlich machen. Die genauen Mechanismen, über die Antidepressiva zu einer verstärkten Transpirationsneigung führen, sind nicht bekannt; angenommen werden ein Einfluss sowohl von NA als auch von 5-HT auf die sympathische Aktivität und die zentrale Thermoregulation. *Fluvoxamin*, *Bupropion* und *Vortioxetin* zeigen ein geringeres Risiko für eine Hyperhidrosis. Sollte eine Dosisanpassung oder ein Wechsel des Antidepressivums nicht infrage kommen, weisen Einzelfallberichte auf eine mögliche Wirksamkeit einer zusätzlichen Gabe von *Benzatropin* (in D nicht erhältlich), *Cyproheptadin* (Peritol), *Clonidin* und *Mirtazapin* hin. Zu *Terazosin* (z. B. Teranar) liegen eine positive offene Studie und eine positive RCT bei Schwitzen unter Antidepressiva vor.
- **Mundtrockenheit** geht mit einem erhöhten Risiko für Zahnkaries, Zahnfleischentzündungen und Mundschleimhautveränderungen einher. Als Hauptmechanismus für Mundtrockenheit unter Antidepressiva werden anticholinerge Effekte (insbesondere TZA) angenommen. Für die geringer ausgeprägte Mundtrockenheit unter SSRI und SNRI werden eine zentrale Inhibition des Speichelreflexes sowie noradrenerge Effekte (SNRI) diskutiert. Zahnärztliche Kontrollen sind indiziert, des Weiteren können Fluorid-Anwendungen, eine Reduktion der Einnahme zuckerhaltiger Snacks und Getränke und das Vermeiden saurer Getränke zum Schutz der Zähne sinnvoll sein. Das Kauen zuckerfreier Kaugummis kann für die Anregung der Speichelproduktion, künstlicher Speichel ggf. zur kurzfristigen Linderung der Symptome hilfreich sein.
- Ähnlich werden auch **Effekte von Antidepressiva auf die Tränendrüsen und die Tränenproduktion** (trockene Augen – Keratokonjunktivitis sicca) gewertet. Hier werden ebenfalls anticholinerge Effekte (TZA) und Veränderungen der reflektorischen Produktion von Tränenflüssigkeit (SSRI/SNRI) angenommen.

1.5.3 Hämatopoetisches System

■ Blutbildveränderungen

- **Leukopenien/Agranulozytose** kommen sehr selten unter TZA, aber auch unter *Mianserin* vor. Das Antidepressivum muss dann abgesetzt werden. Regelmäßige Blutbildkontrollen bei diesen Präparaten sind indiziert (▶ 1.8).

Es ist möglich, Blutbildveränderungen entsprechend den Empfehlungen in ▶ 1.8, ◘ Tab. 1.6 frühzeitig, aber niemals sicher zu erkennen. Die Empfehlungen können daher nur ein Kompromiss aus Risikoverhütung und Praxisnähe sein. Bei risikoreichen Substanzen müssen Patienten angewiesen werden, bei Auftreten von Symptomen wie Fieber, Halsschmerzen oder Infektionen der Mundschleimhaut keinen eigenen Behandlungsversuch durchzuführen, sondern den Arzt aufzusuchen.

■ Alteration der Thrombozytenfunktion

Aufgrund einer Thrombozytenfunktionsstörung mit verminderter Aggregationsfähigkeit bei herabgesetztem Serotoningehalt (nach 7–14 Tagen bereits um > 80 % reduziert) kann es unter **Antidepressiva mit Hemmung der Serotoninwiederaufnahme** (SSRI, SNRI oder SRI) selten zum Auftreten einer **verlängerten Blutungszeit und/oder Anzeichen einer Blutung** (z. B. Ekchymose, gynäkologische Blutungen, gastrointestinale Blutungen und andere Haut- oder Schleimhautblutungen) kommen. **Risikofaktoren** für Blutungen bilden Lebererkrankungen, anstehende operative Eingriffe oder die gleichzeitige Einnahme von Thrombozytenaggregationshemmern oder Antikoagulanzien. So zeigte sich für Patienten unter oraler Antikoagulation und gleichzeitiger Einnahme von SSRI insbesondere für die ersten 6 Monate der Behandlung ein erhöhtes Risiko für gastrointestinale, intrakranielle und andere relevante Blutungen im Vergleich zu einer oralen Antikoagulation allein. Das Risiko war bei Kombination eines SSRI mit *Warfarin* höher als bei Kombination eines SSRI mit einem direkten oralen Antikoagulans (Rahman et al. 2024).

■■ Gastrointestinale Blutungen

- In Bezug auf gastrointestinale (GI) Blutungen zeigt sich unter Antidepressiva mit Hemmung der Serotoninwiederaufnahme ein erhöhtes Risiko vergleichbar demjenigen unter einer Behandlung mit Thrombozytenaggregationshemmern (z. B. *Acetylsalicylsäure*). Das erhöhte Risiko ergibt sich bereits früh im Behandlungsverlauf (innerhalb von 7–28 Tagen nach Behandlungsbeginn).
- Bei einer gleichzeitigen Verordnung von Antidepressiva mit Hemmung der Serotoninwiederaufnahme und gastrotoxischen und/oder die Thrombozytenfunktion oder Blutgerinnung beeinflussenden Substanzen steigt das Risiko für GI-Blutungen überadditiv an.
- Als **Risikofaktoren** für obere GI-Blutungen gelten eine GI-Blutung in der Anamnese, die Einnahme von NSAID (z. B. *Ibuprofen*), Kortikosteroiden, Thrombozytenaggregationshemmern, Alkohol- oder Tabakkonsum und höheres Lebensalter.

Intrakranielle Blutungen

- Insbesondere für Antidepressiva mit starker Hemmung der Serotoninwiederaufnahme scheint bei teils widersprüchlicher Studienlage ein geringfügig erhöhtes Risiko für spontane intrakranielle Blutungen (ICB) zu bestehen (Renoux et al. 2017). Schwierigkeiten bei der Betrachtung von Studienergebnissen zur Assoziation zwischen Antidepressiva und ICB ergeben sich daraus, dass oftmals nicht alle konfundierenden Faktoren kontrolliert wurden. Auch stellt die zugrundeliegende depressive Störung selbst einen Risikofaktor für zerebrovaskuläre Ereignisse dar.
- **Ursachen für intrakranielle Blutungen** können eine arterielle Hypertonie (mit hypertensiver Vaskulopathie), zerebrale Amyloidangiopathie (als wichtige Ursache von lobären intrakraniellen Blutungen bei älteren Patienten) sowie Gefäßmalformationen (z. B. arteriovenöse Malformation), hämorrhagische Infarzierung ischämischer Infarkte oder intrakranielle Blutungen bei zerebralen Sinus-/Venenthrombosen sein. Als **Risikofaktoren** gelten Alter, arterielle Hypertonie, eine orale Antikoagulation, insbesondere mit *Warfarin*, eine Thrombolyse (z. B. *Alteplase*), Übergewicht und Inaktivität, erhöhter Alkoholkonsum, Tabakkonsum sowie der Gebrauch von Stimulanzien. Für Thrombozytenaggregationshemmer wie *Acetylsalicylsäure* (ASS) wird eine mögliche geringfügige Risikoerhöhung für intrakranielle Blutungen beschrieben, für ASS wird die absolute Risikoerhöhung einer ICB bei Einnahme zur Primär- und Sekundärprävention bei KHK auf 0,2 Ereignisse pro 1000 Patientenjahre geschätzt.
- In RCT zum Einsatz von SSRI bei Patienten nach ischämischem Schlaganfall als eine Patientengruppe mit erhöhtem Blutungsrisiko zeigte sich bislang kein erhöhtes Risiko für intrakranielle Blutungen. Auch ergab sich in einer kürzlich publizierten Studie bei Patienten mit ischämischem Schlaganfall unter SSRI kein erhöhtes Risiko für intrazerebrale Hämorrhagien nach einer Thrombolyse, wohl aber für Patienten unter einer kombinierten Behandlung mit SSRI und Antikoagulanzien.
- Bei Patienten mit bereits stattgehabter ICB war in einer prospektiven Beobachtungsstudie das Risiko für eine erneute ICB moderat größer unter SSRI als bei Nichteinnahme (Kubiszewski et al. 2020).
- Bei Patienten mit Z. n. ICB und Hinweisen auf eine zerebrale Amyloidangiopathie muss im Hinblick auf den möglicherweise geringeren Nutzen einer antidepressiven Behandlung in dieser Patientengruppe (▶ 1.4.1, Post-stroke-Depression) und einer ebenfalls beschriebenen stärkeren Risikoerhöhung für ein Blutungsrezidiv unter SSRI die Indikation besonders streng gestellt werden.
- Auch wenn das Auftreten intrakranieller Blutungen eine seltene Komplikation darstellt und die absolute Risikoerhöhung durch Antidepressiva mit starker Hemmung der Serotoninwiederaufnahme niedrig ist (etwa 1 pro 10.000 Personen pro Jahr), muss das potenzielle Risiko intrakranieller Blutungen insbesondere für Patienten mit einem erhöhten Risiko für Blutungskomplikationen z. B. aufgrund der Einnahme von Antikoagulanzien beachtet werden.

Maßnahmen zur Risikoreduktion für Blutungskomplikationen unter Antidepressiva

- Bei Patienten mit einem erhöhten Risiko für Blutungen (insbesondere bei Blutungen in der Vorgeschichte, gleichzeitiger Antikoagulation oder weiterer

Thrombozytenaggregationshemmung), sollten, wenn irgend möglich, Substanzen **mit fehlender relevanter Affinität zum Serotonintransporter** gewählt werden. Finden sich keine Alternativen und ist eine Gabe von Antidepressiva mit Hemmung der Serotoninwiederaufnahme unumgänglich, kann diese unter strenger Nutzen-Risiko-Abwägung erfolgen. Bei Patienten mit Z. n. intrakranieller Blutung und Hinweisen auf eine zerebrale Amyloidangiopathie muss die Indikation besonders streng gestellt werden.

- Bei einer gleichzeitigen Einnahme von Antidepressiva mit Hemmung der Serotoninwiederaufnahme und **Bestehen von Risikofaktoren** für eine **GI-Blutung** (s. oben) sollte zusätzlich ein **Antazidum** (Protonenpumpenhemmer, z. B. *Pantoprazol*, oder H_2-Blocker, z. B. *Ranitidin*) gegeben werden. Hierdurch scheint eine deutliche Risikoreduktion für obere GI-Blutungen erreicht werden zu können. Zu bedenken bei der Verordnung eines Protonenpumpenhemmers sind die mit einer langfristigen Einnahme assoziierten potenziellen NW wie erhöhtes Frakturrisiko, Entwicklung einer Niereninsuffizienz oder Demenz, sodass Nutzen und Risiko jeweils abgewogen werden müssen.

> Eine Alteration der Thrombozytenfunktion bei Gabe von Antidepressiva mit (selektiver) Hemmung der Serotoninwiederaufnahme sollte insbesondere bei Patienten beachtet werden, die gleichzeitig mit oralen Antikoagulanzien, die Thrombozytenfunktion beeinflussenden AM oder anderen AM, die das Risiko einer Blutung vergrößern können, behandelt werden oder Blutungsanomalien (z. B. Häufung von Hämatomen, rezidivierendes Nasenbluten, häufiges Zahnfleischbluten, schwere Blutungen nach Zahnextraktionen) in der Vorgeschichte aufweisen. Bei Risikofaktoren für eine obere GI-Blutung sollte ein Antazidum verordnet werden.

1.5.4 Hepatotoxizität

Prinzipiell können alle Antidepressiva eine Leberschädigung hervorrufen, insbesondere bei älteren Patienten und bei Polypharmazie. Die eher seltenere immunvermittelte Form der arzneimittelbedingten Hepatotoxizität tritt meist unvorhersehbar, nicht dosisabhängig und einige Tage bis zu 6 Monate nach Therapiebeginn auf. Etwa 0,5–1 % der mit SSRI oder SNRI behandelten Patienten und bis zu 3 % der mit TZA, tetrazyklischen Antidepressiva oder MAOH behandelten Patienten entwickeln eine milde, asymptomatische Transaminasenerhöhung.

- TZA (z. B. *Imipramin*, *Amitriptylin* oder *Tianeptin*), aber auch andere Antidepressiva wie z. B. *Trazodon*, *Bupropion*, *Duloxetin* und *Agomelatin* sind nach einer Übersicht häufiger mit arzneimittelbedingten Leberschäden assoziiert (Voican et al. 2014; Jiang et al. 2024). Ein geringes Risiko haben *Citalopram*, *Escitalopram*, *Paroxetin* und *Fluvoxamin*. Nach Ergebnissen einer Auswertung von Daten des Instituts für Arzneimittelsicherheit in der Psychiatrie zeigt sich eine mit Antidepressiva assoziierte Leberschädigung am häufigsten unter *Mianserin* (0,36 %), *Agomelatin* (0,33 %) und *Clomipramin* (0,23 %) und am seltensten unter SSRI (0,03 %), insbesondere *Escitalopram*, *Citalopram* und *Fluoxetin*.

- Auch wenn eine Leberschädigung meist dosisunabhängig auftritt, ist für einige AM, so auch für *Agomelatin*, eine erhöhte Frequenz von Transaminasenerhöhungen unter höheren Dosierungen im Vergleich zu niedrigeren Dosierungen beschrieben (2,5 % unter 50 mg/d vs. 1,4 % unter 25 mg/d *Agomelatin*).
- Eine Kontrolle der Transaminasen sollte unter einer Behandlung mit Antidepressiva vor Beginn der Behandlung und im Verlauf regelmäßig erfolgen (Routineuntersuchungen ► 1.8, ◘ Tab. 1.6). Für *Agomelatin* sollte eine Kontrolle der Transaminasen zu Beginn der Behandlung, nach 3, 6, 12 und 24 Wochen sowie wenn klinisch angezeigt erfolgen. Nach Dosissteigerung sollten Kontrollen in derselben Häufigkeit wie zu Beginn der Behandlung erfolgen (Routineuntersuchungen ► 1.8, ◘ Tab. 1.6 und ► 1.13, Präparate). Eine eingeschränkte Leberfunktion oder erhöhte Transaminasenwerte auf mehr als das 3-Fache des oberen Normbereichs gelten als Kontraindikation.
- Ein arzneimittelbedingter Leberschaden stellt eine Ausschlussdiagnose dar; andere mögliche Ursachen sollten evaluiert und ausgeschlossen werden (z. B. Alkoholkonsum, virale Hepatitis etc.). Eine Normalisierung oder 50 %ige Reduktion erhöhter Leberwerte nach Absetzen eines als ursächlich vermuteten AM ist hinweisend auf einen arzneimittelbedingten Leberschaden.

1.5.5 Unerwünschte neurologische und zentralnervöse Wirkungen

Generalisierte tonisch-klonische Krampfanfälle

- **Generalisierte tonisch-klonische Krampfanfälle** treten unter TZA (insbesondere *Clomipramin* und *Imipramin*) und *Maprotilin* (derzeit nicht im Handel verfügbar) gehäuft auf. Begünstigend sind zerebrale Vorschädigungen, hohe Dosen, rasches Aufdosieren oder schlagartiges Absetzen hoher Dosen. SSRI und die neueren Antidepressiva haben in therapeutischen Dosen eher einen anfallssuppressiven Effekt; unter *Bupropion* allerdings ist (insbesondere bei Gabe der unretardierten Form) die Inzidenz für Krampfanfälle dosisabhängig erhöht.
- Intoxikationen mit TZA, *Bupropion*, *Citalopram* und *Venlafaxin* gehen gehäuft mit meist generalisierten tonisch-klonischen Anfällen einher. Auch das Vorliegen einer Depression selbst ist mit einer erhöhten Anfallswahrscheinlichkeit assoziiert, diese kann durch eine erfolgreiche antidepressive Behandlung reduziert werden. Zur Behandlung der Depression bei Epilepsie ► 1.4.1, Depressive Störung aufgrund eines anderen medizinischen Krankheitsfaktors.
- Zum Risiko epileptischer Anfälle unter Kombinationen verschiedener Psychopharmaka liegen wenige Daten vor. Bei Kombination von Substanzen mit Erniedrigung der Krampfschwelle ist mit einer erhöhten Inzidenz epileptischer Anfälle im Vergleich zu einer Monotherapie zu rechnen.
- Für die Beurteilung des Anfallsrisikos unter einer Behandlung erscheint das EEG im Einzelfall weniger geeignet als die Anfallsanamnese eines Patienten. Zu berücksichtigen sind neben der Anfallsanamnese und der eingesetzten Substanz weitere anfallsfördernde Faktoren wie zerebrale Vorschädigungen, Schlafmangel, hohe Dosen und rasches Aufdosieren.

- Bei Patienten mit erhöhtem Risiko für das Auftreten epileptischer Anfälle sollte ein Antidepressivum mit geringem epileptogenem Potenzial gewählt werden, die Dosissteigerung sollte langsam erfolgen und die Zieldosis möglichst niedrig gewählt werden. TZA und *Bupropion* (insbesondere nichtretardierte Form) sind möglichst zu vermeiden (▶ 1.4.1, Depression bei Epilepsie).

Tremor, extrapyramidalmotorische Störungen, PLMD und Restless-Legs-Syndrom

- **Tremor**, sehr selten **rigorartige Tonuserhöhungen der Muskulatur, Dyskinesien, Akathisie** oder **dystone Bewegungsstörungen** unter Antidepressiva kommen vor. Subjektiv störender Tremor besonders zu Behandlungsbeginn, der sich aber in vielen Fällen im Verlauf spontan zurückbildet. Bei Persistenz kann ein Präparatewechsel notwendig werden.
- **PLMD** (*periodic limb movement disorder*, ▶ 5.6.2) wird in Einzelfällen unter SSRI und *Venlafaxin* beschrieben.
- Auch eine Verschlechterung oder das Neuauftreten eines **RLS** (Restless-Legs-Syndrom, ▶ 5.6.1) unter Antidepressiva, insbesondere *Mirtazapin*, wird berichtet. Die Induktion oder Verschlechterung eines RLS zeigt sich frühzeitig im Behandlungsverlauf. Bei leichten Beschwerden kann eine mögliche spontane Besserung im Verlauf abgewartet werden, bei stark ausgeprägten Beschwerden kann ein Präparatewechsel notwendig werden. *Bupropion* zeigte in Einzelfallberichten positive Effekte auf vorbestehende RLS-Beschwerden auch unabhängig vom Vorliegen depressiver Symptome; günstig in Bezug auf RLS/PLMD erscheint daneben *Trazodon*.

Zerebrovaskuläre Ereignisse

- Ob neben dem Vorliegen einer Depression selbst auch eine Behandlung mit Antidepressiva über NW z. B. in Form einer Gewichtszunahme, einer Blutdruckerhöhung, einer Störung der Thrombozytenaggregation oder Vasokonstriktion zu einem zu beobachtenden, erhöhten Risiko für **Schlaganfälle** bei Depressionen beiträgt, wird diskutiert. Zur Assoziation zwischen depressiven Störungen, antidepressiver Behandlung und erhöhtem Risiko für Schlaganfälle ▶ 1.4.1, Depressive Störung aufgrund eines anderen medizinischen Krankheitsfaktors.

Sedierung

- Eine klinisch relevante **Sedierung** kann bei Antidepressiva, die 5-HT_2- und H_1-Rezeptoren antagonisieren, auftreten. Die Sedierung wird klinisch genutzt, z. B. bei Agitation oder Schlafstörungen, sie kann aber auch störend oder gefährlich sein (bei Arbeit an Maschinen oder beim Führen von Kraftfahrzeugen). Eine Beeinträchtigung der Reaktionsfähigkeit kommt bei Antidepressiva mit sedierender Komponente meist zu Behandlungsbeginn vor und bildet sich im Verlauf von 2–4 Wochen oft zurück. Patienten müssen über die Möglichkeit einer verminderten Reaktionsfähigkeit aufgeklärt werden. Antidepressiva mit fehlender oder geringer Sedierung: ◘ Tab. 1.4, Spalte „Sedierung".

1.5.6 Allergische Reaktionen

- **Allergische Exantheme** sind besonders unter TZA, aber auch bei allen anderen Antidepressiva möglich. Ein Präparatewechsel ist dann indiziert.
- Eine **Photosensibilisierung** mit Photosensitivitätsreaktionen findet sich insbesondere unter TZA und *Johanniskraut*. Gelistet in den jeweiligen FI wird eine Photosensitivitätsreaktion als häufig bei *Clomipramin*, als gelegentlich bei *Venlafaxin* und *Citalopram*, als selten bei *Amitriptylin* und *Sertralin*, sehr selten unter *Paroxetin* und in Einzelfällen bei *Imipramin*. Auf Sonnenschutzmaßnahmen sollte geachtet werden.

1.5.7 Metabolische Wirkungen: Gewichtszunahme und Diabetes mellitus

- Eine **Gewichtszunahme** kann besonders bei längerfristiger Therapie je nach pharmakologischem Wirkprofil eines Antidepressivums auftreten und die Adhärenz des Patienten gefährden. Bei Antidepressiva, die 5-HT_2- und H_1-Rezeptoren antagonisieren, tritt eine Gewichtszunahme häufiger auf. Da einer Gewichtszunahme oft eine Veränderung des Essverhaltens vorausgeht, können verhaltenstherapeutische Maßnahmen (z. B. Vermeiden hochkalorischer Zwischenmahlzeiten, sportliche Betätigung) hilfreich sein, ggf. sollte ein Wechsel zu einem Antidepressivum mit anderem Wirkprofil (◻ Tab. 1.4, Spalte „Gewichtszunahme“) erfolgen. Kontrollen des Gewichts und des Bauchumfangs sollten regelmäßig erfolgen (▶ 1.8, ◻ Tab. 1.6). Zur Gewichtszunahme unter Antipsychotika und Therapie (z. B. Zugabe von *Metformin* oder *Topiramat*) ▶ 3.6.2 und ▶ 9.2.7, ◻ Tab. 9.2 (GLP-1-Rezeptoragonisten).
- Ob die Einnahme von Antidepressiva unabhängig von einer eventuellen Gewichtszunahme mit einem erhöhten Risiko für das Auftreten eines **Diabetes mellitus Typ 2** einhergeht, wird kontrovers diskutiert. Es zeigte sich eine Assoziation zwischen einer Einnahme von Antidepressiva und dem Auftreten von Diabetes mellitus Typ 2. Möglicherweise ist eine solche Assoziation jedoch durch die Grunderkrankung Depression und das damit einhergehende Diabetesrisiko (▶ 1.4.1, Depression bei Diabetes mellitus), durch NW in Form einer Gewichtszunahme, durch Verhaltensfaktoren (wie einer bei Depressionen häufig reduzierten körperlichen Aktivität) oder durch eine erhöhte Diagnosewahrscheinlichkeit z. B. aufgrund einer erhöhten Inanspruchnahme medizinischer Dienste bedingt. Vor Beginn der Behandlung mit Antidepressiva sowie im Verlauf sollte eine Kontrolle des Blutzuckerspiegels sowie ggf. eine Bestimmung der Glukosetoleranz und des HbA_{1c} erfolgen (▶ 1.8, ◻ Tab. 1.6).

Zur Behandlung der Depression bei Diabetes mellitus ▶ 1.4.1, Depression bei Diabetes mellitus

- Aufgrund von ersten Hinweisen auf eine mögliche, nicht auf Faktoren wie verändertes Essverhalten zurückzuführende **Erhöhung des LDL-Cholesterins** um ca. 10 % durch Antidepressiva (berichtet z. B. für *Paroxetin*, *Sertralin* sowie *Venlafaxin*) sollte im Behandlungsverlauf insbesondere bei Herz-Kreislauf-Erkrankungen eine Kontrolle der Blutfette erfolgen.

1.5.8 Endokrine Begleitwirkungen und sexuelle Funktionsstörungen

- Unter der Therapie mit Antidepressiva kann es selten zu einer **Prolaktinerhöhung** kommen, unter den TZA häufiger unter *Amitriptylin* und *Clomipramin*. *Citalopram*, *Fluvoxamin*, *Paroxetin* sowie *Tranylcypromin* führen zu einer nur geringfügigen Erhöhung. Für *Fluoxetin* und *Venlafaxin* liegen Einzelfallberichte über klinisch signifikante Prolaktinerhöhungen vor. Für *Bupropion*, *Duloxetin*, *Milnacipran*, *Mirtazapin* und *Sertralin* fanden sich bislang keine Hinweise auf Prolaktinerhöhungen. In Einzelfällen wurde unter SSRI eine Galaktorrhö trotz normwertiger Prolaktinspiegel berichtet.
- Es gibt Hinweise auf mögliche **Veränderungen der Schilddrüsenparameter** unter Antidepressiva, insbesondere unter SSRI (*Sertralin*). Für *Sertralin* wurde aufgrund von Postmarketing-Berichten als gelegentlich auftretende NW Hypothyreose ergänzt. In einer Metaanalyse zum Einfluss von SSRI auf die Schilddrüsenfunktion (Caye et al. 2020) ergaben sich vorläufige Hinweise auf einen möglichen, geringen Einfluss von SSRI auf die Schilddrüsenparameter mit Abnahme der Schilddrüsenfunktion und Reduktion von T4, fT4 und T3 ohne Veränderung des TSH. Auch gibt es Fallberichte über ansteigende TSH-Werte bei mit *L-Thyroxin* behandelten Patienten unter *Sertralin*. Unter *Sertralin* sollte insbesondere bei Patienten mit vorbestehenden Schilddrüsenerkrankungen eine Kontrolle der Schilddrüsenparameter erfolgen.
- Es gibt Hinweise auf eine unter der Einnahme von Antidepressiva möglicherweise **verminderte männliche Fertilität** (Einzelfallberichte für SSRI, *Venlafaxin*, eine Studie zu *Paroxetin*) auf dem Boden von Veränderungen des Spermiogramms (verringerte Mobilität, Oligospermie, veränderte Morphologie) und einem erhöhten Anteil an Spermatozoen mit vermehrter DNA-Fragmentation. In einer prospektiven schwedischen Kohortenstudie war eine väterliche Einnahme von Antidepressiva während der Konzeptionsphase dabei nicht mit einer erhöhten Rate von Frühgeburtlichkeit, Fehlbildungen, Autismus oder Intelligenzminderung bei den Kindern assoziiert.
- SSRI und SNRI können Symptome einer **sexuellen Funktionsstörung** verursachen (► 8.2.6). Es wurden anhaltende sexuelle Funktionsstörungen berichtet, bei denen die Symptome trotz des Absetzens von SSRI/SNRI bestehen blieben (*post-SSRI sexual dysfunction*, PSSD). Im Juni 2019 hat die EMA die Ergänzung eines entsprechenden Warnhinweises für SSRI und SNRI beschlossen. Bislang ist über die Pathophysiologie und Prävalenz der anhaltenden sexuellen Funktionsstörung nach SSRI/SNRI nur wenig bekannt, diagnostische Kriterien oder Behandlungsempfehlungen liegen nicht vor. Die Beschreibung basiert auf Einzelfallberichten, die Diagnose ist eine Ausschlussdiagnose. Ein ähnliches

Syndrom anhaltender sexueller Funktionsstörungen wird nach Einnahme von 5-α-Reduktase Inhibitoren (wie *Finasterid*) beschrieben.

1.5.9 Osteoporose und Frakturen, Gelenkbeschwerden

- Es gibt Hinweise, dass das Risiko einer **verminderten Knochendichte** und das Risiko von **Frakturen** (u. a. auch in Zusammenhang mit **Stürzen**) unter Antidepressiva (insbesondere unter SSRI, aber auch TZA und anderen) bei älteren Menschen und Patienten mit Demenz erhöht sind. Die Serotonintransporter, über die auch Osteoblasten, Osteozyten und Osteoklasten verfügen, haben wahrscheinlich eine Funktion im Knochenstoffwechsel mit in der Folge einer verminderten Knochendichte. Ein erhöhtes Risiko für Stürze und Frakturen ergibt sich daneben möglicherweise über weitere potenzielle NW, wie z. B. Sedierung, orthostatische Hypotonie, Arrhythmien oder Hyponatriämien.
- Ob Antidepressiva ursächlich zu einer verminderten Knochendichte und Frakturneigung führen oder ob nicht vielmehr die zugrundeliegende Erkrankung einer depressiven Störung über eine erhöhte Kortisolausschüttung oder andere pathophysiologische Mechanismen einen Risikofaktor darstellt, ist dabei noch unklar. So gibt es mehrere Kohortenstudien, die ein erhöhtes Risiko für Osteoporose bei der Gesamtpopulation der depressiven Patienten aufzeigen. Auch war das Risiko einer Hüftfraktur in einer Kohortenstudie 16–30 Tage vor der Verschreibung eines Antidepressivums am höchsten und ging im Verlauf des darauffolgenden Jahres nach Verordnung eines Antidepressivums wieder zurück, was dafür spricht, dass die Assoziation zwischen Antidepressiva und Frakturen wahrscheinlich vielmehr durch die zugrundeliegende Depression als durch die Behandlung mit Antidepressiva bedingt ist.
- Im Hinblick auf die mögliche Rolle von *Vitamin D* bei depressiven Störungen und die bei depressiven Patienten in epidemiologischen Studien erniedrigte Serumkonzentration von *Vitamin D* (▶ 1.4.2) sollte insbesondere bei Vorliegen von Risikofaktoren für einen *Vitamin-D*-Mangel (ungenügende Zufuhr über die Nahrung, höheres Lebensalter, mangelnde Sonneneinstrahlung/Gebrauch von Sonnenschutzmitteln, dunkle Hautfarbe, Adipositas) eine Bestimmung des *Vitamin-D*-Spiegels und eine Substitution von *Vitamin D* erfolgen (800–1000 IE/d, bei *Vitamin-D*-Mangel 1000–2000 IE/d).
- Unter *Mirtazapin* und *Mianserin* werden **Gelenkschmerzen** und -schwellungen beschrieben.

1.5.10 Absetzsymptome und Rebound-Phänomene

- **Absetzsymptome** sind bei **raschem Absetzen** von Antidepressiva nach langfristiger Therapie von mehr als 4–6, meist 8 Wochen möglich. **Symptome:** Schwindel, Benommenheit, Gangunsicherheit, Übelkeit, Erbrechen, grippeähnliche Symptome (Abgeschlagenheit, Gliederschmerzen, Kopfschmerzen), sensible Störungen (Parästhesien, elektrisierendes Gefühl), Schlafstörungen, Albträume, Angst, Agitation. Auch Reizbarkeit, gedrückte Stimmung, psychomotorische Unruhe, Konzentrations- und Gedächtnisstörungen bis hin zur Verwirrtheit (Delirien, besonders *Tranylcypromin*) können auftreten. Die Symptomatik ist in der Regel leicht ausgeprägt, tritt in engem zeitlichem Zusammenhang zum Absetzen oder einer deutlichen Dosisreduktion auf (nach ca. 3–5 HWZ; typischerweise innerhalb von 1 Woche) und bildet sich spontan meist innerhalb von 2–6 Wochen zurück. Es werden jedoch auch schwere und prolongierte Verläufe über mehrere Wochen und Monate beschrieben (Horowitz und Taylor 2019). Bei Wiederaufnahme der Medikation zeigt sich eine rasche Besserung der Symptomatik.

- Die Inzidenz von Absetzsymptomen liegt einer aktuellen Studie nach bei etwa 15 % und betrifft damit etwa einen von 6–7 Patienten; schwere Absetzsymptome zeigen etwa 3 % der Patienten (Henssler et al. 2024). Eine weitere Studie weist die Inzidenz und Schwere von Absetzsymptomen geringer aus als bisher angenommen und begründet dies durch einen direkten Vergleich mit Plazebo (Kalfas et al. 2025). Insgesamt scheinen die Inzidenz und Schwere von Absetzsymptomen von der HWZ der Substanz, den Rezeptoraffinitäten, der Dauer der Behandlung und der Dosis, der Art der Dosisreduktion und individuellen Patientencharakteristika einschließlich der Erwartungshaltung beeinflusst zu werden.
- Ein **höheres Risiko** für Absetzsymptome zeigen **MAOH, TZA, *Paroxetin*** und ***Venlafaxin bzw. Desvenlafaxin***, während für *Agomelatin*, *Fluoxetin* und *Milnacipran* auch bei abruptem Absetzen ein geringes Risiko bzw. eine sehr milde Ausprägung beschrieben wird.
- Von einem moderaten Risiko für Absetzsymptome ist bei *Citalopram*, *Escitalopram*, *Sertralin*, *Duloxetin* und *Vortioxetin* auszugehen (Bundesärztekammer et al. 2022). In einer Analyse von Pharmakovigilanzdaten wurde allerdings unter *Duloxetin* wie auch unter *Paroxetin*, *Venlafaxin* sowie *Desvenlafaxin* besonders häufig von Absetzsymptomen berichtet (Gastaldon et al. 2022).
- Zu *Mirtazapin* und *Bupropion* liegen wenige Daten vor. Einzelfallberichte weisen auf die Möglichkeit von Absetzsymptomen auch bei *Mirtazapin* und *Bupropion* hin, wobei nach Absetzen von *Bupropion* in der Regel keine Absetzsymptome auftreten.
- In diesem Zusammenhang wird auch die Möglichkeit von **Rebound-Phänomenen** nach Absetzen von Antidepressiva diskutiert, womit eine nach Absetzen von Antidepressiva möglicherweise erhöhte Rückfall- oder Rezidivrate, ein Wiederauftreten der Grunderkrankung mit jedoch schwererem oder therapierefraktärem Verlauf oder auch neu auftretende manische oder hypomane Episoden gemeint sind (Fava und Cosci 2019).
- Zum Vorgehen bei Dosisreduktionen und Absetzen von Antidepressiva ▶ 1.9.1.

1.5.11 Syndrom der inadäquaten ADH-Sekretion (SIADH)

- In seltenen Fällen kann unter Antidepressiva (SSRI, SNRI, seltener TZA und *Mirtazapin*) meist in den ersten 3–4 Wochen nach Therapiebeginn ein Syndrom der inadäquaten ADH-Sekretion ausgelöst werden. Durch vermehrte ADH-

Sekretion wird Flüssigkeit vermindert ausgeschieden, was sich klinisch als konzentrierte Harnausscheidung, laborchemisch in Form einer **Hyponatriämie** und verminderter Serumosmolarität äußert. Klinische **Symptome** sind körperliche Schwäche, schnelle Erschöpfbarkeit, Übelkeit, Erbrechen, Kopfschmerzen und Muskelkrämpfe bis hin zu Unruhe, Verwirrtheit, Sturzneigung, Krampfanfällen und Koma. Im Verdachtsfall Absetzen des Antidepressivums, ggf. in Absprache mit Internisten Flüssigkeitsrestriktion oder ggf. *Tolvaptan*, wichtig ist eine langsame Korrektur. Nach klinischer Besserung des SIADH Prüfung des Kausalzusammenhangs und evtl. Präparatewechsel. Immer engmaschige Kontrolle der Elektrolyte anschließen.

- Als **Risikofaktoren** für die Entwicklung eines SIADH gelten höheres Alter, weibliches Geschlecht, niedriger BMI, substanzbezogene Störungen, maligne Erkrankungen, Herzinsuffizienz, Hypothyreose und eine Komedikation mit AM, die ebenfalls eine Hyponatriämie induzieren können wie (Thiazid-)Diuretika und ACE-Hemmer.

Zur Hyponatriämie unter *Carbamazepin* ▶ 2.13.1, Präparat.

❯ Bei Patienten mit einem erhöhten Risiko für die Entwicklung eines SIADH – z. B. höheres Lebensalter, Substanzabhängigkeit, Komedikation mit (Thiazid-)Diuretika, ACE-Hemmern – sollte unter einer Therapie mit SSRI oder SNRI insbesondere innerhalb der ersten 4 Behandlungswochen auf Symptome eines SIADH geachtet werden. Im Verlauf der ersten 4 Wochen sollte mindestens einmal, bei Risikopatienten ggf. auch häufiger, eine Kontrolle der Elektrolyte erfolgen (▶ 1.8, ◘ Tab. 1.6).

1.5.12 Suizidalität und aggressives Verhalten

- Die Frage, ob Antidepressiva das Suizidrisiko, insbesondere bei Kindern und Jugendlichen, erhöhen können, wird weiterhin kontrovers diskutiert. Insgesamt geht die Behandlung depressiver Episoden mit Antidepressiva **bei Erwachsenen** mit einem **protektiven Effekt** bezüglich Suizidideationen und/oder suizidalem Verhalten einher. Unbehandelte depressive Patienten tragen ein höheres Risiko für Suizidalität als jene unter einer antidepressiven Medikation. Allerdings kann unter Antidepressiva **während der ersten Behandlungswochen** besonders bei gehemmt-depressiven Patienten der Antrieb gesteigert sein, ohne dass die Stimmung bereits aufgehellt ist. Dies sowie eine zu Beginn der Behandlung möglicherweise zunächst eintretende Symptomverschlechterung mit Zunahme von Angst, innerer Unruhe und Schlafstörungen birgt ein **Risiko erhöhter Suizidalität** in sich. So fand sich in einer retrospektiven Fall-Kontroll-Studie in Bezug auf das **Risiko eines Suizidversuchs während verschiedener Phasen einer Behandlung** mit Antidepressiva im Verlauf der ersten 55 Tage der Behandlung ein signifikant erhöhtes Risiko eines Suizidversuchs. Ebenso ergab sich ein signifikant erhöhtes Risiko eines Suizidversuchs im Zusammenhang mit Dosisänderungen, im Verlauf der ersten 2 Wochen nach Absetzen eines Antidepressivums sowie im Anschluss an eine frühzeitig beendete antidepressive Behandlung.

- Patienten, Angehörige und behandelnde Ärzte sollten wissen, dass **insbesondere zu Beginn einer antidepressiven Behandlung** möglicherweise ein zunehmendes oder auch neu auftretendes **Risiko suizidalen Verhaltens** bestehen kann. Das Risiko besteht **besonders für Kinder und Jugendliche und für die Altersgruppe der 18- bis 24-Jährigen**.
- Die Diskussion zur Frage des Suizidrisikos unter Antidepressiva sollte dazu Anlass geben, depressive Patienten besonders zu Beginn der Therapie einem **engmaschigen Monitoring** zu unterziehen, sie sollte nicht aber dazu führen, Antidepressiva bei entsprechender Indikation nicht zu verordnen.

Zur Suizidalität als psychiatrischer Notfall ► 12.6.

Insbesondere zu Beginn einer Behandlung mit Antidepressiva, aber auch in deren Verlauf (nach einer frühzeitig beendeten Therapie, bei Dosisänderungen sowie bei Absetzen) sollten Patienten insbesondere bei Vorliegen eines hohen Risikos für suizidales Verhalten (suizidales Verhalten in der Vorgeschichte oder Suizidideationen zu Beginn der Behandlung) engmaschig überwacht werden. Dies gilt im Besonderen für Kinder und Jugendliche und für die Altersgruppe der 18- bis 24-Jährigen.

- Ebenfalls diskutiert wird ein möglicher Zusammenhang zwischen Antidepressiva und **aggressivem, gewalttätigem Verhalten**, möglicherweise vermittelt über eine ausgeprägte, quälende Unruhe (Akathisie), eine emotionale Abstumpfung oder manische/psychotische Exazerbationen. Für die Anwendung bei Kindern und Jugendlichen < 18 J. enthalten die Fachinformationen einen Warnhinweis in Bezug auf Feindseligkeit (vorwiegend Aggressivität, oppositionelles Verhalten und Wut) unter Antidepressiva, aggressive Verhaltensweisen werden ferner als gelegentliche NW genannt. Eine Metaanalyse fand für Kinder und Jugendliche ein erhöhtes Risiko für aggressive Verhaltensweisen unter Antidepressiva. Insgesamt bleibt die Frage nach einem möglichen Zusammenhang offen.
- **Intoxikationen in suizidaler Absicht** sind mit SSRI oder *Mirtazapin* seltener mit vital bedrohlichen Komplikationen belastet als mit TZA oder MAOH (nicht *Moclobemid*). Für *Bupropion* und *Venlafaxin* ist die Letalität bei Überdosierungen höher als unter SSRI (◘ Tab. 1.4, Spalte „Letalität bei Überdosierungen"); allerdings ist unklar, inwieweit dies durch Substanzeigenschaften oder durch eine bestimmte Patientenauswahl (Einsatz vorzugsweise bei Vorliegen von schweren depressiven Episoden und Suizidalität) bedingt ist. Intoxikationen mit Antidepressiva, insbesondere mit TZA, können zu lebensbedrohlichen **Arrhythmien** führen. Diagnostisch hilfreich ist eine Plasmakonzentrationsbestimmung des Antidepressivums. Bei Anzeichen einer Intoxikation ist eine stationäre, evtl. intensivmedizinische Überwachung indiziert (Umgang mit suizidalen Patienten ► 12.6).

1.5.13 Glaukom und Katarakt

- Eine **Pupillenerweiterung** durch Antidepressiva mit anticholinerger und noradrenerger Komponente (TZA, SNRI) kann ein **akutes Engwinkelglaukom** bei

Patienten mit anatomisch engem Kammerwinkel hervorrufen. Symptome sind u. a. Druckgefühl im Auge, starke Schmerzen, gerötetes und tränendes Auge, Sehstörungen sowie Kopfschmerzen, Übelkeit und Schweißausbrüche; ohne Behandlung kann es schnell zur Erblindung kommen (Notfall!). Auch für SSRI wurde ein dosisabhängig erhöhtes Risiko für das Auftreten eines akuten Engwinkelglaukoms beschrieben, möglicherweise bedingt durch milde anticholinerge Effekte und eine über 5-HT- und NA-Rezeptoren vermittelte Mydriasis. Insbesondere für **ältere Patienten** und **zu Beginn einer antidepressiven Behandlung** besteht ein erhöhtes Risiko für ein Engwinkelglaukom. Weitere **Risikofaktoren** für ein Glaukom sind weibliches Geschlecht, positive Familienanamnese für Glaukom, Weitsichtigkeit, Katarakt und höheres Alter. Ggf. sollte vor der Verordnung von Antidepressiva eine augenärztliche Vorstellung erfolgen.
- Auch für die Entwicklung einer **Katarakt** scheint unter einer langfristigen Einnahme von Antidepressiva ein erhöhtes Risiko vorzuliegen. Die Datenlage ist jedoch noch uneinheitlich (Le et al. 2024). Pathophysiologisch wird eine Rolle von 5-HT und NA sowie ein durch Antidepressiva erhöhter Augeninnendruck diskutiert. Als Risikofaktoren für die Entwicklung einer Katarakt gelten ferner höheres Alter, weibliches Geschlecht, Einnahme von Kortikoiden, Diabetes mellitus, arterielle Hypertonie, erhöhter Augeninnendruck, stattgehabte Augenoperationen, Augenverletzungen, Uveitis und Rauchen.

1.5.14 Induktion einer (hypo)manischen Episode und eines häufigen Phasenwechsels

▶ 2.4.2, Bipolare Störung.

1.5.15 Zentrales Serotoninsyndrom

▶ 12.8.2.

1.6 Kontraindikationen

Wichtigste Kontraindikationen für Antidepressiva

- Bekannte Überempfindlichkeit gegen die entsprechende chemische Substanzklasse oder auch gegen andere Inhaltsstoffe der Präparate
- Akute Alkohol-, Schlafmittel-, Analgetika- und Psychopharmakaintoxikation
- Akute Manien
- Leber- und Nierenerkrankungen: ▶ 13.3 und ▶ 13.4
- Für Antidepressiva mit anticholinerger Begleitwirkung:
  - Prostatahypertrophie, Harnverhalt

- Engwinkelglaukom
- Pylorusstenose, Ileus
- Akute Delirien

- Für TZA: kardiale Reizleitungsstörungen, zerebrale Krampfanfälle, bekannte Verlängerung des QTc-Intervalls oder angeborenes Long-QT-Syndrom; gleichzeitige Anwendung anderer, das QTc-Intervall verlängernder AM (▶ 1.5.1)
- Für *Citalopram* und *Escitalopram*: bekannte Verlängerung des QTc-Intervalls oder angeborenes Long-QT-Syndrom; gleichzeitige Anwendung anderer, das QTc-Intervall verlängernder AM (▶ 1.5.1)
- Für *Bupropion* und *Maprotilin* (nicht mehr im Handel): zerebrale Krampfanfälle
- Für *Bupropion*: derzeitige oder frühere Diagnose einer Bulimie oder Anorexie
- Für *Agomelatin*: eingeschränkte Leberfunktion oder erhöhte Transaminasenwerte auf mehr als das 3-Fache des oberen Normbereichs, gleichzeitige Anwendung von starken CYP1A2-Inhibitoren, ältere Patienten > 75 J. (Wirksamkeit ist nicht belegt) sowie ältere Patienten mit Demenz (Unbedenklichkeit und Wirksamkeit nicht belegt)
- Risikoreiche Interaktionen ▶ 1.7, ▶ Kap. 16 und ▶ 1.13, jeweiliges Präparat

Spezielle Kontraindikationen ▶ 1.13, jeweiliges Präparat; Antidepressiva bei internistischen Erkrankungen ▶ 13.2, ▶ 13.3, ▶ 13.4 und ▶ 13.5.

1.7 Interaktionen

1.7.1 Pharmakodynamische Interaktionen

- Überwiegende oder selektive 5-HT-Wiederaufnahmehemmer dürfen nicht mit MAOH kombiniert werden, da die Gefahr eines zentralen Serotoninsyndroms besteht. Symptomatik: Tremor, Agitation, erhöhter Muskeltonus, Hyperreflexie, Myoklonien, in schweren Fällen Bewusstseinstrübung, Krampfanfälle, Hyperthermie bis hin zum Tod (▶ 12.8.2).
- Auch Kombinationen von MAOH oder SSRI/SNRI mit ***L-Tryptophan*** oder ***Lithium*** können, wenn auch seltener, wegen des synergistischen Effekts auf die serotonerge Neurotransmission ein **zentrales Serotoninsyndrom** auslösen. Dieses Risiko ist ebenso bei Kombination mit Schmerzmitteln, die Serotonin-stimulierend wirken (z. B. ***Fentanyl*** und ***Tramadol***), zu beachten.
- Irreversible MAOH sollen mindestens 2 Wochen vor Beginn einer Therapie mit einem überwiegenden oder selektiven 5-HT-Wiederaufnahmehemmer abgesetzt werden. Umgekehrt soll nach Therapie mit einem SRI oder SSRI/SNRI eine **Karenzzeit** von 1–2 Wochen (mindestens 5 × HWZ; bei *Paroxetin* oder *Sertralin* z. B. mindestens 1 Woche, bei *Clomipramin* 2 Wochen, bei *Fluoxetin* mindestens 5 Wochen!) abgewartet werden, bis ein MAOH verordnet wird.
- Auch bei Kombination von MAOH mit anderen Antidepressiva besteht das Risiko einer toxischen Reaktion infolge einer zentralen Hyperaktivierung biogener

Amine mit hypertensiven Krisen bzw. einer dem zentralen Serotoninsyndrom ähnlichen Symptomatik aus Übelkeit, Erbrechen, Hyperthermie, Hyperexzitabilität, Agitation, Kreislaufdysregulation und Krampfanfällen. Diese Reaktion ist wahrscheinlicher, wenn bei bestehender MAOH-Behandlung ein weiteres Antidepressivum hinzugegeben wird bzw. der MAOH ohne Einhaltung der Karenzzeit durch ein anderes Antidepressivum ersetzt wird. Bei gleichzeitigem Beginn einer Kombinationstherapie von TZA und MAOH oder Hinzugabe eines MAOH zu einem TZA ist das Risiko wahrscheinlich geringer (viele Hersteller warnen allerdings vor einer solchen Kombination). Kombinierbar mit MAOH sind dabei nur Antidepressiva mit fehlender oder nur geringer serotonerger Wirkkomponente; so sprechen bisherige Mitteilungen über Kombinationen von *Tranylcypromin* mit niedrigen Dosen von *Amitriptylin*, *Doxepin*, *Mianserin* und *Trazodon* für eine akzeptable Verträglichkeit dieser Kombination (keine i. v.-Gabe, gleichzeitiger Beginn der Kombinationsbehandlung oder Zugabe von *Tranylcypromin*).
- Kombinationen von anticholinerg wirkenden Antidepressiva mit **Anticholinergika** oder anticholinerg wirkenden Antipsychotika sollten vermieden werden, ganz besonders bei älteren Menschen (Erregungszustände bis hin zum Delir möglich).
- Kombinationen von Antidepressiva mit **Sympathomimetika** können zu hypertensiven Krisen führen.
- Kombinationen von Antidepressiva mit α_1-antagonistischer Wirkung können die Wirkung von **Antihypertensiva** verstärken (*Doxazosin*, *Terazosin*) oder vermindern (*Clonidin*).
- TZA sollen nicht mit **Antiarrhythmika vom Chinidintyp** kombiniert werden.
- Kombination von *Citalopram* und *Escitalopram* mit anderen das QTc-Intervall verlängernden AM: ► 1.13.4 und ► 1.13.9, Präparate.
- Generell sollten Antidepressiva und **Alkohol** (besonders in größeren Mengen) nicht kombiniert werden; Gefahr der wechselseitigen Wirkungsverstärkung bis hin zum Koma. Vorsicht ist auch bei der Kombination mit **sedierenden Pharmaka** geboten.

1.7.2 Pharmakokinetische Interaktionen

Werden mehrere Medikamente gleichzeitig mit Antidepressiva verabreicht, kann es zu Interaktionen mit dem Resultat einer Erhöhung oder Verminderung der Plasmakonzentration von Antidepressiva oder auch von anderen AM kommen. Besonders wenn *Bupropion*, *Duloxetin*, *Fluoxetin*, *Moclobemid*, *Paroxetin* oder *Fluvoxamin* und AM kombiniert werden, die wesentlich über die Cytochrom-P-450-Enzyme CYP2D6, CYP2C19 oder CYP1A2 metabolisiert werden, können die Plasmakonzentrationen auf toxische Werte ansteigen (► Kap. 16 und ► 1.13, einzelne Präparate). Das Interaktionsrisiko von *Fluoxetin* hält nach Absetzen von *Fluoxetin* wegen der langen HWZ von *Norfluoxetin* noch 2–8 Wochen an.
- Die einzelnen pharmakokinetischen Interaktionen von Antidepressiva werden beim jeweiligen Präparat sowie in ► Kap. 16 aufgeführt.

1

1.8 Routineuntersuchungen

- Routineuntersuchungen werden zur **Therapieüberwachung** mit allen Antidepressiva empfohlen, da es in seltenen Fällen zu Elektrolytstörungen, Nieren- und Leberfunktionsstörungen sowie zu Blutbild- und EKG-Veränderungen kommen kann. Eine Übersicht über die empfohlenen Kontrollen gibt ◘ Tab. 1.6.
- Ein **Routinelabor vor Beginn der Behandlung** mit Antidepressiva ist wichtig, um Veränderungen unter der Behandlung zu erkennen und Risikofaktoren und Komorbiditäten, die möglicherweise zum depressiven Syndrom beitragen (z. B. Hypothyreose, Vitamin B_{12}- und Folsäuremangel), auszuschließen. Das Routinelabor sollte ein großes Blutbild, Schilddrüsenparameter, CRP, Blutfette, Nüchternglukose, Leberwerte, Kreatinin, Elektrolyte und ein Drogenscreening (z. B. im Urin) umfassen (◘ Tab. 1.6). Bei Frauen im gebärfähigen Alter sollte eine Schwangerschaft erfragt und ein **Schwangerschaftstest** durchgeführt werden.
- Vor der Gabe von *Ketamin/Esketamin* sollte eine Kontrolle des Blutdrucks erfolgen. Bei intranasaler Gabe Blutdruckkontrolle etwa 40 min nach der Anwendung, anschließend nach klinischem Ermessen.
- Je nach NW-Profil der verabreichten Substanz, gleichzeitiger Gabe anderer AM mit Möglichkeit pharmakokinetischer oder -dynamischer Interaktionen, vorbestehenden Risikofaktoren und komorbiden Erkrankungen ergeben sich neben den empfohlenen Routineuntersuchungen häufigere Kontrollen. Häufigere Kontrollen sind auch nötig, wenn ein Parameter pathologisch ausfällt oder klinische Symptome auftreten, die einer Abklärung bedürfen.

> Möglichst vor Beginn einer Behandlung mit Antidepressiva, insbesondere vor Beginn einer gleichzeitigen Behandlung mit QTc-Zeit-verlängernden AM und bei Patienten mit erhöhtem Risiko für Herzrhythmusstörungen (▶ 1.5.1 und ▶ 13.2, ▶ Box 1), sollten EKG- und ggf. Elektrolytkontrollen erfolgen (◘ Tab. 1.6). Bei Patienten mit kardialen Erkrankungen, erhöhtem Risiko für Herzrhythmusstörungen oder Einnahme von anderen AM mit Einfluss auf das QTc-Intervall sollten entsprechend engmaschigere EKG-Kontrollen erwogen werden.

- Vor und während der Behandlung von Patienten mit bestehender pathologischer Glukosetoleranz oder einem erhöhten Risiko für die Entwicklung eines **Diabetes mellitus** sollten **Blutzuckermessungen** (ggf. im Tagesprofil), ggf. Glukosetoleranztest und **HbA_{1c}-Bestimmungen** durchgeführt werden (insbesondere bei TZA, *Maprotilin* [derzeit nicht mehr im Handel verfügbar], *Mianserin*, *Mirtazapin*, ▶ 1.5.8).
- Zum Ausschluss möglicherweise auftretender **Hyponatriämien (SIADH)** sollte v. a. bei älteren Patienten und Patienten mit einem erhöhten Risiko für die Entwicklung eines SIADH im Verlauf der ersten 4 Behandlungswochen mindestens einmal, bei Risikopatienten ggf. auch häufiger, eine Kontrolle der Elektrolyte erfolgen (▶ 1.5.11).
- Eine Kontrolle der **Transaminasen** sollte vor Beginn der Behandlung und im Verlauf regelmäßig durchgeführt werden (▶ 1.5.4; ◘ Tab. 1.6). Für ***Agomelatin*** sollten die Transaminasen zu Beginn der Behandlung, nach 3, 6, 12 und 24 Wo-

Tab. 1.6 Empfehlungen für Routineuntersuchungen unter Antidepressiva

Präparate	Vorher	Monate						Vierteljährlich	Halbjährlich
		1	2	3	4	5	6		
TZA									
Blutbild[a]	X	XX	XX	X	X	X	X	X	–
Kreatinin	X	X	–	X	–	–	X	–	X
Elektrolyte	X	X	X[b]	X[b]	–	–	X	–	X
Leberenzyme	X	X	X	X	–	–	X	X	–
Blutzucker, HbA_{1c}[k, l]	X	–	–	X[l]	–	–	X[l]		X[l]
EKG	X	X	–	X	–	–	X	–	X[b, c]
RR, Puls	X	X	X	X	–	–	X	X	–
Körpergewicht (BMI) und Bauchumfang[l]	X	XX[l]	XX[l]	X	X	X	X	X	–
SSRI, SNRI und andere neuere Antidepressiva*									
Blutbild[d]	X	X	–	–	–	–	X	–	X[e]
Kreatinin	X	X	–	–	–	–	X	–	X[e]
Elektrolyte	X	X[b]X	X[b]	X[b]	–	–	X	–	X[b, e]
Leberenzyme[f]	X	X	–	–	–	–	X	–	X[e]
Blutzucker, HbA_{1c}[k, l]	X	–	–	X[l]	–	–	X[l]	–	X[l]
EKG[i]	X	X[i, j]	–	–	–	–	X[b, c, j]	–	X[b, c, j, e]

Tab. 1.6 (*Fortsetzung*)

Präparate	Vorher	Monate						Vierteljährlich	Halbjährlich
		1	2	3	4	5	6		
RR[g], Puls	X	X	–	X	–	–	X	X[h]	–
Körpergewicht (BMI) und Bauchumfang[l]	X	XX[l]	XX[l]	X	–	–	X	–	X

X Kontrollen; die Anzahl der notwendigen Routinekontrollen ist bisher nicht empirisch abgesichert.

[a] Kontrollen sind insbesondere bei Auftreten von Fieber und grippalen Infekten während der Behandlung angezeigt. [b] Kontrolle bei Patienten > 60 J. empfehlenswert. [c] Bei Patienten mit einem Risiko für Herz-Kreislauf-Erkrankungen. [d] Für *Mianserin* empfehlen die Hersteller in den ersten Behandlungsmonaten wöchentliche Blutbildkontrollen. [e] Bei langfristig stabilen Patienten können jährliche Kontrollen ausreichen. [f] Unter *Agomelatin* sollte eine Kontrolle der Transaminasen zu Beginn, nach ca. 3, 6, 12 und 24 Wochen sowie bei klinischer Indikation erfolgen. Nach Dosissteigerung sollten Kontrollen in derselben Häufigkeit wie zu Beginn der Behandlung erfolgen. [g] Unter *Venlafaxin* und *Desvenlafaxin* in hoher Dosierung, *Duloxetin*, *Milnacipran* und *Bupropion* ist der Blutdruck insbesondere zu Beginn der Behandlung häufiger zu kontrollieren, weil es in seltenen Fällen zu anhaltend erhöhten Werten kommen kann. [h] Bei langfristig stabilen Patienten können halbjährliche Kontrollen ausreichen. [i] Ein Ausgangs-EKG vor und ein Verlaufs-EKG nach Beginn einer Behandlung ist auch bei klinisch Gesunden generell zu empfehlen. Bei Gabe von *Citalopram* und *Escitalopram*, bei Patienten mit erhöhtem Risiko für Herzrhythmusstörungen sowie bei Kombination mit QTc-Zeit-verlängernden AM sind Kontrollen vor und nach Beginn der Behandlung notwendig. [j] Zusätzliche Verlaufskontrollen sollten unter die QTc-Zeit verlängernden AM bei Dosiserhöhungen erfolgen. [k] Als Screening eignen sich Nüchternblutzucker und HbA_{1c}, ggf. ergänzend auch Blutzuckertagesprofil, oraler Glukosetoleranztest. Insbesondere im Fall eines erhöhten Risikos für eine gestörte Glukosetoleranz/Diabetes mellitus (u. a. Adipositas, arterielle Hypertonie, positive Familienanamnese für einen Diabetes mellitus Typ 2). [l] insbesondere unter TZA, *Maprotilin* (derzeit nicht mehr im Handel verfügbar), *Mianserin*, *Mirtazapin* bzw. im Fall einer ausgeprägten Gewichtszunahme.

* *Esketamin*: Anwendung unter direkter Aufsicht von medizinischem Fachpersonal und Nachbeobachtung bzgl. Sedierung, Dissoziation, Wahrnehmungsstörungen, Schwindelgefühl und Angst. Blutdruckkontrollen vor Anwendung sowie nach etwa 40 min, anschließend nach klinischem Ermessen. Im Rahmen des Risikomanagementplans (RMP) liegt behördlich genehmigtes Schulungsmaterial vor („Blaue-Hand-Material“).

chen sowie wenn klinisch angezeigt kontrolliert werden. Nach Dosissteigerung sollten Kontrollen in derselben Häufigkeit wie zu Beginn der Behandlung erfolgen. Eine eingeschränkte Leberfunktion oder erhöhte Transaminasenwerte auf mehr als das 3-Fache des oberen Normbereichs gelten als Kontraindikation.
- Unter *Sertralin* sollte insbesondere bei Patienten mit vorbestehenden Schilddrüsenerkrankungen eine Kontrolle der Schilddrüsenparameter erfolgen.
- Die Kenntnis des **EEG** vor Beginn der Therapie gehörte vor Einführung der bildgebenden Verfahren zur Routinediagnostik in der Psychiatrie. Bei Patienten mit epileptischen Anfällen in der Anamnese oder bei Vorliegen von Risikofaktoren für epileptische Anfälle ist ein EEG zu empfehlen. Zur Behandlung der Depression bei Epilepsie ▶ 1.4.1, Depressive Störung aufgrund eines anderen medizinischen Krankheitsfaktors; Risiko epileptischer Anfälle unter Antidepressiva ▶ 1.5.5.
- Für anticholinerg wirkende Antidepressiva (Mundtrockenheit), aber auch bei Mundtrockenheit unter SSRI/SNRI sind nach langfristiger Anwendung gehäuft Zahnkaries und Mundschleimhautveränderungen beschrieben worden. Zahnärztliche Kontrollen können indiziert sein.
- Bei einem hohen Risiko für Osteoporose ist zur Einschätzung von Veränderungen der Knochendichte unter einer Langzeittherapie mit Antidepressiva eine Knochendichtemessung zu Beginn und im Verlauf der Behandlung zu empfehlen.

Antidepressiva in Schwangerschaft und Stillzeit ▶ Kap. 14; Antidepressiva und Fahrtauglichkeit ▶ Kap. 15.

1.9 Dosierung und Plasmakonzentration

1.9.1 Dosierung

Es werden **allgemeine Dosierungsrichtlinien** für Antidepressiva besprochen. Detaillierte Angaben zu einzelnen Präparaten und zu verschiedenen Indikationen finden sich jeweils im Präparateteil (▶ 1.13).
- Unter Berücksichtigung der individuellen Verträglichkeit sollte die schrittweise **Aufdosierung** zur gewählten Zieldosis so schnell wie möglich erfolgen. Eine zu langsame Aufdosierung verzögert den Wirkungseintritt eines Antidepressivums; eine zu rasche Aufdosierung, besonders bei TZA, kann zu vermehrten NW und unbefriedigender Adhärenz führen. Insbesondere zu Beginn der Behandlung und im Rahmen der Aufdosierung sollte auf mögliche NW geachtet werden und ein engmaschiges und aufmerksames Monitoring, auch der Suizidalität (▶ 1.5.12), erfolgen.
- Bei **Panikstörungen** (▶ 1.4.6) sollte die Anfangsdosis **niedrig** gewählt werden und die Aufdosierung **langsam** erfolgen, da die Patienten auf mögliche NW oft empfindlich reagieren.
- Bei **Zwangsstörungen** (▶ 1.4.7) sind in der Regel Dosierungen im oberen Dosisbereich, teils auch im supratherapeutischen Bereich (*off label*), erforderlich.

- Bei **PTBS** werden eher hohe Erhaltungsdosen angestrebt, langsame Eindosierung.
- **Dosisreduktionen** gehen mit einem erhöhten Rückfall-/Rezidivrisiko einher und sind sehr behutsam vorzunehmen, dies gilt sowohl für die Erhaltungstherapie als auch für die Rezidivprophylaxe.
- Zur **Vermeidung von Absetzsymptomen** (▶ 1.5.10) sollten Antidepressiva am Ende einer Erhaltungstherapie oder zur Beendigung einer Rezidivprophylaxe nicht abrupt abgesetzt, sondern in der Regel langsam ausschleichend (über mindestens 8–12 Wochen) reduziert werden. Während des schrittweisen Absetzens ist auf Absetzsymptome sowie auf eine Verschlechterung oder ein Wiederauftreten depressiver Symptome zu achten. Es empfiehlt sich ein engmaschiges Monitoring mit Kontakten ca. eine Woche nach jeder Dosisreduktion, mindestens aber alle 2 Wochen (Bundesärztekammer et al. 2022). Das Monitoring sollte auch nach Beendigung der antidepressiven Medikation in größeren Zeitabständen für mindestens 6 Monate fortgeführt werden.
- Sollten sich jedoch Kontraindikationen für eine Fortführung der Behandlung oder deutliche, belastende NW ergeben, kann ein Absetzen im Einzelfall auch sehr rasch oder schlagartig erfolgen.
- Sollte sich nach Beginn einer antidepressiven Medikation innerhalb von 3–4 Wochen keine Response zeigen, kann in der Regel ebenfalls rasch abgesetzt und/oder umgestellt werden, da sich zu diesem Zeitpunkt meist noch keine ausgeprägten Absetzsymptome zeigen. Es empfiehlt sich ein kurzer Ausschleichzeitraum z. B. über 1 oder 2 Wochen.
- Sollten mehrere Substanzen abgesetzt werden, ist ein sukzessives Ausschleichen angeraten.
- Wichtig ist die Aufklärung von Patienten über mögliche Absetzsymptome und Rebound-Phänomene; diese sollte bereits vor Beginn einer Gabe von Antidepressiva erfolgen.
- Zum Risiko für Absetzsymptome unter einzelnen Antidepressiva ▶ 1.5.10 und ▶ 1.13 (Präparateteil).
- Bei der **Abgrenzung gegenüber einem Rückfall oder Rezidiv** kann die zeitliche Entwicklung der Symptome mit Auftreten in raschem und unmittelbarem Zusammenhang mit einer Dosisreduktion oder Beendigung von Antidepressiva hilfreich sein (typischerweise beginnend innerhalb von wenigen Tagen bis 1 Woche, ab der 2. Woche beginnende Rückbildung). Auch lässt sich die Art der Symptome oftmals von einem Rückfall/Rezidiv unterscheiden, wenngleich einige Symptome der Grunderkrankung ähneln können. Eine erneute Dosiserhöhung oder ein Wiederansetzen des Antidepressivums bringt im Fall von Absetzsymptomen meist eine umgehende Rückbildung der Symptome, während sich die Behandlung eines Rückfalls oder Rezidivs als schwieriger erweisen kann und ein Wiederansetzen desselben Antidepressivums nicht zwingend erfolgreich ist.
- Liegen Absetzsymptome vor, kann aufgrund des oftmals milden und transienten Charakters nach Aufklärung des Patienten abgewartet oder aber die Dosis erneut auf die vorherige Dosierung erhöht werden und anschließend eine langsamere Dosisreduktion erfolgen. Ggf. kann dazu auch in sehr kleinen Schritten mit in Tropfenform verfügbaren Antidepressiva und bis in sehr niedrige Do-

sisbereiche vorgegangen werden. In Einzelfällen kann bei protrahierten und ausgeprägten Verläufen ein Umsetzen auf *Fluoxetin* und eine anschließende langsame Dosisreduktion versucht werden.

- Bei **Umstellungen** sind bei überlappender Gabe sowie nach Absetzen eines Präparats die möglichen pharmakodynamischen und pharmakokinetischen Interaktionen zu beachten (▶ 1.13, jeweiliges Präparat). Besonders sind die **Karenzzeiten** bei Umstellungen von/auf MAOH (▶ 1.7.1) zu berücksichtigen. Bei einer Umstellung von *Fluoxetin* auf andere Präparate sind die aufgrund der langen HWZ von *Fluoxetin* und besonders dem aktiven Metaboliten *Norfluoxetin* noch über mehrere Wochen nach Absetzen von *Fluoxetin* möglichen pharmakokinetischen und -dynamischen Interaktionen zu beachten.

Trizyklische Antidepressiva und MAOH

- Es empfiehlt sich für TZA, besonders bei ambulanter Behandlung, **schrittweise bis zur Zieldosis aufzudosieren** (in der Regel innerhalb von 3–7 Tagen).
- Je nach HWZ der Substanz kann die **Dosisverteilung** auf täglich 1–3 Einnahmezeitpunkte erfolgen. Bei Einmalgabe ist die Adhärenz, wenn die Substanz gut vertragen wird, oft besser. Wenn NW auftreten, kann eine Verteilung der Tagesdosis ohne Dosisreduktion bereits eine Verbesserung der Verträglichkeit bewirken (z. B. bei sedierenden Antidepressiva Gabe der Hauptdosis zur Nacht; hierdurch kann sich auch ein zusätzliches Hypnotikum bei Schlafstörungen erübrigen).
- **Zieldosis für TZA** in der Depressionsbehandlung sollte in der Regel 150 mg/d sein, mindestens jedoch 75–100 mg, falls höhere Dosen nicht toleriert werden. Niedrigere Dosen gehen oft mit einer geringeren Erfolgsquote einher. Bei vielen TZA gibt es die Möglichkeit, die Plasmakonzentrationen zu bestimmen und damit die Dosierung individuell anzupassen (▶ 1.9.2).
- Eine **Dosiserhöhung** kann bei TZA und MAOH erfolgreich sein, wenn niedrigere Dosen nicht ausreichend wirksam waren. Eine Erhöhung **über den empfohlenen Dosisbereich** (MAOH) bzw. **über den empfohlenen Serumspiegel** hinaus (TZA) ist jedoch **nicht sinnvoll**.
- Ein **TDM** sollte erfolgen, um abzuschätzen, ob eine Dosiserhöhung zum Erreichen einer Plasmakonzentration innerhalb des Referenzbereichs notwendig ist (▶ 1.9.2).

SSRI und neuere Antidepressiva

- Bei der Mehrzahl der neueren Antidepressiva (SSRI, SNRI, NDRI, *Agomelatin* und *Mirtazapin*) entspricht in der antidepressiven Behandlung die **Startdosis** der **niedrigsten wirksamen Dosis**; sie wird in einer **Einmaldosis** begonnen, so z. B. *Bupropion* 150 mg, *Citalopram* 20 mg, *Duloxetin* 60 mg, *Escitalopram* 10 mg. Dennoch bietet sich bei den meisten Präparaten eine schrittweise Aufdosierung mit kurzer Aufdosierungsphase an, um NW zu vermeiden und die Adhärenz zu fördern. Insbesondere Patienten mit Angststörungen reagieren auf NW oft empfindlich (niedrige Anfangsdosis, langsame Dosissteigerung).
- Bei SSRI wird ein **verbesserter Therapieerfolg durch Dosiserhöhungen** bei der Behandlung depressiver Störungen nicht angenommen. In Metaanalysen zeigte sich teils auch für SSRI in der Behandlung depressiver Episoden eine zwar fla-

che, aber dennoch signifikante Dosis-Wirkungs-Beziehung (Jakubovski et al. 2016; Furukawa et al. 2019). Eine Zunahme der Response mit zunehmender Dosis zeigte sich dabei bis zu einer Dosierung von etwa 30–40 mg/d für *Citalopram*, 15 mg/d für *Escitalopram*, 30 mg/d für *Fluoxetin*, 30 mg/d für *Paroxetin* und 75–100 mg/d für *Sertralin*; höhere als die genannten Dosierungen waren nicht mehr mit einer besseren Response assoziiert. Höhere Dosierungen waren allerdings mit einer höheren NW-Rate verbunden.

- Für *Venlafaxin* wurde eine Dosis-Wirkungs-Beziehung auch bis in höhere Dosisbereiche gefunden; für *Mirtazapin* zeigte sich keine bessere Response für Dosierungen > 30 mg/d (Furukawa et al. 2019).
- Zu beachten ist, dass in die Metaanalysen einzig Studien einflossen, die eine feste Dosierung vorgegeben hatten, eine individuelle Dosisanpassung konnte nicht erfolgen. Auch gibt es Arbeiten, die eine Zunahme der Wirksamkeit mit höherer Dosis nicht aufzeigen konnten, wobei hier einschränkend als „niedrig" und „hoch" Dosierungen unterhalb und oberhalb des zugelassenen Dosisbereichs definiert wurden (Braun et al. 2020; Rink et al. 2022). Letztlich kann die teils aufgefundene flache Dosis-Wirkungs-Beziehung auch auf einer **relativen Unterdosierung** beruhen, die durch eine Dosis oberhalb der niedrigsten wirksamen Dosis bei einem größeren Anteil von Patienten vermieden wird. So zeigten in einer Studie mehr als die Hälfte derjenigen Patienten, die nicht auf eine Behandlung mit *Escitalopram* angesprochen hatten, *Escitalopram*-Plasmakonzentrationen unterhalb des empfohlenen therapeutischen Referenzbereichs (Hart et al. 2023). Unter einer Dosis von 10–20 mg/d fanden sich bei 36 % der Patienten Konzentrationen unterhalb des empfohlenen Referenzbereichs, unter 20 mg/d waren es noch 21 %.
- Für ***Duloxetin*** konnte in einer Studie keine verbesserte Wirksamkeit einer Dosierung von 120 mg/d im Vergleich zu 60 mg/d gezeigt werden; bei Rauchern kann aufgrund einer beschleunigten Clearance jedoch eine höhere Tagesdosis benötigt werden.
- In dem razemischen Gemisch aus *S-(+)Citalopram* (*Escitalopram*) und *R-(−) Citalopram* in ***Citalopram*** zeigt ***Escitalopram*** eine hohe Affinität für den Serotonintransporter und führt zu einer Serotoninwiederaufnahmehemmung, während *R-Citalopram* nur eine geringe Affinität für den Serotonintransporter aufweist und als inaktives Stereoisomer gilt. Dabei entsprechen sich *Citalopram* und *Escitalopram* hinsichtlich ihrer klinischen Wirksamkeit und damit ihrer Äquivalenzdosierung nicht in einem 2:1-Verhältnis. Zum einen scheint *Escitalopram* über eine Aktivität an einer allosterischen Bindungsstelle seine eigene Bindung an den Serotonintransporter zu verstärken. Ein solcher Effekt ist bei *R-Citalopram* nicht beschrieben; im Gegenteil: *R-Citalopram* scheint die Affinität von *Escitalopram* für den Serotonintransporter zu verringern und könnte damit einen „negativen", interferierenden Effekt aufweisen. Auch zeigt *Escitalopram* eine größere Clearance im Vergleich zu *R-Citalopram*, sodass bei Einnahme von razemischem *Citalopram* die Steady-State-Konzentrationen von *Escitalopram* im Vergleich zu *R-Citalopram* in etwa 1:3 sind. Aufgrund dieser pharmakodynamischen und pharmakokinetischen Unterschiede und Besonderheiten zwischen den Enantiomeren kann angenommen werden, dass hinsichtlich der klinischen Wirksamkeit und Äquivalenzdosierung **10 mg *Escitalopram*** in etwa **30–40 mg *Citalopram*** entsprechen.

- Insgesamt sollte entsprechend der Response und der Verträglichkeit die **niedrigste wirksame Dosis** angestrebt werden. Bei Non-Response unter SSRI kann nur bei Dosierungen im unteren Dosisbereich insbesondere zur **Vermeidung einer relativen Unterdosierung** unter Berücksichtigung der individuellen Verträglichkeit eine Dosissteigerung versucht werden (▶ 1.11.1). Wenn möglich, sollte hier zur Therapieentscheidung zuvor der Plasmaspiegel des Antidepressivums kontrolliert werden. Alternativ kann die Dosis auch bei guter Verträglichkeit zunächst in einen mittleren Dosisbereich gebracht werden. Dosiserhöhungen in Bereiche oberhalb des empfohlenen Dosisbereichs sind in der Behandlung depressiver Störungen nicht sinnvoll; eine Ausnahme können Zwangsstörungen darstellen. Insbesondere bei dem SNRI *Venlafaxin* kann eine Dosiserhöhung einen Therapieerfolg zeigen, wenn niedrigere Dosierungen nicht erfolgreich waren (zunehmende NA-Wiederaufnahmehemmung in höheren Dosierungen). **Vor einer Dosiserhöhung ist eine Überprüfung der Plasmakonzentration sinnvoll** (▶ 1.9.2).

Ketamin und Esketamin

- Die Bioverfügbarkeit von *Ketamin* ist abhängig von der Applikationsform: i. v. > i. m. > s. c. > intranasal > oral mit einer Bioverfügbarkeit von 100 % nach intravenöser Gabe von *Ketamin* und von etwa 30–50 % nach intranasaler Gabe von *Esketamin*. Die meiste Evidenz in der Behandlung der therapieresistenten Depression liegt für die intravenöse Gabe von *Ketamin* sowie die intranasale Gabe von *Esketamin* vor.
- ***Esketamin*** intranasal wird je nach Indikation (therapieresistente depressive Störung oder akute Kurzzeitbehandlung) und abhängig vom Alter des Patienten eindosiert: Für die therapieresistente Depression wird der Beginn mit 56 mg (Patienten > 65 J. 28 mg) empfohlen, anschließend soll in Abhängigkeit von der Wirksamkeit und Verträglichkeit eine Dosierung zwischen 56 und 84 mg (ältere Patienten 28–84 mg) gewählt werden. In der akuten Kurzzeitbehandlung wird der Beginn mit 84 mg empfohlen mit ggf. Dosisreduktion auf 56 mg in Abhängigkeit von der Verträglichkeit.
- *Ketamin* wurde in den meisten Studien i. v. in einer Dosierung von 0,5 mg/kg KG über 40 min verabreicht. In einer Studie zeigten Dosierungen von 0,5 mg/kg KG und 1,0 mg/kg KG i. v. antidepressive Wirksamkeit, nicht aber niedrigere Dosierungen (Fava et al. 2018). Die höhere Dosis war dabei mit mehr transienten NW assoziiert, sodass die meistverwendete Dosis von 0,5 mg/kg KG i. v. am günstigsten erscheint.
- Alternative Applikationswege (z. B. oral, sublingual, subkutan) von *Ketamin* werden ebenfalls untersucht; die Studienlage ist gegenwärtig im Vergleich zur i. v.-Gabe oder zur intranasalen Applikation von *Esketamin* noch nicht überzeugend, ein direkter Vergleich fehlt. Unklar ist hier auch noch die optimale Dosierung (z. B. 1,5–3 mg/kg KG sublingual). Eine s. c.-Gabe zeigte bei älteren Patienten mit therapieresistenter depressiver Episode sowie in einer RCT (0,5–0,9 mg/kg KG *Ketamin* s. c. abdominell) Wirksamkeit (Loo et al. 2023). In einer Fallserie wurde die Wirksamkeit einer subkutanen Gabe von *Esketamin* (0,25–0,5 mg/kg KG s. c. abdominell) berichtet.

Antidepressiva im höheren Lebensalter ▶ 1.12; Antidepressiva bei internistischen Erkrankungen ▶ Kap. 13.

1.9.2 Plasmakonzentration

- Für Antidepressiva kann die therapiebegleitende Kontrolle der Wirkstoffkonzentrationen in Plasma oder Serum („Plasmaspiegel“) (**therapeutisches Drug-Monitoring, TDM**) zur Therapieoptimierung sinnvoll sein (▶ Kap. 16). Dies ermöglicht eine individuelle Dosisanpassung für den Patienten, da gleiche Dosierungen bei oraler Gabe in unterschiedlichem Ausmaß vom Patienten resorbiert und verstoffwechselt werden.
- TDM kann insbesondere bei Non-Response unter Antidepressiva, zur Aufdeckung einer möglichen Unter- oder Überdosierung (Ausnahmen: *Agomelatin*, *Tranylcypromin*) oder mangelhafter Adhärenz wichtig sein (Hiemke et al. 2018). Ferner sollten Plasmaspiegel gemessen werden bei Behandlungen mit der Maximaldosis, Verträglichkeitsproblemen, Polypharmazie oder multimorbiden Patienten, Leber- oder Niereninsuffizienz, Symptomverschlechterung bei dosisstabiler antidepressiver Medikation oder bekannten genetisch bedingten Metabolisierungsbesonderheiten (▶ Kap. 16).
- In einer Studie zum Nutzen von TDM bei antidepressiver Therapie wurde für *Citalopram* festgestellt, dass Patienten, bei denen Plasmakonzentrationen eine Woche nach Behandlungsbeginn im therapeutischen Referenzbereich lagen, im Mittel 23 Tage früher aus stationärer Behandlung entlassen wurden als Patienten mit Plasmakonzentrationen unterhalb des Referenzbereichs an Tag 7.
- Im Einzelfall kann bei Non-Response oder ausgeprägten NW unter üblicher Dosierung, bei ungewöhnlichen Plasmaspiegeln trotz bestehender Adhärenz oder bei fehlendem Therapieansprechen eine **CYP-Genotypisierung** sinnvoll sein (▶ Kap. 16). Da auch normale CYP-Genotypen phänotypisch schnelle Metabolisierer sein können, kann durch Messung der Plasmakonzentration zu 2 Zeitpunkten während der Eliminationsphase die individuelle HWZ (iHWZ) bestimmt werden. Hierdurch lässt sich klären, ob ein schneller Metabolisierer (kurze iHWZ) oder mangelhafte Adhärenz (normale iHWZ) die Ursache für eine niedrige Plasmakonzentration sind (▶ Kap. 16).
- Ein weiterer Ansatz zur Therapiesteuerung ist die **Genotypisierung von ABCB1-Varianten.** Das Genprodukt von ABCB1 ist der Effluxtransporter P-Glykoprotein. Es wird auch in der Blut-Hirn-Schranke exprimiert und regelt die Verteilungskinetik vieler Antidepressiva. Zur klinischen Bedeutung – über eine kleine klinische Zielgruppe hinaus – wird weiterhin geforscht (Magarbeh et al. 2023).

Weitere pharmakokinetische Aspekte ▶ 1.7 und ▶ Kap. 16.

1.10 Behandlungsdauer

Patienten mit einer depressiven Episode entwickeln in mehr als 50 % der Fälle im Verlauf weitere Episoden (unipolarer Verlauf ◘ Abb. 1.1; zu bipolaren Verläufen ▸ 2.4.2). Bei mindestens jedem 5. Patienten klingt die depressive Symptomatik nicht vollständig ab, es persistieren subsyndromale Bilder, die den Patienten wesentlich beeinträchtigen. Etwa 15 % der Patienten mit einer depressiven Störung suizidieren sich im Krankheitsverlauf.

- In der Therapie der depressiven Episode werden unterschieden: **Akuttherapie**, **Erhaltungstherapie** und **Rezidivprophylaxe** (◘ Tab. 1.7; bipolare Störung ▸ 2.4.2).

Zur Anwendung der Psychotherapie in der Akuttherapie, Erhaltungstherapie und Rezidivprophylaxe ▸ 1.4.5.

❯ Ziel einer antidepressiven Therapie ist das Erreichen einer Remission. Depressive Residualsymptome sind ein hohes Risiko für einen Rückfall.

1.10.1 Akuttherapie

Die Akuttherapie der depressiven Störung dauert bis zum Eintreten einer Remission, die in der Regel innerhalb von 6–12 Wochen erreicht wird. Manchmal tritt in diesem Zeitraum auch nur eine Teilremission auf (▸ 1.11).

- Zu beachten ist das Auftreten oder Ausbleiben einer frühen, graduellen Besserung (▸ 1.10.4). Bei älteren Patienten ist wahrscheinlich mit einer längeren Wirklatenz zu rechnen (▸ 1.12).
- Während der Akuttherapie wird empfohlen, den Behandlungserfolg in 1- bis 2-wöchigem Abstand zu kontrollieren.

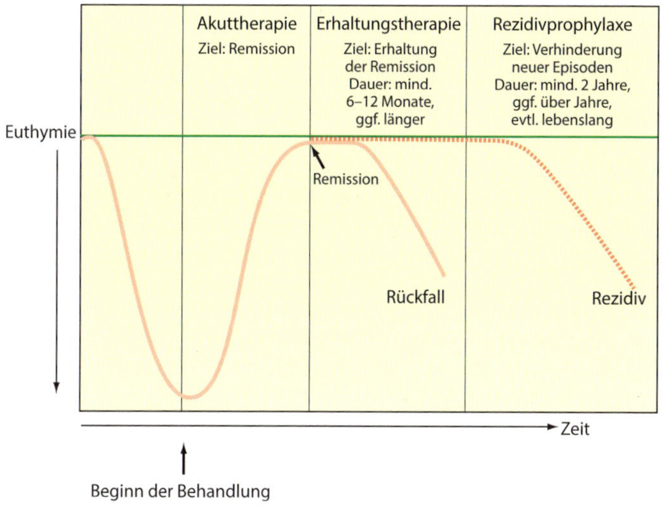

◘ **Abb. 1.1** Verlaufsschema bei depressiver Episode. (Mod. nach Kupfer 1991, mit freundlicher Genehmigung)

1

Tab. 1.7 Übersicht über die Behandlungsabschnitte zur Therapieplanung bei der depressiven Episode

Akuttherapie	Erhaltungstherapie	Rezidivprophylaxe
Kurzfristig: Durchführung gemäß u. g. Empfehlungen bis zum Erreichen einer möglichst weitgehenden Remission In der Regel über 6–12 Wochen (s. aber auch Wirkungseintritt ▶ 1.10.4)	**Mittelfristig:** Fortführung einer Behandlung, nachdem eine Remission erzielt wurde, zur Verhinderung eines Rückfalls in die Indexepisode und zur Festigung der Remission Mindestens 6–12 Monate, in Einzelfällen länger	**Langfristig:** Fortführung einer Behandlung zur Vermeidung eines Rezidivs (Auftreten einer neuen Episode nach vollständigem Abklingen der letzten Episode und durchgeführter Erhaltungstherapie); langfristige Symptomfreiheit Mindestens 2 Jahre, ggf. über Jahre, evtl. lebenslang
	Dosis	
	Beibehaltung der Dosis, die zur Remission führte. Dosisreduktionen gehen mit einem erhöhten Rückfallrisiko einher (▶ 1.9.1, ▶ 1.10.2)	Beibehaltung der Dosis, die zur Remission führte. Dosisreduktionen gehen mit einem erhöhten Rezidivrisiko einher (▶ 1.9.1, ▶ 1.10.2)
	Indikation	
	Nach erfolgreicher Akuttherapie	3. Episode oder 2 Episoden in 5 Jahren oder eine weitere schwere Episode innerhalb der letzten 3 Jahre oder eine weitere Episode und positive Familienanamnese einer bipolaren Störung oder rezidivierenden Depression oder früher Beginn der Störung (vor dem 30. Lj.) gleichzeitig bestehende dysthyme Störung oder Angststörung, Restsymptome während der Erhaltungstherapie
	Beendigung	
	Möglich, wenn keine weitere Episode anamnestisch bekannt ist Möglich, wenn eine leichte Episode mehr als 5 Jahre zurückliegt Nicht indiziert, wenn Akuttherapie nicht zur vollständigen Remission führte	Nach Abwägung des individuellen Risikos in Kenntnis der Vorgeschichte; bei bekannt schweren Verläufen lebenslange Behandlung erwägen
Vorgehen bei Beendigung		
Antidepressiva nicht abrupt absetzen	Dosisreduktion über mindestens 8–12 Wochen	Dosisreduktion über 3–6 Monate

1.10.2 Erhaltungstherapie

Die Erhaltungstherapie schließt sich an die Akuttherapie an. In dieser Phase, die bei **depressiven Störungen 6–12 Monate** andauern kann, soll einem Rückfall vorgebeugt werden (Kishi et al. 2023; Kato et al. 2021). Restsymptome sollten nicht mehr vorhanden sein. Sofern keine Indikation für eine Rezidivprophylaxe besteht, sollten Antidepressiva nach Abschluss der Erhaltungstherapie ausgeschlichen werden, eine Behandlung über diesen Zeitraum hinaus sollte Einzelfällen vorbehalten sein. Einzelheiten ◘ Tab. 1.7.

- Dosisreduktionen können mit einem erhöhten Rückfallrisiko einhergehen (► 1.9.1).
- Es wird empfohlen, den Behandlungserfolg in 1- bis 2-monatigem Abstand zu kontrollieren.
- Bei **GAS** und bei **Panikstörungen** wird eine Erhaltungstherapie von **6–12 Monaten**, ggf. länger empfohlen.
- Bei **Zwangsstörungen** und bei **PTBS** wird eine Behandlungsdauer von **12–24 Monaten** empfohlen.

1.10.3 Rezidivprophylaxe

Die **Rezidivprophylaxe der rezidivierenden depressiven Störung**setzt nach erfolgreicher Akut- und Erhaltungstherapie ein. Für den Erfolg sind eine gute Psychoedukation und Adhärenz entscheidend; diese kann durch Psychotherapie gestützt werden. Der Patient sollte die Zeichen eines Rezidivs kennen. Der Hintergrund einer langfristigen medikamentösen Behandlung nach Abklingen der subjektiven Beschwerden muss dem Patienten sorgfältig erläutert werden, um die Adhärenz zu sichern. Dem Patienten muss ein tragfähiges Krankheitsmodell vermittelt werden, das ihm eine Erklärung für die Notwendigkeit langfristiger Medikamenteneinnahme bei bereits überwundenen psychischen Beschwerden gibt (► 1.3).

- Die **Fortführung einer Pharmakotherapie mit Antidepressiva** (Einzelheiten ◘ Tab. 1.7) ist die **Strategie der Wahl** bei der Rezidivprophylaxe. Da bei einer langfristigen Behandlung das NW-Profil für die Adhärenz eine große Rolle spielt, sind die Vorteile der neueren Antidepressiva gegenüber den TZA in dieser Indikation besonders zu nutzen.
- *Sertralin* (50 oder 100 mg) führte bei Hochrisikopatienten (mindestens 3 depressive Episoden in den letzten 4 Jahren) zu einer signifikant längeren Rezidiv-Freiheit als Plazebo, unabhängig von einer vorherigen Therapie. Ein ähnliches Ergebnis wurde für *Escitalopram* (10–20 mg) gezeigt. In einer 2-Jahres-Studie hatte *Venlafaxin* (flexible Dosis) ebenfalls einen rezidivprophylaktischen Effekt. In einer RCT zeigten Patienten mit rezidivierender depressiver Störung und/oder Patienten mit mindestens 2-jähriger Einnahme von Antidepressiva nach Beendigung der Medikation über den Verlauf von 52 Wochen eine höhere Rezidivrate als unter einer Fortführung von Antidepressiva (Lewis et al. 2021).
- Zugelassen sind für die Rezidivprophylaxe unter den Antidepressiva *Sertralin* und *Venlafaxin*.

- Für *Citalopram* und *Duloxetin* liegt eine Zulassung nicht explizit zur Rezidivprophylaxe, wohl aber für eine Fortführung der Gabe über die Erhaltungstherapie hinaus vor.
- Auch ***Lithium*** (▶ 2.13.3, Präparat) ist in der Rezidivprophylaxe bei rezidivierender depressiver Störung gut etabliert, in dieser Indikation zugelassen und stellt eine Alternative zu Antidepressiva dar. *Lithium* scheint bei unipolarem Verlauf in der Rezidivprophylaxe den Antidepressiva ebenbürtig zu sein, daneben wird für *Lithium* ein antisuizidaler Effekt diskutiert. Der *Lithium*-Spiegel sollte zwischen 0,5 und 0,8 mmol/l liegen. NW von *Lithium* sind relativ häufig, die Kontrolluntersuchungen sind umfangreich (▶ 2.13.3, Präparat); aus Gründen der Verträglichkeit und Praktikabilität stellt *Lithium* im Routinefall in der Rezidivprophylaxe der unipolaren Depression daher eine Therapie der zweiten Wahl dar.
- Eine rezidivprophylaktische Wirkung über 1 Jahr konnte von dem AAP ***Quetiapin*** gezeigt werden. Die (zusätzliche) Gabe von *Quetiapin* in der Rezidivprophylaxe der unipolaren Depression ist aufgrund der vorhandenen Alternativen eine Option bei Patienten, die unter einer Standard-Rezidivprophylaxe ein Rezidiv gezeigt haben (s. unten). Zu AAP in der Behandlung depressiver Episoden ▶ 1.4.2; bei Therapieresistenz ▶ 1.11.4; Risiken einer Therapie mit *Quetiapin* ▶ 3.15.25, Präparat.
- Die rezidivprophylaktische Behandlung von Patienten mit einem **Rezidiv einer depressiven Episode trotz bestehender Rezidivprophylaxe** stellt eine besondere Herausforderung dar. Dabei ergeben sich vorübergehende, leichte depressive Symptome im Verlauf häufig; sie können durch psychotherapeutische Intervention in der Regel abgefangen werden. Treten dagegen die ersten Anzeichen eines Rezidivs – oft mit dem für den Patienten typischen Symptommuster – auf, sind die Strategien unter ▶ 1.11 anzuwenden. Für die sich an die Akut- und Erhaltungstherapie dann erneut anschließende Rezidivprophylaxe bieten sich verschiedene Optionen an, die durch die Wahl der Behandlungsstrategie in der Akuttherapie (mit)bestimmt werden: Wechsel auf ein Antidepressivum mit unterschiedlichem Wirkmechanismus, Wechsel auf *Lithium*, Kombination zweier Antidepressiva, gleichzeitige Gabe von Antidepressiva und *Lithium* oder aber eine Kombination von Antidepressiva z. B. mit *Quetiapin*. Es gibt Hinweise, dass nur etwa 30 % der Patienten mit rezidivierender depressiver Störung eine medikamentöse Rezidivprophylaxe langfristig fortführen. Bei **Beendigung** einer medikamentösen Rezidivprophylaxe (◘ Tab. 1.7) können psychotherapeutische Maßnahmen einen prophylaktischen Effekt zeigen (▶ 1.4.5). Eine Diagnoseänderung hin zu einer bipolaren Störung wird generell bei 10–20 % gesehen. Risiken von Antidepressiva zur Induktion einer Manie ▶ 2.4.2, ▶ Box 2.
- Der Behandlungserfolg bei Durchführung einer Rezidivprophylaxe sollte in 2- bis 3-monatigem Abstand kontrolliert werden (◘ Tab. 1.7).

1.10.4 Wirkungseintritt

In der Regel wird unter einer Behandlung mit Antidepressiva eine graduelle Besserung im Zeitverlauf beobachtet. Voraussetzung ist eine kontinuierliche antidepressive Pharmakotherapie in einer ausreichend hohen Dosierung. Gut verträgliche Substanzen, bei denen ein rasches Auftitrieren möglich ist, können zu einem schnelleren Wirkeintritt führen. Für *Escitalopram*, *Mirtazapin* und *Venlafaxin* wurde ein solcher früherer Wirkungseintritt in Studien beschrieben (► 1.4.1, Unterschiede im Wirkungs- und NW-Profil von Antidepressiva bei der depressiven Episode). Es gibt Hinweise, dass auch das AAP *Quetiapin* zu einem schnellen Wirkungseintritt führt. Je nach dem pharmakologischen Wirkprofil des Antidepressivums können einzelne Symptomkomplexe des depressiven Syndroms unterschiedlich schnell auf die Therapie ansprechen. Unter *Mirtazapin* besserten sich Schlafstörungen, Agitation und somatische Beschwerden im Behandlungsverlauf schneller als unter SSRI.

- In Bezug auf **depressive Störungen** mehren sich Hinweise, die die weit verbreitete Annahme eines verzögerten Wirkeintritts von Antidepressiva oder psychotherapeutischen Interventionen widerlegen und den hohen prädiktiven Wert einer frühen, graduellen Besserung (*early improvement*) für das Behandlungsergebnis unterstützen. Eine solche, **frühe, mindestens 20 %ige Besserung der Symptomatik** innerhalb der ersten 2 Behandlungswochen stellt einen hochsensitiven Prädiktor für eine spätere, stabile Response oder Remission dar. Dies scheint für verschiedene Schweregrade depressiver Episoden, für Antidepressiva unterschiedlicher pharmakologischer Wirkprofile, für psychotherapeutische Verfahren (KVT) und auch für die Plazeboresponse zu gelten. Dabei ist eine frühe Besserung keine Garantie für eine anhaltende Response oder Remission; das Ausbleiben einer stabilen Response bzw. Remission nach z. B. 8 Behandlungswochen kann hingegen in der Mehrzahl der Fälle durch ein Fehlen einer graduellen Besserung innerhalb der ersten 2 Behandlungswochen vorausgesagt werden (hoher negativer Vorhersagewert).
- Auf der anderen Seite gibt es Studien, die zeigen, dass eine Response unter einer antidepressiven Behandlung auch später im Verlauf noch auftreten kann. Insgesamt ist also die Wahrscheinlichkeit eines Ansprechens in den ersten 3–4 Wochen der Behandlung am größten, die Wahrscheinlichkeit, dass eine bis dahin ausbleibende Wirkung später noch eintritt, hingegen verhältnismäßig gering (Bundesärztekammer et al. 2022).
- In der Behandlung depressiver Störungen mit Antidepressiva kann eine **Wirkungsüberprüfung** (► Box 8) bereits 2 Wochen nach Erreichen der individuellen Zieldosis zur Erfassung einer frühen, graduellen Besserung und ggf. Optimierung der Behandlung sinnvoll sein; sie sollte in jedem Fall 3–4 Wochen nach Erreichen der Standarddosierung erfolgen. Die Wirkungsüberprüfung sollte neben der depressiven Symptomatik auch Aspekte der Teilhabe und Lebensqualität beachten (Bundesärztekammer et al. 2022).
- Bei älteren Patienten kann ein längeres Zuwarten (z. B. 4–6 Wochen) sinnvoll sein, da die Wirklatenz hier länger sein kann.
- Ein prädiktiver Wert einer frühen Besserung für den weiteren Behandlungsverlauf konnte auch in der Behandlung von **GAS** und **SAD** aufgezeigt werden. Hier scheint bei Ausbleiben einer 20 %igen Besserung innerhalb der ersten 4 Behandlungswochen nur noch selten eine spätere Response oder Remission einzutreten. Auch bei **Zwangsstörungen** stellt sich der Therapieerfolg oft erst später im Verlauf ein (nach 8–12 Wochen); meist wird nur eine Teilresponse erreicht.

Box 8

Wirkungseintritt von Antidepressiva – Bewertung

- In der Behandlung depressiver Störungen mit Antidepressiva kann eine Wirkungsüberprüfung bereits 2 Wochen nach Erreichen der individuellen Zieldosis zur Erfassung einer frühen, graduellen Besserung und ggf. Optimierung der Behandlung sinnvoll sein; sie sollte in jedem Fall 3–4 Wochen nach Erreichen der Standarddosierung erfolgen. Bei älteren Patienten kann ein längeres Zuwarten (z. B. 4–6 Wochen) sinnvoll sein, da die Wirklatenz länger sein kann.
- In der Behandlung von GAS und SAD sollte bei Ausbleiben einer graduellen Besserung nach 4 Behandlungswochen eine Anpassung der Therapiestrategie erwogen werden. Bei Zwangsstörungen stellt sich ein Therapieerfolg oft erst nach 8–12 Wochen ein; ein Therapieversuch sollte mindestens 12 Wochen betragen. Meist wird nur eine graduelle Besserung erreicht.
- Bei unzureichender Besserung bieten sich als erste Maßnahmen eine Überprüfung der Diagnose und möglicher Komorbiditäten, eine Überprüfung der Adhärenz, bei Dosierungen im unteren Dosisbereich und guter Verträglichkeit eine Dosiserhöhung und im Weiteren bei Dosierungen im mittleren Dosisbereich eine Plasmaspiegelkontrolle, eine Vertiefung der Psychoedukation und eine konsequente Psychotherapie sowie ein Einsatz von Begleittherapien (Bewegungs- und Lichttherapie sowie ggf. Schlafentzug) an (► 1.11, ◘ Abb. 1.2). Wenn dadurch keine weitere Besserung erzielt werden kann, sollten spätestens nach 3–4 Wochen, bei schweren depressiven Episoden auch früher, weitere Schritte gemäß ► 1.11, ◘ Abb. 1.2 eingeleitet werden.
- Wichtig ist es, auf der einen Seite nicht unnötig lange bei einer wenig erfolgversprechenden medikamentösen Behandlungsstrategie zu verbleiben, auf der anderen Seite einen medikamentösen Behandlungsversuch aber auch nicht vorzeitig abzubrechen und so dem Patienten die Möglichkeit einer späteren Response vorzuenthalten.

1.11 Therapieresistenz und unzureichende Response

Das eigentliche Ziel einer antidepressiven Therapie ist die **Remission**, das Erreichen von Symptomfreiheit sowie die vollständige Wiederherstellung des ursprünglichen Funktionszustandes. Patienten, die eine Remission erreicht haben, besitzen eine günstigere Langzeitprognose. In klinischen Studien wird eine **Response** meist als mindestens 50 %-Reduktion der depressiven Symptomatik, gemessen anhand einer Schweregradskala, definiert. Von einer **partiellen Response** spricht man, wenn die erreichte Besserung zwischen 25 und 50 % nach etwa 4–6 Wochen Behandlung beträgt. **Non-Response** liegt vor, wenn in diesem Zeitraum weniger als 25 % Besserung eintreten. Für eine **Therapieresistenz** gibt es bislang keine unumstritten akzeptierte Definition. Als Minimalkonsens sollte in Bezug auf unipolare depressive Störungen von Therapieresistenz gesprochen werden, wenn zwei verschiedene Antidepressiva

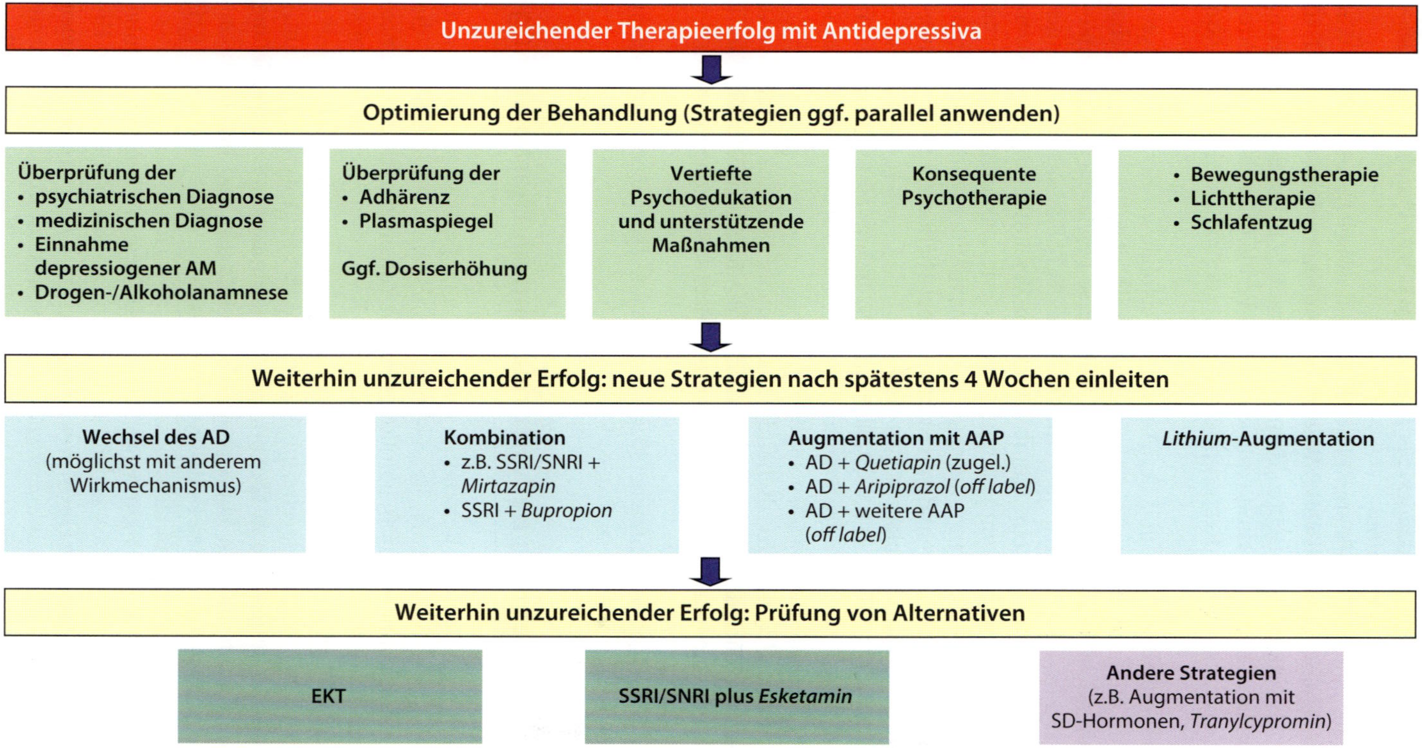

Abb. 1.2 Wichtigste Maßnahmen bei unzureichendem Therapieerfolg. *AD* Antidepressivum, *AAP* atypische Antipsychotika, *AM* Arzneimittel, *SD-Hormon* Schilddrüsenhormon, *EKT* Elektrokonvulsionstherapie

mit unterschiedlichen Wirkprofilen jeweils nach 4–6 Wochen Behandlung in ausreichender Dosis wirkungslos waren.

- Etwa 60 % der Patienten profitieren klinisch nicht in ausreichendem Maße von einem ersten Therapieversuch von 8 Wochen mit einem Antidepressivum; d. h. es kommt nicht zu der gewünschten Remission. Bei 30 % tritt auch nach einem zweiten Versuch keine Remission ein. Schließlich verbleibt auch nach mehreren Therapieversuchen eine Restgruppe chronisch depressiver Patienten von ca. 15 %.
- Je nach erreichter Besserung und der Anzahl der erfolglosen Behandlungsversuche können unterschiedliche Strategien sinnvoll sein, **ohne dass es bislang eine empirisch abgesicherte Reihenfolge der im Folgenden beschriebenen Therapiestrategien gibt**. In der geltenden ***S3-Leitlinie*** werden bei Nichtansprechen einer Therapie mit Antidepressiva eine Kombination mit Psychotherapie, eine Kombinationsbehandlung mit einem Antidepressivum sowie eine Augmentation mit AAP oder *Lithium* gleichwertig empfohlen. Der Wechsel des Antidepressivums wird in den Leitlinien als den anderen Strategien bei Nichtansprechen nachgeordnet bewertet (Bundesärztekammer et al. 2022).
- Der Algorithmus (◘ Abb. 1.2) bezieht sich auf den Beginn einer Therapie mit Antidepressiva, nicht aber auf den Beginn einer psychotherapeutischen Behandlung ohne begleitende Pharmakotherapie.
- Wenn mehrere medikamentöse Behandlungsversuche erfolglos waren, sollte auch ein Ausschleichen der Medikation und ein – zumindest vorübergehender – Verzicht auf eine medikamentöse Behandlung in Betracht gezogen werden.

Zu psychotherapeutischen Verfahren bei Depressionen und speziell bei chronischen Depressionen ► 1.4.5.

1.11.1 Erste Maßnahmen bei unzureichendem Therapieerfolg

Stellt sich in den ersten beiden Behandlungswochen eine partielle Response ein, kann zunächst mit der begonnenen Behandlung fortgefahren werden. Bleibt die Response aus, kann schon früh im Behandlungsverlauf von einer geringen Chance, in den nächsten 2–4 Wochen noch eine Response bzw. Remission zu erreichen, ausgegangen werden (► 1.10).

- Bei Vorliegen einer Non-Response muss zunächst versucht werden, die antidepressive Behandlung – wie in ◘ Abb. 1.2 – zu optimieren. Eine **Vertiefung der Psychoedukation** und eine **konsequente Psychotherapie** sind besonders anzustreben. Als **Begleittherapien** sind Bewegungs- und Lichttherapie sowie ggf. Schlafentzug frühzeitig einzusetzen.
- Eine **Dosiserhöhung** (► 1.9.1) kann bei TZA, MAOH und *Venlafaxin* erfolgreich sein, wenn niedrigere Dosen nicht ausreichend wirksam waren. Eine Erhöhung **über den empfohlenen Dosisbereich** (MAOH) bzw. **über den empfohlenen Serumspiegel** hinaus (TZA, *Venlafaxin*) ist jedoch **nicht sinnvoll**. Ein **TDM** sollte erfolgen, um abzuschätzen, ob eine Dosiserhöhung **zum Erreichen einer Plas-**

makonzentration innerhalb des Referenzbereichs notwendig ist (▶ 1.9.2). Auch sollte besonders auf NW geachtet werden.

- Für die Erfolgschancen einer Dosiserhöhung von **SSRI und anderen neueren Antidepressiva** in der Behandlung depressiver Episoden liegen unterschiedliche Ergebnisse vor; eine Dosiserhöhung erscheint nur bei Dosierungen im unteren empfohlenen Dosisbereich und bei guter Verträglichkeit sinnvoll, um eine **relative Unterdosierung zu vermeiden (**1.9.1). Für ***Duloxetin*** konnte in einer Studie keine verbesserte Wirksamkeit einer Dosierung von 120 mg/d im Vergleich zu 60 mg/d gezeigt werden. Bei Rauchern kann aufgrund einer beschleunigten Clearance jedoch eine höhere Tagesdosis benötigt werden (▶ 1.13.8, Präparat).
- Die Bestimmung der Plasmakonzentration von Antidepressiva im Rahmen des **TDM** (▶ 1.9.2, ▶ 16.9) kann eine relative Unterdosierung aufdecken.
- Wenn die Plasmakonzentration im therapeutischen Bereich liegt, ist eine verbesserte Wirkung durch Dosiserhöhung unwahrscheinlich, eine Dosiserhöhung sollte im Hinblick auf eine zu erwartende höhere Rate an NW nicht erfolgen.
- Bei **weiterhin unzureichendem Therapieerfolg** sollte die Strategie der ◻ Abb. 1.2 eingesetzt werden.

1.11.2 Wechsel des Antidepressivums

Die **Datenlage** zur Wirksamkeit der häufig angewandten Strategie des Wechsels des Antidepressivums im Vergleich zu Augmentationsstrategien (▶ 1.11.4) ist **unzureichend.** Vorteile dieser Strategie sowie auch einer Dosiserhöhung (▶ 1.11.1) bestehen in der Beibehaltung einer Monotherapie mit damit möglicherweise besserer Verträglichkeit, höherer Adhärenz und einem geringeren Risiko eventueller Wechselwirkungen. Von Nachteil sind das mit dem Absetzen eines Antidepressivums verbundene mögliche Auftreten von Absetzsymptomen und der Verlust einer zumindest partiellen Wirksamkeit. Ein Wechsel des Antidepressivums bietet sich insbesondere bei fehlender oder nur geringer Besserung der Symptomatik (Non-Response) oder bei Vorliegen von NW an, die eine Fortführung der Behandlung in ausreichend hoher Dosis erschweren oder eine weitere Dosiserhöhung unmöglich machen. Der Wechsel des Antidepressivums wird in den Leitlinien als den anderen Strategien bei Nichtansprechen nachgeordnet bewertet; ein einmaliger Wechsel erscheint vertretbar, nicht jedoch ein sukzessives Ausprobieren mehrerer Antidepressiva (Bundesärztekammer et al. 2022). Einer Studie nach zeigte eine Augmentation mit *Aripiprazol* Vorteile gegenüber einem Wechsel auf *Bupropion* und einer Kombination mit *Bupropion*. Für ältere Patienten > 65 J. war hier eine Augmentation mit *Aripiprazol* effektiver als ein Wechsel zu *Bupropion*; für Patienten mit gemischten Anteilen war sowohl die Augmentation mit *Aripiprazol* als auch die Kombination mit *Bupropion* günstiger als ein Wechsel zu *Bupropion* (Zisook et al. 2019). In einer weiteren Studie zeigte sich für ältere Patienten ebenfalls ein Vorteil einer Augmentation mit *Aripiprazol* und mit Einschränkungen auch einer Kombination mit *Bupropion* im Vergleich zu einem Wechsel auf *Bupropion* (Lenze et al. 2023). Auch aktuelle Studien weisen auf mögliche Vorteile einer Augmentation z. B. mit *Aripiprazol* oder rTMS im Vergleich zu einem Wechsel des Antidepressivums hin (Papakostas et al. 2024).

Hinweise zum Vorgehen bei der Umstellung von Antidepressiva ▶ 1.9.1.

- Sowohl ein **Wechsel** zu einem Antidepressivum mit gleichem Wirkmechanismus als auch ein Wechsel zu einem Antidepressivum mit unterschiedlichem Wirkmechanismus kann nach einem ersten Therapieversuch erfolgreich sein (s. oben, Einleitung zu ▶ 1.11). Nach Versagen eines ersten SSRI besteht bei einem Wechsel auf einen zweiten SSRI eine 25- bis 50 %ige Response-Chance. Eine Response kann noch nach dreimaligem Wechsel erwartet werden. Alternativ kann direkt oder im Weiteren ein Wechsel auf ein Antidepressivum mit anderem Angriffspunkt im ZNS erfolgen. Dies ist besonders bei schweren depressiven Episoden zu empfehlen, da sich in einer Studie ein Umstellen auf *Venlafaxin* in dieser Gruppe günstiger als ein erneuter SSRI-Versuch herausstellte. In einer anderen Studie wurde bei SSRI-Non-Respondern ein positiver Effekt mit *Duloxetin* gesehen. In einer Metaanalyse ergab sich bei Patienten mit unzureichender Response auf einen ersten SSRI ein geringfügiger, aber signifikanter Vorteil eines Wechsels zu einem Antidepressivum mit anderem Wirkmechanismus (hier *Bupropion*, *Mirtazapin* und *Venlafaxin*) im Vergleich zu einem weiteren Therapieversuch mit einem SSRI.
- Es gibt Hinweise auf mögliche Wirksamkeitsvorteile von *Tranylcypromin*, insbesondere in höheren Dosierungen, bei Therapieresistenz (Einsatz unter strenger Nutzen-Risiko-Abwägung; Karenzzeiten beachten ▶ 1.7.1 und ▶ 1.13.25, Präparat).

1.11.3 Kombinationsstrategien

Darunter wird der gleichzeitige Einsatz von zwei Antidepressiva mit nachgewiesener antidepressiver Wirksamkeit in der jeweiligen Monotherapie verstanden. Auf **mögliche pharmakodynamische und pharmakokinetische Interaktionen** ist bei allen Kombinationen **zu achten**. Es empfehlen sich ggf. Plasmakonzentrationsmessungen (▶ 1.9.2). Kombinationsstrategien bieten sich insbesondere dann an, wenn in einem ersten Therapieversuch eine partielle Response erreicht wurde und die Verträglichkeit gut war. Im Vergleich zu Augmentationsstrategien (▶ 1.11.4) ist die Datenlage zur Wirksamkeit von Kombinationsstrategien allerdings schlechter, es liegen hierzu auch negative Studien vor (z. B. Kessler et al. 2018).

- Bewährt hat sich die **Kombination zweier Antidepressiva mit unterschiedlichen Wirkprofilen**. Dabei ergeben sich durch einen komplementären pharmakologischen Wirkmechanismus neue Response-Chancen, auch kann durch ein unterschiedliches Wirkspektrum eine breitere psychopathologische Symptomatik abgedeckt werden (z. B. Antriebssteigerung durch *Venlafaxin* und gleichzeitige Schlafförderung durch *Mirtazapin*).
- Pharmakologisch sinnvoll ist die Kombination von **SSRI**, **SNRI** oder **TZA** mit dem NaSSA ***Mirtazapin*** oder dem 5-HT_{2A}-Rezeptorantagonisten und 5HT-Wiederaufnahmehemmer (SARI) ***Trazodon*** sowie eine Kombination von **SSRI mit *Bupropion***. Am besten ist die **Hinzugabe von *Mirtazapin* und *Bupropion*** evaluiert. Durch eine Zugabe von *Bupropion* und *Mirtazapin* können sich zudem sexuelle Funktionsstörungen bessern.

- So zeigte die Kombination eines SSRI oder von *Venlafaxin* mit *Mirtazapin* in RCT Wirksamkeit bei Non-Respondern auf eine Monotherapie. Auch fand sich in einer Metaanalyse bei guter Verträglichkeit ein signifikanter Vorteil einer Kombination von SSRI, SNRI oder TZA mit *Mirtazapin*, *Mianserin* oder *Trazodon* (Henssler et al. 2022). Die Zugabe von *Bupropion* zeigte bei Non-Respondern bei geringerer Datenlage ebenfalls Hinweise für Vorteile gegenüber einer Monotherapie.
- Es liegen jedoch auch negative Studien zu Kombinationsstrategien vor; in einer RCT bei therapieresistenter Depression ergab die Kombination von *Mirtazapin* mit SSRI oder SNRI über 12 Wochen keine Vorteile (Kessler et al. 2018).
- Auch die Hinzugabe von ***Reboxetin*** (in D nicht mehr im Handel) zu SSRI, SNRI oder *Mirtazapin* zeigte in offenen Studien Wirksamkeit bei Non-Respondern auf eine Monotherapie.
- Dagegen hat sich die Kombination von *Amitriptylin* mit langsam steigenden Dosen von *Tranylcypromin* nicht bewährt. Sie ist zu risikoreich. Besonders sind die Kontraindikationen zu beachten (MAOH mit Antidepressiva mit überwiegender 5-HT-Wiederaufnahmehemmung oder SSRI/*Venlafaxin*; ► 1.7.1).

1.11.4 Augmentationsstrategien

Unter Augmentation versteht man die Zugabe eines AM, für das in der Monotherapie keine regelmäßige antidepressive Wirksamkeit angenommen wird, zu einem Antidepressivum. Im Hinblick auf die antidepressive Wirksamkeit von *Quetiapin* als AAP oder von *Ketamin/Esketamin* als RAAD bei unipolaren (► 1.4.2) und bipolaren Depressionen (► 2.4.2) auch in der Monotherapie wird die Differenzierung zwischen Kombinations- und Augmentationsstrategien in der hier definierten Bedeutung unscharf. Die Zugabe von *Quetiapin* oder *Ketamin/Esketamin* zu Antidepressiva wird trotz ihrer antidepressiven Eigenschaften üblicherweise den Augmentationsstrategien zugeordnet. Entsprechend den Kombinationsstrategien (s. oben, ► 1.11.3) ist auch bei allen Augmentationsstrategien auf mögliche pharmakodynamische und pharmakokinetische Interaktionen zu achten.

- Die am häufigsten angewandten und am besten evaluierten Augmentationsstrategien sind eine **Augmentation mit AAP und *Lithium***; beide Strategien sind evidenzbasiert und werden in der *S3-Leitlinie* ebenso wie eine Kombinationsbehandlung gleichwertig empfohlen.
- ***Esketamin* intranasal** ist als Zusatz zu SSRI oder SNRI bei therapieresistenten depressiven Episoden zugelassen und stellt eine weitere vielversprechende Behandlungsoption bei Therapieresistenz dar.
- Eine Augmentation mit **Schilddrüsenhormonen** (T3) wird vergleichsweise selten angewandt, die Datenlage ist widersprüchlich. Eine Augmentation mit Schilddrüsenhormonen kann insbesondere bei fehlendem Ansprechen auf andere Strategien in Erwägung gezogen werden. Die Datenlage für **weitere Substanzen** zur Augmentation ist schlechter, sie bleiben Einzelfällen vorbehalten.
- Letztlich gibt es keine abgesicherte **Reihenfolge** der nachfolgend aufgeführten Augmentationsstrategien (s. auch ◼ Abb. 1.2). Entscheidend bei der Wahl ei-

ner Augmentationsstrategie können verschiedene Aspekte wie das NW- bzw. Wirkprofil einzelner Substanzen (z. B. sedierende Eigenschaften, Risiko einer Gewichtszunahme, metabolische Veränderungen), vorliegende Komorbiditäten (z. B. Nierenfunktionsstörungen, arterielle Hypertonie), Alter, Adhärenz (z. B. Notwendigkeit von Plasmaspiegelkontrollen), Handhabbarkeit, die Möglichkeit der Fortführung in der Erhaltungstherapie und Rezidivprophylaxe oder das Vorliegen von Suizidalität (ggf. Vorteile für *Lithium*, *Esketamin* und EKT) sein.

- Als mögliche **Prädiktoren** für einen Erfolg einer *Lithium*-Augmentation werden eine positive Familienanamnese für bipolare Störungen, eine höhere Anzahl depressiver Vorepisoden, eine rezidivierende depressive Störung bei Angehörigen ersten Grades sowie ein höherer Schweregrad der depressiven Symptomatik diskutiert. Als mögliche Prädiktoren für einen Therapieerfolg durch eine Augmentation mit *Aripiprazol* fanden sich in einer Studie ein höheres Alter und das Vorhandensein von gemischten Anteilen (Zisook et al. 2019).
- In Bezug auf **mögliche Wirksamkeitsunterschiede** verschiedener Augmentationsstrategien fanden sich in einer vergleichenden Metaanalyse für *Aripiprazol* und *Quetiapin* die besten Ergebnisse; *Quetiapin*, *Aripiprazol*, Schilddrüsenhormon und *Lithium* zeigten sich Plazebo überlegen (Zhou et al. 2015). In einer weiteren, aktuellen Netzwerk-Metaanalyse über 69 RCT und 25 Behandlungsoptionen ergab sich für 6 Behandlungen eine höhere Response-Rate als unter Plazebo: EKT, TBS, rTMS, *Ketamin*, *Minocyclin* und *Aripiprazol* zeigten sich hier Plazebo signifikant überlegen (Saelens et al. 2025). Die stärksten Effekte wiesen hier neurostimulatorische Verfahren, insbesondere EKT (▶ 1.4.4) auf.
- In einer offenen, randomisierten, direkten Vergleichsstudie zeigten sich bei therapieresistenter Depression eine Augmentation mit *Quetiapin*, eine Monotherapie mit *Quetiapin* und eine *Lithium*-Augmentation vergleichbar wirksam.
- Ein erster, indirekter Vergleich zeigte für *Esketamin* intranasal eine höhere Effektstärke im Vergleich zu AAP (Dold et al. 2020); eine Vergleichsstudie zeigte Vorteile für *Esketamin* intranasal in Kombination mit SSRI/SNRI gegenüber einer Augmentation mit *Quetiapin* (ESCAPE-TRD; Reif et al. 2023). In einer aktuellen systematischen Übersichtsarbeit und Metaanalyse hingegen zeigte sich für *Esketamin* als Zusatz zu Antidepressiva bei therapieresistenter Depression eine den Augmentationsstrategien mit AAP vergleichbare Effektstärke (Fountoulakis et al. 2025). Zum Vergleich EKT und *Esketamin*/*Ketamin* ▶ 1.11.4.

Lithium

Bei der *Lithium*-Augmentation werden *Lithium*-Konzentrationen von 0,5–0,8 mmol/l angestrebt; im höheren Lebensalter reichen oft 0,4–0,6 mmol/l aus (s. auch ▶ 2.13.3, Präparat, ▶ Box 10). Es wird ein synergistischer Effekt über die serotonerge Transmission angenommen. Im Hinblick auf eine mögliche suizidpräventive Wirkung von *Lithium* (▶ Kap. 2), die von antidepressiven Effekten unabhängig zu sein scheint, kann eine *Lithium*-Augmentation insbesondere bei Patienten mit einem hohen Risiko suizidalen Verhaltens erwogen werden. In einer Metaanalyse von 10 RCT zeigte sich eine *Lithium*-Augmentation Plazebo signifikant überlegen. Ein Therapieerfolg kann nach 2–4 Wochen eintreten; in einer Studie zeigte sich bei 40 % der Patienten bereits nach 1–2 Wochen (selten nach 6 Wochen) eine Response. Ist nach 4 Wochen bei sich im therapeutischen Bereich befindlichen *Lithium*-Spiegeln keine Response eingetreten, sollte ein Wechsel der Therapiestrategie erwogen werden. Nach einer Studie sollte eine erfolgreiche *Lithium*-Augmentation mindestens 6 Monate – besser 1 Jahr – fortgeführt werden. Ob ein Absetzen von *Lithium* dann allerdings sinnvoll ist, wurde nicht untersucht. *Lithium* ist zur Augmentation bei therapieresistenter Depression und zur Rezidivprophylaxe bei rezidivierend depressiver Störung zugelassen.

Atypische Antipsychotika

Für die Augmentationsstrategie von SSRI/SNRI mit AAP liegen im Vergleich zu anderen Augmentationsstrategien die meisten Daten vor. In einer ersten Metaanalyse, die 10 RCT unter Berücksichtigung von *Olanzapin*, *Quetiapin* und *Risperidon* umfasste, ergab sich für die genannten AAP als *add-on* zu Antidepressiva eine signifikant positive Wirkung im Vergleich zu Plazebo. In einer weiteren Metaanalyse mit Einbeziehung von 16 RCT, welche *Aripiprazol*, *Olanzapin*, *Quetiapin* und *Risperidon* umfasste, zeigte sich ebenfalls ein signifikanter Wirksamkeitsvorteil einer Augmentation mit AAP im Vergleich zu Plazebo. Vorteile einer Augmentation mit einem AAP gegenüber einem anderen AAP ergaben sich dabei hinsichtlich der Wirksamkeit nicht. Eine Netzwerk-Metaanalyse zu verschiedenen Kombinations- bzw. Augmentationsmöglichkeiten bei therapieresistenter Depression ergab für *Aripiprazol* und *Quetiapin* die besten Ergebnisse (Zhou et al. 2015). In einer weiteren Studie zeigten sich bei therapieresistenter Depression eine Augmentation mit *Quetiapin* (300 mg/d) und eine Monotherapie mit *Quetiapin* (300 mg/d) einer *Lithium*-Augmentation vergleichbar wirksam.

- **Zugelassen** zur Augmentation bei therapieresistenter Depression ist in Europa unter den AAP einzig *Quetiapin* in seiner retardierten Darreichungsform. In den USA sind die AAP *Quetiapin*, *Aripiprazol*, *Olanzapin* in Kombination mit *Fluoxetin*, *Brexpiprazol* sowie *Cariprazin* als *add-on* zu Antidepressiva bei therapieresistenter depressiver Störung zugelassen.
- Die empfohlene Dosierung der AAP ist in der Augmentation niedriger als in der Behandlung schizophrener Störungen.
- Eine Symptomverbesserung kann bei der Augmentation mit AAP bereits früh innerhalb der ersten beiden Behandlungswochen auftreten.
- ***Quetiapin*** (Tagesgesamtdosis 150–300 mg/d) ist in Europa in seiner retardierten Darreichungsform bei depressiven Störungen als *add-on* zu Antidepressiva bei Patienten zugelassen, die unzureichend auf die Monotherapie mit einem Antidepressivum angesprochen haben (▶ 1.4.2). Von Vorteil können sedierende Effekte sein, zu beachten sind metabolische NW sowie insbesondere zu Behandlungsbeginn eine mögliche orthostatische Dysregulation Auf eine dosisabhängige mögliche Verlängerung der QTc-Zeit ist ebenfalls zu achten (▶ 3.15.25, Präparat).
- Eine Augmentation von SSRI/SNRI mit ***Aripiprazol*** hat ebenfalls Wirksamkeit bei unzureichender Response unter Antidepressiva gezeigt. Es zeigen sich Vorteile dieser Augmentation auch für ältere Patienten. In den USA erfolgte für *Aripiprazol* als erstem AAP eine Zulassung in dieser Indikation; in Europa ist nur eine Off-label-Verordnung (Beginn mit 2–5 mg; empfohlene Dosierung 5–10 mg/d, max. 15 mg/d) möglich. Von Vorteil sind ein geringeres Risiko metabolischer NW, eine geringere Sedierung sowie ein geringes Risiko einer Prolak-

tinerhöhung; zu beachten ist ein dosisabhängiges Risiko für Akathisie (▶ 3.15.2, Präparat), sodass die Dosis möglichst niedrig zu wählen ist.

- Die Kombination aus ***Olanzapin*** (3–18 mg/d) und *Fluoxetin* (25–75 mg/d) war ebenfalls bei therapieresistenter Depression wirksam und ist seit 2009 in USA zur Behandlung der therapieresistenten Major Depression zugelassen (OFC, Symbyax). In einer gepoolten Analyse von 5 RCT erwies sich das Ausbleiben eines frühen Ansprechens auf diese Kombinationsbehandlung als hochsensitiver negativer Prädiktor einer späteren Response (s. auch ▶ 1.10). Die Fortführung einer Augmentation mit *Olanzapin* in der Erhaltungstherapie war in einer RCT bei Respondern auf die Kombination aus *Olanzapin* und *Fluoxetin* einer Beendigung von *Olanzapin* und alleinigen Erhaltungstherapie mit *Fluoxetin* überlegen. Die Augmentation anderer Antidepressiva als *Fluoxetin* mit *Olanzapin* ist wenig untersucht. Von Vorteil können die sedierenden Effekte sein, zu beachten ist allerdings das höhere Risiko für metabolische NW und eine Gewichtszunahme (▶ 3.15.18, Präparat).
- Die zusätzliche Gabe von ***Cariprazin*** (1,5–3 mg/d) hat sich ebenfalls als wirksam in der Behandlung der therapieresistenten Depression gezeigt (Sachs et al. 2023); in den USA erfolgte die Zulassung in dieser Indikation. Ein Vorteil von *Cariprazin* liegt im niedrigen Risiko für eine Gewichtszunahme und einer geringen Sedierung (▶ Kap. 3). In den USA ist *Cariprazin* daneben auch zur Behandlung akuter manischer, gemischter und depressiver Episoden bei bipolar affektiver Störung (▶ 2.2) und zur Behandlung der Schizophrenie (▶ 3.4.1, Therapie von Negativsymptomen, und ▶ 3.15.7, Präparat) zugelassen.
- ***Brexpiprazol*** ist neben der Behandlung für Schizophrenie in den USA zusätzlich für die Augmentationsbehandlung von therapieresistenten depressiven Episoden (2–3 mg/d) zugelassen.
- ***Risperidon*** war in einer Dosierung von 1–3 mg wirksam. Eine Fortführung der Gabe von *Risperidon* in der Erhaltungstherapie war allerdings Plazebo nicht überlegen. Die Datenlage ist im Vergleich zu anderen AAP in der Augmentation geringer, auch zeigt *Risperidon* ein vergleichsweise hohes Risiko für EPS (Parkinsonoid) und häufig eine Prolaktinerhöhung (▶ Kap. 3).
- Eine Augmentation mit AAP in möglichst niedriger Dosierung ist eine sinnvolle und wirksame Strategie bei therapieresistenter Depression. Zu bedenken ist bei nachgewiesener Wirksamkeit allerdings das NW-Risiko von AAP insbesondere in der Langzeittherapie. So zeigte sich in einer Kohortenstudie ein erhöhtes Mortalitätsrisiko in Verbindung mit einer Augmentation mit AAP im Vergleich zu einer Kombination mit einem Antidepressivum, insbesondere bei Frauen, älteren Patienten (55–64 J.), und unter *Olanzapin* und *Risperidon* (Gerhard et al. 2020).
- Auch ist weiterhin unklar, über welchen Zeitraum die Gabe eines AAP bei einer Augmentation erfolgen sollte und inwieweit AAP in der Erhaltungstherapie der Depression wirksam und verträglich sind. Erste RCT weisen auf einen möglichen Vorteil der Beibehaltung der Augmentation mit AAP auch in der Erhaltungstherapie hin. Spätestens mit Abschluss der Erhaltungstherapie und ggf. Beginn einer Rezidivprophylaxe sollte die Gabe des AAP möglichst beendet werden.

Der Einsatz von AAP in der Behandlung therapieresistenter depressiver Störungen erfordert eine **eingehende Nutzen-Risiko-Abwägung**, da AAP mit einem Risiko relevanter NW sowohl in der Kurzzeit- als auch insbesondere in der Langzeittherapie einhergehen (z. B. Sedierung, metabolisches Syndrom, Gewichtszunahme, EPS). Ein Einsatz sollte daher erst erfolgen, wenn weniger risikobehaftete Strategien bereits ausgeschöpft wurden.

Stellenwert von Antipsychotika bei depressiven Störungen im Rahmen schizophrener ▶ 3.4.1 und schizoaffektiver Störungen ▶ 3.4.3; Einsatz von Antipsychotika in der Behandlung der schweren depressiven Episode mit psychotischen Symptomen ▶ 3.4.6; Einsatz von Antipsychotika in der Behandlung bipolarer Störungen ▶ 2.4.2.

Ketamin/Esketamin

***Esketamin* intranasal** ist in Kombination mit einem SSRI/SNRI für die Behandlung der therapieresistenten depressiven Episode **zugelassen**; zudem liegt auch eine Zulassung als akute Kurzzeitbehandlung in Kombination mit einer oralen antidepressiven Therapie zur schnellen Reduktion depressiver Symptome, die nach ärztlichem Ermessen einem psychiatrischen Notfall entsprechen, vor. Zeitgleich zur Zulassung und späteren Markteinführung von *Esketamin* intranasal mehrten sich die Erfahrungen und klinischen Angebote einer Off-label-Gabe von *Ketamin* i. v. (▶ 1.4.1).

- Mit der Verfügbarkeit von ***Esketamin* intranasal** als **erstes zugelassenes RAAD** haben sich neue und vielversprechende Optionen in der Behandlung depressiver Störungen und der therapieresistenten depressiven Störung ergeben.
- Prädiktoren für ein präferenzielles Ansprechen auf *Esketamin* intranasal liegen noch nicht vor. Für ein *Ketamin* (*off label*) werden als mögliche **klinische Prädiktoren** für ein bevorzugtes Therapieansprechen eine positive Familienanamnese für Alkoholabhängigkeit oder -missbrauch bei Angehörigen ersten Grades sowie frühe Traumatisierungen in der Kindheit diskutiert. Entgegen erster Annahmen scheint die Stärke der Ausprägung von dissoziativen Symptomen nicht mit einem besseren Ansprechen auf *Ketamin* oder *Esketamin* assoziiert zu sein (▶ 1.4.1).
- Die antidepressive Wirksamkeit von *Ketamin* zeigte sich in mehreren Studien für unipolar und bipolar depressive Episoden gleich stark; nur für die Behandlung der unipolaren depressiven Episode liegt mit *Esketamin* intranasal eine zugelassene Alternative vor.
- Ein erster, indirekter Vergleich zeigte für *Esketamin* intranasal eine höhere Effektstärke im Vergleich zu AAP (Dold et al. 2020); auch eine Vergleichsstudie mit *Quetiapin* retard (ESCAPE-TRD) zeigte Vorteile für *Esketamin* intranasal in Kombination mit SSRI/SNRI gegenüber einer Augmentation mit *Quetiapin* (Reif et al. 2023).
- EKT erscheint möglicherweise wirksamer als *Ketamin* i. v. (Rhee et al. 2022; Ekstrand et al. 2022), insbesondere bei älteren Patienten und bei Vorliegen von psychotischen Symptomen. In einer direkten Vergleichsstudie zeigten sich EKT und *Ketamin* i. v. zwar als gleich wirksam, allerdings zeigte sich hier eine deutliche Präferenz der Studienteilnehmer für *Ketamin* und eine mögliche Unterrepräsentation von Patienten mit positiven Prädiktoren für eine Response auf EKT

(schwere depressive Episoden, katatone Symptome). Insgesamt ist die Stellung von *Esketamin* im Verhältnis zu neurostimulatorischen Verfahren noch unklar.

- Entsprechend der aktuell geltenden *S3-Leitlinie* kann bei einer mittelgradigen bis schweren depressiven Episode, die auf mehrere adäquat durchgeführte Behandlungsversuche nicht angesprochen hat, zusätzlich zu einem Antidepressivum *Esketamin* in intranasaler Applikation angeboten werden. Bei der Wahl zwischen *Esketamin* und neurostimulatorischen Verfahren sollte gemäß den Leitlinien eine partizipative Entscheidungsfindung unter Abwägung von Nutzen und Risiken, der Verfügbarkeit und der individuellen Präferenzen erfolgen (Bundesärztekammer et al. 2022).

Schilddrüsenhormone

Schilddrüsenhormone sollen eine modulierende Wirkung auf die Neurotransmission haben. T4 gilt als „Prohormon“ mit geringer intrinsischer Aktivität und wird im Zielgewebe in T3 als biologisch aktive Form umgewandelt. Die meisten Daten liegen zu einer Augmentation von TZA mit T3 vor, dabei zeigte sich T3 sowohl als Augmentation als auch zum Erreichen eines früheren Wirkeintritts („*acceleration*“) wirksam. Eine Augmentation mit Schilddrüsenhormonen wird vergleichsweise selten angewandt, die Datenlage ist widersprüchlich. Eine Augmentation mit Schilddrüsenhormonen kann nicht als Routineeinsatz empfohlen werden. Der Einsatz kann bei schwerwiegender Therapieresistenz und fehlendem Ansprechen auf andere Strategien in Erwägung gezogen werden.

- **T3** (*Trijodthyronin*, Thybon) war in Dosen von 25–50 µg zu einem TZA und zu SSRI bei therapieresistenter Depression – auch bei euthyreoter Stoffwechsellage – erfolgreich. In einer Studie fand sich kein signifikanter Wirksamkeitsunterschied zwischen einer Augmentation mit *Lithium* oder T3. Vorteile einer Augmentation mit T3 gegenüber einer *Lithium*-Augmentation ergaben sich in dieser Studie in Bezug auf die Verträglichkeit (seltener NW, weniger Therapieabbrüche aufgrund von NW unter T3) und die Einfachheit der Anwendung. Bei Ansprechen (bei bis zu 50 %) kann T3 mit den Antidepressiva langfristig weitergegeben werden.
- Die Schilddrüsenparameter sollten nach 3 Monaten, nach 6 Monaten sowie im Weiteren einmal jährlich oder bei klinischen Anzeichen einer Hyperthyreose bestimmt werden. Ziel ist ein niedrignormales oder auch supprimiertes TSH bei euthyreoter Stoffwechsellage. Bei langfristiger Gabe sollte besonders bei postmenopausalen Frauen auf die Knochendichte geachtet werden (Vitamin-D-Substitution, ggf. Kalziumsubstitution, Knochendichtemessungen alle 2 Jahre).
- Die Zugabe von **T4** (*L-Thyroxin*, 250–400 µg, Beginn mit 100 µg, wöchentlich steigernd) in supraphysiologischen Dosen kann ebenfalls zu einem Therapieerfolg führen. Diese Augmentation ist noch wenig evaluiert, 8 Wochen sollten bis zu einer Response abgewartet werden. Es gibt allerdings auch Studien, in denen diese beiden Augmentationen nicht wirksam waren.

Weitere Arzneimittel zur Augmentation

Eine Augmentation mit den nachfolgend aufgeführten AM kann nicht als Routineeinsatz empfohlen werden, sondern sollte Einzelfällen vorbehalten sein, die auf andere Strategien nicht respondiert haben oder bei denen spezifische Restsymptome wie z. B. Tagesmüdigkeit im Vordergrund stehen.

- Das **Psychostimulans** *Methylphenidat* (▶ Kap. 10) zeigte als *add-on* in 2 RCT Wirksamkeit bei Apathie und Kraftlosigkeit, nicht aber auf die allgemeine depressive Symptomatik. Bei älteren Patienten ergaben sich in einer RCT unter der kombinierten Gabe von *Citalopram* plus *Methylphenidat* Vorteile gegenüber der jeweiligen Monotherapie (▶ 1.12). Eine Augmentation mit *Modafinil* (▶ 5.2.2) zeigte bei uneinheitlicher Studienlage insbesondere auf Restsymptome in Form von schneller Erschöpfbarkeit und Tagesmüdigkeit teilweise gute und rasche Effekte, so auch in einer Metaanalyse. Allerdings schränkt das NW-Profil mit dem Risiko teils schwerwiegender NW den Einsatz ein.
- Positive Ergebnisse aus Beobachtungsstudien und RCT mit kleiner Fallzahl liegen für eine Augmentation mit dem **Dopaminagonisten** *Pramipexol* (▶ 5.10.17, Präparat) vor. In einer aktuellen multizentrischen, plazebokontrollierten Studie fand sich für *Pramipexol* (Zieldosis 2,5 mg, Beginn mit 0,25 mg) als Augmentation zu Antidepressiva eine signifikante Wirksamkeit im Vergleich zu Plazebo (Browning et al. 2025).
- Es gibt aus offenen Studien und RCT Hinweise für mögliche positive Effekte einer zusätzlichen, niedrigdosierten Gabe von ***Buprenorphin*** bei therapieresistenten depressiven Episoden (▶ 1.2, Neue pharmakologische Ansätze); auch eine positive Wirkung auf Suizidideationen wurde beschrieben. Allerdings fielen neuere RCT zu der fixen Kombination aus *Buprenorphin* und dem μ-Opioidrezeptorantagonisten *Samidorphan* negativ aus, die FDA hatte von einer Zulassung abgesehen.
- In einer RCT fand sich eine Wirksamkeit von ***SAM*** (▶ 1.4.2) als Augmentation bei SRI-Non-Respondern. Eine weitere RCT ergab für eine hochdosierte Gabe von ***L-Methylfolat*** (15 mg/d; ▶ 1.4.2) als *add-on* zu SSRI ein positives Ergebnis.
- Orales *Scopolamin* (1 mg/d, ▶ 1.2) war als Add-on-Therapie zu *Citalopram* in einer RCT wirksam.
- Über eine Augmentation mit ***Lamotrigin*** (▶ Kap. 2) gibt es bei der unipolaren Depression einige positive Berichte. In einer offenen Studie zeigte eine Augmentation mit *Lamotrigin* ein der *Lithium*-Augmentation vergleichbar gutes Ergebnis. Zwei RCT mit kleiner Fallzahl zu *Lamotrigin* als Augmentation bei therapieresistenter Depression ergaben allerdings ein negatives Ergebnis. Auch in einer dritten RCT fand sich bei 96 Patienten unter 100–400 mg *Lamotrigin* als *add-on* zu *Paroxetin* kein signifikanter Effekt im Vergleich zu Plazebo; einzig bei Patienten mit schwer ausgeprägter depressiver Episode ergaben sich Hinweise auf eine Überlegenheit von *Lamotrigin*. Zu *Lamotrigin* bei bipolarer Depression ▶ 2.4.2.
- Eine Augmentation mit **Kortisolsynthesehemmern** (*Ketoconazol*, *Metyrapon*) zeigte teils positive Ergebnisse. In einer RCT ergab sich für eine Augmentation mit *Metyrapon* bei therapieresistenter depressiver Episode im Gegensatz zu vorherigen Studien allerdings ein negatives Ergebnis. Weitere Hormonpräparate: ▶ 1.4.2.
- Psychedelika ▶ 1.2.

Nichtmedikamentöse Strategien bei Therapieresistenz

- **EKT** (▶ 1.4.4) ist eine Therapiestrategie mit gut belegter Wirksamkeit bei Therapieresistenz. Neuere Untersuchungen weisen auf die Möglichkeit hin, die EKT schon frühzeitiger einzusetzen.
- **rTMS** (▶ 1.4.4) kann bei therapieresistenten depressiven Episoden versucht werden; sie ist im Vergleich zu EKT als nachgeordnete Option anzusehen. In aktuellen Studien erwies sich rTMS bei Patienten mit therapieresistenter Depression im Vergleich zu einem Wechsel des Antidepressivums oder Augmentationsstrategien als wirksamer, dabei zeigten Patienten auch höhere Erwartungen an eine rTMS als an medikamentöse Therapiestrategien (Dalhuisen et al. 2024; Papakostas et al. 2024).
- **Stimulation des N. vagus** ▶ 1.4.4.; **Tiefe Hirnstimulation** ▶ 1.4.4.
- **Psychotherapeutische Verfahren** bei depressiven Störungen ▶ 1.4.5.

1.12 Antidepressiva im höheren Lebensalter

Die Prävalenz depressiver Störungen im höheren Lebensalter beträgt etwa 15 %, unter Heimbewohnern oder stationären Patienten bis zu 45 %. Depressionen bei älteren Menschen sind häufig chronifiziert, unterdiagnostiziert und untertherapiert. Klagen über kognitive Störungen und Konzentrationsstörungen sowie ausgeprägte, uncharakteristische körperliche Beschwerden (diffuse Schmerzen, Kopfschmerzen, Müdigkeit, Appetitlosigkeit) prägen oft das klinische Bild; körperliche Erkrankungen können die Symptomatik überlagern. Die Folgen einer unbehandelten depressiven Störung im Alter sind reduzierte Lebensqualität, mangelnde Adhärenz, erhöhte Morbidität, Mortalität, verlängerte Krankenhausaufenthalte und ein erhöhtes Suizidrisiko, insbesondere bei Männern.

- Antidepressiva sind auch bei älteren depressiven Patienten wirksam; die Wirklatenz ist allerdings verzögert. Auch zeigte sich für Patienten > 55 J. eine reduzierte Response-Rate sowie für Patienten > 65 J. eine reduzierte Wirksamkeit mit z. T. fehlender Abgrenzbarkeit gegenüber Plazebo. So fand sich in einer Metaanalyse für ältere Patienten ein im Vergleich zu Kindern und Jugendlichen sowie Erwachsenen geringer Therapieeffekt einer Behandlung mit *Fluoxetin* mit einer NNT von 17 für eine Response und einer NNT von 39 für eine Remission. Eine weitere Metaanalyse zeigte für Patienten > 55 J. mit einer NNT von 6,7 für eine Response und einer NNT von 14,4 für eine Remission ein positiveres Ergebnis. Dabei grenzt sich nach einer weiteren Studie eine medikamentöse antidepressive Behandlung insbesondere bei älteren Patienten mit frühem Erkrankungsbeginn (Erkrankungsdauer > 10 Jahre) und mindestens mittelschwerer depressiver Episode gut von Plazebo ab: hier ergab sich eine NNT von 4.
- **SSRI und neuere Antidepressiva** sind gerade im höheren Lebensalter besser verträglich als TZA und **Mittel der ersten Wahl**. Unter den SSRI bieten sich insbesondere *Sertralin* und *Escitalopram* aufgrund des geringen Interaktionspotenzials und fehlender anticholinerger und anderer unerwünschter Off-target-

Effekte an. In einer aktuellen dänischen Kohortenstudie, in der verschiedene klinische Langzeit-Outcome wie Wechsel, Beendigung oder Augmentation des Antidepressivums, Krankenhauskontakte, Suizidversuche oder Selbstverletzungen, Stürze, Mortalität etc. über 1 Jahr nach erster Verordnung bei älteren Patienten untersucht wurden, ergaben sich für *Sertralin* die besten Ergebnisse (Ishtiak-Ahmed et al. 2024).

- Es sollen in der Regel niedrige Anfangsdosen gewählt werden, eine Dosissteigerung sollte langsam erfolgen. *Bupropion*, *Duloxetin*, *Mirtazapin* und *Venlafaxin* werden auch in den empfohlenen Zieldosen gut vertragen (weitere Risikoeinschätzung ▶ 13.1).
- **TZA** sollten im höheren Alter gemieden werden. Es sind **niedrige Anfangsdosen** und **langsame Dosissteigerungen** zu empfehlen; bei ausgeprägten NW sind die Plasmakonzentrationen zu bestimmen.
- Eine **Monotherapie** und ein **einfaches Dosierungsschema** mit einmal täglicher Einnahme des Antidepressivums sollte angestrebt werden.
- Präparate mit den NW einer orthostatischen Hypotonie oder einer ausgeprägten Sedierung sollten wegen der Gefahr von Stürzen vermieden werden.
- Unter SSRI, aber auch bei SNRI und *Mirtazapin*, ist eine mögliche Hyponatriämie (SIADH) insbesondere in den ersten Behandlungswochen durch **Elektrolytkontrollen** auszuschließen (▶ 1.5.11, ▶ 1.8, ◘ Tab. 1.6). Routinekontrollen z. B. der Leber- und Nierenwerte sowie EKG-Ableitungen und RR-Messungen sollten in Abhängigkeit von vorliegenden Vorerkrankungen bei der Eindosierung besonders engmaschig erfolgen.
- Die bei jüngeren Patienten im Falle einer unzureichenden Response favorisierten **Kombinationen/Augmentationen** sind auch im Alter möglich (▶ 1.11.4). In einer Studie erwies sich eine Augmentation mit *Aripiprazol* für ältere Patienten mit therapieresistenter Depression als sicher und wirksam; gegenüber einem Wechsel auf *Bupropion* ergaben sich Vorteile einer Augmentation mit *Aripiprazol* und mit Einschränkungen auch einer Kombination mit *Bupropion* (Lenze et al. 2023). Eine *Lithium*-Augmentation sollte bei Patienten im höheren Lebensalter im Hinblick auf die zunehmenden komorbiden körperlichen Erkrankungen und ein erhöhtes Risiko für Komplikationen im Rahmen der *Lithium*-Behandlung unter besonders strenger individueller Nutzen-Risiko-Abwägung erfolgen (▶ Kap. 2). Auf mögliche Interaktionen sollte im höheren Lebensalter besonders geachtet werden.
- In einer ersten Pilotstudie zeigte sich eine Gabe von ***Ketamin*** i. v. bei älteren Patienten mit therapieresistenter Depression wirksam, sicher und gut verträglich (Oughli et al. 2023).
- In einer RCT zeigten sich unter einer kombinierten Gabe von *Citalopram* und ***Methylphenidat*** (5–40 mg/d) bei älteren Patienten ein schnelleres Ansprechen und eine größere Symptomreduktion gegenüber der jeweiligen Monotherapie.
- In einer RCT zeigte eine 3-wöchige **Lichttherapie** bei älteren Patienten mit depressiver Episode gute Wirksamkeit.
- Die Indikation zur **Psychotherapie** unterscheidet sich nicht von jüngeren Patienten. KVT, Reminiszenztherapie und Problemlösetherapie bieten sich für ältere

Patienten an und sind evaluiert. IPT und psychodynamische Psychotherapie sind Alternativen.

- Auch **EKT** zeigt bei älteren Patienten eine gute Wirksamkeit bei guter Verträglichkeit und stellt eine wichtige Alternative insbesondere bei schweren depressiven Episoden oder Therapieresistenz dar.

Risikoeinschätzung der einzelnen Antidepressiva im Alter ▶ 13.1.

1.13 Präparate

Auf die Angabe der Packungsgrößen wird verzichtet. Bei Generika wird in der Regel auch auf die Angabe der Darreichungsformen verzichtet, abweichende Dosierungen von Generika werden, so weit bekannt, erwähnt. Packungsgrößen und Darreichungsformen müssen ggf. der Fachinformation entnommen werden. Es wird auf die weiterführende und ergänzende Darstellung der NW in ▶ 1.5, der Kontraindikationen in ▶ 1.6, der Besonderheiten im Alter und bei internistischen Erkrankungen in ▶ 1.12 und ▶ Kap. 13 sowie auf spezielle Vorsichtsmaßnahmen bei Kombinationen mit Arzneimitteln und Alkohol (▶ 1.7.1) hingewiesen. Schwangerschaftsrisiken ▶ Kap. 14.

1.13.1 Agomelatin

Agomelatin

Melatoninrezeptoragonist und selektiver Serotoninrezeptorantagonist; NbN: *Melatonin receptor agonist (Mel$_1$, Mel$_2$), receptor antagonist (5-HT$_{2B}$, 5-HT$_{2C}$)*

Agomaval (TAD Pharma)
Agomelatin AbZ[1] (AbZ-Pharma)
Valdoxan (Servier)
Tbl. 25 mg

[1] Aufgrund einer hohen Zahl von Agomelatin-Generika wird auf eine vollständige Auflistung von Präparaten mit der Anfangsbezeichnung „Agomelatin" verzichtet.

- **Pharmakodynamik**
- Melatoninrezeptoragonist (MT_1 und MT_2). Durch selektiven Antagonismus an 5-HT_{2C}-Rezeptoren vermittelte Verstärkung der dopaminergen und noradrenergen Neurotransmission im frontalen Kortex bei fehlender Monoaminwiederaufnahmehemmung.
- Keine anticholinergen oder antihistaminergen Eigenschaften.

- **Pharmakokinetik**
- Orale Bioverfügbarkeit ca. 80 %; T_{max} = 1–2 h; $t_{½}$ = 1–2 h.
- Lineare Kinetik (nur im therapeutischen Dosisbereich), Metabolisierung vorwiegend durch CYP1A2 (90 %, in geringerem Umfang [10 %] auch CYP2C9/C19), keine aktiven Metaboliten.

- Wegen der kurzen HWZ sind bei chronischer Behandlung keine messbaren Talspiegel von *Agomelatin* zu erwarten. Im Einzelfall, z. B. bei einem starken Raucher mit induziertem CYP1A2 und unzureichender Wirksamkeit, kann es sinnvoll sein, Spitzenspiegel (C_{max}) 1–2 h nach Einnahme von *Agomelatin* zu messen. Die Plasmakonzentration sollte 1 h nach Einnahme einer Dosis von 25 mg zwischen 0,1 und 10 ng/ml liegen.

Indikationen und Behandlungshinweise

- *Episoden einer Major Depression*^{z}.
- *Off label* → GAS.
- *Agomelatin* kann bei Umstellung von einem anderen Antidepressivum auch überlappend mit z. B. SSRI/SNRI gegeben werden (aber ▶ Interaktionen). Nach dem Wechsel von einem anderen Antidepressivum auf *Agomelatin*, v. a. wenn dieser abrupt erfolgt, können Absetzsymptome durch das Absetzen des vorhergehenden Antidepressivums auftreten.
- Routineuntersuchungen ▶ 1.8, Kontrolle der Transaminasen.

Dosierung

- Initial 25 mg, ggf. bei unzureichender Wirkung im Verlauf Dosissteigerung auf 50 mg/d^{z} in einer spätabendlichen Einzeldosis (vor dem Schlafengehen).
- Bei Absetzen der Behandlung kein Ausschleichen der Dosis erforderlich (keine Absetzsymptome). Bei Rauchern höhere Dosis wegen beschleunigter Elimination durch Induktion von CYP1A2 (▶ Interaktionen).

Nebenwirkungen, Risikopopulationen und Intoxikationen

Sehr häufig Kopfschmerzen.

Häufig Schwindel, Müdigkeit, Schläfrigkeit, Schlaflosigkeit, Angst, Übelkeit, Diarrhö, Obstipation, Bauchschmerzen, Erbrechen, Gewichtszunahme, Rückenschmerzen, erhöhte Transaminasenwerte (AST- und/oder ALT-Werte, > 3-fach höher als der obere Normbereich bei 1,2 % der Patienten unter 25 mg/d *Agomelatin* und 2,6 % unter 50 mg/d *Agomelatin*).

Gelegentlich Agitiertheit, Aggression, Albträume, ungewöhnliche Träume, vermehrtes Schwitzen, Parästhesien, Restless-Legs-Syndrom, Gewichtsabnahme, verschwommenes Sehen, Migräne, Suizidgedanken, suizidales Verhalten, Manie/Hypomanie, Verwirrtheitszustand, Tinnitus, Ekzeme, Pruritus, Urtikaria, erhöhte γ-GT-Werte (> 3-fach höher als der obere Normbereich).

Sonstige NW Selten Hepatitis, erhöhte alkalische Phosphatase (> 3-fach höher als der obere Normbereich), Ikterus, Leberschädigung einschließlich Leberinsuffizienz (bei Patienten mit Risikofaktoren für eine Leberschädigung in wenigen Ausnahmefällen mit tödlichem Ausgang oder Lebertransplantation). Antidepressiva und Suizidalität ▶ 1.5.12.

Risikopopulationen **Herz:** Keine Anwendungsbeschränkung bei stabilen Herz-Kreislauf-Erkrankungen. **Leber:** Bei Leberfunktionsstörungen kontraindiziert

(Hepatotoxizität ▶ 1.5.4). **Niere:** Bei leichter bis mäßiger Niereninsuffizienz keine Dosisanpassung notwendig; Vorsicht bei schweren Nierenfunktionsstörungen: keine Daten.

❗ Eine Kontrolle der Transaminasen sollte zu Beginn der Behandlung, nach ca. 3, 6, 12 und 24 Wochen sowie bei klinischer Indikation erfolgen. Nach einer Dosissteigerung auf 50 mg sollten Leberfunktionstests erneut in derselben Häufigkeit wie zu Beginn der Behandlung durchgeführt werden. Bei allen Patienten mit erhöhten Transaminasen sollten die Leberfunktionstests innerhalb von 48 h wiederholt werden. Bei Anstieg der Transaminasen über das 3-Fache des oberen Normbereichs sollte *Agomelatin* abgesetzt werden. Auch sollte das AM sofort abgesetzt werden, wenn Symptome einer möglichen Leberschädigung auftreten (z. B. dunkler Urin, hell gefärbter Stuhl, gelbe Haut/Augen, Schmerzen im rechten Oberbauch, anhaltende neu auftretende und unerklärliche Müdigkeit).

Intoxikationen Akzentuierte NW; v. a. Müdigkeit, Somnolenz, aber auch Agitiertheit und Angst; bisher keine Berichte dauerhafter oder ernster Gesundheitsschäden bei Überdosierung.

▪ Kontraindikationen

- Eingeschränkte Leberfunktion (d. h. Leberzirrhose oder aktive Lebererkrankung) oder erhöhte Transaminasenwerte um mehr als das 3-Fache des oberen Normbereichs, gleichzeitige Anwendung von starken CYP1A2-Inhibitoren (▶ Interaktionen), Patienten > 75 J., ältere Patienten mit Demenz.

Relative Kontraindikationen

- Bereits vor der Behandlung erhöhte Transaminasenwerte (oberhalb des Normbereichs, aber unterhalb des 3-Fachen des oberen Normbereichs). Vorliegen von Risikofaktoren für eine Leberschädigung, wie z. B. nichtalkoholisch bedingte Fettleber, Adipositas, Übergewicht, Diabetes, Alkoholmissbrauch und/oder Konsum beträchtlicher Mengen an Alkohol oder Behandlung mit AM, die zu einer Leberschädigung führen können. Mäßige und schwere Niereninsuffizienz.

▪ Interaktionen

- Keine Kombination mit starken **CYP1A2-Inhibitoren** (▶ **Anhang INT**), z. B. *Ciprofloxacin* oder *Fluvoxamin*.
- Vorsicht bei gleichzeitiger Anwendung von mäßigen CYP1A2-Inhibitoren (z. B. *Propranolol*, *Enoxacin*).
- Bei Kombination mit dem moderaten CYP1A2-Inhibitor *Ethinylestradiol* gibt es keine Hinweise auf eine veränderte Wirksamkeit oder Verträglichkeit.
- Bei Rauchern kann es aufgrund der Metabolisierung über CYP1A2 sinnvoll sein, die Tagesdosis auf 50 mg/d zu erhöhen, wenn nach 2 Wochen keine ausreichende Wirksamkeit beobachtet wird.

▪ Bewertung

Antidepressivum mit neuartigem pharmakologischem Profil und günstigem NW-Profil (kaum sexuelle Funktionsstörungen, in der Regel gewichtsneutral, keine gastrointestinalen NW, keine Tagesmüdigkeit, keine Änderung der Schlafarchitektur bei gesunden Probanden, keine Absetzsymptome, keine Verlängerung des QTc-Intervalls). Mögliche Wirksamkeitsvorteile bei Anhedonie, ängstlich-depressiven Patienten und Störungen des Schlaf-Wach-Rhythmus. Auf Interaktionen muss geachtet werden. Dosisabhängiges Risiko für Transaminasenerhöhung, Transaminasen sind regelmäßig zu überprüfen, Vorsicht bei Vorliegen von Risikofaktoren für eine Leberschädigung (► Risikopopulationen). Der Hersteller empfiehlt eine Erhaltungsdosis von 25 mg und eine Erhöhung auf 50 mg im Falle einer nicht ausreichenden Response nach 2 Wochen.

1.13.2 Amitriptylin

Amitriptylin[1]

Trizyklisches Antidepressivum; NbN: *Serotonin, norepinephrine reuptake inhibitor (SERT and NET), receptor antagonist (5-HT$_2$)*

Amineurin (HEXAL)
Tbl.[2] 10/25/50 mg
Tbl.[2] 100 mg (Retardtbl.)
Amitriptylin-neuraxpharm[3] (Neuraxpharm)
Amitriptylin Amarox[3] (Amarox Pharma)

[1] Kombinationspräparat aus *Chlordiazepoxid* und *Amitriptylin* als Limbitrol nur in A und CH im Handel.
[2] Amitriptylin-Generika auch: Tbl. 8,8/22,1/44,2/66,29/75/88,38/100 mg; Lsg. 40 mg/ml.
[3] Aufgrund einer hohen Zahl von Amitriptylin-Generika wird auf eine vollständige Auflistung von Präparaten mit der Anfangsbezeichnung „Amitriptylin" verzichtet.

- **Pharmakodynamik**
  - Etwa gleich starke Hemmung der NA- und 5-HT-Wiederaufnahme (pharmakologisch aktiver Metabolit *Nortriptylin* inhibiert bevorzugt die NA-Wiederaufnahme).
  - Stark ausgeprägte antiadrenerge, aber auch anticholinerge und antihistaminerge Wirkung (bei *Amitriptylin*, weniger beim Metaboliten *Nortriptylin*).

- **Pharmakokinetik**
  - Bioverfügbarkeit ca. 50 %; $t_{1/2}$ = 10–28 h nach oraler Gabe (*Nortriptylin* 18–44 h); T_{max} = ca. 1–5 h.
  - N-Demethylierung bevorzugt durch CYP2C19 und nachgeordnet durch CYP2C8 und CYP2C9 zum aktiven Hauptmetaboliten *Nortriptylin* und Hydroxylierung durch CYP2D6 und CYP3A4.
  - Bei PM von CYP2C19 oder CYP2D6 wird eine Halbierung der üblichen Startdosis empfohlen (Stingl und Brockmöller 2013).

- Plasmakonzentration (Summe *Amitriptylin* plus *Nortriptylin*): 80–200 ng/ml[p].

▪ Indikationen und Behandlungshinweise

- *Depressive Erkrankungen (Episoden einer Major Depression)*[z].
- *Neuropathische Schmerzen*[z], *prophylaktische Behandlung von chronischen Spannungskopfschmerzen*[z], *Migräneprophylaxe*[z].
- *Enuresis nocturna bei Kindern ab 6 J.*[z].
- *Off label* → Fibromyalgiesyndrom → Bulimie → Colon irritabile.
- Ausgeprägter sedierender Effekt kann bei Schlafstörungen oder Suizidalität vorteilhaft sein.
- Aufgrund der antihistaminergen Wirkung mögliche Vorteile bei Pruritus und Urtikaria bei depressiven Syndromen im Rahmen dermatologischer Erkrankungen.
- Routineuntersuchungen ▶ 1.8.

▪ Dosierung

Oral

- **Depressive Episoden:** Initial 25 mg vor dem Schlafengehen, dann 2–3 × 25 mg, Erhaltungsdosis 3 × 50 mg oder 2 × 75 mg/d (ambulant: 150 mg/d[z]). Bei älteren Patienten kann die halbe Dosis ausreichend sein. Stationär Erhöhung bis auf 300 mg/d[z] möglich. Dosisanpassung ebenfalls bei geschwächten Patienten sowie Patienten mit kardialen oder zerebralen Schädigungen sowie Kreislauf- und Atemschwäche oder eingeschränkter Leber- oder Nierenfunktion. Es empfiehlt sich eine Dosisverteilung (z. B. 1/3 morgens, 2/3 abends) und eine Einstellung mit Kontrolle der Plasmakonzentrationen von *Amitriptylin* und *Nortriptylin.*
- **Schmerzsyndrome:** Initial 25 mg abends, Erhaltungsdosis meist 25–75 mg/d abends, in Einzelfällen bis 150 mg/d.
- **Schlafstörungen** ohne depressive Symptomatik: 25–50 mg (für diese Indikation allein aber nicht zugelassen) (▶ 5.1.2 und ▶ 5.1.3).
- **Enuresis:** Kinder von 6–10 Jahren 10–20 mg; ab 11 Jahren 25–50 mg, 1–1,5 h vor dem Schlafengehen (▶ 5.8).
- Fibromyalgiesyndrom: 25–50 mg/d, Migräneprophylaxe: 25–150 mg/d.

▪ Nebenwirkungen, Risikopopulationen und Intoxikationen

Sehr häufig Müdigkeit, Benommenheit, Schläfrigkeit, Schwindel, Kopfschmerz, Dysarthrie, Hypotonie, orthostatische Dysregulation (insbesondere bei älteren Patienten), Herzklopfen, Tachykardie, Herzrhythmusstörungen, Schwitzen, Tremor, Mundtrockenheit, Durstgefühl, verstopfte Nase, Aggression, Akkommodationsstörungen, Obstipation, Übelkeit, Gewichtszunahme, meist passageres Ansteigen der Leberenzymaktivität.

Häufig Innere Unruhe, Verwirrtheit, Agitiertheit, Durstgefühl, Hyponatriämie, Aufmerksamkeitsstörungen, Geschmacksstörungen, Mydriasis, Parästhesie, Ataxie, Miktionsstörungen, Hautausschläge, Libidoverlust, Erektionsstörung, AV-Block, Schenkelblock, QTc-Verlängerung, EKG-Veränderungen. Bei älteren

Patienten erhöhtes Risiko für delirante Syndrome, insbesondere unter rascher Dosissteigerung.

Gelegentlich Kollapszustände, Erregungsleitungsstörungen, Verstärkung einer bestehenden Herzinsuffizienz, Hypertonie, Hypomanie, Manie, Diarrhö, Erbrechen, Zungenödem, Angst, Schlaflosigkeit, Albträume, Konvulsionen, Tinnitus, erhöhter intraokulärer Druck, allergische Reaktionen der Haut, allergische Vaskulitis; Ileus, Harnretention, Blutbildveränderungen (insbesondere Leukopenien), Leberfunktionsstörungen (z. B. cholestatische Hepatose), Galaktorrhö.

Sonstige NW Sehr selten Knochenmarkdepression, Agranulozytose, Krampfanfälle, Glaukomanfälle, Kardiomyopathien, Arrhythmien, Verlängerung der QTc-Zeit mit TdP (▶ 1.5.1, ◘ Tab. 1.5). Alteration der Thrombozytenfunktion mit selten verlängerter Blutungszeit und/oder Anzeichen einer Blutung unter Antidepressiva mit (selektiver) Hemmung der Serotoninwiederaufnahme: ▶ 1.5.3. Antidepressiva und Suizidalität ▶ 1.5.12. Absetzsymptome unter Antidepressiva ▶ 1.5.10.

Risikopopulationen **Herz:** Als TZA ausgeprägte anticholinerge (v. a. Herzfrequenzanstieg) sowie α_1-antiadrenerge (orthostatische Dysregulation) und natriumkanalblockierende (Depolarisationsverzögerungen) Wirkung, weiterhin QTc-Zeit-Verlängerung mit arrhythmogenem Potenzial möglich (▶ 1.5.1). Daher sollte eine Anwendung bei KHK nicht erfolgen; auch bei sonstiger kardialer Vorschädigung (Erregungsleitungsstörungen jeglicher Art, Blockbilder im EKG, Herzinsuffizienz und sonstige symptomatische Herzerkrankung) sollte die Substanz nicht oder nach sorgfältiger Nutzen-Risiko-Abwägung nur mit äußerster Vorsicht angewendet werden. **Leber** und **Niere:** Bei leichten bis mittelgradigen Funktionsstörungen Laborkontrollen und Dosisanpassung, keine Anwendung bei schwerer Ausprägung (Hepatotoxizität ▶ 1.5.4).

Intoxikationen Akzentuierte NW; zentrales anticholinerges Syndrom (▶ 12.8.2) mit deliranter Symptomatik, Bewusstseinsstörungen bis zum Koma, epileptische Anfälle, Hypotension, EKG-Veränderungen (PQ-, QTc-Intervall-Verlängerung, AV-Block I–III), Herzrhythmusstörungen, Kreislaufdepression, pulmonale Komplikationen bis zur respiratorischen Insuffizienz, Lungenödem, metabolische Azidose.

Kontraindikationen

- Harnverhalt, Engwinkelglaukom, Prostatahyperplasie mit Restharnbildung, Delir, Pylorusstenose, paralytischer Ileus; angeborenes Long-QT-Syndrom oder andere klinisch signifikante kardiale Störungen (insbesondere Erregungsleitungsstörungen, kürzlich zurückliegender Myokardinfarkt, Arrhythmien und KHK), Hypokaliämie, Bradykardie, gleichzeitige Anwendung von AM, die ebenfalls das QTc-Intervall verlängern oder eine Hypokaliämie hervorrufen können, gleichzeitige Behandlung mit MAOH (▶ 1.7.1, ▶ 1.6).

Relative Kontraindikationen

- Prostatahyperplasie ohne Restharnbildung, schwere Leber- und Nierenerkrankungen, erhöhte Anfallsbereitschaft, Störungen der Blutbildung.

- **Interaktionen**
- Keine Kombination mit MAOH (bei therapieresistenten Depressionen und unter Beachtung aller notwendigen Vorsichtsmaßnahmen und langsamer Dosissteigerung zusätzliche Gabe von MAOH im Einzelfall möglich; ▶ 1.7.1).
- Keine Kombination mit anticholinergen Substanzen, z. B. *Biperiden*, *Benztropin*, *Trihexiphenyl* oder *Metixen*.
- QTc-Zeit-Verlängerung bekannt: Keine Kombination mit *Thioridazin* und *Pimozid*. Vorsicht mit anderen QTc-Zeit-verlängernden AM.
- Vorsicht bei Kombination mit *Tramadol*, potenziell erhöhtes Risiko eines Krampfanfalls oder Serotoninsyndroms.
- Vorsicht bei gleichzeitiger Einnahme zentral dämpfend wirkender AM: mögliche Wirkverstärkung.
- Vorsicht bei Kombination mit AM, die Hypokaliämie/Hypomagnesiämie verursachen können (Risiko für Arrhythmien).
- Bei gleichzeitiger Thrombozytenaggregationshemmung oder Antikoagulation sollten, wenn möglich, Substanzen mit fehlender relevanter Affinität zum Serotonintransporter vorgezogen werden (▶ 1.5.3).
- Bei Kombination mit Antikoagulanzien regelmäßige Kontrolle der Blutgerinnung.
- Vorsicht bei Kombination mit **CYP2D6-** oder **CYP1A2-Inhibitoren**, z. B. *Bupropion*, *Fluoxetin*, *Fluvoxamin*, *Paroxetin* oder *Propranolol*, ebenso bei Kombination mit **CYP3A4-Induktoren**, z. B. *Carbamazepin* (▶ **Anhang INT**); Kontrolle der Plasmaspiegel empfohlen.

❗ Unter Kombination mit *Fluoxetin* ist über schwere Intoxikationen berichtet worden.

- **Bewertung**

Lang bewährtes TZA mit ausgeprägter sedierender Wirkung (bei Schlafstörungen oder Suizidalität vorteilhaft), aber starken anticholinergen Eigenschaften. Möglicherweise Vorteile bei Depressionen mit körperlichen Symptomen, chronischen Schmerzen und ausgeprägten Schlafstörungen. In niedriger Dosis sehr häufig bei chronischen Schmerzsyndromen eingesetzt. TDM unter *Amitriptylin* gut untersucht. Sehr häufig Gewichtszunahme und passageres Ansteigen der Leberenzyme. Verträglichkeit und therapeutische Breite geringer als bei den neueren Antidepressiva. Vorsicht insbesondere bei älteren Patienten.

1.13.3 Bupropion

Bupropion

Kombinierter selektiver Noradrenalin-Dopamin-Wiederaufnahmehemmer (NDRI); NbN: *Norepinephrine, dopamine reuptake inhibitor (NET, DAT), releaser (NE, DA)*

Bupropion Accord[1] (Accord)

Elontril (GlaxoSmithKline)
Tbl. 150/300 mg

[1] Aufgrund einer hohen Zahl von Bupropion-Generika wird auf eine vollständige Auflistung von Präparaten mit der Anfangsbezeichnung „Bupropion" verzichtet.

- **Pharmakodynamik**
  - Kombinierter NA- und DA-Wiederaufnahmehemmer. Minimale Wirkung auf die Serotoninwiederaufnahme, auf postsynaptische Rezeptoren des cholinergen, adrenergen, histaminergen, dopaminergen oder serotonergen Systems.

- **Pharmakokinetik**
  - Elontril: T_{max} = ca. 5 h (*Bupropion*), $t_{1/2}$ = 9–25 h; die pharmakologische Wirkung wird im Wesentlichen über den Hauptmetaboliten *Hydroxybupropion* (T_{max} = 5–8 h, $t_{1/2}$ = 16–26 h) ausgeübt (Konzentrationen 3- bis 14-fach höher als die der Muttersubstanz), weitere aktive Metaboliten; Hauptenzym der Metabolisierung von *Bupropion* ist CYP2B6 und in geringem Umfang CYP1A2, 2A6, 2C9, 2D6, 2E1 und 3A4. Tablette mit veränderter, d. h. diffusionskontrollierter Wirkstofffreisetzung (im Gegensatz zur Retardtablette Zyban), sonst ► 7.4.4, Präparat.
  - Plasmakonzentration (nur *Hydroxybupropion*, *Bupropion* ist bei Raumtemperatur instabil): 850–1500 ng/ml[(p)].

- **Indikationen und Behandlungshinweise**
  - *Episoden einer depressiven Erkrankung (Episoden einer Major Depression)*[z].
  - *Off label* → Prophylaxe der SAD (in den USA in dieser Indikation zugelassen) → ADHS → sexuelle Funktionsstörungen unter Antidepressiva → RLS-Beschwerden (auch unabhängig vom Vorliegen depressiver Symptome) → Bulimie.
  - Als Zyban *zur Entwöhnungsbehandlung bei Nikotinabhängigkeit in Verbindung mit unterstützenden motivierenden Maßnahmen*[z] zugelassen (► 7.4.4, Präparat).
  - In Kombination mit *Naltrexon* (Mysimba) zum *Gewichtsmanagement*[z] zugelassen (► 9.3.1, Präparat).
  - Zur Kombination mit SSRI geeignet, auch mögliche Reduktion sexueller Funktionsstörungen durch SSRI bei Zugabe von *Bupropion*. Mögliche Vorteile bei ADHS (► 10.3.2).
  - Bei bipolarer Depression geringeres Switch-Risiko als unter *Venlafaxin*.
  - Vorteil einer Gewichtsneutralität sowie eines im Vergleich zu anderen Antidepressiva geringen Risikos sexueller Funktionsstörungen. Keine Prolaktinerhöhung. Keine QTc-Zeit-Verlängerung. Dosisabhängiges Risiko für das Auftreten von Krampfanfällen.
  - Aufgrund der amfetaminähnlichen chemischen Struktur ggf. falsch positive Ergebnisse für Amfetamine in Urindrogenschnelltests.

Routineuntersuchungen ► 1.8, Anfallsanamnese, Blutdruckkontrollen.

1

- **Dosierung**
- 150 mg/d, Steigerung auf 300 mg/d[z] als morgendliche Einmalgabe möglich. In den USA bis 450 mg/d zugelassen.
- In der Raucherentwöhnungsbehandlung ▶ 7.4.4, Präparat.
- Im Gewichtsmanagement bei Adipositas und Übergewicht ▶ 9.3.1, Präparat.
- In der Regel keine Absetzsymptome.

- **Nebenwirkungen, Risikopopulationen und Intoxikationen**

Sehr häufig Schlaflosigkeit, Kopfschmerzen, Mundtrockenheit, Übelkeit und Erbrechen.

Häufig Erhöhter Blutdruck (manchmal schwerwiegend), Schwindel, Zittern, Agitiertheit, Angst, Asthenie, Appetitlosigkeit, Geschmacksstörungen, Sehstörungen, Tinnitus, Gesichtsröte, Hautausschlag, Schwitzen, Fieber, Brustschmerzen, Bauchschmerzen, Obstipation, Überempfindlichkeitsreaktionen wie Urtikaria.

Gelegentlich Konzentrationsstörungen, Depressionen, Verwirrtheit, Gewichtsverlust, Tachykardie.

Sonstige NW Dosisabhängiges Risiko für Krampfanfälle (1/1000). Sehr selten erhöhte Leberenzymwerte, Ikterus, Hepatitis, Änderungen in der Miktionsfrequenz und/oder Harnverhalt, Halluzinationen, ungewöhnliche Träume, paranoide Vorstellungen, Aggressivität, Reizbarkeit, Unruhe. Aus der klinischen Anwendung liegen Berichte über teils schwerwiegende Blutdruckerhöhungen sowohl bei Patienten mit als auch ohne vorbestehende Hypertonie vor. Einzelfallberichte über missbräuchliche Anwendung mit Inhalation bzw. intranasaler Insufflation von zerkleinerten Tabletten oder Injektion von gelöstem *Bupropion*. Berichte über Krampfanfälle und/oder Todesfälle bei intranasaler oder parenteraler Injektion. Erhöhtes Risiko für Engwinkelglaukom. *Bupropion* kann das Brugada-Syndrom demaskieren. Dabei handelt es sich um eine seltene Erbkrankheit des kardialen Natriumkanals mit charakteristischen EKG-Veränderungen. Bei Patienten mit Brugada-Syndrom oder einer positiven Familienanamnese für Herzstillstand oder plötzlichen Tod ist Vorsicht geboten.

Die in plazebokontrollierten Studien beobachteten NW sind in der Häufigkeit ihres Auftretens und der Relevanz bezüglich einer Nutzen-Risiko-Bewertung je nach Anwendung von *Bupropion* als Antidepressivum oder in der Raucherentwöhnungsbehandlung unterschiedlich bewertet worden. Manche der als NW aufgeführten Symptome können auch in der jeweils anderen Indikation aufgetreten sein, ▶ 7.4.4, Präparat. Dies gilt möglicherweise auch für die vom Hersteller angegebene NW „Depression". Antidepressiva und Suizidalität ▶ 1.5.12.

Risikopopulationen **Herz:** Aufgrund möglichen Blutdruckanstiegs insbesondere bei Patienten mit bekannter arterieller Hypertonie entsprechende Überwachung; ansonsten gute kardiovaskuläre Verträglichkeit, allerdings ist die Datenlage begrenzt; in vielen Studien keine Auswirkung auf die QTc-Zeit. Vorsicht bei Patienten mit

Brugada-Syndrom. **Leber** und **Niere:** Bei leichten bis mittelgradigen Funktionsstörungen Laborkontrollen und Dosisanpassung (Maximaldosis 150 mg/d), möglichst keine Anwendung bei schwerer Ausprägung (Hepatotoxizität ▶ 1.5.4).

Intoxikationen Akzentuierte NW; delirante Symptomatik mit Verwirrtheit und Agitation, Krampfanfälle, Bewusstseinsstörungen bis zum Koma, EKG-Veränderungen mit Reizleitungsstörungen und QTc-Zeit-Verlängerung, Herzrhythmusstörungen.

Kontraindikationen

- Epileptische Anfälle aktuell oder in der Vorgeschichte; Tumor des ZNS; Alkoholentzugsbehandlung oder Entzug eines anderen Präparats mit während des Entzugs erhöhtem Risiko des Auftretens von Krampfanfällen; schwere Leberzirrhose; Bulimie oder Anorexia nervosa aktuell oder in der Vorgeschichte, ▶ 1.6.

Relative Kontraindikationen

- Vorliegen von prädisponierenden Faktoren, die das Risiko für das Auftreten von Krampfanfällen erhöhen (gleichzeitige Gabe von Substanzen, die die Krampfschwelle herabsetzen, Alkoholmissbrauch, Anamnese eines Schädel-Hirn-Traumas, Diabetes), höhergradig eingeschränkte Leber- und Nierenfunktion.
- Beim Einsatz von *Bupropion* in der Raucherentwöhnung gilt das Vorliegen einer bipolaren Störung aufgrund einer möglichen Induktion einer manischen Episode als Kontraindikation. In der Indikation als Antidepressivum scheint das Risiko dagegen geringer als unter *Venlafaxin*.

Interaktionen

- Keine Kombination mit MAOH. *Bupropion* kann 14 Tage nach Absetzen eines irreversiblen MAOH bzw. 24 h nach Absetzen von *Moclobemid* angesetzt werden.
- Keine Kombination mit *Tamoxifen* wegen Hemmung von CYP2D6 und damit der Bildung des aktiven Metaboliten von *Tamoxifen*.
- Keine Kombination mit *Metoprolol*, da *Bupropion* den Abbau über CYP2D6 hemmt, stattdessen eher *Bisoprolol*.
- Vorsicht bei Kombination mit Dopaminergika (*L-Dopa*), *Amantadin* und *Methylphenidat* (vermehrte NW möglich).
- Die gleichzeitige Gabe von Substanzen, die die Krampfschwelle herabsetzen (Antipsychotika, Antidepressiva, *Theophyllin*, systemische Steroide, Antimalariamittel, Chinolone, sedierende Antihistaminika), kann das Risiko für Krampfanfälle erhöhen.
- *Bupropion* **hemmt CYP2D6**. Vorsicht ist daher geboten mit AM, die **Substrate** von **CYP2D6** (▶ **Anhang SUB**) sind.
- In einer Studie führte *Bupropion* zu einem Anstieg der C_{max}- und AUC-Werte von *Citalopram* um 30 % bzw. 40 %.
- Möglicherweise reduzierte *Digoxin*-Spiegel bei gleichzeitiger Anwendung von *Bupropion* und *Digoxin*.
- Vorsicht bei Kombination mit **Inhibitoren** von **CYP2B6**, z. B. *Efavirenz* oder *Rifampicin* (erhöhte *Bupropion*- und erniedrigte *Hydroxybupropion*-Plasmakonzentrationen) (▶ **Anhang INT**).

- Reduzierte Konzentration von *Bupropion* und seinen Hauptmetaboliten bei Kombination mit *Ritonavir*, *Ritonavir* plus *Lopinavir* und *Efavirenz* (möglicherweise verminderte Wirksamkeit, höhere Dosen notwendig).
- **Rauchen** steigert die Aktivität von CYP1A2 durch Enzyminduktion. Wenn *Bupropion* zur Raucherentwöhnung eingesetzt wird, ist mit einer verminderten Clearance und einem Anstieg der Plasmakonzentrationen von solchen AM zu rechnen, die **Substrate** von **CYP1A2** (▶ **Anhang SUB**), z. B. *Clozapin*, *Olanzapin*, sind.

! Wenn bei fehlender Therapieresponse unter *Bupropion* mit einem SSRI kombiniert werden soll, ist im unteren Dosisbereich mit dem SSRI zu beginnen.

▪ Bewertung

Nichtsedierendes Antidepressivum mit möglichen Vorteilen bei anhedon/gehemmt-depressiven Patienten; positive Wirkung auf Erschöpfung und Hypersomnie. Antidepressive Wirksamkeit vergleichbar den SSRI und *Venlafaxin*. Vorteil einer Gewichtsneutralität (Gewichtsabnahme möglich), in der Regel keine QTc-Zeit-Verlängerung, geringes Risiko sexueller Funktionsstörungen. Dosisabhängiges Risiko für das Auftreten von Krampfanfällen, Blutdruckerhöhung. Mögliche Nachteile bei Patienten mit ausgeprägter innerer Unruhe, Schlafstörungen sowie bei komorbiden Angststörungen. Hemmt CYP2D6, dies macht man sich bei der Kombination mit *Dextromethorphan* zunutze (in USA in dieser Kombination zugelassen als RAAD), Interaktionen beachten (keine Kombination mit *Tamoxifen*, *Metoprolol* u. a.). Zur Kombination mit SSRI geeignet, mögliche Reduktion sexueller Funktionsstörungen bei Zugabe von *Bupropion*.

1.13.4 Citalopram

Citalopram

Selektiver Serotoninwiederaufnahmehemmer (SSRI); NbN: *Serotonin reuptake inhibitor (SERT)*

Cipramil (Lundbeck)
Tbl.[1] 20/40 mg
Amp. 20 mg = 0,5 ml Infusionslösungskonzentrat (5 Amp.)
Citalon (Krewel Meuselbach)
Citalopram AbZ[2] (AbZ-Pharma)

[1] Citalopram-Generika auch: Tbl. 10/30 mg.
[2] Aufgrund einer hohen Zahl von Citalopram-Generika wird auf eine vollständige Auflistung von Präparaten mit der Anfangsbezeichnung „Citalopram" verzichtet.

- **Pharmakodynamik**

- Selektive Hemmung der 5-HT-Wiederaufnahme.
- Keine anticholinergen Eigenschaften, geringfügig antihistaminerge Eigenschaften.
- Razemat, inaktives R-Enantiomer verringert die Affinität des aktiven S-Enantiomers *Escitalopram* für den Serotonintransporter und weist damit möglicherweise einen interferierenden Effekt auf (s. auch *Escitalopram*).

- **Pharmakokinetik**

- Orale Bioverfügbarkeit ca. 80 %; $t_{1/2}$ = ca. 36 h; T_{max} = 1–5 h.
- Metabolisierung bevorzugt durch CYP2C19 und nachgeordnet über CYP2D6 und CYP3A4 zu den Metaboliten: *Desmethylcitalopram* ($t_{1/2}$ = ca. 50 h, 1/6 der Aktivität von *Citalopram*), *Didesmethylcitalopram* ($t_{1/2}$ = ca. 100 h).
- Das aktive Enantiomer *Escitalopram* zeigt eine schnellere Clearance als *R-Citalopram*, sodass bei Mehrfachgabe *R-Citalopram* und *Escitalopram* in einem Verhältnis von etwa 3:1 vorliegen.
- Plasmakonzentration: 50–110 ng/ml[(p)].

- **Indikationen und Behandlungshinweise**

- *Depressive Erkrankungen*[z].
- *Panikstörung mit oder ohne Agoraphobie*[z].
- A und CH: *Zwangsstörungen*[z].
- *Off label* → Zwangsstörungen (D) → prämenstruelle dysphorische Störung → PTBS → GAS → soziale Angststörung → klimakterische Beschwerden → Binge-Eating-Störung → Colon irritabile.
- Möglicherweise vermittelt über milde antihistaminerge Eigenschaften bei einigen Patienten geringfügig sedierende Effekte und gelegentlich Gewichtszunahme.
- Routineuntersuchungen ▶ 1.8.

- **Dosierung**

Oral

- **Depression:** 20 mg/d in einer morgendlichen Einzeldosis (niedrigste wirksame Dosis und Erhaltungsdosis); im weiteren Verlauf ggf. Steigerung auf max. 40 mg/d[z].
- **Panikstörung:** Mit 10 mg beginnen, Steigerung auf 20 mg/d, im weiteren Verlauf max. 40 mg/d[z].
- **Zwangsstörungen:** 20 mg/d als Anfangsdosis, diese kann bei Bedarf bis auf 40 mg/d[z] erhöht werden.
- Ältere Patienten: 10–20 mg/d, im weiteren Verlauf max. 20 mg/d[z].
- Bei eingeschränkter Leberfunktion Dosisanpassung (Beginn mit 10 mg/d; max. 20 mg/d[z]); bei leichten bis mäßigen Nierenfunktionsstörungen keine Dosisanpassung erforderlich.
- Dosisanpassung (Plasmaspiegelkontrolle) bei Patienten mit verringerter oder beschleunigter Verstoffwechselung über CYP2C19 (Interaktionen).

Parenteral

- Die Dosis entspricht bei einer i. v.-Gabe der oralen Dosis.

Nebenwirkungen, Risikopopulationen und Intoxikationen

Sehr häufig Schläfrigkeit, Schlaflosigkeit, Kopfschmerzen, Asthenie, vermehrtes Schwitzen, Tremor, Mundtrockenheit, Übelkeit, Obstipation, Akkommodationsstörungen.

Häufig Müdigkeit, gestörtes Allgemeinbefinden, Apathie, Konzentrationsstörungen, Aufmerksamkeitsstörungen, Ängstlichkeit, Nervosität, Agitiertheit, Verwirrtheit, anormale Träume, Sehstörungen, EPS, Myalgien, Arthralgien, Gähnen, Rhinitis, verminderter Appetit, Gewichtsabnahme, Geschmacksstörungen, Diarrhö, Erbrechen, Verdauungsstörungen, Flatulenz, vermehrter Speichelfluss, Abdominalschmerzen, Tachykardie, Herzklopfen, orthostatische Hypotonie, Tinnitus, Parästhesien, Schwindel, Juckreiz, Fieber, Hautausschlag, Harnretention, sexuelle Störungen.

Gelegentlich Krampfanfälle, gesteigerter Appetit, Gewichtszunahme, Synkopen, Bradykardie, Mydriasis, Purpura, Photosensibilität, Urtikaria, allergische Reaktionen, Husten, Atemnot, Haarausfall, Ödeme, anormale Ergebnisse von Leberfunktionstests, Aggression, Depersonalisation, Halluzinationen, Manie, Euphorie.

Sonstige NW Selten Hyponatriämie, SIADH (▶ 1.5.11), dann v. a. bei älteren Patienten. Dosisabhängiges Risiko einer QTc-Zeit-Verlängerung (▶ 1.5.1), Fälle ventrikulärer Arrhythmien einschließlich TdP sind berichtet. Die Patienten sollten angehalten werden, sich bei Anzeichen von Herzrhythmusstörungen wie z. B. Palpitationen, Kurzatmigkeit, Schwindel oder Synkopen unverzüglich ärztlich vorzustellen. Selten Hepatitis, Ekchymosen. Alteration der Thrombozytenfunktion mit selten verlängerter Blutungszeit und/oder Anzeichen einer Blutung unter Antidepressiva mit (selektiver) Hemmung der Serotoninwiederaufnahme: ▶ 1.5.3. Antidepressiva und Suizidalität ▶ 1.5.12. Absetzsymptome unter Antidepressiva ▶ 1.5.10. Sexuelle Funktionsstörungen unter Antidepressiva ▶ 1.5.8 und ▶ 8.2.6.

Risikopopulationen **Herz:** Kein erhöhtes kardiovaskuläres Risiko (nur seltene Einzelfallberichte mit direkten kardiovaskulären Komplikationen bei sehr hohen Dosen), nach aktueller Datenlage auch sicher bei stabiler KHK; wegen häufiger QTc-Zeit-Verlängerung jedoch engmaschige EKG-Kontrollen bei kardialer Vorschädigung und keine Anwendung bei erhöhter Prädisposition für QTc-Zeit-Verlängerung (▶ 1.5.1 und ▶ 13.2). **Leber:** Bei Leberfunktionsstörungen engmaschige Laborkontrollen (Hepatotoxizität ▶ 1.5.4). **Niere:** Bei leichter bis mittelgradiger Niereninsuffizienz keine Dosisanpassung notwendig.

Intoxikationen Akzentuierte NW; zentrales Serotoninsyndrom (▶ 12.8.2), selten Bewusstseinsstörungen bis zum Koma, epileptische Anfälle, EKG-Veränderungen (v. a. QTc-Intervall-Verlängerung), Herzrhythmusstörungen, prinzipiell große therapeutische Breite.

Kontraindikationen

- Angeborenes Long-QT-Syndrom, bekannte Verlängerung des QTc-Intervalls, gleichzeitige Behandlung mit anderen QTc-Zeit-verlängernden AM (▶ 1.5.1, ▶ 1.6).

Relative Kontraindikationen

- Schwere Leber- und Nierenerkrankungen, instabile Epilepsie, erhöhtes Risiko für Herzrhythmusstörungen (z. B. aufgrund von Bradykardien, Bradyarrhythmien, einer dekompensierten Herzinsuffizienz, eines kürzlich aufgetretenen Myokardinfarkts, Neigung zu Hypokaliämie oder Hypomagnesiämie), erhöhte Blutungsneigung.
- Vorsicht bei Engwinkelglaukom oder Glaukom in der Vorgeschichte.

■ Interaktionen

- Keine Kombination mit MAOH (können frühestens 7 Tage nach Absetzen von *Citalopram* angesetzt werden; *Citalopram* kann 14 Tage nach Absetzen eines irreversiblen MAOH bzw. frühestens 1 Tag [24 h] nach Absetzen von *Moclobemid* angesetzt werden). Keine Kombination mit *Linezolid* (Antibiotikum, schwacher, reversibler, nichtselektiver MAOH). In Fällen, in denen die Anwendung von *Linezolid* unverzichtbar ist, sollten Patienten engmaschig im Hinblick auf Symptome eines Serotoninsyndroms überwacht und über das mögliche Risiko aufgeklärt werden.
- QTc-Zeit-Verlängerung bekannt: Keine Kombination mit *Thioridazin* und *Pimozid.* Vorsicht mit anderen QTc-Zeit-verlängernden AM (formal kontraindiziert).
- Vorsicht bei Kombination mit serotonergen AM, z. B. Triptanen, *Tryptophan*, *Ondansetron*, *Tramadol* (Risiko eines zentralen Serotoninsyndroms).
- Vorsicht bei Kombination mit AM, die Hypokaliämie/Hypomagnesiämie verursachen können (Risiko für Arrhythmien).
- Vorsicht bei Kombination mit (Thiazid-)Diuretika und ACE-Hemmern (Hyponatriämierisiko).
- Bei gleichzeitiger Thrombozytenaggregationshemmung oder Antikoagulation sollten, wenn möglich, Substanzen mit fehlender relevanter Affinität zum Serotonintransporter vorgezogen werden (▶ 1.5.3).
- Große Vorsicht bei Kombination mit **CYP2C19-Inhibitoren**, z. B. *Fluconazol*, *Omeprazol*, *Esomeprazol*, *Ticlopidin* oder **CYP2C19-Induktoren**, z. B. *Phenytoin* (▶ **Anhang INT**); Plasmaspiegelkontrolle dringend empfohlen. Bei notwendiger Kombination mit CYP2C19-Inhibitoren nur 20 mg *Citalopram* pro Tag. Vorsicht bei Kombination mit *Cimetidin*, ggf. Dosisanpassung von *Citalopram*.

! Eine Kombination von *Citalopram* und anderen QT-Zeit-verlängernden AM (formal kontraindiziert!) sollte nur unter sorgfältiger Kontrolle von EKG und Elektrolytkonzentrationen angewandt werden.

■ Bewertung

Nichtsedierender SSRI mit guter Verträglichkeit, zugelassen bei depressiven Erkrankungen sowie bei Panikstörung mit/ohne Agoraphobie (seltene Müdigkeit wird auf die antihistaminerge Wirkung zurückgeführt). Dosisabhängige Verlängerung des QTc-Intervalls möglich, dies ist insbesondere bei höheren Dosierungen und bei Patienten mit erhöhtem Risiko für Herzrhythmusstörungen zu beachten. In der Regel gewichtsneutral, in einigen Fällen auch Gewichtszunahme beschrieben. Das aktive S-Enantiomer *Escitalopram* bietet im Vergleich zu razemischem *Citalopram* Vorteile.

1

1.13.5 Clomipramin

Clomipramin

Trizyklisches Antidepressivum; NbN: *Serotonin, norepinephrine reuptake inhibitor (SERT, NET [metabolite])*

Anafranil (Esteve)
Tbl. 75 mg (**Anafranil retard**)
Clomipramin-neuraxpharm[1] (neuraxpharm)

[1] Aufgrund einer hohen Zahl von Clomipramin-Generika wird auf eine vollständige Auflistung von Präparaten mit der Anfangsbezeichnung „Clomipramin" verzichtet.

Pharmakodynamik

- Starker, aber nicht spezifischer Serotoninwiederaufnahmehemmer; auch NA-Wiederaufnahmehemmung v. a. durch den aktiven Metaboliten *Desmethylclomipramin*.
- Leichte bis mäßige 5-HT_2-, leichte D_2-Blockade.
- Anticholinerge und α_1-antagonistische Eigenschaften.

Pharmakokinetik

- Orale Bioverfügbarkeit ca. 50 %; $t_{1/2}$ = 20–26 h (*Clomipramin*) bzw. 37–43 h (*Desmethylclomipramin*); T_{max} = 3–4 h (unretardierte Form) bzw. 5–8 h (retardierte Form).
- Metabolisierung zum aktiven Metaboliten *Desmethylclomipramin* durch CYP2C19, CYP1A2 und CYP3A4 sowie zu Hydroxymetaboliten durch CYP2D6.
- Plasmakonzentration (Summe *Clomipramin* plus *Desmethylclomipramin*): 230–570 ng/ml[p].

Indikationen und Behandlungshinweise

- *Depressive Erkrankungen*[z].
- *Zwangsstörungen*[z].
- *Panikstörung*[z].
- *Phobien*[z].
- *Langfristige Schmerzbehandlung im Rahmen eines therapeutischen Gesamtkonzepts*[z].
- Schlaflähmung, Kataplexie und hypnagoge Halluzinationen bei *Narkolepsie*[z].
- *Enuresis nocturna* (ab 5 J. und nach Ausschluss organischer Ursachen)[z].
- *Off label* → prämenstruelle dysphorische Störung → Colon irritabile.
- Routineuntersuchungen ► 1.8.

Dosierung

- **Depression:** Initial 25–75 mg, Erhaltungsdosis: Tagesdosen um ca. 100 mg (75–150 mg/d[z] als retardiertes Präparat), stationär Erhöhung auf 3 × 75 mg/d möglich, max. 250 mg/d[z].

- **Zwangsstörung:** Zunächst oft höhere Dosen, oftmals 200–250 mg/d[z], nach Ansprechen langsame Reduktion auf übliche Erhaltungsdosis.
- **Panikstörung:** Beginn mit niedrigen Dosen (10 mg/d), da bei Therapiebeginn auftretende NW als Verschlechterung verkannt werden können; Erhaltungsdosis 50–100 mg/d, ggf. bis 150 mg/d, möglicherweise auch niedrigere Dosierungen (30–100 mg/d), insbesondere bei längerfristiger Erhaltungstherapie.
- **Kataplexie:** 25–75 mg/d.
- Schmerzsyndrome: 75–150 mg/d.
- **Enuresis:** Erwachsene 50–100, max. 200 mg/d; Kinder und Jugendliche initial 10 mg/d, bis 50 mg/d ab 15 J.
- Bei älteren Patienten niedrigere Dosis (30–50 mg/d).

■ Nebenwirkungen, Risikopopulationen und Intoxikationen

Sehr häufig Benommenheit, Müdigkeit, innere Unruhe, Schwindel, Kopfschmerzen, Tremor, Myoklonien, Schwitzen, Mundtrockenheit, Obstipation, Übelkeit, Appetitsteigerung, Gewichtszunahme, Akkommodationsstörungen, verschwommenes Sehen, Miktionsstörungen, sexuelle Funktionsstörungen.

Häufig Delir, Verwirrtheitszustände, Desorientiertheit, Halluzinationen (insbesondere bei älteren Patienten oder Patienten mit Parkinson-Krankheit), Gedächtnis- und Konzentrationsstörungen, Angstzustände, Aggressivität, Erregung, Hypomanie oder Manie, Schlafstörungen, Albträume, Erbrechen, abdominale Beschwerden, Diarrhö, Anorexie, Tachykardie, Palpitationen, orthostatische Dysregulation, EKG-Veränderungen (z. B. ST- und T-Strecken-Veränderungen), Hitzewallungen, Gähnen, Sprachstörungen, Parästhesien, Muskelschwäche, Muskelhypertonie, Tinnitus, Mydriasis, Geschmacksstörungen, allergische Hautreaktionen (Exanthem, Urtikaria), Photosensibilität, Juckreiz, Galaktorrhö, Gynäkomastie, Erhöhung der Transaminasen.

Gelegentlich Krampfanfälle (in Dosen bis 250 mg/d bei ca. 0,5 %, in Dosen ab 300 mg bei ca. 2 % der Patienten), Aktivierung psychotischer Symptome, Ataxie, Arrhythmie, Blutdrucksteigerung.

Sonstige NW Selten Störungen der Erregungsleitung des Herzens. Sehr selten Leukopenie, Agranulozytose, Thrombozytopenie, Eosinophilie, Purpura, Harnverhalt, REM-Schlaf-Verhaltensstörung. In Einzelfällen: SIADH (▶ 1.5.11), dann v. a. bei älteren Patienten. Dosisabhängiges Risiko einer QTc-Zeit-Verlängerung (▶ 1.5.1). Alteration der Thrombozytenfunktion mit selten verlängerter Blutungszeit und/oder Anzeichen einer Blutung unter Antidepressiva mit (selektiver) Hemmung der Serotoninwiederaufnahme: ▶ 1.5.3 Absetzsymptome unter Antidepressiva ▶ 1.5.10. Antidepressiva und Suizidalität ▶ 1.5.12.

Risikopopulationen **Herz:** Als TZA wie bei ▶ *Amitriptylin*. **Leber** und **Niere:** Bei leichten bis mittelgradigen Leber- bzw. Nierenfunktionsstörungen Laborkontrollen und Dosisanpassung, möglichst keine Anwendung bei schwerer Ausprägung (Hepatotoxizität ▶ 1.5.4).

Intoxikationen ▶ *Amitriptylin*.

- **Kontraindikationen**
- Harnverhalt, Engwinkelglaukom, Prostatahypertrophie mit Restharnbildung, Pylorusstenose, Ileus, Delir, Myokardinfarkt, angeborenes Long-QT-Syndrom, ► 1.6.

Relative Kontraindikationen
- Schwere Leber- und Nierenerkrankungen: erhöhte Anfallsbereitschaft; kardiale Vorschädigung (insbesondere Erregungsleitungsstörungen und KHK).

- **Interaktionen**
- Keine Kombination mit MAOH (nach der Behandlung mit *Clomipramin* Sicherheitsabstand von 2 Wochen zur Verordnung eines MAOH; nach Absetzen von *Tranylcypromin* Intervall von mindestens 14 Tagen vor Verordnung von *Clomipramin*, nach Absetzen von *Moclobemid* Wechsel auf *Clomipramin* am übernächsten Tag möglich).
- Vorsicht bei Kombination mit serotonergen AM, z. B. SSRI, SNRI, *Tryptophan*, *Tramadol* und mit 5-$HT_{1B/D}$-Rezeptoragonisten, z. B. *Sumatriptan*, *Zolmitriptan* und *Naratriptan* (Triptanen) wegen der Gefahr eines zentralen Serotoninsyndroms.
- Keine Kombination mit Antiarrhythmika vom Chinidin-Typ oder Sympathomimetika.
- QTc-Zeit-Verlängerung bekannt: Keine Kombination mit *Thioridazin* und *Pimozid*. Vorsicht mit anderen QTc-Zeit-verlängernden AM.
- Vorsicht bei Kombination mit AM, die eine Hypokaliämie/Hypomagnesiämie verursachen können (Risiko für Arrhythmien).
- Vorsicht bei Kombination mit anticholinerg wirkenden AM, wie Phenothiazinen, Antiparkinson-Mitteln, *Atropin* oder *Biperiden*.
- Bei gleichzeitiger Thrombozytenaggregationshemmung oder Antikoagulation sollten, wenn möglich, Substanzen mit fehlender relevanter Affinität zum Serotonintransporter vorgezogen werden (► 1.5.3).
- Vorsicht bei Kombination mit **CYP3A4-Induktoren**, z. B. *Oxybutynin*, oder mit **CYP1A2-Inhibitoren**, z. B. *Fluvoxamin* oder *Perazin*, oder mit **CYP2C19-Inhibitoren**, z. B. *Fluvoxamin*, *Omeprazol*, *Esomeprazol* oder *Perazin*, oder mit **CYP2D6-Inhibitoren**, z. B. *Bupropion*, *Fluoxetin*, *Metoprolol* oder *Paroxetin* (► **Anhang INT**); Plasmaspiegelkontrolle empfohlen.
- Bei Rauchern ist die Elimination beschleunigt durch Induktion von CYP1A2, nach einer Entwöhnung ist mit erhöhten Wirkspiegeln zu rechnen.
- Plasmaspiegelkontrolle bei Kombination mit hohen Östrogendosen.

- **Bewertung**

Bewährtes TZA mit breitem Indikationsspektrum, aber starken anticholinergen Eigenschaften (Vorsicht insbesondere bei älteren Patienten). Referenzsubstanz bei der Behandlung von Zwangsstörungen bei jedoch im Vergleich zu SSRI stärkeren NW. Sehr häufig Gewichtszunahme, relativ hohes Interaktionsrisiko. Verträglichkeit und therapeutische Breite geringer als bei den neueren Antidepressiva.

1.13.6 Desvenlafaxin

Desvenlafaxin

Selektiver Serotonin- und Noradrenalinwiederaufnahmehemmer (SNRI); NbN: *Serotonin, norepinephrine reuptake inhibitor*

Desveneurax (Neuraxpharm)
Tbl. 50/100 mg

Pharmakodynamik

- 5-HT- und NA-, außerdem schwache DA-Wiederaufnahmehemmung. Stärkere 5-HT- als NA-Wiederaufnahmehemmung, im Vergleich zu *Venlafaxin* (ca. 1:30) relativ stärkere NA-Wiederaufnahmehemmung im Verhältnis zur 5-HT-Wiederaufnahmehemmung (ca. 1:14). Dieser Unterschied ist allerdings in vivo weniger ausgeprägt, da *Venlafaxin* im Wesentlichen über seinen Metaboliten *O-Desmethylvenlafaxin* (= *Desvenlafaxin*) wirkt.
- Keine Affinität zu Acetylcholin-, Histamin-H_1 oder α_1-adrenergen Rezeptoren.

Pharmakokinetik

- Rasche Resorption, absolute orale Bioverfügbarkeit 80 %.
- T_{max} = 7,5 h; $t_{1/2}$ = 11 h; Steady State nach 4–5 Tagen.
- Ausscheidung renal (etwa 45 % unverändert, 19 % nach Konjugation mit O-Glukuronid) und durch oxidative Verstoffwechselung und N-Demethylierung über CYP2C19 zu *Didesmethylvenlafaxin*. Keine aktiven Metaboliten.
- Aufgrund der fehlenden Metabolisierung über CYP2D6 und CYP3A4 sollten im Vergleich zu *Venlafaxin* konsistentere Plasmaspiegel erreicht werden (weniger Varianz der C_{max}). Lineare Pharmakokinetik.
- CYP2D6-Metabolisiererstatus bzw. Komedikation mit CYP2D6-Inhibitoren verändern bei *Venlafaxin* das Verhältnis von *Venlafaxin* zu *Desvenlafaxin*. Die Relevanz des Verhältnisses von *Venlafaxin* zu *Desvenlafaxin* ist unklar, es gibt Hinweise auf eine geringere Verträglichkeit und geringere Wirksamkeit von *Venlafaxin* bei CYP2D6-PM im Vergleich zu CYP2D6-EM. *Desvenlafaxin* kann demnach Vorteile bei CYP2D6-PM oder Komedikation mit CYP2D6-Inhibitoren zeigen.
- Plasmakonzentration: 85–380 ng/ml[(p)].

Indikationen und Behandlungshinweise

- *Episoden einer Major Depression*[z].
- *Off label* → klimakterische Beschwerden, → Fibromyalgie, → GAS, → soziale Angststörung, → Panikstörung, → PTBS, → prämenstruelle dysphorische Störung.
- *Desvenlafaxin* entspricht *O-Desmethylvenlafaxin* (ODV), dem aktiven Metaboliten von *Venlafaxin*, der aus der Metabolisierung von *Venlafaxin* über CYP2D6 entsteht. In den USA seit 2008 zugelassen (Pristiqs).

- *Desvenlafaxin* wurde in D zum 01.10.2023 in eine Festbetragsgruppe für SNRI eingegliedert. Da der öffentliche Apothekenpreis über der Festbetragsgrenze liegt, müssen Patienten eine Zuzahlung leisten.
- Dosisabhängiger Anstieg des Blutdrucks und der Herzfrequenz, dosisabhängig werden auch erhöhte Cholesterin-, LDL- und Trigylzeridwerte beschrieben.
- Routineuntersuchungen ▶ 1.8, Kontrolle des Blutdrucks. Schwangerschaftsrisiken ▶ 14.2.4.

Dosierung

- Start- und Erhaltungsdosis: 50 mg einmal täglich unabhängig von den Mahlzeiten; ggf. Dosissteigerung auf max. 200 mg/d[z] mit Dosiserhöhungen im Abstand von 1 Woche.
- In klinischen Studien wurden bis 400 mg/d *Desvenlafaxin* gegeben.
- Höhere Dosierungen innerhalb des empfohlenen Dosisbereichs können versucht werden, wenn niedrigere Dosierungen nicht erfolgreich waren.
- Dosisanpassung bei Niereninsuffizienz.
- Altersabhängige Reduzierung der *Desvenlafaxin*-Clearance, ggf. Dosisanpassung bei älteren Patienten.
- Retardtablette, nicht teilbar. Geringere Dosierungen bzw. Dosisanpassungen bei Niereninsuffizienz können durch die Gabe von 50 mg jeden 2. Tag erreicht werden.
- 50 mg *Desvenlafaxin* entsprechen anhand von *Desvenlafaxin*-Plasmaspiegeln in etwa 75 mg *Venlafaxin* bei CYP2D6-EM.

Nebenwirkungen, Risikopopulationen und Intoxikationen

Sehr häufig Schlaflosigkeit, Schwindelgefühl, Kopfschmerzen, Übelkeit, Mundtrockenheit, Verstopfung, Hyperhidrosis.

Häufig Verminderter Appetit, Angstgefühle, Nervosität, Anorgasmie, verminderte Libido, Albträume, Schläfrigkeit, Tremor, Aufmerksamkeitsstörungen, Parästhesie, Dysgeusie, Mydriasis, verschwommenes Sehen, Tinnitus, Schwindel, Tachykardie, Palpitationen, Hitzewallungen, Gähnen, Erbrechen, Diarrhö, Hautausschlag, erektile Dysfunktion, verzögerte Ejakulation, Ejakulationsschwäche, Erschöpfung, Asthenie, Schüttelfrost, Nervosität, Reizbarkeit, hoher Blutdruck, Gewichtszunahme/-abnahme.

Gelegentlich Überempfindlichkeit, Depersonalisation, abnormer Orgasmus, Absetzerscheinungen, Synkope, peripheres Kältegefühl, orthostatische Hypotonie, Epistaxis, Alopezie, Steifheit der Skelettmuskulatur, Proteinurie, Harnverhalt, Schwierigkeiten beim Wasserlassen, sexuelle Dysfunktion, Ejakulationsstörungen, Änderungen der Leberlaborwerte, erhöhter Triglyzeridspiegel, erhöhter Prolaktinspiegel, Hypercholesterinämie.

Sonstige NW Selten Hyponatriämie, SIADH (▶ 1.5.11), dann v. a. bei älteren Patienten; Halluzinationen, Hypomanie, Manie, Krampfanfälle, Dystonie, Angioödem, Lichtempfindlichkeitsreaktion. QTc-Zeit-Verlängerung möglich, insbesondere bei Überdosierung oder Intoxikation (▶ 1.5.1, ◘ Tab. 1.5). Alteration der Thrombozytenfunktion mit selten verlängerter Blutungszeit und/oder Anzeichen einer Blutung unter Antidepressiva mit (selektiver) Hemmung der Serotoninwiederaufnahme: ► 1.5.3. Sexuelle Funktionsstörungen unter Antidepressiva ► 1.5.8 und ► 8.2.6. Absetzsymptome unter Antidepressiva ► 1.5.10. Antidepressiva und Suizidalität ► 1.5.12.

Risikopopulationen **Herz:** Gelegentlich anhaltende Blutdruckerhöhungen besonders bei höheren Dosierungen, daher sollten insbesondere bei vorbestehender arterieller Hypertonie v. a. zu Therapiebeginn regelmäßige Blutdruckkontrollen erfolgen; Behandlung bei kardialen Vorerkrankungen unter entsprechender Vorsicht. **Leber:** Keine Dosisanpassung erforderlich (Hepatotoxizität ► 1.5.4). **Niere:** Reduzierte Clearance bei Nierenfunktionseinschränkung. Dosisreduktion mit reduzierter Anfangsdosis (50 mg jeden 2. Tag). Bei großer interindividueller Variabilität der Clearance individuelle Dosiseinstellung empfohlen. Keine zusätzliche Dosis nach Dialyse.

Intoxikationen ► *Duloxetin*.

■ Kontraindikationen

► 1.6.

Relative Kontraindikationen

- Vorsicht bei unbehandelter oder schlecht eingestellter arterieller Hypertonie, bei Patienten mit kardiovaskulären oder zerebrovaskulären Erkrankungen sowie mit Störungen des Lipidstoffwechsels. Vorsicht bei Patienten mit erhöhtem Augeninnendruck oder einem Risiko für ein akutes Engwinkelglaukom. Vorsicht bei Patienten mit Krampfanfällen in der Anamnese.

■ Interaktionen

- Keine Kombination mit MAOH (nach *Desvenlafaxin* Abstand von einer Woche zur Verordnung eines MAOH einhalten; nach Absetzen von *Tranylcypromin* Karenzzeit von 2 Wochen, bevor mit *Desvenlafaxin* begonnen wird; nach Absetzen von *Moclobemid* ist ein Wechsel auf *Desvenlafaxin* am nächsten Tag möglich). Keine Kombination mit *Linezolid* (Antibiotikum, schwacher, reversibler, nichtselektiver MAOH). Bei dringender Indikation für eine Behandlung mit *Linezolid* kann unter Nutzen-Risiko-Abwägung *Desvenlafaxin* abgesetzt und *Linezolid* gegeben werden bei Überwachung hinsichtlich des Auftretens eines Serotoninsyndroms. *Desvenlafaxin* kann 24 h nach letzter Gabe von *Linezolid* wieder angesetzt werden.
- Vorsicht bei Kombination mit serotonergen AM, z. B. Triptanen, *Tryptophan*, *Ondansetron*, TZA, *Johanniskraut*-Präparaten, *Tramadol*.
- QTc-Zeit-Verlängerungen können vorkommen: Keine Kombination mit *Thioridazin* und *Pimozid*. Vorsicht mit anderen QTc-Zeit-verlängernden AM.
- Vorsicht bei Kombination mit AM, die eine Hypokaliämie/Hypomagnesiämie verursachen können (Risiko für Arrhythmien).
- Vorsicht bei Kombination mit (Thiazid-)Diuretika und ACE-Hemmern (Hyponatriämierisiko).

- Bei gleichzeitiger Thrombozytenaggregationshemmung oder Antikoagulation sollten, wenn möglich, Substanzen mit fehlender relevanter Affinität zum Serotonintransporter vorgezogen werden (▶ 1.5.3).
- *Desvenlafaxin* **inhibiert in höheren Dosierungen** in relevantem Ausmaß **CYP2D6**; Vorsicht bei gleichzeitiger Gabe von CYP2D6-Substraten (▶ **Anhang INT**). In einer Dosierung von 100 mg zeigt *Desvenlafaxin* keine klinisch relevante Wirkung auf den CYP2D6-Metabolismus.
- Die gleichzeitige Gabe von *Desvenlafaxin* und AM, die CYP3A4-Substrate sind, kann zu einer geringeren Exposition gegenüber diesen AM führen.
- Bei Kombination mit **CYP2C19-Inhibitoren** (▶ **Anhang INT**), z. B. *Voriconazol*, Plasmaspiegelkontrolle empfohlen.

Bewertung

Nichtsedierendes Antidepressivum (SNRI) mit guter Verträglichkeit, in der Regel gewichtsneutral, keine QTc-Zeit-Verlängerung. Aktiver Metabolit von *Venlafaxin* mit im Vergleich zu *Venlafaxin* etwas stärkerer NA- im Verhältnis zur 5-HT-Wiederaufnahmehemmung, damit mögliche Vorteile bei körperlichen Symptomen oder Schmerzen im Rahmen depressiver Störungen. Positiv evaluiert auch für vasomotorische Symptome bei Frauen in der Menopause. Mögliche Vorteile gegenüber *Venlafaxin* bei CYP2D6-PM oder Komedikation mit CYP2D6-Inhibitoren. Kein relevantes pharmakokinetisches Interaktionspotenzial in den üblichen Dosierungen. Ausscheidung überwiegend renal, Dosisanpassung bei Niereninsuffizienz. Ausgeprägte Absetzsymptome möglich. Dosisabhängiger Blutdruckanstieg möglich (Cave ▶ Risikopopulationen/Herz). *Desvenlafaxin* ist in Deutschland nicht voll erstattungsfähig; Patienten müssen aufgrund des öffentlichen Apothekenpreises oberhalb der Festbetragsgrenze eine Zuzahlung leisten.

1.13.7 Doxepin

Doxepin

Trizyklisches Antidepressivum; NbN: *Norepinephrine, serotonin reuptake inhibitor (NET and SERT), receptor antagonist (5-HT$_2$)*

Aponal (Cheplapharm)
Trpf. 10 mg/ml (30 ml/330 ml)
Amp. 25 mg = 2 ml = 1 Amp.

Doneurin (HEXAL)
Tbl.[1] 75 mg

Doxepin 1A Pharma[2] (1A Pharma)
Tbl. 10/25/75/100 mg

Mareen (Krewel Meuselbach)

[1] Doxepin-Generika auch: Lsg. 40 mg/ml.
[2] Aufgrund einer hohen Zahl von Doxepin-Generika wird auf eine vollständige Auflistung von Präparaten mit der Anfangsbezeichnung „Doxepin“ verzichtet.

Pharmakodynamik

- Neben *Amitriptylin* wichtigster Vertreter der Antidepressiva mit sedierender Wirkung; auch strukturchemisch besteht Ähnlichkeit mit *Amitriptylin*. Es ist ein Razemat, welches zu 15 % aus dem aktiven *cis*-Isomer und zu 85 % aus dem schwächer aktiven *trans*-Isomer besteht.
- Besonders starke antihistaminerge Wirkung.
- NA- etwas stärker als 5-HT-Wiederaufnahmehemmung.
- Anticholinerge und α_1-antagonistische Effekte.

Pharmakokinetik

- Orale Bioverfügbarkeit 27 %; $t_{1/2}$ = 13–26 h (*Doxepin*) bzw. 33–81 h für *Desmethyldoxepin*; T_{max} = 2–4 h (*Doxepin*) bzw. 2–10 h (*Desmethyldoxepin*). $t_{1/2}$ in PM bzw. UM von CYP2D6 bzw. CYP2C19 verlängert bzw. verkürzt.
- N-Demethylierung bevorzugt durch CYP2C19 zum aktiven Metaboliten *Desmethyldoxepin*, Hydroxylierung durch CYP2D6.
- PM von CYP2D6 benötigen im Mittel nur 30 % der üblichen Dosis, UM von CYP2D6 das 2-Fache (Stingl und Brockmöller 2013).
- Plasmakonzentration: 50–200 ng/ml (Summe *Doxepin* plus *Desmethyldoxepin*)[(p)].

Indikationen und Behandlungshinweise

- *Depressive Erkrankungen*[z].
- *Angstsyndrome*[z].
- *Leichte Entzugssyndrome bei Alkohol-, Arzneimittel- oder Drogenabhängigkeit*[z].
- *Unruhe, Angst oder Schlafstörungen im Zusammenhang mit depressiven Erkrankungen oder leichten Entzugssyndromen*[z].
- *Off label* → Insomnie (in sehr niedriger Dosierung von 3 und 6 mg in den USA zugelassen) → Pruritus/Urtikaria und Hauterkrankungen (antihistaminerge Wirkung) → neuropathische Schmerzen.
- Routineuntersuchungen ▶ 1.8.

Dosierung

Oral

- **Depression:** Beginn mit 3 × 25 mg, dann nach 3–7 Tagen auf 3 × 50 mg bis 3 × 75 mg/d steigern, Erhaltungsdosis bis 150 mg/d[z], stationär Erhöhung bis auf 300 mg/d[z] möglich. Bei Schlafstörungen im Rahmen depressiver Störungen Dosisverteilung mit Hauptdosis zum Abend.
- **Entzugssyndrome:** Häufig Höchstdosis notwendig (z. B. 3 × 50 mg bis 6 × 50 mg/d in den ersten 3 Tagen, dann schrittweise Reduktion).
- **Schlafstörungen** ohne depressive Symptomatik: Niedrigdosierte Gabe (antihistaminerge Komponente) mit 5–10 mg (für diese Indikation aber nicht zugelassen).
- Bei älteren Patienten niedrigere Dosierung.

Parenteral

- Als Tropfinfusion bis 150 mg/d[z] in steigender Dosierung in einer Standardinfusionslösung, nach Besserung Umstellung auf orale Therapie in absteigender Dosierung; i. m.-Injektion möglich, jedoch ohne klinischen Nutzen. Stärkere Sedierung durch parenterale Anwendung, jedoch zeigt Dosiserhöhung bei oraler Applikation den gleichen Effekt; daher ist eine i. v.- bzw. i. m.-Verabreichung verzichtbar.

▪ Nebenwirkungen, Risikopopulationen und Intoxikationen

Sehr häufig Müdigkeit, Benommenheit, Schwindel, orthostatische Dysregulation, Tachykardie, Herzrhythmusstörungen, Tremor, Schwitzen, Obstipation, Gewichtszunahme, Mundtrockenheit, trockene Nase, Akkommodationsstörungen, meist passagerer Anstieg der Leberenzyme.

Häufig Innere Unruhe, Verwirrtheitszustände, delirante Syndrome (insbesondere bei älteren Patienten), Miktionsstörungen, sexuelle Funktionsstörungen, allergische Hautreaktionen und Pruritus, Durstgefühl.

Gelegentlich Störungen der Erregungsleitung des Herzens, Kollapszustände, Verstärkung einer bestehenden Herzinsuffizienz, Tinnitus, Ohrensausen, Ödeme, Parästhesien, Hitze- und Kälteempfindungen, vermehrtes Träumen, Harnverhalt, Galaktorrhö.

Sonstige NW Sehr selten Gynäkomastie, Hyperprolaktinämie, Haarausfall, Änderungen des Blutzuckerspiegels, Hepatitis, Blutbildveränderungen (hämolytische Anämie, Leukozytopenie, Agranulozytose, Thrombozytopenie), Missbrauch bei Patienten mit Abhängigkeitsanamnese. Sehr selten SIADH (► 1.5.11), dann v. a. bei älteren Patienten. QTc-Zeit-Verlängerung möglich (► 1.5.1); sehr selten sind TdP aufgetreten. Alteration der Thrombozytenfunktion mit selten verlängerter Blutungszeit und/oder Anzeichen einer Blutung unter Antidepressiva mit (selektiver) Hemmung der Serotoninwiederaufnahme: ► 1.5.3. Absetzsymptome unter Antidepressiva ► 1.5.10. Antidepressiva und Suizidalität ► 1.5.12.

Risikopopulationen **Herz:** Als TZA wie bei ► *Amitriptylin*. **Leber** und **Niere:** Bei leichten bis mittelgradigen Leber- bzw. Nierenfunktionsstörungen Laborkontrollen und Dosisanpassung, möglichst keine Anwendung bei schwerer Ausprägung (Hepatotoxizität ► 1.5.4).

Intoxikationen ► *Amitriptylin*.

▪ Kontraindikationen

- Prostatahyperplasie mit Restharnbildung, Harnverhalt, Engwinkelglaukom, Delir, Ileus ► 1.6.

Relative Kontraindikationen

- Schwere Leber- und Nierenerkrankungen, erhöhte Anfallsbereitschaft, angeborenes Long-QT-Syndrom, kardiale Vorschädigung (insbesondere Erregungsleitungsstörungen und KHK), Hypokaliämie, Bradykardie, Blutbildungsstörungen.

▪ Interaktionen

- Vorsicht bei gleichzeitiger Einnahme anderer zentral dämpfend wirkender AM: mögliche Wirkverstärkung.

- Keine Kombination mit MAOH (bei therapieresistenten Depressionen und unter Beachtung aller notwendigen Vorsichtsmaßnahmen und langsamer Dosissteigerung zusätzliche Gabe von MAOH im Einzelfall möglich; ▶ 1.7.1).
- Keine Kombination mit Sympathomimetika, Antihypertonika und anticholinergen Substanzen, z. B. *Biperiden*, *Benztropin*, *Trihexiphenyl* oder *Metixen.*
- QTc-Zeit-Verlängerung bekannt: Keine Kombination mit *Thioridazin* und *Pimozid.* Vorsicht mit anderen QTc-Zeit-verlängernden AM.
- Vorsicht bei Kombination mit AM, die Hypokaliämie/Hypomagnesiämie verursachen können (Risiko für Arrhythmien).
- Bei gleichzeitiger Thrombozytenaggregationshemmung oder Antikoagulation sollten, wenn möglich, Substanzen mit fehlender relevanter Affinität zum Serotonintransporter vorgezogen werden (▶ 1.5.3).
- Vorsicht bei Kombination mit **CYP2C19-Inhibitoren**, z. B. *Cimetidin*, *Omeprazol*, *Fluvoxamin* oder **CYP2C19-Induktoren**, z. B. *Rifampicin*, oder **CYP2D6-Inhibitoren**, v. a. *Melperon* (▶ **Anhang INT**) wegen Anstieg der Plasmakonzentration und dadurch zunehmender anticholinerger Aktivität; Plasmaspiegelkontrolle empfohlen.
- Vorsicht bei Kombination mit **CYP2D6-Substraten** (▶ **Anhang SUB**) wegen CYP2D6-inhibitorischer Wirkung von *Doxepin* (Paulzen et al. 2018).

■ Bewertung

TZA mit ausgeprägten sedierenden und anticholinergen Eigenschaften (Vorsicht insbesondere bei älteren Patienten). Neben *Amitriptylin* wichtigster Vertreter der Antidepressiva mit ausgeprägter sedierender Wirkung. Starke antihistaminerge Komponente möglicherweise günstig bei Patienten mit Hauterkrankungen und Juckreiz. Sehr häufig Gewichtszunahme. Verträglichkeit und therapeutische Breite geringer als bei den neueren Antidepressiva. Niedrigdosiert günstig bei Schlafstörungen (▶ 5.1.3, Antidepressiva).

1.13.8 Duloxetin

Duloxetin

Selektiver Serotonin- und Noradrenalinwiederaufnahmehemmer (SNRI); NbN: *Serotonin, norepinephrine reuptake inhibitor (SERT and NET)*

Cymbalta[1] (Lilly)
Kps. 30/60 mg
Duloxalta (TAD)
Duloxetin 1A Pharma[2] (1A Pharma)

[1] Duloxetin Generika auch: Kps. 45/90/120 mg.
[2] Aufgrund einer hohen Zahl von Duloxetin-Generika wird auf eine vollständige Auflistung von Präparaten mit der Anfangsbezeichnung „Duloxetin“ verzichtet.

1

Pharmakodynamik

- Selektive Hemmung der 5-HT- und NA-Wiederaufnahme. Gemessen an der Affinität zu Monoamintransportern etwa 9-fach stärker an 5-HT- als an NA-Transportern und damit ähnlich wie *Desvenlafaxin* (14-fach). Geringe Wiederaufnahmehemmung von DA.
- Keine anticholinergen oder antihistaminergen Eigenschaften, keine Blockade dopaminerger, serotonerger oder opioiderger Rezeptoren.

Pharmakokinetik

- Orale Bioverfügbarkeit 50 %; T_{max} = 6 h, $t_{1/2}$ = 9–19 h, bei Patienten mit Leberzirrhose verlängert auf 48 h.
- Lineare Kinetik, extensiver Metabolismus unter Beteiligung von CYP1A2 und nachgeordnet CYP2D6, keine aktiven Metaboliten.
- Plasmakonzentration: 20–120 ng/ml[(p)].

Indikationen und Behandlungshinweise

- *Depressive Erkrankungen (Major Depression)*[z] (auch zur „Langzeitbehandlung" ► 1.10.3).
- *Generalisierte Angststörung*[z].
- Schmerzen bei diabetischer Polyneuropathie[z], Frauen mit mittelschwerer und schwerer Belastungsinkontinenz[z] (2 × 40 mg *Duloxetin* [Yentreve]).
- *Off label* → Fibromyalgiesyndrom (60–120 mg/d) → chronische muskuloskelettale Schmerzen (in den USA in diesen beiden Indikationen zugelassen) → prämenstruelle dysphorische Störung → Chronic-Fatigue-Syndrom → klimakterische Beschwerden.
- Routineuntersuchungen ► 1.8, Blutdruckkontrollen.

Dosierung

- **Depression:** Startdosis 60 mg/d, Erhaltungsdosis 60–120 mg/d[z].
- **Generalisierte Angststörung:** Beginn mit 30 mg/d, Erhaltungsdosis 60 mg/d, max. 120 mg/d[z].
- **Schmerzen bei diabetischer Polyneuropathie:** Startdosis 60 mg/d, Erhaltungsdosis 60–120 mg/d[z].
- Eine verbesserte Wirksamkeit einer Dosierung von 120 mg/d im Vergleich zu 60 mg/d ist nicht bekannt. Bei Rauchern sollte aufgrund einer beschleunigten Clearance jedoch eine Tagesdosis von 120 mg/d angestrebt werden.

Nebenwirkungen, Risikopopulationen und Intoxikationen

Sehr häufig Kopfschmerzen, Schläfrigkeit, Übelkeit, Mundtrockenheit.

Häufig Angst, Agitiertheit, Schlaflosigkeit, Müdigkeit, Lethargie, verminderter Appetit, Obstipation, Diarrhö, Abdominalschmerzen, Erbrechen, Dyspepsie, Flatulenz, Gewichtsabnahme, Palpitationen, vermehrtes Schwitzen, Tremor, Blutdruckanstieg, Erröten, Gähnen, muskuloskelettale Schmerzen, Muskelkrämpfe, Dysurie, Pollakisurie, Tinnitus, unscharfes Sehen, abnormale Träume, Stürze, Hautausschlag, Parästhesien, sexuelle Funktionsstörungen.

Gelegentlich Verwirrtheit, Akathisie, Nervosität, Aufmerksamkeitsstörung, Schwindel, Ohrenschmerzen, Hyperglykämie (insbesondere bei Patienten mit Diabetes mellitus), Gewichtszunahme, Anstieg der Kreatinphosphokinase, Erhöhung der Leberenzymwerte, Hepatitis, akute Leberschädigung, erhöhter Kaliumspiegel im Blut, Tachykardie, supraventrikuläre Arrhythmien, Hypertonie, orthostatische Hypotension, kalte Extremitäten, Engegefühl im Rachen, Epistaxis, gastrointestinale Blutungen, Gastroenteritis, Aufstoßen, Gastritis, Dysphagie, Myoklonus, Muskelsteifigkeit, Dyskinesien, RLS, Suizidgedanken, Schlafstörungen, Zähneknirschen, Verwirrtheit, Apathie, Geschmacksstörungen, Brustschmerzen, Unbehagen, Kältegefühl, Durst, Schüttelfrost, Unwohlsein, Hitzegefühl, Gangstörung, Laryngitis, Mydriasis, Sehstörungen, Synkopen, Nachtschweiß, Urtikaria, Kontaktdermatitis, kalter Schweiß, Lichtüberempfindlichkeit der Haut, erhöhte Neigung zu Blutergüssen, gynäkologische Blutungen, Menstruationsstörungen, Hodenschmerzen, Harnverhalt, Harnverzögerung, Nykturie, Polyurie, verminderter Harnfluss.

Sonstige NW Blutdruckanstieg möglich, Fälle von hypertensiven Krisen, besonders bei Patienten mit vorbestehendem Bluthochdruck. Bei Patienten mit Schmerzen bei diabetischer Neuropathie wurde eine geringfügige Erhöhung der Nüchternblutzuckerwerte unter *Duloxetin* beobachtet. Selten Galaktorrhö, Hyperprolaktinämie, Aggression und Wut (insbesondere zu Beginn oder nach Absetzen der Therapie), Halluzinationen, Manie, Glaukom, EPS, Leberinsuffizienz, Ikterus, Krampf der Kaumuskulatur, erhöhter Cholesterinspiegel. Selten Hyponatriämie, SIADH (▶ 1.5.11), dann v. a. bei älteren Patienten. Alteration der Thrombozytenfunktion mit selten verlängerter Blutungszeit und/oder Anzeichen einer Blutung unter Antidepressiva mit (selektiver) Hemmung der Serotoninwiederaufnahme: ▶ 1.5.3. Absetzsymptome unter Antidepressiva ▶ 1.5.10. Sexuelle Funktionsstörungen unter Antidepressiva ▶ 1.5.8 und ▶ 8.2.6. Antidepressiva und Suizidalität ▶ 1.5.12.

Risikopopulationen **Herz:** Wegen gelegentlich zu beobachtender Herzfrequenz- und Blutdruckanstiege Vorsicht und angemessene Kontrollen bei vorbestehender arterieller Hypertonie, v. a. in den ersten Behandlungswochen. **Leber:** Komplexer hepatischer Metabolismus, daher kontraindiziert bei Leberfunktionsstörungen (Hepatotoxizität ▶ 1.5.4). **Niere:** Keine Dosisanpassung notwendig bei leichter bis mittelgradiger Ausprägung. Bei schwerer Ausprägung kontraindiziert.

Intoxikationen Akzentuierte NW; zentrales Serotoninsyndrom (▶ 12.8.2); Bewusstseinsstörungen bis zum Koma; epileptische Anfälle; EKG-Veränderungen (v. a. QTc-Intervall-Verlängerung, QRS-Verbreiterung), Herzrhythmusstörungen, therapeutische Breite geringer als bei SSRI, jedoch größer als bei TZA.

Kontraindikationen

- Lebererkrankungen mit Einschränkungen der Leberfunktion, schwere Nierenfunktionseinschränkung, unkontrollierte Hypertonie, ▶ 1.6.

Relative Kontraindikationen

- Bekannte Blutungsneigung; erhöhter Augeninnendruck oder Engwinkelglaukom (Mydriasis wurde unter *Duloxetin* berichtet); epileptische Anfälle in der

Anamnese, vorbestehende arterielle Hypertonie, Kombination mit anderen serotonergen Präparaten, *Johanniskraut*-Präparaten.

▪ **Interaktionen**

- Keine Kombination mit MAOH.
- Vorsicht bei Kombination mit serotonergen AM, z. B. *Tryptophan*, SSRI, TZA, *Tramadol*, *Venlafaxin*, *Johanniskraut*-Präparaten, Triptanen oder *Linezolid* (Antibiotikum, schwacher, reversibler, nichtselektiver MAOH) wegen des Risikos eines zentralen Serotoninsyndroms.
- Vorsicht bei Kombination mit (Thiazid-)Diuretika und ACE-Hemmern (Hyponatriämierisiko).
- Bei gleichzeitiger Thrombozytenaggregationshemmung oder Antikoagulation sollten, wenn möglich, Substanzen mit fehlender relevanter Affinität zum Serotonintransporter vorgezogen werden (▶ 1.5.3).
- Keine Kombination mit **CYP1A2-Inhibitoren** (▶ **Anhang INT**), z. B. *Ciprofloxacin*, *Enoxacin*, *Fluvoxamin*. Wegen mäßiger Hemmung von CYP2D6 durch *Duloxetin* erhöhte Plasmakonzentrationen von AM möglich, die **Substrate** von **CYP2D6** sind (▶ **Anhang SUB**), daher **keine Kombination mit *Metoprolol*.**
- Bei Rauchern (CYP1A2-Induktion) können bis 120 mg/d benötigt werden (im Vergleich zu Nichtrauchern um nahezu 50 % reduzierte Plasmakonzentration von *Duloxetin*).
- Vorsicht bei Kombination mit **CYP2D6-Substraten** (▶ **Anhang SUB**) wegen CYP2D6-inhibitorischer Wirkung von *Duloxetin*.

▪ **Bewertung**

Nichtsedierendes Antidepressivum (SNRI) mit guter Verträglichkeit. In der Regel gewichtsneutral, keine QTc-Zeit-Verlängerung. Möglicherweise Vorteile bei körperlichen Symptomen und Schmerzen im Rahmen depressiver Störungen. Es ist nicht abgesichert, ob 120 mg wirksamer als 60 mg sind, bei Rauchern kann aufgrund einer beschleunigten Clearance jedoch eine höhere Tagesdosis benötigt werden. Zugelassen auch für die Behandlung von Schmerzen bei diabetischer Polyneuropathie; in den USA besteht eine Zulassung bei Fibromyalgiesyndrom sowie bei chronischen muskuloskelettalen Schmerzen.

1.13.9 Escitalopram

Escitalopram

Selektiver Serotoninwiederaufnahmehemmer (SSRI); NbN: *Serotonin reuptake inhibitor (SERT)*

Cipralex (Lundbeck)
Tbl.[1] 10/20 mg
Trpf. 20 mg/ml
Escitalex (TAD Pharma)

Escitalopram 1A Pharma[2] (1A Pharma)

[1] Escitalopram-Generika auch: Tbl. 5/15 mg; Schmelztbl.
[2] Aufgrund einer hohen Zahl von Escitalopram-Generika wird auf eine vollständige Auflistung von Präparaten mit der Anfangsbezeichnung „Escitalopram" verzichtet.

Pharmakodynamik

- Pharmakologisch aktives S-Enantiomer des Razemats *Citalopram*.
- Selektive Hemmung der 5-HT-Wiederaufnahme (unter den SSRI am selektivsten). Durch eine zusätzliche, schwache Bindung an eine allosterische Bindungsstelle des Serotonintransporters wird die Bindung von *Escitalopram* an die primäre Bindungsstelle verstärkt und damit die Hemmung der Wiederaufnahme von Serotonin potenziert.
- Keine anticholinergen oder antihistaminergen Eigenschaften.

Pharmakokinetik

- Orale Bioverfügbarkeit ca. 80 %; $t_{1/2}$ = 27–32 h; T_{max} = ca. 4 h.
- Metabolisierung bevorzugt durch CYP2C19 und nachgeordnet durch CYP3A4 und CYP2D6 und Bildung zweier schwach aktiver Metaboliten (*Demethylescitalopram, Didemethylescitalopram*).
- PM von CYP2C19 benötigen im Mittel nur die Hälfte der üblichen Dosis, UM das 2-Fache (Stingl und Brockmöller 2013).
- Plasmakonzentration: 20–40 ng/ml[(p)].

Indikationen und Behandlungshinweise

- *Episoden einer Major Depression*[z].
- *Panikstörung mit/ohne Agoraphobie*[z].
- *Generalisierte Angststörung*[z].
- *Soziale Angststörung*[z].
- *Zwangsstörungen*[z].
- *Off label* → PTBS → prämenstruelle dysphorische Störung → klimakterische Beschwerden.
- Für *Escitalopram* wurde wegen des Risikos einer TdP-Arrhythmie die maximale Dosis auf 20 mg/d begrenzt. Nicht alle Patienten bauen jedoch bei der Maximaldosis therapeutische Serumkonzentrationen von *Escitalopram* auf (> 20 ng/ml), weshalb es notwendig sein kann, die Maximaldosis zu überschreiten, um eine zufriedenstellende Besserung zu erzielen. In diesen Fällen müssen therepiebegleitend der Plasmaspiegel von *Escitalopram* und das EKG kontrolliert werden. Eine Untersuchung hat ergeben, dass der QRS/QTc-Quotient geeignet ist, Patienten mit einem Risiko für die Entwicklung ventrikulärer Arrhythmien zu erkennen (Dietrichs und Smith 2022).
- Routineuntersuchungen ▶ 1.8.

Dosierung

- **Depressive Episode, generalisierte Angststörung, soziale Angststörung, Zwangsstörung:** Start- und Erhaltungsdosis 10 mg/d in einer morgendlichen Einzeldosis,

ggf. Dosissteigerung auf 15–20 mg/d[z], bei sozialer Angststörung ggf. im Verlauf auch Dosisreduktion auf 5 mg/d.
- **Panikstörung mit/ohne Agoraphobie:** Beginn mit 5 mg/d für 1 Woche, Erhaltungsdosis 10 mg/d, ggf. Steigerung bis auf max. 20 mg/d[z].
- Ältere Patienten (> 65 J.): Beginn mit 5 mg/d, Steigerung auf max. 10 mg/d[z].
- Aufgrund von pharmakokinetischen und pharmakodynamischen Unterschieden zwischen dem razemischen *Citalopram* und dem „reinen", aktiven Enantiomer *Escitalopram* entsprechen 10 mg *Escitalopram* in ihrer klinischen Wirksamkeit in etwa 30–40 mg *Citalopram* (▶ 1.9.1).

Nebenwirkungen, Risikopopulationen und Intoxikationen

Sehr häufig Übelkeit, Kopfschmerzen.

Häufig Müdigkeit, Gähnen, Ruhelosigkeit, Schlaflosigkeit, Schläfrigkeit, anormale Träume, Schwindel, Ängstlichkeit, verminderter oder gesteigerter Appetit, Erbrechen, Diarrhö, Obstipation, Gewichtszunahme, vermehrtes Schwitzen, Tremor, Arthralgien, Myalgien, Sinusitis, Fieber, Mundtrockenheit, Parästhesien, sexuelle Funktionsstörungen.

Gelegentlich Verwirrtheit, nächtlicher Bruxismus, Agitiertheit, Nervosität, Panikattacken, Schlafstörungen, Tachykardie, Synkopen, Tinnitus, Mydriasis, Sehstörungen, Geschmacksstörungen, Gewichtsabnahme, Urtikaria, Haarausfall, Hautausschlag, Juckreiz, Ödeme, Nasenbluten, gastrointestinale Blutungen, Metrorrhagie oder Menorrhagie bei Frauen.

Sonstige NW Selten Hyponatriämie, SIADH (▶ 1.5.11), dann v. a. bei älteren Patienten. Selten Aggression, Depersonalisation, Halluzinationen, Bradykardie, psychomotorische Unruhe/Akathisie, Dyskinesien. Dosisabhängiges Risiko der QTc-Zeit-Verlängerung (▶ 1.5.1), Fälle von ventrikulären Arrhythmien einschließlich TdP sind berichtet. Patienten sollten angehalten werden, sich bei Anzeichen von Herzrhythmusstörungen wie z. B. Palpitationen, Kurzatmigkeit, Schwindel oder Synkopen unverzüglich ärztlich vorzustellen. Einzelfälle von Hepatitis, Harnretention, Thrombozytopenie. Alteration der Thrombozytenfunktion mit selten verlängerter Blutungszeit und/oder Anzeichen einer Blutung unter Antidepressiva mit (selektiver) Hemmung der Serotoninwiederaufnahme: ▶ 1.5.3. Sexuelle Funktionsstörungen unter Antidepressiva ▶ 1.5.8 und ▶ 8.2.6. Absetzsymptome unter Antidepressiva ▶ 1.5.10. Antidepressiva und Suizidalität ▶ 1.5.12.

Risikopopulationen **Herz:** Kein erhöhtes kardiovaskuläres Risiko (nur seltene Einzelfallberichte mit direkten kardiovaskulären Komplikationen bei hohen Dosen); wegen häufiger QTc-Zeit-Verlängerung jedoch engmaschige EKG-Kontrollen bei kardialer Vorschädigung und keine Anwendung bei erhöhter Prädisposition für QTc-Zeit-Verlängerung (▶ 1.5.1 und ▶ 13.2). **Leber:** Bei Leberfunktionsstörungen Dosisanpassung sowie engmaschige Laborkontrollen (Hepatotoxizität ▶ 1.5.4). Bei eingeschränkter Leberfunktion in den ersten 2 Behandlungswochen 5 mg/d; im Verlauf max. 10 mg/d. **Niere:** Verlängerte Eliminations-HWZ und geringgradig erhöhte Plasmaspiegel bei Nierenfunktionsstörungen; bei leichter bis mittelgradiger Niereninsuffizienz keine Dosisanpassung notwendig; bei schwerer Ausprägung Dosisanpassung und engmaschige klinische und laborchemische Kontrollen empfohlen.

Intoxikationen ► *Citalopram*.

- **Kontraindikationen**

- Angeborenes Long-QT-Syndrom, bekannte Verlängerung des QTc-Intervalls, gleichzeitige Behandlung mit anderen QTc-Zeit-verlängernden AM (► 1.5.1, ► 1.6).

Relative Kontraindikationen

- Schwere Leber- und Nierenerkrankungen, Kombination mit tryptophanhaltigen Präparaten, anderen serotonergen Präparaten. Erhöhte Blutungsneigung, instabile Epilepsie, erhöhtes Risiko für Herzrhythmusstörungen (z. B. aufgrund von Bradykardien, Bradyarrhythmien, dekompensierter Herzinsuffizienz, eines kürzlich aufgetretenen Myokardinfarkts, Neigung zu Hypokaliämie oder Hypomagnesiämie), Elektrolytstörungen müssen vor Behandlungsbeginn korrigiert werden, Engwinkelglaukom oder Glaukom in der Vorgeschichte.

- **Interaktionen**

- Keine Kombination mit MAOH (MAOH frühestens 7 Tage nach Absetzen von *Escitalopram* verordnen; *Escitalopram* kann 14 Tage nach Absetzen eines irreversiblen MAOH bzw. 1 Tag [24 h] nach Absetzen von *Moclobemid* angesetzt werden). Keine Kombination mit *Linezolid* (Antibiotikum, schwacher, reversibler, nichtselektiver MAOH).
- Vorsicht bei Kombination mit serotonergen AM, z. B. Triptanen, *Ondansetron*, tryptophanhaltigen AM, *Tramadol* oder anderen Serotonin-stimulierenden oder *Johanniskraut*-Präparaten wegen der Gefahr eines zentralen Serotoninsyndroms.
- QTc-Zeit-Verlängerung bekannt: Keine Kombination mit *Thioridazin* und *Pimozid*. Vorsicht mit anderen QTc-Zeit-verlängernden AM (formal kontraindiziert). EKG-Kontrolle vor und nach Ansetzen von potenziell kritischen Kombinationen ist empfehlenswert.
- Vorsicht bei Kombination mit AM, die Hypokaliämie/Hypomagnesiämie verursachen können (Risiko für Arrhythmien).
- Vorsicht bei Kombination mit (Thiazid-)Diuretika und ACE-Hemmern (Hyponatriämierisiko).
- Vorsicht bei Kombination mit AM, die die Krampfschwelle herabsetzen (z. B. *Mefloquin*, *Bupropion*).
- Bei gleichzeitiger Thrombozytenaggregationshemmung oder Antikoagulation sollten, wenn möglich, Substanzen mit fehlender relevanter Affinität zum Serotonintransporter vorgezogen werden (► 1.5.3).
- Plasmaspiegelkontrolle bei Kombination mit **CYP2C19-Inhibitoren**, z. B. *Cimetidin*, *Omeprazol*, *Esomeprazol* oder *Ticlopidin*, oder **CYP2C19-Induktoren**, z. B. *Rifampicin* (► **Anhang INT**).

■ **Bewertung**

Selektivster SSRI mit breitem Indikationsspektrum und sehr guter Verträglichkeit; nicht sedierend, in der Regel gewichtsneutral. Dosisabhängige Verlängerung des QTc-Intervalls möglich, dies ist insbesondere bei höheren Dosierungen und bei Patienten mit erhöhtem Risiko für Herzrhythmusstörungen zu beachten. Geringfügig früherer Wirkungseintritt und Wirksamkeitsvorteile werden diskutiert.

1.13.10 Esketamin

Esketamin

Nichtselektiver, nichtkompetitiver NMDA-Antagonist

Spravato (Janssen)
28 mg Nasenspray

■ **Pharmakodynamik**

- S-Enantiomer des razemischen *Ketamins. Esketamin* weist eine höhere Affinität für NMDA-Rezeptoren als das R-Enantiomer auf.
- Nichtselektiver, nichtkompetitiver NMDA-Rezeptorantagonist. Der eigentliche antidepressive Wirkmechanismus wird noch diskutiert. Über den Antagonismus am NMDA-Rezeptor kommt es zu einem vorübergehenden Anstieg der Glutamatausschüttung und damit zur Stimulation von AMPA-Rezeptoren und einer erhöhten Neurotrophin-induzierten Signalweiterleitung. Zudem Agonismus am σ_1-Rezeptor, Agonismus an μ- (MOR) und, geringer, an κ- (KOR) Opioidrezeptoren; auch eine mögliche (Teil-)Wirkung über das Opiatsystem wird diskutiert.

■ **Pharmakokinetik**

- Bei Anwendung als Nasenspray: absolute Bioverfügbarkeit 48 %, rasche Resorption über die Nasenschleimhaut, T_{max} 20–40 min, $t_{1/2}$ 7–12 h, keine Kumulation bei zweimal wöchentlicher Anwendung.
- N-Demethylierung zu *Noresketamin* vorrangig über CYP2B6 und CYP3A4, zu wesentlich geringeren Anteilen auch über CYP2C19 und CYP2C9.

■ **Indikationen und Behandlungshinweise**

- In Kombination mit einem SSRI oder SNRI bei *therapieresistenter, mittel- bis schwergradiger depressiver Episode, die auf mindestens zwei unterschiedliche Therapien mit Antidepressiva nicht angesprochen hat*[z].
- In Kombination mit einer oralen antidepressiven Therapie bei mittel- bis schwergradiger depressiver Episode als *akute Kurzzeitbehandlung zur schnellen Reduktion depressiver Symptome, die nach ärztlichem Ermessen einem psychiatrischem Notfall entsprechen*[z].
- Indikationen außerhalb der Psychiatrie (i. v. und i. m.): Einleitung und Durchführung einer Allgemeinanästhesie, Regionalanästhesien, Analgesie (Notfallmedizin und bei Beatmung), Status asthmaticus.

- *Off label* (*Ketamin* und *Esketamin* in anderen Applikationsformen): → neuropathischer Schmerz.
- *Esketamin* in intranasaler Anwendung unterliegt einer zusätzlichen Überwachung zur Identifizierung neuer Erkenntnisse über die Sicherheit (RMP). Kontrolliertes Zugangssystem (Bestätigung des Erhalts und der Verteilung von Schulungsmaterialien als Voraussetzung für eine Belieferung); behördlich genehmigtes Schulungsmaterial („Blaue Hand Material").
- Verordnung durch Fachärzte für Psychiatrie. Anwendung durch die Patienten selbst unter direkter Aufsicht von medizinischem Fachpersonal und Nachbeobachtung, bis die Patienten nach klinischer Einschätzung stabil sind in einem geeigneten medizinischen Umfeld (mögliches Auftreten von Sedierung, Dissoziation, erhöhtem Blutdruck).
- Vorliegen einer Zusatzpauschale für die Vergütung der Nachbeobachtungszeit nach der intranasalen Anwendung (EBM-Ziffer). Anerkennung als Praxisbesonderheit mit gesonderter Beurteilung der Verordnung bei Wirtschaftlichkeitsprüfungen.
- Blutdruckkontrollen vor sowie etwa 40 min nach der Anwendung, anschließend nach klinischem Ermessen. Das Maximum eines vorübergehenden Blutdruckanstiegs wird etwa 40 min nach Anwendung erreicht, eine Blutdruckerhöhung hält etwa 1–2 h an.
- Erhebung der Suchtmittelanamnese und Risikoabschätzung für Missbrauch oder Abhängigkeit. Vorsicht bei Abhängigkeitserkrankungen aktuell oder in der Vorgeschichte, anamnestisch bekanntem Arzneimittelmissbrauch oder -abhängigkeit: Berichte über Abhängigkeit und Toleranzentwicklung sowie über Entzugssymptome (z. B. Craving, Angst, Zittern, Schweißausbrüche, Herzrasen) in Verbindung mit langfristiger Anwendung von *Ketamin*.
- Fälle von interstitieller Zystitis unter langfristiger Einnahme von *Ketamin*: Symptome des Harntrakts und der Harnblase (z. B. Pollakisurie, Dysurie, Nykturie, Zystitis) erfragen und beachten.
- Bis zum folgenden Tag sollten Patienten keine potenziell gefährlichen Tätigkeiten ausüben (z. B. Führen eines Fahrzeugs, Bedienen von Maschinen).

Dosierung

- **Therapieresistente Depression:** Beginn mit 56 mg, anschließend über 4 Wochen 56 oder 84 mg zweimal wöchentlich (Woche 1–4). Bei Response anschließende Erhaltungstherapie mit 56 oder 84 mg einmal wöchentlich über 4 Wochen (Woche 5–8). Ab Woche 9 Gabe einmal alle 1–2 Wochen. Empfehlung einer Erhaltungstherapie über mindestens 6 Monate.
- Bei Patienten > 65 Jahre sowie bei Patienten mit japanischer Abstammung (Unterschiede in der Pharmakokinetik gegenüber kaukasischen Probanden): Beginn mit niedrigerer Dosis (28 mg), danach 28, 56 oder 84 mg zweimal wöchentlich (Woche 1–4) bzw. einmal wöchentlich (Woche 5–8) und einmal alle 1–2 Wochen (ab Woche 9). Dosisänderungen in 28-mg-Schritten.
- **Akute Kurzzeitbehandlung eines psychiatrischen Notfalls im Rahmen einer Depression:** 84 mg zweimal wöchentlich für 4 Wochen im Rahmen eines umfassenden klinischen Behandlungsplans. In Abhängigkeit von der Verträglichkeit ggf. Dosisreduktion auf 56 mg.

- Durchführung:
  - Gabe von 28 mg (1 Nasenspray-Applikator) in 2 Sprühstößen (1 Sprühstoß pro Nasenloch), ggf. nach 5 min erneute Anwendung zum Erreichen der Dosis von 56 mg (2 Applikatoren), ggf. nach weiteren 5 min erneute Anwendung für eine Dosierung von 84 mg (3 Applikatoren). Den Applikator erst für die Verabreichung auslösen (keine Vorabprüfung der Funktionsfähigkeit des Applikators, da dadurch Wirkstoff verlorengeht).
  - Aufgrund von möglicher Übelkeit und Erbrechen möglichst mindestens 2 h vor Gabe keine Nahrungs- und 30 min vor Gabe keine Flüssigkeitsaufnahme.
  - Bis 1 h vor der Gabe keine Anwendung von abschwellenden oder Kortikosteroid-haltigen Nasensprays.
  - Die Gabe sollte in einem möglichst ruhigen und für die Patienten angenehmen Setting erfolgen.
  - Keine Absetzsymptome, kein Ausschleichen erforderlich.

▪ Nebenwirkungen, Risikopopulationen und Intoxikationen

Sehr häufig Schwindelgefühl, Dissoziation, Übelkeit, Kopfschmerzen, Somnolenz, Geschmacksstörungen, Vertigo, Hypästhesie, Erbrechen, erhöhter Blutdruck.

Häufig Angst, Euphorie, Verwirrtheitszustand, Derealisation, Reizbarkeit, Halluzinationen einschließlich optischer Halluzinationen, Agitiertheit, Illusionen, Panikattacken, veränderte Zeitwahrnehmung, Tremor, Lethargie, Dysarthrie, Parästhesie, Sedierung, Aufmerksamkeitsstörung, geistige Beeinträchtigung, Lethargie, Dysarthrie, verschwommenes Sehen, Hyperakusis, Tinnitus, Tachykardie, arterielle Hypertonie, Nasenbeschwerden, trockene Nasenschleimhaut inklusive Nasenverkrustung, nasaler Pruritus, Rachenreizung, Schmerzen im Oropharynx, Mundtrockenheit, orale Hypoästhesie, Hyperhidrosis, Pollakisurie, Dysurie, Harndrang, anormales Gefühl, Trunkenheitsgefühl, Asthenie, Weinen, Gefühl der Körpertemperaturänderung.

Gelegentlich Psychomotorische Verlangsamung, emotionaler Stress, Dysphorie, Nystagmus, psychomotorische Hyperaktivität, Hypersalivation, kalter Schweiß, Gangstörung.

Sonstige NW Selten Atemdepression. Antidepressiva und Suizidalität ▶ 1.5.12.

Risikopopulationen **Herz:** Vorübergehende kardiale Belastung durch Blutdruckanstieg möglich, sonst keine direkte direkte bzw. anhaltende kardiotoxische Wirkung. **Leber:** Bei leichter und mittelschwerer Leberfunktionsstörung keine Dosisanpassung, keine Anwendung bei schwerer Leberfunktionsstörung. Berichte über Hepatotoxizität in der Langzeitanwendung von *Ketamin*. **Niere:** Bei leichter bis mittelgradiger Niereninsuffizienz keine Dosisanpassung notwendig.

Intoxikationen Akzentuierte NW: Schwindelgefühl, Hyperhidrosis, Somnolenz, Hypästhesie, Übelkeit, Erbrechen. In deutlich supratherapeutischen Dosen (25-Faches der üblichen anästhetischen Dosis *Ketamin*) Krampfanfälle, Herzrhythmusstörungen und Atemstillstand.

▪ Kontraindikationen

- Erkrankungen, für die ein erhöhter Blutdruck oder ein erhöhter intrakranieller Druck ein schwerwiegendes Risiko darstellt (Gefäßaneurysma, intrazerebrale Blutung in der Anamnese, kardiovaskuläres Ereignis einschließlich Myokardinfarkt innerhalb der letzten 6 Wochen).

Relative Kontraindikationen

- Erhöhte Blutdruckwerte, klinisch signifikante oder instabile kardiovaskuläre Erkrankungen oder Atemwegserkrankungen wie z. B. COPD, Z. n. Myokardinfarkt, hämodynamisch signifikante Herzklappenfehler oder Herzinsuffizienz (Ausstattung und Personal für Wiederbelebungsmaßnahmen müssen verfügbar sein). Sorgefältige Nutzen-Risiko-Abwägung: Patienten mit Psychose, Manie oder bipolarer Störung, nicht ausreichend behandelte Hyperthyreose, erhöhter intrakranieller Druck.

▪ Interaktionen

- Vorsicht bei Kombination mit zentral dämpfenden Substanzen (z. B. BZD, Opioide, Alkohol): mögliche Verstärkung der sedierenden Wirkung.
- Vorsicht bei Kombination mit Psychostimulanzien (z. B. Amfetamine, *Methylphenidat*) oder anderen AM, die einen Blutdruckanstieg verursachen können (z. B. Xanthin-Derivate, Thyroid-Hormone, *Tranylcypromin, Selegilin*): engmaschige Blutdruckkontrollen. In Fallberichten und retrospektiven Kohortenstudien zeigte sich eine Kombination von *Tranylcypromin* mit *Esketamin* intranasal oder s. c. als sicher und verträglich ohne klinisch signifikante Blutdruckkrisen (Ludwig et al. 2021; Wallner et al. 2023).
- Bei Kombination mit CYP2B6-Inhibitoren (z. B. *Ticlopidin*) oder CYP3A4-Inhibitoren, z. B. *Clarithromycin* (▸ Anhang INT), geringfügige (bis 11 %) Erhöhung der Plasmakonzentration von *Esketamin* möglich.
- Bei Kombination mit CYP3A4-Induktoren und CYP2B6-Induktoren, z. B. *Rifampicin* (▸ Anhang INT), Absinken der Plasmakonzentration von *Esketamin* (mögliche Wirkabschwächung).

▪ Bewertung

Antidepressivum mit neuartigem, im Einzelnen noch nicht geklärtem Wirkmechanismus, schnellem Wirkeintritt (RAAD) und patentierter Applikationsart (intranasal). Erstes in Europa zugelassenes RAAD, das eine vielversprechende Behandlungsoption darstellt. Zugelassenen in Kombination mit einem SSRI oder SNRI bei mittel- bis schwergradigen, therapieresistenten depressiven Episoden in der Akut- und Erhaltungstherapie sowie in Kombination mit einer oralen antidepressiven Therapie als akute Kurzzeitbehandlung mittelschwerer bis schwerer depressiver Episoden, die einem psychiatrischen Notfall entsprechen. Die Gabe erfolgt in beiden Indikationen unter direkter Aufsicht von medizinischem Fachpersonal und beinhaltet eine anschließende Nachbeobachtung. Die Stellung von *Esketamin* im Vergleich zu anderen Augmentationsmöglichkeiten und EKT ist derzeit noch unklar. Es gibt Hinweise auf mögliche Wirksamkeitsvorteile von *Esketamin* im Vergleich zu AAP. EKT scheint bei insgesamt geringer Datenlage möglicherweise wirksamer als *Esketamin*, insbesondere bei älteren Patienten und bei Vorliegen von psychotischen Symptomen. Eine

Entscheidung für *Esketamin* oder EKT sollte unter Abwägung von individuellem Nutzen und Risiken, der Verfügbarkeit sowie der Patientenpräferenz erfolgen.

1.13.11 Fluoxetin

Fluoxetin

Selektiver Serotoninwiederaufnahmehemmer (SSRI); NbN: *Serotonin reuptake inhibitor (SERT)*

Fluoxetin 1A Pharma[1,2] (1A Pharma)
Tbl. 10/20/40 mg

[1] Andere Fluoxetin-Generika auch: Kps. 10/20/30/40/60 mg.
[2] Aufgrund einer hohen Zahl von Fluoxetin-Generika wird auf eine vollständige Auflistung von Präparaten mit der Anfangsbezeichnung „Fluoxetin" verzichtet.

- **Pharmakodynamik**

- Selektive Hemmung der 5-HT-Wiederaufnahme (auch durch den Hauptmetaboliten *Norfluoxetin*), zusätzlich Antagonismus an 5-HT_{2C}-Rezeptoren mit Verstärkung der noradrenergen und dopaminergen Neurotransmission.
- Keine anticholinergen oder antihistaminergen Eigenschaften.

- **Pharmakokinetik**

- Bioverfügbarkeit: 90 %; T_{max} = 6–8 h (nach Gabe einer Einmaldosis); $t_{1/2}$ = 1–6 Tage (*Norfluoxetin*: $t_{1/2}$ = 4–16 Tage); wegen der langen Eliminations-HWZ (**= längste HWZ unter den SSRI**) Erreichen eines Steady State erst nach einigen Wochen.
- Metabolisierung unter Beteiligung von CYP2D6, CYP2B6, CYP2C19 und CYP2C9 mit Bildung des aktiven Metaboliten *Norfluoxetin*, wegen Autoinhibition der Metabolisierung nichtlineare Pharmakokinetik.
- Plasmakonzentration (Summe *Fluoxetin* plus *Norfluoxetin*): 150–300 ng/ml[(p)].

- **Indikationen und Behandlungshinweise**

- *Episoden einer Major Depression*[z].
- *Zwangsstörungen*[z].
- *Bulimie*[z].
- *Off label* → Panikstörung (in den USA zugelassen) → prämenstruelle dysphorische Störung (in den USA zugelassen) → PTBS → soziale Angststörung → klimakterische Beschwerden → Binge-Eating-Störung → Colon irritabile.
- Routineuntersuchungen ▶ 1.8.

- **Dosierung**

- **Depression:** 20 mg/d morgens, Dosiserhöhungen bis 60 mg möglich. Tageshöchstdosis 80 mg/d[z], bei älteren Patienten 60 mg/d[z]. Erhaltungsdosis in der Regel bei 30 mg.
- **Panikstörung:** Mit 10 mg beginnen, dann 20 mg/d.

- Zwangsstörung: 20–60 mg/d.
- **Bulimie:** 60 mg/d.
- Prämenstruelle dysphorische Störung: 20 mg/d.

▪ Nebenwirkungen, Risikopopulationen und Intoxikationen

Sehr häufig Schlaflosigkeit, Kopfschmerzen, Diarrhö, Übelkeit, Müdigkeit.

Häufig Verminderter Appetit, Benommenheit, Gähnen, Angst, Nervosität, Ruhelosigkeit, innere Unruhe, Angespanntheit, Aufmerksamkeitsstörung, Schlafstörungen, ungewöhnliche Träume, Schwindel, Geschmacksstörungen, Lethargie, Somnolenz, Palpitationen, Flush, Tremor, Arthralgien, Appetitlosigkeit, Gewichtsverlust, Erbrechen, Dyspepsie, Mundtrockenheit, Schüttelfrost, häufiges Wasserlassen, vermehrtes Schwitzen, Juckreiz, Ausschlag, Urtikaria, verschwommenes Sehen, sexuelle Funktionsstörungen.

Gelegentlich Depersonalisation, gehobene Stimmung, euphorische Stimmung, abnormales Denken, Bruxismus, suizidale Gedanken und Verhalten, psychomotorische Hyperaktivität, Gleichgewichtsstörungen, Dyskinesie, Ataxie, Gedächtnisstörungen, Mydriasis, Tinnitus, Hypotonie, Dyspnoe, Epistaxis, Dysphagie, gastrointestinale Blutungen, Alopezie, erhöhte Neigung zu Hämatomen, kalter Schweiß, Muskelzuckungen, Dysurie, Unwohlsein, abnormales Gefühl, Kältegefühl, Hitzegefühl.

Sonstige NW Selten allergische Hauterscheinungen (da solche gelegentlich im Rahmen schwerer systemischer Reaktionen mit Beteiligung von Leber, Lunge oder Niere vorkommen, muss *Fluoxetin* dann abgesetzt werden), systemische Reaktionen auch ohne Hautbeteiligung, von der Norm abweichende Leberfunktionstests, Hepatitis, Akathisie. Einzelfallberichte über Hypoglykämien bei Diabetikern. REM-Schlaf-Verhaltensstörung. Selten Hyponatriämie, SIADH (► 1.5.11), dann v. a. bei älteren Patienten. QTc-Zeit-Verlängerung möglich (► 1.5.1, ◘ Tab. 1.5). Alteration der Thrombozytenfunktion mit selten verlängerter Blutungszeit und/oder Anzeichen einer Blutung unter Antidepressiva mit (selektiver) Hemmung der Serotoninwiederaufnahme: ► 1.5.3. Sexuelle Funktionsstörungen unter Antidepressiva ► 1.5.8 und ► 8.2.6. Antidepressiva und Suizidalität ► 1.5.12.

Risikopopulationen **Herz:** Kein erhöhtes kardiovaskuläres Risiko (nur seltene Einzelfallberichte mit direkten kardiovaskulären Komplikationen bei Intoxikationen mit sehr hohen Dosen); wegen möglicher QTc-Zeit-Verlängerung jedoch engmaschige EKG-Kontrollen bei kardialer Vorschädigung und keine Anwendung bei erhöhter Prädisposition für QTc-Zeit-Verlängerung (► 1.5.1 und ► 13.2). **Leber:** Bei Leberfunktionsstörungen Dosisanpassung sowie engmaschige Laborkontrollen (Hepatotoxizität ► 1.5.4). **Niere:** Keine Dosisanpassung nötig, auch nicht bei Hämodialyse.

Intoxikationen ► *Citalopram.*

▪ Kontraindikationen

► 1.6.

1

Relative Kontraindikationen

- Schwere Leber- und Nierenerkrankungen, instabile Epilepsie, erhöhte Blutungsneigung; Vorsicht bei Engwinkelglaukom oder Glaukom in der Vorgeschichte.

■ Interaktionen

- Keine Kombination mit MAOH (MAOH 14 Tage vor *Fluoxetin* absetzen; nach Absetzen von *Fluoxetin* sollte wegen der langen HWZ des Metaboliten *Norfluoxetin* 5 Wochen gewartet werden, bevor ein MAOH gegeben wird; nach Absetzen von *Moclobemid* kann *Fluoxetin* am übernächsten Tag gegeben werden).
- Keine Kombination mit *Tamoxifen*.
- Keine Kombination mit *Codein*, *Hydrocodon* oder *Tramadol*, da *Fluoxetin* und sein Hauptmetabolit *Norfluoxetin* CYP2D6 hemmen und damit die Bildung der pharmakologisch aktiven Metaboliten der Analgetika unterdrücken.
- Keine Kombination mit *Tramadol* oder *Dextromethorphan*, Risiko eines zentralen Serotoninsyndroms.
- Keine Kombination mit *Metoprolol* (dafür *Bisoprolol*). *Fluoxetin* und sein Hauptmetabolit *Norfluoxetin* hemmen den Abbau von *Metoprolol*.
- QTc-Zeit-Verlängerungen können vorkommen: Keine Kombination mit *Thioridazin* und *Pimozid*. Vorsicht mit anderen QTc-Zeit-verlängernden AM.
- Vorsicht bei Kombination mit AM, die Hypokaliämie/Hypomagnesiämie verursachen können (Risiko für Arrhythmien).
- Vorsicht bei Kombination mit serotonergen AM, z. B. Triptanen, *Tryptophan*, *Ondansetron*, TZA (besonders *Amitriptylin*), *Johanniskraut*-Präparaten oder *Linezolid* (Antibiotikum, schwacher, reversibler, nichtselektiver MAOH).
- Vorsicht bei Kombination mit (Thiazid-)Diuretika und ACE-Hemmern (Hyponatriämierisiko).
- Vorsicht bei Kombination mit *Phenytoin*. Es wurden toxische Effekte berichtet.
- Vorsicht bei Kombination mit *Clopidogrel* (Prodrug): mögliche Wirkabschwächung von *Clopidogrel* aufgrund der Hemmung von CYP2C19 durch *Fluoxetin*.
- Bei gleichzeitiger Thrombozytenaggregationshemmung oder Antikoagulation sollten, wenn möglich, Substanzen mit fehlender relevanter Affinität zum Serotonintransporter vorgezogen werden (▶ 1.5.3).
- *Fluoxetin* und sein Hauptmetabolit *Norfluoxetin* sind potente Inhibitoren von CYP2D6, CYP2C19 und geringfügig auch von CYP3A4. Daher besondere Vorsicht bei Kombination mit AM, die bevorzugte **Substrate** von **CYP2D6** und **CYP2C19** sind, insbesondere *Amitriptylin*, *Atomoxetin*, *Clomipramin*, *Imipramin* oder *Sertindol* (▶ **Anhang SUB**). Bei Kombination unbedingte Kontrolle der Plasmaspiegel.
- Mögliche Verstärkung von EPS bei Kombination mit Antipsychotika wegen erhöhter Wirkspiegel.
- Wegen der langen HWZ von *Fluoxetin* und *Norfluoxetin* besteht mehrere Wochen nach Absetzen noch ein Interaktionsrisiko.

Aufgrund der Inhibition von CYP2D6 durch *Fluoxetin* und der daraus folgenden verminderten Metabolisierung von *Tamoxifen* (Prodrug) zu seinem aktiven Metaboliten *Endoxifen* darf *Fluoxetin* nicht bei Frauen unter *Tamoxifen*-Behandlung gegeben werden (s. oben).

- **Bewertung**

Nichtsedierender SSRI, in der Regel gewichtsneutral, Gewichtsabnahme möglich, zugelassen für die Behandlung der Bulimie (▶ 9.2.2). In der Kombination mit *Olanzapin* (3–18 mg/d) positive Effekte bei therapieresistenter Depression; in dieser Kombination (OFC, Symbyax) in den USA zur Behandlung der bipolaren Depression und therapieresistenten depressiven Störung zugelassen. Teils aktivierende Effekte, dadurch mögliche Vorteile bei Patienten mit atypischer Depression, aber auch mögliche Zunahme von Ängsten und Agitation. Hohes pharmakokinetisches Interaktionsrisiko und damit Therapieeinschränkungen, die aufgrund der langen HWZ von *Fluoxetin* und besonders von *Norfluoxetin* noch mehrere Wochen nach Absetzen von *Fluoxetin* fortbestehen. Vorteil der langen HWZ: seltenes Auftreten von Absetzsymptomen. Unter den SSRI zeigen *Citalopram*, *Escitalopram* oder *Sertralin* eine günstigere Nutzen-Risiko-Relation.

1.13.12 Fluvoxamin

Fluvoxamin

Selektiver Serotoninwiederaufnahmehemmer (SSRI); NbN: *Serotonin reuptake inhibitor (SERT)*

Fevarin (Viatris)
Tbl. 50/100 mg
Fluvoxamin-neuraxpharm (neuraxpharm)

- **Pharmakodynamik**
- Selektive 5-HT-Wiederaufnahmehemmung. Zusätzlich Bindung und agonistische Wirkung an σ_1-Rezeptoren.
- Keine anticholinergen oder antihistaminergen Eigenschaften.

- **Pharmakokinetik**
- Bioverfügbarkeit: 53 %; $t_{1/2}$ =13–15 h nach Einmalgabe, 17–22 h nach wiederholter Gabe, T_{max} = 3–8 h.
- Metabolisierung durch CYP2D6 und CYP1A2, keine aktiven Metaboliten.
- Plasmakonzentration: 60–210 ng/ml[(p)].

- **Indikationen und Behandlungshinweise**
- *Depressive Erkrankungen (Episoden einer Major Depression)*[z].
- *Zwangsstörungen*[z].

1

- *Off label* → soziale Angststörung (in USA in dieser Indikation zugelassen) → Panikstörung → GAS → PTBS → Bulimie → Binge-Eating-Störung.
- Routineuntersuchungen ▶ 1.8.

Dosierung

- **Depression:** Beginn mit 50–100 mg in einer abendlichen Einzeldosis, Erhaltungsdosis 100 mg/d, im weiteren Verlauf ggf. Dosissteigerung auf bis zu 300 mg/d[z]; ab einer Dosis von 150 mg/d Verteilung auf 2–3 Einzeldosen.
- **Zwangsstörung:** Beginn mit 50 mg/d in einer abendlichen Einzeldosis; Dosissteigerung auf 100–300 mg/d[z], ab einer Dosis von 150 mg/d Verteilung auf 2–3 Einzeldosen.
- Bei eingeschränkter Leber- bzw. Nierenfunktion Dosisanpassung.

Nebenwirkungen, Risikopopulationen und Intoxikationen

Häufig Schwindel, Kopfschmerzen, Somnolenz, Schlaflosigkeit, Agitiertheit, Nervosität, Ängstlichkeit, Asthenie, Tremor, Anorexie, Dyspepsie, Obstipation, Diarrhö, Mundtrockenheit, Nausea, Erbrechen, Abdominalschmerzen, Palpitationen, Tachykardie, Hyperhidrosis, Schwitzen.

Gelegentlich Verwirrtheitszustände, Halluzinationen, Aggressionen, orthostatische Hypotension, Arthralgien, Myalgien, Ataxie, EPS, Hautausschläge, Rash, Juckreiz, Angioödem, sexuelle Funktionsstörungen, insbesondere Ejakulationsverzögerung (unter den SSRI wahrscheinlich geringste Rate).

Sonstige NW Selten Leberfunktionsstörungen, Krampfanfälle, Hyperprolaktinämie, Galaktorrhö, psychomotorische Unruhe/Akathisie, Photosensibilität; selten Hyponatriämie, SIADH (▶ 1.5.11), dann v. a. bei älteren Patienten. Alteration der Thrombozytenfunktion mit selten verlängerter Blutungszeit und/oder Anzeichen einer Blutung unter Antidepressiva mit (selektiver) Hemmung der Serotoninwiederaufnahme: ▶ 1.5.3. Sexuelle Funktionsstörungen unter Antidepressiva ▶ 1.5.8 und ▶ 8.2.6. Absetzsymptome unter Antidepressiva ▶ 1.5.10. Antidepressiva und Suizidalität ▶ 1.5.12.

Risikopopulationen **Herz:** Kein erhöhtes kardiovaskuläres Risiko (nur seltene Einzelfallberichte mit direkten kardiovaskulären Komplikationen bei sehr hohen Dosen). Bei kardialer Vorschädigung wegen QTc-Zeit-Verlängerung jedoch engmaschige EKG-Kontrollen. Keine Anwendung bei erhöhter Prädisposition für QTc-Zeit-Verlängerung (▶ 1.5.1 und ▶ 13.2). **Leber:** Bei Leberfunktionsstörungen schweregradabhängig Dosisanpassung sowie engmaschige Laborkontrollen nötig (Hepatotoxizität ▶ 1.5.4). **Niere:** Bei Nierenfunktionsstörungen Dosisreduktion und sorgfältige klinische Überwachung und Laborkontrollen empfohlen.

Intoxikationen ▶ *Citalopram.*

Kontraindikationen

▶ 1.6.

Relative Kontraindikationen

- Schwere Leber- und Nierenfunktionsstörungen, instabile Epilepsie, erhöhte Blutungsneigung.

- **Interaktionen**
  - Keine Kombination mit MAOH (frühestens 7 Tage nach Absetzen von *Fluvoxamin* ansetzen; *Fluvoxamin* kann 14 Tage nach Absetzen eines irreversiblen MAOH bzw. 1 Tag [24 h] nach Absetzen von *Moclobemid* gegeben werden).
  - Keine Kombination mit *Tizanidin* und *Agomelatin*.
  - Vorsicht bei Kombination mit serotonergen AM, z. B. Triptanen, *Tryptophan*, *Ondansetron*, TZA (besonders *Amitriptylin*), *Johanniskraut*-Präparaten, *Tramadol* oder *Linezolid* (Antibiotikum, schwacher, reversibler, nichtselektiver MAOH) (Risiko eines zentralen Serotoninsyndroms).
  - Vorsicht besonders bei Kombination mit *Terfenadin*, *Astemizol*, *Cisaprid* (erhöhte Plasmakonzentrationen mit erhöhtem Risiko für QTc-Zeit-Verlängerung).
  - Vorsicht bei Kombination mit (Thiazid-)Diuretika und ACE-Hemmern (Hyponatriämierisiko; ▶ 1.5.11).
  - Vorsicht bei Kombination mit *Clopidogrel* (Prodrug): mögliche Wirkabschwächung von *Clopidogrel* aufgrund der Hemmung von CYP2C19 durch *Fluvoxamin*.
  - Bei gleichzeitiger Thrombozytenaggregationshemmung oder Antikoagulation sollten, wenn möglich, Substanzen mit fehlender relevanter Affinität zum Serotonintransporter vorgezogen werden (▶ 1.5.3).
  - Erhöhte Plasmakonzentrationen von AM, die **Substrate** von **CYP1A2**, **CYP2C19** oder **CYP2C9** sind (▶ **Anhang SUB**), insbesondere von *Clozapin* (!), *Amitriptylin*, *Clomipramin*, *Imipramin*, *Methadon*. Bei Kombination mit Substanzen mit geringer therapeutischer Breite unbedingte Kontrolle der Plasmaspiegel. Der maximale Hemmeffekt von CYP1A2 und CYP2C19 wird bei einer *Fluvoxamin*-Plasmakonzentration von 60 ng/ml erreicht.
  - Bei Rauchern möglicherweise höhere Dosierung notwendig.
  - Möglichst keine Kombination mit Tee, Kaffee.

- **Bewertung**

SSRI mit Zulassung auch für die Behandlung von Zwangsstörungen (in den USA nur bei Zwangsstörungen und sozialer Angststörung zugelassen). Unter den SSRI wahrscheinlich geringste Rate an sexuellen Funktionsstörungen. Hohes pharmakokinetisches Interaktionsrisiko. Die pharmakokinetische Interaktion von *Fluvoxamin* mit *Clozapin* kann in Einzelfällen therapeutisch nützlich sein, insbesondere bei Individuen, die *Clozapin* rasch eliminieren und daher hohe Dosen benötigen.

1.13.13 Hypericum-Extrakt/Johanniskraut

***Hypericum*-Extrakt/Johanniskraut**

Pflanzliches Antidepressivum

1

Hypericum-Präparate sind für die Indikation der mittelschweren Depression verschreibungspflichtig.

Jarsin 300 Rx (MCM Klosterfrau)
Tbl. 300 mg
Laif (Bayer Vital)
Tbl. 900 mg
Neuroplant (Schwabe)
Tbl. 600 mg

Es werden nur die *Hypericum*-Präparate aufgelistet, bei denen zumindest in einer methodisch befriedigenden kontrollierten Studie die Wirksamkeit überprüft wurde **und** die rezeptpflichtig sind **und** die für mittelschwere depressive Episoden zugelassen sind.

▪ Pharmakodynamik

- Wirkmechanismus von *Hypericum*-Extrakten beruht nach bisherigen Untersuchungen auf einer Wiederaufnahmehemmung von 5-HT, NA und DA, GABA und Glutamat (*Hyperforin*) und gleichzeitiger Steigerung der Sekretion von GABA, Aspartat und Glutamat, wobei der Hauptmechanismus die Modulation von Ionenkanälen zu sein scheint.

▪ Indikationen und Behandlungshinweise

- *Leichte bis mittelschwere depressive Episoden*[Z].
- *Off label* → somatische Belastungsstörung.
- Routineuntersuchungen ► 1.8.

▪ Dosierung

- 600–900 mg/d (1 × 600 mg z. B. Neuroplant) *Johanniskraut*-Trockenextrakt. Die Dosis wird meist zu niedrig gewählt. Eine Einmalgabe von 900 mg/d (z. B. Laif 900) scheint bezüglich der Wirksamkeit keine Nachteile gegenüber einer Aufteilung der Tagesgesamtdosis auf mehrere Einnahmezeitpunkte zu haben.

▪ Nebenwirkungen, Risikopopulationen und Intoxikationen

Johanniskraut-Präparate können zur Photosensibilisierung führen; selten allergische Hautreaktionen, Magen-Darm-Beschwerden, Müdigkeit oder Unruhe. Sonst meist sehr gute Verträglichkeit, aber relativ hohe Interaktionsrisiken.

Antidepressiva und Suizidalität ► 1.5.12.

Risikopopulationen **Herz:** Kein erhöhtes kardiovaskuläres Risiko. **Leber** und **Niere:** Keine Anwendungsbeschränkungen.

Intoxikationen Akzentuierte NW; große therapeutische Breite; bisher keine Berichte dauerhafter oder ernster Gesundheitsschäden nach Überdosierung.

- **Interaktionen**

- In Einzelfällen zentrales Serotoninsyndrom in Kombination mit SSRI, *Duloxetin* oder *Venlafaxin.*
- Vorsicht bei Kombination mit Kontrazeptiva. Bei Frauen im gebärfähigen Alter, die ethinylestradiolhaltige Kontrazeptiva einnehmen, kann es zu Durchbruchsblutungen und Verlust des kontrazeptiven Schutzes kommen.
- Die Mehrzahl der mit *Johanniskraut*-Extrakten in Zusammenhang gebrachten Wechselwirkungen ist pharmakokinetischer Natur. Der Inhaltsstoff *Hyperforin* ist ein Induktor von CYP2C9, CYP2C19 und v. a. von CYP3A4 (▶ Anhang INT) und auch des Effluxtransporters P-Glykoprotein. Dies kann zur Senkung der Wirkspiegel und zur Wirkabschwächung anderer AM führen, die Substrate von P-Glykoprotein (z. B. *Risperidon* oder *Paliperidon*) oder von CYP2C9, CYPC19 oder CYP3A4 (▶ Anhang SUB) sind. Dies kann zur Senkung der Wirkspiegel und zum Wirkverlust anderer AM führen.
- Besondere Vorsicht ist geboten, wenn Patienten auf AM mit enger therapeutischer Breite angewiesen sind. Deshalb und wegen der Schwere der jeweiligen Erkrankung besteht eine strenge Kontraindikation bei Immunsuppressiva (*Ciclosporin*, *Sirolimus*, *Tacrolimus*), Virustatika (*Indinavir*, *Nevirapin*) und Zytostatika (*Imatinib*, *Irinotecan*).
- Die Kombination mit *Rivaroxaban* sollte vermieden werden, es sei denn, der Patient wird engmaschig auf Zeichen und Symptome einer Thrombose überwacht. Vorsicht bei Kombination mit *Phenprocoumon*, *Warfarin*, *Digoxin* (mögliche Wirkabschwächung).
- Nach Absetzen von *Johanniskraut*-Präparaten dauert die Deinduktion ca. 1 Woche. Dies kann zu einem Anstieg der Wirkspiegel und zu Intoxikationen führen, v. a. von **Substraten** von **CYP3A4** (▶ **Anhang SUB**).

! *Hypericum* 3 Tage vor Gabe von SSRI oder SNRI absetzen.

- **Bewertung**

Wirksam bei leichten bis mittelschweren depressiven Episoden. Eine Wirksamkeit bei schweren depressiven Episoden ist nicht hinreichend belegt. Von Vorteil ist eine geringe Rate an NW und die oftmals gute Akzeptanz bei Patienten. Das Interaktionsrisiko ist hoch. Zu beachten ist insbesondere, dass es zu Wirkungsabschwächungen von gleichzeitig verabreichten AM kommen kann, die Substrate von CYP3A4 sind. Patienten sollten über mögliche schwere Wechselwirkungen von *Johanniskraut*-Präparaten mit anderen AM, wie z. B. oralen Kontrazeptiva, aufgeklärt werden. Bei der Verordnung von *Hypericum* sollte bedacht werden, dass es vom wissenschaftlichen Standpunkt noch **viele Unsicherheiten** zu Wirksamkeit, Dosierung, unterschiedlichen Wirkstärken und Zusammensetzung der verfügbaren Präparate gibt. Ein Einsatz sollte nur bei leichten bis mittelschweren depressiven Episoden und Patientenpräferenz erwogen werden und **nur dann, wenn keine weiteren AM verordnet werden**.

1.13.14 Imipramin

Imipramin

Trizyklisches Antidepressivum; NbN: *Serotonin, norepinephrine reuptake inhibitor (SERT and NET)*

Imipramin-neuraxpharm (neuraxpharm)
Tbl. 10/25/100 mg

Pharmakodynamik

- Etwa gleich starke Wiederaufnahmehemmung von NA und 5-HT.
- Anticholinerge, antihistaminerge und α_1-antagonistische Effekte.

Pharmakokinetik

- Orale Bioverfügbarkeit ca. 22–77 %; $t_{½}$ = 11–25 h; T_{max} = 2,2 h.
- Metabolisierung durch CYP2D6, CYP1A2, CYP2C19 und CYP3A4; Hauptmetabolit ist *Desipramin* (pharmakologisch aktiv, starker, relativ spezifischer NA-Wiederaufnahmehemmer mit geringeren anticholinergen Eigenschaften als *Imipramin*).
- Bei PM von CYP2D6 oder bei Komedikation mit CYP2D6-Inhibitoren im Mittel nur ein Viertel der üblichen Tagesdosis, ggf. höhere Dosierungen bei UM von CYP2D6.
- Plasmakonzentration (*Imipramin* plus *Desipramin*): 175–300 ng/ml[p].

Indikationen und Behandlungshinweise

- *Depressive Syndrome unabhängig von ihrer nosologischen Zuordnung*[z].
- *Pavor nocturnus im Rahmen eines therapeutischen Gesamtkonzepts*[z] (▶ 5.5.1).
- *Enuresis (ab einem Alter von 5 J. und Ausschluss organischer Ursachen)*[z].
- *Langfristige Schmerzbehandlung im Rahmen eines therapeutischen Gesamtkonzepts*[z].
- *Off label* → Panikstörung → GAS → Bulimie → Colon irritabile → Kataplexie bei Narkolepsie.
- Routineuntersuchungen ▶ 1.8.

Dosierung

- **Depression:** Beginn mit 2–3 × 25 mg, Erhaltungsdosis 50–150 mg/d verteilt auf 2–3 Einzeldosen, Tageshöchstdosis 300 mg/d[z]. Bei älteren Patienten niedrigere Dosis.
- **Enuresis und Pavor nocturnus:** Beginn mit 10 mg, dann Erhaltungsdosis bei 5- bis 8-Jährigen 20 mg; bei 9- bis 14-Jährigen 20–50 mg; > 15 Jahre: 50–80 mg/d.
- **Kataplektische Symptomatik** im Rahmen einer Narkolepsie: 25–100 mg/d.

▪ Nebenwirkungen, Risikopopulationen und Intoxikationen

Häufig Benommenheit, Schwindel, Tremor, Hypotonie, orthostatische Dysregulation, Tachykardie, klinisch nicht relevante EKG-Veränderungen (T- und ST-Strecken-Veränderungen), Schwitzen, Hitzewallungen, Obstipation, Gewichtszunahme, Mundtrockenheit, verstopfte Nase, Akkommodationsstörungen, verschwommenes Sehen, passagerer Anstieg der Transaminasen.

Gelegentlich Müdigkeit, Schlafstörungen, Kopfschmerzen, innere Unruhe, Angst, Erregung, Hypomanie und Manie, Verwirrtheitszustände, Delir, Arrhythmien, Reizleitungsstörungen, Palpitationen, Übelkeit, Erbrechen, Appetitlosigkeit, Durstgefühl, Parästhesien, Miktionsstörungen, sexuelle Funktionsstörungen.

Sonstige NW Selten zerebrale Krampfanfälle, Blutbildveränderungen (Leukozytopenien, in Einzelfällen Eosinophilie, Thrombozytopenie, Agranulozytose), Harnverhalt, Verstärkung einer bestehenden Herzinsuffizienz, Blutdruckanstieg, kardiale Dekompensation, Ileus, Galaktorrhö, klinisch relevante Leberfunktionsstörungen. Selten Aktivierung psychotischer Symptome, in Einzelfällen aggressives Verhalten. In Einzelfällen Hepatitis, Mydriasis, Glaukomanfälle. QTc-Zeit-Verlängerung möglich (▶ 1.5.1, ◘ Tab. 1.5). Selten Hyponatriämie, SIADH (▶ 1.5.11), dann v. a. bei älteren Patienten. Alteration der Thrombozytenfunktion mit selten verlängerter Blutungszeit und/oder Anzeichen einer Blutung unter Antidepressiva mit (selektiver) Hemmung der Serotoninwiederaufnahme: ▶ 1.5.3. Absetzsymptome unter Antidepressiva ▶ 1.5.10. Antidepressiva und Suizidalität ▶ 1.5.12.

Risikopopulationen **Herz:** Als TZA wie bei ▶ *Amitriptylin*. **Leber** und **Niere:** Bei leichten bis mittelgradigen Funktionsstörungen Laborkontrollen und Dosisanpassung, möglichst keine Anwendung bei schwerer Ausprägung (Hepatotoxizität ▶ 1.5.4).

Intoxikationen ▶ *Amitriptylin*.

▪ Kontraindikationen

- Harnverhalt, Engwinkelglaukom, Prostatahypertrophie mit Restharnbildung, Delir, Pylorusstenose, paralytischer Ileus, Remissionsphase nach einem Myokardinfarkt, ▶ 1.6.

Relative Kontraindikationen

- Schwere Leber- und Nierenfunktionsbeeinträchtigung, erhöhte Krampfbereitschaft, kardiale Vorschädigung (insbesondere Erregungsleitungsstörungen), Prostatahypertrophie ohne Restharnbildung, Blutbildungsstörungen, Nebennierenmarktumoren.

▪ Interaktionen

- Keine Kombination mit MAOH.
- Keine Kombination mit anticholinergen Substanzen, z. B. *Biperiden*, *Benztropin*, *Trihexiphenyl* oder *Metixen*.
- Vorsicht bei Kombination mit serotonergen AM, z. B. Triptanen, *Tryptophan* oder *Ondansetron*, potenzielles Risiko eines zentralen Serotoninsyndroms. QTc-

Zeit-Verlängerung bekannt: Keine Kombination mit *Thioridazin* und *Pimozid.* Vorsicht mit anderen QTc-Zeit-verlängernden AM.
- Vorsicht bei Kombination mit AM, die Hypokaliämie/Hypomagnesiämie verursachen können (Risiko für Arrhythmien).
- Bei gleichzeitiger Thrombozytenaggregationshemmung oder Antikoagulation sollten, wenn möglich, Substanzen mit fehlender relevanter Affinität zum Serotonintransporter vorgezogen werden (▶ 1.5.3).
- Bei Kombination mit Antikoagulanzien regelmäßige Kontrolle der Blutgerinnung.
- Vorsicht bei Kombination mit **CYP1A2-**, **CYP2C19-** oder **CYP2D6-Inhibitoren**, z. B. *Bupropion*, *Cimetidin*, *Esomeprazol*, *Fluoxetin*, *Fluvoxamin*, *Paroxetin* oder *Propranolol*, ebenso bei Kombination mit **CYP3A4-Induktoren**, z. B. *Carbamazepin* (▶ **Anhang INT**), Kontrolle der Plasmaspiegel von *Imipramin* und *Desipramin* empfohlen.
- Bei Rauchern ist die Elimination beschleunigt durch Induktion von CYP1A2, nach einer Entwöhnung ist mit erhöhten Wirkspiegeln zu rechnen.

▪ Bewertung

TZA mit deutlichen anticholinergen Eigenschaften (Vorsicht insbesondere bei älteren Patienten). Häufig Gewichtszunahme; oft sedierend. Zugelassen auch zur Behandlung chronischer Schmerzen, von Pavor nocturnus und Enuresis. Relativ hohes Interaktionsrisiko; TDM unter *Imipramin* gut untersucht. Verträglichkeit und therapeutische Breite geringer als bei den neueren Antidepressiva.

1.13.15 Maprotilin

Maprotilin

Tetrazyklisches Antidepressivum; NbN: *Norepinephrine reuptake inhibitor (NET)* Derzeit nicht im Handel verfügbar.

▪ Bewertung

Maprotilin ist ein tetrazyklisches Antidepressivum mit sedierenden Eigenschaften (Vorteile bei depressiven Episoden mit Schlafstörungen) und mäßig anticholinergen Eigenschaften (geringer als TZA). Ähnliches NW-Spektrum wie TZA, häufig Gewichtszunahme. Krampfanfälle dosisabhängig und häufiger als bei anderen Antidepressiva. Verträglichkeit und therapeutische Breite geringer als die von SSRI oder SNRI. Antidepressivum **zweiter Wahl.** Duch den letzten Anbieter wurde die weitere Produktion von *Maprotilin* aufgrund einer Überschreitung des Grenzwertes für das Nitrosamin *N-Nitroso-Maprotilin* eingestellt, sodass *Maprotilin* derzeit nicht mehr im Handel verfügbar ist.

1.13.16 Mianserin

Mianserin

Tetrazyklisches Antidepressivum; NbN: *Norepinephrine receptor antagonist (α_2), reuptake inhibitor (NET)*

Mianserin-neuraxpharm (neuraxpharm)
Tbl. 10/30/60 mg

Mianserin Holsten (Holsten)

- **Dosierung**

- Beginn mit 3 × 10 mg oder 30 mg in einer abendlichen Einmaldosis, Erhaltungsdosis 30–90 mg/d in 3 Einzeldosen oder als Einmaldosis am Abend (bis max. 60 mg). Hauptdosis abends. Bei älteren Patienten langsam einschleichende Dosissteigerung.
- Plasmakonzentration: 15–70 ng/ml$^{(p)}$.

- **Bewertung**

Sedierendes Antidepressivum, zugelassen für die Behandlung depressiver Störungen, häufig Gewichtszunahme. Wegen möglicher Granulozytopenien werden von den Herstellern in den ersten Behandlungsmonaten wöchentliche Kontrollen des weißen Blutbildes empfohlen (Aufklärung über Agranulozytose bzw. Knochenmarkdepression!). Leukopenien in der Anamnese stellen eine Kontraindikation dar. Auf eine mögliche QTc-Zeit-Verlängerung muss geachtet werden. Aufgrund der Ähnlichkeit zu *Mirtazapin*, aber deutlich stärkerer NW-Risiken, kann auf *Mianserin* in der psychiatrischen Pharmakotherapie **verzichtet** werden.

1.13.17 Milnacipran

Milnacipran

Selektiver Serotonin- und Noradrenalinwiederaufnahmehemmer (SNRI); NbN: *Serotonin, norepinephrine reuptake inhibitor (SERT, NET)*

MILNAneuraX[1] (neuraxpharm)
Kps. 25/50 mg

Milnacipran Holsten (Holsten Pharma)

Milnacipran Micro Labs (Micro Labs)

[1] Erste Zulassung in Österreich als Ixel.

1

- **Pharmakodynamik**
- *Milnacipran* ist ein Razemat, bestehend aus dem (1R,2S)- und dem (1S,2R)-Isomer im Verhältnis 1:1.
- Etwa gleich starke Hemmung der Serotonin- und Noradrenalin-Wiederaufnahme.
- Keine signifikante Affinität zu α_1-adrenergen, H_1-histaminergen, dopaminergen, serotonergen und muskarinischen cholinergen Rezeptoren.

- **Pharmakokinetik**
- Gute orale Bioverfügbarkeit: 85 %; $t_{½}$ = 5–8 h; T_{max} = 2 h.
- Metabolismus ohne wesentliche Beteiligung des Cytochromsystems bevorzugt durch Glukuronidierung; überwiegend renale Elimination (90 %).
- Plasmakonzentration: 50–120 ng/ml[(p)].

- **Indikationen und Behandlungshinweise**
- *Episoden einer Major Depression*[z].
- *Off label* → Fibromyalgiesyndrom (in den USA in dieser Indikation zugelassen) → chronische/neuropathische Schmerzen.
- *Milnacipran* war Ende 2023 vorübergehend in D nicht voll erstattungsfähig. Seit April 2024 liegt der Apothekenverkaufspreis auf Festbetragsniveau, sodass eine Zuzahlung für Patienten entfällt.
- Routineuntersuchungen ► 1.8.

> Regelmäßige Blutdruckkontrollen, besonders bei erhöhtem Blutdruck, sind indiziert.

- **Dosierung**
- 100 mg/d[z] in 2 Einzeldosen zu den Mahlzeiten (auch 150 mg werden als Erhaltungsdosis vertragen).

- **Nebenwirkungen, Risikopopulationen und Intoxikationen**

Sehr häufig Kopfschmerzen, Übelkeit.

Häufig Schwindel, Angstzustände, Schwitzen, Hitzewallungen, Dysurie, häufiges Harnlassen, Benommenheit, Empfindungsstörungen, Tremor, Migräne, Schmerzen der Skelettmuskulatur, Agitiertheit, Ängstlichkeit, Depression, Essstörungen, Schlafstörungen, Schläfrigkeit, Müdigkeit, suizidales Verhalten, Hypertonie, Tachykardie, Palpitationen, Obstipation, Diarrhö, Bauchschmerzen, Dyspepsie, Erbrechen, Mundtrockenheit, Pruritus, Hautausschlag, vermehrtes Schwitzen, sexuelle Funktionsstörungen (auch Hodenschmerzen).

Gelegentlich Hyperlipidämie, Gewichtsabnahme, Panikattacken, Verwirrtheit, Wahnvorstellungen, Halluzinationen, Manie, verminderte Libido, Albträume, Suizidgedanken, Gedächtnisstörungen, Akathisie, Gleichgewichtsstörungen, Geschmacksstörungen, Synkope, trockene Augen, Augenschmerzen, Mydriasis, Akkommodationsstörungen, verschwommenes Sehen, Sehstörungen, Tinnitus, Schwindel, Herzrhythmusstörungen, Schenkelblock, Extrasystolen, Myokardinfarkt, Raynaudsches Phänomen, Hypotonie, orthostatische Hypotonie, Husten,

Dyspnoe, trockene Nase, Erkrankungen des Rachenraums, Kolitis, Gastritis, gastrointestinale Motilitätsstörungen, Bauchbeschwerden, Bauchblähung, gastroduodenale Geschwüre, Hämorrhoiden, Stomatitis, erhöhte Leberwerte, Urtikaria, Dermatitis, Dermatose, Muskelrigidität, Myalgie, abnorme Urinfärbung, Harninkontinenz, Harnverhalt, Menstruationsstörungen, Prostataerkrankung, Fieber, Brustschmerz, Schüttelfrost, Unbehagen, Unwohlsein.

Sonstige NW Selten Hepatitis, Krampfanfälle, Lichtempfindlichkeitsreaktionen, Angina pectoris, SIADH (▶ 1.5.11). In Einzelfällen Ekchymosen. Alteration der Thrombozytenfunktion mit selten verlängerter Blutungszeit und/oder Anzeichen einer Blutung unter Antidepressiva mit (selektiver) Hemmung der Serotoninwiederaufnahme: ▶ 1.5.3. Sexuelle Funktionsstörungen unter Antidepressiva ▶ 1.5.8 und ▶ 8.2.6. Antidepressiva und Suizidalität ▶ 1.5.12.

Risikopopulationen **Herz:** Keine Anwendung bei instabiler KHK sowie schwer einstellbarer Hypertonie. **Leber:** Bei überwiegend renaler Elimination kaum Einfluss von Leberfunktionsstörungen auf die Pharmakokinetik; Laborkontrollen empfohlen (Hepatotoxizität ▶ 1.5.4). **Niere:** Bei renaler Insuffizienz Clearance-Minderung (bei Einmalgaben schweregradabhängig um bis zu 2/3 des Ausgangswertes), daher Dosisreduktion; 25–50 mg/d.

Intoxikationen Akzentuierte NW; Bewusstseinsstörungen bis zum Koma, Hypertonie, Herzversagen.

▪ Kontraindikationen

- ▶ 1.6, unkontrollierte Hypertonie, schwere oder instabile KHK.

Relative Kontraindikationen

- Prostatahypertrophie, Niereninsuffizienz, Bluthochdruck. Herz-Kreislauf-Erkrankungen, Engwinkelglaukom, erhöhte Anfallsbereitschaft.

▪ Interaktionen

- Keine Kombination mit MAOH.
- Vorsicht bei Kombination mit serotonergen AM, z. B. Triptanen, *Tramadol*.
- Vorsicht bei Kombination mit α- und β-Sympathomimetika, Kontrolle des Blutdrucks.
- Unter *Milnacipran* kann sich die QTc-Zeit dosisabhängig geringfügig verlängern.
- Bei gleichzeitiger Thrombozytenaggregationshemmung oder Antikoagulation sollten, wenn möglich, Substanzen mit fehlender relevanter Affinität zum Serotonintransporter vorgezogen werden (▶ 1.5.3).
- *Milnacipran* wird nur unwesentlich über das Cytochromsystem abgebaut und beeinflusst den Abbau anderer AM nicht.

▪ Bewertung

SNRI mit sehr geringem pharmakokinetischen Interaktionspotenzial bei überwiegend renaler Elimination. Mögliche Vorteile bei Depression mit körperlichen Symptomen, chronischen Schmerzen oder atypischen Merkmalen; positiv evaluiert auch bei Fibromyalgiesyndrom, in den USA in dieser Indikation zugelassen. Keine anticholinergen NW, in der Regel gewichtsneutral. Kardiales Monitoring wird empfohlen. Antidepressive Wirksamkeit vergleichbar mit SSRI und TZA. Das aktive Enantiomer *Levomilnacipran* ist von der FDA bei depressiven Episoden zugelassen. In der Regel keine Absetzsymptome, dennoch wird vom Hersteller eine ausschleichende Dosisreduktion zur Vermeidung von Absetzsymptomen empfohlen.

1.13.18 Mirtazapin

Mirtazapin

Noradrenerg/spezifisch serotonerges Antidepressivum mit α_2-Adrenozeptor-antagonistischer Wirkung (NaSSA); NbN: *Norepinephrine, serotonin receptor antagonist (NE α_2, 5-HT$_2$, 5-HT$_3$)*

MirtaLich (Zentiva)
Mirta TAD (TAD Pharma)
Mirtazapin 1A Pharma[1] (1A Pharma)

Remergil SolTab (Organon)
Schmelztbl.[2] 15 mg
Schmelztbl. 30/45 mg

[1] Aufgrund einer hohen Zahl von Mirtazapin-Generika wird auf eine vollständige Auflistung von Präparaten mit der Anfangsbezeichnung „Mirtazapin" verzichtet.
[2] Mirtazapin Generika auch: Tbl. 15/30/45 mg, Schmelztbl. 15/30/45 mg.

- **Pharmakodynamik**
  - Zentral wirksamer präsynaptischer α_2-(schwächer auch α_1-)Antagonist, dadurch indirekte Verstärkung der noradrenergen und serotonergen Neurotransmission.
  - Postsynaptischer 5-HT$_2$- und 5-HT$_3$-Antagonismus führt zur vermehrten Stimulation von 5-HT$_1$-Rezeptoren.
  - Zusätzlich potente antihistaminerge Eigenschaften.
  - Keine anticholinerge Wirkung.

- **Pharmakokinetik**
  - Orale Bioverfügbarkeit ca. 50 %; $t_{1/2}$ = 20–40 h (Steady State nach 3–4 Tagen); T_{max} = ca. 2 h.
  - Extensive Metabolisierung unter Beteiligung von CYP3A4, CYP1A2 und CYP2D6, demethyliertes Derivat ist pharmakologisch schwach aktiv und zeigt das gleiche pharmakokinetische Verhalten wie die Muttersubstanz.
  - Plasmakonzentration für Depressionsbehandlung: 30–80 ng/ml[(p)].

- **Indikationen und Behandlungshinweise**
  - *Depressive Erkrankungen (Episoden einer Major Depression)*[z].
  - *Off label* → Schlafstörung ohne Depression (7,5–15 mg) → Kopfschmerz, u. a. chronische Schmerzsyndrome → Fibromyalgiesyndrom → klimakterische Beschwerden → soziale Angststörung → GAS → Panikstörung → PTBS.

- Aufgrund der antihistaminergen Wirkung mögliche Vorteile bei Pruritus und Urtikaria bei depressiven Syndromen im Rahmen dermatologischer Erkrankungen.
- Im Gegensatz zu TZA und SSRI kaum sexuelle Funktionsstörungen, über 5-HT_3-Antagonismus antiemetische Eigenschaften.
- Routineuntersuchungen ▶ 1.8.

■ Dosierung

- **Depression:** Initialdosis 15–30 mg/d, Erhaltungstherapie 30–45 mg/d^{z} als Einmalgabe abends vor dem Schlafengehen. Ggf. Aufteilung in 2 Dosen, dann Hauptdosis abends. Schmelztbl. bei Patientenpräferenz oder z. B. bei Schluckstörungen. Es ist nicht abgesichert, ob 45 mg wirksamer als 30 mg sind.
- **Schlafinduktion ohne Depression:** 7,5–15 mg abends (in dieser Indikation aber nicht zugelassen).
- Schmerzsyndrome: 30–45 mg/d.

■ Nebenwirkungen, Risikopopulationen und Intoxikationen

Sehr häufig Kopfschmerzen, Schläfrigkeit, Sedierung, Appetit- und Gewichtszunahme (dabei scheinbar keine Beeinflussung des Glukosemetabolismus wie bei den AAP), Mundtrockenheit.

Häufig Benommenheit, Erschöpfung, Lethargie, Amnesie, Schwindel, Tremor, anormale Träume, Verwirrtheit, Angst, Schlaflosigkeit, orthostatische Hypotonie, periphere Ödeme, Übelkeit, Diarrhö, Erbrechen, Obstipation, Exanthem, Arthralgien, Myalgien, Rückenschmerzen.

Gelegentlich Psychomotorische Unruhe, Albträume, Manie, Agitiertheit, Halluzinationen, RLS (ab 30 mg), orale Hypästhesie, Hypotonie, Synkope, Parästhesien.

Sonstige NW Selten akute Knochenmarkdepression (Eosinophilie, Granulozytopenie, Agranulozytose, aplastische Anämie und Thrombozytopenie). Selten Krampfanfälle, Hyperprolaktinämie, Aggression, Muskelzuckungen, Anstieg der Transaminasen, Schlafwandeln. QTc-Zeit-Verlängerung möglich, insbesondere bei Überdosierung oder Intoxikation (▶ 1.5.1, ◘ Tab. 1.5). Sehr selten Hyponatriämie, SIADH (▶ 1.5.11). Einzelfallberichte über dosisabhängiges Auftreten von Somnambulismus. Absetzsymptome unter Antidepressiva ▶ 1.5.10. Antidepressiva und Suizidalität ▶ 1.5.12.

❗ Neuer Warnhinweis: Schwere Hautreaktionen (SCAR), darunter Stevens-Johnson-Syndrom (SJS), toxische epidermale Nekrolyse (TEN), Arzneimittelwirkung mit Eosinophilie und systemischen Symptomen (DRESS), bullöse Dermatitis, Erythema multiforme.

Risikopopulationen **Herz:** Gelegentlich Auftreten von orthostatischer Hypotonie (bei leichter Affinität zu peripheren α_1-Adrenozeptoren), sonst günstiges kardiovaskuläres Risikoprofil; gute Anwendungssicherheit auch bei instabiler KHK (akutes Koronarsyndrom). **Leber:** Deutlich reduzierte Clearance bei Leberschaden möglich (bis ca. 30 % beschrieben), daher Dosisanpassung und regelmäßige Kontrollen erforderlich; bei schwerer Leberinsuffizienz kontraindiziert (Hepatotoxizität ► 1.5.4). **Niere:** Bei Niereninsuffizienz verlängerte Eliminations-HWZ mit Akkumulationsrisiko, daher Dosisanpassung.

Intoxikationen Akzentuierte NW; Somnolenz, Desorientiertheit, Verwirrtheit, Tachykardie, Blutdruckdysregulation; bisher keine Berichte dauerhafter oder ernster Gesundheitsschädigungen bei Monointoxikation.

▪ Kontraindikationen

► 1.6.

Relative Kontraindikationen

- Schwere Leber- und Nierenfunktionsstörungen, erhöhte Anfallsbereitschaft. Vorsicht bei Harnverhalt und Engwinkelglaukom.

▪ Interaktionen

- Keine Kombination mit MAOH (Abstand von 14 Tagen nach Absetzen von MAOH).
- Vorsicht bei Kombination mit anderen serotonergen Substanzen (SSRI, SNRI, Triptane, *L-Tryptophan*, *Johanniskraut*-Präparate, *Linezolid*, *Lithiumsalze*, *Tramadol*) wegen des Risikos eines zentralen Serotoninsyndroms.
- Bei Kombination mit *Carbamazepin* ist mit beschleunigtem Abbau von *Mirtazapin* zu rechnen; evtl. Dosiserhöhung von *Mirtazapin*.
- Raucher entwickeln aufgrund der CYP1A2-Induktion niedrigere *Mirtazapin*-Blutspiegel als Nichtraucher.
- QTc-Zeit-Verlängerungen können vorkommen: Keine Kombination mit *Thioridazin* und *Pimozid.* Vorsicht mit anderen QTc-Zeit-verlängernden AM.
- Vorsicht bei Kombination mit AM, die Hypokaliämie/Hypomagnesiämie verursachen können (Risiko für Arrhythmien).
- INR-Erhöhung wurde in Kombination mit *Warfarin* beobachtet.
- Vorsicht bei gleichzeitiger Gabe von *Cimetidin*, ggf. Dosisanpassung wegen steigender Plasmakonzentrationen von *Mirtazapin* durch Hemmung verschiedener CYP-Isoenzyme.
- Bei gleichzeitiger Gabe von starken CYP3A4-Inhibitoren oder -Induktoren (► Anhang INT) Kontrolle des Plasmaspiegels und ggf. Dosisanpassung.

▪ Bewertung

Bewährtes Antidepressivum (NaSSA) mit anfänglich sedierenden Eigenschaften (Vorteile bei depressiven Syndromen mit Schlafstörungen); wichtige Alternative zu SSRI/SNRI. Wirksamkeitsvorteile gegenüber anderen Antidepressiva und geringfügig früherer Wirkungseintritt werden diskutiert. Relativ geringes Interaktionspotenzial; durch den komplementären Wirkmechanismus (α_2-Antagonismus) für eine Kombination mit anderen Antidepressiva (z. B. SSRI, SNRI) bei unzureichender Response auf eine Monotherapie erwägenswert (► 1.11). Vorteil einer schlafinduzierenden Wirkung und seltenen sexuellen Funktionsstörungen, über 5-HT_3-Antagonismus antiemetische Eigenschaften. Nachteil einer häufigen Appetit- und Gewichtszunahme, insbesondere bei Frauen.

1.13.19 Moclobemid

Moclobemid

Monoaminoxidasehemmer (MAOH); NbN: *Serotonin, norepinephrine, dopamine reversible enzyme inhibitor (MAO-A)*

Aurorix (MEDA Pharma)
Tbl. 150/300 mg
Moclobemid 1A Pharma[1] (1A Pharma)

[1] Aufgrund einer höheren Zahl von Moclobemid-Generika wird auf eine vollständige Auflistung von Präparaten mit der Anfangsbezeichnung „Moclobemid" verzichtet.

- **Pharmakodynamik**
- Selektiver **reversibler** MAOH vom A-Typ (Steigerung der noradrenergen, serotonergen und dopaminergen Neurotransmission).
- Abklingen der MAO-Hemmung nach Absetzen innerhalb von 24 h (bei irreversiblen MAOH innerhalb von 7–10 Tagen).
- Keine Wiederaufnahmehemmung biogener Amine, keine Interaktionen mit Rezeptoren für Neurotransmitter.

- **Pharmakokinetik**
- Bioverfügbarkeit 50–80 %; $t_{1/2}$ = 2–4 h; nach Mehrfachdosierung im Laufe einer Woche Erhöhung der Bioverfügbarkeit auf 80 % (vermutlich durch ein abbauhemmendes Zwischen- oder Endprodukt).
- Extensive und komplexe Metabolisierung bevorzugt durch CYP2C19, keine relevanten aktiven Metaboliten.
- Pharmakokinetisch bedingte Vorteile gegenüber irreversiblen nichtselektiven MAOH im Hinblick auf NW wie hypertensive Krisen nach Einnahme von tyraminhaltigen Nahrungsmitteln: Aufgrund des kompetitiven Hemmmechanismus ist eine Verdrängung von *Moclobemid* durch Tyramin aus der Bindung an die MAO-A möglich, die dadurch für die Inaktivierung von biogenen Aminen – wie Tyramin selbst – frei wird; außerdem kann Tyramin z. T. noch über die MAO-B abgebaut werden. Vorteil: Tyraminarme Diät nicht mehr erforderlich.
- Plasmakonzentration: 300–1000 ng/ml[(p)] (erhebliche Schwankungen wegen kurzer HWZ).

- **Indikationen und Behandlungshinweise**
- *Episoden einer Major Depression*[z].
- *Soziale Angststörung/soziale Phobie*[z].
- *Off label* → Fibromyalgiesyndrom (in der aktuellen Leitlinie wird *Moclobemid* bei FMS bei uneinheitlicher Studienlage nicht empfohlen).
- Günstiges NW-Profil in Bezug auf sexuelle Funktionsstörungen.

1

- Bei Umstellung von anderen Antidepressiva auf *Moclobemid* Karenzzeiten beachten (▶ Interaktionen und ▶ 1.7). Eine Behandlung mit einem anderen Antidepressivum kann einen Tag (24 h) nach dem Absetzen von *Moclobemid* begonnen werden. *Moclobemid* kann bis kurz vor einer Operation (2 Tage) gegeben werden.
- Routineuntersuchungen ▶ 1.8.

Dosierung

- **Depression:** Beginn mit 300 mg in 2 Einzeldosen nach den Mahlzeiten, ab der 2. Behandlungswoche ggf. Dosissteigerung auf 600 mg/d^{z} in 2–3 Einzeldosen.
- **Soziale Angststörung**: Beginn mit 300 mg/d; ab dem 4. Tag 600 mg/d^{z} in 2 Einzeldosen nach den Mahlzeiten (Erhaltungsdosis).
- Keine Dosisanpassung bei älteren Patienten.

Nebenwirkungen, Risikopopulationen und Intoxikationen

Sehr häufig Schlafstörungen, Schwindelgefühl, Kopfschmerzen, Mundtrockenheit, Übelkeit.

Häufig Agitation, Angst, Ruhelosigkeit, Parästhesien, Hypotonie, Erbrechen, Diarrhö, Obstipation, Hautausschlag, Reizbarkeit.

Gelegentlich Verwirrtheitszustände, Suizidgedanken, Sehstörungen, Geschmacksstörungen, Hitzegefühl, Flush, Ödeme; Pruritus, Urtikaria, Asthenie.

Sonstige NW QTc-Zeit-Verlängerung möglich, insbesondere bei Überdosierung oder Intoxikation (▶ 1.5.1, ◘ Tab. 1.5). Selten erhöhte Leberenzymwerte. Unter therapeutischen *Moclobemid*-Dosierungen bei Tyraminmengen von 100–150 mg pro Mahlzeit keine klinisch relevanten Blutdruckanstiege, jedoch sollten Nahrungsmittel mit sehr hohem Tyramingehalt sicherheitshalber vermieden werden, da entsprechende unerwünschte Wirkungen niemals ganz ausgeschlossen werden können. Vorsicht z. B. bei bestimmten Käsesorten (100 g Cheddar enthalten 10–100 mg Tyramin, 100 g Stilton ca. 50 mg Tyramin, *Tranylcypromin*). Absetzsymptome unter Antidepressiva ▶ 1.5.10. Antidepressiva und Suizidalität ▶ 1.5.12.

Risikopopulationen **Herz:** Blutdruckerhöhung möglich, daher engmaschige Überwachung und ggf. Dosisreduktion, insbesondere bei arterieller Hypertonie; kardiovaskuläres Risiko wächst mit Dosissteigerung. **Leber:** Bei Leberzirrhose Plasmaspiegelanstieg und verlängerte Eliminations-HWZ bis um das 3-Fache beschrieben, daher Dosisreduktion (halbe bis Dritteldosis je nach Schweregrad); Hepatotoxizität ▶ 1.5.4. **Niere:** Dosisreduktion nicht erforderlich.

Intoxikationen Akzentuierte NW; zentrales Serotoninsyndrom (▶ 12.8.2); Verwirrtheit, Agitiertheit, Aggressivität, gastrointestinale Störungen.

Kontraindikationen

▶ 1.6.

Relative Kontraindikationen

- Phäochromozytom, Thyreotoxikose. Instabile Herz-Kreislauf-Erkrankungen, arterielle Hypertonie, erhöhtes Risiko für eine QTc-Zeit-Verlängerung (z. B. angeborenes Long-QT-Syndrom, Bradykardie, Hypokaliämie).

▪ Interaktionen

- Keine Kombination mit *Bupropion*, *Dextromethorphan*, *Linezolid*, *Methylphenidat*, *Pethidin*, *Selegilin*, serotonergen AM (z. B. SSRI, *Clomipramin*, *Duloxetin*, *Venlafaxin*, *Milnacipran*, *Tramadol*, *Tryptophan*) oder Triptanen.
- Eine Behandlung mit einem anderen Antidepressivum kann einen Tag (24 h) nach dem Absetzen von *Moclobemid* begonnen werden. Bei Gabe von MAOH nach vorheriger Gabe eines anderen Antidepressivums ist bei vorheriger Gabe von *Clomipramin, Fluvoxamin, Paroxetin* und *Sertralin* eine Karenzzeit von mindestens 1–2 Wochen (je nach vorheriger Dosis), bei *Venlafaxin* von einer Woche, bei Fluoxetin von 5 Wochen einzuhalten (ggf. Plasmaspiegel messen und prüfen, ob noch *Norfluoxetin* nachweisbar ist), ▸ 1.7.
- QTc-Zeit-Verlängerung möglich: Vorsicht bei Kombination mit anderen QTc-Zeit-verlängernden AM, bei Überdosierung, bei Kombination mit AM, die Hypokaliämie/Hypomagnesiämie verursachen können (Risiko für Arrhythmien).
- *Moclobemid* hemmt **CYP2C19** und **CYP2D6**, daher Vorsicht bei Kombinationen mit AM, die **Substrate** dieser Isoenzyme sind (▸ **Anhang SUB**), z. B. *Metoprolol* oder *Trimipramin*.
- Vorsicht bei Kombination mit *Clopidogrel* (Prodrug): mögliche Wirkabschwächung von *Clopidogrel* aufgrund der Hemmung von CYP2C19 durch *Moclobemid*.
- Vorsicht bei Kombination mit *Cimetidin*, aufgrund der Erhöhung der Plasmakonzentration von *Moclobemid* sollte eine Dosisanpassung um die Hälfte bis ein Drittel der Dosis erfolgen.

▪ Bewertung

Selektiver, **reversibler** Inhibitor der MAO-A mit im Vergleich zu TZA deutlich weniger vegetativen bzw. anticholinergen NW. Nicht sedierend, Vorteil des Fehlens sexueller Funktionsstörungen. Mögliche Vorteile bei Depression mit atypischen Merkmalen. Tyraminarme Diät nicht erforderlich, dennoch sollten Nahrungsmittel mit sehr hohem Tyramingehalt sicherheitshalber vermieden werden. Relativ hohes pharmakokinetisches Interaktionspotenzial im Vergleich zu neueren Antidepressiva.

1.13.20 Nortriptylin

Nortriptylin

Trizyklisches Antidepressivum; NbN: *Norepinephrine reuptake inhibitor*
Derzeit nicht im Handel verfügbar.

Bewertung

TZA ohne sedierende Eigenschaften, weniger anticholinerge Eigenschaften im Vergleich zu anderen TZA, geringeres Ausmaß an Kreislauf-NW. Bei Neigung zu orthostatischer Dysregulation ist im Fall der Wahl eines TZA *Nortriptylin* vorzuziehen. TDM unter *Nortriptylin* gut untersucht. Verträglichkeit und therapeutische Breite geringer als bei den neueren Antidepressiva. Derzeit ist *Nortriptylin* nicht mehr im Handel verfügbar.

1.13.21 Paroxetin

Paroxetin

Selektiver Serotoninwiederaufnahmehemmer (SSRI); NbN: *Serotonin reuptake inhibitor (SERT)*

Paroxedura[1] (Mylan dura)
Paroxetin 1A Pharma[1] (1A Pharma)
Seroxat (GlaxoSmithKline)
Tbl.[2] 20 mg
Susp. 2 mg = 1 ml (150 ml)

[1] Aufgrund einer hohen Zahl von Paroxetin-Generika wird auf eine vollständige Auflistung von Präparaten mit der Anfangsbezeichnung „Paroxetin" verzichtet.
[2] Paroxetin-Generika auch: Tbl. 10/30/40 mg; Lsg. 33,1 mg/ml.

Pharmakodynamik

- Selektive 5-HT-Wiederaufnahmehemmung; sehr schwache anticholinerge Potenz (unter den SSRI höchste Affinität für muskarinische Acetylcholinrezeptoren; Wirkung aber etwa 15-mal schwächer ausgeprägt als bei *Amitriptylin*).

Pharmakokinetik

- Rasche Resorption; hoher First-pass-Metabolismus.
- Bioverfügbarkeit: 10 %; $t_{1/2}$ = ca. 17,5 h (8–30 h) nach Einmalgabe, nach mehrmaliger Gabe 18–27 h.

- Metabolisierung zu einem instabilen Catechol-Intermediat unter Beteiligung von CYP3A4 und CYP2D6, keine biologisch aktiven Metaboliten.
- Plasmakonzentration: 30–80 ng/ml^(p).

▪ Indikationen und Behandlungshinweise

- *Depressive Erkrankungen (Episoden einer Major Depression)*^z.
- *Panikstörung mit oder ohne Agoraphobie*^z.
- *Soziale Angststörung/soziale Phobie*^z.
- *Generalisierte Angststörung*^z.
- *Zwangsstörung*^z.
- *Posttraumatische Belastungsstörung*^z.
- *Off label* → prämenstruelle dysphorische Störung → klimakterische Beschwerden (in diesen Indikationen in den USA zugelassen; **Cave:** keine Kombination mit ***Tamoxifen***) → Colon irritabile.
- Routineuntersuchungen ▶ 1.8.

▪ Dosierung

- **Depression:** Morgens 20 mg (niedrigste wirksame Dosis). Erhaltungsdosis in der Regel 30 mg/d, Dosiserhöhung auf bis zu 50 mg/d^z möglich.
- **Panikstörung:** Mit 10 mg/d beginnen, Dosissteigerung auf 40 mg/d (empfohlene Tagesdosis); max. 60 mg/d^z.
- Generalisierte Angststörung, soziale Angststörung und PTBS: 20 mg/d; max. 50 mg/d^z.
- **Zwangsstörung:** Beginn mit 20 mg/d, dann 40 mg/d. Im Verlauf ggf. bis 60 mg/d^z.
- **Klimakterische Beschwerden** 10–25 mg/d; in den USA mit 7,5 mg/d 1 × täglich abends zugelassen.
- Bei älteren Patienten maximal 40 mg/d^z.

▪ Nebenwirkungen, Risikopopulationen und Intoxikationen

Sehr häufig Übelkeit, sexuelle Funktionsstörungen.

Häufig Kopfschmerzen, Konzentrationsschwierigkeiten, Schläfrigkeit, Schlaflosigkeit, Schwindel, Asthenie, Agitiertheit, ungewöhnliche Träume, Gähnen, verminderter Appetit, Obstipation, Diarrhö, Erbrechen, Gewichtszunahme, Cholesterinerhöhung, Mundtrockenheit, Akkommodationsstörungen, Schwitzen, Tremor.

Gelegentlich Verwirrtheitszustände, Halluzinationen, vermehrte Blutungsneigung (▶ 1.5.3), Blutzuckerschwankungen bei Diabetikern, EPS, Mydriasis, Sinustachykardie, vorübergehender Blutdruckanstieg oder -abfall, orthostatische Hypotonie, Hautausschlag, Juckreiz, Harnverhalt und -inkontinenz.

Sonstige NW Selten Hyperprolaktinämie, Galaktorrhö, Bradykardie, Krampfanfälle, RLS, Akathisie, Erhöhung der Leberenzymwerte. Sehr selten gastrointestinale Blutungen, Thrombozytopenie, Hepatitis, akutes Glaukom, Priapismus. Mikroskopische Colitis. Erste Hinweise auf möglicherweise verminderte männliche Fertilität (▶ 1.5.8). Selten Hyponatriämie, SIADH (▶ 1.5.11), dann v. a. bei älteren Patienten. Alteration der Thrombozytenfunktion mit selten verlängerter

Blutungszeit und/oder Anzeichen einer Blutung unter Antidepressiva mit (selektiver) Hemmung der Serotoninwiederaufnahme: ▶ 1.5.3. In Einzelfällen zentrales Serotoninsyndrom. Sexuelle Funktionsstörungen unter Antidepressiva ▶ 1.5.8 und ▶ 8.2.6. Absetzsymptome unter Antidepressiva ▶ 1.5.10. Antidepressiva und Suizidalität ▶ 1.5.12.

Risikopopulationen **Herz:** Kein erhöhtes kardiovaskuläres Risiko (nur seltene Einzelfallberichte mit direkten kardiovaskulären Komplikationen bei hohen Dosen); wegen möglicher QTc-Zeit-Verlängerung jedoch engmaschige EKG-Kontrollen bei kardialer Vorschädigung und möglichst keine Anwendung bei erhöhter Prädisposition für QTc-Zeit-Verlängerung (▶ 1.5.1 und ▶ 13.2). **Leber:** Dosisanpassung sowie engmaschige Laborkontrollen nötig (Hepatotoxizität ▶ 1.5.4). **Niere:** Bei Nierenfunktionsstörungen Dosisreduktion und häufigere Laborkontrollen empfohlen.

Intoxikationen ▶ *Citalopram*.

■ Kontraindikationen

▶ 1.6.

Relative Kontraindikationen

- Schwere Leber- und Nierenerkrankungen; erhöhte Anfallsbereitschaft; erhöhte Blutungsneigung; wegen geringer anticholinerger Eigenschaften nur sehr geringe Kontraindikationen für Prostatahypertrophie. Vorsicht bei Engwinkelglaukom oder Glaukom in der Vorgeschichte.

■ Interaktionen

- Keine Kombination mit MAOH (MAOH frühestens 7 Tage nach Absetzen von *Paroxetin* ansetzen; *Paroxetin* kann 14 Tage nach Absetzen eines irreversiblen MAOH bzw. frühestens 24 h nach Absetzen von *Moclobemid* angesetzt werden). Keine Kombination mit *Linezolid* (Antibiotikum, schwacher, reversibler, nichtselektiver MAOH).
- Keine Kombination mit *Thioridazin*, *Pimozid*: Aufgrund pharmakokinetischer Wechselwirkungen Anstieg der Plasmakonzentrationen von *Pimozid* und *Thioridazin* mit erhöhtem Risiko für QTc-Zeit-Verlängerung.
- Keine Kombination mit *Tamoxifen*, da *Paroxetin* als starker Inhibitor von CYP2D6 zu einer verringerten Konzentration des aktiven Metaboliten *Endoxifen* führt. Alternativ kann anstelle von *Tamoxifen Anastrozol* eingesetzt werden, bei dem keine pharmakokinetischen Wechselwirkungen mit *Paroxetin* zu erwarten sind.
- Keine Kombination mit *Codein*, *Hydrocodon*, *Tramadol*, da *Paroxetin* CYP2D6 hemmt und damit die Bildung der pharmakologisch aktiven Metaboliten der Analgetika unterdrückt (Prodrug).
- Vorsicht bei Kombination mit serotonergen AM, z. B. Triptanen, *Tryptophan*, *Ondansetron*, TZA.
- Vorsicht bei Kombination mit (Thiazid-)Diuretika und ACE-Hemmern (Hyponatriämierisiko, ▶ 1.5.11).

- Vorsicht bei Kombination mit *Dextromethorphan* (zentrales Serotoninsyndrom).
- Bei gleichzeitiger Thrombozytenaggregationshemmung oder Antikoagulation sollten, wenn möglich, Substanzen mit fehlender relevanter Affinität zum Serotonintransporter vorgezogen werden (▶ 1.5.3).
- Wegen ausgeprägter Hemmung von CYP2D6 durch *Paroxetin* erhöhte Plasmakonzentrationen von AM möglich, die **Substrate** von **CYP2D6** sind (▶ **Anhang SUB**), z. B. *Donepezil*, *Metoprolol*.
- Bei Einnahme der Suspension verringerte Resorption bei hohem pH-Wert im Magen (z. B. durch Antazida oder bei atrophischer Gastritis), ggf. Dosisanpassung.
- In Kombination mit *Pravastatin* wurden erhöhte Blutglukosewerte beobachtet, ggf. bei Patienten mit Diabetes mellitus und kombinierter Behandlung mit *Paroxetin* und *Pravastatin* Anpassung der antidiabetischen Behandlung.
- Vorsicht bei Kombination mit TZA, nur unter TZA-Plasmaspiegelkontrolle.

Aufgrund der Inhibition von CYP2D6 durch *Paroxetin* und der daraus folgenden verminderten Metabolisierung von *Tamoxifen* (Prodrug) zu seinem aktiven Metaboliten *Endoxifen* darf *Paroxetin* bei Frauen unter *Tamoxifen*-Behandlung nicht gegeben werden.

Bewertung

SSRI mit sehr breitem Indikationsspektrum, eine geringfügig sedierende Komponente kann bei (komorbiden) Angststörungen vorteilhaft sein. Im Vergleich zu anderen SSRI und neueren Antidepressiva (außer *Mirtazapin*) häufiger Gewichtszunahme; im Vergleich zu anderen SSRI erhöhte Rate an sexuellen Funktionsstörungen und Absetzsymptomen: sehr langsam über Wochen/Monate ausschleichen. Hohes pharmakokinetisches Interaktionspotenzial. Auch der risikoreiche Einsatz von *Paroxetin* in oder bei geplanter Schwangerschaft engt die Indikation ein (▶ Kap. 14). *Paroxetin* hat im Vergleich zu anderen SSRI eine ungünstigere Nutzen-Risiko-Relation.

1.13.22 Reboxetin

Reboxetin

Selektiver Noradrenalinwiederaufnahmehemmer; NbN: *Norepinephrine reuptake inhibitor (NET)*

Edronax Emra (Pfizer)
Tbl. 4 mg
Edronax Eurim (Eurim Pharm)
Edronax kohlpharma (kohlpharma)

1

▪ Pharmakodynamik

- Selektiver NA-Wiederaufnahmehemmer.
- Kein direkter Effekt an β_1-adrenergen und muskarinischen Acetylcholinrezeptoren. Vegetative NW meist als sympathomimetische Effekte durch NA-Wiederaufnahmehemmung möglich.

▪ Pharmakokinetik

- Orale Bioverfügbarkeit 60 %; schnelle Resorption; $T_{max} = 2$ h; $t_{½} = 8–12$ h; Steady State nach 5 Tagen.
- Bevorzugte Metabolisierung über CYP3A4, danach teilweise oder vollständige Glukuronidierung oder Sulfokonjugation. Keine pharmakologisch aktiven Metaboliten.
- Verlängerung der HWZ bei Leber- oder Niereninsuffizienz.
- Plasmakonzentration: 130–320 ng/ml[(p)].

▪ Indikationen und Behandlungshinweise

- *Akute depressive Erkrankungen sowie in der Erhaltungstherapie*[z].
- *Off label* → Panikstörung → Fibromyalgiesyndrom → ADHS → Narkolepsie → Adipositas.
- Routineuntersuchungen ► 1.8.

▪ Dosierung

- Initiale Dosis: 2 × 2 mg für 3 Tage, danach 2 × 4 mg/d als empfohlene Dosierung für Patienten bis 65 J. Unter hohen Dosen von 8 mg/d zu Beginn zeigen sich hohe NW- und Abbruchraten. Bei Nichtansprechen Steigerung auf 10 mg/d möglich, Höchstdosis: 12 mg/d[z].
- Bei älteren Patienten reduzierte Tagesdosis von 4 mg/d.

▪ Nebenwirkungen, Risikopopulationen und Intoxikationen

Sehr häufig Schlaflosigkeit, Benommenheit, Mundtrockenheit, Obstipation, Schwitzen.

Häufig Schwindel, Kopfschmerzen, Tachykardie, Palpitationen, Gefäßerweiterung, orthostatische Dysregulation, Hypertonie, Kältegefühl, Akkommodationsstörungen, Appetitverlust, Erbrechen, Hautausschlag, Miktionsbeschwerden, Harnwegsinfektionen, Dysurie und Harnverhalt, sexuelle Funktionsstörungen (► 8.2.6, ◘ Tab. 8.1).

Antidepressiva und Suizidalität ► 1.5.12.

Risikopopulationen **Herz:** Wegen möglicher orthostatischer Dysregulation oder Herzfrequenzerhöhung Vorsicht bei manifesten Herzerkrankungen, z. B. KHK oder Herzinsuffizienz; aus bisherigen Daten keine kardialen Repolarisationsstörungen (QTc-Zeit-Verlängerung) ableitbar. **Leber:** Bei Leberinsuffizienz kaum Änderung der Pharmakokinetik, jedoch werden bei höheren Graden regelmäßige Laborkontrollen empfohlen (Hepatotoxizität ► 1.5.4). **Niere:** Lineare Pharmakokinetik mit rascher renaler Elimination, deutlich reduzierte Clearance bei mittel- bis hochgradiger Niereninsuffizienz, daher Dosisanpassung (Initialdosis 2 mg).

Intoxikationen Akzentuierte NW; Verwirrtheit, epileptische Krampfanfälle; Blutdruckdysregulation.

Harnverhalt bei Männern: dann sofortiges Absetzen notwendig.

Kontraindikationen

▶ 1.6.

Relative Kontraindikationen

- Niereninsuffizienz; kardiale Vorschädigung; Prostatahypertrophie, Blasenentleerungsstörungen, Glaukom, erhöhte Anfallsbereitschaft. **Cave:** Kombination mit Antihypertensiva und ergotaminhaltigen Präparaten.

Interaktionen

- Wirkverstärkung mit anderen adrenergen Substanzen, MAOH und SSRI.
- Keine Kombination mit Antihypertensiva und ergotaminhaltigen AM (Blutdruckerhöhung).
- Vorsicht bei Kombination mit starken **CYP3A4-Inhibitoren** oder **-Induktoren** (▶ **Anhang INT**), Kontrolle der Plasmakonzentration und ggf. Anpassung der Dosis, da mit veränderten Serumspiegeln zu rechnen ist.

Bewertung

Antidepressivum mit selektiver Hemmung der NA-Wiederaufnahme. Nicht sedierend, vonseiten des NW-Profils Vorteil der Gewichtsneutralität (wird auch zur Gewichtsreduktion eingesetzt) sowie des im Vergleich zu SSRI selteneren Auftretens sexueller Funktionsstörungen. Allerdings dosisabhängige, relativ hohe NW-Rate; häufig Miktionsbeschwerden und Harnverhalt bei Männern. Geringes Interaktionspotenzial. In einer vergleichenden Metaanalyse erwies sich *Reboxetin* als weniger wirksam und schlechter verträglich im Vergleich zu SSRI und neueren Antidepressiva. *Reboxetin* eignet sich möglicherweise besser als Kombinationstherapie bei unzureichender Besserung unter SSRI, SNRI oder *Mirtazapin* als für eine Monotherapie (▶ 1.11.1). Die Nutzenbewertung des IQWiG war negativ. *Reboxetin* ist in Deutschland nicht mehr zu Lasten der GKV verordnungsfähig und nicht mehr erhältlich (nur als Re-Import), in der Schweiz ist die Indikation auf schwere depressive Episoden begrenzt.

1.13.23 Sertralin

Sertralin

Selektiver Serotoninwiederaufnahmehemmer (SSRI); NbN: *Serotonin reuptake inhibitor (SERT)*

Sertralin beta[1] (betapharm)
Sertralon (Holsten Pharma)

Zoloft[2] (Pfizer Pharma)
Tbl. 50/100 mg
Lsg. 20 mg/ml

[1] Aufgrund einer hohen Zahl von Sertralin-Generika wird auf eine vollständige Auflistung von Präparaten mit der Anfangsbezeichnung „Sertralin" verzichtet.
[2] Sertralin-Generika auch: Tbl. 150/200 mg.

Pharmakodynamik

- Selektive Hemmung der 5-HT-Wiederaufnahme.
- Affinität zu σ-Bindungsstellen (klinische Relevanz unklar) und schwacher Inhibitor der Dopaminaufnahme.
- Keine anticholinergen oder antihistaminergen Eigenschaften.

Pharmakokinetik

- Bioverfügbarkeit: 32 %; $t_{1/2}$ = 22–36 h; T_{max} = 4–8 h.
- Ausgeprägter Metabolismus bevorzugt durch CYP2B6 und CYP2C19 und geringfügig durch CYP2C9 und CYP2D6; Hauptmetabolit *N-Desmethylsertralin* ($t_{1/2}$ = 60–100 h) 20-fach schwächer als Muttersubstanz.
- Plasmakonzentration: 10–50 ng/ml$^{(p)}$.

Indikationen und Behandlungshinweise

- *Episoden einer Major Depression*^{z}.
- *Rezidivprophylaxe von Episoden einer Major Depression*^{z}.
- *Panikstörung mit oder ohne Agoraphobie*^{z}.
- *Zwangsstörung*^{z}.
- *Soziale Angststörung*^{z}.
- *Posttraumatische Belastungsstörung*^{z}.
- *Off label* → prämenstruelle dysphorische Störung (in USA in dieser Indikation zugelassen) → klimakterische Beschwerden → GAS → Binge-Eating-Störung.
- Keine Prolaktinerhöhung. Gelegentlich Hypothyreose: Kontrolle der Schilddrüsenparameter (▶ 1.5.8).
- Routineuntersuchungen ▶ 1.8.

Dosierung

- **Depression** und **Zwangsstörung:** Beginn mit 50 mg/d in einer morgendlichen Einzeldosis (niedrigste wirksame Dosis), Erhaltungsdosis in der Regel 75–100 mg/d. Ggf. Erhöhung der Tagesdosis um max. 50 mg je Woche bis max. 200 mg/d^{z}.
- **Panikstörung**, **PTBS** und **soziale Angststörung:** Beginn mit 25 mg/d; Dosiserhöhung nach einer Woche auf 50 mg/d. Ggf. im Weiteren Erhöhung der Tagesdosis um max. 50 mg je Woche bis maximal 200 mg/d^{z}.

Nebenwirkungen, Risikopopulationen und Intoxikationen

Sehr häufig Schlaflosigkeit, Somnolenz, Müdigkeit, Kopfschmerzen, Schwindelgefühl, Diarrhö, Übelkeit, Mundtrockenheit, Ejakulationsversagen.

Häufig Gähnen, Albträume, Bruxismus, Angst, Agitiertheit, Aufmerksamkeitsstörung, Depression, Erbrechen, Obstipation, Dyspepsie, abdominelle Schmerzen, Flatulenz, Anorexie, verminderter oder verstärkter Appetit, Nervosität, Depersonalisation, Bruxismus, Tremor, Bewegungsstörungen, erhöhter Muskeltonus, Arthralgien, Myalgien, Rückenschmerzen, Palpitationen, Hitzewallungen, vermehrtes Schwitzen, Tinnitus, Geschmacksveränderungen, Pharyngitis, Rhinitis, Sehstörungen, Unwohlsein, Brustschmerzen, Asthenie, Fieber, Gewichtszunahme, Parästhesien, Hautausschlag, Menstruationsstörungen, Erektionsstörungen, verminderte Libido.

Gelegentlich Krampfanfälle, Hyperkinesien, Hypästhesien, Sprachstörungen, gestörte Koordination, Migräne, Apathie, Amnesie, Hypästhesie, unwillkürliche Muskelkontraktionen, Muskelzucken, Muskelkrämpfe, Muskelschwäche, Gangstörungen, Synkope, Tachykardie, Hypertonie, Mydriasis, orthostatischer Schwindel, Bronchospasmus, Dyspnoe, Dysphagie, Aufstoßen, vermehrter Speichelfluss, Gewichtsabnahme, Hypothyreose, Alopezie, Ohrenschmerzen, Urtikaria, Hautrötung, Pruritus, Dermatitis, Gesichtsödem, periorbitales Ödem, kalter Schweiß, Schüttelfrost, Durst, Hämaturie, Pollakisurie, Miktionsstörungen, Harnverhalt, Harninkontinenz, Polyurie, Nykturie, Meläna, Ösophagitis, Glossitis, Miktionsstörungen, veränderte Blutungsneigung, Epistaxis, erhöhte Leberwerte (AST, ALT), Sexualstörungen, Menorrhagie.

Sonstige NW Selten Akathisie, Dyskinesie, Glaukom, erhöhtes Serumcholesterin, veränderte Leberfunktion, schwere Leberfunktionsstörungen, Hepatitis, Dermatitis, verzögertes Wasserlassen, Priapismus. Bei Überdosierung kann das QTc-Intervall verlängert sein.

In Einzelfällen Leukopenie, Thrombozytopenie, Hyponatriämie, SIADH (▶ 1.5.11), dann v. a. bei älteren Patienten. Seltene Berichte schwerer unerwünschter Hautreaktionen: z. B. Stevens-Johnson-Syndrom und epidermale Nekrolyse. **Alteration der Thrombozytenfunktion mit selten verlängerter Blutungszeit und/oder Anzeichen einer Blutung unter Antidepressiva mit (selektiver) Hemmung der Serotoninwiederaufnahme:** ▶ 1.5.3. Sexuelle Funktionsstörungen unter Antidepressiva ▶ 1.5.8 und ▶ 8.2.6. Absetzsymptome unter Antidepressiva ▶ 1.5.10. Antidepressiva und Suizidalität ▶ 1.5.12. Fallberichte über ansteigende TSH-Werte bei mit *L-Thyroxin* behandelten Patienten und Hypothyreose; insbesondere bei Patienten mit vorbestehenden Schilddrüsenerkrankungen Kontrolle der Schilddrüsenparameter (▶ 1.5.8).

Risikopopulationen **Herz:** Kein erhöhtes kardiovaskuläres Risiko (nur seltene Einzelfallberichte mit direkten kardiovaskulären Komplikationen bei sehr hohen Dosen), nach aktueller Datenlage auch sicher bei Herz-Kreislauf-Erkrankungen und nach akutem Koronarsyndrom; wegen möglicher QTc-Zeit-Verlängerung jedoch engmaschige EKG-Kontrollen bei kardialer Vorschädigung und keine Anwendung bei erhöhter Prädisposition für QTc-Zeit-Verlängerung (▶ 1.5.1 und ▶ 13.2). **Leber:** Bei Leberfunktionsstörungen Dosisanpassung sowie engmaschige Laborkontrollen (Hepatotoxizität ▶ 1.5.4). **Niere:** Kaum renale Elimination, Anwendung bei Nierenfunktionsstörungen bisher unproblematisch. Bei Dialysepatienten Besserung der Hämodynamik bei dialyseinduzierter Hypotension beschrieben, allerdings ist die antidepressive Wirksamkeit bei Patienten mit chronischen Nierenerkrankungen unklar.

Intoxikationen ▶ *Citalopram.*

Kontraindikationen

- Schwere Leberfunktionsstörung, instabile Epilepsie, ▶ 1.6.

Relative Kontraindikationen

- Lebererkrankungen, kontrollierte Epilepsie. Erhöhte Blutungsneigung. Vorsicht bei Patienten mit Engwinkelglaukom oder Glaukom in der Vorgeschichte.

Interaktionen

- Keine Kombination mit MAOH (MAOH frühestens 7 Tage nach Absetzen von *Sertralin* ansetzen; *Sertralin* kann 14 Tage nach Absetzen eines irreversiblen MAOH bzw. 1 Tag [24 h] nach Absetzen von *Moclobemid* gegeben werden). Keine Kombination mit *Linezolid* (Antibiotikum, schwacher, reversibler, nichtselektiver MAOH).
- Keine Kombination mit *Pimozid* (erhöhte *Pimozid*-Spiegel, Ursache unbekannt).
- **Keine Kombination mit *Lamotrigin*.** *Sertralin* hemmt Glukuronosyltransferase UGT1A4. Sie ist Schlüsselenzym der Glukuronidierung von *Lamotrigin*. Dadurch werden potenziell alternative Stoffwechselwege benutzt (z. B. CYP2A6), worüber als toxisches Zwischenprodukt ein Arylepoxid entsteht. Dies könnte das Risiko für idiosynkratische Hautreaktionen erhöhen, da es auch in Keratinozyten entsteht. Unabhängig von möglichen pharmakokinetischen Wechselwirkungen haben beide Substanzen das Risiko für die Entstehung eines Lyell-Syndroms, sodass ein erhöhtes Risiko anzunehmen ist.
- Vorsicht bei Kombination mit serotonergen Substanzen, z. B. Triptanen, *Tryptophan*, *Ondansetron*, TZA, *Johanniskraut*-Präparaten, *Tramadol*. Fallbericht über zentrales Serotoninsyndrom mit *Bupropion*.
- Vorsicht bei Kombination mit (Thiazid-)Diuretika und ACE-Hemmern (Hyponatriämierisiko, ▶ 1.5.11).
- Bei gleichzeitiger Thrombozytenaggregationshemmung oder Antikoagulation sollten, wenn möglich, Substanzen mit fehlender relevanter Affinität zum Serotonintransporter vorgezogen werden (▶ 1.5.3).
- Grapefruitsaft meiden (erhöhte *Sertralin*-Spiegel möglich). Bei langsamen Metabolisierern von CYP2C19 sind Plasmaspiegel von *Sertralin* um 50 % erhöht, möglichst keine Kombination mit starken CYP2C19-Inhibitoren.

Bewertung

Nichtsedierender SSRI mit breitem Indikationsspektrum und sehr guter Verträglichkeit, allerdings häufiger Diarrhö als NW als bei anderen SSRI. Keine Prolaktinerhöhung, in der Regel gewichtsneutral. Positiv mehrfach untersucht als Antidepressivum nach Myokardinfarkt. Wirksamkeitsvorteile gegenüber anderen Antidepressiva werden diskutiert, möglicherweise bedingt durch zusätzliche Hemmung der DA-Wiederaufnahme. Teils aktivierende Effekte, damit mögliche Vorteile bei atypischer Symptomausprägung, aber mögliche Nachteile bei ausgeprägten Ängsten und Angststörungen. Es gibt im Vergleich zu anderen SSRI mehr Studien zur Rezidivprophylaxe.

1.13.24 Tianeptin

Tianeptin

Trizyklisches Antidepressivum, Stimulation der Serotoninwiederaufnahme, NbN: *Glutamate, opioid unclear*

Tianesan (Hormosan)
Tbl. 12,5 mg
Tianeurax (neuraxpharm)

Pharmakodynamik

- Der eigentliche pharmakodynamische Wirkmechanismus ist noch unklar.
- Senkung der extrazellulären 5-HT-Konzentration, vermutlich durch Verstärkung der 5-HT Wiederaufnahme (Serotonin-Reuptake-Enhancement).
- In präklinischen Studien auch neuroprotektive und neurotrophe Eigenschaften sowie modulierende Effekte auf die glutamaterge und dopaminerge Transmission.
- Nach neueren Studien Agonismus an μ- und (geringer) δ-Opioidrezeptoren.
- Keine anticholinergen und antihistaminergen Eigenschaften.

Pharmakokinetik

- Orale Bioverfügbarkeit 99 %; T_{max} = 1 h; $t_{½}$ = 2,5–3 h, aktiver Metabolit (MC5): $t_{½}$ = 7–8 h, ältere Patienten: $t_{½}$ = 4–9 h.
- Metabolisierung überwiegend durch β-Oxidation, in geringem Maß durch N-Demethylierung, ein aktiver Metabolit (MC5), ein inaktiver Metabolit (MC3).
- Plasmakonzentration: 15–50 ng/ml[(p)].

Indikationen und Behandlungshinweise

- *Episoden einer Major Depression*[z].
- *Off label* → Colon irritabile → PTBS → Asthma bronchiale.
- In Vergleichsstudien ähnliche antidepressive Wirksamkeit wie SSRI und andere TZA.
- Gute kardiale Verträglichkeit; es konnte kein Einfluss auf Herzfrequenz, Blutdruck, ventrikuläre Funktion oder kardiale Erregungsleitung aufgezeigt werden.
- Vorsicht bei Abhängigkeitserkrankungen aktuell oder in der Vorgeschichte, Vorsicht im Fall einer selbstständigen Dosissteigerung. Es liegen Berichte über Missbrauch und Abhängigkeitsentwicklungen vor, insbesondere bei weiblichen Patienten < 50 J. mit Abhängigkeitserkrankungen in der Vorgeschichte. Es finden sich Dosissteigerungen mit Einnahme des 2- bis 4-Fachen der zugelassenen Höchstdosis bis hin zur Einnahme des 13- bis 20-Fachen der zugelassenen Höchstdosis. Auch Einzelfallberichte über die regelmäßige Einnahme von 360–400 Tbl. (3000–5000 mg) täglich liegen vor; es werden auch *Tianeptin*-haltige Produkte als Rauschmittel vertrieben (in USA auch als „*gas station heroin*" bezeichnet, z. B. „*Neptune's Fix*").
- Routineuntersuchungen ▶ 1.8.

1

■ **Dosierung**

- 12,5 mg 3 × täglich[Z] vor den Mahlzeiten.
- Bei älteren Patienten > 70 J. und bei Niereninsuffizienz: 2 × 12,5 mg.

■ **Nebenwirkungen, Risikopopulationen und Intoxikationen**

Häufig Anorexie, Albträume, Schlaflosigkeit, Schläfrigkeit, Schwindel, Kopfschmerzen, Ohnmacht, Tremor, beeinträchtigtes Sehvermögen, Tachykardie, Extrasystolen, Brustschmerz, Hitzewallungen, Dyspnoe, Gastralgie, abdominale Schmerzen, Mundtrockenheit, Darmträgheit, Übelkeit, Erbrechen, Dyspepsie, Diarrhö, Blähungen, Sodbrennen, Rückenschmerzen, Myalgie, Asthenie, Globusgefühl.

Gelegentlich AM-Missbrauch und Abhängigkeit, besonders bei Patienten < 50 J. mit früherem Alkohol- oder Drogenmissbrauch, makulopapularer oder erythematöser Ausschlag, Pruritus, Urtikaria.

Sonstige NW Selten oder in Einzelfällen EPS, unwillkürliche Bewegungen, Verwirrung, Halluzinationen, Akne, außergewöhnliche bullöse Reaktionen, SIADH (▶ 1.5.11), dann v. a. bei älteren Patienten. Einzelfälle von erhöhten Leberenzymwerten und Hepatitis (auch schwere Verlaufsformen). Absetzsymptome unter Antidepressiva ▶ 1.5.10. Antidepressiva und Suizidalität ▶ 1.5.12.

Risikopopulationen **Herz:** Keine Anwendungsbeschränkungen bei stabilen kardiovaskulären Vorerkrankungen. **Leber:** Bei Leberfunktionsstörungen keine relevante Änderung der Pharmakokinetik, daher keine Dosisanpassung erforderlich (Hepatotoxizität ▶ 1.5.4). **Niere:** Bei Niereninsuffizienz Dosisanpassung wegen Verlängerung der Eliminations-HWZ.

Intoxikationen Große therapeutische Breite, Fälle von Einnahmen sehr hoher Dosen (bis zu 5000 mg/d) über längere Zeiträume sind bekannt. Bei Überdosierung Symptome wie Übelkeit, Erbrechen, Schwindel, Somnolenz.

■ **Kontraindikationen**

- Gleichzeitige Behandlung mit nichtselektiven MAOH (*Tranylcypromin*).

Relative Kontraindikationen

- Zurückliegende Alkohol- oder Substanzabhängigkeit, unmittelbar bevorstehender Eingriff mit Allgemeinanästhesie (wenn möglich, 24–48 h vor Eingriff Beendigung der Behandlung), schwere Niereninsuffizienz (Dosisanpassung).

■ **Interaktionen**

- Keine Kombination mit MAOH (MAOH sollten 2 Wochen vor Gabe von *Tianeptin* abgesetzt sein, die Gabe von MAOH ist 24 h nach Absetzen von *Tianeptin* möglich).
- Sehr geringes pharmakokinetisches Interaktionspotenzial, da der Metabolismus von *Tianeptin* vorwiegend durch β-Oxidation und nicht über das Cytochrom-P450-System erfolgt.

■ Bewertung

Antidepressivum mit im Einzelnen noch ungeklärtem Wirkmechanismus, neueren Erkenntnissen nach auch Agonismus an Opioidrezeptoren. Hinweise auf vergleichbare Wirksamkeit zu SSRI und TZA, hinsichtlich des NW-Profils vergleichbar mit SSRI bei geringerer Rate sexueller Funktionsstörungen. In der Regel nicht sedierend, keine anticholinergen Eigenschaften. Kaum Metabolisierung über CYP450, sehr geringes Interaktionspotenzial, Dosisanpassung im Alter und bei Niereninsuffizienz. Nachteil der Notwendigkeit einer 3-mal täglichen Einnahme. In Einzelfällen AM-Missbrauch und Abhängigkeit beschrieben, Vorsicht bei Abhängigkeitserkrankungen.

1.13.25 Tranylcypromin

Tranylcypromin

Monoaminoxidasehemmer (MAOH); NbN: *Serotonin, norepinephrine, dopamine enzyme inhibitor (MAO-A and -B), releaser (DA, NE)*

Jatrosom (Aristo Pharma)
Tbl. 10/20/40 mg
Tranylcypromin Aristo (Aristo Pharma)
Tranylcypromin-neuraxpharm (neuraxpharm)

■ Pharmakodynamik

- **Irreversibler** nichtselektiver MAOH (Steigerung der noradrenergen, serotonergen und dopaminergen Neurotransmission); auch Wirkung auf multiple Transmittersysteme.
- Chemische Strukturähnlichkeit mit *Amfetamin.*
- Zwei stereoisomere Formen: *(+)-Tranylcypromin* (hauptsächlich Hemmung der MAO-A/B), *(−)-Tranylcypromin* (vornehmlich Beeinflussung der Wiederaufnahme und Freisetzung biogener Amine).

■ Pharmakokinetik

- Bioverfügbarkeit: 82 %; T_{max} = 0,5–3 h; $t_{½}$ = 1,5–3 h.
- Metabolisierung in der Leber mit Bildung von *p-Hydroxytranylcypromin* und *N-Acetyltranylcypromin.*
- Trotz kurzer HWZ erheblich längere biologische Wirkdauer, da *Tranylcypromin* als irreversibler MAOH mit dem Enzym in der Nähe des aktiven Zentrums eine kovalente Bindung eingeht, sodass das Abklingen der MAO-Inhibition von der Neusyntheserate des Enzyms abhängt. Daher ist die Messung von Plasmaspiegeln von *Tranylcypromin* nur bei wenigen Indikationen sinnvoll (z. B. Verdacht auf Intoxikation).
- Plasmakonzentration 2 h nachEinnahme: 60–400 ng/ml[(p)].

1

Indikationen und Behandlungshinweise

- *Depressive Episoden, Einsatz als Reserveantidepressivum, wenn eine adäquate Therapie mit 2 antidepressiven Standardwirkstoffen keinen ausreichenden Erfolg brachte oder wenn solche Standardwirkstoffe kontraindiziert sind oder nicht vertragen werden*[z].
- *Off label* → Panikstörung → soziale Angststörung.
- Tyraminarme Diät notwendig (1 Tag vor bis 14 Tage nach Gabe; Risiko von Blutdruckkrisen).
- Bei Umstellung von anderen Antidepressiva auf *Tranylcypromin* oder Gabe von Antidepressiva nach vorheriger Gabe von *Tranylcypromin* Karenzzeiten beachten (▶ Interaktionen sowie ▶ 1.7).
- MAOH sind nicht kardiotoxisch (s. aber Hypotonie und hypertensive Krisen unter ▶ Nebenwirkungen).
- In einer retrospektiven Studie zeigten Patienten unter fortgesetzter Behandlung mit *Moclobemid* oder *Tranylcypromin* perioperativ keine erhöhte Frequenz von hämodynamischen Komplikationen wie Hypertonie, Tachy- oder Bradykardie oder intraoperative Hypotonie. Somit müsste eine Behandlung mit *Tranylcypromin* nicht zwangsläufig vor einer geplanten Operation beendet werden; es sollte eine Nutzen-Risiko-Abwägung einer Fortführung der Behandlung in Zusammenarbeit mit Anästhesisten und Chirurgen erfolgen.
- Routineuntersuchungen ▶ 1.8.

Dosierung

- Beginn mit 10 mg/d in einer morgendlichen Einzeldosis, im Verlauf Dosissteigerung um 10 mg je Woche bis zum Erreichen einer Tagesdosis von 20–40 mg/d verteilt auf 1–3 Einnahmezeitpunkte.
- Unter stationären Bedingungen bei unzureichendem Ansprechen ggf. Dosiserhöhung bis zum Erreichen der maximalen Tagesdosis von 60 mg/d[z].
- Letzte Verordnung vorzugsweise nicht nach 15 Uhr.
- Bei älteren Patienten langsamere Dosissteigerung und Dosisanpassung.

Nebenwirkungen, Risikopopulationen und Intoxikationen

Sehr häufig Dosisabhängige orthostatische Hypotonie, orthostatische Dysregulation, Schlaflosigkeit, Schlafstörungen.

Häufig Schwäche, Müdigkeit, Schwindelgefühl, Angstzustände, Agitiertheit, Unruhe, Mundtrockenheit, Palpitationen, Hypertonie, Gewichtszunahme oder -abnahme.

Gelegentlich Hypertensive Krisen (ggf. mit Tachykardie, Gesichtsrötung, Kopfschmerzen, Nackensteifigkeit, Übelkeit, Erbrechen und Lichtscheu).

Sonstige NW Selten psychische Abhängigkeit, Anämien, Leukopenie, Neutropenie, Agranulozytose, Thrombopenie, zerebrale Krampfanfälle, Leberfunktionsstörungen, Anstieg der Leberenzymaktivität, Ödeme, Akkommodationsstörungen, Obstipation, Diarrhö, Schwitzen, Tremor, Schläfrigkeit, Benommenheit. Muskelschmerzen, Gelenkschmerzen, Anorgasmie, erektile Impotenz, Ejakulationsstörungen. Sehr selten Halluzinationen, Verwirrtheit, suizidale Gedanken/Verhalten, Hyperthermie, allergische Hautausschläge, Haarausfall, SIADH (▶ 1.5.11). Absetzsymptome unter Antidepressiva ▶ 1.5.10. Antidepressiva und Suizidalität ▶ 1.5.12.

Risikopopulationen **Herz:** Besondere Gefährdung durch hypertensive Krisen im Behandlungsverlauf, v. a. bei Diätfehlern, aber auch hypotone Zustände (insbesondere bei Therapiebeginn) und orthostatische Dysregulation. Bei manifesten kardiovaskulären Erkrankungen kontraindiziert. **Leber:** Wegen potenzieller Hepatotoxizität Empfehlung der regelmäßigen Kontrolle der Leberwerte; keine Anwendung bei Leberinsuffizienz. **Niere:** Bei Niereninsuffizienz Dosisanpassung.

Intoxikationen Akzentuierte NW; delirante Syndrome, auch zentrales Serotoninsyndrom (▶ 12.8.2); Bewusstseinsstörungen bis zum Koma, Hyperthermie; schwere Blutdruckdysregulation.

Hypertone Blutdruckkrisen überwiegend nach Einnahme stark aminhaltiger Nahrungsmittel (besonders Tyramin). Die Amine werden nach Anreicherung der MAOH in der Leber nicht metabolisiert und führen zu einer hypertensiven Reaktion; tyraminunabhängig können hypertensive Krisen besonders bei Vorliegen eines Phäochromozytoms und bei Thyreotoxikose auftreten. Bei behandlungsbedürftiger hypertensiver Entgleisung im Rahmen einer Tyraminreaktion kann u. a. *Nifedipin* gegeben werden.

Kontraindikationen

- Phäochromozytom, Karzinoid, vaskuläre Erkrankungen des Gehirns, Gefäßfehlbildungen wie Aneurysmen, schwere Formen von Hypertonie bzw. von Herz-Kreislauf-Erkrankungen, Leberfunktionsstörungen bzw. Lebererkrankungen, schwere Nierenfunktionsstörungen bzw. Nierenerkrankungen, Porphyrie, Diabetes insipidus, maligne Hyperthermie (auch in der Vorgeschichte), Delir, ▶ 1.6.

Relative Kontraindikationen

- Kardiale Vorschädigung (v. a. höhergradige Herzinsuffizienz); erniedrigter oder erhöhter Blutdruck, Drogen- oder Alkoholmissbrauch in der Vorgeschichte, erhöhte zerebrale Anfallsbereitschaft, Diabetes mellitus, eingeschränkte Nierenfunktion.

Tyraminhaltige Lebensmittel

Gleichzeitiger Genuss von tyraminhaltigen Lebensmitteln: Einhaltung einer tyraminarmen Diät erforderlich. Zu meiden sind:

- Käse (besonders reifer, alter Käse, salzlakengereifter Hartkäse, Edelschimmelkäse, Käse mit Schmierebildung; Frischkäse ist erlaubt)
- Schokoladen- und Nougateis, Bitterschokolade, Nougat
- Walnüsse
- Fischhalbkonserven wie z. B. Salzheringe, Salzsardinen, kalt geräucherter Fisch (z. B. Lachshering), Trockenfisch (z. B. Stockfisch), Tintenfisch, Fischsoßen, asiatische Soßen und Sojasoße

- Tofu
- Rohe Salzgurken, Gewürzgurken, sauer eingelegte Pilze, Mixed Pickles
- Suppen- und Brühwürfel, Hefeextrakt und -hydrolysate
- Pilze, braune und weiße Bohnen sowie Saubohnen, Gersten- und Bohnenkeimlinge
- Wildfleisch, gealtertes Fleisch oder Fleischextrakte (Frischfleisch ist erlaubt), Sauerkraut, Salami, fermentierte Würste, Rinder- und Geflügelleber, Nieren
- Joghurt (große Portionen)
- Hochreife Bananen, Birnen oder Avocados, rote Pflaumen, getrocknete Früchte, Feigen
- Säfte mit hohem Bananen-, Birnen- oder Pflaumenanteil, Pampelmusensaft, Nektare aus Zitrusfrüchten
- Mit Hefen durch Gärung hergestellte Getränke (Bier, Wein, Sekt, Schaumwein, auch alkoholfreie Sorten) und hochprozentige alkoholische Getränke (z. B. Liköre)
- Sämtliche nichtfrischen bzw. konservierten Lebensmittel.

▪ Interaktionen

- Keine Kombination mit serotonergen AM, z. B. SSRI, *Buspiron*, *Clomipramin*, *Dextromethorphan*, *Duloxetin*, *Imipramin*, *Milnacipran*, Triptanen (z. B. *Sumatriptan*, *Naratriptan*), *Pethidin*, *Tryptophan*, *Tramadol*, *Venlafaxin*, *Vortioxetin*.
- Keine Kombination mit *Bupropion*, *Methylphenidat* und indirekten Sympathomimetika.
- Keine Kombination mit *Brompheniramin*, *Chlorphenamin* oder *Pheniramin*.
- Keine Kombination mit Amfetaminen.
- Keine Kombination mit *Levodopa*, sofern nicht mit Dopadecarboxylasehemmern kombiniert.
- Keine Kombination mit *Disulfiram*.
- Die Wirkung von *Insulin* und oralen Antidiabetika kann verstärkt werden; ggf. Dosisanpassung von *Insulin* und oralen Antidiabetika; Vorsicht vor Hypoglykämien.
- Die blutdrucksenkende Wirkung von Antihypertensiva wie *Guanethidin* oder *Methyldopa* kann verstärkt werden, in Einzelfällen kann eine Blutdrucksteigerung ausgelöst werden.
- Bei Gabe von **Antidepressiva nach *Tranylcypromin*** mindestens 2 Wochen Karenzzeit. Bei Gabe von ***Tranylcypromin* nach vorheriger Gabe eines anderen Antidepressivums** Karenzzeit mindestens $5 \times t_{1/2}$; im Falle von *Fluoxetin* 5 Wochen.
- Für Kombinationen mit niedrigen Dosen von *Amitriptylin*, *Doxepin*, *Mianserin* und *Trazodon* ist eine akzeptable Verträglichkeit gezeigt worden (keine i. v.-Gabe, gleichzeitiger Beginn der Kombinationsbehandlung oder Zugabe von *Tranylcypromin*; ► 1.7.1).
- Allgemeinnarkose: *Tranylcypromin* 2 Wochen vorher absetzen, ggf. auch Fortführung der Behandlung unter individueller Nutzen-Risiko-Abwägung in Zusammenarbeit mit Anästhesisten und Chirurgen.

▪ Bewertung

Irreversibler, nichtselektiver MAOH mit in einigen Fällen guter antidepressiver Wirksamkeit bei unzureichender Response auf andere Antidepressiva, insbesondere in höheren Dosierungen (50–60 mg/d). Von einer Kombination mit TZA sollte jedoch auch bei Therapieresistenz Abstand genommen werden (► 1.11.3). Selten sexuelle Funktionsstörungen, in der Regel gewichtsneutral, in einigen Fällen auch Gewichtszunahme. Teils aktivierende Effekte, mögliche Vorteile bei atypischen Merkmalen. Dosisabhängig orthostatische Hypotonie, Nachteil eines relativ hohen pharmakodynamischen Interaktionspotenzials, einer im Vergleich zu den neueren Antidepressiva geringeren therapeutischen Breite und der Notwendigkeit der Einhaltung einer tyraminarmen Diät (Risiko von Blutdruckkrisen). Ein Einsatz sollte daher stets unter Nutzen-Risiko-Abwägung erfolgen.

1.13.26 Trazodon

Trazodon

5-HT_{2A}-Rezeptorantagonist und Serotoninwiederaufnahmehemmer (SARI); NbN: *Serotonin receptor antagonist ($5\text{-}HT_2$), receptor agonist ($5\text{-}HT_{1A}$)*

Trazaxiro (Medical Valley Invest AB)
Trazodon HEXAL (HEXAL)
Tbl. 100 mg
Trazodon Glenmark (Glenmark)
Trazodon-neuraxpharm (neuraxpharm)

▪ Pharmakodynamik

- Antagonistisch an 5-HT_{2A}-Rezeptoren. Durch postsynaptische Blockade der 5-HT_{2A}-Rezeptoren wird die 5-HT_{1A}-vermittelte serotonerge Neurotransmission verstärkt. Schwache 5-HT-Wiederaufnahmehemmung (dosisabhängig, erst in höheren Dosierungen).
- Zusätzlich Antagonismus an H_1- und α_1-adrenergen sowie in geringerem Maße an α_2-adrenergen Rezeptoren.
- Keine anticholinergen Eigenschaften.

▪ Pharmakokinetik

- Bioverfügbarkeit: 82 %; $T_{max} = 1{,}1$ h, $t_{1/2} = 5\text{–}8$ h; Steady State nach 4 Tagen.
- Metabolisierung bevorzugt über CYP3A4 und nachgeordnet über CYP2D6; Bildung eines aktiven Metaboliten, *m-Chlorophenylpiperazin* (*mCPP*). Elimination zu 70 % renal, der restliche Anteil wird über die Faeces ausgeschieden.
- Plasmakonzentration: bei Depression 650–1500 ng/ml und bei Schlafstörungen 700–1000 ng/ml[(p)].

1

Indikationen und Behandlungshinweise

- *Depressive Erkrankungen*[z].
- *Off label* → primäre und sekundäre Schlafstörungen → Bulimie.
- Routineuntersuchungen ▶ 1.8.

Dosierung

- **Depression:** Beginn mit 100 mg vorzugsweise abends, Erhaltungsdosis nach einer Woche 200–400 mg/d[z]. Einnahme jeweils nach dem Essen, bei Tagesdosen > 200 mg/d ggf. Dosisaufteilung. Unter stationären Bedingungen auch schnellere Aufdosierung möglich; Tageshöchstdosis hier 600 mg[z].
- **Schlafstörungen**: 25–200 mg/d (in dieser Indikation allein aber nicht zugelassen).
- Bei älteren Patienten 100–300 mg/d; bei sehr alten Patienten in der Regel besser keine Einzeldosen > 100 mg.

Nebenwirkungen, Risikopopulationen und Intoxikationen

Häufig Schwindel, Kopfschmerzen, Müdigkeit, Schlafstörungen, Unruhe, Sedation, orthostatischer Blutdruckabfall, Hypotonie, Herzrhythmusstörungen (Bradykardie, Tachykardie, ventrikuläre Rhythmusstörungen, insbesondere bei Patienten mit vorbestehenden Rhythmusstörungen), gastrointestinale Beschwerden, Mundtrockenheit.

Gelegentlich Tremor, Verwirrtheit, Sehstörungen, Blutdruckerhöhung, Obstipation, Gewichtszunahme oder -abnahme, Überempfindlichkeitsreaktionen, z. B. Hautausschlag.

Sonstige NW Selten Priapismus. Sehr selten Blutbildveränderungen, Krampfanfälle, kollaptische Zustände, Leberfunktionsstörungen mit Transaminasenerhöhung, Hyperbilirubinämie, Ikterus und Hepatitis. Hyperprolaktinämie, allergische Reaktionen, SIADH (▶ 1.5.11). QTc-Zeit-Verlängerung möglich, insbesondere bei Überdosierung und Vorliegen weiterer Risikofaktoren (▶ 1.5.1, ◘ Tab. 1.5). Absetzsymptome unter Antidepressiva ▶ 1.5.10. Antidepressiva und Suizidalität ▶ 1.5.12.

Risikopopulationen **Herz:** Orthostatische Hypotonie möglich; QTc-Zeit-Verlängerung schon kurzfristig nach Therapiebeginn möglich; möglichst keine Anwendung bei Herz-Kreislauf-Erkrankungen, insbesondere bei Herzinsuffizienz. **Leber:** Wiederholt Berichte über Hepatotoxizität auch beim Gesunden, daher angemessene Laborkontrollen; keine Anwendung bei höhergradigen Leberfunktionsstörungen (Hepatotoxizität ▶ 1.5.4). **Niere:** Keine Dosisanpassung nötig.

Intoxikationen Akzentuierte NW; Somnolenz, Verwirrtheit, Krampfanfälle: EKG-Veränderungen (QTc-Zeit-Verlängerung), Herzrhythmusstörungen.

> Priapismus wurde mehrfach beschrieben, daher Aufklärung über diese ernste Komplikation (sofort urologische Intervention; akuter Notfall!). Bei Verdacht auf die Entwicklung eines Priapismus sollte *Trazodon* abgesetzt werden.

- **Kontraindikationen**

- Akuter Myokardinfarkt, Karzinoid-Syndrom, hereditäre Galaktoseintoleranz, Laktasemangel oder Glukose-Galaktose-Malabsorption, ► 1.6.

Relative Kontraindikationen

- Herzrhythmusstörungen bzw. dekompensierte kardiovaskuläre Insuffizienz, angeborenes Long-QT-Syndrom, gleichzeitige Behandlung mit QTc-Intervall-verlängernden AM; Hypokaliämie, Hypomagnesiämie, Bradykardie; Epilepsie, Hyperthyreose, akutes Engwinkelglaukom, erhöhter Augeninnendruck, Miktionsstörungen wie Prostatahypertrophie, Leber- oder Niereninsuffizienz.

- **Interaktionen**

- Keine Kombination mit MAOH (bei therapieresistenten Depressionen und unter Beachtung aller notwendigen Vorsichtsmaßnahmen und langsamer Dosissteigerung zusätzliche Gabe von MAOH im Einzelfall möglich; ► 1.7.1).
- Vorsicht bei Kombination mit serotonergen AM, z. B. SSRI, Triptane, *Tramadol*, *Tryptophan* (Risiko eines zentralen Serotoninsyndroms).
- Verstärkung der blutdrucksenkenden Wirkung bei gleichzeitiger Einnahme von Phenothiazinen, wie z. B. *Fluphenazin*, *Levomepromazin*, *Perphenazin*. Abschwächung der blutdrucksenkenden Wirkung von *Clonidin* und *Methyldopa*.
- QTc-Zeit-Verlängerung beschrieben: Keine Kombination mit *Thioridazin* und *Pimozid*. Vorsicht mit anderen QTc-Zeit-verlängernden AM.
- Vorsicht bei Kombination mit AM, die Hypokaliämie/Hypomagnesiämie verursachen können (Risiko für Arrhythmien).
- Bei Kombination mit *Warfarin* oder anderen Antikoagulanzien INR regelmäßig kontrollieren.
- Anstieg der Plasmakonzentration von *Trazodon* bei Kombination mit **CYP3A4-Inhibitoren** (► **Anhang INT**). Abfall der Plasmakonzentration bei Kombination mit **CYP3A4-Induktoren** (► **Anhang INT**).
- Bei Kombination mit *Fluoxetin* steigt durch CYP2D6-Hemmung der Wirkspiegel des aktiven Metaboliten *mCPP* an.

- **Bewertung**

Antidepressivum mit schwacher 5-HT-Wiederaufnahmehemmung und antagonistischer Wirkung an 5-HT_{2A}-, α_1-adrenergen und H_1-Rezeptoren. Gute schlafinduzierende Wirkung, in der Regel gewichtsneutral, keine sexuellen Funktionsstörungen, Vorteile bei depressiven Patienten mit Angstsymptomen. Gegenüber TZA geringere akute Toxizität bei Überdosierung, allerdings im Vergleich zu neueren Antidepressiva erhöhtes NW- und Interaktionsrisiko. Günstig in niedrigeren Dosierungen zur Behandlung von Schlafstörungen (auch in Kombination mit anderen Antidepressiva). In der für eine antidepressive Wirksamkeit notwendigen Dosis oftmals ausgeprägte Sedierung.

1.13.27 Trimipramin

Trimipramin

Trizyklisches Antidepressivum; NbN: *Serotonin, dopamin receptor antagonist (5-HT$_2$ and D$_2$)*

Stangyl (neuraxpharm)
Tbl.[1] 25/100 mg
Lsg. 40 mg/ml
Trimipramin 1A Pharma[2] (1A Pharma)

[1] Trimipramin-Generika auch: Tbl. 50/75 mg.
[2] Aufgrund einer hohen Zahl von Trimipramin-Generika wird auf eine vollständige Auflistung von Präparaten mit der Anfangsbezeichnung „Trimipramin" verzichtet.

■ **Pharmakodynamik**

- Atypisches TZA, Antagonist an D_2-, α_1-, Histamin H_1- (stark) und 5-HT_2-Rezeptoren. Nur schwach ausgeprägte Hemmung der NA- und 5-HT-Wiederaufnahme durch *Trimipramin* und seine Metaboliten, keine Down-Regulation adrenerger postsynaptischer Rezeptoren. Affinität zu 5-HT_2- > 5-HT_1-, D_2- > D_1-, α_1- > α_2-Rezeptoren.
- Stark sedierende Wirkung aufgrund der Histaminrezeptorblockade. In niedrigen Dosen (< 50 mg) vorrangig H_1-antagonistisch. Deutliche Affinität für mACh-Rezeptoren.

■ **Pharmakokinetik**

- Bioverfügbarkeit 41 %; T_{max} = 2–3 h; $t_{1/2}$ = 23–24 h.
- Metabolisierung bevorzugt durch CYP2C19 und CYP2D6 und nachgeordnet durch CYP2C9 zu *N-Desmethyltrimipramin*, *2-Hydroxytrimipramin* und *Trimipramin-N-Oxid*, die ähnlich wie *Trimipramin* schwache Inhibitoren von Monoamintransportern sind.
- Plasmakonzentration: 50–500 ng/ml$^{(p)}$.

■ **Indikationen und Behandlungshinweise**

- *Depressive Erkrankungen (Episoden einer Major Depression) mit den Leitsymptomen Schlafstörungen, Angst und innere Unruhe*^{Z}.
- *Off label* → primäre Schlafstörung → chronische Schmerzzustände → Angststörungen → Colon irritabile.
- Aufgrund der antihistaminergen Wirkung mögliche Vorteile bei Pruritus und Urtikaria bei depressiven Syndromen im Rahmen dermatologischer Erkrankungen.
- Routineuntersuchungen ► 1.8.

Dosierung

- **Depressive Störungen:** Einschleichender Beginn mit 25–50 mg/d, anschließend langsame Dosissteigerung. Bei mittelgradigen depressiven Zuständen 100–150 mg/d; bei schweren depressiven Episoden 300–400 mg/d (wegen starker Sedierung Hauptdosis spätabends), Tageshöchstdosis 400 mg/d[z].
- **Schlafstörungen** ohne begleitende depressive Symptomatik: Versuch mit 25–50 mg (in dieser Indikation allein aber nicht zugelassen).
- **Chronische Schmerzzustände:** Beginn mit 50 mg/d, danach durch langsame Dosissteigerung Erhöhung auf eine mittlere Tagesdosis bis zu 150 mg/d (in dieser Indikation allein aber nicht zugelassen).
- Bei älteren Patienten niedrigere Dosis.

Nebenwirkungen, Risikopopulationen und Intoxikationen

Sehr häufig Müdigkeit (stärkere Sedierung als bei *Amitriptylin*), Benommenheit, Kopfschmerzen, Schwindel, Tremor, Tachykardie, orthostatische Dysregulation, Obstipation, Übelkeit, Gewichtszunahme, Mundtrockenheit, Schwitzen, Akkommodationsstörungen, meist passagerer Anstieg der Leberenzymaktivität.

Häufig Innere Unruhe, Schlafstörungen, Hautausschläge, Durstgefühl, Miktionsstörungen, sexuelle Funktionsstörungen.

Gelegentlich Verwirrtheit, Blutbildveränderungen, Leberfunktionsstörungen, Hypoglykämie, SIADH (► 1.5.11), Ileus, Synkopen, Tinnitus, Parästhesien, Haarausfall, Harnverhalt, Galaktorrhö.

Sonstige NW Sehr selten Agranulozytose, Krampfanfälle, Glaukomanfälle. In Einzelfällen Herzrhythmus- und Reizleitungsstörungen, Verstärkung einer bestehenden Herzinsuffizienz, Verlängerung des QTc-Intervalls, TdP, cholestatische Hepatitis. Absetzsymptome unter Antidepressiva ► 1.5.10. Antidepressiva und Suizidalität ► 1.5.12.

Risikopopulationen **Herz:** Als TZA wie bei ► *Amitriptylin*. **Leber** und **Niere:** Bei leichten bis mittelgradigen Funktionsstörungen Laborkontrollen und Dosisanpassung, möglichst keine Anwendung bei schwerer Ausprägung (Hepatotoxizität ► 1.5.4).

Intoxikationen ► *Amitriptylin*.

Kontraindikationen

- Harnverhalt, Prostatahyperplasie mit Restharnbildung, Engwinkelglaukom, akutes Delir; kürzlich aufgetretener Myokardinfarkt, Pylorusstenose; paralytischer Ileus, ► 1.6.

Relative Kontraindikationen

- Schwere Leber- und Nierenerkrankungen; erhöhte Anfallsbereitschaft; Prostatahyperplasie ohne Restharnbildung; kardiale Vorschädigung (insbesondere Erregungsleitungsstörungen); Hypokaliämie; Bradykardie; angeborenes Long-QT-Syndrom; Blutbildungsstörungen in der Anamnese und aktuell.

Interaktionen

- Keine Kombination mit MAOH.
- Keine Kombination mit anticholinergen Substanzen, z. B. *Biperiden*, *Benztropin*, *Trihexiphenyl* oder *Metixen*.
- Vorsicht bei Kombination mit serotonergen AM, z. B. SSRI, Triptane, *Tramadol*, *Tryptophan* (Risiko eines zentralen Serotoninsyndroms).
- QTc-Zeit-Verlängerung beschrieben: Keine Kombination mit *Thioridazin* und *Pimozid*. Vorsicht mit anderen QTc-Zeit-verlängernden AM.
- Vorsicht bei Kombination mit AM, die Hypokaliämie/Hypomagnesiämie verursachen können (Risiko für Arrhythmien).
- Mögliche Abschwächung der Wirksamkeit von Antihypertensiva vom *Guanethidin*- bzw. *Clonidin*-Typ.
- Mögliche Verstärkung der Wirkung von parenteralem *Adrenalin* oder *Noradrenalin* mit möglicherweise paroxysmalem Bluthochdruck.
- Vorsicht bei Kombination mit Antiepileptika wegen prokonvulsiver Eigenschaften von *Trimipramin*.
- Vorsicht bei Kombinationen mit **Inhibitoren** von **CYP2C19** oder **CYP2D6**, z. B. *Fluoxetin*, *Fluvoxamin*, *Moclobemid*, *Paroxetin* oder *Bupropion* (▶ **Anhang INT**), Kontrolle der Plasmaspiegel empfohlen.
- In schwarzem Tee enthaltene Gerbsäuren vermindern die Resorption von *Trimipramin* mit möglicher Wirkungsminderung.

Bewertung

TZA mit stark sedierenden Eigenschaften bei fehlender REM-/Tiefschlafsuppression; auch bei chronischen Schlafstörungen einsetzbar. Mögliche Vorteile bei Depression mit ausgeprägten Schlafstörungen, Ängsten, körperlichen Symptomen und chronischen Schmerzen. Sehr häufig orthostatische Dysregulation, Gewichtszunahme und meist passageres Ansteigen der Leberenzymaktivität. Verträglichkeit und therapeutische Breite geringer als bei den neueren Antidepressiva.

1.13.28 Venlafaxin

Venlafaxin

Selektiver Serotonin- und Noradrenalinwiederaufnahmehemmer (SNRI); NbN: *Serotonin, norepinephrine reuptake inhibitor (SERT and NET)*

Trevilor retard (Viatris Healthcare)
Kps.[1] 37,5 mg (retardiert)
Kps.[1] 75/150 mg (retardiert)
Venlafaxin 1A Pharma[2] (1A Pharma)

[1] Venlafaxin-Generika auch: Tbl. 37,5/75 mg; Tbl./Kps. 225 mg (retardiert).
[2] Aufgrund einer hohen Zahl von Venlafaxin-Generika wird auf eine vollständige Auflistung von Präparaten mit der Anfangsbezeichnung „Venlafaxin“ verzichtet.

- **Pharmakodynamik**
- 5-HT- und NA-, außerdem schwache DA-Wiederaufnahmehemmung.
- In niedrigen Dosisbereichen (75–150 mg) präferenziell 5-HT-, in höheren Dosisbereichen (225–375 mg) zusätzlich NA-Wiederaufnahmehemmung.
- Keine Affinität zu Acetylcholin-, Histamin- oder α_1-adrenergen Rezeptoren.

- **Pharmakokinetik**
- Rasche Resorption, ausgeprägter First-pass-Metabolismus.
- Bioverfügbarkeit: 43 %; T_{max} = 2–4 h; $t_{1/2}$ = 3–5 h (aktiver Metabolit *O-Desmethylvenlafaxin* 11 h); Retardpräparation: T_{max} = 8–9 h, $t_{1/2}$ = 14–18 h.
- Bildung des aktiven Metaboliten *O-Desmethylvenlafaxin* (*Desvenlafaxin*) mit ähnlichem pharmakodynamischem Profil wie die Muttersubstanz durch CYP2D6 und des inaktiven Metaboliten *N-Desmethylvenlafaxin* durch CYP2C19 und nachgeordnet durch CYP2C9 und CYP3A4.
- Plasmakonzentration (Summe *Venlafaxin* plus *O-Desmethylvenlafaxin*): 140–600 ng/ml[(p)].

- **Indikationen und Behandlungshinweise**
- *Episoden einer Major Depression*[z].
- *Rezidivprophylaxe von Episoden einer Major Depression*[z].
- *Generalisierte Angststörung*[z].
- *Panikstörung mit/ohne Agoraphobie*[z].
- *Soziale Angststörung*[z].
- *Off label* → PTBS → chronische Schmerzsyndrome → neuropathische Schmerzen → Migräneprophylaxe → klimakterische Beschwerden → prämenstruelle dysphorische Störung → Zwangsstörung → Fibromyalgiesyndrom → Narkolepsie.
- Der aktive Metabolit *O-Desmethylvenlafaxin* ist in den USA zur Behandlung der Major Depression zugelassen.
- Routineuntersuchungen ► 1.8, Kontrolle des Blutdrucks. Schwangerschaftsrisiken ► 14.2.4.

- **Dosierung**
- **Depression**: Start- und Erhaltungsdosis: 75 mg, zur Verbesserung der Adhärenz kann auch mit 37,5 mg begonnen werden, Dosissteigerung auf max. 375 mg/d[z] mit Dosiserhöhungen im Abstand von 2 Wochen oder länger, ggf. auch schneller (max. alle 4 Tage). Zugelassen für die Behandlung depressiver Episoden und zur Rezidivprophylaxe sind die schnell freisetzende Form von *Venlafaxin* und die Retardpräparation; die Retardpräparation sollte bevorzugt werden. Retardpräparation als Einmalgabe; unretardierte Form auf 2–3 Tagesdosen verteilen. Die Retardpräparation ist zusätzlich für weitere Indikationen zugelassen.
- **Panikstörung mit/ohne Agoraphobie:** Einschleichend über 4–7 Tage mit 37,5 mg/d beginnen (Retardpräparation); dann 75 mg/d (Retardpräparation[z]); ggf. Dosissteigerung auf 225 mg/d[z].
- **Soziale Angststörung** und **generalisierte Angststörung**: Beginn mit 75 mg/d (Retardpräparation[z]); ggf. Dosiserhöhung bis auf 225 mg/d[z].
- **Klimakterische Beschwerden:** 37,5 mg/d, dann 75 mg/d (*off label*).

- **Schmerzsyndrome:** 75–150 mg/d (*off label*).
- Eine Dosiserhöhung kann Therapieerfolg zeigen, wenn niedrigere Dosierungen nicht erfolgreich waren.

▪ Nebenwirkungen, Risikopopulationen und Intoxikationen

Sehr häufig Kopfschmerzen, Schwindelgefühl, Sedierung, Mundtrockenheit, Übelkeit, Obstipation, verstärktes Schwitzen (einschließlich Nachtschweiß), Schlaflosigkeit.

Häufig Asthenie, Fatigue, Nervosität, Zittern, Agitiertheit, Akathisie, Schwindel, Gähnen, Dyspnoe, verminderter Appetit, Diarrhö, Erbrechen, Gewichtsabnahme, Gewichtszunahme (▶ 9.2.8 und ◘ Tab. 9.1; in der Regel gewichtsneutral), Geschmacksveränderungen, ungewöhnliche Träume, erhöhte Muskelspannung, Parästhesien, Blutdruckanstieg, Hitzewallungen, Tachykardie, Palpitationen, Vasodilatation, Akkommodationsstörungen, Mydriasis, Sehstörungen, Tinnitus, Verwirrtheit, Depersonalisation, Hautausschlag, Juckreiz, erhöhte Cholesterinwerte, Schüttelfrost, Miktionsstörungen, Harnverhalt, Pollakisurie, Libidoabnahme, Ejakulations- und Orgasmusstörungen, erektile Dysfunktion, Menorrhagie, Metrorrhagie.

Gelegentlich Apathie, Agitiertheit, Manie, Hypomanie, Halluzinationen, Derealisation, Bruxismus, beeinträchtigte Balance oder Koordination, Dyskinesien, Myoklonien, (orthostatische) Hypotonie, Synkopen, Leberwertveränderungen, Lichtüberempfindlichkeitsreaktion, Urtikaria, Alopezie, Ekchymose, Angioödem, gastrointestinale Blutungen, Harninkontinenz.

Sonstige NW Selten Hyponatriämie, SIADH (▶ 1.5.11), dann v. a. bei älteren Patienten; selten Blutbildveränderungen, Engwinkelglaukom, Herzrhythmusstörungen, Hepatitis, Pankreatitis, Rhabdomyolyse (CK-Eröhung!), Aggression, Delir, Krampfanfälle. QTc-Zeit-Verlängerung möglich, insbesondere bei Überdosierung oder Intoxikation (▶ 1.5.1, ◘ Tab. 1.5). Sehr selten Prolaktinerhöhungen (▶ 1.5.8). Einzelfälle von stark erhöhtem Blutdruck, der eine sofortige Behandlung benötigte. *Venlafaxin* induziert nach einer Studie häufiger Manien als *Sertralin* oder *Bupropion*. Es gibt Hinweise, dass bei Intoxikation in suizidaler Absicht eine erhöhte Letalität im Vergleich zu SSRI (aber geringer als unter TZA) besteht; dabei ist zu berücksichtigen, dass Patienten unter *Venlafaxin* oft schon zu Behandlungsbeginn ein höheres Risikoprofil aufweisen. Alteration der Thrombozytenfunktion mit selten verlängerter Blutungszeit und/oder Anzeichen einer Blutung unter Antidepressiva mit (selektiver) Hemmung der Serotoninwiederaufnahme: ▶ 1.5.3. Sexuelle Funktionsstörungen unter Antidepressiva ▶ 1.5.8 und ▶ 8.2.6. Absetzsymptome unter Antidepressiva ▶ 1.5.10. Antidepressiva und Suizidalität ▶ 1.5.12.

Risikopopulationen **Herz:** Gelegentlich anhaltende Blutdruckerhöhungen insbesondere bei höheren Dosierungen, daher sollten insbesondere bei vorbestehender arterieller Hypertonie v. a. zu Therapiebeginn regelmäßige Blutdruckkontrollen erfolgen; Behandlung bei kardialen Vorerkrankungen unter entsprechender Vorsicht. **Leber:** Bei Leberinsuffizienz Clearance-Minderung; Dosisanpassung (Reduktion um bis zu 50 %) und regelmäßiges Labormonitoring (Hepatotoxizität ▶ 1.5.4).

Niere: Reduzierte Clearance bei Nierenfunktionseinschränkung. Dosisreduktion um 25–50 %, in Einzelfällen mehr; aufgrund niedriger Plasmaproteinbindung auch Dosisanpassung bei Dialysepatienten (um 50 %).

Intoxikationen ► *Duloxetin*.

▪ Kontraindikationen

► 1.6.

Relative Kontraindikationen

- Schwere Leber- und Nierenfunktionsstörungen; erhöhte Anfallsbereitschaft; unbehandelte oder schlecht eingestellte arterielle Hypertonie, Patienten mit kardialen Risikofaktoren (insbesondere kardiale Insuffizienz, schwere Herzrhythmusstörungen). Vorsicht bei Patienten mit erhöhtem Augeninnendruck oder einem Risiko für ein akutes Engwinkelglaukom.

▪ Interaktionen

- Keine Kombination mit MAOH (nach *Venlafaxin* Abstand von einer Woche zur Verordnung eines MAOH einhalten; nach Absetzen von *Tranylcypromin* Karenzzeit von 2 Wochen, bevor mit *Venlafaxin* begonnen wird; nach Absetzen von *Moclobemid* ist ein Wechsel auf *Venlafaxin* am nächsten Tag möglich). Keine Kombination mit *Linezolid* (Antibiotikum, schwacher, reversibler, nichtselektiver MAOH).
- Vorsicht bei Kombination mit serotonergen AM, z. B. Triptanen, *Tryptophan*, *Ondansetron*, TZA, *Johanniskraut*-Präparaten, *Tramadol*.
- QTc-Zeit-Verlängerungen können vorkommen: Keine Kombination mit *Thioridazin* und *Pimozid*. Vorsicht mit anderen QTc-Zeit-verlängernden AM.
- Vorsicht bei Kombination mit AM, die eine Hypokaliämie/Hypomagnesiämie verursachen können (Risiko für Arrhythmien).
- Vorsicht bei Kombination mit (Thiazid-)Diuretika und ACE-Hemmern (Hyponatriämierisiko).
- Bei gleichzeitiger Thrombozytenaggregationshemmung oder Antikoagulation sollten, wenn möglich, Substanzen mit fehlender relevanter Affinität zum Serotonintransporter vorgezogen werden (► 1.5.3).
- Vorsicht bei der Kombination mit CYP2C19-Inhibitoren (► Anhang INT), z. B. *Omeprazol oder Esomeprazol*, Plasmaspiegelkontrolle von *Venlafaxin* und seinem aktiven Metaboliten *O-Desmethylvenlafaxin* empfohlen.
- Bei Kombination mit **CYP3A4 Inhibitoren** (► **Anhang INT**), z. B. *Ketoconazol*, Erhöhung der Plasmaspiegel von *Venlafaxin* und *O-Desmethylvenlafaxin* um etwa 30 %. Plasmaspiegel kontrollieren.
- Bei Kombination mit **CYP2D6-Inhibitoren** (► **Anhang INT**), z. B. *Fluoxetin* oder *Melperon*, wird die Bildung des aktiven Metaboliten *O-Demethylvenlafaxin* gehemmt. Es ändert sich dabei meist nicht signifikant die Summe aus *Venlafaxin* plus *O-Desmethylvenlafaxin* (aktive Fraktion), sodass in der Regel keine Dosisanpassung vorgenommen werden muss (Kontrolle der Plasmakonzentration).

■ **Bewertung**

Nichtsedierendes Antidepressivum (SNRI) mit breitem Indikationsspektrum. In der Regel gewichtsneutral, insgesamt gute Verträglichkeit. Wirksamkeitsvorteile gegenüber anderen Antidepressiva und geringfügig früherer Wirkungseintritt werden diskutiert. In einigen Fällen wirksam bei Versagen von SSRI, möglicherweise Vorteile bei schweren depressiven Episoden und bei Therapieresistenz. Letalität bei Überdosierungen höher als unter SSRI. Dosisabhängig Blutdruckanstieg möglich, ausgeprägte Absetzsymptome möglich. Retardpräparation sollte bevorzugt werden.

1.13.29 Vortioxetin

Vortioxetin

Serotoninwiederaufnahmehemmung und direkte Modulation an 5-HT-Rezeptoren; NbN: *Serotonin reuptake inhibitor (SERT), receptor partial agonist (5-HT$_{1A}$), receptor antagonist (5-HT$_3$)*

Brintellix[1] (Lundbeck)
Filmtbl. 5/10/20 mg
Lsg. 20 mg/ml

[1] In D nicht mehr im Handel, aber weiterhin zugelassen. In anderen EU-Ländern und CH verfügbar.

■ **Pharmakodynamik**

- 5-HT-Wiederaufnahmehemmung mit zusätzlich Agonismus an 5-HT$_{1A}$-Rezeptoren, partiellem Agonismus an 5-HT$_{1B}$-Rezeptoren und Antagonismus an 5-HT$_3$-, 5-HT$_7$- und 5-HT$_{1D}$-Rezeptoren; Modulation vorrangig der serotonergen, wahrscheinlich aber auch der noradrenergen, dopaminergen, histaminergen und cholinergen sowie der GABAergen und glutamatergen Neurotransmission.
- Keine Affinität zu Acetylcholin-, Histamin- oder α_1-adrenergen Rezeptoren.

■ **Pharmakokinetik**

- Langsame, aber gute Resorption; absolute Bioverfügbarkeit 75 %, keine Wirkung von Nahrung auf die Pharmakokinetik. T_{max} = 7–11 h, $t_{½}$ = 37–76 h, Steady-State nach 2 Wochen.
- Extensive Metabolisierung über die Leber unter Beteiligung insbesondere von CYP2D6, in geringerem Ausmaß von CYP3A4/5 und CYP2C9. Hauptmetabolit pharmakologisch inaktiv.
- Plasmakonzentration: 10–40 ng/ml[(p)].

■ **Indikationen und Behandlungshinweise**

- *Depressive Episoden*[z].
- *Off label* → GAS.

- Unter höheren Dosen zeigt sich eine erhöhte Wirksamkeit im Vergleich zu niedrigeren Dosen, sodass bei fehlender Wirksamkeit eine Dosissteigerung empfohlen wird.
- Routineuntersuchungen ▶ 1.8.

Dosierung

- Start- und Erhaltungsdosis: 10 mg 1 × täglich, Dosissteigerung auf max. 20 mg/d[z].
- Niedrigste wirksame Dosis 5 mg/d.
- Ältere Patienten > 65 J. Beginn mit 5 mg/d, Erhaltungsdosis 10 mg/d.

Nebenwirkungen, Risikopopulationen und Intoxikationen

Sehr häufig Übelkeit.

Häufig Appetitminderung, abnorme Träume, Schwindelgefühl, Diarrhö, Obstipation, Erbrechen, generalisierter Pruritus.

Gelegentlich Zähneknirschen, Hitzegefühl, nächtliche Schweißausbrüche.

Sonstige NW SIADH (▶ 1.5.11), dann v. a. bei älteren Patienten; Alteration der Thrombozytenfunktion mit selten verlängerter Blutungszeit und/oder Anzeichen einer Blutung unter Antidepressiva mit (selektiver) Hemmung der Serotoninwiederaufnahme ▶ 1.5.3. Antidepressiva und Suizidalität ▶ 1.5.12.

Risikopopulationen **Herz:** Bisher nur wenige Daten bei kardialer Vorschädigung, daher Anwendung unter entsprechender Vorsicht; in bisherigen Studien kein relevanter Einfluss auf die QTc-Zeit. **Leber:** Bei leichter bis mäßiger Leberinsuffizienz keine Dosisanpassung erforderlich; zur Anwendung bei schwerer Ausprägung existieren bisher keine ausreichenden Daten, sodass von der Anwendung in solchen Fällen abzuraten ist (Hepatotoxizität ▶ 1.5.4). **Niere:** Es existieren nur in begrenztem Umfang Daten, daher sollte die Anwendung mit Vorsicht erfolgen.

Intoxikationen Nur begrenzte Erfahrungen; akzentuierte NW; insbesondere Übelkeit, posturaler Schwindel, Diarrhö, abdominelle Beschwerden, generalisierter Pruritus, Somnolenz, Hitzegefühl.

Kontraindikationen

▶ 1.6.

Relative Kontraindikationen

- Schwere Nierenfunktionsstörungen, schwere Leberfunktionsstörungen.

Interaktionen

- Keine Kombination mit MAOH (nach *Vortioxetin* Abstand von mindestens 2 Wochen zur Verordnung eines MAOH einhalten; nach Absetzen von *Tranylcypromin* Karenzzeit von 2 Wochen, bevor mit *Vortioxetin* begonnen wird; nach Absetzen von *Moclobemid* ist ein Wechsel auf *Vortioxetin* am übernächsten Tag möglich). Keine Kombination mit *Linezolid* (Antibiotikum, schwacher, reversibler, nichtselektiver MAOH).

1

- Vorsicht bei Kombination mit serotonergen AM, z. B. Triptanen, *Tryptophan*, *Ondansetron*, TZA, *Johanniskraut*-Präparaten, *Tramadol*.
- Vorsicht bei Kombination mit (Thiazid-)Diuretika und ACE-Hemmern (Hyponatriämierisiko, ► 1.5.11).
- Ggf. Dosisanpassung bei Komedikation mit **CYP2D6-Inhibitoren** (► **Anhang INT**), z. B. *Bupropion*, *Fluoxetin*, *Paroxetin*, oder **CYP3A4-Induktoren** (► **Anhang INT**), z. B. *Rifampicin*, *Carbamazepin*.
- Bei gleichzeitiger Thrombozytenaggregationshemmung oder Antikoagulation sollten, wenn möglich, Substanzen mit fehlender relevanter Affinität zum Serotonintransporter vorgezogen werden (► 1.5.3).

Bewertung

Antidepressivum, das neben der Serotoninwiederaufnahmehemmung weitere Rezeptorwirkungen aufweist (multimodal). Günstiges NW-Profil (geringe Rate an sexuellen Funktionsstörungen, keine kardialen NW, keine Veränderungen der Herzfrequenz oder des Blutdrucks, keine Verlängerung des QTc-Intervalls, in der Regel gewichtsneutral, keine Absetzsymptome). Ein Zusatznutzen wurde durch den G-BA nicht anerkannt, der Hersteller entschied sich daraufhin für einen Marktrückzug aus D. *Vortioxetin* ist in A und CH erhältlich, in D über die internationale Apotheke. Eine Erstattung durch die Krankenkassen muss im Einzelfall geklärt werden.

Literatur

AFFINITY Trial Collaboration (2020) Safety and efficacy of fluoxetine on functional outcome after acute stroke (AFFINITY): a randomised, double-blind, placebo-controlled trial. Lancet Neurol 19(8):651–660

Anand A, Mathew SJ, Sanacora G et al (2023) Ketamine versus ECT for nonpsychotic treatment-resistant major depression. N Engl J Med 388(25):2315–2325

Arad G, Azriel O, Pine DS et al (2023) Attention bias modification treatment versus a selective serotonin reuptake inhibitor or waiting list control for social anxiety disorder: a randomized clinical trial. Am J Psychiatry 180(5):357–366

Bahji A, Vazquez GH, Zarate CA Jr (2021) Comparative efficacy of racemic ketamine and esketamine for depression: a systematic review and meta-analysis. J Affect Disord 278:542–555

Bahji A, Zarate CA, Vazquez GH (2022) Efficacy and safety of racemic ketamine and esketamine for depression: a systematic review and meta-analysis. Expert Opin Drug Saf 21(6):853–866

Bandelow B, Sagebiel A, Belz M et al (2018) Enduring effects of psychological treatments for anxiety disorders: meta-analysis of follow-up studies. Br J Psychiatry 212(6):333–338

Bandelow B, Aden I, Alpers GW et al (2021) Deutsche S3-Leitlinie Behandlung von Angststörungen, Version 2. https://register.awmf.org/de/leitlinien/detail/051-028. Zugegriffen: 2. Sept. 2025

Bandelow B, Allgulander C, Baldwin DS et al (2023) World Federation of Societies of Biological Psychiatry (WFSBP) guidelines for treatment of anxiety, obsessive-compulsive and posttraumatic stress disorders – Version 3. Part II: OCD and PTSD. World J Biol Psychiatry 24(2):118–134

Berlit P et al (2024) Neurologische Manifestationen bei COVID-19, S2k-Leitlinie. In: Deutsche Gesellschaft für Neurologie (Hrsg) Leitlinien für Diagnostik und Therapie in der Neurologie (www.dgn.org/leitlinien (abgerufen am 10.07.2025))

Bonaventura J, Lam S, Carlton M et al (2021) Pharmacological and behavioral divergence of ketamine enantiomers: implications for abuse liability. Mol Psychiatry 26(11):6704–6722

Braun C, Adams A, Rink L et al (2020) In search of a dose-response relationship in SSRIs – a systematic review, meta-analysis, and network meta-analysis. Acta Psychiatr Scand 142(6):430–442

Breedvelt JJF, Warren FC, Segal Z et al (2021) Continuation of antidepressants vs sequential psychological interventions to prevent relapse in depression: an individual participant data meta-analysis. JAMA Psychiatry 78(8):868–875

Browning M, Cowen PJ, Galal U et al (2025) Pramipexole augmentation for the acute phase of treatment-resistant, unipolar depression: a placebo-controlled, double-blind, randomised trial in the UK. Lancet Psychiatry 12(8):579–589

Bryant RA, Azevedo S, Yadav S et al (2024) Cognitive behavior therapy vs mindfulness in treatment of prolonged grief disorder: a randomized clinical trial. JAMA Psychiatry 81(7):646–654

Bundesärztekammer (BÄK), Kassenärztliche Bundesvereinigung (KBV), Arbeitsgemeinschaft der Wissenschaftlichen Medizinischen Fachgesellschaften (AWMF) (2022) Nationale VersorgungsLeitlinie Unipolare Depression – Langfassung, Version 3.2. 2022. https://register.awmf.org/de/leitlinien/detail/nvl-005;. Zugegriffen: 2. Sept. 2025

Burkhardt G, Kumpf U, Crispin A et al (2023) Transcranial direct current stimulation as an additional treatment to selective serotonin reuptake inhibitors in adults with major depressive disorder in Germany (DepressionDC): a triple-blind, randomised, sham-controlled, multicentre trial. Lancet 402(10401):545–554

Bykov K, Schneeweiss S, Donneyong MM et al (2017) Impact of an interaction between clopidogrel and selective serotonin reuptake inhibitors. Am J Cardiol 119(4):651–657

Castello JP, Pasi M, Kubiszewski P et al (2022) Cerebral small vessel disease and depression among intracerebral hemorrhage survivors. Stroke 53(2):523–531

Caye A, Pilz LK, Maia AL et al (2020) The impact of selective serotonin reuptake inhibitors on the thyroid function among patients with major depressive disorder: a systematic review and meta-analysis. Eur Neuropsychopharmacol 33:139–145

Cipriani A, Furukawa TA, Salanti G et al (2018) Comparative efficacy and acceptability of 21 antidepressant drugs for the acute treatment of adults with major depressive disorder: a systematic review and network meta-analysis. Lancet 391(10128):1357–1366

Clayton AH, Lasser R, Nandy I et al (2023) Zuranolone in major depressive disorder: results from MOUNTAIN-A Phase 3, multicenter, double-blind, randomized, placebo-controlled trial. J Clin Psychiatry 84(2):22–m14445

Cole J, Sohn MN, Harris AD et al (2022) Efficacy of adjunctive D-cycloserine to intermittent theta-burst stimulation for major depressive disorder: a randomized clinical trial. JAMA Psychiatry 79(12):1153–1161

Correia-Melo FS, Leal GC, Vieira F et al (2020) Efficacy and safety of adjunctive therapy using esketamine or racemic ketamine for adult treatment-resistant depression: a randomized, double-blind, non-inferiority study. J Affect Disord 264:527–534

COVID-19 Mental Disorders Collaborators (2021) Global prevalence and burden of depressive and anxiety disorders in 204 countries and territories in 2020 due to the COVID-19 pandemic. Lancet 398(10312):1700–1712

Cuijpers P, Quero S, Noma H et al (2021) Psychotherapies for depression: a network meta-analysis covering efficacy, acceptability and long-term outcomes of all main treatment types. World Psychiatry 20(2):283–293

Dalhuisen I, van Oostrom I, Spijker J et al (2024) rTMS as a next step in antidepressant nonresponders: a randomized comparison with current antidepressant treatment approaches. Am J Psychiatry 181(9):806–814

Davis LL, Behl S, Lee D et al (2025) Brexpiprazole and sertraline combination treatment in posttraumatic stress disorder: a phase 3 randomized clinical trial. JAMA Psychiatry 82(3):218–227

Del Casale A, Spirito S, Arena JF et al (2025) Esketamine combined with SSRI or SNRI for treatment-resistant depression. JAMA Psychiatry. https://doi.org/10.1001/jamapsychiatry.2025.0200

DGPPN (Deutsche Gesellschaft für Psychiatrie und Psychotherapie, Psychosomatik und Nervenheilkunde e. V.) (2022) Stellungnahme der DGPPN zur den „Indikationen der EKT“. Nervenheilkunde 41:706–709

Dietrichs ES, Smith GL (2022) Prediction of ventricular arrhythmias by QRS/QTc-ratio in citalopram or escitalopram intoxication. Front Med 9:866454

1

Difede J, Rothbaum BO, Rizzo AA et al (2022) Enhancing exposure therapy for posttraumatic stress disorder (PTSD): a randomized clinical trial of virtual reality and imaginal exposure with a cognitive enhancer. Transl Psychiatry 12(1):299

Dold M, Bartova L, Kasper S (2020) Treatment response of add-on esketamine nasal spray in resistant major depression in relation to add-on second-generation antipsychotic treatment. Int J Neuropsychopharmacol 23(7):440–445

Douros A, Dell'Aniello S, Dehghan G et al (2019) Degree of serotonin reuptake inhibition of antidepressants and ischemic risk: a cohort study. Neurology 93(10):e1010–e1020

Dragioti E, Solmi M, Favaro A et al (2019) Association of antidepressant use with adverse health outcomes: a systematic umbrella review. JAMA Psychiatry 76(12):1241–1255

Dudas R, Malouf R, McCleery J, Dening T (2018) Antidepressants for treating depression in dementia. Cochrane Database Syst Rev. https://doi.org/10.1002/14651858.cd003944.pub2

EFFECTS Trial Collaboration (2020) Safety and efficacy of fluoxetine on functional recovery after acute stroke (EFFECTS): a randomised, double-blind, placebo-controlled trial. Lancet Neurol 19(8):661–669

Ekstrand J, Fattah C, Persson M et al (2022) Racemic ketamine as an alternative to electroconvulsive therapy for unipolar depression: a randomized, open-label, non-inferiority trial (KetECT). Int J Neuropsychopharmacol 25(5):339–349

España-Cueto S, Loste C, Lladós G et al (2025) Plasma exchange therapy for the post COVID-19 condition: a phase II, double-blind, placebo-controlled, randomized trial. Nat Commun 16(1):1929

Fava GA, Cosci F (2019) Understanding and managing withdrawal syndromes after discontinuation of antidepressant drugs. J Clin Psychiatry 80(6):19com12794

Fava M, Freeman MP, Flynn M et al (2018) Double-blind, placebo-controlled, dose-ranging trial of intravenous ketamine as adjunctive therapy in treatment-resistant depression (TRD). Mol Psychiatry 25(7):1592–1603

Fava M, Stahl SM, Pani L et al (2024) Efficacy and safety of esmethadone (REL-1017) in patients with major depressive disorder and inadequate response to standard antidepressants: a phase 3 randomized controlled trial. J Clin Psychiatry 85(3):24m15265

Feder A, Costi S, Rutter SB et al (2021) A randomized controlled trial of repeated ketamine administration for chronic posttraumatic stress disorder. Am J Psychiatry 178(2):193–202

FOCUS Trial Collaboration (2019) Effects of fluoxetine on functional outcomes after acute stroke (FOCUS): a pragmatic, double-blind, randomised, controlled trial. Lancet 393(10168):265–274

Ford AC, Wright-Hughes A et al (2023) Amitriptyline at low-dose and titrated for irritable bowel syndrome as second-line treatment in primary care (ATLANTIS): a randomised, double-blind, placebo-controlled, phase 3 trial. Lancet 402(10414):1773–1785

Fountoulakis KN, Saitis A, Schatzberg AF (2025) Esketamine treatment for depression in adults: a PRISMA systematic review and meta-analysis. Am J Psychiatry 182(3):259–275

Furukawa TA, Cipriani A, Cowen PJ et al (2019) Optimal dose of selective serotonin reuptake inhibitors, venlafaxine, and mirtazapine in major depression: a systematic review and dose-response meta-analysis. Lancet Psychiatry 6(7):601–609

Gallwitz M, Lindqvist I, Mulder J et al (2025) Three cases with chronic obsessive compulsive disorder report gains in wellbeing and function following rituximab treatment. Mol Psychiatry 30(4):1396–1406

Garakani A, Buono FD, Salehi M et al (2024) Antipsychotic agents in anxiety disorders: an umbrella review. Acta Psychiatr Scand 149(4):295–312

Gastaldon C, Schoretsanitis G, Arzenton E et al (2022) Withdrawal syndrome following discontinuation of 28 antidepressants: pharmacovigilance analysis of 31,688 reports from the WHO spontaneous reporting database. Drug Saf 45(12):1539–1549

Gerhard T, Stroup TS, Correll CU et al (2020) Mortality risk of antipsychotic augmentation for adult depression. PLoS ONE 15(9):e239206

Glue P, Loo C, Fam J et al (2024) Extended-release ketamine tablets for treatment-resistant depression: a randomized placebo-controlled phase 2 trial. Nat Med 30(7):2004–2009

Goodwin GM, Aaronson ST, Alvarez O et al (2022) Single-dose psilocybin for a treatment-resistant episode of major depression. N Engl J Med 387(18):1637–1648

Grabski M, McAndrew A, Lawn W et al (2022) Adjunctive ketamine with relapse prevention-based psychological therapy in the treatment of alcohol use disorder. Am J Psychiatry 179(2):152–162

Grant JE, Chesivoir E, Valle S et al (2023) Double-blind placebo-controlled study of memantine in trichotillomania and skin-picking disorder. Am J Psychiatry 180(5):348–356

Gukasyan N, Davis AK, Barrett FS et al (2022) Efficacy and safety of psilocybin-assisted treatment for major depressive disorder: prospective 12-month follow-up. J Psychopharmacol 36(2):151–158

Hart XM, Amann F, Brand J et al (2023) Low escitalopram concentrations in patients with depression predict treatment failure: a naturalistic retrospective study. Pharmacopsychiatry 56(2):73–80

Henssler J, Alexander D, Schwarzer G et al (2022) Combining antidepressants vs antidepressant monotherapy for treatment of patients with acute depression: a systematic review and meta-analysis. JAMA Psychiatry 79(4):300–312

Henssler J, Schmidt Y, Schmidt U et al (2024) Incidence of antidepressant discontinuation symptoms: a systematic review and meta-analysis. Lancet Psychiatry 11(7):526–535

Hiemke C, Bergemann N, Clement HW et al (2018) Consensus guidelines for therapeutic drug monitoring in neuropsychopharmacology: update 2017. Pharmacopsychiatry 51(1-02):9–62

Hien DA, Morgan-López AA, Saavedra LM et al (2023) Project Harmony: a Meta-Analysis with individual patient data on behavioral and pharmacologic trials for comorbid posttraumatic stress and alcohol or other drug use disorders. Am J Psychiatry 180(2):155–166

Horowitz MA, Taylor D (2019) Tapering of SSRI treatment to mitigate withdrawal symptoms. Lancet Psychiatry 6(6):538–546

Hurme A, Viinanen A, Teräsjärvi J et al (2025) Post-COVID-19 condition in prospective inpatient and outpatient cohorts. Sci Rep 15(1):6925

Husain MI, Chaudhry IB, Khoso AB et al (2023) Effect of adjunctive simvastatin on depressive symptoms among adults with treatment-resistant depression: a randomized clinical trial. JAMA Netw Open 6(2):e230147

Ishtiak-Ahmed K, Musliner KL, Christensen KS et al (2024) Real-world evidence on clinical outcomes of commonly used antidepressants in older adults initiating antidepressants for depression: a nationwide cohort study in Denmark. Am J Psychiatry 181(1):47–56

Jakubovski E, Varigonda AL, Freemantle N et al (2016) Systematic review and meta-analysis: dose-response relationship of selective serotonin reuptake inhibitors in major depressive disorder. Am J Psychiatry 173(2):174–183

Janik A, Qiu X, Lane R et al (2025) Esketamine monotherapy in adults with treatment-resistant depression: a randomized clinical trial. JAMA Psychiatry. https://doi.org/10.1001/jamapsychiatry.2025.1317

Jespersen C, Lauritsen MP, Frokjaer VG et al (2024) Selective serotonin reuptake inhibitors for premenstrual syndrome and premenstrual dysphoric disorder. Cochrane Database Syst Rev. https://doi.org/10.1002/14651858.cd001396.pub4

Jiang A, Wei C, Zhu W et al (2024) Adverse event profiles of drug-induced liver injury caused by antidepressant drugs: a disproportionality analysis. Ther Adv Drug Saf. https://doi.org/10.1177/20420986241244585

Kalfas M, Tsapekos D, Butler M et al (2025) Incidence and nature of antidepressant discontinuation symptoms: a systematic review and meta-analysis. Jama Psychiatry. https://doi.org/10.1001/jamapsychiatry.2025.1362

Kaster TS, Blumberger DM, Gomes T et al (2022) Risk of suicide death following electroconvulsive therapy treatment for depression: a propensity score-weighted, retrospective cohort study in Canada. Lancet Psychiatry 9(6):435–446

Kato M, Hori H, Inoue T et al (2021) Discontinuation of antidepressants after remission with antidepressant medication in major depressive disorder: a systematic review and meta-analysis. Mol Psychiatry 26(1):118–133

Kessing LV, Ziersen SC, Andersen FM et al (2024) Comparative responses to 17 different antidepressants in major depressive disorder: results from a 2-year long-term nation-wide population-based study emulating a randomized trial. Acta Psychiatr Scand 149(5):378–388

Kessler DS, MacNeill SJ, Tallon D (2018) Mirtazapine added to SSRIs or SNRIs for treatment resistant depression in primary care: phase III randomised placebo controlled trial (MIR). BMJ 363:k4218

Kim R, Lee TL, Lee H et al (2023) Effects of exercise on depressive symptoms in patients with Parkinson disease: a meta-analysis. Neurology 100(4):e377–e387

Kishi T, Sakuma K, Hatano M et al (2023) Relapse and its modifiers in major depressive disorder after antidepressant discontinuation: meta-analysis and meta-regression. Mol Psychiatry 28(3):974–976

Köhler-Forsberg O, Stiglbauer V, Brasanac J et al (2023) Efficacy and safety of antidepressants in patients with comorbid depression and medical diseases: an umbrella systematic review and meta-analysis. JAMA Psychiatry 80(12):1196–1207

Kubiszewski P, Sugita L, Kourkoulis C et al (2020) Association of selective serotonin reuptake inhibitor use after intracerebral hemorrhage with hemorrhage recurrence and depression severity. JAMA Neurol 78(1):1–8

Kupfer DJ (1991) Long-term treatment of depression. J Clin Psychiatry 52(Suppl 5):28–34

Lambrichts S, Detraux J, Vansteelandt K et al (2021) Does lithium prevent relapse following successful electroconvulsive therapy for major depression? A systematic review and meta-analysis. Acta Psychiatr Scand 143(4):294–306

Larsen SV, Mikkelsen AP, Lidegaard Ø et al (2023) Depression associated with hormonal contraceptive use as a risk Indicator for postpartum depression. JAMA Psychiatry 80(7):682–689

Le GH, Wong S, Kwan ATH et al (2024) Association of antidepressants with cataracts and glaucoma: a disproportionality analysis using the reports to the United States Food and Drug Administration Adverse Event Reporting System (FAERS) pharmacovigilance database. CNS Spectr 29(6):682–696

Lenze EJ, Mulsant BH, Roose SP et al (2023) Antidepressant augmentation versus switch in treatment-resistant geriatric depression. N Engl J Med 388(12):1067–1079

Levinstein MR, Budinich RC, Bonaventura J et al (2025) Redefining ketamine pharmacology for antidepressant action: synergistic NMDA and opioid receptor interactions? Am J Psychiatry 182(3):247–258

Lewis G, Marston L, Duffy L et al (2021) Maintenance or discontinuation of antidepressants in primary care. N Engl J Med 385(14):1257–1267

Lipton RB, Ramirez Campos V, Roth-Ben AZ et al (2025) Fremanezumab for the treatment of patients with migraine and comorbid major depressive disorder: The UNITE Randomized Clinical Trial. JAMA Neurol 82(6):560–569

Loo C, Glozier N, Barton D et al (2023) Efficacy and safety of a 4-week course of repeated subcutaneous ketamine injections for treatment-resistant depression (KADS study): randomised double-blind active-controlled trial. Br J Psychiatry 223(6):533–541

Lu Y, Qiao D, Mi G (2024) Clinical impacts of n-3 fatty acids supplementation on depression symptoms: an umbrella review of meta-analyses. Br J Nutr 131(5):841–850

Ludwig VM, Sauer C, Young AH et al (2021) Cardiovascular effects of combining subcutaneous or intravenous esketamine and the MAO inhibitor tranylcypromine for the treatment of depression: a retrospective cohort study. CNS Drugs 35(8):881–892

Magarbeh L, Hassel C, Choi M et al (2023) ABCB1 gene variants and antidepressant treatment outcomes: a systematic review and meta-analysis including results from the CAN-BIND-1 Study. Clin Pharmacol Ther 114(1):88–117

Mataix-Cols D, Fernández de la Cruz L, Monzani B et al (2017) D-Cycloserine augmentation of exposure-based cognitive behavior therapy for anxiety, obsessive-compulsive, and posttraumatic stress disorders: a systematic review and meta-analysis of individual participant data. JAMA Psychiatry 74(5):501–510

McCarthy MW, Naggie S, Boulware DR et al (2023) Effect of fluvoxamine vs placebo on time to sustained recovery in outpatients with mild to moderate COVID-19: a randomized clinical trial. JAMA 329(4):296–305

Medeiros GC, Demo I, Goes FS et al (2024) Personalized use of ketamine and esketamine for treatment-resistant depression. Transl Psychiatry 14(1):481

Menegaz de Almeida A, Aquino de Moraes FC, Cavalcanti Souza ME et al (2025) Bright light therapy for nonseasonal depressive disorders: a systematic review and meta-analysis. JAMA Psychiatry 82(1):38–46

Mitchell JM, Bogenschutz M, Lilienstein A et al (2021) MDMA-assisted therapy for severe PTSD: a randomized, double-blind, placebo-controlled phase 3 study. Nat Med 27(6):1025–1033

Mitchell JM, Ot'alora GM, van der Kolk B et al (2023) MDMA-assisted therapy for moderate to severe PTSD: a randomized, placebo-controlled phase 3 trial. Nat Med 29(10):2473–2480

Moncrieff J, Cooper RE, Stockmann T et al (2023) The serotonin theory of depression: a systematic umbrella review of the evidence. Mol Psychiatry 28(8):3243–3256

Nikayin S, Rhee TG, Cunningham ME et al (2022) Evaluation of the trajectory of depression severity with ketamine and esketamine treatment in a clinical setting. JAMA Psychiatry 79(7):736–738

Noetel M, Sanders T, Gallardo-Gómez D et al (2024) Effect of exercise for depression: systematic review and network meta-analysis of randomised controlled trials. BMJ 384:e75847

Norman SB, Luciano MT, Panza KE et al (2025) A randomized clinical trial of prolonged exposure therapy wth and without topiramate for comorbid PTSD and alcohol use disorder. Am J Psychiatry 182(5):452–462

Orlova Y, Rizzoli P, Loder E (2018) Association of coprescription of triptan antimigraine drugs and selective serotonin reuptake inhibitor or selective norepinephrine reuptake inhibitor antidepressants with serotonin syndrome. JAMA Neurol 75(5):566–572

Otte C, Chae WR, Dogan DY et al (2025) Simvastatin as add-on treatment to escitalopram in patients with major depression and obesity: a randomized clinical trial. JAMA Psychiatry 82(8):759–767

Oughli HA, Gebara MA, Ciarleglio A et al (2023) Intravenous ketamine for late-life treatment-resistant depression: a pilot study of tolerability, safety, clinical benefits, and effect on cognition. Am J Geriatr Psychiatry 31(3):210–221

Papakostas GI, Trivedi MH, Shelton RC et al (2024) Comparative effectiveness research trial for antidepressant incomplete and non-responders with treatment resistant depression (ASCERTAIN-TRD): a randomized clinical trial. Mol Psychiatry 29:2287–2295

Parikh SV, Aaronson ST, Mathew SJ et al (2024) Efficacy and safety of zuranolone co-initiated with an antidepressant in adults with major depressive disorder: results from the phase 3 CORAL study. Neuropsychopharmacology 49(2):467–475

Paulzen M, Haen E, Hiemke C et al (2018) Antidepressant polypharmacy and the potential of pharmacokinetic interactions: Doxepin but not mirtazapine causes clinically relevant changes in venlafaxine metabolism. J Affect Disord 227:506–511

Pearce M, Garcia L, Abbas A et al (2022) Association between physical activity and risk of depression: a systematic review and meta-analysis. JAMA Psychiatry 79(6):550–559

Philipp-Muller AE, Stephenson CJ, Moghimi E et al (2023) Combining ketamine and psychotherapy for the treatment of posttraumatic stress disorder: a systematic review and meta-analysis. J Clin Psychiatry 84(2):22br14564

Pirkis J, John A, Shin S et al (2021) Suicide trends in the early months of the COVID-19 pandemic: an interrupted time-series analysis of preliminary data from 21 countries. Lancet Psychiatry 8(7):579–588

Pluijms EM, Kamperman AM, Hoogendijk WJ et al (2021) Influence of an adjuvant antidepressant on the efficacy of electroconvulsive therapy: a systematic review and meta-analysis. Aust N Z J Psychiatry 55(4):366–380

Pluijms EM, Kamperman AM, Hoogendijk WJG et al (2022) Influence of adjuvant nortriptyline on the efficacy of electroconvulsive therapy: a randomized controlled trial and 1-year follow-up. Acta Psychiatr Scand 145(5):517–528

Price RB, Spotts C, Panny B et al (2022) Novel, brief, fully automated intervention to extend the antidepressant effect of a single ketamine infusion: a randomized clinical trial. Am J Psychiatry 179(12):959–968

Rahman AA, Platt RW, Beradid S et al (2024) Concomitant use of selective serotonin reuptake inhibitors qith oral anticoagulants and risk of major bleeding. JAMA Netw Open 7(3):e243208

Raison CL, Sanacora G, Woolley J et al (2023) Single-dose psilocybin treatment for major depressive disorder: a randomizedcClinical trial. JAMA 330(9):843–853

Rajji TK, Baksh SN, Shade DM et al (2025) Escitalopram for agitation in Alzheimer's dementia: a randomized controlled phase 3 trial. Nat Med 31(5):1586–1591

Reif A, Bitter I, Buyze J et al (2023) Esketamine nasal spray versus quetiapine for treatment-resistant depression. N Engl J Med 389(14):1298–1309

Ren C, Pagali SR, Wang Z et al (2025) Transcranial electrical stimulation in treatment of depression: a systematic review and meta-analysis. JAMA Netw Open 8(6):e2516459

Renoux C, Vahey S, Dell'Aniello S, Boivin JF (2017) Association of selective serotonin reuptake inhibitors with the risk for spontaneous intracranial hemorrhage. JAMA Neurol 74(2):173–180

Rhee TG, Shim SR, Forester BP et al (2022) Efficacy and safety of ketamine vs electroconvulsive therapy among patients with major depressive episode: a systematic review and meta-analysis. JAMA Psychiatry 79(12):1162–1172

Rhee TG, Shim SR, Popp JH et al (2024) Efficacy and safety of ketamine-assisted electroconvulsive therapy in major depressive episode: a systematic review and network meta-analysis. Mol Psychiatry 29(3):750–759

Rink L, Adams A, Braun C et al (2022) Dose-response relationship in selective serotonin and norepinephrine reuptake inhibitors in the treatment of major depressive disorder: a meta-analysis and network meta-analysis of randomized controlled trials. Psychother Psychosom 91(2):84–93

Sachs GS, Yeung PP, Rekeda L et al (2023) Adjunctive cariprazine for the treatment of patients with major depressive disorder: a randomized, double-blind, placebo-controlled phase 3 study. Am J Psychiatry 180(3):241–251

Saelens J, Gramser A, Watzal V et al (2025) Relative effectiveness of antidepressant treatments in treatment-resistant depression: a systematic review and network meta-analysis of randomized controlled trials. Neuropsychopharmacology 50(6):913–919

Sarris J, Ravindran A, Yatham LN et al (2022) Clinician guidelines for the treatment of psychiatric disorders with nutraceuticals and phytoceuticals: The World Federation of Societies of Biological Psychiatry (WFSBP) and Canadian Network for Mood and Anxiety Treatments (CANMAT) Taskforce. World J Biol Psychiatry 23(6):424–455

Schäfer I, Gast U, Hofmann A et al (2019) S3-Leitlinie Postraumatische Belastungsstörung. Springer, Berlin, Heidelberg, New York

Shen Z, Gao D, Lv X et al (2024) A meta-analysis of the effects of ketamine on suicidal ideation in depression patients. Transl Psychiatry 14(1):248

Simmler LD, Li Y, Hadjas LC et al (2022) Dual action of ketamine confines addiction liability. Nature 608(7922):368–373

Singh B, Kung S, Pazdernik V et al (2023) Comparative effectiveness of intravenous ketamine and intranasal esketamine in clinical practice among patients with treatment-refractory depression: an observational study. J Clin Psychiatry 84(2):22m14548

Slee A, Nazareth I, Bondaronek P et al (2019) Pharmacological treatments for generalised anxiety disorder: a systematic review and network meta-analysis. Lancet 393(10173):768–777

Soliman N, Moisset X, Ferraro MC et al (2025) Pharmacotherapy and non-invasive neuromodulation for neuropathic pain: a systematic review and meta-analysis. Lancet Neurol 24(5):413–428

Stewart TG, Rebolledo PA, Mourad A et al (2023) Higher-dose fluvoxamine and time to sustained recovery in outpatients with COVID-19: the ACTIV-6 Randomized Clinical Trial. JAMA 330(24):2354–2363

Stingl JC, Brockmöller J (2013) Personalisierte Pharmakotherapie. Evidenzbasierte Leitlinien und klinische Anwendung pharmakogenetischer Diagnostik. Bundesgesundheitsblatt Gesundheitsforschung Gesundheitsschutz 56(11):1509–1521

Tabuteau H, Jones A, Anderson A et al (2022) Effect of AXS-05 (dextromethorphan-bupropion) in major depressive disorder: a randomized double-blind controlled trial. Am J Psychiatry 179(7):490–499

Taquet M, Sillett R, Zhu L et al (2022) Neurological and psychiatric risk trajectories after SARS-CoV-2 infection: an analysis of 2-year retrospective cohort studies including 1 284 437 patients. Lancet Psychiatry 9(10):815–827

Tesfaye S, Sloan G, Petrie J et al (2022) Comparison of amitriptyline supplemented with pregabalin, pregabalin supplemented with amitriptyline, and duloxetine supplemented with pregabalin for the treatment of diabetic peripheral neuropathic pain (OPTION-DM): a multicentre, double-blind, randomised crossover trial. Lancet 400(10353):680–690

Verdijk JPAJ, van Kessel MA, Oud M et al (2022) Pharmacological interventions to diminish cognitive side effects of electroconvulsive therapy: a systematic review and meta-analysis. Acta Psychiatr Scand 145(4):343–356

Voican CS, Corruble E, Naveau S, Perlemuter G (2014) Antidepressant-induced liver injury: a review for clinicians. Am J Psychiatry 171(4):404–415

Wallner MA, Eloge JC, Mackey IV et al (2023) Safety and tolerability of concomitant intranasal esketamine treatment with irreversible, nonselective MAOIs: a case series. J Clin Psychiatry 84(2):22cr14598

Walther A, Breidenstein J, Miller R (2019) Association of testosterone treatment with alleviation of depressive symptoms in men: a systematic review and meta-analysis. JAMA Psychiatry 76(1):31–40

Wan H, Li H, Luan S, Zhang C (2025) Efficacy and safety of antidepressant in post-myocardial infarction associated depression: a meta-analysis and systematic review. BMC Psychiatry 25(1):416

Wang C, Lan X, Liu W et al (2024) Non-improvement predicts subsequent non-response to repeated-dose intravenous ketamine for depression: a re-analysis of a 2-week open-label study in patients with unipolar and bipolar depression. Transl Psychiatry 14(1):324

Wenzel-Seifert K, Wittmann M, Haen E (2011) QTc prolongation by psychotropic drugs and the risk of Torsades de Pointes. Dtsch Ärztebl Int 108(41):687–693

Williams T, Phillips NJ, Stein DJ, Ipser JC (2022) Pharmacotherapy for post traumatic stress disorder (PTSD). Cochrane Database Syst Rev. https://doi.org/10.1002/14651858.cd002795.pub3

Woodham RD, Selvaraj S, Lajmi N et al (2025) Home-based transcranial direct current stimulation treatment for major depressive disorder: a fully remote phase 2 randomized sham-controlled trial. Nat Med 31(1):87–95

van 't Wout-Frank M, Arulpragasam AR, Faucher C et al (2024) Virtual reality and transcranial direct current stimulation for posttraumatic stress disorder: a randomized clinical trial. JAMA Psychiatry 81(5):437–446

Zaki N, Chen LN, Lane R et al (2025) Safety and efficacy with esketamine in treatment-resistant depression: long-term extension study. Int J Neuropsychopharmacol. https://doi.org/10.1093/ijnp/pyaf027

Zhou X, Ravindran AV, Qin B et al (2015) Comparative efficacy, acceptability, and tolerability of augmentation agents in treatment-resistant depression: systematic review and network meta-analysis. J Clin Psychiatry 76(4):e487–e498

Zisook S, Johnson GR, Tal I et al (2019) General predictors and moderators of depression remission: a VAST-D report. Am J Psychiatry 176(5):348–357

Medikamente zur Behandlung bipolarer Störungen

Michael Paulzen

Inhaltsverzeichnis

Benkert/Hippius Kompendium der Psychiatrischen Pharmakotherapie,
https://doi.org/10.1007/978-3-662-72452-1_2

2.1 Übersicht

Die Komplexität der Behandlung bipolarer Störungen ergibt sich daraus, dass im Krankheitsverlauf sehr unterschiedliche Symptomkonstellationen auftreten können (Depression, Hypomanie, Manie, gemischte Episode, Rapid Cycling), was oft zur Polypharmazie führt. So müssen bei der Behandlung jeder einzelnen Episode der langfristige Verlauf und dessen besondere Polarität berücksichtigt werden.

- Ähnlich wie im **DSM-5**, das im Kapitel „Bipolare und verwandte Störungen" die Bipolar-I- und Bipolar-II-Störung, die zyklothyme Störung, substanz-/medikamenteninduzierte bipolare und verwandte Störungen, bipolare und verwandte Störungen aufgrund eines anderen medizinischen Krankheitsfaktors sowie „andere" und „nicht näher bezeichnete" bipolare und verwandte Störungen unterscheidet, erfolgt auch die Gliederung in der **ICD-11**. Hier werden im Kapitel „Bipolare oder verwandte Störungen (6A6)" in die Bipolar-I- (6A60) und Bipolar-II-Störung (6A61), die zyklothyme Störung (6A62), sonstige näher bezeichnete bipolare oder verwandte Störungen (6A6Y) und bipolare oder verwandte Störungen, nicht näher bezeichnet (6A6Z), unterteilt.
- Innerhalb der einzelnen **Subtypen** erfolgt die Differenzierung nach Polarität und Schweregraden; z. B. bei der Bipolar-I-Störung in eine gegenwärtig manische Episode ohne/mit psychotische(n) Symptome(n) und eine gegenwärtig hypomanische Episode. Vergleichbar erfolgt die Phasentrennung bei der gegenwärtig depressiven Episode in leicht, mittelgradig ohne/mit sowie schwer ohne/mit psychotische(n) Symptome(n) und schließlich eine gegenwärtig depressive Episode mit nicht näher bezeichnetem Schweregrad. Analog erfolgt die Differenzierung einer gemischten Episode und die Klassifizierung einer partiellen Remission mit Bezug auf die Polarität der letzten Episode sowie eine Bipolar-I-Störung mit vollständiger Remission. Die Bipolar-II-Störung ist ähnlich aufgeteilt, während die anderen Subtypen ohne klare Differenzierung diagnostiziert werden.
- Nach einer Übersicht und Darstellung der Wirkmechanismen der AM zur Behandlung bipolarer Störungen sowie der Darstellung allgemeiner Therapieprinzipien wird auf der Grundlage der pharmakotherapeutisch differenziell zu adressierenden Symptomkonstellationen zwischen einer **Therapie akuter Krankheitsphasen** (► 2.4) und einer **Erhaltungstherapie sowie Rezidivprophylaxe** (► 2.5) unterschieden. Soweit möglich, werden v. a. im Rahmen der Therapie akuter Krankheitsphasen manische und hypomanische Episoden, depressive Episoden ohne/mit psychotische(n) Symptome(n), gemischte Episoden, Rapid Cycling sowie substanz-/medikamenteninduzierte bipolare und verwandte Störungen und weitere Formen einzeln dargestellt.
- Mangels empirischer Evidenz in der Erhaltungstherapie und Rezidivprophylaxe einiger der vorgenannten Subtypen erfolgt die Darstellung einer pharmakotherapeutischen Erhaltungstherapie und Rezidivprophylaxe diagnoseübergreifend. Für die pharmakotherapeutische Akutbehandlung zyklothymer Störungen gibt es gegenwärtig keine ausreichende Evidenz; es wird vermutet, dass bipolare Störungen und zyklothyme Störungen ähnliche pharmakologische Response-Profile aufweisen.
- Relevante Studien zur Prävention bipolarer Störungen fehlen.

Diagnosen bipolarer und verwandter Störungen

Bipolare Störung ICD-11 unterscheidet die Bipolar-I-Störung, bei der mindestens eine manische oder eine gemischte Episode diagnostiziert worden sein muss, von der Bipolar-II-Störung, bei der neben depressiven nur hypomanische Episoden vorkommen sollen. Hierzu müssen die Kriterien für mindestens eine manische oder eine gemischte Episode erfüllt sein. Anders als in der ICD-10 ist eine bipolare Störung nach ICD-11 bereits bei einer manischen oder gemischten Episode zu diagnostizieren, auch wenn in der Regel affektive Episoden unterschiedlicher Polarität vorliegen.

Manische Episode, syn. Manie Vorliegen einer situationsinadäquat gehobenen Stimmung, von Erregung, Hyperaktivität, Rededrang und Größenideen von mindestens einer Woche Dauer. Bei schweren Ausprägungsformen können Wahn und Halluzinationen hinzutreten (Manie mit psychotischen Symptomen). Zunahme zielgerichteter Aktivität bzw. Energie, eine gehobene, expansive bzw. gereizte Stimmung, eine beschleunigte Sprache, Ideenflüchtigkeit, ein gesteigertes Selbstbewusstsein oder ein vermindertes Schlafbedürfnis sind charakteristische Eigenschaften.

Gemischte Episode Entweder gekennzeichnet durch eine Mischung oder einen sehr schnellen Wechsel zwischen auffälligen manischen und depressiven Symptomen an den meisten Tagen während eines Zeitraums von mindestens einer Woche. Gemäß Vorgaben ICD-11 nur bei Bipolar-I-Störung.

Hypomanische Episode, syn. Hypomanie Leichtere Ausprägungsform der Manie, Symptomdauer über einige aufeinanderfolgende Tage. Wahn und Halluzinationen werden nicht beobachtet.

Depressive Episode, syn. bipolare Depression Phänomenologisch nicht von der unipolaren Depression zu unterscheiden. Vorliegen ohne/mit psychotische(n) Symptome(n). Allerdings sprechen ein gehäuftes Auftreten von atypischer Symptomatik mit Hypersomnie und Gewichtszunahme, ein früher Beginn und Therapieresistenz eher für einen bipolaren Verlauf.

Zyklothyme Störung Über einen Zeitraum von mindestens 2 Jahren liegen sowohl hypomanische als auch depressive Perioden vor, ohne dass jemals die Kriterien für eine Manie, Hypomanie oder depressive Episode voll erfüllt sind.

Rapid Cycling Vorhandensein von mindestens 4 Episoden veränderter Stimmung in den letzten 12 Monaten, welche die Kriterien für eine manische Episode, eine hypomanische Episode oder eine Episode einer bipolaren Depression erfüllen.

Therapie schizoaffektiver Psychosen ▶ Kap. 3.

Risiken der bipolaren Störungen Bipolare Störungen verursachen einen höheren Verlust an gesunden Lebensjahren als alle Formen von Krebs oder neurologischen Erkrankungen wie Epilepsie oder Alzheimer-Krankheit. Dies liegt wahrscheinlich darin begründet, dass es in der Regel zu einem frühen Beginn und sehr häufig zu einer Chronifizierung über die Lebensspanne kommt. Eine schwedische Kohortenstudie konnte zeigen, dass Patienten mit bipolarer Störung im Mittel 9,0 (Frauen) bzw. 8,5 (Männer) Jahre früher sterben als Menschen ohne die Erkrankung. In der *S3-Leitlinie Bipolare Störungen* (DGBS und DGPPN 2019) wird davon ausgegangen, dass ca. 15–20 % der Patienten mit einer bipolaren Störung Suizid begehen (Oliva et al. 2025). Aus zwei skandinavischen Kohorten wurde mittels eines Machine-Learning-Ansatzes des Vorhersagerisiko für Suizidalität stratifiziert. Es zeigte sich, dass eine komplexe Pharmakotherapie anders als die Nichtbehandlung das Suizidrisiko für Patienten, die oberhalb eines prognostizierten Schwellenwertes lagen, reduzierte. Dies betraf sowohl eine bestehende Polypharmakotherapie aus atypischen Antipsychotika als auch aus Stimmungsstabilisierern (Liesletho et al. 2025).

Therapie bei bipolaren Störungen Die ICD-11 definiert eine bipolare Störung bereits dann, wenn eine manische oder gemischte Episode auftritt. Typischerweise zeigen sich aber im Verlauf der Erkrankung mehrere Episoden von wechselnder Polarität. Auch Patienten, die ausschließlich unter manischen Episoden leiden, werden als bipolar klassifiziert. Die Behandlung der einzelnen manischen bzw. manischen/hypomanischen Episoden im Rahmen einer bipolaren Störung ist identisch.

Nach DSM-5 sind **Antidepressiva-induzierte Manien bzw. Hypomanien** den bipolaren Störungen zuzurechnen, auch wenn diese Zuordnung wissenschaftlich noch nicht gesichert ist. Hierdurch ist die Diagnosestellung einer bipolaren Störung bei früher stattgehabter depressiver Episode möglich – vorausgesetzt, die Dauer der hypomanischen Episode geht in voller Ausprägung über die physiologische Wirkung des Antidepressivums (nach dessen Absetzen) hinaus. Eine derartige Zuordnung scheint in der ICD-11 noch nicht ausgereift. Nach dem bisher bekannten Konzept der ICD-11 scheinen substanzinduzierte Stimmungsstörungen einem eigenen Kapitel zugeordnet zu werden, das nicht innerhalb der bipolaren Störungen angesiedelt ist.

Bei der Therapie bipolarer Störungen sind Substanzklassen, die für alle Phasen der Störung gleichermaßen geeignet erscheinen (**„Stimmungsstabilisierer“**), von solchen zu unterscheiden, die sich nur für spezifische Syndrome eignen (**„Interventionsmedikamente“**). Während Stimmungsstabilisierer die Basis jeder Therapie und Prophylaxe bipolarer Störungen darstellen, sind die meisten AAP, Antidepressiva oder BZD primär als Interventionsmedikamente zu betrachten. Es hat sich herausgestellt, dass auch einige AAP eine rezidivprophylaktische Wirkung haben, wodurch ihr Zulassungsstatus zur Behandlung bipolarer Störungen verändert wurde. Sie erfüllen damit ebenfalls die Kriterien für stimmungsstabilisierende Psychopharmaka. Dadurch wird die Abgrenzung der beiden Gruppen unscharf.

Zugelassene Arzneimittel bei bipolaren Störungen

Stimmungsstabilisierer und AAP stellen die Grundlage der Therapie dar. Sie sollen über die gesamte Dauer der Pharmakotherapie der bipolaren Störung verabreicht werden, unabhängig von der akut bestehenden Symptomatik.

- ***Lithium***: Klassische Referenzsubstanz zur Behandlung bipolarer Störungen. *Lithium* war der erste Stimmungsstabilisierer. Es ist wahrscheinlich weniger wirksam bei Vorliegen zahlreicher Vorphasen oder bei gemischten Episoden. Beim

Rapid Cycling scheint *Lithium* im Vergleich mit anderen bipolaren Phasen zwar weniger wirksam zu sein, eine Unterlegenheit gegenüber anderen AM besteht aber auch hier nicht. *Lithium* hat sowohl eine stimmungsstabilisierende Wirksamkeit als auch einen spezifischen suizidprophylaktischen Effekt, der in der Literatur belegt ist, vor einiger Zeit aber durchaus auch einer Neubewertung unterlag (Nabi et al. 2022). Aktuelle Übersichtsarbeiten unterstreichen erneut die robuste antisuizidale Wirkung von *Lithium* insbesondere bei bipolaren Störungen (Tondo und Baldessarini 2025; Gitlin und Bauer 2024).

- **Anfallssuppressive Medikamente (ASM)** bzw. **Anfallssuppressiva:** *Valproat* (und *Carbamazepin*) sind AM mit guter antimanischer Wirksamkeit, beide sind auch rezidivprophylaktisch wirksam, wobei *Carbamazepin* nur zur Prophylaxe manisch-depressiver Phasen bei *Lithium*-Versagen oder einer *Lithium*-Kontraindikation zugelassen ist. Bei *Valproat* sind die verstärkten Sicherheitshinweise bei Patientinnen im gebärfähigen Alter zu berücksichtigen, sodass für diese Patientengruppe eine Behandlung mit *Valproat* nur in äußersten Ausnahmefällen unter Berücksichtigung eines Schwangerschaftsverhütungsprogramms infrage kommt. Mittlerweile gilt diese besondere Vorsicht auch bei Männern, sodass Männer wegen der Gefahr neurokognitiver Störungen bei ihren Kindern 3 Monate vor der Zeugung auf die Einnahme von *Valproat* verzichten sollten. *Lamotrigin* wirkt rezidivprophylaktisch bei der bipolaren Depression und auch bei Rapid Cycling. Eine rezidivprophylaktische Wirkung bei manischen Episoden ist nicht belegt. Daher ist *Lamotrigin* nicht für die Akuttherapie manischer oder depressiver Episoden indiziert.
- **AAP:** *Aripiprazol*, *Asenapin*, *Olanzapin*, *Quetiapin* und *Risperidon* haben antimanische Wirksamkeit und sind zur Behandlung mäßiger bis schwerer manischer Episoden zugelassen. *Ziprasidon* ist bei bipolaren Störungen nur zur Behandlung von manischen oder gemischten Episoden bis zu einem mäßigen Schweregrad zugelassen. *Loxapin* ist zur Kontrolle von leichter bis mittelschwerer Agitiertheit bei erwachsenen Patienten mit bipolarer Störung zugelassen, wobei die Anwendung nur in einem Krankenhausumfeld und unter Aufsicht von medizinischem Fachpersonal erfolgen darf.
  - Für die Rezidivprophylaxe der manischen Episode haben *Aripiprazol*, *Olanzapin* und *Quetiapin* eine Zulassung. Für die Rezidivprophylaxe der depressiven Episode hat nur *Quetiapin* eine Zulassung. Die Zulassungen bei der Rezidivprophylaxe gelten nur dann, wenn die manische oder depressive Episode auf das jeweilige AAP angesprochen hat (▫ Tab. 2.1).
  - *Olanzapin* und *Quetiapin* sind auch bei gemischten Episoden und bei Rapid Cycling wirksam. AAP sind wegen der besseren Verträglichkeit KAP vorzuziehen, allerdings sind die metabolischen Risiken bei den meisten AAP (bis auf *Aripiprazol* und *Ziprasidon*) hoch.
- **KAP** haben eine gute antimanische Wirksamkeit. Unter KAP kommt es häufiger als unter Plazebo zur Entwicklung depressiver Syndrome; deshalb sollten sie bei bipolaren Störungen nur dann gegeben werden, wenn für AAP Kontraindikationen bestehen. *Benperidol*, *Haloperidol* und *Perazin* haben Zulassungen für akute manische/maniforme Syndrome. Für einen Einsatz zur Rezidivprophylaxe besteht keine ausreichende Evidenz.

Tab. 2.1 Zulassungsstatus bei bipolaren Störungen

Wirkstoff	Akutbehandlung	Rezidivprophylaxe (Prävention)
Stimmungsstabilisierer		
Carbamazepin	Nein	Ja, nur bei Versagen von *Lithium*, bei schnellen Phasenwechseln unter *Lithium* oder bei KI gegen *Lithium*
Lamotrigin	Nein	Ja, nur überwiegend depressive Episoden bei Bipolar-I-Störung
Lithium	Ja (Manie)	Ja, auch bei schizoaffektiven Störungen[a] und Episoden einer „Major Depression"
Valproat – retardierte Form	Ja (Manie), bei Versagen von *Lithium* oder bei KI gegen *Lithium*	Weiterführende Behandlung nach einer manischen Episode[b]
Atypische Antipsychotika (AAP)[c]		
Aripiprazol	Ja, mäßige bis schwere manische Episoden	Ja[b], bei überwiegend manischen Episoden
Aripiprazol (parenteral, akut, i. m.)	Ja, (Manie) bei Bipolar-I-Störung	Nein
Aripiprazol (parenteral, Depot, i. m.)	Nein	Nein
Asenapin	Ja, mäßige bis schwere manische Episoden	Nein
Loxapin	Ja, leichte bis mittelschwere Agitiertheit bei bipolarer Störung[d]	Nein
Olanzapin	Ja, mäßige bis schwere manische Episoden	Ja[b]
Quetiapin	Ja, mäßige bis schwere manische Episoden und schwere depressive Episoden (bipolare Depression)	Ja[b]
Paliperidon (oral)	Nein[e]	Nein[e]
Paliperidon (i. m.)	Nein	Nein
Risperidon	Ja, mäßige bis schwere manische Episoden	Nein
Ziprasidon	Ja, manische und gemischte Episoden bis zu einem mäßigen Schweregrad	Nein

2

Tab. 2.1 (*Fortsetzung*)

Wirkstoff	Akutbehandlung	Rezidivprophylaxe (Prävention)
Konventionelle Antipsychotika (KAP)		
Benperidol	Ja, manische Syndrome	Nein
Haloperidol	Ja, manische Syndrome	Nein
Perazin	Ja, maniforme Syndrome	Nein

[a] Nur Quilonum retard. [b] Nur wenn das AAP bzw. der Stimmungsstabilisierer in der Akutbehandlung wirksam war (die rezidivprophylaktische Wirksamkeit wurde nur bei Patienten untersucht, die in der Indexepisode auf die Substanz angesprochen haben). [c] Zur Zulassung von *Cariprazin* und *Lurasidon* 3.15.7 und ▶ 3.15.16, Präparate. [d] Cave: ▶ 3.15.15, Präparat. [e] Nur schizoaffektive Störung.
KI Kontraindikationen.

- **Antidepressiva** können bei bipolaren Störungen **Manien induzieren** (insbesondere TZA, *Venlafaxin*). Nach dem gegenwärtigen Kenntnisstand können sie auch das **Risiko für die Entwicklung eines Rapid Cycling erhöhen**. Daher muss die Indikation für die Anwendung eines Antidepressivums bei bipolarer Depression eng gestellt werden. Dies gilt insbesondere für TZA.
  - **SSRI** und ***Bupropion*** haben, auch im Vergleich zu *Venlafaxin*, ein geringeres Risiko, eine Manie oder Hypomanie (wahrscheinlich auch Rapid Cycling) zu induzieren.
  - Antidepressiva sollten bei bipolaren Depressionen nur unter dem Schutz eines Stimmungsstabilisierers verordnet werden. Eine Alternative bei der bipolaren Depression ist *Quetiapin*, das auch bei Monotherapie eine antidepressive Wirkung zeigt.
  - Zu Antidepressiva in der Rezidivprophylaxe unipolarer Depressionen (▶ 1.10.3).
- **BZD:** Geeignet als Interventionsmedikamente in der Therapie manischer und depressiver Syndrome.

2.2 Wirkmechanismen

Lithium und Anfallssuppressiva entfalten die unterschiedlichsten zentralnervösen (und peripheren) Wirkungen. Es ist unbekannt, welche der folgenden Effekte ihre Wirksamkeit bei bipolaren Störungen ausmachen.

- **Wirkungen auf Signaltransduktionssysteme:** Einer der wesentlichen Wirkmechanismen von *Lithium* bei affektiven Störungen scheint dessen Wirkung auf Second-messenger-Systeme mit dem zentralen Angriffspunkt des Inositolphosphatstoffwechselweges zu sein. Die Phospholipase C katalysiert nach Aktivierung durch Neurotransmitter die Bildung der intrazellulären *second messenger*

Inositoltriphosphat und Diacylglycerol. Während Diacylglycerol die Proteinkinase C (PKC) aktiviert, reguliert Inositoltriphosphat wesentlich die intrazelluläre Kalziumfreisetzung aus dem endoplasmatischen Retikulum. Kalzium wiederum reguliert neben einer Vielzahl von Zellfunktionen die Synthese und Freisetzung von Monoamin-Neurotransmittern. Bei bipolaren Störungen wurden die intrazellulären Kalziumkonzentrationen erhöht gefunden. *Lithium* hemmt die Inositolmonophosphatase, wodurch es zu einer Verarmung an freiem Inositol kommt. Inositol steht nun nicht mehr in ausreichenden Konzentrationen zur Bildung von Phosphatidylinositol zur Verfügung, aus dem wiederum Phosphatidylinositoldiphosphat (PIP_2) nicht mehr in genügender Menge entsteht. PIP_2 jedoch ist das Substrat der Phospholipase C, die damit nicht mehr über ausreichend Substrat verfügt. Es scheint, dass die intrazelluläre Depletion von Inositol einen gemeinsamen Wirkmechanismus nicht nur von *Lithium*, sondern auch von *Carbamazepin* und *Valproat* darstellt. Andere durch *Lithium* beeinflusste Second-messenger- und Transduktionssysteme sind die Adenylylzyklase, G-Proteine (für die eine Hyperaktivität bei bipolaren Störungen postuliert wurde) und die PKC. Eine Hemmung der PKC ist sowohl für *Lithium* als auch für *Valproat* beschrieben. Als relevanter Mechanismus wird für *Lithium*, *Carbamazepin*, *Lamotrigin* und *Valproat* auch eine Hemmung des Arachidonsäure-Umsatzes diskutiert.

- ***Lithium*-induzierte Neurogenese:** Möglicherweise fördert *Lithium* aktiv die Neurogenese, unter *Lithium*-Therapie zeigt sich MR-tomographisch ein Anstieg von N-Acetylaspartat (NAA) als Marker neuronaler Intaktheit.
- **Neuroprotektive Wirkungen:** Die Synthese des antiapoptotischen Proteins Bcl-2 (*B cell lymphoma protein 2*), eines Zelluntergänge verhindernden Eiweißes, kann sowohl durch *Lithium* als auch durch *Valproat* direkt oder über den ERK-MAP-Kinase-Signalweg hochreguliert werden.
- **Wirkungen auf neuronale Ionenkanäle:** Die meisten Anfallssuppressiva (*Valproat*, *Carbamazepin*, *Lamotrigin*) führen zu einer Inaktivierung spannungsabhängiger Natriumkanäle und damit zu einer Reduktion des Natriumeinstroms sowie wahrscheinlich auch zu einer Veränderung des Kalium- und Kalziumeinstroms. Dies hat eine Reduktion neuronaler Entladungsfrequenzen zur Folge. In Analogie zur **Kindling-Hypothese** epileptischer Erkrankungen, nach der ein epileptischer Anfall weitere Anfälle begünstigen kann (*kindling*), vermutet man, dass Anfallssuppressiva auch bei bipolaren Störungen, bei denen es bei fehlender Behandlung zu einer Zunahme von Frequenz und Schwere der Krankheitsepisoden kommen kann, ihre Wirkung über eine Verminderung der zentralen Erregbarkeit entfalten.
- **Wirkungen auf inhibitorische und exzitatorische Transmittersysteme:** Viele Anfallssuppressiva und *Lithium* verstärken auf unterschiedlichste Weise die (inhibitorische) GABAerge Neurotransmission. *Valproat* hemmt den GABA-Katabolismus, erhöht die GABA-Freisetzung und vermindert den GABA-Turnover. Die Anfallssuppressiva sollen auf der anderen Seite die Freisetzung von (exzitatorischem) Glutamat hemmen.
- **Wirkungen auf die serotonerge Neurotransmission:** *Lithium* verstärkt die serotonerge Neurotransmission auf verschiedenen Ebenen. Es verstärkt die Synthese durch eine Erhöhung der Tryptophanaufnahme in serotonerge Neurone, führt

zu einer verstärkten Serotoninfreisetzung und vermindert dessen Katabolismus. Die Wirkungen auf die Dichte von 5-HT_{2A}- und 5-HT_{2C}-Rezeptoren sind hirnregional unterschiedlich, in den meisten Studien wird jedoch eine Abnahme der Dichte dieser Rezeptoren gezeigt. Auch *Olanzapin* und *Quetiapin* führen zu einer verminderten Verfügbarkeit von 5-HT_{2A}-Rezeptoren.

- **Wirkungen auf die Genexpression:** *Lithium* ist ein potenter Induktor der *fos*-Expression. Außerdem beeinflusst *Lithium* die Expression von verschiedenen G-Proteinen und Adenylylzyklasen sowie Peptidhormonen und ihren Rezeptoren.
- **Beeinflussung zirkadianer Rhythmen:** *Lithium* bremst zirkadiane Oszillatoren in einer Vielzahl von Spezies. Chronische Behandlung verlängert zahlreiche zirkadiane Rhythmen unter freilaufenden Bedingungen. Da bei – insbesondere bipolaren – Störungen eine **Phasenverschiebung** (*phase advance*) biologischer Rhythmen vermutet wird, soll *Lithium* seine Wirkung z. T. über diese Phasenverlängerung endogener Rhythmen entfalten.
- Ein genetischer Polymorphismus in der Promotorregion des **Gens für die Glykogen-Synthase-Kinase-3-β** (GSK3-β) scheint das Ansprechen auf eine *Lithium*-Augmentation ebenso zu beeinflussen wie dessen rezidivprophylaktische Wirkung. *Lithium* und *Valproat*, nicht aber *Carbamazepin*, haben inhibitorische Effekte auf die GSK3-β, deren Überexpression zu einer vermehrten Apoptose führt. Hinweise, wonach *Lithium* durch eine Inhibition von GSK3-β in Zusammenhang mit der Entwicklung demenzieller Syndrome (GSK3-β scheint in der Pathogenese der Demenz eine Rolle zu spielen) in Verbindung steht, konnten nicht bestätigt werden. Vielmehr waren mit *Lithium* behandelte Patienten mit bipolarer Störung signifikant seltener dement. Eine Kohortenstudie zeigte, dass höhere *Lithium*-Konzentrationen im Trinkwasser mit einer niedrigeren Inzidenz von Demenzerkrankungen verbunden waren.
- Eine genomweite Assoziationsstudie im Rahmen des *International Consortium on Lithium Genetics* (ConLiGen) bei 2563 Patienten zeigt einen Zusammenhang zwischen 4 SNPs (*single nucleotide polymorphisms*) auf Chromosom 21 und dem Ansprechen auf eine *Lithium*-Therapie.

Neue pharmakologische Ansätze

- Für *Tamoxifen*, ein relativ selektiver Inhibitor der PKC, konnte in einer RCT eine antimanische Wirksamkeit gezeigt werden. Eine Metaanalyse bestätigte eine hohe Wirksamkeit von *Tamoxifen* bei allerdings kleinen Fallzahlen und relativ hohen Abbruchraten (Kishi et al. 2022). Die offensichtlich herausragende Wirkung von *Tamoxifen* bei manischen Syndromen zeigte sich ebenfalls in einer Netzwerk-Metaanalyse (Hong et al. 2022a) und konnte zuletzt sowohl für eine *Tamoxifen*-Monotherapie als auch für die Anwendung in Kombination mit *Lithium* oder mit *Valproat* bestätigt werden (Huang et al. 2025).
- *Allopurinol* zeigte in einer Metaanalyse beim Einsatz als *add-on* ein moderates, aber signifikant verbessertes Ansprechen bei der Behandlung manischer Episoden. Ein Review zu *Allopurinol* und anderen Antagonisten am P2X7-Rezeptor bewertet entsprechende Eingriffe in den Purinstoffwechsel als vielversprechend (Bittencourt Gonçalves et al. 2022).

- *Armodafinil*, das (R)-Enantiomer von *Modafinil* (► 5.2.2), zeigte in einer Tagesdosierung von 150 mg eine Verbesserung depressiver Symptome bei bipolarer Depression.
- Eine Metaanalyse zur Wirksamkeit dopaminerger Substanzen (*Pramipexol*, *Armodafinil*, *Modafinil*, *Dexamfetamin* und *Lisdexamfetamin*) bei bipolarer Depression kam zu der Einschätzung, dass alle AM signifikant besser als Plazebo zu einer Response/Remission beitragen. Allerdings zeigte sich in einer aktuellen RCT keine signifikante Überlegenheit von *Pramipexol* bei therapieresistenter bipolarer Depression bei jedoch erhöhter Inzidenz der Induktion hypomaner Zustände (Mcallister-Williams et al. 2025).
- *Cariprazin* ist in den USA neben der Behandlung von Schizophrenien auch zur Behandlung von bipolaren Störungen (akute manische oder gemischte Episoden einer Bipolar-I-Störung) zugelassen (► 3.2 und ► 3.15.7, Präparat). In Deutschland besteht keine Zulassung für die bipolare Störung.
- *Lurasidon* besitzt in den USA ebenfalls eine Zulassung zur Behandlung bipolarer Depressionen. In Deutschland wurde die Substanz nach erfolgter Nutzenbewertung im Rahmen des AMNOG-Verfahrens wieder vom Markt genommen.
- *Esketamin* und *Ketamin* (► 1.4.1 und ► 1.13.10, Präparat) zeigen bei bipolarer Depression schnell auftretende und robuste antidepressive Wirkungen und stellen eine mögliche Therapieoption auch bei bipolarer Depression dar (*off label*; Repple et al. 2025).
- Substanzen mit Wirkung auf eine mitochondriale Dysfunktion bei bipolaren Störungen wie *N-Acetylcystein* (NAC), *Coenzym-Q10* (*Ubiquinon*), α-*Liponsäure* (ALA) oder *S-Adenosylmethionin* könnten in Zukunft ebenso eine Rolle spielen wie Antioxidanzien oder antiinflammatorisch wirksame AM. Eine Studie zu *N-Acetylcystein* zeigte allerdings negative Ergebnisse.

2.3 Allgemeine Therapieprinzipien

Mit der im Jahr 2019 aktualisierten, gegenwärtig in Überarbeitung befindlichen *S3-Leitlinie* wurden in höchster Entwicklungsstufe insgesamt 155 Empfehlungen und 77 Statements verfasst.

- Ähnlich wie bei der Therapie unipolarer Depressionen sollte auch die Pharmakotherapie bipolarer Störungen in einen **Gesamtbehandlungsplan** eingebettet sein (► 1.3). Entsprechend der Behandlungsphase ist folgende Gewichtung der Therapieschwerpunkte sinnvoll:
  - In der Akutphase wird – v. a. bei manischen Syndromen mit geringer oder fehlender Krankheitseinsicht – die Pharmakotherapie im Vordergrund stehen.
  - Wichtig sind die Sicherstellung einer ausgewogenen Schlaf-Wach-Regulation und die Gewährleistung einer ausreichenden Schlafhygiene.
  - In der Erhaltungstherapie und Rezidivprophylaxe gewinnen psycho- und soziotherapeutische Maßnahmen an Bedeutung, insbesondere sollte auch ein Peer-Support angeboten werden (► 2.6). Peer-Support meint den Einbezug von „erfahreneren“ Patienten in die Behandlung und Betreuung von psychisch erkrankten Menschen.

  - Therapieziel ist die vollständige Remission bzw. die Aufrechterhaltung eines möglichst hohen psychosozialen Funktionsniveaus der Patienten. Verbleibende Residualsymptome sind ein Zeichen für ein erhöhtes Rezidivrisiko.
  - Bei einem nicht ausreichenden oder ausbleibenden Ansprechen sollte gemäß *S3-Leitlinie* zusätzlich eine Elektrokonvulsionstherapie (EKT) erwogen werden.
- Bei bipolaren Störungen ist die möglichst frühzeitige **Vermittlung eines Krankheitskonzepts (Psychoedukation)** wichtig. Dem Patienten soll vermittelt werden, dass er an einer Störung leidet, bei der die Behandlung der aktuellen Episode wesentlich den weiteren Krankheitsverlauf bestimmen kann.
- In der **Psychopharmakotherapie** sind **wichtige Therapieprinzipien** zu beachten:
  - Die Behandlung mit einem TZA oder *Venlafaxin* birgt das Risiko, eine Manie oder sogar ein Rapid Cycling zu induzieren; SSRI und *Bupropion* haben ein geringeres Risiko, eine Manie oder Hypomanie zu induzieren.
  - Der Patient sollte ein Verständnis dafür bekommen, dass es langfristig günstiger sein kann, bei leichter Depression auf ein Antidepressivum zu verzichten, auch wenn der akute Behandlungsverlauf u. U. verlängert wird. Bei leichter Depression können eine Verhaltenstherapie und/oder die Gabe eines Stimmungsstabilisierers ausreichend sein.
  - Die Anwendung von *Valproat*, *Carbamazepin* und *Lamotrigin* zur Akuttherapie der bipolaren Depression kann aufgrund der eingeschränkten Zulassung, genauso wie *Lithium*, nur *off label* erfolgen.
  - Patienten mit schweren manischen Syndromen sind in vielen Fällen nicht einwilligungsfähig bzw. müssen gemäß den gültigen rechtlichen Vorgaben des Betreuungsrechts oder der Landesunterbringungsgesetze behandelt werden. Sollte es zu einer medikamentösen Behandlung unter diesen Bedingungen kommen, ist in jedem Fall ein zugelassenes AM zu wählen.
  - Eine unzureichende Adhärenz ist häufig Grund für eine Non-Response (Überprüfung durch TDM).
  - Einer Metaanalyse zufolge leiden Patienten mit bipolarer Störung überzufällig häufig an chronischen Schmerzsyndromen und Migräne. Die Behandlung derartiger Schmerzen sollte daher in das Gesamtkonzept integriert werden, um krankheitsfördernde Einflussfaktoren zu minimieren.
  - Suizidalität und suizidales Verhalten treten signifikant häufiger bei Patienten mit bipolarer Störung und komorbiden Suchterkrankungen auf, sodass diese wesentlich in ein therapeutisches Gesamtkonzept einbezogen werden sollten.
  - Lichttherapie zeigte in einer RCT robuste antidepressive Effekte bei bipolarer Depression und kann in den Behandlungsprozess integriert werden (► 1.4.3).

2.4 Therapie akuter Krankheitsphasen bipolarer Störungen

2.4.1 Manische und hypomanische Episoden

Bei der Behandlung einer akuten manischen oder hypomanischen Episode spielt die symptomorientierte Pharmakotherapie die zentrale Rolle. Auswahlkriterien für die angewandten Substanzen sind spezifische Vorerfahrungen und der Wunsch des

Tab. 2.2 Empfehlungen des *Canadian Network for Mood and Anxiety Treatments* (CANMAT) und der *International Society for Bipolar Disorders* (ISBD) zur Akutbehandlung manischer Syndrome. (Keramatian et al. 2023)

First-line-Monotherapie	Evidenzgrad[a]	First-line-Kombinationstherapien	Evidenzgrad	Second-line-(Kombinationstherapien)	Evidenzgrad
Lithium	1	*Quetiapin + Lithium/Valproat*	1	*Olanzapin*	1
Quetiapin	1	*Aripiprazol + Lithium/Valproat*	2	*Carbamazepin*	1
Valproat	1	*Risperidon + Lithium/Valproat*	1	*Olanzapin + Lithium/Valproat*	1
Asenapin	1	*Asenapin + Lithium/Valproat*	2	*Lithium + Valproat*	3
Aripiprazol	1	–	–	*Ziprasidon*	1
Paliperidon (> 6 mg)	1	–	–	*Haloperidol*	1
Risperidon	1	–	–	EKT	3
Cariprazin	1	–	–	–	–

[a] Die Evidenzgrade richten sich nach bekannten Vorgaben. Die Zuordnung zu First- oder Second-line-Empfehlungen ist definiert als „*first*" – Evidenzgrad 1 oder 2 für Wirksamkeit plus Sicherheit/Verträglichkeit sowie ausbleibendes Risiko für einen affektiven Umschwung; „*second*" – Evidenzgrad 3 oder höher für Wirksamkeit plus Sicherheit/Verträglichkeit sowie niedriges Risiko für einen affektiven Umschwung.

Patienten, die unterschiedlichen NW-Profile, der Bedarf nach einem Pharmakon mit sedierenden oder nichtsedierenden Eigenschaften und die Eignung eines Antimanikums zur anschließenden Fortführung als Phasenprophylaktikum. Die aktuellen Empfehlungen zur Behandlung manischer Episoden stammen u. a. vom *Canadian Network for Mood and Anxiety Treatments* (CANMAT) und der *International Society for Bipolar Disorders* (ISBD); Tab. 2.2.

Wichtig ist die Erkenntnis, dass Patienten mit bipolarer Störung besonders empfindlich mit extrapyramidalmotorischen NW auf Antipsychotika reagieren.

Die Behandlung einer einzelnen manischen Episode, die gemäß ICD-11 bereits die Diagnose einer Bipolar-I-Störung rechtfertigt, erfordert neben der Akutbehandlung bereits als langfristiges Ziel die Vermeidung weiterer affektiver Episoden im Sinne einer Rezidivprophylaxe (s. unten). Bipolare Störungen, bei denen lediglich manische Episoden auftreten (rezidivierende manische Episoden), sind allerdings nicht systematisch untersucht.

Lithium

- Lithiumsalze sind seit Jahrzehnten bewährte (und zugelassene) Substanzen zur Behandlung manischer Syndrome. Ein frühzeitiger Therapiebeginn scheint auch nach neueren Erkenntnissen hinsichtlich der Response-Wahrscheinlichkeit vorteilhaft zu sein.
- ***Lithium*-Monotherapie** ist wegen der Wirklatenz (bis zu mehreren Wochen) und fehlender Sedierung häufig nur **bei leichten bis mittelschweren Manien** ohne psychotische Merkmale sinnvoll.
- Die Wirkung von *Lithium* bei **gereizter Manie** und bei sehr vielen affektiven Phasen in der Anamnese wird heute infrage gestellt.
- Bei **schweren manischen Episoden** ist die Behandlung mit einem **AAP** der Monotherapie mit *Lithium* vorzuziehen. Mehrere neuere Studien belegen, dass eine **Kombination von *Lithium* mit einem AAP** der Monotherapie mit *Lithium* überlegen ist.
- Bei **Manien mit psychotischen Merkmalen** sind **AAP** Mittel der ersten Wahl; es gibt Hinweise, dass eine **Kombination von *Lithium* mit einem Antipsychotikum** eine bessere Wirksamkeit aufweist als eine Monotherapie.

Lithium bei schizoaffektiven Störungen ▶ 3.4.3.

Atypische Antipsychotika

AAP (*Aripiprazol*, *Asenapin*, *Olanzapin*, *Quetiapin*, *Risperidon*, *Ziprasidon* – Details ▶ 3.15, Präparate) nehmen bei der Behandlung der Manie einen immer größeren Raum ein. In der *S3-Leitlinie* haben alle zugelassenen AAP den gleichen Empfehlungsgrad „B" (einfache Empfehlung). *Paliperidon* ist zur Behandlung bipolarer Störungen nicht zugelassen. In einer Netzwerk-Metaanalyse von RCT zur Behandlung manischer Syndrome bei bipolaren Störungen zeigten sich die AAP *Aripiprazol*, *Asenapin*, *Cariprazin*, *Olanzapin*, *Paliperidon*, *Quetiapin*, *Risperidon* und *Ziprasidon* ebenso wie das KAP *Haloperidol* signifikant Plazebo überlegen. Von den Stimmungsstabilisierern waren *Carbamazepin*, *Lithium* und *Valproat* Plazebo überlegen, ebenso *Tamoxifen*. Die höchsten Akzeptanzraten, abzulesen an der Verträglichkeit, hatten *Aripiprazol*, *Olanzapin*, *Quetiapin* und *Risperidon* (Kishi et al. 2022). Eine Metaanalyse zu unterschiedlichen Behandlungsstrategien bei akuter Manie bevorzugt den Einsatz von (atypischen) Antipsychotika gegenüber Stimmungsstabilisierern. *Risperidon*, *Olanzapin* und *Haloperidol* zeigten die besten Ergebnisse hinsichtlich Effektivität und Verträglichkeit.

- Für ***Amisulprid*** liegt zur Behandlung der Manie kein Wirksamkeitsnachweis vor. In einer randomisierten Vergleichsstudie (*Valproat* plus *Amisulprid* vs. *Valproat* plus *Haloperidol*) zeigte sich eine vergleichbare Wirksamkeit.
- ***Aripiprazol*** ist für mäßige bis schwere manische Episoden und Prävention einer neuen manischen Phase zugelassen.
- ***Asenapin*** ist nur für die Behandlung mäßiger bis schwerer manischer Episoden einer Bipolar-I-Störung zugelassen. Eine RCT zeigt positive Effekte von *Asenapin* auf die Wiederauftretenswahrscheinlichkeit von manischen oder gemischten Episoden im Sinne einer Phasenprophylaxe. Eine Zulassung besteht in dieser Indikation nicht.

- ***Cariprazin*** zeigte in verschiedenen Studien eine Wirksamkeit bei der Behandlung akuter manischer Syndrome (Pardossi et al. 2024). Eine Zulassung besteht in D aber nicht.
- Es liegen keine kontrollierten Studien zur Anwendung von ***Clozapin*** bei manischen Episoden vor. Mehrere prospektive offene Studien weisen jedoch darauf hin, dass *Clozapin* auch bei sonst therapieresistenten Patienten mit manischen Syndromen eine Wirkung haben kann (auch bei erfolgloser EKT). Wegen der kontrollierten Anwendung (▶ 3.15.9, Präparat) muss die Behandlung mit *Clozapin* jedoch auf Patienten beschränkt bleiben, bei denen alle anderen Therapiemöglichkeiten ausgeschöpft wurden.
- ***Loxapin*** kann zur Kontrolle von leichter bis mittelschwerer Agitiertheit bei bipolarer Störung im Krankenhausumfeld unter Bereithaltung eines β-Sympathomimetikums angewendet werden. Die Patienten sollten unmittelbar nach Therapie der akuten Agitationssymptome eine reguläre Behandlung erhalten.
- ***Olanzapin*** ist für mäßig schwere bis schwere manische Episoden und Phasenprophylaxe zugelassen.
- ***Paliperidon*** (oral) zeigte sich in Dosierungen zwischen 3 und 12 mg/d gegenüber Plazebo nach 3 Wochen signifikant wirksamer. Gegenüber *Quetiapin* fand sich nach 12 Wochen kein signifikanter Unterschied. *Paliperidon* ist nicht zur Behandlung der Manie zugelassen. Eine Metaanalyse zeigte hingegen keine Überlegenheit von *Paliperidon* gegenüber Plazebo in der Behandlung manischer Syndrome bei bipolarer Störung.
- Die Wirksamkeit von ***Quetiapin*** bei manischen Syndromen ist sowohl in der Monotherapie als auch in Kombination mit Stimmungsstabilisierern (*Lithium*, *Valproat*) belegt; *Quetiapin* ist in dieser Indikation zugelassen.
  - *Quetiapin* ist zusätzlich zur Akutbehandlung und Rezidivprophylaxe schwerer depressiver Episoden bei bipolarer Störung zugelassen (◘ Tab. 2.1, 2.2, 2.3).
  - Der Vorteil von *Quetiapin* besteht darin, sowohl bei der Manie als auch bei der bipolaren Depression wirksam zu sein (◘ Tab. 2.1, 2.3).
- ***Risperidon*** ist zugelassen bei mäßig schweren bis schweren manischen Episoden.
- ***Ziprasidon*** ist bei bipolaren Störungen nur zur Behandlung von manischen oder gemischten Episoden bis zu einem mäßigen Schweregrad zugelassen.

Konventionelle und atypische Antipsychotika im Vergleich

- Wenn möglich, sollte – trotz Hinweisen auf eine gute Wirksamkeit von *Haloperidol* bei Manie – **auf KAP** zur Behandlung manischer Syndrome so weit wie möglich **verzichtet werden**, weil
  - Patienten, die in akuten manischen Episoden KAP erhielten, auch 6 Monate später noch signifikant häufiger mit Antipsychotika behandelt wurden als Patienten, die in der Akutphase keine Antipsychotika erhielten,
  - das Risiko für die Entwicklung von Spätdyskinesien bei Patienten mit affektiven Störungen wahrscheinlich höher ist als bei Patienten mit schizophrenen Störungen,

2

Tab. 2.3 Empfehlungen des *Canadian Network for Mood and Anxiety Treatments* (CANMAT) und der *International Society for Bipolar Disorders* (ISBD) zur Rezidivprophylaxe bipolarer Störungen. (Keramatian et al. 2023)

Wirkstoff	**Evidenzgrade**[a]		
	Rezidivprophylaxe irgendeiner Episode	**Rezidivprophylaxe nach depressiver Episode**	**Rezidivprophylaxe nach manischer Episode**
First-line-Empfehlung			
Lithium	1	1	1
Quetiapin	1	1	1
Valproat	1	2	3
Lamotrigin	1	1	2
Asenapin	2	2	2
Quetiapin + *Lithium*/*Valproat*	1	1	1
Aripiprazol + *Lithium*/*Valproat*	2	k. D.	2
Aripiprazol	2	k. D.	2
Aripiprazol i. m.[b]	2	k. D.	2
Second-line-Empfehlung			
Olanzapin	1	1	1
Risperidon LAI	1	k. D.	1
Risperidon LAI (*add-on*)	2	4	2
Carbamazepin	2	2	2
Paliperidon > 6 mg	2	k. D.	2
Lurasidon + *Lithium*/*Valproat*	3	3	4
Ziprasidon + *Lithium*/*Valproat*	2	k. D.	2

[a] Die Evidenzgrade richten sich nach bekannten Vorgaben. Die Zuordnung zu First- oder Second-line-Empfehlungen ist definiert als „*first*" – Evidenzgrad 1 oder 2 für Wirksamkeit plus Sicherheit/Verträglichkeit sowie ausbleibendes Risiko für einen affektiven Umschwung; „*second*" – Evidenzgrad 3 oder höher für Wirksamkeit plus Sicherheit/Verträglichkeit sowie niedriges Risiko für einen affektiven Umschwung. [b] *Aripiprazol* i. m. 1 × pro Monat.
k. D. keine Daten vorhanden, *LAI* Depotformulierung (*long acting injectable*).

  - durch Antipsychotika induzierte Dystonien oder extrapyramidalmotorische Störungen (EPS) gerade zu Beginn der Behandlung die Einnahme gefährden,
  - KAP nicht vor depressiven Syndromen schützen, sondern deren Entstehung in einigen Fällen sogar begünstigen.
- Wenn KAP gegeben werden, sollten Dosierungen, wie sie in der Therapie schizophrener Störungen üblich sind, gewählt werden.

Antipsychotika bei schizoaffektiven Störungen ► 3.4.3.

Kombinationstherapie bei der manischen Episode

- Es sollte zunächst eine Monotherapie mit einem AAP begonnen und bei unzureichendem Ansprechen eine Kombinationstherapie erwogen werden.
- Kombinationstherapien auf der Basis von *Aripiprazol*, *Risperidon*, *Olanzapin* und *Quetiapin* mit *Lithium* oder *Valproat* scheinen bezüglich Therapieansprechen und Remissionsraten einer vorher bestehenden, nicht ausreichend wirksamen Monotherapie mit *Lithium* oder *Valproat* gegenüber überlegen zu sein.
- Eine Langzeitbehandlung sollte bei Patienten, die in der Akutbehandlung nur auf eine Kombinationstherapie ansprachen, auch mit der Kombination fortgesetzt werden. Daten existieren bislang nur für *Aripiprazol*, *Quetiapin* und *Ziprasidon*, wobei *Ziprasidon* nicht zur Prävention von Episoden bipolarer Störungen zugelassen ist.
- Wenn eine Therapie von Beginn an mit einem Stimmungsstabilisierer plus einem KAP durchgeführt wird, sollte das Antipsychotikum in der Regel nach Abklingen der Manie ausschleichend abgesetzt werden; dies gilt nicht für AAP.

Anfallssuppressiva

- ***Carbamazepin*** ist in der Indikation Manie nicht zugelassen, hat nach der *S3-Leitlinie* wahrscheinlich eine dem *Lithium* vergleichbare antimanische Wirksamkeit und einen Empfehlungsgrad „B“. Eine Metaanalyse zeigte eine gute antimanische Wirksamkeit, die derjenigen von *Valproat* überlegen scheint.
- Die antimanische Wirksamkeit von ***Lamotrigin*** ist nicht ausreichend belegt. Es besteht keine Zulassung für die Akuttherapie. *Lamotrigin* scheint bei gemischten Episoden wirksam zu sein.
- Die retardierte Form von ***Valproat*** ist zur Behandlung von manischen Episoden bei einer bipolaren Störung zugelassen, wenn *Lithium* kontraindiziert ist oder nicht vertragen wird. Die weiterführende Behandlung nach einer manischen Episode kann bei Patienten in Erwägung gezogen werden, die auf *Valproat* bei der Behandlung der akuten Manie angesprochen haben.
  - Metaanalytische Daten zeigen eine gegenüber *Lithium* und *Haloperidol* unterlegene antimanische Wirksamkeit von *Valproat* (aber bessere Verträglichkeit). Gegenüber *Lithium* besteht der Vorteil des schnelleren Wirkungseintritts. *Valproat* soll bei gereizter Manie besser wirksam sein als *Lithium*.
  - Bei i. v.-Verabreichung (1200–1800 mg/d) soll *Valproat* einen besonders schnellen Wirkeintritt (1–3 Tage) bei sehr guter Verträglichkeit haben. Allerdings ist nur die orale Gabe von retardiertem *Valproat* für die Behandlung der Manie zugelassen.

  - In einer RCT bei Manien zeigte *Olanzapin* eine vergleichbare Wirksamkeit wie *Valproat*, jedoch eine schlechtere Verträglichkeit. In einer anderen RCT war *Olanzapin Valproat* überlegen.
- Trotz der unbestrittenen Wirksamkeit von *Valproat* bei der akuten Manie darf die Substanz aufgrund der Anwendungsbeschränkungen durch nachgewiesene Teratogenität insbesondere bei Frauen im gebärfähigen Alter nicht angewendet werden. Neuerdings gibt es auch einen Rote-Hand-Brief für Männer, womit auf ein mögliches Risiko für neurologische Entwicklungsstörungen bei Kindern hingewiesen wird, deren Väter mit *Valproat* behandelt wurden. Daher sollte 3 Monate vor der Zeugung kein *Valproat* eingenommen werden.

Andere Anfallssuppressiva

- Für *Gabapentin* und *Pregabalin* zeigte eine aktuelle Metaanalyse keine Wirksamkeit bei bipolaren Störungen. Nur Angst als Symptom wurde durch die beiden Substanzen, sog. Gabapentinoide, leicht positiv beeinflusst (Hong et al. 2022b).
- *Levetiracetam* verbesserte als *add-on* zu einer *Lithium*-Behandlung in einer RCT gegenüber Plazebo signifikant die klinische Symptomatik bei manischen Syndromen. Ebenso verbesserte sich das Schlafverhalten (Keshavarzi et al. 2022). Vergleichbare Effekte zeigten sich in einer anderen Studie auch, wenn *Levetiracetam* als *add-on* zu einer Behandlung mit *Quetiapin* verabreicht wurde (Zarezadeh et al. 2022).
- Für *Oxcarbazepin* (das 10-Keto-Analogon von *Carbamazepin*), *Tiagabin*, *Topiramat* (▶ 9.3.6, Präparat) und *Zonisamid* liegen zwar in unterschiedlichem Umfang positive Einzelberichte, Fallserien und kleine Studien zur Wirksamkeit bei manischen Episoden vor, für keine der Substanzen ist die Wirksamkeit jedoch belegt. Ergebnisse einer Metaanalyse weisen darauf hin, dass *Topiramat* und *Gabapentin* bei der Behandlung akuter Manien unwirksam sind. Keine der Substanzen ist für die Manie zugelassen.

Benzodiazepine

- BZD eignen sich nicht zur Monotherapie der manischen Episode. Sie können aber vorübergehend als Interventionsmedikamente eingesetzt werden.
- *Lorazepam* ist am besten untersucht. Die Dosierungen sind teilweise sehr hoch (*Lorazepam* im Einzelfall > 20 mg/d). Im Rahmen des STEP-BD (*Systematic Treatment Enhancement Program for Bipolar Disorder*) zeigte sich eine höhere Rezidivrate bei Patienten, die im Rahmen einer Bipolar-I- oder Bipolar-II-Störung mit BZD behandelt wurden.
- Risiko der Kombination von *Olanzapin* i. m. und einem parenteralen BZD ▶ 3.15.18, Präparat und ▶ 12.3.

Andere Therapieverfahren zur Behandlung manischer Episoden

- Bei therapieresistenten manischen Syndromen kann auch eine **EKT** erwogen werden.

Zur Erhaltungstherapie und Rezidivprophylaxe der manischen Episode ▶ 2.5.

Bewertung der Behandlung der manischen und hypomanischen Episode ▶ Box 1.

Box 1

Behandlung der manischen und hypomanischen Episode – Bewertung

- Eine bestehende antidepressive Pharmakotherapie sollte beendet werden.
- Eine **euphorisch geprägte manische Episode** kann mit *Lithium*, *Valproat* (zugelassen sind nur Retardpräparate) oder einigen AAP behandelt werden. Vorteile der AAP sind die im Vergleich zu *Lithium* bessere Handhabbarkeit, der schnellere Wirkungseintritt und die i. Allg. bessere Verträglichkeit.
- Bei **gereizten manischen Episoden** sollte AAP der Vorzug gegeben werden. Alternativ kann auch retardiertes *Valproat* unter Beachtung der Anwendungseinschränkungen erwogen werden.
- Bei **schweren manischen Syndromen**, insbesondere mit psychotischen Symptomen, muss oft auf eine Kombinationstherapie zurückgegriffen werden. Am besten evaluiert sind Kombinationen von *Valproat* mit einem **AAP** oder *Lithium* zusammen mit einem AAP. Mehrere Studien belegen, dass diese Kombinationen wirksamer sind als *Valproat*, *Lithium* oder ein AAP allein.
- *Carbamazepin* kann im Einzelfall eine Alternative zu *Lithium* oder *Valproat* sein.
- Gemäß den Behandlungsempfehlungen der *S3-Leitlinie* zur Behandlung akuter manischer Episoden werden *Carbamazepin*, *Lithium* und *Valproat* aus der Gruppe der Stimmungsstabilisierer sowie *Aripiprazol*, *Asenapin*, *Olanzapin*, *Quetiapin*, *Risperidon* und *Ziprasidon* aus der Gruppe der AAP und *Haloperidol* als einziger Vertreter der KAP mit einem Empfehlungsgrad „B" bewertet. Für *Lamotrigin* kann gemäß der *S3-Leitlinie* keine Empfehlung formuliert werden. Auch für *Cariprazin* wird in der *S3-Leitlinie* mangels Evidenz keine Empfehlung ausgesprochen. *Paliperidon* erhält den Empfehlungsgrad „0".

2.4.2 Depressive Episode (im Rahmen einer bipolaren Störung)

Die Zuordnung eines depressiven Syndroms ohne frühere Manie/Hypomanie zur uni- oder bipolaren Störung ist nicht möglich. Untersuchungen sprechen dafür, dass das Syndrom der atypischen Depression (meist mit unspezifischen Symptomen wie Anspannung, Ängsten, Verzweiflung sowie einer Mischung aus somatisch-depressiven Symptomen, ▶ 1.4.1) eher als Phase einer bipolaren Störung einzuordnen ist. Auch psychiatrische Komorbiditäten unterscheiden sich: bipolare Störungen sind häufiger mit Angststörungen, Zwangsstörungen und einem erhöhten Risiko für die Entwicklung einer Substanzabhängigkeit assoziiert. Abgrenzungen zu atypischer Depression, Borderline-Persönlichkeitsstörung und ADHS können schwierig sein. Die Nichtwirksamkeit eines Antidepressivums bei der Behandlung einer depressiven Episode kann ein Hinweis auf das Vorliegen einer bipolaren Depression sein.

Ziel der pharmakologischen Behandlung einer bipolaren Depression ist zunächst eine relevante Reduktion der depressiven Symptomatik im Rahmen der Akuttherapie, die dann im Verlauf von der Rezidivprophylaxe abgegrenzt wird. Der *S3-Leitlinie* zufolge stellt bei einer mittelgradig depressiven Episode einer bipolaren Depression die depressionsspezifische pharmakotherapeutische Behandlung eine wesentliche Option dar. Klinischer Konsenspunkt, entsprechend dem Standard in der Behandlung bei einer schweren depressiven Episode einer bipolaren Depression, sollte eine pharmakotherapeutische Behandlung sein. Die Kriterien für diese Option bei mittelschweren Depressionen werden in ▶ Box 2 und ▶ Box 3 zusammenfassend bewertet.

Die Pharmakotherapie der bipolaren Depression (und die Notwendigkeit ihrer Abgrenzung von der Therapie der unipolaren Depression) hat eine besondere Stellung im Rahmen der Depressionsbehandlung.

Antidepressiva

- Gemäß ***S3-Leitlinie*** erlaubt die Datenlage keine klare Empfehlung, ob ein Antidepressivum als Monotherapie bei bipolarer Depression gegeben werden sollte. Eine positive plazebokontrollierte Studie existiert nur für *Fluoxetin*. Für *Paroxetin* und *Agomelatin* liegen negative Ergebnisse vor.
- In einer der **STEP-BD-Studien** wurden ca. 360 Patienten mit einer bipolaren Störung zusätzlich zu einer fortlaufenden Therapie mit *Lithium*, *Carbamazepin*, *Valproat* oder einem anderen Stimmungsstabilisierer entweder mit einem Antidepressivum (*Bupropion* oder *Paroxetin*) oder mit Plazebo behandelt. In beiden Behandlungsarmen erreichten lediglich etwa 25 % der Patienten eine 8 Wochen anhaltende Euthymie. Auch die Switch-Rate war in beiden Gruppen gleich groß. Die Autoren schlossen damals, dass die zusätzliche Gabe eines Antidepressivums bei fortlaufender Therapie mit einem Stimmungsstabilisierer keinen zusätzlichen Nutzen habe, aber auch keine (Switch-)Risiken (hier für *Bupropion* oder *Paroxetin*) berge.
- Bei **leichten Depressionen** sollte – ähnlich wie es die S3-*Leitlinie*/NVL Unipolare Depression empfiehlt – auf eine Antidepressivatherapie, insbesondere ohne Stimmungsstabilisierer, verzichtet werden, um das Risiko der Induktion einer manischen Episode oder eines Rapid Cycling zu reduzieren. Zunächst sollte versucht werden, leichte depressive Episoden mit Verhaltenstherapie und mit einem Stimmungsstabilisierer (*Lithium*) zu behandeln. *Lithium* hat einen eigenständigen antidepressiven Effekt. Die alleinige Gabe scheint möglich, wird aber gemäß *S3-Leitlinie* nicht empfohlen und ist zudem gemäß Zulassung *off label*.
- Bei **mittelschweren oder schweren Depressionen und bei Patienten mit Suizidalität** in der Indexepisode oder in der Anamnese ist ein Antidepressivum auch bei bipolaren Depressionen indiziert.
- **Depressive Episoden mit psychotischen Merkmalen** erfordern in der Regel die Behandlung mit Antidepressiva, ggf. auch mit AAP (▶ 3.4.6).
- Das Risiko, durch die Therapie mit einem Antidepressivum behandlungsinduzierte affektive Umschwünge (***treatment emergent affective switches***, **TEAS**) zu provozieren, ist **mit SSRI geringer** als mit TZA (Vázquez und Baldessarini 2025).
- TZA sollten bei bipolarer Depression grundsätzlich nicht angewandt werden – und schon gar nicht ohne gleichzeitige Gabe eines Stimmungsstabilisierers.
- Auch unter *Venlafaxin* scheint das Risiko für TEAS, v. a. allem bei Bipolar-I-Störungen, erhöht zu sein, während es unter *Bupropion* geringer erscheint. Zu *Agomelatin*, *Mirtazapin* und *Reboxetin* liegen für eine Beurteilung keine ausreichenden Daten vor, ebenso wie zu *Duloxetin* oder *Milnacipran* und den

anderen Antidepressiva. Ähnlich wie bei der Therapie der unipolaren Depression ist der MAOH *Tranylcypromin* auch bei einem Teil der Patienten mit bipolarer Depression, die auf andere Antidepressiva nicht angesprochen haben, wirksam. Allerdings ist das Risiko der Induktion einer Manie/Hypomanie erhöht.

- Als wesentliche Risikofaktoren für das Auftreten von TEAS bei der Anwendung von Antidepressiva wurden eine Antidepressiva-Monotherapie (d. h. ohne Schutz eines Stimmungsstabilisierers), die Verordnung von TZA sowie das Vorliegen einer Vielzahl vorangegangener depressiver Episoden identifiziert.
- Eine Metaanalyse zum Switch Risiko bei einer Monotherapie mit *Sertralin* oder *Venlafaxin* bei Bipolar-II-Störungen zeigte keine erhöhte TEAS-Rate im Vergleich zu *Lithium* bei besserer Verträglichkeit (Park et al. 2022).
- Aus der Gruppe der sog. *rapid-acting antidepressants*, RAAD, haben ***Ketamin*** bzw. ***Esketamin*** Wirksamkeit bei der bipolaren Depression gezeigt; ein Einsatz erfolgt allerdings gegenwärtig *off label* (Repple et al. 2025).
- Wenn eine Therapie bei bipolarer Depression mit einem **Antidepressivum** notwendig ist, sollte diese **nur unter Schutz eines Stimmungsstabilisierers** (*Lithium* oder Anfallssuppressivum) **oder eines AAP** unter Berücksichtigung des jeweiligen Zulassungsstatus erfolgen. Einige Autoren empfehlen, nach dem Abklingen der depressiven Episode das Antidepressivum ausschleichend abzusetzen, um die mit einer antidepressiven Therapie verbundenen Risiken zu reduzieren. Andere Untersuchungen deuten darauf hin, dass sich die Rezidivrate mit zunehmender Dauer der Antidepressivatherapie diskret verringert.
- Ob eine **Erhaltungstherapie** mit einem Antidepressivum bei der bipolaren Depression, ähnlich wie bei der unipolaren Depression, eine rezidivprophylaktische Wirkung haben kann und damit einer Chronifizierung vorbeugt, ist nach wie vor nicht systematisch untersucht.
- Eine Studie bei Patienten mit einer depressiven Episode im Rahmen einer Bipolar-II-Störung zeigte vergleichbar gute Ergebnisse einer **Rezidivprophylaxe** für eine Monotherapie mit *Venlafaxin* oder mit *Lithium* bei einem verbesserten Ansprechen der Depressivität auf die *Venlafaxin*-Gabe.
- Es gibt Hinweise dafür, dass es nach wiederholter Antidepressiva-Exposition bei depressiven Episoden (Bipolar II) zum Verlust der antidepressiven Wirkung (Tachyphylaxie) kommt. Bei Behandlung einer depressiven Episode mit *Sertralin* zeigte sich eine negative Korrelation zwischen der Anzahl vorher eingesetzter Antidepressiva und einer Response auf *Sertralin*. Je mehr Therapieversuche im Vorfeld stattfanden, desto geringer die Response.
- Eine Metaanalyse zum Vergleich einer Monotherapie mit einem Stimmungsstabilisierer (*Lithium*, *Lamotrigin* oder *Valproat*) mit einer **Kombinationstherapie**, entweder durch Hinzugabe eines AAP oder eines weiteren Stimmungsstabilisierers, ergab bei allen Outcome-Parametern (Remissionsraten, Verbesserung depressiver Symptome etc.) bessere Ergebnisse für die Kombinationstherapie (Maruki et al. 2022).
- In einer RCT zur Behandlung bipolarer Depressionen zeigte die Add-on-Gabe von *Lumateperon* zu einer stimmungsstabilisierenden Medikation mit *Lithium* oder *Valproat* in einer Tagesdosierung von 42 mg nach 6 Wochen eine signifi-

kante Verbesserung auf einer Depressionsskala. Die Tagesdosis von 28 mg zeigte keine statistisch signifikante Verbesserung (Suppes et al. 2023).
- Die vorübergehende zusätzliche Verabreichung von BZD ist in der Regel risikolos möglich.

Der Einsatz von Antidepressiva bei einer bipolaren Depression ist grundsätzlich sorgsam abzuwägen, und das unterschiedliche Risiko der einzelnen Substanzen ist bei der Therapieentscheidung zu berücksichtigen. Dies gilt auch für die Langzeittherapie. Auf jeden Fall sollte ein Antidepressivum nur unter dem Schutz der gleichzeitigen Gabe eines Stimmungsstabilisierers oder eines AAP erfolgen. Substanzen mit einem hohen Risiko für die Induktion von TEAS sollten vermieden werden.

Box 2

Antidepressiva bei der depressiven Episode im Rahmen einer bipolaren Störung (Akuttherapie)
- Vor allem unter Antidepressiva-Monotherapie besteht das Risiko behandlungsinduzierter affektiver Umschwünge (TEAS).
- Es ist relativ gut belegt, dass eine antidepressive Pharmakotherapie mit TZA bei Patienten mit einer bipolaren Störung nicht nur das Risiko erhöht, eine Manie oder Hypomanie zu induzieren, sondern auch zu einer Zunahme der Phasenfrequenz bis hin zum Rapid Cycling führen kann (*cycling acceleration*). Das Risiko, einen affektiven Umschwung (*switch*) zu induzieren, ist bei SSRI geringer. Es scheint aber substanzspezifisch unterschiedlich zu sein.
- Die Anzahl antidepressiver Therapieversuche, nicht aber die absolute Dauer einer vorangehenden antidepressiven Therapie, scheint den Behandlungserfolg negativ zu beeinflussen. Grundsätzlich scheint die Wirksamkeit einer antidepressiven Pharmakotherapie bei depressiven Episoden im Rahmen einer bipolaren Störung begrenzt zu sein.
- Möglicherweise birgt der Einsatz einer Kombinationstherapie eines Stimmungsstabilisierers mit einem AAP oder einem weiteren Stimmungsstabilisierer Vorteile.
- Bei leichten depressiven Störungen sind Antidepressiva nicht indiziert.
- Bei mittelschweren und schweren depressiven Episoden, insbesondere solchen mit Suizidalität, kann nicht auf die Gabe eines Antidepressivums verzichtet werden. Ergänzend ▶ Box 3.
- Bei Hinweisen auf Manie/Hypomanie, bei Mischzuständen, gesteigerter motorischer Aktivität oder hoher Episodenfrequenz/Rapid Cycling sollten Antidepressiva sehr zurückhaltend verordnet werden.
- Antidepressiva sollten nur als Bestandteil einer Gesamtbehandlungsstrategie, d. h. bei gleichzeitigem Einsatz eines Stimmungsstabilisierers (oder eines AAP), gegeben werden. Hierdurch kann das Switch-Risiko minimiert werden.
- Grundsätzlich richtet sich die Empfehlung zur Dauer der Erhaltungstherapie mit Antidepressiva nach derjenigen bei unipolarer Depression; sie sollte dabei – v. a. bei Patienten mit höherer Anzahl an Phasenwechseln – möglichst kurz sein.

Lithium

- *Lithium* eignet sich als Basis einer Pharmakotherapie bei einer bipolaren Depression aufgrund seiner rezidivprophylaktischen Wirkung und der Überlegenheit gegenüber den anderen Stimmungsstabilisierern.
- Eine antidepressive Wirksamkeit konnte in einer Reihe von Studien nachgewiesen werden. Eine Zulassung ist aber zur Behandlung der akuten Depression, laut Fachinformation nur bei „bestimmten akuten Depressionen, z. B. bei Therapieresistenz oder Unverträglichkeit von Antidepressiva“, gegeben. Der *S3-Leitlinie* zufolge kann *Lithium* als alleinige Medikation nicht zur Akutbehandlung einer bipolaren Depression empfohlen werden.
- Eine Empfehlung zur Wirkstoffkonzentration von *Lithium* bei der Behandlung bipolarer Depressionen gibt es nicht. Weder die *S3-Leitlinie* noch die *CANMAT Guidelines* empfehlen einen entsprechenden Konzentrationsbereich. Nach der Consensus-Leitlinie für TDM der Arbeitsgemeinschaft für Neuropsychopharmakologie und Pharmakopsychiatrie (AGNP) erfordert die Erhaltungstherapie zur Vorbeugung einer Depression eine höhere *Lithium*-Konzentration als zur Verhinderung einer Manie (1,13 mmol/l vs. 0,60 mmol/l).
- Die suizidprophylaktische Wirkung von *Lithium* spricht jedoch auch für den Einsatz bei der bipolaren Depression aller Schweregrade in Kombination mit einer Psychotherapie (▶ Box 3).

Box 3

Behandlung der depressiven Episode im Rahmen einer bipolaren Störung – Bewertung

- Bei einer **leichten depressiven Episode** besteht nur in Ausnahmefällen die Indikation zu einer depressionsspezifischen Pharmakotherapie. Es sollten vornehmlich Psychoedukation, psychotherapeutische Interventionen, Anleitung zum Selbstmanagement und Einbeziehung von Selbsthilfegruppen im Vordergrund stehen.
- Bei **mittelschweren und schweren depressiven Syndromen**, insbesondere solchen mit Suizidalität, sollte in der Akutbehandlung auf die **Gabe eines Antidepressivums** nicht verzichtet werden. Dann sollte zunächst auf einen SSRI bzw. – falls vorhanden – auf ein bereits bei einer Vorepisode wirksames Antidepressivum zurückgegriffen werden. TZA und *Venlafaxin* sind möglichst zu vermeiden, *Bupropion* sollte gegenüber *Venlafaxin* bevorzugt werden (Ausnahme: Unwirksamkeit anderer Antidepressiva). *Bupropion* scheint zwar gut verträglich hinsichtlich TEAS, die Wirksamkeit bleibt aber fraglich.
- Eine Monotherapie mit einem Antidepressivum im Rahmen einer Episode einer bipolaren Depression sollte möglichst vermieden werden. Zudem sollte der Einsatz von Antidepressiva immer dann vermieden werden, wenn die depressive Episode von mehr als zwei Symptomen einer manischen Episode begleitet wird oder eine erhebliche psychomotorische Unruhe vorliegt. Auch bei anderen affektiven Mischzuständen, bei Hypomanie oder Manie, bei ausgeprägter Instabilität der Stimmung (bei hoher Phasenanzahl) oder bei Rapid Cycling im Vorfeld sollte auf Antidepressiva verzichtet werden.

- Es ist unklar, wann die antidepressive Therapie beendet werden soll, um das Risiko, eine Manie oder ein Rapid Cycling zu induzieren, zu minimieren. Hierbei sollte es zu einer Abwägung individueller Gesichtspunkte kommen. Insgesamt scheint bei einer höheren Anzahl der (vorbekannten) Phasenwechsel ein schnelleres Absetzen sinnvoll.
- ***Quetiapin*** ist mit einer Tagesdosierung von 300–600 mg (empfohlene Tagesdosis 300 mg/d) für die Akuttherapie der schweren depressiven Episode bei bipolarer Störung zugelassen und ist im Hinblick auf die gute Wirksamkeit in der Akut- und Erhaltungstherapie gemäß *S3-Leitlinie* empfohlen und Mittel der ersten Wahl. Die relativ häufigen und starken metabolischen NW erlauben den Einsatz aber nicht bei jedem Patienten (▶ 3.15.25, Präparat).
- Auch die Kombination *Olanzapin* plus *Fluoxetin* ist positiv geprüft worden (aber in D, A und CH nicht zugelassen). Aus der Gruppe der **AAP** kann zudem *Lurasidon* (in D nicht erstattungsfähig) alleine oder zusätzlich zu *Lithium* oder *Valproat* und *Olanzapin* in Monotherapie zur Akutbehandlung eingesetzt werden; *Aripiprazol* (*off label*) kann versucht werden (*S3-Leitlinie*).
- Als Off-label-Indikation kann bei der schweren bipolaren Depression bei Therapieversagen *Lamotrigin* versucht werden. *Lamotrigin* muss sehr langsam aufdosiert werden, ein antidepressiver Effekt scheint erst bei höheren Tagesdosierungen einzutreten.
- Auch kann *Carbamazepin* zur Behandlung bipolarer Depressionen eingesetzt werden, dabei ist jedoch auf das hohe Interaktionsrisiko zu achten.
- *Lithium* und *Valproat* hingegen werden zur alleinigen Medikation der Akutbehandlung einer bipolaren Depression nicht empfohlen. Gemäß Zulassungsstatus erfolgt der Einsatz von *Lithium off label* (▶ 2.13.3, Präparat). Es gibt keine evidenzbasierten Hinweise dafür, dass *Valproat* zur alleinigen Behandlung der bipolaren Depression ausreichend ist.

Atypische Antipsychotika Es liegen für *Aripiprazol*, *Olanzapin* und *Quetiapin* RCT bei bipolarer Depression vor, die eine Wirksamkeit belegen. Dabei scheint die Wirksamkeit von *Quetiapin* (BOLDER-I- und BOLDER-II-Studie) bei bipolarer Depression besser belegt zu sein als jene von *Olanzapin*, welches in der in Überarbeitung befindlichen *S3-Leitlinie* jedoch mit Empfehlungsgrad „0" empfohlen wird, *Quetiapin* hingegen soll als Monotherapie mit Empfehlungsgrad „A" eingesetzt werden. Für *Aripiprazol* konnte eine Wirksamkeit bei der bipolaren Depression in zwei gepoolten Studienanalysen nur für die schwere, nicht dagegen für die leichte Depression gezeigt werden. Entsprechend erfolgt in der *S3-Leitlinie* eine abratende Empfehlung, *Aripiprazol* kann nicht zur Akutbehandlung einer bipolaren Depression empfohlen werden. Zugelassen ist nur *Quetiapin* (◻ Tab. 2.1).
- Bei der Kombinationsbehandlung von *Aripiprazol* mit *Lithium* oder *Valproat* bei manischen bzw. gemischten Episoden einer bipolaren Störung zeigte sich nur hinsichtlich der manischen Episoden ein rückfallverhindernder Effekt. Die Häufigkeit gemischter Episoden konnte durch die zusätzliche Behandlung mit *Aripiprazol* nicht gesenkt werden.

- Die fixe Kombination von *Olanzapin* und *Fluoxetin* (in den USA als Symbyax zugelassen) war der Monotherapie mit *Olanzapin* signifikant überlegen, ohne dass unter der Kombinationsbehandlung ein erhöhtes Risiko für ein Umkippen in eine Manie bestand.
- *Lurasidon* zeigte sich in einer 6-wöchigen RCT sowohl in den Dosierungen 20–60 mg/d als auch 80–120 mg/d bei der Behandlung bipolarer Depressionen Plazebo signifikant überlegen.
- In zahlreichen Fallberichten konnte die Wirksamkeit von *Clozapin* auch bei bipolarer Depression gezeigt werden. Wegen der Anwendungsbeschränkung der Substanz (▶ 3.15.9, Präparat) muss der Gebrauch von *Clozapin* in dieser Indikation, für die auch keine Zulassung besteht, dem Ausnahmefall vorbehalten sein.
- *Quetiapin* ist zur Behandlung schwerer depressiver Episoden im Rahmen bipolarer Störungen zugelassen. In der EMBOLDEN-I-Studie erwies sich eine Dosis von 300 mg/d als effektiv. Eine Dosis von 600 mg/d war nicht überlegen. *Quetiapin* zeigte sich einer *Lithium*-Monotherapie bei bipolarer Depression signifikant überlegen.
- Eine Übersichtsarbeit vergleicht *Lithium* und *Quetiapin* bei der Behandlung bipolarer Störungen und kommt zur Einschätzung einer vergleichbaren Effektivität bei der Behandlung manischer Episoden sowie eines möglichen Vorteils von *Quetiapin* sowohl bei der Akutbehandlung bipolarer Depressionen als auch in der Erhaltungstherapie bei vornehmlich depressiven Episoden. Der Median der Tagesdosierung von *Quetiapin* lag bei 300 mg.
- Während Wirksamkeitsnachweise bei der Behandlung von depressiven Episoden im Rahmen von Bipolar-I-Störungen vorliegen, konnte dies bei Bipolar-II-Störungen bislang nicht eindeutig gezeigt werden.
- Insgesamt zeigen zunehmende Verschreibungszahlen für AAP, dass deren Einsatz bei der Behandlung bipolarer Störungen einen immer größeren Raum einnimmt und sie die klassischen Stimmungsstabilisierer zahlenmäßig mittlerweile überholt haben.
- Die *S3-Leitlinie* rät aufgrund negativer Studien davon ab, die bipolare Depression mit *Ziprasidon* zu behandeln.

Augmentationstherapie mit *Quetiapin* bei der depressiven Episode als Add-on-Behandlung zu Antidepressiva („Zusatztherapie") ▶ 1.4.2.

Anfallssuppresiva

- Kleinere Studien legen eine antidepressive Wirksamkeit von *Carbamazepin* bei bipolarer Depression nahe. Allerdings fehlen Vergleichsstudien gegen Antidepressiva.
- *Valproat* zeigte sich in einer Metaanalyse von 142 Patienten mit akuter bipolarer Depression in der Reduktion depressiver Symptome wirksam, hat aber in dieser Indikation keine Zulassung.
- *Lamotrigin* ist im Rahmen der akuten Behandlung der bipolaren Depression nach einer Metaanalyse nur bei der schweren bipolaren Depression Plazebo deutlich überlegen (nicht aber bei leichtem Schweregrad). Von diesen Ergebnissen unberührt bleibt die robuste rezidivprophylaktische Wirkung von *Lamotrigin* (s. unten).

- *Lamotrigin* scheint den Plasmaspiegel von *Quetiapin* dann zu senken, wenn gleichzeitig die IR(Immediate Release)-Formulierung von *Quetiapin* eingesetzt wird (▶ 2.13.2, Präparat, Interaktionen). Dennoch zeigte die CEQUEL-Studie positive Effekte einer Add-on-Behandlung von *Lamotrigin* bei bipolarer Depression. Die mögliche Senkung der Plasmakonzentrationen von *Quetiapin* ist offensichtlich nicht so bedeutsam für die Effektivität einer Augmentationstherapie mit *Lamotrigin*. Dies sollte durch Messung der Plasmaspiegel kontrolliert werden. Bei einer Add-on-Gabe von *Olanzapin* ist nicht mit klinisch relevanten pharmakokinetischen Wechselwirkungen zu rechnen.

Andere Therapieverfahren zur Behandlung depressiver Syndrome

- Viele der für die Behandlung der Therapieresistenz der unipolaren Depression geltenden Maßnahmen (▶ 1.11) gelten grundsätzlich auch für die Behandlung der Therapieresistenz der bipolaren Depression. Es ist aber zu berücksichtigen, dass sie hier oftmals schlechter evaluiert sind. Außerdem sind die erhöhten Risiken (z. B. *switch* in eine Manie) bei bestimmten Verfahren (z. B. MAOH, TZA) zu bedenken.
- *Pioglitazon*, eine Substanz aus der Gruppe Glitazone (Insulin-Sensitizer), zeigte in der Behandlung von Patienten mit bipolarer Depression als Add-on-Gabe zu einer fortbestehenden *Lithium*-Behandlung signifikante antidepressive Effekte.
- Ein kürzlich erschienener Case-Report berichtet von einer durch den GLP-1-Rezeptoragonisten *Semaglutid* (▶ 9.3.4, Präparat) induzierten Euphorie im Rahmen einer bipolaren Störung (Greenberg et al. 2025).

Zur Erhaltungstherapie und Rezidivprophylaxe der depressiven Episode im Rahmen einer bipolaren Störung ▶ 2.5.

2.4.3 Gemischte Episode im Rahmen einer bipolaren Störung

Eine gemischte Episode bei bipolarer Störung liegt dann vor, wenn der Patient eine manische, hypomanische oder gemischte Episode in der Vorgeschichte hatte und gegenwärtig entweder eine Mischung oder einen raschen Wechsel von manischen, hypomanischen oder depressiven Symptomen aufweist. Die Zeitdauer sollte mindestens eine Woche betragen. Es handelt sich um komplexe, instabile und fluktuierende klinische Syndrome, die mit mehr Komorbidität und einem erhöhten Suizidrisiko einhergehen. Es wird häufig darauf hingewiesen, dass eher die Mischzustände als die sicher abgrenzbaren polaren affektiven Syndrome das Krankheitsbild der bipolaren Störung charakterisieren. Die Behandlung erfolgt nach den gleichen Grundsätzen wie bei einer manischen Episode, d. h., Mittel der Wahl ist die Gabe eines AAP oder eines Stimmungsstabilisierers (*Valproat*, *Lamotrigin* und *Carbamazepin* zeigen bessere Behandlungserfolge als *Lithium*). Kontrollierte Studien fehlen weitgehend.

- *Olanzapin* zeigte eine gute Wirksamkeit bei manischen Symptomen einer gemischten Episode.
- *Aripiprazol* zeigte sich in einer Untersuchung an Patienten mit einer gemischten Episode gegenüber Plazebo überlegen, sowohl für depressive als auch für manische Symptome.

- Je nach dominierender Symptomatik kann auch eine Kombinationstherapie aus den genannten Substanzgruppen sinnvoll sein.
- Bei der Pharmakotherapie von gemischten Episoden erscheint v. a. *Lamotrigin* bei dominierenden depressiven Symptomen wirksam, *Valproat* bei vornehmlich manischen Symptomen.
- Die Kombination von Anfallssuppressiva und AAP ist sowohl in der Akutbehandlung als auch in der Rezidivprophylaxe besonders wirksam.
- *Ziprasidon* ist zur Behandlung von gemischten Episoden bis zu einem mäßigen Schweregrad bei bipolaren Störungen zugelassen. *Ziprasidon* wird gemäß Empfehlung der *World Federation of Societies of Biological Psychiatry* (WFSBP) zur Behandlung gemischter Episoden als *add-on* zum *treatment as usual* empfohlen.
- *Lithium* scheint bei akuten Phasen allein nicht besonders wirksam zu sein.
- In den aktuellen Empfehlungen des *Canadian Network for Mood and Anxiety Treatments* (CANMAT) und der *International Society for Bipolar Disorders* (ISBD) wurde kein AM als First-line-Therapie empfohlen. Bei depressiver Polarität mit gemischten Symptomen wurden *Cariprazin* und *Lurasidon* als Second-line-Therapie empfohlen. Bei manisch ausgelenkter Polarität mit gemischten Symptomen wurden *Asenapin*, *Cariprazin*, *Aripiprazol* und *Valproat* als Second-line-Therapien empfohlen (Keramatian et al. 2023).
- Eine vergleichbare Empfehlung zur Behandlung gemischter Episoden kommt von der *Taiwanese Society of Biological Psychiatry and Neuropsychopharmacology* (TSBPN). Bei depressiver Polarität mit gemischten Symptomen werden *Cariprazin*, *Lurasidon*, *Olanzapin* und als *add-on Ziprasidon* empfohlen, während bei manischer Auslenkung mit gemischten Symptomen *Aripiprazol*, *Cariprazin*, *Olanzapin* (+ *Lithium*/*Valproat*), *Quetiapin* + *Lithium*/*Valproat*, sowie *Valproat* als Monotherapie empfohlen werden (Cheng et al. 2023).
- Auf Antidepressiva sollte weitgehend verzichtet werden, da diese die Stimmungslabilität eher erhöhen.

Gemischte Episode im Rahmen einer bipolaren Störung – Bewertung ▶ Box 4.

Zur Erhaltungstherapie und Rezidivprophylaxe der gemischten Episode bei bipolarer Störung ▶ 2.5.

Box 4

Gemischte Episode im Rahmen einer bipolaren Störung – Bewertung
Es fehlen prospektive kontrollierte Studien. Die vorhandenen Daten sprechen für eine Wirksamkeit von AAP (vornehmlich *Quetiapin*, *Olanzapin*, *Aripiprazol* und *Ziprasidon*) sowie *Valproat* bei dominierenden manischen und *Lamotrigin* bei dominierenden depressiven Symptomen. Zugelassen ist bisher nur *Ziprasidon* (s. aber ▶ 2.4.3, *Ziprasidon*).

▪ Episode mit Rapid Cycling im Rahmen einer bipolaren Störung

Rapid Cycling wird diagnostiziert, wenn mindestens 4 Episoden einer bipolaren Störung in einem 12-Monats-Zeitraum auftreten. In aller Regel sind die Episoden entweder durch partielle oder vollständige Remission für mindestens 2 Monate oder ein Wechsel (*switch*) in eine Episode entgegengesetzter Polarität gekennzeichnet. Eine Differenzierung zwischen **Akutbehandlung** und **Rezidivprophylaxe**, wie bei den anderen Syndromen, erfolgt beim Rapid Cycling nicht. Ein Rapid Cycling soll bei bis zu 25 % aller Patienten mit einer bipolaren Störung vorkommen, bei Frauen häufiger als bei Männern. Oft ist v. a. zu Behandlungsbeginn ein Rapid Cycling mit schnellen Stimmungswechseln schwer abzugrenzen von einer emotional-instabilen Persönlichkeitsstörung vom Borderline-Typ, wenn bei dieser eine affektive Labilität im Vordergrund steht.

- Die Wirksamkeit von ***Lithium*** bei Vorliegen eines Rapid Cycling scheint, besonders hinsichtlich der Verhütung depressiver Episoden, über die Zeit nachzulassen. In einem Vergleich von *Venlafaxin* und *Lithium* fanden sich kein erhöhtes Therapieversagen und keine erhöhte Rückfallrate unter einer Monotherapie.
- ***Lamotrigin*** war in einer 6-monatigen RCT bei Rapid Cycling Plazebo überlegen, die Patienten erreichten signifikant mehr Tage mit euthymer Stimmungslage als die mit Plazebo behandelten Patienten. Eine Add-on-Behandlung mit *Lamotrigin* bei Patienten mit Rapid Cycling, die nur unzureichend auf *Lithium* oder *Valproat* angesprochen hatten, konnte hingegen keine Überlegenheit gegenüber Plazebo zeigen.
- ***Quetiapin*** war in einer RCT bei depressiven Episoden im Rahmen eines Rapid Cycling Plazebo überlegen und in einer offenen Studie auch einer Monotherapie mit *Valproat*; bei manischen Episoden fand sich allerdings eine Überlegenheit für *Valproat*. In einem systematischen Review wurde die Effektivität von *Quetiapin* für beide Polaritäten bestätigt.
- ***Olanzapin*** war in einer Post-hoc-Analyse bei Rapid Cycling in der Wirksamkeit vergleichbar mit *Valproat*. In einem aktuellen systematischen Review wurde die Effektivität von *Olanzapin* für beide Polaritäten bestätigt.
- Bei Therapieresistenz wird auch die Kombination zweier (ggf. dreier) Stimmungsstabilisierer, wobei einer besonders wirksam hinsichtlich der Verhinderung manischer, ein anderer besonders wirksam hinsichtlich depressiver Episoden sein sollte, empfohlen. Auf Interaktionen ist dann besonders zu achten.
- Ein Therapieversuch mit einem der beschriebenen AM (Ausnahme: *Lamotrigin*, hier deutlich länger) sollte mindestens über 2 Monate erfolgen, um die Wirksamkeit beurteilen zu können.
- Mit einer Kann-Empfehlung befürwortet die *S3-Leitlinie* den zusätzlichen Einsatz eines *Risperidon*-Depots bei Rapid Cycling.
- Wichtigste Therapiemaßnahme bei Rapid Cycling ist der vollständige **Verzicht auf die Gabe von Antidepressiva**. Es ist relativ gut belegt, dass Antidepressiva ein Rapid Cycling triggern können. Dies wurde in der STEP-BD-Studie bestätigt. Mit Antidepressiva behandelte Patienten zeigten in der naturalistischen Follow-up-Untersuchung über ein Jahr ein 4-fach erhöhtes Risiko, ein Rapid Cycling zu entwickeln im Vergleich zu den Patienten, die keine Antidepressiva erhielten.
- Ist der Einsatz eines Antidepressivums bei therapieresistenter depressiver Episode notwendig, sollte dieses nach Eintreten einer Besserung wieder ausschleichend abgesetzt werden.

Bewertung der Behandlung von Episoden mit Rapid Cycling im Rahmen einer bipolaren Störung ▶ Box 5.

Zur Erhaltungstherapie und Rezidivprophylaxe bei Episoden mit Rapid Cycling bei bipolarer Störung ▶ 2.5.

Box 5

Behandlung von Episoden mit Rapid Cycling im Rahmen einer bipolaren Störung – Bewertung

- Ein Rapid Cycling kann meist nur durch eine Kombinationstherapie erfolgreich behandelt werden. Allerdings fehlen hierzu prospektive Studien. Hinweise für eine Wirksamkeit liegen derzeit für *Lamotrigin*, dann für *Quetiapin* und *Olanzapin* und schließlich, eher eingeschränkt, für *Valproat* vor.
- Haben die depressiven Episoden Behandlungspriorität, sollte zunächst *Lamotrigin* gewählt werden. *Lamotrigin* kann mit *Olanzapin* oder *Quetiapin* kombiniert werden. Die Interaktionen zwischen *Lamotrigin* und *Quetiapin* sind zu beachten (▶ 2.13.2, Präparat).
- Auf Antidepressiva sollte verzichtet werden.

2.4.4 Episode mit psychotischen Symptomen im Rahmen einer bipolaren Störung

Zur Akutbehandlung psychotischer Störungen ▶ 3.4.1.

2.4.5 Substanz-/medikamenteninduzierte bipolare Störungen

Das Risiko, durch Antidepressiva (insbesondere *Venlafaxin* oder TZA) TEAS (▶ 2.4.2, ▶ Box 2) zu induzieren, scheint bei gleichzeitiger Gabe eines Stimmungsstabilisierers deutlich besser kontrollierbar zu sein. Untermauert wird diese Erkenntnis durch eine Arbeit, die zeigt, dass selbst bei Gabe von *Methylphenidat* bei bipolarer Störung unter dem Schutz eines Stimmungsstabilisierers die Switch-Raten nicht erhöht sind. Dies ist insofern bedeutsam, als Aufmerksamkeitsstörungen und bipolare Störungen oftmals vergesellschaftet sind. Zur möglichen Induktion bipolarer Störungen durch Antidepressiva (▶ 2.4.2, ▶ Box 2).

2.5 Erhaltungstherapie und Rezidivprophylaxe bipolarer Störungen

Auch bei der bipolaren Störung kann nach der Akutphase eine Phase der Erhaltungstherapie (zur Verhinderung eines Rückfalls) von einer Rezidivprophylaxe (zur Vermeidung eines Rezidivs) abgegrenzt werden. Die Empfehlungen zu Erhaltungstherapie und Rezidivprophylaxe, v. a. vom *Canadian Network for Mood and Anxiety Treat-*

ments (CANMAT) und der *International Society for Bipolar Disorders* (ISBD) sind zu beachten; ◘ Tab. 2.3. Weitere Empfehlungen entstammen den *Royal Australian and New Zealand College of Psychiatrists clinical practice guidelines for mood disorders* oder dem *Korean Medication Algorithm Project for Bipolar Disorder*. Beim Absetzen einer Pharmakotherapie unmittelbar nach Abklingen der akuten Krankheitssymptome ist das Rückfallrisiko erhöht (und mit der Dauer der Beschwerdefreiheit sinkt nach Abklingen der akuten Krankheitssymptome das Risiko). Weiterhin ist bekannt, dass eine Erholung von der akuten Krankheitsepisode – d. h. eine mindestens 8-wöchige Beschwerdefreiheit – nach einem manischen Syndrom im Mittel nach 20 Wochen, nach einer depressiven Episode nach 40 Wochen und nach einer gemischten Episode sogar erst nach 50 Wochen eintritt. Daraus folgt, dass nach einer Episode einer bipolaren Störung eine **mindestens 12-monatige Erhaltungstherapie** durchgeführt werden sollte. Im Falle einer additiven Gabe eines AAP zu einer Behandlung mit einem Stimmungsstabilisierer wie *Lithium* oder *Valproat* scheint ein Zeitraum von etwa 6 Monaten für die zusätzliche Gabe des AAP zur Verringerung der Rezidivgefahr sinnvoll zu sein. Länger dauernde Verordnungen müssen vor dem Hintergrund möglicher NW wie z. B. Gewichtszunahme unter AAP kritisch gesehen werden.

Eine skandinavische Kohortenstudie untersuchte den Zusammenhang von Dosierungen verschiedener AM zur Behandlung bipolarer Störungen über eine mittlere Nachbeobachtungszeit von 8,3 Jahren. Von den Antipsychotika waren *Olanzapin* und *Aripiprazol* bei niedriger und Standarddosis und *Risperidon* bei niedriger Dosis mit einem geringeren Rückfallrisiko verbunden. Das niedrigste bereinigte Risikoverhältnis (aHR) wurde für *Aripiprazol* in Standarddosis beobachtet. *Quetiapin* war bei keiner Dosis mit einem geringeren Rückfallrisiko verbunden. Stimmungsstabilisatoren wurden in niedrigen und Standarddosen mit einem verringerten Rückfallrisiko in Verbindung gebracht; die niedrigste aHR wurde für *Lithium* in Standarddosis beobachtet (Lintunen et al. 2025).

Kriterien zur Rezidivprophylaxe bei bipolaren Störungen ▶ Box 6.

Box 6

Kriterien zur Rezidivprophylaxe bei bipolaren Störungen

- Schon nach einer **ersten manischen Episode** muss eine langfristige Rezidivprophylaxe **erwogen** werden, weil
  - das Lebenszeit-Rezidivrisiko mit etwa 95 % außerordentlich hoch ist.
  - einzelne Studien darauf hindeuten, dass zumindest im Falle von Lithium dessen akute und rezidivprophylaktische Wirksamkeit bei spätem Einsatz, d. h. erst nach mehreren Krankheitsepisoden, eher geringer ist.
- Gegen eine langfristige Rezidivprophylaxe schon nach einer ersten manischen Episode spricht allerdings, dass
  - die mittlere Dauer der Remission nach der ersten Krankheitsepisode etwa 4 Jahre betragen soll (und statistisch erst dann eine zweite Episode erwartet werden kann).
  - die meisten Patienten nach einer ersten Krankheitsepisode eine medikamentöse Rezidivprophylaxe innerhalb weniger Monate – und dann meist relativ

abrupt – absetzen. Zumindest im Falle von Lithium wird dann vermutet, dass ein abruptes Absetzen das Rückfallrisiko erhöht.
- Eine langfristige Rezidivprophylaxe wird nach einer zweiten Krankheitsepisode in den meisten Fällen unumgänglich sein.

Lithium

- Mehrere Studien unterstreichen die herausragende Stellung von *Lithium* sowohl in der Prävention manischer als auch depressiver Episoden.
- Ein voller rezidivprophylaktischer Effekt ist oftmals erst nach Monaten (bis Jahren) feststellbar.
- Die prophylaktische Wirksamkeit ist besonders gut, wenn bisher weniger als drei Episoden einer bipolaren Störung aufgetreten sind.
- In einer Studie über 12 Monate hat sich bezüglich der Prophylaxe depressiver Episoden für *Lithium* gegenüber *Olanzapin* kein Unterschied (bei relativ geringer Wirksamkeit) ergeben, gegenüber manischen Episoden aber ein signifikanter Vorteil für *Olanzapin*.
- Die BALANCE-Studie zur Rezidivprophylaxe bipolarer Störungen zeigte die Überlegenheit einer *Lithium*-Monotherapie gegenüber einer Monotherapie mit *Valproat*. Auch war die Kombinationstherapie *Lithium* plus *Valproat* einer *Valproat*-Monotherapie überlegen, nicht aber einer *Lithium*-Monotherapie.
- Mit *Lithium* behandelte Patienten mit bipolarer Störung wurden in einer finnischen Kohortenstudie signifikant seltener wegen einer Exazerbation ihrer psychischen Erkrankung stationär aufgenommen als Patienten, die zur Rezidivprophylaxe andere Stimmungsstabilisierer oder AAP erhielten. Unter „Real-World-Bedingungen" zeigte eine weitere finnische Studie mit 18.000 Patienten mit einer bipolaren Störung anhand von Wiederaufnahmeraten in ein Krankenhaus über einen Nachbeobachtungszeitraum von mehr als 7 Jahren die niedrigsten Wiederaufnahmeraten für Patienten, die mit *Lithium* behandelt wurden. Eine Head-to-head-Studie zeigte nach erstmaliger manischer Episode eine Überlegenheit von *Lithium* gegenüber *Quetiapin* im Langzeit-Outcome. Diese Daten bestätigen sich auch anhand reduzierter Krankenhausaufnahmeraten von Patienten mit bipolarer Störung, die mit *Lithium* behandelt wurden, gegenüber einer Rezidivprophylaxe mit *Quetiapin* oder *Olanzapin*.
- In einer Untersuchung von etwa 4000 Patienten, bei denen *Lithium* aus verschiedenen Gründen mindestens ein Jahr abgesetzt war, lag die Krankenhaus-Wiederaufnahmerate unter *Valproat* unterhalb derer von unbehandelten Patienten. Gleiches wurde bei Depot-Antipsychotika beobachtet, während mit *Olanzapin* oder *Quetiapin* behandelte bipolare Patienten sogar häufiger stationär aufgenommen wurden als nichtbehandelte Patienten (Holm et al. 2022).
- Eine aktuelle Kohortenstudie aus Schweden mit mehr als 105.000 Personen untersuchte die Anwendung verschiedener Medikamentenklassen hinsichtlich depressionsbedingter Krankenhausaufnahmen. Ein höheres Risiko für depressionsbedingte Krankenhausaufenthalte ergab sich, wenn nur Antidepressiva verordnet wurden, nur Antipsychotika, eine Kombination aus Antidepressiva

und Antipsychotika oder eine Kombination aus Antipsychotika und Stimmungsstabilisatoren verordnet wurden. Dagegen war die alleinige Einnahme von Stimmungsstabilisatoren mit einem geringeren Risiko verbunden. Bei den spezifischen Monotherapien war nur *Lithium* mit einem statistisch signifikant geringeren depressionsbedingten Krankenhausaufenthaltsrisiko verbunden (Ermis et al. 2025).

Absetzen von Lithium

- Nach (abruptem) Absetzen einer *Lithium*-Prophylaxe ist das Rückfallrisiko höher als im naturalistischen Verlauf mit einem zudem höheren Rückfallrisiko bei Bipolar-I- als bei Bipolar-II-Störungen (Baldessarini et al. 2022).
- Mit jeder Phase nimmt möglicherweise die Phasenhäufigkeit weiter zu, evtl. Einmündung in Rapid Cycling.
- Ebenso scheint eine abrupte Reduktion des *Lithium*-Spiegels mit einem erhöhten Rückfallrisiko assoziiert zu sein.
- Eine Studie an schwangeren Patientinnen mit bipolarer Störung zeigte, dass ein Absetzen von Stimmungsstabilisierern (*Lithium* oder Anfallssuppressiva) das Rückfallrisiko verdoppelte und die Zeit bis zu einem Rezidiv 4-mal kürzer war als bei Weiterführung der Medikation.

- Wenn eine *Lithium*-Prophylaxe abgesetzt wird, sollte dies, wenn irgend möglich, langsam über viele Monate erfolgen (s. aber Problem der Schwangerschaft unter bestehender *Lithium*-Prophylaxe ▶ Kap. 14).
- Frühere Hinweise dafür, dass *Lithium* bei Wiederansetzen im Rahmen einer erneuten Episode einer bipolaren Störung seine Effektivität verliert, scheinen sich nicht zu bestätigen.

Anfallssuppressiva

- ***Valproat*** in retardierter Form ist für die Weiterbehandlung nach einer manischen Episode einer bipolaren Störung zugelassen, wenn die akute Phase auf die Behandlung angesprochen hat. Studien belegen die phasenprophylaktische Wirksamkeit von *Valproat*. Auch ist *Valproat* besser verträglich als *Lithium*, aber in der Wirksamkeit nach aktuellen Studien (s. oben) *Lithium* unterlegen.
- ***Lamotrigin*** ist für die Prophylaxe depressiver Syndrome im Rahmen einer bipolaren Störung zugelassen und als Monotherapie bei Verläufen indiziert, die wesentlich durch depressive Episoden gekennzeichnet sind. Die antimanische Wirksamkeit ist nicht ausreichend belegt. Wenn manische Syndrome den Krankheitsverlauf wesentlich kennzeichnen, sollte daher eine Substanz mit nachgewiesener antimanischer Wirksamkeit (◘ Tab. 2.1) gewählt werden. *Lamotrigin* scheint positive Effekte auch als Add-on-Therapie bei bestehender *Lithium*-Therapie zu haben. Eine Vergleichsstudie zwischen *Lithium* und *Lamotrigin* zeigte hinsichtlich der rezidivprophylaktischen Wirkung keinen Unterschied, *Lamotrigin* war insgesamt besser verträglich. Eine aktuelle multizentrische, plazebokontrollierte Studie zur Rezidivprophylaxe konnte keinen signifikanten

Unterschied zwischen einer Tagesdosierung von 200 mg *Lamotrigin* und Plazebo in der Rückfallverhinderung einer bipolaren Störung zeigen (Zhang et al. 2022).
- Bei *Lithium*-Non-Respondern oder Kontraindikationen gegen *Lithium* ist *Carbamazepin* eine Alternative für die Rezidivprophylaxe (nur in dieser Indikation zugelassen). Die rezidivprophylaktische Wirksamkeit von *Carbamazepin* ist relativ schlecht belegt.
- *Gabapentin* zeigte in einer finnischen Kohortenstudie zu Rehospitalisierungen zwar vergleichbar gute Ergebnisse wie *Lithium*, eine neuere Metaanalyse zeigte jedoch keine Wirksamkeit bei bipolaren Störungen (Hong et al. 2022a). *Gabapentin* ist nicht zur Behandlung bipolarer Störungen zugelassen.

Kombinationen von verschiedenen Anfallssuppressiva mit/ohne Lithium

- Bei fehlender oder nicht ausreichender Wirkung von *Lithium* kann mit *Valproat*, *Carbamazepin* oder *Lamotrigin* kombiniert werden. Wenn eine Zweifachkombination nicht ausreichend wirksam ist, kann das jeweils andere Anfallssuppressivum oder gleich eine Dreifachkombination versucht werden. Diese Strategien sind nicht evaluiert.
- Eine Metaanalyse konnte zeigen, dass eine *Valproat*-Monotherapie weniger geeignet scheint, einen Rückfall im Rahmen einer bipolaren Störung zu verhindern als eine Kombinationstherapie aus *Valproat* plus *Lithium*. *Valproat* ist aber nicht zur Rezidivprophylaxe zugelassen.
- Die Kombination aus *Lamotrigin* plus *Valproat* war in einer RCT der alleinigen *Lamotrigin*-Gabe bei der Rezidivprophylaxe bipolarer Störungen hinsichtlich des Wiederauftretens einer depressiven Episode nicht überlegen. Jedoch zeigte sich unter der Kombinationsbehandlung eine größere Abnahme der Depressivität.
- Bei Kombination mehrerer Anfallssuppressiva sind schwerwiegende Interaktionen (insbesondere mit *Lamotrigin*) unbedingt zu beachten. Eine Alternative stellt heute eher die Behandlung mit einem AAP allein dar, ggf. auch in Kombination mit einem Anfallssuppressivum.
- In einer Metaanalyse zeigte die Kombination von *Lithium* und *Oxcarbazepin* die besten Erfolge in der Rezidiv-Verhinderung irgendeiner Episode einer bipolaren Störung (Kishi et al. 2022).

Atypische Antipsychotika

- Bezüglich der Prävention manischer Episoden fand sich v. a. bei Patienten mit wenigen Vorepisoden ein signifikanter Vorteil für *Olanzapin* gegenüber *Lithium*.
- *Aripiprazol*, *Olanzapin* und *Quetiapin* sind für die Prävention von überwiegend manischen Episoden dann zugelassen, wenn die manischen Episoden vorher auf die Behandlung mit dem Präparat ansprachen.
- Langzeitdaten über 2 Jahre belegen, dass *Aripiprazol* die Zeit bis zu einem Rezidiv in die Manie signifikant gegenüber Plazebo verlängert.
- *Quetiapin* ist für die Prävention von depressiven Episoden zugelassen, wenn die depressiven Episoden auf die Behandlung mit *Quetiapin* ansprachen. In der Arbeit von Lähteenvuo et al. (2018) zeigte *Quetiapin* nur sehr moderate Effekte hinsichtlich einer Verhinderung von Krankenhauswiederaufnahmen. Hier zeigten AAP in Depotformulierung (*Risperidon*) die niedrigsten Rehospitali-

sierungsraten. Gemäß den Empfehlungen der *S3-Leitlinie* sollte *Quetiapin* als Monotherapie in der Phasenprophylaxe nur bei Patienten, die unter *Quetiapin* eine Remission ihrer depressiven, manischen oder gemischten Episode erfuhren und die Substanz zudem gut tolerierten, eingesetzt werden.
- Es gibt Hinweise dafür, dass die Risiken bei der Gabe von Antipsychotika in Bezug auf die Entwicklung von Akathisien und akuten EPS bei bipolaren Störungen (im Vergleich zur Schizophrenie) erhöht sind (generelle Risiken ▸ 3.6).

Kombination von Stimmungsstabilisierern mit atypischen Antipsychotika
- Kombinationen aus einem Stimmungsstabilisierer und einem AAP werden häufig genutzt, sind aber durch Studien bislang nicht gut belegt.
- In einer offenen Studie war die Kombination aus *Quetiapin* (400–800 mg) mit einer *Lithium*- oder *Valproat*-Basistherapie einer Monotherapie mit *Lithium* oder *Valproat* hinsichtlich einer Rezidivprophylaxe deutlich überlegen.
- Die Kombination eines Stimmungsstabilisierers (*Lithium* oder *Valproat*) mit *Quetiapin* hatte positive Auswirkungen auf die Länge symptomfreier Intervalle, losgelöst von der Polarität (Manie/Depression) der Indexepisode.
- Durch die Kombination von *Aripiprazol* mit einem Stimmungsstabilisierer lässt sich ein additiver Effekt erreichen. Das Risiko eines manischen Rezidivs wurde gegenüber Plazebo um 65 % verringert.
- In einer Metaanalyse zeigte die Kombination aus *Aripiprazol*, *Asenapin*, *Lurasidon* oder *Quetiapin* entweder mit *Lithium* oder *Valproat* signifikant bessere Ergebnisse in der Rückfallverhinderung irgendeiner Episode einer bipolaren Störung. Die Kombination von *Lurasidon* oder *Quetiapin* mit *Lithium* oder *Valproat* verhinderte signifikant besser das Wiederauftreten einer bipolaren Depression. Die Kombination aus *Aripiprazol* oder *Quetiapin* mit *Lithium* oder *Valproat* zeigte die besten Ergebnisse in der Rückfallverhinderung manischer Episoden (Kishi et al. 2022).
- Ein systematischer Review verglich sowohl eine Monotherapie mit einem Stimmungsstabilisierer bzw. einem AAP mit Plazebo und fand eine signifikante Überlegenheit in der Rezidiv-Verhinderung mit *Aripiprazol*, *Asenapin*, *Lithium*, *Olanzapin*, *Quetiapin* und der Depotformulierung von *Risperidon*. Die Kombinationsbehandlung aus *Aripiprazol*, *Valproat*, *Quetiapin*, *Olanzapin oder Risperidon* mit *Lithium* oder einem anderen Stimmungsstabilisierer war effektiver als eine Monotherapie mit *Lithium* oder einem anderen Stimmungsstabilisierer (Nestsiarovich et al. 2022).

Depot-Antipsychotika
- In den USA sind *Risperidon* und *Aripiprazol* in der jeweiligen Depotformulierung (LAI) zur Behandlung von Bipolar-I-Störungen zugelassen.
- Bereits 2018 konnte in einer großen Kohortenstudie mit mehr als 18.000 bipolaren Patienten gezeigt werden, dass die jeweilige LAI-Formulierung oraler Antipsychotika mit signifikant niedrigeren Rehospitalisierungsraten verbunden war. Die Rehospitalisierungsraten unter LAI waren vergleichbar niedrig mit dem am besten abschneidenden *Lithium*. Besonders niedrige Rehospitalisierungsraten zeigten sich unter *Risperidon*-LAI und *Perphenazin*-LAI (Lähteenvuo et al. 2018).

- Eine Studie zur Rehospitalisierung bei bipolarer Störung zeigte ebenfalls einen signifikant positiven Effekt für Depot-Antipsychotika. 71 Patienten mit Depot-KAP oder -AAP wurden bei einem Beobachtungszeitraum von mehr als 6 Monaten signifikant seltener wieder stationär aufgenommen, und die Anzahl stationärer Behandlungstage war geringer (Bartoli et al. 2022) als unter oraler Behandlung.
- Die positiven Daten für den Einsatz von LAI-Antipsychotika hinsichtlich Rehospitalisierungsraten bei Patienten mit Manien bestätigte auch eine aktuelle Untersuchung aus Taiwan. So reduzierte eine LAI-Behandlung das Risiko einer erneuten Hospitalisierung innerhalb eines Jahres nach der Entlassung signifikant im Vergleich zur Kombination eines Stimmungsstabilisierers mit einem oralen Antipsychotikum bzw. gegenüber der bloßen Einnahme eines Stimmungsstabilisators (Tien et al. 2025).
- In einem aktuellen Experten-Review und -Consensus sprechen sich die Autoren für einen frühen Einsatz von Depot-Antipsychotika bei bipolaren Störungen aus, weisen aber gleichzeitig auf den fehlenden Zulassungsstatus vieler Substanzen hin (Vieta et al. 2025).

Kombination von Stimmungsstabilisierern mit Depot-Antipsychotika

- Bisher gibt es keine Untersuchungen, die substanzielle Aussagen über die Kombinationsbehandlung von LAI-Antipsychotika zusammen mit Stimmungsstabilisierern untersuchten. Aufgrund der positiven Ergebnisse für Depot-Antipsychotika (u. a. Tien et al. 2025) scheint es nahe zu liegen, dass die Kombinationsbehandlung gewisse Vorteile haben könnte.

Antidepressiva

- Antidepressiva können auch in der Erhaltungstherapie eingesetzt werden, wenn aus früheren Episoden ein positives Ansprechen bekannt ist oder es nach Absetzen des Antidepressivums zu einem Rückfall kommt. Die Studienergebnisse dazu sind aber inkonsistent. Eine aktuelle Kohortenstudie aus Schweden zeigte allerdings, dass die alleinige Gabe eines Antidepressivums das Risiko für depressionsbedingte Krankenhausaufenthalte nicht reduziert (Ermis et al. 2025).
- Entscheidet man sich für die Gabe eines Antidepressivums, sollte dies immer unter dem Schutz eines Stimmungsstabilisierers oder eines AAP erfolgen.
- Die Ergebnisse einer Langzeitbehandlung mit Antidepressiva bei Bipolar-II-Störungen waren in einer Vergleichsstudie gegenüber Patienten mit Bipolar-I-Störung hinsichtlich depressiver Symptome nicht besser. Bipolar-II-Patienten waren sogar etwas depressiver, hatten aber weniger hypomanische oder manische Episoden.
- Eine Übersichtsarbeit verweist auf die Notwendigkeit, jeden Patienten, bei dem es um den Einsatz eines Antidepressivums bei einer bipolaren Störung geht, individuell hinsichtlich eines möglichen Benefits bzw. erwartbarer NW zu bewerten. Eine generelle Befürwortung oder Ablehnung des Einsatzes eines Antidepressivums ist nicht möglich.

2

Kriterien zur Rezidivprophylaxe bei bipolaren Störungen ▶ Box 6, Antidepressiva bei der depressiven Episode (Erhaltungstherapie/Rezidivprophylaxe) ▶ Box 7, Bewertung der Rezidivprophylaxe bei bipolaren Störungen ▶ Box 8.

Rezidivprophylaxe bei schizoaffektiver Störung ▶ 3.4.3.

Rezidivprophylaxe bei rezidivierender depressiver Störung ▶ 1.10.3.

Box 7

Antidepressiva bei der depressiven Episode im Rahmen einer bipolaren Störung (Erhaltungstherapie/Rezidivprophylaxe)

- Die Erhaltungstherapie/Rezidivprophylaxe mit einem Antidepressivum sollte dann erwogen werden, wenn es bei einem Patienten nach Beendigung einer Antidepressivatherapie zu einem Rückfall in eine depressive Episode kommt.
- Auf eine Monotherapie mit einem Antidepressivum sollte sowohl bei einer Bipolar-I- als auch bei der Bipolar-II-Störung grundsätzlich verzichtet werden.

Box 8

Erhaltungstherapie und Rezidivprophylaxe bei bipolaren Störungen – Bewertung

- *Lithium* ist das Mittel der ersten Wahl bei der Rezidivprophylaxe bipolarer Störungen, wenn nicht Kontraindikationen, v. a. Niereninsuffizienz, gegen eine Therapie sprechen („Soll-Empfehlung" der *S3-Leitlinie*). Oftmals spricht die einfachere Handhabung bei Patienten mit leichterer Erkrankung und fehlenden (schweren) Manien für *Lamotrigin*.
- *Lithium* ist gegenüber *Valproat* zu bevorzugen. *Valproat* ist nur zur Weiterbehandlung nach einer manischen Phase zugelassen. Für *Valproat* gilt in der *S3-Leitlinie* eine „Kann-Empfehlung" für die Rezidivprophylaxe.
- *Aripiprazol*, *Olanzapin* oder *Quetiapin* können gegeben werden, wenn manische Episoden verhütet werden sollen. Allerdings beschränkt sich die Zulassung auf Patienten, die schon akut (in der Manie) auf das Präparat angesprochen haben. Für *Aripiprazol* ebenso wie für *Olanzapin* gilt eine „Kann-Empfehlung" der *S3-Leitlinie*.
- *Quetiapin* ist zur Prävention depressiver Episoden bei bipolarer Depression zugelassen und wird in der *S3-Leitlinie* zur Behandlung depressiver Episoden mit einer „Sollte-Empfehlung" empfohlen, falls die Patienten unter *Quetiapin* eine Remission erfuhren. Oftmals stehen allerdings einer Therapie mit *Quetiapin* die metabolischen NW entgegen.
- Inwieweit sich eine alleinige Rezidivprophylaxe mit einem AAP bewährt, hängt von weiteren Studien zur Evidenz und zum NW-Risiko bei bipolaren Störungen ab.
- *Lamotrigin* ist für die Prophylaxe depressiver Episoden im Rahmen einer bipolaren Störung wirksam und zugelassen. *Lamotrigin* sollte gemäß *S3-Leitlinie* zur Prophylaxe depressiver Episoden bei Patienten mit bipolarer Störung eingesetzt werden.

- Der über Jahrzehnte angenommene suizidpräventive Effekt von *Lithium* unterlag in der jüngst zurückliegenden Zeit einer Neubewertung, neuere Real-World-Daten bestätigen aber den immer angenommenen robusten Effekt. So zeigte auch eine große Studie aus Südkorea bei Patienten mit bipolaren Störungen signifikant niedrigere Suizidraten sowohl bei einer Behandlung mit *Lithium* als auch beim Einsatz von *Valproat* (Lee et al. 2025).
- Bei unzureichender Wirkung von Stimmungsstabilisierern kann eine Kombination mit einem AAP entsprechend der Zulassung (Tab. 2.1) und unter Berücksichtigung des NW-Profils begonnen werden. Die Kombination von *Quetiapin* mit *Lithium* oder mit *Valproat* scheint einer Monotherapie mit *Lithium* oder *Valproat* überlegen.
- *Carbamazepin* wird weder von den Guidelines der *British Association of Pharmacology* noch von denen der CINP zur Rezidivprophylaxe bipolarer Störungen empfohlen, gemäß *S3-Leitlinie* kann *Carbamazepin* jedoch in der Rezidivprophylaxe eingesetzt werden.
- Die Weiterverordnung eines Antidepressivums sollte individuell, abhängig von dem Schweregrad vorausgegangener Episoden, bewertet werden. Sie sollte aber immer unter dem Schutz eines Stimmungsstabilisierers oder AAP erfolgen.
- Der Stellenwert von Depot-Antipsychotika zur Rezidivprophylaxe bipolarer Störungen ist derzeit noch nicht abschließend bewertbar. Während in den USA beispielsweise *Aripiprazol* und *Risperidon* in ihrer Depotformulierung zur Behandlung bipolarer Störungen zugelassen sind, ist im europäischen Raum eine entsprechende Zulassung nicht gegeben. Verschiedene Untersuchungen deuten aber auf niedrigere Rehospitalisierungsraten bipolarer Patienten unter Depot-Antipsychotika hin.
- Die Anwendung von Erhaltungs-EKT bei Patienten mit bipolaren Störungen jedweder Polarität scheint mit niedrigen Rehospitalisierungsraten einherzugehen und kann daher im Bedarfsfall erwogen werden (Madero et al. 2022).

2.6 Stimmungsstabilisierer in Kombination mit Psychotherapie und Schlafentzugstherapie

Wie bei der Therapie unipolarer Depressionen (► 1.3) sollte auch die Pharmakotherapie bipolarer Störungen in einen **Gesamtbehandlungsplan** eingebettet sein. Die pharmakologischen und psycho- bzw. soziotherapeutischen Behandlungsverfahren müssen integriert und entsprechend der Behandlungsphase gewichtet werden. Psychotherapie und Soziotherapie haben dabei einen adjuvanten und stützenden Charakter. Psychoedukation spielt besonders für die Adhärenz in der Phasenprophylaxe eine entscheidende Rolle. Grundsätzlich sollte eine effiziente Psychotherapie phasenübergreifend gestaltet werden. Sie sollte je nach Zustand der Betroffenen fokussiert eher auf aktuelle affektive und assoziierte Symptome und deren Bewältigung oder eher auf die rezidivprophylaktischen Aspekte ausgestaltet sein. Empirische Befunde zu psychotherapeutischen Interventionen sind nur in geringem Ausmaß vorhanden.

- **KVT** hat sich sowohl als Einzel- wie auch als Gruppentherapie bewährt. Varianten der KVT gibt es als „familienfokussierte Psychotherapie" und als „psychoedukative Therapie". Zentrale Elemente einer adjuvanten Psychotherapie bei bipolaren Störungen sind: **interaktive Psychoedukation** über Krankheit und Medikation, angeleitete Selbstbeobachtung von Stimmungsschwankungen und deren alltäglicher Auslöser, Strukturierung und Planung des Tages-, Lebens- und Schlaf-Wach-Rhythmus, eine stabile, unterstützende Therapiebeziehung. Ebenfalls empfohlen ist die interpersonelle und soziale Rhythmustherapie (IPSRT).
- **Psychotherapie in Kombination mit einem Stimmungsstabilisierer** verbessert die Therapieadhärenz, die Lebenszufriedenheit, das Funktionsniveau, die Beziehungsqualität und reduziert Zeiten mit deutlicher (depressiver) Symptomatik, die Stimmungsvariabilität und schließlich die Fehlzeiten durch Krankenhausaufenthalte.
- In einer Metaanalyse von 15 Studien mit 384 Patienten zeigten sich gute Erfolge für eine **Schlafentzugsbehandlung** bei bipolarer Störung mit Response-Raten von 47,6 %. Unter einer Kombination mit einer Pharmakotherapie lagen die Response-Raten bei 59,4 %. Die Autoren empfehlen entsprechend die Kombination aus Schlafentzugsbehandlung und einer störungsspezifischen Pharmakotherapie.

Bewertung der Kombination von Stimmungsstabilisierern und Psychotherapie bei bipolaren Störungen ► Box 9.

Box 9

Kombination Stimmungsstabilisierer und Psychotherapie bei bipolaren Störungen – Bewertung

- Psychoedukation (z. B. Therapieadhärenz, Schlafregulation, Selbstbeobachtung von Stimmung und Aktivitäten, Verhalten gegenüber Drogen und Alkohol, Stressbewältigung) sollte neben der Pharmakotherapie bei der bipolaren Störung gezielt in Akuttherapie und Phasenprophylaxe eingesetzt werden.
- Psycho- und soziotherapeutische Maßnahmen haben bei bipolaren Störungen grundsätzlich, auch in der Rezidivprophylaxe, stützenden Charakter. Die Basis der Therapie bildet die Pharmakotherapie, deren Wirkung durch eine adjuvante Psychotherapie verbessert und optimiert werden kann.
- Eine leichte depressive Episode kann mit KVT möglichst in Kombination mit einem Stimmungsstabilisierer (*Lithium*) behandelt werden (► Box 3).

2.7 Nebenwirkungen und Risiken

Wegen der großen Heterogenität der AM werden die NW und Risiken unter den einzelnen Präparaten (► 2.13) besprochen.

Als relevante, jedoch seltene **kardiale NW unter Lithiumsalzen** können v. a. Bradyarrhythmien als Folge von (reversibler) Sinusknotendysfunktion oder Verzögerungen der Reizleitung bzw. AV- und Schenkelblockbilder auftreten. Bei toxischen

Lithium-Konzentrationen wurden Häufigkeiten von 6–30 % beschrieben. Zur Frage des Auftretens von klinisch potenziell relevanten Repolarisationsstörungen ist die Literatur uneinheitlich. *Lithium* scheint die QTc-Zeit konzentrationsabhängig zu verlängern mit der daraus ableitbaren, möglichen Folge des Auslösens von TdP-Tachykardien. Zum tatsächlichen TdP-Risiko gibt es jedoch keine verlässlichen Zahlen. Damit besteht eine Unsicherheit über die Häufigkeit der notwendigen EKG-Kontrollen unter einer *Lithium*-Therapie. In jedem Fall sollten insbesondere in der Eindosierungsphase **regelmäßige EKG-Kontrollen** erfolgen; das potenziell erhöhte Risiko bei Einsatz weiterer QTc-Zeit-verlängernder AM muss beachtet werden, ebenso die Anwendung bei Vorliegen weiterer Risikofaktoren für TdP (▶ Kap. 13, ▶ Box 1).

Weitere wesentliche **unerwünschte Wirkungen einer *Lithium*-Behandlung** sind reduzierte Urin-Konzentrationsfähigkeit, Hypothyreose, Hyperparathyreoidismus sowie Gewichtszunahme. Das Risiko eines terminalen Nierenversagens unter einer *Lithium*-Therapie kann insgesamt aber als niedrig angesehen werden. Eine Übersichtsarbeit zu den negativen Langzeiteffekten einer *Lithium*-Therapie zeigte, dass insbesondere höhere Serumkonzentrationen langfristig mit einer verschlechterten **Nierenfunktion** sowie einer Hypothyreose und Hyperkalzämie verbunden sind. Eine Metaanalyse, die den Zusammenhang chronischer Nierenfunktionsstörungen mit einer *Lithium*-Einnahme untersuchte, fand bei etwa 25 % der Patienten, die *Lithium* erhielten, Hinweise auf chronische Nierenschäden. Das Risiko gegenüber einer Nichtbehandlung mit *Lithium* war etwa doppelt so hoch (Schoretsanitis et al. 2022). Insgesamt bleiben die Befunde zu renalen Langzeitfolgen einer *Lithium*-Behandlung uneinheitlich.

Allerdings werden die unerwünschten Wirkungen von *Lithium* immer wieder kontrovers diskutiert. So zeigten zwei hochrangig publizierte Arbeiten, dass *Lithium* im Vergleich mit anderen Stimmungsstabilisierern oder AAP nicht mit einer Gewichtszunahme assoziiert war (Gomes-Da-Costa et al. 2022). Auch zeigte sich in einer großen Kohortenstudie bei mehr al 22.000 Patienten mit bipolarer Störung unter *Lithium* eine geringere Häufigkeit von Osteoporose als unter Antipsychotika, *Valproat* oder *Lamotrigin* (Köhler-Forsberg et al. 2022). Eine populationsbasierte Studie konnte keinen Zusammenhang zwischen einer *Lithium*-Therapie und einer erhöhten Rate an renalen Tumoren oder Tumoren des oberen Harntrakts zeigen. Eine weitere Studie zeigte sogar bei Patienten, die mit *Lithium* behandelt wurden, eine insgesamt niedrigere Inzidenz von Krebserkrankungen.

Es liegen Daten vor, die darauf hinweisen, dass das **Allel HLA-A*3101** bei Personen mit europäischer Abstammung sowie bei Japanern mit einem erhöhten Risiko von ***Carbamazepin*-induzierten** unerwünschten AM-Wirkungen der Haut assoziiert ist. Das Risiko *Carbamazepin*-induzierter **Hautreaktionen** kann hierdurch von 5,0 % bei der Allgemeinbevölkerung auf 26,0 % bei Patienten europäischer Abstammung steigen. Dennoch liegen derzeit keine ausreichenden Daten für die Empfehlung einer Untersuchung auf das Vorliegen des Allels HLA-A*3101 vor Beginn einer Behandlung mit *Carbamazepin* vor. Möglicherweise besteht die HLA-Assoziation häufiger bei allgemeinen Hautveränderungen als beim Auftreten eines Stevens-Johnson-Syndroms (SJS) oder einer toxischen epidermalen Nekrolyse (TEN). Zudem wurde nachgewiesen, dass das Vorhandensein des Allels **HLA-B*1502** bei Personen, die von Han-Chinesen oder Thailändern abstammen, vermehrt mit dem Risiko des Auftretens schwerer Hautreaktionen, und zwar des Stevens-Johnson-Syndroms, verbunden ist.

Des Weiteren hat sich gezeigt, dass das **HLA-B*1502**-Allel bei Individuen mit asiatischer Herkunft mit einem erhöhten Risiko für die Entstehung eines SJS bzw. TEN verbunden ist, wenn diese Patienten mit ***Lamotrigin*** behandelt werden.

Die Prävalenz von Trägern des HLA-B*1502-Allels beträgt bei Han-Chinesen und Thailändern etwa 10 %. Daher sollten diese Personen gemäß Fachinformation vor Beginn einer Therapie mit *Carbamazepin* oder *Lamotrigin* auf dieses Allel hin genetisch untersucht werden.

■ Suizidrisiko unter Anfallssuppressiva

Nachdem die FDA vor Jahren vor einem erhöhten Risiko für Suizidgedanken und suizidales Verhalten bei der Behandlung mit Anfallssuppressiva im Vergleich zu Plazebo warnte, wurde dies zwischenzeitlich entschärft. Eine Metaanalyse bei 48.000 Patienten mit bipolarer Störung konnte sogar eine Abnahme des Suizidrisikos unter Anfallssuppressiva nach Behandlungsbeginn zeigen. Das Suizidrisiko unter Anfallssuppressiva war nicht höher als unter *Lithium*. In einer Langzeitstudie über 30 Jahre konnte beim Einsatz von *Carbamazepin*, *Lamotrigin* und *Valproat* keine erhöhte Suizidrate bei Patienten mit Bipolar-I-Störung festgestellt werden. Eine Metaanalyse fand keine erhöhte Suizidrate unter *Valproat*. Die Suizidrate unterschied sich nicht von unbehandelten Patienten. Zudem zeigte sich kein Unterschied in den Suizidraten zwischen *Valproat* und *Carbamazepin*.

- In einer Kohortenstudie in den USA zeigte sich eine erhöhte Rate suizidaler Handlungen unter Anfallssuppressivatherapie. Es zeigte sich für *Clonazepam*, *Lamotrigin*, *Phenobarbital* und *Valproat* kurz nach Behandlungsbeginn ein erhöhtes Suizidrisiko. Eine Kohortenstudie mit über 25.000 bipolar erkrankten Patienten aus Taiwan untersuchte die Gesamtmortalität, die Suizidmortalität und die natürliche Mortalität. Dabei führte der Einsatz von Stimmungsstabilisierern zu einer Abnahme der Mortalität aller untersuchten Dimension über einen Zeitraum von 5 Jahren. Patienten, die mit *Lithium* behandelt wurden, zeigten dabei die geringsten Mortalitätsraten (Chen et al. 2023).
- Auch eine aktuelle Analyse der „*FDA Adverse Event Reporting System Database*" bezüglich der 20 häufigsten mit Suizidhandlungen und vollendeten Suiziden verbundenen AM listet erst auf Platz 14 mit *Lamotrigin* das einzige Anfallssuppressivum auf, das als Stimmungsstabilisierer Anwendung findet, wobei keine Aussagen zur Kausalität getroffen werden (Xie et al. 2025).
- Zwischenzeitlich wurden *Lamotrigin*, *Gabapentin*, *Oxcarbazepin* und *Pregabalin* (s. aber *Pregabalin* ▶ 4.12.15, Präparat, Kontraindikationen) zu einer Gruppe neuerer Anfallssuppressiva mit „niedrigem Potenzial, depressive Zustände zu erzeugen" („*low potential of causing depression*") zusammengefasst, dagegen *Levetiracetam*, *Tiagabin*, *Topiramat* (▶ 9.3.6, Präparat) und *Vigabatrin* als neuere Anfallssuppressiva zu einer Gruppe mit „*high potential of causing depression*".
- Trotz Relativierung des Risikos durch Metaanalysen wurden die Warnhinweise nach Vorgabe der FDA in die Beipackzettel der Anfallssuppressiva aufgenommen.

- Ähnlich wie bei der Frage einer Induktion suizidaler Gedanken unter SSRI (▶ 1.5.12) kann erst in prospektiven Studien erkannt werden, in welchem Verhältnis der positive suizidverhütende Effekt durch Anfallssuppressiva bei bipolaren Störungen zu einem möglichen höheren Suizidrisiko unter Anfallssuppressiva steht. Unabhängig von der teils widersprüchlichen Datenlage ist **beim Einsatz von Anfallssuppressiva sorgfältig auf das Suizidrisiko zu achten**. Aufgrund der robusten suizidverhindernden Eigenschaften sollte *Lithium* jedoch bei vorhandenem Suizidrisiko im Rahmen von bipolaren Störungen generell bevorzugt werden. Eine prospektive Arbeit in einer Kohorte von mehr als 50.000 Patienten zeigte bei den mit *Lithium* behandelten Patienten eine signifikant niedrigere Inzidenz für suizidale Handlungen (minus 14 %) als in der Gruppe von Patienten, die *Valproat* erhielten.

NW der AAP ▶ 3.6; AM-induzierte sexuelle Funktionsstörungen ▶ 8.2.6.

2.8 Kontraindikationen

Wichtige Kontraindikationen für Stimmungsstabilisierer

- Bekannte Überempfindlichkeit gegen die entsprechende chemische Substanzklasse oder gegen andere Inhaltsstoffe der Präparate.
- Akute Alkohol-, Schlafmittel-, Analgetika-, Psychopharmakaintoxikationen.
- Schwere Störungen des Elektrolythaushalts und M. Addison: *Lithium*.
- Schwere Herz-Kreislauf-Erkrankungen: *Lithium*.
- Vorbestehende Knochenmarkschädigung bei *Carbamazepin*. Vorsicht mit *Valproat*. *Carbamazepin* darf wegen der potenziellen Knochenmarktoxizität nicht mit *Clozapin* kombiniert werden. Bei Gerinnungsstörungen Vorsicht mit *Valproat*.
- Schwerere Nierenfunktionsstörungen bzw. Einschränkung der glomerulären Filtrationsrate bei *Lithium*. Vorsicht mit *Valproat* und *Lamotrigin*.
- Schwere Leberschädigung bei *Carbamazepin* und besonders bei *Valproat*. Vorsicht mit *Lamotrigin*.
- Pankreatitis bei *Valproat*.
- Akute intermittierende Porphyrie bei *Carbamazepin* und *Valproat*.
- Vorsicht, wenn (allergische) Hautveränderungen in der Anamnese bekannt sind.

Kontraindikationen für AAP ▶ 3.7; Hinweise zu Schwangerschaft und Stillzeit ▶ Kap. 14; zur Fahrtauglichkeit ▶ Kap. 15.

2.9 Interaktionen

▶ 2.13, jeweiliges Präparat.

2.10 Routineuntersuchungen

- Unter *Lithium* und Anfallssuppressiva sind spezifische Routineuntersuchungen notwendig; für Antidepressiva ▶ 1.8, ◘ Tab. 1.6; für AAP ▶ 3.9, ◘ Tab. 3.6.
- Eine Übersicht über die empfohlenen Kontrollen gibt ◘ Tab. 2.4. Darüber hinaus empfehlen sich Kontrollen, wann immer ein Parameter pathologisch ausfällt.
- Unter der Therapie mit *Lithium* sind regelmäßige Kontrollen der **Schilddrüsenfunktion, der Nebenschilddrüsenfunktion** (durch die Bestimmung von Halsumfang, TSH, T3, T4 und Kalzium) sowie der **Nierenfunktion** notwendig (◘ Tab. 2.4). Bei auffälligen Kalzium-Werten sollte das Parathormon (intaktes 1–84-Parathormon) überprüft werden. Die glomeruläre Filtrationsrate (GFR) wird in der Regel über die Bestimmung der Kreatinin-Clearance gemessen. Bei zweifelhaften Befunden kann die GFR mittels Isotopen-Clearance (DTPA) näherungsweise bestimmt werden (▶ 2.13.3, Präparat).
- Wegen der unter *Lithium* möglichen **EKG-Veränderungen** (Vorsicht ist geboten bei gleichzeitiger Gabe von AM, die das QTc-Intervall verlängern können) sollte vor und unter der Therapie ein EKG abgeleitet werden. Eine erste Kontrolle empfiehlt sich, wenn die Therapie stabil eingestellt ist, d. h. in der Regel nach 2–4 Wochen. Ein EKG unter *Lamotrigin* und *Valproat* ist optional (s. auch ▶ 2.7).
- Die Kenntnis des **EEG** vor Beginn der Therapie gehörte vor Einführung der bildgebenden Verfahren zur Routinediagnostik in der Psychiatrie. Heute ist diese Ausgangsuntersuchung optional. Vor der Einstellung mit *Lithium* sollte ein EEG aber zur Routine gehören. Auch Kontrolluntersuchungen sind empfehlenswert. Bei neurotoxischen Kombinationen sind ggf. häufigere Kontrollen nötig.
- Das mögliche Auftreten von Blutbildveränderungen v. a. unter *Carbamazepin*, aber auch unter *Valproat*, macht die regelmäßige Kontrolle des **Blutbildes** notwendig.
- Wegen möglicher Gerinnungsstörungen sind unter *Valproat* Kontrollen des **Gerinnungsstatus** notwendig.
- Wegen der möglichen Hepatotoxizität (*Carbamazepin*, *Lamotrigin*, *Valproat*) bzw. Pankreastoxizität (*Carbamazepin*, *Valproat*) sind Kontrollen der **Leberenzyme** bzw. bei *Valproat* auch der **Pankreasenzyme** (Lipase, Amylase, ggf. Trypsin, Elastase im Serum) erforderlich. Allerdings empfehlen einige Hersteller v. a. zu Therapiebeginn sehr kurze Kontrollintervalle, die in der Praxis oft nicht eingehalten werden. Ein sofortiger Therapieabbruch ist zu erwägen bei nicht erklärbarer Störung des Allgemeinbefindens, klinischen Zeichen einer Leber- oder Pankreasaffektion oder Blutungsneigung, mehr als 2- bis 3-facher Erhöhung der Lebertransaminasen auch ohne klinische Zeichen, leichter (eineinhalb- bis zweifacher) Erhöhung der Lebertransaminasen bei gleichzeitigem, akut fieberhaftem Infekt, ausgeprägter Störung des Gerinnungsstatus (◘ Tab. 2.4).
- Insbesondere bei *Lithium* und *Valproat* sollte auf die Möglichkeit einer Gewichtszunahme zu Beginn der Behandlung hingewiesen werden. Geeignete Maßnahmen zur Gewichtskontrolle sind zu ergreifen.
- Vor Beginn einer Therapie mit *Lithium* oder *Valproat* ist zwingend ein Schwangerschaftstest notwendig. Der Beginn einer Behandlung mit *Valproat* darf nur bei Anwendung des Schwangerschaftsverhütungsprogramms unter Berücksichtigung der Zulassung erfolgen.

Tab. 2.4 Empfehlungen für Routineuntersuchungen unter Stimmungsstabilisierern

Präparate	Vorher	Monate						Viertel-jährlich	Jähr-lich
		1	2	3	4	5	6		
Carbamazepin									
Plasmakonzent-ration	–	XX[f]	X[f]	X[f]	X[f]	X[f]	X[f]	X[a, f]	–
Blutbild	X	XXXX	X	X	X	X	X	X[a]	–
Kreatinin	X	X	–	X	–	–	–	–	X
Elektrolyte	X	X	X	X	–	–	X	–	X
Leberenzyme	X	XXXX	X	X	X	X	X	X[a]	–
Pankreasenzyme	X	X	–	–	–	–	X	–	X
EKG[g]	X	X	–	–	–	–	–	–	(X)
EEG	X	–	–	–	–	–	–	–	–
RR, Puls	X	X	–	X	–	–	X	–	X[a]
Lamotrigin									
Plasmakonzent-ration	–	Sinnvoll v. a. bei Verdacht auf mangelhafte Adhärenz, bei unzureichendem Ansprechen oder möglichen Wechselwirkungen mit anderen AM oder bei hartnäckigen NW							X
Blutbild	X	X	–	–	–	–	–	–	X
Elektrolyte	X	X	–	X	–	–	X	–	X
Kreatinin	X	X	–	–	–	–	–	–	X
Leberenzyme	X	X	–	X	–	–	X	–	X
Pankreasenzyme	X	X	–	–	–	–	X	–	X
EKG[g]	(X)	(X)	–	–	–	–	–	–	(X)
EEG	(X)	–	–	–	–	–	–	–	–
Lithium									
Plasmakonzent-ration	–	XXXX	X[c]	X[c]	X[c]	X[c]	X[c]	X[c]	–
Kreatinin	X	XXXX	X	X	X	X	X	X	–
24-h-Urinvolumen, GFR (z. B. Kreatinin-Clearance)	X	–	–	–	–	–	X	–	X[d]
Blutbild	X	–	–	–	–	–	–	–	X
Serumelektrolyte mit Kalzium[b]	X	X	–	X	–	–	X	–	–

Tab. 2.4 (*Fortsetzung*)

Präparate	Vorher	Monate						Viertel-jährlich	Jähr-lich
		1	2	3	4	5	6		
T3, T4, TSH, ggf. TRH-Test	X	–	–	–	–	–	–	–	X
EKG[g]	X	X	–	–	–	–	–	–	X
EEG	(X)	–	–	–	–	–	–	–	–
RR, Puls	X	X	–	X	–	–	X	X[a]	–
Körpergewicht, Halsumfang	X	–	–	X	–	–	X	X[a]	–
Valproat									
Plasmakonzent-ration	–	X[f]	–	X[f]	–	–	X[f]	X[a, f]	–
Blutbild	X	X	XX[e]	X[e]	X[e]	X[e]	X[e]	X[a]	–
Kreatinin	X	X	XX[e]	X[e]	X[e]	X[e]	X[e]	X[a]	–
Leberenzyme, Bilirubin, PTT, Quick, Fibrinogen, Faktor VIII	X	X	XX[e]	X[e]	X[e]	X[e]	X[e]	X[a]	–
Pankreasenzyme	X	X	–	–	–	–	X	–	X
EKG[g]	(X)	(X)	–	–	–	–	–	–	(X)
EEG	(X)	–	–	–	–	–	–	–	–
Körpergewicht	X	–	–	X	–	–	X	X[a]	–

X Anzahl der notwendigen Routinekontrollen, *(X)* Untersuchung optional.
[a] Bei langfristig stabilen Patienten sind halbjährliche Kontrollen ausreichend. [b] Bei auffälligen Kalzium-Werten Kontrolle von intaktem 1–84-Parathormon. [c] Unter bestimmten Umständen (z. B. Fieber, Durchfälle) auch häufigere Kontrollen. [d] Bei älteren Patienten sind häufigere Kontrollen ratsam. [e] Diese Kontrollen sind laut Hersteller nur erforderlich, wenn die 4-Wochen-Kontrolle pathologische Werte aufgewiesen hat. [f] Zusätzlich sinnvoll bei Unwirksamkeit oder Verträglichkeitsproblemen. [g] Bei Patienten, die mit anderen AM, die das QTc-Intervall verlängern können, behandelt werden, sind häufigere Kontrollen nötig.
GFR glomeruläre Filtrationsrate, *T3* Trijodthyronin, *T4* Tetrajodthyronin, *TSH* Thyreotropin, *TRH* Thyreotropin-Releasing-Hormon, *PTT* partielle Thromboplastinzeit.

Unter einer Therapie mit *Lithium* gehört die Bestimmung von Plasmakonzentrationen zu den zwingend notwendigen Routineuntersuchungen.

2.11 Dosierung und Plasmakonzentration

Generelle Dosierungsempfehlungen sind wegen der Heterogenität der AM nicht möglich. Hinweise zu den Wirkstoffspiegeln finden sich bei dem jeweiligen Präparat (► 2.13).

- Für *Lithium*, *Carbamazepin* und *Valproat* sind therapeutische Plasmakonzentrationen etabliert (► 2.13, Präparate); die Dosierung dieser Substanzen sollte sich daher nach der angestrebten Plasmakonzentration richten.
- Regelmäßige **Kontrollen** der Plasmakonzentrationen sind unter der Therapie mit *Lithium*, *Carbamazepin* oder *Valproat* auch wegen der relativ geringen therapeutischen Breite dieser Substanzen notwendig. Diese müssen in der Phase der Neueinstellung wiederholt erfolgen, bis sich ein stabiles Gleichgewicht eingestellt hat. Die Blutentnahme sollte 12 ± 0,5 h nach der letzten und **vor der morgendlichen Einnahme** erfolgen. Dies ist der Zeitpunkt minimaler Wirkspiegel (Talspiegel), vorausgesetzt die Dosis wird zweimal oder mehrfach am Tag eingenommen. Wenn die Medikation als Einmaldosis abends eingenommen wird, ist zu beachten, dass der am Morgen gemessene Spiegel im Einzelfall deutlich über dem Talspiegel liegen kann. Dies kann zutreffen bei Unverträglichkeit und niedrigem Wirkspiegel. Dann sollte morgens und abends die gleiche Dosis gegeben und am Morgen der Talspiegel gemessen werden ► 2.13.3, *Lithium*, Dosierung.
- Der *Lithium*-Spiegel darf 1,5 mmol/l nicht überschreiten. Bei Patienten > 65 J. oder Patienten, die weniger als 50 kg wiegen, sollte ein *Lithium*-Serumspiegel über 0,6 mmol/l nach Möglichkeit vermieden werden.
- Für die **Rezidivprophylaxe** mit *Lithium* genügen oft 0,6–1,0 mmol/l, für die ***Lithium*-Augmentation** können 0,4–0,8 mmol/l ausreichend sein. Die Plasmakonzentrationen für die **antimanische** Wirkung unterscheiden sich nicht im höheren und jüngeren Lebensalter (0,8–1,2 mmol/l) (sonstige Plasmawerte ► 2.13.3, Präparat).

> Durch eine CYP3A4-Enzyminduktion unter *Carbamazepin* können die Plasmakonzentrationen gleichzeitig verabreichter Substanzen, die über CYP3A4 metabolisiert werden, noch Wochen, nachdem sich zunächst ein Gleichgewicht eingestellt hatte, wieder abfallen, wenn *Carbamazepin* gleichzeitig verabreicht wird. Besonders wichtig sind in diesem Zusammenhang *Aripiprazol* und *Quetiapin* sowie Proteaseinhibitoren, Immunmodulatoren und Zytostatika.

- Während *Carbamazepin* und mehr noch *Lamotrigin* sehr langsam aufdosiert werden muss, können *Lithium* und v. a. *Valproat* bei Bedarf – insbesondere bei manischen Syndromen – gleich von Beginn an in der Zieldosis verabreicht werden. Nach i. v.-Gabe (aber *off label*), gelegentlich aber auch nach oraler Gabe von *Valproat*, können therapeutische Plasmakonzentrationen schon am 2. Behandlungstag gemessen werden.
- Gerade bei der kombinierten Verabreichung von Anfallssuppressiva sind Interaktionen zwischen den Substanzen zu beachten, die zur Dosisanpassung zwingen und deren Nichtbeachtung zu lebensbedrohlichen Komplikationen führen kann (z. B. kompetitive Hemmung des *Lamotrigin*-Metabolismus durch *Valproat* mit Zunahme der Häufigkeit von Hautausschlägen).

2.12 Stimmungsstabilisierer im höheren Lebensalter

Bei der Behandlung mit Stimmungsstabilisierern im höheren Lebensalter sind wegen möglicher reduzierter Metabolisierung und verminderter renaler Elimination ggf. niedrige Dosierungen und längere Aufdosierungszeiten notwendig. Eine RCT bei bipolarer Manie im höheren Lebensalter (GERI-BD) zeigte sowohl für *Lithium* als auch für *Valproat* robuste Ergebnisse in der Reduktion manischer Symptome ohne signifikante Unterschiede zwischen den Gruppen. Folgende Besonderheiten sind zusätzlich zu den beschriebenen NW und Kontraindikationen zu beachten:

Carbamazepin

- Wegen schlechter Verträglichkeit im Alter nicht zu empfehlen.
- Aufgrund möglicher körperlicher Komorbidität ist verstärkt das NW-Spektrum der Medikation zu beachten; NW treten oft schon bei Spiegeln im therapeutischen Bereich auf.
- Vor allem kognitive Störungen, Schwindel, Gangunsicherheit, Sehstörungen und Sedierung sind im Alter häufig.
- Aufgrund der oftmals bestehenden Polypharmazie sind die induktiven Eigenschaften (CYP2B6, CYP2C9, CYP3A4 und UGT, ▶ Anhang INT) von *Carbamazepin* von besonderer klinischer Relevanz.

Lamotrigin

- Bei eingeschränkter Leber- oder Nierenfunktion sollte niedriger dosiert werden, die Aufdosierung soll sehr langsam erfolgen. Die Behandlung im höheren Lebensalter unterscheidet sich sonst nicht von der Behandlung jüngerer Patienten.

Lithium

- Die HWZ beträgt durchschnittlich 24 h und kann auf 30–36 h bei großen individuellen Unterschieden im höheren Alter verlängert sein; deshalb sind die Dosen zumindest anfangs zu halbieren.
- *Lithium* ist bei eingeschränkter Nierenfunktion schwieriger handhabbar, es müssen der *Lithium*-Spiegel, die GFR sowie Elektrolyte engmaschiger kontrolliert werden. Insbesondere eine Exsikkose durch unzureichende Flüssigkeitsaufnahme kann zu einer *Lithium*-Intoxikation führen.
- Bei älteren Menschen treten häufiger extrapyramidalmotorische und neurotoxische Symptome auf.
- Die **Plasmakonzentrationen** für eine Rezidivprophylaxe oder Augmentationsbehandlung sind im höheren Lebensalter etwas niedriger anzusetzen. Sie sollten in der Regel einen Wert von 0,6 mmol/l nicht überschreiten.
- Die Plasmakonzentrationen für die antimanische Wirkung unterscheiden sich jedoch nicht im höheren und jüngeren Lebensalter (0,8–1,2 mmol/l).
- Im höheren Lebensalter sind folgende Kontraindikationen besonders zu beachten: schwere Nierenfunktionsstörungen (Kontrolle der GFR obligat), schwere Herz- und Kreislauf-Erkrankungen, Störungen des Natriumhaushalts.

Valproat

- *Valproat* sollte bevorzugt werden, wenn gegen *Lithium* Kontraindikationen bestehen.
- Im höheren Lebensalter können unter *Valproat* verstärkt NW wie eine Enzephalopathie, eine Thrombozytopenie oder eine Leberschädigung auftreten.

2.13 Präparate

Auf die Angabe der Packungsgrößen wird verzichtet. Bei Generika wird in der Regel auch auf die Angabe der Darreichungsformen verzichtet, abweichende Dosierungen von Generika werden, so weit bekannt, erwähnt. Es werden nur die Präparate berücksichtigt, die auch für die Behandlung einer Indikation dieses Kapitels eine Zulassung erhalten haben. Es wird auf die weiterführende und ergänzende Darstellung der NW (▶ 2.7), der Kontraindikationen (▶ 2.8) und der Besonderheiten im Alter und bei internistischen Erkrankungen (▶ 2.12 und ▶ Kap. 13) hingewiesen. Schwangerschaftsrisiken ▶ Kap. 14. Auf die Risiken bei Kombinationen mit sedierenden Arzneimitteln und Alkohol muss der Patient hingewiesen werden.

2.13.1 Carbamazepin

Carbamazepin

Stimmungsstabilisierer, Anfallssuppressivum, Dibenzoazepin-Derivat; NbN: *Glutamate voltage-gated sodium and calcium channel blocker*

Carbadura (Viatris Healthcare)
Carbamazepin AL[1] (Aliud Pharma)
Tegretal (Novartis Pharma)
Tbl. 200 mg
100 mg/5 ml Suspension zum Einnehmen
Retardtbl. 200/400/600 mg **Tegretal retard**

Timonil (Desitin)
Tbl. 200/400 mg
Saft 20 mg/ml, Suspension zum Einnehmen
Retardtbl. 150/200/300/400/600 mg
Timonil retard

[1] Aufgrund einer höheren Zahl von Carbamazepin-Generika wird auf eine Auflistung von weiteren Präparaten mit der Anfangsbezeichnung „Carbamazepin" verzichtet.

- **Pharmakodynamik**
- Anfallssuppressivum, dessen antimanischer und rezidivprophylaktischer Wirkungsmechanismus nicht sicher definiert ist.

- **Pharmakokinetik**
- Langsame, fast vollständige Resorption; Bioverfügbarkeit > 70 %; der Zeitpunkt des Plasmakonzentrationsmaximums ist abhängig von der galenischen Zubereitung: Suspension 2–4 h, Tablette ca. 8 h, Retardtablette ca. 16 h. Die

2

Plasmakonzentrationen nach Gabe von Retardtabletten sind niedriger als bei nichtretardierten Tabletten. Die höchsten Konzentrationen werden nach Gabe der Suspension beobachtet.

- HWZ nach Einmalgabe ca. 36 h (Bereich: 29–41 h), bei Dauertherapie durch Enzyminduktion kürzer, 10–20 h; $t_{1/2}$ des wirksamen Metaboliten *Carbamazepin-10,11-epoxid* 5–8 h.
- Metaboliserung bevorzugt durch CYP3A4/5. Der aktive Metabolit wird durch Epoxidhydrolase abgebaut. *Carbamazepin* induziert die Enzyme CYP3A4 und CYP2B6 und moderat auch CYP1A2, CYP2C9 und CYP2C19 und ebenso Glukuronosyltransferasen (UGT) und Epoxidhydrolase (ein maximaler Effekt ist für die Induktion und Deinduktion nach Absetzen innerhalb von 3 Wochen zu erwarten).
- Zur antimanischen Behandlung wird eine Plasmakonzentration von 4–10 μg/ml empfohlen.

Indikationen und Behandlungshinweise

- *Rezidivprophylaxe bipolarer affektiver Störungen*[z], wenn *Lithium* nicht oder nicht ausreichend wirksam ist bzw. wenn Patienten unter *Lithium* schnelle Phasenwechsel erlebten oder wenn Kontraindikationen gegen *Lithium* bestehen. Die rezidivprophylaktische Wirksamkeit von *Carbamazepin* ist durch Studien relativ schlecht belegt.
- Verhütung zerebraler Krampfanfälle im *Alkoholentzugssyndrom*[z] (nur unter stationären Bedingungen), ▶ 7.2.1.
- Gemäß der *S3-Leitlinie* „sollte" *Carbamazepin* als Monotherapie zur Behandlung der Manie oder von Mischzuständen eingesetzt werden. Für diese Indikation besteht aber keine Zulassung. Insbesondere das hohe Interaktionsrisiko ist zu beachten.
- Routineuntersuchungen: Unter einer Langzeitbehandlung mit *Carbamazepin*, zur frühzeitigen Erkennung von hepato- und hämatotoxischen NW (◘ Tab. 2.4).
- Das **Allel HLA-A*3101** ist mit einem erhöhten Risiko von *Carbamazepin*-induzierten unerwünschten AM-Wirkungen der Haut assoziiert. Dennoch liegen derzeit keine ausreichenden Daten für die grundsätzliche Empfehlung einer Untersuchung auf das Vorliegen des Allels HLA-A*3101 vor Beginn einer Behandlung mit *Carbamazepin* vor.
- Patienten Han-chinesischer oder thailändischer Abstammung sollten vor einer Behandlung auf die Genvariante **HLA-B*1502** hin untersucht werden. Dieses Allel ist ein starker Prädiktor für das Risiko des Auftretens des Stevens-Johnson-Syndroms bei einer Behandlung mit *Carbamazepin* (auch ▶ 2.7).

> Aufklärung über Frühsymptome einer Knochenmarkschädigung (Fieber, Halsschmerzen, Mundulzera, Hämatome) und einer Leberfunktionsstörung (Abgeschlagenheit, Appetitlosigkeit, Übelkeit, Gelbfärbung der Haut); bei Leukozytenzahl < $4000/mm^3$ Kontrolle Differenzialblutbild (einschließlich Thrombozytenzahl).

- Vor Behandlungsbeginn und unter der Behandlung Überprüfung der Schilddrüsenfunktion.

- Regelmäßige Kontrollen der Plasmakonzentration notwendig (12 ±0,5 h nach der letzten und vor der morgendlichen Einnahme); die Plasmakonzentration kann noch Wochen nach Behandlungsbeginn abfallen (Enzyminduktion).
- ▶ 14.4; vor Behandlungsbeginn sollte ein Schwangerschaftstest durchgeführt werden.
- Routineuntersuchungen: ◘ Tab. 2.4.
- Zum Suizidrisiko unter Anfallssuppressiva ▶ 2.7.

▪ Dosierung

- Einschleichend aufdosieren, da NW v. a. initial bei hohen Anfangsdosen und rascher Dosissteigerung auftreten.
- **Rezidivprophylaxe bipolarer Störungen:** Beginn mit 200–400 mg/d; Dosissteigerung i. Allg. um 200 mg/d; Maximaldosis: Timonil, Tegretal, Tegretal retard 800 mg/d[z]; Timonil retard 900 mg/d[z]. Dosierung je nach Plasmakonzentration; Verteilung auf 3–4 Einnahmen täglich, bei Retardpräparaten sind 1–2 Gaben ausreichend.
- **Alkoholentzugssyndrom** (Anfallsverhütung während der stationären Behandlung): Durchschnittliche Tagesdosis: 600 mg/d; max. 1200 mg/d (in 2 Einzelgaben)[z].

▪ Nebenwirkungen, Risikopopulationen und Intoxikationen

Sie treten bei alleiniger Verabreichung von *Carbamazepin* (Monotherapie) seltener als bei gleichzeitiger Gabe anderer Anfallssuppressiva (Kombinationstherapie) auf. Ein Großteil der NW kann dosisabhängig, insbesondere bei Behandlungsbeginn, auftreten und verschwindet meist nach 8–14 Tagen oder nach vorübergehender Dosisreduktion. Daher einschleichend dosieren.

Sehr häufig Schwindel, Somnolenz, Sedierung, Ataxie, Veränderungen von Leberfunktionswerten, Leukopenie.

Häufig Kopfschmerzen, Doppelbilder, allergische Hautreaktionen mit/ohne Fieber, Eosinophilie, Thrombozytopenie, Appetitlosigkeit, Mundtrockenheit, Nausea, Hyponatriämie, Ödeme.

Gelegentlich Verwirrtheitszustände, unwillkürliche Bewegungsstörungen.

Sonstige NW Selten Halluzinationen, Leukozytose, Agranulozytose, Bradykardie, Herzrhythmusstörungen, Leberversagen, aseptische Meningitis mit Myoklonus, Pankreatitis, erhöhte Prolaktinspiegel, Geschmacksstörungen. Es wurde in einigen Studien unter langfristiger Gabe von *Carbamazepin* eine verminderte Knochendichte festgestellt. Bei Risikopatienten (über lange Perioden immobilisiert, keine Sonnenexposition, geringe Kalziumaufnahme) sollte eine Vitamin-D-Substitution erwogen werden.

Risikopopulationen **Herz**: Anwendung bei kardialer Vorschädigung allenfalls unter engmaschigen EKG-Kontrollen; Vorsicht bei Herzinsuffizienz. **Leber**: Dosisanpassung bzw. Verlängerung der Dosierungsintervalle sowie Laborkontrollen einschließlich Plasmaspiegelbestimmung bei hepatischer Vorschädigung; kontraindiziert bei schwerer Leberinsuffizienz; gelegentlich Berichte von Hepatitis und Cholestase beim

Lebergesunden; häufig Transaminasenanstieg unter Behandlung, v. a. bei Therapiebeginn. Entsprechendes sorgfältiges Monitoring ist indiziert. **Niere**: Bei renaler Funktionseinschränkung Dosisreduktion und engmaschige Laborkontrollen mit Plasmaspiegelbestimmung, v. a. auch der Serumelektrolyte (insbesondere Natrium); selten Berichte von akutem Nierenversagen unter Therapie.

Intoxikationen Akzentuierte NW, Bewusstseinsstörungen, zerebelläre Symptomatik (Ataxie, Nystagmus), Herzrhythmusstörungen, EKG-Blockbilder, hypotensive und hypertensive Kreislaufdysregulation, Herz/-Kreislaufstillstand.

> Die sehr selten auftretende exfoliative Dermatitis bei Stevens-Johnson-Syndrom bzw. Lyell-Syndrom ist lebensbedrohlich (sofort absetzen!). Keine Kombination von *Carbamazepin* mit anderen potenziell knochenmarktoxischen Substanzen (*Clozapin*).

Kontraindikationen

- Reizleitungsstörungen, insbesondere AV-Block, bekannte Knochenmarkschäden, akute intermittierende Porphyrie. Genetisch gesicherte Träger der Allele HLA-A*3101 und HLA-B*1502 dürfen nicht mit *Carbamazepin* behandelt werden (s. oben, ▶ Behandlungshinweise).

Relative Kontraindikationen

- Schwere Leber- und Niereninsuffizienz, kardiale Vorschädigung.

Interaktionen

- Keine Kombination mit potenziell knochenmarktoxischen Substanzen (z. B. *Clozapin* oder TZA).
- Keine Kombination mit MAOH.
- Vorsicht bei Kombination mit AM, die eine Hyponatriämie induzieren können, z. B. SSRI, *Venlafaxin*, Diuretika (SIADH!).
- Die gleichzeitige Anwendung von *Levetiracetam* kann die Toxizität von *Carbamazepin* erhöhen.
- Besonders bedeutsam sind die CYP3A4-induzierenden Effekte von *Carbamazepin*. Dadurch kann es zu einem beschleunigten Abbau und Wirkverlust von Medikamenten kommen, die **Substrate** von **CYP3A4** sind (z. B. *Quetiapin*, *Midazolam* oder *Aripiprazol*, *Ciclosporin*, *Voriconazol*) mit dem Risiko einer Wirkabschwächung bis hin zum Wirkverlust (▶ **Anhang SUB**). Nichthormonelle Verhütungsmethoden sollten des Weiteren erwogen werden. Patientinnen sollten über den u. U. nicht mehr gewährleisteten antikonzeptiven Schutz aufgeklärt werden.
- Nach Absetzen von *Carbamazepin* kann es durch **Nachlassen der Induktion** von CYP3A4 zu einem Anstieg der Plasmakonzentrationen von Präparaten kommen, die **Substrate** von **CYP3A4** sind (▶ **Anhang SUB**). Dies kann zu vermehrten NW bis hin zur Toxizität führen.
- Vorsicht bei Kombination mit **CYP3A4-Inhibitoren**, wie z. B. *Erythromycin* oder *Ritonavir*, wegen des Anstiegs der *Carbamazepin*-Plasmakonzentration (▶ **Anhang INT**).

- Bei Kombination mit *Paliperidon* oder *Risperidon* kann es durch Induktion des Effluxtransporters P-Glykoprotein zu einer verminderten Bioverfügbarkeit der beiden Antipsychotika kommen.
- *Carbamazepin* hat einen Einfluss auf die Homöostase der Schilddrüsenhormone. Die meisten Studien zeigen eine signifikante Abnahme von T3, FT3, T4, FT4 schon nach einem Monat der Behandlung. Etwa 30 % der Patienten zeigen verminderte T4-Konzentrationen. Dabei scheint eine negative Korrelation zwischen den Schilddrüsenhormonen und dem *Carbamazepin*-Serumspiegel zu bestehen.

Bewertung

Anfallssuppressivum mit antimanischer Wirkung; die rezidivprophylaktische Wirkung bei bipolarer Störung ist relativ schlecht belegt; als Antimanikum nicht zugelassen, jedoch zur Rezidivprophylaxe, wenn *Lithium* versagt hat, unter *Lithium* rasche Phasenwechsel auftreten oder eine Behandlung mit *Lithium* nicht möglich ist. Bei manischen Syndromen ist die Wirksamkeit von *Valproat* besser belegt. *Carbamazepin* hat gegenüber *Lithium* wahrscheinlich Vorteile bei der Akutbehandlung schizoaffektiver Störungen. Jedoch ist bei Kombination mit einem AAP die Möglichkeit der pharmakokinetischen Interaktion bedeutsam; möglichst kein *Quetiapin* und kein *Aripiprazol* in der Kombinationsbehandlung. Eine Kombination mit *Clozapin* ist kontraindiziert.

2.13.2 Lamotrigin

Lamotrigin

Stimmungsstabilisierer, Anfallssuppressivum; NbN: *Glutamate voltage-gated sodium channel blocker*

Lamictal (GlaxoSmithKline)
Tbl. 2/5/25/50/100/200 mg
Lamo TAD (TAD Pharma)
Lamotrigin 1A-Pharma[1] (1A-Pharma)

[1] Aufgrund der hohen Zahl von Lamotrigin-Generika wird auf eine Auflistung von weiteren Präparaten mit der Anfangsbezeichnung „Lamotrigin" verzichtet.

Pharmakodynamik

- Anfallssuppressivum, dessen Wirkungsmechanismus bei bipolaren Störungen nicht sicher definiert ist. Wahrscheinlich ist die Interaktion mit spannungsgesteuerten Natriumkanälen von Bedeutung.

Pharmakokinetik

- Rasche, fast vollständige Resorption; max. Plasmakonzentrationen werden nach ca. 2,5 h gemessen.

- HWZ nach Einmalgabe ungefähr 33 h (Bereich 14–103 h); da *Lamotrigin* seinen eigenen Metabolismus induziert, kann bei Mehrfachgabe die HWZ um bis zu 25 % sinken. Gleichzeitige Verabreichung von Enzyminduktoren (z. B. *Carbamazepin*, *Phenytoin*) verkürzt die HWZ auf etwa 14 h; bei gleichzeitiger Gabe von *Valproat* steigt die HWZ auf ca. 70 h (Hemmung des *Lamotrigin*-Metabolismus durch *Valproat*).
- Metabolisierung durch Glukuronidierung (UGT1A4 und UGT3B7).
- Die Messung von **Plasmakonzentrationen** von *Lamotrigin* wird bei unzureichendem Ansprechen oder zu erwartenden pharmakokinetischen Wechselwirkungen häufiger, sonst wie in ◘ Tab. 2.4 einmal jährlich, empfohlen. Dosierung nach individueller Wirksamkeit und Verträglichkeit.
- Eine Plasmakonzentration von 3–15 µg/ml wird zur Behandlung von Krampfanfällen, bipolaren Störungen und zur Behandlung der therapieresistenten Depression empfohlen.

Indikationen und Behandlungshinweise

- *Prävention depressiver Episoden bei Patienten mit Bipolar-I-Störung und überwiegend depressiven Episoden*[z].
- *Off label* ▶ schwere (nicht leichte) depressive Episoden bei bipolarer Depression (▶ 2.4.2, Anfallssuppressiva; ▶ 1.11.4, Augmentationsstrategien) ▶ Widersprüchliche Ergebnisse bei der Borderline-Störung ▶ 11.4.1.
- Die antimanische Wirksamkeit von *Lamotrigin* ist nicht ausreichend belegt.
- Vor Behandlungsbeginn sollte ein Schwangerschaftstest durchgeführt werden.
- Zum Suizidrisiko unter Anfallssuppressiva ▶ 2.7.
- Patienten Han-chinesischer oder thailändischer Abstammung sollten vor einer Behandlung auf die Genvariante **HLA-B*1502** hin untersucht werden. Dieses Allel ist ein starker Prädiktor für das Risiko des Auftretens des SJS/TEN bei einer Behandlung mit *Lamotrigin* (auch ▶ 2.7).
- Routineuntersuchungen: ◘ Tab. 2.4.

Dosierung

- Die Dosissteigerung sollte sehr langsam erfolgen, um das Risiko von Hautreaktionen zu minimieren.
- Beginn mit einer Einmaldosis von 25 mg/d in den ersten 14 Tagen; Dosissteigerung auf 50 mg/d in einer Einmaldosis für weitere 14 Tage; weitere Dosissteigerung bis zum Erreichen des gewünschten Therapieeffekts in Schritten von 50 mg alle 1–2 Wochen möglich; Erhaltungsdosis 100–200 mg/d, auch verteilt auf 2 Einzelgaben, Maximaldosis 400 mg/d[z].
- Wird gleichzeitig *Valproat* als **Inhibitor der Glukuronidierung** von *Lamotrigin* verabreicht, sollte mit 12,5 mg in den Wochen 1 + 2 begonnen werden, hiernach Steigerung auf 25 mg in Woche 3 + 4. Erhaltungsdosis 100–200 mg/d.
- Werden gleichzeitig die **Glukuronidierung induzierende AM** (z. B. *Carbamazepin*, *Phenytoin*, *Rifampicin*) verabreicht, kann die Dosissteigerung in der Regel schneller erfolgen. Beginn mit 50 mg/d für die ersten 14 Tage, Steigerung auf 100 mg/d für weitere 14 Tage.

Nebenwirkungen, Risikopopulationen und Intoxikationen

Sehr häufig Kopfschmerzen, Somnolenz, Aggressivität, Übelkeit, Erbrechen, Hautausschlag, Doppeltsehen, verschwommenes Sehen.

Häufig Müdigkeit, Schlaflosigkeit, Schwindel, Nystagmus, Reizbarkeit, Tremor, Ataxie, Arthralgie, Schmerzen, gastrointestinale Beschwerden. Bei Therapie mit *Lamotrigin* kommt es relativ häufig (bei ca. 10 % der Patienten), v. a. zu Beginn der Behandlung, zu Hautreaktionen. Die Häufigkeit von Hautreaktionen nimmt zu, wenn hohe Anfangsdosierungen gegeben werden bzw. die Aufdosierung zu rasch erfolgt. Bei Kombination mit *Valproat* muss die *Lamotrigin*-Dosis zu Beginn besonders niedrig gewählt und sehr langsam aufdosiert werden (s. oben, ▸ Pharmakokinetik und ▸ Dosierung). Wenn *Lamotrigin* in einer nicht zugelassenen Indikation gegeben wird, sollte der Patient über die Möglichkeit von auch potenziell lebensbedrohlichen Hautreaktionen besonders aufgeklärt werden.

Sonstige NW Selten Stevens-Johnson-Syndrom, Nystagmus, Konjunktivitis, Lichtempfindlichkeit. Sehr selten Verwirrtheit, Halluzinationen, toxische epidermale Nekrolyse. Als sehr seltene NW ebenfalls bekannt sind Blutbildveränderungen einschließlich Neutropenie, Leukopenie bis hin zur Agranulozytose.

Risikopopulationen **Herz**: Keine erhöhte Komplikationsrate bei kardiovaskulären Vorerkrankungen. **Leber**: Sorgfältige Kontrollen der Leberfunktion bei Hepatopathien; bei mäßiger Leberinsuffizienz Dosisreduktion um 50 %, bei schwerer Ausprägung um 75 %, keine Abweichung der Pharmakokinetik bei leichter Leberinsuffizienz. **Niere**: Bei Niereninsuffizienz Laborkontrollen und Dosisanpassung empfohlen.

Intoxikationen Akzentuierte NW, Bewusstseinsstörungen bis zum Koma, zerebelläre Symptomatik (Ataxie, Nystagmus).

> Selten werden auch schwere, lebensbedrohliche allergische Haut- und Schleimhautreaktionen beobachtet (Quincke-Ödem, Stevens-Johnson-Syndrom, Lyell-Syndrom). Diese Erkrankungen sind in wenigen Fällen auch tödlich verlaufen. Den Hautreaktionen können andere systemische Manifestationen einer Überempfindlichkeitsreaktion (Fieber, Lymphadenopathie) vorausgehen. Der Patient sollte vor Behandlungsbeginn über diese Frühsymptome aufgeklärt werden. Unter sehr langsamer Aufdosierung, besonders zu Beginn, sind dann die Hautreaktionen sehr selten.

Klinisch wichtig ist das seltene, aber schwerwiegende Risiko der **hämophagozytischen Lymphohistiozytose (HLH)** im Zusammenhang mit *Lamotrigin*, die durch eine Überaktivierung des Immunsystems lebensbedrohlich werden kann. Die HLH kann innerhalb von Tagen bis Wochen nach Behandlungsbeginn auftreten. Die frühzeitige Diagnose und eine immunmodulatorische/immunsuppressive Therapie sind entscheidend für die Prognose. Bei Auftreten von unklarem Fieber oder Hautausschlag sollten Patienten umgehend untersucht werden.

Kontraindikationen

Relative Kontraindikationen

- Schwere Leber- und Nierenfunktionsstörungen.

Interaktionen

- **Vorsicht bei der Kombination mit *Sertralin*.** *Sertralin* hemmt das Schlüsselenzym der Glukuronidierung von *Lamotrigin* (UGT1A4). Dadurch werden potenziell alternative Stoffwechselwege benutzt (z. B. CYP2A6), worüber als toxisches Zwischenprodukt ein Arylepoxid entsteht, welches das Risiko für idiosynkratische Hautreaktionen erhöhen könnte, da es auch in Keratinozyten entsteht.
- Kombination unter Kontrolle der Plasmaspiegel: *Carbamazepin*, *Ethinylestradiol*, *Phenobarbital*, *Phenytoin*, *Primidon*, *Rifampicin* (beschleunigte Metabolisierung von *Lamotrigin*).
- **Bei Kombination mit *Valproat* vorsichtig und unter Kontrolle beider Plasmaspiegel dosieren** (vermehrt NW), da *Valproat* den Abbau von *Lamotrigin* hemmt. Ggf. *Lamotrigin*-Dosis um 50 % senken. Auch bei Reduktion von *Valproat* muss der *Lamotrigin*-Spiegel kontrolliert werden.
- Bei **Kombination von *Lamotrigin* mit *Quetiapin*** wurden bei Einnahme von Quetiapin IR (immediate release) im Mittel um 23 % niedrigere dosisangepasste Plasmaspiegel von *Quetiapin* als ohne *Lamotrigin* gemessen, wahrscheinlich durch Induktion der Glukuronidierung. Im Einzelfall können die Plasmaspiegel bei der Kombination extrem niedrig ausfallen. Daher Kontrolle der Plasmaspiegel und ggf. Dosisanpassung, auch noch für etwa 3–4 Wochen nach Absetzen von *Lamotrigin*. Bei der Kombination von *Lamotrigin* mit Quetiapin XR (extended release) ist diese Interaktion wahrscheinlich klinisch nicht relevant.
- Es sollten keine Kontrazeptiva eingesetzt werden, die ***Ethinylestradiol*** enthalten, da *Ethinylestradiol* eine Glukuronosyltransferase induziert und damit die Wirkspiegel von *Lamotrigin* absinken. Nach der Aufdosierung können höhere Erhaltungsdosen (bis zum 2-Fachen) von *Lamotrigin* erforderlich sein. Während der pillenfreien Woche wurde eine 2-fache Zunahme der *Lamotrigin*-Spiegel beobachtet. Interaktionen anderer Östrogenpräparate mit *Lamotrigin* sind bisher nicht untersucht.
- Wenn auf orale Kontrazeptiva, die *Ethinylestradiol* enthalten, nicht verzichtet werden kann, wird eine kontinuierliche Einnahme (**keine pillenfreie Woche**) empfohlen mit Anpassung der *Lamotrigin*-Dosis unter Kontrolle der Plasmaspiegel, um einen **stabilen *Lamotrigin*-Plasmaspiegel zu gewährleisten**. In einer Beobachtungsstudie traten bei 30 % der Patientinnen Durchbruchsblutungen auf.
- Nach derzeitigem Kenntnisstand ist eine monotherapeutische Kontrazeption mit einem Gestagen (*Levonorgestrel*, *Norethisteron* oder *Etonorgestrel*) zu bevorzugen.
- *Lamotrigin* beschleunigte in einer Studie mäßig die *Levonorgestrel*-Metabolisierung (Einfluss auf die Ovulationsaktivität in den Ovarien nicht bekannt), sodass eine **Verminderung der kontrazeptiven Wirksamkeit nicht ausgeschlossen** werden kann.

Frauen, die einen kontrazeptiven Schutz benötigen, sollten wegen der zu erwartenden komplexen pharmakokinetischen Interaktionen mit Verlust der Suppression der ovariellen Hormonaktivität kein *Lamotrigin* erhalten.

- **Bewertung**

Lamotrigin ist in der Regel die erste Option beim Einstieg einer Verordnung von Stimmungsstabilisierern bei der bipolaren Störung, wenn diese wesentlich durch depressive Phasen gekennzeichnet ist. *Lamotrigin* ist für die Rezidivprophylaxe depressiver Episoden bei bipolaren Störungen besonders wertvoll. Es scheint auch bei gemischten Episoden wirksam zu sein, eine Wirksamkeit bei Rapid Cycling scheint fraglich. Sollten beim Rapid Cycling depressive Episoden im Vordergrund stehen, sollte zunächst aber dennoch *Lamotrigin* gewählt werden. Bei der bipolaren Depression ist *Lamotrigin* in der Akutbehandlung nur bei schwerem Ausprägungsgrad der Depression wirksam (aber nicht zugelassen), nicht bei der leichten Depression. *Lamotrigin* sollte sehr langsam aufdosiert werden.

2.13.3 Lithiumsalze

Lithiumsalze

Stimmungsstabilisierer, Antimanika; NbN: *Enzyme modulator*

Lithiumcarbonat
Hypnorex retard 400 (Essential Pharma Ltd.)
Hypnorex retard 400 Emra (Emra)
Hypnorex retard Orifarm (Orifarm)
Tbl., Menge des Salzes pro Tbl. 400 mg, Lithiumgehalt pro Tbl. 10,8 mmol
Quilonum retard (Teofarma S.R.I. Fabio Ferrara)
Tbl., Menge des Salzes pro Tbl. 450 mg, Lithiumgehalt pro Tbl. 12,2 mmol

- **Pharmakodynamik**

- Wirkung auf Signaltransduktionssysteme und Neurotransmitterrezeptoren (▶ 2.2).

- **Pharmakokinetik**

- Nahezu vollständige enterale Resorption; T_{max} = 4–4,5 h (*Lithiumcarbonat*); keine Metabolisierung; ausschließlich renale Ausscheidung; Eliminations-HWZ von der Präparationsform abhängig.
- HWZ 14–30 h (durchschnittlich 24 h), bei älteren Menschen 30–36 h und bei Jugendlichen etwa 14–29 h.
- Plasmakonzentration (▶ Box 10): Bei einer Einmaldosis von 1 Retardtablette (12 mmol) ist im Steady State ein Plasmaspiegel (Talspiegel) von 0,2–0,8 mmol/l zu erwarten. Die Konzentrationen schwanken v. a. in Abhängigkeit von Alter und Nierenfunktion.

2

Box 10

Lithium-Plasmakonzentrationen

- Die Consensus-Leitlinie für Therapeutisches Drug Monitoring der AGNP empfiehlt 2026 neue therapeutische Referenzbereiche für *Lithium*. Um eine effektive Wirkung bei möglichst guter Verträglichkeit zu erzielen, sollten die Konzentrationen von *Lithium* zwischen 0,4 und 0,8 mmol/l (Mood-stabilizer) bzw. 0,4 und 1,2 mmol/l (Manie) liegen.
- Bei der Erhaltungstherapie zur Prävention einer depressiven Symptomatik können höhere Blutspiegel als zur Prävention einer manischen Symptomatik vonnöten sein. Bei Alterspatienten 60–79 J. bzw. > 80 J. werden *Lithium* Konzentrationen von 0,4–0,8 mmol/l bzw. 0,4–0,7 mmol/l empfohlen.
- Niedrigere Dosen bzw. Plasmakonzentrationen können notwendig sein, wenn eine erhöhte Empfindlichkeit gegenüber neurotoxischen Wirkungen bekannt ist. Bei einer Konzentration < 0,4 mmol/l ist mit keiner therapeutischen Wirkung zu rechnen; > 1,2 mmol/l ist *Lithium* potenziell toxisch (Alert-Level), 1,5 mmol/l dürfen nicht überschritten werden.
- Bei Verträglichkeitsproblemen oder V. a. *Lithium*-Intoxikation (s. unten).
- Für eine Behandlung mit *Lithium* ist es wichtig, dass Blut zum richtigen Zeitpunkt abgenommen wird, da falsch hohe oder falsch niedrige Werte wegen zu früher oder zu später Blutabnahme zu fehlerhaften Dosierungsempfehlungen führen können.
- Blutentnahme bei TDM von *Lithium* und Besonderheiten bei retardiertem *Lithium*: In der Akutphase und der Erhaltungsphase erfolgt die Blutentnahme zur Messung der Blutspiegel von *Lithium* im Steady State und zu dem Zeitpunkt, an dem die niedrigsten Konzentrationen (Talspiegel) vorliegen. Steady State ist für *Lithium* nach 4–7 Tagen bei konstanter Dosis eingestellt. Entsprechend erfolgt nach Beginn einer *Lithium*-Behandlung die erste Messung nach einer Woche und wird wöchentlich wiederholt, bis die angestrebte *Lithium*-Konzentration erreicht ist. Danach sollte der *Lithium*-Spiegel in den ersten 6 Monaten der Behandlung einmal pro Monat und später alle 4 Monate erneut gemessen werden. Wenn später eine Dosisänderung vorgenommen wird, sollte der *Lithium*-Spiegel wiederum nach einer Woche kontrolliert werden, bis er im erwünschten Bereich liegt.
- Talspiegel liegen im Steady State am Ende des längsten Dosierungsintervalls vor, d. h. unmittelbar vor Einnahme der Dosis. Wird ein Medikament morgens (8 Uhr), mittags (12 Uhr) und abends (20 Uhr) eingenommen, dann ist das längste Intervall zwischen der Dosis am Abend und am Morgen (12 h), und der Talspiegel ist morgens um 8 Uhr erreicht. Wird ein AM morgens (8 Uhr) und abends (20 Uhr) eingenommen, dann liegt ein Talspiegel um 8 Uhr und 20 Uhr vor.
- Wenn retardiertes *Lithium* einmal täglich am Abend (20 Uhr) eingenommen wird, dann beträgt das längste Dosierungsintervall 24 h, und der Talspiegel ist am Abend erreicht. Für die Messung der *Lithium*-Spiegel wird jedoch für retardiertes *Lithium* empfohlen, Blut exakt 12 h (Bereich 10–14 h) nach der letzten Dosis abzunehmen. Dies ist nicht der Zeitpunkt des Talspiegels, sondern die Konzentration nach 12 h. Die Konzentration nach 12 h ist um etwa 20 % höher als der Talspiegel. Eine Extrapolation des Talspiegels auf 24 h nach der letzten Einnahme ist nicht erforderlich. Wenn im Einzelfall bei Behandlung mit retar-

diertem *Lithium* der tatsächliche Talspiegel ermittelt werden soll, dann sollte entweder die Blutentnahme am Abend vor der Medikamenteneinnahme erfolgen oder eine 2-mal tägliche Dosierung gewählt und Blut morgens abgenommen werden. Dies zu beachten, ist v. a. dann bedeutsam, wenn *Lithium* bei einem Patienten eine kurze HWZ aufweist.

- **Indikationen und Behandlungshinweise**
- *Akutbehandlung manischer Syndrome*[Z].
- *Behandlung bestimmter akuter Depressionen, z. B. bei Therapieresistenz oder Unverträglichkeit von Antidepressiva, bei Verdacht auf Umschlag in eine Manie, gegebenenfalls in Kombination mit Antidepressiva*[Z].
- *Rezidivprophylaxe bipolarer affektiver Störung (auch im Rahmen schizoaffektiver Psychosen, nur Quilonum retard) und Episoden einer Major Depression*[Z] (▶ 1.10.3).
- *Lithium-Augmentation bei therapieresistenten Depressionen*[Z] (▶ 1.11.4).
- Akutbehandlung schizomanischer Syndrome im Rahmen schizoaffektiver Störungen (▶ 3.4.3).
- Anfallsweise auftretender oder chronischer Cluster-Kopfschmerz (Bing-Horton-Syndrom).
- Geringe therapeutische Breite, keine Toleranzentwicklung.
- Routineuntersuchungen: ▶ 2.10.

! Nach (plötzlichem) Absetzen von Lithiumsalzen treten manische Syndrome wahrscheinlich häufiger auf als bei sehr langsamem und kontrolliertem Ausschleichen (Absetzmanie).

Hinweis auf teratogenes Risiko ▶ 14.3; vor Behandlungsbeginn ist ein Schwangerschaftstest durchzuführen.

- **Dosierung**
- *Lithium* sollte in Retardform mit der Hauptdosis abends verabreicht werden. Einige Autoren, aber auch die Fachinformationen, empfehlen die abendliche Einmalgabe, damit nebenwirkungsträchtige Konzentrationsspitzen vom Patienten „verschlafen" werden.
- Die tägliche Tabletteneinnahme richtet sich nach der *Lithium*-Plasmakonzentration, die im Steady State kontrolliert wird. Steady-State-Bedingungen sind nach einer Woche erreicht. Grundsätzlich: Verdopplung der Dosis führt zur Verdopplung der *Lithium*-Konzentration im Plasma (linearer Verlauf).
- Rasche Aufdosierung notwendig; sollte wegen möglicher initialer NW nur unter stationären Bedingungen erfolgen. Kontrolle der *Lithium*-Konzentration im Plasma in kurzen Intervallen von 2–3 Tagen.
- ***Lithium*-Augmentation:** Unter Kontrolle der Plasmakonzentrationen (▶ Box 10).

Lithiumeinstellung

- **Bei manischen Syndromen:**
  - Schnelle Aufdosierung wird in der Regel von manischen Patienten gut toleriert.

- **Zur Rezidivprophylaxe:**
  - Wenn nach einer Woche die *Lithium*-Plasmakonzentration > 1,0 mmol/l liegt, wird die Dosis um ½–1 Tbl. reduziert; wenn die *Lithium*-Plasmakonzentration < 0,6 mmol/l liegt, wird die Medikation um ½–1 Tbl. erhöht.
  - Hypnorex retard, Quilonum retard: Beginn mit 2 × 1 Tbl./d, bei älteren Patienten mit 2 × ½ Tbl./d. Quilonum retard: Beginn mit 1,5 Tbl./d (morgens ½, abends 1), bei älteren Patienten mit 2 × ½ Tbl./d. Dosierungsanpassung entsprechend *Lithium*-Plasmakonzentrationen wie oben beschrieben.

Nebenwirkungen und Risikopopulationen

Zahlreiche Patienten nehmen langfristig Lithiumsalze ohne unerwünschte Wirkungen ein. Relativ häufig treten jedoch zu Beginn einer *Lithium*-Behandlung NW auf, die später wieder spontan verschwinden. Initiale NW sollten nicht zu einem Behandlungsabbruch führen, deshalb ist die vorherige Aufklärung des Patienten von besonderer Bedeutung.

Häufigste Gründe für das Absetzen der Lithiumsalze durch den Patienten sind subjektiv erlebte **kognitive Störungen**, **Gewichtszunahme**, **Tremor** und **Polyurie**.

Bei **Tremor** sollte, falls der Patient nicht schon primär darauf eingestellt wurde, zunächst auf ein Retardpräparat umgestellt werden; zur Koffeinkarenz sollte angehalten werden. Ein zentralgängiger β-Rezeptorenblocker (z. B. *Propranolol*) kann versucht werden. Ggf. muss die *Lithium*-Dosis reduziert werden.

Bei Kombination mit Antipsychotika oder Antidepressiva wurde über das Auftreten von **malignen neuroleptischen Syndromen**, **Delirien** bzw. von **zentralen Serotoninsyndromen** berichtet. Die kausale Rolle von *Lithium* im Rahmen dieser Kombinationstherapien ist jedoch unklar.

Lithium kann das Brugada-Syndrom, eine angeborene Erkrankung der kardialen Natriumkanäle mit charakteristischen elektrokardiographischen Veränderungen (Rechtsschenkelblock, ST-Strecken-Hebung in den rechten präkordialen Ableitungen), die zu Herzstillstand oder plötzlichem Tod führen können, demaskieren.

Eine Übersicht über mögliche NW von Lithiumsalzen gibt ◘ Tab. 2.5.

Risikopopulationen **Herz**: ► 2.7. **Leber**: Wegen ausschließlich renaler Elimination keine Komplikationen bei Leberfunktionsstörungen zu erwarten. **Niere**: s. unten.

> Vor Beginn einer Therapie mit *Lithium* sollte die **Nierenfunktion** nach dem folgenden Schema kontrolliert werden:
> - Bestimmung der Kreatinin-Clearance im 24-h-Sammelurin, alternativ: *estimated GFR* (eGFR), Ermittlung mittels MDRD (*Modification of Diet in Renal Disease*-Formel), falls Kreatinin-Clearance < 70 ml/min: Kontrollbestimmung der GFR mit Isotopen-Clearance (z. B. 99mTc-DTPA),
>   - falls GFR < 60 ml/min: Konsultation eines Nephrologen, Erwägen therapeutischer Alternativen,
>   - falls GFR < 30 ml/min: *Lithium*-Behandlung strikt kontraindiziert.

Tab. 2.5 Nebenwirkungen bei Behandlung mit *Lithium*

Organsystem	Nebenwirkungen	Therapie/Bemerkungen
Neurologisch/ psychiatrisch	Feinschlägiger Tremor (-*h*-)	β-Rezeptorenblocker (z. B. *Propranolol*[a] 3 × 10–40 mg)
	Kognitive Störungen (-*h*-)	Als besonders störend empfunden, jedoch empirisch kein sicherer Hinweis auf langfristige Auswirkungen auf kognitive Funktionen
	Müdigkeit (-*s*-)	Initial
	Muskelschwäche (-*s*-)	Initial, gelegentlich aber Funktionsstörung der peripheren Nerven (verminderte Leitungsgeschwindigkeiten und Amplituden der Aktionspotenziale)
Renal	Polyurie, Polydipsie (-*h*-)	Initial
	Nach langjähriger Behandlung Nierenfunktionsstörungen bis hin zum Nierenversagen möglich (verminderte Konzentrationsleistung, renaler Diabetes insipidus) (-*s*-)	Bei Absetzen von *Lithium* in aller Regel reversibel; unklar, ob histologische Veränderungen auftreten; Frauen sind häufiger betroffen als Männer, höhere *Lithium*-Konzentrationen sind wahrscheinlich mit schlechterem Outcome verbunden
	Glomerulonephritis (Minimal-change-Typ) (-*s*-)	Äußerst selten; nur wenige Fälle in der Literatur
Elektrolyt-/ Wasserhaushalt	Gewichtszunahme (-*h*-)	Kalorienarme Diät bei normaler Kochsalzzufuhr
	Gesichts- und Knöchelödeme (-*s*-)	
Haut	Alopezie, Follikulitiden, Pruritus, Exazerbationen von Psoriasis, lichenoide Dermatosen (-*s*-)	Ggf. absetzen
Gastrointestinal	Diarrhöen, Übelkeit, Völlegefühl, Appetitverlust (-*h*-)	Initial
Endokrinium	Struma, TSH-Anstieg (-*h*-)	Substitution mit Schilddrüsenhormonen
	Hypothyreose (-*s*-)	Mitbehandlung durch Endokrinologen
	Hyperparathyreoidismus (-*s*-)	Mitbehandlung durch Endokrinologen
	Beeinflussung des Kohlenhydratstoffwechsels (-*s*-)	Senkung oder Erhöhungen der Blutglukosekonzentration beschrieben
Kardiovaskulär	Repolarisationsveränderungen im EKG (-*s*-)	Risiko der konzentrationsabhängigen QTc-Zeit-Veränderung, ► 2.7; insbesondere in der Eindosierungsphase regelmäßig EKG
	Arrhythmien (Bradykardien) (-*s*-)	Sehr selten, eher bei vorbestehenden Herzerkrankungen

2

Tab. 2.5 (*Fortsetzung*)

Organsystem	Nebenwirkungen	Therapie/Bemerkungen
Hämatologisch	Leukozytosen (-*h*-)	Reversibel, in der Regel unproblematisch

(-*h*-) häufig, (-*s*-) selten, *TSH* Thyreotropin.
[a] *Propranolol* ist bei Tremor im Gegensatz zu *Bisoprolol* zugelassen; es wird aber über CYP3A4 abgebaut.

Lithium-Intoxikation

Bei *Lithium*-Plasmakonzentrationen > 1,2 mmol/l, v. a. > 1,5 mmol/l, kann es zu Intoxikationserscheinungen kommen. Da die Schwelle für Intoxikationszeichen individuell verschieden ist, können im Einzelfall erste Symptome einer *Lithium*-Intoxikation auch bei niedrigeren *Lithium*-Plasmakonzentrationen auftreten (schon bei therapeutischen Plasmakonzentrationen möglich).

Ursachen einer Lithium-Intoxikation

- Überdosierung (akzidentell oder suizidal).
- Kalium- oder Kochsalzmangel (z. B. natriumarme Diät, Diuretika Interaktionen starkes Schwitzen, Diarrhö, sonstige Flüssigkeitsverluste).
- Nierenfunktionsstörungen mit Elektrolytverschiebungen.
- Verminderung der renalen *Lithium*-Clearance durch nichtsteroidale Antiphlogistika oder ACE-Hemmer.

Klinische Symptome einer Lithium-Intoxikation ▶ Box 11.

Box 11

Klinische Symptome einer Lithium-Intoxikation (▶ 12.8.2)

- Gastrointestinale Symptome: Übelkeit, Erbrechen, Durchfall.
- Neurologisch-psychiatrische Symptome: Grobschlägiger Händetremor, Schwindel, Dysarthrie, Ataxie, Abgeschlagenheit, psychomotorische Verlangsamung, Vigilanzminderung.
- Kardiovaskuläre Befunde: z. B. Arrhythmien, QTc-Zeit-Verlängerung, ST-Strecken-Abflachung, T-Wellen-Inversion.
- Später: Rigor, Hyperreflexie, Faszikulationen, zerebrale Krampfanfälle, Schock; Bewusstseinstrübung bis zum Koma; Herz-Kreislauf-Stillstand.

Vorgehen bei einer Lithium-Intoxikation (Allgemeine Maßnahmen ▶ 12.8.2)

Primäre Detoxifikation durch Magenspülung (keine Adsorption an Aktivkohle, Gabe von Laxanzien und induziertes Erbrechen nicht notwendig wegen der entsprechenden *Lithium*-Eigenwirkung). Sekundäre Detoxifikation durch großzügige

Infusion isotoner Kochsalzlösung (unter Beachtung der kardialen Situation und des Elektrolythaushalts); ggf. Clearance-Steigerung durch *Acetazolamid* (Diamox). Die Entgiftung sollte unter engmaschiger Kontrolle der *Lithium*-Spiegel erfolgen, etwa im Abstand von 6 h. Dabei sollte der *Lithium*-Spiegel innerhalb von 6 h um etwa 20 % und nach 24 h auf die Hälfte abgefallen sein. Eine forcierte Diurese ist nicht mehr indiziert wegen unsicherer Wirksamkeit. Hämodialyse bzw. Hämofiltration sind wirksam. Symptomatische Therapie (anfallssuppressiv, antiarrhythmisch etc.).

Kontraindikationen

- Nierenfunktionsstörungen (z. B. bei Glomerulonephritis, Pyelonephritis), Störungen des Natriumhaushalts, M. Addison.

Relative Kontraindikationen

- Krankheiten, die zu Nierenfunktionsstörungen führen können, z. B. Hypertonie bzw. Arteriosklerose, kardiale Vorschädigung, Gicht. Weiterhin: stark reduzierter Ernährungs- und Kräftezustand, zerebrale Anfallsbereitschaft, Parkinson-Krankheit, Myasthenia gravis, Hypothyreose, Psoriasis vulgaris.
- Vor **Narkosen oder Operationen**: *Lithium* 2–3 Tage vorher absetzen. Eine **EKT** ist unter *Lithium*-Therapie möglich, ein erhöhtes NW-Risiko ist jedoch zu beachten (verstärkte Gedächtnisstörungen, postinterventionelle Orientierungsstörungen). Wenn *Lithium* unter EKT weiterhin gegeben wird, sollte auf zusätzliche Psychopharmaka verzichtet werden.

Interaktionen

Bei der Behandlung mit *Lithium* sind mögliche Interaktionen mit anderen AM zu beachten (Tab. 2.6). Grundsätzlich Vorsicht bei Kombination mit zentral dämpfenden Psychopharmaka und Alkohol sowie bei AM mit nephrotoxischem Potenzial (z. B. Aminoglykosid-Antibiotika, Amphotericin B, nichtsteroidale Antirheumatika oder Immunsuppressiva).

Bewertung

Besonders wirksam zur Akutbehandlung des manischen Syndroms (bei schweren, auch psychotischen Manien sind aber AAP oder eine Kombination mit AAP indiziert) und zur Rezidivprophylaxe bipolarer Störungen. Bei wenigen Vorphasen ist *Lithium* zur Rezidivprophylaxe zu bevorzugen; insgesamt scheint *Lithium* in der Rezidivprophylaxe *Valproat* überlegen zu sein. *Valproat* ist aber besser verträglich als *Lithium*.

Lithium hat bei der schizoaffektiven Störung wahrscheinlich eine geringere Wirksamkeit als bei der bipolaren Störung, insbesondere bei affektiv rein depressiven Verläufen und bei im Vordergrund stehender psychotischer Symptomatik. In der Rezidivprophylaxe haben wahrscheinlich *Lithium* und *Carbamazepin* vergleichbare Effekte bei schizoaffektiven Störungen, jedoch ist *Lithium* *Carbamazepin* unterlegen bei affektiv rein depressiven Verläufen und bei im Vordergrund stehender psychotischer Symptomatik.

2

Tab. 2.6 Interaktionen *Lithium*

Komedikation[a]	Art der Interaktion
Psychopharmaka	
Antidepressiva: MAOH	Fraglich vermehrte *Lithium*-NW; jedoch evtl. bessere antidepressive Wirkung durch *Lithium*-Zugabe
SSRI	Vermehrte *Lithium*-NW bis zur Neurotoxizität möglich mit allen SSRI, auch *Duloxetin* und *Venlafaxin* **Cave:** zentrales Serotoninsyndrom. Jedoch bessere antidepressive Wirkung durch *Lithium*-Augmentation möglich
TZA	Evtl. verstärkter Tremor; evtl. bessere antidepressive Wirksamkeit durch *Lithium*-Augmentation
Andere Antidepressiva	Kein Hinweis auf Interaktion mit *Mirtazapin* oder *Reboxetin*
Antipsychotika	Vermehrte *Lithium*- und/oder Antipsychotika-NW, z. B. auch EPS, in Einzelfällen bis hin zur Neurotoxizität (EEG-Veränderungen, Delir, Krampfanfälle); evtl. erhöhtes Risiko für malignes neuroleptisches Syndrom unter *Lithium*-Zugabe, in sehr seltenen Einzelfällen irreversible Bewegungsstörungen mit persistierenden EEG-Veränderungen beschrieben
Carbamazepin	Vermehrte NW von *Lithium* und/oder *Carbamazepin* bis hin zur Neurotoxizität möglich, ggf. auch bei therapeutischen Plasmakonzentrationen
Phenytoin	Vermehrte NW von *Lithium* und/oder *Phenytoin* bis hin zur Neurotoxizität möglich, ggf. auch bei therapeutischen Plasmakonzentrationen
Andere Pharmaka	
ACE-Hemmer und Sartane	Erhöhte *Lithium*-Plasmakonzentration, dadurch vermehrte *Lithium*-NW. **Cave:** Nephrotoxizität; wöchentliche *Lithium*-Plasmakonzentrationskontrollen in den ersten 8 Wochen, ggf. *Lithium*-Dosis senken, Kontrolle der *Lithium*-Plasmakonzentration auch nach Absetzen
Acetazolamid	Vermehrte *Lithium*-Ausscheidung mit erniedrigten *Lithium*-Plasmakonzentrationen
Antibiotika: *Ampicillin*, Tetrazykline, Aminoglykoside, *Metronidazol*	Evtl. erhöhte *Lithium*-Plasmakonzentration, dadurch vermehrte *Lithium*-NW bis hin zur Intoxikation möglich **Cave:** Nephrotoxizität; häufigere *Lithium*-Plasmakonzentrationskontrollen notwendig
Nichtsteroidale Antirheumatika wie *Diclofenac* oder *Ibuprofen*, v. a. Cox-2-Hemmer	**Cave:** Intoxikationsrisiko durch verminderte renale *Lithium*-Clearance; berichtet für *Rofecoxib* und *Celecoxib*; häufigere Plasmakonzentrationskontrollen notwendig; insbesondere Vorsicht bei frei verkäuflichen Präparaten wie *Ibuprofen*. Bisher keine Interaktionen mit *ASS* berichtet
Clonidin	Abschwächung der blutdrucksenkenden Wirkung von *Clonidin* möglich

Tab. 2.6 (*Fortsetzung*)

Komedikation[a]	**Art der Interaktion**
Digoxin	Herzglykosidwirkung evtl. verstärkt, Gefahr von Rhythmusstörungen evtl. begünstigt; Abschwächung der antimanischen Wirkung von *Lithium* möglich
Diuretika, v. a. Thiaziddiuretika (z. B. *Hydrochlorothiazid*), aber auch kaliumsparende Diuretika (*Amilorid, Triamteren*)	**Cave:** Intoxikationsrisiko durch verminderte renale *Lithium*-Clearance; Schleifendiuretika (z. B. *Furosemid, Etacrynsäure*) erhöhen *Lithium*-Plasmakonzentration in geringerem Ausmaß. Thiaziddiuretika können sinnvoll sein bei nephrogenem Diabetes insipidus (Verminderung von Polyurie und Polydipsie), sie zeigen einen paradoxen antidiuretischen Effekt, der möglicherweise zur Wasserretention und *Lithium*-Intoxikation führt
Kaliumiodid	Verstärkte thyreostatische Wirkung
Kalziumantagonisten vom Typ *Diltiazem* und *Verapamil*	Evtl. verstärkte Neurotoxizität
Ketamin	Vermehrte *Lithium*-NW
Methyldopa	Evtl. erhöhte *Lithium*-Plasmakonzentration, dadurch vermehrte *Lithium*-NW bis hin zur Intoxikation, in Ausnahmefällen auch bei therapeutischen Plasmakonzentration
Methylxanthine (*Theophyllin, Koffein*)	Senkung der *Lithium*-Plasmakonzentration durch erhöhte renale *Lithium*-Clearance
Muskelrelaxanzien (*Pancuronium, Suxamethonium*)	Verlängerte neuromuskuläre Blockade (in Einzelfällen um mehrere Stunden); *Lithium* präoperativ absetzen
Natriumbicarbonat	Vermehrte *Lithium*-Ausscheidung mit niedrigeren Plasmakonzentration
Sympathomimetika	Abschwächung der blutdrucksteigernden Wirkung der Sympathomimetika möglich
Thyreostatika	Verstärkte thyreostatische Wirkung
Alkohol (Ethanol)	Verstärkte kognitive Beeinträchtigung und psychomotorische Verlangsamung, Beeinträchtigung des Reaktionsvermögens
Jodhaltige Kontrastmittel	Durch das Risiko einer kontrastmittelinduzierten Nephropathie kann es zu einem Anstieg der *Lithium*-Spiegel und einer Intoxikation kommen. Kontrolle der GFR und der *Lithium*-Spiegel

[a] Vorsicht mit AM, die das QTc-Intervall verlängern können (*Lithium* hat T-Wellen-abflachenden Effekt).

Lithium hat sich zur Augmentation bei der therapieresistenten Depression bewährt und ist eine Option im Rahmen der Rezidivprophylaxe einer rezidivierenden unipolaren Depression (► 1.10.3, ► 1.11.4).

Der über Jahrzehnte angenommene suizidpräventive Effekt von *Lithium* wurde zwischenzeitlich kritisch hinterfragt und einer Neubewertung unterzogen. Aktuelle Übersichtsarbeiten unterstreichen aber die robuste antisuizidale Wirkung von *Lithium* insbesondere bei bipolaren Störungen (Tondo und Baldessarini 2025; Gitlin und Bauer 2024).

2.13.4 Valproat

Valproat

Stimmungsstabilisierer, Anfallssuppressivum, NbN: GABA enhancer
Wenn nicht anders angegeben, beziehen sich die Konzentrationsangaben für die folgenden Präparate auf die Salze der *Valproinsäure* (= *Valproat*). Die Menge an *Valproat* pro Tablette bzw. Kapsel ist etwas geringer. In den USA ist die äquimolare Mischung aus *Valproinsäure* und *Natriumvalproat* als Divalproex erhältlich. Ergenyl und Orfiril unterscheiden sich hinsichtlich der quantitativen Zusammensetzung von *Natriumvalproat* (in Orfiril) und *Valproinsäure* (Kombination in Ergenyl). Aufgeführt sind nur Präparate, die in retardierter Form (zugelassen) vorliegen.

Ergenyl chrono (Sanofi-Aventis)
Tbl. 300/500 mg

Ergenyl chronosphere (Sanofi-Aventis)
Stck. 100/250/500/750/1000 mg
Retardgranulat

Orfiril chrono/Orfiril long (Desitin)
Kps. 300 mg
Stck. 500 mg

Valproat 1A Pharma[1] (1A Pharma)

[1] Aufgrund der hohen Zahl von Valproat-Generika wird auf eine Auflistung von weiteren Präparaten mit der Anfangsbezeichnung „Valproat" verzichtet.

- **Pharmakodynamik**
  - Anfallssuppressivum, dessen antimanischer und rezidivprophylaktischer Wirkmechanismus nicht sicher definiert ist.

- **Pharmakokinetik**
  - Schnelle, fast vollständige Resorption; das Plasmakonzentrationsmaximum wird nach Einnahme einer Retardtablette/-kapsel innerhalb von 6–7 h (Ergenyl chrono) bzw. 8–11 h (Orfiril long) erreicht. Steady State nach 3–4 Tagen.
  - Metabolisierung im Wesentlichen durch Glukuronosyltransferasen UGT1A3, UGT1A6 und UGT2B7, daneben durch CYP2A6, CYP2B6, CYP2C9, CYP2C19 und β-Oxidation.

- Bindung zu 90–95 % an Plasmaproteine, v. a. Albumin; bei höheren Dosierungen nimmt die freie Fraktion zu.
- HWZ bei Retardpräparaten nicht einheitlich, 12–16 h (Orfiril long), 17–19 h (Ergenyl chrono), weitgehend unverändert bei Langzeittherapie; Zunahme bei Lebererkrankungen.
- Kontrollen der **Plasmakonzentration** sind v. a. zu Therapiebeginn und bei mangelnder Wirksamkeit sinnvoll (12 ± 0,5 h nach der letzten und vor der morgendlichen Einnahme). Plasmakonzentration (wie in der Epilepsiebehandlung): 50–100 µg/ml.

Indikationen und Behandlungshinweise

- *Manische Episoden bei einer bipolaren Störung, wenn Lithium kontraindiziert ist oder nicht vertragen wird*[z].
- *Die weiterführende Behandlung nach einer manischen Episode kann bei Patienten in Erwägung gezogen werden, die auf Valproat bei der Behandlung der akuten Manie angesprochen haben*[z].
- Weder unretardiertes *Valproat* noch Präparate zur i. v.-Gabe sind für die Behandlung bipolarer Störungen zugelassen, sie finden aber gelegentlich Off-label-Anwendung. Retardierte Präparate sind besser verträglich.
- Euphorische und gereizte Manien können mit *Valproat* behandelt werden. Vor allem bei häufigen Vorphasen ist *Valproat* zur Rezidivprophylaxe zu bevorzugen.
- *Off label* ▶ Prophylaxe von Migräneanfällen bei Erwachsenen, wenn eine Behandlung mit anderen dafür zugelassenen AM nicht erfolgreich war oder nicht angewendet werden darf.
- Widersprüchliche Ergebnisse bei der Borderline-Störung, ▶ 11.4.1.
- Zum Suizidrisiko unter Anfallssuppressiva ▶ 2.7.
- Routineuntersuchungen und -hinweise: ◘ Tab. 2.4. Aufklärung über Frühsymptome möglicher Organschädigungen (Knochenmarkschädigung: Fieber, Halsschmerzen, Mundulzera, Hämatome; Hepatitis, Pankreatitis: Müdigkeit, Appetitlosigkeit, Erbrechen, Bauchschmerzen). Vor Behandlungsbeginn Schwangerschaftstest, Aufklärung über die Notwendigkeit einer wirksamen Empfängnisverhütung (s. unten). Bei einer Langzeitbehandlung mit *Valproat* müssen frühzeitig Störungen von Leber, Bauchspeicheldrüse, Knochenmark und Gerinnung erkannt werden (◘ Tab. 2.4). Regelmäßige Plasmaspiegelbestimmungen empfohlen.

Dosierung

- Die initial empfohlene Dosis beträgt 750 mg/d. In klinischen Studien zeigte eine Anfangsdosis von 20 mg *Natriumvalproat*/kg KG ebenfalls ein akzeptables Sicherheitsprofil. Verteilung der Gabe auf 1–2 Einzeldosen; Erhaltungsdosis bei Erwachsenen in der Regel 1200–2000 mg/d, je nach Plasmakonzentration (s. oben, ▶ Pharmakokinetik). Maximaldosis: Orfiril long 2500 mg/d[z], Ergenyl chrono und Ergenyl chronosphere 2000 mg/d[z].
- Um einen raschen antimanischen Effekt innerhalb von 2–3 Tagen zu erzielen, wird empfohlen, von Beginn an mit einer Tagesdosis von 20 mg/kg KG zu behandeln (*loading*); in der Akutphase der Manie wurden Plasmakonzentratio-

nen bis 120 mg/l gut vertragen. Ein noch rascherer antimanischer Effekt lässt sich möglicherweise durch die i. v.-Gabe von *Valproat* erreichen; hierzu liegen aber nur Einzelfallberichte vor. Auch bei i. v.-Verabreichung kann von Beginn an die Zieldosis gegeben werden. **Cave:** i. v.-Gabe erfolgt in dieser Indikation *off label*.

▪ Nebenwirkungen, Risikopopulationen und Intoxikationen

▪▪ Zentralnervöse Nebenwirkungen

Sehr häufig Tremor.

Häufig Extrapyramidale Störungen, Schläfrigkeit, Parästhesien.

Gelegentlich Kopfschmerzen, Reizbarkeit, Hyperaktivität, Verwirrtheit, Stupor bis hin zum transienten Koma, Spastizität, Ataxie, reversibles Parkinson-Syndrom.

Selten Chronische Enzephalopathien mit neurologischer Symptomatik.

▪▪ Störungen der Leberfunktion, Stoffwechsel- und Ernährungsstörungen

Sehr häufig Hyperammonämie.

Häufig Gewichtszunahme oder -abnahme, Diarrhö, Übelkeit.

Gelegentlich Schwerwiegende (bis tödlich verlaufende) Leberfunktionsstörungen, Hypersalivation.

Selten Schädigung der Bauchspeicheldrüse, teilweise mit tödlichem Verlauf, nach Absetzen reversibles Fanconi-Syndrom, Enuresis.

▪▪ Blutbildveränderungen, Störungen des Immunsystems

Häufig Thrombozytopenie, Leukozytopenie.

Gelegentlich Periphere Ödeme, Blutungen.

Selten Beeinträchtigung der Knochenmarkfunktion einschließlich Aplasie der roten Zelllinie, Agranulozytose, makrozytäre Anämie, Makrozytose, Lupus erythematodes, Erythema multiforme.

▪▪ Störungen der Geschlechtsorgane

Selten Dysmenorrhö, polyzystische Ovarien.

Sonstige NW Vorübergehender Haarausfall; Einzelfälle von Stevens-Johnson-Syndrom, Lyell-Syndrom und reversibler Hypothermie, verminderte Knochendichte.

Bei Kindern und Jugendlichen wurde eine erhöhte Inzidenz einer moderaten bis schwerwiegenden Leukopenie und/oder Neutropenie gefunden.

Risikopopulationen **Herz**: Keine erhöhte Komplikationsrate bei kardiovaskulären Vorerkrankungen. **Leber**: Bei mittelgradigen bis schweren Leberfunktionsstörungen sowie symptomatischen Hepatopathien kontraindiziert; bei entsprechender Eigen- oder Familienanamnese erhöhte Vorsicht; Hepatotoxizität auch beim Gesunden möglich (Häufigkeit des akuten Leberversagens ca. 1:10.000); grundsätzlich sorgfältige Überwachung laborchemischer Leber- und Gerinnungsparameter sowie des Plasmaspiegels. **Niere**: ggf. Dosisanpassung (anhand des Plasmaspiegels), jedoch bisher keine Komplikationen bei Nierenfunktionsstörungen bekannt.

Intoxikationen Akzentuierte NW, Bewusstseinsstörungen bis zum Koma, Bradykardie, Hypotension, Kreislaufdepression, Ateminsuffizienz, Gerinnungsstörungen.

> Bei gleichzeitiger Einnahme von valproathaltigen Präparaten und Antikoagulanzien oder Antiaggreganzien kann es zu erhöhter Blutungsneigung kommen. Deshalb werden bei gleichzeitiger Anwendung regelmäßige Kontrollen der Blutgerinnungswerte empfohlen. Bei Risikopatienten (über lange Perioden immobilisiert, keine Sonnenexposition, geringe Kalziumaufnahme) sollte eine Vitamin-D-Substitution erwogen werden.
>
> Bei einer nichterklärbaren Störung des Allgemeinbefindens, klinischen Zeichen einer Leber- oder Pankreasaffektion oder Blutungsneigung, einer mehr als 2- bis 3-fachen Erhöhung der Lebertransaminasen auch ohne klinische Zeichen oder bei leichter (eineinhalb- bis zweifacher) Erhöhung der Lebertransaminasen bei gleichzeitigem, akut fieberhaftem Infekt, ausgeprägter Störung des Gerinnungsstatus ist ein sofortiger Therapieabbruch zu erwägen.

Kontraindikationen

- Mittel- bis schwergradige Leberinsuffizienz, auch in der Familienanamnese, hepatische Porphyrie, Blutgerinnungsstörungen.
- *Valproat* darf nicht bei Frauen im gebärfähigen Alter und bei schwangeren Frauen angewendet werden (s. unten).

Empfehlung der EMA (Ausschuss für Risikobewertung im Bereich der Pharmakovigilanz – PRAC) zur Vermeidung einer Valproat-Exposition bei ungeborenen Kindern:

- Während einer Schwangerschaft darf *Valproat* nicht angewendet werden.
- Aufgrund des möglichen Risikos für neurologische Entwicklungsstörungen bei Kindern, deren Väter mit *Valproat* behandelt wurden, sollten männliche Patienten über die Notwendigkeit einer wirksamen Empfängnisverhütung für sie und die Partnerin während der Behandlung und für 3 Monate nach Beendigung der Behandlung aufgeklärt werden. Neuere Untersuchungen scheinen das Risiko aber nicht mehr zu bestätigen.
- Bei Frauen und Mädchen im gebärfähigen Alter darf *Valproat* nicht angewendet werden, es sei denn, die Bedingungen eines Schwangerschaftsverhütungsprogramms werden erfüllt:
  - Bewertung der Patientinnen hinsichtlich ihrer Gebärfähigkeit,
  - Durchführung von Schwangerschaftstests,

- Beratung von Patientinnen über die Risiken einer Behandlung mit *Valproat*,
- Aufklärung über die Notwendigkeit einer wirksamen Schwangerschaftsverhütung während der gesamten Behandlungsdauer,
- Durchführung von mindestens jährlichen fachärztlichen Kontrollen der Behandlung,
- Einführung eines Bestätigungsformulars, auf dem dokumentiert wird, dass eine angemessene Beratung durch den verordnenden Arzt erfolgt ist.

Relative Kontraindikationen

- Knochenmarkschädigungen, metabolische Erkrankungen, insbesondere angeborene Enzymopathien, Niereninsuffizienz und Hypoproteinämie, Lupus erythematodes.

▪ Interaktionen

- Bei Kombination mit anderen Anfallssuppressiva kommt es häufig zur Sedierung.
- In Kombination mit *Amitriptylin*, *Desipramin* oder *Nortriptylin* vermehrte NW möglich, erhöhtes Risiko von Krampfanfällen. Möglicherweise ist durch Einflussnahme von *Valproat* auf den Metabolismus der TZA über CYP2C9 oder CYP2C19 mit einer Erhöhung der Wirkstoffspiegel der TZA (häufigere Kontrolle der Plasmakonzentrationen der TZA) zu rechnen.
- Bei gleichzeitiger Einnahme von valproathaltigen AM und Antikoagulanzien oder Antiaggreganzien erhöhte Blutungsneigung (regelmäßige Kontrollen der Blutgerinnungswerte empfohlen). **Cave:** *Acetylsalicylsäure*.
- Vorsicht bei Kombination mit *Lamotrigin* wegen des erhöhten Risikos für Hautreaktionen bis hin zu Stevens-Johnson-Syndrom. Die Kombination mit *Lamotrigin* sollte unter Kontrolle der Plasmaspiegel dosiert werden (vermehrt NW), da *Valproat* die Glukuronidierung und damit den Abbau von *Lamotrigin* hemmt. Die mittlere Hemmung der Clearance von *Lamotrigin* beträgt ca. 50 %. Andererseits induziert *Lamotrigin* Glukuronosyltransferasen und beschleunigt damit die Metabolisierung von *Valproat* (Abfall der Spiegel um ca. 25 %).
- Bei Kombination mit *Olanzapin* kann es sowohl zu einem Abfall als auch einem Anstieg der Plasmakonzentration von *Olanzapin* kommen, da *Valproat* Glukuronosyltransferasen (UGT) hemmt und langfristig UGT und CYP1A2 induziert. Die induzierenden Effekte sind bei Rauchern und Nichtrauchern unterschiedlich. Die Kombination sollte daher nur unter wiederholter Kontrolle der Plasmakonzentrationen von *Olanzapin* und *Valproat* angewandt werden.
- Bei Kombination mit *Clozapin* kann es, wie bei *Olanzapin*, sowohl zu einem Abfall als auch zu einem Anstieg der Plasmakonzentration kommen (gleicher Mechanismus). Bei Rauchern wird der induzierende Effekt des Rauchens durch *Valproat* verstärkt, sodass die Plasmakonzentrationen von *Clozapin* besonders stark abfallen (Rauchen alleine bedingt einen Abfall um ca. 20 %, mit *Valproat* um ca. 46 %). Deshalb sind auch bei dieser Kombination, insbesondere bei Eindosierung und bei Rauchern, engmaschige Kontrollen der Plasmakonzentration von *Clozapin* empfohlen. Des Weiteren ist unter der Kombination von *Clozapin* mit *Valproat* das Risiko für Pneumonie, Myokarditis/Perikarditis/Pankreatitis,

Neutropenie und Agranulozytose erhöht (s. auch Drug Safety Mail 04/2025; ▶ https://www.akdae.de/arzneimittelsicherheit/drug-safety-mail/archiv, zuletzt abgerufen am 02.07.2025).
- Unter Kombination mit *Quetiapin* ist mit einem Anstieg der Plasmakonzentrationen von *Quetiapin* zu rechnen. Weitere Hinweise zur Interaktion ▶ 3.15.25, *Quetiapin*, Präparat.
- Bei Kombination mit enzyminduzierenden Substanzen wie *Carbamazepin*, *Imipenem*, *Mefloquin*, *Meropenem*, *Panipenem*, *Phenytoin*, *Primidon*, *Rifampicin* wird eine Plasmaspiegelkontrolle empfohlen, da die Spiegel von *Valproat* absinken können.
- Bei Einnahme von oralen Kontrazeptiva, die *Ethinlyestradiol* enthalten, sind durch Induktion von UGT in der Phase mit Kontrazeptivum durchschnittlich 30 % niedrigere Plasmakonzentrationen von *Valproat* zu erwarten als ohne Kontrazeptivum und möglicherweise eine Wirkabschwächung.

■ **Bewertung**

Anfallssuppressivum mit antimanischer und rezidivprophylaktischer Wirkung, jedoch nur noch in der Indikation einer manischen Episode bzw. zur Weiterbehandlung nach einer manischen Episode, wenn diese gut auf *Valproat* angesprochen hat, zugelassen. In der Regel besser verträglich als *Lithium*. Eine früher angenommene bessere Wirksamkeit zur Rezidivprophylaxe gegenüber *Lithium*, v. a. bei häufigen Krankheitsphasen, ist nach neuen Studien nicht mehr anzunehmen. Relativ hohes NW- und Interaktionsrisiko. Es liegen keine ausreichenden Erfahrungen mit *Valproat* bei schizoaffektiven Störungen vor. Bei Frauen im gebärfähigen Alter nur unter strikter Einhaltung der Bedingungen eines Schwangerschaftsverhütungsprogramms anwendbar (▶ Kap. 14). Aufgrund eines möglichen Risikos für neurologische Entwicklungsstörungen bei Kindern, deren Väter bei der Zeugung mit *Valproat* behandelt wurden, Aufklärung männlicher Patienten über das potenzielle Risiko und Empfehlung der Anwendung einer Empfängnisverhütung während der Behandlung und für 3 Monate nach Beendigung der Behandlung mit *Valproat*.

Literatur

Baldessarini RJ, Pinna M, Contu M et al (2022) Risk factors for early recurrence after discontinuing lithium in bipolar disorder. Bipolar Disord 24:720–725

Bartoli F, Callovini T, Cavaleri D et al (2022) Effect of long-acting injectable antipsychotics on 1-year hospitalization in bipolar disorder: a mirror-image study. Eur Arch Psychiatry Clin Neurosci 273(7):1579–1586. https://doi.org/10.1007/s00406-022-01522-5

Bittencourt Gonçalves MC, Andrejew R, Gubert C (2022) The purinergic system as a target for the development of treatments for bipolar disorder. Cns Drugs 36:787–801

Chen PH, Tsai SY, Chen PY et al (2023) Mood stabilizers and risk of all-cause, natural, and suicide mortality in bipolar disorder: a nationwide cohort study. Acta Psychiatr Scand 147:234–247

Cheng C-M, Chang W-H, Lin Y-T et al (2023) Taiwan consensus on biological treatment of bipolar disorder during the acute, maintenance, and mixed phases: the 2022 update. Asian J Psychiatry 82:103480

DGBS, DGPPN (2019) S3-Leitlinie zur Diagnostik und Therapie Bipolarer Störungen. Langversion 2.0, Letzte Anpassung Mai 2020. https://www.dgppn.de/_Resources/Persistent/ef9214009e20d260d4f5a-6e6932f3fb7f914efbb/S3_Leitlinie%20Bipolar_V2.1_Update_20200504.pdf. Zugegriffen: 22.03.2026

Ermis C, Taipale H, Tanskanen A et al (2025) Real-world effectiveness of pharmacological maintenance treatment of bipolar depression: a within-subject analysis in a Swedish nationwide cohort. Lancet Psychiatry 12:198–207

Gitlin M, Bauer M (2024) Lithium: current state of the art and future directions. Int J Bipolar Disord 12:40

Gomes-Da-Costa S, Marx W, Corponi F et al (2022) Lithium therapy and weight change in people with bipolar disorder: a systematic review and meta-analysis. Neurosci Biobehav Rev 134:104266

Greenberg NR, Yu F, Friedman RA (2025) A case of Semaglutide-induced euphoria in patients with bipolar disorder. J Clin Psychiatry 86(2):25cr15778

Holm M, Tanskanen A, Lähteenvuo M et al (2022) Comparative effectiveness of mood stabilizers and antipsychotics in the prevention of hospitalization after lithium discontinuation in bipolar disorder. Eur Neuropsychopharmacol 61:36–42

Hong JSW, Atkinson LZ, Al-Juffali N et al (2022b) Gabapentin and pregabalin in bipolar disorder, anxiety states, and inasomnia: systematic review, meta-analysis, and rationale. Mol Psychiatry 27:1339–1349

Hong Y, Huang W, Cao D et al (2022a) A cumulative Bayesian network meta-analysis on the comparative efficacy of pharmacotherapies for mania over the last 40 years. Psychopharmacology 239:3367–3375

Huang W, He S, Liu M et al (2025) Comparative efficacy, safety, and tolerability of pharmacotherapies for acute mania in adults: a systematic review and network meta-analysis of randomized controlled trials. Mol Psychiatry 30:838–847

Keramatian K, Chithra NK, Yatham LN (2023) The CANMAT and ISBD Guidelines for the Treatment of Bipolar Disorder: Summary and a 2023 Update of Evidence. Focus 21:344–353

Keshavarzi A, Sharifi A, Jahangard L et al (2022) Levetiracetam as an adjunctive treatment for mania: a double-blind, randomized, placebo-controlled trial. Neuropsychobiology 81:192–203

Kishi T, Ikuta T, Matsuda Y et al (2022) Pharmacological treatment for bipolar mania: a systematic review and network meta-analysis of double-blind randomized controlled trials. Mol Psychiatry 27:1136–1144

Köhler-Forsberg O, Rohde C, Nierenberg AA et al (2022) Association of lithium treatment with the risk of osteoporosis in patients with bipolar disorder. JAMA Psychiatry 79:454–463

Lähteenvuo M, Tanskanen A, Taipale H et al (2018) Real-world effectiveness of pharmacologic treatments for the prevention of rehospitalization in a Finnish nationwide cohort of patients with bipolar disorder. JAMA Psychiatry 75(4):347–355

Lee J, Lim J, Kim SH et al (2025) Anti-suicidal effectiveness of clozapine, lithium, and valproate in patients with schizophrenia and bipolar disorder: a real-world nationwide study. J Psychiatr Res 185:105–111

Lieslehto J, Tiihonen J, Lähteenvuo M et al (2025) Machine learning-based mortality risk assessment in first-episode bipolar disorder: a transdiagnostic external validation study. eClinicalMedicine 81:103108

Lintunen J, Hamina A, Lähteenvuo M et al (2025) Dosing levels of antipsychotics and mood stabilizers in bipolar disorder: a nationwide cohort study on relapse risk and treatment safety. Acta Psychiatr Scand 151:81–91

Madero S, Anmella G, Sagué-Vilavella M et al (2022) Evaluating maintenance electroconvulsive therapy in bipolar disorders: 3-year mirror-image study. J Affect Disord 298(Pt A):58–64

Maruki T, Utsumi T, Takeshima M et al (2022) Efficacy and safety of adjunctive therapy to lamotrigine, lithium, or valproate monotherapy in bipolar depression: a systematic review and meta-analysis of randomized controlled trials. Int J Bipolar Disord 10:24

Mcallister-Williams RH, Goudie N, Azim L et al (2025) A randomised double-blind, placebo-controlled trial of pramipexole in addition to mood stabilisers for patients with treatment-resistant bipolar depression (the PAX-BD study). J Psychopharmacol 39:106–120

Nabi Z, Stansfeld J, Plöderl M et al (2022) Effects of lithium on suicide and suicidal behaviour: a systematic review and meta-analysis of randomised trials. Epidemiol Psychiatr Sci 31:e65

Nestsiarovich A, Gaudiot CES, Baldessarini RJ et al (2022) Preventing new episodes of bipolar disorder in adults: systematic review and meta-analysis of randomized controlled trials. Eur Neuropsychopharmacol 54:75–89

Oliva V, Fico G, De Prisco M et al (2025) Bipolar disorders: an update on critical aspects. Lancet Reg Health Eur 48:10113. https://doi.org/10.1016/j.lanepe.2024.101135
Pardossi S, Cuomo A, Koukouna D et al (2024) Cariprazine in bipolar disorder and substance use: a dual approach to treatment? Pharmaceuticals 17(11):1464. https://doi.org/10.3390/ph17111464
Park JH, Nuñez NA, Gardea-Resendez M et al (2022) Short term second-generation antidepressant monotherapy in acute depressive episodes of bipolar II disorder: a systematic review and meta-analysis. Psychopharmacol Bull 52:45–72
Repple J, Bayas M, Möser C et al (2025) Current evidence for the role of rapid-acting antidepressants (RAAD) in bipolar depression? A perspective and plan for action. Biol Psychiatry. https://doi.org/10.1016/j.biopsych.2025.02.903
Schoretsanitis G, De Filippis R, Brady BM et al (2022) Prevalence of impaired kidney function in patients with long-term lithium treatment: a systematic review and meta-analysis. Bipolar Disord 24:264–274
Suppes T, Durgam S, Kozauer SG et al (2023) Adjunctive lumateperone (ITI-007) in the treatment of bipolar depression: results from a randomized placebo-controlled clinical trial. Bipolar Disord 25:478–488
Tien Y, Huang HP, Chan CH et al (2025) Addition of long-acting injectable antipsychotics during manic episodes in bipolar disorder: a retrospective analysis of rehospitalizations. J Affect Disord 373:325–332
Tondo L, Baldessarini RJ (2025) History of suicide prevention with lithium treatment. Pharmaceuticals 18(2):258. https://doi.org/10.3390/ph18020258
Vázquez GH, Baldessarini RJ (2025) Antidepressants in the treatment of bipolar depression: commentary. Int J Neuropsychopharmacol 28(3):pyaf13
Vieta E, Tohen M, Mcintosh D et al (2025) Early use of long-acting injectable antipsychotics in bipolar disorder type I: an expert consensus. Bipolar Disord 27:7–16
Xie WL, Xiang DC, Li YY et al (2025) An exploratory study evaluating the 20 medications most commonly associated with suicidal ideation and self-injurious behavior in the FAERS database. BMC Pharmacol Toxicol 26:24
Zarezadeh F, Arbabi M, Shamabadi A et al (2022) Levetiracetam adjunct to quetiapine for the acute manic phase of bipolar disorder: a randomized, double-blind and placebo-controlled clinical trial of efficacy, safety and tolerability. Int Clin Psychopharmacol 37:46–53
Zhang L, Zhang H, Lv LX et al (2022) A randomised, double-blind, placebo-controlled study to evaluate the safety and efficacy of lamotrigine in the maintenance treatment of Chinese adult patients with bipolar I disorder. Int J Bipolar Disord 10:20

Antipsychotika

Matthias J. Müller

Inhaltsverzeichnis

Benkert/Hippius Kompendium der Psychiatrischen Pharmakotherapie,
https://doi.org/10.1007/978-3-662-72452-1_3

3.1 Übersicht

Antipsychotika sind eine chemisch heterogene Gruppe von Pharmaka mit antipsychotischem Wirksamkeitsschwerpunkt und unterschiedlichem NW-Profil. Der häufig synonym verwendete Begriff „Neuroleptikum" wird international weitgehend durch den Begriff „Antipsychotikum" ersetzt. Dieser weist auf die klinisch bedeutsame therapeutische Wirkung bei psychotischen Symptomen, Syndromen und Störungen, insbesondere Schizophrenien, hin.

Eine Einteilung der Substanzen ist historisch bedingt und nach verschiedenen Gesichtspunkten möglich, z. B. der chemischen Struktur (▶ 3.1.1), den dosisabhängig auftretenden antipsychotischen Wirkungen („neuroleptische Potenz") und NW, insbesondere extrapyramidalmotorischen Störungen (EPS) (▶ 3.1.2), oder den „atypischen" Eigenschaften (▶ 3.1.3). Die *Neuroscience-based Nomenclature* (NbN) (▶ Leseanweisung) wird, so weit sie zur Verfügung steht, jeweils in ▶ 3.15 (Präparate) genannt.

3.1.1 Einteilung nach der chemischen Struktur

Die chemische Substanzklasse eines Antipsychotikums ist v. a. beim Auftreten von allergischen Reaktionen oder anderen Unverträglichkeiten von klinischer Bedeutung. Bestimmte NW treten substanzklassenabhängig häufiger auf (z. B. Blutbildschäden bei trizyklischen Substanzen; höheres Risiko für Krampfanfälle bei Phenothiazinen mit aliphatischer Seitenkette als bei piperazinsubstituierten Phenothiazinen, Thioxanthenen und Butyrophenonen). Die chemische Struktur wird in ▶ 3.15 (Präparate) und in ▶ 3.1.2 genannt.

3.1.2 Einteilung nach der antipsychotischen Wirksamkeit („neuroleptische Potenz")

Die neuroleptische Potenz ist ein unscharfer, ausschließlich historisch begründeter Begriff, mit dessen Hilfe unter Berücksichtigung präklinischer und klinischer Daten (Blockade D_2-artiger Dopaminrezeptoren, antipsychotische Wirksamkeit bezogen auf die verwendete Dosis) Antipsychotika auf einer Dimension mit *Chlorpromazin* (CPZ; zurzeit in Deutschland, der Schweiz und Österreich nicht im Handel verfügbar) als Bezugspunkt angeordnet werden. Bei den konventionellen Antipsychotika (KAP) korreliert die neuroleptische Potenz mit dem Ausmaß der D_2-Blockade (◻ Tab. 3.1).

- **Hochpotent:** In niedriger bis mittlerer Dosierung gute antipsychotische Wirkung ohne Sedierung.
- **Mittelpotent:** Dosisabhängig gute antipsychotische Wirkung mit mäßiger Sedierung.
- **Niederpotent:** In niedriger bis mittlerer Dosierung geringe antipsychotische Wirkung bei deutlicher bis ausgeprägter Sedierung.

Die Einteilung der Antipsychotika in hoch-, mittel- und niederpotent kann auf atypische Antipsychotika (AAP) nicht oder nur eingeschränkt übertragen werden.

Tab. 3.1 Rezeptorwirkungsprofile von Antipsychotika

Antipsychotikum	Chemische Klasse	Trizyklisch	Klinische Einteilung	D_1	D_2	D_3	$5\text{-}HT_2$	M_1	α_1	H_1
Amisulprid	Benzamid	–	AAP	0	+++	+++	0	0	0	0
Aripiprazol[a]	Phenylpiperazinylchinolin	–	AAP	0	+++	+++	++	0	+	+
Asenapin	Dibenzooxepinpyrrol	–	AAP	+	+	++	++	0	+	+
Benperidol	Butyrophenon	–	KAP, HP	0	+++	++	++	0	+	0
Brexpiprazol[a]	Phenylpiperazinylchinolin	–	AAP	0	+++	+++	+++	0	++	+
Bromperidol	Butyrophenon	–	KAP, HP	+	+++	++	0	0	+	0
Cariprazin[a]	Piperazin	–	AAP	0	++	+++	++	0	+	+
Chlorprothixen	Thioxanthen	+	KAP, NP	++	+	+	++	+	+	+++
Clozapin[b]	Dibenzodiazepin	+	AAP	++	+	++	+++	+++	+	+++
Flupentixol	Thioxanthen	+	KAP, HP	++	+++	+++	++	0	+	+
Fluphenazin	Phenothiazin	+	KAP, HP	++	+++	+++	++	0	++	++
Fluspirilen	Diphenylbutylpiperidin	–	KAP, HP	+	+++	++	+	0	0	0
Haloperidol[b]	Butyrophenon	–	KAP, HP	++	+++	++	+	0	++	0
Levomepromazin	Phenothiazin	+	KAP, NP	0	+	+	+	++	++	+++
Loxapin	Dibenzoxazepin	+	KAP, MP	0	+++	+	+++	++	+++	+++
Lurasidon[c]	Benzoisothiazol	–	AAP	+	+++	++	+++	0	++	0
Melperon[b]	Butyrophenon	–	KAP, NP (A)	0	+	+	++	0	+	+
Olanzapin[b]	Thienobenzazepin	+	AAP	++	+++	++	+++	++	++	+++
Paliperidon[d]	Benzisoxazol	–	AAP	0	+++	+	+++	0	+	+

Tab. 3.1 (*Fortsetzung*)

Antipsychotikum	Chemische Klasse	Trizyklisch	Klinische Einteilung	D_1	D_2	D_3	5-HT_2	M_1	α_1	H_1
Perazin	Phenothiazin	+	KAP, MP	0	++	++	++	+	++	+++
Perphenazin	Phenothiazin	+	KAP, HP	0	+++	+++	++	0	++	++
Pimozid[b]	Diphenylbutylpiperidin	–	KAP, HP	0	+++	+++	++	0	0	0
Pipamperon	Butyrophenon	–	KAP, NP (A)	0	+	+	++	0	+	0
Prothipendyl	Phenothiazin	+	KAP, NP	?	+	?	?	?	?	?
Quetiapin	Dibenzothiazepin	+	AAP	+	+	+	+	0	+	++
Risperidon[b]	Benzisoxazol	–	AAP	++	+++	++	+++	0	+++	+
Sertindol	Indol	–	AAP	++	+++	+	+++	0	++	0
Sulpirid	Benzamid	–	KAP, MP (A)	0	+	+++	0	0	0	0
Thioridazin	Phenothiazin	+	KAP, NP	+	++	+	++	+++	+++	+
Ziprasidon[b]	Benzisothiazin	–	AAP	+	++	++	+++	0	+	++
Zuclopenthixol	Thioxanthen	+	KAP, MP/HP	++	+++	++	0	+++	+++	+++

Die Daten sind aus In-vitro-Rezeptoraffinitäten der Antipsychotika zusammengestellt und spiegeln daher nicht direkt die klinischen Wirkungen (in vivo) wider.

[a] Partieller D_2/D_3-Agonist und 5-HT_{1A}-Agonist; [b] hoch-affiner D_4-Antagonist; [c] 5-HT_7-Antagonist und partieller 5-HT_{1A}-Agonist; [d] *9-OH-Risperidon.*

KAP konventionelle Antipsychotika, *AAP* atypische Antipsychotika, *HP* hochpotent, *MP* mittelpotent, *NP* niederpotent, *(A)* KAP mit ausgeprägt atypischen Eigenschaften.

Noch weniger geeignet ist diese Einteilung für die Einordnung von Antipsychotika mit nicht primär Dopaminrezeptoren-blockierender Wirkung. Stattdessen können zum Vergleich der dosisabhängigen antipsychotischen Wirksamkeit (Positivsymptome) z. B. sog. Chlorpromazin- oder andere Dosisäquivalenzeinheiten Anwendung finden (■ Tab. 3.2).

3.1.3 Einteilung nach „atypischen" Eigenschaften

Es wird unterschieden zwischen
- konventionellen Antipsychotika (KAP, syn. typische, herkömmliche oder klassische Antipsychotika, *first-generation antipsychotics*, FGA) und
- atypischen Antipsychotika (AAP; syn. Atypika, neuere oder Antipsychotika der 2. Generation, *novel antipsychotics*, *second-generation antipsychotics*, SGA). Der Begriff AAP wird hier trotz Einschränkungen (s. unten) noch beibehalten, da zum einen *Clozapin* als Prototyp der AAP schon sehr lange verfügbar ist und daher konsequenterweise als FGA bezeichnet werden müsste. Zum anderen ist das geringe bis sehr geringe EPS-Risiko bei gleichzeitig antipsychotischer Wirksamkeit ein gemeinsames Merkmal der AAP, das eine Abgrenzung zu den meisten (hochpotenten) KAP auch klinisch ermöglicht.

Unter AAP wurden anfänglich Antipsychotika subsumiert, die im Vergleich mit KAP folgende Charakteristika aufweisen sollten:
- weniger EPS und Spätdyskinesien,
- bessere antipsychotische Wirksamkeit,
- bessere Wirksamkeit bei Therapieresistenz,
- geringere Prolaktinerhöhungen,
- bessere Wirksamkeit bei Negativsymptomatik.

Das zurzeit einzige AAP, welches alle Forderungen weitgehend erfüllt, ist *Clozapin*. Gleichwohl ist ein geringeres oder fehlendes EPS-Risiko nur historisch als „atypisch", perspektivisch jedoch als idealtypisch („typisch") zu bewerten.

Die Übergänge zwischen „typisch" und „atypisch" sind fließend und die Unterschiede innerhalb der Gruppe der AAP beträchtlich:
- Einige KAP weisen ein nur geringes EPS-Risiko auf (z. B. *Melperon*, *Pipamperon*), sind aber auch in höherer Dosierung kaum geeignet, Positivsymptome zu behandeln.
- Andererseits können auch unter AAP, v. a. in höheren Dosen, EPS auftreten; Akathisien treten unter allen AAP einschließlich *Clozapin* auf.
- Ein malignes neuroleptisches Syndrom kann unter allen Antipsychotika auftreten.
- Langzeitbeobachtungen zum Auftreten von Spätdyskinesien unter AAP sind immer noch unvollständig, vorliegende Daten unterstreichen jedoch das geringere, aber vorhandene Risiko für AAP (außer Clozapin).
- Eine differenzielle Wirksamkeit einzelner AAP bei Therapieresistenz ist bisher außer für *Clozapin* nicht hinreichend nachgewiesen.

3

Tab. 3.2 Dosisabhängige antipsychotische Wirksamkeit und EPS-Risiko

KAP	Antipsychotische Äquivalenzdosis [mg][a]	EPS-Risiko	AAP	Antipsychotische Äquivalenzdosis [mg][a]	EPS-Risiko
Benperidol	0,5–1	+++	*Risperidon*	1 (2)[b]	+
Haloperidol	2 (4)[b]	+++	*Asenapin*	4–8 (10)[b]	+
Fluphenazin	2–3	+++	*Brexpiprazol*	2–4[d]	+
Flupentixol	2	++	*Cariprazin*	1,5–6[d]	+
Perphenazin	5–10	++	*Paliperidon*	1–2 (3)[b]	+
Chlorpromazin (CPZ)[c]	100	+	*Sertindol*	5 (12)[b]	(+)
Perazin	50–100	+	*Olanzapin*	3–4 (7,5–10)[b]	(+)
Chlorprothixen	50–100	(+)	*Aripiprazol*	4–6 (10)[b]	(+)
Levomepromazin	80–100	(+)	*Lurasidon*	15–20 (40)[b]	+
			Ziprasidon	15–30 (40)[b]	(+)
			Amisulprid	100–200	
			Quetiapin	50–150 (150)[b]	
			Clozapin	100–150 (300)[b]	

[a] CPZ = 100; [b] in Klammern minimale effektive Dosis (nach Leucht et al. 2016); [c] Vergleichssubstanz (zur Schizophrenietherapie heute entbehrlich); [d] noch fehlende Äquivalenzstudien, berechnet aus empfohlener Dosierung.

0 (Plazeboniveau), (+), +, ++, +++: Grad des EPS-Risikos (dosisabhängig).

Akathisien können unter allen Antipsychotika auftreten.

Die Empfehlungen für die Dosierung in der Akuttherapie schizophrener Psychosen mit 300–1000 CPZ-Einheiten und für die Erhaltungstherapie mit 200–600 CPZ-Einheiten differieren zwischen verschiedenen Autoren z. T. erheblich und sind lediglich Orientierungshilfen (s. Dosierung ▶ 3.15, Präparate). Ein Zusammenhang zwischen neuroleptischer Potenz und EPS gilt nur für niedrige Dosen von KAP: Hochpotente Antipsychotika haben eine höhere dosisabhängige Wahrscheinlichkeit von EPS, niederpotente eine niedrigere dosisabhängige Wahrscheinlichkeit von EPS.

EPS extrapyramidalmotorische Störungen, *KAP* konventionelle Antipsychotika, *AAP* atypische Antipsychotika.

- Auch KAP (z. B. *Haloperidol*, *Flupentixol*) können gegen Negativsymptome wirksam sein. In einer Metaanalyse (150 RCT) wurde keine generelle Überlegenheit von AAP bei Negativsymptomatik belegt.
- Vor allem innerhalb der Gruppe der AAP zeigen sich in Metaanalysen allenfalls geringe Vorteile einzelner AAP (*Clozapin*, *Olanzapin*, *Risperidon*, *Amisulprid*) gegenüber KAP (*Haloperidol, Fluphenazin*) und anderen AAP bei der klinischen Behandlung schizophrener Störungen sowohl bezüglich der Positiv- als auch der Negativsymptomatik und des Rückfallrisikos (Schneider-Thoma et al. 2022).

- Größere Unterschiede als bei der Wirksamkeit bestehen bezüglich der NW zwischen KAP und AAP (EPS) sowie innerhalb der Gruppe der AAP (v. a. Gewichtszunahme, Prolaktinanstieg, Sedierung, QTc-Zeit-Verlängerung) (Schneider-Thoma et al. 2022).
- Die Ursachen für das Fehlen oder ein seltenes Auftreten von EPS bei AAP („Atypie") sind nicht vollständig geklärt; eine Blockade von D_4- und/oder 5-$HT_{2A/C}$-Rezeptoren wird diskutiert. Außerdem könnte die Interaktion mit Subtypen von mACh-Rezeptoren eine Rolle spielen. Hirnregionspezifisch wird ein Dopaminrezeptorantagonismus überwiegend begrenzt auf mesolimbische Neurone für *Clozapin*, *Olanzapin* und *Quetiapin* diskutiert.

3.2 Wirkmechanismen

Der eigentliche Wirkmechanismus der Antipsychotika ist weiterhin unbekannt. Verschiedene Wirkungsebenen (durch Verhaltensexperimente beim Tier, Rezeptorblockaden in vitro und in vivo sowie bildgebende Verfahren [PET]) haben zwar Eingang in die neue NbN-Nomenklatur (▶ 3.1) gefunden, die Bedeutung für die Ursache der antipsychotischen Wirksamkeit ist jedoch weiterhin nicht gesichert. Weiteres ▶ 3.15, jeweiliges Präparat unter ▶ Pharmakodynamik.

- Ein wesentlicher Mechanismus der seither zugelassenen Antipsychotika ist die direkte Beeinflussung zentralnervöser dopaminerger Aktivität über eine zumindest partielle Blockade D_2-artiger Dopaminrezeptoren. D_2-artige Rezeptoren ($D_{2/3/4}$) erniedrigen die intrazelluläre Konzentration von cAMP, D_1-artige ($D_{1/5}$) erhöhen sie. Dabei zeigen sich unterschiedliche Affinitäten zu den Dopaminrezeptorsubtypen D_{1-5}.
- Es gibt drei wichtige **dopaminerge Neuronensysteme** mit unterschiedlicher Verteilung der Dopaminrezeptorsubtypen im ZNS:
  - nigrostriatales System: verantwortlich für Kontrolle der Motorik, damit auch für EPS,
  - mesolimbisches/mesokortikales System: vermutlich verantwortlich für die antipsychotische Wirkung,
  - tuberoinfundibuläres System: vermittelt die neuroendokrinen NW, insbesondere Prolaktinanstieg.
- Die Bedeutung eines zusätzlichen **5-HT_{2A}-Antagonismus** für einen günstigen Effekt auf Negativsymptome wird für die meisten AAP (außer *Amisulprid*), aber auch für neuere Substanzen diskutiert (*Asenapin*, *Iloperidon*, *Lurasidon*).
- Der inverse **5-HT_{2A}-Agonist** *Pimavanserin* (USA: Nuplazid) ist von der FDA zur Behandlung von Psychosen bei Parkinson-Krankheit zugelassen worden.
- Ein **selektiver 5-HT_{2A}-Antagonist** (*Lumateperon*) als Butyrophenon-Derivat mit etwa 60-fach höherer Affinität am 5-HT_{2A}-Rezeptor als am D_2-Rezeptor (zudem Wirkung als präsynaptischer Partialagonist) und NMDA/AMPA-verstärkender Wirkung zeigt antipsychotische und antidepressive Wirkungen und wurde von der FDA zur Behandlung von Schizophrenien und zur Behandlung depressiver Episoden bei bipolaren Störungen (Handelsname: Caplyta) zugelassen.

3

- Ein **5-HT$_{2A}$/σ$_2$-Rezeptorantagonist** (*Roluperidon*, MIN-101) ist weiterhin in Erprobung.
- Einige Antipsychotika blockieren zusätzlich 5-HT$_{2(A,B,C)}$-, α_1-, α_2-, H$_1$- und muskarinische Acetylcholin(mACh)-Rezeptoren (M$_{1–5}$). *Iloperidon* ist ein 5-HT$_2$-/D$_2$-Rezeptorantagonist mit ausgeprägtem α_{2C}-Rezeptorantagonismus und in USA zugelassen als Fanapt zur Behandlung von Schizophrenien und akuten manischen oder gemischten Episoden bei Bipolar-I-Störung (deutliche QTc-Zeit-Verlängerung ähnlich wie *Ziprasidon*).
- Einige Antipsychotika binden auch an **serotonergen 5-HT$_6$-** (*Asenapin, Clozapin, Olanzapin, Ziprasidon*, aber auch *Chlorpromazin, Chlorprothixen, Fluphenazin*) und **5-HT$_7$-Rezeptoren** (*Clozapin, Pimozid, Quetiapin, Risperidon, Ziprasidon, Lurasidon, Amisulprid*). Als weitgehend selektiver 5-HT$_6$-Antagonist sind *AVN-211* und *Masupirdin* (*SUVN-502*) weiterhin in Erprobung, derzeit v. a. in Bezug auf prokognitive Wirkungen bei Demenzerkrankungen.
- Der Wirkmechanismus von *Aripiprazol* und weiteren neueren AAP (*Cariprazin, Brexpiprazol*) besteht in einer **partiellen dopaminagonistischen Wirkung an D$_2$-artigen Rezeptoren** (Dopamin-Systemstabilisierer) sowie einer partiell agonistischen Wirkung am serotonergen 5-HT$_{1A}$-Rezeptor, bei z. T. zusätzlicher antagonistischer Wirkung an 5-HT$_{2A}$- und 5-HT$_{2C}$-Rezeptoren (*Aripiprazol*). *Brexpiprazol* (▶ 3.15.5, Präparat) ist strukturell und pharmakodynamisch ähnlich wie *Aripiprazol*; mit langer HWZ (90 h). *Cariprazin* (▶ 3.15.7, Präparat) ist ein **partieller D$_3$-** und in geringerem Ausmaß **D$_2$-Rezeptoragonist** (zudem serotonerger 5-HT$_{1A}$-Rezeptoragonist, 5-HT$_{2A}$-Rezeptorantagonist sowie Histamin-H$_1$-Rezeptorantagonist) mit sehr langer HWZ (2–4 d, aktiver Metabolit bis 3 Wochen).
- Als weitere **Dopamin-/Serotonin-Systemstabilisierer** mit komplexer Wirkung (u. a. Partialagonist an D$_{2/3/4}$- und 5-HT$_{1A/2A}$-Rezeptoren, Affinität zu 5-HT$_7$- und Histamin-H$_1$-Rezeptoren, Wirkung auch an D$_{1/5}$-, 5-HT$_6$, 5-HT$_3$, α_{1B}-Rezeptoren und am Serotonintransporter, keine Wirkung an 5-HT$_{1B/2C}$-, α_2- und mACh-Rezeptoren) ist v. a. *Brilaroxazin* (*Oxaripiprazol, RP5063*) vielversprechend (Zulassungsantrag in den USA wird für Ende 2025 erwartet).
- Trotz großer Studienaktivität (Phase II/III) sind zwischen 2000 und 2023 keine antipsychotisch wirksamen Substanzen mit „Nicht-Dopamin-D$_2$-Rezeptor-Mechanismus" zugelassen worden (Hopkins et al. 2023).
- 2024 wurde *KarXT* (*Xanomelin*/*Trospium*, Handelsname Cobeny) als erstes Antipsychotikum ohne Dopaminrezeptorantagonismus von der FDA zur Behandlung der Schizophrenie bei Erwachsenen zugelassen. In Europa wird ein Zulassungsantrag vorbereitet (auch bei Psychose-Symptomatik i. R. einer Alzheimer-Demenz).
- *Xanomelin* wirkt als Agonist an muskarinischen Acetylcholinrezeptoren vom Typ M$_1$ und M$_4$, *Trospium* als peripherer Muskarinantagonist. Die Aktivierung von M$_4$-Rezeptoren (v. a. auf cholinergen Neuronen im ventralen Tegmentum) und M$_1$-Rezeptoren (v. a. auf GABAergen Interneuronen im präfrontalen Kortex) führen konsekutiv zu einer geringeren Dopaminfreisetzung im Striatum. Der M$_1$-Agonismus sollte zudem zu einer Verbesserung kognitiver Funktionen (Aufmerksamkeit, Gedächtnis) führen. *Xanomelin* führt zu keiner direkten Beeinflussung des nigrostriatalen Systems.

- In zwei RCT (5 Wochen) hat sich *KarXT* gegen Plazebo bei Patienten mit Schizophrenie bezüglich aller Endpunkte (Gesamtsymptomatik, Positiv- und Negativsymptomatik) als überlegen erwiesen (z. B. Kaul et al. 2024). In den Zulassungsstudien ergab sich ein äußerst geringes EPS-Risiko (< 1 % Dystonien/Dyskinesien) und keine signifikante Gewichtszunahme. Die häufigsten NW waren Obstipation, gastroösophagealer Reflux und Übelkeit (etwa 20 %) sowie Erbrechen, Kopfschmerzen, Schwindel und Blutdruckerhöhungen (10–15 %). Die NW waren überwiegend mild bis moderat ausgerprägt. Eine Netzwerkanalyse (Wright et al. 2024) legt nahe, dass *KarXT* im indirekten Vergleich zu *Aripiprazol*, *Risperidon* und *Olanzapin* eine vergleichbare Response-Rate (PANSS-Verbesserung > 30 %) zeigt. Die Abbruchraten (Kurzzeitstudien bis 8 Wochen) waren allerdings bei *KarXT* höher als bei *Risperidon* und *Olanzapin* und lagen in den RCT nebenwirkungsbedingt bei etwa 5–6 %.
- *Xanomelin* ist ein CYP2D6-Substrat mit einer HWZ von 5 h und einer Bioverfügbarkeit von 10 %. Maximale Blutspiegel (T_{max}) werden nach 2 h erreicht. CYP2D6-IM entwickeln höhere *Xanomelin*-Blutspiegel in Vergleich zu CYP2D6-Normalmetabolisierern (c_{max}-Anstieg 28 %, $AUC_{0-12\,h}$-Anstieg 15 %), CYP2D6-UM entwickeln 43 % niedrigere Blutspiegel.
- *KarXT* sollte 2-mal täglich nüchtern eingenommen werden, da ansonsten die Bioverfügbarkeit von *Trospium* stark reduziert ist.

Neue pharmakologische Ansätze

Untersucht werden derzeit insbesondere serotonerge, cholinerge und glutamaterge zentralnervöse Mechanismen sowie Agonisten am *trace amine-associated receptor 1* (TAAR1) und neben anderen *novel mechanisms of action* (nMOA) Phoshodiesterase-Inhibitoren (PDEI 9/10).

Die reduzierte Dichte **nikotinischer α_7-Rezeptoren** und **muskarinischer M_1- und M_4-Rezeptoren** (Paul et al. 2022) (v. a. Hippokampusformation) sowie eine erhöhte Dichte von **$GABA_A$-Rezeptoren** (v. a. temporaler Kortex) bei Patienten mit Schizophrenie sind Ansatzpunkte für pharmakologische Strategien; der zentralnervös cholinerge Wirkmechanismus könnte auch bei Demenz durch Alzheimer-Krankheit positive Wirkungen entfalten:

- Der M_1/M_4-Agonist *Xanomelin* in Kombination mit dem peripheren mACh-Rezeptorblocker *Trospium* (*KarXT*) wurde bei Schizophrenie durch die FDA zugelassen (s. oben).
- Der M_4-Rezeptormodulator *Emraclidin* wurde ebenfalls untersucht (Phase II), die seitherigen Ergebnisse sind jedoch enttäuschend.
- Selektive α_7-Rezeptoragonisten, α_7-Partialagonisten und ein allosterischer α_7-nACh-Rezeptormodulator sind weiterhin in Erprobung.

Trace-amine-associated-receptor 1(TAAR1)-Agonisten: TAAR1 ist ein intrazellulärer G-Protein-gekoppelter Rezeptor, der endogene Amine (z. B. Dopamin) bindet (Amfetamine, *Metamfetamin* und MDMA binden u. a. auch an TAAR1). TAAR1 wird hauptsächlich in monoaminergen Neuronen des ZNS (v. a. Nucleus caudatus, Putamen, Nucleus accumbens, Substantia nigra u. a.) exprimiert. Er findet sich auch in Astrozyten, im Gastrointestinaltrakt und in Leukozyten.

- TAAR1-Aktivierung führt zu einem Anstieg der intrazellulären cAMP-Konzentration. Über Aktivierung der Proteinkinasen A und C wird die Neurotransmission von Dopamin, Noradrenalin und Serotonin in ZNS-Neuronen moduliert.
- Selektive TAAR1-Agonisten führen im ZNS wahrscheinlich im Wesentlichen (neben möglicher glutamaterger Modulation) zu einer verminderten präsynaptischen Dopamin-Freisetzung, wobei ein indirekter D_2-Rezeptor-antagonistischer Effekt nicht ausgeschlossen werden kann, und begründen hypothetisch die antipsychotische Wirkung bzw. eine Augmentation von Antipsychotika.
- Periphere TAAR1-Aktivierung scheint appetitreduzierend zu wirken und den Glukosestoffwechsel positiv zu beeinflussen.
- TAAR1-Agonisten: selektive TAAR1-Agonisten (v. a. *Ulotaront*, zusätzlich 5-HT_{1A}-agonistische Wirkungen, und *Ralmitaront*) werden derzeit aktiv untersucht. Allerdings konnten die Phase-III-Studien mit *Ulotaront* bezüglich der Wirksamkeit bei geringen NW (kein erhöhtes EPS-Risiko, gute metabolische Verträglichkeit) nicht überzeugen.

Glutamaterge Dysfunktion: Eine dopaminerg-glutamaterge Imbalance wird als Erklärungsansatz für Schizophrenien herangezogen, da *Ketamin* und *Phencyclidin* (PCP) als Antagonisten am glutamatergen NMDA-Rezeptor schizophrenieähnliche Symptome einschließlich kognitiver Defizite und Negativsymptome induzieren können. Entsprechend einer Metaanalyse bestehen Hinweise auf eine Besserung von Negativsymptomen und kognitiven Defiziten unter glutamatergen Modulatoren (z. B. *Glycin*, *D-Serin*, *D-Cycloserin*, *Sarkosin*).

- Eine Serie von Untersuchungen zur therapeutischen Wirksamkeit von NMDA-Glycin-Agonisten (*Glycin*, *D-Serin*, *Sarkosin*, besser als *D-Cycloserin*) und eine Metaanalyse hatte Verbesserungen der Negativsymptomatik und kognitiver Defizite bei Patienten mit Schizophrenie nahegelegt, weitere Studien konnten seither jedoch keine ausreichende Wirksamkeit (auch als Add-on-Therapie zu Antipsychotika) belegen.
- Glycin-Transporter 1(GlyT-1)-Inhibitoren (u. a. *Iclepertin*/BI 425809, Phase-III-Studien ohne Überlegenheit gegenüber Plazebo; *Bitopertin*, Studienabbruch wegen Unwirksamkeit) sollen die Glycin/NMDA-Aktivität und damit kognitive Funktionen verbessern.
- Dysregulationen und Veränderungen der Genexpression ionotroper Glutamatrezeptoren umfassen nach neuen Befunden neben glutamatergen NMDA- und AMPA-Rezeptoren (Glu_{R1-4}) auch Kainatrezeptoren (Glu_{R5}). AAP, wie z. B. *Clozapin* und *Olanzapin*, beeinflussen im Gegensatz zu *Haloperidol* bei längerfristiger Gabe frontale und hippokampale, nicht jedoch striatale Glutamatrezeptoren (v. a. AMPA-Rezeptoren). Stimulatoren von AMPA-Rezeptoren (u. a. *Piracetam*, Benzothiazide, Biarylpropylsulfonamide, AMPAkine) könnten neuroprotektive Wirkungen entfalten und zur Behandlung kognitiver Störungen bei verschiedenen neuropsychiatrischen Störungen geeignet sein (**AMPA-Rezeptormodulatoren**).
- Für eine Kombination des NMDA-Antagonisten *Memantin* (10–20 mg/d) mit *Clozapin* und anderen AAP bei therapierefraktärer Schizophrenie findet sich in

einzelnen Studien eine moderate Verbesserung vorwiegend der Negativsymptomatik und kognitiver Defizite.

Weitere pharmakologische Ansätze:
- **Cannabinoidrezeptormodulatoren** und insbesondere *Cannabidiol* werden weiterhin untersucht. Metaanalysen zur Wirkung von *Cannabidiol* (300–1000 mg/d als *add-on* und in Monotherapie) ergaben bei Patienten mit Schizophrenie gute Verträglichkeit, aber keine konsistenten Hinweise auf signifikante Vorteile bzgl. Positivsymptomen und Gesamtbesserung, noch weniger in Bezug auf Negativsymptome und kognitive Performance.
- Die **Phospholipidmembran-Hypothese** postuliert Störungen des Phospholipidmetabolismus bei schizophrenen Erkrankungen. Die Gabe von *Omega-3-Fettsäuren* konnte in klinischen Studien weder bei manifester Schizophrenie noch zur Reduktion des Manifestationsrisikos bei präpsychotischen Syndromen überzeugen (Rossier und Hallahan 2024). Eine Add-on-Therapie von mehrfach ungesättigten Fettsäuren (PUFA > 3 g/d) zu einer *Clozapin*-Therapie bei Therapieresistenz könnte vielversprechend sein.
- Zur Kombination von Antipsychotika mit **antiinflammatorischen Substanzen** liegen uneinheitliche Ergebnisse vor. Eine Metaanalyse bestätigte Verbesserungen der Positivsymptome mit niedriger Effektstärke unter *ASS*-Komedikation (1000 mg/d, 3–4 Monate, Magenschutz) bei guter Verträglichkeit, keine Effekte hingegen u. a. für *Celecoxib*; zudem konnten positive Effekte bezüglich der Gesamtsymptomschwere für Östrogene (nur Frauen, nur begrenzte Einnahme für max. 2 Monate), *Minocyclin* und ***N-Acetylcystein*** (erhöht die *Glutathion*-Konzentration) als Add-on-Therapie belegt werden.
- Weitere Neuropeptide wurden bezüglich ihrer Wirkung auf schizophrene Symptome untersucht; für ***Oxytozin*** (*Syntocinon*, intranasale Applikation) als Add-on-Therapie liegen nach Metaanalysen keine systematisch positiven Effekte auf die schizophrene Symptomatik oder sozialkognitive Fähigkeiten vor.
- Der Natriumkanal(VGSC)-Modulator *Evenamid* wird derzeit als *add-on* zu AAP (ohne *Clozapin*) intensiv weiteruntersucht. Die präsynaptische VGSC-Modulation führt zu einer Reduktion exzessiver Glutamatfreisetzung. Vorliegende Ergebnisse bei therapierefraktärer Schizophrenie sind vielversprechend.
- Zur Reduktion der unter *Olanzapin* auftretenden Gewichtszunahme zeigte eine Kombination von *Olanzapin* mit dem opioidergen μ-Rezeptorantagonisten *Samidorphan* positive Effekte (geringere Gewichtszunahme; Zulassung des Kombinationspräparates [Lybalvi] durch die FDA 2021).

3.3 Allgemeine Therapieprinzipien

- Vor Beginn einer Antipsychotikatherapie sollte, wenn immer möglich, eine differenzierte Diagnostik erfolgen, u. a. zum Ausschluss von organisch bedingten oder substanzinduzierten Störungen, aber auch zur Feststellung der Zielsymptomatik und möglicher komorbider Störungen, die einer gesonderten Behand-

lung bedürfen oder die Auswahl eines bestimmten Antipsychotikums begründen können (s. unten).
- Bei der Auswahl zur Behandlung der individuellen **Zielsymptomatik** sind pharmakodynamische (Wirkprofil) und pharmakokinetische Eigenschaften (Wirkungseintritt und -dauer, Interaktionen) zu berücksichtigen. Zudem erfolgt die **Auswahl eines Antipsychotikums** allgemein nach:
  - früherem Ansprechen,
  - Patientenpräferenz (ggf. Patientenverfügung),
  - NW-Profil,
  - erwarteter Adhärenz.

Adhärenz Unter Adhärenz (engl. *adherence*) wird das Ausmaß der Übereinstimmung des Verhaltens von Patienten und Behandler mit dem gemeinsam vereinbarten Vorgehen verstanden. Der Begriff Adhärenz sollte in der Medizin den Begriff der Compliance, der eher einseitig die patientenbezogene „Behandlungstreue" und das „Befolgen" von Empfehlungen impliziert, ablösen.

- In allen Krankheitsphasen schizophrener Störungen sollte der **Gesamtbehandlungsplan** mit medikamentöser Therapie und psychosozialen Therapiemaßnahmen (▶ 3.5) bei unterschiedlicher Schwerpunktsetzung berücksichtigt werden:
  - In der Akutphase liegt der Schwerpunkt auf der Medikation.
  - In der Stabilisierungsphase und der Phase der Rezidivprophylaxe (Langzeittherapie) gewinnen psychosoziale und psychotherapeutische Maßnahmen in Kombination mit einer verträglichen Antipsychotikabehandlung zunehmend an Bedeutung.
  - Die **Therapiemöglichkeiten** sollten von Beginn an unter Berücksichtigung der Schwere und Art der aktuellen Symptomatik mit dem Patienten besprochen werden. Im Vordergrund stehen:
    - Herstellung einer tragfähigen und kontinuierlichen Arzt-Patienten-Beziehung (**„therapeutische Allianz"**),
    - Therapiemotivation,
    - Vermittlung eines Krankheitskonzepts,
    - Förderung und Festigung der Therapie-Adhärenz,
    - Psychoedukation unter Einbeziehen von Bezugspersonen bzw. Familienangehörigen,
    - Verbesserung der Lebensqualität des Patienten.
- Möglichst **frühzeitiger Behandlungsbeginn** v. a. bei einer schweren psychotischen Episode (auch an mögliche Eigen- oder Fremdgefährdung denken!). Mehrere Studien zeigen, dass die Wahrscheinlichkeit des Ansprechens auf eine Medikation abnimmt und die Prognose für den Patienten ungünstiger wird, wenn eine akute schizophrene Psychose – insbesondere bei einer Ersterkrankung – längere Zeit unbehandelt bleibt. Beim therapeutischen Vorgehen ist neben der Akuität und Zielsymptomatik auch zu berücksichtigen, ob es sich um eine Ersterkrankung oder um ein Rezidiv handelt. Ein frühzeitiger Behandlungsbeginn mit dem Ziel, die Dauer der unbehandelten Psychose (DUP) gering zu halten, muss nicht zwingend mit einem sehr frühen Therapiebeginn mit Antipsychotika einherge-

hen (Gesamtbehandlungsplan mit psychosozialen Interventionen, Zuwarten, BZD) (*S3-Leitlinie Schizophrenie*, DGPPN 2019).

- Insbesondere wegen höherem NW- und Interaktionsrisiko wird prinzipiell eine Antipsychotika-Monotherapie empfohlen (*S3-Leitlinie*). **Kombinationstherapien** (▶ 3.13.3) von Antipsychotika können derzeit mit entsprechender Aufklärung und Dokumentation erwogen werden (*S3-Leitlinie*), insbesondere wenn drei Monotherapien mit Antipsychotika (inkl. *Clozapin*) nicht erfolgreich waren.
- Eine Analyse hat ergeben, dass eine antipsychotische Monotherapie nicht mit einem geringeren Risiko für Krankenhausaufnahmen wegen nichtpsychiatrischer Ursachen (v. a. kardiovaskuläre Notfälle) einhergeht (Taipale et al. 2023). Bei Behandlung mit *Clozapin* scheinen nach einer neuen Metaanalyse Kombinationen mit anderen Antipsychotika in höherer Dosis mit erhöhtem Relapse-Risiko assoziiert zu sein. Lediglich die Augmentation einer *Clozapin*-Therapie (≥ 330 mg/d) mit *Aripiprazol* in einer mittleren Dosierung (9–16,5 mg/d) war mit einer geringeren Hospitalisierungsrate verbunden (Tiihonen et al. 2025).
- Nach Therapiebeginn ist frühzeitig (ggf. nach 1–2 Wochen) und dann regelmäßig eine **Nutzen-Risiko-Bewertung** der Antipsychotika und auch anderer Therapiestrategien vorzunehmen. Gleichwohl sind Antipsychotika-Effekte teilweise auch noch nach Monaten nachweisbar (v. a. bei *Clozapin*).
- Die aktuelle individualisierte Psychopharmakotherapie mit Antipsychotika erfolgt häufig **nebenwirkungsgeleitet** und ist auch durch die seither geringen Fortschritte bei der Wirksamkeit durch Neuzulassungen geprägt.

3.4 Indikationen

Antipsychotika sind nosologieübergreifend wirksam. Die primäre Indikation der Antipsychotika erfolgt weiterhin nach Zielsymptomen und -syndromen. Hauptindikationen stellen schizophrene sowie schizotype und wahnhafte Störungen und zunehmend für AAP auch affektive Störungen (insbesondere bipolare Störungen, ▶ Kap. 2) dar.

Viele Antipsychotika zeigen darüber hinaus eine unspezifische Wirkung bei psychomotorischer Unruhe und Anspannung.

Es ist derzeit mit wenigen Ausnahmen nicht möglich, aus den pharmakodynamischen und pharmakokinetischen Wirkungen der verschiedenen Antipsychotika klinisch relevante Schlüsse zur Differenzialindikation abzuleiten.

Gesicherte Wirksamkeit von Antipsychotika bei psychiatrischen Indikationen

- Schizophrene Störungen
- Schizoaffektive Störungen
- Andere organische Psychosen (z. B. Alkoholpsychosen)
- Bipolare Störungen (mittelschwere bis schwere manische Episode einer bipolaren Störung, bipolare Depression, Rezidivprophylaxe ▶ Kap. 2)
- Tiefgreifende Entwicklungsstörungen

3

- Bestimmte neuropsychiatrische Erkrankungen (z. B. Tic-Störungen, *L-Dopa*-induzierte Psychosen)
- Demenzassoziierte schwere Verhaltensstörungen ▶ 6.4.9 (allerdings in der Regel keine Zulassung in dieser Indikation)
- Depressionen mit psychotischen Symptomen (in Kombination mit Antidepressiva)
- Augmentationstherapie bei unipolarer Depression ▶ 1.11.4
- Augmentationstherapie bei therapierefraktären Angst- und Zwangsstörungen
- Syndromorientierte Therapie bei Persönlichkeitsstörungen
- Schmerzsyndrome
- Schlafstörungen
- Unruhe und Erregungszustände, auch im Rahmen von Notfallsituationen und bei Delir

Zulassungsstatus einzelner Antipsychotika ▶ 3.15, Präparate.

DSM-5 beschreibt im Kapitel „Schizophrenie-Spektrum und andere psychotische Störungen" Schizophrenie, schizoaffektive Störung und andere psychotische Störungen (wahnhafte Störung, kurze psychotische Störung, schizophreniforme Störung, Katatonie) sowie die schizotype Persönlichkeitsstörung. Das DSM-5 hat im Bereich der schizophrenen Störungen Änderungen vorgenommen. Die wichtigsten sind der weitgehende Verzicht auf die unreliablen und wenig validen Einteilungen in Subtypen der Schizophrenie zugunsten einer zunehmend dimensionalen Sichtweise, die vergrößerte Eigenständigkeit katatoner Störungen sowie eine Revision der Diagnose schizoaffektiver Störungen. Für die klinische Psychopharmakotherapie bringt das DSM-5, das weiterhin – mangels biologischer Marker – an der deskriptiv-phänomenologischen Klassifikation festhält, derzeit eher geringe Änderungen.

In der ICD-11 erfolgt im Kapitel „Schizophrenie oder andere primäre psychotische Störungen" eine weitere Harmonisierung mit der DSM-Klassifikation (DSM-5). Katatonie wird in der ICD-11 als eigenständiges Kapitel geführt. Für die Diagnose einer Schizophrenie müssen mindestens zwei Symptomkategorien (persistierend Wahn, Halluzinationen, formale Denkstörungen, Beeinflussungserleben, Negativsymptome, desorganisiertes Verhalten, psychomotorische Störungen inkl. katatoner Symptome), darunter ein „Positivsymptom", für mindestens einen Monat vorliegen (DSM-5 verlangt weiterhin 6 Monate Symptomdauer). Dagegen wird verlaufsabhängig zwischen *first episode*, *multiple episodes* und *continuous* (über mindestens 1 Jahr weitgehend anhaltende Symptomatik) unterschieden. Syndrom-Subtypen der Schizophrenie werden nicht mehr differenziert, stattdessen können 6 Symptomdomänen (positiv, negativ, depressiv, manisch, psychomotorisch, kognitiv) zusätzlich spezifiziert werden. Schizotype Störungen (ICD-10: F21) werden in der ICD-11 in das Kapitel „Schizophrenie oder andere primäre psychotische Störungen" integriert.

Die Diagnosegruppe F23 wird reorganisiert (akute und vorübergehende psychotische und wahnhafte Störungen, mit maximal 4 Wochen Dauer). Schizoaffektive Störungen können in der ICD-11 weiterhin weitgehend im Querschnitt diagnostiziert werden (gleichzeitiges Vorkommen von Schizophrenie und mindestens mittelgradiger affektiver Störung für mindestens 4 Wochen). Die aktuellen Empfehlungen (Deutschland) müssen sich zudem an der *S3-Leitlinie* (Erscheinen der Überarbeitung als *living document* ist für Ende 2025 vorgesehen) orientieren.

3.4.1 Schizophrenie

Die Schizophrenie ist eine neuronal-zerebrale Entwicklungsstörung mit frühem Beginn (prä-/perinatal), die sich häufig erst im späteren Verlauf zeigt. Bei schizophrenen Störungen kommt es bis zur klinischen Erstmanifestation in der Regel über Jahre zu zunehmend charakteristischen Störungen.

Die initialen **Vorstadien schizophrener Störungen** lassen sich unterteilen:

- **Unspezifisches Vorstadium** (früh): Häufig bereits motorische, soziale, affektive und kognitive Auffälligkeiten in Kindheit und Jugend. Uncharakteristische und oft diskrete Störungen von Antrieb, Affekt, Denken, Sprechen und Wahrnehmen, Anzeichen erhöhter Reizbarkeit, Anspannung und geringer Belastbarkeit. Am häufigsten stehen Depressivität und Negativsymptome (etwa 80 %) am Beginn schizophrener Störungen, die zunächst unspezifischen Symptome treten durchschnittlich etwa 5 Jahre vor den ersten Positivsymptomen auf. Die Symptome können in der Regel erst retrospektiv als Schizophrenieprodrom gewertet werden.
- **Prodromalstadium** mit erhöhtem Risiko für den Übergang in eine schizophrene Störung (spät): Die Forschung zu Vorstadien und Risikofaktoren schizophrener Störungen mit dem Ziel der Früherkennung und Frühintervention konnte Hochrisikokonstellationen ermitteln. Es sind „psychosenahe Prodrome", d. h. kurze vorübergehende psychotische Symptomepisoden (*brief limited intermittent psychotic symptoms*, BLIPS) mit kurz anhaltenden Positivsymptomen und spontaner Remission oder mehrfach auftretende attenuierte psychotische Symptome (APS). Das Persistieren mindestens eines Positivsymptoms für mehr als eine Woche wird als Übergangsstadium zur schizophrenen Störung angesehen (Frühpsychose, *early psychosis*).

Das Risiko für den **Übergang eines psychosenahen Prodroms in eine Schizophrenie** wird mit 30–80 % angegeben; gleichwohl ist das Risiko „falsch-positiver" Vorhersagen mit etwa 30–60 % ebenfalls sehr hoch. Zwischen psychosenahen Prodromen und der klinischen Erstmanifestation einer schizophrenen Störung liegen in der Regel 1–3 Jahre, die Erstdiagnose liegt bei Männern häufig zwischen 20 und 25 J, bei Frauen zwischen 25 und 30 J., bei Frauen ist zudem ein zweiter Häufigkeitsgipfel ab dem 45. Lj. zu beobachten.

Die Kombination von Risikofaktoren (familiäre/genetische Disposition verbunden mit Leistungsknick, ausgeprägte ungewöhnliche Denkinhalte und ausgeprägtes Misstrauen/paranoide Gedanken, schwere soziale Beeinträchtigungen, Substanzmissbrauch) innerhalb der Gruppe von Hochrisikoprobanden im Prodromalstadium hat prädiktive Bedeutung und kann eine Frühintervention begründen.

Im **Verlauf** kommt es bei etwa 20–30 % der schizophrenen Patienten wahrscheinlich auch ohne Therapie zu keinem erneuten Rezidiv und weitgehender Erholung (Remission und Recovery, s. unten); bei mindestens einem Drittel der Patienten erfolgen jedoch weitere Episoden, die sich jeweils durch erneute Prodromalstadien mit unterschiedlichen Prädiktoren ankündigen und sich im Anschluss zumindest partiell wieder zurückbilden können (Teilremission). Ein weiteres Drittel der Patienten zeigt einen rasch chronifizierenden Verlauf mit einem zumindest über Jahre hinweg zunehmenden oder weitgehend stabil wirkenden Restzustand, v. a. mit ausgeprägter Negativsymptomatik, aber auch mit persistierenden Positivsymptomen und kognitiven Defiziten.

Die syndromale **Unterteilung der Schizophrenien** erfolgt **nach ICD-10** in kategoriale Unterformen und Verlaufsbilder. Die Unterformen weisen eine syndromale Überlappung auf und sind im Zeitverlauf bei Langzeituntersuchungen häufig nicht stabil. In **DSM-5 und ICD-11** wurden die Subtypen zugunsten kategorialer Diagnosen mit zusätzlich eher dimensionaler Syndrombeschreibung (Symptomdomänen) verlassen (s. oben).

Bis zur verbindlichen Einführung der ICD-11 in Deutschland werden die ICD-10-Diagnosen weiterhin auch hier aufgeführt. Bei den Unterformen nach ICD-10 treten in wechselnder Prägnanz Positiv- und Negativsymptomatik in den Vordergrund. Daneben können katatone Symptome, Depressivität und Suizidalität sowie kognitive Störungen das klinische Bild beherrschen.

- **Paranoide Schizophrenie** (F20.0): Häufigster Subtyp, im Vordergrund stehen Positivsymptome.
- **Hebephrene Schizophrenie** (F20.1): Affektive Veränderungen stehen im Vordergrund, früher Beginn und rasche Entwicklung von Negativsymptomen und desorganisiertem Verhalten.
- **Katatone Schizophrenie** (F20.2): Psychomotorische Störungen (Erregung, Stupor, Negativismus, Mutismus, Bewegungsstereotypien, Haltungsverharren) stehen im Vordergrund. Vorübergehende isolierte katatone Symptome können bei jedem anderen Schizophreniesubtyp und bei hirnorganischen sowie affektiven Störungen auftreten. Im DSM-5 wird die Katatonie als eigene Störungsentität geführt; bei anderen Störungen lässt sich zusätzlich „mit Bewegungsstörungen" kodieren („*specifier*"). In der ICD-11 wird die Katatonie als eigenständiges Kapitel geführt.
- **Undifferenzierte Schizophrenie** (F20.3): Verschiedene Positiv- und Negativsymptome liegen meist weniger prägnant vor, eine Zuordnung zu einer einzelnen anderen Unterform ist nicht möglich.
- **Postschizophrene Depression** (F20.4): Depressive Episode, die im Anschluss an eine schizophrene Erkrankung auftritt; schizophrene Positiv- und v. a. Negativsymptome sind noch vorhanden, beherrschen aber nicht das klinische Bild.
- **Schizophrenes Residuum** (F20.5): Chronisches Stadium mit v. a. anhaltenden Negativsymptomen.
- **Schizophrenia simplex** (F20.6): Unsichere Diagnose, primäre Negativsymptomatik und kognitive Defizite mit schleichend progredientem Verlauf.

Die Therapie orientiert sich jedoch vorrangig an der bestehenden Symptomatik bzw. an Zielsyndromen.

Zieldimensionen für die Behandlung schizophrener Störungen

- **Positivsymptomatik:** Wahn, Halluzinationen, inkohärentes Denken, bizarres Verhalten. Auch **maniforme Symptome** können v. a. im Zusammenhang mit Positivsymptomen auftreten.
- **Negativsymptomatik:** Affektverflachung, sprachliche Verarmung, Antriebsstörung, sozialer Rückzug. Die Negativsymptome treten besonders prodromal und im Langzeitverlauf in den Vordergrund und können ohne wesentliche Positivsymptomatik bestehen (**primäre** Negativsymptomatik). In der Akutphase werden sie häufig von Positivsymptomen überlagert, mitbedingt oder verstärkt, im Langzeitverlauf bestehen oft Überschneidungen mit depressiver Symptomatik, EPS und psychosozialen Auswirkungen der Erkrankung (**sekundäre** Negativsymptomatik).
- Weitere Dimensionen sind **kognitive Störungen** (Störungen im Bereich von Aufmerksamkeit, Gedächtnis und Informationsverarbeitung) und eine **depressive Symptomatik** (depressive Verstimmung, Hoffnungslosigkeit, Suizidalität), die oft schwer von der Negativsymptomatik abzugrenzen ist (insbesondere Anhedonie).
- **Katatone Symptome** (Stupor, Mutismus, psychomotorische Erregung oder Hemmung, Haltungsstereotypien, Negativismus, Rigidität und Flexibilitas cerea, Echophänomene, Befehlsautomatismen, verbale Perseverationen) können bei schizophrenen Psychosen und bei affektiven oder organisch bedingten Störungen auftreten.
- Während **akuter Exazerbationen** schizophrener Störungen stehen v. a. Positivsymptome im Vordergrund, während im weiteren Verlauf kognitive Defizite, Negativsymptome und Depressivität häufig das klinische Bild dominieren.

Phasenabhängige Pharmakotherapie schizophrener Störungen – Übersicht

Der Einsatz von Antipsychotika wird bei der indizierten Prävention schizophrener Erkrankungen weiterhin nur zurückhaltend und in spezialisierten Früherkennungszentren empfohlen (*S3-Leitlinie*). Bei manifester Schizophrenie werden abhängig von der Krankheitsphase und vom Verlauf bei der Behandlung verschiedene Ziele und Strategien unterschieden (▸ 3.5, Psychosoziale Interventionen).

Akuttherapie, Erhaltungstherapie und Langzeittherapie (mit Rezidivprophylaxe)

Bei der pharmakologischen Behandlung manifester schizophrener Störungen ist häufig zwischen der **Akuttherapie**, einer sich anschließenden **Erhaltungstherapie** (1–3 J.) in der postakuten Stabilisierungsphase sowie in der Regel einer **Langzeittherapie** sowie die **Rezidivprophylaxe** zu unterscheiden. Integraler Bestandteil der Therapieziele (s. unten) in allen Phasen ist die **Rezidivprophylaxe.**

- Nach **Ersterkrankung** wurde seither eine mindestens 6- bis 12-monatige Antipsychotikabehandlung empfohlen, bei **Mehrfacherkrankten** mindestens 2–5 Jahre. Die *S3-Leitlinie* gibt diesbezüglich ebenso wie die NICE-Leitlinie keine Empfehlung. Stattdessen wird empfohlen, das individuelle Rezidivrisiko aufgrund verschiedener Faktoren für die Entscheidung über die Dauer der Rezidivprophylaxe im Shared-decision-making-Prozess heranzuziehen (*S3-Leitlinie*).

- In der **Akuttherapie** schizophrener Störungen liegt der Schwerpunkt häufig auf der Medikation; die Akuttherapie dient vorwiegend der Symptomkontrolle und der Reduktion von Eigen- oder Fremdgefährdung. Hierzu zählt die konsequente Behandlung im Rahmen akuter Exazerbationen mit häufig vorwiegender Positivsymptomatik (oft im stationären Setting).
- Die sich anschließende **Erhaltungstherapie** dient der Stabilisierung in einer postakuten Übergangszeit mit häufig weiterhin bestehender, aber weniger beeinträchtigender Symptomatik mit dem Ziel der vollständigen, auch funktionellen, Remission.
- In der **Langzeittherapie** sind die **Rezidivprophylaxe** und die Verhinderung von Chronifizierung zur Reduktion der Morbidität und Mortalität der Patienten mit schizophrener Störung ein Schwerpunkt der pharmakologischen Therapie. In der Erhaltungs- und Langzeittherapie gewinnen psychosoziale Maßnahmen in Kombination mit einer verträglichen Antipsychotikabehandlung an Bedeutung. Ziele sind eine ambulante Therapie zur Verhinderung erneuter Rezidive und Wiedergewinn möglichst großer Normalität und Lebensqualität (Remission und Recovery).
- Medikamentös sind zur Rezidivprophylaxe nach verschiedenen Studien **Depot-Antipsychotika** (AAP und KAP), Kombinationstherapien (zwei oder mehr Antipsychotika) sowie *Clozapin* (insbesondere Kombinationen von *Clozapin* z. B. mit *Aripiprazol*) den entsprechenden oralen Monotherapien mit AAP oder KAP überlegen. Die *S3-Leitlinie* stellt in ihrer Empfehlung zur Rezidivprophylaxe Depot- und orale Antipsychotika bezüglich ihrer Wirksamkeit gleich und empfiehlt gleichzeitig, Depot-Antipsychotika aufgrund der gesicherten Applikation und guter Bioverfügbarkeit als Behandlungsalternative anzubieten.
- Die Verfügbarkeit von wirksamen und insbesondere gut verträglichen **Depot-AAP** (sog. *long acting injectables*, LAI) mit flexibleren Wirkungsdauern und Applikationsformen hat in den letzten Jahren deren Stellenwert erhöht. Bereits in frühen Phasen der Erkrankung können LAI von AAP erwogen werden. Reviews und Metaanalysen zeigen zumindest geringe bis moderate Vorteile für Depot-AAP gegenüber einer oralen Gabe bezüglich des Rückfallrisikos bei Schizophrenie. Zu Antipsychotika-Depotmedikation ▶ 3.11.
- Für die Rezidivprophylaxe sollte eine **kontinuierliche Strategie** angeboten werden, allerdings kann bei Stabilität und vorliegenden Gründen gegen die Fortführung einer kontinuierlichen Langzeitmedikation (z. B. mangelnde Akzeptanz) nach schrittweiser Dosisreduktion der Versuch einer begleiteten **intermittierenden Therapie** mit gezielter Frühintervention bei Auftreten von Prodromen eines drohenden Rezidivs angeboten werden (*S3-Leitlinie*).
- Bei rezidivierendem Verlauf sollen Betroffene, Angehörige und andere Vertrauenspersonen darauf hingewiesen werden, dass sich das Rezidivrisiko bei Absetzen nach einem Jahr verdoppelt und im weiteren Verlauf über 3–6 Jahre erhöht bleibt.
- In allen Stadien der Erkrankung können Dosisreduktion und Absetzen der Antipsychotika unter entsprechenden Voraussetzungen im Rahmen einer partizi-

pativen Entscheidungsfindung angeboten werden. Dabei sollte auf das erhöhte Rezidivrisiko bei Absetzen der Medikation hingewiesen werden. Nach Absetzen sollte der Gesamtbehandlungsplan über mindestens 2 Jahre aufrechterhalten werden und ein kontinuierliches Monitoring hinsichtlich klinischer Zeichen und Symptome für ein Rezidiv beinhalten (*S3-Leitlinie*).

- Bezüglich der **Dosierung** wird in allen Phasen die niedrigstmögliche Dosierung (so niedrig wie möglich, so hoch wie nötig) empfohlen (*S3-Leitlinie*). Als Orientierungswert für eine minimal effektive Dosierung können etwa 250 CPZ-Äquivalente (entsprechend 2,5 mg *Risperidon*) dienen (Leucht et al. 2021).
- Die bisher vorliegenden Studien und Metaanalysen sprechen in Bezug auf Symptomschwere und Hospitalisierungen (Relapse-Risiko) für eine Fortführung einer antipsychotischen Medikation nach einer ersten Episode einer Schizophrenie für mindestens 1 Jahr nach Remission (*continuation*) gegenüber Strategien der Dosisreduktion und des Absetzens (*discontinuation*) (Ceraso et al. 2022).
- Zum anderen finden sich Hinweise, dass (a) nach längerer Behandlungsdauer und (b) bezogen auf Lebensqualität, affektive, kognitive und „funktionale" Parameter (*functional recovery*) Dosisreduktions- und Absetzstrategien vorteilhafter sein können. Diese Ergebnisse zeigen wahrscheinlich auch die fehlende ausreichende und anhaltende Wirksamkeit von Antipsychotika bezüglich Negativsymptomen, Depressivität (als wesentliche Rückfallrisiken) und kognitiven Defiziten und zudem die negativen ZNS-Auswirkungen einer längerfristigen Antipsychotikabehandlung (einschließlich antipsychotikainduzierter Dopamin-Supersensitivität) mit den derzeit verfügbaren Substanzen (Harrow et al. 2022).
- Naturalistische Studien zeigen, dass partizipativ gestaltete und begleitete, flexible und iterative Dosisreduktionspläne über einen längeren Zeitraum (etwa 2 Jahre) bei einem Großteil der Patienten mit hinreichend remittierter Schizophrenie geeignet sein können, ohne erhöhtes Rückfallrisiko eine minimal effektive Dosis zu erreichen, möglicherweise auch zu unterschreiten (ausschleichendes Absetzen) (Liu et al. 2023). Kontrollierte Studien sind derzeit geplant bzw. werden durchgeführt.

Therapieziele bei schizophrenen Störungen

- Besserung, Ansprechen (**Response**): Häufig ist das erste Ziel in der Akutphase die Besserung von Verhaltensauffälligkeiten, die mit ausgeprägten Denk- und Wahrnehmungsstörungen (Wahn/Halluzinationen) einhergehen und nicht selten mit Eigen- und/oder Fremdgefährdung korrespondieren. Gängige Response-Kriterien sind Besserungen von Positiv- und Negativsymptomen um mindestens 20–40 %.
- Stabiler Symptomrückgang, Verbesserung psychosozialer Funktionen und der Lebensqualität (**Remission**): Insbesondere in der Stabilisierungsphase ist die Remission ein erstes Ziel; als Kriterien wurde vorgeschlagen, dass zentrale Symptome zumindest 6 Monate lang unter einem Schwellenwert liegen (z. B. 8 definierte Symptomgruppen der PANSS mit höchstens „milder" Ausprägung), das Verhalten nicht mehr wesentlich beeinflussen und damit unter einer Grenze sind, die eine erneute Klassifikation als schizophrene Störung nicht rechtfertigen würden.

- Ultimatives Therapieziel, insbesondere in der Langzeittherapie, ist die individuelle, möglichst gute Wiederherstellung der funktionalen und sozialen Autonomie und der Integration in ein möglichst „normales" Leben (**Recovery**). Recovery wird derzeit operational als ein Stadium von mindestens 2 Jahren sozialer und beruflicher Reintegration und relativer Symptomarmut (z. B. alle PANSS-Symptome mit höchstens „milder" Ausprägung) definiert, hinzukommen subjektiv bedeutsame Indikatoren wie Lebensqualität und Autonomie (*functional recovery*).
- Bei 10–40 % der Patienten finden sich unzureichende Symptomremissionen. Die Begriffe Non-Response – Therapieresistenz – Therapieversagen u. a. werden fließend und uneinheitlich verwendet. Stattdessen sollten Begriffe der unvollständigen Besserung/Genesung (*incomplete remission/recovery*) verwendet werden, solange die Therapieziele nicht erreicht sind (zur pharmakologischen Therapieresistenz ▶ 3.13).
- Im Gegensatz zu Untersuchungen in der Akut- und Erhaltungsphase (< 3 J. nach Exazerbation) sind die wenigen Studien zur Langzeittherapie schizophrener Störungen mit Antipsychotika inkonsistent. Zunehmend werden **Dauermedikationen** über mehrere Jahre kritisch gesehen, möglicherweise sind die gegenüber Unbehandelten gehäuften Rezidive, die nach Absetzen von Antipsychotika auftreten, die mehrere Jahre eingenommen wurden, zumindest bei einer Untergruppe von Patienten ein Resultat der Dauermedikation (u. a. Supersensitivität von Dopaminrezeptoren, verstärkte Vulnerabilität) (s. oben, Harrow et al. 2022).
- Gleichwohl bestehen klinische Erfahrungen und einzelne Beobachtungsstudien, die für eine Langzeitmedikation mit Antipsychotika sprechen, wenn die subjektive Verträglichkeit und Akzeptanz gut ist und keine schweren oder irreversiblen NW (z. B. tardive Dyskinesien) auftreten.
- Psychotherapeutische Maßnahmen und niedrigdosierte, neuere AAP mit geringerer dopaminblockierender Langzeitwirkung werden, insbesondere als Depotformulierungen, für die längerfristige Therapie der Schizophrenie immer bedeutender.
- Eine Evaluation der klinischen Situation mindestens 2 Jahre nach weitgehender Symptomfreiheit (Recovery) mit einer gemeinsamen Entscheidung (*shared decision making*) über das weitere Vorgehen im Rahmen einer Risiko-Nutzen-Abwägung kann empfohlen werden (McCutcheon et al. 2025).

Phasenabhängige Pharmakotherapie schizophrener Störungen – einzelne Krankheitsformen

Prävention und Frühintervention

- Klassische Präventionsansätze (primär/sekundär/tertiär) sind auf schizophrene Störungen nicht gut anwendbar; stattdessen wird aktuell ein auf Risikofaktoren basierendes Präventionskonzept bevorzugt, und es werden verschiedene Präventionsmaßnahmen vorgeschlagen: **universell** (bezogen auf ganze Bevölkerungsgruppen ohne erkennbares Risiko), **selektiv** (medizinisch unauffällige Personen mit signifikant erhöhtem Erkrankungsrisiko) und **indiziert** (erkennbare Vorzeichen oder Frühsymptome, biologische Marker mit erhöhtem Risiko für die Manifestation).

- **Universelle Prävention:** Die Reduktion der Inzidenz schizophrener Störungen zu einem möglichst frühen Zeitpunkt müsste bereits prä- oder perinatal (Schwangerschafts- und Geburtsbetreuung), zumindest aber in der frühen Kindheit erfolgen; sie lässt sich derzeit am ehesten in Form von protektiven psychosozialen Maßnahmen realisieren. Pharmakologische Interventionen sind hierfür nicht evaluiert.
- **Selektive Prävention:** Bei psychosefernen Prodromi liegt der Schwerpunkt auf kognitiven und verhaltensbezogenen psychosozialen und psychotherapeutischen Maßnahmen, Antipsychotika sind hierfür nicht indiziert, der Einsatz von neuroprotektiven Substanzen (*Glycin*, *Lithium*) in niedriger Dosierung wird in Studien erprobt.
- **Indizierte Prävention:** Zur Verhinderung des Übergangs in eine schizophrene Störung bei Vorliegen psychosenaher Prodromalsymptome (APS/BLIPS, Hochrisikopopulation, s. oben), u. U. auch zur konsequenten Frühtherapie bei Beginn der Erstmanifestation einer schizophrenen Störung (*early psychosis*), liegen wenige Untersuchungen und seither keine Empfehlungen vor.
- Der Stellenwert von Antipsychotika (AAP) bei Menschen mit hohem oder sehr hohem Risiko für eine Psychose (Schizophrenie) ist weiterhin nicht gut untersucht. Sowohl in Monotherapie (*Olanzapin* 5–15 mg/d; *Amisulprid* 100–150 mg/d; *Aripiprazol* 5–30 mg/d), als auch in Kombination mit KVT (*Risperidon* 1–2 mg/d) liegen einzelne kleinere Studien vor. Die Ergebnisse sind vielversprechend, unerwünschte Wirkungen (z. B. Gewichtszunahme unter *Olanzapin*) jedoch teilweise erheblich. Der Einsatz in dieser Indikation erfolgt jedoch *off label* und erfordert ein partizipatives Vorgehen mit kontinuierlicher Nutzen-Risiko-Abwägung.
- Die Gabe von **Antidepressiva** bei unspezifischen Prodromalstadien mit ängstlich-depressiver Symptomatik war in Einzelfällen erfolgreich, eine generelle Empfehlung kann derzeit nicht gegeben werden.
- Metaanalysen von RCT mit KVT für Menschen mit erhöhtem Psychoserisiko zeigen weitgehend eine Reduktion des Übergangsrisikos bzw. eine Verzögerung des Auftretens einer Psychose gegenüber „*needs-based interventions*“ als Kontrollbedingung, auch wenn die Ergebnisse der Studien nicht homogen sind. Kombinationen aus psychosozialen und psychotherapeutischen Maßnahmen (KVT als Einzel- und Gruppentherapie, Familienberatung, in geeignetem Setting) scheinen den Effekt zu vergrößern bzw. zu stabilisieren.
- Entsprechend empfehlen verschiedene Leitlinien (*S3-Leitlinie*), dass bei erhöhtem Psychoserisiko eine KVT zur Reduktion des Risikos eines Übergangs oder zur Verzögerung des Übergangs in eine Psychose angeboten werden soll, während Antipsychotika zur Psychoseprävention primär nicht angeboten werden sollen.
- Bei nicht ausreichender Wirkung der KVT und einer Zunahme von attenuierten psychotischen Symptomen oder wenn kurze psychotische Episoden mit steigender Frequenz auftreten, sollten nach *S3-Leitlinie* AAP (*Amisulprid*, *Aripiprazol*, *Olanzapin*, *Risperidon*) in geringer Dosierung nach ausführlicher Risiko-Nutzen-Evaluation vorübergehend zusätzlich zur Symptomreduktion angeboten werden.

Erstmanifestation (first-episode psychosis)

- Bei gesicherter Diagnose einer schizophrenen Psychose ist der Einsatz eines Antipsychotikums indiziert. Die Dauer der unbehandelten Psychose wirkt sich nach aktuellem Wissensstand negativ auf die weitere Behandlungsprognose (v. a. Negativsymptome, kognitive Symptome) aus (Yu et al. 2023).
- Bei **Erstmanifestation** wird empfohlen, wenn möglich (d. h., wenn keine akute Gefährdung besteht), eine diagnostische Beobachtungsphase innerhalb eines Gesamtbehandlungskonzepts auch ohne spezifisch antipsychotische Medikation durchzuführen (*S3-Leitlinie*) (ggf. Gabe von BZD bei Anspannung, Angst, Schlafstörungen, s. aber Warnhinweis bei Kombination von *Clozapin/Olanzapin* mit BZD, ▶ 3.13.3 und ▶ 3.15, Präparate).
- Entsprechend der *S3-Leitlinie* kann „abhängig von Psychopathologie, Behandlungssetting und Präferenzen des Patienten vor Initiierung der antipsychotischen Pharmakotherapie bei Ersterkrankung ein Zuwarten von einigen Tagen bis Wochen im Rahmen eines psychosozialen Gesamtkonzepts unter engmaschiger Kontrolle der Psychopathologie angeboten werden".
- Die Phase nach der Erstmanifestation scheint besonders bedeutsam für den weiteren, v. a. funktionellen Verlauf zu sein. Zumindest in den ersten 1–2 Jahren nach Remission einer ersten Episode weist die kontinuierliche Antipsychotikagabe gegenüber einer Absetz/-Bedarfsmedikationsstrategie wahrscheinlich Vorteile auf (*S3-Leitlinie*) (s. auch oben). Zur Frage der Art und Dauer einer längerfristigen Antipsychotikatherapie fehlen aber weiterhin adäquate Studien.
- Neben einer **möglichst niedrigen Antipsychotika-Anfangsdosis** bei Ersterkrankungen scheint auch eine möglichst **niedrige Gesamtdosis von Antipsychotika im Zeitverlauf** wichtig für eine möglichst günstige Langzeitprognose zu sein.
- Der Einsatz von bestimmten AAP bei Ersterkrankten ist auch vor diesem Hintergrund in Bezug auf Verträglichkeit und Wirksamkeit begründet, zwischen verschiedenen Antipsychotika bestehen geringe Wirksamkeitsunterschiede; insgesamt besteht eine höhere Wahrscheinlichkeit für das Ansprechen auf Antipsychotika bei Ersterkrankten, sodass sich die Auswahl eines Antipsychotikums individuell und unter Einbeziehen des Patienten am NW-Profil orientieren sollte (*S3-Leitlinie*).
- Der frühzeitige Einsatz von Depot-AAP scheint insbesondere bei Patienten mit geringer Adhärenz bei oraler Medikation, Substanzmissbrauch und hohem Relapse-Risiko rational, entsprechende Studien bei Ersterkrankten sind hingegen nicht eindeutig (zu Depot-Antipsychotika ▶ 3.11).
- Eine deutlich erhöhte Mortalität (v. a. durch Suizide und Unfälle) innerhalb von 5 Jahren nach Erstdiagnose einer Schizophrenie-Spektrumstörung zeigte eine retrospektive Kohortenstudie (Kurdyak et al. 2021).
- Die engmaschige Betreuung von Ersterkrankten in spezialisieren Zentren oder Praxen für mindestens 2–3 J. ist dringend empfehlenswert.

Akuttherapie (mit ausgeprägten Positivsymptomen)

Zahlreiche Metaanalysen zeigen eine vergleichbare Wirksamkeit von AAP und KAP bei einem geringeren EPS-Risiko für AAP. Daher werden sowohl bei Erstmanifestation als auch bei Rezidiven mittlerweile AAP vorrangig eingesetzt. Bei Patienten, die nach Absetzen eines Antipsychotikums bei früherem Ansprechen und guter Verträglichkeit ein Rezidiv erleiden, soll zunächst das früher wirksame Antipsychotikum gegeben werden (Stufenplan der Akuttherapie ▶ Box 1).

- Bei Ersterkrankungen wird aufgrund der besseren Ansprechwahrscheinlichkeit zu Beginn ein Antipsychotikum in niedriger Dosis und auch mit niedrigerer Zieldosis als Monotherapie empfohlen.
- In der Akuttherapie bestimmen entsprechend *S3-Leitlinie* v. a. individuelle Faktoren, Patientenpräferenz und NW-Spektrum und weniger Wirksamkeitsfaktoren (bei Ersterkrankung oder Rezidiv) die Auswahl des Präparats. Weitgehend übereinstimmend kamen Metaanalysen zur höchsten Evidenz für den Einsatz (außer *Clozapin*) der AAP *Amisulprid, Olanzapin* und *Risperidon* (aber auch einzelner KAP wie *Fluphenazin*) in dieser Indikation, sodass bei Fehlen weiterer Entscheidungskriterien (Kontraindikationen, Verträglichkeitsprofil, Patientenpräferenz, früheres Ansprechen etc.) **in der Akutphase** der bevorzugte Einsatz dieser etablierten AAP rational erscheint.
- Zum **Einsatz eines konventionellen oder atypischen Antipsychotikums:** Klinische Beobachtungen könnten nahelegen, dass einige Patienten nur unter der Gabe eines hochpotenten KAP respondieren, andere Patienten nur auf AAP ansprechen. Zu der Frage, in welcher Reihenfolge die AAP gewählt werden, gibt es bislang keine Daten, auch nicht zu der Zahl der Behandlungsversuche mit AAP oder zur Frage des Zeitpunkts, an dem ein Versuch mit KAP durchgeführt werden sollte. Bei KAP liegt insbesondere für *Haloperidol*, *Flupentixol*, *Fluphenazin*, *Perphenazin* und *Perazin* qualitativ hochwertige Wirksamkeitsevidenz vor. Es lässt sich im Hinblick auf die Wirksamkeit ein Versuch mit möglichst niedrig dosierten KAP, insbesondere *Perphenazin* oder *Fluphenazin*, rechtfertigen.
- Die in der Akuttherapie akzeptierte und verträgliche Monotherapie kann bei gutem Ansprechen auch in der postakuten Stabilisierung und für die Rezidivprophylaxe fortgesetzt werden.
- Bei Patienten mit **Rezidiv** soll die Behandlung unverzüglich nach klinischer Untersuchung, ggf. nach Vorliegen von Labor- oder EKG-Ergebnissen, eingeleitet werden. Bei Rezidiven kann bei Nichtansprechen auf ein AAP auch ein (hochpotentes) KAP (z. B. *Haloperidol*, *Perphenazin*) gegeben werden. In Einzelfällen kann ein besserer Therapieerfolg durch vorübergehende Kombination eines AAP mit einem KAP erreicht werden (▶ 3.13.3). Im weiteren Behandlungsverlauf sollte wegen des ansonsten erhöhten EPS-Risikos im Regelfall versucht werden, zu einer Monotherapie mit einem AAP zurückzukehren.
- Zum Einsatz von *Clozapin* bei Patienten mit **unzureichender Response** ▶ 3.13.3.
- Bei nachgewiesener Therapieresistenz wird der Einsatz von *Clozapin* nach eingehender Aufklärung, Ausschluss von Kontraindikationen und Abwägung der Risiken empfohlen (*S3-Leitlinie*). Im Falle einer Unverträglichkeit von *Clozapin* kann den Leitlinien entsprechend ein Behandlungsversuch mit *Olanzapin* oder *Risperidon* angeboten werden.
- In Metaanalysen zeigte *Clozapin* im Vergleich zumindest mit anderen AAP die höchste Wirksamkeit. Insbesondere bei therapieresistenter Schizophrenie ist *Clozapin* anderen Antipsychotika überlegen, auch wenn in einer Metaanalyse die Überlegenheit von *Clozapin* bei Nichtansprechen auf ein anderes AAP (*Olanzapin*, *Risperidon*) nicht belegt wurde.

- Ein früher Einsatz von *Clozapin* bei Nichtansprechen auf zwei Antipsychotika sollte erwogen werden, da ein Großteil der Patienten mit Therapieresistenz bereits von Erkrankungsbeginn an therapieresistent ist und wahrscheinlich von *Clozapin* profitieren kann. Ein Einsatz als First-line-Behandlung bleibt derzeit in Anbetracht des NW-Spektrums von *Clozapin* die Ausnahme, auch wenn die verfügbaren Daten eine hohe Wirksamkeit auch in dieser Anwendung zeigen.
- Entsprechend der *S3-Leitlinie* soll sich aufgrund der geringen Wirksamkeitsunterschiede der einzelnen Antipsychotika die **Auswahl primär an den NW** orientieren.
- Eine internationale Expertengruppe hat einer Empfehlung für einen Behandlungsalgorithmus (INTEGRATE: *International Guidelines for the Algorithmic Treatment of Schiz*ophrenia – McCutcheon et al. 2025; s. auch unten) allgemeine Hinweise vorangestellt:
  - *Shared decision making* bei allen Behandlungsentscheidungen,
  - über NW-Profile geeignet informieren,
  - auf Unverträglichkeiten/NW und fehlende Wirkung früh reagieren,
  - niedrigere Dosierungen i. d. R. bei Älteren, Ersterkrankten und Frauen,
  - gleichzeitig bestehenden Substanzgebrauch/-missbrauch adressieren,
  - leitlinienbasierter Behandlungsplan mit individuellem Vorgehen und Anpassungen.
- Bei Nichtansprechen auf zwei vorherige adäquate Therapieversuche mit zwei unterschiedlichen Antipsychotika über mindestens 12 Wochen handelt es sich um eine medikamentöse Therapieresistenz (Howes et al. 2017; ▶ 3.13).

Box 1

Stufenplan der Akuttherapie (mit ausgeprägter Positivsymptomatik)

- **Stufe 1**: AAP oder KAP nach individueller Nutzen-Risiko-Abwägung (NW-Orientierung, *shared decision making*); insbesondere bei Ersterkrankungen Beginn möglichst mit einem AAP nach individueller Nutzenabwägung und in möglichst niedriger Dosis. Dauer mindestens 6–8 Wochen bei vorrangiger Positivsymptomatik und eingetretener Partial-Response. Bei mangelndem Ansprechen und guter Verträglichkeit frühe Dosiserhöhung erwägen.
- **Stufe 2**: Versuch mit einem different wirkenden AAP, ggf. einem KAP. Dauer mindestens 6–8 Wochen bei vorrangiger Positivsymptomatik und erkennbarer Partial-Response. Bei mangelndem Ansprechen und hinreichender Adhärenz (u. U. durch Plasmaspiegel belegt) auch früheren Wechsel erwägen. Eine Monotherapie ist grundsätzlich anzustreben; sie sollte mit *Amisulprid*, *Risperidon*, *Olanzapin* oder einem hochpotenten KAP erfolgen. Bei nicht ausreichendem Ansprechen auch auf ein drittes Antipsychotikum (einschließlich *Clozapin*) kann auch eine Kombination von Antipsychotika (s. unten, ▶ 3.13.3) unter Berücksichtigung von NW- und Interaktionsrisiko, insbesondere bei rezidivierenden Störungen, klinisch sinnvoll sein und insbesondere bei fehlender Verträglichkeit oder Ablehnung von *Clozapin* durch den Patienten der Stufe 3 und 4 vorausgehen.
- **Stufe 3**: Versuch mit *Clozapin*. Ein Versuch mit *Clozapin* kann dann vorgezogen werden, wenn frühere Behandlungen mit AAP oder KAP zu ausgeprägten EPS

geführt haben bzw. wenn bereits tardive Dyskinesien vorliegen. Auch wird diskutiert, ob *Clozapin* dann früher gegeben werden sollte, wenn anhaltende Suizidalität oder Hyponatriämie bei Polydipsie deutlich im Vordergrund stehen.
- **Stufe 4**: Bei Unverträglichkeit oder Ablehnung von *Clozapin* s. **Stufe 2**. Bei fehlender oder teilweiser Response auf *Clozapin* ist zunächst eine plasmaspiegelkontrollierte Aufdosierung bis über 350–420 ng/ml angeraten; bei Partial-Response ist eine Kombination von *Clozapin* mit anderen Antipsychotika (v. a. *Amisulprid*, *Aripiprazol*, *Risperidon*) für 4–6 Wochen oder EKT unter Berücksichtigung von NW- und Interaktionsrisiko zu erwägen. Bei persistierenden akustischen Halluzinationen und medikamentöser Behandlungsresistenz sollte eine niederfrequente rTMS (1 Hz) (▶ 3.13.5), appliziert über dem linken Temporallappen, im Rahmen eines Gesamtbehandlungsplans als Therapieoption angeboten werden (*S3-Leitlinie*).

Der **Stufenplan** entspricht weitgehend auch aktuellen Empfehlungen für einen **Algorithmus** (INTEGRATE: McCutcheon et al. 2025). Eine frühere Dosis- und Therapieanpassung bei Nichtansprechen wird dort empfohlen, das NW-Management (insbesondere bezüglich metabolischer und kardiovaskulärer Risiken) hat eine zentrale Bedeutung in der Behandlung.

Zu **Kombinations- und Augmentationsstrategien**, insbesondere bei nicht ausreichender Response auf *Clozapin*, liegen Metaanalysen und Reviews vor, die bezüglich der Auswahl der Studien (v. a. Patienten, eingesetzte Substanzen, Dosierung) und ihrer Methodik nicht direkt vergleichbar sind und zudem vor dem Hintergrund der Verfügbarkeit der Substanzen und der nationalen Leitlinien bewertet werden müssen.
- Eine Netzwerk-Metaanalyse (Yeh et al. 2023) ergab für EKT sowie für *Mirtazapin* und *Memantin* günstige Effekte bzgl. der globalen Symptomverbesserung, v. a. für EKT bzgl. der Positivsymptomatik und für *Memantin*, *Duloxetin* und *Mirtazapin* bzgl. der Negativsymptomatik bei *Clozapin*-Resistenz (*off label*).
- In einer Metaanalyse von zwei großen Kohortenstudien (> 20.000 Patienten, Finnland und Schweden) wurde die Augmentation einer *Clozapin*-Behandlung mit Antidepressiva analysiert. Nur SNRI und SSRI in Standarddosis führten zu einer Reduktion des Relapse-Risikos mit günstigsten Ergebnissen für *Sertralin* (30–54 mg/d), *Escitalopram* (6–10 mg/d) und *Duloxetin* (18–32 mg/d), wohingegegn Antidepressiva in höherer Dosierung in Kombination mit *Clozapin* (bei Dosierungen von 330–630 mg/d) mit höheren Hospitalisierungsraten assoziiert waren (Taipale et al. 2025). Sowohl bezüglich der Patientenauswahl (Therapieresistenz, Symptomschwerpunkt, Komorbidität) als auch bezüglich pharmakokinetischer Aspekte (es wurden keine Plasmaspiegel untersucht) bleiben Fragen offen.
- Eine weitere Metaanalyse (ähnliche Kohorten wie bei Taipale et al. 2025) untersuchte den Einfluss der Dosis einer Antipsychotika-Augmentation (KAP oder AAP) bei bestehender *Clozapin*-Therapie auf das Relapse-Risiko (Tiihonen et al. 2025). Die einzige Augmentationsstragie mit einer signifikanten Senkung des Relapse-Risikos (mit Hospitalisierung) war die Kombination einer Hochdosis-Behandlung mit *Clozapin* (≥ 330 mg/d) mit *Aripiprazol* in mittlerer Dosierung (9–16,5 mg/d).

Therapie von Negativsymptomen

- Die Unterscheidung von primärer und sekundärer Negativsymptomatik ist klinisch nicht sicher möglich. Eine klinisch sinnvolle Unterscheidung kann zwischen Patienten mit und ohne prädominanter Negativsymptomatik (ausgeprägte Negativsymptome und geringe Positivsymptomatik) und ausgeprägter Negativsymptomatik (unabhängig von der Ausprägung der Positivsymptomatik) erfolgen. Mit einer Besserung von Positivsymptomen in Akutphasen schizophrener Störungen geht häufig auch eine Besserung der Negativsymptomatik einher; dies trifft für die Behandlung mit AAP und KAP zu.
- In Metaanalysen (z. B. Huhn et al. 2019) wurde eine signifikante Überlegenheit der Gruppe der Antipsychotika (AAP und KAP) mit geringer bis mittlerer Effektstärke im Vergleich zu Plazebo in der Verbesserung der Negativsymptomatik gefunden. Die AAP sind den meisten KAP (Ausnahme möglicherweise *Perphenazin*) in der Verbesserung der Negativsymptomatik zumindest ansatzweise überlegen. Konsistent zeigt sich ein geringer bis moderater Vorteil von *Clozapin*, *Amisulprid* und *Olanzapin* gegenüber KAP (*Haloperidol*, *Flupentixol*).
- Für *Clozapin* finden sich Hinweise auf eine gute Wirksamkeit auch gegen Negativsymptome, eine generelle Überlegenheit gegenüber anderen AAP bei dieser Zielsymptomatik ist jedoch nicht sicher zu belegen.
- Insgesamt liegen bei Patienten mit prädominanter Negativsymptomatik weiterhin wenige Studien vor, sodass keine empirisch fundierte Empfehlung gegeben werden kann. In den mittlerweile verfügbaren umfangreichen Reviews, Metaanalysen und Netzwerkanalysen bei Patienten mit akuter Schizophrenie und einer gemischten oder nicht näher spezifizierten Symptomatik (z. B. Huhn et al. 2019; Leucht et al. 2022) lassen sich die möglichen Vorteile v. a. neuerer AAP (*Cariprazin*, *Brexpiprazol*, *Aripiprazol* etc.) im Vergleich zu anderen Antipsychotika bei der Behandlung der Negativsymptomatik nicht belegen.
- Im Einklang mit der seitherigen Studienlage empfiehlt die *S3-Leitlinie*, dass bei prädominanter Negativsymptomatik (s. oben) *Amisulprid* in niedriger Dosis oder *Olanzapin* angeboten werden sollte. Zudem wird generell empfohlen, auf eine starke Blockade des D_2-Rezeptors (v. a. KAP) durch die Wahl entsprechender Präparate und hohe Dosierungen in dieser Indikation zu verzichten.
- Bei unzureichendem Ansprechen auf eine Antipsychotika-Monotherapie sollte entsprechend der *S3-Leitlinie* Patienten mit prädominanten Negativsymptomen eine zusätzliche Behandlung mit **Antidepressiva** angeboten werden.
- Bei allen Kombinationstherapien ist prinzipiell auf das erhöhte NW-Risiko zu achten. Umfangreiche, wenn auch nicht vollständig konsistente Ergebnisse, liegen für die **Kombination eines Antipsychotikums mit einem Antidepressivum** (SSRI, SNRI, *Mirtazapin*) vor.
- Eine Metaanalyse belegte eine schwache, aber positive Wirkung einer Antidepressiva-Komedikation unabhängig vom Wirkstoff, insbesondere bei chronisch erkrankten Patienten mit schizophrener Störung und KAP. Eine Metaanalyse (Galling et al. 2018) konnte günstige Effekte auf Negativsymptome (geringe Effektstärken), jedoch keine antidepressiven Effekte bei einer Antidepressiva-Augmentation von ausschließlich KAP bestätigen.

- Ein substanzielles Risiko zur Induktion psychotischer Symptome durch neuere Antidepressiva in üblicher Dosierung wurde in Metaanalysen nicht gefunden. Die o. g. Metaanalyse (Taipale et al. 2025) zur Augmentation einer *Clozapin*-Behandlung mit Antidepressiva (geringeres Relapse-Risiko mit SNRI und SSRI in Standarddosierung) kann zur Frage der Wirkung einer Antidepressiva-Augmentation auf die Negativsymptomatik nichts sicher beitragen, gibt jedoch ebenfalls Hinweise auf die Sicherheit einer solchen Kombination.
- Bei heterogener Studienlage belegen verschiedene Metaanalysen (u. a. Osoegawa et al. 2018; 31 RTC) einen zumindest geringen Effekt auf Negativsymptome durch nichtinvasive Stimulationsverfahren (hochfrequente rTMS, tDCS, VNS).
- Entsprechend der *S3-Leitlinie* kann im Rahmen eines Gesamtbehandlungsplans bei medikamentöser Behandlungsresistenz von Negativsymptomen eine hochfrequente rTMS mit 10/20 Hz, appliziert über dem linken dorsolateralen präfrontalen Kortex, angeboten werden. Patienten sollen über die hohe Rate an möglicher Non-Response aufgeklärt werden.
- Eine Metaanalyse von RCT gegen Plazebo, die sowohl Dopamin-Partialagonisten (v. a. *Aripiprazol, Brexpiprazol, Cariprazin*) in Monotherapie als auch prodopaminerge Substanzen (v. a. *Modafinil, Armodafinil, Dexamfetamin, L-Dopa, Apomorphin, Bromocriptin, Methylphenidat*) v. a. als *add-on* zu Antipsychotika bei Schizophrenie mit Fokus auf die Negativsymptomatik untersuchte, belegte zum einen die Wirksamkeit (auch) gegen Negativsymptome von Dopamin-Partialagonisten (gegenüber Plazebo), zum anderen keine generelle Wirksamkeit von prodopaminergen Substanzen außer für *Armodafinil/Modafinil* (auch in höherer Dosierung), für das eine spezifische Wirkung bei Negativsymptomatik (als *add-on*) gezeigt wurde (mit einer Wirkstärke, die eher größer war als bei *Aripiprazol* in Monotherapie) (Osugo et al. 2022). Eine vermehrte Positivsymptomatik trat unter *Modafinil* (Zulassung nur bei Narkolepsie) nicht auf.
- Verschiedene weitere medikamentöse Augmentationsstrategien (u. a. Stimmungsstabilisierer, Hormone, 5-HT_3-Rezeptorantagonisten, NMDA-Agonisten, Glycin-Wiederaufnahmehemmer, AChE-Inhibitoren) wurden neben Antidepressiva zur Verbesserung der Negativsymptomatik untersucht oder sind in Erprobung (Marder und Umbricht 2023). Derzeit kann keine klinische Empfehlung für den Einsatz einer dieser Substanzen (Add-on-Therapie) abgeleitet werden.

Therapie von depressiver Symptomatik und Suizidalität

- Antipsychotika wirken auch bei depressiver Symptomatik und Suizidalität im Rahmen einer schizophrenen Erkrankung; es wurden für die meisten AAP im Gegensatz zu KAP (*Haloperidol*) günstige Effekte beschrieben. Eine prinzipielle Überlegenheit von AAP lässt sich derzeit aber (ähnlich wie für Negativsymptomatik) nicht belegen.
- *Quetiapin* ist bei Patienten mit Schizophrenie und gleichzeitig erfüllten Kriterien einer depressiven Störung (z. B. postschizophrene Depression) wirksam. Entsprechend wird in der *S3-Leitlinie* empfohlen, bei depressiven Symptomen, die nicht durch aktuelle Stressoren, unerwünschte AM-Wirkungen, Sedierung oder

Negativsymptome erklärt werden können, zunächst eine Optimierung der antipsychotischen Medikation und ggf. die Umstellung auf eine Substanz mit höherer antidepressiver Wirkkomponente vorzunehmen. Mit schwächerer Evidenz wird empfohlen, bei komorbider depressiver Symptomatik (und teilremittierten psychotischen Symptomen) eine dies berücksichtigende psychosespezifsche KVT anzubieten.

- Bei Versagen psychosozialer und psychotherapeutischer Interventionen (supportive Ansätze, Stressbewätigungsverfahren; KVT) sollte eine Dosisanpassung bzw. Umstellung des Antipsychotikums bei depressiven Syndromen erwogen werden.
- Wenn depressive Symptome trotz Optimierung der antipsychotischen Therapie persistieren, soll, sofern die Kriterien für eine depressive Episode erfüllt sind, eine zusätzliche medikamentöse antidepressive Therapie angeboten werden. Bei der Auswahl der Antidepressiva sollen medikamentöse Interaktionen beachtet und der Patient über die Möglichkeit einer Zunahme der unerwünschten AM-Wirkungen aufgeklärt werden (*S3-Leitlinie*).
- Prinzipiell scheinen neuere Antidepressiva (z. B. SSRI, SNRI, *Mirtazapin*) in Kombination mit AAP hierfür geeignet zu sein, die Datenlage lässt jedoch keine sicheren Schlüsse zu.
- Eine Exazerbation psychotischer Symptome konnte bei Patienten mit depressiver Symptomatik und nichtdominanten Positivsymptomen bei diesem Vorgehen nicht belegt werden. Die zusätzliche Gabe von **Antidepressiva** bei schizophrenen Patienten mit depressiven Symptomen während gleichzeitig bestehender **florider Positivsymptomatik** ist allerdings nicht generell zu empfehlen.
- Eine besonders strikte Nutzen-Risiko-Abwägung wird beim Einsatz von *Esketamin/Ketamin* zur Behandlung von Depressionen bei Schizophrenien empfohlen (*off label*).
- Bei der Augmentation einer Antipsychotikatherapie mit Antidepressiva konnte ein Gruppeneffekt für die Antidepressiva ohne Nachweis einer spezifischen Überlegenheit bestimmer Substanzen oder Substanzgruppen bezüglich der Verbesserung von depressiven Symptomen, Negativsymptomatik (s. oben), Allgemeinsymptomatik, Lebensqualität und eine Zunahme der Response-Wahrscheinlichkeit gegenüber einer Antipsychotika-Monotherapie belegt werden.
- Eine aktuelle Metaanalyse (Taipale et al. 2025) legt ein geringeres Relapse-Risiko nur für die Augmentation einer *Clozapin*-Behandlung mit SNRI (v. a. *Duloxetin*) oder SSRI (v. a. *Sertralin*, *Escitalopram*) in Standarddosierung nahe.
- Eine Empfehlung für den Einsatz von Stimmungsstabilisiern (v. a. *Lithium*, *Carbamazepin* und *Valproat*) bei depressiver Symptomatik kann derzeit nicht gegeben werden (*S3-Leitlinie*).
- Für *Clozapin* liegen mehrere Studien vor, die für eine überlegene **antisuizidale Wirkung** (auch gegenüber *Olanzapin*) sprechen. Bei ausgeprägter Suizidalität, auch unabhängig von depressiven Symptomen, kann oftmals auf eine vorübergehende **sedierende Begleitmedikation** mit einem BZD (*Lorazepam* oder *Diazepam*) nicht verzichtet werden (▶ 12.6).

- Entsprechend der *S3-Leitlinie* sollte eine Behandlung mit *Clozapin* bei stark und kontinuierlich erhöhter Suizidalität nach Nutzen-Risiko-Abwägung angeboten werden. Die Leitlinie bewertet den Einsatz von *Clozapin* in dieser Indikation als Off-label-Gebrauch und weist auf den besonderen Abwägungs- und Aufklärungsbedarf hin.

Therapie und Prävention einer erneuten depressiven Episode bei bipolarer Störung (*Quetiapin*) (bipolare Depression/Antipsychotika ▸ 2.4.2), Augmentationstherapie bei therapierefraktärer unipolarer Depression (Zulassung für *Quetiapin*, positive Datenlage auch für *Aripiprazol*, *Olanzapin* und *Risperidon*; insgesamt geringe Effektstärke und relativ hohes NW-Risiko) ▸ 1.11.4.

Therapie kognitiver Störungen

- Obwohl 80 % der schizophrenen Patienten – unabhängig von bzw. vor einer Behandlung mit Antipsychotika – kognitive Beeinträchtigungen haben, gibt es keine sicher kognitionsverbessernden AM. Es ist bei einer Behandlung mit Antipsychotika darauf zu achten, dass inbesondere motorische NW (EPS) und eine Verstärkung von Negativsymptomen bei vorbestehenden kognitiven Beeinträchtigungen nicht weiter verstärkt werden.
- In Metaanalysen wurde ein moderater Effekt auf die Verbesserung insbesondere sozial-kognitiver Defizite bei schizophrenen Störungen durch Training (u. a. computergestützt) gezeigt. Problematisch bleibt die Datenlage bezüglich einer nachhaltigen alltagsrelevanten Wirksamkeit von kognitiven Trainings, die über Trainingseffekte hinausgeht.
- Kognitive Remediation soll nach der *S3-Leitlinie* – möglichst in Kombination mit anderen psychosozialen und rehabilitativen Behandlungsmethoden – zur Verbesserung der kognitiven Leistungsfähigkeit und der psychosozialen Funktionsfähigkeit angeboten werden.
- Bezüglich einer Antipsychotika-Medikation haben verschiedene Metaanalysen konsistent moderate Gruppeneffekte mit leichten Vorteilen für AAP mit geringer D_2-Bindungsaffinität (v. a. *Quetiapin*, *Olanzapin*, *Risperidon*, mit Einschränkungen auch *Ziprasidon* und *Clozapin*) gegenüber KAP (zumeist *Haloperidol* in höherer Dosierung) gefunden.
- Zusammenfassend sind AAP bei kognitiven Störungen zu bevorzugen; eine spezifische Therapieempfehlung kann jedoch nicht gegeben werden.
- In einer Metaanalyse wurde ein geringer positiver Effekt von AChE-Inhibitoren als Add-on-Therapie bei kognitiven Defiziten im Rahmen schizophrener Störungen nahegelegt; eine entsprechende Empfehlung kann daraus nicht abgeleitet werden. Vermieden werden sollten hingegen TZA und Anticholinergika.
- Neuere, seither enttäuschend verlaufende medikamentöse Behandlungsansätze betreffen v. a. das NMDA/Glutamat-System (Paulzen und Toto 2025). Es findet sich in der Forschung eine breite Überlappung der Ansätze zur Behandlung von Negativsymptomen (s. oben) (Marder und Umbricht 2023), die auch auf die hohe syndromale Überschneidung von Negativsymptomen und kognitiven Störungen bei Schizophrenien verweist.

Therapie katatoner Symptome

Katatone Symptome sind im Verlauf schizophrener Störungen häufig (etwa 30–40 %) und können das klinische Bild dominieren. Katatonien können aber auch als von Schizophrenien unabhängiges Syndrom v. a. bei affektiven Störungen sowie organisch bedingten Störungen auftreten (zu Katatonie in DSM-5 und ICD-11 ▶ 3.4.5). Zudem werden Überschneidungen zwischen febrilen Katatonien und dem malignen neuroleptischen Syndrom angenommen.

Im Vordergrund stehen motorische Symptome. Die Initialbehandlung sollte durch – u. U. hochdosierte – BZD (*Lorazepam*, *Diazepam*) oder EKT erfolgen und eine differenzierte Diagnose und Therapie der Grunderkrankung ermöglichen. Die *S3-Leitlinie* empfiehlt mit schwachem Empfehlungsgrad, bei katatoner Symptomatik oder katatoner Schizophrenie zeitlich begrenzt *Lorazepam* (in Kombination mit Antipsychotika, die sich durch ein geringes Risiko für die Entwicklung eines malignen neuroleptischen Syndroms [MNS] auszeichnen), anzubieten.

Lorazepam und andere Benzodiazepine bei Katatonie ▶ Box 2.

- Bei katatonen Symptomen im Rahmen schizophrener und bipolarer Störungen ist eine Wirksamkeit von KAP und AAP nicht sicher nachgewiesen, offene Studien und Fallberichte belegen jedoch positive Effekte von *Olanzapin*, *Quetiapin*, *Aripiprazol* (i. m.), *Clozapin*, *Amisulprid*, *Risperidon* und *Asenapin* sowie auch von *Haloperidol* und anderen KAP (in Kombination mit BZD). Auch wegen der möglichen Überschneidung zwischen Katatonie und malignem neuroleptischem Syndrom sind AAP (v. a. *Clozapin*, *Quetiapin*) zu bevorzugen.
- Ein Fallbericht zeigte dramatische Besserungen nach einer Kombination von *Olanzapin* und *Amantadin* (NMDA-Antagonismus) nach vorheriger Unwirksamkeit von *Lorazepam*.
- EKT ist i. Allg. bei Schizophrenien nur bei der lebensbedrohlichen (febrilen) Katatonie (DD: malignes neuroleptisches Syndrom) als *first-line treatment* indiziert, und auch hier sollten vorher kurzfristig Antipsychotika und *Lorazepam* versucht werden.
- Bei Hinweisen auf das Vorliegen einer **Anti-NMDA-Rezeptor-Enzephalitis** (spezifischer Nachweis: Anti-NR1A-IgG in Serum und Liquor) im Zusammenhang mit einer katatonen Symptomatik (häufig dann in Kombination mit neurologischen Symptomen; junge Frauen scheinen häufiger betroffen zu sein) ist der Einsatz von hochdosierten Glukokortikoiden gerechtfertigt, bei spezifischem Antikörpernachweis die Gabe von Immunglobulinen.

Box 2

Lorazepam und andere Benzodiazepine bei Katatonie

- Bei Stupor und Mutismus oder starker psychomotorischer Hemmung (katatoniformen Zuständen) ist *Lorazepam* zunächst in einmaliger Dosis von 2–2,5 mg indiziert (auch als langsame i. v.-Gabe möglich).
- Nach Ansprechen (psychomotorische und affektive Lockerung) kann bei schizophrenen Störungen frühzeitig ein BZD (*Lorazepam*, *Oxazepam*, *Diazepam*, *Clonazepam*) mit einem Antipsychotikum kombiniert werden.

- Ein in Fallserien dokumentiertes effektives Behandlungsprotokoll umfasst die initiale i. m.-Injektion von *Lorazepam* (2 mg), ggf. Wiederholung nach 2 h bei fehlender Besserung, dann ggf. *Diazepam* als kontinuierliche Infusion (10 mg/500 ml 0,9 % NaCl; 1,25 mg/h) bis zur Remission der katatonen Symptome.
- Vor dieser Medikation sind differenzialdiagnostisch insbesondere ein malignes neuroleptisches Syndrom (▶ 3.6.1) und andere organische Ursachen, wenn möglich, auszuschließen.

Therapie komorbider psychiatrischer Störungen bei Patienten mit Schizophrenie

Komorbide Abhängigkeitserkrankungen und Substanzkonsum

Bei einem Großteil der Patienten mit Schizophrenie (insbesondere bei jüngeren Männern) liegt zusätzlich ein Substanzabusus oder eine Abhängigkeitserkrankung (Doppeldiagnose) vor. Das Risiko für eine komorbide Abhängigkeitserkrankung ist bei schizophrenen Patienten etwa 5-fach gegenüber der Allgemeinbevölkerung erhöht. Am häufigsten werden Tabak und Koffein konsumiert, bei 20–50 % der Patienten besteht zusätzlich Alkoholmissbrauch oder -abhängigkeit, außerdem mit zunehmender Tendenz Cannabismissbrauch oder -abhängigkeit, seltener auch BZD-, Kokain-, Amfetamin- oder Opioidabhängigkeit (auch als Polytoxikomanie).

- Der Zusammenhang zwischen Substanzkonsum und schizophrenen Psychosen (▶ 7.2.8, Cannabisabhängigkeit) ist weiterhin nicht vollständig geklärt. Nach dem aktuellen Kenntnisstand können u. a. **Kokain und Cannabinoide akute vorübergehende psychotische Zustände** oder akute Psychosen bei bestehender Vulnerabilität hervorrufen. Bei vorbestehenden schizophrenen Psychosen erhöht Cannabiskonsum das Risiko für eine Exazerbation mit prolongierter Dauer auch nach Absetzen von Cannabis. Der hochfrequente Konsum von Cannabisprodukten mit sehr hohem Gehalt an *Δ-9-Tetrahydrocannabinol* (THC) im Verhältnis zu Cannabidiolen könnte auch schizophrene Psychosen „de novo“ verursachen. Es gibt Hinweise, dass geringer Cannabiskonsum (v. a. Cannabidiole) auch positive kognitive Effekte entfalten kann (möglicherweise „Selbsttherapie“ von Negativsymptomen bei manchen Patienten) (s. oben).
- Patienten mit **Doppeldiagnose (Schizophrenie und Abhängigkeitserkrankung)** zeigen neben einer meist frühen Manifestation insbesondere stärker ausgeprägte Positivsymptome, schwierigere Verläufe (längere unbehandelte Perioden, größere psychosoziale Beeinträchtigungen, schlechteres Ansprechen auf Antipsychotika, geringere Therapie-Adhärenz, häufigere und längere Krankenhausaufenthalte, erhöhte Aggressivität, Depressivität und Suizidalität) und dadurch eine häufig ungünstigere Prognose.
- Eine Studie hat gezeigt, dass eine hohe Komorbidität bei Schizophrenien mit dem Abusus von Drogen (Cannabis, Kokain) und Alkohol besteht, jedoch lediglich der Abusus von Alkohol (und nicht von Cannabinoiden) als wichtigster und signifikanter Prädiktor für aggressive Impulsivität bei Schizophrenien belegt werden kann (Comai et al. 2021). Weitere Studien sind sicherlich erforderlich, um diese Hypothese zu überprüfen (zu *Cannabidiol* s. oben).

Therapieempfehlungen bei komorbiden Abhängigkeitserkrankungen

- Generell sind bei Patienten mit Schizophrenie und komorbider Abhängigkeitserkrankung**AAP** (v. a. *Olanzapin*, *Clozapin* und *Risperidon*) **zu bevorzugen**, da sie auch unabhängig von ihrem Einfluss auf die Psychopathologie zu einer verbesserten Adhärenz und zu reduziertem Substanzgebrauch (v. a. Alkohol) bei diesen Patienten beitragen können (Krause et al. 2019).
- Eindeutige empirische Daten zur Überlegenheit von AAP gegenüber KAP oder eines bestimmten AAP bezüglich Abstinenz oder Rückfallrisikoreduktion der komorbiden Substanzabhängigkeit fehlen mit wenigen Ausnahmen. Daher ist insbesondere auf die Verträglichkeit des Antipsychotikums zu achten.
- *Clozapin* ist entsprechend einer Metaanalyse (Krause et al. 2019) gegenüber anderen Antipsychotika bei der Reduktion des Substanzgebrauchs überlegen; *Risperidon* gegenüber *Olanzapin* bezüglich Reduktion des Cravings.
- Bei Vorliegen einer Doppeldiagnose sind mit dem Ziel der Erhöhung von Therapiemotivation, Adhärenz und der längerfristigen Einbindung der Patienten und ihrer Bezugspersonen **integrative Therapieprogramme**, die beide Störungsbilder berücksichtigen, von besonderer Bedeutung:
  - Motivationsförderung für die Therapie (z. B. *motivational interviewing*),
  - Psychoedukation,
  - KVT (einzeln oder in Gruppen) mit Kontingenzmanagement,
  - Familieninterventionen,
  - sozialrehabilitative Interventionen.
- Bei **Tabakabhängigkeit** (▶ 7.2.9 und ▶ 7.4, jeweilige Präparate) und deren Behandlung ist der pharmakokinetische Einfluss auf die meisten Antipsychotika (in der Regel beschleunigter Metabolismus durch Induktion des CYP-Systems durch Rauchen) bei der Dosierung zu beachten, v. a. auch bei plötzlicher Tabakkarenz oder -abstinenz. Für die Behandlung der Tabakabhängigkeit bei schizophrenen Patienten unter stabiler Behandlung liegen positive Studienergebnisse für AAP, insbesondere *Aripiprazol*, die zusätzliche Gabe von *Bupropion* (150 mg/d in Kombination mit VT, **cave:** Möglichkeit der Exazerbation psychotischer Symptome) und auch für Nikotinpflaster vor, die einen Einsatz bei motivierten Patienten rechtfertigen.
- Die *S3-Leitlinie* empfiehlt, bei Patienten mit einer stabilen Schizophrenie zur Tabakentwöhnung *Bupropion* oder *Vareniclin* unter Beachtung von und nach Aufklärung über mögliche Risiken anzubieten. Sowohl für *Bupropion* als auch *Vareniclin* sind aus einzelnen Fallberichten Exazerbationen vorbestehender schizophrener Psychosen, Stimmungsschwankungen und eine Häufung kardiovaskulärer Ereignisse bekannt (▶ 7.4, jeweiliges Präparat).
- Bei **komorbider Alkoholabhängigkeit** muss eine Entzugsbehandlung (▶ 7.2.1) erwogen werden; die Behandlungsprinzipien orientieren sich an Wirksamkeit, Verträglichkeit, Steuerbarkeit und Interaktionsrisiken (**Cave:** Kombination von *Carbamazepin* und *Clozapin*).
- Nach der *S3-Leitlinie* sollte die Behandlung integriert in einem Therapieangebot im Sinne einer leitliniengerechten psychotherapeutisch/psychosozialen Behandlung für beide Störungen erfolgen. Wenn das nicht möglich ist, sollte eine strukturierte Koordination der Behandlung, z. B. durch ein Case-Management,

gewährleistet sein. Insbesondere sollten Psychotherapie (motivationale Interventionen oder in Kombination mit KVT), psychosoziale Maßnahmen mit einer leitliniengerechten Pharmakotherapie für beide Störungen kombiniert werden.
- Zur Wirksamkeit bei der Alkoholrückfallprophylaxe liegt für *Naltrexon* (▶ 7.4.12, Präparat) in Kombination mit stabiler Antipsychotika-Medikation und psychotherapeutischen Maßnahmen eine kontrollierte Studie vor. *Disulfiram* (▶ 7.4.7, Präparat) kann bei bestehenden schizophrenen Psychosen nicht empfohlen werden. Zu *Acamprosat* und *Topiramat* bei Schizophrenien und gleichzeitig bestehender Alkoholabhängigkeit liegen positive Einzelfallberichte vor.
- Bei **primärer Alkoholabhängigkeit** kann der Einsatz von Antipsychotika nach einer aktuellen Metaanalyse nicht empfohlen werden.
- Zur Behandlung **gleichzeitig bestehender Alkoholabhängigkeit** bei psychotischen Störungen liegen keine spezifischen Studienergebnisse vor, die für eine Präferenz eines Antipsychotikums sprechen. Hinweise für eine Reduktion des Cravings liegen für *Naltrexon* vor; für die Gabe von *Acamprosat* fehlen entsprechende Belege (Arranz et al. 2022).
- Für die Behandlung einer gleichzeitig zur Schizophrenie bestehenden **Cannabisabhängigkeit** (▶ 7.2.8) werden häufig ebenfalls AAP eingesetzt, eine empirisch fundierte Empfehlung kann derzeit nicht gegeben werden (Arranz et al. 2022; Comai et al. 2021).
- Bei komorbider **Kokainabhängigkeit** (▶ 7.2.5) liegen keine konsistenten Studienergebnisse bzgl. Craving und Rückfallrisiko vor. Hinweise für günstige Ergebnisse liegen für die Antipsychotika *Olanzapin*, *Risperidon*, *Haloperidol* und *Flupentixoldecanoat* vor.
- Bei komorbider **Opioidabhängigkeit** (▶ 7.2.4) werden zur Schizophreniebehandlung ebenfalls AAP empfohlen, Fallberichte zur günstigen Wirkung insbesondere von *Clozapin* in Kombination mit *Methadon* liegen vor.
- *Naloxon* und *Nalmefen* (▶ 7.4.11, Präparat, Pharmakodynamik) wurden in offenen Studien zur Augmentation von Antipsychotika v. a. gegen persistierende Positivsymptome erfolgreich eingesetzt.

Komorbide Angst- und Zwangsstörungen

- Häufig finden sich bei Patienten mit Schizophrenie zusätzlich Symptome von Angst- und Zwangsstörungen, die vor Beginn und nach Abklingen produktiv-psychotischer Episoden nachweisbar sein können. Die Abgrenzung einer komorbiden Angst- oder Zwangsstörung von der schizophrenen Kernsymptomatik ist häufig nicht eindeutig möglich. Bei 20–30 % der schizophrenen Patienten besteht auch während florider oder residualer psychotischer Episoden eine ausgeprägte Angst- oder Zwangssymptomatik.
- Die Behandlung von komorbiden Zwangssymptomen erfolgt syndromorientiert mit Verhaltenstherapie und ggf. einem SSRI in Kombination mit einem Antipsychotikum im Rahmen eines Gesamtbehandlungsplans.
- Auch entsprechend der *S3-Leitlinie* können bei komorbider Angststörung die dafür etablierten und evidenzbasierten Therapieoptionen angeboten werden.
- Unter Antipsychotika können sowohl **Angst- und Zwangssymptome** als auch affektive Störungen **als unerwünschte Wirkung** auftreten, inbesondere werden

unter *Clozapin* und *Olanzapin* häufig (10–30 %) neu auftretende oder sich verschlechternde Zwangssymptome berichtet (▶ 3.6.1).

- Nach der *S3-Leitlinie* wird bei Verdacht auf eine unter Antipsychotika entstehende oder verstärkte Zwangssymptomatik oder Zwangsstörung eine Dosisreduktion oder ein Wechsel auf ein Präparat mit geringerem Risiko für Zwangssymptome (z. B. *Aripiprazol* oder *Risperidon*) unter Aufklärung über das Risiko einer Zunahme des psychotischen Erlebens angeboten.
- Ausgeprägte soziale Ängste (soziale Phobie) sind bei Schizophrenien recht häufig, persistierend und mit einer schlechteren Lebensqualität und Behandlungsprognose assoziiert. Neben AAP sind v. a. psychotherapeutische Maßnahmen erfolgversprechend, ggf. sollte eine medikamentöse anxiolytische Therapie erwogen werden (▶ 4.4.2).

Es ist an pharmakokinetische Wechselwirkungen zwischen Antipsychotika und SSRI (v. a. mit *Fluoxetin*, *Fluvoxamin*, *Paroxetin*; ▶ 1.13, jeweiliges Präparat) sowie mögliche NW (Übelkeit, Unruhe, auch QTc-Zeit-Verlängerung) zu denken.

Andere komorbide Syndrome

Sehr häufig treten im Verlauf schizophrener Störungen akut behandlungsbedürftige unspezifische psychopathologische Symptome auf. Die Therapie entspricht dem Vorgehen bei der psychiatrischen Notfallsituation (▶ Kap. 12).

- Falls **Aggressivität, psychomotorische Unruhe und akute Suizidalität oder Angst** im Vordergrund stehen, bedarfsorientierte Sedierung durch zusätzliche Gabe von:
  - BZD, z. B. *Lorazepam* (sicher und wirksam in Kombination mit den meisten Antipsychotika, Einschränkungen gelten dann für *Clozapin*, ▶ 3.8),
  - *Pipamperon* oder *Melperon* (Interaktionsrisiko höher) (bei beiden fehlende bzw. geringe anticholinerge Komponente),
  - AAP: *Aripiprazol*, *Olanzapin*, *Ziprasidon* als i. m.-Applikation; *Olanzapin* und *Risperidon* (oral),
  - KAP: *Haloperidol* (v. a. in Verbindung mit *Promethazin*) i. m., *Zuclopenthixolacetat* i. m. und *Zuclopenthixol* (oral), *Loxapin* inhalativ.
- Die *S3-Leitlinie* empfiehlt bei Erregungszuständen nach Scheitern aller nichtpharmakologischen Behandlungsoptionen zunächst die orale AM-Gabe. Erst wenn dies nicht möglich ist, sollte eine parenterale Gabe erfolgen. Eine Alternative ist die Gabe eines inhalativen Antipsychotikums. Es soll die geringste wirksame Dosis angeboten und, falls notwendig, schrittweise höher dosiert werden. Bei vergleichbarer Wirksamkeit von *Lorazepam* und Antipsychotika in der Akutbehandlung von Aggression und psychomotorischer Erregung sollte aufgrund des günstigeren NW-Profils *Lorazepam* angeboten werden. Die Kombination aus *Lorazepam* i. v. oder *Lorazepam* sublingual und *Clozapin* soll auch dabei vermieden werden.
- Bei ausgeprägten **Schlafstörungen** im Rahmen schizophrener Störungen kann zunächst ein AAP mit sedierender Wirkung eingesetzt werden (v. a. *Olanzapin*, *Quetiapin*, ggf. *Clozapin*); zusätzlich auch *Pipamperon*, *Prothipendyl* oder *Melperon*; oft ist aber der Einsatz eines BZD-Hypnotikums unerlässlich (▶ Kap. 5). Duale Orexinrezeptorantagonisten (DORA, *Daridorexant* ▶ Kap. 5) könnten bei Patienten mit ausgeprägten Insomnien vorteilhaft sein, allerdings fehlen

noch ausreichende Daten, und auf mögliche Wechselwirkungen mit AP (v. a. mit CYP3A4-Verstoffwechslung wie z. B. *Clozapin*) und eine sorgfältige Nutzen-Risiko-Abwägung muss geachtet werden.

▪ Unterschiede im Wirkungs- und Nebenwirkungsprofil von Antipsychotika bei der Therapie schizophrener Störungen

Wirksamkeit

- Derzeit finden sich auf der Grundlage der verfügbaren Studien, Metaanalysen und Netzwerk-Metaanalysen allenfalls diskrete Wirksamkeitsunterschiede zwischen verschiedenen Antipsychotika und auch zwischen verschiedenen Applikationsformen (v. a. oral vs. Depot-Antipsychotika) bezüglich der Gesamtsymptomatik, bei Analyse der Symptomdimensionen (Positiv- und Negativsymptomatik, depressive und kognitive Symptome) sowie bezüglich der Outcome-Parameter (Symptomatik, Funktionsniveau, Rezidivprophylaxe, Therapieresistenz etc.).
- Eine gewisse Konsistenz und Stabilität findet sich lediglich bezüglich der Stellung von *Clozapin*: Auch in einer aktuellen Netzwerk-Metanalyse (Huhn et al. 2019) wurde eine geringfügige Überlegenheit bei der Wirksamkeit für *Clozapin* und in geringerem Maße für *Olanzapin*, *Risperidon* und *Amisulprid* gegenüber KAP und anderen neueren AAP bezüglich der **Positiv- und Negativsymptomatik** gefunden. Ansonsten fanden sich zwischen KAP (meist *Haloperidol*) und verschiedenen AAP zumeist keine generellen, bedeutsamen Unterschiede der Wirksamkeit (Leucht et al. 2017, 2022, 2023).
- Die aktuelle Befundlage hängt einerseits mit geringen Innovationen im Bereich der Antipsychotika-Entwicklung und damit geringen Fortschritten bezüglich der Wirksamkeit im Vergleich zu *Clozapin* zusammen, andererseits sind auch methodische Aspekte zu berücksichtigen. Offensichtlich werden auch in Antipsychotika-Studien inden letzten Jahrzehnten v. a. zunehmende Effekte von Plazebo und höchstens gleichbleibende „Wirkungen" von Antipsychotika und damit verbunden geringere Plazebo-Verum-Unterschiede (und Effektstärken) bemerkbar (Leucht et al. 2019).
- Nicht zuletzt ist die Studienlage insbesondere im Hinblick auf den Vergleich von Applikationsformen und direkten Vergleichen verschiedener neuer Substanzen sowie in Bezug auf spezifischere Fragestellungen (Kombinationen, Therapieresistenz, prädominante Negativsymptomatik, kognitive und depressive Symptome, Komorbidität etc.), aber auch alters- und geschlechtsabhängige Wirkungen trotz einer hohen Anzahl an durchgeführten Studien weiterhin sehr unvollständig.
- Bezüglich der Langzeitwirksamkeit (Studiendauer mindestens 6 Monate) ergab eine Netzwerk-Analyse eine geringfügige Überlegenheit (Symptomreduktion) für *Olanzapin* bei gleichzeitig einem sehr hohen Risiko für Gewichtszunahmen und metabolische Veränderungen (Leucht et al. 2023).

Nebenwirkungen

- Im Gegensatz zu geringen Unterschieden der Wirksamkeit verschiedener Antipsychotika und Applikationsformen liegen bezüglich der unerwünschten AM-Wirkungen (NW) – mit der Substanz und ihren pharmakologischen Eigenschaften assoziierte – gesicherte Unterschiede zwischen verschiedenen Substanzklassen und Substanzen vor, die sich auch in Metaanalysen konsistent finden (Huhn et al. 2019; Leucht et al. 2022, 2023).

- Bei der Bewertung der Unterschiede in Bezug auf NW lassen sich vereinfachend unspezifische **zentralnervöse Effekte** (Sedierung, Krampfanfallrisiko, kognitive Störungen, Schlafstörungen), Auswirkungen der **Dopamin-D_2-Rezeptorblockade** (EPS, Prolaktinanstieg), **hepatische und renale Effekte**, **metabolische Effekte** (Gewichtszunahme, diabetogenes Risiko, Fettstoffwechselstörungen, thrombogene Wirkung) sowie **kardiale Effekte** (QTc-Zeit-Verlängerung, proarrhythmogene Risiken, Kardiomyopathierisiko etc.) zusammenfassen. Gleichwohl sind besondere NW und NW-Profile der einzelnen Antipsychotika jeweils individuell zu bewerten.
- Folgerichtig ist die Antipsychotikatherapie derzeit in mehreren Punkten von Risikoreduktion und NW-Profilen im Sinne einer Nutzen-Risiko-Abwägung geleitet (Auswahl, Dosis und Dauer der Antipsychotikabehandlung).
- Die *S3-Leitlinie* empfiehlt z. B. das Angebot von Antipsychotika bei Patienten mit Ersterkrankungen nach Berücksichtigung des jeweiligen Risiko-Nutzen-Profils: „Die Risiken der Behandlung leiten sich aus den jeweiligen Nebenwirkungsprofilen der angewendeten Antipsychotika ab. Aufgrund geringer Wirksamkeitsunterschiede der einzelnen Präparate und allgemein hohen Ansprechraten bei der Ersterkrankung soll die Auswahl primär an den Nebenwirkungen orientiert erfolgen".
- Ein geringeres EPS-Risiko (v. a. tardive Dyskinesien) für AAP ist belegt – auch unter Berücksichtigung der Dosierung von KAP (meist *Haloperidol*). Dagegen kommt es unter den meisten AAP (nicht unter *Aripiprazol*, *Lurasidon*, *Brexpiprazol* und *Ziprasidon*) im Vergleich zu KAP vermehrt zu metabolischen Störungen.
- Der Vergleich von AAP bezüglich des EPS-Risikos ergab in Metaanalysen (Häufigkeit der zusätzlichen Gabe von Anticholinergika) für *Cariprazin*, *Lurasidon*, *Zotepin*, *Ziprasidon* und *Risperidon/Paliperidon* das relativ höchste Risiko (Huhn et al. 2019), im indirekten Vergleich lag ein einer neuen Netzwerkanalyse (Leucht et al. 2022) das EPS-Risiko innerhalb der AAP nur für *Aripiprazol* LAI signifikant über Plazeboniveau; *Aripiprazol* (oral), *Cariprazin*, *Ziprasidon* und *Risperidon/Paliperidon* lagen im Mittel (nicht signifikant) über Plazeboniveau.
- Ein Prolaktinanstieg ist am stärksten ausgeprägt unter *Paliperidon*, *Risperidon*, *Amisulprid* und *Haloperidol*, unter *Aripiprazol* und *Clozapin* finden sich konsistent eher Reduktionen des Prolaktins im Plazebovergleich (Huhn et al. 2019).
- In Metaanalysen zum direkten und indirekten Vergleich von AAP bezüglich ihres metabolischen Risikos zeigten sich für *Clozapin* und *Olanzapin* sowie für *Zotepin* die höchsten Risiken für Gewichtszunahme, Glukose- und Blutfettanstiege (Leucht et al. 2017, 2023; Huhn et al. 2019).

Individualisierte Therapie

- Der aktuelle Stand zum Vergleich von AAP und KAP und zum Vergleich der AAP untereinander belegt, dass die AAP eine heterogene Gruppe insbesondere bezogen auf NW-Spektrum und Verträglichkeit, aber auch im Hinblick auf die Vollständigkeit der vorliegenden Daten, darstellen.

- Es ist daher anzustreben, im Rahmen eines individuellen Gesamtbehandlungsplans Nutzen und Risiken gemeinsam mit dem Patienten im Rahmen des *shared decision making* individuell abzuwägen.
- Die Berücksichtigung individueller Patientenmerkmale und -präferenzen, die Empfehlung eines Antipsychotikums in Hinblick insbesondere auf Verträglichkeit und funktionellen Outcome sowie die Begleitung und das Monitoring der Therapie in verschiedenen Phasen vor diesem Hintergrund sind wesentliche Aspekte der individualisierten Behandlung von Menschen mit Schizophrenie.
- Nichtpharmakologische Therapiemodalitäten gewinnen hier derzeit immer mehr an Bedeutung, wobei die Antipsychotikatherapie bei Schizophrenien weiterhin die wichtigste Säule der Behandlung, zumindest in der Behandlung akuter psychotischer Episoden, darstellt.

3.4.2 Schizotype Störungen, akute vorübergehende psychotische Störungen, anhaltende wahnhafte Störungen

- In der ICD-11 werden weiterhin unter den „primären psychotischen Störungen" (neben Schizophrenie und schizoaffektiver Störung) die schizotype Störung, die „akute und und vorübergehende psychotische Störung" und die „wahnhafte Störung" mit geringfügigen Veränderungen gegenüber der ICD-10 aufgeführt.
- Die Behandlung misstrauisch-wahnhafter Patienten erfordert viel Erfahrung und Geduld und sollte immer im Rahmen eines **Gesamtbehandlungsplans**, der v. a. auf die soziale Integration Rücksicht nimmt, erfolgen. Bei wahnhaften Störungen, insbesondere im Alter, sind medizinische Faktoren sorgfältig auszuschließen. Oft fällt die Differenzialdiagnose schwer, z. B. bei chronischen taktilen Halluzinosen (Dermatozoenwahn). Teilweise bedingt durch die geringe Prävalenz, fehlen kontrollierte therapeutische Studien weitgehend.
- Bei behandlungsbedürftigen psychotischen Symptomen im Rahmen **schizotyper Störungen** (ICD-10: F21; ICD-11: 6A22; DSM-5: schizotype Persönlichkeitsstörung) sollten AAP in der niedrigsten wirksamen Dosis gewählt werden (► Kap. 11).
- **Akute vorübergehende psychotische Störungen** erfordern häufig initial die Gabe von Antipsychotika, in seltenen Fällen auch in höheren Dosen. Produktiv-psychotische Symptome sprechen in der Regel sehr gut und rasch an, AAP (v. a. *Aripiprazol*, *Ziprasidon*) werden bevorzugt empfohlen. Zusätzlich sind vorübergehend BZD bei Angst und Erregung hilfreich. Supportive Psychotherapie ist in den meisten Fällen auch längerfristig indiziert.
- Bei **persistierenden wahnhaften** oder halluzinatorischen **Störungen** ist der Versuch mit einem niedrig dosierten Antipsychotikum angeraten. Insbesondere bei **Liebeswahn** (Erotomanie), hypochondrisch-körperbezogenen Wahninhalten oder Halluzinationen kann aufgrund von klinischen Einzelfallberichten und einer retrospektiven Studie *Risperidon* oder *Olanzapin* in niedriger Dosierung empfohlen werden. Einzelfälle mit **Eifersuchtswahn** und zwanghafter Komponente wurden erfolgreich mit **SSRI**, auch in Kombination mit einem AAP, be-

handelt. Aber langjährig bestehende chronische Wahnstörungen, auch Querulantenwahn, sind häufig therapierefraktär (s. auch alkoholassoziierte psychische Störungen ▶ 7.2.1).

- Bei Langzeitbehandlung wahnhafter Störungen können auch Depot-Antipsychotika, bevorzugt AAP (*Risperidon* bzw. *Paliperidon*), zum Einsatz kommen. Antidepressiva und prophylaktische Gaben von *Lithium* oder *Carbamazepin* wurden v. a. bei Affektdominanz bzw. phasenhafter Symptomverdichtung erfolgreich eingesetzt.
- Bei **induzierten wahnhaften Störungen** ist vor Gabe eines Antipsychotikums zunächst die getrennte adäquate Therapie des wahninduzierenden Patienten anzustreben. Sistiert der induzierte Wahn nach etwa 2 Wochen nicht, sollte ein niedrig dosiertes AAP (z. B. *Risperidon*) erwogen werden. Psycho- und soziotherapeutische Maßnahmen sind Schwerpunkt der Behandlung, um den Rückfällen vorzubeugen.

3.4.3 Schizoaffektive Störung

Unter schizoaffektiven Störungen werden Störungen zusammengefasst, bei denen gleichzeitig oder abwechselnd Symptome einer Schizophrenie und einer affektiven Störung auftreten. Nach ICD-10 (und nach aktuellem Stand auch in der ICD-11) wird eine schizoaffektive Störung klassifiziert, wenn sowohl eindeutig schizophrene als auch eindeutig affektive Symptome im Sinne einer manischen, gemischten oder depressiven Episode gleichzeitig oder nur durch wenige Tage getrennt und während der gleichen Krankheitsepisode vorhanden sind.

Das DSM-5 hat sich der am Verlauf orientierten Klassifikation schizoaffektiver Störungen wieder angeschlossen (mindestens eine ununterbrochene Episode einer affektiven Störung mit gleichzeitigem Vorliegen von Kernsymptomen einer Schizophrenie, im Verlauf Vorhandensein von schizophrenen Kernsymptomen für mindestens 2 Wochen ohne Vorliegen einer affektiven Störung, Überwiegen der affektiven Störung während der aktiven und residualen Krankheitsphasen).

Die Reliabilitiät und Validität der Diagnose wird aber besonders aufgrund genetischer Untersuchungen weiterhin infrage gestellt. Psychotische, manische und depressive Syndrome kommen sowohl bei Schizophrenie als auch bei der bipolaren Störung vor. Die Störungen neigen zu häufigen Rezidiven und stehen prognostisch zwischen Schizophrenien und affektiven Störungen, insbesondere bipolaren Störungen.

Für die klinische Beurteilung und Behandlung hat es sich als pragmatisch erwiesen, neben den Subtypen (bipolarer Typ/depressiver Typ) die akuten Syndrome im Sinne eines Überwiegens schizophrener oder affektiver Symptome (maniform/depressiv/gemischt) zu beurteilen.

Akuttherapie der schizoaffektiven Störung

- Für *Paliperidon* liegen positive Ergebnisse aus einer RCT und eine Zulassung (orale Form) vor; *Olanzapin* und *Risperidon* sind bei **manischer, depressiver oder gemischter Symptomatik** im Rahmen akuter schizoaffektiver Psychosen wirksam. Auch *Ziprasidon* und *Aripiprazol* waren Plazebo bei dieser Indikation überlegen (AAP bei bipolaren Störungen ▶ 2.4.2). Offene Studien legen auch eine Wirksamkeit von *Clozapin* und *Quetiapin* bei Patienten mit schizoaffektiver Psychose, insbesondere bei manischer Symptomatik und in Kombination mit Stimmungsstabilisierern (*Clozapin* und *Lamotrigin* oder *Lithium*), nahe.

- Bei Patienten mit akuter **maniformer Symptomatik** einer schizoaffektiven Störung (bipolarer Typ) sind *Lithium* und KAP vergleichbar wirksam. Bei stark erregten Patienten weist die Kombination von *Lithium*-Basistherapie mit Antipsychotika in der Akutphase eine bessere Wirksamkeit auf als eine Monotherapie.
- Bei **depressivem Affekt** im Rahmen schizoaffektiver Störungen kann die Kombination eines Antipsychotikums mit einem Antidepressivum (SSRI) empfohlen werden. Allerdings ist die Datenbasis, die für diese Kombinationstherapie spricht, sehr schmal. In den USA wird für die Akutphase eine Antipsychotika-Monotherapie vorgezogen; ein Antidepressivum sollte ggf. erst nach Abklingen der Akutphase gegeben werden. Bei Monotherapie sind AAP vorzuziehen. Das frühe Ansetzen von Stimmungsstabilisierern kann durch Studien derzeit nicht befriedigend belegt werden. Fallbeobachtungen mit *Lamotrigin* (Monotherapie) in höherer Dosierung (400 mg) zeigten positive Effekte.

Rezidivprophylaxe bei schizoaffektiver Störung

Es sind sehr wenige kontrollierte Studien mit kleinen Fallzahlen veröffentlicht.

- *Lithium* hat bei der schizoaffektiven Störung wahrscheinlich eine geringere Wirksamkeit als bei der bipolaren affektiven Störung, insbesondere bei affektiv rein depressiven Verläufen und bei im Vordergrund stehender psychotischer Symptomatik.
- *Carbamazepin* hat wahrscheinlich einen Vorteil bei affektiv rein depressiven Verläufen und bei im Vordergrund stehender psychotischer Symptomatik im Rahmen schizoaffektiver Störungen.

Rezidivprophylaxe bei unipolarer Depression ▶ 1.10.3; *Lithium*-Augmentation bei therapieresistenter Depression ▶ 1.11.4.

3.4.4 Substanz-/medikamenteninduzierte psychotische Störung

Während in der ICD-10 und der ICD-11 substanzinduzierte oder substanzassoziierte psychotische Störungen („drogeninduzierte Psychosen") bei den betreffenden Substanzen kodiert werden (z. B. Alkoholabhängigkeit mit alkoholinduzierter psychotischer Störung) hat das DSM-5 phänomenologisch ähnliche Störungen als substanz- oder medikationsinduzierte psychotische Störungen in das Kapitel „Schizophrenie-Spektrum und andere psychotische Störungen" übernommen. Hilfreich sind die Abgrenzungskriterien der substanzinduzierten psychotischen Störungen (SIPS) gegenüber Schizophrenien bzw. primären psychotischen Störungen (Hirjak et al. 2022):

- Kurze psychotische Syndrome (Vorliegen von ausgeprägten Halluzinationen und/oder Wahnerleben).
- Die psychotischen Symptome traten eindeutig während oder kurz (ICD-10/11) bzw. innerhalb eines Monats (DSM-5) nach Intoxikation (Drogen) oder nach Einnahme einer Substanz (Medikament) auf.
- Die entsprechende Substanz/Medikation ist eindeutig in der Lage, psychotische Symptome zu erzeugen.
- Die psychotische Symptomatik lässt sich nicht besser durch eine substanzunabhängige Störung (z. B. Schizophrenie) oder ein Delir erklären, z. B. wenn die Symptome bereits vor Subtanzeinnahme vorhanden waren, wenn die Symptome auch nach einer Intoxikation oder nach einem Entzug substanziell (z. B. > 1 Monat) weiterbestehen, oder bei weiteren Hinweisen auf eine substanzunabhängige Störung (rezidivierende Symptome auch ohne Substanzeinnahme).
- Das psychotische Syndrom kann Tage oder Wochen nach Abklingen der Substanzintoxikation fortbestehen; nach ICD-10/11 kann bei SIPS die Symptomatik bis zu 6 Monate nach dem letzten Substanzkonsum persistieren, gemäß DSM-5 nicht länger als 1 Monat.
- Sowohl für die transiente durch Substanzkonsum ausgelöste psychotische Störung als auch bei längerer Persistenz lässt sich eine „substanzbezogene exogene Psychose“ postulieren. Allerdings sind Übergänge in Schizophrenien ebenfalls möglich und wahrscheinlich nicht selten.
- Die Behandlung von SIPS mit Antipsychotika muss individuell in Abhängigkeit von der eingenommenen Substanz, der Schwere und des Verlaufs der Symptomatik erfolgen (Hirjak et al. 2022).
- **Alkoholhalluzinose:** Bei Akuität vorübergehend Gabe eines Antipsychotikums (▶ 7.2.1). Ein Literatur-Review (Masood et al. 2018) ergab keine eindeutige Präferenz für AAP oder KAP, jedoch eine klare Empfehlung für eine optimierte Alkoholentzugsbehandlung.
- **SIPS/Drogeninduzierte Psychose:** Bei akuten Störungen sind vorübergehend Antipsychotika indiziert. Durch Abstinenz von der verursachenden Droge sollte die Störung i. Allg. sistieren. *Olanzapin* hat in dieser Indikation in Dosierungen von 2,5–10 mg eine vergleichbare Wirkung wie *Haloperidol*, bei geringerer EPS-Rate, erbracht.
- Bei **psychomotorischer Erregung** im Rahmen akuter Intoxikationen mit psychotropen Substanzen sind Antipsychotika indiziert (▶ 12.4 und ▶ 12.8, Drogenintoxikationen).

Delirante Syndrome; Alkoholintoxikation ▶ 7.2.1; Cannabisabhängigkeit bei Schizophrenie ▶ 3.4.1; Induktion von Psychosen ▶ 7.2.8.

3.4.5 Katatonie

Katatone Zustände sind gekennzeichnet durch ausgeprägte psychomotorische Störungen, die eine reduzierte motorische Aktivität, eine deutlich verminderte Beteiligung im Gespräch und bei Untersuchungen oder exzessive und sonderbare Bewegungen umfassen. Nach klinischen Einteilungen werden Zustände reduzierter Motorik (Stupor, Katalepsie, Mutismus, Negativismus), exzessiver motorischer Erregung (Raptus, Bewegungsstürme, maximale Anspannung) und vegetative Symptome (u. a. Hyperhidrosis, Hyperthermie, Rigor, Exsikkose) beschrieben. Die vegetative Entgleisung in Form einer febrilen oder „perniziösen" Katatonie ist potenziell lebensbedrohlich und stellt einen psychiatrischen Notfall dar (▸ 12.5.2).

Im DSM-5 (nicht in der ICD-11) wird die Katatonie unter Schizophrenie-Spektrum-Störungen eingeordnet (mindestens 3 der folgenden Symptome dominieren: Stupor, Katalepsie, Flexibilitas cerea, Mutismus, Negativismus, Haltungsverharren, Manierismen, stereotype Bewegungen, Agitiertheit und Anspannung, Grimassieren, Echolalie, Echopraxie). Es werden 3 Gruppen differenziert:

- **Katatonie in Verbindung mit einer anderen psychischen Störung** (z. B. bei Schizophrenie, bipolarer Störung, substanzbedingten Störungen etc.)**:** Zusatzkodierung bei Auftreten von katatonen Symptomen im Verlauf, DD: v. a. malignes neuroleptisches Syndrom, medikamentös bedingte Katatonie.
- **Katatonie aufgrund eines anderen medizinischen Krankheitsfaktors** (v. a. neurologische und internistische Erkrankungen)**:** Es müssen klare Befunde für die Verursachung vorliegen (z. B. Infektionen, metabolische Entgleisung), zugrundeliegende psychische Störungen und Delir müssen ausgeschlossen werden.
- **Nicht näher bezeichnete Katatonie:** Diese Kategorie soll verwendet werden, wenn bei schweren katatonen Zuständen keine Differenzialdiagnose möglich ist oder Informationen (z. B. im Notfall) fehlen oder wenn das Syndrom unvollständig ist (< 3 typische Symptome).

Therapie katatoner Symptome (▸ 3.4.1).

3.4.6 Weitere Einsatzgebiete für Antipsychotika

Depressive Störungen

Manische Episode im Rahmen einer bipolaren Störung

Stimmungsstabilisierer und Antipsychotika sind indiziert (▸ 2.4.1).

Depressive Episode (im Rahmen einer unipolaren oder bipolaren Störung)

- *Quetiapin* ist zur Behandlung von schweren depressiven Episoden bei bipolaren Störungen (Monotherapie) und bei unipolaren Depressionen als Add-on-Therapie zugelassen. In den USA (nicht in Europa) ist *Lurasidon* zur Behandlung von Depressionen bei bipolaren Störungen (Monotherapie und *add-on* mit Stimmungsstabilisierern) zugelassen; *Brexpiprazol* ist in den USA (nicht in Europa) zur Add-on-Therapie in Kombination mit einem Antidepressivum bei unipolarer Depression (derzeit nicht bei bipolarer Depression) zugelassen.
- Erhöhtes Risiko unter Antipsychotika bei bipolaren Störungen für EPS ▸ 3.6.1, metabolisches Syndrom ▸ 3.6.2 und kardiovaskuläre Erkrankungen ▸ 3.6.3.

AAP bei der bipolaren Depression ▶ 2.4.2; AAP zur Phasenprophylaxe der bipolaren Störung ▶ 2.4.2.

Depressive Episode mit psychotischen Merkmalen (wahnhafte Depression)

- Entsprechend einer Metaanalyse (Kruizinga et al. 2021) ist die **Kombination aus Antidepressivum und Antipsychotikum** (bevorzugt AAP) der Monotherapie (Antidepressivum oder Antipsychotikum) überlegen und entspricht auch den meisten Leitlinienempfehlungen. Die möglichen NW des AAP sind zu berücksichtigen. Insbesondere bei psychotischer Depression mit signifikanter Suizidalität sollte ein (sedierendes) Antidepressivum mit einem AAP kombiniert werden. Die Kombination sollte auch etwa 3–6 Monate nach Sistieren der psychotischen Symptomatik fortgesetzt werden.
- **Antidepressiva als Monotherapie** (v. a. SSRI) können derzeit nicht empfohlen werden; sie sind allenfalls bei Unverträglichkeit oder Kontraindikationen für ein Antipsychotikum erwägenswert, für *Nortriptylin*, *Trimipramin* sowie *Fluvoxamin* liegen auch Befunde zur Wirksamkeit in Monotherapie vor.
- Bei sehr schweren, wahnhaften oder therapierefraktären Depressionen scheint die **EKT** einer Pharmakotherapie insbesondere in Bezug auf einen frühen Wirkungseintritt und bei Nichtansprechen auf Psychopharmaka überlegen zu sein. Die hohe Rezidivrate v. a. bei Patienten mit wahnhafter Depression im höheren Lebensalter ist dabei zu berücksichtigen.

Zwangsstörung

- Bei Therapieresistenz mit zwei verschiedenen SSRI über die optimale Behandlungsdosis und -dauer und einer Verhaltenstherapie können zusätzlich AAP indiziert sein (▶ 1.4.7, Zwangsstörungen). Die Effektivität einer Antipsychotika-Augmentation (mit z. B. *Aripiprazol*, *Olanzapin*, *Risperidon* oder *Quetiapin*) hat sich nur bei Patienten mit Zwangsstörungen ohne Tic zeigen lassen.

Angststörungen und posttraumatische Belastungsstörung

- Einzelhinweise auf positive Effekte von AAP als *add-on* zu Antidepressiva bei der **posttraumatischen Belastungsstörung** (PTBS) konnten in kontrollierten Studien nicht bestätigt werden; die Empfehlung von AAP bei PTBS wird auf die Behandlung psychotischer Symptome beschränkt (*Risperidon*).
- In ähnlicher Weise wurden positive Effekte von AAP als Therapie bei der **generalisierten Angststörung** (GAS) (v. a. für *Quetiapin*, *Risperidon* und *Olanzapin*) in Metaanalysen nicht bestätigt; in Monotherapie ergaben sich für *Quetiapin* (100–400 mg) positive Effekte (*off label*).
- Eine anxiolytische Wirkung wurde für einige KAP (z. B. *Flupentixol* in niedriger Dosis, *Fluphenazin*, *Pimozid*, *Fluspirilen*) beschrieben, es besteht jedoch weder für AAP noch für KAP eine Zulassung.

Antidepressiva bei Angststörungen ▶ 1.4.6; Anxiolytika bei Angststörungen ▶ 4.4.2.

Demenzerkrankungen und Verhaltensstörung bei Demenz

Im DSM-5 werden Demenzerkrankungen entsprechend ihrer Ätiologie und ihres Schweregrades (leicht/schwer) im Kapitel „Neurokognitive Störungen (NCD)" mit Delirsyndromen und anderen Störungen beschrieben. Als NCD werden Erkrankungen bezeichnet, bei denen das primäre klinische Defizit aus kognitiven Funktionseinbußen besteht. Weiterhin können bei NCD klinisch relevante Verhaltensstörungen auftreten. Klassifikation der Demenzerkrankungen, besonders nach ICD-11 ▶ 6.1.

Indikation für Antipsychotika bei Patienten mit leichter oder schwerer Demenz sind – wenn überhaupt – demenzassoziierte Verhaltensauffälligkeiten (▶ 6.4.9). Da demenzielle Erkrankungen in ihrem Verlauf häufig mit psychomotorischer Unruhe (DD: Akathisie), nächtlicher Desorientierung und Verwirrtheit, aggressivem und desorganisiertem Verhalten und paranoidem Erleben assoziiert sind, können Antipsychotika dann zumindest zeitweise und vorübergehend indiziert sein (Risikofaktoren für EPS ▶ 3.6.1). Es stellte sich aber in den letzten Jahren unter der Gabe aller Antipsychotika bei älteren Menschen mit einer demenziellen Erkrankung und psychotischen Syndromen ein erhöhtes Mortalitätsrisiko heraus. Eine Cochrane-Metaanalyse hat gezeigt, dass bei den meisten Patienten mit Demenz und demenzassoziierten Verhaltensstörungen Antipsychotika ohne Nachteile (innerhalb von 6 Wochen bis 6 Monaten) wieder abgesetzt werden können.

- ***Risperidon*** ist unter Berücksichtigung der Anwendungsbeschränkungen entsprechend der Zulassung für die Behandlung **schwerer „psychotischer" Syndrome mit Gefährdung** bei demenziellen Erkrankungen **vorzuziehen**, für *Aripiprazol* und *Olanzapin* in niedriger Dosierung ergaben sich geringfügige signifikante Vorteile gegenüber Plazebo. Nach Absetzen von *Risperidon* (< 1 mg) hatten Patienten, die erfolgreich bei initial schwerer Agitiertheit und Psychose-Symptomen 4 Monate lang therapiert wurden, ein deutlich erhöhtes Rezidivrisiko in den folgenden Monaten. Gleichwohl sind zeitlich begrenzte Verordnungen, regelmäßige Absetzversuche und eine geringstmögliche effektive Dosis anzuraten.

Risiko unter Antipsychotika bei leichter oder schwerer Demenz ▶ Box 3.

Box 3

Risiko unter Antipsychotika bei leichter oder schwerer Demenz

- Für ältere Patienten (vorwiegend > 80 J.) mit Demenz, insbesondere in Verbindung mit vaskulären Risikofaktoren, wurde unter Behandlung mit Antipsychotika in Metaanalysen ein erhöhtes Morbiditäts- und Mortalitätsrisiko (zerebrovaskuläre und kardiale Ereignisse, Pneumonien) gefunden. Es ist von einem Klasseneffekt und einer Dosisabhängigkeit auszugehen.
- Anhand der Ergebnisse einer aktuellen Kohortenstudie ist die Verordnung von Antipsychotika bei Demenzpatienten mit einem erhöhten Risiko (1,5- bis 2-fach) für Pneumonien, Schlaganfall, akutes Nierenversagen, Knochenbrüche, Herzinsuffizienz, venöse Thromboembolien und Herzinfarkt verbunden (Mok et al. 2024). In den ersten 90 Tagen nach Verschreibung waren Schlaganfälle,

Herzinfarkte, Knochenbrüche, Pneumonien und akutes Nierenversagen bei KAP häufiger als unter AAP, während keine Unterschiede bezüglich venöser Thromboembolien und Herzinfarkten nachweisbar waren. *Haloperidol* zeigte insgesamt gegenüber *Risperidon* und *Quetiapin* ein höheres Risikopotenzial.

- Wenn möglich, sollte eine Verordnung vermieden werden. Auf der anderen Seite gibt es bei aggressivem Verhalten oder Wahn bei demenziellen Erkrankungen kaum eine Alternative. *Risperidon* ist unter Berücksichtigung der bestehenden Zulassungsbedingungen zurzeit Mittel der Wahl.
- Die Indikationsstellung für Antipsychotika bei dieser Patientengruppe muss daher strikt erfolgen. Neben der Optimierung von nichtpharmakologischen Maßnahmen sollten Antidementiva und zur kurzfristigen Sedierung auch BZD erwogen werden.
- Bei Unruhe, Agitiertheit, Aggressivität und Schlafstörungen kann als Antipsychotikum nach Abwägung im Einzelfall auch *Melperon* (wegen CYP2D6-Hemmung nicht mit *Risperidon* zu kombinieren) oder *Pipamperon* zum Einsatz kommen (es wird auf die fehlende Zulassung bei demenziellen Erkrankungen verwiesen).
- Es sollte eine möglichst niedrige Dosierung gewählt werden, die initiale Verordnung ist auf Tage bis maximal 6 Wochen zu beschränken, die Notwendigkeit einer Weiterverordnung ist regelmäßig zu überprüfen, Absetzversuche sollten – auch wiederholt – vorgenommen werden. Bei sehr schwerer initialer Symptomatik erscheint eine Weiterverordnung von *Risperidon* auch für längere Zeiträume im Einzelfall gerechtfertigt.
- Die Aufklärung (informiertes Einverständnis) und sorgfältige Dokumentation der Behandlung mit Antipsychotika ist erforderlich.

Bei **Schlafstörungen** und psychomotorischer Erregung im Rahmen einer Demenz sind bei unzureichender Wirkung von Hypnotika niederpotente Antipsychotika mit möglichst geringer anticholinerger Komponente in Ausnahmefällen zu bevorzugen (▸ Box 3).

- Auf Depot-Antipsychotika ist möglichst zu verzichten (verzögerte Resorption, langsame Elimination, nach Absetzen lang überdauernde NW möglich).
- Hochpotente KAP sind bei Patienten mit demenziellen Erkrankungen unter Berücksichtigung der veränderten Pharmakokinetik und der erhöhten Empfindlichkeit älterer Menschen für Sedierung, Parkinsonoid, anticholinerge Wirkungen und Orthostase allenfalls in niedriger Dosis (*Bromperidol* oder *Haloperidol* 0,5–1,5 mg/d, z. B. als einmalige Gabe zur Nacht) vertretbar.

Antidementiva bei demenzassoziierten Verhaltensauffälligkeiten ▸ 6.4.9.

Patienten mit einer Demenz durch Lewy-Körper-Krankheit zeigen häufig eine Hypersensitivität gegenüber Antipsychotika. Dramatische Verschlechterungen des klinischen Gesamtzustands sind beschrieben. Auf Antipsychotika sollte, wenn möglich, verzichtet werden. Psychotische Symptome respondieren nicht selten auf Acetylcholinesterasehemmer. Erscheint eine Antipsychotikatherapie dennoch unverzichtbar, sind niedrigste Dosen von *Quetiapin* oder *Clozapin* am ehesten vertretbar.

Tiefgreifende Entwicklungsstörungen und Autismus-Spektrum-Störung

Bei schweren impulsiv-aggressiven und gefährdenden oder schwer behindernden repetitiv-motorischen Störungen können Psychopharmaka hilfreich sein. Bei Kindern und Jugendlichen mit schwerer Symptomatik bei tiefgreifenden Entwicklungsstörungen werden vorwiegend *Aripiprazol* (ab 15 J.) und *Risperidon* (ab 5 J.) angewandt. Die autistischen Störungen werden entsprechend DSM-5 nun in ▶ 10.3.5 besprochen.

Persönlichkeitsstörungen

AAP bei Borderline-Persönlichkeitsstörung und anderen Persönlichkeitsstörungen ▶ 11.4.1.

Schmerzsyndrome

- Antipsychotika spielen in der Schmerztherapie eine untergeordnete Rolle, eine Cochrane-Metaanalyse ergab bei unbefriedigender Datenlage eine positive Wirksamkeitsbilanz für den Einsatz von Antipsychotika als *add-on* bei akuten und chronischen Schmerzsyndromen.
- In Kombination mit Opioiden kann die Opioiddosis in der Regel ohne Wirkungsverlust verringert werden, außerdem wird das Ausmaß opioidinduzierter NW wie Übelkeit (mit Erbrechen) reduziert.
- Spezifische Diagnosen, zu denen die Datenbasis etwas breiter ist, sind diabetische Neuropathie und postherpetische Neuralgie, wobei jedoch häufig auch die Kombination mit Antidepressiva versucht wurde, sodass spezifische Antipsychotika-Effekte nicht sicher belegt sind. Alternativen sind *Gabapentin*, *Pregabalin* und Antidepressiva.

Pregabalin ▶ 4.12.15, Präparat; Antidepressiva bei Schmerzsyndromen ▶ 1.4.10.

Neurologische Erkrankungen

Dyskinesien unterschiedlicher Genese

- Das substituierte Benzamid *Tiaprid* (Antagonist an D_2-artigen Rezeptoren) kann bei Spätdyskinesien zur symptomatischen Besserung eingesetzt werden (Tiapridex, 300–600 mg, Höchstdosis 1200 mg/d).
- Drei Inhibitoren des vesikulären Monoamintransporters (VMAT2-Inhibitoren) sind derzeit verfügbar u. a. zur Behandlung von tardiven Dyskinesien:
  - *Tetrabenazin* (Nitoman, Dosis 12,5–75 mg, Höchstdosis 200 mg/d), ist zur Behandlung hyperkinetischer Bewegungsstörungen bei Chorea Huntington und für mittelschwere bis schwere Spätdyskinesien, die auf andere Therapiemaßnahmen (Dosisreduktion, Wechsel auf AAP, Wechsel des AAP) nicht angesprochen haben, auch in D, CH und A zugelassen. *Tetrabenazin* und andere VMAT2-Inhibitoren bewirken eine Entleerung der präsynaptischen Monoaminspeichervesikel und können zu Depressionen führen (sehr häufig), weitere NW (häufig) sind parkinsonoide Symptome, Erregung, Verwirrung, Angstgefühl, Schlaflosigkeit, Benommenheit. Geringfügige QTc-Zeit-Ver-

längerungen (ca. 10 ms) sind häufig. Bei Langzeiteinnahme kommt es nicht selten zu Prolaktinerhöhungen (Dopamindefizit). Kontraindikationen sind prolaktinabhängige Tumoren, Phäochromozytom, depressive Verstimmungszustände und die gleichzeitige Anwendung eines MAOH.
  - Von der FDA wurde 2017 *Deutetrabenazin* (Austedo Retardtabletten) bei Chorea Huntington und tardiven Dyskinesien zugelassen, von der EMA besteht ein positives Votum im Juni 2025 für die Zulassung auch bei moderaten bis schweren Dyskinesien bei Erwachsenen. Im Vergleich zu *Tetrabenazin* längere HWZ (Einnahme 2 × täglich), vergleichbare, aber nicht überlegene Wirksamkeit und bessere Verträglichkeit.
  - Ebenfalls 2017 wurde von der FDA das deutlich besser verträgliche *Valbenazin* (Ingrezza) auch zur Behandlung von Spätdyskinesien zugelassen (NW v. a. Müdigkeit, Sedierung, möglicherweise QTc-Zeit-Verlängerungen). Seither keine Zulassung in der EU und in CH.

Paranoide Psychose bei Parkinson-Krankheit

- Nicht selten exazerbieren psychotische Symptome im Rahmen von Infektionen oder einer Exsikkose; dann steht die Behandlung der Ursachen im Vordergrund. Bei psychotischen Symptomen, die unter dopaminagonistischer Therapie auftreten, ist zunächst eine Optimierung der Antiparkinson-Medikation empfohlen. Bei persistierenden psychotischen Symptomen ist *Clozapin* in niedriger Dosis indiziert (12,5–50 mg; Beginn 6,25 mg/d); die NW und die kontrollierte Anwendung (v. a. Sedierung, erhöhtes Agranulozytoserisiko) sind zu beachten. Alternativ kann *Quetiapin* (50–125 mg; Beginn 12,5–25 mg/d) erwogen werden. Auf eine mögliche Verschlechterung der Parkinson-Symptomatik ist in jedem Fall zu achten.
- Bei gleichzeitigem Voliegen einer Demenz sind Acetylcholinesterasehemmer eine Alternative.

Chorea Huntington

- Antipsychotika (Einzelfallberichte für *Aripiprazol* und *Clozapin*) sind bei Bewegungsstörungen, psychotischen Symptomen und Aggression wirksam. Zur Behandlung der choreatischen Bewegungsstörungen sind *Tiaprid* und *Tetrabenazin* derzeit zugelassen (s. oben).

EPS unter Antipsychotika ▶ 3.6.1; Tic-Störungen ▶ 10.3.4; Demenz durch Lewy-Körper-Krankheit ▶ 6.4.4.

3.5 Antipsychotika, Psychotherapie und psychosoziale Interventionen bei schizophrenen Störungen

Jedes Psychopharmakon sollte im Rahmen eines **Gesamtbehandlungsplans** verordnet werden. Bei Schizophrenien sind neben der Antipsychotikatherapie auch psychoedukative, familientherapeutische und kognitiv-verhaltenstherapeutische Ansätze evaluiert. In Prodromal- und Frühstadien schizophrener Störungen sind verhaltenstherapeutische Maßnahmen bevorzugt zur Prävention einer ersten oder verstärkten Krankheitsmanifestation einzusetzen.

Alle modernen Therapieansätze sind individuell und personenzentriert: Berücksichtigung individueller Vulnerabilitäten und Stressoren, Kompetenzen und Ressourcen (Resilienz, Coping-Strategien, protektive Faktoren), partnerschaftliche Beteiligung des Patienten so weit wie möglich bei der Therapie (***shared decision making***), Förderung der Therapie-Adhärenz mit der Unterstützung subjektiver Therapieziele und -bewertungen. Nach Wunsch des Patienten und den Möglichkeiten sollten Bezugspersonen und Angehörige in den Gesamtbehandlungsplan möglichst frühzeitig einbezogen werden.

Psychotherapeutische, psychoedukative und weitere psychosoziale Interventionen, einschließlich der Angehörigen- und Familieninterventionen, sollten ebenso wie physio-, ergo- und sozialtherapeutische Maßnahmen möglichst bereits während der Akuttherapie beginnen und während der Erhaltungs- und Stabilisierungstherapie, z. B. im Rahmen integriert tagesklinischer oder ambulanter Therapie, bis in die ambulante Langzeittherapie fortgeführt werden. In allen Therapiephasen muss daher auf die Möglichkeit einer **erhöhten Suizidalität** geachtet werden.

Es liegen positive Befunde psychotherapeutischer Maßnahmen, insbesondere der Verhaltenstherapie, aber auch psychodynamischer Psychotherapien (mentalisierungsbasierte Psychotherapie, achtsamkeitsbasierte Psychotherapien; Qin et al. 2024) und systemischer Psychotherapie, vor, die unabhängig von Medikamenteneffekten bei der Behandlung von Positivsymptomen (Wahn, Halluzinationen), sozialen Ängsten, Depressivität und Negativsymptomen nachweisbar sind.

Kognitive Verhaltenstherapie (KVT)

- Ein Schwerpunkt der KVT bei schizophrenen Störungen liegt in der Krankheitsbewältigung und der Integration z. B. von Halluzinationen und Wahngedanken in ein „verstehbares“ Krankheitsmodell. Eingebettet in die KVT sind z. B. das Training emotionaler und sozialer Kompetenzen, metakognitives Training sowie Selbstkontrollansätze zur Früherkennung und Vermeidung von Unter- und Überforderung („Stress“).
- Spezifische KVT-Verfahren (individualisierte Einzeltherapie ensprechend störungsspezifischer Manuale) sollen nach der *S3-Leitlinie* in Prodromalstadien (auch ohne Antipsychotika) und bei Ersterkrankungen (bei Kindern und Jugendlichen auch ohne Antipsychotika) und im weiteren Verlauf (mit Antipsychotika) zur Besserung der Positiv- und Negativsymptomatik angeboten werden. KVT sollte auch dann zur Reduktion der psychotischen Symptomatik angeboten werden, wenn Patienten eine Behandlung mit Antipsychotika ablehnen.
- Besondere Merkmale der KVT bei Psychosen sind dabei nichtkonfrontatives, unterstützendes Beziehungsangebot, „Normalisierung“ von Beschwerden, Kontinuitätsannahme in Bezug auf die Symptomatik und Orientierung an den Lebenszielen der Teilnehmer. Zur Reduktion der Positivsymptomatik sollte das metakognitive Training angeboten werden.

- KVT sollte mit einer stationär oder ambulant angeboten werden (Sitzungszahl von ≥ 16). Zur Optimierung der Therapieeffekte und bei komplexeren Therapiezielen ist eine Sitzungszahl von ≥ 25 wünschenswert.
- KVT findet entsprechend der *S3-Leitlinie* auch Anwendung als Teil der Therapie bei komorbider affektiver Störung, bei Abhängigkeitserkrankungen und im Rahmen gewichtsreduzierender Maßnahmen bei Antipsychotikabehandlung (auch präventiv).

Psychoedukation und Familieninterventionen

- Psychoedukation wird – oft abhängig von der Therapiephase – zumeist in Gruppen mit Patienten und/oder mit Angehörigen durchgeführt und umfasst sowohl störungs-, ressourcen- und therapiebezogene Informationen wie auch zunehmend psychotherapeutische Elemente (Situationsanalysen, Rollenspiele, Beispiele und Übungen der sozialen und interaktionellen Kompetenz und Kommunikation).
- Zentrale Bedeutung bei der Psychoedukation haben die Einübung der frühen Selbsterkennung von Symptomen oder Symptomverschlechterungen und der Aufbau von Coping- und Kontrollstrategien. Symptome, die eine Exazerbation bei Schizophrenien ankündigen können, sollten als **Frühwarnzeichen** mit den Patienten besprochen werden: Schlafstörungen, Gereiztheit, depressive Verstimmungen, Aggressivität, Misstrauen, Angst, affektive Labilität, reduzierte Belastbarkeit, Beziehungsideen, sozialer Rückzug. Konsequenzen vereinbaren und frühzeitige Interventionsmöglichkeiten organisieren (z. B. Vorstellung beim Psychiater, Dosissteigerung der Medikation).
- Die individualisierte Anwendung strukturierter und manualisierter Psychoedukationsverfahren mit Begleitmaterialien für Patienten und Angehörige hat sich als Standard etabliert.
- Psychoedukation, insbesondere bei längerer Durchführung (mindestens 10–12 Wochen) und dem Einsatz verhaltenstherapeutischer Module (z. B. Problemlösung, soziale Fertigkeiten) sowie – wenn möglich – unter Einbeziehen von Angehörigen, kann nachweislich stationäre Behandlungsdauern reduzieren, das Rezidivrisiko zumindest im 1- bis 2-Jahres-Zeitraum reduzieren und die Behandlungszufriedenheit sowie die Lebensqualität der Patienten verbessern.
- Familieninterventionen: Das Einbeziehen von Angehörigen sowohl in Psychoedukationsgruppen als auch in die Therapie hat sich in den meisten Studien als effektiv erwiesen, insbesondere im Frühverlauf.
- Entsprechend wird nach der *S3-Leitlinie* empfohlen, zur Verbesserung des Behandlungsergebnisses und Krankheitsverlaufs eine strukturierte Psychoedukation im Rahmen eines Gesamtbehandlungsplans ausreichend lange und möglichst in Gruppen durchzuführen. Angehörige und andere Vertrauenspersonen sollen in die psychoedukative Intervention einbezogen werden.

Vulnerabilitäts-Stress-Modell

- Die Vermittlung eines individuellen Störungs- und Therapiemodells erfolgt meist auf dem Boden eines allgemeinen Vulnerabilitäts-Stress-Modells. Innerhalb dieses Modells wird die Interaktion von Einflüssen auf den Ebenen der

Biologie, der Umwelt und des Verhaltens auf die Entstehung und Aufrechterhaltung von schizophrenen Störungen angenommen. Verletzlichkeiten und Anfälligkeiten („Vulnerabilität"), die aus möglichen erblichen Veranlagungen, anderen organischen Dispositionen und lebensgeschichtlichen Ereignissen resultieren, können unter Belastung („Stress") zu einer Psychose führen, wenn eine kritische Grenze überschritten wurde. Nach dem Vulnerabilitäts-Stress-Modell besteht eine erhöhte Rezidivwahrscheinlichkeit durch ungünstige Umweltbedingungen, die mit der biologisch-genetischen Prädisposition von Patienten mit einer schizophrenen Störung interagieren. Ungünstige Umweltbedingungen sind v. a. belastende Lebensereignisse (*life events*) und chronische Belastungsfaktoren.

- Aus dem Vulnerabilitäts-Stress-Modell können mit dem Patienten verschiedene therapeutische Ansätze abgeleitet werden, wobei eine Kombination von medikamentösen und psychosozialen Therapien heute als Standard der Schizophrenietherapie gilt.
- Nach dem Vulnerabilitäts-Stress-Modell besteht eine erhöhte Rezidivwahrscheinlichkeit auch durch ein belastendes, überstimulierendes oder feindseliges soziales Umfeld einschließlich sog. **„*high expressed emotion*s (HEE)"** in Familien oder Beziehungen. HEE äußern sich in vermehrter Kritik oder in übergroßer emotionaler Anteilnahme und treten nicht selten nach Erstmanifestation einer schizophrenen Störung bei einem Familienmitglied auf. HEE stehen in ungünstigem Zusammenhang mit Krankheitsverlauf und Rezidivhäufigkeit.
- Eine positive, von gegenseitigem Interesse, Respekt und adäquater Zurückhaltung geprägte Familienatmosphäre und ein entsprechender Interaktionsstil führen hingegen zu einer besseren sozialen Integration und geringeren Rezidivrate bei durchschnittlich niedrigeren Antipsychotikadosen.

Integriertes psychologisches Therapieprogramm (IPT) und Training kognitiver Fähigkeiten (kognitive Remediation)

- Das IPT ist ein Therapieprogramm für Patienten mit schizophrenen Störungen mit 5–7 Modulen (kognitive Differenzierung, soziale Wahrnehmung, verbale Kommunikation, soziale Fertigkeiten, interpersonelles Problemlösen, Emotionen, Wohnen/Arbeit/Freizeit).
- In einer Metaanalyse (36 Studien, > 1500 Patienten) werden positive Effekte des IPT auf Negativsymptome und kognitive, sozialkognitive sowie psychosoziale Funktionen bei einer mittleren Nachbeobachtungszeit von 8 Monaten berichtet. Bessere alltagsrelevante Ergebnisse zeigen sich bei kompletter Durchführung der o. g. ersten 5 Module des IPT.
- **Trainings kognitiver Fähigkeiten (kognitive Remediation)** (u. a. computergestützt) haben moderate positive Effekte v. a. auf sozial-kognitive Defizite bei Patienten schizophrenen Störungen.
- Kognitive Remediation soll zur Verbesserung kognitiver Prozesse (Aufmerksamkeit, Lernen und Gedächtnis, Exekutivfunktionen, soziale Kognitionen oder Metakognitionen) und der psychosozialen Funktionsfähigkeit in Kombination mit anderen psychosozialen und rehabilitativen Behandlungsmethoden angeboten werden (*S3-Leitlinie*).

Training sozialer Fertigkeiten und emotionaler Kompetenz

- Die Trainings dienen der Verbesserung sozialer Kompetenz und zur Aneignung lebenspraktischer Fertigkeiten mit Übungen im realen Umfeld. Das Erlernen der Vermeidung von Unter- und Überstimulation ist von besonderer Bedeutung für eine möglichst selbstständige Belastungsregulation. Unterstimulation kann die Wahrscheinlichkeit für eine Negativsymptomatik, Überstimulation das Risiko für Positivsymptome erhöhen.
- Zur Verbesserung protektiver Faktoren und zur Reduktion der Verletzlichkeiten werden in einem klar strukturierten, modularen Training (Symptome, Medikamente, Freizeitaktivitäten, Selbstversorgung, Umgang mit Geld, Freundschaft/ Verabredungen) zwischenmenschliche Fähigkeiten (z. B. Smalltalk), Selbst- und Fremdwahrnehmung sozialer Situationen, Selbstbehauptung in sozialen Interaktionen und interpersonelles Problemlösen eingeübt und in der Gruppe reflektiert (Social-skills-Training, meist 8–12 Sitzungen im Abstand von 1–4 Wochen); im späteren Verlauf kommen In-vivo-Übungen, Hausaufgaben, Rollenspiele und Booster-Sitzungen hinzu.
- Kontrollierte Studien konnten positive Effekte des Trainings sozialer Fertigkeiten auf sozialkommunikative Fertigkeiten auch im Alltag belegen, allerdings ohne klare Belege der Reduktion von Rezidiven. Zukünftig werden auch Trainingsprogramme zur Verbesserung der affektiven Selbstwahrnehmung und der emotionalen Kompetenz, die derzeit v. a. bei anderen Störungen eingesetzt werden, einen höheren Stellenwert bei der Behandlung schizophrener Störungen erreichen.

Weitere Therapiemaßnahmen

- **Bewegungstherapie**, insbesondere körperliche Aktivität und Sport, sind wirksam bei der Symptomreduktion und Rezidivprophylaxe sowie insbesondere bei der Verbesserung medikamenteninduzierter NW und fördern damit auch die Therapie-Adhärenz.
- **Ergotheraphie** ist förderlich und gut akzeptiert (sog. Kreativtherapien). Für die Musiktherapie wurden – abhängig von der Häufigkeit und der Qualifikation der Therapie – günstige Effekte, v. a. auf Negativsymptome, Depressivität und soziale Funktionen berichtet.
- **Sozialtherapie:** Stufenweise Belastungserprobung im Alltag; Arbeitstraining; Berufsfindung z. B. mit Maßnahmen zur Umschulung; Tätigkeit in beschützter Werkstätte; u. U. betreutes Wohnen. Als effektiv hat sich insbesondere das sog. *„supported employment"* bei der Reintegration in Arbeitsverhältnisse erwiesen.

▪ Psychotherapeutische und psychosoziale Interventionen in verschiedenen Therapiephasen

Prävention

- Bei Personen mit erhöhtem Psychoserisiko (BLIPS, APS) sind primär kognitiv-verhaltenstherapeutische Ansätze zunächst zur Prävention schizophrener Episoden zu erwägen.

Akuttherapie

- Strukturierende, klare, eher direktive, stützende Psychotherapie („supportive" Therapie).
- Vermittlung eines verständlichen und für den Patienten akzeptablen Krankheitsmodells, das auch den Einsatz einer medikamentösen Behandlung bei psychischen Beschwerden erklären kann (Psychoedukation), da der notwendige und sinnvolle Einsatz einer Pharmakotherapie zur Schizophreniebehandlung für viele Patienten nicht von vornherein verständlich ist. Dies ist besonders dann unerlässlich, wenn eine längerfristige Behandlung mit Antipsychotika notwendig ist, um die Therapiemotivation und -adhärenz des Patienten zu erhöhen und Rezidive zu vermeiden.
- Physiotherapie und Ergotherapie als aktivierende und supportive Behandlungsformen zur Förderung des positiven Körpererlebens und der Stärkung von Kreativität, Eigeninitiative, Selbstvertrauen und Selbstwirksamkeit.
- Milieutherapeutischer Ansatz mit dem Ziel, durch das Setting (u. a. Einrichtung) und sinnvolle, lebensnahe Aktivitäten möglichst früh Selbstbewusstsein, Selbstfürsorge, Unabhängigkeit und Verantwortungsgefühl der Patienten wiederherzustellen bzw. zu entwickeln.

Erhaltungstherapie und Stabilisierung

- Fortführung der Psychoedukation des Patienten und ggf. der Angehörigen über Art und Verlauf der Erkrankung (s. oben, Familienintervention, Vulnerabilitäts-Stress-Modell), Bedeutung der Medikamenten- und Therapie-Adhärenz (Nutzen einer Erhaltungstherapie, Umgang mit NW, insbesondere Gewichtsmanagement), Selbstbeobachtung und Selbsteinschätzung von Symptomen, Erkennen von Frühwarnzeichen (Prodromi).
- Orientierung an aktuellen konkreten Problemen mit rationaler Lösungsstrategie.
- Psychoedukative Angehörigengruppen mit Vermittlung eines Krankheitsmodells führen zu veränderter Zuordnung von Verhaltensauffälligkeiten (Wahrnehmung und Wertung der Symptome nicht mehr als willentliche Entgleisung) und einer Entspannung des Familienklimas.

Langzeittherapie: Rezidivprophylaxe/Symptomsuppression

- In der Langzeittherapie gewinnen – zusätzlich zur stabilen medikamentösen Therapie – neben psychoedukativen Maßnahmen und physio-, ergo- und sozialtherapeutischen Interventionen spezifische Psychotherapien mit dem Schwerpunkt KVT zunehmend an Bedeutung.
- Die Reintegration („Teilhabe") von Patienten mit schizophrener Störung in ein möglichst normales Leben wird zum Hauptziel. Selbstbestimmung und Ressourcenaktivierung („Empowerment") sowie zufriedenstellende Lebensqualität und Recovery als wichtigste therapeutische Ziele der – wenn möglich, ambulanten – Langzeittherapie erfordern in der Regel multimodale Behandlungspläne (*„case management"*) und ein multiprofessionelles, „gemeindenahes" Setting („integrierte Versorgung") mit regelmäßiger Supervision.
- Die sozialen Bereiche Familie/Beziehungen, Wohnen und Arbeiten spielen eine maßgebliche Rolle bei der psychosozialen Langzeitprognose von Patienten mit

schizophrenen Störungen. Demzufolge sind bedarfsgerechte sozialtherapeutische Maßnahmen (u. a. stufenweise Wiedereingliederung, Soziotherapie nach § 37a SGB V, unterstützte Arbeitsplätze, betreutes Wohnen, Tagesstätten, Werkstätten), ggf. auch rehabilitative Maßnahmen von besonderer Bedeutung.

3.6 Nebenwirkungen und Risiken

Allgemeines Nebenwirkungsrisiko Bei der Therapie mit Antipsychotika ist mit dem Auftreten von deutlichen NW zu rechnen. Die Lebensqualität unter Antipsychotikabehandlung (KAP und AAP) wird von bis zu zwei Dritteln der Patienten als mäßig oder gering eingestuft. Die Patienten leiden längerfristig am meisten unter Gewichtszunahme, Depressivität, kognitiven Störungen, Schlafstörungen und sexueller Dysfunktion, bei KAP spielen EPS eine herausragende Rolle. Allen EPS ist gemeinsam, dass sie durch psychische Anspannung verstärkt werden und im Schlaf sistieren. Frauen zeigen ein erhöhtes Risiko für metabolische NW wie z. B. Gewichtszunahme, Diabetes und spezifische kardiovaskuläre Risiken, möglicherweise auch für prolaktinassoziierte Störungen bis hin zu Osteoporose und einem erhöhten Malignomrisiko.

Mortalitätsrisiko
- Die Lebenserwartung von Patienten mit Schizophrenie ist, unabhängig von der Behandlung, gegenüber der Allgemeinbevölkerung deutlich reduziert. Das generelle Mortalitätsrisiko ist dementsprechend bei Patienten mit Schizophrenie (3,8-fach), depressiven (3,2-fach) und bipolaren Störungen (3-fach) deutlich erhöht, v. a. durch Suizide, unnatürliche andere Todesursachen und kardio- und zerebrovaskuläre Ereignisse (etwa 1,5- bis 2-fach). Hauptursachen für die erhöhte Mortalität bei Patienten mit Schizophrenie scheinen in der fehlenden Prävention und Behandlung von KHK und Typ-2-Diabetes zu liegen. Der Einfluss von Antipsychotika auf die erhöhte Mortalität bei Schizophrenie ist derzeit noch nicht abschließend zu beurteilen. Die **kardiovaskuläre und zerebrovaskuläre Mortalität** ist bei Patienten (v. a. in Risikogruppen), die Antipsychotika über längere Zeiträume (> 4–6 Monate) eingenommen haben, erhöht. Nach einer großen Kohortenstudie zeigte sich unter Behandlung mit KAP (*Haloperidol* und *Thioridazin*) und noch etwas verstärkt unter AAP (*Clozapin*, *Olanzapin*, *Quetiapin*, *Risperidon*) dosisabhängig ein erhöhtes kardiales Mortalitätsrisiko (zwischen etwa 1,5- bei niedriger und 2,5-fach bei hoher Dosis). Das Risiko für einen **plötzlichen Herztod** ist unter Antipsychotika wahrscheinlich generell erhöht, insgesamt sind diese Ereignisse jedoch selten (etwa 3 ‰ pro Jahr). Im Vergleich zu Antidepressivabehandlungen scheint die Langzeiteinnahme von AAP (*Quetiapin*, *Aripiprazol*, *Risperidon*, *Olanzapin* und *Clozapin* sowie Kombinationen; KAP wurden nicht untersucht) auch bei Patienten < 65 J. und ohne Demenz mit einem erhöhten kardio- und zerebrovaskulären Risiko einherzugehen.
- Zum anderen ergaben sich aber sowohl in naturalistischen Vergleichen als auch bei der Auswertung von Studienpopulationen insgesamt bei Erwachsenen ge-

ringere Mortalitätsraten für schizophrene Patienten bei regelmäßiger Einnahme von Antipsychotika (7–11 J.) im Vergleich zur Nichteinnahme bzw. Plazeboeinnahme. Eine finnische Studie bei über 66.000 Patienten ergab eine geringere Mortalität (bezüglich aller Todesursachen) bei regelmäßiger, indizierter Einnahme von Antipsychotika mit dem günstigsten Ergebnis für *Clozapin* (Reduktion der Suizidalität) und einen umgekehrt U-förmigen Zusammenhang zwischen Dosis und Mortalität (höchste Mortalität bei keiner und hochdosierter Antipsychotikaeinnahme; Torniainen et al. 2015).

- Ebenfalls basierend auf einer finnischen Kohorte (n > 2500) wird ein etwa 2-fach erhöhtes Mortalitätsrisiko für die **Kombination von Antipsychotika mit BZD** (Suizide und andere Todesursachen) diskutiert, während für die Kombination mehrerer Antipsychotika und für die zusätzliche Gabe von Antidepressiva eher eine Reduktion der Mortalität gefunden wurde (Tiihonen et al. 2016; Taipale et al. 2023).
- Unter *Clozapin* wurde neben einem Rückgang von Suizidalität und selbstgefährdendem Verhalten in einer Studie auch die Reduktion der Gesamtmortalität gegenüber Nichtbehandlung (mit *Clozapin*) belegt (Wimberley et al. 2017). Den positiven Ergebnissen zur Mortalitätsreduktion von *Clozapin* (u. a. auch Reduktion des Suizidrisikos) steht das NW-Profil von *Clozapin* mit erhöhtem Risiko v. a. für Agranulozytose, Myokarditis, Ileus und die Entwicklung eines metabolischen Syndroms mit Ketoazidose entgegen.
- In Metaanalysen waren signifikant erhöhte **Thromboembolierisiken** (tiefe Beinvenenthrombosen, Lungenembolien) mit der Einnahme von Antipsychotika assoziiert (Risiko: AAP > niederpotente KAP > hochpotente KAP). Als Ursachen werden neben Sedierung und Gewichtszunahme auch eine gesteigerte und aktivierte Thrombozytenaggregation durch Antipsychotika sowie krankheitsbedingte Faktoren diskutiert.
- Das **Mortalitätsrisiko** scheint insgesamt durch Antipsychotikabehandlung bei hochdosierter Langzeittherapie sowie bei älteren Patienten, insbesondere bei Patienten mit demenziellen Erkrankungen (Mok et al. 2024; ▶ 3.4.6, Demenzerkrankungen und Verhaltensstörung bei Demenz), erhöht zu sein, die Ergebnisse bezüglich verschiedener Substanzen (und bezüglich KAP vs. AAP) sind nicht einheitlich. Ein erhöhtes Risiko scheint insbesondere in der Anfangsphase der Behandlung zu bestehen und auch für andere Substanzen (z. B. *Valproat*) nachweisbar zu sein. Bei Kurzzeittherapien mit Antipsychotika scheint nach einer Metaanalyse das Mortalitätsrisiko nicht signifikant erhöht zu sein (Schneider-Thoma et al. 2018).

Frakturen und Sturzneigung ▶ 3.6.6.

Es muss derzeit von einer erhöhten Mortalität, zumindest bei längerer Behandlung mit Antipsychotika, bezüglich bestimmter kardiovaskulärer Ereignisse (plötzlicher Herztod, ca. 2-faches Risiko, ▶ 3.6.3) und bei Patienten mit demenziellen Erkrankungen im hohen Lebensalter ausgegangen werden.

Strukturelle und funktionelle Gehirnparameter

- Die bei Schizophrenien deutlich gegenüber Gesunden erhöhte Abnahme des Gehirngesamtvolumens (etwa 0,5 % pro Jahr bei Schizophrenien und 0,2 % pro Jahr bei Gesunden) ist bereits früh im Krankheitsverlauf messbar, betrifft v. a. den frontalen und temporalen Kortex, korreliert mit geringem Ansprechen auf Therapie und lässt sich durch Antipsychotika nicht entscheidend aufhalten.
- Nach einzelnen Studien mit dem Ergebnis eines positiven Einflusses v. a. von AAP auf morphologische und strukturelle Gehirnparameter zeigen neuere Daten (MRT-Volumetrie im Längsschnitt) und Metaanalysen eine deutlich verstärkte Hirnvolumenreduktion (weiße und graue Substanz) bei Patienten mit schizophrener Störung, die – auch nach Kontrolle von Krankheitsschwere und Komorbidität – mit der Intensität (Dauer, Dosis) einer Antipsychotikabehandlung korreliert. Der Einfluss der kombinierten Dauer und Dosis (Intensität) der Antipsychotikatherapie hatte einen vergleichbar ungünstigen Zusammenhang mit den MRT-Parametern wie die Dauer (nicht die Schwere) einer Exazerbation.
- Der Zusammenhang zwischen morphometrischen ZNS-Auffälligkeiten bei Patienten mit Schizophrenie (v. a. *„cortical thinning"*), Funktionsstörungen und dem Einfluss von Antipsychotika ist komplex. Strukturelle kortikale Defizite im Vergleich zu Gesunden wurden bei Patienten mit Schizophrenie (ähnlich wie bei Patienten mit bipolarer Störung) ebenso gefunden wie Korrelationen zwischen diesen kortikalen Volumenreduktionen (v. a. frontale und temporale Regionen) und neuropsychologischen Defiziten (v. a. Exekutivfunktionen und psychomotorische Geschwindigkeit). Allerdings zeigte sich wiederholt auch ein Zusammenhang zwischen unter Antipsychotika (u. a. *Clozapin*) aufgetretener oder verstärkter kortikaler Volumenreduktion (v. a. präfrontal/frontal) und gleichzeitig verbesserter kognitiver, auch präfrontaler, Aktivität und Leistung.
- Aus den morphometrischen Längsschnittstudien lässt sich derzeit zumindest ableiten, dass prolongierte Exazerbationen ebenso wie längere und hochdosierte Antipsychotikagaben zu vermeiden sind. Die Datenlage (auch zu differenziellen Effekten verschiedener Antipsychotika) ist jedoch unsicher und der Einfluss von Antipsychotika weiterhin nicht unabhängig vom Krankheitsverlauf und weiteren individuellen Faktoren interpretierbar (Leucht und Davis 2017).

> Die Forschungsergebnisse sprechen aktuell für eine möglichst rasche Symptomkontrolle mit möglichst kurzer und minimal effektiver Dosis von Antipsychotika (s. auch *S3-Leitlinie*). Die möglichen Risiken einer längerfristigen Verabreichung von Antipsychotika („Dauermedikation") und andererseits das Risiko für Rückfälle und den damit verbundenen möglichen Konsequenzen (Hospitalisierung, Selbstgefährdung, Fremdgefährdung, verzögerte oder eingeschränkte funktionelle „Recovery") sind im Einzelfall abzuwägen.

Adhärenz Bis zu 80 % der schizophrenen Patienten unter Antipsychotika nehmen im Verlauf die Medikation nicht wie vorgesehen ein. Das Problem fehlender Therapie-Adhärenz ist von größter klinischer Bedeutung und erklärt oft die Diskrepanz zwischen Ergebnissen kontrollierter Studien und klinischer Realität. Vier Komponenten beeinflussen die Adhärenz wesentlich: die individuellen Variablen des

Patienten, des Arztes, der Umgebung und der Medikation. Einer tragfähigen Arzt-Patienten-Angehörigen-Beziehung (therapeutische Allianz) sowie der individuell optimierten Antipsychotikatherapie mit größtmöglicher Beteiligung des Patienten bei allen Entscheidungen ohne dessen Überforderung kommt daher eine zentrale Rolle zu.

Subjektiv als beeinträchtigend erlebte NW sind eine wichtige Ursache für die niedrige Adhärenz bei der Einnahme von Antipsychotika. AAP mit geringerem EPS-Risiko können die Lebensqualität erhöhen. Neuere Studien zeigen jedoch, dass ein fehlendes Ansprechen (v. a. bezüglich Positivsymptomen, Feinseligkeit und Depressivität) starke Prädiktoren von Non-Adhärenz bei Antipsychotikatherapien sind.

- Die Adhärenz ist durch Vermittlung eines **Krankheits- und Therapiekonzepts** zu festigen. Es ist eine Aufgabe der Psychoedukation, die Bedeutung der Medikation, Aufklärung über den Umgang mit Antipsychotika und NW (insbesondere Gewichtszunahme) dem Patienten näher zu bringen. Wenn möglich: Einbeziehen von Angehörigen oder sonstigen Bezugspersonen. Unterstützung des Patienten auch im Rahmen psycho- und soziotherapeutischer Maßnahmen einschließlich der Vermittlung komplementärer Therapieeinrichtungen.
- Bei **Non-Adhärenz**: Gespräch mit dem Patienten über dessen Gründe für die Nichteinnahme mit gleichzeitiger erneuter Informationsvermittlung über die Nutzen-Risiko-Abwägung. Falls EPS die Ursache der Non-Adhärenz sind: Umsetzversuch auf AAP.
- Bei persistierender Non-Adhärenz unter stationären Bedingungen: Vereinfachung und Umverteilung der Medikation, orale Medikation als Tropfen, Lösung, Schmelztabletten o. ä., i. m.-Gaben in kurzwirksamer Form.
- In der ambulanten Weiterbehandlung können i. m.-Depotinjektionen in größeren Zeitabständen (► 3.11) sowie die Unterstützung durch psychosoziale Betreuung und Medikamentendienste die Adhärenz fördern und möglicherweise das Rezidivrisiko senken. Als AAP sind *Risperidon*, *Paliperidon*, *Olanzapin* und *Aripiprazol* in langwirksamen Formulierungen (i. m.-Injektionen im Abstand von 2 bzw. bis zu 4 Wochen; *Paliperidon* ggf. auch als 3-Monats-Depot) verfügbar und können – v. a. bei geringer Adhärenz – empfohlen werden (*Olanzapin*-Depot unter Einhalten besonderer Vorsichtsmaßnahmen).
- Ist die Sedierung ein Grund für die Non-Adhärenz und können Dosisanpassung und Umverteilung keine Abhilfe schaffen, muss mittelfristig auf ein nichtsedierendes Antipsychotikum umgesetzt werden.
- Bei Gewichtszunahme: Diätberatung, Kostumstellung, physiotherapeutische und verhaltenstherapeutische Maßnahmen; ggf. Umsetzen auf ein AAP mit geringer oder fehlender Gewichtszunahme (► 3.6.2, ► Box 4).
- Bei sexuellen Funktionsstörungen: Genaue Exploration und Untersuchung, ob Antipsychotika die Ursache der Störung sind, ggf. Umsetzen auf ein Antipsychotikum ohne PRL(Prolaktin)-Erhöhung (► Kap. 8).
- Grundsätzlich ist bei NW vor dem Umsetzen zunächst die Dosis, ggf. unter Berücksichtigung der Plasmaspiegel, zu überprüfen, dann sorgfältiges Abwägen der bisher erreichten Therapieziele und der unerwünschten Wirkungen.

3.6.1 Unerwünschte neurologische und zentralnervöse Wirkungen

Extrapyramidalmotorische Störungen

3

AAP verursachen im Vergleich zu KAP deutlich weniger EPS. Unter *Clozapin*, möglicherweise auch unter *Quetiapin* ist auch bei höheren Dosierungen keine signifikante Zunahme von EPS zu erwarten. Insbesondere unter *Amisulprid* und *Risperidon* bzw. *Paliperidon*, aber auch unter *Aripiprazol* und anderen AAP kann es zu dosisabhängigen EPS-Zunahmen kommen. Bei bipolaren Störungen besteht unter Antipsychotika ein höheres Risiko für Akathisien und EPS als bei schizophrenen Störungen.

Frühdyskinesie, akute Dystonie

- Wahrscheinlichkeit: 2–25 %.
- Typischer Beginn: 1. Woche.
- **Risikofaktoren:** v. a. hochpotente KAP, junge Männer, plötzliche Dosiserhöhung, parenterale Applikation, EPS in der Anamnese.
- **Symptome:** Hyperkinetisch, dyskinetisch oder dyston: krampfartiges Herausstrecken der Zunge, Blickkrämpfe (okulogyre Krise), Opisthotonus, Trismus, Hyperkinesien der mimischen Muskulatur, choreoathetotische und torticollisartige Bewegungen, lebensbedrohliche laryngeale Dystonie mit Dyspnoe.
- **Therapie:** Anticholinergika p. o., bei laryngealen und pharyngealen Spasmen: sofortige i. v.-Injektion von *Biperiden* (2,5–5 mg), danach Umsetzen auf oral, niedrigst mögliche Dosis, Absetzen so bald als möglich, keine prophylaktische Gabe; weitere Anticholinergika zur Behandlung von antipsychotikainduzierten EPS: *Benzatropin* (Cogentinol, 1–3 × 0,5–2 mg/d), *Trihexyphenidyl* (Artane, 3–4 × 1–4 mg/d).

NW der Anticholinergika: Euphorie, Sedierung, Insomnie, Schwindel, vegetative NW. **Cave:** zentrales anticholinerges Syndrom (▶ 12.8.2).

Parkinsonoid

- **Wahrscheinlichkeit:** 15–30 %.
- Typischer Beginn: 1.–10. Woche.
- **Risikofaktoren:** v. a. hochpotente KAP, weibliches Geschlecht (2:1), plötzliche Steigerung oder Reduktion der Dosis, EPS in der Anamnese.
- **Symptome:** Einschränkung der Feinmotorik, Verlust der Mitbewegungen bis zur Akinese, Hypo- und Amimie, kleinschrittiger Gang, Rigor, seltener Tremor, Salbengesicht und Hypersalivation, später (selten): Rabbit-Syndrom mit Tremor (5/s) der Lippen.
- Ein auftretender Tremor im Rahmen eines Parkinsonoids muss differenzialdiagnostisch abgegrenzt werden gegenüber einem essenziellen Tremor (ohne erkennbare neurologische Grunderkrankung, familiär gehäuft, unkontrollierbarer Aktionstremor, mittelschlägig, 5–8/s; Frequenz nimmt mit dem Alter meist ab, die Amplitude zu; betrifft häufig Extremitäten, Kopf und Stimmbänder; Besse-

rung durch kleinere Alkoholmengen ist typisch; Therapie: *Propranolol*, *Gabapentin*, *Lamotrigin*, *Topiramat*, *Clonazepam*, *Baclofen*, auch lokale Injektionen von *Botulinumtoxin A*; bei Therapieresistenz gute Erfolgschancen mit tiefer Hirnstimulation im Ncl. ventralis intermedius des Thalamus) und seltener gegenüber einer Asterixis („*flapping tremor*", negativer Myoklonus, grobschlägiger Tremor v. a. bei hepatischer Enzephalopathie, M. Wilson, auch in einem Einzelfall unter *Clozapin* beschrieben).
- **Therapie:** Dosisreduktion oder Umsetzen des Antipsychotikums oder Anticholinergika, keine prophylaktische Gabe (vor Auftreten von EPS), Erhaltungsdosis von *Biperiden* 4–12 mg/d, aber niedrigstmögliche Dosis. Weitere Anticholinergika zur Behandlung von antipsychotikainduzierten EPS sind *Benzatropin* (Cogentinol, 1–3 × 0,5–2 mg/d) und *Trihexyphenidyl* (Artane, 3–4 × 1–4 mg/d).

NW der Anticholinergika: Euphorie, Sedierung, Insomnie, Schwindel, vegetative NW. **Cave:** zentrales anticholinerges Syndrom (► 12.8.2).

Akathisie, Tasikinese

- Wahrscheinlichkeit: 20–25 %.
- Typischer Beginn: 1.–7. Woche.
- **Risikofaktoren:** Alle Antipsychotika, auch AAP, dosisabhängig (rasche Dosissteigerung), EPS in der Anamnese (dispositionelle Faktoren).
- **Symptome:** Als quälend erlebte Sitz-, aber auch Stehunruhe (Tasikinesie), dabei außer motorischen Auffälligkeiten Reizbarkeit, Angst, Konzentrationsstörungen, DD: Restless-Legs-Syndrom (dabei im Gegensatz zur Akathisie Auftreten v. a. im Liegen).
- **Therapie:** Dosisreduktion, Umsetzen des Antipsychotikums, derzeit sprechen die beste Evidenz und klinische Erfahrungen für niedrig dosierte 5-HT_{2A}-Rezeptorantagonisten (*Mirtazapin*, *Mianserin*, *Trazodon*) oder β-Rezeptorenblocker (*Propranolol* 30–120 mg/d), mit Rücksicht auf das NW- und Interaktionsprofil ist *Mirtazapin* (7,5–15 mg/d) zu empfehlen. Wirksamkeitsevidenz liegt auch für *Vitamin* B_6 (1200 mg/d) vor; schwächere Evidenz für BZD und Anticholinergika (niedrigstmögliche Dosis, schwächere Wirkung als bei Dystonien und Parkinsonoid).
- Insgesamt schlechtes Ansprechen der Akathisie auf Medikation; bei Restless-Legs-Syndrom (► 5.6.1).

Spätdyskinesien

- **Wahrscheinlichkeit:** 15–20 %, 3–5 %/Jahr KAP, 0,5 %/Jahr AAP.
- **Typischer Beginn:** 3 Monate bis mehrere Jahre.
- **Risikofaktoren:** v. a. KAP, Dauer und Dosis der Antipsychotikatherapie, hohes Alter, weibliches Geschlecht, affektive Störung, zerebrale Vorschädigung, Diabetes.
- **Symptome:** Verzögert auftretende hyperkinetische Dauersyndrome, intensive, abnorme, unwillkürliche, oft stereotype Bewegungen in der Zungen-, Mund- und Gesichts-, auch der distalen Muskulatur; Verschlechterung durch affektive Anspannung, nicht im Schlaf; DD: Absetzdyskinesien (nach 1–4 Wochen für wenige Monate), spontane orofaziale Dyskinesien. Potenziell irreversibel, auch

nach Absetzen des Antipsychotikums (30–50 %); auch unter AAP gibt es Spätdyskinesien (unter *Clozapin* extrem selten).

- **Therapie:** Umstellversuch auf *Clozapin*, evtl. zusätzliche Gabe von *Tiaprid, Tetrabenazin*; positive Ergebnisse liegen für *Piracetam* (4800 mg), *Levetiracetam* (500–3000 mg) und *Vitamin* B_6 (1200 mg) als Add-on-Therapie vor; Prophylaxe: möglichst niedrige Antipsychotikadosis, Berücksichtigung der Risikofaktoren, regelmäßige klinische Untersuchungen auf Beginn der Symptomatik; *Vitamin E* und *Galantamin* waren nicht generell wirksam; bei schweren generalisierten Dystonien war die tiefe Hirnstimulation erfolgversprechend (bisher nur kleine Fallzahl). Zu *Deutetrabenazin* und *Valbenazin* bei Spätdyskinesien oder tardiver Dyskinesie (▶ 3.4.6, Neurologische Erkrankungen).

3

Malignes neuroleptisches Syndrom (MNS)

- **Wahrscheinlichkeit:** 0,02–0,5 % (unterschiedlicher Schweregrad).
- Typischer Beginn: 1.–2. Woche.
- **Risikofaktoren:** Alle Antipsychotika, *Lithium*-Komedikation, junge Männer.
- **Symptome:** Trias: Rigor, quantitative Bewusstseinsstörung, Bewusstseins- und autonome Funktionsstörung (Fieber, Tachykardie, labiler RR, Tachypnoe, Hyperhidrosis, Harninkontinenz), CK-Erhöhung, Leukozytose, auch Transaminasenanstieg, Entwicklung in 1–3 Tagen; renale Komplikationen gefährlich, Letalität bis 20 % (erhöht bei höherem Lebensalter, sehr hohem Fieber, Lungenfunktions- bzw. Atemstörungen und hirnorganischen Vorschädigungen) (Guinart et al. 2021).
- **Therapie:** Absetzen der Antipsychotika, Kühlung, (parenterale) Flüssigkeitszufuhr; Intensivüberwachung; Notfalltherapie (▶ 12.8.2), ggf. *Dantrolen, Bromocriptin*, EKT (bei schweren Verläufen); unter Behandlung Besserung innerhalb von 5–15 Tagen (Kuhlwilm et al. 2020).
- Nach Auftreten eines MNS unter einem Antipsychotikum wird nach Abklingen der Symptomatik häufig wieder eine antipsychotische Therapie mit Antipsychotika notwendig. Intuitiv wird auf ein anderes Antipsychotikum, meist AAP, wenn möglich *Clozapin*, umgesetzt. Gleichwohl sind sowohl für Patienten, die unter *Clozapin* als auch unter z. B. *Risperidon* ein MNS entwickelt haben, auch positive Reexpositionsversuche beschrieben, am häufigsten für *Clozapin* (Lally et al. 2019). Ein langsames, kontrolliertes Aufdosieren und eine minimal effektive Zieldosis sind anzuraten.

Generalisierte tonisch-klonische Krampfanfälle

- Bei ca. 7 % der mit KAP behandelten Patienten können plasmaspiegelabhängig Allgemeinveränderungen im EEG registriert werden, welche jedoch nur selten therapeutische Konsequenzen haben. Eine Untersuchung mit allerdings kleinen Fallzahlen ergab deutlich häufigere, dosisunabhängige EEG-Auffälligkeiten (Allgemeinveränderungen, Spike-wave-Komplexe) unter *Clozapin* und *Olanzapin* (> 35 %) als unter *Risperidon* (28 %) und KAP (*Fluphenazin* 22 %, *Perphenazin* 14 %, *Haloperidol* 7 %), insgesamt bei 3 % schwere EEG-Auffälligkeiten.
- Die Rate an zerebralen Krampfanfällen liegt, wenn alle Antipsychotika berücksichtigt werden, deutlich < 1 %. Risikofaktoren: zerebrale Anfälle in der

Vorgeschichte, zerebrale Vorschädigung, Behandlungsbeginn mit hohen Dosen, schneller Dosisanstieg.

- Krampfanfälle kommen häufiger unter TZA (z. B. *Olanzapin*, *Quetiapin*) v. a. mit aliphatischer Seitenkette (u. a. *Zotepin*, *Chlorpromazin*, *Levomepromazin*, *Promethazin*) und unter *Clozapin* vor (etwa 1 %, bei höheren Dosen bis zu 10 %).
- Das relative Risiko für Krampfanfälle ist nach den vorliegenden Daten für *Clozapin* etwa 10-fach, für *Olanzapin* etwa 2,5-fach und für *Quetiapin* etwa 2-fach erhöht.
- Unter ***Melperon*** **besteht keine negative Beeinflussung der Anfallsbereitschaft** (◘ Tab. 3.8 und ▶ 3.15.17, Präparat).
- Treten unter Antipsychotikatherapie Krampfanfälle auf und ist eine Dosisreduktion und/oder Umstellung unzumutbar (insbesondere unter *Clozapin*-Therapie), hat sich eine Komedikation mit einem Antikonvulsivum (insbesondere *Valproat*, auch *Lamotrigin*, *Gabapentin*, *Pregabalin*) unter Plasmaspiegelkontrollen als effektiv erwiesen. Es muss an das erhöhte Risiko für Blutbildschäden bei Kombination von *Clozapin* mit *Carbamazepin* gedacht werden. Es gibt Hinweise, dass auch unter der Kombination von *Clozapin* mit *Valproat* das Risiko für Neutropenie und Agranulozytose erhöht sein könnte (▶ 3.15.9, Präparat).
- Die Assoziationsstudien zeigen ein erhöhtes Risiko für Epilepsien (2- bis 5-fach) bei Patienten mit Schizophrenie und umgekehrt. Die sorgfältige Erhebung der Anfallsanamnese vor Beginn einer Antipsychotikatherapie ist daher wichtig; das EEG hat dagegen eher geringe diagnostische Bedeutung zur Vorhersage und Verlaufsbeurteilung.
- Bei Patienten mit erhöhtem Risiko für zerebrale Krampfanfälle sind *Clozapin*, *Olanzapin* und niederpotente KAP und insbesondere rasche Dosiserhöhungen und sehr hohe Dosierungen zu vermeiden. Mit *Aripiprazol* scheint kein erhöhtes Anfallsrisiko assoziiert zu sein.
- Eine aktuelle Metaanalyse zeigt für AAP (außer *Clozapin*) insgesamt kein generell erhöhtes (eher ein reduziertes) Krampfanfallrisiko bei Kindern und Erwachsenen im mittleren Lebensalter (Reichelt et al. 2023).

Zerebrovaskuläre Ereignisse

- Schizophrene Patienten zeigen ein gegenüber der Gesamtbevölkerung ein erhöhtes Risiko für kardiovaskuläre und zerebrovaskuläre Ereignisse.
- Das Risiko für zerebrovaskuläre Ereignisse (Schlaganfall, TIA) für Antipsychotika bei Patienten mit schizophrener Störung ist gegenüber Plazebo etwa 2-fach erhöht; bei Patienten mit Demenzerkrankungen ist das Risiko besonders erhöht (etwa 2-faches Risiko gegenüber Patienten ohne Demenz). Es liegen jedoch widersprüchliche Ergebnisse für zerebrovaskuläre Risiken von KAP und AAP vor.
- Das höchste Risiko besteht in den ersten Behandlungswochen und bei Patienten mit bereits hohem Schlaganfallrisiko, höherem Lebensalter, insbesondere bei Patienten mit Demenz und bei höheren Dosierungen.
- Möglicherweise sind Antipsychotika mit höherer Affinität zu Acetylcholin-M_1-Rezeptoren und adrenergen α_2-Rezeptoren mit einem höheren Schlaganfallrisiko assoziiert (z. B. *Risperidon*, *Quetiapin*, *Olanzapin*, *Clozapin*). Die Studienergebnisse sind uneinheitlich.

- Auf Risikofaktoren und Frühzeichen zerebrovaskulärer Störungen ist daher vor Gabe eines Antipsychotikums zu achten, das Nutzen-Risiko-Verhältnis ist sorgfältig abzuwägen und engmaschig zu überprüfen; die Indikation muss besonders eng gestellt werden.
- Bei erhöhtem Schlaganfallrisiko können KAP in niedriger Dosierung bei entsprechender Verträglichkeit erwogen werden, bei Patienten mit Demenz ist ein Ersatz von AAP durch KAP allerdings nicht anzuraten.

Risiken unter Antipsychotika bei älteren Patienten ► 3.14.

Delirante Syndrome

Vor allem in den ersten Behandlungstagen bei schneller Aufdosierung kann es zu deliranten Syndromen kommen (trizyklische Antipsychotika haben ein erhöhtes Risiko, v. a. *Clozapin* und *Perazin*; unter hochpotenten KAP vernachlässigbares Risiko). Das delirogene Risiko ist mit anticholinergen Wirkungen (Blockade des mACh-Rezeptors) assoziiert. Eine Netzwerk-Metaanalyse (Huhn et al. 2019) ergab des Weiteren für *Quetiapin*, *Thioridazin*, *Clozapin* und *Olanzapin* (aber auch für *Haloperidol*) eine gegenüber Plazebo signifikant erhöhte Häufigkeit anticholinerger NW (mindestens eine anticholinerge NW).

! Äußerste Vorsicht bei Kombination verschiedener AM mit anticholinerger Komponente; besser vermeiden (► 12.8.2, zentrales anticholinerges Syndrom).

Depressive Syndrome

Einige KAP werden als medikamentöse Ursache für eine Depression bei Patienten mit Schizophrenie diskutiert; depressive Symptome und Syndrome sind jedoch während des gesamten Verlaufs schizophrener Störungen häufig. Auf ein erhöhtes Risiko für Depressivität und Suizidalität ist auch bei Begleitmedikationen (z. B. *Tetrabenazin*, *Vareniclin* etc.) zu achten.

Zwangssymptome

Es gibt Berichte über ein vermehrtes Auftreten von Zwangssymptomen bei schizophrenen Patienten unter AAP (v. a. *Clozapin*, auch *Olanzapin*, *Risperidon*, *Quetiapin*), wobei v. a. eine ausgeprägte 5-HT_2-rezeptorblockierende Wirkung als beteiligter Mechanismus angenommen wird. Dosisreduktion, psychotherapeutische Maßnahmen und die Gabe eines SSRI (► 1.4.7) können im Einzelfall bei AAP-induzierten Zwangssymptomen hilfreich sein; in einer Fallserie war die zusätzliche Gabe von *Aripiprazol* (mittlere Dosis 23 mg/d) bei *Clozapin*-induzierten Zwangssymptomen wirksam.

Sedierung, Müdigkeit und Konzentrationsminderung

Sedierung, Müdigkeit und Konzentrationsminderung treten oft nur vorübergehend auf, häufiger unter niederpotenten konventionellen und anticholinerg bzw. antihistaminerg wirksamen Antipsychotika.

- Die Sedierung ist unter *Clozapin*, *Olanzapin* und initial unter *Quetiapin* besonders stark ausgeprägt, unter *Amisulprid*, *Aripiprazol*, *Cariprazin*, *Paliperidon*

Tab. 3.3 Gewichtszunahme unter Antipsychotika

Antipsychotikum (Applikationsformen gepoolt)	Mittlere Gewichtszunahme ½–1 Jahr	Risiko für Gewichtszunahme vs. Plazebo
Aripiprazol[a], *Cariprazin, Flupentixol, Fluphenazin, Haloperidol, Iloperidon, Lurasidon, Paliperidon, Perazin, Risperidon, Ziprasidon*	0–1 kg	+/–
Amisulprid, Asenapin, Brexpiprazol, Quetiapin, Sertindol	1–3 kg	+
Clozapin, Olanzapin, Zotepin	3–5 kg	++

Daten (u. a. Burschinski et al. 2023; Greger et al. 2021; Schneider-Thoma et al. 2022; Wu et al. 2022); Behandlungsdauer im Mittel 6 Wochen bis 1 Jahr.
[a] Bei Kindern und Jugendlichen Hinweise auf signifikante Gewichtszunahme, jedoch geringer als bei anderen AAP.
+/– gewichtsneutral, allenfalls geringfügig, + erhöhtes Risiko, ++ stark erhöhtes Risiko.

und *Sertindol* fehlt sie weitgehend, geringe Sedierung meist unter *Risperidon*, *Lurasidon* und *Haloperidol*.

Malignes neuroleptisches Syndrom und zentrales anticholinerges Syndrom ▶ 12.8.2.

3.6.2 Metabolische Wirkungen

Gewichtszunahme, pathologische Glukosetoleranz, Diabetes mellitus und Hyperlipidämie (metabolisches Syndrom)

- **Gewichtszunahme** unter Antipsychotika ist häufig (Tab. 3.3). Die Gewichtszunahme unter Antipsychotika hat darüber hinaus gravierende Konsequenzen in Bezug auf Lebensqualität und Therapie-Adhärenz sowie die Erhöhung des Risikos für Diabetes und Karzinome (Kolon, Endometrium). Nach heute vorliegenden Erkenntnissen sind bei Behandlung mit *Clozapin* und *Olanzapin* etwa 10–40 % der Patienten von deutlichen Gewichtszunahmen (> 10 % des Ausgangsgewichts) betroffen, nach etwa einem Jahr zeigt sich häufig ein Plateau der Gewichtszunahme. Es wurden Assoziationen zwischen Gewichtszunahme unter AAP bei jugendlichen Patienten und dem Vorliegen bestimmter Polymorphismen im Bereich des Melanokortin-4-Rezeptor-Gens (MC4R) gefunden, der mit Risikogenen für Adipositas und Diabetes mellitus Typ 2 in der Allgemeinbevölkerung überlappt. Eine genetische Disposition ist für die teilweise exzessiven Gewichtszunahmen unter einigen AAP wahrscheinlich. Die deutlichste Gewichtszunahme unter Antipsychotika wurde bei Ersterkrankten (*first episode psychosis*) gefunden; es gibt Hinweise, dass metabolische Veränderungen durch Antipsychotika möglicherweise bei älteren Patienten weniger stark ausgeprägt sind.
- Eine **Dosisabhängigkeit der Gewichtszunahme** ist für die meisten Antipsychotika **nicht sicher belegbar**, unter Langzeitbehandlung haben jedoch über 50 % der

Patienten Übergewicht mit einem Body-Mass-Index (BMI) ≥ 30 kg/m² (▶ 9.2.8). Eine 5 %ige Gewichtszunahme ist mit einer Verdopplung des Risikos für Glukoseintoleranz verbunden.

- Es kann, über die Gewichtszunahme hinaus, noch zu weiteren Stoffwechselstörungen kommen, die als **metabolisches Syndrom** zusammengefasst werden. Dann müssen drei der folgenden Kriterien erfüllt sein: Abdominelle Adipositas (Bauchumfang bei Männern > 102 cm, bei Frauen > 88 cm), Nüchternglukose > 110 mg/dl, Triglyzeride > 150 mg/dl, HDL-Cholesterin erniedrigt (Männer < 40 mg/dl, Frauen < 50 mg/dl), Hypertonie (> 130/85 mmHg). Das metabolische Syndrom stellt ein hohes Risiko für Herz-Kreislauf-Erkrankungen dar. Es kommt bereits **nach 6 Wochen** zu metabolischen Veränderungen und Gewichtszunahmen, besonders stark unter *Clozapin* und *Olanzapin*, am geringsten unter *Aripiprazol*, *Cariprazin* und *Ziprasidon* (Pillinger et al. 2020).
- **Pathologische Glukosetoleranz** und **Hyperglykämien** werden besonders unter *Clozapin* und *Olanzapin*, aber auch unter *Quetiapin* und *Risperidon* gesehen und können auch unabhängig von einer Gewichtszunahme auftreten. Eine vorbestehende arterielle Hypertonie und erhöhte Ausgangswerte des BMI scheinen Risikofaktoren für die Entwicklung eines Diabetes mellitus unter AAP zu sein. Für *Aripiprazol* und *Ziprasidon* sowie für *Lurasidon* und wahrscheinlich *Cariprazin* und *Brexpiprazol* besteht nach derzeitigem Kenntnisstand ein geringeres Risiko bei Erwachsenen.
- Die Möglichkeit der Neumanifestation eines Diabetes, ggf. mit fatalen Komplikationen (**Ketoazidose**) bei schizophrenen Patienten unter Behandlung mit Antipsychotika, ist zu beachten (v. a. bei *Clozapin*). Regelmäßige Kontrollen des Blutzuckerspiegels, der Glukosetoleranz und des HbA_{1c} ▶ 3.9.
- **Hyperlipidämien** kommen besonders unter *Clozapin* und *Olanzapin*, aber auch unter *Quetiapin* und *Risperidon* vor. Mehrere Fälle von Hypertriglyzeridämien (> 600 mg/dl) wurden unter Behandlung mit *Olanzapin* oder *Quetiapin* berichtet. Unter ***Aripiprazol*** besteht bei **Erwachsenen kein erhöhtes Risiko für die Entwicklung von Hyperlipidämien**. Regelmäßige Bestimmung der Blutfette ▶ 3.9.
- Insgesamt besteht für schizophrene Patienten ein **erhöhtes Risiko für die Entwicklung eines metabolischen Syndroms**, insbesondere für die Entwicklung eines **Diabetes**, auch **unabhängig von der Behandlung**. Dies wird v. a. mit ungünstigen Lifestyle-Faktoren (Ernährung, körperliche Aktivität, Rauchen) in Verbindung gebracht; auch genetische Faktoren scheinen eine Rolle zu spielen. Das Risiko für die Entwicklung von metabolischen Syndromen ist auch nach Adjustierung von Lifestyle-Faktoren bei Kombinationstherapien von Antipsychotika erhöht.

Therapie der Gewichtszunahme und metabolischer Risiken unter Antipsychotika

- Als Anhaltspunkte für eine signifikante Gewichtszunahme gilt eine Erhöhung > 7 % des Körpergewichts unter Antipsychotikatherapie (3–12 Monate) (5 kg bei 75 kg) und ein BMI > 25 kg/m² (Übergewicht) bzw. > 30 kg/m² als diagnostischer Hinweis auf das Vorliegen einer Adipositas (WHO).
- Eine innerhalb der ersten Wochen auftretende Gewichtszunahme ist zumindest für *Olanzapin* prädiktiv für die weitere Gewichtszunahme.

- Diätetische Maßnahmen und allgemeine Maßnahmen zur Gewichtsreduktion (körperliche Aktivität, Sportprogramme, Verhaltensmodifikation) sind erfolgversprechend. Der Prävention – durch Auswahl des geeigneten Antipsychotikums und regelmäßige Gewichtskontrollen – kommt eine besondere Bedeutung zu. Verhaltenstherapeutisch orientierte Maßnahmen sind sowohl zur Prävention als auch zur Therapie von Gewichtszunahmen unter Antipsychotika geeignet.
- Die *S3-Leitlinie* empfiehlt zu Beginn der antipsychotischen Behandlung oder spätestens beim Auftreten einer antipsychotikainduzierten Gewichtszunahme von > 7 % vom Ausgangsgewicht psychotherapeutische und psychosoziale Interventionen (Ernährungsberatung, Psychoedukation, Bewegungsprogramme) zur Prävention oder zur Gewichtsreduktion.
- Bei intolerablen Gewichtszunahmen, die sich unter Dosisoptimierung, diätetischen sowie verhaltensorientierten Maßnahmen nicht zurückbilden, muss eine Umstellung auf ein Antipsychotikum mit geringerem Risiko für Gewichtszunahmen oder eine medikamentöse Begleittherapie erwogen werden. Die verfügbaren medikamentösen Begleittherapien sind wahrscheinlich nicht in der Lage, größere Gewichtszunahmen komplett umzukehren.
- Die bisher untersuchten Strategien zur Gewichtsreduktion (Verhaltens- und Ernährungsänderung, körperliche Aktivität, Umsetzen von Antipsychotika oder zusätzliche Medikation) erreichen im Mittel Gewichtsabnahmen von max. 3 kg nach etwa 3–12 Monaten; Langzeitstudien fehlen weitgehend. Der – wenn auch geringe – Effekt auf das Gewicht ist in der Regel von positiven Effekten auf Lipid- und Glukosestoffwechsel begleitet und damit klinisch bedeutsam. Beim Absetzen der Gewichtsreduktionsmaßnahmen besteht ein hohes Risiko für eine erneute Gewichtszunahme.
- Als AAP mit geringerem Risiko für Gewichtszunahmen sind v. a. *Aripiprazol*, *Cariprazin*, *Lurasidon* und *Ziprasidon* zu empfehlen. *Aripiprazol* wurde bei Übergewicht auch als Zusatztherapie einer bestehenden *Clozapin*-Therapie erfolgreich eingesetzt. Ebenso konnte die Gewichtszunahme bei einer *Olanzapin*-Basistherapie mit 15 mg *Aripiprazol* reduziert werden (bei Erwachsenen).
- Die Umstellung von *Olanzapin*, *Risperidon* oder *Quetiapin* auf *Aripiprazol* zeigte hingegen zwar positive Effekte auf Gewicht, Nicht-HDL-Cholesterin und Triglyzeride, aber auch eine erhöhte Abbruchrate.
- Das Antidiabetikum *Metformin* (z. B. Glucophage 750–3000 mg/d) erwies sich in mehreren kontrollierten Studien als wirksam zur Gewichtsreduktion bei AAP-induzierter Gewichtszunahme (v. a. unter *Clozapin* und *Olanzapin*), insbesondere in Kombination mit Änderungen des Ernährungsverhaltens und erhöhter körperlicher Aktivität (s. auch McCutcheon et al. 2025). Auf die möglichen NW (v. a. gastrointestinale und Nierenfunktionsstörungen, Gefahr der Laktatazidose, Vitamin-B_{12}-Mangel) ist zu achten (Off-label-Indikation, Nutzen-Risiko-Abwägung!). *Metformin* ist nach aktuellen Übersichtsarbeiten am meisten erfolgversprechend zur Therapie einer bereits eingetretenen Gewichtszunahme unter AAP (jedoch nicht sicher, um Gewichtszunahmen zu verhindern). Zum Zusammenhang zwischen *Metformin*-Langzeiteinnahme und Entwicklung neurodegenerativer Demenzen sind die Befunde derzeit uneinheitlich, sodass vor der Gabe von *Metformin* zumindest ein Umstellungsversuch und ein nicht-

medikamentöser Ansatz versucht werden sollte. Bei isolierten Hyperlipidämien kann der Einsatz von Statinen gerechtfertigt sein.

- *Topiramat* (100–250 mg/d) als Zusatztherapie mit *Olanzapin* führte auch in RCT zu einer signifikanten Gewichtsabnahme sowie zu einer Prävention von *Olanzapin*-induzierten Gewichtszunahmen; ähnliche Effekte traten auch bei Zusatztherapie mit *Clozapin* auf, allerdings wurden auch Einzelfälle mit einer Exazerbation psychotischer Symptome unter *Topiramat* beschrieben. In 8 RCT konnte die Wirksamkeit von *Topiramat* zur Prävention und Reduktion von Gewichtszunahmen unter der Therapie mit AAP bestätigt werden (Dosierung ▶ 9.2.7 und ▶ 9.2.8). Plasmaspiegel von *Clozapin, Olanzapin, Risperidon* und *Quetiapin* werden durch *Topiramat* offensichtlich nicht beeinflusst.
- In einer RCT hat *Bupropion* (150–300 mg/d) die Gewichtszunahme unter *Risperidon* oder *Olanzapin* mitigiert (Weizman et al. 2021).
- Seit 2021 ist durch die FDA die fixe Kombination von *Olanzapin* mit dem v. a. μ-Opioidrezeptorantagonisten *Samidorphan* (Lybalvi, orale Applikation) zur Behandlung von Schizophrenie und Bipolar-I-Störungen zugelassen (keine Zulassung in der EU). Die Gewichtszunahme scheint etwas geringer unter der Kombination im Vergleich zur Monotherapie mit *Olanzapin* zu sein. Die klinische Relevanz insbesondere in Bezug auf andere metabolische und kardiovaskuläre Parameter wird vor dem Hintergrund verfügbarer Alternativen (s. oben, andere AAP, *Metformin*) und möglicher Risiken der Fixdosiskombination (Kontraindikation: Einnahme von Opioiden oder Opioidentzug) kritisch diskutiert (Das et al. 2022).

Entsprechend der *S3-Leitlinie* soll bei starker Gewichtszunahme und der Notwendigkeit, die bestehende antipsychotische Medikation fortzuführen, nach Durchführung psychotherapeutischer und psychosozialer Interventionen unter Berücksichtigung der Risiken für eine zusätzliche medikamentöse Behandlung ein Behandlungsversuch zur Gewichtsreduktion mit *Metformin* (erste Wahl) oder *Topiramat* (zweite Wahl) angeboten werden.

- GLP-1-Agonisten (u. a. *Semaglutid*, zugelassen, aber nicht erstattungsfähig) sind vielversprechend auch bei der Gewichtsreduktion bei AP-induzierter Gewichtszunahme. Die Effektstärken scheinen geringer zu sein als in der Allgemeinbevölkerung mit Adipositas, die präventive Wirkung ist noch nicht untersucht (Trott et al. 2024). Der GLP-1-Agonist *Liraglutid* zeigte positive Wirkungen bei Patienten unter *Clozapin*- oder *Olanzapin*-Therapie (Gewichtsreduktion, Glukosetoleranz) (▶ 9.2.8 und ▶ 9.3.4, Präparat).
- In einzelnen Studien konnten die H_2-Rezeptorantagonisten *Nizatidin* (300–600 mg/d) und *Ranitidin* (300–600 mg/d) (nicht *Famotidin*) sowie das Antidepressivum *Reboxetin* (4 mg/d) (nicht *Fluoxetin* 20–60 mg/d) sowie *Amantadin* (100–300 mg/d) die durch *Olanzapin* bedingte Gewichtszunahme reduzieren. Darüber hinaus zeigte eine Metaanalyse für *Amantadin* moderate positive Effekte bei der Reduktion der Gewichtszunahme allgemein unter AAP.
- Die *Clozapin*-induzierte Gewichtszunahme war durch *Fluvoxamin* zu reduzieren.

- In Einzelfällen hat die zusätzliche Gabe von *Orlistat* (▶ 9.3.3, Präparat) zu einer Reduktion der antipsychotikaassoziierten Gewichtszunahme geführt (Weizman et al. 2021).
- Zur Gewichtszunahme unter Psychopharmaka s. auch ▶ 9.2.8.
- In einem aktuellen Review (McIntyre et al. 2024) sind die Optionen zur Prävention und Behandlung psychopharmakainduzierter Gewichtszunahme zusammengefasst:
  - Messung von Gewicht und BMI, Taillenumfang, metabolisches Monitoring inkl. Fibrosis-4-Index (FIB-4) als Indikator für ein metabolisches Syndrom: (Alter × AST [Aspartat-Aminotransferase]) / (Thrombozytenzahl × √ALT [Alanin-Aminotransferase]) (Interpretation: < 1,3 bzw. < 2,0 bei Patienten > 65 J. normal),
  - Lifestyle-Veränderungen (Aktivität, Ernährung),
  - Priorisierung von AP mit geringem oder keinem Risiko für Gewichtszunahmen,
  - *Metformin* erwägen, wenn AP-induzierte Gewichtszunahme,
  - GLP-1-Rezeptoragonist als Second-line-Option (außer bei Typ 2 Diabetes, dann First-line).

Empfehlung zum Vorgehen bei antipsychotikainduzierter Gewichtszunahme ▶ Box 4.

Box 4

Vorgehen bei antipsychotikainduzierter Gewichtszunahme – Empfehlung

- Dosisreduktion (in wenigen Fällen hilfreich und/oder möglich), Diät und Ernährungsberatung, Verhaltensmodifikation (sportliche und häusliche Aktivitäten, geregelter Schlaf usw.), regelmäßige Kontrollen von Gewicht und Taillenumfang.
- Umstellung bei Gewichtszunahme von > 5 % auf ein Antipsychotikum mit geringem Risiko für Gewichtszunahmen (v. a. *Aripiprazol*, *Ziprasidon*, *Lurasidon*, *Cariprazin*). Bei jeder Umstellung ist das erhöhte Risiko einer Exazerbation der schizophrenen Störung zu bedenken (Nutzen-Risiko-Abwägung).
- Bei ausbleibendem Erfolg (subjektiv intolerable Gewichtszunahmen, anhaltende Erhöhung von > 7 % des Ausgangsgewichts, BMI > 25–30 kg/m^2): zusätzlich Begleitmedikation (*Metformin* oder *Topiramat*, s. oben) zur Gewichtsreduktion unter Beachtung möglicher Neben- und Wechselwirkungen.

Endokrine Begleitwirkungen und sexuelle Funktionsstörungen

- Unter KAP, *Amisulprid* und *Sulpirid* sowie *Risperidon* und *Paliperidon* kommt es häufig zu einem deutlichen und dosisabhängigen Anstieg der PRL-Sekretion (bei Frauen stärker als bei Männern).
- Unter *Clozapin*, *Aripiprazol* und *Cariprazin* sind PRL-Erhöhungen nicht zu erwarten (◘ Tab. 3.4).
- Selten können auch unter SSRI und TZA PRL-Erhöhungen auftreten.

Tab. 3.4 Prolaktinerhöhung unter atypischen Antipsychotika und *Haloperidol*

Antipsychotikum	Ausprägungsgrad
Aripiprazol, Clozapin, Cariprazin, Brexpiprazol	0
Asenapin, Olanzapin, Quetiapin, Ziprasidon	(+)
Lurasidon, Haloperidol, Sertindol	+
Amisulprid, Paliperidon, Risperidon	++

0 in Ausnahmefällen, (+) in der Regel geringfügig, aber transient auch deutlich, + häufig deutliche Erhöhung, ++ in der Regel ausgeprägte Erhöhung.
Ergebnisse u. a. nach *S3-Leitlinie*, Leucht et al. (2022).

- Klinische Folgen **hoher PRL-Spiegel** können neben sexuellen Funktionsstörungen bei Frauen Amenorrhö und Galaktorrhö, bei Männern Gynäkomastie sein. Zusammenhang mit sexuellen Funktionsstörungen ▶ 8.2.6, ◘ Tab. 8.2. Langzeitig erhöhte PRL-Spiegel werden für die Entstehung oder Verstärkung von Osteopenie bzw. Osteoporose verantwortlich gemacht, möglicherweise verursacht durch einen sekundären Hypogonadismus aufgrund der PRL-Erhöhung (bei Männern) und durch direkte Einflüsse von PRL auf den Knochenstoffwechsel. Insgesamt sind die Zusammenhänge komplex, und die Datenlage ist weiterhin unsicher.
- Das Brustkrebsrisiko ist bei Gabe prolaktinerhöhender Antipsychotika, zumindest nach einer längeren Expositionszeit, nach aktuellen Studien erhöht (Taipale et al. 2021; Rahman et al. 2022). In der US-amerikanischen Studie (Rahman et al. 2022) war die Exposition mit „*prolactin-sparing*" AAP (*Aripiprazol*, *Asenapin*, *Brexpiprazol*, *Cariprazin*, *Clozapin*, *Quetiapin*, *Ziprasidon*) nicht mit einem erhöhten Brustkrebsrisiko assoziiert.
- Unter *Aripiprazol*, *Cariprazin* und *Brexpiprazol* kommt es durch die partiell dopaminagonistische Wirkung in der Regel zur Normalisierung oder Abnahme der PRL-Spiegel, insbesondere bei Vorbehandlung mit anderen Antipsychotika. *Aripiprazol* kann auch als Zusatzmedikation PRL-Anstiege reduzieren, die unter anderen Antipsychotika auftreten.
- Unter Antipsychotika mit ausgeprägter PRL-Erhöhung wird die Wirkung von *Gonadorelin* (GnRH-Analoga, z. B. bei hypothalamisch bedingter Amenorrhö, Hypogonadismus) abgeschwächt.
- Die *S3-Leitlinie* empfiehlt, vor Beginn der Behandlung mit einem Antipsychotikum den PRL-Spiegel zu messen, im Verlauf bei entsprechender Symptomatik (s. oben). Bei PRL-Erhöhung wird der Wechsel des Antipsychotikums empfohlen, ggf. *Aripiprazol* als *add-on* in einer Dosierung von 2,5–5 mg, ggf. auch höher. Bei PRL-Erhöhungen und unzumutbarer Dosisreduktion oder Umstellung kann ein vorsichtiger Therapieversuch mit Dopaminagonisten, wie *Cabergolin* (250–500 µg) oder *Bromocriptin* (Pravidel, 1–5 mg/d), erwogen werden.

- Das Risiko für das Auftreten von **Priapismus** ist unter einigen Antipsychotika erhöht (► 8.2.6).
- Sehr selten: Syndrom der inadäquaten ADH-Sekretion (SIADH, ► 1.5.11).
Sexuelle Funktionsstörungen unter Antipsychotika ► 8.2.6.

3.6.3 Kardiale Nebenwirkungen

Die unter Antipsychotika erhöhte kardiovaskuläre Mortalität ist zum einen auf die ungünstige Beeinflussung kardialer Risikofaktoren (insbesondere metabolisches Syndrom) und zum anderen auf direkte kardiale Wirkungen vieler Antipsychotika zurückzuführen.

- Vor allem unter TZA, aber auch unter *Fluspirilen*, *Haloperidol* und *Pimozid* und den AAP *Ziprasidon* und *Sertindol* kann es zu kardialen NW kommen; eine mögliche Verstärkung durch Interaktionen ist zu beachten.
- Das Risiko für einen plötzlichen Herztod ist unter Antipsychotikatherapie insgesamt selten, gegenüber der Normalpopulation jedoch etwa 2-fach erhöht (► 3.6, Einleitung/Mortalitätsrisiko).
- Ebenso hat eine aktuelle Kohortenvergleichsstudie ein erhöhtes Risiko für schwerwiegende kardiovaskuläre Ereignisse einschließlich Todesfällen für niedrigdosiertes (*off label*) *Quetiapin* belegt, insbesondere bei Frauen und Menschen > 65 J. (Højlund et al. 2022).
- EKG-Veränderungen: QTc-Zeit-Verlängerung (◘ Tab. 3.5), Abflachung der T-Welle und ST-Strecken-Senkung.

QTc-Zeit-Verlängerung

- Eine Vielzahl von AM, darunter Antipsychotika und auch Antidepressiva, können die myokardiale Erregungsrückbildung beeinträchtigen und eine Verlängerung des QTc-Intervalls bewirken; dies kann zu einer pathologisch verlängerten frequenzkorrigierten QTc-Zeit führen ($QTc = QT / \sqrt{RR}$ nach der Formel von Bazett, im Gegensatz zur unkorrigierten QT-Zeit besser vergleichbar, jedoch nur im Herzfrequenzbereich von 60–100/min, bei einer Herzfrequenz > 80/min liefert die Formel nach Fridericia genauere Schätzungen: $QTc = QT / \sqrt[3]{RR}$; jeweils QT-Zeit in ms, RR-Abstand in s).
- **Medikamenteninduzierte QTc-Zeit-Verlängerungen** um > 60 ms erhöhen das Risiko für Arrhythmien deutlich.
- **Auffällig** sind QTc-Werte > 440 ms für Männer und > 450 ms für Frauen, übereinstimmend in der Literatur wird ein Grenzwert von 450 ms angenommen. Eine Dosisabhängigkeit der QTc-Zeit-Verlängerung ist für viele Antipsychotika nachgewiesen. Die Erhöhung der QTc-Zeit ist per se nicht als Risiko zu werten, ab QTc > 500 ms steigt jedoch das **Risiko für ventrikuläre Arrhythmien** (v. a. TdP) und plötzlichen Herztod deutlich an; besonders dann, wenn andere kardiale Risikofaktoren hinzukommen.

3

Tab. 3.5 Mittlere QTc-Zeit-Verlängerungen unter Antipsychotika (Monotherapie)[a, b]

Antipsychotikum	QTc-Zeit-Verlängerung
Thioridazin[c], *Pimozid*[c], *Sertindol*, *Haloperidol* (i. v.-Applikation, hohe Dosis), *Iloperidon*, *Melperon*[d]	+++
Amisuplrid[e], *Ziprasidon*, *Chlorpromazin*, *Levomepromazin*, *Sulpirid*	++
Haloperidol (orale Gabe, niedrige Dosis), *Benperidol*, *Bromperidol*, *Perphenazin*, *Fluphenazin*, *Flupentixol*, *Zuclopenthixol*, *Promethazin*[f], *Pipamperon*[g], *Prothipendyl*, *Chlorprothixen*, *Olanzapin*, *Risperidon*, *Asenapin*[h], *Paliperidon*[h], *Clozapin*, *Aripiprazol*, *Brexpiprazol*, *Cariprazin*, *Lurasidon*[h]	+

Die Daten sind aus verschiedenen Quellen zusammengestellt (u. a. Leucht et al. 2022; *S3-Leitlinie*) und basieren teilweise auf sehr kleinen Stichproben.

[a] Das hier abgebildete Risiko einer QTc-Zeit-Verlängerung stimmt nicht zwingend mit dem kardiovaskulären Risikoprofil überein, in das zusätzlich u. a. mögliche anticholinerge, chinidinartige, orthostatische oder blutdrucksteigernde Wirkungen eingehen. [b] Für die meisten Antipsychotika (v. a. *Haloperidol*, *Clozapin*, *Olanzapin*) sind in Einzelfällen deutlich höhere QTc-Zeit-Verlängerungen beschrieben. [c] Auch bei niedrigen Dosierungen sind TdP beschrieben. [d] Es liegt nur eine ältere Studie (Dosis ≥ 240 mg, n = 23) vor mit einer mittleren QTc-Zeit-Verlängerung von 30 ms. [e] Signale für erhöhtes Risiko für QTc-Zeit-Verlängerung und TdP, v. a. bei Überdosiserung, vorhanden. [f] EMA-Warnung wegen möglicher QTc-Zeit-Verlängerungen bei Patienten mit bestehenden Herzerkrankungen oder Arrhythmien, v. a. in Kombination mit anderen potenziell QTc-Zeit-verlängernden AM. [g] Nach aktueller Einschätzung potenzielles Risiko für TdP. [h] Nach vorliegenden Metaanalysen keine mittlere Verlängerung des QTc-Intervalls.

+ selten, im Mittel ≤ 10 ms; ++ gelegentlich, im Mittel ≤ 20 ms; +++ häufig bzw. auch > 20 ms.

- Eine einheitliche Bewertung des Risikos für QTc-Zeit-Verlängerungen, TdP, Kammerflimmern und plötzlichen Herztod unter Antipsychotika ist v. a. wegen der komplexen physiologischen Zusammenhänge mit mehreren Einflussfaktoren sowie der unvollständigen und inkonsistenten Datenlage nicht eindeutig möglich. Häufig sind Dosisabhängigkeit, Komorbidität und Komedikation sowie weitere Einflussfaktoren (v. a. Kaliumkonzentrationen im Serum) nicht eindeutig identifizierbar.
- Insbesondere bei Männern, im höheren Lebensalter, bei niedrigem HDL oder unter hohen Antipsychotikadosierungen sind regelmäßige EKG-Kontrollen (inkl. QTc-Zeit) auch unter AAP angeraten (He et al. 2022).

- Besonders für ***Thioridazin*** und ***Pimozid*** sind relevante QTc-Zeit-Verlängerungen und TdP unter klinisch üblicher Dosierung nachgewiesen.
- Für ***Haloperidol*** sind die Daten nicht abschließend verwertbar, einerseits sind sowohl QTc-Zeit-Verlängerungen als auch TdP (häufiger, aber nicht ausschließlich, bei hohen Dosierungen und parenteraler Gabe) und Fälle von plötzlichem Herztod beschrieben; andererseits führt der sehr häufige Einsatz wahrscheinlich

zu einer Überschätzung des berichteten Risikos. Aufgrund der vorliegenden Daten ist bei psychiatrischen Indikationen von einer hochdosierten und v. a. von der i. v.-Applikation von *Haloperidol* abzuraten. Dies gilt umso mehr, da derzeit keine belastbare Evidenz existiert, dass eine i. v.-Gabe (ebenso wie die hochdosierte orale oder i. m.-Gabe) von *Haloperidol* Wirksamkeitsvorteile mit sich bringt und der Hersteller für die i. v.-Applikation die Haftung zurückgenommen hat (▶ Kap. 12).

- Als weitere **Risikofaktoren** für die Entwicklung von QTc-Zeit-Verlängerung und ventrikulären Rhythmusstörungen kommen genetische Disposition (Long-QT-Syndrom; hERG-Varianten), weibliches Geschlecht, Hypokaliämie, Hypomagnesiämie und Hypokalzämie, Bradykardie, Herzinsuffizienz und linksventrikuläre Hypertrophie, höheres Lebensalter etc. hinzu.
- In Einzelfällen, v. a. unter ***Clozapin*:** Myokarditiden, Polyserositis.

❗ QTc-Zeit-Verlängerungen sind v. a. für ***Pimozid***, ***Sertindol*** und ***Thioridazin*** beschrieben. Ebenso wurden besonders für diese Antipsychotika und ***Haloperidol*** (nicht nur in höherer Dosis und bei parenteraler Gabe) TdP und/oder Fälle von plötzlichem Herztod berichtet. Mögliche additive Effekte von Pharmaka auf die QTc-Zeit-Verlängerung und pharmakokinetische Interaktionen bei Kombination mit CYP-Inhibitoren sind von großer Bedeutung (▶ 3.15, jeweiliges Präparat/Interaktionen). Alle Risiken bestehen grundsätzlich auch bei niedriger Dosis.

EKG- und Kaliumkontrollen unter allen Antipsychotika ▶ Box 5.

Box 5

EKG- und Kaliumkontrollen unter allen Antipsychotika

- Sorgfältige Beachtung der Komedikation, regelmäßige EKG-Kontrollen (und Elektrolytkontrollen, v. a. Kalium) vor Beginn und während einer Behandlung mit Antipsychotika und bei Patienten, die ein erhöhtes Risiko für QTc-Zeit-Verlängerungen und TdP aufweisen, Bestimmung der Serumkaliumkonzentration, ggf. Korrektur einer Hypokaliämie, Anstreben der minimalen therapeutisch wirksamen Dosis (**QTc-Zeit-Verlängerungen sind dosisabhängig!**) und eine medikamentöse Umstellung bei auftretenden Pathologika (QTc > 480 ms, medikamenteninduzierte Verlängerung > 60 ms) könnten zu einer Senkung der erhöhten kardiovaskulären Mortalität schizophrener Patienten beitragen (Routineuntersuchungen, ▶ 3.9).
- Bei Vorliegen oder Auftreten kardialer Symptome ist immer eine kardiologische Abklärung notwendig (insbesondere auch DD Myokarditis bei *Clozapin*).

❗ Unter der Gabe von ***Haloperidol***, nicht nur bei hochdosierter oder i. v.-Verabreichung, sind Fallberichten zufolge TdP und plötzlicher Herztod aufgetreten. Auf die aktuelle Fachinformation mit Kontraindikation für QTc-verlängernde AM wird hingewiesen (▶ Vorwort). In den USA ist ***Haloperidol*** nicht für die i. v.-Applikation zugelassen. Aktuell wird auch in Europa parenteral ausschließlich die i. m.-Applikation empfohlen.

Unter *Amisulprid*-Therapie, v. a. auch in Kombination mit anderen Antipsychotika, z. B. *Clozapin*, können QTc-Zeit-Verlängerungen auftreten, die mit dem *Amisuplrid*-Plasmaspiegel korrelieren. Dieser wiederum wird bei den nahezu vollständig renal eliminierten Benzamiden stark von der Nierenfunktion beeinflusst. Regelmäßige Nierenfunktions- und Plasmaspiegelkontrollen sind daher bei Medikation oder Komedikation mit *Amisulprid*, inbesondere in höheren Dosierungen, anzuraten (Chen et al. 2020).

3.6.4 Vegetative Nebenwirkungen

- **Vegetative NW** (über die kardialen NW hinaus) kommen unter Antipsychotika bei Phenothiazinen am häufigsten vor (bis zu 10 %), treten bevorzugt zu Beginn der Therapie auf und zeigen dann i. Allg. eine Adaptation. Diese NW sind bei älteren Patienten problematischer als bei jüngeren. Bei stark ausgeprägten Effekten (z. B. Miktionsstörungen, Harnverhalt, ausgeprägte Obstipation; in Einzelfällen bis zum Ileus mit Septikämie und Peritonitis, besonderes Risiko unter *Clozapin*) kann therapeutisches Eingreifen erforderlich werden. Hierbei ist zu beachten, dass die Korrelation zwischen (in vitro) Aktivität (Antagonismus an einem mACh-Rezeptorsubtyp) und klinischer Wirkung nicht ausgeprägt ist. Zum anderen sind zumindest 5 Subtypen des mACh-Rezeptors mit unterschiedlicher Organverteilung bekannt (z. B. mACh1 – v. a. ZNS, mACh2 – v. a. Herz, mACh3 – u. a. Magen). Nach Ab- bzw. Umsetzversuch des Antipsychotikums: Therapie wie ► 1.5.2, Vegetative Nebenwirkungen. Bei schwerer Obstipation (nach Ausschluss eines Ileus) sind Therapieversuche mit *Lactulose* (5–10 g/d, nicht bei Ileus) oder *Macrogol* (Movicol 1–3 Beutel/d), ggf. *Natriumpicosulfat* (Laxoberal 5–10 mg/d) bei Versagen nichtmedikamentöser Maßnahmen (ballaststoffreiche Ernährung, körperliche Aktivität) empfehlenswert. Eine weitere seltene, aber gefährliche anticholinerge NW ist das Auftreten von Glaukomanfällen bei entsprechender Prädisposition.
- Unter Therapie mit Antipsychotika (insbesondere *Clozapin*) kann auch eine **Enuresis** (v. a. nachts) auftreten, die bei Persistenz mit *Desmopressin* (Minirin ► 5.8) behandelt werden kann. **Cave:** ältere Patienten.
- Hypotonie und **orthostatische Dysregulation** mit kompensatorischer Tachykardie (selten: Bradykardie) können unter allen vorwiegend niederpotenten KAP und auch AAP auftreten (α_1-Rezeptorblockade) und ein besonderes Risiko für Stürze bei älteren Patienten darstellen. Kreislaufregulationsstörungen erfordern eine Dosisanpassung oder einen Präparatewechsel. Alternativ kann bei Tachykardie ein β-Rezeptorenblocker (z. B. niedrige Dosen von *Bisoprolol*), bei orthostatischer Hypotonie, falls Hydrotherapie (Kneipp-Güsse) nicht ausreichend wirksam ist, *Etilefrin* (z. B. Effortil; 20–60 mg/d) gegeben werden. Auch bei asympathotoner Kreislaufreaktion kann *Etilefrin* indiziert sein.
- **Nasale Hyperreaktivität** (vasomotorische Rhinitis) kommt gehäuft unter Behandlung mit *Sertindol* vor, nasale Obstruktionen können auch bei anderen Antipsychotika v. a. mit α-Rezeptor-blockierender oder anticholinerger Wirkung auftreten.

- **Temperatursteigerung** (v. a. unter *Clozapin*: ca. 5 % der Patienten, häufig passager in der 1.–3. Behandlungswoche, CRP-Anstieg; DD: malignes neuroleptisches Syndrom), sonst durch hypothalamische Beeinflussung häufiger **erniedrigte Temperatur** unter Antipsychotika. Der Verlust der Temperaturkontrolle wird auch als eine Ursache für plötzliche Todesfälle unter hohen Dosen angenommen.
- Häufigste vegetative NW unter *Clozapin*: **Hypersalivation** (bei ca. 25 % der Patienten), i. Allg. folgenlos, falls Therapie notwendig, Versuch mit *Amisulprid*, *Sulpirid* oder *Pirenzepin* (Gastrozepin 50 mg/d, Anticholinergikum mit relativ selektivem Antagonismus an M_1- und M_4-Rezeptoren). Neuere Studien zeigen positive Effekte (8–16 Wochen) für einmalige Injektionen mit *Botulinumtoxin Typ B* und für Anticholinergika (*Glycopyrrolat*) sowie für *Metoclopramid* (10–30 mg/d). Unter trizyklischen Antipsychotika (mit anticholinerger Wirkung) kommt eher Mundtrockenheit vor.
- Hypersalivation bzw. Sialorrhö kann auch unter anderen Antipsychotika, Antidepressiva (z. B. SSRI) und *Lithium* auftreten.
- Bei älteren Patienten tritt die **ambulant erworbene Pneumonie** (*community-acquired pneumonia*, CAP) unter KAP (u. a. *Haloperidol*) und insbesondere manchen AAP (u. a. *Clozapin*, *Olanzapin*) häufiger auf. Das Pneumonierisiko war in der ersten Behandlungswoche und unter hoher Dosis am größten. Mögliche Ursachen sind u. a. Dysphagie und beeinträchtigter Hustenreflex (EPS), verminderter Speichelfluss und reduzierter oropharyngealer Bolustransport (anticholinerge Effekte), Sedierung (H_1-Rezeptorantagonismus), Ösophagusmotilitätsstörungen (EPS, Aspiration) und reduzierte Infektabwehr.

3.6.5 Veränderungen des hämatopoetischen Systems

- Leukozytosen oder Leukopenien v. a. bei trizyklischen Antipsychotika und zu Behandlungsbeginn; Eosinophilie mit konsekutiver Monozytose in der 2.–4. Woche: in der Regel keine Änderung der Therapie nötig.
- Hämolytische Anämie, Thrombozytopenie und Panzytopenien: sehr selten (vereinzelt unter *Clozapin*).
- **Thromboembolien**: In Metaanalysen (Arasteh et al. 2020; Mok et al. 2024 bei Patienten mit Demenz) wurde der Verdacht erhärtet, dass thromboembolische Ereignisse gehäuft (Risiko für tiefe Beinvenenthrombosen 1,5-fach, für Lungenembolien 3,7-fach) unter Antipsychotika auftreten (▶ 3.6, Mortalität).
- Das Thromboembolierisiko ist besonders hoch bei Neubeginn einer antipsychotischen Behandlung und bei niederpotenten KAP (*Thioridazin*, *Zuclopenthixol*) sowie einigen AAP. Sowohl unter KAP als auch unter AAP (gehäuft bei *Clozapin* und *Olanzapin*, aber auch bei *Risperidon*, *Quetiapin* und *Sertindol*) **können gehäuft thromboembolische Ereignisse auftreten (tiefe Beinvenenthrombosen und Lungenembolien)**. Die präzisen Mechanismen sind unklar, neben Sedierung und metabolischen Effekten werden eine erhöhte Thrombozytenaggregation sowie die Thrombozytenaktivierung unter Antipsychotika diskutiert. Für *Clozapin* und *Olanzapin* wurde gegenüber *Haloperidol* jedoch auch eine reduzierte (!) Thrombozytenaggregrationsneigung gefunden.

- Auf ein potenziell erhöhtes Thromboembolierisiko bei Patienten mit schizophrener Störung und unter Antipsychotikatherapie muss gleichwohl geachtet werden; insbesondere bei Immobilisierung (z. B. im Rahmen von Fixierungen, bei Stupor und Katatonie, postoperativ) oder bei weiteren Thromboserisikofaktoren ist das übliche klinische Vorgehen zur Thromboseprophylaxe niederschwellig indiziert.

Agranulozytoserisiko unter Antipsychotika ▶ Box 6.

Box 6

Agranulozytoserisiko unter Antipsychotika

Agranulozytose (unter *Clozapin* in 1–2 % der Fälle; Einzelfälle unter *Olanzapin*, *Quetiapin*, *Melperon* und anderen Antipsychotika) mit meist dosisunabhängiger toxischer oder allergischer Genese. Risikofaktoren für Agranulozytosen unter *Clozapin*: weibliches Geschlecht, höheres Lebensalter, Auftreten v. a. in der 4.–18. Behandlungswoche.

- Vorgehen: sofortiges Absetzen der Medikation (dann reversibel); internistische, ggf. intensivmedizinische Therapie.
- Falls **unter trizyklischen Antipsychotika** Agranulozytosen auftreten: Umsetzen auf ein hochpotentes Butyrophenon oder ein (nichttrizyklisches) AAP, bei dem bisher kein erhöhtes Agranulozytoserisiko angegeben ist, z. B. *Aripiprazol*, *Amisulprid*, *Ziprasidon*, auch *Risperidon*, unter engmaschigen Blutbildkontrollen. Für *Olanzapin*, *Risperidon* und *Quetiapin* sind Einzelfälle mit Leukopenien beschrieben, die zum Absetzen zwangen. In einem Fall kam es bei Kombination von *Clozapin* und *Risperidon* zur Agranulozytose.
- Nach Reexposition (*Clozapin*, *Olanzapin*) kommt es offensichtlich – abhängig von individuellen Faktoren und Expositionsdauer sowie Dosis – nicht zwangsläufig zu einer erneuten Agranulozytose (Corbeil et al. 2023), und eine Reexposition in Kombination mit Granulozyten-koloniestimulierendem Faktor (G-CSF, Filgrastim) kann erwogen werden, um eine Weiterbehandlung (inbesondere mit *Clozapin*) möglich zu machen (▶ 3.15, Präparate).
- Die Kombination mit *Lithium* (unklarer Wirkmechanismus, nicht sicher dosisabhängig, wahrscheinlich ab 0,4–0,5 mmol/l wirksam bei Neutropenie) kann im Einzelfall bei Neutropenien unter *Clozapin* ebenfalls erfolgversprechend sein.
- Patienten müssen angewiesen werden, beim Auftreten von **Symptomen** wie Fieber, Halsschmerzen, Infektionen der Mundschleimhaut keinen Selbstbehandlungsversuch durchzuführen, sondern den Arzt aufzusuchen.

3.6.6 Sonstige Nebenwirkungen

Leber-Gallengang-System

- Isolierte und in der Regel transiente Leberenzymerhöhungen (AST, ALT, γGT, in der Regel < 3-fache Norm) sind unter KAP und AAP häufig (etwa 20 %), v. a. unter trizyklischen Substanzen, aber auch unter Butyrophenonen. In der

2–4. Woche sind auch Anstiege der alkalischen Phosphatase möglich. Unter *Clozapin*, *Risperidon* und *Quetiapin* wurden häufigere Erhöhungen der Leberenzyme gefunden.

- Bei klinisch asymptomatischem **Transaminasenanstieg** (unter dem 3-Fachen der Norm) kann zunächst der Verlauf abgewartet werden (Kontrollen, seltener Absetzgrund).
- Selten Cholestase, falls Ikterus: sofortiges Absetzen des Antipsychotikums.
- Unter *Clozapin* in Einzelfällen: nekrotisierende Hepatitis. Auch unter *Olanzapin* und *Quetiapin* sowie unter KAP (*Phenothiazine*, *Haloperidol*) sind Fälle von toxischer Hepatitis und Leberversagen – insbesondere bei toxischen Konzentrationen – beschrieben worden.

Allergische Reaktionen

- Generalisierte Arzneimittelexantheme, **Photosensibilisierung** mit erhöhtem Sonnenbrandrisiko, Pigmentablagerungen (Haut, Linse, Herz) v. a. unter Phenothiazinen; unter *Thioridazin* (ab 800 mg/d) und *Chlorpromazin* (ab 300 mg/d) ist eine **Retinitis pigmentosa** mit Nachtblindheit zu Beginn, transienten Ringskotomen und Visusminderung beschrieben worden (sehr selten).
- Seltene schwere allergische Reaktionen: angioneurotisches Ödem, nichtthrombozytopenische Purpura, exfoliative Dermatitis und Stevens-Johnson-Syndrom.

Intraoperatives Floppy-Iris-Syndrom

- Für die Behandlung mit *Risperidon* und *Paliperidon* wurde in einem Rote-Hand-Brief im Jahr 2013 über das erhöhte Risiko eines intraoperativen Floppy-Iris-Syndroms (IFIS) während Kataraktoperationen informiert (erhöhte Komplikationsrate, einschließlich Ruptur der hinteren Linsenkapsel und Glaskörperverlust).
- Das IFIS-Risiko ist unter AM mit ausgeprägtem Antagonismus an adrenergen α_{1A}-Rezeptoren erhöht. Neben direkten antagonistischen Wirkungen am α_1-Rezeptor (reduzierte Pupillendilatation, geringere Irismobilität) induziert die Behandlung mit α_{1A}-Blockern ultrastrukturelle Veränderungen im Irisstroma, die zum Vollbild des IFIS führen.
- Es muss angenommen werden, dass andere AM mit ausgeprägter α_1-antagonistischer Wirkung (z. B. einige TZA, Phenothiazin-KAP, AAP) ebenfalls das IFIS-Risiko erhöhen.
- Als Konsequenz muss im Hinblick auf geplante Kataraktoperationen spezifisch u. a. die Einnahme von *Risperidon* oder *Paliperidon* erfragt werden, und das Absetzen/Umsetzen sollte erwogen werden. Der potenzielle Nutzen des Absetzens ist jedoch nicht bekannt und muss gegen das Risiko einer Unterbrechung der antipsychotischen Therapie abgewogen werden.
- Bei der Durchführung von Kataraktoperationen ist entsprechende Vorsicht geboten; falls der Verdacht auf ein IFIS besteht, sind während der Operation u. U. entsprechende Maßnahmen zu treffen, um einen Irisprolaps während der Operation zu verhindern.

Myalgien und Rhabdomyolysen

- Unter KAP und AAP, insbesondere *Olanzapin* (auch bei *Quetiapin* und *Amisulprid*, Einzelfälle unter *Clozapin* und anderen AAP), können unter normaler Dosierung, möglicherweise gehäuft bei Kombinationsbehandlungen und insbesondere bei Überdosierungen, Erhöhungen der Kreatinphosphokinase (CK-MM) und in Einzelfällen auch Rhabdomyolysen, häufig mit Myalgien, auftreten.
- Trotz stark erhöhter CK-Werte (> 1000 U/l), die über die nicht selten bei Patienten mit schizophrenen Störungen beobachtbaren Erhöhungen im Rahmen von Muskelanspannung, akuten Dystonien und katatonen Symptomen hinausgehen, sind Rhabdomyolysen (mit Myoglobinurie) eher selten; diese sind dann jedoch wegen des drohenden Nierenversagens sehr ernst zu nehmen.
- Rhabdomyolysen entstehen beim Untergang beschädigter Muskelzellen mit systemischer Freisetzung toxischer Abbauprodukte; die häufigsten Ursachen sind akute Verletzungen oder Traumata, hohe muskuläre Beanspruchung, Medikamente, Drogen und Infektionen.
- Auf CK-Erhöhungen, die auch nach i. m.-Injektionen, Immobilität, Fixierungen, Stürzen oder generalisierten Krampfanfällen und auch nach EKT-Anwendungen auftreten, ist ebenfalls zu achten. In Einzelfällen wurden mit Antipsychotika assoziierte CK-Erhöhungen zusammen mit Polydipsie und Hyponatriämie berichtet.
- Der Pathomechanismus einer CK-Erhöhung unter Antipsychotika ohne Vollbild eines malignen neuroleptischen Syndroms (▶ 12.8.2) ist derzeit noch unklar, wird aber mit peripheren serotonergen Wirkungen (vermittelt möglicherweise über eine $5\text{-}HT_{2A}$-Rezeptorblockade und eine dadurch reduzierte Glukoseaufnahme in die Skelettmuskelzelle) auf die Muskelzellmembranpermeabilität in Verbindung gebracht. Als zentraler Mechanismus wird weiterhin die Dopamin-blockierende Wirkung von Antipsychotika im nigrostriatalen System gesehen.
- **Malignes neuroleptisches Syndrom** (CK-Erhöhung, Muskelrigidität, Hyperthermie, vegetative Instabilität und kognitive Störungen i. S. eines Delirs) und **zentrales Serotoninsyndrom** (CK-Erhöhung möglich, Hyperthermie, vegetative Entgleisung mit Hyperhidrosis, Schüttelfrost, Tachykardie, Hypertension, Übelkeit, Erbrechen und Diarrhö, maniforme Agitiertheit, Verwirrtheit, Halluzinationen, Myokloni und Hyperreflexie, im Verlauf quantitative Bewusstseinsstörung bis zum Koma) (▶ 12.8.2) sind trotz der partiellen Symptomüberschneidung – wenn möglich – abzugrenzen.

Eine generelle CK-Messung unter AAP-Therapie ist nach dem derzeitigen Stand nicht zwingend erforderlich, bei Auftreten von Myalgien und Verdacht auf Rhabdomyolyse oder ein malignes neuroleptisches Syndrom neben Verlaufsbestimmungen von Myoglobin und Kreatinin jedoch dringend empfohlen. Bei deutlich erhöhten CK-Konzentrationen sollte eine Umstellung erfolgen; eine Reexposition mit demselben Antipsychotikum ist zu vermeiden.

Nierenfunktionsstörungen

In einer großen Kohortenstudie wurde für neu angesetzte AAP bei Patienten > 65 J. auch ein leicht erhöhtes Risiko (relatives Risiko 1,78, absolute Risikoerhöhung 0,4 %) für akute Nierenfunktionsstörungen gefunden; die Zusammenhänge sind unklar (u. U. weitere beteiligte Faktoren wie Hypotension, Delir).

Sturzneigung und Frakturen

Insbesondere bei älteren Patienten wurde ein erhöhtes Sturz- und Frakturrisiko für KAP und AAP (allerdings geringer als unter Antidepressiva und BZD), v. a. in den ersten 30 Tagen der Anwendung, beschrieben. Die erhöhte Fallneigung ist wahrscheinlich multifaktoriell bedingt (Sedierung, Akkommodationsstörungen, Hypotension, motorische Symptome/EPS). Das erhöhte Frakturrisiko nach Stürzen bei Patienten mit Schizophrenie unter Antipsychotikabehandlung wird in Zusammenhang mit einer reduzierten Knochendichte bis hin zu Osteopenie und Osteoporose gebracht. Die Knochendichte ist negativ mit dem Alter und positiv mit der Dauer der schizophrenen Erkrankung und der Antipsychotikabehandlung assoziiert, die Zusammenhänge sind noch nicht vollständig aufgeklärt (geringe körperliche Aktivität, reduzierte Lichtexposition, häufiger Vitamin-D-Mangel, Prolaktinerhöhungen). Für peri- und postmenopausale Frauen mit Schizophrenie und Antipsychotikabehandlung scheint ein besonders hohes Risiko zu bestehen.

3.7 Kontraindikationen

Wichtige Kontraindikationen für Antipsychotika

- Bekannte Überempfindlichkeit gegen die entsprechende chemische Substanzklasse oder auch gegen andere Inhaltsstoffe der AM
- Akute Intoxikationen mit Alkohol, Schlafmitteln, Analgetika und Psychopharmaka (Ausnahmen: notfalltherapeutische Maßnahmen, ▶ Kap. 12)
- Schwere Bewusstseinsstörungen (insbesondere Koma, ▶ Kap. 12)
- Leukopenie und andere Erkrankungen des hämatopoetischen Systems (*Clozapin*, aber auch andere trizyklische Antipsychotika)
- Störungen der Harnentleerung, Engwinkelglaukom, Prostatahyperplasie und Myasthenia gravis (Antipsychotika mit anticholinerger Begleitwirkung)
- Phäochromozytom und prolaktinabhängige Tumoren (Antipsychotika mit Erhöhung des PRL-Spiegels)
- Parkinson-Krankheit und andere Stammganglienerkrankungen (v. a. Antipsychotika mit hoher EPS-Wahrscheinlichkeit)
- Epilepsie bzw. zerebrale Krampfanfälle in der Anamnese (*Clozapin* in hoher Dosis und andere Antipsychotika; in der Regel Behandlung mit Antikonvulsiva notwendig)
- Hirnorganische Vorschädigungen

- Schwere Leber- und Nierenfunktionsstörungen (in der Regel Dosisanpassung, Kontrollen, ► Kap. 13)
- Kardiale Vorschädigung (Antipsychotika mit kardiovaskulären NW, ► Kap. 13)
- Anamnestisch bekanntes malignes neuroleptisches Syndrom (alle Antipsychotika)

Hinweise zu Schwangerschaft und Stillzeit ► Kap. 14; Hinweise zur Fahrtauglichkeit ► Kap. 15.

3.8 Interaktionen

3.8.1 Pharmakodynamische Interaktionen

- Kombinationen von anticholinerg wirksamen Antipsychotika mit Anticholinergika oder anticholinerg wirksamen Antidepressiva können zu Erregungszuständen bis hin zum Delir führen – besonders bei älteren Menschen – und sollten vermieden werden.
- Kombinationen mit einem Dopaminagonisten führen zur wechselseitigen Wirkungsabschwächung, Kombinationen mit Dopaminantagonisten zur gegenseitigen Wirkungsverstärkung.
- Kombinationen von Antipsychotika mit Sympathomimetika können zu hypertensiven Krisen führen.
- Kombinationen von Antipsychotika mit α_1-antagonistischer Wirkung können die Wirkung von Antihypertensiva verstärken (*Prazosin*, *Doxazosin*, *Terazosin*) oder vermindern (*Clonidin*).
- Trizyklische Antipsychotika sollen nicht mit Antiarrhythmika vom Chinidintyp verordnet werden.
- Vorsicht bei Kombinationen von Antipsychotika mit anderen potenziell QTc-Zeit-verlängernden AM.
- Die Kombination von Antipsychotika mit *Lithium* kann EPS und andere NW verstärken.
- Kombination von Antipsychotika mit BZD ► 3.13.3.
- Eine Kombination von *Clozapin* mit BZD (orale Verabreichung) stellt keine absolute Kontraindikation dar, sie sollte jedoch sorgfältig abgewogen werden. Klinisch dringliche Situationen wie ein malignes neuroleptisches Syndrom, katatone Zustandsbilder oder extreme Agitiertheit lassen eine solche Kombinationstherapie vertretbar erscheinen.
- Die gleichzeitige Gabe von *Olanzapin* i. m. und einem parenteralen BZD kann zu schweren Komplikationen führen und wird nicht empfohlen.
- Generell sollten Antipsychotika und **Alkohol**(besonders in größeren Mengen) nicht kombiniert werden; Gefahr der wechselseitigen Wirkungsverstärkung bis hin zum Koma. Vorsicht ist auch bei der Kombination mit **sedierenden AM** geboten.

❗ Ein AAP, das die QTc-Zeit verlängert (z. B. *Sertindol*, *Ziprasidon*), darf nicht mit einem zweiten AAP oder einem anderen AM kombiniert werden, das ebenfalls die QTc-Zeit verlängert, da ein additiver Effekt zu erwarten ist (besonders ► 3.6.3). Zur Kombination mit *Amisulprid* ◘ Tab. 3.5.

❗ Kardiovaskuläre Synkopen und/oder Atemstillstand bei gleichzeitiger *Clozapin*- und BZD-Einnahme sind beschrieben (i. v.-Applikation von BZD unbedingt vermeiden!).

3.8.2 Pharmakokinetische Interaktionen

- Bei Kombinationen von Antipsychotika mit SSRI und anderen Antidepressiva (u. a. *Bupropion*, *Duloxetin*) ist unbedingt das unterschiedliche Interaktionspotenzial der Substanzen zu beachten (► Kap. 16).
- Kombinationen von Antipsychotika mit Antibiotika (z. B. *Clozapin* und *Ciprofloxazin*) können zu schwerwiegenden unerwünschten Arzneimittelwirkungen führen.
- Rauchen bei Behandlung mit *Clozapin* oder *Olanzapin* (► Kap. 16).
- Antipsychotika werden nach oraler Einnahme in der Regel gut absorbiert, der First-pass-Metabolismus ist für eine große interindividuelle Variabilität verantwortlich. Ausnahmen sind *Amisulprid* und *Sulpirid*, ihre Bioverfügbarkeit beträgt weniger als 50 % und sie werden zu über 90 % unverändert ausgeschieden. *Paliperidon*, der 9-Hydroxy-Metabolit von *Risperidon*, zeigt ebenfalls geringere Bioverfügbarkeit und wird hauptsächlich renal eliminiert.
- Nach i. m.-Gabe kommt es zu einer schnelleren Absorption mit höherer Bioverfügbarkeit (Erhöhung um das 4- bis 10-Fache) als nach oraler Einnahme.
- Viele Antipsychotika sind lipophil und weisen eine hohe Plasmaeiweißbindung auf. Sie sind plazentagängig und nicht dialysierbar. Ausnahmen sind *Amisulprid* und *Sulpirid*. Sie sind im Blut nur zu einem geringen Anteil an Plasmaeiweiße gebunden (< 20 %) und dialysierbar.
- Bei **Depot-Antipsychotika** wird der Steady State zumeist in 2–3 Monaten (d. h. nach etwa 4 Injektionsintervallen) erreicht; nach Absetzen sind Plasmaspiegel noch für 9–24 Wochen nachweisbar (bei *Paliperidon* PP3M bis 18 Monate nach Absetzen).
- T_{max} für Antipsychotika ist sehr variabel; nach Depotgabe wird T_{max} erst nach Tagen erreicht, abhängig von Veresterung und Depotgalenik; Ausnahmen sind: *Fluphenazindecanoat*, *Fluspirilen* und *Zuclopenthixolacetat* (► 3.11).
- Eine initial rasche Freisetzung der Wirkstoffe aus Fettsäureestern (Hydrolyse) kann zu deutlich ansteigenden Konzentrationen mit entsprechenden NW (v. a. EPS) in den ersten Tagen nach Injektion führen („Early-peak-Phänomen").
- Für $t_{1/2}$ gilt bei Antipsychotika in der Regel: oral = 15–35 h (Ausnahmen: *Benperidol* 5 h, *Quetiapin* 6–12h, *Aripiprazol* 72 h, *Pimozid* 55 h); da bei Depotpräparaten dieser Parameter im Wesentlichen von der Freisetzung aus dem öligen Medium abhängig ist, ergeben sich große Unterschiede zwischen den verschiedenen Depot-Antipsychotika. Das Injektionsintervall sollte nach der Freisetzungs-HWZ gewählt werden (► 3.11).

- Umrechnungsvorschlag von oral auf Depot für *Haloperidol*, ▶ 3.15.13, Präparat.
- Zur Verstoffwechselung von Antipsychotika durch Cytochrom-P450-Enzyme: ▶ Anhang INT und ▶ Anhang SUB.
- Für **Generika** wird eine vergleichbare Äquipotenz wie für die Originalpräparate gefordert (Resorption, Bioverfügbarkeit und Metabolisierung, zulässige Schwankungsbreite 80–125 % bei gleicher Dosis). Bei Umstellung von einem Generikum auf ein anderes können die Schwankungen deutlich größer sein. Es besteht möglicherweise ein Rückfallrisiko wegen geringerer Plasmaspiegel. Ebenso müssen die psychologischen Aspekte einer Umstellung beachtet werden (u. a. andere Namen, Farbe, Größe).

3.9 Routineuntersuchungen und -hinweise

- Unter allen Antipsychotika sind Routineuntersuchungen empfehlenswert.
- Eine Übersicht der empfohlenen Kontrollen gibt ◘ Tab. 3.6. Darüber hinaus empfehlen sich im Einzelfall Kontrollen, wann immer ein untersuchter Parameter pathologisch ausfällt, oder bei bestimmten Risikokonstellationen.
- Wegen des möglichen Auftretens von **Blutbildveränderungen** unter trizyklischen KAP und AAP (*Clozapin*, *Olanzapin*, *Quetiapin*) sind routinemäßige Untersuchungen des Blutbildes zur Verhütung der klinischen Manifestation einer Agranulozytose notwendig (bislang nicht oder sehr selten unter Monotherapie mit hochpotenten Butyrophenonen, Diphenylbutylpiperidinen und Benzamiden); zu den AAP *Paliperidon*, *Aripiprazol*, *Asenapin* liegt noch keine breite Erfahrungsbasis vor.
- Kreislaufsituation (Hypotonie, orthostatische Dysregulation): Insbesondere unter α_1-antagonistischen Antipsychotika sind regelmäßige **RR- und Pulsmessungen** erforderlich.
- Möglichst vor Beginn einer Behandlung mit Antipsychotika oder vor Beginn einer Kombinationsbehandlung mit einem potenziell QTc-Zeit-verlängernden AM (z. B. SSRI) sollten die **Serumelektrolyte** (v. a. Kalium, Natrium) bestimmt und ggf. korrigiert, ein **EKG** abgeleitet und die **QTc-Zeit** bestimmt werden (▶ 3.6.3). Dann regelmäßige Kontrollen.
- **Nieren- und Leberfunktion** sollten regelmäßig geprüft werden; die Leberenzyme häufiger unter trizyklischen Antipsychotika (einschließlich *Clozapin*, *Olanzapin*, *Quetiapin*).
- Vor und während der Antipsychotikabehandlung von Patienten mit bestehender pathologischer Glukosetoleranz oder einem erhöhten Risiko für die Entwicklung eines **Diabetes** sollten **Blutzuckermessungen** (ggf. im Tagesprofil), ggf. Glukosetoleranztest und **HbA_{1c}-Bestimmungen** durchgeführt werden (insbesondere bei *Clozapin* und *Olanzapin*, ◘ Tab. 3.6).
- Vor einer Antipsychotikabehandlung werden des Weiteren Untersuchungen der **Blutfette** (nüchtern, Triglyzeride, LDL- und HDL-Cholesterin) empfohlen; während einer Behandlung sollten in Anbetracht des Risikos für kardiovaskuläre Störungen halbjährliche, bei Risikopatienten und unter Behandlung mit *Clozapin* und *Olanzapin* häufigere Kontrollen stattfinden.

Tab. 3.6 Empfehlungen für Routineuntersuchungen unter Antipsychotika

Untersuchung	Vorher	Monate						Monatlich	Vierteljährlich	Halbjährlich
		1	2	3	4	5	6			
Diff.-Blutbild										
Trizyklische AP[a] (!)	X	X	X	X	X	X	X	–	X	–
*Clozapin**	X	XXXX	XXXX	XXXX	XXXX	XX	X	X (Jahr 1)	X (Jahr 2)	Ggf. 1/Jahr (Jahr 3)
Perazin[b]	X	XXXX	XXXX	XXXX	XXXX	X	X	X	–	–
Thioridazin	X	XXXX	XXXX	XXXX	XXXX	XX	X	X	–	–
Andere AP	X	X	–	X	–	–	X	–	X[d]	–
Blutzuckerc, Blutfette										
Clozapin, Olanzapin	X	X[m]	–	X	–	–	X	–	X	–
Quetiapin, Risperidon	X	X[m]	–	X	–	–	X[m]	–	–	X
Andere AP	X	–	–	X	–	–	X[m]	–	–	X[e]
Kreatinin	X	X	–	X	–	–	X	–	–	X
Leberenzyme										
Trizyklische AP[a] (!)	X	X	X	X	–	–	X	–	X	–
Andere AP	X	X	–	X	–	–	X	–	X[d]	–
EKG (QTc)f, Elektrolyte										
Clozapin[g, n]	X	XX	–	X	–	–	X	–	X	–
Thioridazin, Pimozid	X	XX	X	X	X	X	X	X	–	–
Sertindol[h]	X	X	–	X	–	–	X	–	X	–
Andere AP[i]	X	X	–	–	–	–	X	–	–	X[j]
EEGk										
Clozapin	X	–	–	X	–	–	X	–	–	X[e]
RR, Puls	X	X	–	X	–	–	X	–	X	–
Körpergewicht (BMI)[l], Taillenumfang	X	X	X	X	–	–	X	–	X	–

Tab. 3.6 (*Fortsetzung*)

Untersuchung	Vorher	Monate						Monatlich	Vierteljährlich	Halbjährlich
		1	2	3	4	5	6			

X Anzahl der notwendigen Routinekontrollen; bei einmaliger Messempfehlung im 1. Monat kann die Messung zwischen der 4. und 6. Woche erfolgen; *AP* Antipsychotika.

* *Clozapin*-Monitoring kann nach einem Jahr Behandlung ohne Neutropenie auf alle 12 Wochen und nach 2 Behandlungsjahren ohne Neutropenie auf einmal jährlich reduziert werden. Es wird empfohlen, die Überwachung ausschließlich auf die absolute Neutrophilenzahl (ANC; Therapieunterbrechung/Absetzen bei ANC < 1000/µl bzw. < 500/µl) zu stützen (▶ 3.15.9, Präparat).

[a] Achtung (!): Die AAP *Olanzapin*, *Quetiapin* und *Zotepin* ebenso wie das KAP *Perazin* sind strukturchemisch ebenfalls Trizyklika. [b] Jeweils Diff.-Blutbild und Thrombozytenzahl; bei schnellem Absinken der Leukozytenzahl – insbesondere bei Werten < 3000/mm^3 – oder anderen Blutbildveränderungen Behandlung mit *Perazin* sofort abbrechen und durch andere Therapieformen ersetzen. [c] Ggf. auch Blutzuckertagesprofil, Glukosetoleranztest und HbA_{1c}, insbesondere bei *Clozapin* und *Olanzapin*. [d] Bei unauffälligen Konstellationen bzw. stabilen Patienten können halbjährliche Kontrollen ausreichen. [e] Bei unauffälligen Konstellationen bzw. langfristig stabilen Patienten können jährliche Kontrollen ausreichen. [f] Absolutwerte von > 440 ms (Männer) > 450 ms (Frauen) sowie medikamenteninduzierte Zunahmen > 60 ms sind auffällig. [g] Unter *Clozapin* sind toxisch-allergische Myokarditiden beschrieben; daher empfehlen sich unter *Clozapin* zusätzliche EKG-Kontrollen bei Auftreten von kardialen Symptomen und Fieber bzw. nach 14 Tagen Behandlungsdauer. [h] Unter *Sertindol* sind EKG-Kontrollen vor Beginn der Therapie, nach Erreichen des Steady State (3 Wochen) oder bei einer Dosis von 16 mg, nach 3 Monaten und danach in 3-monatigen Intervallen, vor und nach jeder Dosiserhöhung während der Erhaltungstherapie, nach jeder zusätzlichen Gabe oder Erhöhung der Dosis einer Begleitmedikation, die zu einer Erhöhung der *Sertindol*-Konzentration führen könnte, empfohlen (bevorzugt morgens). [i] Ein EKG vor Behandlungsbeginn wird grundsätzlich empfohlen. Bei Vorliegen oder Auftreten kardialer Symptome oder einer signifikanten QTc-Zeit-Verlängerung ist eine kardiologische Abklärung notwendig; durch sie wird auch die Häufigkeit von EKG-Untersuchungen im Verlauf festgelegt. [j] Kontrolle bei allen Patienten > 60 J. empfehlenswert sowie bei kardialen Risiken, ggf. auch häufiger; bei *Ziprasidon*, *Perazin*, *Fluspirilen* und hochpotenten Butyrophenonen sowie bei aufgetretenen QTc-Zeit-Verlängerungen und bei Kombinationstherapien mit anderen potenziell QTc-Zeit-verlängernden Substanzen sind häufigere EKG-Kontrollen empfohlen. [k] Häufigere EEG-Kontrollen auch bei zerebraler Vorschädigung, erhöhter Anfallsbereitschaft und ggf. bei sehr hohen Dosierungen (Kombinationen) vor und während einer AP-Behandlung sowie bei unklaren Bewusstseinsveränderungen (DD: nichtkonvulsiver Status). [l] Messungen des Taillenumfangs werden empfohlen; zusätzlich monatliche Gewichtskontrollen durch den Patienten selbst. [m] Nur BZ, bei Auffälligkeiten und [b], ggf. Therapie und monatliche Kontrollen; bei Vorliegen eines metabolischen Syndroms monatliche BZ-Kontrollen und [b]. [n] Bei *Clozapin*-Neueinstellung: vorher EKG, CRP und Troponin I/T, RR, Puls, Temperatur empfohlen; dann für 4 Wochen wöchentlich CRP, Troponin I/T, alle 2 Tage RR, Puls, Temperatur (ausführlich ▶ 3.15.9, Präparat).

Bei Dyspnoe oder unklarer Erschöpfung unter antipsychotischer Therapie wird ein EKG empfohlen (*S3-Leitlinie*), v. a. unter *Clozapin*, *Olanzapin*, *Quetiapin*.

Die Empfehlungen entsprechen aktuellen Leitlinien, gehen teilweise jedoch darüber hinaus.

- Bei AM, die zu PRL-Erhöhungen führen, sollte bei Jugendlichen der **PRL-Spiegel** regelmäßig kontrolliert werden, bei Erwachsenen im Falle des Auftretens von entsprechenden NW oder bei Risikopatienten.
- Die Kenntnis des EEG vor Beginn der Therapie gehörte vor Einführung der bildgebenden Verfahren zur Routinediagnostik in der Psychiatrie. Abgesehen von wissenschaftlichen Fragestellungen beschränkt sich die Bedeutung des EEG im Rahmen der Antipsychotikabehandlung heute auf Verlaufsuntersuchungen bei anfallsgefährdeten Patienten und zur Abklärung des Anfalls- und Toxizitätsrisikos v. a. unter *Clozapin* (s. oben).
- Vor Beginn einer Behandlung ist ggf. der Ausschluss einer **Schwangerschaft** wichtig, entsprechende Kontrazeptionsmaßnahmen sind ggf. zu besprechen (▶ Kap. 14).

Die Aufklärung hat bei der Antipsychotikatherapie einen besonderen Stellenwert. Sie wird dadurch erschwert, dass der Patient in der Akutphase nicht durch ein überforderndes **Aufklärungsgespräch** verunsichert werden soll; in diesen Fällen empfiehlt sich ein gestuftes Vorgehen. Zum Aufklärungsmodus wegen möglicher **Spätdyskinesien** gibt es zurzeit keine einheitliche Vorgehensweise. Die **Darlegung der Nutzen-Risiko-Abschätzung** sollte spätestens nach Einleitung der Stabilisierungsphase erfolgt sein. Die ersten Anzeichen einer tardiven Dyskinesie sollte der Patient kennen. Auf eine mögliche **eingeschränkte Fahrtauglichkeit** (▶ Kap. 15) und die Gefahren durch zusätzliche Einnahme von Alkohol und sedierenden AM muss der Patient frühzeitig hingewiesen werden.

3.10 Dosierung und Plasmakonzentration

3.10.1 Dosierung

- Antipsychotika haben eine relativ große therapeutische Breite.
- Entsprechend der *S3-Leitlinie* sollen Antipsychotika (in allen Behandlungsphasen) innerhalb des empfohlenen Dosierungsbereichs so niedrig wie möglich und so hoch wie nötig angeboten werden. Hochdosisbehandlungen (Dosiseskalationen über den empfohlenen Dosierungsbereich hinaus) werden nicht empfohlen (Davis und Jin 2022).
- Generelle Dosierungsempfehlungen sind wegen der Heterogenität der Substanzen nicht möglich, aufgrund der Dosisabhängigkeit einiger NW (u. a. QTc-Zeit-Verlängerung, Prolaktinanstieg und EPS) sind möglichst niedrige individuell wirksame Dosierungen anzustreben.
- Die Messung der Plasmakonzentration zur Erhöhung der therapeutischen Effizienz sollte bei anhaltender Non-Response oder unerwarteten NW durchgeführt werden.
- Übereinstimmende klinische und Studiendaten belegen, dass für *Clozapin* zur Erreichung bestmöglicher Response ein Plasmaspiegelbereich von 350–600 ng/ml angestrebt werden soll, bevor eine Augmentation erwogen wird (Siskind et al. 2021).

- Die Messung der Plasmakonzentration ist obligat bei Kombination von Antipsychotika mit AM, die die Metabolisierung hemmen (z. B. *Clozapin* mit *Fluvoxamin*).
- Prinzipiell sollte bei Patienten > 65 J. und bei eingeschränkter Nieren- und/oder Leberfunktion aufgrund der veränderten Pharmakokinetik und Pharmakodynamik besonders vorsichtig aufdosiert werden. Bei demenziellen Erkrankungen ist eine hochdosierte oder längere Verordnung mit Antipsychotika und auch BZD zu vermeiden (▶ 3.14 und ▶ 3.6, Mortalitätsrisiko).
- Aufgrund der unterschiedlichen Vorgehensweisen in den Behandlungsphasen schizophrener Störungen werden die Dosierungsempfehlungen in zwei Abschnitte unterteilt:

Akuttherapie

- Bei **Ersterkrankungen** mit relativ niedriger Dosis beginnen, da sowohl ein besseres Ansprechen als auch eine größere Sensibilität für NW zu erwarten ist (*S3-Leitlinie*).
- Bei akuter, schwerer Symptomatik im Rahmen von Rezidiven unverzüglich mit relativ hoher Dosis beginnen bzw. rasch aufdosieren; eine langsame, schrittweise Erhöhung der Dosis (einschleichende Dosierung) ist nur bei Antipsychotika mit anticholinerger bzw. adrenolytischer Begleitwirkung oder ausgeprägter Sedierung notwendig (zum generellen Einsatz von AAP in der Akutphase ▶ 3.4.1).
- Der antipsychotische Effekt ist individuell unterschiedlich und liegt häufig innerhalb eines breiteren Dosisbereichs. Das Auftreten von NW kann durch eine individuell möglichst niedrige Dosis häufig verhindert werden. Bei leichter bis mäßigschwerer Symptomatik ist daher eine Dosissteigerung, die sich neben der Wirksamkeit auch an auftretenden NW orientiert, zu empfehlen.
- Höhere Dosen verringern aufgrund des möglichen Auftretens von NW, insbesondere EPS bei KAP, die Therapie-Adhärenz. Deshalb sind häufig niedrigere Dosen, ggf. in Kombination mit niederpotenten Antipsychotika oder BZD, falls Sedierung und schnellere Desaktualisierung der psychotischen Symptomatik notwendig sind, am Therapiebeginn vorzuziehen.
- KAP und AAP sollten in der Akuttherapie bei vorherrschender Positivsymptomatik in der Regel innerhalb von maximal einer Woche in den Zieldosisbereich aufdosiert werden.
- *Clozapin* eignet sich unter den AAP in der Regel nicht zur Akuttherapie, da die therapeutische Dosis erst nach längerer Zeit erreicht werden kann und ein primärer Einsatz wegen des Agranulozytoserisikos nicht indiziert ist.

Erhaltungstherapie, Langzeitmedikation und Rezidivprophylaxe

- Die Dosisfindung während der Stabilisierungsphase erfolgt unter Einbeziehung verschiedener Informationen bezüglich der Besserung der Symptomatik nach klinisch-psychopathologischem Befund, aus Sicht des Patienten, der Angehörigen und ggf. des Pflegepersonals oder Betreuers.
- Die Medikation, unter der eine stabile Besserung aufgetreten ist, sollte in der **wirksamen Dosis** mit dem Ziel einer Remission beibehalten werden. Eine zu früh vorgenommene Dosisreduktion führt in der Mehrzahl der Fälle zu einem Rückfall.

- Die **intermittierende Antipsychotikagabe** (Frühintervention bei zunehmender Symptomatik) ist bei Ersterkrankungen und Rezidiven gegenüber einer stabilen Erhaltungstherapie in Bezug auf das Rezidivrisiko während der ersten 1–3 J. unterlegen. Entsprechende Studien zeigten allerdings, dass von einem erheblichen Teil von Patienten mit Ersterkrankung oder Rezidiven eine Erhaltungstherapie abgelehnt wird und dass zumindest eine Dosisreduktion bei einem Großteil der Patienten nicht mit einem erhöhten Rezidivrisiko einhergeht (▶ 3.4.1, Erstmanifestation).
- Bei Erstbehandlungen sind in der Regel geringere Antipsychotikadosen auch in der Erhaltungs- und Langzeittherapie notwendig. Zum Aufbau eines Krankheits- und Therapiemodells sind intensive begleitende psychosoziale Interventionen bei dieser Patientengruppe häufig besonders wichtig.
- Bei eingetretener Remission sollte das Antipsychotikum zunächst möglichst mit unveränderter, niedrigstmöglicher effektiver Dosierung mit dem Ziel einer anhaltenden Rezidivfreiheit und psychosozialen Reintegration (Recovery ▶ 3.4.1) beibehalten werden.
- Depot-Antipsychotika (KAP und AAP) können die Adhärenz verbessern und das Rezidivrisiko minimieren.
- Bezüglich einer „optimalen" Dosis zur Rezidivprophylaxe besteht weitgehend Übereinstimmung, dass sowohl Hochdosisbehandlungen als auch sehr niedrige Dosierungen das Rezidivrisiko deutlich erhöhen (U-förmige Dosis-Risiko-Beziehung). Zudem scheinen neben *Clozapin* die Depot-AAP *Olanzapin* und *Risperidon* das höchste Potenzial zur Rezidivprophylaxe zu zeigen (Davis und Jin 2022). Diese Befunde zeigen, dass Substanzwirkung, individuell bestmögliche Dosierung und Adhärenz-Faktoren von größter Bedeutung bei der Rezidivprophylaxe sind.

Indikation zur Langzeitmedikation ▶ 3.12; Dosierungsempfehlungen für Antipsychotika bei anderen Indikationen s. entsprechende Kapitel.

3.10.2 Plasmakonzentration

- Nach oraler Applikation wurden für Phenothiazine und Butyrophenone Plasmaspiegel mit sehr großen interindividuellen Schwankungen (um den Faktor 10–30) gefunden; bei i. m.-Gabe sind diese Varianzen deutlich geringer (Faktor 2–3). Bei Thioxanthenen und Benzamiden scheinen die Plasmakonzentrationen geringeren interindividuellen Unterschieden zu unterliegen (Faktor 2–5). Die *Risperidon*-Plasmakonzentrationen unter Depotbehandlung zeigen geringere Schwankungen im Tagesverlauf als die dosisäquivalente orale Medikation.
- Vor einer Umstellung von oraler Medikation auf Depot sollte in einer Phase mit guter Wirksamkeit und Verträglichkeit zu mindestens zwei unterschiedlichen Zeitpunkten die Plasmakonzentration des Antipsychotikums gemessen werden, um den optimalen Plasmaspiegelbereich für den individuellen Patienten zu bestimmen. Dieser entspricht dem Plasmaspiegel, der mit der Depotmedikation

angestrebt werden sollte (s unten). Die Vorgehensweise wird empfohlen, da bislang umstritten ist, ob die für die Akutbehandlung empfohlenen Plasmakonzentrationen auch für die Depotbehandlung gültig sind.
- Falls bei gesicherter Therapie-Adhärenz der Therapieerfolg ungenügend ist, sollte die Plasmakonzentration gemessen werden, um zu prüfen, ob das Ansprechen durch eine Dosisanpassung verbessert werden kann (▶ 16.9).
- Ist die Plasmakonzentration optimal eingestellt, bringt eine weitere Dosiserhöhung bei ungenügender Response i. Allg. keine Verbesserung. In Einzelfällen wird ein Ansprechen aber erst unter sehr hohen Dosen beobachtet.
- Für *Clozapin* wird empfohlen, zur Erreichung bestmöglicher Response ein Plasmaspiegelbereich von 350–600 ng/ml anzustreben (Siskind et al. 2021). Zudem gibt es Hinweise für *Clozapin* und *Olanzapin*, dass es auch eine individuell optimale Plasmakonzentration gibt, die vom empfohlenen Bereich abweichen kann, und dass das Rezidivrisiko steigt, wenn die Plasmaspiegel um mehr als 40 % vom optimalen individuellen Wert abfallen.
- Die Blutentnahme für die Kontrolle der **Plasmakonzentrationen** sollte im Steady State zu Zeiten minimaler Tageskonzentrationen erfolgen (**Talspiegel**).
- Wenn bei Depotbehandlung die **Plasmakonzentrationen** kontrolliert werden, sollte die **Blutentnahme** unmittelbar vor der nächsten Injektion erfolgen (ebenfalls Talspiegel).

3.10.3 Applikationsformen

- Die Applikationsform von Antipsychotika spielt bei der Pharmakokinetik, aber insbesondere auch bei der Praktikabilität, Akzeptanz und Adhärenz eine große Rolle.
- Injektionen und Infusionen haben in der Regel die geringste Akzpetanz, daher sollte auch in psychiatrischen Akut- und Notfallsituationen möglichst zunächst eine leicht applizierbare orale Medikation (Lösung, Schmelztablelte) erwogen werden.
- Vergleichsuntersuchungen verschiedener akut wirksamer Applikationsmethoden liegen für Antipsychotika kaum vor; bezüglich Wirkungseintritt, Wirkungsdauer und Wirkstärke lassen sich keine eindeutigen Unterschiede zwischen i. v.-, i. m.- (und s. c.-)Injektionen und oraler Applikation belegen (z. B. für *Haloperidol*).
- Während parenterale Applikationsformen (v. a. i. v.-Applikation) für die Akutbehandlung zunehmend vom Markt verschwinden oder nur in geringem Umfang zugelassen sind, besteht ein zunehmendes Angebot an verschiedenen zugelassenen oralen Applikationsformen (Tablette, Dragee, Sublingualtablette, Schmelztablette, Tropfen, Lösung) und i. m.-Depotformulierungen (auch für AAP; ▶ 3.11) sowie derzeit eine inhalative Formulierung (*Loxapin*) für den Akuteinsatz.
- Insbesondere in der Palliativmedizin werden s. c.-Applikationen von Antipsychotika (v. a. *Haloperidol*, *Levomepromazin*, *Olanzapin*) mit hoher Sicherheit,

vergleichbarer Wirkung und Pharmakokinetik wie bei i. v.-Gabe sowie vorteilhafter Verträglichkeit und Akzeptanz eingesetzt (jedoch *off label*).
- Parenterale Gaben (i. v., i. m., s. c.) sind bezüglich der Verabreichung bei lege artis durchgeführter Applikation sicher, entsprechende applikationsbedingte Risiken sind zu beachten (v. a. Thrombophlebitis bei i. v.-Injektionen, Hämatome, Hautirritationen und Spritzenabszesse bei i. m.- und in geringerem Umfang bei s. c.-Injektionen).

3.11 Depotmedikation

- Der Einsatz von Depotformulierungen hat seit der Einführung von länger wirksamen AAP (LAI) und die gewachsene wissenschaftliche Datenlage deutlich zugenommen (mit regionalen und nationalen Unterschieden). Ob der Einsatz weiter steigen wird, hängt auch mit Faktoren wie der Verfügbarkeit von weiteren Wirkstoffen als Depotformulierung, der Praktikabilität und Verträglichkeit sowie den Kosten bzw. Kostenerstattungen durch die Krankenkassen (etwa im stationären Setting) zusammen.
- RCT und Metaanalysen belegen die vergleichbare Wirksamkeit von oralen und Depot-Antipsychotika in der Erhaltungstherapie und Rezidivprophylaxe, es findet sich z. B. für *Olanzapin*-Depot und *Risperidon*-Depot auch im Vergleich mit den oral verabreichten Wirkstoffen in einer Metaanalyse eine hohe Wirksamkeit, beim Vergleich von (ausschließlich) Depot-Antipsychotika zur Rezidivprophylaxe zeigten *Paliperidon*, *Aripiprazol* und *Olanzapin* die höchste Wirksamkeit (Ostuzzi et al. 2021). Insbesondere für *Aripiprazol*-Depot wird v. a. eine gute Verträglichkeit und insgesamt werden für AAP-Depotpräparate Vorteile bei der Adhärenz, die auch einen im Verlauf der Schizophrenie frühen Einsatz nahelegen, in Metaanalysen deutlich.
- Auch aufgrund pharmakologischer (bessere Bioverfügbarkeit, kein hepatischer First-pass-Effekt, damit sind u. U. geringere Dosisäquivalente ausreichend) und pharmakokinetischer Erwägungen (stabilere Steady-State-Konzentrationen) kann insbesondere bei neueren AAP-Depotpräparaten (z. B. *Aripiprazol*; ohne First-peak-Effekt) ein früherer Einsatz von Depot-Antipsychotika im Behandlungsverlauf günstig sein (Correll et al. 2021). Studien können diese Effekte derzeit nicht belegen (vergleichbare Rückfallraten zumindest im Frühverlauf von Schizophrenien für Depot- und orale Medikation). Erste Vergleichsanalysen zwischen Ergebnissen aus RCT und „Real-world-Settings" zeigen, dass die Wirkungen von Depotpräparaten (v. a. AAP) in RCT (im Gegensatz zu oraler Antipsychotikagabe) eher unterschätzt werden (Efthimiou et al. 2024).
- Neben (zusätzlich) möglichen unerwünschten Wirkungen durch die Injektion (v. a. bei öligen Suspensionen oder größeren injizierten Volumina) oder im Zusammenhang mit der Depotformulierung kommt bei Injektionen eine häufig vorhandene Aversion gegen Injektionen (bis hin zu Spritzenphobien) bei Patienten und Behandlern hinzu und muss berücksichtigt werden.

- Die geringere Steuerbarkeit und Kontrollierbarkeit (durch den Patienten) bei Depotformulierungen scheint bei den AAP-Depotformulierungen allenfalls noch eine untergeordnete Rolle zu spielen, hat sich ein Patient im Rahmen eines partizipativen Vorgehens für eine Depot-Injektion entschieden.
- Das Risiko für das Auftreten von „unkontrollierbaren" NW wird durch die Vorgabe, in der Regel vor Verabreichung eines Depotpräparats zunächst die Verträglichkeit des Wirkstoffs und die Dosiseinstellung mit oralen Applikationsformen zu prüfen, verringert. Zumindest bei dem (sehr seltenen) Auftreten eines malignen neuroleptischen Syndroms ist die Letalität bei (nicht sofort „absetzbaren") AAP-Depotformulierungen unter adäquater Therapie nicht erhöht (Guinart et al. 2021).
- Der positive Aspekt einer ausreichenden Dosierung und der anhaltenden Wirkung von Depotinjektionen liegt auch darin, dass – zumindest im Steady State nach mehreren Injektionsintervallen – bei Auslassen einer Injektion die Symptomkontrolle und Rezidivprophylaxe länger als bei oraler Medikation anhält.
- Insbesondere für die Rezidivprophylaxe ist der Einsatz von Depot-Antipsychotika (AAP) bei vielen Patienten empfehlenswert und wird nach übereinstimmender Einschätzung noch in zu geringem Maße von den Behandlern empfohlen (Ostuzzi et al. 2021). Die *Aripiprazol*-Depot-Gabe hat dabei derzeit einen besonderen Stellenwert (Boyer et al. 2023).

Vor- und Nachteile der Depot-Antipsychotika

Vorteile:
- Häufig bessere Bioverfügbarkeit als bei oraler Formulierung
- Geringere Absorptions-Interaktionen
- Kein First-pass-Effekt (geringere Gesamtexposition mit Wirkstoff)
- Geringeres Risiko der Über- und Unterdosierung
- Relativ zuverlässige Freisetzung des Wirkstoffs über einen längeren Zeitraum
- Konstanter Plasmaspiegel
- Potenzielle Unterstützung der Adhärenz
- Länger anhaltende Wirkung (im Steady State) auch nach Absetzen
- Hinweise auf bessere Rezidivprophylaxe bei guter Verträglichkeit (AAP)

Nachteile:
- Geringere Steuerbarkeit, v. a. bei NW
- Zusätzliche potenzielle NW durch Injektion/Formulierung
- Als Injektion besondere Aufklärung und Sorgfalt erforderlich
- Potenziell ungünstige „Verarbeitung" bei floríder Positivsymptomatik (Wahn)
- Ungeeignet für Patienten mit ausgeprägten Ängsten, v. a. Injektionsangst
- Teilweise hohe Kosten und Einschränkungen der Kostenerstattung (stationär)

- Depotpräparate als Langzeitmedikation sind derzeit mit Injektionsintervallen von 1–8 Wochen ausgewiesen. Für *Paliperidon* ist auch eine 3- und 6-Monats-Depotpräparation verfügbar.

- Depotpräparate sind in der Regel nicht für eine (Hoch-)Akutbehandlung geeignet, da zunächst die Verträglichkeit, Wirkung und Dosis des Wirkstoffs sichergestellt werden sollten. Dies gilt zumindest für die Erstbehandlung mit einem Wirkstoff.
- Relevante Unterschiede zwischen den einzelnen, derzeit verfügbaren KAP-Depotpräparaten beruhen weniger auf deren Wirkstärke als auf deren Pharmakokinetik. Eine Übersicht gibt ◘ Tab. 3.7.
- Für vier AAP sind derzeit Depotpräparate im Handel: *Risperidon* (Risperdal Consta und ISM Okedi), *Paliperidonpalmitat* (Xeplion, Trevicta, Byannli), *Olanzapinpamoat* (Zypadhera) und *Aripiprazol* (Abilify Maintena).
- Weitere Depotformulierungen sind durch die FDA bereits zugelassen (*Risperidon* [Perseris] für mindestens 4-wöchige Injektionsintervalle bei subkutaner Injektion; *Aripiprazol-Lauroxil* [Aristada] als Prodrug für 4- bis 6-wöchige Injektionsintervalle).
- Auch bei Depotpräparaten ist eine sorgfältige, individuelle Dosisanpassung nötig.
- Auf eine korrekte Hautdesinfektion und Applikationstechnik mit 5–8 cm langer Nadel und Verschieben der Haut vor der Injektion (sonst Verlust von bis zu 1/3 der Dosis durch den Stichkanal) ist sorgfältig zu achten. Für die Applikation der *Risperidon*- und *Paliperidon*-Depotpräparate (gluteal, deltoid) und des *Olanzapin*-Depots (nur gluteal) werden spezielle Injektionssysteme mitgeliefert.

Aktueller Stand der Forschung und Klinik zur Anwendung von Depot-Antipsychotika ► Box 7.

Box 7

Aktueller Stand der Forschung und Klinik zur Anwendung von Depot-Antispychotika

- Es ist empfehlenswert, die mögliche Applikationsform (oral, akut i. m., Depot) eines Antipsychotikums bei der individuellen, partizipativen Entscheidungsfindung (auch bereits in der Aktubehandlung) zu berücksichtigen und einzubeziehen.
- In der Rezidivprophylaxe werden Depot-Antipsychotika entsprechend der *S3-Leitlinie* wegen der gesicherten Applikation und guter Bioverfügbarkeit als wirksame Alternative zur oralen Medikation in der Rezidivprophylaxe empfohlen.
- Wichtig ist bei allen Depotformulierungen (auch AAP), dass vor Beginn einer Depottherapie Wirksamkeit und Verträglichkeit des Antipsychotikums mit der oralen Anwendung über mindestens einen mehrwöchigen Zeitraum sichergestellt werden (*S3-Leitlinie*).
- Nach aktuellem Kenntnisstand sind insbesondere AAP-Depotmedikationen bei der Erhaltungs- bzw. Langzeitbehandlung in Hinblick auf Wirksamkeit und Verträglichkeit zu favorisieren; insbesondere der Einsatz von AAP-Depotpräparaten erscheint nach aktuellem Stand früher im Verlauf und breiter empfehlenswert.
- Wirksamkeitsunterschiede sind auch bei Depot-Antipsychotika noch nicht hinreichend belegt, sodass auch hier die Auswahl v. a. anhand des NW-Profils (v. a. Sedierung, EPS, Gewichtszunahme), des Injektionsintervalls, aber auch vor dem Hintergrund der oralen Vorbehandlung erfolgen wird.

Tab. 3.7 Übersicht über Depotpräparate

Depotpräparat	Wirkungsdauer	Dosierung	T_{max}	$t_{1/2}$
Konventionelle Antipsychotika				
Flupentixol-decanoat	2–4 Wochen	10–100 mg	5–7 Tage	14–20 Tage
Flupheanzin-decanoat	2–4 Wochen	12,5–100 mg	1–3 Tage	7–14 Tage
Fluspirilen	1 Woche	2–10 mg	Ca. 2 Tage	Ca. 7 Tage
Haloperidol-decanoat	2–4 Wochen	20–450 mg	3–9 Tage	14–28 Tage
Perphenazin-enanthat	2 Wochen	25–300 mg	1–7 Tage	7–14 Tage
Zuclopenthixol-acetat	2–3 Tage	50–150 mg	1–2 Tage	1–2 Tage
Zuclopenthixol-decanoat	2–4 Wochen	50–400 mg	4–7 Tage	7–21 Tage
Atypische Antipsychotika				
Aripiprazol				
(Abilify Maintena)	4 Wochen	160–400 mg	5–7 Tage	30–47 Tage (dosisabhängig)
(Abilify Maintena 960)	8 Wochen	720–960 mg	Ca. 28 Tage	30–47 Tage (dosisabhängig)
Olanzapinpamoat (Zypadhera)	2 Wochen	150–210 mg	2–4 Tage	Ca. 30 Tage
	4 Wochen	300–405 mg		
Risperidon				
(Risperdal-Consta)	2 Wochen	12,5–50 mg	4–5 Wochen	Ca. 26 Tage[a]
(Risperidon ISM)[b]	4 Wochen	75–100 mg	1–2 Tage	7–11 Tage (abhängig vom Applikationsort)
Paliperidonpalmitat				
(Xeplion)	4 Wochen	25–150 mg	13–17 Tage	25–49 Tage
(Trevicta)	3 Monate	175–525 mg	23–34 Tage	2–4 Monate
(Byannli)	6 Monate	700–1000 mg	23–34 Tage	2–4 Monate

[a] Die für *Risperidon* angegebene $t_{1/2}$ ist eine apparente $t_{1/2}$, die durch die Freisetzung des Wirkstoffs aus dem Depot bestimmt wird.

[b] Risperidon ISM (Okedi) als 4-wöchig injizierbare *Risperidon*-Depotformulierung ermöglicht eine sofortige Wirkstoffapplikation ohne erforderliche „*loading dose*" oder Supplementierung mit oralem *Risperidon*.

3.12 Behandlungsdauer

Die Angaben zu Behandlungsdauer und Optimierung beziehen sich im Wesentlichen auf die leitlinienorientierte bzw. evidenzbasierte Therapie schizophrener Störungen; die Vorgehensweise bei anderen Indikationen von Antipsychotika findet sich in den jeweiligen Kapiteln. Weiterhin fehlen Studien zu optimalen Vorgehensweisen bezüglich Dauer und Dosierung der Antipsychotika insbesondere im Langzeitverlauf von Schizophrenien und anderer psychischer Störungen (▶ 3.10.1, Erhaltungstherapie und Langzeitmedikation). Empfehlungen zur Medikationsdauer ▶ Box 8.

Box 8

Medikationsdauer – Empfehlungen

- Die aktuelle *S3-Leitlinie* sieht – im Gegensatz zur der vorherigen – keine Empfehlungen für die Dauer der Behandlung mehr vor. Die bisherige Empfehlung war, eine Antipsychotikatherapie für mindestens etwa 1 Jahr (besser 2–3 J.) nach der **ersten Akutphase** beizubehalten.
- Bei **Mehrfachmanifestation** und erstem Rezidiv Antipsychotikatherapie für 2–5 Jahre, nach **mehrmaligen Episoden** auch längere Behandlungsdauer.
- Stattdessen wird empfohlen, im Rahmen eines Shared-decision-making-Prozesses bei rezidivierendem Erkrankungsverlauf die Patienten, ihre Angerhörigen und andere Vertrauenspersonen darüber zu informieren, dass sich das Risiko für ein Rezidiv bei Absetzen nach einem Jahr verdoppelt (2 % bei Weiterbehandlung, 65 % bei Absetzen), und im Verlauf von 3–6 Jahren weiterhin erhöht bleibt (22 % bei Weiterbehandlung, 63 % bei Absetzen). Die Behandlungsdauer wird durch eine Reihe von Rahmenbedingungen und individuellen Faktoren wie die Schwere der Indexepisode, das Ansprechen auf die Behandlung, unerwünschte AM-Wirkungen, die Motivation der Betroffenen, die Familienanamnese, die Erkrankungsschwere, die psychosoziale Situation, die vorhandenen psychotherapeutischen und psychosozialen Behandlungsangebote und die Versorgungssituation insgesamt beeinflusst, die in der individuellen Situation berücksichtigt werden sollen.
- Wie die aktuellen Empfehlungen der *S3-Leitlinie* bzw. das Fehlen von konkreten Empfehlungen in der klinischen Praxis umgesetzt werden, muss sich zeigen.
- Die Fortführung der Behandlung bei möglicher psychiatrischer und somatischer Komorbidität ist ebenfalls zu beachten.

3.12.1 Wirkungseintritt

- Die **Wirklatenz** zeigt eine große Bandbreite von Stunden bis zu mehreren Wochen. Bei Antipsychotika-Respondern mit akuter Symptomatik zeichnet sich in der Regel innerhalb der ersten beiden Behandlungswochen eine merkliche und innerhalb von 4–8 Wochen (ggf. nach Dosiserhöhung) eine deutliche Besserung ab. Bei chronifizierten Störungen und ausgeprägter Negativsymptomatik kann der Wirkeintritt auch deutlich verzögert sein, ebenso finden sich in aktuellen Studien mit Ersterkrankten (*first episode psychosis*) auch mittlere Response-Latenzen von 8–16 Wochen.

- **Ein frühes, zumindest teilweises Ansprechen** (erkennbare Partial-Response, z. B. Symptomreduktion von mindestens 20 % bei Verwendung einer Rating-Skala und subjektive Besserung aus Sicht des Patienten) ist häufig prädiktiv für eine spätere Response und Remission.
- Aus Kurzzeitstudien ist belegt, dass ein **Ausbleiben einer Partial-Response** in den ersten 2 Wochen mit einer geringeren Wahrscheinlichkeit für ein späteres Ansprechen (nach 4–8 Wochen) einhergeht, wenn die Antipsychotikatherapie (Dosis, Präparat) nicht verändert wird (wahrscheinlich ähnlich wie bei den Antidepressiva ▶ 1.10.4).
- Aus Studien mit Ersterkrankten und längeren Beobachtungszeiträumen liegen jedoch auch Befunde vor, die eine Prädiktion des Outcome nach ½–1 Jahr erst auf Grundlage des Ansprechens nach mindestens 6–8 Wochen wahrscheinlich machen.
- Wenn das Antipsychotikum (möglichst innerhalb einer Woche) in den Zieldosisbereich aufdosiert wurde und danach nur eine unzureichende Wirkung – aber eine merkliche Besserung – gesehen wird, sollte nach 2(–4) Wochen und Ausschluss einer fehlenden Adhärenz oder pharmakokinetischen Ursache (Metabolisierung) eine weitere Erhöhung der Zieldosis erfolgen. Wenn auch nach erfolgter Dosiserhöhung innerhalb von ca. 2(–4) Wochen keine Response erfolgte, sollte auf ein anderes AAP umgesetzt werden (bevor eine Kombination erwogen wird). Bei Ersterkrankten kann aufgrund der aktuellen Studienlage – zumindest bei beginnendem Ansprechen – auch ein längeres Zuwarten (> 8 Wochen) ohne Präparatewechsel erwogen werden.
- Es ist eher unwahrscheinlich, dass bei initialer Non-Response auf ein Antipsychotikum mit adäquater Dosierung durch eine noch weitere Dosiserhöhung eine Response erreicht werden kann; in einer RCT wurde dies für *Quetiapin* (600 vs. 1200 mg/d) gezeigt. In Einzelfällen sind allerdings durch Dosiserhöhungen bei bestehender Partial-Respsonse sowohl für KAP als auch für AAP deutliche Zustandsbesserungen beschrieben worden. Auch zeigten Daten bei ersterkrankten schizophrenen Patienten, dass bei etwa 10 % der Patienten ein Ansprechen (auf *Haloperidol* oder *Risperidon*) erst nach einer Therapiedauer von über 8 Wochen erfolgte.
- Für *Clozapin* sollte eine längere Behandlungsdauer abgewartet werden, bevor von einer Non-Response ausgegangen werden kann (bis zu 6 Monate).

3.12.2 Indikation für eine Langzeitmedikation

Durch Langzeitmedikation mit Antipsychotika kann bei einigen Patienten die Rezidivhäufigkeit und die Wahrscheinlichkeit des Auftretens von Residualzuständen herabgesetzt und die Anzahl stationärer Klinikaufenthalte reduziert und damit ambulant eine optimale Sozialtherapie und Rehabilitation ermöglicht werden (▶ Box 9).

- Wenn in der Akutphase mit Erfolg ein KAP verordnet wurde, ist die vorsichtige Umstellung auf ein AAP wegen der Reduktion des Risikos für Spätdyskinesien empfehlenswert.
- Antipsychotika mit langer HWZ sind im Hinblick auf die Therapie-Adhärenz des Patienten zur oralen Langzeitmedikation besonders geeignet, da dann die Einnahme nur einmal täglich nötig ist. Für die Rezidivprophylaxe sind nach derzeitigem Kenntnisstand Depot-Antipsychotika (und orales *Clozapin*) besonders geeignet (Tiihonen et al. 2017). Zur Antipsychotika-Depotmedikation ▶ 3.11.
- Bei Langzeittherapie mit KAP sollte **keine prophylaktische Anticholinergikagabe** erfolgen: Falls diese zu Beginn notwendig war, ist die Indikation immer wieder zu überprüfen.
- Ein wesentliches Problem der Langzeittherapie unter KAP ist das Auftreten von potenziell irreversiblen **Spätdyskinesien** (▶ 3.6.1). Deshalb ist eine regelmäßige Untersuchung zur Früherkennung von Spätdyskinesien (häufiger Beginn im Zungenbereich) angezeigt.
- Routineuntersuchungen (◘ Tab. 3.6) sind auch in der Langzeitbehandlung bei allen Antipsychotika wichtig. Die Häufigkeit der Untersuchungen muss auf den Einzelfall individuell abgestimmt sein und bei Änderungen des psychopathologischen oder somatischen Befundes ebenso wie bei Veränderungen psychosozialer Faktoren angepasst werden; eine regelmäßige psychiatrische Untersuchung (zumindest im Abstand von 3 Monaten auch bei stabilen Patienten) ist hierfür die wichtigste Grundlage.
- Die Rezidivprophylaxe bei schizophrenen Störungen schließt neben einer Antipsychotikatherapie auch immer entsprechende psychosoziale Maßnahmen ein (▶ 3.5).

Box 9

Indikation für eine Langzeitmedikation

- Vor dem Hintergrund des aktuellen wissenschaftlichen Standes, der einerseits ungünstige Langzeiteffekte von Antipsychotika auf Hirnmorphologie und -funktion nahelegt und andererseits keine klare Überlegenheit einer Langzeit(dauer)medikation mit Antipsychotika gegenüber einer sog. Intervalltherapie etwa ab dem 3. Jahr nach Erstmanifestation zeigen kann, ist die Indikation für eine „Langzeittherapie" oder gar „Dauertherapie" individuell und kritisch zu prüfen (s. auch *S3-Leitlinie*).
- In regelmäßigen Abständen ist die Verträglichkeit und die niedrigstmögliche effektive Dosis des Antipsychotikums zu prüfen; wahrscheinlich sind AAP (insbesondere als Depotformulierung) für eine Langzeittherapie deutlich besser geeignet. Hinweise bestehen, dass bei einem früheren Einsatz von AAP-Depotformulierungen die Gesamtmortalität im frühen Verlauf der Schizophrenie gegenüber oraler Applikation niedriger ist.
- Psychoedukation unter Einbeziehen von Bezugspersonen (v. a. Familie), psychosoziale Maßnahmen (Unterstützung bei Arbeit, Wohnen etc.) und individuelle Verhaltenstherapie sind bei der Rezidivprophylaxe immer mit zu berücksichtigen.

3

- Dennoch wird es weiterhin Indikationen für die Empfehlung einer kontinuierlichen Langzeitmedikation mit Antipsychotika geben:
  - Bei floriden Psychosen, die bei Absetzen der Medikation exazerbierten.
  - Zur Rezidivprophylaxe bei häufigen Episoden, insbesondere wenn Eigen- oder Fremdgefährdung im Rahmen von Exazerbationen bekannt sind.
  - Bei Schizophrenien mit überwiegender, ausgeprägter Negativsymptomatik (Indikation für AAP).
  - Bei chronischen Schizophrenien mit ausgeprägten Residualzuständen.
- Stets sind Risiken (v. a. bei einer längeren Antipsychotika-Einnahme) und Nutzen (im Hinblick auf eine „*functional recovery*") individuell abzuwägen und alle zusätzlichen Behandlungsoptionen zu prüfen.

3.12.3 Dosisreduktion und Absetzversuch

Innerhalb von 9–12 Monaten nach Absetzen der Antipsychotika erleiden ca. 70 % der Patienten mit Schizophrenie ein akutes Rezidiv, im Gegensatz zu 15–30 % unter Beibehaltung der Therapie mit Antipsychotika. Zumindest 10–20 % der Patienten sind nach Erstmanifestation, aber auch ohne Medikation rezidivfrei (► Box 10 und ► Box 11).

- Viele Patienten wünschen im Verlauf einer Langzeittherapie eine Dosisreduktion, auch als Zeichen der Stabilisierung und Besserung. Zunächst ist es wichtig, die Hintergründe des Dosisreduktionswunsches festzustellen (NW oder stabile Wirkung) und mit dem Patienten zu besprechen (Psychoedukation). Das Risiko eines häufig um Wochen bis Monate nach Dosisreduktion oder Absetzen verzögerten Rezidivs muss beachtet werden.
- Es scheint keine generell empfehlenswerte „minimal effektive Dosis" für Antipsychotika zu geben; selbst intraindividuell können sich pharmakodynamische und pharmakokinetische Verhältnisse so ändern, dass Dosisänderungen notwendig werden. In der klinischen Praxis ist daher eher von einer „individuell minimal effektiven Dosis" auszugehen, die während der Akut- und Erhaltungstherapie gefunden und ggf. angepasst werden sollte.
- Falls ein Absetzen erwogen wird, ist auch wegen möglicher Absetzeffekte ein langsames Ausschleichen mit engmaschiger Kontrolle der Psychopathologie zu empfehlen.
- Ein Vorgehen mit langsamem, aber vollständigem Ausschleichen der Antipsychotika nach Abklingen der akuten psychotischen Symptomatik und erneutem frühzeitigem Beginn einer Antipsychotikabehandlung bei Auftreten von Anzeichen einer Exazerbation hat sich sowohl für Patienten mit Erstmanifestation als auch bei Rezidiven im Vergleich zu einer dauerhaften Antipsychotikatherapie im Frühverlauf (< 2–3 J.) seither als unterlegen herausgestellt und war für einen größeren Anteil von Patienten mit einer höheren Rezidivrate assoziiert.
- Die *S3-Leitlinie* trägt, wie auch internationale Leitlinien, der bis heute unsicheren und inkonsistenten Studienlage Rechnung und empfiehlt eine differenzierte

und individualisierte, auch wiederholte, Nutzen-Risiko-Abwägung. Die Alternative zur Empfehlung einer kontinuierlichen Langzeittherapie mit Antipsychotika im Sinne einer kontrollierten, schrittweisen Dosisreduktion mit bedarfsweise intermittierender Therapie und gezielter Frühintervention entspricht ebenfalls der derzeit vorliegenden Datenlage mit weitgehend unbekannten Prädiktoren für eine Antipsychotika-Response einerseits und für den Verlauf und die Prognose schizophrener Störungen andererseits.

- Die *S3-Leitlinie* empfiehlt daher auch, bei Stabilität und Gründen gegen die Fortführung einer kontinuierlichen Langzeitmedikation nach schrittweiser Dosisreduktion den Versuch einer begleiteten intermittierenden Therapie mit gezielter Frühintervention bei Auftreten von Prodromen eines drohenden Rezidivs anzubieten. Mit der Entscheidung für eine Dosisreduktion der Antipsychotika wird empfohlen, diese kontrolliert und in minimalen Dosisschritten in 6- bis 12-wöchigen Zeitabständen im Rahmen eines Gesamtbehandlungsplans durchzuführen. Zudem sollte auch entsprechend der Leitlinie nach Absetzen der Antipsychotika im Rahmen eines Gesamtbehandlungsplans ein kontinuierliches Monitoring klinischer Zeichen und Symptome für ein Rezidiv für mindestens 2 Jahre erfolgen.

› Das Antipsychotikum soll niemals abrupt abgesetzt werden; sonst erhöht sich das Rückfallrisiko. Ein sehr langsames Ausschleichen ist zu empfehlen, z. B. Dosisreduktion von 20–25 % innerhalb von 3 Monaten und schrittweise Dosisreduktionen von < 20 % pro Reduktionsschritt.

Box 10

Vor einem Absetzversuch sollte bei allen Antipsychotika geklärt sein:

- Wie wahrscheinlich ist ein Rezidiv (erhöhte Wahrscheinlichkeit bei häufigen früheren Rezidiven, niedrigem prämorbidem psychosozialem Funktionsniveau)?
- Gab es in Phasen (nicht bei Ersterkrankung) bereits erfolgreiche oder erfolglose begleitete Dosisreduktionsversuche?
- Sind Frühsymptome (Frühwarnzeichen) einer Exazerbation bekannt, oder beginnt eine Episode abrupt und ohne Frühwarnzeichen? Wie war es bei früheren Episoden? Wird der Patient frühe Anzeichen einer Symptomverschlechterung erkennen?
- Wie wahrscheinlich ist es, dass der Patient bei einem psychotischen Rezidiv Hilfe aufsucht?
- Wie schwierig wird es sein, eine Exazerbation zu behandeln?
- Welche Auswirkungen hätte eine Exazerbation (z. B. Suizidversuch in der Anamnese bei imperativen Stimmen)?
- Besteht ein hinreichend umfassender Gesamtbehandlungsplan, d. h., können nichtpharmakologische Maßnahmen ggf. intensiviert werden?
- Vorbereitung der Dosisreduktion nach der *S3-Leitlinie* (► Box 11).

Box 11

Vorbereitung der einzelnen Reduktionsschritte sowie einer engmaschigen psychiatrisch-psychotherapeutischen Begleitung vor Beginn der Reduktion

- Definition klarer Ziele (z. B. Reduktion unerwünschter AM-Wirkungen, Zukunftsziele, Verträglichkeit, unabhängigere Lebensführung) der Dosisreduktion.
- Erstellung eines Krisenplans mit Frühwarnzeichen und therapeutischen Strategien oder Ergreifung anderer Maßnahmen der Vorsorgeplanung.
- Behandlung in einem multiprofessionellen Team und, falls gewünscht, Unterstützung durch Peers und Teilnahme an Selbsthilfegruppen.
- Nach Einverständnis des Betroffenen Einbeziehung möglichst aller wichtigen professionellen und privaten Bezugspersonen sowie Aufklärung über Absetzphänome und Frühwarnzeichen.
- Sicherung einer guten sozialen Unterstützung mit stabilem sozialem Umfeld.
- Berücksichtigung der Krankheitsschwere und der individuellen Symptomlast durch die psychotische Erkrankung.

3.13 Non-Response, Therapieresistenz und Therapieversagen

Eine international einheitliche Definition von Partial-Response, Non-Response, Therapieresistenz oder Therapieversagen bei der Behandlung mit Antipsychotika gibt es nicht, eine Empfehlung zur Feststellung von Pseudotherapieresistenz und Therapieresistenz liegt in der *S3-Leitlinie* vor. Großteils wurden dabei vorliegende operationalisierte Kriterien übernommen (Howes et al. 2017; Wagner et al. 2024; ▶ Box 12).

- Von klinischer **Non-Response** (Nichtansprechen) auf ein Antipsychotikum sollte dann gesprochen werden, wenn ein Patient nach etwa 6 Wochen Dauer einer ausreichend dosierten Behandlung mit einem Antipsychotikum nicht oder ungenügend respondiert hat. Die empfohlenen Antipsychotika-Dosierungen beziehen sich dabei in der Regel auf Positivsymptome.
- Es gibt 20–30 % Non-Responder auf das erste Antipsychotikum (alle Patienten, unabhängig von der Anzahl der Vorepisoden und der Erkrankungsdauer); bei Patienten mit schizophrener Ersterkrankung sind es etwa 5–20 %.
- **Pseudotherapieresistenz** und **Therapieresistenz**: Vor Annahme einer Therapieresistenz muss das Vorliegen einer Pseudotherapieresistenz (sekundäre Therapieresistenz) ausgeschlossen werden (*S3-Leitlinie*). Eine nicht ausreichende Response lässt sich teilweise auf eine fragliche Indikation (Diagnostik), eine Beeinträchtigung des Therapieerfolgs durch NW, Substanzkonsum (AM, Alkohol, Drogen), pharmakokinetische Faktoren (nicht ausreichender Serumspiegel, Interaktionen), Therapiedauer und Dosis zurückführen.
- Bei **Non-Response** sollte daher neben der Überprüfung von Adhärenz und pharmakokinetischen Einflussfaktoren (TDM) auch die erneute Differenzialdiagnostik einschließlich möglicher Komorbiditäten (v. a. Suchterkrankungen, Cannabis-Abusus), die Evaluation von NW und Interkationen sowie von psychosozialen Stressoren durchgeführt werden.

- Von einer **Therapieresistenz** bei Antipsychotikatherapie wird ausgegangen, wenn diese Faktoren weitgehend ausgeschlossen sind und wenn bei mindestens moderatem Schweregrad innerhalb von je 6-wöchigen Behandlungsphasen (mit zwei unterschiedlichen Antipsychotika) weniger als 20 % Besserung (möglichst gemessen mit standardisierten Skalen) auftreten. Die mittlere Dosierung sollte dabei mindestens 600 mg CPZ-Äquivalente betragen, und mindestens 80 % der Dosis sollten eingenommen worden sein, ein üblicherweise ausreichender Blutspiegel soll (wenn verfügbar) nachweisbar sein (Adhärenz, Metabolismus). Response bzw. Resistenz bezieht sich dabei auf zum einen die Symptomschwere (Positivsymptome, Negativsymptome oder kognitive Symptome) und zum anderen auf das gemessene Funktionsniveau.
- Early-Onset-Therapieresistenz wird im 1. Jahr, Medium-Onset-Therapieresistenz in den Jahren 1–5 und Late-Onset-Therapieresistenz 5 Jahre nach Beginn der Behandlung definiert.
- Sprechen Patienten auf eine mindestens 3-monatige Behandlung mit *Clozapin* mit Serumspiegeln im therapeutischen Referenzbereich nicht an, wird von einer **Ultra-Therapieresistenz** gesprochen (*S3-Leitlinie*).
- Ein **definitives Therapieversagen** (d. h. keine weitgehende Remission der psychotischen Symptomatik im langfristigen Therapieverlauf trotz mehrerer adäquater Therapieversuche) wird bei etwa 3–5 % der Patienten mit schizophrener Störung angenommen.

Box 12

Gründe für Non-Response und Therapieresistenz unter Antipsychotika

- Non-Adhärenz
- Unzureichende Dosis oder Therapiedauer
- Absorptionsstörung
- Pharmakodynamische Gründe für individuelles Nichtansprechen
- Pharmakokinetische Besonderheiten (z. B. beschleunigter Metabolismus durch Rauchen, Komedikation, pharmakogenetische Auffälligkeit wie ultrarapid metabolizer, P-Glykoproteintransporter-Polymorphismen)
- Gleichzeitige Drogeneinnahme oder andere psychiatrische Komorbidität
- Wirkungsabschwächung durch hohen Kaffeekonsum
- Falsche Diagnose

3.13.1 Behandlungsoptimierung

- Folgende Strategien (▶ Box 13) sollten ausgelotet werden, bevor von einer Non-Response oder Therapieresistenz ausgegangen wird (s. oben, Pseudotherapieresistenz).
- Bevor eine Polypharmazie begonnen wird, sollten mindestens **zwei Monotherapie-Behandlungen** mit unterschiedlich wirkenden Antipsychotika (▶ 3.4.1, entsprechend ▶ Box 1) und dann ein **Therapieangebot mit *Clozapin*** folgen.

3

- Eine Hochdosistherapie mit Antipsychotika oberhalb der zugelassenen Höchstdosis wird generell nicht empfohlen (*S3-Leitlinie*).
- Aus früheren Erfahrungen ist bekannt, dass Dosiseskalationen mit hochpotenten KAP (z. B. *Haloperidol* bis 100 mg/d) nur in seltenen Einzelfällen zur Durchbrechung der Therapieresistenz führen, wohingegen das Risiko für extrem belastende NW unverhältnismäßig ansteigt. Auch für AAP (v. a. *Olanzapin*, *Ziprasidon*) wurde in Einzelfällen von Besserungen unter hohen Dosen berichtet, eine RCT konnte allerdings keinen Vorteil einer Hochdosistherapie von *Quetiapin* (1200 mg) gegenüber einer Standarddosis (600 mg) bei Therapieresistenz finden.
- Folgende Erhöhungen der Tagesdosis können im Einzelfall sinnvoll sein (unabhängig von der zugelassenen Maximaldosis): *Olanzapin* bis 40 mg, *Risperidon* bis 12 mg, *Quetiapin* bis 1800 mg, *Amisulprid* bis 1200 mg, *Ziprasidon* bis 160 mg und *Zotepin* bis 450 mg.
- Bei ***Clozapin*** (zugelassen bis 900 mg/d) können **Hochdosistherapien** im Einzelfall unter Plasmaspiegelkontrolle (> 350 ng/ml) und kontinuierlichem engmaschigem klinischem Monitoring (inkl. EEG, EKG/QTc, metabolische Effekte, Ratingskalen; **Cave:** Kardiomyopathie, Myokarditits, Anfallsbereitschaft) erwogen werden.
- Bei Behandlungen mit Antipsychotika außerhalb des zugelassenen Dosisbereichs (*off label*) ist auf sorgfältige Aufklärung, Dokumentation und ein engmaschiges Monitoring zu achten.
- **Psychosoziale Stressoren**, die ungünstigen Einfluss auf den Behandlungsverlauf nehmen können, sind zu evaluieren, und entsprechende Maßnahmen, einschließlich spezifischer psychotherapeutischer Interventionen, zu aktivieren.

> Kommt es nach Anwendung des Stufenplans zur Akuttherapie (► 3.4.1, ► Box 1) und dieser Vorschläge zur Behandlungsoptimierung nur zu einem unzureichenden Therapieerfolg, können die Strategien der folgenden Abschnitte alternativ angewandt werden. Eine internationale Expertengruppe hat einen Algorithmus (INTEGRATE – *International Guidelines for the AlgorithmicTtreatment of Schizophrenia*) zur Behandlung der Schizophrenie und insbesondere zum NW-Management vorgeschlagen (McCutcheon et al. 2025).

- Verschiedene medikamentöse Augmentationsstrategien wurden neben Antidepressiva zur Verbesserung der Positiv- und Negativsymptomatik untersucht, besondere Bedeutung kommt einer Augmentation bei partieller oder vollständiger *Clozapin*-Resistenz zu.
- ***Clozapin*-Resistenz**: In aktuellen Metaanalysen (Yeh et al. 2023; Taipale et al. 2025; Tiihonen et al. 2025) ergaben sich positive Effekte für folgende Augmentations- bzw. Kombinationsstrategien unter Beibehalten einer *Clozapin*-Medikation:
  - für EKT, *Mirtazapin* und *Memantin* günstige Effekte bzgl. der globalen Symptomverbesserung und für *Memantin*, *Duloxetin* und *Mirtazapin* bzgl. der Negativsymptomatik,

- für die Kombination von *Clozapin* (330–630 mg/d) mit *Sertralin*, *Escitalopram* oder *Duloxetin* in Standarddosierung geringere Relapse-Raten,
- für die Kombination von *Clozapin* (> 330 mg/d) mit *Aripiprazol* (9–16,5 mg/d) geringere Relapse-Raten.

Box 13

Behandlungsoptimierung bei Non-Response oder Therapieresistenz unter Antipsychotika

- Therapie-Adhärenz ggf. verbessern oder sicherstellen
- Plasmakonzentration ggf. überprüfen
- Antipsychotika-Dosierung überprüfen; sowohl zu niedrige als auch exzessiv hohe Dosen können die Ursache für eine geringere Wirksamkeit sein
- Bei atypischen und fluktuierenden Verläufen die diagnostische Einordnung und Differenzialdiagnose überprüfen
- Komorbiditäten entsprechend behandeln, insbesondere Substanzmissbrauch, Alkoholabhängigkeit, depressive Syndrome und Zwangssymptome
- Körperliche Erkrankungen abklären und ggf. interdisziplinär behandeln
- Ausgeprägte NW gefährden häufig den Behandlungserfolg, unter Antipsychotika aufgetretene NW, insbesondere EPS, ggf. adäquat therapieren
- Wechsel (► 3.13.2) oder Kombination des Antipsychotikums (► 3.13.3) oder Augmentationsstrategien (► 3.13.4)

3.13.2 Wechsel und Umstellen des Antipsychotikums

- Auch nach Einführung von AAP und zunehmend multimodalen Ansätzen wird bei einem größeren Anteil der Patienten noch keine befriedigende Wirkung gesehen, und auch die Adhärenz hat sich nicht wesentlich verbessert.
- Die Untersuchung von Stufenschemata mit Wechsel-, Augmentations- und Kombinationsstrategien mit Antipsychotika ist methodisch und klinisch sehr aufwändig. Entsprechend liegen trotz zahlreicher Einzelstudien nur wenige konsistente Ergebnisse zum Vorgehen bei pharmakologischer Non-Response oder Therapieresistenz (s. oben) vor.
- Ein Wechsel von einem Antipsychotikum auf ein anderes oder auch ein Umsetzen auf eine andere Darreichungsform ist zu erwägen bei
  - unzureichender therapeutischer Wirkung bzw. Therapieresistenz,
  - störenden NW oder Eintreten von (relativen) Kontraindikationen,
  - vorhandenen oder möglichen störenden Interaktionen,
  - unzureichender Adhärenz oder auf Wunsch des Patienten z. B. bei eingeschränkter Lebensqualität.
- In Abhängigkeit vom zuerst eingesetzten Antipsychotikum sollte eine Umsetzung möglichst vorsichtig überlappend erfolgen; eine Antipsychotika-Monotherapie ist zunächst anzustreben (zur Wirksamkeit von Kombinationstherapien ► 3.13.3).

- Wenn mit einem KAP keine ausreichende Remission erfolgte, sollte eine Umstellung auf ein AAP nach Wirkungs- und NW-Spektrum erfolgen.
- Wenn mit einem AAP zunächst erfolglos therapiert wurde, sollte **auf ein anderes AAP umgesetzt** werden (▶ 3.4.1, ▶ Box 1); dabei kann auch ein **Behandlungsversuch mit einem KAP** folgen. Auch hierbei sollte man sich an Wirkungs- und NW-Spektren der Antipsychotika orientieren und die Therapie auf den Einzelfall abstimmen.
- Zumindest ein Behandlungsversuch von 4–8 Wochen sollte vor einem Umsetzen mit *Amisulprid*, *Risperidon*, *Olanzapin* oder einem KAP erfolgt sein.
- *Clozapin* ist bei vorherigem medikamentösem Therapieversagen (mindestens zwei erfolglose Therapieversuche) am vielversprechendsten und möglicherweise auch gegenüber anderen AAP bei vorheriger Therapieresistenz überlegen. Eine Netzwerk-Metaanalyse konnte allerdings eine Überlegenheit von *Clozapin* gegenüber *Olanzapin* und *Risperidon* bei Therapieresistenz nicht nachweisen.
- Die *S3-Leitlinie* empfiehlt bei medikamentöser Behandlungsresistenz nach Risiko-Nutzen-Evaluation zunächst, wenn noch nicht erfolgt, einen Behandlungsversuch mit *Clozapin*. Selbst hierzu ist die Studienlage nicht einheitlich, und die NW und Kontrolluntersuchungen bei einer *Clozapin*-Behandlung limitieren den Einsatz nicht selten. In diesen Fällen empfiehlt die Leitlinie ein Ausweichen auf *Olanzapin* oder *Risperidon*, wobei für *Risperidon* die geringste Evidenz besteht.

> Ein Umsetzen unter einer schon bestehenden partiell wirksamen Antipsychotikatherapie ist mit dem Risiko einer Exazerbation verbunden.

Umstellungsvorgehen

- In der Akuttherapie sollte ein überlappendes Umsetzen zweier Antipsychotika durch sukzessives Auf- bzw. Abdosieren über ca. 2 Wochen erfolgen, insbesondere wenn die neu angesetzte Substanz anticholinerge oder blutdrucksenkende Eigenschaften (z. B. bei *Clozapin*, *Olanzapin*, *Risperidon*, *Paliperidon*) aufweist oder Interaktionen zu erwarten sind (*cross-titration*). Die Umstellung auf Trevicta (und ggf. Byannli) erfolgt auf der Basis der Xeplion-Dosis (▶ 3.15.19, *Paliperidon*, Präparat).
- Wird ein hochpotentes KAP oder eine atypische Substanz mit selektivem D_2-Antagonismus neu angesetzt, kann die **Aufdosierung rasch** innerhalb von wenigen Tagen vorgenommen werden (z. B. *Haloperidol*, *Amisulprid*).
- Ein Umsetzen in der Stabilisierungsphase sollte sehr behutsam über Wochen erfolgen. Bei neu hinzugetretenen NW, Interaktionen, Kontraindikationen etc. und bei akuten Exazerbationen muss ggf. akut gehandelt werden. Soll im Rahmen einer Langzeitmedikation ein Umsetzen bei bisher befriedigender therapeutischer Wirkung erfolgen, sollten lange Zeiträume (über Monate) eingeplant werden (v. a. unter *Clozapin*).
- Als bezüglich der Wirksamkeit sicherste Variante des überlappenden Umsetzens kann bei allen Antipsychotika die „**Plateautitration**" angesehen werden: Beibehalten des vorbestehenden Antipsychotikums über mindestens 2 Wochen nach Erreichen der Zieldosis des neuen Antipsychotikums, dann erst langsames

Ausschleichen der Vormedikation, ggf. über mehrere Wochen. Für *Aripiprazol* sollte diese Variante der Umstellung immer bevorzugt werden.
- Anhaltspunkte für die Auswahl von Antipsychotika für Umsetzungs- und Kombinationsstrategien nach ihrem Wirkungs- und NW-Spektrum ◘ Tab. 3.8.
- Beim **Wechsel von *Clozapin* auf ein neueres AAP** muss bei vielen Patienten mit Verschlechterungen gerechnet werden. Bei der Umstellung unter *Clozapin* stabilisierter Patienten auf *Olanzapin* erlitten in einer Fallbeobachtungsserie ca. 50 % der Patienten einen Rückfall, eine neue Absetzstudie zeigte hingegen bei kleiner Fallzahl 1 Jahr nach Absetzen von *Clozapin* keine signifikante Verschlechterung. Möglicherweise kann eine zu schnelle Reduktion der *Clozapin*-Dosis einen Rückfall triggern. Daher sollte – wenn möglich – bei diesen Patienten das Umsetzen sehr langsam über mehrere Monate vorgenommen werden.
- Das abrupte oder **rasche Absetzen insbesondere von *Clozapin*** (z. B. wegen Agranulozytose) kann erhebliche Absetzeffekte hervorrufen. Wie bei anderen anticholinerg wirkenden Substanzen (z. B. *Biperiden*) kann es zu einem cholinergen Rebound („cholinerges" Syndrom), das am besten mit Anticholinergika behandelt wird, kommen. Zudem kann bei einzelnen Patienten eine GABA-Dysregulation („Supersensitvität") unter *Clozapin* auftreten, die nach raschem Absetzen mit einer reduzierten GABA-Aktivität einhergeht. In seltenen Fällen wurden in diesem Zusammenhang katatone Zustände berichtet, die in der Regel mit hochdosierter BZD-Gabe behandelbar waren.
- Während für *Clozapin* (im Vergleich zu anderen Antipsychotika) eine Reduktion der Suizidalität und der Suizide (bei gleichzeitig nicht erhöhter Gesamtmortalität) in einer neueren Kohortenstudie wiederum belegt wurde (van der Zalm et al. 2021), zeigt sich in dieser Studie ein erhöhtes Suizidrisiko innerhalb eines Jahres nach Absetzen von *Clozapin*.

3.13.3 Kombination von Antipsychotika

- Gemäß der *S3-Leitlinie* wird bei **medikamentöser Behandlungsresistenz** zunächst eine Antipsychotika-Monotherapie empfohlen; die Kombination aus zwei Antipsychotika unter Kontrolle der NW und Interaktionen kann angeboten werden, wenn eine Monotherapie mit drei verschiedenen Antipsychotika unter Einschluss von *Clozapin* zu keiner ausreichenden Response geführt hat. Die Kombinationstherapie soll dokumentiert und im Falle eines weiteren fehlenden Ansprechens anschließend wieder eingestellt werden.
- Andererseits ist in der klinischen Praxis von einer großen Häufigkeit antipsychotischer Kombinationstherapien (etwa 20–40 %, v. a. bei höherem Schweregrad und vollstationärer Behandlung) auszugehen. Es ist weiterhin unklar, ob die angenommenen höheren NW- und Interaktionsrisiken einer Polypharmazie den frühzeitigen Einsatz von Antipsychotika-Kombinationen rechtfertigen. Insbesondere sind individuelle Faktoren bei der Kombination von Antipsychotika zu berücksichtigen (Substanzauswahl, Dosierung, Patientenfaktoren).
- Positive Wirkungen von Kombinationen von Antipsychotika mit unterschiedlichem oder gar ähnlichem Wirkungsspektrum werden beschrieben; systema-

3

Tab. 3.8 Anhaltspunkte für die Auswahl eines Antipsychotikums (Monotherapie) bei Therapieresistenz, Nebenwirkungen und pharmakokinetischen Interaktionen

Problem	Prinzipiell besonders geeignet	Prinzipiell ungeeignet
Therapieresistenz	*Clozapin*, danach *Olanzapin*, *Risperidon*, u. U. *Amisulprid*, *Aripiprazol*	Bereits früher unwirksame oder ähnlich wirkende AP, abhängig vom Behandlungsverlauf
Persistierende Negativsymptomatik	*Amisulprid*, *Clozapin*, *Olanzapin*, *Quetiapin*, wahrscheinlich auch andere AAP	KAP in höheren Dosen
Ausgeprägte EPS unter KAP, Parkinson-Krankheit	AAP, v. a. *Clozapin*, *Quetiapin*	Hochpotente KAP
Spätdyskinesien unter KAP	*Clozapin*, *Quetiapin*	Hochpotente KAP
Deutliches Übergewicht, Gewichtszunahme unter AP	*Aripiprazol*, *Ziprasidon*, *Lurasidon*, ggf. *Amisulprid* (Tab. 3.3)	*Clozapin*, *Olanzapin* (Tab. 3.3)
Sedierung, Müdigkeit unter AP	*Amisulprid*, *Aripiprazol*, *Ziprasidon*, hochpotente KAP	*Clozapin*, *Quetiapin*, niederpotente KAP
Sexuelle Funktionsstörungen mit PRL-Erhöhungen unter KAP	*Aripiprazol*, *Clozapin*, *Olanzapin*, *Quetiapin*	KAP, *Amisulprid*, *Risperidon*
Krampfanfälle in der Vorgeschichte, bekannte Epilepsie	Risiko für Erniedrigung der Krampfschwelle bei allen AP; daher suffiziente antikonvulsive Therapie bei bekannter Epilepsie, geringes Risiko für *Risperidon*, Butyrophenone	Phenothiazine, *Clozapin*, *Olanzapin*, *Quetiapin*
Anticholinerge NW von AP oder anderen Pharmaka	*Amisulprid*, *Aripiprazol*, *Melperon*, *Paliperidon*, *Pipamperon*, *Risperidon*, *Ziprasidon*, *Haloperidol*	*Clozapin*, *Levomepromazin*
QTc-Zeit-Verlängerung, kardiale NW	*Aripiprazol*, *Cariprazin*, *Brexpiprazol*, Risiko für QTc-Zeit-Erhöhung bei allen AP	*Sertindol*, *Ziprasidon*, *Haloperidol* in höheren Dosen
Blutbildveränderungen	*Aripiprazol*, *Risperidon*, *Haloperidol*	*Clozapin*, andere trizyklische Substanzen
Pharmakokinetische Interaktionen (CYP450) mit anderen AM	*Amisulprid*, u. U. *Paliperidon*	AP mit extensivem hepatischem Stoffwechsel und deren Kombinationen

AP Antipsychotika, *AAP* atypische AP, *KAP* konventionelle AP, *EPS* extrapyramidalmotorische Störungen, *PRL* Prolaktin, *NW* Nebenwirkungen.

tische, kontrollierte Studien konnten bisher nur wenige und allenfalls schwach positive Effekte solcher Kombinationen belegen (vorwiegend mit *Clozapin*; Metaanalyse: Taylor et al. 2012; Yeh et al. 2023; Tiihonen et al. 2025).

- Eine aktuelle Cochrane-Analyse hat (ältere) RCT zum Vergleich einer Reduktion/Umstellung antipsychotischer Polypharmazie mit deren Fortführung untersucht (Bighelli et al. 2022). Die aufgrund der schwachen Datenlage unsicheren Ergebnisse geben lediglich Hinweise, dass die Umstellung/Beendigung einer antipsychotischen Kombinationstherapie ein erhöhtes Risiko geringerer Effektivität birgt (mehr Studienabbrüche).
- Eine Kohortenstudie hat ergeben, dass eine antipsychotische Monotherapie nicht mit einem geringeren Risiko für Krankenhausaufnahmen wegen nichtpsychiatrischer Ursachen (v. a. kardiovaskuläre Notfälle) einhergeht (Taipale et al. 2023). In der Kategorie mit höchster Dosierung war das Risiko für Krankenhausaufnahmen wegen kardiovaskulärer Ereignisse signifikat niedriger bei Patienten mit antipsychotischer Kombinationstherapie.
- Bezüglich spezifischer Vergleiche finden sich jedoch lediglich für die Kombination von *Clozapin* mit *Aripiprazol* Vorteile gegenüber einer *Clozapin*-Monotherapie (auch in Bezug auf eine geringere Gewichtszunahme).
- Es ist derzeit weiterhin unklar, ob bestimmte Kombinationen von Antipsychotika differenzielle Vorteile aufweisen; die häufige Kombination von KAP mit einem AAP (auch zunehmend in Depot-Formulierungen) summiert und erhöht eher – ebenso wie die Kombination zweier KAP oder ähnlich wirkender AAP – das NW-Risiko.
- Pharmakodynamisch handelt es sich bei Antipsychotika-Kombinationstherapien wahrscheinlich entweder um eine Intensivierung der D_2-Rezeptorbesetzung durch hoch-D_2-affine Antipsychotika (z. B. *Aripriprazol*, *Risperidon*), manchmal mit zumindest partieller Verstärkung der D_2-Rezeptor-Blockade (*Amisulprid*, *Risperidon*, KAP, entsprechend einer „Dosiserhöhung“ durch Erhöhung der CPZ-Äquivalente) oder um eine „Verbreiterung“ des Wirkmechanismenspektrums (z. B. *Amisulprid* + *Quetiapin*). Zudem finden sich in naturalistischen Studien häufige Kombinationen von Depot-Antipsychotika (KAP und AAP) mit oraler Medikation (Tiihonen et al. 2019).
- Gleichwohl sind Kombinationen von Antipsychotika (auch ohne *Clozapin*) in Anbetracht der wenigen, nicht unproblematischen Alternativen (v. a. *Clozapin*, EKT) bei der Behandlung schwer kranker Patienten mit Schizophrenie klinisch nachvollziehbar.
- Zukünftig werden wahrscheinlich Kombinationstherapien mit einer AAP-Depotmedikation (als Basismedikation) und ggf. rationaler oraler Zusatzmedikation (vorübergehend oder auch längerfristig) einen höheren Stellenwert erlangen. Kontrollierte Studien im Vergleich zu Monotherapien fehlen noch.

Bei Hochdosis-, Kombinations- und Augmentationsbehandlungen von Antipsychotika sind mögliche Komplikationen und auftretende NW und Wechselwirkungen sorgfältig zu prüfen und regelmäßig zu überwachen. Eine Monotherapie hat in der Regel ein geringeres NW- und Interaktionspotenzial.

Kombination zweier konventioneller Antipsychotika

- Die Kombination zweier hochpotenter KAP erscheint am wenigsten rational, Wirksamkeitsunterschiede sind nicht sicher belegt, hinzu kommt ein erhöhtes EPS-Risiko wie bei einer Dosiserhöhung unter Monotherapie.
- Weit verbreitet ist die Kombination von hochpotenten und nieder- oder mittelpotenten KAP meist mit dem Ziel, antipsychotische und sedierende, antiaggressive oder schlafförderende Wirkungen effektiv zu kombinieren. Die klinische Erfahrung zeigt durchaus die Wirksamkeit solcher Strategien, v. a. wenn niederpotente KAP mit geringem EPS-Risiko und geringer anticholinerger Wirkung (z. B. *Pipamperon*, *Melperon*) mit einem hochpotenten Antipsychotikum kombiniert werden (z. B. *Fluphenazin*, *Haloperidol*). Für die stationäre Akutbehandlung schizophrener Psychosen (▶ 12.3) besteht in diesen Fällen die wirksame, gut verträgliche und steuerbare Alternative einer kurzzeitigen (!) Kombination eines Antipsychotikums mit einem BZD.
- Zur Augmentation eines antipsychotischen Effekts sind die Kombinationen von hoch- und niederpotenten KAP in der Regel nicht geeignet (mögliche Ausnahmen sind vorübergehende Kombinationen mit den mittelpotenten Antipsychotika *Perazin* und *Zuclopenthixol*), da sich bei Dosissteigerung des niederpotenten Antipsychotikums auch das EPS-Risiko erhöht und unerwünschte Sedierung häufiger wird.

Kombination eines konventionellen und eines atypischen Antipsychotikums (außer *Clozapin*)

- Die Strategie kann geeignet sein, um die antipsychotische Wirkung eines hochpotenten KAP (v. a. D_2-Blockade) durch ein breiteres Wirkprofil zu ergänzen. Daher sind AAP z. B. mit ausgeprägter 5-HT_2-Blockade für Kombinationen mit hochpotenten KAP theoretisch sinnvoller als Antipsychotika mit nahezu selektiver D_2-Blockade (*Amisulprid*).
- Für *Risperidon*, *Olanzapin* und *Quetiapin* liegen Fallserien vor, die unter Zugabe des AAP – meist in niedriger Dosis – zu bestehender Therapie mit einem KAP bei etwa 2/3 der Patienten eine globale klinische Verbesserung bei guter Verträglichkeit nahelegen. Unter Zugabe von *Risperidon* (1–2 mg) konnte die Dosis der KAP um etwa 1/3 reduziert werden.
- Eine Addition eines KAP zu einer bestehenden Medikation mit einem AAP kann vorübergehend klinisch sinnvoll sein. Hochpotente KAP können die Akutwirksamkeit gegen Positivsymptome verstärken, niederpotente KAP (*Melperon*, *Pipamperon*) bei nichtsedierenden Antipsychotika eine vorübergehende sinnvolle Ergänzung darstellen.
- Von einem Langzeiteinsatz konventioneller, insbesondere hochpotenter Antipsychotika in Kombination mit AAP muss jedoch abgeraten werden, auch wegen des möglichen Verlustes der atypischen Eigenschaften in dieser Kombination, v. a. dem Risiko für PRL-Erhöhungen, EPS (tardive Dyskinesien) und kognitiv-affektiven NW.

Kombination von *Clozapin* mit einem konventionellen oder atypischen Antipsychotikum

- Metaanalysen belegen allenfalls geringe Vorteile einer Augmentation von *Clozapin* mit verschiedenen Antipsychotika bei inkompletter Response, v. a. bezüglich einer Verbesserung von Positivsymptomen.
- Die Frage, welches Antipsychotikum zur Augmentation einer *Clozapin*-Therapie am besten geeignet ist, kann daher derzeit auf der Grundlage von Studien nicht beantwortet werden. Es liegen Empfehlungen für *Amisulprid* oder *Aripiprazol* sowie für *Risperidon* und andere Antipsychotika bei zumindest partieller *Clozapin*-Resistenz vor, eindeutige Evidenz diesbezüglich besteht jedoch nicht. In einer RCT wurden für die Kombination von *Clozapin* mit *Amisulprid* keine signifikanten Vorteile gesehen.
- Die Kombination mit *Aripiprazol* scheint metabolische Auswirkungen der *Clozapin*-Therapie bessern zu können. Auch fand sich für diese Kombination eine geringere Relapse-Rate (Tiihonen et al. 2025). Im Vergleich zu einer *Haloperidol*-Augmentation zeigte *Aripiprazol* bei *Clozapin*-Resistenz keine Wirksamkeitsvorteile, *Aripiprazol* war jedoch deutlich verträglicher.
- Eine internationale Expertengruppe kam mit hoher Übereinstimmung zu folgenden Empfehlungen für eine Augmentation bzw. Kombination mit *Clozapin* bei (partieller) *Clozapin*-Resistenz:
  - Intensivierte KVT und psychosoziale Interventionen,
  - Positivsymptomatik: Kombination mit AAP (*Amisuplrid* oder *Aripiprazol* oral), EKT,
  - Negativsymptomatik: Antidepressivum (v. a. SSRI),
  - Suizidalität: Antidepressivum oder Stimmungsstabilisierer, EKT,
  - Aggressivität: Stimmungsstabilisierer oder weiteres Antipsychotikum (Wagner et al. 2020, 2023).

Kombination zweier atypischer Antipsychotika (nicht *Clozapin*)

- Zu diesen möglichen Kombinationen sind nur wenige kontrollierte Daten verfügbar. Eine RCT mit Vergleich einer *Amisulprid*- oder *Olanzapin*-Monotherapie mit der Kombination beider AAP ergab lediglich einen geringen Vorteil für die Kombination gegenüber der *Olanzapin*-Monotherapie, bei allerdings erhöhtem Auftreten von NW (sexuelle Dysfunktion, Gewichtszunahme) in der Kombinationsgruppe (Schmidt-Kraepelin et al. 2022).
- Offene Studien und Einzelfallberichte zu Wirkungsverbesserung unter Kombination von *Olanzapin* und *Risperidon* sowie von *Risperidon* und *Quetiapin* (in niedriger Dosis) bei schizophrenen Patienten mit maniformer Erregung liegen vor.
- Unter Berücksichtigung der Studienlage und von Wirkungs- und NW-Profilen erscheint in Einzelfällen eine Kombination von *Amisulprid* mit *Quetiapin* bzw. *Olanzapin* rational, für die Kombination eines anderen AAP mit *Amisulprid* liegen auch in begrenztem Umfang positive Ergebnisse vor.
- Die zusätzliche Gabe von *Aripiprazol* zur Behandlung mit einem anderen APP kann PRL-Werte normalisieren und metabolische Auswirkungen verbessern, eine Wirkungsverstärkung wurde zumindest mit *Quetiapin* oder *Risperidon* nicht gefunden.

3.13.4 Augmentationsstrategien

Bei unzureichendem Ansprechen von Antipsychotika-Monotherapien einschließlich einer ausreichend hoch dosierten *Clozapin*-Therapie können alternativ zu Kombinationen von Antipsychotika folgende – wissenschaftlich wenig abgesicherte – Strategien angewendet werden:

3

Kombination von Antipsychotika mit Benzodiazepinen

- Die Kombination ist nach klinischen Eindrücken bei Agititiertheit und Aggressivität, seltener bei typischer Positiv- oder Negativsymptomatik im Rahmen schizophrener Störungen hilfreich.
- Eine Metaanalyse ergab im Wesentlichen keinen positiven Effekt der Kombination von Antipsychotika mit BZD außer einem kurzzeitigen Einsatz (wenige Tage, besser ausschließlich bei Bedarf) im Notfall für akut agitierte, sehr gespannte und hochaggressive Patienten. Eine mittel- oder längerfristige Kombination ist nicht zu empfehlen.
- **Cave:** Die Kombination von *Clozapin* mit BZD (▶ 4.6, Einleitung) und von parenteralem *Olanzapin* mit einem BZD sollte vermieden werden (erhöhte Gefahr der Atemdepression), auch wenn Hinweise für ein eher geringes Risiko bei der Kombination *Olanzapin* und *Lorazepam* (beides i. m. appliziert) sprechen (Williams 2018). Mortalitätsrisiko für die **Kombination von Antipsychotika mit BZD** ▶ 3.6. Risiken bei chronischer Einnahme von BZD ▶ 4.6.

Kombination von Antipsychotika mit Antidepressiva

- Ein generell günstiger Effekt einer Kombination von Antipsychotika mit Antidepressiva bezüglich der Gesamtsymptomatik, der Positivsymptome oder zur Rezidivprophylaxe lässt sich nicht belegen.
- Verschiedene Antidepressiva (v. a. SSRI, *Mirtazapin*) können als Add-on-Therapie bei Patienten mit chronischer Schizophrenie Negativsymptome mit mittelgradiger Effektstärke bessern. Die Datenlage zur Verbesserung der Negativsymptomatik bei Kombination von *Clozapin*, *Risperidon* oder anderen Antipsychotika mit *Mirtazapin* (30 mg/d) oder anderen Antidepressiva ist jedoch weiterhin unklar. Auf Gewichtszunahmen und Blutbildveränderungen (Kombination mit *Clozapin*) unter *Mirtazapin* ist zu achten.
- Es bestehen Hinweise (Taipale et al. 2025), dass eine Add-on-Therapie mit SNRI oder SSRI zu *Clozapin* die Rückfallrate senken kann.
- Sedierende Antidepressiva können unter Beachtung der NW und Interaktionen bei schweren Schlafstörungen bei Schizophrenie erwogen werden (*S3-Leitlinie*).
- Bei Patienten mit ausgeprägter Negativsymptomatik oder Zwangssymptomen sind Kombinationen eines AAP v. a. mit einem SSRI erfolgversprechend. Auf mögliche NW, insbesondere EPS, und auf eine potenzielle Verschlechterung von Positivsymptomen unter Antidepressiva bei akuten Schizophrenien ist zu achten.
- Die Gesamtmortalität für Patienten mit Schizophrenie scheint unter Kombination von Antipsychotika mit Antidepressiva nicht erhöht, die suizidbedingte Mortalität signifikant reduziert zu sein.

Augmentationsstrategien mit AAP bei Antidepressiva-Basistherapie ▶ 3.13.4; Einsatz von AAP bei Negativsymptomatik und depressiver Symptomatik/Suizidalität ▶ 3.4.1.

Kombination von Antipsychotika mit Stimmungsstabilisierern/ Antiepileptika

- Kombinationen von AAP und Stimmungsstabilisierern werden klinisch häufig eingesetzt; entsprechende Studien fehlen jedoch weitgehend.
- Die *S3-Leitlinie* kommt daher zu einer klaren negativen Einschätzung, d. h. bei medikamentöser Behandlungsresistenz soll eine augmentative Behandlung mit *Carbamazepin*, *Lithium*, *Lamotrigin* oder *Valproat* zur Verbesserung der Allgemeinsymptome, Positivsymptome, Negativsymptome oder Aggressivität nicht als Regelbehandlung angeboten werden.
- Die Kombination eines Antipsychotikums (nicht *Clozapin*) mit *Carbamazepin* kann bei Schizophrenien mit Erregungszuständen, maniformen oder paranoiden Symptomen und auch bei aggressiven Impulsdurchbrüchen versucht werden.

❗ *Carbamazepin* sollte nicht mit *Clozapin* kombiniert werden (erhöhtes Agranulozytoserisiko).

- Die Datenlage für Kombinationen eines Antipsychotikums mit *Valproat* ist nicht konsistent: Während Einzelfallberichte und klinische Beobachtungen eine positive Wirkung bei etwa 1/3 der Patienten vermuten lassen, ergaben kontrollierte Studien keine eindeutigen Vorteile dieser Kombination. Diese Kombination ist v. a. bei schwerer Symptomatik dann als individueller Behandlungsversuch in Ausnahmefällen möglich (Abweichung von der Leitlinie), wenn aggressive und impulsive Verhaltensweisen die Antipsychotika-Response verhindern.
- Kombinationen von *Clozapin* und *Valproat* werden meist gut vertragen und haben sich bei der Anfallsprophylaxe sowie zur Behandlung von depressiven und affektiven Syndromen, die nicht auf *Clozapin* ansprechen, bewährt (▶ 3.15.9, Präparat). Bei Kombination von *Clozapin* mit *Valproat* sind die Plasmaspiegel und die Verträglichkeit regelmäßig zu kontrollieren (Santos et al. 2023).
- Die Kombination von *Clozapin* mit *Lamotrigin* erwies sich nach Metaanalysen v. a. bei therapierefraktären Patienten unter *Clozapin* als fraglich effektive Augmentationsstrategie zur Verbesserung von Positiv- und Negativsymptomen. *Lamotrigin* scheint bei Zugabe zu anderen Antipsychotika diese wirkungsverstärkenden Effekte nicht zu haben, und kann somit nicht zur Augmentation empfohlen werden.
- Für den Glutamatantagonisten *Topiramat* (100–300 mg/d) liegen positive Ergebnisse aus RCT zur Augmentation einer AAP-Therapie (*Clozapin*, *Olanzapin*, *Risperidon*, *Quetiapin*) bezüglich Negativsymptomatik, Gewichtsreduktion und bei Therapieresistenz vor. *Topiramat* kann allerdings u. a. psychotische Symptome verstärken, in Verbindung mit *Clozapin* sind zudem Sedierung und Verwirrtheit häufig. Die Kombination kann nicht generell empfohlen werden. Für die Prävention und Reduktion von antipsychotikaassoziierten Gewichtszunahmen ist

eine Komedikation mit *Topiramat* bei Versagen anderer Strategien das Mittel der zweiten Wahl (nach *Metformin*) entsprechend der *S3-Leitlinie*.
- Kombinationen von Antipsychotika mit *Lithium* bei behandlungsresistenten schizophrenen Verläufen sind wegen fehlender Evidenz nicht empfehlenswert. Kombinationen von *Clozapin* mit *Lithium* sind jedoch prinzipiell nicht ausgeschlossen und werden insbesondere bei *Clozapin*-induzierter Neutropenie in Einzelfällen erwogen, engmaschige Plasmaspiegel- und auch EEG-Kontrollen sowie ein sorgfältiges klinisches Assessment bezüglich NW wird empfohlen (Verdoux et al. 2023).

> Unter der Kombination von *Lamotrigin* und *Clozapin* kann es im Einzelfall zu erhöhten *Clozapin*-Plasmaspiegeln kommen. Daher Kontrolle der Plasmakonzentration von *Clozapin*.

3.13.5 Nichtinvasive Stimulationsverfahren

Elektrokonvulsionstherapie

- Die **Elektrokonvulsionstherapie** (EKT) hat eine primäre Indikation im Bereich schizophrener Störungen derzeit bei febriler (perniziöser) Katatonie; bei nichtfebrilen katatonen Zuständen wird vor einem EKT-Einsatz ein Versuch mit BZD (*Lorazepam*, auch hochdosiert) empfohlen.
- Es liegen bisher wenige kontrollierte Studien zur Wirksamkeit der **Kombination von Antipsychotika mit EKT bei Therapieresistenz** vor.
- EKT sollte nur bei Nichtansprechen, Unverträglichkeit oder Ablehnung einer *Clozapin*-Therapie angewandt werden. Die Kombination von Antipsychotika mit EKT, insbesondere die Kombination von *Clozapin* mit EKT, kann in Einzelfällen erfolgversprechend sein (▶ 3.4.1, ▶ Box 1, Stufe 4). Metaanalysen belegen die Überlegenheit einer Kombination von EKT mit Antipsychotika (KAP, z. B. *Flupenthixol*, und AAP, z. B. *Clozapin*) gegenüber den Monotherapien (nur) bei therapierefraktären Patienten.
- Nach der *S3-Leitlinie* sollte bei eindeutiger medikamentöser Behandlungsresistenz nach adäquater Therapie in ausreichender Dosis und Zeitdauer eine EKT zur Augmentierung zur Verbesserung des klinischen Gesamtzustandes angeboten werden.
- Bei schizophrenen Störungen wird überwiegend bitemporal und bevorzugt mit einer etwa 2- bis 4-fachen Krampfschwellendosis stimuliert. Die notwendigen Stimulationssitzungen werden mit 6–20 (2–3 Sitzungen pro Woche) angegeben, raschere Effekte finden sich bei kurzer Krankheitsdauer, akuten Exazerbationen und katatonen Symptomen.
- *Clozapin* und *Olanzapin* gelten als prokonvulsiv, während unter *Quetiapin* eine Reduktion der Anfallsdauer gefunden wurde.
- Auch bei schizophrenen Störungen sind hohe Rezidivraten nach erfolgreicher Index-EKT-Serie bekannt, ggf. ist eine Erhaltungs-EKT zu erwägen.
- Zur Kombination von *Clozapin* und EKT bei therapieresistenter Schizophrenie liegen positive Ergebnisse vor (Metaanalyse: Lally et al. 2016); ebenso liegen positive Ergebnisse aus einer offenen Studie für eine Kombination von EKT mit *Flupent-*

hixol und ein positiver Einzelfallbericht für die Kombination von EKT und *Aripiprazol* bei Patienten mit therapierefraktärer chronischer Schizophrenie vor. Eine systematische Analyse konnte zeigen, dass die Kombination von EKT insbesondere mit AAP wirksam ist und die Verträglichkeit der EKT nicht negativ beeinflusst.

Andere Stimulationsverfahren

- **Repetitive transkranielle Magnetstimulation** (rTMS) und **transkranielle Gleichstrombehandlung** (tDCS), ggf. auch weitere Stimulationsverfahren (Haller et al. 2022) sind Add-on-Optionen bei schizophrenen Störungen, die Datenlage ist jedoch noch inkomplett (bzgl. Stimulationsorten und -parametern).
- Insbesondere bei persistierenden Negativsymptomen sind leicht- bis mittelgradige Zusatzeffekte durch Stimulation (rTMS, 10 Hz, mindestens 15–20 Behandlungen, 110 % der motorischen Schwelle) erwartbar. In einer Metaanalyse wurden moderate Effekte aktiver rTMS bei ausgeprägter Negativsymptomatik nachgewiesen (Haller et al. 2022).
- Zur Behandlung persistierender, therapierefraktärer akustischer Halluzinationen im Rahmen eines Gesamtbehandlungsplans sollte eine niederfrequente rTMS mit 1 Hz (appliziert über dem linken Temporallappen) als Therapieoption angeboten werden (*S3-Leitlinie*) (Wagner et al. 2024).
- Analog kann bei medikamentöser Behandlungsresistenz eine hochfrequente rTMS mit 10/20 Hz, appliziert über dem linken dorsolateralen präfrontalen Kortex, zur Behandlung persistierender Negativsymptome im Rahmen eines Gesamtbehandlungsplans angeboten werden.

3.14 Antipsychotika im höheren Lebensalter

Die interindividuelle Variabilität physiologischer Prozesse nimmt in der Regel mit zunehmendem Lebensalter zu, entscheidender als das „chronologische" Alter ist das „biologische" Alter. Gleichwohl lassen sich einige altersabhängige Veränderungen durchgängig feststellen (z. B. reduzierte Nierenfunktion, erhöhte Rezeptorsensibilität), die eine Dosis- und ggf. Präparateanpassung auch bei Antipsychotika erfordern (allgemeine Gesichtspunkte ► 13.1).

- Insbesondere kardiovaskuläre Komorbidität im höheren Lebensalter gibt Anlass zu besonderer Vorsicht beim Einsatz von Antipsychotika mit erhöhtem Risiko für QTc-Zeit-Verlängerung, Herzrhythmusstörungen und orthostatische Hypotonie; zu speziellen Vorsichtsmaßnahmen und evtl. Dosisanpassungen ► 13.2.
- Es ist zu beachten, dass niederpotente Antipsychotika (einschließlich *Promethazin* und *Metoclopramid*) ebenfalls EPS induzieren können und zusätzlich häufig ausgeprägte anticholinerge oder antihistaminische Wirkungen aufweisen; kurz wirksame BZD, Non-BZD, ggf. Phytotherapeutika, *Melperon*, *Pipamperon* und *Prothipendyl* (auf Interaktionen und QTc-Zeit-Verlängerung achten) sind zur vorübergehenden Sedierung und Schlafförderung bei älteren Patienten anderen Antipsychotika vorzuziehen. Auf das erhöhte Sturzrisiko ist immer zu achten.
- Viele Antipsychotika sind nicht bei älteren Patienten (> 65 J.) systematisch untersucht; gleichwohl besteht für die meisten Antipsychotika keine Zulassungsbe-

schränkung für ältere Patienten; eine explizite Zulassung für die Behandlung von schweren psychotischen Störungen und Verhaltensstörungen (mit Gefährdung) bei Patienten mit Demenz besteht derzeit nur für *Risperidon*.

- Einige AAP (*Amisulprid*, *Aripiprazol*, *Asenapin*, *Cariprazin*, *Loxapin*, *Paliperidon*, *Quetiapin*, wahrscheinlich auch *Lurasidon*) sind – aufgrund fehlender Zulassungsdaten – für Patienten mit Schizophrenie im höheren Lebensalter nicht zugelassen bzw. es bestehen Anwendungsbeschränkungen; eine Off-label-Verordnung zur Fortsetzung einer bestehenden, gut verträglichen und klinisch effektiven Therapie ist jedoch in Einzelfällen zu rechtfertigen und entsprechend zu dokumentieren. Ein vorsichtiges und ausschleichendes Absetzen oder Umsetzen auf besser verträgliche (und ggf. zugelassene) AM ist gleichwohl zu erwägen.
- Für *Clozapin* und die neueren AAP liegen jedoch pharmakokinetische Studien und Wirksamkeitsprüfungen auch bei älteren Patienten (u. a. mit Demenz) vor (*Aripiprazol*, *Amisulprid*, *Olanzapin*, *Paliperidon*, *Quetiapin*, *Risperidon*). Nutzen und Risiken einer Antipsychotika-Verordnung sind im höheren Lebensalter und insbesondere bei Patienten mit erhöhtem Risiko für kardiovaskuläre und zerebrovaskuläre Komplikationen besonders sorgfältig und regelmäßig zu überprüfen (▶ 3.4.6, Demenzerkrankungen; ▶ 13.1 und ▶ 13.2).

Es ist davon auszugehen, dass ein erhöhtes Risiko für zerebrovaskuläre und kardiale Ereignisse für alle Antipsychotika bei demenziellen Erkrankungen besteht (▶ 3.4.6, ▶ Box 3).

- Eine Untersuchung bei Pflegeheimbewohnern mit Demenzerkrankungen zeigte, dass in den meisten Fällen das Absetzen von Antipsychotika ohne negative Konsequenzen möglich war. Ein Einsatz von Antipsychotika (bei anderen Indikationen als zur Behandlung schizophrener Störungen) länger als 4–6 Wochen sollte vermieden werden. Darüber hinaus ergeben Hinweise, dass Antipsychotika nicht selten, v. a. bei Pflegeheimbewohnern, ohne strikte Indikationsstellung verabreicht werden.
- Von einer längerfristigen Gabe (*Risperidon*) profitieren offensichtlich nur Patienten mit ausgeprägten psychotischen Symptomen und Agitiertheit im Rahmen von Demenzerkrankungen (erhöhte Mortalität); auch bei Patienten mit initial schwerer Symptomausprägung sollte regelmäßig ein Auslassversuch und ggf. eine Dosisanpassung (Reduktion) erfolgen.
- Eine neuere Netzwerkanalyse (Yunusa et al. 2019) hat die AAP *Aripiprazol*, *Olanzapin*, *Quetiapin* und *Risperidon* bei der Behandlung von psychischen und Verhaltenssymptomen bei Demenz (BPSD) analysiert. Alle AAP zeigten keine generelle Überlegenheit gegenüber Plazebo, einzelne AAP unterschieden sich bezüglich einzelner Variablen (Wirkung und Risiken). *Aripiprazol* hatte das günstigste Nutzen-Risiko-Verhältnis, *Olanzapin* das geringste, *Risperidon* und *Olanzapin* (nicht *Aripiprazol* und *Quetiapin*) hatten ein signifikant höheres Risiko für zerebrovaskuläre Ereignisse im Vergleich zu Plazebo.
- Eine Netzwerk-Analyse hat *Quetiapin*, *Olanzapin*, *Risperidon*, *Aripiprazol* und *Brexpiprazol* bei Patienten mit BPSD verglichen (Lü et al. 2024). *Brexpiprazol* zeigte dabei die beste klinische Wirkung, während *Olanzapin* die geringste Tolerabilität (v. a. aufgrund von NW) aufwies.

3.15 Präparate

Auf die Angabe der Packungsgrößen wird verzichtet. Bei Generika wird in der Regel auch auf die Angabe der Darreichungsformen verzichtet, abweichende Dosierungen von Generika werden, so weit bekannt, erwähnt. Packungsgrößen und Darreichungsformen müssen ggf. der Fachinformation entnommen werden. Es wird auf die weiterführende und ergänzende Darstellung der NW in ► 3.6 und der Kontraindikationen in ► 3.7 sowie auf die Besonderheiten im höheren Lebensalter und bei internistischen Erkrankungen (► 3.14 und ► Kap. 13) hingewiesen. Vorsichtsmaßnahmen bei Kombinationen mit sedierenden Arzneimitteln und Alkohol sind zu beachten. Schwangerschaftsrisiken ► Kap. 14.

3.15.1 Amisulprid

Amisulprid

Atypisches Antipsychotikum, Benzamid; *NbN: Dopamine receptor antagonist (D_2)*

Amisulprid AAA[1] (AAA Pharma)
Solian (Sanofi-Synthelabo)
Tbl. 100/200 mg
Filmtbl. 400 mg
Lsg. 100 mg/ml

[1] Aufgrund einer hohen Zahl von Amisulprid-Generika wird auf eine vollständige Auflistung von Präparaten mit der Anfangsbezeichnung „Amisulprid“ verzichtet.

- **Pharmakodynamik**
- Selektive Blockade von D_2-artigen Rezeptoren ($D_2 = D_3 > D_4$) mit überwiegender Anreicherung im mesolimbischen und tuberoinfundibulären, weniger im nigrostriatalen System. Keine nachweisbare Affinität zu D_1- und nichtdopaminergen Rezeptoren.
- Wirkung bei Negativsymptomatik und Depression unter niedriger Dosierung vermutlich durch Blockade präsynaptischer Dopaminrezeptoren mit Steigerung der dopaminergen Transmission; eine 5-HT_7-antagonistische Wirkung wird als Ursache für einen antidepressiven Effekt diskutiert.

- **Pharmakokinetik**
- T_{max} = ca. 3,5 h mit biphasischem Verlauf bei Dosen > 100 mg; $t_{½}$ = 12–20 h; Bioverfügbarkeit 33–45 %. Eine kohlenhydratreiche Mahlzeit senkt die Bioverfügbarkeit signifikant. Bei älteren Patienten ist die Elimination nur unwesentlich vermindert (ca. 10 %), allerdings kann sie bei eingeschränkter Nierenfunktion deutlich verlangsamt sein.
- Keine pharmakologisch aktiven Metaboliten bei linearer Pharmakokinetik. Der Hauptanteil der Substanz wird unverändert renal ausgeschieden, daher Dosisreduktion bei verminderter Kreatinin-Clearance.
- Plasmakonzentration: 200–550 ng/ml[p]. ► 16.9.

3

- **Indikationen und Behandlungshinweise**
- *Akute und chronische schizophrene Störungen*[z].
- *Auch bei primärer Negativsymptomatik mit Affektverflachung, emotionalem und sozialem Rückzug*[z] wirksam.
- *Off label* → Dysthymie.
- Routineuntersuchungen ▫ Tab. 3.6.

- **Dosierung**
- **Akutsymptomatik/Positivsymptomatik:** 400–800 mg/d (max. 400 mg/d als Einmalgabe, gleich zu Beginn möglich), max. 1200 mg/d[z] (Einzelfälle, nicht generell empfohlen).
- Primäre Negativsymptomatik: 50–300 mg/d[z].
- **Rezidivprophylaxe:** Mindestens 400 mg/d.
- Bei Patienten mit eingeschränkter Nierenfunktion und einer Kreatinin-Clearance zwischen 30 und 60 ml/min Dosis halbieren; bei Kreatinin-Clearance zwischen 10 und 30 ml/min Dosis auf 1/3 reduzieren.

- **Nebenwirkungen, Risikopopulationen und Intoxikationen**

In niedriger Dosierung geringe NW-Rate, Akathisie, EPS bei über 400 mg/d möglich, aber in Frequenz und Intensität gering ausgeprägt.

Sehr häufig Dosisabhängig und in der Regel gering ausgeprägt EPS, vermehrter Speichelfluss, Akathisie, Dyskinesien (sehr gering bis 300 mg).

Häufig Schläfrigkeit, Schlaflosigkeit, Schwindel, Angst, Agitiertheit, akute Dystonien, Hypotension, Verstopfung, Übelkeit, Erbrechen, Gewichtszunahme, Mundtrockenheit, Prolaktinanstieg u. U. mit Galaktorrhö, Amenorrhö, Zyklusstörungen, Gynäkomastie, Brustschmerzen, Brustvergrößerung, Prolaktinome, erektile Dysfunktion.

Gelegentlich Krampfanfälle, Spätdyskinesien, Bradykardien, Hyperglykämie, Transaminasenanstieg, allergische Reaktionen.

Sonstige NW Selten oder in Einzelfällen malignes neuroleptisches Syndrom, dosisabhängige QTc-Zeit-Verlängerung, ventrikuläre Arrhythmien, venöse Thromboembolien, tiefe Venenthrombose, möglicherweise Leukopenie, Neutropenie und Agranulozytose, akute Absetzsymptome wie Übelkeit, Erbrechen und Schlaflosigkeit, Urtikaria, Angioödem.

Risikopopulationen **Herz:** Dosisabhängige QTc-Zeit-Verlängerung und TdP möglich, v. a. bei Überdosierung; sonst kein wesentliches Risiko bei kardiovaskulären Vorerkrankungen; keine anticholinergen Effekte, kaum orthostatische Dysregulation. **Leber:** Kaum hepatische Metabolisierung, daher bei Leberfunktionsstörungen keine Dosisanpassung notwendig. **Niere:** Vorwiegend renale Elimination, daher engmaschige Kontrollen der Nierenfunktion und Dosisreduktion (schweregradabhängig um 50–70 %) bei Nierenfunktionsstörungen; bei schwerer Ausprägung nicht empfohlen.

Intoxikationen Akzentuierte NW, Sedierung, Hypotension, QTc-Zeit-Verlängerung mit TdP-Tachykardien möglich.

▪ Kontraindikationen

- Nierenerkrankungen mit einer Kreatinin-Clearance < 10 ml/min, prolaktinabhängige Tumoren.

Relative Kontraindikationen

- Schwere organische Hirnerkrankungen, Parkinson-Krankheit. Keine Empfehlung zum Einsatz bei Patienten > 65 J. Risiko unter Antipsychotika bei älteren Patienten mit Demenz ▸ 3.4.6, ▸ Box 3.

▪ Interaktionen

- Keine Kombination mit *L-Dopa*.
- Keine Kombination mit AM, die Herzrhythmusstörungen auslösen können (z. B. *Amiodaron*, *Chinidin*, *Disopyramid*, *Flecainid*, *Methadon*, *Mexiletin*, *Pimozid*, *Propafenon*, *Sotalol*, *Thioridazin*).
- Vorsicht bei Kombinationen mit anderen AM, die die QTc-Zeit verlängern, oder bei AM, die zu Hypokaliämie führen können (Diuretika, Abführmittel, *Amphotericin*, z. B. Glukokortikoide [Tetracosactide], TZA, Lithiumsalze, Antihistaminika [*Astemizol*, *Terfenadin*] oder bestimmte Antimalariamittel, z. B. *Mefloquin*).
- Vorsicht bei reduzierter/eingeschränter Nierenfunktion mit erhöhtem Risiko von Plasmaspiegelanstieg (vorwiegend renale Elimination) und QTc-Zeit-Verlängerung (plasmaspiegelabhängig) (Chen et al. 2020).
- Vorsicht bei Kombination mit Bradykardie-induzierenden AM (z. B. β-Rezeptorenblocker, *Diltiazem*, *Verapamil*, *Clonidin*, *Guanfacin*, Digitalisglykoside).

▪ Bewertung

AAP mit gut belegter Wirksamkeit, auch bei prädominanter Negativsymptomatik (in niedriger Dosis); geringes Risiko für Sedierung und EPS, rasche Aufdosierung möglich. Keine hepatische Metabolisierung und dadurch kein pharmakokinetisches Interaktionsrisiko (Kombinationsmöglichkeiten auch mit *Clozapin* und *Olanzapin*). Signale für plasmaspiegelabhängig erhöhtes Risiko für QTc-Zeit-Verlängerung und TdP, v. a. unter Überdosierung. Vorsicht bei Nierenfunktionsstörungen (s. oben) Nur geringe Gewichtszunahme (▸ 3.6.2).

› Insbesondere ist ein möglicher Zusammenhang zwischen Prolaktinerhöhungen und sexuellen Funktionsstörungen, Osteoporose sowie einer Erhöhung des thromboembolischen Risikos unter Langzeittherapie mit anderen prolaktinerhöhenden AM zu beachten.

3.15.2 Aripiprazol

Aripiprazol

Atypisches Antipsychotikum, Phenylpiperazinylchinolinon; NbN: *Dopamine, serotonin receptor partial agonist* (D_2, *5-HT*$_{1A}$) *and receptor antagonist* (*5-HT*$_{2A}$)

3

Abilify (Lundbeck/Otsuka)
Tbl.[1] 5/10/15/30 mg
Schmelztbl. 10/15 mg
Lösung 150 ml (1 ml = 1 mg *Aripiprazol*)
Durchstechflasche 9,75 mg (1,3 ml) (Injektionslösung, nur i. m.)
Aripiprazol AbZ[2] (AbZ Pharma)

Depotpräparat:
Abilify Maintena (Lundbeck/Otsuka)
Durchstechflasche 300/400 mg Pulver und Lösungsmittel zur Herstellung einer Depot-Injektionssuspension (nur i. m.)
1 ml Suspension enthält 200 mg *Aripiprazol*
Fertigspritze mit 400 mg Pulver und Lösungsmittel + 3 Sicherheitskanülen (25, 38, 51 mm)
Fertigspritze mit 720/960 mg Pulver und Lösungsmittel + 2 Sicherheitskanülen (38, 51 mm)

[1] Aripiprazol-Generika auch: 20 mg.
[2] Aufgrund einer hohen Zahl von Aripiprazol-Generika wird auf eine vollständige Auflistung von Präparaten mit der Anfangsbezeichnung „Aripiprazol" verzichtet.

Pharmakodynamik

- Hochaffiner partieller Agonist an D_2- und D_3-Rezeptoren und damit keine Hochregulierung dieser Rezeptoren; partieller Agonismus an 5-HT_{1A}-Rezeptoren und reiner Antagonismus an 5-HT_{2A}-Rezeptoren.
- Mäßige Affinität zu D_4-Rezeptoren, 5-HT_{2C}- und 5-HT_7-Rezeptoren, α-Adrenozeptoren und H_1-Rezeptoren. Keine nennenswerte Affinität zu Acetylcholinrezeptoren.

Pharmakokinetik

- Oral: T_{max} = 3–5 h; $t_{1/2}$ = 60–80 h; Depot: T_{max} = 5–7 d nach Injektion in den Glutealmuskel und 4 d nach Injektion in den Deltamuskel; $t_{1/2}$ = im Mittel 30 d nach einmaliger Injektion und 48 d nach wiederholter monatlicher Injektion (300/400 mg).
- Steady State nach ca. 14 Tagen, beim Depotpräparat sind nach 28 Tagen therapeutische Plasmakonzentrationen erreicht, Steady State nach der 4. Injektion. Orale Bioverfügbarkeit etwa 87 %.
- Extensive Metabolisierung über CYP3A4 und CYP2D6.
- Hauptmetabolit *Dehydroaripiprazol* mit ähnlicher Affinität zu D_2-artigen Rezeptoren und 5-HT_{1A}-Rezeptoren wie *Aripiprazol* (Plasmakonzentration entspricht 40 % der Muttersubstanz). Eliminations-HWZ für *Dehydroaripiprazol* 94 h; die Clearance für *Aripiprazol* scheint in höherem Alter reduziert.
- Plasmakonzentration: 120–270 ng/ml$^{(p)}$ für *Aripiprazol,* 180–380 ng/ml für die Summe *Aripiprazol* plus *Dehydroaripiprazol.*

Indikationen und Behandlungshinweise

Oral

- *Schizophrenie ab 15 Jahre*[z].
- *Mäßige bis schwere manische Episoden der Bipolar-I-Störung*[z] *ab 13 J. und Prävention manischer Episoden (bei Patienten, die überwiegend manische Episoden hatten und auf Aripiprazol ansprachen)*[z].
- *Off label* → Add-on-Therapie bei unipolarer Depression ▶ 1.11.4 (s. aber ▶ 2.4.2, bipolare Depression) → autistische Störung (▶ 3.4.6) → Alzheimer-Krankheit mit Psychose (5–10 mg/d) (s. aber auch Risiko unter Antipsychotika bei Demenz ▶ 3.4.6) → Trichotillomanie (5 mg, Wirkungsbeginn nach 2 Wochen) → Hinweise auf positive Wirkung bei ME/CFS (0,25–2,5 mg/d).
- *Aripiprazol* ist als Zusatztherapie bei Gewichtszunahme unter *Clozapin* oder *Olanzapin* effektiv, ebenso wie bei Prolaktinerhöhungen unter *Risperidon* oder *Haloperidol*.
- Routineuntersuchungen ◘ Tab. 3.6.

Parenteral, akut

- *Schnelle Kontrolle von Agitiertheit und Verhaltensstörungen bei Patienten mit Schizophrenie oder bei Patienten mit manischen Episoden der Bipolar-I-Störung*[z].
- *Zur kurzzeitigen Anwendung, wenn eine orale Behandlung nicht angebracht ist*[z].

Parenteral, Depot (Abilify Maintena)

- *Erhaltungstherapie von Schizophrenie bei Erwachsenen, die stabil mit oralem Aripiprazol eingestellt wurden*[z].

Dosierung

Oral

- **Schizophrenie:** Bei Erwachsenen Anfangsdosis 10–15 mg/d, Erhaltungsdosis in der Regel 15 mg/d. Dosierungsbereich: 10–30 mg/d[z]. In Einzelfällen auch Beginn mit 5 mg, möglicherweise geringeres Risiko für Unruhe und Agitiertheit. Dosierungen > 15 mg führen in der Regel nicht zu besserer Wirkung. Bei Jugendlichen Beginn mit 2 mg/d für 2 Tage, dann 5 mg/d für 2 Tage, empfohlene Dosis 10 mg/d (max. 30 mg/d).
- **Manische Episoden bei Bipolar-I-Störung:** Anfangs- und Erhaltungsdosis 15 mg/d. Bei Kindern/Jugendlichen Zieldosis 10 mg/d.
- Bei Umstellung Beibehaltung der Vormedikation über 2 Wochen nach Erreichung der Zieldosis von *Aripiprazol*, danach langsames Ausschleichen der Vormedikation, ggf. über mehrere Wochen.
- Bei Off-label-Augmentation bei unipolarer oder bipolarer Depression: 2,5–5 mg/d (▶ 1.11.4 und ▶ 2.4.2).

Parenteral, akut

- Anfangsdosis 9,75 mg (1,3 ml) als einmalige i. m.-Injektion. Wirksamer Dosisbereich von 5,25–15 mg Injektionslösung. Zweite Injektion 2 h nach der ersten, max. 3 Injektionen innerhalb von 24 h (Höchstdosis insgesamt 30 mg/d).

Parenteral, Depot

- Bei Patienten, die vorher nie *Aripiprazol* eingenommen haben, muss vor Beginn der Behandlung eine Verträglichkeit von oralem *Aripiprazol* gegeben sein.
- Die empfohlene Anfangs- und Erhaltungsdosis für Abilify Maintena beträgt 400 mg, einmal monatlich als einmalige i. m.-Injektion (Gluteal- oder Deltamuskel); nicht früher als 26 Tage nach der letzten Injektion. Die empfohlene Anfangs- und Erhaltungsdosis von Abilify Maintena Depot alle 2 Monate beträgt 960 mg und ist nur für die Injektion in den Glutealmuskel bestimmt.
- Nach der ersten Injektion sollte die Behandlung mit 10–20 mg oralem *Aripiprazol* für 14 aufeinanderfolgende Tage fortgesetzt werden.
- Sollte keine überlappende orale Therapie erwünscht sein, kann alternativ mit 2 Injektionen gestartet werden.
- Bei NW unter einer Dosis von 400 mg bzw. 960 mg ist eine Dosisreduzierung auf 300 mg bzw. 720 mg möglich.
- In den USA ist seit 2015 auch *Aripiprazol Lauroxil* (Aristada) als Depotpräparat zur Behandlung von erwachsenen Patienten mit Schizophrenie zugelassen für monatliche und 2-monatliche Injektionsintervalle.

▪ Nebenwirkungen, Risikopopulationen und Intoxikationen

Am häufigsten Akathisie und Übelkeit (> 3 %).

Häufig Kopfschmerzen, Schwindel, Abgeschlagenheit, Sedierung, Ruhelosigkeit, Schlaflosigkeit, Angstgefühl, EPS (neben Akathisie auch Tremor), Dyspepsie, Erbrechen, Übelkeit, Verstopfung, Hypersalivation, verschwommenes Sehen.

Gelegentlich Depression, Hypersexualität, Tachykardie, orthostatische Hypotonie, Diplopie, Hyperprolaktinämie, Prolaktin im Blut erniedrigt.

Sonstige NW Selten oder in Einzelfällen Krampfanfälle, Sprachstörungen, Dysphagie, malignes neuroleptisches Syndrom, Suizidalität, Spätdyskinesien, Blutbildungsstörungen (Leuko-, Thrombo-, Neutropenie), Hyperglykämie, Hyponatriämie, Gewichtszunahme, Gewichtsverlust, geringe QTc-Zeit-Verlängerung und TdP (eine Fallbeschreibung bei 2,5 mg), Bradykardie, Synkopen, Hypertonie, zerebrovaskuläre Ereignisse, thromboembolische Ereignisse, Alopezie, Hyperhidrosis, Rhabdomyolyse und Myalgien, periphere Ödeme, Priapismus, pathologische Spielsucht, Pankreatitis, Durchfall, Ikterus, Transaminasenanstieg, Harninkontinenz und Harnverhalt, Dystonien (Laryngospasmus), Brustschmerzen, gestörte Thermoregulation.

Bei der Add-on-Therapie jüngerer depressiver Patienten (18–24 J., *off label*) mit *Aripiprazol* wird in den ersten beiden Monaten auf ein erhöhtes Suizidrisiko – wie auch bei den meisten Antidepressiva – hingewiesen.

Depressivität und Suizidalität, Agitation, Hypersexualität, Aggressivität; es wurden auch Fälle mit Verschlechterung der psychotischen Symptomatik berichtet und auf den partiell dopaminagonistischen Wirkmechanismus der Substanz zurückgeführt. Zunehmend wird über Impulskontrollstörungen, v. a. **pathologisches Spielen**, unter *Aripiprazol* als Folge des partiellen DA-Agonismus berichtet (auch unter DA-Agonisten). Als seltene NW wurde ein Fall von hartnäckigem Singultus beschrieben, der erst nach Absetzen sistierte.

Parenteral, akut Unter *Aripiprazol* i. m. besonders auf Hypotonie achten (RR, Puls, Atemfrequenz, Bewusstseinszustand).

Parenteral, Depot Häufigste NW (≥ 5 % der Patienten): Gewichtszunahme (9,0 %), Akathisie (7,9 %), Schlaflosigkeit (5,8 %), und Schmerzen an der Injektionsstelle (5,1 %).

Häufig Gewichtszunahme oder -abnahme, diabetische Stoffwechsellage, Agitiertheit, Angst, Unruhe, Schlaflosigkeit, EPS, Sedierung, Somnolenz, Schwindel, Kopfschmerz, Mundtrockenheit, Muskelsteifigkeit, Erektionsstörungen, Schmerzen an der Injektionsstelle, Verhärtung der Injektionsstelle, Ermüdung, CK-Erhöhung.

Weitere NW des Depotpräparats sind der Fachinformation zu entnehmen.

Risikopopulationen (oral und parenteral) **Herz:** Günstiges kardiovaskuläres Risikoprofil; keine QTc-Zeit-Verlängerung (z. T. Hinweise für Verkürzung der QTc-Zeit), dennoch Vorsicht und regelmäßige Kontrollen bei kardialen Vorerkrankungen. **Leber:** Bei leichter bis mäßiger Leberinsuffizienz keine Dosisanpassung erforderlich, Vorsicht bei schwerer Leberinsuffizienz. **Niere:** Anwendungsbeschränkungen bei Niereninsuffizienz, jedoch keine systematischen Daten; regelmäßige Kontrollen empfohlen.

Intoxikationen (akut und parenteral) Akzentuierte NW, Somnolenz, Blutdruckerhöhung, Tachykardie, Dyspepsie. Bisher keine Berichte über fatale Ausgänge bei Monointoxikationen.

■ Kontraindikationen

Relative Kontraindikationen

- Krampfanfälle in der Vorgeschichte, erhöhte Anfallsbereitschaft; keine Empfehlung bei Patienten > 65 J. Risiko unter Antipsychotika bei älteren Patienten mit Demenz ► 3.4.6, ► Box 3.

> Bei gleichzeitiger Gabe von *Aripiprazol* i. m. und einem parenteralen BZD kann es zu exzessiver Sedierung, kardiorespiratorischer Depression und Blutdruckabfall kommen.

■ Interaktionen

- Keine bedeutsame Verlängerung des QTc-Intervalls im Vergleich zu den anderen Antipsychotika (s. oben, ► Risikopopulationen).
- Ein durch *Haloperidol*, *Risperidon*, *Paliperidon* oder andere AP (Ausnahme *Amisulprid*) induzierter Anstieg der Prolaktinspiegel kann im Einzelfall durch *Aripiprazol* gesenkt werden.
- Vorsicht bei Kombination mit **CYP2D6-Inhibitoren** (z. B. *Chinidin*, *Fluoxetin*, *Paroxetin*) oder **CYP3A4-Inhibitoren** (z. B. *Ketoconazol*): Dosis verringern (bis 50 %). Bei Verabreichung von **CYP3A4-Induktoren** (z. B. *Carbamazepin*, *Efa-*

virenz, *Johanniskraut*-Präparate, *Nevirapin*, *Phenytoin*, *Primidon*, *Rifabutin*, *Rifampicin*): Dosis erhöhen (bis zur Verdopplung) und Plasmakonzentration kontrollieren, auch nach Absetzen des Induktors (► **Anhang INT**).
- Keine Plasmaspiegelveränderungen von *Aripiprazol* bei Kombination mit *Lamotrigin*, *Lithium* oder *Valproat*.

▪ Bewertung

AAP mit partialagonistischem Wirkmechanismus an D_2/D_3- und 5-HT_{1A}-Rezeptoren. Wirksam sowohl bei Schizophrenie als auch bei akuter Manie und zur Rezidivprophylaxe manischer Episoden (Bipolar-I-Erkrankung). Zumeist prolaktinneutral oder -reduzierend. Im Vergleich zu anderen AAP geringe Sedierung; relativ geringes Risiko für EPS, kardiale und metabolische NW; allenfalls gelegentliche Gewichtszunahme. Relativ hohes Risiko für Akathisien und psychomotorische Hyperaktivität. Bedeutung auch in der Kombinationstherapie mit anderen AAP zur Augmentation und v. a. zur Reduktion von Gewichtszunahme und Prolaktinanstieg. Auch zur Augmentation mit Antidepressiva in Dosen von 2,5–10 mg geeignet.

3.15.3 Asenapin

Asenapin

Atypisches Antipsychotikum, tetrazyklisches Antipsychotikum, Dibenzoxepinpyrrol; NbN: *Dopamine, serotonin, norepinephrine receptor antagonist (5-HT_2, D_2, NE α_2)*

Sycrest[1] (Lundbeck)
Sublingualtbl. 5/10 mg

[1] Es gibt mehrere Sycrest-Reimporte.

▪ Pharmakodynamik

- Hochaffiner Antagonist an 5-HT_{2A}- und 5-HT_{2C}-Rezeptoren sowie Antagonist an D_2- und D_3-Rezeptoren (Affinität 5-HT_{2A} / D_2 = 20).
- Antagonismus auch an D_1- und D_4-Rezeptoren, α-Adrenozeptoren und Histamin-H_1- und H_2-Rezeptoren sowie an 5-HT_{1B}-, 5-HT_{2B}-, 5-HT_5-, 5-HT_6- und 5-HT_7-Rezeptoren; in vivo partieller Agonismus an 5-HT_{1A}-Rezeptoren.
- Keine nennenswerte Affinität zu Acetylcholinrezeptoren und β-adrenergen Rezeptoren.

▪ Pharmakokinetik

- T_{max} = 1 h; $t_{½}$ = 13–39 h; Steady State nach ca. 4–5 Tagen.
- Hepatische Metabolisierung v. a. über CYP1A2 und UGT1A4 (Glukuronidierung), in geringerem Umfang über CYP3A4 und CYP2D6; Metabolit *N-Desmethylasenapin* wahrscheinlich ohne klinische Bedeutung.

- Orale Bioverfügbarkeit etwa 35 % (sublingual, wenn Tablette geschluckt wird, nur < 2 %); reduziert, wenn innerhalb von 2–5 min nach Einnahme getrunken oder gegessen wird.
- Plasmakonzentration: 1–7 ng/ml[(p)].

Indikationen und Behandlungshinweise

- *Mäßige bis schwere manische Episoden bei Bipolar-I-Störung bei Erwachsenen*[z].
- *Off label* → Schizophrenie (in den USA in dieser Indikation zugelassen).
- Routineuntersuchungen ◘ Tab. 3.6.

Dosierung

- Empfohlene Initialdosis 2 × 5 mg/d, Erhaltungsdosis 2 × 10 mg/d sublingual; bei NW auf 2 × 5 mg/d reduzieren.
- Die Sublingualtabletten sollen unter die Zunge gelegt werden bis zur vollständigen Auflösung (erfolgt innerhalb weniger Sekunden) und dürfen nicht gekaut oder geschluckt werden. Essen und Trinken innerhalb von 10 min nach Einnahme vermeiden.

Nebenwirkungen, Risikopopulationen und Intoxikationen

Sehr häufig Angst, Somnolenz.

Häufig Appetit- und Gewichtszunahme, Akathisie, Dystonie, Muskelrigidität, Dyskinesien, Parkinsonoid, Sedierung, Ermüdung, Schwindel, Geschmacksstörungen, orale Hypästhesie, Transaminasenerhöhung.

Gelegentlich Hyperglykämie, Synkopen, Dysarthrie, Krampfanfälle, QTc-Zeit-Verlängerung, Schenkelblock, Hypotonie, Orthostase, geschwollene Zunge, sexuelle Funktionsstörungen, Amenorrhö, EPS, Sinusbradykardie und -tachykardie, Dysphagie, Glossodynie, orale Parästhesie.

Sonstige NW Selten oder in Einzelfällen Neutropenie, Akkommodationsstörungen, malignes neuroleptisches Syndrom, Rhabdomyolyse, Lungenembolie, Gynäkomastie, Galaktorrhö, Schlafwandeln.

Risikopopulationen **Herz:** Wegen möglicher orthostatischer Hypotonie Vorsicht bei Herzinsuffizienz, dann v. a. niedrige Einstiegsdosen und langsame Aufdosierung; keine Anwendung bei instabilen Herz-Kreislauf-Erkrankungen. **Leber:** Keine Dosisanpassung bei leichter Leberfunktionseinschränkung, ggf. jedoch bei mäßiger Ausprägung, keine Anwendung bei schwerer Ausprägung. **Niere:** Keine Dosisanpassung erforderlich, bisher keine Erfahrungen bei stark eingeschränkter Nierenfunktion.

Intoxikationen Akzentuierte NW, delirante Symptomatik mit Verwirrtheit, Agitation, Sedierung, EPS, EKG-Veränderungen (Bradykardie, Reizleitungsstörungen).

- **Kontraindikationen**

- Schwere Leberinsuffizienz, keine Empfehlung bei Patienten > 65 J., bekannte QTc-Zeit-Verlängerung, angeborenes Long-QT-Intervall.

Relative Kontraindikationen

- Herz-Kreislauf-Erkrankungen.
- Keine Zulassung bei Patienten mit Demenzerkrankung. Risiko unter Antipsychotika bei älteren Patienten mit Demenz ▶ 3.4.6, ▶ Box 3.

- **Interaktionen**

- Kombination mit BZD ist möglich.
- Verstärkung der Wirkung einiger Antihypertonika.
- Vorsicht bei Kombination mit anderen QTc-Zeit-verlängernden AM (Vergleich Antipsychotika ▶ 3.6.3).
- Bei gleichzeitiger Verabreichung von **CYP1A2-Inhibitoren** (z. B. *Fluvoxamin*, *Ciprofloxazin*) sollte die Dosis verringert werden (▶ **Anhang INT**). Bei Rauchern ist möglicherweise eine Dosiserhöhung notwendig wegen Induktion von CYP1A2.

- **Bewertung**

Antipsychotikum mit hoher Affinität v. a. zu 5-HT_2-Rezeptoren, zur Anwendung bei der manischen Episode zur sublingualen Applikation, in Europa bei schizophrenen Störungen ohne Zulassung. Relativ geringes Risiko für EPS (entspricht *Olanzapin*). *Asenapin* bei bipolarer Störung ▶ 2.4.1, Atypische Antipsychotika ▶ 2.1, ◘ Tab. 2.1.

3.15.4 Benperidol

Benperidol

Konventionelles Antipsychotikum, Butyrophenon; NbN: *Dopamine receptor antagonist* (D_2/D_3)

Benperidol-neuraxpharm (neuraxpharm)
Tbl. 2/4/10 mg
Lsg. 30/100 ml (2 mg = 1 ml)
Amp. 2 mg/2 ml
Glianimon (Bayer Vital)
Tbl. 2/5/10 mg
Trpfl. 2 mg = 20 Trpf. = 1 ml (30 ml) (außer Vertrieb)
Pipettenfl. 100 ml
Amp. 2 mg/2 ml

- **Pharmakodynamik**

- Antagonist mit hoher Affinität zu D_2- und mittelstarker Affinität zu D_3-Rezeptoren; Blockade von 5-HT_2-Rezeptoren; geringe Wirkung auf α_1- und H_1-Rezeptoren. Keine anticholinergen Effekte.

- **Pharmakokinetik**

- T_{max} = ca. 1 h (Tropfen) bzw. 3 h (Tabletten); $t_{1/2}$ = 6–8 h, Bioverfügbarkeit ca. 35 % (Tabletten) und 80 % (Tropfen).
- Reduziertes *Benperidol* als Metabolit klinisch vermutlich ohne Bedeutung. Die am Metabolismus beteiligten Enyzme sind unbekannt, wahrscheinlich ähnliche wie bei *Haloperidol* (CYP3A4 und CYP2D6).
- Plasmakonzentration: 0,3–3,6 ng/ml[(p)].

- **Indikationen und Behandlungshinweise**

- *Akute psychotische Syndrome mit Wahn, Halluzinationen, Denkstörungen und Ich-Störungen*[z]; *katatone Syndrome*[z]; *delirante und andere exogen psychotische Syndrome*[z].
- *Symptomsuppression und Rezidivprophylaxe bei chronisch verlaufenden endogenen und exogenen Psychosen*[z].
- *Maniforme Syndrome*[z].
- *Psychomotorische Erregungszustände*[(z)].
- Sedierung bei psychomotorischen Erregungszuständen, wenn ein hochpotentes KAP mit starkem D_2-Rezeptorantagonismus indiziert ist.
- Routineuntersuchungen ◘ Tab. 3.6.

- **Dosierung**

Oral

- Anfangs- und Erhaltungsdosis 1–6 mg/d, max. 40 mg/d[z]; bei älteren Patienten niedrigere Dosis (Beginn mit 0,3–3 mg/d). 2–4 Einzeldosen, Hauptdosis zur Nacht.

Parenteral

- i. v. (**Cave:** ▶ Risikopopulationen, Herz) oder i. m. 1–3 × pro Tag 0,5–4 mg (1/4–2 Amp.); Beginn mit 1–3 mg/d; max. 40 mg/24 h[z].

- **Nebenwirkungen, Risikopopulationen und Intoxikationen**

Sehr häufig Dosisabhängig EPS (*Benperidol* wird meist in schweren Akutphasen eingesetzt, daher oft hohe Dosierung): Frühdyskinesien, Parkinson-Syndrom und Akathisie, Müdigkeit insbesondere bei höherer Dosierung (Sedierung ist in Notfallsituationen meist erwünscht), nach langfristiger hochdosierter Anwendung Spätdyskinesien.

Häufig Initial orthostatische Hypotonie und Tachykardie, QTc-Zeit-Verlängerung und/oder ventrikuläre Arrhythmien, Gewichtszunahme, Hyperglykämie, Diabetes, Menstruationsstörungen, Galaktorrhö, Brustvergrößerung, Verminderung von Libido und Potenz (durch Hyperprolaktinämie).

Gelegentlich Kopfschmerzen, Schwindel, Lethargie, depressive Verstimmungen (insbesondere bei Langzeitanwendung), Erregungszustände, delirante Symptomatik, Leukopenie, passagere Erhöhung der Leberenzymaktivität, allergische Hautreaktionen.

Sonstige NW Selten oder in Einzelfällen malignes neuroleptisches Syndrom, cholestatische Hepatose.

Risikopopulationen **Herz:** Gelegentlich orthostatische Hypotonie (v. a. bei hohen Dosierungen und schneller Aufdosierung), keine klinisch relevanten anticholinergen Eigenschaften; nicht selten Repolarisationsstörungen mit QTc-Zeit-Verlängerung (kann bereits unmittelbar nach Therapiebeginn auftreten), daher sollte wie bei *Haloperidol* keine i. v.-Verabreichung ohne EKG-Monitoring erfolgen; Anwendung bei kardiovaskulären Vorerkrankungen unter Berücksichtigung des individuellen Risikoprofils und engmaschigen Kreislauf- und EKG-Kontrollen; geringeres Risiko als bei Phenothiazinen. **Leber:** Bei schweren Leberfunktionsstörungen bzw. persistierenden Laborwertveränderungen Dosisanpassung und regelmäßige Laborkontrollen empfohlen. **Niere:** Sorgfältige Kontrollen der Nierenfunktion (bzw. Retentionsparameter) und ggf. Dosisanpassung bei Niereninsuffizienz.

Intoxikationen Akzentuierte NW, Bewusstseinsstörungen bis zum Koma, delirante Symptomatik mit Verwirrtheit, epileptische Anfälle, zentrale Temperaturregulationsstörungen, schwere EPS, Hypo- und Hypertension, Kreislaufregulationsstörungen, evtl. QTc-Zeit-Verlängerung und ventrikuläre Tachyarrhythmien (TdP), respiratorische Insuffizienz; insgesamt große therapeutische Breite, selten anticholinerge NW.

Kontraindikationen

- Parkinson-Krankheit, malignes neuroleptisches Syndrom in der Anamnese.

Relative Kontraindikationen

- Leberinsuffizienz, kardiale Vorschädigung inkl. Long-QT-Syndrom, prolaktinabhängige Tumoren, Erkrankungen des hämatopoetischen Systems, hirnorganische Erkrankungen, Epilepsie (Senkung der Krampfschwelle möglich), Hyperthyreose. Risiko unter Antipsychotika bei älteren Patienten mit Demenz ▶ 3.4.6, ▶ Box 3.

Interaktionen

- Keine Kombination mit Polypeptid-Antibiotika (z. B. *Capreomycin*, *Colistin*, *Polymyxin B*) wegen möglicher Verstärkung der Atemdepression.
- Vorsicht bei Kombination mit anderen QTc-Zeit-verlängernden AM. EKG-Kontrolle.
- In Kombination mit *Lithium* Gefahr neurotoxischer Symptome.
- In Kombination mit α_1-Adrenozeptorantagonisten Verstärkung der Wirkung von Antihypertensiva möglich.
- Erniedrigung der *Benperidol*-Plasmakonzentration durch *Carbamazepin*, *Phenobarbital*, *Phenytoin* oder *Rifampizin* möglich.

- **Bewertung**

Hochpotentes KAP. *Benperidol* hat von allen Antipsychotika die höchste Affinität zu D_2-Rezeptoren. **Cave:** hochdosierte Verabreichung, besonders i. v.

3.15.5 Brexpiprazol

Brexpiprazol

Atypisches Antipsychotikum, Phenylpiperazinylchinolinon; NbN: *Dopamine, serotonin receptor partial agonist (D_2, 5-HT_{1A}) and receptor antagonist (5-HT_{2A})*

Rxulti[1] (Lundbeck)
Tbl. 0,5/1/2/3/4 mg

[1] Zulassung in D, A und CH (als Rexulti).

- **Pharmakodynamik**

- Hochaffiner partieller Agonist an D_2- und D_3-Rezeptoren; partieller Agonismus an 5-HT_{1A}-Rezeptoren und reiner Antagonismus an 5-HT_{2A}-Rezeptoren.
- Mäßige Affinität zu D_4-Rezeptoren, geringere Affinitität zu 5-HT_{2C}- und mäßige zu 5-HT_7-Rezeptoren, deutliche Affinität zu α-Adrenozeptoren und mäßige Affinität zu H_1-Rezeptoren (antagonistisch).
- Keine nennenswerte Affinität zu Acetylcholinrezeptoren.

- **Pharmakokinetik**

- Oral: T_{max} = 4–5 h; $t_{½}$ im Mittel 91 h; Bioverfügbarkeit etwa 95 %.
- Steady State nach ca. 10 Tagen.
- Extensive hepatische Metabolisierung über CYP3A4 und CYP2D6.
- Hauptmetabolit *DM-3411* wahrscheinlich ohne klinisch relevante Aktivität.
- Plasmakonzentration: 30–300 ng/ml für *Brexpiprazol.*

- **Indikationen und Behandlungshinweise**

- *Schizophrenie bei Erwachsenen*[z].
- Routineuntersuchungen ◘ Tab. 3.6.

- **Dosierung**

- **Schizophrenie:** Bei Erwachsenen Anfangsdosis 1 mg/d einmal täglich für Tag 1–4, Zieldosis 2–4 mg einmal täglich. Tag 5: 2 mg, nach Verträglichkeit und Ansprechen ab Tag 8: 4 mg; empfohlene maximale Tagesdosis 4 mg. Erhaltungsdosis i. d. R. 2–4 mg/d.

- **Nebenwirkungen, Risikopopulationen und Intoxikationen**

Am häufigsten Akathisie (5,6 %) und Gewichtszunahme (3,9 %).

Sehr häufig Prolaktinerhöhung.

Häufig Ausschlag, Gewichtserhöhung, EPS (Akathisie und Tremor), Schwindel, Sedierung, Diarrhö, Übelkeit, Oberbauchschmerzen, Rückenschmerzen, Extremitätenschmerzen, CK-Erhöhung.

Gelegentlich Angioödem, Urtikaria, Gesichtsschwellungen, Suizidalität, Parkinsonismus, venöse Thromboembolien, Orthostase-Syndrom, Husten, Karies, Flatulenz, Myalgien, Blutdruckerhöhung, Triglyzeriderhöhung, erhöhte Leberenzyme.

Sonstige NW Selten oder in Einzelfällen Krampfanfälle, malignes neuroleptisches Syndrom, QTc-Zeit-Verlängerung, Rhabdomyolyse.

Risikopopulationen **Herz:** Wahrscheinlich günstiges kardiovaskuläres Risikoprofil; keine QTc-Zeit-Verlängerung (z. T. Hinweise für Verkürzung der QTc-Zeit), dennoch Vorsicht und regelmäßige Kontrollen bei kardialen Vorerkrankungen. **Leber:** Bei leichter bis mäßiger Leberinsuffizienz keine Dosisanpassung erforderlich, Vorsicht bei schwerer Leberinsuffizienz. **Niere:** Anwendungsbeschränkungen bei Niereninsuffizienz, jedoch keine systematischen Daten; regelmäßige Kontrollen empfohlen.

Intoxikationen Akzentuierte NW, Somnolenz, Blutdruckerhöhung, Tachykardie, Dyspepsie. Bisher keine Berichte über fatale Ausgänge bei Monointoxikationen.

▪ Kontraindikationen

Relative Kontraindikationen

- Krampfanfälle in der Vorgeschichte, erhöhte Anfallsbereitschaft; keine Empfehlung bei Patienten > 65 J. Risiko unter Antipsychotika bei älteren Patienten mit Demenz ▶ 3.4.6, ▶ Box 3.

▪ Interaktionen

- Bei langsamen CYP2D6-Metabolisierern (PM): Dosis verringern (50 %), bei gleichzeitiger Einnahme von starken oder moderaten CYP3A4-Inhibitoren (*Ketoconazol*): Dosis stark verringern (25 %).
- Bei Kombination mit **CYP2D6-Inhibitoren** (z. B. *Chinidin*, *Fluoxetin*, *Paroxetin*) oder **CYP3A4-Inhibitoren** (z. B. *Ketoconazol*): Dosis verringern (50 %), bei Kombination von Inhibitoren (CYP2D6 und CYP3A4): starke Dosisreduktion (25 %) mit Kontrolle der Plasmakonzentration.
- Bei Verabreichung von **CYP3A4-Induktoren** (z. B. *Carbamazepin*, *Efavirenz*, *Johanniskraut*-Präparate, *Nevirapin*, *Phenytoin*, *Primidon*, *Rifabutin*, *Rifampicin*): nach Ansetzen des CYP3A4-Induktors 1–2 Wochen lang Dosis erhöhen (bis zur Verdopplung) und Plasmakonzentration kontrollieren, dann entsprechend des klinischen Ansprechens bis zur Verdreifachung der Dosis (2-mal tägliche Gabe). Nach Absetzen des Induktors kann die Induktion noch mindestens 2 Wochen anhalten (▶ **Anhang INT**).

▪ Bewertung

AAP mit partialagonistischem Wirkmechanismus an D_2/D_3- und 5-HT_{1A}-Rezeptoren. Ähnliches Wirkprofil wie *Aripiprazol* (und *Cariprazin*) mit geringerer Affinität zum D_2-Rezeptor (geringere intrinsische prodopaminerge Aktivität) und höherer Affinität zu $5\text{-}HT_{1A}$- und $5\text{-}HT_{2A}$-Rezeptoren. Wirksam bei Schizophrenie und möglicherweise als *add-on* bei unipolarer Depression (FDA-Zulassung). Im Vergleich zu anderen AAP geringe metabolische Effekte; wie *Ariprazol* und *Cariprazin* relativ hohes Risiko für Akathisien und psychomotorische Hyperaktivität. Bedeutung im Vergleich zu *Aripiprazol* und *Cariprazin* noch unklar. In den USA auch Zulassung als Add-on-Therapie mit Antidepressiva bei unipolarer Depression. Kostenerstattung nur im Einzelfall.

3.15.6 Bromperidol

Bromperidol

Konventionelles Antipsychotikum, Butyrophenon

Impromen[1] (Janssen-Cilag)
Trpf. 2 mg = 20 Trpf. = 1 ml (100 ml)

[1] Aufgrund der Kurzbesprechung werden Generika nicht genannt.

Dosierung

- Erhaltungsdosis: 1–10 mg (durchschnittlich 4–6 mg) 1 × täglich, bei akuten Schizophrenien bis zu 50 mg[z] in fraktionierten Einzeldosen.
- Hauptdosis zur Nacht; bei älteren Patienten ggf. niedrigere Dosis.

Bewertung

Hochpotentes KAP. Möglicherweise etwas günstigeres Risikoprofil bzgl. QTc-Zeit-Verlängerung im Vergleich mit anderen hochpotenten Butyrophenonen. Wegen fehlender besserer Verträglichkeit gegenüber *Haloperidol* und hohem EPS-Risiko ist *Bromperidol* bei der Vielzahl neuer AAP in der psychiatrischen Pharmakotherapie in der Regel **verzichtbar**.

3.15.7 Cariprazin

Cariprazin

Atypisches Antipsychotikum, Piperazin- und Dimethylharnstoff-Derivat; NbN: *Dopamine, serotonin receptor, partial agonist* (D_2/D_3, $5\text{-}HT_{1A}$), *receptor antagonist* ($5\text{-}HT_{2B}$)

Reagila (Recordati Pharma)
Kps. 1,5/3/4,5/6 mg

- **Pharmakodynamik**
  - Antipsychotikum mit hoher Affinität und partialagonistischer Wirkung an D_2- und insbesondere D_3-Rezeptoren sowie 5-HT_{1A}-Rezeptoren. Antagonistische Wirkung an 5-$HT_{2A/B}$- und H_1-Rezeptoren. Geringere Affinität zu 5-HT_{2C}- und α_1-Rezeptoren, kaum Affinität zu mACh(M_1)-Rezeptoren. *Cariprazin* und seine beiden Hauptmetaboliten besitzen in vitro ein ähnliches Wirkprofil wie die Muttersubstanz.

- **Pharmakokinetik**
  - T_{max} = 3–6 h; $t_{½}$ = 19–52 h für *Cariprazin* (für aktive Metaboliten *Desmethyl-* und *Didesmethylcariprazin* bis 2 Wochen); Bioverfügbarkeit: ca. 80 %.
  - Metabolisierung inbsesondere durch CYP3A4, zu geringerem Teil auch durch CYP2D6.
  - Plasmakonzentration: 2–10 ng/ml[(p)] für die Muttersubstanz. Die Konzentration des Hauptmetaboliten *Didesmethylcariprazin* ist etwa 4-fach höher als die von *Cariprazin* bzw. *Desmethylcariprazin*. Die Konzentration der aktiven Fraktion beträgt bei 6 mg/d: 30–45 ng/ml. Als „effektive" HWZ wird für die „aktive Fraktion" aus *Cariprazin* und seinen beiden aktiven Metaboliten 8 Tage angegeben. Steady State nach 4 Wochen.
  - Plasmakonzentration: 4–14 ng/ml.

- **Indikationen und Behandlungshinweise**
  - *Schizophrenie*[z].
  - *Off label* → Bipolar-I-Störungen (manische oder gemischte Episoden und bipolare Depression; in den USA zugelassen).
  - Routineuntersuchungen ◘ Tab. 3.6.

- **Dosierung**
  - Beginn mit 1,5 mg/d, empfohlene Dosis 1,5–6 mg/d.

- **Nebenwirkungen, Risikopopulationen und Intoxikationen**

Sehr häufig Akathisie, Parkinsonoid.

Häufig Gewichtszunahme, Appetitänderungen, Dyslipidämie, Schlafstörungen, Angst, Sedierung, Schwindelgefühle, Dystonien und weitere extrapyramidalmotorische Bewegungsstörungen, verschwommenes Sehen, Tachyarrhythmien, Hypertonie, Übelkeit, Obstipation, Erbrechen, Leberenzymerhöhung, CK-Erhöhung, Ermüdung.

Gelegentlich Anämie, Eosinophilie, TSH-Erniedrigung, Natriumserumkonzentrations-Veränderungen, erhöhte Glukosekonzentrationen, Diabetes mellitus, suizidales Verhalten, Delir, Depression, Libidostörungen, erektile Dysfunktion, Lethargie, Dysästhesie, Dyskinesie, tardive Dyskinesien, Augenreizung, Erhöhung des intraokulären Drucks, Akkommodationsstörungen, Visusminderung; Vertigo, Erkrankungen des Reizleistungssystems, Bradyarrhythmien, QTc-Zeit-Verlängerungen, T-Wellen-Anormalität, Hypotonie, Schluckauf, gastroösophagealer Reflux, Bilirubinerhöhung, Pruritus, Ausschlag, Dysurie, Pollakisurie; Durst.

Risikopopulationen **Herz:** Aufgrund des Rezeptorprofils (s. oben) günstiges kardiovaskuläres Risikoniveau zu erwarten; wahrscheinlich kein Risiko für QTc-Zeit-Verlängerung, dennoch Vorsicht und regelmäßige Kontrollen bei kardialen Vorerkrankungen v. a. aufgrund der bisher begrenzten Anwendungserfahrungen. **Leber** und **Niere**: Bei leichter bis mäßiger Funktionsstörung keine Dosisanpassung erforderlich, zu schweren Funktionsstörungen existieren bisher keine systematischen Daten, daher wird die Anwendung nicht empfohlen.

Intoxikationen Details noch nicht ausreichend bekannt. Eine Überdosierung (48 mg/d) führte bei einem Patienten zu einem Orthostase-Syndrom. Der Patient erholte sich am selben Tag.

▪ Kontraindikationen

▶ Interaktionen.

▪ Interaktionen

- Eine Kombination mit moderaten bis starken **CYP3A4-Inhibitoren** (▶ Anhang INT), z. B. *Boceprevir*, *Clarithromycin*, *Cobicistat*, *Indinavir*, *Erythromycin*, *Itraconazol*, *Ketoconazol*, *Nefazodon*, *Nelfinavir*, *Posaconazol*, *Ritonavir*, *Saquinavir*, *Telaprevir*, *Telithromycin*, *Voriconazol*, *Diltiazem*, *Fluconazol* oder *Verapamil* mit *Cariprazin* ist kontraindiziert. Aufgrund der langen HWZ des aktiven Metaboliten von *Cariprazin* ist eine hohe Plasmakonzentration zu erwarten. Ebenso ist die Kombination mit **CYP3A4-Induktoren** (▶ Anhang INT) wegen des Risikos von Wirkverlust kontrainidiziert.
- *Cariprazin* führt häufig zu Ermüdung. Daher ist zu erwarten, dass die Kombination mit sedierenden AM zu verminderter Aufmerksamkeit und Fahrtauglichkeit führt.

▪ Bewertung

Neues AAP mit günstigem metabolischem NW-Profil, ähnlich wie *Aripiprazol*, jedoch mit höherer Affinität zu D_3-Rezeptoren. Es besteht ein höheres Risiko für extrapyramidalmotorische NW (Parkinsonoide) als bei *Aripiprazol*. Nach aktuellem Stand vorteilhaft bei der Therapie von Negativsymptomen im Vergleich zu *Risperidon*. Für *Cariprazin* wurde entsprechend ein (geringer) Zusatznutzen nur bei Patienten mit prädominanter Negativsymptomatik in der Langzeitbehandlung/Rezidivprophylaxe festgestellt.

3.15.8 Chlorprothixen

Chlorprothixen

Konventionelles Antipsychotikum, trizyklisches Antipsychotikum

Chlorprothixen Holsten (Holsten)
Filmtbl. 15/50 mg

Chlorprothixen neuraxpharm (neuraxpharm)
Filmtbl. 15/50/100 mg

Der Erstanbieter hat „Truxal" zurückgezogen.

Pharmakodynamik

- Antipsychotikum mit mittelstarker Affinität zu D_1-Rezeptoren und niedriger Affinität zu D_2- und D_3-Rezeptoren. Starke Blockade von 5-HT_2- und H_1-, aber auch von mACh(M_1)- und α_1-Rezeptoren.

Pharmakokinetik

- T_{max} = 4 h; $t_{½}$ = 8–12 h; Bioverfügbarkeit: ca. 15 % orale und parenterale Form enthalten zu fast 100 % das wirksame *cis*-Isomer. Metabolisierung durch CYP2D6.
- Plasmakonzentration nach Einnahme von 2 × täglich 30–100 mg: 15–140 ng/ml[(p)].
- Die Plasmakonzentration ist nicht geeignet, einen therapeutisch wirksamen Plasmaspiegel einzustellen. Sie kann als Orientierung bei Fragen der Adhärenz oder bei der Beurteilung toxikologischer Fragen nützlich sein.

Indikationen und Behandlungshinweise

- *Psychomotorische Unruhe und Erregungszustände im Rahmen akuter psychotischer Syndrome und zur Behandlung von maniformen Syndromen*[z].
- Routineuntersuchungen ◘ Tab. 3.6.

Dosierung

- Einschleichend bis zur Erhaltungsdosis von ambulant 30–200 mg/d[z] verteilt auf 1–3 Einzeldosen; in der Akutbehandlung (v. a. stationär) bis 400 mg/d[z], in Einzelfällen auch höhere Dosis > 150 mg/d nur stationär. Ältere Patienten 15–90 mg/d.

Nebenwirkungen, Risikopopulationen und Intoxikationen

Im unteren Dosisbereich (15–30 mg/d) geringe NW (anticholinerg, adrenolytisch); im Vergleich zu *Haloperidol* weniger dosisabhängige EPS.

Sehr häufig Müdigkeit (häufig erwünscht), Benommenheit, Schwindelgefühl, orthostatische Dysregulation, Hypotonie, Tachykardie, Gewichtszunahme, Obstipation, Übelkeit, Miktionsstörungen, v. a. in höheren Dosen vegetative Symptome: Hypersalivation, Hypohidrosis, Mundtrockenheit, Verlängerung der Reaktionszeit, Sprechstörungen, Verwirrtheit bei zerebraler Vorschädigung.

Häufig Kopfschmerzen, Nervosität, Asthenie, Appetitsteigerung, Palpitationen, Störungen der Erregungsleitung, Libidoverminderung, Abgeschlagenheit, Agitiertheit, Frühdyskinesien, Dystonien, Verwirrtheit bei zerebraler Vorschädigung, Verdauungsstörungen, passagere Erhöhungen der Leberenzymaktivität, Akkommodationsstörungen, Sehstörungen, vermehrtes Schwitzen, Myalgie.

Gelegentlich Depressive Verstimmung (insbesondere bei Langzeittherapie), delirante Symptome – insbesondere unter Kombination mit anticholinerg wirkenden

Substanzen, Appetitminderung und Gewichtsabnahme, Erbrechen, Diarrhö, Sodbrennen, Harnverhalt, Gefühl der verstopften Nase, Parkinson-Syndrom, Akathisie, Manifestation von Spätdyskinesien, Lethargie, zerebrale Krampfanfälle, Regulationsstörungen der Körpertemperatur sowie Sprach-, Gedächtnis- und Schlafstörungen, erektile Dysfunktion und Ejakulationsstörungen, Hitzewallungen, Pigmenteinlagerung in Kornea und Linse, Erhöhung des Augeninnendrucks, Okulogyration, Dermatitis, Muskelrigidität, allergische Hautreaktionen (Hautrötung, Exanthem, allergische Reaktion auf Sonnenlicht und Juckreiz).

Sonstige NW Selten oder in Einzelfällen Überempfindlichkeitsreaktionen, Eosinophilie und Panzytopenie, Bein- und Beckenvenenthrombosen, Thromboembolien, Polyneuropathie, Senkung der Krampfschwelle, malignes neuroleptisches Syndrom, QTc-Zeit-Verlängerung, ventrikuläre Arrhythmien, Kammerflimmern, ventrikuläre Tachykardie, TdP, Herzstillstand und plötzlicher unerklärter Tod, Spätdyskinesien, Blutbildungsstörungen, Thrombosen, lebensbedrohliche Darmlähmung, kardiovaskuläre Komplikationen (insbesondere bei Patienten mit Herz-Kreislauf-Erkrankungen), Atemnot, Cholestase, Ikterus bzw. cholestatische Hepatose, Amenorrhö, Menstruationsbeschwerden, vereinzelt sexuelle Funktionsstörungen, Störungen des Zucker- und des Salz/-Wasserhaushalts, verminderte Glukosetoleranz, Hyperglykämie, Gynäkomastie, Hyperprolaktinämie, Galaktorrhö, Neutropenie, Thrombozytopenie, Agranulozytose.

Absetzsymptome Häufig Übelkeit, Erbrechen, Anorexie, Durchfall, Rhinorrhö, Schwitzen, Myalgie, Parästhesie, Schlaflosigkeit, Ruhelosigkeit, Angst und Agitiertheit. Auch Schwindel, wechselndes Wärme- und Kältegefühl und Tremor.

Risikopopulationen **Herz:** Ausgeprägte anticholinerge und α_1-antagonistische Eigenschaften, mögliche orthostatische Regulationsstörungen sowie Störungen der Erregungsleitung und Repolarisation mit QTc-Zeit-Verlängerung, TdP-Arrhythmien und plötzlichem Herztod sind beschrieben, daher keine Anwendung bei zusätzlichen Risikofaktoren für ventrikuläre Arrhythmien; keine Anwendung bei Herz-Kreislauf-Erkrankungen. **Leber:** Bei leichten bis mittelgradigen Leberfunktionsstörungen Laborkontrollen und ggf. Dosisreduktion, keine Anwendung bei schwerer Leberinsuffizienz; mögliches Risiko der intrahepatischen Cholestase (Beginn meist innerhalb von 2–4 Wochen). **Niere:** Nur geringe renale Ausscheidung der unveränderten Substanz, daher kaum Einschränkung der Clearance bei Nierenfunktionsstörungen; zumindest bei leichter und mäßiger Ausprägung in der Regel keine Dosisanpassung erforderlich.

Intoxikationen Akzentuierte NW, zentrales anticholinerges Syndrom (▶ 12.8.2) mit deliranter Symptomatik, Bewusstseinsstörungen bis zum Koma, epileptische Anfälle, EPS, Hypo- und Hypertension, EKG-Veränderungen (PQ-, QTc-Zeit-Verlängerung, AV-Block I–III), Herzrhythmusstörungen inkl. QTc-Zeit-Verlängerungen mit TdP, Herzstillstand, ventrikuläre Arrhythmien, Kreislaufdepression, pulmonale Komplikationen bis zur respiratorischen Insuffizienz, Lungenödem, metabolische Azidose, Thermodysregulation, Nierenversagen.

3

Kontraindikationen

Relative Kontraindikationen

- Leber- und Niereninsuffizienz, kardiale Vorschädigung, Long-QTc-Syndrom, signifikante Bradykardie, unbehandelte Hypokaliämie, schwere Hypotonie bzw. orthostatische Dysregulation, prolaktinabhängige Tumoren, Parkinson-Krankheit, Hyperthyreose, Glaukom, Prostatahypertrophie, Harnverhalt, Krampfanfälle. Risiko unter Antipsychotika bei älteren Patienten mit Demenz ▶ 3.4.6, ▶ Box 3. **Cave:** gleichzeitiges Vorliegen von Depression und Psychose.

Interaktionen

- Vorsicht bei Kombination mit Polypeptid-Antibiotika, erhöhtes Risiko für Atemdepression.
- Aufgrund der starken anticholinergen Komponente gibt es sehr viele pharmakodynamische Wechselwirkungen mit anderen anticholinerg wirksamen AM (erhöhtes Risiko v. a. bei älteren Patienten).
- Die gleichzeitige Einnahme von Alkohol kann zu Verstärkung der Alkoholwirkung und Blutdrucksenkung führen.
- Vorsicht bei Kombination mit anderen QTc-Zeit-verlängernden AM (Vergleich Antipsychotika ▶ 3.6.3).
- Bei Kombination mit Stimulanzien vom *Amfetamin*-Typ Abschwächung der Amfetaminwirkung.
- Dosisanpassung bei Kombination mit **CYP2D6-Inhibitoren**, z. B. *Paroxetin* oder *Fluoxetin* (▶ **Anhang INT**), ebenso bei Patienten mit genetisch bedingtem nicht aktivem CYP2D6.

Bewertung

Niederpotentes KAP mit anticholinerger und adrenolytischer Komponente. Hohes NW- und Interaktionsrisiko. Im Allgemeinen reicht die antipsychotische Potenz nicht aus, um akute Psychosen allein mit *Chlorprothixen* zu behandeln.

3.15.9 Clozapin

Clozapin

Atypisches Antipsychotikum, trizyklisches Antipsychotikum; NbN: *Dopamine, serotonin, norepinephrine receptor antagonist (D_2, 5-HT_2, NE α_2)*

Clozapin-CT[1] (CT Arzneimittel)
Leponex (Mylan)
Tbl.[2] 25 (teilbar), 50/100 (teilbar) mg

[1] Aufgrund einer hohen Zahl von Clozapin-Generika wird auf eine vollständige Auflistung von Präparaten mit der Anfangsbezeichnung „Clozapin“ verzichtet.
[2] Clozapin-Generika auch: Tbl. 200 mg, Susp. 50 mg/ml.

Kontrollierte Anwendung

Die kontrollierte Anwendung von *Clozapin* mit **regelmäßigen Blutbildkontrollen** (Leukozyten und neutrophile Granulozyten) und entsprechender schriftlicher **Aufklärung des Patienten** ist in jedem Fall (auch bei niedrigen Dosierungen und nach > 48-stündiger Unterbrechung der Medikation) unabhängig von der Wahl des *Clozapin*-Präparats zu empfehlen. Die erforderlichen Sicherheitsmaßnahmen müssen durch den verschreibenden Arzt erfüllt werden (s. unten).

Pharmakodynamik

- Antipsychotikum mit ausgeprägt initial dämpfender Wirkung und fehlenden EPS.
- Hohe Affinität zu H_1-, α_1-, 5-HT_{2A}-, 5-HT_{2C}-, mACh(M_1 und M_4)- und D_4-Rezeptoren.
- Niedrige Affinität zu D_1-, D_2-, D_3-, D_5-, 5-HT_{1A}-, 5-HT_3-, α_2- und mACh(M_2)-Rezeptoren.
- *N-Desmethylclozapin* ist ein M_1-Rezeptoragonist.

Pharmakokinetik

- Fast vollständige Resorption bei oraler Applikation; Bioverfügbarkeit: 50–60 %.
- T_{max} = 2–4 h; $t_{½}$ = 8–16 h. Steady State nach 6–10 Tagen.
- Fast ausschließlich hepatische Verstoffwechselung (bevorzugt durch CYP1A2, daneben CYP2C19 und CYP3A4 und – von geringer Bedeutung – CYP2D6) mit 2 Hauptmetaboliten: *N-Desmethylclozapin* und *Clozapin-N-oxid* (Hauptmetabolit im Urin).
- Plasmakonzentration (nur *Clozapin*, ohne Metaboliten): 350–600 ng/ml[p]; wegen der relativ kurzen HWZ von *Clozapin* ist darauf zu achten, dass Blut exakt zum Zeitpunkt minimaler Plasmakonzentrationen (Talspiegel) abgenommen wird, ▶ 3.10.2.

Indikationen und Behandlungshinweise

- *Therapieresistente Schizophrenie*[z].
- *Akute und chronische Formen schizophrener Psychosen*[z], wenn:
  - vor Beginn der Behandlung ein normaler Leukozytenbefund vorliegt,
  - regelmäßige Blutbildkontrollen durchgeführt werden können (s. unten) und
  - der Patient auf mindestens zwei verschiedene Antipsychotika nicht anspricht oder diese nicht verträgt (insbesondere Spätdyskinesien und nichttolerierbare, therapierefraktäre andere EPS).
- In niedriger Dosis bei *Psychosen im Verlauf eines M. Parkinson*[z] nach Versagen der Standardtherapie (▶ 3.4.6).
- *Off label* → antisuizidale Wirksamkeit (*Clozapin* scheint eine genuin antisuizidale, möglicherweise auch antiaggressive Wirkung zu besitzen; auch im Vergleich zu *Olanzapin* wurde eine Reduktion der Suizidalität bei schizophrenen Patienten berichtet; auf das Intoxikationsrisiko ist jedoch bei suizidalen Patienten zu achten) → schizoaffektive Störungen, insbesondere vom bipolaren Subtyp.

- Ein Behandlungsversuch sollte mindestens 6–8 Wochen andauern; eine Non-Response auf *Clozapin* wird erst nach 6 Monaten angenommen (mögliches Vorgehen ▶ 3.13).
- Sollte eine Indikation zum Umsetzen von *Clozapin* auf ein anderes AAP bestehen, ist – falls möglich – ein sehr langsames überlappendes Umsetzen (2–6 Monate) durchzuführen (▶ 3.13.2).
- Routineuntersuchungen ◘ Tab. 3.6.

▪ Dosierung

- Einschleichender Beginn mit einer Testdosis von 12,5 mg/d, dann Steigerung um höchstens 25 mg/d. Wird *Clozapin* länger als 2 Tage abgesetzt, empfiehlt es sich, wieder mit 12,5 mg zu beginnen.
- Erhaltungsdosis 100–450 mg/d in mehreren Einzeldosen, bis 200 mg/d Verabreichung 1 × abends möglich; Höchstdosis 600 mg, in Einzelfällen bis 900 mg/d[z].
- Zur Erreichung eines Wirkungsoptimums, aber insbesondere bei Nichtansprechen, sollte ein Plasmaspiegelbereich von 350–600 ng/ml angestrebt werden.
- Bei Parkinson-Krankheit Beginn mit 6,25 mg, Zielbereich 25–50 mg, in Ausnahmefällen 100 mg[z].
- Bei älteren Patienten und DLK (*off label*) Beginn mit 6,25 mg/d (bis 25 mg, max. 50 mg).
- Wegen der initial häufig ausgeprägten Sedierung Beginn und Hauptdosis möglichst abends oder zur Nacht.
- Die Dosis ist individuell – möglichst mithilfe von Plasmaspiegelbestimmungen – einzustellen, und die niedrigste wirksame Dosis ist zu verabreichen.
- Von de Leon et al. (2022) wurde eine personalisierte Behandlung für eine möglichst effiziente und sichere Aufdosierung und Anwendung von *Clozapin* ausgearbeitet. Damit sollte auch das Risiko für Pneumonien und Myokarditis neben dem Agranulozytoserisiko bei einer *Clozapin*-Behandlung reduziert werden. Neben der therapiebegleitenden Messung der *Clozapin*-Plasmaspiegel zur Erfassung der individuellen metabolischen Aktivität (CYP1A2, Metabolisiererstatus) sollten die ethnische Abstammung, Übergewicht, Rauchen und die Einnahme von *Valproat* beachtet werden. Empfohlen wird auch eine wöchentliche CRP-Überwachung über mindestens 4 Wochen, um mögliche Entzündungen zu erkennen, die zu toxischen Plasmakonzentrationen führen können, aber auch Entzündungen als Folge einer zu raschen *Clozapin*-Aufdosierung sein können.

Agranulozytoserisiko

Eine Behandlung mit *Clozapin* setzt – u. a. nach Vorgaben der Hersteller – voraus:
- Indikationsstellung: Kein Ansprechen auf andere Antipsychotika (2 verschiedene, mindestens ein AAP) bzw. Unverträglichkeit anderer Antipsychotika.
- Vor Beginn der Behandlung muss der Arzt nach bestem Wissen sicherstellen, dass nicht beim Patienten zu einem früheren Zeitpunkt bereits unerwünschte hämatologische Reaktionen auf *Clozapin* aufgetreten sind, die den Abbruch der Behandlung erfordert haben.

- Die Verschreibungen sollen nicht für einen längeren Zeitraum als das Intervall zwischen zwei Blutbildkontrollen ausgestellt werden.
- Eingehende Information über mögliche NW und Risiken vor Beginn der Behandlung
- Bedeutung von Fieber und anderen Infektzeichen für umgehende Kontaktaufnahme und Kontrollen. Bei jeder Konsultation muss der Patient, der *Clozapin* erhält, daran erinnert werden, den Arzt bei jeder Art von Infektion, die sich zu entwickeln beginnt, sofort zu kontaktieren.
- Besondere Aufmerksamkeit soll auf grippeähnliche Beschwerden wie Fieber, Halsschmerzen oder andere Infektionszeichen gerichtet werden, die Anzeichen einer Neutropenie sein können. Patienten und ihre Betreuer müssen darüber informiert werden, dass bei Auftreten eines dieser Symptome eine sofortige Blutbildkontrolle durchgeführt werden muss.
- Jeder Arzt, der *Clozapin* verschreibt, ist angehalten, Aufzeichnungen über die Ergebnisse der Blutbildkontrollen aller Patienten zu führen und alle erforderlichen Schritte zu unternehmen, um ggf. eine versehentliche erneute Gabe von *Clozapin* in der Zukunft zu verhindern.
- Patienten mit primären Funktionsstörungen des Knochenmarks dürfen nur mit *Clozapin* behandelt werden, wenn der Nutzen das Risiko eindeutig überwiegt. Sie müssen vor Beginn der Behandlung sorgfältig durch einen Hämatologen untersucht werden.
- Patienten, die aufgrund einer **benignen, ethnisch bedingten Neutropenie** eine niedrige Leukozytenzahl haben, müssen besonders beobachtet werden. Sie sollten nur mit Einverständnis eines Hämatologen mit *Clozapin* behandelt werden.
- Die *European Clozapine Task Force* empfiehlt bei Patienten mit einer benignen ethnischen Neutropenie Routinekontrollen (s. unten) bei einer absoluten Neutrophilenzahl ≥ 1000/µl, ein Monitoring 2-mal pro Woche bei einer absoluten Neutrophilenzahl von 500–1000/µl und ein Absetzen von *Clozapin* bei einer absoluten Neutrophilenzahl < 500/µl (Verdoux et al. 2025).
- Die Empfehlungen zu Routinekontrolluntersuchungen (BfArM) des Blutbildes wurden im April 2025 für eine *Clozapin*-Behandlung anhand der vorliegenden Daten teilweise geändert und angepasst:
  - Vor Beginn Leukozytenzahl ≥ 3500/mm^3 und Zahl der neutrophilen Granulozyten (ANC) ≥ 2000/mm^3 (Kontrolle darf nicht länger als 10 Tage zurückliegen) und klinischer Ausschluss einer Infektkonstellation.
  - Möglichkeit und Bereitschaft zu wöchentlichen ANC-Kontrollen für zunächst 18 Wochen.
  - ANC-Kontrollen während einer *Clozapin*-Behandlung (◘ Tab. 3.9).
  - Abweichungen von vorgesehen Kontrollintervallen entsprechend ANC-Befund (◘ Tab. 3.9).
  - Bei kurzfristiger Unterbrechung (< 48 h): Fortsetzung mit bestehendem Kontrollintervall, sofern keine klinischen Auffälligkeiten vorliegen.
  - Nach Therapieunterbrechung > 48 h: Bei Wiederansetzen von *Clozapin* Vorgehen wie initial, d. h. langsame Aufdosierung und wöchentliche ANC-Kontrollen für 18 Wochen.

3

Tab. 3.9 ANC-Kontrollen während einer *Clozapin*-Behandlung

Jahr der Behandlung	Zeitraum	ANC
1. Jahr	Woche 1–18	Wöchentlich
	Woche 19 bis Monat 12	Alle 4 Wochen
2. Jahr	Monat 13 bis Monat 24	Alle 12 Wochen
3. Jahr	Ab. 3. Jahr	Jährlich
Abweichungen von vorgesehen Kontrollintervallen entsprechend ANC-Befund:		
ANC-Wert (Zellen/µl)		**Maßnahme**
≥ 2000	Normal	Fortsetzung der Therapie, reguläre Kontrollen
1500–1999	Milde Neutropenie	Häufigere Kontrollen, ggf. alle 3–7 Tage je nach Verlauf
1000–1499	Mittelgradige Neutropenie	Kontrolle alle 1–3 Tage, ggf. Therapiepause bei Symptomen oder im Verlauf
500–999	Schwere Neutropenie	Therapieunterbrechung, engmaschige Überwachung
< 500 (Agranulozytose)	Agranulozytose	Sofortiger und endgültiger Therapieabbruch

- Wenn die *Clozapin*-Therapie beendet wird, ohne dass eine Neutropenie oder Agranulozytose vorlag und keine Reexposition geplant ist, sind keine weiteren ANC-/Blutbildkontrollen erforderlich, wenn kein klinischer Anhaltspunkt für eine ANC-Kontrolle besteht. Das ANC-Monitoring endet mit dem letzten Kontrollintervall. Das Monitoring wird durch das Risiko einer aktiven Behandlung begründet, ohne *Clozapin* fällt dieses Risiko weg. Eine Nachsorge ist medizinisch nicht erforderlich, sofern kein klinischer Verdacht besteht oder andere hämatologische Vorerkrankungen vorliegen.
- Verbindlich für das Vorgehen ist eine aktualisierte Fachinformation nach den Vorgaben durch EMA und BfArM.

Nebenwirkungen, Risikopopulationen und Intoxikationen

Clozapin wird im 1. Jahr der Anwendung am häufigsten abgesetzt, in etwa 20 % der Fälle aus medizinischen Gründen (v. a. epileptische Anfälle, schwere Obstipation, Somnolenz und Neutropenien).

Dosisunabhängig Leukopenie, Granulozytopenie, Thrombopenie, Agranulozytose und Panzytopenie (selten). **Agranulozytoserisiko** ist höher als bei anderen Antipsychotika (1 %), häufiger entwickelt sich eine Neutropenie (2 %), Häufigkeitsgipfel in der 6.–14. Behandlungswoche; außerdem möglich: Eosinophilie (isolierte, milde und asymptomatische Eosinophilie ist in vielen Fällen nicht behandlungsrelevant), Thrombozytopenie, auch Leukozytose und Thrombozytose. Eine persistierende ausgeprägte Eosinophilie kann u. a. Vorbote einer Agranulozytose oder Zeichen eines DRESS-Syndroms (*drug reaction with eosinophilia and systemic symptoms*) mit Organschädigungen (z. B. Myokarditis, Hepatitis, Nephritis, Pankreatitis) sein.

! Bei Neutropenien (ANC < 1000/µl) und bei Agranulozytosen (ANC < 500/µl) wird das Absetzen von *Clozapin* erforderlich und ggf. eine Umstellung auf ein Butyrophenon (*Haloperidol*, *Benperidol*) oder ein nichttrizyklisches AAP mit geringem Agranulozytoserisiko (*Aripiprazol*, *Risperidon*) empfohlen. Weitere Therapieempfehlung ► 3.6.5, ► Box 6.

- *Clozapin* muss **zumindest vorübergehend abgesetzt** werden, wenn ANC < 1000/µl absinken.
- *Clozapin* **sofort und i. d. R. endgültig absetzen** bei Agranulozytose (ANC < 500/µl).
- Erhöhte Aufmerksamkeit, wenn unter *Clozapin* ANC < 1500/µl, Eosinophilie > 3000/µl oder Thrombozytopenie < 50.000/µl.
- *Clozapin* sollte bei Auftreten von schweren NW (v. a. MNS, Myokarditits, DRESS-Syndrom) sofort abgesetzt werden.

Clozapin senkt bei hohen Dosen und raschem Dosisanstieg – mehr als andere Antipsychotika – die **Krampfschwelle**, aber durch *Clozapin* induzierte Krampfanfälle, die bei ca. 1–2 % der Patienten mit Dosen < 300 ng/ml vorkommen und für die es ein erhöhtes Risiko (3–4 %) bei Dosen von 300–600 ng/ml oder Plasmaspiegeln > 600 ng/ml gibt, sind keine absolute Kontraindikation gegen die Beibehaltung der Medikation. *Clozapin* kann auf 50 % gesenkt werden, und ggf. kann eine Begleittherapie mit einem Anfallssuppressivum (*Lamotrigin*, *Valproat*) begonnen werden.

Vor allem bei schnellem Dosisanstieg Gefahr eines (anticholinergen) **Delirs** (Therapie: Dosisreduktion oder Absetzen).

Hypersalivation tritt bei 30 % der Patienten früh unter der Behandlung, besonders auch während des Schlafes, auf. Therapieversuche mit *Pirenzepin* 25–100 mg/d, *Metoclopramid* 10–30 mg, *Sulpirid* 150–300 mg und *Amisulprid* 100–400 mg oder *Botulinumtoxin-Typ B*-Injektionen in die Gl. parotis, die Wirkung hielt über etwa 12 Wochen an (► 3.6.4). In Einzelfällen wurde – teilweise mit einer Sialorrhö assoziiert – eine *Clozapin*-induzierte Parotitis berichtet, immunologische und inflammatorische Ursachen werden diskutiert.

Sehr ernste, wenn auch seltene NW unter *Clozapin* sind **Myokarditis** und Perikarditis (wahrscheinlich sog. Hypersensitivitätsmyokarditis) mit oder ohne Eosinophilie und **Kardiomyopathie** mit sehr selten tödlichem Ausgang. Symptome einer Myokarditis sind u. a. unspezifische grippeähnliche Symptome, Fieber und/oder Symptome einer Herzinsuffizienz, neu aufgetretene Ruhetachykardie, Arrhythmie, Dyspnoe, klinische, laborchemische und EKG-Zeichen eines Herzinfarkts oder einer Perikarditis, Brustschmerzen. Am häufigsten treten Myokarditiden nach aktuellen Daten innerhalb von 4–8 Wochen nach Beginn einer *Clozapin*-Behandlung auf (auch bei niedrigen Dosierungen, auch bei Unterbrechungen von Behandlungen nach früherer komplikationslos vertragener *Clozapin*-Behandlung). Bei den systematisch nachuntersuchten Fällen mit Myokarditis kam es zu einem typischen Verlauf und der Evidenz für Risikofaktoren:

- Etwa 10–19 Tage nach Beginn der *Clozapin*-Therapie: unspezifische Symptome (grippeartige, gastrointestinale und Harnwegsbeschwerden), CRP-Anstieg > 10-fach der Norm (häufig beobachtbare Herzfrequenzanstiege von 10–20/min sind in dieser Phase unbedenklich).
- In den 1–5 Folgetagen: Herzfrequenzsteigerung von 20–30/min, Anstieg der Troponine I/T > 2-fach und CRP > 20-fach der oberen Grenzwerte.
- In vielen Fällen dann Nachweis von linksventrikulären Funktionsstörungen im EKG, klinische Zeichen (Herzgeräusche, Rasseln über der Lunge, Unwohlsein, Fieber, Husten, Brustschmerzen, Kurzatmigkeit, Diarrhö, Erbrechen, Halsschmerzen, Myalgien, Kopfschmerz, Hyperhidrosis, Harnentleerungsstörungen), teilweise EKG-Veränderungen (ST-Hebungen oder -Senkungen, infarktartige Veränderungen).
- Nach Absetzen von *Clozapin* und kardiologischer Behandlung (ACE-Hemmer, β-Rezeptorenblocker, ggf. Kortikoide), kann innerhalb von 5–7 Tagen mit einer Besserung der kardialen Funktion gerechnet werden.
- Rasche Aufdosierung (> 25 mg/d), Komedikation mit *Valproat* während der Aufdosierung (Woche 1–4) und höheres Lebensalter waren mit höherem relativem Risiko für eine Myokarditis verbunden.

Myokarditisrisiko

Eine Behandlung mit *Clozapin* setzt – nach Vorgaben der Hersteller – voraus:

- Die Anwendung von *Clozapin* ist mit dem erhöhten Risiko einer Myokarditis verbunden, die in seltenen Fällen tödlich verlaufen kann. Insbesondere in den ersten 2 Monaten der Behandlung ist von einem erhöhten Risiko auszugehen. Selten wurden auch tödliche Fälle einer Kardiomyopathie berichtet.
- V. a. Myokarditis oder Kardiomyopathie besteht bei Patienten, die eine dauerhafte Ruhetachykardie, insbesondere in den ersten 2 Monaten der Behandlung, und/oder Palpitationen, Arrhythmien, Schmerzen in der Brust und andere Anzeichen und Symptome einer Herzinsuffizienz (z. B. unerklärliche Müdigkeit, Dyspnoe, Tachypnoe) oder myokardinfarktähnliche Symptome entwickeln.
- Bei V. a. Myokarditis oder Kardiomyopathie ist *Clozapin* sofort abzusetzen und der Patient unverzüglich an einen Kardiologen zu überweisen. Laborhinweise ergeben sich v. a. aus Erhöhungen von CRP, Troponin, CK, und NT-proBNP (Qubad und Bittner 2023).
- Da das Myokarditisrisiko in den ersten 4–8 Wochen einer *Clozapin*-Behandlung am höchsten ist, kann bei allen Patienten (inbesondere bei Risikokonstellationen) neben einem Symptommonitoring eine wöchentliche Kontrolle von CRP, Troponinen und CK in den ersten 6–8 Wochen empfohlen werden. Eosinophilien können ein Frühzeichen sein.
- Patienten mit einer bestehenden oder vorbekannten *Clozapin*-induzierten Myokarditis oder Kardiomyopathie dürfen in aller Regel nicht wieder mit *Clozapin* behandelt werden.

- Vor Beginn einer *Clozapin*-Therapie muss neben der Blutbildkontrolle (s. oben) eine Anamnese und eine sorgfältige körperliche Untersuchung durchgeführt werden.
- Patienten mit Herzerkrankungen in der Vorgeschichte oder verdächtigen kardialen Befunden bei der körperlichen Untersuchung sollten für weitere Untersuchungen, die auch ein EKG beinhalten sollten, an einen Facharzt überwiesen werden. Solche Patienten sollten nur mit *Clozapin* behandelt werden, wenn der erwartete Nutzen das Risiko eindeutig überwiegt.
- Der behandelnde Arzt sollte die Durchführung eines EKG vor Beginn der Behandlung mit *Clozapin* in Betracht ziehen.

❗ Bei begründetem Verdacht eines kardialen Risikos *Clozapin* absetzen! Vor Beginn einer Therapie mit *Clozapin* bei Patienten mit kardialem Risiko kardiologische Abklärung!

Gastrointestinale Hypomotilität und **Obstipation** (wahrscheinlich bedingt durch periphere anticholinerge und antiserotoninerge Effekte) sind häufige NW (15–60 %). Risikofaktoren für Obstipation (Stuhlentleerungsfrequenz ≥ 4 Tage, häufig mit Konsistenzvermehrung und Beschwerden) sind neben Medikationseffekten (oft dosisabhängig) interkurrente Erkrankungen, höheres Lebensalter und weibliches Geschlecht. Die Entwicklung eines **paralytischen Ileus** scheint unter *Clozapin* häufiger vorzukommen (6-fach erhöhtes Risiko). Engmaschige körperliche Untersuchungen (Peristaltik) und der adäquate Einsatz von Laxanzien unter *Clozapin*-Therapie sind daher angeraten (s. auch ▶ 3.6.4). Obstipation und potenziell letaler Ileus können auch nach langjähriger Einnahme auftreten, zudem sind auch Fälle von akuter intestinaler Pseudoobstruktion (Ogilvie-Syndrom, wahrscheinlich durch Störung der parasympathischen Ganglien, Mortalität etwa 40 % durch Darmischämie oder Perforation) unter *Clozapin* beschrieben. Rasche Erkennung und entsprechende Maßnahmen (z. B. *Neostigmin* i. v.) sind wichtig.

❗ *Clozapin* verursacht häufig Obstipation, in seltenen Fällen kann sich ein paralytischer Ileus entwickeln. Besondere Vorsichtsmaßnahmen sind notwendig bei
- Komedikation, die ebenfalls Obstipation verursachen kann.
- Vorgeschichte einer Kolonerkrankung oder Abdominalchirurgie.
- Patienten ≥ 60 J.
- Bei Patienten mit paralytischem Ileus (auch in der Vorgeschichte) ist *Clozapin* kontraindiziert.
- Patienten sollen angehalten werden, Obstipation unter *Clozapin* zeitnah zu berichten.
- Jede Obstipation bei Patienten unter *Clozapin* soll aktiv behandelt werden (s. unten).

Metabolische Effekte (Gewichtszunahme, Glukosetoleranzstörungen, Hyperglykämien und diabetische Stoffwechsellage mit peripherer Insulinresistenz, Hyperlipidämien) und Entgleisungen des Glukosestoffwechsels (diabetische Ketoazidose, hyperglykämisches Koma) sind unter *Clozapin* (und *Olanzapin*) häufiger als unter Behandlung mit anderen AAP oder KAP. Insbesondere Komplikationen (z. B. **diabetische Ketoazidose**) scheinen unter *Clozapin* häufiger als unter anderen AAP aufzutreten, vornehmlich im Frühverlauf der Behandlung (< 3 Monate, eher niedrigere Dosierung) und auch bei vorher fehlenden Hinweisen auf Diabetes mellitus. Die regelmäßige Kontrolle der metabolischen Standardparameter (Gewicht, Umfang, Nüchtern-Blutzucker, HbA_{1c}, Blutdruck, Lipide) und ist von größter Bedeutung, insbesondere bei Neueinstellung auf *Clozapin*.

Ein erhöhtes Risiko für **Pneumonien** (*community acquired pneumonia*) wurde für *Clozapin* (noch weiter erhöht bei Kombination mit *Valproat*), aber auch für andere Antipsychotika (noch höheres Risiko für *Olanzapin*, *Haloperidol*) gefunden, die Ursachen sind noch unklar (Sialorrhö, Schluckstörungen, Aspiration, Sedierung, reduzierter Hustenreflex, Zwerchfellmotilitätsstörung, aber auch direkte immunsuppressive und inflammatorische Effekte). Als Risikofaktoren gelten höheres Lebensalter, neurologische Komorbiditäten (und Behandlungen mit Antikonvulsiva), höhere Dosierungen und starke Sedierung. Zu beachten ist, dass bei klinisch relevanten **Pneumonien und anderen Infektionen** (u. a. mit Fieber, CRP-Erhöhung) – wahrscheinlich bedingt durch eine Zytokin-vermittelte Suppression von CYP1A2 – hohe bis toxische Plasmaspiegel von *Clozapin* mit entsprechenden NW unter Beibehaltung der Dosis auftreten können. Antibiotika, die CYP1A2 inhibieren (z. B. *Ciprofloxazin*) sind zu vermeiden, klinische Zeichen einer *Clozapin*-Überdosierung (u. a. Zunahme der Sedierung, Myoklonus, Sprechstörungen) zu beachten, engmaschige Plasmaspiegelmessungen werden empfohlen, ggf. deutliche Dosisreduktion (z. B. etwa halbe Dosis zur Halbierung der Plasmaspiegel) oder Aussetzen der *Clozapin*-Behandlung.

Eosinophilien (s. oben) können unter *Clozapin*-Behandlung auch im Rahmen eines seither selten diagnostizierten **DRESS-Syndroms** auftreten. Es handelt sich dabei um eine massive T-Zell-Stimulation mit Zytotoxizität und Eosinophilen-Aktivierung. Symptome sind generalisiertes Exanthem, Fieber, Ödeme, Eosinophilie, Lymphozytose, Thrombopenie, Lymphknotenschwellungen, mögliche Organbeteiligungen (Leber, Niere, Lunge, Herz); die Letalität liegt bei bis zu 10 %. Häufigste bekannte Auslöser sind Antikonvulsiva, Antibiotika, aber auch Antipsychotika; Polypharmazie scheint das Risiko zu erhöhen. Neben dem Absetzen möglicher auslösender Medikamente sind Kortikoide bzw. Immunglobulingaben zur Immunsuppression und Antihistaminika angezeigt.

▪▪ Nebenwirkungsmanagement und Absetzen von Clozapin

Wegen der besonderen Stellung in der Behandlung schizophrener Störungen sollte *Clozapin* erst nach sorgfältiger Abwägung aller Vorteile und Risiken unter Berücksichtigung von Optionen zum NW-Management abgesetzt werden (▫ Tab. 3.10; Qubad und Bittner 2023).

▪▪ Weitere bekannte Nebenwirkungen aus der Fachinformation

Sehr häufig Anfängliche Sedierung und Schläfrigkeit, Tachykardie, sodass in manchen Fällen vorübergehend Bettruhe indiziert ist, Schwindel, Obstipation, Hypersalivation (s. oben).

Tab. 3.10 Evidenzbasiertes Nebenwirkungsmanagement von *Clozapin*[a]

Clozapin-**induzierte NW**	**Behandlungsoption**[b]
Epileptische Anfälle	*Lamotrigin, Gabapentin, Pregabalin*
Sedierung	*Modafinil*[c], *Methylphenidat*[c]
Delir	*Physostigmin*
Zwangssymptome	KVT, SSRI, *Clomipramin*[d], Kombination mit *Aripiprazol*
Sinustachykardie	Kardioselektive β-Rezeptorenblocker
Orthostatische Hypotension	Wasser- und Elektrolytzufuhr, Kompressionsstrümpfe, *Fludrocortison*
Obstipation	Flüssigkeitszufuhr, faserreiche Kost, Laxanzien, ggf. (Teil-)Umstellung (*Aripiprazol, Amisulprid* ohne bekanntes erhöhtes Risiko)
Enuresis nocturna	*Desmopressin*
Hypersalivation	Zuckerfreier Kaugummi, Kopfhochlagerung nachts; *Atropin*-Tropfen sublingual, *Ipratropium*-Spray sublingual, *Amisulprid, Pirenzepin, Amitriptylin*[d], *Clonidin, Benztropin*[d], *Botulinumtoxin, Diphenhydramin*

[a] Zunächst ist die Klärung alternativer Ursachen (z. B. Komedikation) und eine Dosisreduktion zu erwägen. [b] Für den Off-label-Einsatz ist immer die niedrigstmögliche Dosierung zu wählen. [c] Gefahr der Verstärkung psychotischer Symptome. [d] **Cave:** zentral-anticholinerge NW.

Häufig Müdigkeit, Kopfschmerzen, Krampfanfälle/Konvulsionen, myoklonische Zuckungen, Akathisie, Tremor, Rigor, Dysarthrie, EPS, EKG-Veränderungen, Hypertonie, orthostatische Hypotonie, Synkopen, Übelkeit, Erbrechen, Appetitlosigkeit, Gewichtszunahme, Leukopenie, Neutropenie, Eosinophilie, Leukozytose, erhöhte Leberenzymwerte, trockener Mund, verschwommenes Sehen, Harninkontinenz (u. U. Enuresis), Harnverhalt, Fieber, benigne Hyperthermie (Temperaturanstieg bis 39 °C, Auftreten typischerweise nach ca. 10 Tagen, meist ohne Therapie reversibel, selten Absetzgrund), Störungen der Schweiß- und Temperaturregulation.

Gelegentlich Malignes neuroleptisches Syndrom, Agranulozytose, Dysphemie.

Selten Anämie, Diabetes mellitus, verminderte Glukosetoleranz, Agitiertheit, Ruhelosigkeit, Konfusion, Delir, Kreislaufkollaps, Arrhythmie, Myokarditis, Perikarditis/Perikarderguss, Thromboembolie, Aspiration von aufgenommener Nahrung, Pneumonie und Infektionen der unteren Atemwege mit möglicherweise tödlichem Ausgang, Dysphagie, Pankreatitis, Hepatitis, Ikterus, CK-Erhöhung.

Sehr selten und Einzelfälle Thrombozytopenie, Thrombozythämie, hyperosmolares Koma, Ketoazidose, schwere Hyperglykämie, Hypercholesterinämie, Hypertriglyzeridämie, Spätdyskinesie, Symptome einer Zwangsstörung, Kardiomyopathie, Herzstillstand, Atemdepression/Atemstillstand, Darmverschluss/paralytischer Ileus/Koprostase, Vergrößerung der Ohrspeicheldrüse/Parotitis, fulminante Lebernekrose, Hautreaktionen (Cave: DRESS-Syndrom), interstitielle Nephritis, Priapismus, unerklärlicher plötzlicher Tod, zentrales anticholinerges Syndrom (nach plötzlichem Absetzen), EEG-Veränderungen, Myokardinfarkt mit möglicherweise tödlichem Ausgang, Brustschmerzen/Angina pectoris, venöse Thromboembolie, verstopfte Nase, Diarrhö, abdominale Beschwerden/Sodbrennen/Dyspepsie, Steatosis hepatis, Lebernekrose, Lebertoxizität, Leberfibrose, Leberzirrhose, Muskelschwäche, Muskelspasmen, Muskelschmerzen, Nierenversagen.

In Einzelfällen auch Absetzdyskinesien bei vorheriger Behandlung mit anderen Antipsychotika, ansonsten wirksam bei der Behandlung von Spätdyskinesien.

Unter *Clozapin* (und anderen AAP) können Zwangssymptome auftreten. In einem Einzelfall wurde nach Absetzen von *Clozapin* unter Beibehalten einer SSRI-Komedikation ein zentrales Serotoninsyndrom beschrieben.

Absetzphänomene von *Clozapin* ► 3.13.1.

Risikopopulationen **Herz:** ► Nebenwirkungen. **Leber:** Bei leichter bis mittelgradiger Leberfunktionsstörung engmaschige klinische und Laborkontrollen (einschließlich Plasmaspiegel) sowie je nach Ausprägung Dosisreduktion. Bei schwerer Leberinsuffizienz kontraindiziert; intrahepatische Cholestase sowie (nach Absetzen reversible) toxische Hepatitis auch beim Lebergesunden möglich. **Niere:** Bei leichter bis mittelgradiger Niereninsuffizienz Dosisanpassung und engmaschiges Labormonitoring (einschließlich Plasmaspiegel), bei schwerer Ausprägung kontraindiziert; wiederholt Berichte über Auftreten von interstitieller Nephritis unter Therapie.

Intoxikationen Akzentuierte NW, zentrales anticholinerges Syndrom (► 12.8.2) mit deliranter Symptomatik, Bewusstseinsstörungen bis zum Koma, epileptische Anfälle, Hypotension, EKG-Veränderungen (PQ-, QTc-Intervall-Verlängerung, AV-Block I–III), Herzrhythmusstörungen, Kreislaufdepression, pulmonale Komplikationen bis zur respiratorischen Insuffizienz, Lungenödem, metabolische Azidose.

■ Kontraindikationen

- Früher aufgetretene BB-Schädigung (z. B. *Clozapin*, andere Antipsychotika, sonstige AM, Ausnahme: Leukopenie durch Zytostatika).
- Hämatologische Erkrankungen, insbesondere falls Leukozyten betroffen sind (Ausnahme: bei ethnisch bedingter benigner Neutropenie).
- Intoxikationen mit zentral wirksamen Substanzen, Bewusstseinstrübungen.
- Medikamentös ungenügend kontrollierte Epilepsie.
- Schwere kardiale Erkrankungen, schwere Erkrankungen der abführenden Gallenwege und der Niere, aktive und progressive Lebererkrankungen, Leberversagen, Darmatonie.

Relative Kontraindikationen

- Engwinkelglaukom, Prostatahypertrophie, Alter < 16 J. Möglichst keine Kombination mit anderen AM, die Blutbildungsstörungen hervorrufen (u. a. *Carbama-*

zepin, möglicherweise auch *Mirtazapin* und *Valproat*) oder die Krampfschwelle erniedrigen können. Risiko unter von Antipsychotika bei älteren Patienten mit Demenz ► 3.4.6, ► Box 3.
- **Cave:** schlechter Allgemeinzustand, kardiale Vorschädigung, Vorliegen einer Lebererkrankung (regelmäßige Kontrollen!), bestehendes Anfallsleiden, schwere Hirnleistungsstörung.

Hohe Risiken bei Verordnung von *Clozapin* bei COVID-19-Erkrankung, insbesondere Pneumonierisiko und hämatologische/thrombembolische Risiken.

Interaktionen

Keine Kombination von *Clozapin* mit trizyklischen Depot-Antipsychotika. Kardiovaskuläre Synkopen und/oder Atemstillstand bei gleichzeitiger *Clozapin*-Einnahme und BZD-Gabe sind möglich (i. v.-Applikation von BZD unbedingt vermeiden!).

- Eine Kombination von *Clozapin* mit BZD stellt keine absolute Kontraindikation dar, sie sollte jedoch weiterhin sorgfältig abgewogen werden. Klinisch dringliche Situationen wie ein malignes neuroleptisches Syndrom, katatone Zustandsbilder oder extreme Agitiertheit lassen eine solche Kombinationstherapie vertretbar erscheinen.
- Möglichst keine Kombination mit AM, die Blutbildungsstörungen hervorrufen (u. a. *Carbamazepin*, möglicherweise auch *Mirtazapin* und *Valproat*) oder die Krampfschwelle erniedrigen können (z. B. *Bupropion*). Eine Analyse von Patienten, die über 25 Jahre unter *Clozapin* eine Agranulozytose entwickelten, ergab, dass 40 % ein weiteres AM mit Agranulozytoserisiko eingenommen hatten. Bei Patienten mit fatalem Ausgang waren es sogar 80 %.
- **Cave:** Gleichzeitige Gabe von anticholinerg wirksamen AM (z. B. *Biperiden*, *Perazin*).
- Mit *Diphenhydramin*, *Doxylamin* und *Promethazin* verstärkte Sedierung **und** anticholinerge NW.
- Vorsicht bei Kombination mit anderen QTc-Zeit-verlängernden AM (Vergleich Antipsychotika ► 3.6.3); dann häufigere EKG-Kontrollen empfohlen.
- Mit *Lithium* erhöhte „Neurotoxizität" möglich (Krampfanfall, Delir), erhöhtes Risiko für ein malignes neuroleptisches Syndrom.
- Vorsicht bei Kombination von *Clozapin* und *Lamotrigin*: Regelmäßige Plasmaspiegel- und Blutbildkontrollen; Hautreaktionen gezielt beobachten.
- Kombination mit **Inhibitoren** von **CYP1A2** wie *Ciprofloxacin* oder *Fluvoxamin* oder von **CYP2C19** wie *Omeprazol* (► **Anhang INT**) führt zu einem Anstieg der *Clozapin*-Konzentration, deshalb Plasmaspiegelkontrollen mit Dosisanpassung bei Kombinationen, unter denen mit veränderten Plasmaspiegeln gerechnet werden muss, ebenso bei Infektionen oder bei veränderten Rauchgewohnheiten. Der Koffeinkonsum (CYP1A2-Substrat) der Patienten sollte beachtet werden. Wenn täglich mehr als 3 Tassen Kaffee getrunken werden, ist mit einem Anstieg der *Clozapin*-Spiegel zu rechnen. (**Cave:** Genuss von Energydrinks mit hohem Koffeingehalt). Eine Kombination von *Clozapin* und *Fluvoxamin* kann durch Anhebung

der Talspiegel und Senkung der Spitzenspiegel von *Clozapin* bei Therapieresistenz gegenüber einer hochdosierten *Clozapin*-Monotherapie Vorteile haben.

- Benzpyrene im Tabakrauch und andere **Induktoren** von **CYP1A2** beschleunigen den Abbau von *Clozapin* (▶ **Anhang INT**). Wiederauftreten der psychotischen Symptome möglich. Nach Raucherentwöhnung oder Umstellung auf E-Zigaretten steigen die *Clozapin*-Spiegel an, und es ist mit NW bis hin zu einer Intoxikation zu rechnen, daher sollte bei Änderung der Rauchgewohnheiten die Plasmakonzentration von *Clozapin* kontrolliert und ggf. eine Dosisanpassung vorgenommen werden.
- Bei Kombination mit *Valproat* kann es sowohl zu einem Abfall als auch zu einem Anstieg der Plasmakonzentration kommen, da *Valproat* Glukuronosyltransferasen (UGT) hemmt und langfristig UGT und CYP1A2 induziert. Bei Rauchern wird der induzierende Effekt des Rauchens durch *Valproat* verstärkt, sodass die Plasmakonzentrationen von *Clozapin* besonders stark abfallen (Rauchen alleine: Abfall um ca. 20 %, mit *Valproat*: ca. 46 %). Deshalb sind bei dieser Kombination, insbesondere bei Eindosierung und bei Rauchern, engmaschige Kontrollen der Plasmakonzentration von *Clozapin* empfohlen. Des Weiteren ist unter der Kombination von *Clozapin* mit *Valproat* das Risiko für Pneumonie, Myokarditis/Perikarditis/Pankreatitis, Neutropenie und Agranulozytose erhöht.
- Bei Infektionen kann es bei Anstieg von Entzündungsmediatoren (CRP > 25 mg/l) zu einem deutlichen Anstieg der *Clozapin*-Spiegel kommen, der im Einzelfall toxische Konzentrationen erreichen kann.

❗ Kombination mit *Fluvoxamin* führt bis zu einem 10-fachen Anstieg der *Clozapin*-Konzentration (*Fluoxetin* zu einem durchschnittlich 42 %igen Anstieg).

❯ Plasmaspiegelkontrollen von *Clozapin* und ggf. Dosisanpassung sind bei Kombinationen, ebenso bei Infektionen (CRP-Kontrolle) oder bei veränderten Rauchgewohnheiten, dringend angeraten.

▪ Bewertung

Einziges AAP im engeren Sinn mit besonderer Bedeutung in der Psychopharmakologie bei Therapieresistenz schizophrener Störungen und bei nichttolerierbaren EPS. *Clozapin* ist in vielen Studien und teilweise auch nach aktuellen Metaanalysen bei Therapieresistenz anderen AAP und KAP überlegen, zudem einziges Antipsychotikum mit nachweislich suizidpräventivem und möglicherweise antiaggressivem Effekt. Eingeschränkte Verwendbarkeit wegen starker Risiken; deswegen ist auch eine Ersttherapie nach aktuellem Stand nicht indiziert. Auf Agranulozytoserisiko, Gewichtszunahme, Dyslipidämie und Diabetesinduktion sowie Obstipation/Ileus und Myokarditis (v. a. bei Neueinstellung) und weitere Risiken unter *Clozapin* ist besonders zu achten (angemessene Kontrollen, ▶ 3.6.2).

3.15.10 Flupentixol

Flupentixol

Konventionelles Antipsychotikum, trizyklisches Antipsychotikum; NbN: *Dopamine, serotonin receptor antagonist (D_2, 5-HT_2)*

Fluanxol[1] (Bayer Vital)
Drg./Tbl. 0,5/1/2/5 mg
Trpf. 50 mg = 20 Trpf. = 1 ml

Depotpräparat (nur i. m.):
Flupentixoldecanoat
Fluanxol Depot (Bayer Vital/Lundbeck)
Amp. 10 mg/0,5 ml (Fluanxol Depot 2 %)
Amp. 20 mg/1 ml (Injfl. 3/10 ml)
(Fluanxol Depot 2 %)
Amp. 100 mg/1 ml (Fluanxol Depot 10 %)
Flupentixol-neuraxpharm (neuraxpharm)
Amp. 20 mg/1 ml; 40 mg/2 ml;
100 mg/1 ml; 200 mg/10 ml (Durchstechflasche)

[1] In A und CH auch als Deanxit (Lundbeck): *Flupentixol* (0,5 mg) in Kombination mit dem trizyklischen Antidepressivum *Melitracen* (10 mg) zur Behandlung von leichten bis mittelschweren Depressionen.

Pharmakodynamik

- Hochpotentes Antipsychotikum aus der Reihe der Thioxanthene mit etwa gleich starker Blockade von D_1-, D_2- und D_3-Rezeptoren sowie der 5-HT_{2A}-Rezeptoren. Pharmakologisch aktiv ist das *cis*-Isomer.
- Blockade von α_1-Rezeptoren, geringe Affinität zu H_1-Rezeptoren.
- Sehr geringe antagonistische Wirkung an mACh-Rezeptoren (M_1/M_2).

Pharmakokinetik

Oral

- T_{max} = 3–6 h; $t_{1/2}$ = 20–40 h; Bioverfügbarkeit: 40–50 %.
- Plasmakonzentration (*cis*-Isomer): 0,5–10 ng/ml$^{(p)}$.

Depotpräprarat

- T_{max} = ca. 7 Tage; $t_{1/2}$ = 2–3 Wochen.
- Metabolisierung bevorzugt über CYP2D6 (► Kap. 16). Keine pharmakologisch aktiven Metaboliten. 50 % *cis*-, 50 % *trans*-Isomer in Drg. und Trpf.; 100 % *cis*-Isomer in Depotform.

Indikationen und Behandlungshinweise

- *Akut- und Langzeitbehandlung schizophrener Psychosen*^{z}.
- Von einer Phasenprophylaxe affektiver Psychosen, oder einer routinemäßigen Verordnung als primäres Anxiolytikum oder Antidepressivum ist abzuraten.

- Günstige Wirkungen wurden bei der symptomatischen Behandlung von Persönlichkeitsstörungen beschrieben.
- Routineuntersuchungen ◘ Tab. 3.6; zusätzlich (Empfehlung des Herstellers): vor Behandlung Blutbild/Differenzialblutbild und Thrombozytenzahl bestimmen, bei pathologischen Blutwerten darf keine Behandlung erfolgen. Nach Beginn der Behandlung sollten über einen Zeitraum von 4 Monaten wöchentlich Blutbildkontrollen (einschließlich des Differenzialblutbildes) vorgenommen werden.

▪ Dosierung

Oral

- Abhängig vom psychopathologischen Zustandsbild; für die Akutbehandlung 10–60 mg/d[z], zur Langzeitbehandlung chronischer Schizophrenien 4–20 mg/d[z]; bei vorwiegender Negativsymptomatik sind ebenfalls niedrigere Dosierungen empfehlenswert. Bei älteren Patienten 2–15 mg/d.
- Bei Persönlichkeitsstörungen Versuch mit 1–3 mg/d, ggf. höhere Dosis.

Depotpräparat

- 10–60 mg i. m. (max. 100 mg) im Abstand von 2–4 Wochen[z], Erhaltungsdosis 20 mg i. m. alle 3 Wochen für gute Langzeitwirkung oft ausreichend.
- Durchschnittliche Dosierung 0,2–1 ml Injektionslösung 10 % (20–100 mg) im Abstand von 2–4 Wochen.

▪ Nebenwirkungen, Risikopopulationen und Intoxikationen

Sehr häufig Müdigkeit (insbesondere zu Beginn der Behandlung), EPS: Parkinsonoid, Akathisie, Frühdyskinesien (Zungen-Schlund-Krämpfe, Schiefhals, Kiefermuskelkrämpfe, Blickkrämpfe, Versteifung der Rückenmuskulatur), Hyperkinesie, Hypokinesie, weitere EPS (bei geringer Dosierung 0,5–1 mg gelegentlich), dosisabhängig orthostatische Dysregulation, Hypotonie (insbesondere zu Behandlungsbeginn und bei Patienten mit Phäochromozytom, zerebrovaskuläerer, renaler oder kardialer Insuffizienz), Tachykardie, Mundtrockenheit.

Häufig Übelkeit, Erbrechen, Obstipation, Diarrhö, Appetitverlust, Akkommodationsstörungen, vermehrter Tränenfluss, Gefühl der verstopften Nase, Erhöhung des Augeninnendrucks, Miktionsstörungen, Kopfschmerzen, Schwindel, Gewichtszunahme, Dystonie, Herzrasen, Dyspnoe, Dyspepsie, Harnverhalt, Pruritus, Hyperhidrose, Myalgie, gesteigerter Appetit, Abnahme der Libido, abnormales Sehen, Asthenie.

Gelegentlich Zerebrale Krampfanfälle, Schlafstörungen, Erregung, Benommenheit, Unruhe, depressive Verstimmung, delirante Symptome (insbesondere unter Kombination mit anticholinerg wirksamen Substanzen), Regulationsstörungen der Körpertemperatur, passagere Leberfunktionsstörungen, Abflussstörungen der Galle, Photosensibilität, Pigment-, Kornea- und Linseneinlagerungen, Lethargie, Hitzewallung, Unterleibschmerzen, Blähungen, Gelbsucht, Dermatitis, allergische Hautreaktionen, erektile Dysfunktion, Ausbleiben der Ejakulation (bei Depot: Reaktionen an der Einstichstelle).

Sonstige NW Selten oder in Einzelfällen malignes neuroleptisches Syndrom, Reaktivierung bzw. Verschlechterung psychotischer Prozesse, Spätdyskinesien, lebensbedrohlicher paralytischer Ileus, Thromboembolien, Störungen des Glukosestoffwechsels, Menstruationsstörungen, Galaktorrhö, Gynäkomastie. EKG-Veränderungen (Störungen der Erregungsausbreitung und -rückbildung, möglicherweise auch QTc-Zeit-Verlängerungen), Muskelstarre, vegetative Entgleisung mit Herzjagen und Bluthochdruck, Bewusstseinstrübung bis Koma, anaphylaktische Reaktion, Überempfindlichkeitsreaktion, Hyperprolaktinämie, Hyperglykämie, Agranulozytose, Leukopenie, Thrombozytopenie, Eosinophilie, Panzytopenie, ventrikuläre Arrhythmien – Kammerflimmern, Kammertachykardie, TdP – und plötzliche Todesfälle unklarer Genese.

Weitere NW des Depotpräparats sind der Fachinformation zu entnehmen.

Sehr selten Eosinophilie, Panzytopenie.

Risikopopulationen **Herz:** Ausgeprägte anticholinerge und α_1-antagonistische Eigenschaften, mögliche orthostatische Regulationsstörungen sowie Störungen der Erregungsleitung und Repolarisation mit QTc-Zeit-Verlängerung, TdP-Arrhythmien und plötzlichem Herztod sind beschrieben, daher keine Anwendung bei zusätzlichen Risikofaktoren für ventrikuläre Arrhythmien. Anwendung bei manifesten Herzerkrankungen nur nach strenger Nutzen-Risiko-Abwägung. **Leber:** Bei leichten bis mittelgradigen Leberfunktionsstörungen Laborkontrollen und ggf. Dosisreduktion, keine Anwendung bei schwerer Leberinsuffizienz; mögliches Risiko der intrahepatischen Cholestase (Beginn meist innerhalb von 2–4 Wochen nach Therapiebeginn). **Niere:** Nur geringe renale Ausscheidung; daher bei leichter und mäßiger Nierenfunktionsstörung keine Dosisanpassung erforderlich.

Intoxikationen Wie ▶ *Chlorprothixen*.

■ Kontraindikationen

- ZNS-Dämpfung, z. B. durch Alkohol-, Barbiturat-, Analgetika- oder Opiatvergiftung.

Relative Kontraindikationen

- Störungen des hämatopoetischen Systems; Leber- und Niereninsuffizienz, kardiale Vorschädigung; prolaktinabhängige Tumoren, schwere Hypertonie und Hypotonie, orthostatische Dysregulation; Parkinson-Krankheit; chronische Atembeschwerden und Asthma; Glaukom, Harnverhalt, Prostatahypertrophie mit Restharnbildung; nur unter besonderer Vorsicht anwenden bei Patienten mit Hirnschäden und Krampfanfällen in der Anamnese, da Grand-mal-Anfälle auftreten können (bei Epilepsie nur zusammen mit einer Antikonvulsivabehandlung). Risiko unter Antipsychotika bei älteren Patienten mit Demenz ▶ 3.4.6, ▶ Box 3.

Interaktionen

- Vorsicht bei Kombination mit Polypeptid-Antibiotika, erhöhtes Risiko für Atemdepression.
- Vorsicht bei Kombination mit MAOH und TZA.
- Die Wirkung von Dopaminagonisten, z. B. *Bromocriptin*, *Amantadin* oder *L-Dopa* wird abgeschwächt, die von Dopaminantagonisten, z. B. *Metoclopramid* oder *Bromoprid*, verstärkt.
- Die moderat anticholinergen Effekte von *Flupentixol* können bei Kombination mit anticholinergen Substanzen verstärkt werden.
- Bei der Behandlung einer Hypotonie sollte *Adrenalin* nicht zusammen mit *Flupentixol* verabreicht werden, da die Gabe von *Adrenalin* zu einem weiteren Blutdruckabfall führen kann (Adrenalinumkehr). Schwere Schockzustände können mit *Noradrenalin* behandelt werden.
- QTc-Zeit-Verlängerung wurde beobachtet. Vorsicht bei Kombination mit anderen QTc-Zeit-verlängernden AM (Vergleich Antipsychotika ► 3.6.3).
- AM, die Elektrolytveränderungen verursachen können, wie z. B. Thiazid-Diuretika (Hypokaliämie), und AM, die die Plasmakonzentration von *Flupentixol* erhöhen können, sollten nur mit Vorsicht angewendet werden (**Cave:** QTc-Zeit-Verlängerung, Neurotoxizität).
- Bei Kombination mit Lithiumsalzen erhöhtes Risiko für EPS; sehr selten schwere neurotoxische Symptome.
- Bei Kombination mit *Tramadol*, *Bupropion* oder *Zotepin* Absenkung der Krampfschwelle.
- Bei Kombination mit **Inhibitoren** von **CPY2D6**, z. B. *Paroxetin* (► **Anhang INT**), ist mit einem Anstieg der Wirkspiegel und erhöhtem Risiko für EPS zu rechnen.

Bewertung

Hochpotentes KAP zur Akut- und Langzeitbehandlung schizophrener Störungen.

3.15.11 Fluphenazin

Fluphenazin

Konventionelles Antipsychotikum, trizyklisches Antipsychotikum; NbN: *Dopamine receptor antagonist (D_2)*

Depotpräparat (nur i. m.):
Fluphenazindecanoat
Fluphenazin-neuraxpharm D (neuraxpharm)
Amp. 12,5/0,5 ml und 25 mg/1 ml; 50 mg/0,5 ml und 100 mg/1 ml; 250 mg/10 ml

Der Erstanbieter hat „Lyogen" zurückgezogen.

Pharmakodynamik

- In erster Linie Blockade von D_2-, 5-HT_2-, α_1- und H_1-, kaum mACh-Rezeptoren.

- **Pharmakokinetik**

- T_{max} = 2 h; $t_{½}$ = 20 h (oral); beim Decanoat schneller Plasmaspiegelanstieg mit T_{max} = 22 h, raschem Abfall ab dem 2. Tag mit $t_{½}$ = 504 h. Anstieg von $t_{½}$ bei Nachinjektionen.
- Metabolisierung bevorzugt über CYP2D6 (▶ Kap. 16).
- Bioverfügbarkeit bei i. m.-Gabe, im Vergleich zur oralen Gabe (20–50 %), deutlich höher.
- Plasmakonzentration: 1–5 ng/ml[(p)].

- **Indikationen und Behandlungshinweise**

- *Akute und chronische Psychose*[z].
- *Katatone Syndrome*[z].
- *Psychomotorische Erregungszustände*[z].
- *Depotpräparat zur Langzeittherapie und Rezidivprophylaxe schizophrener* Psychosen[z]. Zur Problematik der Langzeitbehandlung mit KAP ▶ 3.12.2.
- Routineuntersuchungen ◘ Tab. 3.6, der Hersteller empfiehlt regelmäßige Blutbildkontrollen.

- **Dosierung**

Oral

- Ambulant mit 2 × 0,25 mg beginnen, stationäre Erhaltungsdosis 10–20 mg verteilt auf 2–3 Einzeldosen, ambulante Erhaltungsdosis 2,5–10 mg/d, Höchstdosis 40 mg/d[z].

Parenteral (Depotpräparat)

- 12,5–100 mg alle 3 (2–4) Wochen. Alternativ: 25 mg alle 4 Wochen (keine längeren Intervalle!). Steigerung der Dosierung bis 100 mg alle 2 Wochen maximal möglich[z], dann jedoch EPS-Zunahme.

- **Nebenwirkungen, Risikopopulationen und Intoxikationen**

Sehr häufig EPS (Frühdyskinesien, Parkinson-Syndrom, Akathisie, Dystonie), Hyperreflexie, Spätdyskinesien.

Häufig Zerebrale Anfälle, Kopfschmerzen, Müdigkeit und Sedierung, Unruhe, Schwindel, Erregung, Benommenheit, Depression (v. a. bei Langzeittherapie), Lethargie, verworrene Träume, delirante Symptome, Regulationsstörungen der Körpertemperatur, orthostatische Dysregulation, Tachykardie, Hypotonie, EKG-Veränderungen.

Gelegentlich Sprach-, Gedächtnis- und Schlafstörungen, Obstipation (u. U. bis zum Ileus), Übelkeit, Erbrechen, Diarrhö, Appetitverlust und Dyspepsie, Mundtrockenheit, Schwitzen, Salivation, Fieber, Akkommodationsstörungen, Gefühl der verstopften Nase, Erhöhung des Augeninnendrucks, Polyurie, Miktionsstörungen, passagere Erhöhung der Leberenzymaktivität, Blutbildungsstörungen (in Form von Leukopenie, Thrombopenie, Eosinophilie, Panzytopenie).

Sonstige NW Selten oder in Einzelfällen reversible zentrale Paresen, EEG- und Liquoreiweißveränderungen, malignes neuroleptisches Syndrom, Hypertension, QTc-Zeit-Verlängerung, ventrikuläre Arrhythmien, Herzstillstand, Agranulozytose, Thrombose, Photosensibilität, Allergien, Hirnödem, Retinopathia pigmentosa, Pigmentierungsstörungen, Lupus-erythematodes-ähnliche Syndrome, Ödeme, Gewichtszunahme, Störungen des Glukosestoffwechsels, gestörte ADH-Sekretion, Hyponatriämie, Gynäkomastie, sexuelle Funktionsstörungen, Galaktorrhö, Reaktivierung bzw. Verschlechterung von psychotischen Prozessen, Menstruationsstörungen. Sehr selten Hepatitiden, Ikterus.

Depotpräparate EPS, wegen Plasmaspiegelverlauf mit *early peak* unter Depotpräparat v. a. in den ersten beiden Tagen, häufig Akathisie, zusätzlich: allergische Hautreaktionen, Atembeschwerden, Asthma, Bronchopneumonie, Larynxödem, Pigmenteinlagerungen in Linse und Kornea, plötzliche Todesfälle (Einfluss von früheren Hirnschädigungen oder Krampfanfällen?).

Weitere NW des Depotpräparats sind der Fachinformation zu entnehmen.

Risikopopulationen **Herz:** Ausgeprägte anticholinerge und α_1-antagonistische Eigenschaften, mögliche orthostatische Regulationsstörungen sowie Störungen der Erregungsleitung und Repolarisation mit QTc-Zeit-Verlängerung, TdP-Arrhythmien und plötzlichem Herztod sind beschrieben, daher keine Anwendung bei Herz-Kreislauf-Erkrankungen. **Leber:** Bei leichten bis mittelgradigen Leberfunktionsstörungen Laborkontrollen und Dosisanpassung, keine Anwendung bei schwerer Leberinsuffizienz; mögliches Risiko der intrahepatischen Cholestase (Beginn meist innerhalb von 2–4 Wochen nach Therapiebeginn). **Niere:** Nur geringe renale Ausscheidung, daher keine Dosisanpassung erforderlich.

Intoxikationen Wie ▶ *Chlorprothixen* (ausgenommen akutes Nierenversagen).

Kontraindikationen

- Schwere Blutzell- oder Knochenmarkschädigung, schwere Lebererkrankung, schwere Depression, prolaktinabhängige Tumoren.

Relative Kontraindikationen

- Leber- und Nierenerkrankungen, kardiale Vorschädigung (inkl. Long-QT-Syndrom), Parkinson-Krankheit, chronische Atembeschwerden, Glaukom, Harnretention, Pylorusstenose, Prostatahypertrophie mit Restharnbildung; Patienten, die extremer Hitze oder organophosphathaltigen Insektiziden ausgesetzt sind. Vorsicht bei Patienten mit Phäochromozytom, Depressionen, Hypo/-Hypertension, Hypokaliämie, Somnolenz; Risiko unter Antipsychotika bei älteren Patienten mit Demenz ▶ 3.4.6, ▶ Box 3.
- ZNS-Schädigungen und Krampfanfälle in der Anamnese, da Grand-mal-Anfälle und plötzliche Todesfälle auftreten können (**Cave:** bei Epilepsie nur zusammen mit einer Antikonvulsivabehandlung).

- **Interaktionen**
- Vorsicht bei Kombination mit Polypeptid-Antibiotika: erhöhtes Risiko für Atemdepression.
- Vorsicht bei Kombination mit anderen anticholinerg wirksamen AM: erhöhtes Risiko anticholinerger Effekte, z. B. pharmakogenes Delir.
- Vorsicht bei Kombination mit anderen QTc-Zeit-verlängernden AM.
- *Fluphenazindecanoat* verstärkt die blutdrucksenkende Wirkung von Antihypertensiva; erhöhtes Risiko für orthostatische Kreislaufdysregulationen.
- Die gleichzeitige Gabe von MAOH kann zu einem Blutdruckabfall sowie EPS-Wirkungen führen.
- Kombinationen mit Sympathomimetika können zu hypertensiven Krisen führen.
- Tritt unter *Fluphenazin*-Therapie eine arterielle Hypotonie auf, sollte diese nicht mit *Adrenalin*, sondern mit *Noradrenalin* behandelt werden, da bei Adrenalinumkehr ein weiterer Blutdruckabfall auftreten kann.
- Die Wirkung von Antikoagulanzien kann verstärkt werden (regelmäßige Kontrolle des Gerinnungsstatus).
- *Fluphenazindecanoat* sollte nicht mit *Clozapin* kombiniert werden, da das Risiko einer Blutbildstörung möglicherweise erhöht ist.
- Es werden paradoxe Reaktionen mit *Guanethidin*, *Clonidin* oder *Methyldopa* beschrieben.
- Vorsicht bei Kombination mit **CYP2D6-Inhibitoren**, z. B. mit *Fluoxetin* oder *Propranolol* (▸ **Anhang INT**) Anstieg der *Fluphenazin*-Plasmaspiegel, bei Kombination mit *Fluoxetin* (im Mittel um 65 %).

- **Bewertung**

Hochpotentes KAP zur Akut- und Langzeitbehandlung schizophrener Störungen.

3.15.12 Fluspirilen

Fluspirilen

Konventionelles Antipsychotikum, Diphenylbutylpiperidin

Depotpräparat (nur i. m.):
Imap (Janssen-Cilag)
Amp. 2 mg/1 ml (Stechamp. zu 6 ml)
1,5 mg/0,75 ml (Imap 1,5 mg)

- **Pharmakodynamik**
- Strukturverwandtschaft zu Butyrophenonen.
- In erster Linie Blockade von D_2- und D_3-Rezeptoren, weniger starke Affinität zu 5-HT_2-Rezeptoren.

- Schwache Blockade von H_1-Rezeptoren, kaum nachweisbar von α_1- und mACh-Rezeptoren.

■ **Pharmakokinetik**

- T_{max} = bis 48 h (sehr große interindividuelle Variabilität); $t_{½}$ = 7–10 Tage.
- Metabolisierung bevorzugt durch Dealkylierung, beteiligte Enzyme nicht bekannt.
- Plasmakonzentration: 0,1–2,2 ng/ml[(p)].

3

■ **Indikationen und Behandlungshinweise**

- *Akute und chronische schizophrene Psychosen*[z], falls wöchentliche Injektionsintervalle empfehlenswert und tolerabel. Zur Problematik der Langzeitbehandlung mit KAP ▶ 3.12.2.
- Routineuntersuchungen ◘ Tab. 3.6.

■ **Dosierung**

- Ambulant: 2–6 mg alle 7 Tage (entsprechen 1–3 ml Injektionssuspension).
- Stationär: 3–8 mg alle 7 Tage (entsprechen 1,5–4 ml Injektionssuspension).
- Eine wöchentliche Dosis von 12 mg *Fluspirilen* sollte nicht überschritten werden.
- Schizophrenien: Akutbehandlung 2–10 mg i. m. im Abstand von 7 Tagen; Erhaltungsdosis 3–8 mg i. m. alle 7 Tage[z].
- Die wöchentliche *Fluspirilen*-Dosis soll annähernd der täglichen oralen *Haloperiol*-Dosis entsprechen.

■ **Nebenwirkungen, Risikopopulationen und Intoxikationen**

Dosisabhängig v. a. EPS und initiale Müdigkeit über 1–2 Tage (zumindest nach der 1. Injektion häufig).

Die einzelnen NW werden wegen der Verzichtbarkeit des Präparats nicht aufgelistet und sind der Fachinformation zu entnehmen.

Risikopopulationen **Herz:** Anwendung bei bekannten Herz-Kreislauf-Erkrankungen nur mit besonderer Vorsicht und unter regelmäßigen klinischen und EKG-Kontrollen; aufgrund von insbesondere zu Therapiebeginn auftretender Neigung zu orthostatischer Hypotension keine Anwendung bei entsprechender Prädisposition. **Leber:** Vorsicht und Laborkontrollen bei Anwendung bei Leberinsuffizienz, dann ggf. Dosisanpassung. **Niere:** Wenige Daten; aufgrund eines überwiegend hepatischen Metabolismus wenig Änderung der Clearance bei renalen Funktionsstörungen zu erwarten.

Intoxikationen Wie ▶ *Chlorprothixen*.

■ **Kontraindikationen**

- Schwere Depressionen.

Relative Kontraindikationen

- Leukopenie, ausgeprägte arterielle Hypotonie bzw. orthostatische Dysregulation, schwere Lebererkrankungen, hirnorganische Erkrankungen und Epilepsie in der Vorgeschichte, Parkinson-Krankheit, prolaktinabhängige Tumoren, aus der Vorgeschichte bekanntes malignes neuroleptisches Syndrom. Risiko unter Antipsychotika bei älteren Patienten mit Demenz ▶ 3.4.6, ▶ Box 3.

- Injektion in Gewebe mit verminderter Durchblutung (Sehnen-, Fettgewebe u. a.) und s. c.-Injektion vermeiden; bei Nierenfunktionsstörungen verlangsamte Ausscheidung von PVP beachten.

▪ **Interaktionen**

- Vorsicht bei Kombination mit Polypeptid-Antibiotika, (z. B. *Colistin* oder *Polymyxin B*) erhöhtes Risiko für Atemdepression.
- Die Wirkung von Dopaminagonisten, z. B. *Bromocriptin*, *Amantadin* oder *L-Dopa*, wird abgeschwächt, die von Dopaminantagonisten, z. B. *Metoclopramid*, verstärkt.
- *Fluphenazindihydrochlorid* verstärkt die blutdrucksenkende Wirkung von Antihypertensiva.
- Vorsicht bei Kombination mit anderen QTc-Zeit-verlängernden AM oder mit AM, die zu Hypokaliämie führen können. Anwendung nur unter sorgfältiger Kontrolle.
- Bei gleichzeitiger Anwendung mit *Adrenalin* (*Epinephrin*) kann es zu paradoxer Hypotension und Tachykardie kommen.
- Bei gleichzeitiger Anwendung mit *Lithium* kann es vermehrt zu EPS, Müdigkeit, Tremor und Mundtrockenheit kommen.
- Die Kombination mit AM, die die zerebrale Krampfschwelle herabsetzen, sollte vermieden werden.

▪ **Bewertung**

Konventionelles Depot-Antipsychotikum mit der Besonderheit einwöchiger Injektionsintervalle. Relativ hohes Risiko für EPS und QTc-Zeit-Verlängerung, keine besonderen Vorteile, daher für die Pharmakotherapie schizophrener Störungen **verzichtbar.**

3.15.13 Haloperidol

Haloperidol

Konventionelles Antipsychotikum, Butyrophenon; NbN: *Dopamine receptor antagonist* (D_2)

Haldol-Janssen (Janssen-Cilag)
Tbl.[1] 1/2/5/10 mg
Trpf. 2 mg = 20 Trpf. = 1 ml
(30/100 ml) 10 mg = 20 Trpf. = 1 ml
(**Haldol-Janssen forte**)
Amp. 5 mg = 1 ml – **ausschließlich zur i. m.-Injektion empfohlen**
Haloperidol-neuraxpharm/forte[1, 2]
(neuraxpharm)

Depotpräparate (nur i. m.):
Haloperidoldecanoat
Haldol-Janssen Decanoat (Janssen-Cilag)
Amp. 50 mg/1 ml und 150 mg/3 ml
(Durchstechfl. 10 ml)
Haloperidol-neuraxpharm Decanoat
(neuraxpharm)
Amp. 50 mg/1 ml und 100 mg/1 ml,
Durchstechfl. 500 mg/10 ml

[1] Haloperidol-Generika auch: 4/12/20 mg Tbl.
[2] Aufgrund einer hohen Zahl von Haloperidol-Generika wird auf eine vollständige Auflistung von Präparaten mit der Anfangsbezeichnung „Haloperidol" und Haloperidol-Varianten verzichtet.

3

Pharmakodynamik

- Hauptsächlich Blockade von D_2-, aber auch α_1-Rezeptoren, kaum messbare Blockade von D_1-, D_3-, mACh-, H_1- und 5-HT_2-Rezeptoren.

Pharmakokinetik

Oral

- $T_{max} = 4$ h; $t_{½} = 24$ h; Bioverfügbarkeit: ca. 60 %.
- Metabolisierung bevorzugt durch CYP3A4 und CYP2D6, Hauptmetabolit: reduziertes *Haloperidol* mit geringer antidopaminerger Aktivität.
- Plasmakonzentration: 1–5 ng/ml[p].

Depotpräparat

- $T_{max} = 1$–7 Tage mit $t_{½} =$ ca. 3 Wochen.
- Plasmakonzentration: 1–5 ng/ml[p], bei Negativsymptomatik Absenkung auf bis zu 2 ng/ml offenbar vorteilhaft.

Indikationen und Behandlungshinweise

Oral

- *Behandlung von Schizophrenie und schizoaffektiver Störung*[z].
- *Akutbehandlung des Deliriums, wenn nicht-pharmakologische Therapien versagt haben*[z].
- *Behandlung von mittelschweren bis schweren manischen Episoden mit bipolarer Störung*[z].
- *Behandlung akuter psychomotorischer Erregungszustände im Rahmen einer psychotischen Störung oder manischer Episoden einer bipolaren Störung*[z] ► 12.3.
- *Behandlung von persistierender Aggression und psychotischen Symptomen bei Patienten mit mittelschwerer bis schwerer Alzheimer-Demenz und vaskulärer Demenz nach Versagen nicht-pharmakologischer Therapien und bei einem Risiko für Selbst- oder Fremdgefährdung*[z].
- *Behandlung von Tics einschließlich Tourette-Syndrom bei stark beeinträchtigten Patienten nach Versagen edukativer, psychologischer und anderer pharmakologischer Therapien*[z] (► 10.3.4).
- *Behandlung einer leichten bis mittelschweren Chorea Huntington, wenn andere Arzneimittel unwirksam oder unverträglich sind*[z].

Parenteral, i. m. akut

- *Schnelle Kontrolle akuter psychomotorischer Erregungszustände im Rahmen einer psychotischen Störung oder manischer Episoden einer bipolaren Störung, wenn eine orale Therapie nicht geeignet ist*[z].

- *Akutbehandlung des Deliriums, wenn nicht-pharmakologische Therapien versagt haben*[z].
- *Behandlung einer leichten bis mittelschweren Chorea Huntington, wenn andere Arzneimittel unwirksam oder unverträglich sind und eine orale Therapie nicht geeignet ist*[z].

Parenteral, Depotpräparat

- *Erhaltungstherapie bei Schizophrenie und schizoaffektiver Störung, die derzeit mit oralem Haloperidol stabilisiert sind*[z].
- Routineuntersuchungen ◘ Tab. 3.6.

▪ Dosierung

Oral

- **Schizophrenie und schizoaffektive Störung:** 2–10 mg/d in 1–2 Dosen; max. 20 mg/d[z]. Ersterkrankte: in der Regel 2–4 mg/d, Mehrfacherkrankte bis 10 mg/d; bei notwendiger Sedierung ist eine vorübergehende BZD-Begleitmedikation zu empfehlen.
- **Delir:** 1–10 mg/d, Einzeldosis oder aufgeteilt in 2–3 Dosen. Beginn mit möglichst niedrigen Dosen, schrittweise Erhöhung in 2- bis 4-stündigen Intervallen bis max. 10 mg/d.
- **Manische Episoden:** 2–10 mg/d in 1–2 Dosen; Dosisanpassung in Intervallen von 1–3 Tagen; über 10 mg/d, max. 15 mg/d[z].
- Psychomotorische Erregungszustände bei psychotischen oder manischen Störungen: 5–10 mg/d, max. 20 mg/d[z].
- **Persistierende Aggression oder psychotische Symptome bei Demenz:** 0,5–5 mg/d in 1–2 Dosen; Anpassung in Intervallen von 1–3 Tagen, spätestens nach 6 Wochen Weiterbehandlung prüfen.
- **Tic-Störungen:** 0,5–5 mg/d in 1–2 Dosen; Dosisanpassung in Intervallen von 1–7 Tagen, Überprüfung der Weiterbehandlung nach 6–12 Monaten.
- Ältere Patienten: Initial 0,5 mg bei Demenz, bei anderen Indikationen ½ Erwachsenendosis, max. 5 mg/d.

Parenteral, i. m. akut

- **Akute Erregungszustände**: 5 mg i. m. innerhalb der ersten 24 h max. 20 mg/d[z] parenteral oder oral.
- **Delir:** 1–10 mg i. m., schrittweise Erhöhung in 2- bis 4-Stunden-Intervallen, max. 10 mg/d.
- Ältere Patienten: Tageshöchstdosis 5 mg i. m.
- Umrechnung von akut i. m. auf oral: 1- bis 1,5-fache i. m.-Dosis als orale Dosis.

Parenteral, Depotpräparat

- Decanoat: 50–200 mg i. m. alle 4 Wochen (max. 300 mg i. m. alle 4 Wochen)[z]; Dosen > 75 mg i. m. alle 4 Wochen zur Fortsetzung einer Behandlung sollten nur dann in Betracht gezogen werden, wenn vorher höhere orale Dosisäquivalente vertragen wurden und eine Neubewertung des Nutzen-Risiko-Profils stattfand.

- Ältere Patienten: bei Umstellung 12,5–25 mg Decanoat, in der Regel genügen 25–75 mg/4 Wochen.
- Umrechnung bei Umstellung von oralem *Haloperidol*: 10(–15) × (orale Dosis/d) = Depotdosis pro 4-wöchiges Injektionsintervall; auf dieser Basis beträgt die Dosis in der Regel 25–150 mg *Haloperidoldecanoat*.

3

Nach der aktuellen Fachinformation ist die Kombination mit QTc-Zeit-verlängernden AM kontraindiziert.

▪ Nebenwirkungen, Risikopopulationen und Intoxikationen

Sehr häufig Agitation, Insomnie, Hyperkinesie, EPS.

Häufig Kopfschmerzen, Somnolenz, Schwindel, Akathisie, Verstärkung psychotischer Symptome, Depression, Hypertonie, Hypotonie, orthostatische Hypotonie, Dystonie, Bradykinesie, Hypokinesie, Spätdyskinesien, Tremor, Leberfunktionsstörungen, Übelkeit, Erbrechen, Obstipation, Gewichtszunahme und -abnahme, Mundtrockenheit, Hypersalivation, Sehstörungen, okulogyre Krise, Hautausschlag, Harnretention, erektile Dysfunktion.

Gelegentlich Krampfanfälle, Verwirrtheit, Appetitverlust, Sodbrennen, Diarrhö, Dyspepsie, Leukopenie, Dyspnoe, Hepatitis, Ikterus, Hypersensibilität, Photosensibilität, Urtikaria, Pruritus, Hyperhidrosis, allergische Hautreaktionen, Ödeme, Hyperthermie.

Sonstige NW Selten oder in Einzelfällen malignes neuroleptisches Syndrom, paralytischer Ileus, QTc-Zeit-Verlängerung, Herzrhythmusstörungen (u. a. Kammerflimmern, ventrikuläre Tachykardien), v. a. bei parenteraler Anwendung, Rhabdomyolyse, Priapismus, Gynäkomastie, Hypoglykämie, sexuelle Funktionsstörungen, Menstruationsstörungen, SIADH und Hyponatriämie (▶ 1.5.11), Blutbildungsstörungen (Agranulozytose, Leukopenie, Neutropenie, Thrombozytopenie, Panzytopenie), Leberversagen, Cholestase, Thrombosen, periphere Ödeme, Gesichtsödem, Alopezie, anaphylaktische Reaktionen, Broncho- und Laryngospasmus, Larynxödem, Bronchopneumonie, leukozytoklastische Vaskulitis, exfoliative Dermatitis, Pigmenteinlagerung in Kornea und Linse.

Insbesondere bei **Behandlungsbeginn** kann Müdigkeit auftreten, im Verlauf aber auch Unruhe, Erregung, Benommenheit, depressive Verstimmungen (Langzeittherapie), Lethargie, Schwindelgefühl, Kopfschmerzen, Sprach-, Gedächtnis- und Schlafstörungen.

Vor allem bei hoher Dosis auch delirante Symptome (insbesondere bei Kombination mit anticholinerg wirkenden Substanzen) oder epileptische Anfälle, Temperaturregulations- und andere vegetative Störungen (Akkommodationsstörungen, Gefühl der verstopften Nase, Erhöhung des Augeninnendrucks, Miktionsstörungen).

Weitere NW des Depotpräparats sind der Fachinformation zu entnehmen.

Risikopopulationen **Herz:** In geringer bis mittlerer Dosierung in der Regel gut verträglich bei kardiovaskulären Vorerkrankungen; gelegentlich orthostatische Hypotonie (v. a. bei hohen Dosierungen und schneller Aufdosierung), keine klinisch relevanten anticholinergen Eigenschaften; nicht selten Repolarisationsstörungen mit QTc-Zeit-Verlängerung (kann bereits unmittelbar nach Therapiebeginn und auch unter niedriger Dosis auftreten); TdP-Arrhythmien und plötzlicher Herztod sind insgesamt selten, jedoch insbesondere nach i. v.-Gabe beschrieben, daher keine i. v.-Applikation; in Ausnahmen ausschließlich unter EKG-Monitoring; Anwendung bei kardiovaskulären Vorerkrankungen unter Berücksichtigung des individuellen Risikoprofils und engmaschigen Kreislauf- und EKG-Kontrollen; geringeres Risiko als bei Phenothiazinen. **Leber:** Bei schweren Leberfunktionsstörungen Dosisanpassung und regelmäßige Laborkontrollen empfohlen. **Niere:** Kontrollen der Nierenfunktion, Dosisanpassung bei Niereninsuffizienz.

Intoxikationen Wie ▶ *Benperidol.*

▪ Kontraindikationen

- Parkinson-Krankheit (Gabe nur in absoluten Ausnahmefällen, bei Verschlechterung Therapieabbruch), anamnestisch bekanntes malignes neuroleptisches Syndrom (auch nach anderen Antipsychotika).

Relative Kontraindikationen

- **Cave:** akute Alkohol-, Opioid-, Hypnotika- oder Psychopharmakaintoxikationen. Lebererkrankungen und Niereninsuffizienz, kardiale Vorschädigung (besonders QTc-Zeit-Auffälligkeiten), Hypokaliämie und weitere Elektrolytstörungen, prolaktinabhängige Tumoren, schwere Hypotonie und orthostatische Dysregulation, schwere Depression, Erkrankungen des hämatopoetischen Systems, hirnorganische Erkrankungen und Krampfanfälle (anamnestisch und bei Alkoholentzug), da Grand-mal-Anfälle auftreten können (bei Epileptikern antikonvulsive Therapie beibehalten), Hyperthyreose (nur bei gleichzeitiger adäquater thyreostatischer Therapie). Risiko unter Antipsychotika bei älteren Patienten mit Demenz ▶ 3.4.6, ▶ Box 3.

▪ Interaktionen

- Vorsicht bei Kombination mit Polypeptid-Antibiotika, erhöhtes Risiko für Atemdepression.
- Die Wirkung von Dopaminagonisten, z. B. *Bromocriptin*, *Amantadin* oder *L-Dopa*, wird abgeschwächt.
- Die Wirkung blutdrucksenkender AM kann verstärkt werden.
- Tritt unter *Haloperidol* eine arterielle Hypotonie auf, sollte diese nicht mit *Adrenalin*, sondern mit *Noradrenalin* behandelt werden, da durch Adrenalinumkehr ein weiterer Blutdruckabfall auftreten kann.
- Kombinationen mit AM, die die QTc-Zeit verlängern oder zu Hypokaliämie führen können, nur unter sorgfältiger Kontrolle (Vergleich Antipsychotika ▶ 3.6.3). **Cave:** *Haloperidol* i. v.
- AM, die das QTc-Intervall verlängern können, sind kontraindiziert.
- Bei Kombination mit Lithiumsalzen erhöhtes Risiko für toxische Wirkungen (Delir, EPS).

- Bei Kombination mit **Inhibitoren** von **CPY2D6**, z. B. *Buspiron*, *Chinidin* oder *Fluoxetin* (▶ **Anhang INT**), ist mit einem Anstieg der Wirkspiegel von *Haloperidol* zu rechnen. Vorsicht bei Kombination mit **CYP3A4-Inhibitoren**, z. B. mit *Erythromycin* oder *Clarithromycin* (▶ **Anhang INT**), Anstieg der Plasmakonzentrationen von *Haloperidol*. Bei Kombination mit **CYP3A4-Induktoren**, z. B. mit *Carbamazepin* oder *Phenytoin* (▶ **Anhang INT**), Abfall der Plasmakonzentrationen von *Haloperidol*.

■ **Bewertung**

Hochpotentes KAP. Es sollten Dosierungen < 10 mg/d (bei älteren Patienten < 5 mg/d) gewählt werden. In psychiatrischen Notfallsituationen weiterhin (oral oder parenteral i. m., in der Palliativmedizin auch s. c. *off label*) unverzichtbar. Das Risiko für EPS, QTc-Zeit-Verlängerung und Herzrhythmusstörungen insbesondere bei höheren Dosen ist zu beachten. Auf die Kontraindikation einer Kombination mit QTc-Zeit-verlängernden AM wird besonders hingewiesen.

3.15.14 Levomepromazin

Levomepromazin

Konventionelles Antipsychotikum, trizyklisches Antipsychotikum

Levium (HEXAL)
Levomepromazin-neuraxpharm (neuraxpharm)
Tbl. 10/25/50/100 mg
Trpf. 40 mg/1 ml
Amp. 25 mg/1 ml
Neurocil (Desitin)
Tbl. 25 mg
Filmtbl. 100 mg
Trpf. 40 mg = 40 Trpf. = 1 ml (Pipettenfl.)
Amp. 25 mg/1 ml

In A und CH als Nozinan im Handel.

■ **Pharmakodynamik**

- Schwache Blockade von D_2- und D_3-Rezeptoren, daher nur schwach antipsychotisch wirksam.
- Stark sedierende Komponente mit anticholinerger und adrenolytischer Wirkung, aber auch Blockade von 5-HT_2- und H_1-Rezeptoren.

■ **Pharmakokinetik**

- T_{max} = 2–3 h (nach i. m.-Injektion 30–90 min); $t_{½}$ = ca. 28 h (16–78 h); orale Bioverfügbarkeit: ca. 50 %.

- Metabolisierung durch N-Demethylierung und Sulfoxidbildung bevorzugt durch CYP3A4 und CYP1A2 und in geringem Umfang durch CYP2B6. *Levomepromazin* hemmt CYP2D6.
- Plasmakonzentration: 10–160 ng/ml[(p)]. Die Plasmakonzentration ist nicht geeignet, eine therapeutisch wirksame Konzentration einzustellen. Sie kann als Orientierung bei Fragen der Adhärenz oder bei der Beurteilung toxikologischer Fragen nützlich sein.

▪ Indikationen und Behandlungshinweise

- *Zur Dämpfung von psychomotorischen Unruhe- und Erregungszuständen im Rahmen psychotischer Störungen*[z].
- *Akute Erregungszustände bei manischen Episoden*[(z)].
- *Kombinationstherapie bei der Behandlung von schweren und/oder chronischen Schmerzen*[z].
- Routineuntersuchungen ◻ Tab. 3.6.

▪ Dosierung

Oral

- Bei stationärer Behandlung einschleichend 75–100 mg/d, dann Steigerung auf bis zu 300 mg/d; max. 600 mg/d[z]. 3 Einzeldosen empfohlen. Auch als Tropfen verfügbar.
- Bei nichtakuter Situation (ambulant) einschleichend mit 15–30 mg/d oral beginnen, Erhaltungsdosis 75–150 mg/d (3 Einzeldosen).
- Ältere Patienten: niedrigere Dosierung.

Parenteral, i. m./i. v. akut

- In der psychiatrischen Notfallsituation: 25–50 mg i. m. (ältere Patienten: 25 mg), bei Bedarf mehrmalige Wiederholung bis max. 150 mg/d i. m.[z].
- i. v.-Injektion (verdünnt mit physiologischer Kochsalzlösung auf 10 ml) sehr langsam; die i. v.-Injektion bleibt auf Ausnahmefälle beschränkt. Subkutane, paravenöse und intraarterielle Injektionen sind zu vermeiden, da Gewebeschäden bis zum Totalverlust der betreffenden Extremität eintreten können. Wegen der Häufigkeit von Gefäßanomalien in der Ellenbeuge sollten für die i. v.-Injektion Venen außerhalb der Ellenbeuge verwendet werden.
- Bei parenteraler Gabe ist strikte Bettruhe einzuhalten.
- Nach Anbruch Restmenge verwerfen.

▪ Nebenwirkungen, Risikopopulationen und Intoxikationen

Sehr häufig Müdigkeit, orthostatische Dysregulation, Hypotonie, Tachykardie, EKG-Veränderungen, Erregungsleitungsstörungen.

Häufig EPS: Frühdyskinesien, Blickkrämpfe, Parkinsonoid, Akathisie, Akkommodationsstörungen, Erhöhung des Augeninnendrucks, verstopfte Nase, Obstipation, Übelkeit, Erbrechen, Appetitverlust, Mundtrockenheit, Miktionsstörungen.

Gelegentlich Krampfanfälle, Kopfschmerzen, Unruhe, Benommenheit, Schwindel, depressive Verstimmung, Exazerbation psychotischer Symptome, Verwirrtheit, Spätdyskinesien, Regulationsstörungen der Körpertemperatur, passagere Leberfunktionsstörungen, Abflussstörungen der Galle, Ikterus, Photosensibilität, Pigmenteinlagerungen in Kornea und Linse, Erregung, Lethargie.

Sonstige NW Selten oder in Einzelfällen malignes neuroleptisches Syndrom, Delir, Blutzellschäden, TdP, Thrombosen, Kolitis, Ileus, Gewichtszunahme, Gynäkomastie, Galaktorrhö, Menstruationsstörungen, sexuelle Funktionsstörungen. QTc-Zeit-Verlängerungen bis hin zu tödlichen Herzrhythmusstörungen. Nach i. m.-Injektion: häufig innerhalb von 10–20 min Blutdrucksenkung, die 4–6 h (gelegentlich bis 12 h) anhalten kann. Nach parenteraler Gabe sowie bei Behandlungsbeginn mit höheren Dosen sollte der Patient wenigstens 5–6 h liegen. Tagesdosen > 150 mg nur unter stationären Bedingungen. i. m.-Injektionen können schmerzhafte Infiltrationen hinterlassen.

Risikopopulationen **Herz:** Ausgeprägte anticholinerge und α_1-antagonistische Eigenschaften, mögliche orthostatische Regulationsstörungen sowie Störungen der Erregungsleitung und Repolarisation mit QTc-Zeit-Verlängerung, TdP-Arrhythmien und plötzlichem Herztod sind beschrieben, daher keine Anwendung bei Herz-Kreislauf-Erkrankungen. **Leber:** Bei leichten bis mittelgradigen Leberfunktionsstörungen Laborkontrollen und Dosisanpassung, möglichst keine Anwendung bei schwerer Leberinsuffizienz; mögliches Risiko der intrahepatischen Cholestase (Beginn meist innerhalb von 2–4 Wochen nach Therapiebeginn). **Niere:** Bei leichter und mäßiger Ausprägung in der Regel keine Dosisanpassung erforderlich.

Intoxikationen Wie ▶ *Chlorprothixen*.

▪ Kontraindikationen

- Störungen der Hämatopoese.

Relative Kontraindikationen

- Akute Intoxikationen mit Alkohol, Schlafmitteln, Analgetika, Psychopharmaka, Leber- und Nierenfunktionsstörung, Prostatahypertrophie, Harnverhalt, Glaukom, kardiale Vorschädigung (inkl. QTc-Zeit-Verlängerungen) und bekannte orthostatische Dysregulation, schwere Blutdruckregulationsstörungen, malignes neuroleptisches Syndrom in der Vorgeschichte. **Cave** bei Patienten mit arteriosklerotischen und organischen Hirnerkrankungen, Parkinson-Krankheit, epileptischen Anfällen, prolaktinabhängigen Tumoren. Risiko unter Antipsychotika bei älteren Patienten mit Demenz ▶ 3.4.6, ▶ Box 3.

▪ Interaktionen

- Keine Kombination mit anticholinergen AM, z. B. Antiparkinsonmitteln (*Biperiden*, *Diphenhydramin* oder *Doxylamin*).
- Vorsicht bei Kombination mit anderen QTc-Zeit-verlängernden AM und AM, die zu Hypokaliämie führen können.

- Vorsicht bei Kombination mit **CYP2D6-Substraten**, da *Levomepromazin* CYP2D6 hemmt (▶ **Anhang SUB**).

■ **Bewertung**

Niederpotentes KAP mit ausgeprägten vegetativen, v. a. kardiovaskulären NW (u. a. QTc-Zeit-Verlängerung und TdP-Risiko); zur Sedierung bei schweren psychomotorischen Erregungszuständen geeignet. Für diese Indikation haben BZD, niederpotente Butyrophenonderivate (*Melperon*, *Pipamperon*) und AAP (u. a. *Olanzapin* i. m.) ein günstigeres NW-Profil; daher **Einsatz nur in Ausnahmefällen und bei Versagen geeigneter Alternativen**.

3.15.15 Loxapin

Loxapin

Konventionelles Antipsychotikum, trizyklisches Antipsychotikum, Dibenzoxazepin; NbN: *Dopamine aund serotonin receptor antagonist (D_2, 5-HT_2)*

Adasuve (Trommsdorff)
Einzeldosiertes Pulver; 9,1 mg *Loxapin* zur Inhalation mit Inhalator (Beutel)

■ **Pharmakodynamik**

- Blockade von D_2- und 5-HT_{2A}-Rezeptoren (hochaffin).
- Stark sedierend mit anticholinerger, antihistaminischer und adrenolytischer Wirkung.

■ **Pharmakokinetik**

- T_{max} = 1 min (nach Inhalation); $T_{½}$ = 6–8 h.
- Extensive hepatische Metabolisierung durch Hydroxylierung (*8-OH-* und *7-OH-Loxapin*), N-Oxidation (*Loxapin-N-Oxid*) und N-Demethylierung (*Amoxapin*) mit Beteiligung von CYP3A4, CYP2D6, CYP1A2, CYP2C19 und CYP2C8 sowie FMO (Flavin-abhängige Monooxygenasen).
- Plasmakonzentration 4 h nach Inhalation: 10–20 ng/ml

■ **Indikationen und Behandlungshinweise**

- *Schnelle Kontrolle von leichter bis mittelschwerer Agitiertheit bei erwachsenen Patienten mit Schizophrenie oder bipolarer Störung*[z].
- Anwendung nur in einem Krankenhausumfeld und unter Aufsicht von medizinischem Fachpersonal. Es muss eine bronchodilatorische Therapie mit einem kurzwirksamen β-Sympathomimetikum für die Behandlung von möglichen schwerwiegenden respiratorischen NW (Bronchospasmus) verfügbar sein.
- Der Patient muss nach jeder Inhalation 1 h lang auf Anzeichen oder Symptome von Bronchospasmus überwacht werden.

- Die Patienten sollten unmittelbar nach der Kontrolle von akuten Agitationssymptomen eine reguläre Behandlung erhalten.
- Routineuntersuchungen Tab. 3.6.

Dosierung

- Empfohlene Anfangsdosis: 9,1 mg (eine Inhalation)[z].
- Falls erforderlich, kann nach 2 h eine zweite Dosis (Inhalation 9,1 mg) angewendet werden[z].
- Max. 2 Inhalationen/d[z].
- Es kann eine niedrigere Dosis von 4,5 mg (in Österreich verfügbar) angewendet werden, wenn die Dosis von 9,1 mg zuvor vom Patienten nicht vertragen wurde oder wenn der Arzt eine niedrigere Dosis für angemessener hält.

Art der Anwendung von Adasuve

Das AM (Inhalator mir sichtbarer Lasche) ist in einem versiegelten Beutel verpackt und muss bis unmittelbar vor seiner Anwendung in dem Beutel bleiben. Es wird erst aus dem Beutel genommen, wenn es benötigt wird. Sobald die Lasche entfernt ist, leuchtet ein grünes Licht auf, mit dem angezeigt wird, dass das AM zur Anwendung bereit ist (es muss dann innerhalb von 15 min nach dem Herausziehen der Lasche angewendet werden). Das AM wird vom Patienten über das integrierte Mundstück mit einem gleichmäßigen tiefen Atemzug eingeatmet. Nach Abschluss der Inhalation nimmt der Patient das Mundstück aus dem Mund und hält kurz den Atem an. Wenn das grüne Licht erlischt, wurde das AM abgegeben. Die Außenseite des Gehäuses kann sich während der Anwendung erwärmen (normaler Vorgang).

Nebenwirkungen, Risikopopulationen und Intoxikationen

Sehr häufig Sedierung/Somnolenz, Geschmacksstörung.

Häufig Schwindel, Rachenreizung, Mundtrockenheit, Müdigkeit.

Gelegentlich Dystonie, Dyskinesie, okulogyre Krisen, Tremor, Akathisie/Unruhe, Hypotonie, Bronchospasmus (einschließlich Atemnot), QTc-Zeit-Verlängerungen sind möglich.

In Kurzzeitstudien (über 24 h) ohne Atemwegserkrankungen traten Bronchospasmen (einschließlich Keuchen, Atemnot, Husten) gelegentlich auf. Allerdings wurden an Probanden mit persistierendem Asthma oder COPD Bronchospasmen sehr häufig als NW berichtet. Die meisten dieser Ereignisse traten innerhalb von 25 min nach Anwendung einer Dosis auf und konnten durch Inhalation eines Bronchodilatators abgeschwächt werden.

Bei langfristiger oraler Anwendung von *Loxapin* (in USA zugelassen) erfasste NW: Sedierung, Schläfrigkeit, EPS, kardiovaskuläre und anticholinerge Effekte.

Risikopopulationen **Herz, Leber** und **Niere**: Aufgrund fehlender Daten und vorhandener Alternativen sollte bei entsprechenden Vorerkrankungen bzw. Funktionsstörungen möglichst keine Anwendung erfolgen.

Intoxikationen In klinischen Studien wurden keine Fälle einer Überdosierung berichtet; wahrscheinlich wie ▶ *Chlorprothixen*.

▪ Kontraindikationen

- < 18 J. und > 65 J.
- Patienten mit akuten respiratorischen Zeichen/Symptomen (z. B. Keuchen) oder aktiven Atemwegserkrankungen (z. B. Asthma oder chronisch obstruktive Lungenerkrankung [COPD]).

Relative Kontraindikationen

- Leber- und Nierenfunktionsstörung, Prostatahypertrophie, Harnverhalt, Glaukom, kardiale Vorschädigung und bekannte orthostatische Dysregulation. **Cave:** Patienten mit organischen Hirnerkrankungen, Parkinson-Krankheit, prolaktinabhängigen Tumoren.

▪ Interaktionen

- Bei Kombination mit anderen zentral dämpfenden AM verstärkte Sedierung und Atemdepression möglich. Wenn zusätzlich zu *Loxapin* eine Behandlung mit einem BZD für notwendig erachtet wird, muss der Patient auf übermäßige Sedierung und orthostatische Hypotonie überwacht werden.
- Vorsicht vor Kombination mit AM, die die Krampfschwelle herabsetzen (z. B. Phenothiazine, Butyrophenone, *Clozapin*, TZA, [SSRI], *Tramadol*, *Mefloquin*).
- Vorsicht bei Kombination mit *Carbamazepin*, Anstieg der Konzentration des toxischen Metaboliten *Carbamazepinepoxid*.
- Kombinationen mit AM, die die QTc-Zeit verlängern oder zu Hypokaliämie führen können, nur unter sorgfältiger Kontrolle.
- Die gleichzeitige Anwendung von CYP1A2-Hemmern (z. B. *Fluvoxamin*, *Ciprofloxacin*, *Enoxacin*, *Propranolol* oder *Refecoxib*) sollte vermieden werden.

▪ Bewertung

Inhalativ zu verabreichendes Antipsychotikum mit raschem sedierendem Wirkungseintritt (< 10 min) bei leichter bis mittelschwerer Agitation bei erwachsenen Patienten mit Schizophrenie oder bipolarer Störung. *Loxapin* ist als konventionelles nieder- bis mittelpotentes Antipsychotikum in den USA lange auf dem Markt (oral bis 50 mg/d), die NW entsprechen bei 1- bis 2-maliger inhalativer Gabe weitgehend denen anderer niederpotenter Antipsychotika. Das Risiko von Bronchospasmen wird als kontrollierbar erachtet (Bereithalten eines β-Sympathomimetikums). Das medizinische Fachpersonal muss die Sicherheitsvorkehrungen kennen. Der Einsatz ist in Ausnahmefällen und bei Versagen geeigneter Alternativen zu empfehlen, derzeit auf den Krankenhausbereich beschränkt.

3.15.16 Lurasidon

Lurasidon

Atypisches Antipsychotikum, Benzoisothiazol; NbN: *Dopamine, serotonin, rezeptor antagonist (D_2, 5-HT_2)*

Latuda (Takeda Pharma)
Tbl. 18,5/37/74 mg[1, 2]

[1] Gilt auch für A. [2] In CH 20/40/80/120 mg verfügbar.

- **Pharmakodynamik**
  - Antagonist mit hoher Affinität zu D_2-Rezeptoren und 5-HT_{2A}- sowie 5-HT_7-Rezeptoren.
  - Antagonist mit mittlerer Affinität zu adrenergen α_{2C}-Rezeptoren.
  - Partialagonistische Aktivität an 5-HT_{1A}-Rezeptoren, schwacher Antagonismus an α_{2A}-Rezeptoren.
  - Kaum Affinität zu Histamin-H_1- und mACh-Rezeptoren.

- **Pharmakokinetik**
  - T_{max} = 1–3 h, bei Einnahme mit dem Essen um 0,5–3 h verzögert; $t_{1/2}$ = 12–30 h; Bioverfügbarkeit 9–19 %.
  - Hepatische Metabolisierung hauptsächlich über CYP3A4, zwei aktive und zwei inaktive Metaboliten.
  - Plasmakonzentration: 10–25 ng/ml[(p)].

- **Indikationen und Behandlungshinweise**
  - *Schizophrenie (bei Jugendlichen ab 13 J.)*[z].
  - Routineuntersuchungen ◻ Tab. 3.6.

- **Dosierung**
  - Initial 37 mg bzw. 40 mg[z] einmal täglich. Einnahme mit einer Mahlzeit (mindestens 350 kcal; die Bioverfügbarkeit sinkt deutlich, wenn die Einnahme außerhalb der Mahlzeiten oder mit geringerer Menge erfolgt). Erhöhung auf 1 × 80 mg/d, max. 148 mg/d bzw. 160 mg/d[z].
  - Keine initiale Dosistitration erforderlich, bis zur Maximaldosis als Einmalgabe möglich.

- **Nebenwirkungen, Risikopopulationen und Intoxikationen**

Sehr häufig Akathisie, Somnolenz.

Häufig Gewichtszunahme, Insomnie, Agitiertheit, Angstzustände, Ruhelosigkeit, Parkinsonoid, Dystonien, Dyskinesien, Übelkeit, Erbrechen, Dyspepsie, Hypersalivation, trockener Mund, Schmerzen im Oberbauch, Magenbeschwerden, Rigidität der Skelettmuskulatur, CK-Erhöhung, Kreatinin-Erhöhung, Müdigkeit.

Gelegentlich Nasopharyngitis, Appetitlosigkeit, erhöhter Serumglukosespiegel, Albträume, Katatonie, Lethargie, Dysarthrie, verschwommenes Sehen, Tachykardie, Hypertonie, Hypotonie, Hitzewallungen, Leberwerterhöhung, Hyperhidrosis, Gelenksteife, Myalgie, Nackenschmerzen, Rückenschmerzen, Prolaktinerhöhung, Gangstörung.

Selten und unklare Häufigkeit Leukopenie, Neutropenie, suizidales Verhalten, malignes neuroleptisches Syndrom, Krampfanfälle, Angioödem, Rhabdomyolyse, Nierenversagen, Vergrößerung der Brustdrüse, Brustschmerzen, Galaktorrhö, Amnerrhö, Dysmenorrhö, erektile Dysfunktion, plötzlicher Tod.

Risikopopulationen **Herz:** Besondere Vorsicht und sorgfältige klinische und EKG-Kontrollen bei kardialen Vorerkrankungen; möglichst keine Anwendung bei Prädisposition zu orthostatischer Dysfunktion. **Leber** und **Niere:** Anwendung mit Vorsicht; die Dosis sollte bei mäßiger und schwerer Nieren- bzw. Leberfunktionsstörung 40 mg/d nicht übersteigen.

Intoxikationen Bei einem Patienten unter 560 mg *Lurasidon* gab es keine Folgeerscheinungen.

Kontraindikationen

- Schwere Leber- und Nierenerkrankungen, kardiale Vorschädigung, schwere organische Hirnerkrankungen, prolaktinabhängige Tumoren.

Relative Kontraindikationen

- Hyperglykämie.

Interaktionen

- Keine Kombination mit **CYP3A4-Inhibitoren** (z. B. *Ketoconazol*) (▸ **Anhang INT**) oder **CYP3A4-Induktoren** (z. B. *Rifampicin*) (▸ **Anhang INT**). Bei Kombination mit *Diltiazem* sollte eine Dosis von 80 mg nicht überschritten werden.
- Auf Grapefruitsaft (CYP3A4-Inhibition) sollte verzichtet werden.

Bewertung

Nichttrizyklisches AAP. Einmalgabe (mit einer Mahlzeit) und fehlende Notwendigkeit für Dosistitration. Keine Vorteile bezüglich Wirksamkeit oder Verträglichkeit/NW bei schizophrenen Störungen (relativ geringe metabolische NW und Gewichtszunahme). In den USA auch Zulassung für die Behandlung von Patienten mit bipolarer Depression. Vom G-BA wurde für *Lurasidon* kein Zusatznutzen gegenüber den zweckmäßigen Vergleichstherapien bei Akutbehandlung und Rückfallprophylaxe von Schizophrenien festgestellt. Der Hersteller nahm das Präparat 2015 vom deutschen Markt.

3.15.17 Melperon

3

Melperon

Konventionelles Antipsychotikum, Butyrophenon

Melneurin (HEXAL)
Melperon-neuraxpharm[1] (neuraxpharm)
Tbl. 10/25/50/100 mg
Lsg. 5 mg = 1 ml
Lsg. 25 mg = 1 ml **(forte)**

[1] Aufgrund einer hohen Zahl von Melperon-Generika wird auf eine vollständige Auflistung von Präparaten mit der Anfangsbezeichnung „Melperon" verzichtet.

- **Pharmakodynamik**
- Blockade von D_3-Rezeptoren und deutlich geringer von 5-HT_{2A}, α_1-, α_2- und D_2-Rezeptoren. Kaum messbare Wirkung auf H_1- und mACh-Rezeptoren.
- Dosisabhängig zunächst affektive Entspannung, bei höherer Dosierung antipsychotisch.
- Muskelrelaxierend, antiarrhythmisch.

- **Pharmakokinetik**
- Rasche Resorption nach oraler Gabe mit starkem First-pass-Effekt; Bioverfügbarkeit ca. 60 %.
- T_{max} = 1–1,5 h; $t_{1/2}$ = 4–6 h; Bioverfügbarkeit ca. 60 %; Plasmaproteinbindung 50 %.
- Rasche, nahezu vollständige hepatische Metabolisierung. Beteiligte Enzyme unbekannt. *Melperon* hemmt CYP2D6.
- Plasmakonzentration: 15–20 ng/ml 12 h nach Einnahme von 100 mg. Die Plasmakonzentration ist nicht geeignet, eine therapeutisch wirksame Konzentration einzustellen. Sie kann als Orientierung bei Fragen der Adhärenz oder bei der Beurteilung toxikologischer Fragen nützlich sein.

Nichtlineare Pharmakokinetik von *Melperon*, die wahrscheinlich durch Hemmung oder Sättigung abbauender Enzyme zu überproportionalen Plasmakonzentrationen führen kann.

- **Indikationen und Behandlungshinweise**
- *Schlafstörungen*^{z}.
- *Verwirrtheitszustände*^{z}; *psychomotorische Unruhe*^{z}.
- *Erregungszustände bei Psychosen, Oligophrenie, organisch bedingter Demenz oder alkoholassoziierten Störungen*^{z}.
- *Psychoneurosen*$^{(z)}$; zugelassen für die Indikation eines Anxiolytikums, wenn dafür Unverträglichkeit oder Abhängigkeitsrisiko besteht.

- **Keine Senkung der Krampfschwelle** (im Gegensatz zu den meisten anderen Antipsychotika).
- Routineuntersuchungen ◘ Tab. 3.6.

Vor Behandlung mit *Melperon* wird besonders darauf hingewiesen, das Blutbild (einschließlich Differenzialblutbild und Thrombozytenzahl) zu kontrollieren. Bei von der Norm abweichenden Blutwerten darf eine Behandlung mit *Melperon* nur bei zwingender Notwendigkeit und unter häufigen Kontrollen erfolgen. Weiterhin Blutbild, Elektrolyte und EKG in regelmäßigen Abständen. Bei Immobilisierung Gefahr einer Thrombose in Bein- und Beckenvenen.

Dosierung

- **Psychomotorische Unruhe:** Einschleichender Beginn bei unruhigen und verwirrten Patienten mit 50–100 mg/d; Steigerung innerhalb mehrerer Tage bis auf 200 mg/d möglich (2–4 Dosen) (max. 400 mg/d)[z].
- Zur beruhigenden Wirkung: 25–75 mg/d. Beginn im höheren Lebensalter mit 10–25 mg. Langzeitbehandlung in der Geriatrie: 50–150 mg/d.
- **Schlafstörungen:** 25–100 mg zur Nacht.

Nebenwirkungen, Risikopopulationen und Intoxikationen

In der Regel gut verträglich mit geringen Wirkungen auf Atmung, Kreislauf, Verdauung, Harnausscheidung und Leberfunktion.

Sehr häufig/häufig Insbesondere zu Beginn der Behandlung und bei höherer Dosierung Müdigkeit, Hypotonie bzw. orthostatische Dysregulation, Tachykardie.

Sonstige NW Selten oder in Einzelfällen malignes neuroleptisches Syndrom, Spätdyskinesien in Einzelfällen (hohe Dosen), auch Frühdyskinesien, Akathise, Tremor, Parkinsonoid bei sensitiven Patienten, Übelkeit, Erbrechen, Diarrhö und Appetitverlust, Obstipation, Miktionsstörungen, Gewichtszunahme, Temperaturregulations-, Akkommodationsstörungen, Erhöhung des Augeninnendrucks, Mundtrockenheit, verstopfte Nase, Kopfschmerzen, passagere Erhöhung der Leberenzyme, Ikterus, allergische Hautreaktionen (Exantheme) auch als Spätreaktionen, Menstruationsstörungen, Galaktorrhö, Gynäkomastie, sexuelle Funktionsstörungen, Abflussstörungen der Galle, Leukopenie, Thrombozytopenie, Panzytopenie, Agranulozytose. QTc-Zeit-Verlängerungen und TdP, Hyponatriämie.

Risikopopulationen **Herz:** In geringer Dosierung in der Regel gut verträglich bei kardiovaskulären Vorerkrankungen; gelegentlich orthostatische Hypotonie (v. a. bei hohen Dosierungen und schneller Aufdosierung), keine klinisch relevanten anticholinergen Eigenschaften; nicht selten Repolarisationsstörungen mit QTc-Zeit-Verlängerung (kann bereits unmittelbar nach Therapiebeginn auftreten); Anwendung bei kardiovaskulären Vorerkrankungen unter Berücksichtigung des individuellen Risikoprofils und engmaschigen Kreislauf- und EKG-Kontrollen; geringeres Risiko als bei Phenothiazinen. **Leber:** Bei schweren Leberfunktionsstörungen bzw. persistierenden Laborwertveränderungen Dosisanpassung und regelmäßige Laborkontrollen. **Niere:** Sorgfältige Kontrollen der Nierenfunktion (bzw. Retentionsparameter) und ggf. Dosisanpassung bei Niereninsuffizienz.

Intoxikationen Wie ▶ *Benperidol.*

▪ Kontraindikationen

- Hochgradige Leberinsuffizienz, hereditäre Fruktoseintoleranz (Saft), malignes neuroleptisches Syndrom in der Vorgeschichte.

Relative Kontraindikationen

- Kardiale Vorschädigung (wegen möglicher Hypotonie), Long-QT-Syndrom, Hypokaliämie, Bradykardie, Blutbildveränderungen, prolaktinabhängige Tumoren, schwere Hypotonie oder orthostatische Dysregulation, Parkinson-Krankheit.
- Der Einsatz zur Behandlung von Verhaltensstörungen, die mit Demenzerkrankungen zusammenhängen, ist im Einzelfall zu prüfen (Fachinformation).

▪ Interaktionen

- Vom Hersteller besonderer Hinweis auf mögliche pharmakodynamische Interaktionen mit Anticholinergika, z. B. *Clozapin.*
- Vorsicht bei Kombination mit anderen QTc-Zeit-verlängernden AM.
- *Melperon* ist ein CYP2D6-Inhibitor, daher Vorsicht bei Kombination mit AM, die **Substrate** von **CYP2D6** sind, z. B. *Codein*, *Nortriptylin*, *Risperidon*, *Tamoxifen*, *Tramadol* oder *Venlafaxin* (▶ **Anhang SUB**).

▪ Bewertung

Niederpotentes Antipsychotikum mit breitem Einsatzspektrum; aufgrund der fehlenden anticholinergen Komponente und seltenen EPS zur Sedierung bei psychomotorischen Erregungszuständen und zur Schlafinduktion besonders im höheren Lebensalter geeignet (zugelassen auch für Patienten > 65 J.). *Melperon* ist wie *Pipamperon* für die Indikation Schlafstörung zugelassen und ist die erste Option, wenn Risiken für anticholinerge NW bestehen. Auf Interaktions- und NW-Risiko achten.

3.15.18 Olanzapin

Olanzapin

Atypisches Antipsychotikum, trizyklisches Antipsychotikum; NbN: *Dopamine, serotonin receptor antagonist (D_2, 5-HT_2)*

Olanzapin – 1A Pharma[1] (1A Pharma)

Depotpräparat:

Zyprexa (Lilly)
Tbl. 2,5/5/7,5/10/15/20 mg
Schmelztbl. 5/10/15/20 mg (Zyprexa Velotab)
Durchstechfl. 10 mg Pulver und Lösungsmittel zur Herstellung einer Injektionslösung (5 mg/1 ml)

Olanzapinpamoat
Zypadhera (Lilly)
Durchstechfl. 210/300/405 mg Pulver und Lösungsmittel zur Herstellung einer Depot-Injektionssuspension (150 mg/1 ml)

[1] Aufgrund einer hohen Zahl von Olanzapin-Generika wird auf eine vollständige Auflistung von Präparaten mit der Anfangsbezeichnung „Olanzapin" verzichtet.

Pharmakodynamik

- In erster Linie Blockade von mACh-, 5-HT_2-, D_{1-5}-Rezeptoren, außerdem von α_1- und H_1-Rezeptoren (für *Olanzapin* und *Olanzapinpamoat*).

Pharmakokinetik

- T_{max} = 5–8 h; $t_{½}$ = 23–43 h (bei älteren Patienten verlängert, bei Rauchern kürzer); Bioverfügbarkeit ca. 100 %.
- Hepatische Konjugation und Oxidation, Metabolisierung über N-Glukuronosyltransferase (UGT1A4), Flavinmonoxygenase, CYP1A2 und geringfügig CYP2D6 und CYP2C8.
- Steady State nach 5–7 Tagen.
- T_{max} nach 2–4 Tagen; $t_{½}$ etwa 30 Tage (bei älteren Patienten verlängert).
- Bei älteren Patienten (> 65 J.) wurden längere Eliminations-HWZ gefunden (> 50 h), da wenig Erfahrung, wird ein Einsatz bei älteren Patienten nicht empfohlen.
- Plasmakonzentration: 20–40 ng/ml[p].
- *Olanzapinpamoat*: Unmittelbar nach Injektion beginnt die langsame Auflösung des Salzes im Muskelgewebe und sorgt für eine langsame kontinuierliche Freisetzung von *Olanzapin* über mehr als 4 Wochen. Die Freisetzung nimmt innerhalb von 8–12 Wochen allmählich ab. Eine zusätzliche Gabe von oralen Antipsychotika zu Beginn der Depotbehandlung erscheint nicht erforderlich. Das Freisetzungsprofil in Kombination mit dem Dosierungsschema (i. m.-Injektion alle 2 oder 4 Wochen) ergibt eine anhaltende *Olanzapin*-Plasmakonzentration, die für mehrere Monate nach jeder Injektion messbar bleibt (Kumulation in den ersten 3 Monaten). Resorption und Ausscheidung sind ungefähr 6–8 Monate nach der letzten Injektion abgeschlossen.

Indikationen und Behandlungshinweise

Oral

- *Schizophrenie, auch zur Aufrechterhaltung der klinischen Besserung bei Patienten, die initial auf die Behandlung angesprochen haben*[z].
- *Mäßig schwere bis schwere manische Episoden*[z] (▶ 2.4.1).

- *Phasenprophylaxe bei Patienten mit bipolaren Störungen, deren manische Phase auf eine Behandlung mit Olanzapin angesprochen hat*[z] (▶ 2.4.1).
- *Off label* → Borderline-Persönlichkeitsstörungen (▶ 11.4.1) → wahnhafte Depression (▶ 3.4.6) → therapierefraktäre Zwangsstörungen (▶ 1.4.7) → drogeninduzierte Psychose → PTBS → GAS.

Parenteral, i. m. akut
- *Schnelle Beherrschung von Erregungszuständen bei Patienten mit Schizophrenie für die Dauer von bis zu 3 aufeinanderfolgenden Tagen, wenn eine orale Behandlung nicht angezeigt ist*[z].

Parenteral, Depotpräparat
- *Erhaltungstherapie bei erwachsenen Patienten mit Schizophrenie, die während einer akuten Behandlung hinreichend mit oralem Olanzapin stabilisiert wurden*[z].
- Routineuntersuchungen ◘ Tab. 3.6.

▪ Dosierung

Oral
- Anfangsdosis 10 mg/d, Dosisbereich 5–20 mg/d[z].
- Anfangsdosis bei Patienten > 65 J. auch 2,5–5 mg, vorzugsweise zur Nacht (▶ 3.14).
- In der Akutpsychiatrie werden vorübergehend manchmal höhere Dosen eingesetzt (initial 20 mg, dann auch 30–40 mg/d, eine Dosis-Wirkungs-Beziehung konnte in einer Studie zwischen 10 und 40 mg allerdings nicht gezeigt werden).
- Dosisreduktion bei Leberfunktionsstörungen, Nierenfunktionsstörungen ▶ Risikopopulationen.

Parenteral, i. m. akut
- Anfangsdosis 10 mg i. m. Eine zweite Dosis (5–10 mg i. m.) kann 2 h danach gegeben werden. Nicht mehr als 3 Injektionen innerhalb von 24 h, nicht länger als über 3 aufeinanderfolgende Tage anwenden.
- Tägliche Höchstdosis von 20 mg nicht überschreiten.
- Patienten > 60 J.: Anfangsdosis 2,5–5 mg, weitere Dosierungen 2,5–5 mg.
- Bei Patienten mit Nieren- und/oder Leberinsuffizienz: Niedrigere Anfangsdosis (5 mg) in Betracht ziehen, bei mittelgradiger Leberinsuffizienz Anfangsdosis 5 mg.

Parenteral, Depotpräparat
- Dosierungen von 150 und 210 mg für Injektionsintervalle von 2 Wochen sowie von 300 und 405 mg (Injektionsintervalle 4 Wochen) sind verfügbar.
- Entsprechend der oralen täglichen Zieldosis werden folgende Empfehlungen zur Dosierung von *Olanzapinpamoat* gemacht:
  - Oral 10 mg, Anfangsdosis (Depot) 210 mg/2 Wochen, Erhaltungsdosis (Depot) nach 2 Monaten 150 mg/2 Wochen oder 300 mg/4 Wochen;
  - Oral 15 mg, Anfangsdosis (Depot) 300 mg/2 Wochen, Erhaltungsdosis (Depot) nach 2 Monaten 210 mg/2 Wochen oder 405 mg/4 Wochen;
  - Oral 20 mg, Anfangsdosis (Depot) 300 mg/2 Wochen, Erhaltungsdosis (Depot) nach 2 Monaten 300 mg/2 Wochen.

❯ *Olanzapinpamoat* darf nur durch tiefe gluteale i. m.-Injektion von medizinischem Fachpersonal, das in der adäquaten Injektionstechnik geschult ist, angewendet werden. Die Injektion muss in einer Einrichtung appliziert werden, in der eine Überwachung nach der Injektion und Zugang zu geeigneter medizinischer Behandlung im Falle einer Überdosierung sichergestellt werden kann. Nach jeder Injektion müssen die Patienten in einer medizinischen Einrichtung von angemessen qualifiziertem Personal für mindestens 3 h auf Anzeichen und Symptome einer *Olanzapin*-Überdosierung beobachtet werden. Es muss sichergestellt werden, dass der Patient wach, orientiert und frei von jeglichen Zeichen und Symptomen einer Überdosierung ist. Wenn eine Überdosierung vermutet wird, muss eine eingehende medizinische Überwachung und Kontrolle weitergeführt werden, bis eine Untersuchung bestätigt, dass die Anzeichen und Symptome abgeklungen sind. Die Patienten müssen vor der Anwendung von *Olanzapinpamoat* mit oralem *Olanzapin* behandelt werden, um Verträglichkeit und Ansprechen festzustellen.

▪ Nebenwirkungen, Risikopopulationen und Intoxikationen

Das Risiko für Gewichtszunahme und metabolische Syndrome ist unter *Olanzapin* höher als unter vielen anderen Antipsychotika (außer *Clozapin*); die Gewichtszunahme scheint nach Fallberichten und ersten systematischen Studien bei Therapie mit Schmelztabletten geringer auszufallen als unter herkömmlichen Tabletten; der zugrunde liegende Mechanismus ist noch unklar. Zudem sind mittlerweile hilfreiche nichtmedikamentöse und medikamentöse Maßnahmen zur Prävention und Reduktion der unter *Olanzapin* häufig auftretenden Gewichtszunahme bekannt (▶ 3.6.2).

Seit 2021 ist durch die FDA die fixe Kombination von *Olanzapin* mit dem vorwiegend μ-Opioid-Rezeptorantagonisten *Samidorphan* (Lybalvi, orale Applikation) zur Behandlung von Schizophrenie und Bipolar-I-Störungen zugelassen. Eine geringere Gewichtszunahme mit der Kombination als unter *Olanzapin*-Monotherapie wird beschrieben. In der EU nicht zugelassen (▶ 3.6.2).

Verschlechterung der Parkinson-Symptome und Halluzinationen bei Parkinson-Krankheit sind möglich, in klinischen Studien bei demenzassoziierter Psychose höhere Inzidenz an Todesfällen und zerebrovaskulären Ereignissen, abnormer Gang, Stürze.

▪▪ Oral

Sehr häufig Schläfrigkeit, Gewichtszunahme, erhöhte Prolaktinspiegel, orthostatische Hypotonie.

Häufig Müdigkeit, Asthenie, Schwindel, Akathisie, Parkinsonismus, Dyskinesien, Appetitsteigerung, Eosinophilie, Leukopenie, Neutropenie, erhöhte Glukose-, Triglyzerid- und Cholesterinspiegel, Glukosurie, passagere Erhöhung der Lebertransaminasen, Erhöhung von alkalischer Phosphatase, CK, γGT, Harnsäure, leichte, meist vorübergehende anticholinerge Effekte (Verstopfung, Mundtrockenheit), Ausschlag, Arthralgie, Ödeme, erektile Dysfunktion, erniedrigte Libido (Männer und Frauen), Fieber.

Gelegentlich Bradykardie, QTc-Zeit-Verlängerung, Lichtüberempfindlichkeit, Alopezie, Harninkontinenz, Harnverhalt, Schwierigkeiten beim Wasserlassen, Amenorrhö, Gynäkomastie, Galaktorrhö bei Frauen, geblähtes Abdomen, Nasenbluten, epileptische Anfälle, Dystonie, tardive Dyskinesien, Amnesie, Dysarthrie, immunologische Überempfindlichkeit, hohe Kreatinphosphokinasewerte, erhöhtes Gesamtbilirubin, Thromboembolien.

Sonstige NW Selten oder in Einzelfällen malignes neuroleptisches Syndrom, Hepatitis (einschließlich hepatozellulärer oder cholestatischer Leberschädigung oder Mischform), Entwicklung oder Verschlechterung eines Diabetes, gelegentlich begleitende Ketoazidose oder Koma (einschließlich einiger letaler Fälle), Thrombozytopenie, Hypothermie, Pankreatitis, ventrikuläre Tachykardie/Fibrillation, Rhabdomyolyse, Priapismus, Schlafwandeln.

Bei Langzeitgabe (> 48 Wochen): Gewichtszunahme (sehr häufig ≥ 25 % des Ausgangsgewichts), Zunahme von Glukose, Gesamt-LDL/HDL-Cholesterin, Triglyzeriden.

Bei Kindern und Jugendlichen in Kurzzeitstudien größeres Ausmaß von Gewichtszunahme, Lipid- und Prolaktinveränderungen als bei Erwachsenen.

▪▪ Parenteral, i. m. akut

Häufig Schläfrigkeit, Bradykardie mit oder ohne Hypotonie oder Synkopen, Hypotonie, orthostatische Hypotonie, Unbehagen an der Injektionsstelle.

Gelegentlich Sinus-Pause, Hypoventilation.

Sehr selten Atemdepression, Schlafwandeln, Bradykardie oder Todesfälle, i. Allg. bei Patienten mit gleichzeitiger BZD- oder Antipsychotika-Behandlung oder Olanzapin-Dosen > 20 mg/d. NW sonst wie bei oraler Medikation möglich.

Absetzsymptome Bekannt: Schwitzen, Schlaflosigkeit, Zittern, Angst, Übelkeit, Erbrechen.

▪▪ Parenteral, Depotpräparat

Sehr häufig/häufig Bei < 0,1 % der Injektionen und etwa 2 % der Patienten: Postinjektionssyndrom (*post-injection delirium/sedation syndrome* [PDSS]) mit Symptomen wie bei *Olanzapin*-Überdosierung, meist innerhalb 1 h nach Injektion, selten zwischen 1–3 h, sehr selten nach 3 h: Sedierung bis Koma und/oder Delir (einschließlich Verwirrtheit, Desorientiertheit, Agitation, Angst, weitere kognitive Beeinträchtigungen), EPS, Sprachstörungen, Ataxie, Aggression, Schwindel, Schwäche, Hypertension, Krampfanfälle. Die Plasmakonzentrationen der Patienten mit PDSS lagen immer über 100 ng/ml.

! Das Auftreten eines Postinjektionssyndroms erfordert eine umgehende Einweisung in eine internistische Klinik zur Überwachung der Vitalfunktionen.

Sonstige NW

Sedierung, bei etwa 8 % NW an der Injektionsstelle: bei ca. 5 % Schmerzen, zudem knötchenartige, erythemartige, ödemartige, nichtspezifische Reaktionen, Irritationen, Bluterguss, Hämorrhagie, Taubheitsgefühl, selten Abszesse.

Risikopopulationen (oral und parenteral) **Herz:** Orthostatische und anticholinerge Effekte möglich, insgesamt eher geringes Risiko bei kardialer Vorschädigung; klinisch relevante QTc-Zeit-Verlängerung möglich. **Leber:** Passagere Transaminasenerhöhung möglich; engmaschige Laborkontrollen (einschließlich Plasmaspiegelkontrollen) bei hepatischer Vorschädigung trotz eher geringer Auswirkung auf die hepatische Clearance bei leicht- bis mittelgradiger Leberfunktionsstörung empfohlen; Dosisanpassung und niedrigere Einstiegsdosis/langsame Aufdosierung bei schwerer Leberinsuffizienz. **Niere:** Nur geringe Auswirkung von Nierenfunktionsstörungen auf pharmakokinetische Parameter in Studien mit Einmalgabe; unter der Maßgabe regelmäßiger Kontrollen keine Dosisanpassung erforderlich.

Intoxikationen (oral und parenteral) Akzentuierte NW, Bewusstseinsstörungen bis zum Koma, delirantes Syndrom mit Aggressivität, Verwirrtheit und Agitation, EPS, Kreislaufdysregulation, QTc-Zeit-Verlängerung, Tachykardie, Herzrhythmusstörungen, Herz-Kreislauf-Stillstand, Atemdepression, mögliches malignes neuroleptisches Syndrom.

> Auf Gewichtszunahme, Dyslipidämie und Diabetesinduktion unter *Olanzapin* ist besonders zu achten (angemessene Kontrollen) (▶ 3.6.2).

Kontraindikationen

- Patienten mit bekanntem Risiko eines Engwinkelglaukoms.

Relative Kontraindikationen

- Bei Patienten mit Diabetes bzw. Risikofaktoren für die Entwicklung eines Diabetes geeignete ärztliche Überwachung, Prostatahypertrophie, Parkinson-Krankheit, Leberfunktionsstörungen oder gleichzeitige Behandlung mit möglicherweise hepatotoxischen Substanzen, Leukopenien und/oder Neutropenie jeglicher Ursache, Krampfanfälle in der Anamnese, kardiale Vorschädigung, orthostatische Hypotonie.
- Nicht empfohlen und auch keine Zulassung bei psychotischen Symptomen bei Demenz oder Parkinson-Syndrom (s. oben, ▶ 3.4.6 und ▶ 3.14). Bei älteren Patienten mit Demenz sind aufgetreten: Pneumonie, erhöhte Körpertemperatur, Lethargie, Erythem, visuelle Halluzinationen, Harninkontinenz.
- *Olanzapinpamoat* wird darüber hinaus bei älteren Patienten nicht empfohlen.

> ! Die gleichzeitige Gabe von *Olanzapin* i. m. und einem parenteralen BZD wird wegen möglicherweise schwerer NW nicht empfohlen. Die Kombination darf, nach einer aktuellen Studie, auf keinen Fall in Kombination mit Alkohol gegeben werden.

Interaktionen

- Vorsicht bei Kombination mit anderen QTc-Zeit-verlängernden AM.

3

- Tritt unter *Olanzapin* eine arterielle Hypotonie auf, sollte diese nicht mit *Adrenalin*, sondern mit *Noradrenalin* behandelt werden, da durch Adrenalinumkehr ein weiterer Blutdruckabfall auftreten kann.
- Gegenseitige Wirkabschwächung bei Kombination mit Dopaminagonisten, auch von Stimulanzien vom Amfetamintyp.
- Bei Kombination mit *Valproat* ist mit einem erhöhten Risiko einer Thrombo-, Leuko- oder Neutrozytopenie zu rechnen.
- Bei Kombination mit *Valproat* kann es sowohl zu einem Abfall als auch zu einem Anstieg der Plasmakonzentration von *Olanzapin* kommen, da *Valproat* Glukuronosyltransferasen (UGT) hemmt und langfristig UGT und CYP1A2 induziert. Die induzierenden Effekte sind bei Rauchern und Nichtrauchern unterschiedlich. Die Kombination sollte daher nur mit wiederholter Kontrolle der Plasmakonzentrationen von *Olanzapin* und *Valproat* angewandt werden.
- Vorsicht bei Kombination mit **Inhibitoren** von **CYP1A2** (▸ **Anhang INT**) (z. B. *Fluvoxamin*); es kommt zum verlangsamten Abbau und somit Anstieg des Plasmaspiegels von *Olanzapin* (bis zu 3-fach). Raucher haben im Mittel um 30 % niedrigere Plasmakonzentrationen als Nichtraucher. Anstieg der Plasmakonzentrationen im Verlauf einer Woche nach Beendigung des Rauchens.

▪ Bewertung

Sedierendes AAP, auch bei Manien im Rahmen bipolarer Störungen wirksam. Geringes Risiko für EPS, breite Anwendungserfahrung und auch im Vergleich zu anderen AAP und KAP gut belegte Wirksamkeit bei psychotischen Störungen, möglicherweise auch bei Therapieresistenz. Risiken zur Entwicklung eines metabolischen Syndroms sind bei *Olanzapin* sehr hoch und besonders zu beachten. *Olanzapinpamoat* (Depot): Das mögliche Auftreten von Postinjektionssyndromen und die notwendigen Vorsichtsmaßnahmen bei *Olanzapinpamoat* sind – auch im Vergleich zu anderen verfügbaren Depotformulierungen von APP – zu beachten.

3.15.19 Paliperidon

Paliperidon

Atypisches Antipsychotikum, 9-OH-Risperidon, Benzisoxazol(piperidin); NbN: *Dopamine, serotonin, norepinephrine receptor antagonist (D_2, 5-HT_2, NE α_2)*

Invega (Janssen-Cilag)
Retardtbl. 3/6/9 mg
Depotpräparat (nur i. m.):
Paliperidonpalmitat
Byannli[3] (Janssen-Cilag)
Fertigspritze 700/1000 mg
Paliperidon Advanz Pharma (nur i. m.) (Advanz Pharma)
Fertigspritze 25/50/75/100/150 mg

Paliperidon-ratiopharm (nur i. m.) (ratiopharm)
Depot-Injektionssuspension 75/100/150 mg
Trevicta[2] (Janssen-Cilag)
Fertigspritze 175/263/350/524 mg
Xeplion[1] (Janssen-Cilag)
Fertigspritze 25/50/75/100/150 mg

Injektionsintervall: [1] 4 Wochen, [2] 12 Wochen, [3] 6 Monate.

- **Pharmakodynamik**
  - *Paliperidon* ist der primäre, aktive Metabolit von *Risperidon* und ein Razemat aus (+)- und (−)-*Paliperidon*; beide Enantiomere wirken qualitativ und quantitativ ähnlich.
  - Wie *Risperidon*, in erster Linie Blockade von 5-$HT_{2A(C)}$-, 5-HT_7-, D_2- und α_1-Rezeptoren; in geringerem Maße auch H_1- und α_2-Rezeptoren; keine anticholinergen Wirkungen.

- **Pharmakokinetik**
  - In einer speziellen Galenik (OROS, *osmotic-controlled release delivery system*) werden zwei Wirkstoffkompartimente und ein Quellkompartiment von einer semipermeablen Membran umhüllt; im Gastrointestinaltrakt dringt – osmotisch kontrolliert und konstant – Wasser in den Kern und bildet mit dem Wirkstoff eine gelartige Suspension. Das Quellkompartiment dehnt sich zugleich aus und drückt dadurch die Wirkstoffsuspension sukzessive durch zwei lasergebohrte Öffnungen in den Darm. Es resultieren minimale Schwankungsbreiten; $t_{1/2}$ = 17–23 h; Bioverfügbarkeit 28 %, bei Einnahme mit einer Mahlzeit 50–60 % höher.
  - Die Pharmakokinetik von *Paliperidon* ist innerhalb des Dosierungsbereichs (3–12 mg) dosisproportional. Nach Einzeldosis ansteigende Freisetzungsrate, die ein stetiges Anwachsen der Plasmakonzentration ermöglicht; ca. 24 h nach der Anwendung Plasmaspitzenkonzentration; Steady State in 4–5 Tagen.
  - Die Retardformulierung ermöglicht es, *Paliperidon* ohne Dosistitration einmal täglich zu dosieren.
  - Kein relevanter hepatischer Metabolismus. Ungefähr 80 % der Substanz werden unverändert renal eliminiert, 11 % in den Faeces. *Paliperidon* ist ein Substrat von P-Glykoprotein.
  - Das *Paliperidon*-Depotpräparat Xeplion löst sich nach i. m.-Injektion langsam, beginnend am Injektionstag und mit einer Dauer von mindestens 4 Monaten; totale Bioverfügbarkeit 100 %, Plasmaproteinbindung 74 %; T_{max} = 13 Tage, mediane $t_{1/2}$ zwischen 25 und 49 Tage (25–150 mg).
  - Nach intradeltoidealer Injektion werden etwa 30 % höhere Plasmaspiegel (C_{max}) erzielt als bei intraglutealer Injektion; daher wird die Aufdosierung (1. Tag 150 mg; 1 Woche später 100 mg, dann monatliche Injektionen deltoideal oder intragluteal) zunächst intradeltoideal empfohlen.
  - Plasmakonzentration: 20–60 ng/ml[(p)].

Indikationen und Behandlungshinweise

Oral

- *Behandlung schizophrener Störungen*[Z].
- *Behandlung psychotischer oder manischer Symptome bei schizoaffektiven Störungen*[Z].
- Eine plazebokontrollierte Studie zeigt die Wirksamkeit und Verträglichkeit von 3–12 mg/d auch bei Patienten > 65 J. mit Schizophrenie. Noch keine Untersuchungen bei älteren Patienten mit Demenz; die Erfahrungen mit *Risperidon* werden als ebenfalls gültig für *Paliperidon* erachtet (▶ 3.4.6, ▶ Box 3).
- Routineuntersuchungen ◘ Tab. 3.6.

Parenteral, Depotpräparate

- Xeplion:
  - *Erhaltungstherapie bei erwachsenen Patienten mit Schizophrenie, die auf Paliperidon oder Risperidon eingestellt wurden*[Z].
  - *Bei bestimmten erwachsenen Patienten mit Schizophrenie und früherem Ansprechen auf orales Paliperidon oder Risperidon auch ohne vorherige orale Einstellung, wenn die psychotischen Symptome leicht bis mittelschwer sind und eine Behandlung mit einem Depot-Antipsychotikum erforderlich ist*[Z].
- Trevicta:
  - *Erhaltungstherapie der Schizophrenie bei Erwachsenen, die klinisch stabil auf die 1-Monats-Injektion mit Paliperidon eingestellt sind*[Z].
- Byannli:
  - *Erhaltungstherapie der Schizophrenie bei Erwachsenen, die klinisch stabil auf die 1-Monats- oder 3-Monats-Injektion mit Paliperidon eingestellt sind*[Z].

Dosierung

Oral

- Morgens 6 mg (nüchtern oder mit dem Frühstück). Dosisbereich 3–12 mg/d[Z], auch bei älteren Patienten.
- *Paliperidon* muss als ganze Tablette geschluckt werden. Der Wirkstoff befindet sich in einer nichtresorbierbaren Hülle, die Tablettenhülle wird zusammen mit nichtlöslichen Bestandteilen des Tablettenkerns aus dem Körper ausgeschieden; Patienten sollten darauf hingewiesen werden.
- Dosisanpassung bei leichter bis mittelgradiger Leberfunktionsstörung nicht notwendig.
- Bei eingeschränkter Nierenfunktion (50–80 ml/min Kreatinin-Clearance) 3 mg/d.

Parenteral, Depotpräparate

- Xeplion:
  - Initial 150 mg → am 8. Tag 100 mg → dann alle 4 Wochen 75 mg. Erhaltungsdosis 25–150 mg alle 4 Wochen (± 1 Woche)[Z]. Dosisänderungen sind alle 4 Wochen möglich. Dosen > 150 mg/Woche sind nicht untersucht.
  - Deltoide und gluteale Injektion zugelassen. Zu Beginn deltoide Injektion empfohlen.

- Bei der Umstellung von oraler antipsychotischer Medikation kann am Tag nach der letzten Einnahme mit der ersten Injektion begonnen werden. Bei der Umstellung von einem anderen Depot-Antipsychotikum (einschließlich Risperdal Consta) sollte nach dem letzten Dosisintervall begonnen werden.
- Bei Umstellung von Risperdal Consta (25 mg, 37,5 mg, 50 mg alle 2 Wochen) sind für Xeplion die Äquivalenzdosen von 50 mg, 75 mg bzw. 100 mg alle 4 Wochen.
- Eine 3-Monats-Depotformulierung von *Paliperidonpalmitat* (PP3M) mit entsprechender Pharmakokinetik ist als Trevicta zugelassen. PP3M soll nur bei Patienten eingesetzt werden, die bereits vorher auf die 1-Monats-Depotformulierung (Xeplion) stabil eingestellt wurden. Als Dosierungen sind 273 mg, 410 mg, 546 mg und 819 mg *Paliperidonpalmitat* vorgesehen, die einer 1-Monats-Dosierung von 50 mg, 75 mg, 100 mg und 150 mg *Paliperidon* (Xeplion) entsprechen (3,5-fache Dosis).

- Trevicta:
  - Die 3-Monats-Depotinjektionssuspension von *Paliperidonpalmitat* soll nur bei Patienten eingesetzt werden, die bereits vorher auf die 1-Monats-Depotformulierung (Xeplion) klinisch stabil eingestellt wurden. Es entsprechen175/263/350/525 mg Trevicta jeweils einer 1-Monats-Dosierung von 50/75/100/150 mg Xeplion (3,5-fache Dosis).
  - Injektionsintervall (lt. FI): 3 Monate (± 2 Wochen).
- Byannli:
  - Die 6-Monats-Depotinjektionssuspension von *Paliperidonpalmitat* soll nur bei Patienten eingesetzt werden, die bereits vorher auf die 1-Monats-Depotformulierung (Xeplion) oder die 3-Monats-Depotformulierung (Trevicta) klinisch stabil eingestellt wurden. Es entsprechen 700/1000 mg Byannli jeweils einer 1-Monats-Dosierung 100/150 mg Xeplion (etwa 7-fache Dosis) und einer 3-Monats-Dosierung 350/525 Trevicta (etwa 2-fache Dosis).
  - Injektionsintervall: 6 Monate (± etwa 2 Wochen).

Nebenwirkungen, Risikopopulationen und Intoxikationen

Oral

Sehr häufig Parkinsonoid, Akathisie, Sedierung, Somnolenz, Schlaflosigkeit, Kopfschmerzen.

Häufig Bronchitis, Infektion der oberen Atemwege, Sinusitis, Harnwegsinfektionen, gesteigerter Appetit, Gewichtszunahme, verminderter Appetit, Gewichtsabnahme, Manie, Agitiertheit, Depression, Angst, Schwindel, EPS: v. a. Dystonie, Dyskinesie, Tremor, verschwommenes Sehen, Erregungsleitungsstörungen, QTc-Zeit-Verlängerungen, Bradykardie, Tachykardie, orthostatische Hypotonie, Hypertonie, pharyngolaryngealer Schmerz, Husten, verstopfte Nase, Bauchschmerzen, abdominale Beschwerden, Erbrechen, Übelkeit, Obstipation, Diarrhö, Dyspepsie, Mundtrockenheit, Zahnschmerzen, erhöhte Transaminasen, Pruritus, Hautausschlag, muskuloskelettale Schmerzen, Rückenschmerzen, Arthralgie, Amenorrhö, Pyrexie, Asthenie, Fatigue.

Gelegentlich Pneumonie, Atemwegsinfektion, Zystitis, Ohrinfektion, Tonsillitis, Anämie, reduzierter Hämatokrit, Diabetes mellitus, Hyperglykämie, Anorexie, Trigylzeride erhöht, Schlafstörungen, Verwirrtheit, verminderte Libido, Anorgasmie, Nervosität, Albträume, Konvulsionen, Synkopen, psychomotorische Hyperaktivität, posturaler Schwindel, Aufmerksamkeitsstörung, Dysarthrie, Dysgeusie, Hypästhesie, Parästhesie, Konjunktivitis, trockenes Auge, Vertigo, Tinnitus, Ohrenschmerzen, AV-Block, Sinusarrhythmie, EKG-Veränderungen, Palpitationen, Hypotonie, Dyspnoe, Keuchen, Epistaxis, geschwollene Zunge, Gastroenteritis, Dysphagie, Flatulenz, γGT erhöht, Leberenzyme erhöht, Urtikaria, Alopezie, Akne, CK-Erhöhung, Muskelspasmen, Gelenksteifigkeit, Gelenkschwellung, Muskelschwäche, Nackenschmerzen, Harninkontinenz, Pollakisurie, Harnretention, Dysurie, erektile Dysfunktion, Ejakulationsstörungen, Menstruationsstörungen, Galaktorrhö, sexuelle Dysfunktion, Brustschmerzen, Brustbeschwerden, Gesichtsödem, Ödem, Schüttelfrost, erhöhte Körpertemperatur, anomaler Gang, Durst, Thoraxschmerzen, Unwohlsein, Sturz.

Sonstige NW Selten oder in Einzelfällen Augeninfektion, Onychomykose, Zellulitis, Agranulozytose, Neutropenie, Leukopenie, Thrombozytopenie, Eosinophilie, anaphylaktische Reaktion, Überempfindlichkeit, SIADH, Glukosurie, Hyperprolaktinämie, Wasserintoxikation, diabetische Ketoazidose, Hypoglykämie, Polydispsie, erhöhte Cholesterine, Abstumpfung, malignes neuroleptisches Syndrom, tardive Dyskinesien, Schlaganfall, zerebrale Ischämie, fehlende Reaktion auf Stimuli, Bewusstlosigkeit, verminderter Bewusstseinsgrad, diabetisches Koma, Gleichgewichtsstörung, anomale Koordination, Titubation des Kopfes, Glaukom, Störung der Augenbewegung, Photophobie, erhöhter Tränenfluss, okulare Hyperämie, Vorhofflimmern, posturales orthostatisches Tachykardiesyndrom, Venenthrombose, Lungenembolie, Ischämie, Erröten, Schlafapnoe-Syndrom, Hyperventilation, Aspirationspneumonie, Kongestion der Atemwege, Dysphonie, Pankreatitis, Darmverschluss (Ileus), Stuhlinkontinenz, Koprostase, Ikterus, Angioödem, Arzneimittelexanthem, Hyperkeratose, Ekzem, trockene Haut, Erythem, Hautverfärbung, seborrhoisches Ekzem, Schuppen, Rhabdomyolyse, anomale Körperhaltung, Priapismus, verspätete Menstruation, Gynäkomastie, Stauungserscheinungen in der Brust, Brustvergrößerung, Sekretion aus der Brustdrüse, vaginaler Ausfluss, Hypothermie, Thoraxbeschwerden, Induration, Arzneimittelentzugssyndrom und mit unbekannter Prävalenz Hyperinsulinämie, Lungenstauung.

■■ Depotpräparat

Sehr häufig Schlaflosigkeit, Kopfschmerzen.

Häufig Infektion der oberen Atemwege, Harnwegsinfektionen, Influenza, Hyperprolaktinämie, Hyperglykämie, Gewichtszunahme, Gewichtsabnahme, erhöhte Triglyzeride, Agitiertheit, Depression, Angst, EPS: Parkinsonismus, Akathisie, Sedierung, Dystonie, Dyskinesie, Tremor, Somnolenz, Schwindel, Bradykardie, Tachykardie, Hypertonie, Husten, verstopfte Nase, Bauchschmerzen, Erbrechen, Übelkeit, Obstipation, Diarrhö, Dyspepsie, Zahnschmerzen, erhöhte Transaminasen, Hautausschlag, muskuloskettale Schmerzen, Rückenschmerzen, Pyrexie, Asthenie, Fatigue, Reaktionen an der Injektionsstelle.

Über die parenterale und die orale Applikation hinausgehende **NW des Depotpräparats** sind der Fachinformation zu entnehmen.

Besonders zu beachten: **Abszess/Zellulitis/Zyste/Hämatom an der Injektionsstelle** und das **intraoperative Floppy-Iris-Syndrom** (IFIS, ▶ 3.6.6). Für die Behandlung mit den AAP *Risperidon* und *Paliperidon* wurde in einem Rote-Hand-Brief im Jahr 2013 über das erhöhte Risiko eines IFIS während Kataraktoperationen informiert (erhöhte Komplikationsrate, einschließlich Ruptur der hinteren Linsenkapsel und Glaskörperverlust). Vor geplanten Kataraktoperationen ist spezifisch u. a. die Einnahme von *Risperidon* oder *Paliperidon* zu erfragen und das Absetzen/Umsetzen zu erwägen.

Für ältere Patienten mit Schizophrenie ist ein ähnliches allgemeines Sicherheitsprofil wie für jüngere Patienten zu erwarten; über zerebrovaskuläre NW liegen noch keine hinreichenden Ergebnisse vor.

Risikopopulationen (oral und parenteral) **Herz:** Anwendung bei manifesten kardiovaskulären Erkrankungen nur mit besonderer Vorsicht und regelmäßigen klinischen und EKG-Kontrollen; möglichst keine Anwendung bei Prädisposition zu orthostatischer Hypotension. **Leber:** Wenig veränderte Pharmakokinetik bei Lebererkrankungen, jedoch wegen hoher Plasmaproteinbindung bei Leberinsuffizienz erhöhter Anteil der freien Substanz, daher Dosisreduktion; Plasmaspiegelkontrollen empfohlen. **Niere:** Bei manifester Niereninsuffizienz reduzierte Clearance mit Verlängerung der Eliminations-HWZ und erhöhten Plasmaspiegeln; Dosisanpassung und Monitoring notwendig.

Intoxikationen (oral und parenteral) Wie ▶ *Olanzapin*.

▪ Kontraindikationen

- Prolaktinabhängige Tumoren.

Relative Kontraindikationen

- Schwere Leber- und schwerste Niereninsuffizenz (keine Erfahrungen), Parkinson-Krankheit, DLK, Epilepsie, kardiale Vorschädigung, Blutbildveränderungen.
- Bei zerebrovaskulären Erkrankungen sind Nutzen und Risiken individuell sorgfältig abzuwägen (Indikationen). Risiko unter Antipsychotika bei älteren Patienten mit Demenz ▶ 3.4.6, ▶ Box 3.

▪ Interaktionen

- Vorsicht bei der Kombination mit Dopaminagonisten und Anticholinergika.
- Vorsicht bei Kombinationen mit AM, die die QTc-Zeit verlängern oder zu Hypokaliämie führen.
- Tritt unter *Paliperidon* eine arterielle Hypotonie auf, sollte diese nicht mit *Adrenalin*, sondern mit *Noradrenalin* behandelt werden, da durch Adrenalinumkehr ein weiterer Blutdruckabfall auftreten kann.
- *Carbamazepin* senkt die Wirkspiegel von *Paliperidon*, wahrscheinlich durch Induktion des Effluxtransporters P-Glykoprotein.
- Vorsicht bei Kombination mit AM, die die Krampfschwelle herabsetzen (u. a. TZA, SSRI, *Tramadol*).

- AM, die sich auf die gastrointestinale Passagezeit auswirken, z. B. *Metoclopramid*, können die Resorption von *Paliperidon* beeinflussen.
- Pharmakokinetische Interaktionen sind durch AM, die die renale Clearance und die gastrointestinale Motilität beeinflussen, zu erwarten.

■ **Bewertung**

AM mit bewährtem antipsychotischem Prinzip und günstiger Pharmakokinetik. Vorteile: AAP zur täglichen Einmalgabe ohne Notwendigkeit zur Titration; im Vergleich zu *Risperidon* (oral) keine relevanten hepatischen Interaktionen, geringere Plasmaspiegelschwankungen. *Paliperidonpalmitat* als Depotpräparat eines AAP mit 4-wöchigem und 3- bzw. 6-monatigem Injektionsintervall (als einziges derzeit verfügbares Depot-Antipsychotikum). Gute Verträglichkeit ähnlich wie *Risperidon*, aber noch ausgeprägtere Prolaktinerhöhungen als unter *Risperidon* sind möglich; kaum Interaktionsrisiko, unkomplizierte klinische Handhabung.

3.15.20 Perazin

Perazin

Konventionelles Antipsychotikum, trizyklisches Antipsychotikum

Perazin-neuraxpharm (neuraxpharm)
Tbl. 25/100/200 mg

■ **Pharmakodynamik**

- Antipsychotikum aus der Reihe der Phenothiazine mit mittelstarker Affinität zu D_2-artigen Rezeptoren, H_1-, α_1- und mACh-Rezeptoren.

■ **Pharmakokinetik**

- Schneller Wirkungseintritt, T_{max} = 1–4 h; $t_{½}$ = 8–16 h; die orale Bioverfügbarkeit wird auf 40 % geschätzt.
- Metabolisierung durch N-Demethylierung, Hydroxylierung und S-Oxidation unter Beteiligung von CYP1A2, CYP3A4, CYP2C9 und einer Flavinmonoxygenase. Steady State nach 7–8 Tagen.
- Plasmakonzentration: 100–230 ng/ml$^{(p)}$.

Talspiegel Die angegebene Plasmakonzentration gilt für den Talspiegel. Talspiegel liegen nach dem längsten Dosierungsintervall vor. Wenn *Perazin* morgens und abends eingenommen wurde, ist der Zeitpunkt des Talspiegels morgens vor der ersten Medikamenteneinnahme. Wenn *Perazin* nur abends vor dem Schlafengehen eingenommen wird, liegt der Zeitpunkt des Talspiegels am folgenden Abend. Da Blutabnahmen in der Regel morgens erfolgen, wird in diesem Fall kein Talspiegel gemessen. Die Messwerte sind dann wegen der kurzen HWZ von *Perazin* im Mittel 2-fach höher (Messwerte daher durch 2 teilen). Ohne eine Korrektur der Messwerte kann es zu fehlerhaften Empfehlungen kommen (► 16.9).

- **Indikationen und Behandlungshinweise**

- *Akute psychotische Syndrome mit Wahn, Halluzinationen, Denkstörungen, Ich-Störungen*[z].
- *Katatone Syndrome*[z].
- *Chronisch verlaufende endogene und exogene Psychosen (zur Symptomsuppression und Rezidivprophylaxe der Schizophrenie)*[z].
- *Maniforme Syndrome*[z]; *psychomotorische Erregungszustände*[z].
- Routineuntersuchungen ◘ Tab. 3.6.

Hinweis (Fachinformation)

- Vor der Behandlung mit *Perazin* ist das Blutbild (einschließlich des Differenzialblutbildes sowie der Thrombozytenzahl) zu kontrollieren. Bei abweichenden Blutwerten darf keine Behandlung mit *Perazin* erfolgen.
- Während der Behandlung sind regelmäßig Blutbildkontrollen (Leukozytenzahl und Differenzialblutbild) durchzuführen. Nach Beginn der Behandlung sollten in den ersten 4 Monaten die Kontrollen möglichst wöchentlich erfolgen, bei unauffälligen Befunden erscheint danach eine monatliche Blutbildkontrolle ausreichend.
- Bei schnellem Absinken der Leukozytenzahl – insbesondere bei Werten $< 3000/mm^3$ – oder anderen Blutbildveränderungen ist die Behandlung mit *Perazin* sofort abzubrechen und durch andere Therapieformen zu ersetzen.

- **Dosierung**

- Einschleichender Beginn während der ersten Tage. Erhaltungsdosis 75–600 mg[z]; Höchstdosis stationär 800–1000 mg[z]. In der Geriatrie die halbe Standarddosierung.

- **Nebenwirkungen, Risikopopulationen und Intoxikationen**

Häufig EPS (Frühdyskinesien, Parkinsonoid), insbesondere zu Beginn der Behandlung, orthostatische Dysregulation, Hypotonie, Tachykardie, EKG-Veränderungen in Form klinisch nicht bedeutsamer Erregungsrückbildungsstörungen, Sedierung, passagere Erhöhungen der Leberenzymaktivität (bei länger anhaltender oder sehr starker Erhöhung muss *Perazin*-Dosis reduziert oder abgesetzt werden), Glukosetoleranzstörungen v. a. unter mittleren bis hohen Dosierungen.

Gelegentlich Blutbildveränderungen, v. a. unter höheren Dosen Störungen der Speichelsekretion, verstopfte Nase, Veränderungen des Augeninnendrucks, Schwitzen, Akkommodationsstörungen, vermehrtes Durstgefühl, Mundtrockenheit, Gewichtszunahme. Vor allem unter höheren Dosen und bei längerer Behandlung Akathisie, häufig mit depressiver Verstimmung, Spätdyskinesien, Galaktorrhö, Amenorrhö, Brustdrüsenvergrößerung, Temperaturerhöhung, Photosensibilität (in seltenen Fällen mit Pigmenteinlagerungen, nach Langzeittherapie und in hohen Dosen) sowie Sensibilitätsstörungen an Händen und/oder Füßen, insbesondere nach starker Sonnenbestrahlung, Leukopenie, allergische Hautreaktion.

Sonstige NW Selten oder in Einzelfällen Krampfanfälle, Magen-Darm-Störungen, Übelkeit, Obstipation, Störungen beim Wasserlassen, Thrombopenie, Agranulozytose, Nasenbluten, schwere phototoxische Reaktionen, Kreislaufversagen, respiratorische Störungen, nekrotisierende Enteritis, Cholestase, Hepatitis, Ödeme, Lupus erythematodes, Thrombosen und Embolien, sexuelle Funktionsstörungen, malignes neuroleptisches Syndrom, Verstärkung postpsychotischer Depressionen, Verwirrtheitszustände und delirante Syndrome, Schlafstörungen, amentielle Syndrome, Bewusstseinstrübungen, stuporöse Zustandsbilder, Angstträume. Unter extrem hohen Dosen auch schwere Leberschädigungen. *Perazin* kann das QTc-Intervall verlängern, TdP-Arrhythmien bis hin zu Kammerflimmern sind insbesondere bei Vorliegen weiterer Risikofaktoren nicht auszuschließen.

Risikopopulationen **Herz:** Anticholinerge und α_1-antagonistische Eigenschaften, mögliche orthostatische Regulationsstörungen sowie Störungen der Erregungsleitung und Repolarisation mit QTc-Zeit-Verlängerung, daher keine Anwendung bei Risikofaktoren bei Herz-Kreislauf-Erkrankungen. **Leber:** Bei leichten bis mittelgradigen Leberfunktionsstörungen Laborkontrollen und ggf. Dosisreduktion, möglichst keine Anwendung bei schwerer Leberinsuffizienz; mögliches Risiko der intrahepatischen Cholestase (Beginn meist innerhalb von 2–4 Wochen nach Therapiebeginn). **Niere:** Nur geringe renale Ausscheidung der unveränderten Substanz, daher kaum Einschränkung der Clearance bei Nierenfunktionsstörungen; zumindest bei leichter und mäßiger Ausprägung in der Regel keine Dosisanpassung erforderlich.

Intoxikationen Wie ▶ *Chlorprothixen.*

▪ Kontraindikationen

- Bekannte schwere Blutzell- oder Knochenmarkschädigung.

Relative Kontraindikationen

- Leukopenie und andere Störungen der Hämatopoese, prolaktinabhängige Tumoren, schwere Lebererkrankungen, kardiale Vorschädigung (inkl. long QT-Syndrom), schwere Hypotonie oder Hypertonie, orthostatische Dysregulation, Bradykardie, Hypokaliämie, Epilepsie, Parkinson-Krankheit, Engwinkelglaukom, Miktionsstörungen, insbesondere bei Prostatahypertrophie, Pylorusstenose. Risiko unter Antipsychotika bei älteren Patienten mit Demenz ▶ 3.4.6, ▶ Box 3.

▪ Interaktionen

- Vorsicht bei Kombinationen mit AM, die zu einer Blutzellschädigung führen können.
- Vorsicht bei Kombinationen mit AM, die die QTc-Zeit verlängern oder zu Hypokaliämie führen können.
- Möglichst keine Kombination mit anderen Anticholinergika (Delirprovokation möglich).
- *Perazin* ist ein ähnlich starker Inhibitor von CYP1A2 wie *Fluvoxamin*, ein Inhibitor von CYP2D6 und wahrscheinlich auch von CYP2C19. Daher ist Vorsicht

bei Kombination mit AM geboten, die **Substrate** von **CYP1A2**, z. B. *Agomelatin* oder *Clozapin*, **CYP2D6**, z. B. *Venlafaxin* oder *Risperidon* oder **CYP2C19**, z. B. *Citalopram* oder *Omeprazol* (▶ **Anhang SUB**), sind.
- Bei Kombination mit AM, die CYP3A4, CYP2D6 oder CYP2C9 hemmen, evtl. höhere *Perazin*-Plasmakonzentrationen (▶ Anhang INT).

■ **Bewertung**

Mittelpotentes Antipsychotikum mit sedierender und ausgeprägter anticholinerger Komponente. Im Vergleich zu anderen KAP relativ niedrige (dosisabhängige) EPS-Inzidenz. Hohes Interaktionsrisiko.

3.15.21 Perphenazin

Perphenazin

Konventionelles Antipsychotikum, trizyklisches Antipsychotikum; NbN: *Dopamine receptor antagonist (D_2)*

Perphenazin-neuraxpharm (neuraxpharm)
Tbl. 8 mg

■ **Pharmakodynamik**

- In erster Linie Blockade von D_2-Rezeptoren, geringere Affinität zu 5-HT_2-, H_1- und α_1-Rezeptoren, keine messbare Blockade von mACh-Rezeptoren.
- Hochpotentes Antipsychotikum mit starker antiemetischer Komponente.

■ **Pharmakokinetik**

- T_{max} = 1–4 h; $t_{1/2}$ = 8–12 h; Bioverfügbarkeit ca. 40 %.
- Nahezu vollständige hepatische Metabolisierung mit bevorzugter Beteiligung von CYP2D6.
- Plasmakonzentration: 0,7–3,6 ng/ml[(p)].

■ **Indikationen und Behandlungshinweise**

- *Psychotische Störungen, z. B. akute und chronische Schizophrenien, insbesondere bei Positivsymptomen (katatone und akute paranoide Formen)*[z].
- *Psychomotorische Erregungszustände*[z].
- *Delirante und andere exogen-psychotische Syndrome*[z].
- *Behandlung des Erbrechens, wenn andere Behandlungsmaßnahmen nicht durchführbar sind oder erfolglos waren*[z].
- Routineuntersuchungen ◘ Tab. 3.6.

■ **Dosierung**

- Akute antipsychotische Symptomatik: bis zu 24 mg/d; Erhaltungsdosis 8–12 mg/d[z].

■ Nebenwirkungen, Risikopopulationen und Intoxikationen

Sehr häufig/häufig Häufig sind insbesondere EPS (alle Formen); insbesondere bei Behandlungsbeginn: Müdigkeit und auch Einschlafstörungen, diese lassen sich manchmal vermeiden, wenn die letzte Dosis nicht nach 17 Uhr eingenommen wird. Die Krampfschwelle kann gesenkt werden (Cave: erhöhte Anfallsbereitschaft, regelmäßige EEG-Kontrollen).

Gelegentlich Störungen des Glukosestoffwechsels, Akkommodationsstörungen, Erhöhung des Augeninnendrucks (Engwinkelglaukom), Mundtrockenheit, Obstipation, Gewichtszunahme, Miktionsstörungen, Galaktorrhö, Störungen der Regelblutung, sexuelle Störungen.

Sonstige NW Selten oder in Einzelfällen Kopfschmerzen, Schwindel, Unruhe, depressive Verstimmung, Lethargie, delirante Syndrome, malignes neuroleptisches Syndrom, Schwitzen, Erregungsleitungsstörungen, Tachykardie, Herzrhythmusstörungen, Hypotonie, Larynxödem, Asthma, gastrointestinale Beschwerden (z. B. Nausea und Erbrechen nach plötzlichem Absetzen), Ileus, Störungen der Leberfunktion (z. B. Anstieg der Leberenzyme, Cholestase), Photosensibilisierung, Pigmentablagerungen in Kornea und Linse. QTc-Zeit-Verlängerungen sind möglich, in sehr seltenen Fällen bis zu potenziell tödlichen Herzrhythmusstörungen vom Typ TdP, Akathisie, Spätdyskinesien, Kreislauflabilität, eine Autoimmunerkrankung des Bindegewebes.

Insbesondere bei **Langzeitbehandlung** Gefahr von Blutzellschäden (**Cave:** Blutbildkontrollen).

Risikopopulationen **Herz:** Ausgeprägte anticholinerge und α_1-antagonistische Eigenschaften, mögliche orthostatische Regulationsstörungen; *Perphenazin* kann das QTc-Intervall im EKG verlängern, in sehr seltenen Fällen bis hin zu potenziell lebensbedrohlichen Herzrhythmusstörungen (TdP); daher keine Anwendung bei Herz-Kreislauf-Erkrankungen. **Leber:** Bei leichten bis mittelgradigen Leberfunktionsstörungen Laborkontrollen und ggf. Dosisreduktion, keine Anwendung bei schwerer Leberinsuffizienz; mögliches Risiko der intrahepatischen Cholestase (Beginn meist innerhalb von 2–4 Wochen nach Therapiebeginn). **Niere:** Bei eingeschränkter Nierenfunktion keine Dosisanpassung.

Intoxikationen Wie ▶ *Chlorprothixen*.

■ Kontraindikationen

- Parkinson-Krankheit, Erkrankungen des blutbildenden Systems, Krampfanfälle in der Anamnese, chronische Atembeschwerden.

Relative Kontraindikationen

- Leber- und Nierenerkrankungen, kardiale Vorschädigung, schwere organische Hirnerkrankungen, prolaktinabhängige Tumoren. **Cave** bei depressiven Zustandsbildern. Risiko unter Antipsychotika bei älteren Patienten mit Demenz ▶ 3.4.6, ▶ Box 3.

Interaktionen

- Keine Kombination mit anticholinergen AM.
- Keine Kombination mit *Clozapin* wegen des erhöhten Risikos von Blutbildschädigungen.
- Vorsicht bei Kombination mit anderen QTc-Zeit-verlängernden AM.
- Tritt unter *Perphenazin* eine arterielle Hypotonie auf, sollte diese nicht mit *Adrenalin*, sondern mit *Noradrenalin* behandelt werden, da durch Adrenalinumkehr ein weiterer Blutdruckabfall auftreten kann.
- Wirkung von Antikoagulanzien wird verstärkt.
- Bei Kombination mit *Lithium* erhöhtes Risiko von motorischen Störungen.
- Bei Kombinationen mit Dopaminagonisten gegenseitige Wirkabschwächung.
- Eine durch Polypeptid-Antibiotika hervorgerufene Atemdepression kann verstärkt werden.
- Vorsicht bei Kombination mit **Inhibitoren** von **CYP2D6** (▶ **Anhang INT**), z. B. *Paroxetin* oder *Fluoxetin*. Erhöhte Plasmaspiegel von *Perphenazin* und vermehrte NW.
- Bei Kombination mit AM, die **Substrate** von **CYP2D6** sind, ist mit einem Anstieg der Wirkspiegel zu rechnen, da *Perphenazin* CYP2D6 hemmt (▶ **Anhang SUB**).

Bewertung

Hochpotentes KAP mit trizyklischer Struktur. In den USA weit verbreitetes Standard-Antipsychotikum. Relativ günstige Wirksamkeitsergebnisse in Studien im Vergleich zu AAP.

3.15.22 Pimozid

Pimozid

Konventionelles Antipsychotikum, Diphenylbutylpiperidin; NbN: *Dopamine receptor antagonist (D_2)*

Orap[1] (Janssen-Cilag)

Tbl. 1/4 mg (**Orap forte**)

[1] Aufgrund der Kurzbesprechung werden Generika nicht genannt.

Dosierung

- Einschleichender Beginn mit 2–4 mg, Erhaltungsdosis 2–8 mg/d.
- Höchstdosis 16 mg/d[z]; nur bei höherer Dosierung zweimalige Gabe pro Tag.

Bewertung

Hochpotentes KAP zur Erhaltungstherapie bei chronischen Schizophrenien. Wegen vorhandener risikoärmerer Alternativen (insbesondere bezüglich QTc-Zeit-Verlängerung) ist von einer **Verordnung dringend abzuraten**.

Hohes kardiotoxisches Risiko, QTc-Zeit-Verlängerung und maligne Arrhythmien (TdP) bekannt, häufige EKG-Kontrollen nötig, hohes Interaktionsrisiko (Kombination mit *Sertralin* wegen geringer therapeutischer Breite von *Pimozid* kontraindiziert). Schwere Leberfunktionsstörungen und Parkinson-Syndrom möglich.

3

3.15.23 Pipamperon

Pipamperon

Konventionelles Antipsychotikum, Butyrophenon

Dipiperon (Janssen-Cilag)
Tbl. 40 mg
Saft 4 mg = 1 ml
Pipamperon-neuraxpharm[1, 2] (neuraxpharm)

[1] Aufgrund einer hohen Zahl von Pipamperon-Generika wird auf eine vollständige Auflistung von Präparaten mit der Anfangsbezeichnung „Pipamperon" und Pipamperon-Varianten verzichtet.
[2] Generikum auch als Tbl. 120 mg.

- **Pharmakodynamik**
  - Antagonist am 5-HT_2-Rezeptor; deutlich weniger an D_2-, D_4- und α_1-Rezeptoren.
  - Keine Wirkung auf mACh- und H_1-Rezeptoren.

- **Pharmakokinetik**
  - Nach oraler Einnahme werden unabhängig von der Darreichungsform (Tbl. oder Saft) maximale Plasmaspiegel nach 2 h aufgebaut; $t_{1/2}$ = 17–22 h.
  - Abbau durch N-Dealkylierung und Oxidation, beteiligte Enzyme unbekannt.
  - Plasmakonzentration 2 h nach Einmaleinnahme einer 40-mg-Tbl.: 45–90 ng/ml[(P)]. Die Plasmakonzentration ist nicht geeignet, eine therapeutisch wirksame Konzentration einzustellen. Sie kann als Orientierung bei Fragen der Adhärenz oder bei der Beurteilung toxikologischer Fragen nützlich sein.

- **Indikationen und Behandlungshinweise**
  - *Schlafstörungen, insbesondere bei geriatrischen Patienten*[z].
  - *Psychomotorische Erregungszustände*[z].
  - Routineuntersuchungen ▫ Tab. 3.6.

- **Dosierung**
  - **Schlafstörungen:** 20–80 mg, zunächst 20–40 mg zur Nacht.
  - **Psychomotorische Erregungszustände:** Einschleichender Beginn mit 3 × 40 mg; max. 360 mg/d[z]; in der Geriatrie initiale Dosisreduktion (etwa ½).

■ Nebenwirkungen, Risikopopulationen und Intoxikationen

Sehr häufig Somnolenz, Rigor.

Häufig Asthenie, Depression, EPS (Frühdyskinesien), Dyskinesien, Gangstörungen, muskuläre Spastizität, Hypertonie, Tachykardie, orthostatische Hypotension, Erbrechen, Urtikaria, Amenorrhö.

Sonstige NW Selten oder in Einzelfällen Krampfanfälle, malignes neuroleptisches Syndrom, toxische epidermale Nekrolyse, Leukopenie, Hyperprolaktinämie, Hyponatriämie, Leberenzymerhöhung, Synkopen, Kammerflimmern, tardive Dyskinesien, Schwitzen, Speichelfluss, Ödeme, Fieber, Harnretention, Galaktorrhö, Gynäkomastie, Oligomenorrhö, Priapismus. EKG-Veränderungen einschließlich QTc-Zeit-Verlängerungen sind möglich, Parkinsonismus, Tremor, Kopfschmerzen, Verschwommensehen, Hypotonie, Epistaxis, Übelkeit, verminderter Appetit, Leberfunktionsstörungen, cholestatische Hepatitis, Hautausschlag, Fatigue, Hypothermie.

Risikopopulationen **Herz:** In geringer bis mittlerer Dosierung in der Regel gut verträglich bei kardiovaskulären Vorerkrankungen, zudem geringes Interaktionspotenzial; gelegentlich orthostatische Hypotonie (v. a. bei hohen Dosierungen und schneller Aufdosierung), keine klinisch relevanten anticholinergen Eigenschaften; nicht selten Repolarisationsstörungen mit QTc-Zeit-Verlängerung (kann bereits unmittelbar nach Therapiebeginn auftreten); Anwendung bei kardiovaskulären Vorerkrankungen unter Berücksichtigung des individuellen Risikoprofils und engmaschigen Kreislauf- und EKG-Kontrollen; geringeres Risiko als bei Phenothiazinen. **Leber:** Bei schweren Leberfunktionsstörungen bzw. persistierenden Laborwertveränderungen Dosisanpassung und regelmäßige Laborkontrollen empfohlen. **Niere:** Sorgfältige Kontrollen der Nierenfunktion (bzw. Retentionsparameter) und ggf. Dosisanpassung bei Niereninsuffizienz.

Intoxikationen Wie ► *Benperidol.*

■ Kontraindikationen

- Hereditäre Fruktoseintoleranz (Saft enthält D-Glucitol).

Relative Kontraindikationen

- Parkinson-Krankheit, kardiale Vorschädigung, insbesondere Patienten mit verlängerter QTc-Zeit, schwere Leberfunktionsstörungen, prolaktinabhängige Tumoren. **Cave:** Blutbildveränderungen. Keine Zulassung zur Behandlung von Verhaltensstörungen bei Demenz (Rote Liste); der Einsatz ist im Einzelfall zu prüfen (Fachinformation).

■ Interaktionen

- Vorsicht bei Kombination mit anderen QTc-Zeit-verlängernden AM.
- Gegenseitige Wirkabschwächung bei Kombination mit Dopaminagonisten.
- Wirkungsverstärkung mit AM, die die Krampfschwelle herabsetzen.

- **Bewertung**

Niederpotentes Antipsychotikum. Aufgrund des geringen EPS-Risikos sowie geringem Interaktionspotenzial zur Sedierung bei psychomotorischen Erregungszuständen und zur Schlafinduktion auch im höheren Lebensalter (▶ 3.14 und ▶ 5.1.1) geeignet (unter EKG-Kontrollen). *Pipamperon* ist wie *Melperon* für die Indikation Schlafstörung zugelassen und erste Option, wenn Risiken für Wechselwirkungen bei Polypharmazie zu befürchten sind. **Cave:** *Pipamperon* ist nicht zur Behandlung von Verhaltensstörungen, die mit Demenzerkrankungen zusammenhängen, zugelassen.

Promethazin ▶ 5.10.18.

3.15.24 Prothipendyl

Prothipendyl

Konventionelles Antipsychotikum, trizyklisches Antipsychotikum

Dominal (TEVA)
Drg. 40 mg (**Dominal forte**)
Tbl. 80 mg (**Dominal forte**)
Trpf. 50 mg = 20 Trpf. = 1 ml

- **Dosierung**

- Bei Erregungszuständen bis 240–320 mg/d[z]. Bei Schlafstörungen 40–80 mg abends.

- **Bewertung**

Sedierendes KAP, wegen schwacher antipsychotischer Wirkung als **Basisantipsychotikum nicht geeignet**. Risiko für QTc-Zeit-Verlängerung. Stellenwert in der psychiatrischen Pharmakotherapie allenfalls noch als Zusatzmedikation bei hartnäckigen Schlafstörungen und im Rahmen von Erregungszuständen bei Versagen anderer Hypnotika (keine Zulassung bei Verhaltensstörung i. R. einer Demenz).

3.15.25 Quetiapin

Quetiapin

Atypisches Antipsychotikum, trizyklisches Antipsychotikum, Dibenzothiazepin; NbN: *Dopamine, serotonin receptor antagonist (D_2, 5-HT_2) and reuptake inhibitor (NET) (metabolite)*

Quentiax (TAD Pharma)
Quetiapin HEXAL[1] (HEXAL)
Seroquel (AstraZeneca)
Filmtbl.[2] 25/100/200/300 mg

Seroquel-prolong (AstraZeneca)
Retardtbl.[3] 50/150/200/300/400 mg

[1] Aufgrund einer hohen Zahl von Quetiapin-Generika wird auf eine vollständige Auflistung von Präparaten mit der Anfangsbezeichnung „Quetiapin" und Quetiapin-Varianten verzichtet.
[2] Quetiapin-Generika auch: Filmtbl 50/150/400 mg.
[3] Quetiapin-Generika auch: Retardtbl. 600 mg.

Pharmakodynamik

- In erster Linie Blockade von H_1-Rezeptoren, schwächer von 5-$HT_{1,2}$-, D_{1-3}- und α_1-Rezeptoren; keine klinisch relevante Affinität zu D_4- und α_2-Rezeptoren.
- *N-Desalkylquetiapin* (*Norquetiapin*) blockiert neben D_2-artigen Rezeptoren auch den Noradrenalintransporter (NA-Wiederaufnahmehemmung) sowie 5-HT_{2A}- und 5-HT_{2C}-Rezeptoren. Muttersubstanz und Metabolit zeigen schwache partialagonistische Effekte an 5-HT_{1A}-Rezeptoren.
- Bezüglich der Blockade von mACh-Rezeptoren zeigt *Quetiapin* (Muttersubstanz) keine relevante Affintität, wohingegen der aktive Hauptmetabolit *Norquetiapin* eine mittlere bis hohe Affinität insbesondere zu M_1-, M_3- und M_5-Rezeptoren aufweist. Die M_1-antagonistische Wirkung steht dabei im Zusammenhang mit negativen zentralnervösen Wirkungen auf die Kognition bis hin zu deliranten Syndromen (Almeida et al. 2019).
- Bei hohen Dosierungen und insbesondere bei erhöhter Metabolisierung von *Quetiapin* zu *Norquetiapin* (über CYP3A4, s. unten) ist unter einer Behandlung mit *Quetiapin* daher mit anticholinergen NW zu rechnen.

Pharmakokinetik

- Oral verabreichtes *Quetiapin* wird vollständig resorbiert, wegen ausgeprägtem First-pass-Metabolismus durch extensive hepatische und extrahepatische Metabolisierung sind nur 9 % bioverfügbar. Durch die Metabolisierung, nahezu ausschließlich über CYP3A4, entstehen etwa 20 zumeist pharmakologisch inaktive und 3 wahrscheinlich aktive Metaboliten (v. a. *Norquetiapin* = *N-Desalkylquetiapin*). Weniger als 5 % der Muttersubstanz werden unverändert mit dem Urin oder den Faeces ausgeschieden. *Norquetiapin* wird nahezu ausschließlich über CYP2D6 metabolisiert.
- T_{max} = ca. 2 h (Retardtablette 5 h); $t_{1/2}$ = 6–11 h (*N-Desalkylquetiapin* ca. 12 h; bei älteren Patienten verlängert).
- Bei Patienten > 65 J. ist die durchschnittliche *Quetiapin*-Clearance um 30–50 % reduziert. Bei schweren Nierenfunktionsstörungen (Kreatinin-Clearance < 30 ml/min) und Leberinsuffizienz (Zirrhose) Reduktion der Clearance um etwa 25 %.

- Steady State für *Quetiapin* und *N-Desalkylquetiapin* nach 4 Tagen. Die Flächen unter der Plasmakonzentrations-Zeit-Kurve (AUC) für schnell freisetzende und retardierte Form (Filmtbl., Retardtbl.) sind bei gleicher Dosis äquivalent, die maximale Plasmakonzentration im Steady State ist um 13 % niedriger mit der retardierten Form. Einnahme der retardierten Form mit sehr fettreichen Mahlzeiten kann Maximalkonzentration und AUC deutlich erhöhen (20–50 %).
- Plasmakonzentration: 100–500 ng/ml[(p)].

Talspiegel Die angegebenen Plasmakonzentrationen gelten für den Talspiegel. Talspiegel liegen nach dem längsten Dosierungsintervall vor. Wenn *Quetiapin* morgens und abends eingenommen wird, ist der Zeitpunkt des Talspiegels morgens vor der ersten Medikamenteneinnahme. Wenn retardiertes *Quetiapin* nur abends vor dem Schlafengehen eingenommen wird, liegt der Zeitpunkt des Talspiegels am folgenden Abend. Da Blutabnahmen in der Regel morgens erfolgen, wird in diesem Fall kein Talspiegel gemessen. Die Messwerte sind dann wegen der kurzen HWZ von *Quetiapin* (8 h) im Mittel 2,9-fach höher (Messwerte daher durch 2,9 teilen). Ohne eine Korrektur der Messwerte kann es zu fehlerhaften Empfehlungen kommen ► 16.9.

■ Indikationen und Behandlungshinweise

Filmtabletten (nichtretardiert) und Retardtabletten

- *Schizophrenie*[z].
- *Rezidivprävention bei stabilen Patienten mit Schizophrenie, die auf Quetiapin eingestellt sind*[z].
- *Mäßig schwere bis schwere manische Episoden im Rahmen bipolarer Störungen*[z].
- *Schwere depressive Episoden im Rahmen bipolarer Störungen*[z] („bipolare Depression").
- *Zur Prävention von Rückfällen bei Patienten mit bipolaren Störungen, deren manische oder depressive Episode auf Quetiapin angesprochen hat*[z].
- Retardtabletten:
- *Behandlung depressiver Erkrankungen (Episoden einer Major Depression) als „Zusatztherapie" (entspricht der Augmentationstherapie) bei Patienten, die unzureichend auf die Monotherapie mit einem Antidepressivum angesprochen haben*[z].
- *Off label* → psychotische Symptome im Rahmen einer Parkinson-Krankheit (► 3.4.6, Neurologische Erkrankungen) und einer Demenz durch Lewy-Körper-Krankheit (DLK) (► 6.4.4) in niedriger Dosierung (25–150 mg/d) → therapieresistente Zwangsstörungen in Kombination mit Antidepressiva → Aggressivität und Impulskontrollstörungen im Rahmen von Persönlichkeitsstörungen → Angststörungen im Rahmen von Borderline-Persönlichkeitsstörungen (in der Regel niedrige Dosierung) → Rapid Cycling (wahrscheinlich nur depressive Episoden, ► 2.4.2) → GAS → PTBS → schwere Panikstörung.
- Routineuntersuchungen ◘ Tab. 3.6.

■ Dosierung

- *Quetiapin* (Film- und Retardtabletten) soll nicht mit einer Mahlzeit, sondern etwa **1 h vor den Mahlzeiten** oder vor dem Schlafengehen eingenommen werden.

Die Retardtabletten sollen im Ganzen geschluckt und nicht geteilt, zerkaut oder zerkleinert werden.

Filmtabletten (nichtretardiert)

- **Schizophrenie:** Mit 50 mg/d beginnen, in den ersten 4 Tagen Steigerung auf 300 mg/d. Erhaltungsdosis (auf 2 Einnahmezeitpunkte verteilt) 300–450 mg (750 mg/d[z]). Auch eine schnellere Aufdosierung in 4 × 200-mg-Schritten in 4 Tagen wird in der Regel gut vertragen.
- **Bipolare Störung – manische Episode**: Einnahme 2 × täglich, Beginn mit 100 mg, Steigerung um 100 mg/d in den ersten 4 Tagen (dann ggf. Steigerung um max. 200 mg/d bis 800 mg[z]). Die übliche wirksame Tagesdosis liegt zwischen 400 und 800 mg.
- **Bipolare Störung – depressive Episode**: Einnahme 1 × täglich vor dem Schlafengehen; Beginn mit 50 mg/d, dann 100 mg/d (2. Tag), 200 mg/d (3. Tag) und 300 mg/d (4. Tag). Die empfohlene Tagesdosis ist 300 mg, einzelne Patienten können von Erhöhungen auf bis zu 600 mg/d profitieren (in Studien keine generelle Überlegenheit gegenüber 300 mg/d). Möglicherweise sind auch 200 mg/d ausreichend.
- Zur **Prävention von Rezidiven bei bipolaren Störungen** sollten Patienten, die auf *Quetiapin* zur akuten Behandlung der bipolaren Störung angesprochen haben, die Behandlung mit gleicher Dosis fortsetzen. Die Dosis kann je nach individuellem Ansprechen des Patienten und der Verträglichkeit bei 2 × täglicher Gabe zwischen 300 und 800 mg *Quetiapin* täglich liegen.
- Bei älteren Patienten mit niedriger Dosis, ggf. 12,5 mg, beginnen, langsame Steigerung der Dosis (max. 50-mg-Schritte).

Retardtabletten

- **Schizophrenie und manische Episoden bei bipolaren Störungen:** 1 × 300 mg/d am 1. Tag, 600 mg am 2. Tag 1 h. Die empfohlene Tagesdosis beträgt 600 mg; in begründeten Fällen kann auf 800 mg/d[z] erhöht werden.
- **Rezidivprophylaxe bei bipolaren Störungen:** Zur Prävention von Rezidiven von manischen, gemischten oder depressiven Episoden bei bipolaren Störungen sollten Patienten, die auf retardiertes *Quetiapin* zur akuten Behandlung der bipolaren Störung angesprochen haben, die Behandlung mit gleicher Dosis, verabreicht vor dem Schlafengehen, fortsetzen. Empfohlene Dosis nach individuellem Ansprechen zwischen 300 und 800 mg/d.
- **Bipolare Depression** und als **Augmentationstherapie:** 50 mg am 1. und 2. Tag, dann Erhöhung auf 150 mg am 3. und 4. Tag, jeweils **vor dem Schlafengehen** (wegen der niedrigen Dosis). Dosisbereich 150–300 mg, in Monotherapiestudien bei depressiver Störung mit *Quetiapin* waren 50 mg/d wirksam. Bei Dosierungen > 300 mg erhöhtes Risiko für NW.
- Ältere Patienten: Vorsicht insbesondere bei Behandlungsbeginn; Plasma-Clearance etwa 30–50 % niedriger als bei jüngeren Patienten. Ggf. Plasmaspiegelbestimmungen; bei Patienten > 60 J. Beginn mit 12,5–50 mg empfohlen, Steigerung max. in 50-mg-Schritten (*start low, go slow*); Wirksamkeit und Unbedenklichkeit wurden bei Patienten > 65 J. mit depressiven Episoden im Rahmen von bipolaren Störungen nicht untersucht.

- Umstellung der Tagesdosis von schnell freisetzenden *Quetiapin*- auf Retard-Tabletten im Verhältnis 1:1 (dosisäquivalent), eine individuelle Dosisanpassung kann erforderlich sein.

Nebenwirkungen, Risikopopulationen und Intoxikationen

Sehr häufig Schwindel, Kopfschmerzen, Somnolenz, Absetzsymptome, Gewichtszunahme, Mundtrockenheit, Erhöhung der Triglyzeride und von LDL-Cholesterin, Abnahme des HDL-Cholesterins, Abnahme des Hämoglobins, EPS.

Häufig Asthenie, Gereiztheit, anormale Träume und Albträume, Suizidgedanken und suizidales Verhalten, orthostatische Hypotonie, Tachykardie, Palpitationen, Leukopenie, Verringerung der neutrophilen Granulozyten, Erhöhung der eosinophilen Granulozyten, γGT- und ALT-Erhöhung, Hyperprolaktinämie (sehr häufig bei Kindern und Jugendlichen), Blutzuckerspiegelanstieg, gesteigerter Appetit, Obstipation, Dyspepsie, verschwommenes Sehen, Ödeme, Abnahme von Gesamt-T4 und fT4, Abnahme von Gesamt-T3, Zunahme von TSH, Dysarthrie, Dyspnoe, Erbrechen, Pyrexie.

Gelegentlich Krampfanfälle, Spätdyskinesien, QTc-Zeit-Verlängerung, Dysphagie, Thrombozytopenie, AST-Erhöhung, Hypersensibilität, Anämie, Abnahme von fT3, Hypothyreose, Hyponatriämie, Diabetes mellitus, RLS, sexuelle Dysfunktion, Synkope, Rhinitis.

Sonstige NW Selten oder in Einzelfällen malignes neuroleptisches Syndrom, Neutropenie und Agranulozytose, allergische Hautreaktionen, Stevens-Johnson-Syndrom, Hepatitis, Ikterus, Angioödeme, anaphylaktische Reaktionen, CK-Erhöhung, Galaktorrhö, Priapismus, SIADH, metabolisches Syndrom, Somnambulismus und verwandte Reaktionen wie Reden im Schlaf und schlafbezogene Essstörungen, venöse Thromboembolien, Pankreatitis, Rhabdomyolyse, Schwellung der Brust, Menstruationsstörungen, Hypothermie.

Risikopopulationen **Herz:** Trotz relativ geringem Risiko bei kardiovaskulärer Vorschädigung sorgfältige kardiale Kontrolle; orthostatische Dysregulation möglich, v. a. in der initialen Dosistitrationsphase; insbesondere bei Herzinsuffizienz langsamere Eindosierung, Dosisreduktion und engmaschige klinische und EKG-Kontrollen. **Leber:** Extensiver hepatischer Metabolismus mit linearer Pharmakokinetik, daher reduzierte Clearance bei Leberfunktionsstörungen; ggf. Dosisanpassung und niedrigere Einstiegsdosis sowie langsameres Aufdosieren. **Niere:** Keine Dosisanpassung bei renaler Insuffizienz erforderlich, da keine Auswirkung auf Pharmakokinetik.

! Off-label-Gebrauch von *Quetiapin* in niedriger Dosierung und kardiovaskuläres Risiko.

Eine aktuelle Kohortenvergleichsstudie zeigt ein erhöhtes Risiko für schwerwiegende kardiovaskuläre Ereignisse einschließlich Todesfällen für niedrigdosiertes (*off label*) *Quetiapin* (< 50 mg/d), insbesondere bei Frauen und Menschen > 65 J. (Højlund et al. 2022).

Intoxikationen Todesfälle bei Dosierungen bis 6 g sind beschrieben, es wurden aber Dosen bis 30 g überlebt; Symptomatik, Vorgehen: ► *Olanzapin.*

▪ Kontraindikationen

Relative Kontraindikationen

- Schwere Leber- und Nierenerkrankungen. **Cave:** Behandlung von Patienten mit bekannten kardiovaskulären oder zerebrovaskulären Erkrankungen oder anderen Störungen, die für Hypotonie anfällig machen, ebenso bei der Behandlung von Patienten mit Krampfanfällen in der Vorgeschichte.
- Risiko unter Antipsychotika bei Demenz ► 3.4.6, ► Box 3.

▪ Interaktionen

- Vorsicht bei Kombinationen mit AM, die die QTc-Zeit verlängern oder zu Hypokaliämie führen können (z. B. *Amiodaron, Chinidin, Chlorpromazin, Gatifloxacin, Pentamidin, Procainamid, Methadon, Moxifloxacin, Thioridazin* oder *Ziprasidon*), besonders wenn zusätzliche Risikofaktoren bestehen, wie hohe Dosis, kardiale Vorschädigung, gestörtes Elektrolytgleichgewicht oder kongenitales Long-QT-Syndrom, sorgfältige Kontrolle (Vergleich Antipsychotika ► 3.6.3).
- Tritt unter *Quetiapin* eine arterielle Hypotonie auf, sollte diese nicht mit *Adrenalin*, sondern mit *Noradrenalin* behandelt werden, da durch Adrenalinumkehr ein weiterer Blutdruckabfall auftreten kann.
- Keine Kombination mit **CYP3A4-Inhibitoren** (z. B. *Clarithromycin, Erythromycin, Ritonavir*), dann 5- bis 8-facher Anstieg der Plasmakonzentrationen von *Quetiapin* zu erwarten (► **Anhang INT**). Senkung des Plasmaspiegels und wahrscheinlicher Wirkverlust von *Quetiapin*, das bevorzugtes Substrat von CYP3A4 ist, bei gleichzeitiger Gabe von **CYP3A4-Induktoren** (z. B. *Carbamazepin, Phenytoin* oder *Johanniskraut*-Präparate) (► **Anhang INT**).
- Unter einer Kombination mit *Valproat* ist mit einem Anstieg der Plasmakonzentrationen von *Quetiapin* zu rechnen (EPS möglich), daher Plasmaspiegel kontrollieren. Bei Kindern und Jugendlichen wurde unter der Kombination eine erhöhte Inzidenz einer moderaten bis schweren Leukopenie und/oder Neutropenie gefunden. Zwei Einzelfallberichte über eine Neutropenie auch bei älteren Patienten.
- Bei **Kombination von *Lamotrigin* mit *Quetiapin*** wurden bei Einnahme von Quetiapin IR (*immediate release*) im Mittel um 23 % niedrigere dosisangepasste Plasmaspiegel von *Quetiapin* als ohne *Lamotrigin* gemessen, wahrscheinlich durch Induktion der Glukuronidierung. Im Einzelfall können die Plasmaspiegel bei der Kombination extrem niedrig ausfallen. Daher Kontrolle der Plasmaspiegel und ggf. Dosisanpassung, auch noch für etwa 3–4 Wochen nach Absetzen von *Lamotrigin*. Bei der Kombination von *Lamotrigin* mit Quetiapin XR (*extended release*) ist diese Interaktion wahrscheinlich klinisch nicht relevant.

▪ Bewertung

AAP mit anfänglich sedierender Wirkung. Einziges AAP mit Zulassung auch für mäßig schwere bis schwere manische Episoden **und** schwere depressive Episoden bei bipolarer Störung; auch zu deren Rezidivprophylaxe zugelassen. Hohes Risiko für

Gewichtszunahme und metabolisches Syndrom; auf Interaktionen ist zu achten. Dabei besteht auch das Risiko für anticholinerge NW (Metabolit *Norquetiapin*). Risiko für QTc-Zeit-Verlängerung. Dosisoptimum unterschiedlich für schizophrene und bipolare bzw. affektive Störungen. Unterschiede in Wirksamkeit und Verträglichkeit bei Dosen von 600–1200 mg/d sind nicht genügend belegt. Auf Off-label-Einsatz sollte möglichst verzichtet werden.

3.15.26 Risperidon

Risperidon

Atypisches Antipsychotikum, Benzioxazol(piperidin); NbN: Dopamine, serotonin, norepinephrine receptor antagonist (D_2, 5-HT_2, NE α_2)

Risperdal (Janssen-Cilag)
Tbl.[1] 0,5/1/2/3/4 mg
Schmelztbl. 1/2/3/4 mg (**Risperdal Quicklet**)
Lsg. 1 mg = 1 ml (**Risperdal Lösung**)
Risperidon STADA[2] (STADApharm)

Depotpräparat (nur i. m.):
Risperidon (Mikroverkapselung in Polyglycolsäure-co-milchsäure)
Risperdal Consta (Janssen-Cilag)
Amp. 25/37,5/50 mg/2 ml (Applikationsset)
Risperidon ISM Okedi (ROVI)
Pulver/Lösungsmittel zur Herstellung einer Depot-Injektionssuspension 75/100 mg

[1] Risperidon-Generika auch: Tbl. 0,25/6/8 mg.
[2] Aufgrund einer hohen Zahl von Risperidon-Generika wird auf eine vollständige Auflistung von Präparaten mit der Anfangsbezeichnung „Risperidon“ und Risperidon-Varianten verzichtet.

Pharmakodynamik

- In erster Linie Blockade von 5-$HT_{2A(C)}$-, 5-HT_7-, D_2- und α_1-Rezeptoren; in geringerem Maße auch H_1- und α_2-Rezeptoren; keine anticholinergen Wirkungen.

Pharmakokinetik

- Oral: T_{max} = 1–2 h (von *9-Hydroxy-Risperidon* 3 h); $t_{½}$ = 2–4 h (für den aktiven Metaboliten 9-Hydroxy-*Risperidon* 17–24 h); orale Bioverfügbarkeit 66–80 %.
- Risperdal Consta: Aus der Trockensubstanz wird vor der Injektion eine wässrige Suspension hergestellt, die zur Einhaltung der vorgesehenen Dosierung vollständig injiziert werden sollte. Aufgrund der besonderen Kinetik lässt sich für Risperdal Consta $t_{½}$ im üblichen Sinne nicht angeben. Wirksame Plasmakonzentrationen werden ab 3 Wochen nach der 1. Injektion erreicht (daher orale Medikation in mindestens diesem Zeitraum erforderlich), Spitzenplasmakonzentrationen werden nach etwa 5 Wochen gemessen. Ein Steady State ist nach der

4. Injektion (ab der 6. Woche) erreicht. Die Elimination endet etwa 7–8 Wochen nach der letzten Injektion.

- Metabolisierung unter Beteiligung von CYP2D6 und CYP3A4. Bildung des aktiven Metaboliten *9-Hydroxy-Risperidon* (= *Paliperidon*) durch CYP2D6. Aus den Verhältnissen der Konzentrationen von *Risperidon* und *9-Hydroxy-Risperidon* im Plasma lässt sich auf den CYP2D6-Genotyp schließen.
- *Risperidon* und sein aktiver Metabolit sind Substrate des Arzneimittel-Efflux-transporters P-Glykoprotein (P-gp), dadurch wird unter Verbrauch von ATP im Darmepithel und in der Blut-Hirn-Schranke die Verfügbarkeit im Blut und im Gehirn begrenzt.
- Nach wiederholter i. m.-Injektion von 25 oder 50 mg Risperdal Consta alle 2 Wochen schwankte die mediane Plasmakonzentration des aktiven Anteils zwischen durchschnittlich 10–19 ng/ml bzw. max. 18–46 ng/ml.
- Plasmakonzentration: 20–60 ng/ml[(p)] (inkl. Metabolit *9-Hydroxy-Risperidon*).

Indikationen und Behandlungshinweise

Oral

- *Schizophrenie*[z].
- *Mäßige bis schwere manische Episoden bei bipolaren Störungen*[z].
- *Kurzzeitbehandlung (bis zu 6 Wochen) von anhaltender Aggression bei Patienten mit mäßiger bis schwerer Alzheimer-Demenz, die auf nichtpharmakologische Methoden nicht ansprechen, und wenn ein Risiko für Eigen- und Fremdgefährdung besteht*[z].

> *Risperidon* ist das einzige derzeit zugelassene AAP für Patienten mit Demenz und ausgeprägten psychotischen oder Verhaltensstörungen (s. auch ▶ 3.4.6, ▶ Box 3 und ▶ 6.4.9).

- *Symptomatische Kurzzeitbehandlung (bis zu 6 Wochen) von anhaltender Aggression bei Verhaltensstörung bei Kindern im Alter ab 5 J. und Jugendlichen mit unterdurchschnittlicher intellektueller Funktion oder mentaler Retardierung, die gemäß der DSM-IV-Kriterien diagnostiziert wurden*[z].
- *Off label* → therapieresistente Depression im Rahmen einer Augmentationsstrategie (▶ 1.11.4) → drogeninduzierte Psychosen → Patienten mit Doppeldiagnose Schizophrenie und Substanzabhängigkeit → autistische Störungen (▶ 3.4.6) → Tic-Störungen → PTBS → psychosenahe Symptome im Rahmen von Persönlichkeitsstörungen (niedrige Dosierung) und in der Prodromalphase von Schizophrenien → therapieresistente Zwangsstörungen → Phasenprophylaxe bei bipolaren Störungen → depressive Störungen im Rahmen uni- und bipolarer affektiver und schizoaffektiver Störungen.

Parenteral, Depotpräparate

- Risperdal Consta:
  - *Erhaltungstherapie der Schizophrenie bei Patienten, die zurzeit mit oralen Antipsychotika stabilisiert sind*[z].

- Bei Patienten, die in der Vergangenheit noch nie mit *Risperidon* behandelt wurden, sollte vor Behandlungsbeginn mit Risperdal Consta die Verträglichkeit der Substanz durch Gabe von jeweils 1 mg *Risperidon* oral an 2 aufeinanderfolgenden Tagen überprüft werden.
- Atypisches Depotpräparat (wässrige Suspension mit guter lokaler und systemischer Verträglichkeit).
- Routineuntersuchungen ◘ Tab. 3.6.

- Risperidon ISM Okedi:
  - *Behandlung von Schizophrenie bei Erwachsenen, bei denen die Verträglichkeit und Wirksamkeit von oralem Risperidon nachgewiesen ist*[Z].
  - Patienten mit bekanntem Ansprechen auf *Risperidon*, die derzeit mit oralen Antipsychotika stabilisiert sind (leichte bis mittelschwere psychotische Symptome):
    - Patienten, die mit oralem *Risperidon* stabilisiert sind, können ohne vorangehende Titration auf Risperidon ISM umgestellt werden.
    - Patienten, die mit anderen oralen Antipsychotika (kein *Risperidon*) stabilisiert sind, sollten vor Einleitung der Behandlung mit Risperidon ISM mit oralem *Risperidon* titriert werden. Dauer der Aufodiserung sollte ausreichend lang sein (mindestens 6 Tage), um die Verträglichkeit von *Risperidon* und das Ansprechen darauf zu bestätigen.
- Patienten, die zuvor nie mit oralem *Risperidon* behandelt wurden:
  - Verträglichkeit und Ansprechen auf *Risperidon* muss vor Einleitung der Behandlung mit Risperidon ISM im Rahmen einer oralen *Risperidon*-Behandlung bestätigt werden. Für die Titrationsphase wird eine Dauer von mindestens 14 Tagen empfohlen.
- Routineuntersuchungen ◘ Tab. 3.6.

▪ Dosierung

Oral

- Einnahme unabhängig von Nahrungsaufnahme, Nahrungsmittel beeinflussen die Resorption nicht (außer Lösung: inkompatibel zu grünem oder schwarzem Tee). Umstellung von anderen Antipsychotika: wenn möglich, wird ausschleichendes Absetzen der vorherigen Behandlung empfohlen, während *Risperidon* begonnen wird.
- **Schizophrenie:** Einnahme 1–2 × täglich möglich, Beginn möglichst mit 2 mg, am 2. Tag Dosiserhöhung auf 4 mg. Nur im Bedarfsfall bis auf 6 mg erhöhen, die meisten Patienten profitieren von Dosierungen von 4–6 mg. Bei einigen Patienten kann langsameres Aufdosieren (Start mit 1 mg, Steigerung um 1 mg/d) > 10 mg/d nur im Einzelfall sinnvoll sein; deutlich erhöhtes EPS-Risiko. Maximaldosis 16 mg/d[Z].
- **Manie im Rahmen bipolarer Störungen:** Einnahme möglichst 1 × täglich, beginnend mit 2 mg; erforderliche Dosisanpassungen sind in Intervallen von nicht weniger als 24 h und 1–6 mg/d empfohlen (eine höhere Dosis wurde bei Manie nicht untersucht).
- **Ältere Patienten (Schizophrenie und bipolare Störung):** Anfangsdosis 0,25–0,5 mg 2 × täglich; individuell Dosiserhöhung in Schritten von 0,25–0,5 mg. Zieldosis

1 mg/d, in Einzelfällen auf max. 4 mg/d erhöhen. Kontinuierliche Neubewertung von Indikation und Dosis.

- **Mäßige bis schwere Alzheimer-Krankheit:** Zur Behandlung anhaltender Aggression Beginn mit 2 × 0,25 mg/d und Steigerung, wenn im Einzelfall erforderlich, um 2 × 0,25 mg jeden 2. Tag. Die optimale Dosis beträgt für die Mehrzahl der Patienten 0,5 mg 2 × täglich. Einige Patienten können jedoch von Dosierungen von bis zu 1 mg 2 × täglich profitieren. Bei anhaltender Aggression im Rahmen einer Alzheimer-Krankheit wird die Anwendung nicht länger als 6 Wochen empfohlen. Kontinuierliche Neubewertung von Indikation und Dosis.

Parenteral, Depotpräparate

- Risperdal Consta:
  - Empfohlene Dosis alle 2 Wochen 25 mg tief intragluteal oder deltoidal mit Spezialnadel (abwechselnd in beide Seiten); manche Patienten benötigen 37,5 oder 50 mg alle 2 Wochen (max. 50 mg[Z]). Eine Injektion in den Oberarm (deltoideale Injektion) ist verfügbar und zeigt gute Patientenakzeptanz. In folgenden Fällen höhere Initialdosis erwägen: anamnestisch hohes Rezidivrisiko, persistierende Positivsymptome, bei Umstellung von hoher oraler Dosis.
  - Nach der ersten Depotinjektion muss aufgrund der Pharmakokinetik für die Dauer von mindestens 3 Wochen noch eine orale Weiterbehandlung mit *Risperidon* erfolgen. Ab Beginn der 4. Woche Ausschleichen der oralen Vormedikation über mindestens eine Woche. Die Geschwindigkeit sollte sich nach den Eigenschaften der Vormedikation (u. a. sedierende und/oder anticholinerge Wirkungen) und dem klinischen Bild richten. Insbesondere bei Vorbehandlung mit *Clozapin* wird ein dosisabhängiges Ausschleichen über mehrere Wochen empfohlen. Unabhängig von der Vormedikation sollte eine Ausschleichphase von mindestens 2 Wochen bei persistierender Positivsymptomatik und bekanntem hohem Rezidivrisiko gewählt werden.
  - Eine Dosiserhöhung sollte nicht öfter als alle 4 Wochen erfolgen. Bei älteren Patienten beträgt die empfohlene Dosis 25 mg i. m. alle 2 Wochen.
- Risperidon ISM Okedi:
  - Empfohlene Dosis alle 4 Wochen 75 oder 100 mg deltoidal oder tief intragluteal.
  - Wechsel von oralem *Risperidon*: bis 3 mg *Risperidon*/d oral – > 75 mg Risperidon ISM alle 28 Tage; 4 mg/d oral oder höher – > 100 mg Risperidon ISM alle 28 Tage.
  - Risperidon ISM muss etwa 24 h nach der letzten oralen Dosis von *Risperidon* erstmals verabreicht werden. Anpassungen der Dosis von Risperidon ISM sind alle 28 Tage möglich; i. Allg. wird eine Erhaltungsdosis von Risperidon ISM 75 mg alle 28 Tage empfohlen. Allerdings könnten einige Patienten von Risperidon ISM 100 mg alle 28 Tage profitieren.
  - Bei der Anwendung von Risperidon ISM wird weder eine Aufsättigungsdosis noch eine ergänzende orale Gabe von *Risperidon* empfohlen.

  - Umstellung von Risperidon ISM auf orales *Risperidon*: i. Allg. wird empfohlen, die Einleitung einer oralen *Risperidon*-Behandlung 28 Tage nach der letzten Anwendung von Risperidon ISM zu beginnen.
  - Wechsel von lang wirksamen *Risperidon*-Injektionen im 2-Wochen-Rhythmus (Risperdal Consta) auf Risperidon ISM: i. Allg. Beginn der Verabreichung von Risperidon ISM 2 Wochen nach letzter Injektion; die Dosierung ist entsprechend zu verdoppeln.
  - Risperidon ISM ist bei älteren Patienten > 65 J. seither nicht hinreichend untersucht worden.
- Eine weitere Depotformulierung von *Risperidon* (Perseris, 4-wöchiges Injektionsintervall zur subkutanen Injektion) ist in den USA durch die FDA zugelassen (kein Zulassungsantrag bisher in der EU).
- Mit der Verfügbarkeit von Risperidon ISM Okedi (4-wöchiges Injektionsintervall) hat die Nachfrage nach Risperdal Consta offensichtlich nachgelassen, und es wird teilweise über Lieferengpässe berichtet.

■ Nebenwirkungen, Risikopopulationen und Intoxikationen

■■ Oral

Sehr häufig Kopfschmerzen, Schlaflosigkeit, Sedierung/Somnolenz, EPS (Parkinsonoid).

Häufig Schwindel, Asthenie, Agitation, Tremor, Dyskinesien, Dystonien, Arthralgien, Prolaktinerhöhung, verstärkter oder verminderter Appetit, gastrointestinale Störungen, abdomineller Schmerz, Diarrhö, Obstipation, Dyspepsie, Gewichtszunahme, trockener Mund, Tachykardie, Fieber, Pneumonie, Bronchitis, Infektionen der oberen Atemwege, Sinusitis, Harnwegsinfektionen, Konjunktivitis, Ohrinfektionen, Influenza, Dyspnoe, Husten, verstopfte Nase, Verschwommensehen, pharyngolaryngealer Schmerz, Thoraxschmerz, Rückenschmerzen, Erythem, Ödeme, Akathisie, Epistaxis, Hautausschlag, Angst, Schlafstörungen, Depression, Fatigue, Schmerzen, Hypertonie, Erbrechen, Übelkeit, muskuloskelettale Schmerzen, Muskelspasmen, Harninkontinenz, Pyrexie.

Gelegentlich Haltungsschwindel, Gleichgewichtsstörungen, Bewusstseinsverlust, Verminderung des Bewusstseinsgrades, Störung der Aufmerksamkeit, Hypersomnie, Dysphonie, Sprachstörungen, Koordinationsstörungen, zerebrovaskuläre Ereignisse, QTc-Zeit-Verlängerung, EKG-Veränderungen, AV-Block, Schenkelblock, Vorhofflimmern, Sinusbradykardie, Palpitationen, Synkopen, Dysarthrie, tardive Dyskinesien, Leukopenie, Leukozytose, Eosinophilie, Thrombozytopenie, Anämie, erhöhte Serumglukose, γGT- und Transaminasenerhöhung, Temperaturerhöhung, okuläre Hyperämie, trockenes Auge, Photophobie, Ohrenschmerzen, Tinnitus, Keuchen, Dysphagie, Anorexie, Stuhlinkontinenz, Polydipsie, Dysurie, Harnretention, Pollakisurie, Hypästhesie, Hautläsionen, Hauterkrankungen, Alopezie, Muskelschwäche, Nackenschmerzen, Anschwellen der Gelenke, Gelenksteifigkeit, Virus- und Atemwegsinfektionen, Aspirationspneumonie, Lungenstauung, respiratorische Störung, Lungenrasseln, Atemwegskongestion, Pruritus, Akne, Hautverfärbung,

Ekzem, seborrhoische Dermatitis, trockene Haut, Hyperkeratose, Diabetes mellitus, Hyperglykämie, Tonsillitis, Zellulitis, Infektion des Auges, lokalisierte Infektion, Akrodermatitis, Zystitis, Onychomykosis, Hypotension, orthostatische Hypotension, Flush, Gesichtsödem, Gangstörung, Durst, Brustkorbbeschwerden, Brustschmerzen, Schüttelfrost, Überempfindlichkeit, Amenorrhö, sexuelle Dysfunktion, erektile Dysfunktion, Ejakulationsstörung, Galaktorrhö, Gynäkomastie, Menstruationsstörung, vaginaler Ausfluss, Verwirrtheitszustand, Manie, verminderte Libido, Nervosität, fehlende Reaktion auf Stimuli, Krampfanfälle, Dysgeusie, reduzierter Hämatokrit, Vertigo, Parästhesie, Gewichtsreduktion, erhöhte Cholesterine, Urtikaria, Gastroenteritis, Koprostase, Flatulenz, Albträume.

Sonstige NW Selten oder in Einzelfällen (oder mit unbekannter Häufigkeit) malignes neuroleptisches Syndrom, Körpertemperaturerniedrigung, Agranulozytose, diabetische Ketoazidose, Glukosurie, diabetisches Koma, Hypoglykämie, Hyperinsulinämie, Hypertriglyzeridämie, SIADH, Wasserintoxikation, zerebrovaskuläre Erkrankungen, Schlafapnoe-Syndrom, abgestumpfter Affekt, Hyperventilation, intestinale Obstruktion, Pankreatitis, Rhabdomyolyse, Schuppen, Hypothermie, peripheres Kältegefühl, Ikterus, Anorgasmie, Priapismus, Angioödem, Titubation des Kopfes, Glaukom, Störungen der Augenbewegung, Augenrollen, Lidrandverkrustung, Floppy-Iris-Syndrom (s. unten), Sinusarrhythmie, Lungenembolie, Venenthrombose, Cheilitis, geschwollene Zunge, verzögerte Menstruation, Stauungserscheinungen der Brust, Brustvergrößerung, Sekretion aus der Brust, Induration, anaphylaktische Reaktion, Arzneimittelexanthem.

Bei älteren Patienten ambulant erworbene Pneumonie (▶ 3.6.4). Besonders zu beachten: **intraoperatives Floppy-Iris-Syndrom** wie bei ▶ *Paliperidon* und ▶ 3.6.6.

▪▪ Depotpräparat

Sehr häufig Parkinsonoid, Kopfschmerzen, Schlaflosigkeit, Depression, Angst, Infektion der oberen Atemwege.

Häufig Pneumonie, Bronchitis, Sinusitis, Harnwegsinfektion, Influenza, Anämie, Hyperprolaktinämie, Hyperglykämie, Gewichtszunahme, gesteigerter Appetit, Gewichtsabnahme, verminderter Appetit, Schlafstörungen, Agitiertheit, verminderte Libido, Sedierung, Somnolenz, Akathisie, Dystonie, Tremor, Dyskinesie, Schwindel, verschwommenes Sehen, Tachykardie, Hyptonie, Hypertonie, Dyspnoe, pharyngolaryngealer Schmerz, Husten, verstopfte Nase, Bauchschmerzen, abdominale Beschwerden, Erbrechen, Übelkeit, Obstipation, Gastroenteritis, Diarrhö, Dyspepsie, Mundtrockenheit, Zahnschmerzen, Hautausschlag, Muskelspasmen, muskuloskelettale Schmerzen, Rückenschmerzen, Arthralgien, Harninkontinenz, erektile Dysfunktion, Amnorrhö, Galaktorrhö, Ödem, Pyrexie, Thoraxschmerzen, Asthenie, Fatigue, Schmerzen, Reaktion an der Injektionsstelle, γGT- und Transaminasenerhöhung, Sturz.

Weitere, über die parenterale und die orale Applikation hinausgehende **NW des Depotpräparats** sind der Fachinformation zu entnehmen.

Risikopopulationen (oral und parenteral) **Herz:** Orthostatische Dysregulation möglich, daher langsame Aufdosierung bzw. reduzierte Dosis bei Herz-Kreislauf-Erkrankungen, v. a. bei Herzinsuffizienz; geringes Potenzial zur QTc-Zeit-Verlängerung. **Leber:** Wenig veränderte Pharmakokinetik bei Lebererkrankungen, jedoch wegen hoher Plasmaproteinbindung bei Leberinsuffizienz erhöhter Anteil der freien Substanz, daher Dosisreduktion; wenn möglich, Plasmaspiegelkontrollen empfohlen. **Niere:** Bei manifester Niereninsuffizienz reduzierte Clearance mit Verlängerung der Eliminations-HWZ und erhöhten Plasmaspiegeln, daher Dosisanpassung und Monitoring notwendig.

Intoxikationen (oral und parenteral) Wie ► *Olanzapin*.

▪ Kontraindikationen

Relative Kontraindikationen

- Schwere Leber- und Niereninsuffizenz (ggf. Dosisanpassung), Parkinson-Krankheit, Epilepsie, prolaktinahängige Tumoren, kardiale Vorschädigung. **Cave** bei Patienten mit Blutbildveränderungen. Bei zerebrovaskulären Erkrankungen sind Nutzen und Risiken individuell sorgfältig abzuwägen; Risiko unter Antipsychotika bei Demenz ► 3.4.6, ► Box 3.

▪ Interaktionen

- Vorsicht bei Kombination mit anderen QTc-Zeit-verlängernden AM (Vergleich Antipsychotika ► 3.6.3).
- Vorsicht bei Kombination mit AM, die die Nierenfunktion beeinträchtigen, z. B. Jod-haltige Kontrastmittel.
- Tritt unter *Risperidon* eine arterielle Hypotonie auf, sollte diese nicht mit *Adrenalin*, sondern mit *Noradrenalin* behandelt werden, da durch Adrenalinumkehr ein weiterer Blutdruckabfall auftreten kann.
- Die Wirkung von Dopaminagonisten, z. B. *Bromocriptin* oder *L-Dopa*, wird abgeschwächt.
- Kombination mit *Carbamazepin* oder *Johanniskraut*-Präparaten nur unter Kontrolle der Plasmakonzentrationen. Durch Induktion von P-Glykoprotein ist mit einer verminderten Bioverfügbarkeit und durch Induktion von CYP3A4 mit einer beschleunigten Elimination von *Risperidon* zu rechnen.
- Bei Kombination mit **CYP2D6-Inhibitoren** (z. B. *Paroxetin* oder *Terbinafin*) ist mit einem Anstieg der Plasmakonzentrationen von *Risperidon* (► **Anhang INT**) und mit verminderter Verträglichkeit zu rechnen.
- Wirkungsverstärkung von Antihypertensiva (insbesondere α_1-Rezeptorenblocker) möglich.

▪ Bewertung

Risperidon gehört zu den Standard-AAP. Bei Dosierungen von maximal 4–6 mg/d selten EPS, häufig Prolaktinerhöhung. Risiko für QTc-Zeit-Verlängerung. Wirksamkeit auch in der Langzeitbehandlung und Rezidivprophylaxe schizophrener und manischer Störungen mit breiter Erfahrung, verfügbar auch als atypische Depotpräparate (für 2- und 4-wöchige Injektionsintervalle). Bei schweren aggressiven Verhaltensstörungen bei Patienten mit Alzheimer-Krankheit für die Kurzzeittherapie zugelassen.

3.15.27 Sertindol

Sertindol

Atypisches Antipsychotikum Phenylindol(piperidin); NbN: *Dopamine, serotonin receptor antagonist (D_2, 5-HT_2)*

Serdolect (Lundbeck)
Filmtbl. 4/12/16/20 mg

Dosierung

- Einmalgabe, Beginn mit 4 mg/d^z, schrittweise Erhöhung um 4 mg alle 4–5 Tage, bis die optimale Erhaltungsdosis von 12–20 mg/d erreicht ist. Maximaldosis 24 mg/d, nur in Ausnahmefällen. Bei Beginn mit 8 mg oder einer raschen Dosiserhöhung ist das Risiko für orthostatische Hypotonien deutlich erhöht.
- Bei Behandlungsunterbrechungen von mehr als 7 Tagen ist erneut mit 4 mg/d zu beginnen (nach EKG-Ableitung).

Bewertung

AAP mit geringer Sedierung und geringem EPS-Risiko, nach Wiederzulassung nicht als Medikament der ersten Wahl einsetzbar. Hohes Interaktionsrisiko. **Strikter Ausschluss von AM, die die QTc-Zeit verlängern oder zu Hypokaliämie führen können** (z. B. *Amiodaron*, *Astemizol*, *Chinidin*, *Cisaprid*, *Erythromycin*, *Dofetilid*, *Gatifloxacin*, Lithiumsalze, *Moxifloxacin*, *Sotalol*, *Terfenadin*, *Thioridazin*). Bei möglicherweise **höherem kardialem Risiko** als bei anderen AAP und aufwändigen EKG-Kontrollen ist ein Vorteil gegenüber anderen AAP nicht zu erkennen, **und eine Verordnung ist nicht zu empfehlen**.

> Unter einer *Sertindol*-Verordnung müssen Sicherheitsmaßnahmen eingehalten werden; s. Fachinformation.

3.15.28 Sulpirid

Sulpirid

Konventionelles Antipsychotikum, Benzamid; NbN: *Dopamine receptor antagonist (D_2)*

Dogmatil[1] (Sanofi Aventis)
Kps. 50 mg
Tbl. 200 mg (**Dogmatil forte**)
Saft 5 mg = 1 ml
Amp. 100 mg/2 ml

[1] Aufgrund der Kurzbesprechung werden Generika nicht genannt.

▪ Dosierung

Oral

- Einschleichend bis zur Erhaltungsdosis von 300–1000 mg/d[z] bei Patienten mit therapieresistenter Schizophrenie (max. 1600 mg/d)[z].
- Antidepressive Therapie mit 100–300 mg/d[z].

Parenteral, i. m.-Injektion

- 200–1000 mg/d[z].
- Plasmakonzentration: 250–500 ng/ml[(p)].

▪ Bewertung

Dosisabhängig eher niederpotentes Antipsychotikum mit deutlicher Prolaktinerhöhung, jedoch geringem EPS-Risiko (teilweise AAP-Eigenschaften). Erhöhtes Risiko für QTc-Zeit-Verlängerung (trotz geringer hERG-Blockade). Primäre Indikation bei Schizophrenie seit Zulassung von *Amisulprid* fraglich. Trotz Zulassung für die Indikation eines depressiven Syndroms ist aufgrund der Prolaktinerhöhung und weiterer relativer Kontraindikationen ein Einsatz von *Sulpirid* als primäres Antidepressivum **nicht empfehlenswert** (Reserve-Antidepressivum).

❯ Es gibt keine Untersuchungen zur Beurteilung des Risikos einer langfristigen Prolaktinerhöhung, die bei Dauertherapie unter *Sulpirid* auftreten kann. Das Risiko ist aber ähnlich wie bei *Amisulprid* einzuschätzen.

3.15.29 Thioridazin

Thioridazin

Konventionelles Antipsychotikum, trizyklisches Antipsychotikum; NbN: *Dopamine, serotonin receptor antagonist (D_2, 5-HT_2)*

Melleril (AWD Pharma)
Tbl. 30 mg (**Melleril retard**)
Thioridazin-neuraxpharm (neuraxpharm)
Tbl. 25/50/100/200 mg

- **Dosierung**
- Einschleichend beginnen mit 3 × 25 mg bis ambulant 200 mg^{z} (stationär 600 mg/d^{z}); in den ersten 24 h nicht mehr als 500 mg (Plasmakonzentration 200–2000 ng/$ml^{(p)}$). Es gibt eine retardierte Form.

- **Bewertung**

Niederpotentes KAP mit enger therapeutischer Breite. Starke anticholinerge Komponente und im Vergleich zu anderen Antipsychotika hohes Risiko für QTc-Zeit-Verlängerung und Herzrhythmusstörungen. Hohes Interaktionsrisiko (Kontraindikation bei CYP2D6-PM). Wegen vorhandener risikoärmerer Alternativen ist vom Einsatz von *Thioridazin* (Indikation: chronische Formen schizophrener und anderer Psychosen, bei denen psychomotorische Unruhe und Erregungszustände im Vordergrund stehen) **abzuraten**.

! Hohes kardiotoxisches Risiko, insbesondere bei Interaktionen (▶ 3.8), häufige EKG-Kontrollen nötig!

3.15.30 Ziprasidon

Ziprasidon

Atypisches Antipsychotikum, Benzisothiazylpiperazin; NbN: *Dopamine, serotonin receptor antagonist (*D_2*, 5-*HT_2*)*

Zeldox (Pfizer)
Kps. 20/40/60/80 mg
Suspension 10 mg/1 ml (60-ml-Flasche mit Applikationsspritze für Zubereitungen)
Trockensubstanz für Inj.-Lsg. 20 mg/ml (nur i. m.)
Ziprasidon PUREN[1] (PUREN Pharma)

[1] Aufgrund einer hohen Zahl von Ziprasidon-Generika wird auf eine vollständige Auflistung von Präparaten mit der Anfangsbezeichnung „Ziprasidon" verzichtet.

- **Pharmakodynamik**
- In erster Linie Blockade von 5-HT_{2A}- und 5-HT_{2C}-Rezeptoren, mittelstarke Affinität zu D_2-, D_3- und H_1-Rezeptoren, geringe Affinität zu D_1- und α_1-Rezeptoren; keine Affinität zu mACh-Rezeptoren.
- 5-HT- und NA-Wiederaufnahmehemmung.
- Agonismus an 5-HT_{1A}-Rezeptoren.

- **Pharmakokinetik**
- T_{max} = 6–8 h; $t_{1/2}$ = 4–8 h; orale Bioverfügbarkeit nur ca. 60 % bei Einnahme mit den Mahlzeiten.

- Fast vollständige hepatische Metabolisierung – 2/3 über die Aldehydoxidase, 1/3 über CYP3A4. Ausscheidung zu 20 % mit dem Urin, 66 % mit den Faeces.
- Plasmakonzentration: 50–160 ng/ml(p). Wegen relativ kurzer HWZ von *Ziprasidon* ist darauf zu achten, dass Blut genau zum Zeitpunkt minimaler Plasmakonzentrationen (Talspiegel) abgenommen wird ▶ 16.9.

▪ Indikationen und Behandlungshinweise

Oral

- *Schizophrenie*[z].
- *Manische oder gemischte Episoden bis zu einem mäßigen Schweregrad bei bipolaren Störungen (auch bei Kindern und Jugendlichen von 10–1 J.)*[z].

Parenteral, i. m. akut

- *Schnelle Beherrschung von Erregungszuständen bei Patienten mit Schizophrenie für die Dauer von bis zu 3 aufeinanderfolgenden Tagen, wenn eine orale Behandlung nicht angezeigt ist*[z].
- *Off label* → schizoaffektive Störungen → Tic-Störungen → autistische Störungen → Verhaltensstörungen bei Demenz und Oligophrenie → psychotische Symptome bei Parkinson-Krankheit → schwere Depression mit psychotischen Merkmalen.
- Minimale Gewichtszunahme und relativ geringes Risiko für metabolische Veränderungen (◘ Tab. 3.3) und Prolaktinerhöhungen (im Vergleich zu anderen AAP, außer *Aripiprazol*).
- Routineuntersuchungen ◘ Tab. 3.6.

▪ Dosierung

Oral

- Akutbehandlung bei Schizophrenien und bipolaren Störungen mit 2 × 40 mg/d beginnen, dann je nach klinischem Ansprechen bis 2 × 80 mg/d[z]; Steigerung auf maximale Dosis innerhalb von 3 Tagen möglich, nicht über 160 mg/d. **Die Einnahme sollte mit einer Mahlzeit (Essen/Trinken) von mindestens 500 kcal erfolgen** (die Bioverfügbarkeit sinkt deutlich, wenn die Einnahme außerhalb der Mahlzeiten oder mit geringerer Menge erfolgt); s. hierzu ▶ Kap. 16.
- Erhaltungsdosis zur Langzeitbehandlung von schizophrenen Patienten so niedrig wie möglich halten, nicht selten können 2 × 20 mg ausreichen.
- Niedrigere Dosen v. a. bei älteren Patienten, bei Patienten mit Parkinson-Krankheit und bei eingeschränkter Leberfunktion, wenn klinische Faktoren dafürsprechen. Keine altersabhängigen Auffälligkeiten der Pharmakokinetik; keine Dosisanpassung bei Niereninsuffizienz notwendig.

Parenteral, i. m akut

- Einzeldosis 10 mg i. m., alle 2 h bis max. 40 mg/d; Umsetzen auf orale Medikation innerhalb von 3 Tagen[z].

▪ Nebenwirkungen, Risikopopulationen und Intoxikationen

Häufig Kopfschmerzen, Schwindel, Unruhe, Müdigkeit, Somnolenz, Sedierung, Asthenie, Übelkeit, Erbrechen, Obstipation, Dyspepsie, Mundtrockenheit, Speichelfluss, EPS (Dystonie, Akathisie, Parkinsonismus, Tremor), muskuloskelettale Rigidität, verschwommenes Sehen, Brennen/Schmerzen an der Injektionsstelle (parenteral).

Gelegentlich Aufmerksamkeitsstörungen, Hypersomnie, Agitiertheit, Angst, Engegefühl im Hals, Albträume, gesteigerter Appetit, Dysphagie, Zungenschwellung, okulogyre Krisen und andere Frühdyskinesien, Spätdyskinesien, Dysarthrie, Ataxie, Gelenksteifigkeit, Palpitationen, Tachykardie, hypertensive Krise, Hypotonie, orthostatische Dysregulation, Dyspnoe, Tinnitus, Photophobie, Halsschmerzen, Hypästhesie, Parästhesie, Urtikaria, Ausschlag, Akne, Schmerzen in den Extremitäten, Leberenzymerhöhung, Speichelfuss, Lethargie, Schwindel, Diarrhö, Gastritis, Magen-Darm-Beschwerden, Gefühl einer dicken Zunge, Flatulenz, muskuloskelettale Beschwerden, Muskelkrämpfe, Brustkorbbeschwerden, Schmerzen, Durst, Störung des Gangbildes. Cave: Krampfanfälle (Grand mal).

Sonstige NW Selten oder in Einzelfällen Paresen, Bradyphrenie, flacher Affekt, depressive Verstimmungen, Panikattacken, Hitzegefühl, Eosinophilie, Hypokalzämie, LDH-Anstieg, Gesichtsschwellung, Rhinitis, Sehstörungen, Psoriasis, Harninkontinenz, erektile Dysfunktion, gesteigerte Erektionen, Priapismus, Galaktorrhö, Gynäkomastie, Anorgasmie, Lymphopenie, QTc-Zeit-Verlängerung (s. unten), Amblyopie, Augenjucken, trockene Augen, Ohrenschmerzen, systolische Hypertonie, diastolische Hypertonie, Blutdruckschwankungen, gastroösophagealer Reflux, dünner Stuhl, allergische Dermatitis, Gesichtsschwellung, Erythem, papulöser Ausschlag, Hautreizungen, Trismus, Dysurie, pathologischer Leberfunktionstest, Fieber, Hitzegefühl, Restless-Legs-Syndrom, Akinese, erhöhter Muskeltonus, Torticollis, Singultus, Alopezie, Schlaflosigkeit, Hypomanie, Manie, malignes neuroleptisches Syndrom, zentrales Serotoninsyndrom, Thromboembolien, Überempfindlichkeit, Angioödem, Enuresis, anaphylaktische Reaktion.

Ziprasidon verursacht **dosisabhängig** eine **Verlängerung des QTc-Intervalls** (in klinischen Studien Anstieg von 30–60 ms bei 12,3 %, von > 60 ms bei 1,6 %, > 500 ms bei 0,1 % der Patienten); Grenzwerte ▸ 3.6.3, bei Vorliegen oder Auftreten kardialer Symptome ist eine kardiologische Abklärung notwendig. Auch TdP und Synkopen möglich.

In Langzeitstudien zur Erhaltungstherapie bei schizophrenen Patienten wurden gelegentlich erhöhte Prolaktinspiegel gefunden, entsprechende NW waren selten.

Risikopopulationen (oral und parenteral) **Herz:** Kaum Daten bei kardiovaskulären Erkrankungen; mäßige, dosisabhängige QTc-Zeit-Verlängerung (jedoch ausgeprägter als bei anderen AAP); bei entsprechender Prädisposition kontraindiziert. **Leber:** Bei leichter bis mittelgradiger Leberfunktionsstörung ggf. Dosisanpassung und regelmäßige Kontrollen relevanter Leberparameter; bisher keine Daten zur Anwendung bei schwerer Leberinsuffizienz. **Niere:** Keine Änderung der relevanten pharmakokinetischen Parameter; Anwendung bei schwerer Ausprägung wird nicht empfohlen.

Intoxikationen Wie ▸ *Olanzapin.*

▪ **Kontraindikationen**

- Bekannte potenzielle QTc-Zeit-Verlängerung (▸ 3.6.3), Herzrhythmusstörungen, die mit Klasse-IA- oder -III-Antiarrhythmika behandelt werden.

Relative Kontraindikationen

- Ausgeprägte Bradykardie, Krampfanfälle in der Vorgeschichte, schwere Leberinsuffizienz, Elektrolytstörungen sind vor Behandlungsbeginn zu korrigieren. Risiko unter Antipsychotika bei älteren Patienten mit Demenz ▸ 3.4.6, ▸ Box 3.
- Parenteral: Kardiovaskuläre Erkrankungen. **Cave:** Schwindelgefühl, Tachykardie, Hypertonie, orthostatische Dysregulation. **Cave:** Bei gleichzeitiger Gabe von parentalen BZD kann es zu exzessiver Sedierung, kardiorespiratorischer Depression und Blutdruckabfall kommen.

▪ **Interaktionen**

- Vorsicht bei Kombinationen mit AM, die die QTc-Zeit verlängern oder zu Hypokaliämie führen können, z. B. *Amantadin*, *Cisaprid*, *Mefloquin*, *Moxifloxazin*, *Pimozid*, *Sertindol*, *Sparfloxazin* oder *Thioridazin*, besonders wenn zusätzliche Risikofaktoren bestehen (Vergleich Antipsychotika ▸ 3.6.3).
- Vorsicht in Kombination mit Lithiumsalzen, serotonergen AM, auch SSRI (Einzelfälle eines zentralen Serotoninsyndroms bekannt).
- Bei Kombination mit *Carbamazepin* Abfall der Plasmakonzentrationen von *Ziprasidon* um ca. 30 %.

▪ **Bewertung**

Im Vergleich zu den meisten anderen AAP geringere Gewichtszunahme, relativ geringes EPS-Risiko, meist gute Verträglichkeit. Im Vergleich mit *Clozapin*, *Amisulprid*, *Olanzapin* und *Risperidon* nach aktuellen Metaanalysen möglicherweise etwas geringere Wirksamkeit. Als kurzwirksames i. m.-Präparat verfügbar. *Ziprasidon* kann das QTc-Intervall dosisabhängig deutlich verlängern.

3.15.31 Zuclopenthixol

Zuclopenthixol

Konventionelles Antipsychotikum, trizyklisches Antipsychotikum; NbN: *Dopamine receptor antagonist* (D_2)

Ciatyl-Z (Bayer Vital)
Tbl. 2/10/25 mg
Trpf. 20 mg = 20 Trpf. = 1 ml

Depotpräparate (nur i. m.):
Zuclopenthixolacetat
Ciatyl-Z Acuphase (Bayer Vital)
Amp. 50 mg = 1 ml
Zuclopenthixoldecanoat
Ciatyl-Z Depot (Bayer Vital)
Amp. 200 mg = 1 ml

Pharmakodynamik

- Hohe Affinität zu D_2-, 5-HT_{2A}-, H_1- und α_1-Rezeptoren; mittelstarke Affinität zu D_1-Rezeptoren; geringe Affinität zu mACh- und α_2-Rezeptoren.
- *Zuclopenthixol* besteht zu 100 % aus dem *cis*-Isomer von *Clopenthixol* (Belastung durch unwirksame Substanz entfällt).
- *Zuclopenthixol* soll weniger sedierend als *Clopenthixol* sein.

Pharmakokinetik

- T_{max} = 3–4 h; $t_{1/2}$ (orale Gabe) 15–25 h; Bioverfügbarkeit: ca. 45 %.
- **Acetat:** T_{max} = 36 h, Freisetzungs-HWZ = 36 h.
- **Decanoat:** T_{max} = 4–d; Freisetzungs-HWZ = 19 d.
- Metabolisierung über CYP2D6.
- Plasmakonzentration: 3–25 ng/ml(p).

Indikationen und Behandlungshinweise

Oral

- *Akute und chronische Schizophrenie*z.
- *Manie*z.
- *In niedriger Dosierung: Psychomotorische Erregungszustände und aggressive Verhaltensweisen bei Demenz*z.
- *Psychomotorische Erregungszustände bei geistiger Behinderung*z.

Parenteral

- **Acetat** (i. m.-Injektion): *Initialbehandlung von akuten Psychosen, Manien und Exazerbationen chronischer Psychosen*z.
- **Decanoat** (i. m.-Injektion): *Langzeitbehandlung chronischer Schizophrenien, bei denen eine adäquate orale Therapie mit Antipsychotika nicht möglich ist*z.
- Problematik der Langzeitbehandlung mit KAP ▸ 3.12.2.
- Routineuntersuchungen ◘ Tab. 3.6.

Dosierung

Oral

- Psychomotorische Erregungszustände und aggressive Verhaltensweisen bei Demenz: 2–6 mg/dz.
- Psychomotorische Erregungszustände bei geistiger Behinderung: 10–40 mg/dz.
- **Manien und schizophrene Störungen:** einschleichend bis zur Erhaltungsdosis von 25–75 mg/dz.

Parenteral

- **Acetat** (i. m.-Injektion): **Ciatyl-Z-Acuphase**: 50–150 mgz i. m. 1- bis 2-malige Wiederholung alle 2–3 Tage.
- **Decanoat** (i. m.-Injektion): **Ciatyl-Z-Depot:** 100–400 mgz alle 2–3 Wochen i. m. (200 mg *Zuclopenthixol* entsprechen etwa 25 mg *Fluphenazin*).

Nebenwirkungen, Risikopopulationen und Intoxikationen

Initial insbesondere bei i. m.-Injektionen (Acetat) Sedierung (häufig erwünscht) und orthostatische Hypotonie.

Sehr häufig Müdigkeit, Schwindel, Unruhe, EPS (Tremor, Akathisie, Hypokinese, Frühdyskinesien, Parkinsonoid), Akkommodationsstörungen, Mundtrockenheit.

Häufig Kopfschmerzen, orthostatische Dysregulation, Tachykardie, EKG-Veränderungen, Erhöhung des Augeninnendrucks, gastrointestinale Störungen (Übelkeit, Erbrechen), Gewichtszunahme, Anorexie, Hautreaktionen und Photosensibilität, Menstruationsstörungen, sexuelle Funktionsstörungen, Depression, Gefühl der verstopften Nase, Erregung, Dystonie, Parästhesie, Aufmerksamkeitsstörung, Amnesie, Gangstörung, Insomnie, Angst, anormale Träume, gestörtes Sehvermögen, Palpitationen, Dyspnoe, Obstipation, Diarrhö, Dyspepsie, Miktionsstörungen, Harnretention, Polyurie, Myalgie, Appetitzunahme, Blutdruckerniedrigung, Asthenie, Unwohlsein, Schmerzen, Hyperhidrosis.

Gelegentlich Zerebrale Krampfanfälle, Hypotonie (herabgesetzter Muskeltonus), Spätdyskinesien, Hyperreflexie, Dyskinesie, Ataxie, Sprachstörung, Apathie, Albträume, Migräne, Zeichen von Erregung und Verwirrtheit, Hyperakusis, Tinnitus, Abdominalschmerzen, Flatulenz, Gewichtsverlust, Durst, Regulationsstörungen der Körpertemperatur, erektile Dysfunktion, vulvovaginale Trockenheit, Hitzewallungen, Leberfunktionsstörungen.

Sonstige NW Selten oder in Einzelfällen Benommenheit, Exazerbation psychotischer Symptome, malignes neuroleptisches Syndrom, Ikterus, Ileus, Thrombosen, Blutbildveränderungen (auch Agranulozytose, Leukopenie, Neutropenie, Thrombopenie, Eosinophilie, Panzytopenie), Hyperglykämie, verminderte Glukosetoleranz, Hyperlipidämie, Lupus-erythematodes-ähnliche Syndrome, Hirnödem, Larynxödem, Asthma, Bronchopneumonie, Pigmenteinlagerungen in Kornea und Linse, Hyperprolaktinämie, Galaktorrhö, Gynäkomastie, Priapismus, Lethargie, Hirnödem, QTc-Zeit-Verlängerung, anaphylaktische Reaktion, Allergie, Abflussstörungen der Galle, cholestatische Hepatitis.

Langsames Ausschleichen empfohlen (Absetzsymptome).

Weitere NW des Depotpräparats sind der Fachinformation zu entnehmen.

Risikopopulationen (oral und parenteral) **Herz:** Anticholinerge und α_1-antagonistische Eigenschaften, mögliche orthostatische Regulationsstörungen sowie Störungen der Erregungsleitung und Repolarisation mit QTc-Zeit-Verlängerung, TdP-Arrhythmien und plötzlichem Herztod sind beschrieben, daher bei Herz-Kreislauf-Erkrankungen kontraindiziert. **Leber:** Bei leichten bis mittelgradigen Leberfunktionsstörungen Laborkontrollen und ggf. Dosisreduktion, keine Anwendung bei schwerer Leberinsuffizienz; mögliches Risiko der intrahepatischen Cholestase (Beginn meist innerhalb von 2–4 Wochen nach Therapiebeginn). **Niere:** Nur geringe renale Ausscheidung der unveränderten Substanz, daher kaum Einschränkung der Clearance bei Nierenfunktionsstörungen; zumindest bei leichter und mäßiger Ausprägung in der Regel keine Dosisanpassung erforderlich.

Intoxikationen Wie ▶ *Chlorprothixen.*

- **Kontraindikationen**

- Kreislaufschock, Koma, Störungen der Hämatopoese (Risiken bei Injektionen ▶ 3.6.5, Thromboembolien).

Relative Kontraindikationen

- Leber- und Niereninsuffizienz, kardiale Vorschädigung, insbesondere klinisch relevante Herzrhythmusstörungen, prolaktinabhängige Tumoren, hirnorganische Erkrankungen und Krampfanfälle in der Anamnese, Parkinson-Krankheit. Risiko unter Antipsychotika bei älteren Patienten mit Demenz ▶ 3.4.6, ▶ Box 3.

- **Interaktionen**

- Keine Kombination mit MAOH.
- Vorsicht bei Kombinationen mit AM, die die QTc-Zeit verlängern oder zu Hypokaliämie führen können, nur unter sorgfältiger Kontrolle.
- Tritt unter *Zuclopenthixol* eine arterielle Hypotonie auf, sollte diese nicht mit *Adrenalin*, sondern mit *Noradrenalin* behandelt werden, da durch Adrenalinumkehr ein weiterer Blutdruckabfall auftreten kann.
- Die anticholinergen Wirkungen von *Zuclopenthixol* können bei Kombination mit anderen Anticholinergika verstärkt werden.
- Die Wirkung von Dopaminagonisten, z. B. *Bromocriptin*, *Amantadin* oder *L-Dopa*, wird abgeschwächt.
- Vorsicht bei Kombination mit Lithiumsalzen. Erhöhtes Risiko von EPS oder toxischen Effekten (Delir).

- **Bewertung**

Mittelpotentes KAP. Zulassung bei Erregungszuständen im Rahmen unterschiedlicher psychischer Erkrankungen; in einer Studie wurde die Indikation Erregungszustände bei geistiger Behinderung bestätigt. Als **Acetat** mit der Möglichkeit der Applikation eines **Kurzzeitdepots mit schnellem Wirkungseintritt** und längerer Wirkungsdauer (1–3 Tage), insbesondere bei hochakuten psychotischen Zuständen und Manien.

Literatur

Almeida F, Albuquerque E, Murta I (2019) Delirium induced by quetiapine and the potential role of norquetiapine. Front Neurosci 13:886

Arasteh O, Nomani H, Baharara H et al (2020) Antipsychotic drugs and risk of developing venous thromboembolism and pulmonary embolism: a systematic review and meta-analysis. Curr Vasc Pharmacol 18(6):632–643

Arranz B, Garriga M, Bernardo M et al (2022) Clinical practice guideline on pharmacological and psychological management of adult patients with schizophrenia spectrum disorders and a comorbid substance use. Adicciones 34(2):110–127

Bighelli I, Rodolico A, Siafis S et al (2022) Antipsychotic polypharmacy reduction versus polypharmacy continuation for people with schizophrenia. Cochrane Database Syst Rev 8(8):CD14383. https://doi.org/10.1002/14651858.cd014383.pub2

3

Boyer L, Falissard B, Nuss P (2023) Real-world effectiveness of long-acting injectable antipsychotic treatments in a nationwide cohort of 12,373 patients with schizophrenia-spectrum disorders. Mol Psychiatry 28(9):3709–3716

Burschinski A, Schneider-Thoma J, Chiocchia V et al (2023) Metabolic side effects in persons with schizophrenia during mid- to long-term treatment with antipsychotics: a network meta-analysis of randomized controlled trials. World Psychiatry 22(1):116–128

Ceraso A, Lin JJ, Schneider-Thoma J et al (2022) Maintenance treatment with antipsychotic drugs in schizophrenia: a Cochrane systematic review and meta-analysis. Schizophr Bull 48(4):738–740

Chen B, Wang C, Xu X et al (2020) Risk of prolonged corrected QT interval with amisulpride therapy for renal function management in patients with schizophrenia. J Clin Psychopharmacol 40(5):482–486

Comai S, Fuamba Y, Rivolta MC, Gobbi G (2021) Lifetime cannabis use disorder is not associated with lifetime impulsive behavior and aevere violence in patients with schizophrenia spectrum disorders from a high-security hospital. J Clin Psychopharmacol 41(6):623–628

Corbeil O, Béchard L, Fournier É et al (2023) Clozapine rechallenge or continuation despite neutropenia or agranulocytosis using colony-stimulating factor: a systematic review. J Psychopharmacol 37(4):370–377

Correll CU, Kim E, Sliwa JK et al (2021) Pharmacokinetic characteristics of long-acting injectable antipsychotics for schizophrenia: an overview. Cns Drugs 35(1):39–59

Das N, Faheem A, Shoib S (2022) The facts and fiction of olanzapine-samidorphan fixed dose combination. Alpha Psychiatry 23(4):210–211

Davis JM, Jin H (2022) Choosing an optimal antipsychotic dose for relapse prevention. Schizophr Bull 48(4):723–725

DGPPN (Deutsche Gesellschaft für Psychiatrie, Psychotherapie und Nervenheilkunde e. V.) (2019) S3-Leitlinie Schizophrenie. AWMF-Register Nr. 038-009. Langfassung, Stand: 15. März 2019. https://www.awmf.org/leitlinien/detail/ll/038-009.html. Zugegriffen: 20. Aug. 2025

Efthimiou O, Taipale H, Radua J et al (2024) Efficacy and effectiveness of antipsychotics in schizophrenia: network meta-analyses combining evidence from randomised controlled trials and real-world data. Lancet Psychiatry 11(2):102–111

Galling B, Vernon JA, Pagsberg AK et al (2018) Efficacy and safety of antidepressant augmentation of continued antipsychotic treatment in patients with schizophrenia. Acta Psychiatr Scand 137(3):187–205

Greger J, Aladeen T, Lewandowski E (2021) Comparison of the metabolic characteristics of newer second generation antipsychotics: brexpiprazole, lurasidone, asenapine, cariprazine, and iloperidone with olanzapine as a comparator. J Clin Psychopharmacol 41(1):5–12

Guinart D, Misawa F, Rubio JM et al (2021) A systematic review and pooled, patient-level analysis of predictors of mortality in neuroleptic malignant syndrome. Acta Psychiatr Scand 144(4):329–341

Haller N, Hasan A, Padberg F et al (2022) Transkranielle elektrische Hirnstimulationsverfahren zur Behandlung der Negativsymptomatik bei Schizophrenie [Transcranial electrical brain stimulation methods for treatment of negative symptoms in schizophrenia]. Nervenarzt 93(1):41–50

Harrow M, Jobe TH, Tong L (2022) Twenty-year effects of antipsychotics in schizophrenia and affective psychotic disorders. Psychol Med 52(13):2681–2691

He L, Yu Y, Zhang L et al (2022) A real-world study of risk factors for QTc prolongation in schizophrenia patients receiving atypical antipsychotics. J Clin Psychopharmacol 42(1):71–74

Hirjak D, Meyer-Lindenberg A, Brandt GA, Dreßing H (2022) Differenzialdiagnostische Unterscheidung zwischen substanzinduzierten und primären Psychosen: Empfehlungen für die allgemeinpsychiatrische und forensische Praxis [Differential diagnostic distinction between substance-induced and primary psychoses: recommendations for general psychiatric and forensic practice]. Nervenarzt 93(1):11–23

Højlund M, Andersen K, Ernst MT et al (2022) Use of low-dose quetiapine increases the risk of major adverse cardiovascular events: results from a nationwide active comparator-controlled cohort study. World Psychiatry 21(3):444–451

Hopkins SC, Lew R, Zeni C, Koblan KS (2023) Challenges in the clinical development of non-D2 compounds for schizophrenia. Curr Med Res Opin 39(3):467–471

Howes OD, McCutcheon R, Agid O et al (2017) Treatment-resistant schizophrenia: treatment response and resistance in psychosis (TRRIP) working group consensus guidelines on diagnosis and terminology. Am J Psychiatry 174(3):216–229
Huhn M, Nikolakopoulou A, Schneider-Thoma J et al (2019) Comparative efficacy and tolerability of 32 oral antipsychotics for the acute treatment of adults with multi-episode schizophrenia: a systematic review and network meta-analysis. Lancet 394(10202):939–951
Kaul I, Sawchak S, Walling DP et al (2024) Efficacy and aafety of xanomeline-trospium chloride in schizophrenia: a randomized clinical trial. JAMA Psychiatry 81(8):749–756
Krause M, Huhn M, Schneider-Thoma J et al (2019) Efficacy, acceptability and tolerability of antipsychotics in patients with schizophrenia and comorbid substance use. A systematic review and meta-analysis. Eur Neuropsychopharmacol 29(1):32–45
Kruizinga J, Liemburg E, Burger H et al (2021) Pharmacological treatment for psychotic depression. Cochrane Database Syst Rev 12(12):CD4044. https://doi.org/10.1002/14651858.cd004044.pub5
Kuhlwilm L, Schönfeldt-Lecuona C et al (2020) The neuroleptic malignant syndrome. Acta Psychiatr Scand 142:233–241
Kurdyak P, Mallia E, de Oliveira C et al (2021) Mortality after the first diagnosis of schizophrenia spectrum disorders: a population-based retrospective cohort study. Schizophr Bull 47(3):864–874
Lally J, Tully J, Robertson D et al (2016) Augmentation of clozapine with electroconvulsive therapy in treatment resistant schizophrenia: a systematic review and meta-analysis. Schizophr Res 171(1–3):215–224
Lally J, McCaffrey C, O'Murchu C et al (2019) Clozapine rechallenge following neuroleptic malignant syndrome: a systematic review. J Clin Psychopharmacol 39(4):372–379
de Leon J, Schoretsanitis G, Smith RL et al (2022) An international adult guideline for making clozapine titration safer by using six ancestry-based personalized dosing titrations, CRP, and clozapine levels. Pharmacopsychiatry 55(02):e1
Leucht S, Davis JM (2017) Do antipsychotic drugs lose their efficacy for relapse prevention over time? Br J Psychiatry 211(3):127–129
Leucht S, Samara M, Heres S, Davis JM (2016) Dose equivalents for antipsychotic drugs: the DDD method. Schizophr Bull 42(Suppl 1):S90–S94
Leucht S, Leucht C, Huhn M et al (2017) Sixty years of placebo-controlled antipsychotic drug trials in acute schizophrenia: systematic review, Bayesian meta-analysis, and meta-regression of efficacy predictors. Am J Psychiatry 174(10):927–942
Leucht S, Chaimani A, Mavridis D et al (2019) Disconnection of drug-response and placebo-response in acute-phase antipsychotic drug trials on schizophrenia? Meta-regression analysis. Neuropsychopharmacology 44(11):1955–1966
Leucht S, Bauer S, Siafis S et al (2021) Examination of dosing of antipsychotic drugs for relapse prevention in patients with stable schizophrenia: a meta-analysis. JAMA Psychiatry 78(11):1238–1248
Leucht S, Chaimani A, Krause M et al (2022) The response of subgroups of patients with schizophrenia to different antipsychotic drugs: a systematic review and meta-analysis. Lancet Psychiatry 9(11):884–893
Leucht S, Schneider-Thoma J, Burschinski A et al (2023) Long-term efficacy of antipsychotic drugs in initially acutely ill adults with schizophrenia: systematic review and network meta-analysis. World Psychiatry 22(2):315–324
Liu CC, Hsieh MH, Chien YL et al (2023) Guided antipsychotic reduction to reach minimum effective dose (GARMED) in patients with remitted psychosis: a 2-year randomized controlled trial with a naturalistic cohort. Psychol Med 53(15):7078–7086. https://doi.org/10.1017/S0033291723000429
Lü W, Liu F, Zhang Y et al (2024) Efficacy, acceptability and tolerability of second-generation antipsychotics for behavioural and psychological symptoms of dementia: a systematic review and network meta-analysis. BMJ Ment Health 27(1):e301019
Marder SR, Umbricht D (2023) Negative symptoms in schizophrenia: newly emerging measurements, pathways, and treatments. Schizophr Res 258:71–77
Masood B, Lepping P, Romanov D, Poole R (2018) Treatment of alcohol-induced psychotic disorder (alcoholic hallucinosis) – A systematic review. Alcohol Alcohol 53(3):259–267
McCutcheon R, Pillinger T, Varvari I et al (2025) INTEGRATE: international guidelines for the algorithmic treatment of schizophrenia. Lancet Psychiatry 12(5):384–394

McIntyre RS, Kwan ATH, Rosenblat JD et al (2024) Psychotropic drug-related weight gain and its treatment. Am J Psychiatry 181(1):26–38

Mok P, Carr M, Guthrie B et al (2024) Multiple adverse outcomes associated with antipsychotic use in people with dementia: population based matched cohort study. BMJ 385:e76268

Osoegawa C, Gomes JS, Grigolon RB et al (2018) Non-invasive brain stimulation for negative symptoms in schizophrenia: an updated systematic review and meta-analysis. Schizophr Res 197:34–44

Ostuzzi G, Bertolini F, Del Giovane C et al (2021) Maintenance treatment with long-acting injectable antipsychotics for people with nonaffective psychoses: a network meta-analysis. Am J Psychiatry 178(5):424–436

Osugo M, Whitehurst T, Shatalina E et al (2022) Dopamine partial agonists and prodopaminergic drugs for schizophrenia: systematic review and meta-analysis of randomized controlled trials. Neurosci Biobehav Rev 135:104568

Paul SM, Yohn SE, Popiolek M et al (2022) Muscarinic acetylcholine receptor agonists as novel treatments for schizophrenia. Am J Psychiatry 179(9):611–627

Paulzen M, Toto S (2025) Pharmakotherapie kognitiver Störungen bei Schizophrenie – zwischen Hoffnung und Enttäuschung [Pharmacotherapy of cognitive impairment in schizophrenia – between hope and disappointment]. Nervenarzt 96(4):399–402

Pillinger T, McCutcheon RA, Vano L et al (2020) Comparative effects of 18 antipsychotics on metabolic function in patients with schizophrenia, predictors of metabolic dysregulation, and association with psychopathology: a systematic review and network meta-analysis. Lancet Psychiatry 7(1):64–77

Qin K, Yu Y, Cai H et al (2024) Effectiveness of mindfulness-based intervention in schizophrenia: a meta-analysis of randomized controlled trials. Psychiatry Res 334:115808

Qubad M, Bittner RA (2023) Second to none: rationale, timing, and clinical management of clozapine use in schizophrenia. Ther Adv Psychopharmacol 13:20451253231158152

Rahman T, Sahrmann JM, Olsen MA et al (2022) Risk of breast cancer with prolactin elevating antipsychotic drugs: an observational study of US women (ages 18–64 years). J Clin Psychopharmacol 42(1):7–16

Reichelt L, Efthimiou O, Leucht S, Schneider-Thoma J (2023) Second-generation antipsychotics and seizures – a systematic review and meta-analysis of serious adverse events in randomized controlled trials. Eur Neuropsychopharmacol 68:33–46

Rossier AT, Hallahan B (2024) The therapeutic effect of omega-3 polyunsaturated fatty acids on symptom severity of psychosis: a systematic review and meta-analysis. Eur Psychiatry 67(1):e88

Santos RT, Mullen S, Crouse EL, Adams KS (2023) Comparison of clozapine doses and tolerability in patients with and without concurrent valproic acid. Ment Health Clin 12(6):336–341

Schmidt-Kraepelin C, Feyerabend S, Engelke C et al (2022) Amisulpride and olanzapine combination treatment versus each monotherapy in acutely ill patients with schizophrenia in Germany (COMBINE): a double-blind randomised controlled trial. Lancet Psychiatry 9(4):291–306

Schneider-Thoma J, Efthimiou O, Huhn M et al (2018) Second-generation antipsychotic drugs and short-term mortality: a systematic review and meta-analysis of placebo-controlled randomised controlled trials. Lancet Psychiatry 5(8):653–663

Schneider-Thoma J, Chalkou K, Dörries C et al (2022) Comparative efficacy and tolerability of 32 oral and long-acting injectable antipsychotics for the maintenance treatment of adults with schizophrenia: a systematic review and network meta-analysis. Lancet 399(10327):824–836

Siskind D, Sharma M, Pawar M et al (2021) Clozapine levels as a predictor for therapeutic response. Acta Psychiatr Scand 144:422–432

Taipale H, Solmi M, Lähteenvuo M et al (2021) Antipsychotic use and risk of breast cancer in women with schizophrenia: a nationwide nested case-control study in Finland. Lancet Psychiatry 8(10):883–891

Taipale H, Tanskanen A, Tiihonen J (2023) Safety of antipsychotic polypharmacy versus monotherapy in a nationwide cohort of 61,889 patients with schizophrenia. Am J Psychiatry 180(5):377–385

Taipale H, Siskind D, Tanskanen A et al (2025) Real-world effectiveness of clozapine augmentation with antidepressants: within-subject data evidence from two European nationwide cohorts. Lancet Psychiatry 12(8):568–578

Taylor DM, Smith L, Gee SH et al (2012) Augmentation of clozapine with a second antipsychotic – a meta-analysis. Acta Psychiatr Scand 125:15–24

Tiihonen J, Mittendorfer-Rutz E, Torniainen M et al (2016) Mortality and cumulative exposure to antipsychotics, antidepressants, and benzodiazepines in patients with schizophrenia: an observational follow-up study. Am J Psychiatry 173(6):600–606

Tiihonen J, Mittendorfer-Rutz E, Majak M et al (2017) Real-world effectiveness of antipsychotic treatments in a nationwide cohort of 29.823 patients with schizophrenia. JAMA Psychiatry 74(7):686–693

Tiihonen J, Taipale H, Mehtälä J et al (2019) Association of antipsychotic polypharmacy vs monotherapy with psychiatric rehospitalization among adults with schizophrenia. JAMA Psychiatry 76(5):499–507

Tiihonen J, Tanskanen A, Mittendorfer-Rutz E (2025) Effectiveness of clozapine augmentation with specific doses of other antipsychotics in schizophrenia: a meta-analysis from two nationwide cohorts. World Psychiatry 24(2):250–259

Torniainen M, Mittendorfer-Rutz E, Tanskanen A et al (2015) Antipsychotic treatment and mortality in schizophrenia. Schizophr Bull 41:656–636

Trott M, Arnautovska U, Siskind D (2024) GLP-1 receptor agonists and weight loss in schizophrenia – past, present, and future. Curr Opin Psychiatry 37(5):363–369

Verdoux H, Quiles C, de Leon J (2023) Risks and benefits of clozapine and lithium co-prescribing: a systematic review and expert recommendations. Schizophr Res 268:233–242. https://doi.org/10.1016/j.schres.2023.03.032

Verdoux H, Bittner R, Hasan A et al (2025) The time has come for revising the rules of clozapine blood monitoring in Europe. A joint expert statement from the European Clozapine Task Force. Eur Psychiatry 68(1):e17

Wagner E, Kane JM, Correll CU et al (2020) Clozapine combination and augmentation strategies in patients with schizophrenia – Recommendations from an international expert survey among the Treatment Response and Resistance in Psychosis (TRRIP) working Group. Schizophr Bull 46(6):1459–1470

Wagner E, Siskind D, Falkai P et al (2023) Clozapine optimization: a delphi consensus guideline from the treatment response and resistance in psychosis working group. Schizophr Bull 49(4):962–972. https://doi.org/10.1093/schbul/sbad030

Wagner E, Borgwardt S, Hasan A (2024) Management von Therapieresistenzen – therapieresistente Schizophrenie [Management of treatment resistance – treatment-resistant schizophrenia]. Nervenarzt 95(5):423–431

Weizman S, Shelef A, Bloemhof Bris E, Stryjer R (2021) A double-blind, placebo-controlled trial of bupropion add-on to olanzapine or risperidone in overweight individuals with schizophrenia. J Clin Psychopharmacol 41(6):629–631

Williams AM (2018) Coadministration of intramuscular olanzapine and benzodiazepines in agitated patients with mental illness. Ment Health Clin 8(5):208–213

Wimberley T, MacCabe JH, Laursen TM et al (2017) Mortality and selfharm in association with clozapine in treatment-resistant schizophrenia. Am J Psychiatry 174:990–998

Wright AC, McKenna A, Tice JA et al (2024) A network meta-analysis of KarXT and commonly used pharmacological interventions for schizophrenia. Schizophr Res 274:212–219

Wu H, Siafis S, Hamza T et al (2022) Antipsychotic-induced weight gain: dose-response meta-analysis of randomized controlled trials. Schizophr Bull 48(3):643–654

Yeh TC, Correll CU, Yang FC et al (2023) Pharmacological and nonpharmacological augmentation treatments for clozapine-resistant schizophrenia: a systematic review and network meta-analysis with normalized entropy assessment. Asian J Psychiatr 79:103375

Yu M, Tan Q, Wang Y et al (2023) Correlation between duration of untreated psychosis and long-term prognosis in chronic schizophrenia. Front Psychiatry 14:1112657

Yunusa I, Alsumali A, Garba AE et al (2019) Assessment of reported comparative effectiveness and safety of atypical antipsychotics in the treatment of behavioral and psychological symptoms of dementia: a network meta-analysis. JAMA Netw Open 2(3):e19082

van der Zalm Y, Foldager L, Termorshuizen F et al (2021) Clozapine and mortality: a comparison with other antipsychotics in a nationwide Danish cohort study. Acta Psychiatr Scand 143(3):216–226

Anxiolytika

Ion-George Anghelescu

Inhaltsverzeichnis

https://doi.org/10.1007/978-3-662-72452-1_4

4.1 Übersicht

Anxiolytika sind angstlösende Substanzen. Unter ihnen stellen Benzodiazepine (BZD) die dominierende Gruppe dar. Sie haben einen anxiolytischen und sedierenden Effekt; deswegen werden sie auch als Tranquilizer oder Beruhigungsmittel bezeichnet. Der zusätzliche schlafinduzierende, muskelrelaxierende und anfallssuppressive Effekt ist in der hier vorgestellten Indikation nicht regelhaft erwünscht. *Buspiron* und *Lavendelöl* wirken in üblicher Dosierung nicht sedierend; *Pregabalin* wirkt nur anfänglich sedierend. Anxiolytika werden in der Psychopharmakotherapie häufig als Begleitmedikation eingesetzt (z. B. im Rahmen der antidepressiven und antipsychotischen Therapie). In der psychiatrischen Notfallsituation gehören BZD zu den wichtigsten Arzneimitteln (▶ Kap. 12).

BZD sind in der Psychiatrie hochwirksam zur transdiagnostischen Behandlung von Ängsten und Schlafstörungen, können aber gerade bei der chronischen Einnahme zu kognitiven Störungen und Abhängigkeit führen. Daher ist es sehr wichtig, einen rationalen Zugang mit sorgfältiger Nutzen-Risiko-Abwägung und Kenntnis der Datenlage für die Verordnung zu finden (Silberman et al. 2021).

Mit Ausnahme von *Lavendelöl* gibt es keine hinreichend systematischen klinischen Prüfungen zur anxiolytischen Wirksamkeit von Substanzen aus der Gruppe der Phytopharmaka.

Die verschiedenen Gruppen bzw. Substanzen innerhalb der Anxiolytika unterscheiden sich sowohl hinsichtlich der strukturchemischen Eigenschaften als auch hinsichtlich des Wirkprinzips:

- Benzodiazepine,
- *Buspiron* (Gruppe der Azaspirodecandionderivate),
- *Hydroxyzin* (Gruppe der Diphenylmethanderivate),
- *Opipramol* (Piperazinylderivat),
- *Pregabalin* (Gruppe der Gabapentinoide, Anfallssuppressivum, Derivat der Hexansäure),
- Phytopharmaka.
- Zudem werden aus folgenden Substanzgruppen die anxiolytischen Eigenschaften genutzt:
  - Antidepressiva (▶ Kap. 1),
  - Antipsychotika (▶ Kap. 3),
  - β-Rezeptorenblocker.

Indikationen für Antidepressiva bei Angststörungen ▶ 1.4.6.

4.2 Wirkmechanismen

Benzodiazepine Hauptwirkort der BZD ist der ionotrope $GABA_A$-Rezeptor. Nach Aktivierung durch GABA (γ-Aminobutyrat) erfolgt gemäß ihrem Konzentrationsgradienten meist ein Einstrom von Cl^--Ionen in die Zelle und dadurch eine Hyperpolarisation. Die Aktivierbarkeit des Neurons ist dann vermindert. GABA ist der wichtigste, zumeist inhibitorisch wirkende Neurotransmitter im ZNS. BZD wirken über eine spezifische Bindungsstelle modulatorisch auf die Rezeptoreigenschaften. Durch die Bindung von BZD erhöht sich die Affinität des Rezeptors zu GABA und damit die Frequenz der Kanalöffnung, BZD sind also **positiv allosterische Modulatoren**. Im Gegensatz zu Barbituraten können BZD auch in hohen Dosen nicht als direkte $GABA_A$-Agonisten wirken, wodurch sich die hohe Anwendungs- und Intoxikationssicherheit erklärt. $GABA_A$-Rezeptoren sind als Pentamere verschiedener Untereinheiten und deren Varianten (hauptsächlich: α_{1-6}, β_{1-3}, γ_{1-3}, δ) zusammengesetzt. Daraus ergeben sich mannigfaltige Rezeptorvariationen mit verschiedenen pharmakologischen Profilen, Häufigkeiten und topographischen Verteilungen. Während so γ-Untereinheiten für eine BZD-Wirkung notwendig sind, scheinen die Varianten der α-Untereinheiten die Potenz und Effektivität der einzelnen BZD zu bestimmen. So gibt es tierexperimentelle Hinweise, dass die anxiolytischen Effekte primär durch α_2- und/oder α_3-enthaltende Rezeptoren, die sedativen Eigenschaften (und anterograden Amnesien) dagegen durch α_1- und die muskelrelaxierenden Wirkungen durch α_2- und α_3-Untereinheiten enthaltende Rezeptoren vermittelt werden. Eine differenzielle Wirkung von BZD an $GABA_A$-Rezeptoren wird z. T. durch eine einzelne Aminosäure bestimmt. Die verschiedenen BZD interagieren teilweise mit unterschiedlichen Rezeptorsubtypen und weisen unterschiedliche Affinitäten bezüglich des spezifischen Rezeptors auf. Es gibt eine hochaffine extrazelluläre und eine niedrigaffine transmembranöse Bindungsstelle (Zhu et al. 2022). Kognitive NW könnten durch Bindung am mitochondrialen 18 kDa-Translokatorprotein – außerhalb der $GABA_A$-Rezeptoren – und anschließende synaptische Hypotrophie verursacht werden (Shi et al. 2022).

Pregabalin *Pregabalin* gehört zur Gruppe der Gabapentinoide und wurde ursprünglich als Anfallssuppressivum zur Zusatztherapie von partiellen Anfällen zugelassen. Obwohl es in der Struktur GABA ähnlich ist, bindet *Pregabalin* nicht an GABA-Rezeptoren, ist kein Substrat oder Inhibitor von GABA-Transportern, wird nicht zu GABA oder einem GABA-Agonisten metabolisiert und hat keine Wirkung auf den GABA-Metabolismus. Es bindet selektiv und mit hoher Affinität an eine auxiliäre Untereinheit (α_2-δ-Protein) von spannungsabhängigen Kalziumkanälen an präsynaptischen Neuronen. Dadurch reduziert *Pregabalin* den Kalziumeinstrom in die Nervenzelle. Präklinische Modelle zeigen, dass bei neuronalen Übererregungszuständen ein verminderter Kalziumeinstrom zu einer reduzierten Freisetzung exzitatorischer Transmitter (z. B. Glutamat, Noradrenalin und Substanz P) führt. Die suchtinduzierende Wirkung lässt sich molekular nicht zwanglos erklären; Dopamin wird nicht vermehrt ausgeschüttet. Ein glutamaterger Mechanismus wird erforscht (Hammad et al. 2023).

Buspiron *Buspiron* gehört zur Gruppe der Azaspirodecandionderivate und wirkt als kompletter Agonist an präsynaptischen $5\text{-}HT_{1A}$-Autorezeptoren und somit inhibitorisch auf die Ausschüttung und Synthese von Serotonin. Postsynaptisch soll *Buspiron* als partieller Agonist an $5\text{-}HT_{1A}$-Rezeptoren einen direkten serotonergen Effekt besitzen. Weiterhin werden antagonistische Eigenschaften am präsynaptischen D_2-Rezeptor postuliert. Der aktive Metabolit beeinflusst ebenfalls das Serotoninsystem und entfaltet zusätzlich aufgrund eines präsynaptischen α_2-antagonistischen

Effekts noradrenerge Effekte (keine Wirkung am $GABA_A$-Rezeptor). Der anxiolytische Effekt ist am ehesten durch die Summe der komplexen pharmakodynamischen Wirkungen zu erklären; sie ist klinisch geringer ausgeprägt als bei den BZD.

Hydroxyzin Das Diphenylmethanderivat *Hydroxyzin* hat eine H_1-antihistaminerge, zudem adrenolytische und anticholinerge Wirkung. Eine anxiolytische Wirksamkeit, die allerdings von der sedierenden Wirkung nicht sicher abgrenzbar war, konnte gezeigt werden. Aufgrund der ausgeprägten sedierenden Eigenschaften erscheint ein Einsatz nur bei Therapieresistenz und Unverträglichkeit sinnvoll.

Opipramol *Opipramol* ist eine trizyklische Substanz mit dem Kern von *Carbamazepin* und der Seitenkette von *Fluphenazin* und *Perphenazin*. Trotz einer trizyklischen Struktur zeigt *Opipramol* in therapeutischen Dosen keine Wiederaufnahmehemmung für biogene Amine. Es finden sich antagonistische Effekte am $5\text{-}HT_2$-, am H_1- sowie schwach am D_2-Rezeptor bei erhöhtem Dopaminumsatz. *Opipramol* ist ein starker Ligand an σ_1- und σ_2-Rezeptoren. Die sedativen Eigenschaften sind auf die antihistaminerge Wirkung zurückzuführen, die Ursache der anxiolytischen Wirkung ist unklar. *Opipramol* hat keine hypnotischen und muskelrelaxierenden Eigenschaften.

Phytopharmaka Zum Wirkmechanismus von *Lavendelöl* ergaben sich in vitro Hinweise auf eine wahrscheinlich indirekte Beeinflussung der $GABA_A$-Rezeptoren durch Potenzierung der Response von $GABA_A$-Rezeptoren auf GABA, ohne an für BZD charakteristische Untereinheiten zu binden. Außerdem hemmt *Lavendelöl* präsynaptische Kalziumkanäle, die die Freisetzung von Neurotransmittern beeinflussen können, an einer anderen Bindungsstelle als *Pregabalin*. Es gibt Hinweise aus Tieruntersuchungen, dass die Neurogenese stimuliert wird.

β-Rezeptorenblocker β-Rezeptorenblocker vermindern β-adrenerg vermittelte somatische Symptome der Angst (Schwitzen, Tremor, kardiovaskuläre und Magen-Darm-Beschwerden).

▪ Neue pharmakologische Ansätze

- Für die Entwicklung neuer Anxiolytika scheinen subtypspezifische **Agonisten und Partialagonisten an $GABA_A$-Rezeptoren** (Cerne et al. 2024) wie das Neuropeptid *Oxytozin* (Yoon und Kim 2022), aber auch Substanzen, die am Serotoninsystem oder an der Stressachse angreifen, erfolgversprechend zu sein. **Glutamaterge Modulatoren** könnten auch als Anxiolytika Verwendung finden (Singewald et al. 2023), z. B. *Ketamin*, *Riluzol* (primär ein Natriumkanal-Blocker, zugelassen bei ALS [amyotrophe Lateralskelrose]) oder *D-Cycloserin*, worunter sich in erster Linie eine Verstärkung der verhaltenstherapeutischen Wirkung findet – u. a. durch verbessertes Extinktionslernen in einer Dosis von 50–250 mg. Dieser Augmentationseffekt ist statistisch signifikant, aber klein. *D-Cycloserin* ist in Deutschland nicht erhältlich.
- Weitere AM mit anxiolytischer Wirkweise kommen aus der Gruppe der **Azapirone** wie *Gepiron*, *Tandospiron* und *Ipsapiron*. Sie wirken wie *Buspiron* vorwiegend als **$5\text{-}HT_{1A}$-Agonisten**. *Gepiron* ist in den USA als Antidepressivum und *Tandospiron* in Japan und China als Anxiolytikum und Antidepressivum erhältlich.

- Für die **Anfallssuppressiva** *Gabapentin* (600–3600 mg/d), *Levetiracetam*, *Tiagabin* und *Vigabatrin* gibt es Hinweise auf eine anxiolytische Wirkung (z. B. bei der generalisierten Angststörung [GAS] und sozialer Angststörung).
- *Agomelatin* hat einen anxiolytischen Effekt bei einem spezifisch 5-HT_{2C}-antagonistischen Profil. Der Agonismus am Melatoninrezeptor scheint die anxiolytische Wirkung durch den 5-HT_{2c}-Antagonismus zu ergänzen, u. a. durch eine positive Wirkung auf komorbide Schlafstörungen (▶ 1.13.1, Präparat; Zulassung nur bei Depression). Eine aktuelle Metaanalyse (Hood et al. 2025) bewertete *Agomelatin* aufgrund guter Wirksamkeit und Verträglichkeit sogar als Arzneistoff der Wahl zur Behandlung einer GAS.
- **FAAH-Inhibitoren** (Fettsäuren-Amid-Hydrolase-Inhibitoren) als Hemmer und andere **Modulatoren des Endocannabinoid-Abbaus** haben in präklinischen Studien Hinweise für eine Wirksamkeit bei übermäßiger Angst erbracht. Auch für *Cannabidiol* gibt es bei Angststörungen solche Hinweise; methodisch überzeugende klinische Studien gibt es noch nicht (Mallick et al. 2024).
- Das **Kortikotropin-Releasing-Hormon** (CRH) moduliert neuroendokrine, autonome und behaviorale Antworten auf Stress. Möglicherweise kommt es über die Aktivierung des CRH-1-Rezeptors zu ängstlichen und depressiven Symptomen. Klinische Studien zu CRH-1-Rezeptorantagonisten bei der GAS konnten bislang nicht überzeugen (▶ 1.2, Neue pharmakologische Ansätze). Gleiches gilt für potenziell anxiolytische AM am Translokatorprotein (TSPO), die in die Steroidgenese eingreifen.

4.3 Medikamentöse Therapieprinzipien

Benzodiazepine

- Zielsymptome der BZD sind Angst, innere Unruhe, muskuläre Spannung, Hypervigilanz, Schlafstörungen, akute mutistische oder stuporöse Zustände, Akathisie, tardive Dyskinesien und zerebrale Krampfanfälle. Der therapeutische Effekt zielt auf eine rasche Sedierung und Entspannung, ohne in niedrigen Dosierungen eine nennenswerte Schlafinduktion hervorzurufen. Eine depressiogene Wirkung von BZD ist nicht nachgewiesen. Prosuizidale Effekte von BZD werden im Sinne einer Disinhibition diskutiert, sind aber nicht bestätigt. Im Gegenteil, Suizidideationen sind unter BZD bei gleichzeitig vorliegender Depression geringer ausgeprägt.
  - BZD sind hochwirksame Substanzen. Sie wirken schnell und zuverlässig, sind gut verträglich und haben eine große therapeutische Breite. Die Indikation für BZD muss wegen des vorhandenen **Abhängigkeitsrisikos** aber stets mit Sorgfalt gestellt werden. Eine **Toleranzentwicklung** gegenüber der anxiolytischen Wirkung ergibt sich jedoch vergleichsweise selten, d. h., eine Dosissteigerung zur Wirkungserhaltung der Anxiolyse ist in der Regel nicht notwendig. Bekannt sind hingegen Toleranzentwicklungen gegenüber der sedierenden, muskelrelaxierenden und anfallssuppressiven Wirkungskomponente.
  - Es besteht eine **Kreuztoleranz** von BZD zu Alkohol. Längerer Alkoholkonsum macht u. U. höhere BZD-Dosen notwendig.

- Die gleichzeitige Verordnung verschiedener BZD sollte vermieden werden.
- *Clonazepam* ist in Deutschland nur für Epilepsie zugelassen und wird hier deshalb nicht weiter besprochen.

Pregabalin

- *Pregabalin* ist ein wirksames Anxiolytikum in der Langzeittherapie mit relativ kurzer Wirklatenz. Es ist bei GAS und zur Behandlung von peripheren und zentralen neuropathischen Schmerzen zugelassen. Es wirkt auch bei Angstzuständen im Rahmen von psychotischen Störungen und bipolaren Störungen. Wirksamkeit besteht auch bei der sozialen Angststörung mit robuster Rückfallprophylaxe. Vorteil gegenüber den BZD ist das wahrscheinlich **geringere Abhängigkeitspotenzial**, das bei Risikopopulationen jedoch eine Rolle spielt. Kritisch ist auch das Risiko einer Atemdepression bei Kombination mit Opioiden. Eine im Jahr 2022 veröffentlichte Studie untersuchte mehr als 3000 Todesfälle, die sich zwischen 2004 und 2020 im Vereinigten Königreich im Zusammenhang mit Gabapentinoiden ereignet haben. In 92 % der Fälle wurden gleichzeitig auch Opioide nachgewiesen. In 9,7 % (*Gabapentin*) bzw. 5,3 % (*Pregabalin*) der Fälle wurde von Suizid als Todesursache ausgegangen.
- Nach Leitlinien zu Angststörungen und zu medikamentenbezogenen Störungen sollen Patienten mit Polytoxikomanie nicht mit *Pregabalin* behandelt werden. In der Akuttherapie ist *Pregabalin* den BZD bzgl. der Wirksamkeit vermutlich unterlegen. *Gabapentin* kommt wegen der günstigeren Pharmakokinetik mit nichtlinearer Resorptionskinetik und geringerer Toxizität bei oraler Überdosierung als Alternative zu *Pregabalin* bei neuropathischen Schmerzen infrage.

Phytopharmaka

- *Lavendelöl* in oraler Form ist für die Behandlung von Unruhezuständen bei ängstlicher Verstimmung zugelassen und zeigte in 2 RCT (bei subsyndromaler Angst und bei Schlafstörungen/Ruhelosigkeit) bei einer Einmalgabe von 80 mg/d eine Wirksamkeit. Außerdem gibt es Hinweise für die Wirksamkeit sowohl bei GAS als auch bei Angst-/depressiver Störung gemischt. Es gibt mittlerweile auch eine positive Metaanalyse bei Angststörungen (Dold et al. 2023) und eine positive RCT bei leichter bis mittelgradiger MDD (Kasper et al. 2024).

β-Rezeptorenblocker

- β-Rezeptorenblocker wie *Atenolol* (z. B. Tenormin) und *Propranolol* (z. B. Dociton) scheinen beim **Überwiegen somatischer Symptome** im Rahmen psychischer Stresssituationen (**Redner- und Prüfungsangst, Auftrittsangst, „Lampenfieber“**) als Einmalgabe sinnvoll. Aufgrund der pharmakokinetischen Vorteile sollte *Bisoprolol* oder *Nebivolol* der Vorzug unter den β-Rezeptorenblockern gegeben werden. β-Rezeptorenblocker besitzen nur geringe sedierende Eigenschaften. Es gibt einige kleinere RCT mit positivem Ergebnis bei Aggressivität im Rahmen von Verhaltens- und Persönlichkeitsstörungen.
- Mögliche NW von β-Rezeptorenblockern, außer den bekannten kardiovaskulären und metabolischen, sind: „Fatigue“, vermehrte Traumaktivität und sexuelle Funktionsstörungen (Riemer et al. 2021).

Relative Kontraindikationen für β-Rezeptorenblocker sind Herzinsuffizienz, Bradykardie, Diabetes mit stark schwankenden Blutzuckerwerten, Sinusknotensyndrom, Hypotonie, periphere arterielle Verschlusskrankheit, AV-Block 1. Grades und Phäochromozytom. Bei Asthma bronchiale und chronisch-obstruktiver Lungenerkrankung (COPD) sind β-Rezeptorenblocker kontraindiziert.

Antidepressiva

- Antidepressiva haben neben ihrer antidepressiven auch eine anxiolytische Komponente. Sie sind **bei Angststörungen Mittel der ersten Wahl** (▶ 1.4.6). Der Vorteil gegenüber BZD liegt im fehlenden Abhängigkeitspotenzial, der Nachteil in der längeren Wirklatenz. Es gibt die Hypothese, dass Antidepressiva über eine Zunahme der kognitiven Kontrolle und Außerachtlassen angstinduzierender Stimuli auf psychologischer Ebene wirken, molekular wird bei Angststörungen die Modulation von MicroRNA diskutiert. Zu beachten ist der jeweilige Zulassungsstatus der Antidepressiva bei Angststörungen.
- Zu Beginn einer Therapie mit Antidepressiva, insbesondere mit SSRI oder SNRI, kommt es dosisabhängig und bei rascher Aufdosierung in den ersten Tagen häufig (ca. 7 %) zu einem sog. „Jitteriness-Syndrom" mit Ängstlichkeit, Unruhe und Zunahme der Frequenz von Panikattacken. Die Symptome verschwinden in der Regel innerhalb von 8–14 Tagen. In schweren Fällen ist eine vorübergehende Behandlung mit BZD sinnvoll (Zwanzger et al. 2021).

Antipsychotika

- Der Einsatz von **AAP** bei Angststörungen wird zunehmend geprüft. *Quetiapin* (50–300 mg/d) zeigt bei GAS eine Überlegenheit gegenüber Plazebo (▶ 3.15.25, Präparat) und Angstsymptomen im Rahmen affektiver Störungen (Crapanzano et al. 2021). Hinweise für eine Wirksamkeit bei der posttraumatischen Belastungsstörung (PTBS) ergeben sich für *Risperidon*, *Olanzapin* und *Quetiapin*. Fallberichte und erste Studien zur Augmentationsbehandlung von SSRI in Kombination mit *Aripiprazol*, *Olanzapin*, *Risperidon* und *Ziprasidon* bei Angststörungen zeigen positive Ansätze. Ein möglicher Nutzen muss dabei kritisch gegen die höheren NW der AAP abgewogen werden. Gegenwärtig kann aus der Studienlage – bis auf *Quetiapin* bei GAS (*off label*) – keine Therapieempfehlung mit AAP abgeleitet werden, obwohl AAP gerade im vollstationären Setting relativ häufig eingesetzt werden.
- Hochpotente **konventionelle Antipsychotika** wurden früher häufiger in niedriger Dosierung aufgrund ihrer zusätzlich vorhandenen anxiolytischen Komponente als Anxiolytika verordnet. Die hohe NW-Rate schließt aber ein solches Vorgehen bei Patienten mit Angststörungen weitgehend aus.

Hochpotente, nicht oder kaum sedierende Antipsychotika wie *Flupentixol*, *Fluphenazin* oder *Fluspirilen* als „Minor Tranquilizer" sollten bei Angststörungen wegen der Gefahr von extrapyramidalmotorischen Störungen und Spätdyskinesien sowie aufgrund vorhandener Therapiealternativen nicht mehr gegeben werden.

4.4 Indikationen

Die Indikationen für den Einsatz von BZD sind nosologieübergreifend und zumeist symptomorientiert. In vielen Fällen erfolgt der Einsatz als Komedikation, um den Therapieeffekt zu unterstützen oder die Wirklatenz einer anderen längerfristig geplanten Medikation abzukürzen (z. B. Antidepressiva bei Angsterkrankungen und Depressionen; Antipsychotika bei schizophrenen Erkrankungen). BZD sind bei vielen psychiatrischen und internistischen Notfallsituationen indiziert (z. B. akuter Herzinfarkt). Bei den Indikationen handelt es sich oft um Altzulassungen mit unspezifischen Syndromnennungen. *Pregabalin* gewinnt unter den Anxiolytika größere Bedeutung. Zur weiteren Pharmakotherapie der Angststörungen ▸ 1.4.6.

Vorsichtsmaßnahmen bei der Verordnung von Benzodiazepinen:

- Die Indikation muss streng gestellt werden.
- Es muss gesichert sein, dass Alternativen nicht infrage kommen, z. B. *Pregabalin*, Antidepressiva.
- Bei Abhängigkeitserkrankungen (▸ Kap. 7) sollte auf den Einsatz verzichtet werden.
- Die Dosisempfehlungen (▸ 4.10) sind so strikt wie möglich einzuhalten.
- Auch das Absetzen ist Regeln unterworfen (▸ 4.6.3).

Ein dauerhafter (monotherapeutischer) Einsatz von BZD ist in seltenen Fällen, v. a. bei Angsterkrankungen (GAS, Panikstörung) und nur nach Ausschöpfung anderer Therapiemaßnahmen indiziert. Dies deckt sich mit den Empfehlungen der *S3-Leitlinie Behandlung von Angststörungen* (Bandelow et al. 2021), die ebenfalls einen restriktiven Einsatz von BZD vorsieht.

Zumeist werden Anxiolytika im Rahmen der Pharmakotherapie als Begleittherapie bei den unten aufgeführten Diagnosen eingesetzt. Darüber hinaus ist ein vorübergehender Einsatz bei Angstsymptomen auch bei anderen, nicht aufgeführten Diagnosen möglich. *Pregabalin* ist eine wichtige pharmakotherapeutische Alternative, besonders bei GAS (einschließlich der Langzeittherapie), aber möglicherweise auch bei der sozialen Angststörung. Außerdem gibt es Hinweise auf eine positive Wirkung bei Ängsten im Rahmen von psychotischen und affektiven Störungen.

Die Indikationen für *Buspiron*, *Hydroxyzin* und *Opipramol* reduzieren sich aufgrund der erweiterten therapeutischen Möglichkeiten von *Pregabalin* und der substanzspezifischen Einschränkungen.

4.4.1 Depressive Störungen

- Mittel der Wahl ist die Therapie mit Antidepressiva, ▸ 1.4.1.
- Die initiale Kombination von Antidepressiva mit BZD kann das frühe Ansprechen der Therapie, besonders bei schweren, stationär behandlungsbedürftigen ängstlich-agitierten Symptomen, beschleunigen (Chincholkar 2020).
- Bei Suizidalität im Rahmen depressiver Störungen sind oft hohe Dosen von BZD wegen gewünschter sedierender Effekte vorübergehend nötig.

- Bei gehemmter Depression, Stupor und Mutismus ist *Lorazepam* zunächst in einmaliger oraler Dosis von 2–2,5 mg indiziert (auch i. v.-Gabe möglich), bei Besserung der Symptome kann *Lorazepam* für die folgenden Tage in einer Dosis von 2–5 mg/d oral zusammen mit einem Antidepressivum verabreicht werden.

4.4.2 Angststörungen

Die Psychopharmakotherapie wird für die einzelnen Angststörungen in ▶ 1.4.6 beschrieben. In diesem Abschnitt wird der Stellenwert der Anxiolytika bei Angststörungen besonders hervorgehoben.

Angststörungen können schwere Verläufe nehmen, zu starken funktionellen Einbußen führen und die Mortalität erhöhen. Deswegen ist eine frühzeitige Behandlung wichtig. Neben Anxiolytika und Psychotherapie sollte auch physische Aktivität zur Angstreduktion allen Patienten empfohlen werden, insbesondere Ausdauertraining (*S3-Leitlinie Behandlung von Angststörungen*). Für die Trennungsangststörung und den selektiven Mutismus, die in der ICD-11 auch bei Erwachsenen diagnostiziert werden können (Vloet und Romanos 2021), gibt es bislang noch keine spezifische Behandlung. Systematische Untersuchungen zur Wirkung von Psychopharmaka bei Therapieresistenz fehlen weitgehend. Als Definition wird analog zur therapieresistenten Depression die fehlende Wirksamkeit von mindestens zwei unterschiedlichen Anxiolytika in ausreichender Dauer und Dosis vorgeschlagen (Domschke et al. 2024).

Generalisierte Angststörung (GAS)

In Analogie zu anderen Angststörungen ist eine Kombination aus KVT und medikamentöser Therapie Mittel der ersten Wahl, obwohl es im Gegensatz zur Panikstörung oder der depressiven Störung keine ähnlich robuste Datenlage zum Wirkstärkenvergleich der Psychotherapie vs. Pharmakotherapie gibt.

- Mittel der Wahl sind Antidepressiva; zur Dauer der Erhaltungstherapie ▶ 1.4.6.
- *Pregabalin* ist bei GAS eine Alternative zu Antidepressiva; auch zur Erhaltungstherapie gibt es positive Langzeitstudien. In einer vergleichenden Metaanalyse zeigten *Duloxetin*, *Pregabalin*, *Venlafaxin* und *Escitalopram* Wirksamkeit bei guter Verträglichkeit in der Behandlung der GAS. *Quetiapin* zeigte die größte Reduktion von Angstsymptomen bei allerdings schlechter Verträglichkeit; als wirksam, aber schlechter verträglich erwiesen sich ähnlich auch *Paroxetin* und BZD. *Mirtazapin, Sertralin, Fluoxetin, Buspiron* und *Agomelatin* waren wirksam und gut verträglich bei jedoch kleinerer Stichprobengröße.
- In den amerikanischen Leitlinien wird *Pregabalin* wegen der dort fehlenden offiziellen Zulassung in dieser Indikation (im Gegensatz zu anderen Ländern) nur als Medikament der zweiten Wahl empfohlen. *Pregabalin* hat ein Missbrauchs- bzw, Abhängigkeitspotenzial und sollte bei Patienten mit hohem Risiko (v. a. bei Polytoxikomanie in der Anamnese) nicht eingesetzt werden (McAnally et al. 2020). Dies deckt sich mit der Empfehlung der *S3-Leitlinien* zur Behandlung von Angststörungen und von medikamentenbezogenen Störungen.

- BZD haben in der Akutbehandlung der GAS und zur Krisenintervention einen wichtigen Stellenwert (*Alprazolam*, *Diazepam*, *Lorazepam*, *Oxazepam*). Sie sind zwar auch in der Langzeittherapie wirksam, aber nur unter strenger Indikationsstellung und unter Berücksichtigung von Krankheitsgeschichte und Persönlichkeitsmerkmalen in dieser Form kontrolliert einsetzbar. Besteht die Angsterkrankung mehrere Monate, sollten die BZD nach 4–6 Wochen abgesetzt sein. Bei GAS sollte dann aber ein vollständiges Absetzen nach 4–6 Monaten gelingen.
- *Opipramol* und *Buspiron* haben bei suchtgefährdeten GAS-Patienten (nach Antidepressiva) eine Indikation.
- Zu *Lavendelöl* gibt es eine positive Studie zum Einsatz bei GAS mit *Paroxetin* als wirksame Vergleichssubstanz. Es ist aber nicht zur Behandlung von spezifischen Angsterkrankungen, sondern nur zur Behandlung von „Unruhezuständen und ängstlicher Verstimmung" zugelassen. Aktuelle Metaanalysen bestätigen die Wirksamkeit des oralen *Lavendelöls* (*Lavandula angustifolia*) (Dold et al. 2023).

Therapie mit Antipsychotika ▶ 3.4.6 und ▶ 4.3.

Panikstörung

Panikattacken können im Rahmen aller psychiatrischen Diagnosen auch außerhalb der Angststörungen auftreten. Agoraphobie ist nach DSM-5 und ICD-11 diagnostisch nicht mehr mit der Panikstörung assoziiert. Beide sind jetzt getrennte Diagnosen mit eigenen Kriterien. Erfüllt ein Patient die Kriterien für beide Diagnosen, werden auch beide Diagnosen gestellt (▶ 1.4.6).

- Mittel der Wahl ist die Therapie mit Antidepressiva, ▶ 1.4.6.
- Zum schnellen Kupieren von Panikattacken sind BZD (z. B. *Alprazolam*, *Lorazepam*, *Diazepam*) gut geeignet, auch i. v.-Gaben sind in dieser Indikation möglich. Ein überlappender initialer Einsatz von BZD erscheint wegen der Wirklatenz anderer therapeutischer Verfahren oft sinnvoll. Die *S3-Leitlinie* sieht BZD nur für begründete Einzelfälle vor. Non-BZD-Anxiolytika sind nicht indiziert.
- BZD sind zwar auch in der Erhaltungstherapie und zur Prophylaxe wirksam; die gut belegten Therapiemöglichkeiten mit Antidepressiva (▶ 1.4.6) sind wegen der nicht vorhandenen Abhängigkeits- und Toleranzentwicklungen einer dauerhaften BZD-Medikation vorzuziehen.
- BZD können bei Panikstörung auch als Bedarfsmedikation angewandt werden.
- Bei akuter Symptomatik sollten BZD nicht länger als 1–2 Wochen gegeben werden.
- Für die anderen Anxiolytika besteht keine Indikation bei Panikstörung.

Agoraphobie

Das pharmakologische Behandlungskonzept entspricht dem der Panikstörung (s. oben und ▶ 1.4.6).

Spezifische Phobie

Eher ungefährliche, eng umschriebene, spezifische Situationen oder bestimmte Objekte (z. B. Tiere) werden gemieden oder unter (übertriebener) Angst ertragen.

Spezifische Phobien entwickeln sich häufig im Kindes- (7–11 J.) oder frühen Erwachsenenalter, Einsicht in die übertriebene Natur der Ängste besteht nicht immer.
- Verhaltenstherapie ist die Behandlungsmethode der Wahl. Ist diese nicht möglich, wird eine Virtuelle-Realität-Expositionstherapie empfohlen (*S3-Leitlinie* zur Behandlung von Angststörungen).
- Im Falle einer psychopharmakologischen Behandlung sollten neuere Antidepressiva verwendet werden.
- Wenn die Konfrontation mit der angstauslösenden Situation selten ist (z. B. Flugangst), kann bei Bedarf ein BZD, ggf. ein β-Rezeptorenblocker (z. B. bei Redner-/Prüfungsangst), verordnet werden. Eine Studie mit 40 mg *Propranolol* belegt die Wirksamkeit und stellt Hypothesen zum Wirkmechanismus (Verhinderung der Gedächtnisreaktivierung) der β-Rezeptorenblocker zusätzlich zur Unterdrückung vegetativer Symptome auf (Santos et al. 2021).

Soziale Angststörung

Vermeidungsverhalten ist häufig, ▶ 1.4.6.
- Bei unkomplizierten Fällen ist Psychoedukation und ggf. Anleitung zur Konfrontation in Eigenregie oft ausreichend. Sonst ist kognitive Verhaltenstherapie allein oder in Kombination mit einer Pharmakotherapie indiziert. Psychodynamische Ansätze sind nur bei Unwirksamkeit und fehlender Verfügbarkeit von kognitiver Verhaltenstherapie eine Option (*S3-Leitlinie*).
- Mittel der Wahl bei der langfristigen Therapie sind Antidepressiva, ▶ 1.4.6. In der *S3-Leitlinie* werden von den SSRI *Paroxetin*, *Sertralin* und *Escitalopram*, von den SNRI *Venlafaxin* besonders empfohlen.
- *Pregabalin* (▶ 4.12.15, Präparat) war in höherer Dosierung in einigen Untersuchungen wirksam und ist eine Therapieoption der zweiten Wahl (*off label*).
- Als BZD konnten *Alprazolam*, *Bromazepam*, *Diazepam*, *Lorazepam* und *Oxazepam* in der Akuttherapie Wirksamkeit zeigen; BZD sollten jedoch nur vorübergehend eingesetzt werden. Wichtig ist der Einsatz von kurz wirksamen BZD ohne aktive Metaboliten, z. B. *Lorazepam* oder *Oxazepam*. Eine Untersuchung belegt die Wirksamkeit von BZD bei therapieresistenten Verläufen (*Clonazepam* als Kombinationsbehandlung mit *Sertralin*).
- Stehen körperliche Symptome wie Zittern oder Schwitzen im Vordergrund, können β-Rezeptorenblocker indiziert sein; der Wirksamkeitsnachweis ist aber nicht überzeugend.
- Auch *Gabapentin* zeigte in einer RCT Wirksamkeit.

Substanz-/medikamenteninduzierte Angststörung

Hier werden Störungen eingeordnet, bei denen Angstsymptome auf die Wirkung einer Substanz (Intoxikation oder Entzug) bzw. einer Medikation zurückzuführen sind. Nach ICD-11 stehen Sorgen, Furcht, physiologische Symptome einer übermäßigen autonomen Erregung und Vermeidungsverhalten im Vordergrund. Die Symptome können entweder während der Einnahme der Substanz bzw. des AM oder nach dem Absetzen auftreten
- Infrage kommen Intoxikationen mit Substanzen wie Alkohol, Amfetamine oder ihre Derivate, Koffein, Cannabis, Kokain, Halluzinogene, *Phencyclidin* oder Absetz-NW von Alkohol, Sedativa, Hypnotika, BZD und Kokain.

- AM, die Angststörungen induzieren können, sind v. a. Sympathomimetika, Anticholinergika, Anfallssuppressiva, Antihistaminika, Insulin, Schilddrüsenhormone, orale Kontrazeptiva, Kortikosteroide, SSRI, SNRI, *Lithium* und Antipsychotika.
- Schwermetalle, Kohlenmonoxid und Kohlendioxid können ebenfalls Angststörungen auslösen.
- Als primäre Behandlungsmaßnahme sollte das induzierende Agens abgesetzt werden.
- Bei Persistenz der Beschwerden kann eine Behandlung wie bei einer genuinen Angststörung erwogen werden.

4.4.3 Zwangsspektrumstörungen

- Mittel der Wahl sind Antidepressiva, ▶ 1.4.7.
- BZD sind zur Behandlung von Zwangsstörungen nicht zugelassen, können jedoch zur Entspannung und Sedierung bei ausgeprägten, quälenden Zwangshandlungen oder Zwangsgedanken indiziert sein.

4.4.4 Trauma- und belastungsbezogene Störungen

Posttraumatische Belastungsstörung

- Mittel der ersten Wahl sind Antidepressiva, ▶ 1.4.8.
- BZD können zur kurzzeitigen Behandlung von Angstsymptomen bei der PTBS eingesetzt werden. Der systematische Einsatz ist aufgrund des Abhängigkeitspotenzials nicht zu empfehlen, auch die typischen Albträume bei PTBS scheinen durch BZD nicht hinreichend kupiert zu werden.
- Zwar sind Anxiolytika nicht zur Behandlung der PTBS zugelassen, eine symptomorientierte Behandlung von Anspannungs- und Erregungszuständen entspricht aber deren Zulassungsstatus.

Akute Belastungsreaktion

▶ 1.4.8.

Anhaltende Trauerstörung, Anpassungsstörung, und Burnout

▶ 1.4.8.

4.4.5 Störungen des körperlichen Erlebens oder der körperlichen Belastung/Somatische Belastungsstörung

- Therapie mit Antidepressiva, ▶ 1.4.9.
- *Opipramol* ist bei der somatoformen Störung zugelassen und kann zur längerfristigen Behandlung verordnet werden.
- Bei begleitender Angst kann ein vorübergehender Einsatz von BZD indiziert sein.
- Es gibt Hinweise für eine Wirksamkeit von *Lavendelöl* bei somatoformen Störungen.

4.4.6 Manische und hypomanische Episoden

- Mittel der ersten Wahl sind Antipsychotika und Anfallssuppressiva, ▶ 2.4.1.
- BZD eignen sich nicht zur Monotherapie der manischen Episode (▶ 2.4.1, Benzodiazepine), können aber vorübergehend als Interventionsmedikamente in der Therapie manischer Syndrome eingesetzt werden.
- Es gibt Hinweise für die Wirksamkeit von *Pregabalin* bei Ängsten und Agitation im Rahmen bipolarer Störungen.

4.4.7 Schizophrenie

- Mittel der ersten Wahl sind Antipsychotika, ▶ 3.4.1.
- Bei Ängsten und psychischer Angespanntheit im Rahmen einer akuten psychotischen Symptomatik sind BZD in Kombination mit einer antipsychotischen Medikation wirksam, sie sollen nach erreichtem Therapieziel langsam abgesetzt werden. Eine primär antipsychotische Wirkung durch BZD ist nicht beschrieben. Die langfristige Gabe sollte vermieden werden, da sie neben dem Abhängigkeitsrisiko mit kognitiven Beeinträchtigungen auch in dieser Patientenpopulation einhergeht (Fond et al. 2018); Kombination Antipsychotika und BZD ▶ 3.6, ▶ 3.8.2, ▶ 3.13.4.
- Therapie katatoner Symptome mit BZD, ▶ 3.4.5.
- *Pregabalin* ist bei persistierenden Ängsten indiziert und zeigt bei psychotischen Ängsten in einer RCT Wirksamkeit.

4.4.8 Extrapyramidalmotorische Störungen und Restless-Legs-Syndrom

- Die Möglichkeiten der Beeinflussung von medikamentös induzierten extrapyramidalmotorischen Störungen (EPS) mit BZD sind in ▶ 3.6.1 beschrieben. Mit BZD (z. B. *Lorazepam* 1–5 mg/d) kann eine Verminderung der Beschwerden erreicht werden. Speziell bei quälenden und auf andere Maßnahmen nicht respondierenden tardiven Dyskinesien bzw. Dystonien ist ein mittelfristiger Einsatz indiziert. Eine Toleranzentwicklung nach mehreren Monaten kann jedoch eine Unterbrechung der Therapie notwendig machen.
- *Pregabalin* war in mehreren RCT bei Restless-Legs-Syndrom (RLS) wirksam (▶ 5.6.1; nicht zugelassen).

4.4.9 Schlafstörungen

Hypnotika bei Insomnien ▶ 5.1.4.

4.4.10 Abhängigkeitserkrankungen

- BZD zur Behandlung des Alkoholentzugssyndroms/-delirs ▶ 7.2.1.
- Für den wirksamen Einsatz von *Pregabalin* zur Behandlung von Alkohol- und BZD-Abhängigkeit gibt es zwar Hinweise (▶ 7.2.1), allerdings wird auch ein eigenes Missbrauchspotenzial beschrieben (▶ 4.2 und ▶ 4.3).

4.5 Anxiolytika und Psychotherapie

- Bei Angsterkrankungen sind psychotherapeutische Interventionen wesentlicher Bestandteil der Therapie. Wie weit in einem **Gesamtbehandlungsplan** psychopharmakologische Strategien (v. a. Antidepressiva) eingebunden werden, wird unterschiedlich eingeschätzt. Aktueller Forschungsstand zur Beurteilung der Bedeutung der Psychopharmakotherapie, der Psychotherapie und der Kombinationstherapie bei der jeweiligen Angsterkrankung ▶ 1.4.6.
- Oftmals kann gerade zu Beginn einer Psychotherapie oder bei einer **akuten Exazerbation** auf eine Begleitmedikation mit einem BZD nicht verzichtet werden. Bei allen akuten Angstzuständen sind BZD Mittel der ersten Wahl. Ist die Angst leichter ausgeprägt oder handelt es sich um eine über ca. 2 Wochen hinausgehende Behandlung, sind dagegen alternative psychopharmakologische Interventionen als Begleitbehandlung zu einer Psychotherapie primär indiziert.
- Allerdings kann bei allen Indikationen nach Ausschöpfung der anderen Therapieverfahren eine längerfristige BZD-Behandlung notwendig und hilfreich sein, wobei die unter ▶ 4.6 erwähnten Langzeitrisiken zu beachten sind.
- Es besteht in der Regel keine Kontraindikation, auch nicht im Rahmen einer längerfristigen Verhaltenstherapie, BZD vorübergehend zu verordnen. Es finden sich eher positive Effekte von BZD auf die Wirksamkeit einer Psychotherapie. Eine Ausnahme ist der Konfrontationsversuch bzw. das Expositionstraining bei Verhaltenstherapie.
- Eine Metaanalyse von Follow-up-Untersuchungen bei Angststörungen ergab, dass sich nach 2-jährigem Absetzen weder von Psychotherapie noch überraschenderweise von Pharmakotherapie ein wesentlicher Wirkverlust fand. Dennoch wird eine Erhaltungstherapie und Rückfallprophylaxe zumindest bei der medikamentösen Behandlung von 6–12 Monaten empfohlen (Bandelow 2020).

4.6 Nebenwirkungen, Risiken und Intoxikationen

Der Abschnitt bezieht sich auf **Benzodiazepine**; NW und Risiken der anderen Anxiolytika ▶ 4.6.5 und ▶ 4.12, jeweiliges Präparat.

- **Häufige** unerwünschte Wirkungen von BZD sind Sedierung, Tagesmüdigkeit und Schläfrigkeit mit Beeinträchtigung der Aufmerksamkeit und des Reaktionsvermögens. Ebenso treten häufig auf: Muskelschwäche, Mattigkeit, Ataxie, Verwirrtheit, Depression, Schwindelgefühl.

- **Gelegentliche** unerwünschte Wirkungen sind Überempfindlichkeitsreaktionen, anaphylaktische Reaktionen, Angioödem, Syndrom der inadäquaten Ausschüttung des antidiuretischen Hormons (SIADH), Hyponatriämie, Hypothermie, Verstopfung, Bilirubinanstieg, Gelbsucht, Anstieg der Leber-Transaminasen, Anstieg der alkalischen Phosphatase, Änderungen der Libido, Impotenz, verminderter Orgasmus; s. auch ▶ 8.2.6.

> Fahrtauglichkeit und Alltagssicherheit sind unter BZD eingeschränkt.

- Bei Gabe rasch anflutender BZD kann es zu einer anterograden Amnesie kommen.
- Unter BZD sind selten paradoxe Disinhibitionsphänomene möglich: Agitiertheit, Euphorisierung, Erregungszustände, Schlaflosigkeit und Aggressivität. Sie treten v. a. unter höherer Dosierung und bei älteren Menschen auf.
- Unter BZD sind ebenfalls Appetit- und Sexualitätsstörungen möglich.
- BZD können in seltenen Fällen auch mit Thrombozytopenie und Agranulozytose assoziiert sein.
- Bei Gabe lang wirksamer BZD besteht die Gefahr der Kumulation (▶ 4.8.1 und ▶ 4.12, HWZ bei Präparaten). Kumulation kann zu verstärkten NW und damit zu möglichen klinischen Komplikationen führen: Hang-over-Phänomene, Verstärkung von Müdigkeit und Sedierung, Ataxie und daraus resultierende Sturzgefahr. Dies gilt insbesondere für Patienten mit verminderter Metabolisierungsfähigkeit (ältere Patienten; Leber- und Nierenerkrankungen; Komedikation mit metabolismusinhibierenden Eigenschaften).
- BZD scheinen das Auftreten von Pneumonien und einen negativen Verlauf einschließlich eines erhöhten Risikos von Hospitalisationen zu begünstigen (Chen et al. 2018).

> ! Bei schneller i. v.-Verabreichung von BZD kann es zu vorübergehender Atemdepression, zu Blutdruckabfall und u. U. sogar zum Herzstillstand kommen.

- Besondere Vorsicht ist in dieser Hinsicht auch bei der Kombination mit *Clozapin* (▶ 3.15.9, Präparat) geboten. Eine orale Kombination von *Clozapin* mit BZD stellt keine absolute Kontraindikation dar, sie sollte jedoch sorgfältig abgewogen werden. Klinisch dringliche Situationen wie ein malignes neuroleptisches Syndrom, katatone Zustandsbilder oder extreme Agitiertheit lassen eine solche Kombinationstherapie vertretbar erscheinen. Weitere Risiken bei der Kombination von Antipsychotika mit BZD ▶ 3.6, ▶ 3.13.4.
- Nach i. v.-Verabreichung von *Diazepam* sind lokale Gefäßirritationen bis hin zu Thrombophlebitiden beschrieben worden, die unter neuen Präparationsformen (Emulsionen) nicht auftreten sollen.

Risiken bei chronischer Einnahme von Benzodiazepinen

- Abhängigkeitsrisiko bei chronischer Einnahme von BZD ▶ 4.6.2.
- BZD sollten im Alter aufgrund eines ungünstigen Nutzen-Risiko-Profils möglichst nicht langfristig eingesetzt werden, was aber (z. B. auch als Schlafmittel) dennoch oft geschieht. Absetzversuche lohnen auch in dieser Patientengruppe.

- Die Bedenken bei der Langzeitmedikation mit BZD sind v. a. auf mögliche langfristige kognitive BZD-induzierte Leistungseinbußen, die bis zu einem erhöhten Risiko für Demenzen reichen können (AlDawsari et al. 2022), zurückzuführen. Die Datenlage zum Demenzrisiko ist jedoch weiterhin uneinheitlich (Hofe et al. 2024).
- Nach chronischer Einnahme hoher BZD-Dosen können zusätzlich auftreten: dysphorische Verstimmungszustände, Vergesslichkeit, Leistungsminderung, eingeschränkte Kritikfähigkeit und Gleichgültigkeit, extreme muskuläre Schwäche mit Reflexverlust, Appetitstörungen sowie Abnahme der Libido und Menstruationsstörungen.
- In der Regel besteht für BZD kein kardiales, renales oder hepatisches Risiko.
- Eine Kohortenstudie zeigt, dass die chronische Gabe von BZD (*Diazepam*, *Chlordiazepoxid*, *Lorazepam*, *Temazepam*) mit einer erhöhten Wahrscheinlichkeit des Auftretens von Pneumonien und Pneumonie-assoziierter Mortalität einhergeht.

! Die möglichen Risiken bei einer Langzeitmedikation mit BZD legen insgesamt nahe, trotz fehlender Nachweise von kausalen Zusammenhängen langfristige Gaben von BZD insbesondere bei Risikogruppen (ältere, internistisch erkrankte Patienten und Patienten mit Demenz) möglichst zu vermeiden. Dies gilt auch für den Einsatz als Schlafmittel.

4.6.1 Abhängigkeitsrisiko bei Benzodiazepinen

Diagnosen nach DSM-5 und ICD-11

- Bei Anwendung von BZD kann es zu Abhängigkeitsentwicklungen kommen. Das Abhängigkeitsrisiko steigt, wenn höhere Dosen verabreicht und wenn BZD über längere Zeiträume eingenommen werden. Diskutiert wird zudem, dass für kurz wirksame Substanzen wie *Alprazolam*, *Bromazepam* oder *Lorazepam* ein erhöhtes Risiko der Abhängigkeitsentwicklung oder von Rebound-Phänomenen (▶ 4.6.2) gegenüber lang wirksamen Substanzen wie *Clonazepam*, *Diazepam* oder *Nitrazepam* besteht.
- Besonders hoch ist das Abhängigkeitsrisiko bei unkontrolliertem bzw. nichtmedizinischem Gebrauch (häufig im Rahmen einer bestehenden Alkoholabhängigkeit oder Polytoxikomanie). Bevorzugt werden dabei Hypnotika mit raschem Wirkeintritt (z. B. *Flunitrazepam*).
- Nach etwa 4-monatiger Einnahme einer therapeutischen BZD-Dosis muss nach abruptem Absetzen mit Absetz- bzw. Entzugssymptomen (▶ 4.6.2) gerechnet werden. Bei Einnahme kurz wirksamer Hypnotika können Rebound-Phänomene auch schon nach einigen Tagen beobachtet werden.

› Abhängigkeitsentwicklungen sollte durch strenge Indikationsstellung, Wahl der niedrigsten notwendigen Dosis und einer Verordnung möglichst nicht über 4–6 Wochen hinaus (FDA 6–8 Wochen, NICE 2–4 Wochen) vorgebeugt werden. Bei einer Verordnung über 6 Wochen hinaus sollte immer ein Psychiater hinzugezogen werden, um Therapiealternativen zu erörtern.

- Bei BZD-Gebrauch sind vier Personengruppen besonders gefährdet:
  - Patienten mit Substanz- oder Alkoholabhängigkeit,
  - Chronisch körperlich Kranke, besonders mit gleichzeitigen Schmerzsyndromen,
  - Patienten mit Persönlichkeitsstörungen oder persistierender depressiver Störung,
  - Patienten mit chronischen Schlafstörungen.
- Bei der ***low-dose dependence*** (oder auch *therapeutic-dose dependence*), d. h. einer „Abhängigkeit" bei Langzeiteinnahme üblicher therapeutisch verordneter Dosen, sind nach Absetzen sofortige oder auch später auftretende Absetzeffekte (▶ 4.6.2) möglich. Sie interferieren häufig mit Rezidivsymptomen oder werden mit ihnen verwechselt. Bei der überwiegenden Mehrzahl der Patienten kommt es zu keiner Dosissteigerung; es findet sich eher ein konstantes oder aber titrierendes Einnahmeverhalten innerhalb der therapeutischen Dosisbandbreite. In vielen Fällen sind somit die Kriterien einer Abhängigkeit nicht erfüllt.
- Im **höheren Lebensalter** sollten BZD über längere Zeiträume möglichst nicht mehr verordnet werden (▶ 4.11). In Deutschland nimmt in dieser Gruppe die Verordnungshäufigkeit zwar ab, gleichzeitig bekommen noch viele Patienten BZD ganzjährig verschrieben.

4.6.2 Absetzproblematik bei Benzodiazepinen

- Nach abruptem Absetzen von BZD finden sich grundsätzlich zwei Arten von Absetzphänomenen: an die Grunderkrankung gebundene (Rebound-/Rezidivsymptome) und nicht an die Grunderkrankung gebundene (Entzugssymptome).
  - **Rebound-Symptome** treten nach Absetzen von BZD als Effekt der GABAergen Gegenregulation in Form von akutem und verstärktem Auftreten der ursprünglichen Krankheitssymptomatik (Unruhe, Angst, Schlaflosigkeit) auf. Diese Symptomatik besteht nur wenige Tage.
  - **Rezidivsymptome** sind als anhaltende Angstsymptome nach Absetzen der BZD definiert.
  - **Entzugssymptome** zeichnen sich dadurch aus, dass sie vor Verordnung der Medikation nicht vorhanden waren. Je nach HWZ des eingenommenen BZD-Präparats treten sie ca. 2–10 Tage nach Absetzen der Medikation auf, erreichen schnell ein Maximum und dauern gewöhnlich 5–15 Tage an. Auch Krampfanfälle sind noch nach einem Zeitraum von 2 Wochen nach Absetzen beobachtet worden.

Absetzproblematik bei Benzodiazepinen

- Leichte Absetzsymptome
  - Vermehrte Angst, innere Unruhe, Schreckhaftigkeit
  - Erhöhte Irritabilität
  - Schlaflosigkeit

  - Erhöhte Herzfrequenz, Blutdrucksteigerung
  - Übelkeit und Erbrechen
  - Schwitzen
  - Tremor
  - Kopfschmerzen
  - Muskelverspannungen
- Schwere Absetzsymptome
  - Verwirrtheitszustände
  - Depersonalisation/Derealisation
  - Psychotische Zustände, Delirien
  - Ängstlich-depressive Syndrome
  - Krampfanfälle
  - Katatonie
  - Oszillopsien, Dysmorphopsien
  - Photophobie
  - Hyperakusis
  - Hypersomnie
  - Dysästhesien
  - Kinästhetische Störungen
  - Muskelzittern und -faszikulationen

- **Absetzversuche** sind nach 6 Wochen, bei langfristiger Gabe spätestens nach 6 Monaten einzuplanen. Falls sie nicht gelingen, sind immer wieder neue Versuche in den Behandlungsplan einzuschieben.

4.6.3 Benzodiazepinentzugsbehandlung

Wichtig ist die stufenweise Dosisreduktion, kein abruptes Absetzen! Absetzen ist in der Regel über Wochen notwendig, manchmal über Monate. Die ersten 50 % einer BZD-Dosis können nach längerer Einnahme relativ zügig, die nächsten 25 % deutlich langsamer und die letzten 25 % sehr langsam abgesetzt werden. Häufig empfiehlt sich auch eine Pause nach den ersten 50 %. Jede Reduktion soll mindestens eine Woche dauern.

- Die **langsame stufenweise Dosisreduktion** muss insbesondere beim Entzug von hochpotenten kurz wirksamen BZD eingehalten werden, da Entzugssymptome bei diesen Substanzen abrupter auftreten und stärker ausgeprägt sein können als bei BZD mit langer HWZ. Das vorherige Umsetzen auf eine äquivalente Dosis eines lang wirksamen BZD hat keinen nachweislichen Vorteil. Andererseits ist bei Mehrfachabhängigkeit von BZD die Umstellung auf ein einziges BZD zur Entgiftung vorteilhaft.
- Für den Erfolg ist eine zuvor initiierte und erfolgreiche **Therapie der Grunderkrankung** wichtig. Es gibt Hinweise auf eine Wirksamkeit der kognitiven Ver-

haltenstherapie ebenso wie gruppentherapeutischer Settings im fraktionierten BZD-Entzug.
- Es gibt Hinweise für eine erfolgreichere Entzugsbehandlung mit parallelem Einsatz von **Antidepressiva** (*Imipramin*, auch *Doxepin*, *Mirtazapin* und *Trazodon*), **Anfallssuppressiva** (*Carbamazepin*, *Gabapentin*, *Lamotrigin*, *Pregabalin*, *Oxcarbazepin*, *Valproat*) und **Antipsychotika** bei unbefriedigender Datenlage (Saini et al. 2024).
- Obwohl über die Wirksamkeit von *Pregabalin* im BZD-Entzug in Einzelfällen berichtet wird, fehlen dazu methodisch hochwertige Studien.
- Für eine niedrig dosierte Gabe des BZD-Antagonisten *Flumazenil* werden positive Erfahrungen für die BZD-Entzugsbehandlung berichtet. Zu beachten ist das Risiko einer Tachykardie oder von Krampfanfällen.
- Während des Ausschleichens von BZD bei Patienten mit Insomnie gibt es Berichte über eine erfolgreiche adjuvante *Melatonin*-Substitution. Nach experimentellen Befunden inhibiert *Melatonin* zudem die Toleranzentwicklung über GABAerge Mechanismen. Dadurch erscheint eine Reduktion der BZD-Menge zur Angstlösung möglich. Daten aus einer RCT zeigen, dass die zirkadiane Rhythmusstörung im BZD-Entzug mit retardiertem *Melatonin* (2 mg) gebessert werden kann.

4.6.4 Benzodiazepinintoxikationen

- Nach höherer Dosierung oder akuter Überdosierung können Dysarthrie, Ataxie (mit Sturzgefahr), Bewusstseinsstörungen bis zum Koma, allgemeine Apathie, Verlangsamung der motorischen Abläufe, muskuläre Schwäche, Doppelbilder, Schwindelzustände, Übelkeit und Kopfschmerzen auftreten; weiterhin besteht bei sehr hohen Dosen die Gefahr der respiratorischen Insuffizienz und der Kreislaufdepression. BZD haben jedoch prinzipiell eine große therapeutische Breite. Die Gefahr von anterograder Amnesie und paradoxen BZD-Wirkungen steigt bei Überdosierungen an. Bei einigen BZD wird eine periphere kardiale Rezeptorwirkung mit Kalziumkanalaktivität postuliert, welche zu Reizleitungsstörungen führen kann.
- Die primäre Entgiftung sollte in Abhängigkeit von der Bewusstseinslage sowie Dosis und Zeitpunkt der Einnahme ggf. durch induziertes Erbrechen, Magenspülung bzw. Applikation von Aktivkohle erfolgen. Mit *Flumazenil* (Anexate) steht ein spezifisches Antidot zur Verfügung.

4.6.5 Nebenwirkungen und Risiken bei anderen Anxiolytika

- **Missbrauchs-/Abhängigkeitspotenzial:** *Pregabalin* scheint ein etwas höheres Abhängigkeitspotenzial als *Gabapentin* aufzuweisen, was sich in einer Metaanalyse anhand einer höheren Frequenz von Abhängigkeitssymptomen auf Verhaltensebene und einem erhöhten Anteil an Gebrauch ohne Verschreibung zeigte.

Andererseits findet sich bei den Gabapentinoiden im Gegensatz zu BZD keine direkte Beeinflussung des intrinsischen Belohnungssystems, und es liegen nur Einzelfallbeschreibungen von Abhängigkeitsinduktion bei Patienten ohne anamnestische Suchterkrankung vor. Bei älteren Patienten scheinen „reine" *Pregabalin*-Abhängigkeiten kaum vorzukommen, wie eine Untersuchung in Deutschland belegt (Bonnet und McAnally 2022). Bei längerfristiger Anwendung sollte trotzdem durch regelmäßiges Monitoring geprüft werden, ob sich eine Abhängigkeit entwickelt hat.

- **Gewichtszunahme:** In den Zulassungsstudien fanden sich bei 5–10 % der Patienten unter *Pregabalin* dosis- und altersabhängige Gewichtszunahmen. Dieser Anteil könnte in der klinischen Praxis noch höher sein. Gewichtszunahme kann, muss aber nicht mit Ödembildung (Prädilektionsstelle Unterschenkel) assoziiert sein.
- **Pharmakokinetische Interaktionen:** *Opipramol* weist starke Wechselwirkungen auf. *Pregabalin* erweist sich diesbezüglich wegen der renalen Elimination als günstiger. *Lavendelöl* (*Silexan*) scheint keine relevanten Interaktionen aufzuweisen.

4.7 Kontraindikationen

Kontraindikationen von Benzodiazepinen

- Bekannte Überempfindlichkeit gegen die entsprechende chemische Substanzklasse oder auch gegen andere Inhaltsstoffe der Präparate
- Akute Alkohol-, Schlafmittel-, Analgetika- und Psychopharmakaintoxikation
- Abhängigkeitsanamnese
- Myasthenia gravis (aufgrund der muskelrelaxierenden Wirkung der BZD)
- Schwere Ateminsuffizienz
- Akutes Engwinkelglaukom (nach Herstellerangabe für einige Präparate, pharmakologisch aber nicht eindeutig begründbar)
- Spinale und zerebelläre Ataxie
- Ambulante Verschreibung bei vorbekannter Abhängigkeitsanamnese
- Schwere Leber- und Nierenerkrankung
- Chronische Ateminsuffizienz (obstruktive Atemwegserkrankungen), Schlafapnoe-Syndrom
- Während der Behandlung sollte kein Alkohol getrunken werden, da hierdurch die BZD-Wirkung in nicht vorhersehbarer Weise verändert und verstärkt wird
- Fahrtauglichkeit und die Fähigkeit, Maschinen zu bedienen, wird durch die Kombination mit Alkohol zusätzlich beeinträchtigt

Kontraindikationen der anderen Anxiolytika ▶ 4.12, jeweiliges Präparat.

4.8 Pharmakokinetik und Interaktionen

4.8.1 Pharmakokinetik der Benzodiazepine

- BZD werden bei oraler Verabreichung aufgrund ihrer lipophilen Struktur gut resorbiert:
  - **Sehr schnell:** *Diazepam* und *Dikaliumclorazepat*.
  - **Relativ schnell:** *Alprazolam* und *Lorazepam*.
  - **Relativ langsam:** *Oxazepam* und *Prazepam*.

Metabolisierungswege

Phase-I-Metabolismus Oxidativ-hepatische Biotransformation durch Demethylierung sowie Hydroxylierung. Verläuft langsam und führt pharmakologisch meist zu wirksamen Metaboliten, die wiederum lange Eliminations-HWZ haben (▣ Tab. 4.1). BZD, wie z. B. *Diazepam*, werden erst zu *Nordazepam* demethyliert, anschließend zu *Oxazepam* hydroxyliert und erst dann als Konjugat (Phase-II-Metabolismus) ausgeschieden.

Phase-II-Metabolismus Konjugatbildung mit Glukuronsäure an einer ursprünglich vorhandenen oder an einer in einem vorhergehenden Hydroxylierungsschritt (Phase-I-Metabolismus) angehängten Hydroxylgruppe. Geschieht schnell und führt unmittelbar zu renal eliminierbaren Produkten (Kumulationsgefahr gering). BZD wie z. B. *Lorazepam*, *Lormetazepam* und *Oxazepam*, die bereits eine Hydroxylgruppe besitzen, können sofort glukuronidiert werden, sodass deren Eliminations-HWZ mit ungefähr 10 h relativ kurz ist.

Auswirkungen auf die Anwendung von Benzodiazepinen

- Demethylierung und Hydroxylierung sind abhängig von der allgemeinen Leberfunktion und dem Alter, nicht so dagegen in der Regel die Glukuronidierung. Hohes Alter oder Leberzirrhose können die Eliminations-HWZ von Phase-I-metabolisierten BZD verlängern.
- Neben der HWZ sind die Dauer und das Ausmaß der Verteilung eines BZD im Organismus wichtig: z. B. haben *Diazepam* und *Nordazepam* (*N-Desmethyldiazepam*) ein großes Verteilungsvolumen, sodass *Diazepam* nach einmaliger Applikation trotz relativ langer HWZ nur eine kurze Wirkungsdauer aufweist, da durch Rückdiffusion der Substanzen aus dem zentralen Kompartiment in die peripheren Gewebe wirksame Konzentrationen im Gehirn nur relativ kurze Zeit aufrechterhalten werden können. *Alprazolam*, *Clobazam*, *Lorazepam* und *Oxazepam* besitzen ein kleines Verteilungsvolumen.

Tab. 4.1 Anxiolytisch eingesetzte Benzodiazepine mit Eliminationshalbwertszeiten (HWZ) und Äquivalenzdosen. (Nach Lüddens 2012)

Benzodiazepine	HWZ (h)	Therapeutisch wirksame(r) Hauptmetabolit(en)	HWZ (h)	Äquivalenzdosis[a] (mg)
Benzodiazepine mit langer HWZ und lang wirksamen aktiven Metaboliten				
Diazepam	30–56	*N-Desmethyldiazepam*	80–103	10
		Oxazepam	4–15	
Chlordiazepoxid	6–38	*N-Desmethyl-Chlordiazepoxid*	10–18	20
		Demoxepam	37	
		N-Desmethyldiazepam	80–103	
Clobazam	36–42	*N-Desmethylclobazam*	71–82	20
Dikaliumclorazepat	2–2,5	*N-Desmethyldiazepam*	80–103	20
		Oxazepam	4–15	
Medazepam	2–5	*N-Desmethyldiazepam*	80–103	20
Prazepam	1–3	*N-Desmethyldiazepam*	80–103	20
Benzodiazepine mit mittlerer bis kurzer HWZ und aktiven Metaboliten				
Alprazolam	10–14	*α-Hydroxyalprazolam*	12–15	1
Bromazepam	15–28	*3-OH-Bromazepam*	–	6
Benzodiazepine mit mittlerer bis kurzer HWZ ohne aktive Metaboliten				
Lorazepam	9–19	Keine	–	2
Oxazepam	4–15	Keine	–	30

[a] Klinische Äquivalenzdosis bezogen auf *Alprazolam* (= 1 mg).
HWZ Halbwertszeit (wenn verfügbar, wurden mittlere HWZ ± einer Standardabweichung angegeben).

4.8.2 Interaktionen der Benzodiazepine

In pharmakodynamischer Hinsicht sind bei BZD Wirkverstärkungen im Zusammenhang mit ebenfalls sedativ wirkenden Substanzen zu beachten, insbesondere bei Substanzen mit ebenfalls GABAergem Wirkmechanismus (z. B. Barbiturate oder Anfallssuppressiva) und Alkohol. Die gleichzeitige Einnahme kann die Wirkungen von BZD verstärken und möglicherweise zu tiefer Sedierung und klinisch relevanter Herz-Kreislauf- und/oder Atemdepression führen. BZD wirken alle über den prinzipiell gleichen pharmakologischen Mechanismus mit nur geringen molekularen Bindungsunterschieden. Sie unterscheiden sich maßgeblich pharmakokinetisch. Eine Kombination verschiedener BZD ist nicht sinnvoll. Entsprechende Interaktionen sind bislang unter BZD und *Pregabalin* nicht beschrieben.

4.9 Routinehinweise

Der Abschnitt bezieht sich auf **BZD**, Routinehinweise für die anderen Anxiolytika (▶ 4.12, jeweiliges Präparat).

- Routineuntersuchungen von Leber, EKG, EEG sind nicht notwendig. Bei Leber- und Nierenfunktionsstörungen kann jedoch die Wirkstoffelimination reduziert sein (▶ 13.3 und ▶ 13.4). Die Patienten sollten auf folgende Risiken hingewiesen werden:
  - Potenzierungsgefahr bei gleichzeitiger Einnahme anderer sedierender AM und Alkohol, die bis zur Atemlähmung führen können,
  - mögliches Abhängigkeitsrisiko und Entzugssymptomatik ▶ 4.6.1, ▶ 4.6.2 und ▶ 4.6.3,
  - mögliche eingeschränkte Fahrtauglichkeit ▶ Kap. 15,
  - Risiko in der Schwangerschaft und Stillzeit ▶ Kap. 14.

4.10 Dosierung, Plasmakonzentration und Behandlungsdauer

Der Abschnitt bezieht sich auf **BZD**; Dosierung und Behandlungsdauer für die anderen Anxiolytika ▶ 4.12, jeweiliges Präparat.

Dosierung

- Die Dosierung richtet sich nach dem gewünschten Grad der anxiolytischen Wirkung bzw. Sedierung.
- BZD wirken schnell und zuverlässig und haben eine große therapeutische Breite.
- BZD sollten in möglichst niedrigen, aber ausreichend wirksamen Dosen verabreicht werden.
- Es sollte versucht werden, stets nur ein BZD zu verordnen.
- Bei BZD mit langen HWZ sind häufig einmalige Gaben pro Tag ausreichend. Werden diese BZD mehrmals täglich verabreicht, ist auf eine mögliche Kumulation zu achten. Bei Substanzen mit kürzeren HWZ sind 2–4 Dosierungen pro Tag zu wählen. Hauptdosierung bei sedierender Wirkung zur Nacht.

Plasmakonzentration

- Plasmakonzentrationen können zwar bestimmt werden (auch für einige Metaboliten) und im Einzelfall, v. a. bei fehlendem Ansprechen oder Verträglichkeitsproblemen, informativ sein, spielen aber in der Praxis für die Therapiesteuerung nur eine untergeordnete Rolle.
- Im klinischen Alltag werden Plasmakonzentrationen zur Adhärenz-Kontrolle bei Entgiftungen von BZD eingesetzt.
- Eine weitere Indikation für eine Konzentrationsbestimmung im Plasma ist die Überprüfung einer Toleranzentwicklung (keine Sedierung oder mangelhafte Wirkung bei therapeutischen Dosen und Spiegeln).

Behandlungsdauer

- Die Gesamtgabe sollte auf einen möglichst kurzen Zeitraum (4–6 Wochen) beschränkt werden.

- Die Indikation zu einer langfristigen BZD-Verordnung im Ausnahmefall sollte stets durch einen Psychiater gestellt werden, z. B. bei schweren Angsterkrankungen, die durch Antidepressiva und/oder zusätzliche psychotherapeutische Maßnahmen nicht gebessert wurden.

4.11 Anxiolytika im höheren Lebensalter und bei besonderen Risikogruppen

Im Alter sowie bei Leber- und Niereninsuffizienz sind BZD wie *Lorazepam* und *Oxazepam*, die nicht verzögert ausgeschieden werden, vorzuziehen. Das möglicherweise erhöhte Demenzrisiko bei chronischer Einnahme von BZD mit langer Halbwertszeit ist zu beachten.

- BZD sollten trotz vorhandener Wirksamkeit im höheren Lebensalter nur mit besonderer Vorsicht eingesetzt werden, da neuere Studien besondere Sicherheitsaspekte hervorheben (▶ 4.6).
- NW (▶ 4.6) treten u. a. aufgrund eines verzögerten Metabolismus bzw. anderer pharmakokinetischer Besonderheiten im höheren Alter (▶ 13.1) häufiger und auch schon in niedrigeren Dosisbereichen auf und können dann gravierende Konsequenzen haben, insbesondere **Stürze** (Sedierung, muskuläre Hypotonie, Ataxie) mit entsprechenden Komplikationen (Frakturen, Schädel-Hirn-Trauma) sowie **kognitive Störungen**. Ob die längerfristige Einnahme von BZD sogar einen unabhängigen Risikofaktor für Demenzen darstellt, wird nach wie vor kontrovers diskutiert (Ferreira et al. 2022; ▶ 6.4.9).
- Bei Herz-Kreislauf-Erkrankungen bestehen keine grundsätzlichen Anwendungsbeschränkungen, jedoch ist bei höheren Dosen die auftretende Neigung zur **Hypotonie** zu beachten.
- Vor allem bei internistisch multipel vorerkrankten Patienten und i. v.-Gabe können **Kreislauf- und Atemdepression** auftreten.
- Kurz wirksame BZD ohne aktive Metaboliten (*Lorazepam*, *Oxazepam*) sind lang wirksamen Präparaten im Alter sowie bei **Leber- bzw. Niereninsuffizienz** vorzuziehen. Lang wirksame BZD unterliegen darüber hinaus oft einem komplexen Metabolismus (▶ 4.8).
- Bei verwirrten Patienten mit organischen Veränderungen können **paradoxe BZD-Wirkungen** (Agitiertheit, Euphorisierung, Erregungszustände, Schlaflosigkeit) auftreten. In solchen Fällen können nichttrizyklische niederpotente Antipsychotika (*Pipamperon*, *Melperon*) verordnet werden. Erhöhtes **Risiko der Kombination von Antipsychotika mit BZD**, Demenzerkrankungen ▶ 3.14.
- Bei **älteren Patienten** ist der Entzug sehr langsam vorzunehmen, insbesondere bei hohen Dosen. Manchmal ist bereits eine Dosisreduktion oder ein Umstellen auf ein pharmakokinetisch günstigeres Präparat erfolgreich. Die Verträglichkeit ist auch bei dieser Patientenpopulation bei intermittierender besser als bei kontinuierlicher Gabe (Davies et al. 2022).

Anwendung von Psychopharmaka im Alter und bei internistischen Erkrankungen allgemein ► 13.1; Benzodiazepine bei Schlafstörungen ► Kap. 5; Benzodiazepine und Alkoholentzugssyndrom ► Kap. 7; Benzodiazepine bei psychiatrischen Notfallsituationen ► Kap. 12.

Dosierung und Behandlungsdauer bei anderen Anxiolytika ► 4.12, jeweiliges Präparat.

4.12 Präparate

Auf die Angabe der Packungsgrößen wird verzichtet. Bei Generika wird in der Regel auch auf die Angabe der Darreichungsformen verzichtet, abweichende Dosierungen von Generika werden, so weit bekannt, erwähnt. Packungsgrößen und Darreichungsformen müssen ggf. der Fachinformation entnommen werden. Es wird auf die weiterführende und ergänzende Darstellung der NW (► 4.6) und der Kontraindikationen (► 4.7), auf die allgemeine Risikoeinschätzung im Alter und bei internistischen Erkrankungen (► 4.11 und ► Kap. 13) und auf die Kombination mit sedierenden Arzneimitteln und Alkohol hingewiesen (► 4.8.2). Schwangerschaftsrisiken ► Kap. 14. Wegen der Ähnlichkeit der NW und Kontraindikationen werden die BZD gemeinsam in ► 4.6 abgehandelt.

4.12.1 Alprazolam

Alprazolam

Triazolobenzodiazepin; NbN: *GABA positive allosteric modulator (GABA$_A$ receptor, benzodiazepine site)*

Alprazolam Sandoz[1] (Sandoz)
Cassadan (Temmler)
Tbl. 0,25/0,5/1,0 mg
Tafil (Pfizer PFE)

[1] Aufgrund einer höheren Zahl von Alprazolam-Generika wird auf eine Auflistung von weiteren Präparaten mit der Anfangsbezeichnung „Alprazolam" verzichtet.
In CH auch als Xanax und Xanax ret. im Handel, in A auch als Xanor und Alprastad.

- **Pharmakodynamik**
  - Verstärkung der GABAergen Hemmung über spezifische BZD-Rezeptoren (GABA$_A$-Rezeptorkomplex).

- **Pharmakokinetik**
  - Mittelschnelle Resorption, orale Bioverfügbarkeit 88 %, $t_{1/2}$ = 10–14 h; T_{max} = 0,5–3 h. Metabolisierung im Wesentlichen durch CYP3A4 und auch CYP2C19; ein wirksamer Metabolit (α-*Hydroxyalprazolam*) mit etwa gleich

langer HWZ wie die Muttersubstanz, viele weitere Metaboliten sind für die klinische Wirkung kaum von Bedeutung. Niere als Hauptausscheidungsorgan.
- Plasmakonzentration (ohne Metaboliten): 5–44 ng/ml[(p)].

Indikationen und Behandlungshinweise
- *Zur symptomatischen Behandlung von akuten und chronischen Spannungs-, Erregungs- und Angstzuständen*[z].
- In den USA ist mit Xanax XR (und in der Schweiz mit Xanax ret.) die retardierte Form von *Alprazolam* auch zur Behandlung der Panikstörung mit und ohne Agoraphobie zugelassen. Xanax XR zeichnet sich bei lediglich einmaliger täglicher Einnahme durch ein günstigeres NW-Profil aus. Das Risiko einer Abhängigkeitsentwicklung ist bei dieser Darreichungsform aber nicht geringer.
- Die Behandlung sollte einschließlich der schrittweisen Absetzphase 8–12 Wochen nicht übersteigen.
- Routinehinweise ▶ 4.9.

Dosierung
- 3 × 0,25–0,5 mg/d; max. 4 mg/d[z]. Aufgrund der kurzen bis mittellangen HWZ ist eine 2- bis 4-malige Verabreichung über den Tag verteilt zu empfehlen. Xanax ret. Initialdosis 0,5–1,0 mg/d verteilt auf 1–2 Dosen; max. 6 mg/d[z].

Nebenwirkungen, Risikopopulationen und Intoxikationen
▶ 4.6, ▶ 4.11.

Kontraindikationen
▶ 4.7.

Interaktionen
- Die Kombination mit Narkoanalgetika (z. B. Opioiden) kann zu einer Verstärkung der euphorisierenden Wirkung und damit zu beschleunigter Abhängigkeitsentwicklung führen.
- Unter *Fluvoxamin* wurde ein Anstieg des Serumspiegels von *Alprazolam* um ca. 50 % beobachtet, wahrscheinlich durch Hemmung des Abbaus von *Alprazolam* über CYP2C19.
- Vorsicht bei Kombination von *Alprazolam* mit *Digoxin*, besonders bei älteren Patienten, Anstieg der Plasmaspiegel von *Digoxin*.
- Vorsicht bei Kombination mit **CYP3A4-Inhibitoren** (z. B. *Erythromycin*): Anstieg der Plasmaspiegel von *Alprazolam*, evtl. verstärkte Sedierung (▶ **Anhang INT**).
- **CYP3A4-Induktoren** wie *Carbamazepin*, *Phenytoin* oder *Johanniskraut* können den Plasmaspiegel von *Alprazolam* senken (▶ **Anhang INT**).

Bewertung
Anxiolytikum mit hohem Interaktionsrisiko. Möglicherweise größeres Abhängigkeitspotenzial gegenüber Vergleichspräparaten. Im Vergleich zu anderen BZD breitere Datenlage zur Behandlung der Panikstörung.

4.12.2 Bromazepam

4

Bromazepam

1,4-Benzodiazepin; NbN: *GABA positive allosteric modulator (GABA$_A$ receptor, benzodiazepine site)*

Bromazanil 3/6 (HEXAL)
Tbl. 3/6 mg
Bromazepam AL[1] (ALIUD PHARMA)
Bromazep-CT (AbZ-Pharma)
Gityl (Krewel Meuselbach)
Lexostad (STADApharm)
Normoc (Recordati Pharma)

[1] Aufgrund einer höheren Zahl von Bromazepam-Generika wird auf eine Auflistung von weiteren Präparaten mit der Anfangsbezeichnung „Bromazepam" bzw. „Bromazanil" verzichtet.

Pharmakodynamik

- Verstärkung der GABAergen Hemmung über spezifische BZD-Rezeptoren (GABA$_A$-Rezeptorkomplex).

Pharmakokinetik

- Schnelle Resorption, orale Bioverfügbarkeit 60 %; T_{max} = 2 h; $t_{1/2}$ = 15–28 h.
- Das am Phase-1-Metabolismus im Wesentlichen beteiligte Enzym ist CYP2C19. Aktive Metaboliten in klinisch relevantem Ausmaß entstehen nicht. Die beiden Hauptmetaboliten sind *3-Hydroxybromazepam* und *2-Amino-5-brom-3-hydroxybenzoyl-pyridin.*
- Plasmakonzentration: 30–230 ng/ml[(p)].

Indikationen und Behandlungshinweise

- *Zur symptomatischen Behandlung von akuten und chronischen Spannungs-, Erregungs- und Angstzuständen*[z].
- Der Einsatz von *Bromazepam* als Schlafmittel ist nur dann gerechtfertigt, wenn gleichzeitig eine Tranquilisation am Tage erforderlich ist.
- Routinehinweise ▶ 4.9.

Dosierung

- Beginn mit 3–6 mg/d in 2–4 Einzeldosen. Ambulant in Einzelfällen bis 12 mg/d. In der Klinik bis 18 mg/d[z].

Nebenwirkungen, Risikopopulationen und Intoxikationen

▶ 4.6, ▶ 4.11.

Kontraindikationen

▶ 4.7.

Interaktionen

- Vorsicht bei Kombination mit **CYP2C19-Inhibitoren** (z. B. *Cenobamat* oder *Cannabidiol*): Anstieg der Plasmaspiegel von *Bromazepam*, evtl. verstärkte Sedierung (▶ **Anhang INT**).

Bewertung

Wirksames Anxiolytikum mit Interaktionsrisiken und höherem Abhängigkeitsrisiko im Vergleich zu lang wirksamen Substanzen wie *Clobazam*, *Clonazepam* (▶ 5.1.3) oder *Diazepam*.

4.12.3 Buspiron

Buspiron

Azapiron; NbN: *Serotonin receptor partial agonist (5-HT$_{1A}$)*

Anxut (Eisai)
Tbl. 5/10 mg
Busp (HEXAL)
Tbl. 5/10 mg

Pharmakodynamik

- Postsynaptisch partieller Agonist an 5-HT$_{1A}$-Rezeptoren mit direktem serotonergem Effekt.
- Kompletter Agonist an präsynaptischen 5-HT$_{1A}$-Autorezeptoren, wirkt inhibitorisch auf die Ausschüttung und Synthese von Serotonin.
- Antagonistische Eigenschaften am präsynaptischen D$_2$-Rezeptor werden postuliert.
- Der *Buspiron*-Metabolit *1-[2-Pyrimidinyl]-Piperazin* (*1-PP*) ist ein potenter α_2-Antagonist. Er entfaltet Wirkungen auf das noradrenerge System, die mit psychostimulatorischen und antidepressiven Effekten assoziiert sein können.
- *Buspiron* oder *1-PP* interagieren nicht mit dem GABA-BZD-Rezeptorkomplex.

Pharmakokinetik

- Rasche Resorption; orale Bioverfügbarkeit nur 4 % durch ausgeprägten First-pass-Effekt; T_{max} = 1–1,5 h; $t_{1/2}$ = 2–3 h; $t_{1/2}$ des aktiven Metaboliten 1-PP = 6 h, T_{max} = 1–1,5 h.
- Bioverfügbarkeit wird durch Nahrungsaufnahme erhöht.
- Die Metabolisierung erfolgt bevorzugt über CYP3A4. Hauptmetaboliten sind *6-Hydroxybuspiron*, welches an 5-HT$_{1A}$-Rezeptoren bindet und in 40-fach höherer Konzentration als die Muttersubstanz vorliegt, und ein anxiolytisch wirksamer Metabolit: *1-[2-Pyrimidinyl]-Piperazin* (*1-PP*), das im Steady State in bis zu 13-fach höherer Konzentration vorkommt als die Muttersubstanz.

- Plasmakonzentration: Bei einer Dosis von 10 mg sind die nach 1 h (C_{max}) zu erwartenden Konzentrationen für die Muttersubstanz 1–4 ng/ml und für die aktive Fraktion Muttersubstanz plus aktiver Metabolit 1-PP 10–55 ng/ml[(p)].

Indikationen und Behandlungshinweise

- *Zur symptomatischen Behandlung von Angstzuständen mit der Leitsymptomatik Angst, innere Unruhe und Spannungszustände*[z].
- *Off label* → GAS leichter bis mittlerer Ausprägung (▶ 1.4.6) → PTBS → soziale Angststörung (als Add-on zu SSRI).
- *Buspiron* hat keine sedierenden, muskelrelaxierenden oder anfallssuppressiven Eigenschaften. Keine Abhängigkeitsentwicklungen. Keine Interaktion mit Alkohol. Es sind keine paradoxen Disinhibitionsphänomene beschrieben. Bei sexuellen Störungen ▶ 8.2.6.
- Wegen bestehender Wirklatenz von 10–14 Tagen und fehlenden sedierenden Eigenschaften als Adjuvans bei Unruhezuständen oder psychotischen Angstzuständen nicht geeignet.
- *Buspiron* ist nicht in der Lage, Entzugssymptome nach Absetzen von BZD zu beheben, und ist bei Vorbehandlung mit BZD nicht wirksam.

Dosierung

- Beginn mit 3 × täglich 5 mg, Steigerung auf 20–30 mg/d, Höchstdosis 60 mg/d[z]. Dosis langsam steigern. Verteilung der Tagesdosis auf 3–4 Einzelgaben. Eine Einzeldosis von 30 mg sollte nicht überschritten werden.

Nebenwirkungen, Risikopopulationen und Intoxikationen

Sehr häufig Schwindel, Kopfschmerzen, Somnolenz.

Häufig Nichtspezifische Brustschmerzen, Nervosität, Erregung, Albträume, Schläfrigkeit, Tinnitus, Halsentzündung, Muskelschmerzen, Taubheitsgefühle, Ekzeme, Schwitzen, feuchte Hände.

Gelegentlich Synkopen, Hyper- oder Hypotonie, Augenreizung, verändertes Geruchs- und Geschmacksempfinden, Entfremdungserlebnisse, Suizidalität, Hypersalivation, Fieber, Dröhnen im Kopf, Muskelverspannungen, Kurzatmigkeit.

Sonstige NW Zungenbrennen, Galaktorrhö, Amenorrhö.

Risikopopulationen **Herz**: Kein Hinweis für Einschränkungen bei Herz-Kreislauf-Erkrankungen. **Leber** und **Niere**: Keine Einschränkungen bei leicht- bis mittelgradigen Funktionsstörungen; bei schweren Ausprägungen kontraindiziert.

Intoxikationen Akzentuierte NW, dyspeptische Beschwerden mit Übelkeit, Erbrechen, Müdigkeit, Schwindel, Miosis. Bisher wurden keine ernsthaften oder dauerhaften Gesundheitsschäden nach Überdosierung berichtet.

- **Kontraindikationen**
- Myasthenia gravis, akutes Engwinkelglaukom, schwere Leber- und Nierenfunktionsstörung, BZD-Entzug (s. oben, Indikation). Anamnestisch bekannte Krampfanfälle.

- **Interaktionen**
- Keine Kombination mit MAOH.
- Vorsicht bei Kombination mit sertononergen AM: Einzelfallberichte über zentrales Serotoninsyndrom.
- **CYP3A4-Inhibitoren**, z. B. *Erythromycin*, können die Bioverfügbarkeit und den *Buspiron*-Plasmaspiegel erhöhen (► **Anhang INT**). **CYP3A4-Induktoren**, z. B. *Carbamazepin* oder *Phenytoin*, können den Plasmaspiegel von *Buspiron* senken (► **Anhang INT**).
- Die Bioverfügbarkeit von *Buspiron* wird durch Grapefruitsaft durch Hemmung von CYP3A4 erhöht.

- **Bewertung**

Wirksam bei Angstzuständen, möglicherweise auch im Rahmen einer GAS und PTBS mit Vorteil des fehlenden Abhängigkeitspotenzials. Nachteil der langen Wirklatenz und kurzen Halbwertszeit mit entsprechend häufigen Gaben; bisher kein Nachweis für eine Langzeitwirkung erbracht. Tinnitus ist eine häufige NW.

4.12.4 Chlordiazepoxid

Chlordiazepoxid

1,4-Benzodiazepin; NbN: *GABA positive allosteric modulator (GABA$_A$ receptor, benzodiazepine site)*

Librium (MEDA Pharma)
Tbl. 25 mg
Radepur 10 (TEVA)
Drg. 10 mg
Kombinationspräparat aus *Chlordiazepoxid* (5 mg) und *Amitriptylin* (12,5 mg) als Limbitrol nur in A und CH im Handel.

- **Pharmakodynamik**
- Verstärkung der GABAergen Hemmung über spezifische BZD-Rezeptoren (GABA$_A$-Rezeptorkomplex) bei nur schwacher Affinität.

- **Pharmakokinetik**
- Schnelle bis mittelschnelle Resorption; orale Bioverfügbarkeit 100 %; T_{max} = 0,5–3,3 h (altersabhängig); $t_{½}$ = 6–3 h; *low-clearance drug*, dadurch bei Dauermedikation Akkumulation, besonders der aktiven Metaboliten *N-Desmethyl-Chlordia-*

zepoxid ($t_{1/2}$ = 24–96 h), *Demoxepam* ($t_{1/2}$ = 3 h) und *Nordazepam* ($t_{1/2}$ = 32–74 h). $t_{1/2}$ der Metaboliten im Einzelfall bis 200 h. Metabolisierung durch CYP3A4.
- Plasmakonzentration (Summe *Chlordiazepoxid* mit aktiven Metaboliten): 300–2000 ng/ml[(p)]. Bei Intoxikationen korrelierten die Symptome vor allem mit den Konzentrationen von *Demoxepam*.

Indikationen und Behandlungshinweise
- *Zur symptomatischen Behandlung von akuten und chronischen Spannungs-, Erregungs- und Angstzuständen*[z].
- Die Anwendung von *Chlordiazepoxid* bei behandlungsbedürftigen Schlafstörungen, die durch Angst, Spannung und Erregung bedingt sind, ist nur dann gerechtfertigt, wenn gleichzeitig tagsüber die Benzodiazepinwirkung erwünscht ist.
- Routinehinweise ▶ 4.9.

Dosierung
- Bis zu 62,5 mg/d[z]. Einzeldosis von 25 mg sollte nicht überschritten werden.

Nebenwirkungen, Risikopopulationen und Intoxikationen
▶ 4.6, ▶ 4.11.

Kontraindikationen
▶ 4.7.

Interaktionen
- Wirkverstärkung durch andere sedierende AM (z. B. *Olanzapin*, *Quetiapin*).
- Bei Kombination mit *Cimetidin*, *Disulfiram*, *Omeprazol* und Kontrazeptiva kann die Wirkung von *Chlordiazepoxid* verändert sein.
- Bei gleichzeitiger Einnahme von **CYP3A4-Inhibitoren**, z. B. *Itraconazol*, ist mit einem Anstieg der Plasmaspiegel von *Chlordiazepoxid* zu rechnen (▶ **Anhang INT**). *Carbamazepin*, *Phenytoin*, *Johanniskraut* oder andere **CYP3A4-Induktoren** können den Plasmaspiegel von *Chlordiazepoxid* senken (▶ **Anhang INT**).

Bewertung
Aufgrund der hohen Kumulationsgefahr, des Interaktionsrisikos, vermehrter NW und besserer Alternativen **nicht empfehlenswert**.

4.12.5 Clobazam

Clobazam

1,5-Benzodiazepin; NbN: *GABA positive allosteric modulator (GABA$_A$ receptor, benzodiazepine site)*

Epaclob (Ethypharm)
2 mg/ml Suspension zum Einnehmen
Frisium 10/20 Tabs[1] (Sanofi Aventis)
Tbl. 10/20 mg

[1] Aufgrund der Kurzbesprechung werden Generika nicht genannt.

- **Dosierung**
- 20–30 mg/d, Höchstdosis 80 mg/d[z]. Mit 5–15 mg/d beginnen.
- Bei älteren Patienten 10–15 mg/d.

- **Bewertung**

Wirkungsweise und Indikation wie andere BZD. Aufgrund der Kumulationsgefahr und des Interaktionsrisikos sollte auf *Clobazam* in der Psychiatrie **verzichtet** werden.

4.12.6 Diazepam

Diazepam

1,4-Benzodiazepin; NbN: *GABA positive allosteric modulator (GABA$_A$ receptor, benzodiazepine site)*

Diazepam Desitin rectal tube (Desitin)
Rectal tubes 5/10 mg
Diazep-CT (AbZ-Pharma)
Diazepam-ratiopharm[1, 2] (ratiopharm)
Faustan[1] (Temmler)
Gewacalm[1, 4] (Takeda)
Stesolid (Actavis)
Rectal tubes 5/10 mg
Valium[1, 3] (Roche)
Tbl. 5/10 mg
Trpf. 10 mg/ml, 30 Trpf. = 1 ml
Valocordin-Diazepam (Krewel Meuselbach)

[1] Auch Amp. 10 mg/2 ml verfügbar.
[2] Aufgrund einer höheren Zahl von Diazepam-Generika wird auf eine Auflistung von weiteren Präparaten mit der Anfangsbezeichnung „Diazepam" verzichtet.
[3] Nur in CH im Handel.
[4] Nur in A im Handel.

- **Pharmakodynamik**
- Verstärkung der GABAergen Hemmung über spezifische BZD-Rezeptoren (GABA$_A$-Rezeptorkomplex).

- **Pharmakokinetik**

- Schnelle Resorption (bei oraler Gabe schnellster Wirkungseintritt aller BZD); orale Bioverfügbarkeit 75–80 %; T_{max} = 30–90 min; $t_{½}$ = 30–56 h.
- Aufgrund des großen Verteilungsvolumens bei Einmaldosierung allerdings nur eine kurz dauernde Wirkung.
- Rektale Resorption ähnlich schnell wie bei oraler Gabe, jedoch unzuverlässiger.
- Metabolisierung bevorzugt durch CYP2C19 und nachgeordnet durch CYP2B6 und CYP3A4. Pharmakologisch aktive Metaboliten: *Nordazepam* ($t_{½}$ = 80–103 h), *Oxazepam* ($t_{½}$ = 4–15 h) (Kumulationsgefahr!).
- Plasmakonzentration (Summe *Diazepam* plus *Nordazepam*): 100–1500 ng/ml[(p)].

- **Indikationen und Behandlungshinweise**

- *Zur symptomatischen Behandlung von akuten und chronischen Spannungs-, Erregungs- und Angstzuständen*[Z].
- Wirksam beim Alkoholentzugssyndrom ▶ 7.2.1.
- Einsatz als Hypnotikum möglich, jedoch Hang-over-Phänomene.
- Einsatz in der Neurologie als Muskelrelaxans und Anfallssuppressivum zur Unterbrechung eines Status epilepticus.
- Routinehinweise ▶ 4.9.

- **Dosierung**

- **Angstzustände:** Ambulant 2,5–10 mg/d oral, höhere Dosierungen in Ausnahmefällen, stationär bis 60 mg/d oral[Z].
- Einschlafstörungen: 5–20 mg abends.
- **Ängstlich-agitierte Erregungszustände**: 5–10 mg oral (max. 60 mg/24 h)[Z], i. v. (1- bis 2-malige Wiederholung im Abstand von jeweils 30 min möglich, allerdings sollten 40 mg in den ersten 24 h nur in Ausnahmefällen überschritten werden, max. 60 mg/24 h[Z]).
- **Alkoholentzugssyndrom**: Nach Entzugsschwere; orientierend: *Diazepam* 40 mg in den ersten 24 h, danach über 3–5 Tage mit 4 × 5 mg/d absetzen; bei symptomgesteuerter Behandlung (z. B. mittels Alkoholentzugsverlaufsbogen, CIWA-Ar, ▶ 7.4.5 *Clomethiazol*, ◘ Tab. 7.4) auch deutlich höhere Dosen.
- Bei der rektalen Applikation können bis zu 60 mg/d gegeben werden (jeweiliger Abstand mindestens 10–15 min).

❗ Von der i. m.-Gabe wird abgeraten, da die Resorption aufgrund der sehr starken Lipophilie sehr unregelmäßig erfolgt. Bei der i. m.-Injektion von *Diazepam* werden niedrigere Plasmaspiegel erreicht als nach peroraler Applikation.

- **Nebenwirkungen, Risikopopulationen und Intoxikationen**

› Bei schneller i. v.-Injektion von *Diazepam* kann es zu Atemdepression kommen; die i. v.-Gabe muss daher langsam erfolgen. i. v.-Applikation von *Diazepam* unter *Clozapin*-Therapie unbedingt vermeiden.

- Nach i. v.-Verabreichung von *Diazepam* sind lokale Gefäßirritationen bis hin zu Thrombophlebitiden beobachtet worden, die unter den Präparationsformen Diazepam-Lipuro und Stesolid nicht auftreten sollen.
- ▶ 4.6, ▶ 4.11.

Kontraindikationen

▶ 4.7.

Interaktionen

- Kardiovaskuläre Synkopen und/oder Atemstillstand bei gleichzeitiger *Clozapin*-Einnahme und BZD-Gabe möglich (zusätzliche i. v.-Applikation von BZD unbedingt vermeiden!).
- Hemmung des Abbaus von *Diazepam* bei Kombination mit *Cimetidin, Disulfiram* oder *Valproat*, dadurch verstärkte Sedierung.
- Bei Kombination mit **Inhibitoren** von **CYP2C19** (z. B. *Esomeprazol, Fluvoxamin, Omeprazol*): Anstieg der Plasmaspiegel von *Diazepam* und *Nordazepam*, evtl. verstärkte Sedierung (▶ **Anhang INT**).
- Bei Kombination mit **Induktoren** von **CYP2C19**, z. B. *Rifampicin*, ist mit einem Abfall der Plasmaspiegel von *Diazepam* zu rechnen (▶ **Anhang INT**).

Bewertung

Relativ sicheres Anxiolytikum mit zugleich sehr guter sedierender Eigenschaft. Interaktionsrisiken. Kumulationsgefahr.

4.12.7 Dikaliumclorazepat

Dikaliumclorazepat

1,4-Benzodiazepin NbN: *GABA positive allosteric modulator (GABA$_A$ receptor, benzodiazepine site)*

Tranxilium (Sanofi Aventis)
Kps. 5/10/20 mg
Tbl. 20/50 mg (**Tranxilium Tabs**)

Pharmakodynamik

- Verstärkung der GABAergen Hemmung über spezifische BZD-Rezeptoren (GABA$_A$-Rezeptorkomplex).

Pharmakokinetik

- *Dikaliumclorazepat* ($t_{1/2}$ = 2–2,5 h) stellt eine Prodrug dar und wird im sauren Magenmilieu pH-abhängig rasch zur eigentlichen Wirksubstanz *N-Desmethyldiazepam* (*Nordazepam*) ($t_{1/2}$ = 80–103 h) hydrolysiert. *Nordazepam* wird in der Leber über CYP2C19 und CYP3A4 zu *Oxazepam* ($t_{1/2}$ = 4–15 h) metabolisiert. T_{max} = 0,5–1 h für die Muttersubstanz, 1 h für den aktiven Metaboliten. Steady

State ist für den aktiven Metaboliten nach 6–11 Tagen erreicht. Bei einer Tagesdosis von 10 mg und Einnahme am Abend sind im Steady State im Blut am Morgen 290–480 ng/ml *Nordazepam* zu erwarten.

▪ **Indikationen und Behandlungshinweise**

- *Zur symptomatischen Behandlung akuter oder chronischer Spannungs-, Erregungs- und Angstzustände*[z].
- Routinehinweise ▶ 4.9.

▪ **Dosierung**

- Die Tagesdosis beträgt in der Regel 10–20 mg *Dikaliumclorazepat* in 2–3 Einzelgaben oder als abendliche Einmaldosis. Bei Bedarf kann die Tagesgesamtdosis unter Berücksichtigung aller Vorsichtshinweise auf 50 bis max. 150 mg erhöht werden[z]. Stationär können bei hochgradigen Spannungs-, Erregungs- und Angstzuständen höhere Dosen gegeben werden (bis zu 300 mg[z]).

▪ **Nebenwirkungen, Risikopopulationen und Intoxikationen**

▶ 4.6, ▶ 4.11.

▪ **Kontraindikationen**

▶ 4.7.

▪ **Interaktionen**

- Kombination mit *Clozapin* erhöht die Gefahr eines Atem- und/oder Kreislaufversagens.
- Vorsicht bei Kombination mit **Inhibitoren** von **CYP2C19**, z. B. *Fluvoxamin* oder *Moclobemid*, oder von **CYP3A4**. Anstieg der Plasmaspiegel des aktiven Metaboliten *Nordazepam*, evtl. verstärkte Sedierung (▶ **Anhang INT**).

▪ **Bewertung**

Anxiolytikum mit Kumulationsgefahr und Interaktionsrisiken.

4.12.8 Hydroxyzin

Hydroxyzin

Piperazinderivat; NbN: *Histamine receptor antagonist (H_1)*

Atarax[1] (UCB)
Tbl. 25 mg

[1] Aufgrund der Kurzbesprechung werden Generika von Hydroxyzin bzw. Atarax nicht genannt.

- **Dosierung**
  - 37,5–75 mg/d[Z], aufgeteilt in 2–3 Einzelgaben; bei älteren Patienten max. 50 mg/d.

- **Bewertung**

Hinweise auf Wirksamkeit bei GAS; Gleichwirksamkeit gegenüber BZD und Antidepressiva nicht belegt. Starke Interaktionen (z. B. bei Kombinationen mit Onkologika [CYP3A4]). Als Anxiolytikum sollte auf *Hydroxyzin* in der Psychiatrie aufgrund der antihistaminergen, anticholinergen und adrenolytischen Wirkung, der Interaktionsrisiken und der QTc-Zeit-Verlängerung **verzichtet** werden.

! *Hydroxyzin* sollte nicht mit QTc-Zeit-verlängernden Medikamenten eingenommen werden und ist bei entsprechenden Grunderkrankungen kontraindiziert, da sonst das Risiko für das Auftreten von TdP zu hoch ist (Rote-Hand-Brief).

4.12.9 Lavendelöl

Lavendelöl

Lasea (Spitzner Arzneimittel)
Tbl. 80 mg

- **Pharmakodynamik**
  - In vitro ergaben sich Hinweise auf eine Beeinflussung der $GABA_A$-Rezeptoren durch indirekte Potenzierung der Response von $GABA_A$-Rezeptoren auf GABA. Hemmung präsynaptischer Kalziumkanäle. Die angstlösende Wirkung scheint nicht durch hypnotische Eigenschaften vermittelt zu werden. Die in Lasea vorliegende Wirkstoffbezeichnung lautet *Silexan*. *Silexan* ist mit den Inhaltsstoffen *Linalool*, das für die anxiolytische Wirkung hauptsächlich verantwortlich gemacht wird, und *Linalylacetat* angereichert.

- **Pharmakokinetik**
  - Publizierte Untersuchungen zur Pharmakokinetik von *Lavendelöl* (*Lavandula angustifolia*) nach oraler Applikation liegen nicht vor. In einer Studie mit gesunden Probanden wurden keine nennenswerten Interaktionen mit anderen Substanzen gefunden (einschl. Kontrazeptiva).

- **Indikationen und Behandlungshinweise**
  - *Unruhezustände bei ängstlicher Verstimmung*[Z].

- **Dosierung**
  - 80 mg[Z], 1 × täglich; bei partieller Response ist eine Steigerung auf 160 mg/d möglich. Nur apothekenpflichtig.

■ **Nebenwirkungen, Risikopopulationen und Intoxikationen**

Häufig Aufstoßen, Übelkeit (meist vorübergehend; durch gleichzeitige Nahrungsaufnahme oder Wassertrinken vermindert, sollte nicht im Liegen eingenommen werden).

Risikopopulationen **Herz, Leber, Niere:** Keine Einschränkung der Anwendung bei Herz-Kreislauf-Erkrankungen sowie Leber- oder Niereninsuffizienz bekannt.

Intoxikationen Bisher nicht bekannt.

■ **Kontraindikationen**

- Keine spezifischen Kontraindikationen bekannt.

■ **Interaktionen**

- Erste Studien zeigen keine klinisch relevanten Interaktionen. Es gibt Hinweise, dass die narkotische Wirkung von *Thiopental* oder *Propofol* sowie die Wirkung von *Midazolam* in Kombination mit *Lavendelöl* abgeschwächt wird. Daher sollte *Lavendelöl* insbesondere vor einer Narkose abgesetzt werden.

■ **Bewertung**

Anxiolytikum. Die in Deutschland zugelassene Indikation entspricht nicht den üblichen manualisierten und standardisierten Angstdiagnosen. Es gibt eine positive Studie bei GAS, eine bei Angst-/depressiver Störung (gemischt) und eine bei leichter bis mittelschwerer Depression. Die angstlösende Wirkung soll nach 2–6 Wochen eintreten. Keine Hinweise auf ein Abhängigkeitspotenzial. *Lavendelöl* ist im gesetzlichen Krankenversicherungssystem in Deutschland in der Regel nicht erstattungsfähig, aber auch nicht verordnungspflichtig. In der Schweiz ist eine Erstattungsfähigkeit gegeben.

4.12.10 Lorazepam

Lorazepam

1,4-Benzodiazepin; NbN: *GABA positive allosteric modulator (GABA$_A$ receptor, benzodiazepine site)*

Lorazepam Aristo[1] (Aristo Pharma)
Tavor (Pfizer)
Tbl. 0,5/1/2,5 mg
Tbl. 2 mg (**Tavor Tabs**)
Lyophilisierte Plättchen 1/2,5 mg (**Tavor Expidet**)
Amp. 2 mg/1 ml

Temesta[2] (Pfizer)

[1] Aufgrund einer höheren Zahl von Lorazepam-Generika wird auf eine Auflistung von weiteren Präparaten mit der Anfangsbezeichnung „Lorazepam" verzichtet.
[2] Nur in A und CH im Handel.

Pharmakodynamik

- Verstärkung der GABAergen Hemmung über spezifische BZD-Rezeptoren ($GABA_A$-Rezeptorkomplex).
- Nach klinischer Beobachtung ausgeprägtere Angstlösung gegenüber Vergleichssubstanzen, in kontrollierten Untersuchungen dafür jedoch bisher keine Bestätigung.

Pharmakokinetik

- Rasche und nahezu vollständige Resorption; T_{max} = 1–2 h; $t_{1/2}$ = 9–19 h; keine aktiven Metaboliten.
- Praktisch kein Phase-I-Metabolismus. Die Clearance von *Lorazepam* wird durch Lebererkrankungen (Hepatitis, Zirrhose) nicht signifikant verändert. Schwere Leberfunktionsstörungen können zu einer Verlängerung der terminalen HWZ führen.
- Für die anxiolytische Wirkung wird ein Plasmaspiegelbereich (C_{min}) von 5–100 ng/ml[(p)] empfohlen.

Indikationen und Behandlungshinweise

- *Symptomatische Kurzzeitbehandlung von Angst-, Spannungs- und Erregungszuständen sowie dadurch bedingten Schlafstörungen*[z].
- *Adjuvante kurzfristige Behandlung schwerer Angst- und Erregungszustände bei Psychosen und Depressionen, wenn mit der primären Behandlung mit Antipsychotika und/oder Antidepressiva solche Symptome nicht oder noch nicht ausreichend kontrolliert werden konnten (pro injectionem)*[z].
- *Lorazepam* hat eine stupor- und mutismuslösende Wirkung.
- Für psychiatrische Notfälle Tavor i. v. oder i. m.
- Zur Verordnung bei manischen Episoden ▶ 2.4.1.
- Auch zur Sedierung vor diagnostischen sowie vor und nach operativen Eingriffen zugelassen.
- Für Patienten, die unzureichend schlucken können: Tavor Expidet (lyophilisierte Plättchen, die sich in Sekunden auf der Zunge lösen). Die Sofortlöslichkeit von Tavor Expidet verhindert bei Patienten ein Zurückhalten im Mund. Tavor Expidet wird aber nicht schneller resorbiert als herkömmliche Tavor-Tabletten.
- In den USA ist mit Loreev XR die retardierte Form von *Lorazepam* allgemein zur Behandlung von Angststörungen in einer Dsoierung von 3 mg zugelassen.
- Routinehinweise ▶ 4.9.

4

Dosierung

- **Angstzustände:** Ambulant 0,25–5 mg[z] meist in 2–4 Einzeldosen, stationär bis 7,5 mg/d[z]; vor dem Schlafengehen 1–2,5 mg. Im Vergleich zu *Diazepam* wird etwa ¼ der Dosis für die gleiche Wirkung benötigt.
- **Psychiatrische Notfälle**: Initial 1–2,5 mg p. o. oder in parenteraler Applikationsform (wegen möglicher Atemdepression langsame i. v.-Applikation, Injektionsgeschwindigkeit für die i. v.-Verabreichung soll 2 mg *Lorazepam* pro Minute nicht überschreiten). Aufdosierung bis 7,5 mg/d[(z)] möglich.
- Medikamentös induzierte extrapyramidalmotorische Störungen (EPS): 1,0–5 mg/d.

Nebenwirkungen, Risikopopulationen und Intoxikationen

▶ 4.6, ▶ 4.11.

Kontraindikationen

▶ 4.7.

Interaktionen

- Bei Kombination mit *Clozapin* kann es zu ausgeprägter Dämpfung, übermäßigem Speichelfluss und Störungen der Bewegungskoordination kommen → reduzierte *Lorazepam*-Dosis einsetzen.
- *Theophyllin* oder *Aminophyllin* können die Wirkung von *Lorazepam* abschwächen.
- Kombination mit *Valproat* kann durch Hemmung der Glukuronidierung zu verminderter Clearance und erhöhten Plasmakonzentrationen von *Lorazepam* führen, dann *Lorazepam* reduzieren.
- *Probenecid* vermindert die Clearance von *Lorazepam*; deutlich verstärkte *Lorazepam*-Wirkung bis zu toxischen Erscheinungen → reduzierte *Lorazepam*-Dosis einsetzen.

Bewertung

Hochwirksames, auch injizierbares Anxiolytikum mit stupor- und mutismuslösender Wirkung. Gute sedierende Wirkung bei depressiven Störungen und Schizophrenien. Zur symptomatischen Behandlung von Delirien eingesetzt (Appiani et al. 2023). Möglicherweise höheres Abhängigkeitspotenzial gegenüber Vergleichspräparaten.

4.12.11 Medazepam

Medazepam

1,4-Benzodiazepin; NbN: *GABA positive allosteric modulator (GABA$_A$ receptor, benzodiazepine site)*

Rudotel[1] (AWD Pharma/CT)
Tbl. 10 mg

[1] Aufgrund der Kurzbesprechung werden Generika nicht genannt.

- **Dosierung**

- 10–30 mg/d[z], verteilt auf 2–3 Einzeldosen. Höchstdosis 60 mg/d[z].

- **Bewertung**

Wirkungsweise und Indikation wie andere Benzodiazepine. Aufgrund der Kumulationsgefahr sollte auf *Medazepam* in der psychiatrischen Pharmakotherapie **verzichtet** werden.

4.12.12 Opipramol

Opipramol

Trizyklisches Piperazinylderivat

Insidon (Laboratoires Juvise Pharmaceuticals)
Drg. 50 mg
Tbl. 100 mg
Trpf. 1 ml (24 Trpf.) enthält 100 mg *Opipramol*
Ophel (Institut für industrielle Pharmazie F&E)
Opipram (Krewel Meuselbach)
Opipramol dura[1, 2] (Mylan dura)

[1] Opipramol-Generika auch: 150 mg (Opipramol-neuraxpharm).
[2] Aufgrund einer höheren Zahl von Opipramol-Generika wird auf eine Auflistung von weiteren Präparaten mit der Anfangsbezeichnung „Opipramol" verzichtet.

- **Pharmakodynamik**

- *Opipramol* ist ein Sigma-Ligand und aktiviert primär den σ_1-Rezeptor, hat aber auch eine niedrige Affinität zum σ_2-Rezeptor. Über die Sigma-Rezeptoren wirkt *Opipramol* modulierend im NMDA-System.
- Zudem hat *Opipramol* eine H_1-antihistaminerge Wirkkomponente, eine antagonistische Wirkung an α_1-Rezeptoren, eine etwas geringere antidopaminerge und $5\text{-}HT_{2A}$-antagonistische Wirkung.
- Im Unterschied zu den strukturverwandten trizyklischen Antidepressiva besitzt *Opipramol* keine Hemmwirkung auf die Wiederaufnahme von Monoaminen und eine moderate anticholinerge Aktivität.

- **Pharmakokinetik**

- Vollständige Resorption nach oraler Gabe; T_{max} = 3–3,3 h; $t_{1/2}$ = 7–18 h; Metabolisierung durch CYP2D6 zum pharmakologisch inaktiven *Dehydroxyethylopipramol*.
- Plasmakonzentration: 10–100 ng/ml[(p)].

■ **Indikationen und Behandlungshinweise**

- *Generalisierte Angststörung*[z].
- *Somatoforme Störungen*[z].
- *Off label* → postmenopausales Syndrom, klimakterische Beschwerden → präoperativ zur Sedierung (ältere Studien).
- Keine Abhängigkeits- oder Absetzphänomene.

■ **Dosierung**

- 50–300 mg/d je nach Schwere der Erkrankung, verteilt auf 1–3 Einzelgaben, Hauptdosis abends.

■ **Nebenwirkungen, Risikopopulationen und Intoxikationen**

Häufig Besonders zu Beginn der Behandlung Müdigkeit, Mundtrockenheit, verstopfte Nase, Hypotonie und orthostatische Dysregulation.

Gelegentlich Gewichtszunahme, Schwindel, Benommenheit, Obstipation, allergische Hautreaktionen. Passagere Anstiege der Leberenzyme, Miktionsstörungen, Ejakulationsstörungen.

Sonstige NW Selten bei älteren Patienten Verwirrtheitszustände, Galaktorrhö, Blutbildveränderungen. QTc-Zeit-Verlängerung. Sehr selten Glaukomanfälle, Haarausfall, schwere Leberfunktionsstörungen. Einzelfallberichte über Induktion von Manien.

Risikopopulationen **Herz:** QTc-Zeit-Verlängerung, daher keine Anwendung bei Risikopatienten bzw. vorbestehender QTc-Zeit-Verlängerung und keine Kombination mit anderen QTc-Zeit-verlängernden AM, Interaktionen. **Leber** und **Niere:** Bei leicht- bis mittelgradiger Leber- bzw. Niereninsuffizienz ggf. Dosisanpassung.

Intoxikationen Akzentuierte NW, zentrales anticholinerges Syndrom (▶ 12.8.2) mit deliranter Symptomatik, Bewusstseinsstörungen bis zum Koma, epileptische Anfälle, Hypotension, Herzrhythmusstörungen, Kreislaufdepression, pulmonale Komplikationen bis zur respiratorischen Insuffizienz, metabolische Azidose, Oligurie, Anurie.

■ **Kontraindikationen**

- Akutes Engwinkelglaukom, Prostatahypertrophie, schwere Leber- und Nierenerkrankungen, AV-Blockierung oder Reizleitungsstörung.

■ **Interaktionen**

- Keine Kombination mit MAOH.
- Keine Kombination mit Anticholinergika. **Cave:** besonders bei älteren Patienten (erhöhtes Delirrisiko!).
- Vorsicht bei Kombination mit Anfallssuppressiva, Antiarrhythmika, Antipsychotika, Hypnotika oder anderen AM, die die QTc-Zeit verlängern oder zur Hypokaliämie führen.
- Vorsicht bei Kombination mit **CYP2D6-Inhibitoren**, z. B. *Fluoxetin* (▶ **Anhang INT**).

- **Bewertung**

Wirksam bei GAS und somatoformen Störungen. Keine hypnotische und muskelrelaxierende Wirkung, aber geringgradige Sedierung. Trizyklische Substanz mit vielfältigeren NW als bei BZD. Zu Beginn der Therapie, besonders bis zum Alter von 24 J.: engmaschiges Monitoring der Suizidalität. QTc-Zeit-Verlängerung möglich. Relativ viele Routinekontrollen nötig. Bei Wahl eines Psychopharmakons zur Behandlung von GAS sind SSRI, SNRI oder *Pregabalin* vorzuziehen.

4.12.13 Oxazepam

Oxazepam

1,4-Benzodiazepin; NbN: *GABA positive allosteric modulator (GABA$_A$ receptor, benzodiazepine site)*

Adumbran (TEOFARMA)
Tbl. 10 mg
durazepam (Mylan dura)
Oxa-CT (AbZ Pharma)
Oxazepam-ratiopharm[1] (ratiopharm)

Praxiten (TEOFARMA)
Tbl. 10/15/50 (forte) mg

[1] Aufgrund einer höheren Zahl von Oxazepam-Generika wird auf eine Auflistung von weiteren Präparaten mit der Anfangsbezeichnung „Oxazepam" verzichtet.

- **Pharmakodynamik**

- Verstärkung der GABAergen Hemmung über spezifische BZD-Rezeptoren (GABA$_A$-Rezeptorkomplex).

- **Pharmakokinetik**

- Langsame Absorption; orale Bioverfügbarkeit 80–90 %; T_{max} = 1–3 h; $t_{1/2}$ = 4–15 h; keine aktiven Metaboliten. *Oxazepam* ist eine *low-clearance drug* ohne wesentlichen präsystemischen Metabolismus.
- Die Ausscheidung erfolgt fast ausschließlich renal. Resorption, Metabolismus und Elimination erfolgen durch direkte Glukuronidierung, sie werden durch bestehende Lebererkrankungen (z. B. Hepatitis und Zirrhose) nicht signifikant verändert.
- Plasmakonzentration (C_{max}): 200–1200 ng/ml$^{(p)}$.

- **Indikationen und Behandlungshinweise**

- *Zur symptomatischen Behandlung von akuten und chronischen Angst-, Spannungs- und Erregungszuständen*^{z}.
- *Zur ergänzenden kurzfristigen Behandlung schwerer Angst-, Spannungs- und Erregungszustände bei ausschließlich stationären Patienten*^{z} (Praxiten forte).

- *Zur symptomatischen Behandlung von Durchschlafstörungen*[z].
- Routinehinweise ► 4.9.

▪ **Dosierung**

- **Angstzustände:** 10–60 mg/d[z] oral, meist in 2–4 Einzeldosen. Stationär in Ausnahmefällen bis zu 150 mg[(z)].
- **Schlafstörungen**: 10 mg[z] ca. ½ h vor dem Schlafengehen, max. 20–30 mg[z].

▪ **Nebenwirkungen, Risikopopulationen und Intoxikationen**

► 4.6, ► 4.11.

▪ **Kontraindikationen**

► 4.7.

▪ **Interaktionen**

- Neben der üblichen möglichen Wirkverstärkung bei Kombination mit sedierenden AM und auch β-Rezeptorenblockern keine besonderen Interaktionen bekannt.

▪ **Bewertung**

Sicheres Anxiolytikum, keine aktiven Metaboliten, fast ausschließlich renale Elimination. Vorteile bei Leberfunktionsstörungen. Kaum Interaktionsrisiken. Abhängigkeitsrisiko.

4.12.14 Prazepam

Prazepam

1,4-Benzodiazepin; NbN: *GABA positive allosteric modulator (GABA$_A$ receptor, benzodiazepine site)*

Demetrin (Pfizer)
Tbl. 10 mg
Tbl. 20 mg (**Mono Demetrin**)

▪ **Dosierung**

- 10–30 mg/d[z]; Einmaldosierung ist möglich.

▪ **Bewertung**

Wirkungsweise und Indikation wie andere Benzodiazepine. Aufgrund hoher Kumulationsgefahr, vermehrter NW und hoher Interaktionsrisiken sollte auf *Prazepam* in der psychiatrischen Psychopharmakotherapie **verzichtet** werden.

4.12.15 Pregabalin

Pregabalin

Anfallssuppressivum; NbN: *Glutamate voltage-gated calcium channel blocker*

Algecia (ELPEN)
Lyrica[1] (Pfizer)
Kps.
25/50/75/100/150/200/225/300 mg
Lsg. 20 mg/ml (Lyrica 20 mg/ml Lösung zum Einnehmen)
Pregabador (TAD)
Pregabahexal (HEXAL)
Pregagamma (AAA Pharma)
Pregabalin Aristo retard (Aristo Pharma)
Retardtbl. 82,5/165/330 mg
Pregabalin Glenmark[1] (Glenmark)
PregaTAB (neuraxpharm)
Als Tablette bioäquivalent zu den Hartkapseln

[1] Aufgrund einer höheren Zahl von nichtretardierten Pregabalin-Generika wird auf eine Auflistung von weiteren Präparaten mit der Anfangsbezeichnung „Lyrica" oder „Pregabalin" verzichtet.

- **Pharmakodynamik**

- *Pregabalin* ist ein GABA-Analogon, wirkt aber nicht aktiv am GABA-Rezeptor. *Pregabalin* bindet an eine auxiliare Untereinheit (α_2-δ-Protein) von spannungsabhängigen Kalziumkanälen und wird deshalb auch als α_2-δ-Ligand bezeichnet. *Pregabalin* ist damit ein präsynaptischer Modulator bei der Freisetzung von Aminen übererregter Neurone und führt zu einer Reduktion der glutamatergen Transmission.

- **Pharmakokinetik**

- Rasche Resorption. Max. Plasmakonzentration innerhalb von 1 h nach Einnahme. Orale Bioverfügbarkeit bei 90 % und dosisunabhängig. *Pregabalin* wird nicht an Plasmaproteine gebunden. Steady State nach 1–2 Tagen.
- *Pregabalin* wird nicht nennenswert (< 2 %) metabolisiert und zu ca. 98 % unverändert renal ausgeschieden. Die mittlere Eliminations-HWZ beträgt 5–6,5 h.
- Die Pharmakokinetik von *Pregabalin* ist im empfohlenen Dosisbereich von 150–600 mg/d linear. Die interindividuelle pharmakokinetische Variabilität ist gering.
- Plasmakonzentration: 1–3 µg/ml[(p)].

- **Indikationen und Behandlungshinweise**

- *Generalisierte Angststörung*[z] (▶ 1.4.6), auch als Add-on zu Antidepressiva bei Therapieversagen.
- *Erstlinienbehandlung bei peripheren und zentralen neuropathischen Schmerzen*[z].
- *Off label* → soziale Angststörung (▶ 1.4.6, ▶ 4.4.2), auch als Erhaltungstherapie → RLS (▶ 5.6.1); klinisch ähnlich gut wirksam wie *Pramipexol*, aber ohne Augmentationsphänomene → Fibromyalgie (in USA in dieser Indikation zugelassen; ▶ 1.4.10).

- Zur Zusatztherapie von partiellen Anfällen mit und ohne sekundäre Generalisierung bei Patienten im Erwachsenenalter, die auf andere Antiepileptika ungenügend ansprechen[z].

Dosierung

- **Generalisierte Angststörung:** Die Dosis liegt zwischen 150 und 600 mg/d[z], verabreicht in 2 (oder 3) Einzeldosen während oder zwischen den Mahlzeiten. Beginn mit 150 mg (aus Verträglichkeitsgründen auch niedriger), dann wöchentliche Steigerung um jeweils 150 mg. Die Tagesdosis von 150 mg zeigte sich gegenüber Plazebo nur mäßig erfolgreich, ebenso erbrachte die Dosierung von 600 mg keine Verbesserung der Effektstärke, sodass in der Regel Tagesdosen von 200–450 mg gewählt werden sollten.
- **Neuropathische Schmerzen:** Beginn mit 150 mg, Erhöhung wie bei der GAS; es scheinen nur 600 mg wirksam zu sein. Es gibt eine Lösung für ältere Patienten mit Schluckbeschwerden. Für diese Indikation gibt es eine retardierte Darreichungsform für die tägliche Einmalgabe abends, direkt nach dem Abendessen.
- Bei Schläfrigkeit als NW höhere Dosis am Abend.

Nebenwirkungen, Risikopopulationen und Intoxikationen

Sehr häufig Benommenheit, Schläfrigkeit (bei schneller Dosissteigerung besonders ausgeprägt).

Häufig Schwindel, Gedächtnisstörungen, Euphorie, Reizbarkeit, Verwirrung, Tremor, Gangstörungen, verschwommenes Sehen, Diplopie, Mundtrockenheit, Obstipation, Erbrechen, Flatulenzen, Gewichtszunahme, Ödeme, verringerte Libido, erektile Dysfunktion.

Gelegentlich Stimmungsschwankungen.

Sonstige NW Selten Enthemmung, Hypoglykämie, geschwollene Zunge, Herzinsuffizienz, QTc-Zeit-Verlängerung. Missbrauchspotenzial, s. Warnhinweis unter Kontraindikationen.

> Seltene Fälle schwerer arzneimittelinduzierter Hautreaktionen (*severe cutaneous adverse reactions,* SCARs), einschließlich Stevens-Johnson-Syndrom und toxischer epidermaler Nekrolyse. Patienten sollten über Anzeichen und Symptome aufgeklärt und engmaschig überwacht werden. Ggf. muss die Behandlung mit *Pregabalin* unverzüglich beendet werden.

Risikopopulationen **Herz:** Vereinzelte Berichte über Auftreten von Herzinsuffizienz unter Therapie insbesondere bei älteren, kardiovaskulär vorgeschädigten Patienten, daher ist in diesen Fällen erhöhte Vorsicht geboten. QTc-Zeit-Verlängerung ▶ Interaktionen. **Leber** und **Niere:** Bei Leberfunktionsstörung Dosisreduktion nicht nötig, bei Nierenfunktionsstörungen schweregradabhängig Dosisanpassung (aufgrund der überwiegenden renalen Elimination).

Intoxikationen Akzentuierte NW, Somnolenz, Verwirrtheit, psychomotorische Erregung. Bisher keine Berichte von ernsthaften oder dauerhaften Gesundheitsschäden bei Überdosierung.

▪ Kontraindikationen

- Hereditäre Galaktoseintoleranz, Laktase-Mangel oder Glukose-Galaktose-Malabsorption, schwere Niereninsuffizienz, epileptiforme Aktivität bei Alzheimer-Erkrankung.

❗ Bei Patienten mit beeinträchtigter Atemfunktion, Atemwegserkrankungen, neurologischen Erkrankungen oder Niereninsuffizienz, bei Patienten, die gleichzeitig ZNS-dämpfende AM einnehmen sowie bei älteren Patienten besteht ein höheres Risiko für schwere Atemdepression.

❗ Ein Missbrauchspotenzial ist bei der Verordnung zu berücksichtigen (▶ 4.4.2, Generalisierte Angststörung). Bei Patienten mit einer Polytoxikomanie ist die Gabe wegen des Risikos einer Atemdepression zu vermeiden.

❗ Für *Pregabalin* (und *Gabapentin*) gibt es Hinweise auf ein erhöhtes Risiko für Suizidgedanken und suizidales Verhalten. Sorgfältiges Monitoring ist indiziert. Suizidrisiko für andere Anfallssuppressiva ▶ 2.7.

▪ Interaktionen

- Vorsicht bei Kombination mit AM, die die QTc-Zeit verlängern (EKG-Kontrolle).
- Vorsicht bei AM, die die Nierenfunktion beeinträchtigen, z. B. *Amphothericin B*, *Ciclosporin* oder jodhaltige Kontrastmittel.
- *Pregabalin* behindert in vitro nicht den Metabolismus von anderen AM und wird selbst nicht wesentlich metabolisiert. Daher gibt es keine Hinweise auf pharmakokinetische Wechselwirkungen.

▪ Bewertung

Anxiolytikum zur Behandlung von GAS mit Abgrenzung zu den bisher zur Verfügung stehenden Anxiolytika durch anderen Wirkmechanismus. Außerdem Vorteil des schnellen Wirkeintritts im Vergleich zu Antidepressiva. Wirksam auch bei psychotischen Ängsten und neuropathischem Schmerz. Eine Besonderheit ist die nahezu ausschließlich renale Elimination (gute Kombinierbarkeit mit anderen hepatisch metabolisierten Substanzen); bei Nierenfunktionsstörungen ggf. geringere Dosis. Vorteile bei Leberfunktionsstörungen. Geringes Interaktionsrisiko. Ein relevantes Risiko ist das Abhängigkeits- und Missbrauchspotenzial. Bei Patienten mit Drogenanamnese muss ein möglicher *Pregabalin*-Missbrauch durch regelmäßiges Monitoring überprüft werden. Nachteil gegenüber BZD: höhere NW-Rate in der Aufdosierungsphase; häufig Gewichtszunahme, die adhärenzmindernd wirkt und z. B. bei Diabetikern eine Verordnung limitiert. Ein Cochrane-Review bestätigt die Wirksamkeit gegen Schmerzen bei Fibromyalgie (in USA in dieser Indikation zugelassen).

Literatur

AlDawsari A, Bushell TJ, Abutheraa N et al (2022) Use of sedative-hypnotic medications and risk of dementia: a systematic review and meta-analysis. Br J Clin Pharmacol 88(4):1567–1589. https://doi.org/10.1111/bcp.15113

Appiani FJ, Duarte JM, Sauré M et al (2023) Catatonia and delirium: assessment of comorbidity, prevalence, and therapeutic response in medically ill inpatients from a University Hospital. J Clin Psychopharmacol 43(1):55–59

Bandelow B (2020) Current and novel psychopharmacological drugs for anxiety disorders. Adv Exp Med Biol 1191:347–365

Bandelow B, Aden I, Alpers GW et al (2021) Deutsche S3-Leitlinie Behandlung von Angststörungen, Version 2. https://register.awmf.org/de/leitlinien/detail/051-028. Zugegriffen: 20. Sept. 2025

Bonnet U, McAnally HB (2022) How prevalent and severe is addiction on GABAmimetic drugs in an elderly German general hospital population? Focus on gabapentinoids, benzodiazepines, and z-hypnotic drugs. Hum Psychopharmacol 37(3):e2822

Cerne R, Smith JL, Chrzanowska A et al (2024) Nonsedating anxiolytics. Pharmacol Biochem Behav 245:173895

Chen TY, Winkelman JW, Mao WC et al (2018) The use of benzodiazepine receptor agonists and the risk of hospitalization for pneumonia: a nationwide population-based nested case-control study. Chest 153(1):161–171

Chincholkar M (2020) Gabapentinoids: pharmacokinetics, pharmacodynamics and considerations for clinical practice. Br J Pain 14(2):104–114

Crapanzano C, Damiani S, Guiot C (2021) Quetiapine in the anxiety dimension of mood disorders: a systematic review of the literature to support clinical practice. J Clin Psychopharmacol 41(4):436–449

Davies SJ, Rudoler D, de Oliveira C et al (2022) Camparative safety of chronic versus intermittent benzodiazepine prescribing n odler adults: a population-based cohort study. J Psychopharmacol 36(4):460–469

Dold M, Bartova L, Volz H-P et al (2023) Efficacy of Silexan in patients with anxiety disorders: a meta-analysis of randomized, placebo-controlled trials. Eur Arch Psychiatry Clin Neurosci. https://doi.org/10.1007/s00406-022-01547-w

Domschke K, Seuling PD, Schiele MA et al (2024) The definition of treatment resistance in anxiety disorders: a Delphi method-based consensus guideline. Wolrd Psychiatry 23(1):113–123

Ferreira P, Perreira AR, Barreto B et al (2022) Is there a link between the use of benzodiazepines and related drugs and dementia? A systematic review of reviews. Eur Geriatr Med 13(1):19–32

Fond G, Berna F, Boyer L et al (2018) Benzodiazepine long-term administration is associated with impaired attention/working memory in schizophrenia: results from the national multicentre FACE-SZ data set. Eur Arch Psychiatry Clin Neurosci 268(1):17–26

Hammad AM, Naser A, Amawi H et al (2023) Effect of amoxicillin/clavulanic acid in attenuating pregabalin-induced condition place preference. Behav Brain Res 439:114244

Hofe IV, Stricker BH, Vernooij MW et al (2024) Benzodiazepine use in relation to long-term dementia risk and imaging markers of neurodegeneration: a population-based study. MBC Med 22(1):266

Hood SD, Odufowora-Sita O, Briere J et al (2025) Systematic review and network meta-analysis of agomelatine for the treatment of generalized anxiety disorder in adult patients. Int Clin Psychopharmacol 40(2):62–74

Kasper S, Volz HP, Möllller HJ et al (2024) Lavender oil preparation silexan is effective in muld-to-moderate major depression: a randomized, placebo- and reference-controlled trial. Eur Arch Psychiatry Clin Neurosci. https://doi.org/10.1007/s00406-01783-2

Lüddens H (2012) Anxiolytika und Hypnotika. In: Gründer G, Benkert O (Hrsg) Handbuch der Psychopharmakotherapie, 2. Aufl. Springer, Berlin, Heidelberg, New York, S 695–712

Mallick K, Khan MF, Banerjee S (2024) The anxiolytic effects of cannabinoids: a comprehensive review. Pharmacol Biochem Behav 243:173828

McAnally H, Bonnet U, Kaye AD (2020) Gabapentinoid benefit and risk stratification: mechanismus over myth. Pain Ther 9:441–452

4

Riemer TG, Fuentes LEV, Algharably EAE et al (2021) Do β-blockers cause depression? Systematic review and meta-analysis of psychiatric adverse events during β-blocker therapy. Hypertension 77(5):1539–1548

Saini S, Tahlan S, Minocha N (2024) Current therapeutic strategies fort he management of benzodiazepine (BZD) withdrawal syndrome: a review. Curr Top Med Chem 24(18):1529–1541

Santos LS, Stackmann M, Munoz Zamora A et al (2021) Propranolol decreases fear expression by modulating fear memory traces. Biol Psychiatry 89(12):115–1161

Shi Y, Cui M, Ochs K et al (2022) Long-term diazepam treatment enhances microglial spine engulfment and impairs cognitive performance via the mitochondrial 18 kDa translocator protein (TSPO). Nat Neurosci 25(3):317–329

Silberman E, Balon R, Starcevic V et al (2021) Benzodiazepines: it's time to return to the evidence. Br J Psychiatry 218(3):125–127

Singewald N, Sartori SB, Reif A et al (2023) Alleviating anxiety and taming trauma: novel pharmacotherapeutics for anxiety disorders and posttraumatic stress disorder. Neuropharmacology 226:109418

Vloet TD, Romanos M (2021) Angststörungen – von der ICD-10 zur ICD-11. Z Kinder Jugendpsychiatr Psychother 49(6):429–435

Yoon S, Kim YK (2022) Possible oxytocin-related biomarkers in anxiety and mood disorders. Prog Neuropsychopharmacol Biol Psychiatry 116:110531

Zhu S, Sridhar A, Teng J et al (2022) Structural and dynamic mechanismus of $GABA_A$ receptor modulators with opposing activities. Nat Commun 13(1):4582

Zwanzger P, Singewald N, Bandelow B (2021) Pharmakotherapie von Angsterkrankungen – leitliniengerechte Therapie und Neuentwicklungen. Nervenarzt 92(5):433–440

Medikamente zur Behandlung von Schlaf-Wach-Störungen

Axel Steiger und Frank Weber

Inhaltsverzeichnis

Benkert/Hippius Kompendium der Psychiatrischen Pharmakotherapie,
https://doi.org/10.1007/978-3-662-72452-1_5

Die Klassifikation der Schlafstörungen wird im DSM-5 und in der ICD-11 neu geordnet. Wichtig ist die Abkehr von der Unterteilung in nichtorganische und organische Schlafstörungen der ICD-10. Der Begriff Schlafstörungen wird zudem durch den der Schlaf-Wach-Störungen ersetzt, die in der ICD-11 ein eigenes, übergreifendes Kapitel darstellen (Müller et al. 2024). Es werden in der ICD-11 6 Störungsgruppen unterschieden (Insomnische Störungen, hypersomnische Störungen, schlafbezogene Atmungsstörungen, zirkadiane Schlaf-Wach-Rhythmusstörungen, schlafbezogene Bewegungsstörungen, parasomnische Störungen), von denen die für die Psychopharmakologie relevanten in diesem Kapitel aufgeführt sind. Eine umfassende Darstellung des gesamten Spektrums an Schlaf-Wach-Störungen und ihrer Behandlung findet sich in Berry et al. (2024).

Medikamentöse Indikationen mit gesicherter Evidenz bei Schlafstörungen

- **Insomnien:** ► 5.1
- **Hypersomnien:** mit Narkolepsie ► 5.2.2 und Schlafapnoe ► 5.3
- **Restless-Legs-Syndrom:** ► 5.6

Medikamentöse Indikationen mit Therapieempfehlungen bei Schlafstörungen

- **Störungen des Schlaf-Wach-Rhythmus:** ► 5.4
- **Parasomnien:** ► 5.5

Diese Indikationen werden ergänzt durch

- Substanz-/medikamenteninduzierte Schlafstörungen: ► 5.7
- Enuresis: ► 5.8

5.1 Medikamente zur Behandlung insomnischer Störungen (Hypnotika)

5.1.1 Übersicht Hypnotika

Hypnotika sind schlaffördernde AM (syn. Schlafmittel, Antiinsomnika). Früher gebräuchliche Präparate wie Barbiturate wirken dosisabhängig sedativ, hypnotisch oder narkotisch. Modernere Präparate wie Benzodiazepinhypnotika und Non-Benzodiazepinhypnotika führen bei oraler Verabreichung auch in hoher Dosierung nicht zu einer vollständigen Narkose.

Ideale Anforderungen an Hypnotika sind: keine Veränderung des physiologischen Schlafs, keine Kumulation, keine Toleranzentwicklung, kein Abhängigkeitspotenzial und keine Lähmung des Atemzentrums bei Überdosierung. Schlafmittel sollen schnell und zuverlässig resorbiert werden und rasch im ZNS anfluten.

Die Gruppe der Hypnotika enthält Präparate mit unterschiedlicher Strukturchemie:

- Benzodiazepinhypnotika (BZD-Hypnotika),
- Non-BZD-Hypnotika: *Zolpidem* (Imidazopyridin), *Zopiclon* und *Eszopiclon* (Zyklopyrrolone),

- Orexinantagonisten: *Daridorexant*,
- *Chloralhydrat* (Aldehyd),
- *Melatonin*,
- Antihistaminika: *Diphenhydramin*, *Doxylamin* (Dimethylamine), *Promethazin* (Phenothiazinderivat),
- andere Substanzen, die bei Schlafstörungen angewandt oder diskutiert werden:
  - Antidepressiva,
  - Antipsychotika,
  - *Clomethiazol*,
  - *Tryptophan*,
  - Phytopharmaka.

5.1.2 Neurobiologie des Schlafes

Unter den schlafregulierenden Substanzen spielt das **Orexin-(Hypocretin-)System** für die Schlaf-Wach-Regulation eine zentrale Rolle. Orexin-1 und -2 werden im Hypothalamus aus dem Präkursormolekül Präproorexin gebildet. Orexinerge Neurone projizieren in verschiedene Hirnregionen, die für die Regulation des REM-Schlafs (*rapid eye movement*) und des Non-REM-Schlafs, aber auch für die Regulation des Appetits und weiterer Stoffwechselschritte verantwortlich sind. Bei einem Orexindefizit kommt es zu erhöhter Müdigkeit und weiteren Symptomen der Narkolepsie Typ 1 (► 5.2.2) und auch zu metabolischen Störungen wie Adipositas und Diabetes.

Neurone des ventrolateralen präoptischen Areals (VLPO) enthalten γ-Aminobuttersäure (GABA) und das Peptid Galanin. Diese Neurone projizieren zu den wichtigsten Komponenten des monoaminergen aufsteigenden Arousal-Systems wie Raphekerne und Nucleus coeruleus und fördern den Tiefschlaf. Über eine Projektion hemmt das VLPO den histaminergen Nucleus tuberomamillaris, der den Wachzustand fördert (Saper und Fuller 2017; Li und de Lecea 2020; De Luca et al. 2022).

Das hypothalamisch-hypophysär-adrenale System (HPA-System) stellt das wichtigste stressadaptive System dar und scheint, wie bei der Depression und den Angststörungen, auch bei Insomnien von Bedeutung zu sein. Schlüsselhormon des HPA-Systems ist das schlafstörende Kortikotopin-Releasing-Hormon (CRH). Dessen Gegenspieler ist das schlaffördernde Growth-hormone-Releasing-Hormon (GHRH). Möglicherweise spielt eine Änderung der Balance zwischen diesen beiden Peptiden für die Genese von Schlafstörungen eine bedeutsame Rolle, insbesondere bei Schlafstörungen von depressiven Patienten und während des Alterns (Steiger 2023).

5.1.3 Wirkmechanismen von Hypnotika

Benzodiazepinhypnotika und Non-Benzodiazepinhypnotika

- Alle Substanzen dieser Gruppe binden an eine spezifische BZD-Bindungsstelle des $GABA_A$-Rezeptors und führen zu einer Affinitätssteigerung des Rezeptors für GABA und zu einer Frequenzsteigerung der Rezeptorkanalöffnung. Die in der Regel inhibitorische Wirkung von GABA im ZNS wird verstärkt. Es existiert jedoch kein direkter Agonismus zum Rezeptor. Die als Hypnotika gebräuchlichen BZD vermitteln ihre Wirkung hauptsächlich über die die Untereinheit α_1 enthaltenden $GABA_A$-Rezeptoren (dazu ausführlich ▶ 4.2). Niedrigere Dosen wirken wahrscheinlich über das VLPO, höhere weitreichend im ZNS. Klinisch wirken BZD anxiolytisch, sedierend bis hypnotisch, muskelrelaxierend und anfallssuppressiv. Eine strenge Abgrenzung zwischen den eher hypnotischen zu den eher anxiolytisch wirkenden BZD ist nicht immer möglich.

- Im Vergleich zu den BZD-Hypnotika sind bei den **Non-BZD-Hypnotika** *Zolpidem*, *Zopiclon* und *Eszopiclon* (auch **„Z-Substanzen"** genannt) keine grundsätzlichen qualitativen pharmakologischen Unterschiede zu erwarten, da beide Gruppen einen ähnlichen Angriffspunkt am $GABA_A$-Rezeptorkomplex haben. *Zolpidem* weist eine gewisse Präferenz für $GABA_A$-Rezeptoren mit α_1-Untereinheiten auf. *Eszopiclon* hat eine hohe Affinität zur α_2- und α_3-Untereinheit. Im Unterschied zu den anderen Z-Substanzen besteht kaum Affinität zur α_1-Untereinheit.
- Die Bezeichnung Non-BZD-Hypnotika bezieht sich auf die strukturchemischen Charakteristika und weniger auf den Wirkmechanismus; als Gruppenbezeichnung wird auch der Begriff **BZD-Rezeptoragonisten** benutzt. Diese Substanzen lassen sich von BZD vom Rezeptor verdrängen und können durch *Flumazenil* antagonisiert werden.
- BZD-Hypnotika und Non-BZD-Hypnotika haben eine gute hypnotische Potenz und eine geringe Toxizität. Der Vorteil der Non-BZD-Hypnotika liegt in ihrer kurzen Wirkdauer.

Orexinantagonisten Substanzen mit einem neuartigen Wirkprinzip sind Orexinantagonisten. Durch Hemmung von Orexin, das den Wachzustand fördert, kommt es zu einer verbesserten Schlafregulierung (▶ 5.1.1). Aus dieser Substanzklasse wurden bereits die dualen Agonisten (DORA) *Suvorexant* und *Lemborexant* von der FDA, aber noch nicht von der EMA zugelassen. 2022 wurde *Daridorexant* als erster DORA von der EMA zugelassen. *Daridorexant* blockiert sowohl den Orexin-1- als auch den Orexin-2-Rezeptor gleich stark.

Chloralhydrat (Aldehyd) Wirksamer Metabolit ist *2,2,2-Trichlorethanol*. Angriffspunkt ist der $GABA_A$-Rezeptorkomplex mit Verstärkung der GABA-Wirkung; die NMDA-induzierte intrazelluläre Ca^{2+}-Erhöhung wird inhibiert. *Chloralhydrat* führt zu einem schnellen Wirkungseintritt, aber auch zum schnellen Wirkungsverlust.

Antihistaminika

- Vermittlung der schlaffördernden Wirkung über Blockade zentraler H_1-Rezeptoren. *Diphenhydramin* und *Doxylamin* mit H_1-antihistaminerger und anticholinerger Wirkung. Aufgrund relativ hoher NW- und Interaktionsraten wird von der Verordnung dieser beiden Substanzen abgeraten.
- *Promethazin* zusätzlich mit adrenolytischen und schwach antiserotonergen Eigenschaften. Wegen möglicher schwerwiegender NW hat die EMA im Mai

2025 die Sicherheitshinweise für *Promethazin* deutlich verschärft. Die Antihistaminika haben eine relativ geringe Toxizität, aber auch eine geringe hypnotische Potenz. Die Wirkung tritt schnell ein.

Antidepressiva Vermittlung der schlafinduzierenden Wirkung vorwiegend über $5\text{-}HT_2$- und H_1-antagonistische Eigenschaften, z. T. auch über Blockade der α_1-adrenergen Rezeptoren. Es sollen möglichst niedrige Dosen verordnet werden, damit z. B. die anticholinergen Wirkungen nicht als NW zum Tragen kommen. Die NW sind in der Regel ausgeprägter als bei den BZD.

Antipsychotika Vermittlung der schlafinduzierenden Wirkung vorwiegend über $5\text{-}HT_2$- und H_1-antagonistische Eigenschaften, z. T. auch über Blockade der α_1-adrenergen Rezeptoren. Auch Antipsychotika sollen in sehr niedriger Dosierung verordnet werden, die spezifischen NW (v. a. EPS) sind zu beachten.

Melatonin *Melatonin* (N-Acetyl-5-methoxytryptamin) wird in der Epiphyse aus Serotonin gebildet und wirkt nicht wie die BZD als Ligand an den BZD-Rezeptoren, sondern als Ligand an den Melatoninrezeptoren (MT_1–MT_3). MT_1 und MT_2 sind am zirkadianen Rhythmus beteiligt. Im Verlauf der Nacht kommt es zu einem deutlichen Anstieg von Synthese und Ausschüttung. Die Tagesperiodik wird über den Lichteinfall im Auge geregelt. *Melatonin* senkt die neuronale Erregbarkeit bei physiologisch ausreichend hohen Spiegeln durch die Erhöhung des ruhe-/spannungsabhängigen Kaliummembranpotenzials im Nucleus suprachiasmaticus und moduliert in Abhängigkeit von der zirkadianen Phase endokrine Parameter wie Kortisol und Gonadotropine. Zugelassen ist *Melatonin* für Insomnie bei Patienten ab 55 J., zur Kurzzeitbehandlung von Jetlag bei Erwachsenen sowie zur Behandlung von Schlafstörungen bei Kindern und Jugendlichen mit Aufmerksamkeitsdefizit-/Hyperaktivitäts-Störung (ADHS), mit Autismus-Spektrum-Störung (ASS) sowie mit seltenen Erkrankungen (▶ 5.1.4, *Melatonin*). *Melatonin* hat kaum NW, aber auch keine akute hypnotische Wirkung. Zur Behandlung der Nicht-24-Stunden-Schlaf-Wach-Störung bei völlig blinden Erwachsenen steht der duale Melatoninrezeptoragonist *Tasimelteon* zur Verfügung.

Tryptophan *L-Tryptophan* gehört zu den Aminpräkursoren von Serotonin. Die Gabe von *L-Tryptophan* führt zur verbesserten Aktivität des für die Serotoninsynthese unerlässlichen Enzyms L-Tryptophan-Hydroxylase. Die hypnotische Potenz ist sehr gering.

Phytopharmaka Im deutschsprachigen Raum werden relativ häufig Phytopharmaka als Schlafmittel eingenommen bzw. verordnet. In der Regel handelt es sich dabei um Baldrian (*Valeriana officinalis*), Melisse (*Melissa officinalis*), Hopfen (*Humulus lupulus*), Passionsblume (*Passiflora*), Hafer (*Avena sativa*) sowie Kombinationen dieser Stoffe. Der genaue Wirkmechanismus ist wenig untersucht. Valepotriate (chemisch: instabile Triesterverbindungen) erscheinen als wirksamer Bestandteil vieler Baldrianpräparate. Es wird eine Interaktion mit dem $GABA_A$-Rezeptorkomplex angenommen. Nur für Baldrianpräparate ist eine geringe Schlafverbesserung gezeigt; die Wirksamkeit reicht aber nicht aus, um Präparate aus dieser Gruppe bei klinisch relevanter Schlafstörung zu empfehlen.

▪ Veränderungen von Schlaf-EEG-Parametern unter Hypnotika

Objektive und subjektive Schlafparameter werden in unterschiedlicher Weise durch Schlafstörungen, normales Altern und durch Hypnotika beeinflusst. Insomnien werden ausschließlich durch den subjektiven Bericht über gestörtes Ein- und/oder Durchschlafen charakterisiert (Berry et al. 2024).

Während des Alterns sinkt ab dem frühen Erwachsenenalter die Schlafqualität. Schon während des 3. Lebensjahrzehnts verringert sich die Menge an Tiefschlaf deutlich. Bei Frauen stellt die Menopause einen Wendepunkt hin zu schlechterem Schlaf dar, während bei Männern die Schlafqualität eher kontinuierlich altersabhängig abnimmt. Im höheren Lebensalter fehlt schließlich der Tiefschlaf völlig oder ist deutlich vermindert, die Schlafkontinuität ist gestört (verlängertes Einschlafen, vermehrt nächtliche Aufwachereignisse).

Hypnotika verändern objektive Schlafparameter in unterschiedlicher Weise.

Benzodiazepinhypnotika

- Einschlaflatenz verkürzt, Gesamtschlafzeit verlängert.
- Zunahme von Stadium 2 und Schlafspindeln, zugleich Abnahme des Tiefschlafs, der langsamwelligen Aktivität und des Stadiums 1.
- REM-Suppression mit Abnahme des REM-Anteils und Verlängerung der REM-Latenz.
- Nach Absetzen oft REM-Rebound-Phänomene.

Non-Benzodiazepinhypnotika

- Einschlaflatenz verkürzt, Zahl der Wachereignisse verringert und Gesamtschlafzeit verlängert unter *Zolpidem*, *Zopiclon* und *Eszopiclon.*
- Polysomnographisch Verminderung der langsamwelligen Aktivität und Zunahme der Schlafspindeln, aber im Gegensatz zu BZD-Hypnotika unter *Zolpidem* und *Zopiclon* Zunahme der im Tiefschlaf verbrachten Zeit.
- Unter *Zolpidem* und *Zopiclon* wird REM-Schlaf weniger beeinflusst als unter BZD-Hypnotika. Unter *Eszopiclon* werden Tiefschlaf und REM-Schlaf nicht signifikant verändert (Monti und Pandi-Perumal 2007).

Orexinantagonisten

- Unter *Daridorexant* ist die Einschlaflatenz verkürzt, die Zahl der Wachereignisse verringert und die Gesamtschlafzeit verlängert.
- Präklinische Studien zeigen die Erhaltung der natürlichen Schlafstruktur unter *Daridorexant.*

Melatonin

- Die *Melatonin*-Sekretion hängt vom Tag-Nacht-Zyklus ab. Während der Dunkelheit steigt *Melatonin* sowohl bei tag- wie bei nachtaktiven Spezies an. Ob *Melatonin* den Schlaf fördert und bei Schlafstörungen hilfreich ist, wird kontrovers diskutiert. Einige Studien deuten darauf hin, dass *Melatonin* bei Rhythmusstörungen wie Jetlag wirkt. Bei jungen gesunden Probanden verkürzen supraphysiologische Dosen von *Melatonin* mäßig die Schlaflatenz, ohne die Schlafarchitektur wesentlich zu beeinflussen. Während des Alterns sinken die *Melatonin*-Spiegel. Retardiertes *Melatonin* verbesserte die subjektive Schlafqualität und die subjektive Leistungsfähigkeit von > 55 J. alten Patienten mit Insomnie in drei Studien. In einer weiteren Studie war höheres Alter (65–80 J.), aber nicht ein niedriger *Melatonin*-Spiegel, ein Prädiktor für eine Verkürzung der Schlaflatenz unter *Melatonin*.

Chloralhydrat

- Tiefschlaf wird gefördert, die Non-REM-Phasen N2 und N3 nehmen zu, die REM-Phasen normalisieren sich, kein REM-Rebound. Diesen Vorteilen stehen u. a. die geringe therapeutische Breite und das Risiko der Abhängigkeitsentwicklung gegenüber.

Antidepressiva

- Einige **sedierende** Antidepressiva werden *off label* als Hypnotika eingesetzt. *Amitriptylin* und *Doxepin*, nicht aber *Mirtazapin*, *Trazodon* und *Trimipramin* unterdrücken den REM-Schlaf. In Studien an Patienten mit Insomnie verbesserte sich unter *Trazodon* die Schlafkontinuität, unter *Trimipramin* stieg der Schlaf-Effizienz-Index an. 25–50 mg *Doxepin* verlängerten die Schlafzeit. In einer anderen Studie verbesserten sich schon unter 1–6 mg *Doxepin* die intermittierende Wachzeit, Schlafeffizienz und Schlafzeit (Dresler et al. 2014; Riemann et al. 2023).

5.1.4 Allgemeine Therapieprinzipien bei Verordnung von Hypnotika

Grundsätzlich soll die Verordnung von Hypnotika im Rahmen eines **Gesamtbehandlungsplans** erfolgen, der neben der medikamentösen Behandlung auch die psychotherapeutischen und psychoedukativen Maßnahmen erfasst (Nissen et al. 2014; Riemann et al. 2023).

- Hypnotika sollen prinzipiell erst nach Ausschöpfen anderer Therapiemöglichkeiten gegeben werden. Die Grunderkrankungen sollen zunächst behandelt werden.
- Bei Suizidalität oder Schlafstörungen im Rahmen von akuten Psychosen oder anderen schweren psychischen Erkrankungen sind Hypnotika vorübergehend auch in höheren Dosen indiziert.

> Schlafmittel sollten möglichst nicht über längere Zeiträume, d. h. für nicht mehr als 4 Wochen, verordnet werden. Bei intermittierenden Schlafstörungen ist die Einnahme von Hypnotika in 4–6 Nächten pro Monat vertretbar. Es sollte mit einer niedrigen Dosis begonnen werden. Diese Empfehlungen gelten unabhängig von der Wahl des Hypnotikums. Die Kombination verschiedener Hypnotika und/oder BZD sollte vermieden werden.

Benzodiazepinhypnotika

- Verfügbar sind: *Brotizolam*, *Flunitrazepam*, *Flurazepam*, *Lormetazepam*, *Nitrazepam*, *Temazepam* und *Triazolam*. Eine Wirksamkeit für die Kurzzeitbehandlung ist gesichert, befriedigende Langzeitstudien fehlen.
- Vorteile der BZD-Hypnotika:
  - große therapeutische Breite (als Suizidmittel untauglich),
  - geringe Toleranzentwicklung.

- Nachteile der BZD-Hypnotika:
  - Abhängigkeitsrisiko, auch mit der Entwicklung einer *low-dose dependence* ▶ 4.6.1,
  - Rebound-Insomnie ▶ 4.6.2,
  - Beeinflussung der Schlafarchitektur ▶ 5.1.3, Veränderungen von Schlaf-EEG-Parametern unter Hypnotika,
  - Muskelhypotonie und Ataxie, die bei älteren Menschen zu Stürzen führen können.
- *Midazolam* ist ein schlafinduzierendes BZD mit kurzer Wirkungsdauer und den Indikationen der Analgosedierung vor und während diagnostischer und therapeutischer Eingriffe sowie der Prämedikation vor Narkoseeinleitung. Eine Indikation als Hypnotikum in der psychiatrischen Pharmakotherapie besteht nicht (rasche Anflutung, Möglichkeit der i. v.-Gabe und damit potenziell höheres Risiko zur Abhängigkeitsentwicklung).
- *Clonazepam* (Rivotril) ist ein BZD mit Zulassung bei Epilepsie. Früher gab es auch eine Zulassung bei Angstzuständen. Als Off-label-Indikation kann es bei der REM-Schlaf-Verhaltensstörung und bei schwer ausgeprägtem Schlafwandeln versucht werden.

Non-Benzodiazepinhypnotika

- Verfügbar sind: *Zolpidem*, *Zopiclon* und *Eszopiclon*. Eine Wirksamkeit für die Kurzzeitbehandlung ist gesichert. In speziellen Fällen kann *Eszopiclon* über bis zu 6 Monate verabreicht werden (▶ 5.10, Präparate).
- In der Schweiz ist auch eine retardierte Darreichungsform von *Zolpidem* zugelassen.
- Klinisch werden bei diesen Präparaten seltener als bei den BZD-Hypnotika Hang-over-Effekte und Rebound-Phänomene gesehen. Tierexperimentelle Daten weisen auf eine fehlende Sensitivitätsänderung am $GABA_A$-Rezeptor selbst nach längerer hoch dosierter Gabe hin. *Eszopiclon* besitzt im Unterschied zu den anderen Z-Substanzen kaum Affinität zur α_1-Untereinheit, was wahrscheinlich für ein geringeres Abhängigkeitspotenzial verantwortlich ist, dem Agonismus an der α_2-Untereinheit wird anxiolytisches und antidepressives Potenzial zugeschrieben.

Orexinantagonisten

- *Daridorexant* steht als erster und einziger dualer Orexinrezeptorantagonist zur Verfügung.
- Das AM ist zugelassen zur Behandlung von Schlafstörungen (Insomnie) bei erwachsenen Patienten, deren Symptome seit mindestens 3 Monaten anhalten und die eine erhebliche Beeinträchtigung auf die Tagesaktivität haben.

Melatonin

- *Melatonin* hat eine Bedeutung in der Behandlung von Störungen des Schlaf-Wach-Rhythmus.
- Retardiertes *Melatonin* ist zur Kurzzeitbehandlung der Insomnie bei Patienten ab 55 J. zugelassen; die Wirksamkeit ist gering. Weitere *Melatonin*-AM sind für

eng umschriebene Indikationen v. a.in der Kinder- und Jugendpsychiatrie zugelassen (▶ 5.10 Präparate).
- *Tasimelteon* ist für die Behandlung des Nicht-24-Stunden-Schlaf-Wach-Syndroms bei völlig blinden Erwachsenen zugelassen.

Chloralhydrat, *Diphenhydramin*, *Doxylamin*, *Promethazin*; ▶ 5.1.3 und ▶ 5.10, Präparate.

Antidepressiva

- Antidepressiva mit sedierenden Eigenschaften (antihistaminische und 5-HT_2-antagonistische Wirkung) wirken schlaffördernd und haben einen festen Platz in der Insomniebehandlung. Die empfohlenen abendlichen Dosierungen bei Insomnie (ohne depressive Störung oder Angststörung) sind:
  - *Amitriptylin* (25–50 mg),
  - *Doxepin* (5–100 mg),
  - *Mirtazapin* (7,5–15 mg),
  - *Trimipramin* (25–50 mg),
  - *Trazodon* (25–150 mg) (▶ 1.13, Präparate).
- Als Hypnotikum ist kein Antidepressivum in Deutschland zugelassen; *Doxepin* ist nur in den USA in der Indikation Insomnie zugelassen.
- Bei bestehender Therapie mit einem dieser sedierenden Antidepressiva kann die abendliche Dosis erhöht werden, bei zusätzlicher Verordnung dieser Substanzen zu anderen Antidepressiva ist besonders auf die anticholinergen NW zu achten. *Amitriptylin* und *Mirtazapin* können auch in niedriger Dosis das Gewicht erhöhen. Bei abhängigkeitsgefährdeten Patienten sind Antidepressiva den BZD vorzuziehen, alternativ Antipsychotika; sie sind bei primärer Insomnie Off-label-Präparate.

Antipsychotika

- Initial sedierende Antipsychotika (▶ Kap. 3), z. B. *Melperon* (25–100 mg), *Pipamperon* (20–80 mg), *Prothipendyl* (40–80 mg) und *Chlorprothixen* (25–150 mg), haben eine schlafinduzierende Wirkung. Von diesen AM sind *Melperon* und *Pipamperon* für spezielle Indikationen bei Schlafstörung zugelassen (▶ 3.15, jeweiliges Präparat).
- Auch AAP, insbesondere *Olanzapin* (2,5–10 mg) und *Quetiapin* (25–75 mg), haben einen guten schlafinduzierenden Effekt.
- Erhalten Patienten ein Antipsychotikum nicht zur antipsychotischen Behandlung, sondern als Hypnotikum, muss immer berücksichtigt werden, dass Antipsychotika auch in niedrigen Dosen deutliche NW verursachen können (▶ 3.6). Unter den KAP sind *Melperon* und *Pipamperon* aufgrund ihrer geringen antidopaminergen und anticholinergen Wirkung vorzuziehen und eignen sich in Ausnahmefällen auch bei älteren Menschen.
- Bei Patienten, die an einer psychotischen Störung und begleitenden Schlafstörungen leiden, soll zunächst die abendliche Gabe der Antipsychotika erhöht werden. Erst bei Nichtansprechen der Dosierungsumverteilung soll zusätzlich ein herkömmliches Hypnotikum gegeben werden.

- *Clozapin* kann in Ausnahmefällen bei schweren Schlafstörungen in einer Dosierung von 12,5–50 mg als „Hypnotikum" gegeben werden (*off label*), auch wenn keine schizophrene Grunderkrankung vorliegt. Innerhalb der Antipsychotika sollte jedoch, wegen des besonderen Risikoprofils von *Clozapin*, zunächst ein Versuch mit den o. g. Präparaten erfolgen.
- Bei abhängigkeitsgefährdeten Patienten sind Antipsychotika den BZD vorzuziehen, sie sollten aber erst nach einem Versuch mit Antidepressiva verordnet werden.

Viele Antidepressiva und niederpotente Antipsychotika zeigen z. T. ausgeprägte anticholinerge Eigenschaften, bei den AAP sind diese auch nicht auszuschließen, sie treten allerdings in der Regel nur selten auf. Bei älteren Patienten und Patienten mit organischen Vorerkrankungen kann dies zu erheblichen Komplikationen (u. a. Delir; Rhythmusstörungen; Blasenfunktionsstörungen) führen (▶ 12.3 und ▶ 12.8). Risiken unter Hypnotika ▶ 4.6.

Aufgrund der Risiken (▶ 3.4.6) sollten Antipsychotika als Hypnotika bei älteren Patienten mit organischen Vorerkrankungen und Demenz in der Regel nicht mehr verordnet werden. In Ausnahmefällen kann auf die für diese Indikation als Schlafmittel zugelassenen Antipsychotika *Melperon* und *Pipamperon* zurückgegriffen werden.

Clomethiazol

- Grundsätzlich soll *Clomethiazol* aufgrund des Abhängigkeitsrisikos nicht als Hypnotikum eingesetzt werden. Allenfalls bei schweren, anders nicht behandelbaren Schlafstörungen bei geriatrischen Patienten kann *Clomethiazol* unter strengster Indikationsabwägung gegeben werden. Zu beachten sind eine potenzielle Atemdepression und Hypersekretion bei der Gabe von *Clomethiazol*.

Tryptophan

- Die hypnotische Wirkung ist als gering einzustufen, soll jedoch v. a. bei chronischen Schlafstörungen hilfreich sein und hat offiziellen Zulassungsstatus bei Schlafstörungen (0,5 bis max. 2 g/d, ▶ 5.10.25, Präparat). Nachteilig ist die relativ lange Wirklatenz.

Bei gleichzeitiger Verabreichung von *Tryptophan* mit MAOH kann ein zentrales Serotoninsyndrom auftreten.

Phytopharmaka

- **Baldrianpräparate** haben hauptsächlich sedierende, weniger hypnotische Eigenschaften, aber kein Abhängigkeitspotenzial. Wegen geringer hypnotischer Wirkung, geringer Bioverfügbarkeit, in-vitro-zytotoxischen Eigenschaften und fehlenden Therapiestudien sind diese Präparate allenfalls bei leichten Schlafstörungen zu empfehlen. Kombinationspräparate aus pflanzlichen Grundstoffen und herkömmlichen Hypnotika sind nicht empfehlenswert.

5.1.5 Indikationen für Hypnotika bei Insomnie

Insomnie Die diagnostischen Kriterien sind vorherrschende Beschwerden über anhaltende Schwierigkeiten mit dem Einschlafen, der Dauer, der Konsolidierung und der Qualität des Schlafs, obwohl geeignete Voraussetzungen für den Schlaf bestehen. Diese Schwierigkeiten führen zu Beeinträchtigungen am Tage wie Müdigkeit, depressive Stimmung oder Reizbarkeit, allgemeines Unwohlsein und kognitive Störung. Eine Insomnie besteht nicht, wenn nur schlafbezogene Symptome, aber keine Beeinträchtigungen am Tage berichtet werden. Die ICD-11 unterscheidet zwischen kurz dauerndem (bis zu 3 Monaten) und chronischem Verlauf.

- Hypnotika dienen der Kurzzeitbehandlung von Schlafstörungen (Insomnien) (Riemann et al. 2017, 2023) mit klinisch bedeutsamem Schweregrad.
- Die Prävalenz der Insomnie in den Industriestaaten liegt zwischen 20 und 30 %. Bei einem Drittel ist eine medizinische Behandlung erforderlich. In Deutschland berichten 4 % der Bevölkerung über eine chronische Insomnie (s. unten), die die Tagesbefindlichkeit deutlich beeinträchtigt. Nicht oder nicht erfolgreich behandelte Insomnien gehen mit dem erhöhten Risiko für die Entwicklung einer Depression und eines Substanzmissbrauchs einher. Die frühere diagnostische Differenzierung in psychophysiologische und idiopathische Insomnie ist nicht ausreichend validiert und hat insbesondere durch die neuen Ordnungssysteme des DSM-5 und der ICD-11 keine Bedeutung mehr.
- Die **Wirksamkeit von Hypnotika** wurde in der bisher umfangreichsten **Netzwerk-Metaanalyse** doppelblinder randomisierter kontrollierter Studien zur Pharmakotherapie der Insomnie verglichen (De Crescenzo et al. 2022). Diese Analyse schließt auch einige nicht durch die EMA zugelassene bzw. nicht mehr in D, A, CH erhältliche AM ein, nämlich *Lemborexant*, *Ramelteon*, *Suvorexant*, *Seltorexant* und *Zaleplon*. In der Akutbehandlung waren BZD, *Doxylamin*, *Eszopiclon*, *Zolpidem* und *Zopiclon* wirksamer als *Melatonin*, *Ramelteon* und *Zaleplon*. BZD, *Doxylamin*, *Eszopiclon*, *Lemborexant*, *Seltorexant*, *Zolpidem* und *Zopiclon* waren wirksamer als *Melatonin*, *Ramelteon* und *Zaleplon*. Weniger Abbrüche der Behandlung jedweder Ursache gab es unter mittellang und lang wirksamen BZD und *Eszopiclon* als unter *Ramelteon*. *Zopiclon* und *Zolpidem* verursachten mehr Dropouts wegen NW als Plazebo; unter *Zopiclon* kam es zu mehr Dropouts infolge NW als unter *Eszopiclon*, *Daridorexant* und *Suvorexant*. Die Zahl von Patienten mit NW am Ende der Studie war höher unter BZD, *Eszopiclon*, *Zolpidem* und *Zopiclon* als unter Plazebo, *Doxepin*, *Seltorexant* und *Zaleplon*. In der Langzeitbehandlung waren *Eszopiclon* und *Lemborexant* wirksamer als Plazebo, und *Eszopiclon* war wirksamer als *Ramelteon* und *Zolpidem*. Im Vergleich zu *Ramelteon*, *Eszopiclon* und *Zolpidem* ereigneten sich weniger Behandlungsabbrüche jeglicher Ursache; jedoch traten unter *Zolpidem* mehr Dropouts infolge NW auf als unter Plazebo.
- Die Autoren fassen zusammen, dass insgesamt *Eszopiclon* und *Lemborexant* ein günstiges Profil aufweisen, dass jedoch *Eszopiclon* starke NW verursachen kann und dass die Sicherheitsdaten zu *Lemborexant* nicht schlüssig sind. *Doxepin*, *Seltorexant* und *Zaleplon* waren gut verträglich, jedoch waren Daten zur

Box 1

Verordnung von Hypnotika bei der Kurzzeitanwendung bei Schlafstörungen – Bewertung

- Für die Kurzzeitanwendung bei **Einschlafstörungen** eignen sich die Non-BZD-Hypnotika *Zolpidem*, *Zopiclon* und *Eszopiclon* als Mittel der ersten Wahl.
- Bei zu **frühem Erwachen** unter Non-BZD-Hypnotika sollte ein länger wirksames BZD-Hypnotikum, z. B. *Temazepam* (10–20 mg) oder *Brotizolam* (0,25 mg), gewählt werden.
- Lang wirksame BZD-Hypnotika, wie *Flurazepam*, können zu Hang-over-Effekten führen und sollten vermieden werden.
- Bei bestehender Abhängigkeit und hartnäckigen Schlafstörungen kann ein Antidepressivum oder ein Antipsychotikum gewählt werden. Zu empfehlen sind: schlafinduzierende Antidepressiva wie z. B. *Mirtazapin* (ab 7,5 mg), *Trazodon* (ab 25 mg) oder *Trimipramin* (25–50 mg). Die fehlende Zulassung für diese Indikation ist zu beachten.

Wirksamkeit dieser AM spärlich und erlauben keine verbindlichen Schlussfolgerungen. Viele zugelassene Substanzen, darunter auch BZD, können in der Akutbehandlung der Insomnie wirksam sein, sind aber schlecht verträglich, oder Daten über ihre Langzeiteffekte fehlen. *Melatonin*, *Ramelteon* und nichtzugelassene AM zeigten insgesamt keinen Nutzen.

Schlafanalyse Vor der Hypnotikaverordnung sollte eine genaue Schlafanalyse erfolgen: Beschreibung der Ein- und Durchschlafstörungen, von Früherwachen, Schlaflänge und Häufigkeit der Schlafunterbrechungen. Dazu können den Patienten Schlaftagebücher mit nach Hause gegeben werden. Sie sollten über einen Zeitraum von mindestens 14 Tagen geführt werden. Eine Überprüfung der Angaben des Patienten im Schlaflabor gehört nicht zur Routinediagnostik bei Insomnie.

Verordnung von Hypnotika bei der Kurzzeitanwendung bei Schlafstörungen ▶ Box 1, bei chronischer Insomnie ▶ Box 2.

Insomnie bei psychischen Erkrankungen

- Für Schlafstörungen bei psychischen Erkrankungen (besonders affektive Störungen, Psychosen und Abhängigkeitserkrankungen) kann es eine Indikation zur Mitbehandlung mit Hypnotika geben. Die primär für diese Erkrankungen zugelassenen Medikamente sind häufig nicht ausreichend, um die begleitenden Schlafstörungen hinreichend zu lindern.
- Zirka 80 % der Patienten mit **Depression** leiden unter einer Insomnie, 10–35 % unter einer Hypersomnie. Charakteristische Schlaf-EEG-Veränderungen bei Patienten mit Depression sind Disinhibition des REM-Schlafs (u. a. verkürzte REM-Latenz), Verminderung von Non-REM-Schlaf (Tiefschlaf und Stadium 2) und gestörte Schlafkontinuität (verlängertes Einschlafen, vermehrtes nächtliches Aufwachen, Früherwachen; Rosenblum et al. 2025). Es bietet sich folgendes Vorgehen bei depressiven Erkrankungen mit begleitenden Schlafstörungen an:

Box 2

Verordnung von Hypnotika bei chronischer Insomnie – Bewertung

Patienten mit mindestens 3 Monate lang bestehender Insomnie, deren Tagesaktivität in beträchtlichem Ausmaß beeinträchtigt ist, können mit dem dualen Orexinantagonisten *Daridorexant* behandelt werden. Die Behandlungsdauer sollte so kurz wie möglich sein. Die Zweckmäßigkeit einer Weiterbehandlung sollte innerhalb von 3 Monaten und anschließend in regelmäßigen Abständen beurteilt werden. Es liegen klinische Daten für eine kontinuierliche Behandlung bis zu 12 Monaten vor.

Bei lang andauernden sehr schweren Schlafstörungen, ggf. auch bei alkoholkranken Patienten oder Patienten, die langjährig schlafmittelabhängig sind, ist

- der Taperprozess mit dem primären Hypnotikum äußerst langsam durchzuführen,
- begleitend ein Antidepressivum oder Antipsychotikum einzusetzen,
- in einem speziellen Schlafprogramm die Diagnose zu überprüfen,
- der Patient einem Programm zum Erlernen von Verhaltensregeln (▶ 5.1.6) zuzuführen,
- eine kognitive Psychotherapie oft zwingend nötig.

Das Non-BZD-Hypnotikum *Eszopiclon* kann in speziellen Fällen, z. B. bei chronischer Insomnie, bis zu 6 Monate verordnet werden (▶ 5.10.6, Präparat). Zwar liegen Studien vor, die auf eine mehrere Monate anhaltende Wirksamkeit und Sicherheit von weiteren Non-BZD-Hypnotika hindeuten, die Datenlage zu den übrigen in Deutschland zur Verfügung stehenden Substanzen reicht aber nicht aus, um eine Langzeitbehandlung zu empfehlen (es fehlt auch die Zulassung zur Langzeitbehandlung). Insgesamt fehlen Daten zur Langzeitverordnung von Hypnotika (einschließlich *Trimipramin*) bei Insomnie.

Weiterhin wird auf die Diskussion zu möglichen Komplikationen bei einer Langzeittherapie mit BZD hingewiesen (▶ 4.6, Risiken bei chronischer Einnahme von BZD und ▶ 5.1.7). In Deutschland ist die zugelassene Verordnungsdauer für Hypnotika in der Regel 4 Wochen. Auf diesen Zeitraum wird in der *European guideline for the diagnosis and treatment of insomnia* die Behandlung mit BZD- und Non-BZD-Hypnotika sowie mit einigen Antidepressiva begrenzt (Riemann et al. 2017). In der Guideline werden Antihistaminika, Antipsychotika, *Melatonin* und Phytotherapeutika nicht empfohlen.

- Allerdings soll darauf hingewiesen werden, dass die Verordnung von Antipsychotika bei älteren Patienten oft kaum zu umgehen ist; *Melperon* und *Pipamperon* sind bei älteren Patienten auch zugelassen (▶ 3.15.17 und ▶ 3.15.23, Präparate).

Die Risikovorbeugung ist dann bei längerer Verordnung streng zu beachten.

  - zunächst ein sedierendes Antidepressivum zu wählen oder
  - ein antriebssteigerndes mit einem sedierenden Antidepressivum zu kombinieren, um eine möglichst einfache Pharmakotherapie zu gewährleisten. Dies ist wichtig, weil antriebssteigernde Antidepressiva den Schlaf stören können und gestörter Schlaf mit einem Risiko für die Manifestation einer depressiven Episode einhergeht.
- Eine Indikation für sedierende Antidepressiva besteht besonders auch bei abhängigkeitsgefährdeten Patienten mit Schlafstörung (▶ Box 1).
- Bei **psychotischen Störungen** mit begleitenden Schlafstörungen ist zunächst ein sedierendes Antipsychotikum zu versuchen, ebenso wie bei der **Manie**, bei der das Schlafbedürfnis verringert ist. Reichen diese Medikamente zur Behandlung der Schlafstörung nicht aus, kann ein von der Krankheitsgruppe unabhängiges Hypnotikum ergänzend gegeben werden.
- Bei **Stress** oder **stressassoziierten** Erkrankungen sollte zunächst versucht werden, die Ursachen zu beseitigen. Besonders erhöhte Erregungsstörungen aufgrund starker emotionaler Reaktion können zu Ein- und Durchschlafstörungen führen. Die Beschwerden dauern oft nicht lange an. Eine kurzzeitige medikamentöse Behandlung sollte nur bei erheblicher Beeinträchtigung von Schlafqualität und Tagesbefindlichkeit erfolgen.
- Bei Kindern und Jugendlichen mit Aufmerksamkeitsdefizit-/Hyperaktivitäts-Störung (**ADHS**) und mit **Autismus-Spektrum-Störung**, bei denen schlafhygienische Maßnahmen nicht ausreichen, wurde die Wirksamkeit von *Melatonin* bei der Behandlung von Schlafstörungen gezeigt (Rzepka-Migut und Paprocka 2020).

Insomnie bei körperlichen Erkrankungen

- Schlafstörungen treten weiterhin auf:
  - als Begleitsymptomatik von organischen Erkrankungen (z. B. Herz- oder Lungenerkrankungen, maligne Erkrankungen, chronische Infektionen),
  - bei Schmerzsyndromen (z. B. bei rheumatischen Erkrankungen),
  - bei entzündlichen (multiple Sklerose) und degenerativen ZNS-Erkrankungen (amyotrophe Lateralsklerose ALS, Parkinson-Krankheit).
- Die Therapie dieser Insomnieformen sollte, wenn möglich, kausal sein.

Therapie der Hypersomnien ▶ 5.2.1.

5.1.6 Hypnotika und Psychotherapie

Jede medikamentöse Therapie der Insomnie sollte, wenn möglich, erst nach Ausschöpfen nichtpharmakologischer Verfahren begonnen werden (Riemann et al. 2017, 2023). Bei Kombinationsbehandlungen mit pharmakologischen Therapieverfahren besteht die Gefahr, dass die psychotherapeutische Behandlung gegenüber der Pharmakotherapie in den Hintergrund tritt, da der Erfolg im Vergleich verzögert auftritt und der Zeitaufwand für Patient und Therapeut größer ist.

- Das Grundprinzip nichtpharmakologischer Therapieverfahren zur Verbesserung des Schlafes ist die aktive Einbeziehung des Patienten in die Behandlung. Die

Box 3

Verhaltensregeln der Schlafhygiene

- Einhalten der individuell notwendigen Schlafmenge. Verringerung der Zeit im Bett.
- Schlafdruck aufbauen, also nur müde zu Bett gehen (z. B. nicht vorher vor dem Fernseher einschlafen).
- Einhalten regelmäßiger Schlafzeiten: Feste Zeiten, um zu Bett zu gehen und wieder aufzustehen (auch am Wochenende und im Urlaub; nicht in den Tag hineinschlafen).
- Verlassen des Bettes und des Schlafzimmers, wenn nicht geschlafen werden kann, auch mitten in der Nacht; Rückkehr erst, wenn Müdigkeit auftritt.
- Persönliches Einschlafritual einführen.
- Verzicht auf längere Schlafepisoden am Tage. Eine Regeneration mit einem *nap* (Nickerchen) kann jedoch hilfreich sein. Dabei handelt es sich um eine Schlafphase von 15–20 min, die auch zum Stressabbau genutzt werden kann.
- Angenehme Schlafbedingungen: Nicht zu warm, keine Gegenstände, die an Arbeit oder Belastungen erinnern.
- Ausgeglichene Ernährung: Leicht verdauliche Speisen am frühen Abend.
- Keine stimulierenden Drogen/Arzneimittel: Kein Konsum von koffeinhaltigen Getränken (Kaffee, Tee, Cola) nach 17 Uhr. Verzicht auf Appetitzügler. Nikotinkarenz.
- Möglichst ggf. nur geringe Alkoholmengen am Abend (max. 12 g/d für Frauen, 24 g/d für Männer, s. auch ▶ 7.2.1).
- Regelmäßige sportliche Betätigung am Vor- und Nachmittag; extreme Aktivität am Abend vermeiden.
- Entspannende Abendgestaltung: Keine geistig, emotional oder körperlich belastenden Betätigungen am Abend.
- Verzicht auf exzessive Nutzung von digitalen Medien und Fernsehen am späten Abend, insbesondere eine Stunde vor dem Schlafengehen.

nichtpharmakologischen Ansätze haben den Vorteil, dass sie das Krankheitsgeschehen im Vergleich zu pharmakologischen Ansätzen kausal beeinflussen und langfristig wirksam sein können.

- Die wichtigsten nichtpharmakologischen Therapieverfahren umfassen, neben der Aufklärung und Beratung des Patienten zur **Schlafhygiene** (▶ Box 3), Verfahren der **kognitiven Verhaltenstherapie** und **Entspannungsverfahren**. Besonders die kognitiv-verhaltenstherapeutischen Verfahren sind in der Insomniebehandlung wirksam und geeignet, langfristig die Schlafstörungen günstig zu beeinflussen. Der Vergleich von **kombinierter verhaltenstherapeutisch-pharmakologischer Behandlung** gegenüber den jeweiligen Einzelverfahren kann aufgrund der wenigen vorliegenden Untersuchungen nur vorläufig beurteilt werden. In der Tendenz zeigte sich in klinischen Studien keine Erhöhung in der Effektivität bei der kombinierten Anwendung beider Verfahren, hingegen imponierten bei verhaltenstherapeutischen Maßnahmen noch 6–12 Monate nach Therapieende weiterbestehende Therapieeffekte.

Verhaltenstherapeutische Techniken und Entspannungsverfahren

- Schlafhygiene (s. unten)
- Stimuluskontrolle (z. B. Verwendung des Bettes nur zum Schlafen, nur bei ausgeprägter Müdigkeit zu Bett gehen)
- Schlafrestriktion mit Schlafprotokoll
- Progressive Muskelrelaxation
- Autogenes Training
- Paradoxe Intervention
- Kognitive Fokussierung/Umstrukturierung
- Gedankenstopp
- Phantasiereisen und Erinnerungen an positive Lebenssituationen
- Biofeedback
- Yoga, Meditation

5.1.7 Nebenwirkungen und Risiken von Hypnotika

Benzodiazepinhypnotika

- Allgemeine NW der BZD ▶ 4.6.
- BZD-Hypnotika besitzen wie die BZD ein Potenzial zu Toleranz und Abhängigkeit ▶ 4.3; Abhängigkeitsproblematik ▶ 4.6.1, ▶ 4.6.2 und ▶ 4.6.3; auch eine *low-dose dependence* (▶ 4.6.1) ist bekannt.
- BZD können anterograde Amnesien hervorrufen. Dieses Risiko steigt dosisabhängig und kann durch ausreichend lange, ununterbrochene Schlafdauer von 7–8 h verringert werden.
- Bei **hohen Dosen** sind, besonders bei älteren Patienten, **Hang-over-Effekte** mit verminderter psychomotorischer Leistungsfähigkeit und Reaktionsbereitschaft (eingeschränkte Verkehrstauglichkeit, eingeschränkte Leistungsfähigkeit bei Alltagstätigkeiten) bekannt; zusätzlich kann es zu Tagessedierung mit Benommenheit, Müdigkeit, eingeschränktem Reaktionsvermögen und Gedächtnisstörungen kommen.
- Anaphylaktische (allergische) Reaktionen und Angioödeme wurden in jüngerer Zeit häufiger beobachtet.

Non-Benzodiazepinhypnotika

- Bei den Non-BZD-Hypnotika können grundsätzlich alle NW auftreten, die auch bei den BZD-Hypnotika beschrieben sind. Umgekehrt sind bei dieser Substanzklasse keine NW zu finden, die alleinig für sie typisch wären und nicht auch dort beschrieben sind.
- *Eszopiclon* verfügt möglicherweise über ein geringeres Abhängigkeitspotenzial als andere Z-Substanzen.
- Es kann bei diesen Präparaten zu BZD-typischen Absetzerscheinungen mit innerer Unruhe, Angst, Schlaflosigkeit, Tachykardie, Schwitzen und Parästhesien kommen.

- Unter Einnahme von Non-BZD-Hypnotika und von BZD-Hypnotika wurde über komplexe Handlungen wie *sleep driving* (Führen eines Kraftfahrzeugs nach der Einnahme), Kochen, Essen, Telefonieren oder auch Geschlechtsverkehr in einem schlafwandlerischen Zustand, ohne sich später daran erinnern zu können, berichtet. Der gleichzeitige Genuss von Alkohol bzw. die Gabe anderer sedierender Substanzen scheint das Risiko zu erhöhen.
- Aufgrund schwerwiegender und tödlicher Folgen von Schlafwandeln nach Einnahme von Z-Substanzen ordnete die US-amerikanische Arzneimittelbehörde FDA bereits im Mai 2019 hervorgehobene Warnhinweise („*Boxed Warnings*") für die Produktinformationen der Arzneistoffe an. Bei einer entsprechenden Verordnung sollten die Patienten auf die bestehenden Risiken hingewiesen werden. Beim Auftreten dieser NW ist die Anwendung sofort abzubrechen und die weitere Gabe der Z-Substanzen kontraindiziert.
- Selten sind paradoxe Disinhibitionsphänomene (Agitiertheit, Euphorisierung, Erregungszustände, Schlaflosigkeit und Aggressivität).

Orexinantagonisten

Daridorexant ist ein relativ sicheres AM. NW (▶ 5.10.3, Präparat). Vorsicht ist bei Kombination mit CYP3A4-Inhibitoren geboten, die gleichzeitige Einnahme von starken CYP3A4-Inhibitoren ist kontraindiziert (▶ Interaktionen).

! Es gibt immer wieder Berichte über Hochdosisverbrauch von *Zolpidem* und *Zopiclon*, manchmal bereits einen Monat nach Therapiebeginn. Zur Verschreibung werden verschiedene Ärzte aufgesucht.

Andere Hypnotika

Auch *Chloralhydrat*, *Diphenhydramin* und *Doxylamin* können grundsätzlich ein Abhängigkeitspotenzial entfalten. Sonstige NW ▶ 5.10.2, ▶ 5.10.4 und ▶ 5.10.5, Präparate.

! Bei Abhängigkeitserkrankungen sollte auf den Einsatz von Hypnotika verzichtet werden (Ausnahme: Notfallsituation). Alternativen sind schlafinduzierende Antidepressiva bzw. Antipsychotika.

! QTc-Zeit-Verlängerungen kommen unter *Chloralhydrat* und *Doxylamin* vor. Bei der Verordnung sind kardiovaskuläre Erkrankungen auszuschließen. Zusätzliche AM, die ebenfalls zur QTc-Zeit-Verlängerung führen, sollten dringend vermieden werden (▶ 5.10.2 und ▶ 5.10.5, Präparate).

5.1.8 Kontraindikationen bei Verordnung von Hypnotika

Kontraindikationen von BZD- und Non-BZD-Hypnotika

- Akute Alkohol-, Schlafmittel-, Analgetika- und Psychopharmakaintoxikation
- Akutes Engwinkelglaukom

- Myasthenia gravis
- Schlafapnoe
- Schwere Leberinsuffizienz
- Schwere Ateminsuffizienz
- Ataxie

Relative Kontraindikationen: Gleichzeitiger Alkoholgenuss, Alkoholmissbrauch oder -abhängigkeit, Drogen-/Alkoholmissbrauch oder -abhängigkeit in der Anamnese.

Kontraindikationen von Orexinantagonisten

- Narkolepsie
- Gleichzeitige Einnahme starker CYP3A4-Inhibitoren

Relative Kontraindikationen: Vorsicht bei Patienten mit psychiatrischen Erkrankungen, da wenige Daten zur Wirksamkeit und Sicherheit vorliegen. Vorsicht bei schwerer obstruktiver Schlafapnoe und schwerer COPD; anamnestischer Missbrauch oder Abhängigkeit von Alkohol oder anderen Substanzen; schwere Leberfunktionsstörung.

Kontraindikationen der anderen Hypnotika ▶ 5.10, jeweiliges Präparat.

5.1.9 Pharmakokinetik und Interaktionen von Hypnotika

Pharmakokinetik der Benzodiazepinhypnotika

- Alle BZD-Hypnotika werden rasch im Magen-Darm-Trakt absorbiert und fluten ausreichend schnell mit wirksamen Konzentrationen im ZNS an.
- Im Rahmen des Phase-I-Metabolismus (▶ 4.8) entstehen vornehmlich durch Hydroxylierung (u. a. mit anschließender Methoxylierung) sowie Desalkylierung Metaboliten z. T. mit eigenständiger Aktivität am BZD-Angriffspunkt des $GABA_A$-Rezeptors (◘ Tab. 5.1).
- Zum Phase-II-Metabolismus und zu Auswirkungen auf die Anwendung ▶ 4.8.
- ◘ Tab. 5.1 teilt die BZD-Hypnotika nach Eliminations-HWZ und Metabolitenverhalten ein.

- **Klinische Hinweise zu den Benzodiazepinhypnotikagruppen** (◘ Tab. 5.1)
- Gruppe I und II: Bei zusätzlicher Angstsymptomatik kann ein länger wirksames BZD mit tagsüber persistierenden Plasmaspiegeln sinnvoll sein. Entzugssymptome wie Rebound-Insomnie sind bei BZD mit längerer HWZ nicht direkt nach Absetzen, aber dosisabhängig später zu erwarten.

Tab. 5.1 Einteilung der BZD-Hypnotika nach ihren Eliminationshalbwertszeiten

Benzodiazepinhypnotika	Metaboliten
I. BZD-Hypnotika mit langer HWZ bzw. mit lang wirksamen aktiven Metaboliten	
Flurazepam (2,3–3,4 h)	*Desalkylflurazepam* (19–133 h, bei Alterspatienten 71–289 h)
	Hydroxyethylflurazepam (ca. 1–3 h)
IIa. BZD-Hypnotika mit mittellanger HWZ und aktiven Metaboliten	
Flunitrazepam (16–35 h)	*Desmethylflunitrazepam* (20–30 h) *Desmethylhydroxyflunitrazepam* (9–25 h)
IIb. BZD-Hypnotika mit mittellanger HWZ ohne aktive Metaboliten	
Nitrazepam (23–30 h)	–
III. BZD-Hypnotika mit kurzer HWZ und pharmakologisch aktiven, aber kaum relevanten Metaboliten	
Brotizolam (3–8 h)	*9-Hydroxymethylbrotizolam* (ca. 3–6 h) *6-Hydroxymethylbrotizolam* (ca. 3–6 h)
Lormetazepam (2–10 h)	*Lorazepam* (9–19 h)
Temazepam (7–11 h)	*Oxazepam* (4–15 h)
IV. BZD-Hypnotika mit kurzer HWZ *ohne* pharmakologisch relevante aktive Metaboliten	
Triazolam (1,5–5 h)	*Hydroxytriazolam* (2–4 h)

- Gruppe III: Hinreichend lange sedativ-hypnotische Wirkung, keine Kumulation bei einmaliger nächtlicher Verabreichung, nur geringe Überhangwirkungen, keine Rebound-Symptomatik in Form von Angstzuständen am nächsten Tag (zu Rebound-Phänomenen nach Absetzen von BZD ▸ 4.6.2).
- Gruppe IV: Für Durchschlafstörungen weniger geeignet.

BZD-Hypnotika mit langer oder mittellanger HWZ und aktiven Metaboliten können nach abendlicher Einnahme zu Hang-over-Effekten mit Müdigkeit, Konzentrationsschwäche und Einschränkungen der Aufmerksamkeit mit verminderter Verkehrstauglichkeit aufgrund herabgesetzter Reaktionsfähigkeit führen. Kumulationsgefahr besonders bei älteren Patienten und Patienten mit Leber- und Nierenschädigung, vermehrte NW, besonders Muskelrelaxation und ataktische Störungen (Unfallgefahr mit möglichen Frakturen!).

Pharmakokinetik der Non-Benzodiazepinhypnotika

Zolpidem und *Zopiclon* werden schnell resorbiert und erreichen ca. 1,5–2 h (*Zopiclon*) bzw. 2 h (*Zolpidem*) nach Ingestion maximale Plasmaspiegel (Tab. 5.2).

- Der Phase-I-Metabolismus verläuft hauptsächlich über CYP 3A4-Isoenzyme zu nicht (oder nur wenig) aktiven Metaboliten.
- Die Elimination erfolgt zu 56 % (*Zolpidem*) bis 80 % (*Zopiclon*) renal in Form der Phase I.

Tab. 5.2 Einteilung der Non-BZD-Hypnotika nach ihren Eliminationshalbwertszeiten

Non-BZD-Hypnotika	Metaboliten
Zopiclon (1,7–5,7 h)	*Zopiclon-N-oxid* (ca. 4,5 h)
Eszopiclon (6–7 h)	*(S)-Zopiclon-N-Oxid, (S)-N-Desmethylzopiclon*
Zolpidem (1,5–2,5 h)	–

Pharmakokinetik der übrigen Hypnotika

▶ 5.10, jeweiliges Präparat.

Interaktionen

- **Pharmakodynamische Interaktionen** ergeben sich für die Gruppen der BZD- und Non-BZD-Hypnotika v. a. mit sedierenden Substanzen, insbesondere mit GABAerg wirkenden Präparaten.
- **Pharmakokinetische Interaktionen** sind für BZD- und Non-BZD-Hypnotika mit Substanzen zu erwarten, die entweder induzierend oder inhibierend auf Cytochrom-P450-Enzyme wirken, insbesondere bei Kombination mit Induktoren oder Inhibitoren von CYP3A4 (▶ Anhang INT).

5.1.10 Routinehinweise bei Verordnung von Hypnotika

Routinehinweise

- Potenzierungsgefahr durch gleichzeitige Einnahme anderer **sedierender Pharmaka** und von **Alkohol**
- Die Patienten sollten auf folgende Risiken hingewiesen werden:
  - Abhängigkeitsrisiko und mögliche Entzugssymptomatik
  - Mögliche Einschränkung der Fahrtauglichkeit (▶ Kap. 15)
  - Risiko in der Schwangerschaft und Stillzeit (▶ Kap. 14)

Routineuntersuchungen von Labor, EKG, EEG sind nicht notwendig. Bei Leber- und Nierenfunktionsstörungen kann die Wirkstoffelimination reduziert sein.

Die Hinweise gelten für alle Hypnotika; Ergänzungen ▶ 5.10, jeweiliges Präparat.

5.1.11 Dosierung und Behandlungsdauer von Hypnotika

- Schlafmittel sollten nicht über längere Zeiträume, d. h. möglichst für nicht mehr als 4 Wochen und nur bei klinisch relevantem Schweregrad, verordnet werden. Im Alter ist im Einzelfall eine niedrige Dosierung auch über Jahre zu verantworten (wenn sie nicht gesteigert wird).

- *Eszopiclon* kann bis zu 6 Monate verordnet werden.
- *Daridorexant* kann zeitlich unbegrenzt verordnet werden, jeweils unter regelmäßigen Kontrollen (▶ 5.10.3, Präparat).

5.1.12 Hypnotika im höheren Lebensalter

- Grundsätzlich sind bei der Verordnung von **BZD- und Non-BZD-Hypnotika** die gleichen Vorsichtsmaßnahmen und Einschränkungen wie bei BZD-Anxiolytika notwendig (▶ 4.6). Kumulationsneigung aufgrund verschlechterter Clearance, verlangsamter Eliminationskinetik und verändertem Verteilungsvolumen sowie eine erhöhte Sturzneigung aufgrund der Muskelrelaxation und Ataxie bedürfen im höheren Lebensalter häufig einer Dosisanpassung. Es sollten Präparate dieser Gruppe ohne lang wirksame aktive Metaboliten verschrieben werden, z. B. *Temazepam*, da dann keine Kumulationsgefahr besteht. Die HWZ ist für die Kumulationseffekte nur bei längerer Verordnung wichtig. Bei einer einmaligen Verordnung ist *Diazepam* als Schlafmittel zu empfehlen, weil es sehr schnell resorbiert wird (▶ 4.8).
- Bei der Verordnung des dualen Orexinantagonisten *Daridorexant* für Patienten > 65 J. ist keine Dosisanpassung erforderlich. Für Patienten > 75 J. liegen begrenzte, für Patienten > 85 J. liegen keine Daten vor.

❯ Es sind im Alter BZD-Hypnotika wie *Temazepam* oder das Non-BZD-Hypnotikum *Zopiclon* vorzuziehen, die in der Regel nicht verzögert ausgeschieden werden. Allerdings gibt es Hinweise, dass in einigen Fällen die Eliminations-HWZ bis zu 18 h betragen kann. Da die Elimination von *Eszopiclon* bei Patienten ab 65 J. geringfügig verlängert ist, darf bei diesen Patienten die Dosis von 2 mg nicht überschritten werden.

- Vor allem bei Patienten mit **Demenz** und **Verwirrtheit** sowie mit organischen Grunderkrankungen ist die Möglichkeit **paradoxer Erregungszustände** mit Agitiertheit, Schlaflosigkeit und Aggressivität bei der Auswahl der Präparateklasse in Betracht zu ziehen. Ebenso kann es insbesondere bei der Gabe rasch anflutender BZD verstärkt zu **anterograden Amnesien** kommen.
- Bei Verordnung von Antipsychotika als Hypnotika bei Patienten im höheren Lebensalter oder mit Demenz sind die besonderen Risiken zu beachten (▶ 5.1.4, Spezielle Therapiehinweise, ▶ 3.4.6 und ▶ 3.14). Auf eine Verordnung sollte in der Regel verzichtet werden, bei dringender Indikation ist auf die zugelassenen KAP *Melperon* und *Dipiperon* zurückzugreifen.
- Bei **Sturzgefahr** spricht für *Chloralhydrat* die fehlende muskelrelaxierende Wirkung, gegen das Präparat sprechen die geringe therapeutische Breite und das erhöhte Interaktionsrisiko (▶ 5.10.2, Präparat).

❯ Nicht nur bei den BZD-Hypnotika, sondern auch bei der Verordnung von *Zolpidem*, *Zopiclon* und *Eszopiclon* sollten insbesondere bei älteren Patienten die NW-Risiken und die Vorteile sorgfältig gegeneinander abgewogen werden.

5.2 Medikamente zur Behandlung von hypersomnischen Störungen

In diesem Abschnitt wird auf Störungen eingegangen, die durch vermehrte Tagesschläfrigkeit gekennzeichnet sind und nicht auf eine andere Schlaf-Wach-Störung zurückzuführen sind (z. B. gestörter Nachtschlaf, verschobener zirkadianer Rhythmus oder Atmungsstörungen).

5.2.1 Hypersomnien

Nach ICD-11 ist Hypersomnie definiert als Zustand exzessiver Schläfrigkeit während des Tages sowie Schlafattacken (die nicht durch eine inadäquate Schlafdauer erklärbar sind), teilweise auch durch längere Übergangszeiten zum Wachzustand nach dem Aufwachen. Diese Störungen sind nicht auf eine andere Schlaf-Wach-Störung zurückzuführen. Hypersomnie geht meist mit Symptomen wie Konzentrations- und Aufmerksamkeitsdefiziten, dysphorischer Reizbarkeit und Ruhelosigkeit, Energielosigkeit und leichter Erschöpfbarkeit einher.

Objektive Methoden zur Diagnostik von Hypersomnien sind die Polysomnographie (PSG), die Aktigraphie und der **multiple Schlaflatenztest (MSLT)** Beim MSLT wird die Einschlafneigung am Tag untersucht, indem nach nächtlicher PSG am folgenden Tag in 5 Durchgängen mittels PSG die Einschlaflatenz und das Auftreten von REM-Schlaf untersucht werden.

Die **idiopathische Hypersomnie** ist gekennzeichnet durch tägliche Phasen von unbändigem Schlafbedürfnis oder Schlafattacken am Tage. Diese Symptome müssen mindestens mehrere Monate lang auftreten, ohne dass Symptome der Narkolepsie wie eine Kataplexie vorliegen. Im Gegensatz zur Narkolepsie sind die Tagschlafepisoden im Allgemeinen lang, oft > 60 min, und nicht erholsam. Ein objektiver Nachweis wird durch einen MSLT mit einer mittleren Schlaflatenz von ≤ 8 min oder durch eine PSG oder eine Aktigraphie mit einer 24-h-Gesamtschlafzeit von 11 h oder mehr erbracht. Im MLST fehlen die für Narkolepsie typischen REM-Schlaf-bezogenen Befunde. Eine anhaltende und schwere Schlafinertia (Schlaftrunkenheit) wird häufig beobachtet und besteht in Schwierigkeiten beim Aufwachen mit wiederholter Rückkehr in den Schlaf, Reizbarkeit, Verhaltensautomatismus und Verwirrung.

Eine seltene Variante stellt das **Kleine-Levin-Syndrom** dar, bei dem rezidivierend in den Phasen mit vermehrter Tagesschläfrigkeit noch weitere Verhaltensauffälligkeiten hinzutreten, z. B. sexuelle Enthemmung und übermäßiges Essen. Zur medikamentösen Therapie wird die Off-label-Gabe von *Lithium* diskutiert.

Zu den Ursachen einer Hypersomnie gehören auch psychiatrische Erkrankungen (relative Häufigkeit: 35 %). Bei erhöhter Tagesmüdigkeit im Rahmen psychiatrischer Erkrankungen wird die Grunderkrankung psycho- und pharmakotherapeutisch behandelt. Bei **atypischer Depression** besteht zwar ein vermehrtes Schlafbedürfnis, aber in der Regel keine erhöhte Einschlafneigung am Tage.

- In der **Therapie der Tagesmüdigkeit** im Rahmen einer Hypersomnie sind, wie bei der Narkolepsie (► 5.2.2), Tagesstrukturierung und geplante Schlafepisoden am

Tage hilfreich. Zur medikamentösen Therapie eignen sich wie bei der Narkolepsie Psychostimulanzien (*Amfetamin* und *Methylphenidat* ▶ 10.5.1 und ▶ 10.5.4; *Pitolisant* und *Solriamfetol*, s. unten und ▶ 5.10.16 und ▶ 5.10.21, Präparate); die Verordnungen sind aber *off label*. Antikataplektische Effekte sind nicht erforderlich. *Modafinil* wird bei der primären Hypersomnie nicht mehr empfohlen.
- Ein weiterer Wirkstoff – *Kalzium-, Magnesium-, Kalium- und Natrium-Oxybat* – (Handelsname Xywav) ist von der FDA zur Behandlung der idiopathischen Hypersomnie und der Narkolepsie zugelassen. Es handelt sich um eine Weiterentwicklung von *Natriumoxybat* (▶ 5.10.13, Präparat). Der wesentliche Unterschied zwischen beiden Substanzen liegt in dem um 92 % gegenüber *Natriumoxybat* reduzierten Natriumgehalt. Die tägliche Zufuhr von 1100–1640 mg Natrium, die der empfohlenen Dosis von 6–9 mg *Natriumoxybat* entspricht, erhöht das Risiko für hohen Blutdruck und auch unabhängig davon für kardiovaskuläre Ereignisse und Schlaganfälle. Daher muss bei Patienten mit Herzinsuffizienz und Nierenfunktionsstörungen, die *Natriumoxybat* einnehmen, die Natriumaufnahme reduziert werden. Die Markteinführung von Xywav in D, A, CH ist nicht geplant.

Chronic-Fatigue-Syndrom ▶ 1.4.11.

5.2.2 Narkolepsie

Narkolepsie ist eine Störung, die durch Phasen von nicht zu unterdrückendem Schlafbedürfnis oder ungewolltem Einschlafen am Tag gekennzeichnet ist, die mindestens mehrere Monate lang auftreten und von abnormen Manifestationen des REM-Schlafs begleitet werden. Der MSLT zeigt eine mittlere Schlaflatenz < 8 min und zwei oder mehr Sleep-onset-REM-Perioden (SOREMP), d. h. Episoden von REM-Schlaf innerhalb der ersten 10 min nach Schlafbeginn, oder ein oder mehrere SOREMP im MSLT und eine SOREMP in der vorangegangenen nächtlichen PSG. Der Nachtschlaf ist oft gestört; kurze Tagschlafepisoden sind typischerweise erholsam.

Es gibt zwei Typen dieser Störung, **Narkolepsie Typ 1** (mit Hypocretinmangel und Kataplexie) und **Typ 2** (mit normalem Hypocretin, ohne Kataplexie).

Narkolepsie Typ 1 Bei Typ 1 liegen neben exzessiver Schläfrigkeit eine Dysfunktion der hypothalamischen Orexin-(Hypocretin-)Signalübertragung (▶ 5.1) und Symptome der REM-Schlaf-Dissoziation vor, v. a. die Kataplexie, ein plötzlicher und unkontrollierbarer Verlust des Muskeltonus, der während des Wachzustands auftritt und typischerweise durch Emotionen wie Ärger oder Lachen ausgelöst wird. Obwohl die Kataplexie pathognomonisch für Narkolepsie Typ 1 ist, kann sie sich erst Jahre nach Beginn der Schläfrigkeit manifestieren. Die Diagnose einer Narkolepsie Typ 1 kann in diesem Fall aufgrund von Liquor-Hypocretin-Werten < 110 pg/ml gestellt werden. Episoden von Schlaflähmung und hypnagoge oder hypnopompe Halluzinationen können ebenfalls auftreten. Eine definitive Diagnose von Narkolepsie Typ 1 erfordert Phasen von nicht zu unterdrückendem

Schlafbedürfnis oder ungewolltem Einschlafen am Tage sowie entweder Kataplexie und für Narkolepsie charakteristische Befunde in MSLT und PSG oder Hypocretin-Mangel im Liquor.

Narkolepsie Typ 2 Auch bei Typ 2 liegt exzessive Schläfrigkeit vor, aber eine normale hypothalamische Orexin-(Hypocretin)-Signalübertragung, d. h. die Liquor-Hypocretin-Konzentration beträgt > 110 pg/ml. Kataplexie tritt nicht auf. Eine definitive Diagnose von Narkolepsie Typ 2 erfordert Phasen von nicht zu unterdrückendem Schlafbedürfnis oder ungewolltem Einschlafen am Tage und für die Narkolepsie charakteristische Befunde in MSLT und PSG. Es sollen keine Hinweise auf Kataplexie oder Hypocretin-Mangel im Liquor vorliegen.

Über 98 % der kaukasischen Narkolepsiepatienten weisen das HLA-Merkmal DQB1*0602 auf.

Häufig bestehen bei Patienten mit Narkolepsie zusätzlich eine Schlafapnoe, eine REM-Schlaf-Verhaltensstörung, ein Periodic-leg-movement-Syndrom und ein depressives Syndrom (Bassetti et al. 2021; Mayer 2014).

- Die Narkolepsie erfordert eine chronische Therapie. Das Patientenmonitoring und die klinische Einschätzung für die Notwendigkeit einer Verordnung sollten regelmäßig kontrolliert werden.
- Therapeutisch sind zunächst **Verhaltensmaßregeln** indiziert. Es sind ein regelmäßiger Schlaf-Wach-Rhythmus und ein stabiles Lebensumfeld anzustreben. Durch regelmäßige Ruhe- und Schlafpausen kann Einschlafattacken vorgebeugt werden. Monotone Arbeitstätigkeiten sind zu meiden.
- Bei der Pharmakotherapie der Narkolepsie gelten bezüglich der exzessiven Tageschläfrigkeit *Modafinil*, *Pitolisant* und *Solriamfetol* als AM der ersten Wahl. Bei mangelnder Wirksamkeit nach 4–6 Wochen trotz ausreichender Dosierung soll auf ein anderes dieser AM umgesetzt werden, nach weiteren 4–6 Wochen Non-Response auf ein AM der zweiten Wahl, *Natriumoxybat*, *Methylphenidat*, *Amfetamin* oder auf Kombinationen wie *Pitolisant* und *Modafinil*.
- *Natriumoxybat* ist das einzige AM, das für alle drei Hauptsymptome der Narkolepsie, exzessive Tagesschläfrigkeit, Kataplexie und fragmentierter Nachtschlaf, zugelassen ist.
- Bei Kataplexie sind neben diesem AM auch Kombinationen wie *Venlafaxin* oder *Clomipramin* und *Modafinil* erste Wahl. Bei mäßig ausgeprägter Kataplexie ist *Pitolisant* eine Alternative. Bei Non-Response bezüglich Kataplexie soll auf Kombinationen wie *Natriumoxybat* und ein REM-Schlaf supprimierendes Antidepressivum oder eine Dreierkombination aus drei Antidepressiva gewechselt werden.
- Wenn alle drei Zielsymptome zugleich auftreten, sind die Monotherapie mit *Natriumoxybat* oder Dreierkombinationen wie *Natriumoxybat* + *Clomipramin* + *Solriamfetol*, ausnahmsweise auch kurzfristige Gabe eines Non-BZD-Hypnotikums + *Modafinil* + *Venlafaxin* möglich (Bassetti et al. 2021).

Therapie mit Modafinil

Modafinil ist eines der drei Mittel der ersten Wahl zur Behandlung der exzessiven Tagesschläfrigkeit bei Narkolepsie Typ 1 und 2. *Armodafinil*, das länger wirksame

(R)-Enantiomer von *Modafinil*, ist in den USA zur Behandlung der Narkolepsie zugelassen und ähnlich wirksam. Beide Substanzen führen zu einer deutlichen Verbesserung von Einschlafattacken und Tagesmüdigkeit, haben allerdings nur eine geringe Wirkung auf die Kataplexie, weswegen zumeist eine medikamentöse Kombinationstherapie (z. B. mit Antidepressiva) notwendig ist. *Modafinil* zeigt klinisch nur geringe Anzeichen von Toleranz- und Abhängigkeitsentwicklung.

Modafinil wird zur Steigerung der Vigilanz bei Gesunden ohne medizinische Indikation (Neuroenhancement Drug) missbraucht.

Wirkmechanismus von Modafinil Der Wirkmechanismus von *Modafinil* ist noch nicht sicher geklärt. Die Substanz führt im Gehirn zu erhöhten Serotonin-, NA, DA- und Histaminkonzentrationen aufgrund eines Anstiegs von Orexin. Extrazelluläres Glutamat steigt im medialen präoptischen und im posterioren Hypothalamus infolge eines verminderten GABAergen Tonus an. Zudem steigen die Glutamatkonzentrationen in Thalamus und Hippokampus an. GABA sinkt u. a. im Kortex und in der Area praeoptica medialis des Hypothalamus.

Therapie mit Natriumoxybat

Mit *Natriumoxybat* steht ein Medikament zur Verfügung, das gleichzeitig gegen alle drei Hauptsymptome der Narkolepsie (Kataplexie, Tagesschläfrigkeit und gestörter Nachtschlaf) und auch gegen Schlafparalyse und hypnagoge Halluzinationen wirksam ist. Es entwickelt keinen Rebound-Effekt der Kataplexien. Allerdings besteht ein Missbrauchs- und Abhängigkeitspotenzial. *Natriumoxybat* unterliegt in Deutschland dem Betäubungsmittelgesetz.

Natriumoxybat ist das Natriumsalz des körpereigenen Transmitters **γ-Hydroxybuttersäure**. Der genaue Wirkmechanismus von *Natriumoxybat* ist unbekannt. Einnahme zur Nacht fördert Tiefschlaf, vermehrt die Schlafdauer, vermindert die Tagesschläfrigkeit und wirkt antikataplektisch.

Therapie mit Pitolisant

Pitolisant ist ein starker Antagonist und inverser Agonist des Histamin-3(H_3)-Rezeptors. Durch Blockierung von Histamin-Autorezeptoren werden histaminerge Neuronen im Gehirn verstärkt, die den Wachzustand fördern. Im Rahmen der Narkolepsie ist aufgrund des Orexinmangels die Histaminfreisetzung reduziert. *Pitolisant* vermehrt auch die Ausschüttung von Acetylcholin, Noradrenalin und Dopamin. Über diese Mechanismen fördert *Pitolisant* die Wachheit und die Aufmerksamkeit tagsüber. Es gehört ebenfalls zu den AM der ersten Wahl zur Behandlung der exzessiven Tagesschläfrigkeit bei Narkolepsie und verringert die Häufigkeit und Ausprägung von mäßig ausgeprägten Kataplexien. Die Freisetzung von Dopamin im Striatum, einschließlich des Nucleus accumbens, wurde nach Gabe von *Pitolisant* nicht nachgewiesen. Darin unterscheidet sich *Pitolisant* von anderen wachheitsfördernden AM, den amfetaminähnlichen Stimulanzien (Übersicht: Lang und Ludolph 2021). *Pitolisant* ist auch für die Behandlung der übermäßigen Tagesschläfrigkeit bei obstruktiver Schlafapnoe zugelassen.

Therapie mit Solriamfetol

Solriamfetol (▶ 5.10.21, Präparat) ist ebenfalls ein AM der ersten Wahl für die Behandlung exzessiver Schläfrigkeit von Patienten mit Narkolepsie und auch mit obstruktiver Schlafapnoe. Es führt zur Verbesserung der Wachheit und zur Reduktion übermäßiger Tagesschläfrigkeit, die durch eine primäre CPAP-Therapie nicht zufriedenstellend behandelt werden konnte.

Es handelt sich um einen selektiven DA- und NA-Wiederaufnahmehemmer. *Solriamfetol* ist auch ein Agonist am Trace Amine-assoziierten Rezeptor 1 (TAAR1). Dies trägt möglicherweise zur Förderung der Wachheit durch die Substanz bei (Gursahani et al. 2023). In einer Langzeitstudie über den Zeitraum von einem Jahr wurden anhaltende Verbesserungen der Tagesschläfrigkeit bei Patienten mit Narkolepsie und mit obstruktiver Schlafapnoe gezeigt (Malhotra et al. 2020).

Therapie mit anderen Psychopharmaka

- Diejenigen narkolepsietypischen Symptome, die REM-Schlaf-Äquivalente sind (Kataplexie, hypnagoge Halluzinationen, Schlaflähmung), lassen sich durch den **REM-Schlaf supprimierende Antidepressiva** (*Clomipramin, Fluoxetin, Imipramin, Paroxetin, Reboxetin, Tranylcypromin, Venlafaxin*) günstig beeinflussen. Von diesen ist nur ***Clomipramin*** speziell für die Behandlung der Narkolepsie **zugelassen**. Nur für wenige Substanzen liegen Studien zur Wirksamkeit vor. Allerdings ist die positive Wirkung von *Clomipramin, Imipramin, Reboxetin* und *Venlafaxin* so offenkundig, dass es bezüglich der Wirksamkeit keines qualitativen Nachweises bedarf. Generell sind geringere Dosen als sie zur antidepressiven Behandlung erforderlich sind, ausreichend. Das Absetzen von Antidepressiva kann zu einer deutlichen Zunahme der Häufigkeit von Kataplexien bis hin zum sog. Status cataplecticus führen.
- ***Methylphenidat*** ist trotz seiner Zulassung bei Narkolepsie nur Medikament der zweiten Wahl (Zulassung gilt nur für Ritalin [nicht Ritalin LA], ▶ 10.5.4, Präparat); dies gilt auch für die Amfetaminpräparate (Off-label-Verordnung).

Neue Entwicklungen

- Ausgehend von der Rolle des Untergangs orexinproduzierender Neurone in der Pathophysiologie der Narkolepsie wird angenommen, dass **Orexin-2-Rezeptor-selektive Agonisten,** darunter *Danavorexton* (*TAK-925*) zur Behandlung dieser Störung geeignet sein könnten. Diese Hypothese wird durch tierexperimentelle und frühe klinische Studien gestützt (Saitoh und Sakurai 2023). So förderte die i. v.-Gabe von *Danavorexton* den Wachzustand bei Patienten mit Narkolepsie (Evans et al. 2022). Auch bei Patienten mit obstruktiver Schlafapnoe wurde eine trotz adäquater CPAP-Therapie bestehende exzessive Tagesschläfrigkeit durch eine einmalige i. v.-Gabe von *Danavorexton* signifikant gebessert (Bogan et al. 2023). Die gleiche Behandlung war auch bei Patienten mit idiopathischer Hypersomnie wirksam (Mignot et al. 2023).
- Die Prüfsubstanz *TAK-861* ist oral applizierbar und zeigte in präklinischen Studien ein Potenzial zur Behandlung von Hypersomnien einschließlich der Narkolepsie (Mitsukawa et al. 2024).

5.3 Medikamente zur Behandlung von schlafbezogenen Atemstörungen

Die schlafbezogenen Atemstörungen werden eingeteilt in
- zentrale Schlafapnoen,
- obstruktive Schlafapnoe,
- schlafbezogene Hypoventilations- oder Hypoxämie-Störungen

Dabei hat die **obstruktive Schlafapnoe (OSA)** nicht zuletzt wegen ihrer hohen Prävalenz, auch in Komorbidität mit psychischen Störungen sowie der Bedeutung als Risikofaktor für kardiovaskuläre und zerebrovaskuläre Erkrankungen, den größten Stellenwert.

Die **Schlafapnoe** ist durch nächtliche Atempausen charakterisiert; unterschieden werden eine zentral bedingte und eine obstruktive Apnoe (**OSA**)/Hypopnoe. Die zahlreichen nächtlichen Atempausen, die durch kurzzeitige Vigilanzanhebung begrenzt werden, führen zu einer Fragmentierung des Schlafs. Folge sind Tagesmüdigkeit mit Einschlafneigung, Nachlassen der geistigen Leistungsfähigkeit mit Konzentrations- und Merkfähigkeitsstörungen, depressive Verstimmungen, sexuelle Funktionsstörungen und morgendliche Kopfschmerzen. Internistische Folgekrankheiten können Hypertonie, Herzinsuffizienz, Herzrhythmusstörungen und Polyglobulie sein. Die Diagnosesicherung ist durch eine polysomnographische Untersuchung im Schlaflabor mit Registrierung respiratorischer Parameter möglich. Eine obstruktive Schlafapnoe mit wiederholten Kollapszuständen des Pharynx im Schlaf ist ein kardiovaskulärer Risikofaktor.

OSA kann auch in Rahmen des Anti-IgLON5-Syndroms, einer Autoimmunenzephalitis, auftreten (► 5.5.2).
- Die Therapie richtet sich nach dem Schweregrad. Allgemeine Verhaltensmaßnahmen umfassen: Regulierung des Schlaf-Wach-Rhythmus, Vermeidung von abendlichem Alkoholkonsum, keine Verordnung von sedierenden Medikamenten am Abend, ggf. Gewichtsreduktion. Bei schwer ausgeprägter Symptomatik ist eine kontinuierliche Überdruckbeatmung während der Nacht notwendig (*continuous positive airway pressure*, **CPAP**); in manchen Fällen ist auch ein chirurgischer Eingriff indiziert; dies gilt insbesondere für die obstruktive Schlafapnoe.
- Derzeit sind nur *Pitolisant* (Dauvilliers et al. 2020) und *Solriamfetol* (Schweitzer et al. 2021) zur Behandlung der exzessiven Tagesschläfrigkeit bei Patienten mit Schlafapnoe, die durch eine primäre CPAP-Therapie nicht ausreichend behandelt werden können, zugelassen. *Modafinil* wird zur Behandlung der Schlafapnoe nicht mehr empfohlen.

5.4 Medikamente zur Behandlung von Störungen des zirkadianen Schlaf-Wach-Rhythmus

Abhängig von Flugrichtung und Zahl der überflogenen Meridiane divergiert bei der zirkadianen Schlaf-Wach-Rhythmus-Störung bei Zeitzonenwechsel („**Jetlag-**

Syndrom“) die Tageszeit vom inneren Schlaf-Wach-Rhythmus. Symptome sind Benommenheit, Verstimmungszustände, Schwindel, gastrointestinale Beschwerden. Die beste Therapie ist die Adaptation an den lokalen Rhythmus bei guter Lichtexposition. 0,5–5 mg *Melatonin*, 1 h vor dem Zubettgehen über maximal 5 Tage nach der Ankunft (▸ 5.10.11, Präparat) können die Beschwerden lindern. Bei schweren Schlafstörungen können Non-BZD-Hypnotika für einige Tage eingenommen werden.

Personen, die in Nachtschicht arbeiten, können, insbesondere bei unregelmäßigen Wechselschichten, eine zirkadiane Schlaf-Wach-Rhythmus-Störung **bei Schichtarbeit** entwickeln, bei der neben Insomnie vermehrte Tagesschläfrigkeit auftritt. Erleichterung können Schichtwechsel im Uhrzeigersinn, längere Schichtstabilität und helles Licht am Arbeitsplatz bewirken. *Modafinil* wird beim Schichtarbeitersyndrom nicht mehr empfohlen. Kausale Therapie ist die Wiedereingliederung in den Tagdienst.

Für die Behandlung der **Nicht-24-Stunden-Schlaf-Wach-Störung** bei völlig blinden Personen, bei denen die Adaptation des Schlaf-Wach-Verhaltens an den 24-Stunden-Rhythmus gestört ist, steht der Melatoninrezeptoragonist *Tasimelteon* (▸ 5.10.22, Präparat) zur Verfügung. *Off label* verordnet war das AM bei zwei Patienten mit Schlaf-Wach-Störung mit verzögerter Phase wirksam, darunter ein Patient, der vor Behandlung erst gegen 6 Uhr morgens einschlief (Smieszek et al. 2023; Steiger 2018).

5.5 Medikamente zur Behandlung von Parasomnien

Parasomnien sind Erkrankungen, die durch ungewöhnliches Verhalten, Erleben oder physiologische Ereignisse in Verbindung mit Schlaf, spezifischen Schlafstadien oder Schlaf-Wach-Übergängen gekennzeichnet sind. Parasomnien treten zumeist im Kleinkindesalter auf, können aber auch im Erwachsenenalter bestehen. Eine spezifische Pharmakotherapie für Parasomnien ist nicht etabliert. Grundsätzlich sind Psychoedukation und Psychotherapie mit Entspannungsübungen indiziert.

Induktion von Parasomnien durch AM ▸ 5.7.

5.5.1 Arousal-Störungen aus dem Non-REM-Schlaf (NREM-Parasomnien)

Schlafwandeln (Somnambulismus)

- Somnambulismus tritt im Tiefschlaf auf. Der Betroffene gestikuliert mit geöffneten Augen im Bett, geht im Zimmer auf und ab oder verlässt es, reagiert kaum auf Ansprache und ist vorübergehend desorientiert. Zum Ablauf besteht eine Amnesie.
- Bei Somnambulismus sollte stets eine Verhaltensberatung erfolgen, um Verletzungen vorzubeugen, v. a. die Sicherung des Schlafzimmers. Bei häufigem Schlafwandeln kann das tiefschlafreduzierende BZD *Clonazepam* (0,5–2 mg) verordnet werden.
- Differenzialdiagnostisch muss bei Bewegungsstörungen im Schlaf bei jüngeren Patienten eine Epilepsie ausgeschlossen werden.

Pavor nocturnus

- Pavor nocturnus ist an den Tiefschlaf gebunden und geht mit einer vegetativen und emotionalen Erregung und vorübergehender Desorientierung einher. Pavor nocturnus findet sich zumeist bei Kindern und Jugendlichen.
- Bei ausgeprägtem Pavor nocturnus kann *off label Clonazepam* (Rivotril 0,5–2 mg), alternativ auch *Alprazolam*, *Diazepam* und *Imipramin* gegeben werden.

Schlafbezogene Essstörung

- Bei der schlafbezogenen Essstörung treten während der Hauptschlafperiode wiederholt Episoden unbewussten exzessiven oder gefährlichen Essens und Trinkens auf. Es werden auch ungenießbare oder toxische Speisen verzehrt. Während der Suche nach oder der Zubereitung von Nahrung kann gefährliches Verhalten auftreten. Wiederholtes Essen hochkalorischer Nahrung kann sich ungünstig auf die Gesundheit auswirken. Für diese Ereignisse besteht eine teilweise oder komplette Amnesie. Es gibt Berichte über eine gute Wirksamkeit von SSRI (*Fluoxetin*, *Fluvoxamin*, *Paroxetin*), das Anfallssuppressivum *Topiramat* und *Clonazepam* (Chiaro et al. 2015).

5.5.2 REM-Schlaf-bezogene Parasomnien

REM-Schlaf-Verhaltensstörung Bei der REM-Schlaf-Verhaltensstörung ist die physiologische Atonie der quergestreiften Muskulatur während der REM-Episoden v. a. infolge neurodegenerativer Prozesse gestört. Im REM-Schlaf tritt einfaches oder komplexes, z. T. auch eigen- und fremdgefährdendes Verhalten (u. a. Schreien, Murmeln, Weinen, Singen, Um-sich-Schlagen, Treten) auf. REM-Schlaf-Verhaltensstörungen treten bei zwei Dritteln der Patienten mit degenerativen Erkrankungen (Parkinson-Krankheit, Demenz) als Vorboten auf (Högl et al. 2022; Schenck 2024). Auch im Rahmen des Anti-IgLON5-Syndroms können neben Bewegungs- und Hirnstammsymptomen REM-Schlaf-Verhaltensstörungen und OSA auftreten. Bei diesem Syndrom handelt es sich um eine Autoimmunenzephalitis, bei der Antikörper gegen das neuronale Zelladhäsionsmolekül IgLON5 in Serum und Liquor nachgewiesen werden (Niederschweiberer et al. 2022).

- Mittel der Wahl ist *Clonazepam* (Rivotril 0,5–2 mg 30 min vor dem Schlafengehen).
- Bei Kontraindikation wegen gleichzeitiger Schlafapnoe oder Demenz kann *Melatonin* (3–12 mg 2 h vor dem Schlafengehen) gegeben werden.
- *Pramipexol* (bis 1,5 mg) ist eine dritte Option.
- Die Umgebung muss gesichert werden.
- Bis zu 50 % der Patienten mit Anti-IgLON5-Syndrom sprechen auf Immuntherapien (Steroide, Immunglobuline, Plasmapherese/Immunadsorption) an.

Rezidivierende isolierte Schlaflähmung Die rezidivierende isolierte Schlafparalyse ist gekennzeichnet durch wiederholte Episoden der Unfähigkeit, den Rumpf und alle Gliedmaßen zu Beginn des Schlafes (hypnagog) oder beim Aufwachen (hypnopomp) zu bewegen. Typischerweise dauern diese Episoden wenige Sekunden bis wenige Minuten. Sie verursachen klinisch signifikanten Stress, einschließlich der Angst vor dem Schlafengehen oder vor dem Schlaf. Die Episoden dürfen nicht im Zusammenhang mit anderen Schlafstörungen wie der Narkolepsie oder der Einnahme von Medikamenten und anderen Substanzen stehen. Halluzinationen können während der Episoden auftreten.

- Zur Behandlung gehört zunächst Schlafhygiene wie feste Zeiten für das Zubettgehen und Aufstehen, Verzicht auf Alkohol und Koffein vor dem Zubettgehen sowie die Vermeidung von Bauch- und Rückenlage.
- Es gibt Berichte über die Wirksamkeit der Off-label-Gabe von REM-supprimierenden Antidepressiva (*Clomipramin*, *Imipramin* und *Fluoxetin*) sowie von *Natriumoxybat* (Sharpless 2016).

Albtraum-Störung In Albträumen werden lebensbedrohliche Ängste erlebt. Sie treten v. a. im REM-Schlaf in den frühen Morgenstunden auf. Beim Erwachen ist der Betroffene orientiert.

- Verschiedene verhaltenstherapeutische Verfahren reduzieren die Häufigkeit von Albträumen.
- Es gibt positive therapeutische Fallberichte zu *Clonidin*, *Doxazosin*, *Olanzapin*, *Quetiapin* und *Trazodon*.

5.6 Medikamente zur Behandlung von schlafbezogenen Bewegungsstörungen

Schlafbezogene Bewegungsstörungen sind in erster Linie durch relativ einfache, meist stereotype Bewegungen gekennzeichnet, die den Schlaf oder dessen Beginn stören. Durch die Unvereinbarkeit von ausgeprägter Bewegung und Schlaf kommt es häufig zu Schlafstörungen und erhöhter Tagesschläfrigkeit. Die häufigste Störung ist das **Restless-Legs-Syndrom (RLS)**, das zwar primär im Wachzustand erlebt wird, aber zu den schlafbezogenen Bewegungsstörungen gezählt wird, weil es fast immer auch **periodische Gliedmaßenbewegungen** während des Schlafs beinhaltet.

5.6.1 Restless-Legs-Syndrom (RLS)

Beim **Restless-Legs-Syndrom** (RLS) wird das Einschlafen durch einen Bewegungsdrang aufgrund von Missempfindungen in den Extremitäten, v. a. den Beinen, gestört. Die sensiblen Störungen oder Schmerzen treten ausschließlich in Ruhe auf und werden durch Bewegung gebessert oder sistieren. Eine zirkadiane Rhythmik mit Überwiegen aller Symptome am Abend und in der Nacht ist typisch. Die gestörte Nachtruhe führt zu erheblichen Ein- und Durchschlafstörungen mit resultierender Tagesmüdigkeit und Erschöpfung. RLS ist zu 80 % mit **periodischen Extremitätenbewegungen im Schlaf** (***periodic limb movement disorder*** [PLMD]) assoziiert.

Bezüglich der Schwere der Symptomatik kann zwischen einen intermittierend auftretenden RLS, einem chronisch persistierenden RLS und einem therapierefraktären RLS unterschieden werden (Silber et al. 2021).

Früher wurde zwischen **idiopathischen** und **symptomatischen** Formen unterschieden. Diese Unterteilung wurde in der neuen *S2k-Leitlinie* durch ein Konzept ersetzt, nach welchem das Krankheitsbild RLS durch Interaktionen zwischen genetischen, sozioökonomischen und Umweltfaktoren sowie Komorbiditäten entsteht, weshalb die Bezeichnung „sekundäres RLS“ durch „komorbides RLS“ ersetzt werden soll (Heidbreder et al. 2022). Komorbide Formen des RLS kommen u. a. bei Polyneuropathie, Niereninsuffizienz, rheumatischer Polyarthritis, Parkinson-Krankheit, spinalen Erkrankungen, Multipler Sklerose, Schlafapnoe, Narkolepsie, Varikosis, Hyper- und Hypothyreosen, Vitamin-B_{12}- und Folsäuremangel sowie Eisenmangelanämie vor. Über 50 % der Patienten mit einem RLS ohne komorbide Erkrankung haben eine positive Familienanamnese. In genomweiten Assoziationsstudien wurden genetische Risikovarianten in verschiedenen Genregionen identifiziert.

▪ Diagnostische Strategien

Die Diagnose des RLS wird klinisch gestellt und fußt auf den folgenden Kriterien: Bewegungsdrang der Beine, Besserung bei Bewegung, Auftreten in Ruhe und vornehmlich am Abend sowie in der Nacht, die Symptome können nicht vollständig durch die Symptome von anderen gleichzeitig bestehenden Erkrankungen oder Verhaltensweisen erklärt werden.

Die Bestimmung des Eisenstoffwechsels (Serumferritin, Transferrinsättigung, Eisen und Eisenbindungskapazität) und des Blutbildes soll bei allen Personen mit RLS durchgeführt werden, sowohl zum Zeitpunkt der Diagnose und bei Therapiebeginn als auch immer dann, wenn es im Verlauf zu einer Verschlechterung der RLS-Symptomatik kommt.

Die Durchführung einer Polysomnographie ist nicht zwingend erforderlich. Sie kann jedoch hilfreich sein, da der Nachweis einer PLMD (s. unten) die Diagnosestellung eines RLS unterstützt, und wenn andere Erkrankungen (schlafbezogene Atmungsstörungen, Parasomnien, Hypersomnien, Insomnien) ausgeschlossen werden sollen (Heidbreder et al. 2022).

▪ Therapiestrategien und Vorgehen

Der Beginn der medikamentösen Therapie soll sich nach der Beeinträchtigung der Lebensqualität und der Schlafqualität richten und möglichst spät einsetzen. Vor Beginn der medikamentösen RLS-Therapie sollen auslösende Faktoren wie Alkohol, Koffein vermieden werden und antihistaminerge, serotonerge und antidopaminerge Medikamente, die ein RLS verstärken können, abgesetzt oder ersetzt werden (Winkelman et al. 2024a).

Liegen komorbide Erkrankungen vor, soll deren Therapie – wenn möglich – optimiert werden (Heidbreder et al. 2022; Silber et al. 2021). Bei Patienten mit Parkinson-Krankheit und RLS zeigte z. B. die Tiefenhirnstimulation bei der Hälfte der Patienten eine Verbesserung des RLS um wenigstens 50 % und bei mehr als einem Viertel der Patienten ein Sistieren der Symptome (Klepitskaya et al. 2018). Auch die endovaskuläre Laserablation (ELA) konnte die RLS-Symptome bei einer hohen Anzahl von Patienten mit oberflächlicher venöser Insuffizienz bessern (Hayes et al. 2008).

Bei Eisenmangel ist die orale oder intravenöse **Eisensubstitution** indiziert. Wenn die Eisensubstitution nicht ausreicht oder deren Indikation nicht gegeben ist, sollte bei intermittierendem RLS eine Therapie bei Bedarf, z. B. bei vorhersehbaren Situationen (Flugreisen etc.), bevorzugt werden. Hier kann auch *L-Dopa/Benserazid* eingesetzt werden (Garcia-Borreguero und Cano-Pumarega 2017). Bei leichten Formen ist auch geistige und körperliche Aktivität förderlich.

Bei einem chronisch persistierenden RLS sollte eine Therapie mit einem **DA-Agonisten** oder einem **Gabapentinoid** (α_2-δ-Liganden) begonnen werden, wobei letztere in Deutschland, Österreich und der Schweiz *off label* sind. Während die neue *S2k-Leitlinie* empfiehlt, die Therapie des RLS mit einem Gabapentoid oder einem Non-Ergot-DA-Agonisten zu beginnen (Heidbreder et al. 2022), wird vom Beirat der *RLS Foundation* und der *American Academy of Sleep Medicine* der Therapiebeginn mit Gabapentinoiden als Mittel der ersten Wahl angesehen, sofern keine Kontraindikationen vorliegen (Silber et al. 2021; Winkelman et al. 2024b).

5

Die folgenden Faktoren sind hilfreich, um zwischen einem Therapiebeginn mit DA-Agonisten und Gabapentinoiden zu entscheiden (Trenkwalder et al. 2015). Eine erhöhte Anzahl von periodischen Beinbewegungen in der Nacht oder motorische Symptome tagsüber sowie eine zusätzlich vorliegende Depression sprechen für einen Therapiebeginn mit DA-Agonisten. Im Gegensatz dazu sind zusätzlich vorliegende Schmerzen, Polyneuropathie, Angststörungen und das frühere Auftreten einer Impulskontrollstörung Hinweise für eine Therapie mit Gabapentinoiden.

Bei refraktärem RLS kann eine Kombination mit DA-Agonisten und Gabapentinoiden erwogen werden (Silber et al. 2021).

Liegt eine Augmentation vor (Ausweitung oder Verstärkung des RSL unter *L-Dopa* oder DA-Agonisten, s. unten) oder ist der Effekt der Therapie nicht ausreichend, kann ein Opioid allein oder in Kombinationstherapie eingesetzt werden. Die Kombination ***Oxycodon/Naloxon*** ist als Therapie der zweiten Wahl bei Versagen anderer Therapien zugelassen. Wenn ein DA-Agonist allein das RLS nicht ausreichend bessert, sollte eine Kombination mit einem Gabapentinoid oder einem Opioid erfolgen. Die Kombination eines Gabapentinoids mit einem Opioid sollte jedoch mit äußerster Vorsicht angewandt werden, da eine Atemdepression auftreten kann (Heidbreder et al. 2022).

▪ Weitere medikamentöse Therapiemöglichkeiten

BZD oder Non-BZD (z. B. *Temazepam*, *Zolpidem*, *Eszopiclon*) werden zur Therapie des intermittierenden RLS eingesetzt, insbesondere wenn zusätzlich andere Gründe für Schlafstörungen vorliegen. Wahrscheinlich behandeln BZD eher die begleitende Insomnie und Ängstlichkeit als die sensorischen und motorischen Symptome des RLS (Silber et al. 2021). Aufgrund der möglichen Toleranzentwicklung sollte jedoch ein längerfristiger Einsatz möglichst vermieden werden.

Suvorexant, ein Orexinantagonist (in den USA Zulassung bei RLS), hat in einer Studie eine gute Wirkung auf die mittels Fragebögen gemessene Insomnie gezeigt, war jedoch ohne Einfluss auf die Aktigraphie (Winkelman et al. 2024a).

Eine RCT zeigt, dass die Injektion von ***Botulinumtoxin A*** die RLS-Symptome für mindestens 4 Wochen verbessert. Hierbei wurden 100 Einheiten *Botolinumtoxin A* oder Salzlösung als Plazebo in den M. tibialis anterior, den M. biceps femoris und den M. gastrocnemius bds. injiziert (Mittal et al. 2018).

Phytopharmaka: Eine Metaanalyse weist darauf hin, dass Paeoniae Radix (Pfingstrosenwurzel) eine nebenwirkungsarme Therapie des RLS darstellt. Aufgrund methodischer Schwächen der Originalarbeiten kann jedoch keine Empfehlung abgegeben werden. Weiterhin erbrachte eine polysomnographisch kontrollierte Fallserie mit *Bryophyllum pinnatum* bei RLS positive Ergebnisse.

▪ Nichtmedikamentöse Therapien

Die **bilaterale Hochfrequenzstimulation** des N. peroneus zeigt einen moderaten Effekt in 2 RCT (Charlesworth et al. 2023).

Zusätzlich oder bei leichteren Verläufen als Monotherapie kann **spinale Gleichstromtherapie**, **Infrarotlichttherapie** und **Bewegungstraining** empfohlen werden. **Schlafhygiene** ist bei allen Schlafstörungen als sinnvoll anzusehen, wobei es jedoch bisher für RLS keine evidenzbasierten Daten gibt (Heidbreder et al. 2022).

Eine Metanalyse weist auf eine geringe Wirksamkeit der **Wärmetherapie** hin, wobei das Patientenkollektiv in den 6 ausgewerteten Studien heterogen war (Mohammadi und Raygani 2023).

Pneumatische Kompression und **Akupunktur** können aufgrund einer unzureichenden Datenlage derzeit nicht empfohlen werden. Keine ausreichende Evidenz für eine Wirksamkeit liegt bisher für den Einsatz von **Cannabinoiden** und **Magnesium** vor (Heidbreder et al. 2022).

Bei RLS in der Schwangerschaft und im Jugendalter wird auf die Literatur, z. B. die *Leitlinie Restless Legs Syndrom* oder die Stellungnahme des Beirats der *RLS Foundation*, verwiesen (Heidbreder et al. 2022; Silber et al. 2021).

Eisensubstitution

Da Metaanalysen die Wirksamkeit einer oralen und einer intravenösen Eisensubstitution (Qadri et al. 2024) bestätigen und mittels Kernspintomogramm nachgewiesen werden konnte, dass auch der Eisengehalt im Gehirn ansteigt (Bae et al. 2023), sollte bei der initialen Therapie eines RLS und einem Ferritinwert ≤ 75 µg/l eine orale Eisensubstitution mit 80–100 mg Eisenionen (Fe^{2+}, entspricht 325 mg Eisen-II-Sulfat) zweimal täglich mit jeweils 100 mg Vitamin C zur besseren Resorption erfolgen. Zum Nachweis eines Eisenmangels sollten Eisen, Blutbild, Ferritin, Eisenbindungskapazität und Transferrinsättigung morgens nüchtern bestimmt werden (Heidbreder et al. 2022). Akute und chronische Entzündungen sowie Malignome können den Ferritinspiegel erhöhen. In diesen Fällen ist eine Transferrinsättigung < 20 % ein besseres Maß für das Eisendefizit (Silber et al. 2021). Bei mittel- bis schwergradigem RLS oder oraler Eisenunverträglichkeit bzw. Kontraindikation wird bei einem Ferritinwert ≤ 75 µg/l oder einer Transferrinsättigung < 20 % eine i. v.-Behandlung mit Ferrocarboxymaltose (FCM) einmal 1000 mg oder 500 mg zweimal innerhalb einer Woche durchgeführt (Heidbreder et al. 2022). Hierbei soll das Ferritin < 300 µg betragen und die Transferrinsättigung bei < 40 % liegen, um eine mögliche Eisenüberladung (z. B. durch Kumulation von Eisen in der Leber) zu vermeiden. 12 Wochen nach i. v.-Administration von FCM sollte eine Laborkontrolle der Eisenstoffwechselparameter und eine klinische Evaluation erfolgen, da nach diesem Behandlungszeitraum in einer RCT eine signifikante Verbesserung der RLS-Symptomatik berichtet wurde (Trenkwalder et al. 2017).

Eisensubstitution bei RLS – praktische Durchführung

Zur **oralen Eisensubstitution** stehen alle Eisenpräparate zur Verfügung, die zur Behandlung einer Eisenmangelanämie zugelassen sind (z. B. Ferro sanol duodenal). Häufige NW der oralen Eiseneinnahme sind v. a. gastrointestinale Beschwerden, Diarrhö, Obstipation, Sodbrennen, Erbrechen und Nausea. Selten treten reversible Verfärbungen der Zähne und Überempfindlichkeitsreaktionen (z. B. Hauterscheinungen, Exanthem, Hautausschlag und Urtikaria) auf. Kontraindiziert sind orale Eisenpräparate bei Ösophagusstriktur, hereditären Hämochromatosen (Typ 1–4), sekundären Hämosiderosen (bei chronischer Hämolyse mit Zeichen der Eisenüberladung, bei Thalassämie und anderen Hämoglobinopathien), Eisenverwertungsstörungen (z. B. sideroachrestische Anämien, Bleianämien), wiederholten oder chronischen Bluttransfusionen. Die Resorption der oralen Eisenpräparate ist bei gastrointestinalen Erkrankungen, nach bariatrischen chirurgischen Eingriffen und chronischen Entzündungen vermindert oder aufgehoben. Folgende Substanzen reduzieren die Eisenresorption: in pflanzlichen Nahrungsmitteln (z. B. Getreideprodukten und Gemüse) enthaltene Substanzen, die mit Eisen Komplexe bilden (z. B. Phytate, Oxalate und Phosphate), sowie Bestandteile von Kaffee, Tee, Milch und Cola-Getränken, kalziumhaltige Nahrungsmittel und Getränke, Bisphosphonate, Colestyramin oder Ca^{2+}-, Mg^{2+}-, Al^{3+}-haltige Arzneimittel (z. B. Antazida, Kalzium- und Magnesiumsalze), Protonenpumpenhemmer und Tetrazykline. Deshalb sollten Eisenpräparate möglichst auf nüchternen Magen eingenommen werden. Eisenpräparate hemmen die Resorption der folgenden Substanzen: Bisphosphonate, Penicillamin, orale Goldverbindungen, *L-Methyldopa*, *L-Dopa*, *L-Thyroxin*, Fluorchinolone und Tetrazykline. Bei gleichzeitiger Behandlung mit diesen Substanzen sollte ein Abstand zur Einnahme der Eisenpräparate von bis zu 4 h eingehalten werden.

Dosierungen ab 20 mg Fe^{2+}/kg KG können bereits zu Intoxikationserscheinungen führen. Bei Dosierungen ab 60 mg Fe^{2+}/kg KG muss mit dem Auftreten schwerer toxischer Wirkungen gerechnet werden. Vergiftungen durch Dosierungen von 200–400 mg Fe^{2+}/kg KG führen unbehandelt zum Tode. Eine Eisenvergiftung kann in Phasen ablaufen. In der ersten Phase, ca. 30 min bis 5 h nach oraler Aufnahme, kommt es zu Symptomen wie Unruhe, Magenschmerzen, Nausea, Erbrechen und Diarrhö. Der Stuhl ist teerartig schwarz gefärbt, das Erbrochene kann Blut enthalten. Es können sich Schock, metabolische Azidose und Koma entwickeln. Oft tritt danach eine scheinbare Erholungsphase ein, die bis zu 24 h anhalten kann. Danach kommt es erneut zu Diarrhö, Schock und Azidose. Nach Krämpfen, Cheyne-Stokes-Atmung, Koma und Lungenödem kann der Tod eintreten. Als spezifisches Antidot steht Deferoxamin (Desferal) zur Verfügung.

Die **Eisenpräparate zur i. v.-Anwendung** sind zur Behandlung von Eisenmangelzuständen zugelassen, wenn orale Eisenpräparate unwirksam sind oder nicht angewendet werden können (z. B. FCM [Ferinject]). FCM sollte nur angewendet werden, wenn in der Erkennung und Behandlung anaphylaktischer Reaktionen geschulte Fachkräfte unverzüglich verfügbar sind und die kardiopulmonale Reanimation durch eine entsprechende Ausrüstung sichergestellt ist. Der Patient sollte für mindestens 30 min nach jeder FCM-Gabe hinsichtlich des Auftretens von NW beobachtet werden. Die maximal empfohlene kumulative Dosis von FCM beträgt 1000 mg Eisen (z. B. 20 ml Ferinject) pro Woche.

Kontraindikationen sind: schwere bekannte Überempfindlichkeit gegen andere parenterale Eisenpräparate, nicht durch Eisenmangel bedingte Anämie, z. B. bei sonstigen Formen der mikrozytären Anämie, Anhaltspunkte für eine Eisenüberladung oder Eisenverwertungsstörungen.

Häufige NW sind: Hypophosphatämie, Kopfschmerzen, Schwindel, Flush, Hypertonie, Übelkeit, Reaktionen an der Injektions-/Infusionsstelle. Gelegentlich treten auf: Überempfindlichkeit, Parästhesie, Dysgeusie, Tachykardie, Hypotonie, Dyspnoe, Erbrechen, Dyspepsie, Abdominalschmerz, Verstopfung, Diarrhö, Pruritus, Urtikaria, Erythem, Ausschlag, Myalgie, Rückenschmerzen, Arthralgie, Schmerz in einer Extremität, Muskelspasmen, Fieber, Müdigkeit, Schmerzen im Brustkorb, peripheres Ödem, Schüttelfrost, vorübergehender Abfall der Serumphosphatspiegel, Anstieg der Leberenzyme, der Laktatdehydrogenase und der alkalischen Phosphatase. Seltene NW sind: anaphylaktoide/anaphylaktische Reaktionen, Verlust des Bewusstseins, Angst, Phlebitis, Synkope, Präsynkope, Bronchspasmen, Flatulenz, Angioödem, Blässe, Gesichtsödem, Unwohlsein, grippeähnliche Symptome (die innerhalb weniger Stunden oder mehrerer Tage einsetzen können).

L-Dopa

> *L-Dopa* wird zunehmend nur noch zur Diagnose des RLS und als Bedarfsmedikation mit einer maximalen Dosis von 100 mg empfohlen.

Wirksam sind sowohl beim idiopathischen als auch beim komorbiden RLS die Kombinationspräparate aus ***L-Dopa plus Benserazid***, einem Inhibitor der aromatischen Aminosäuredecarboxylase (AADC), wovon es unretardierte (Restex) und retardierte Formen (Restex retard) gibt. Durch die AADC-Inhibition wird die Umwandlung von *L-Dopa* zu DA in der Peripherie verhindert, damit *L-Dopa* die Blut-Hirn-Schranke überwinden kann. Vorteile von *L-Dopa* sind der schnelle Wirkungseintritt (innerhalb einer Stunde) und die gute Steuerbarkeit.

Neben einer verbesserten Schlafqualität (Reduktion der Aufwachhäufigkeit und Abnahme der Gesamtwachzeit) nehmen unter der Behandlung die PLMS deutlich ab. Aufgrund der hohen Augmentationsraten bei täglich verabreichten *L-Dopa*-Dosierungen, insbesondere bei Dosen ≥ 200 mg, soll *L-Dopa* nicht zur kontinuierlichen Therapie eingesetzt werden (Winkelmann et al. 2018).

Dopaminagonisten

Unter den DA-Agonisten werden Ergot- und Nicht-Ergot-DA-Agonisten unterschieden. Die Ergot-DA-Agonisten können unter der Langzeittherapie Herzklappenfibrosen auslösen, sodass ihr Einsatz – wenn überhaupt – nur unter echokardiographischer Kontrolle erfolgen soll.

Die **Nicht-Ergot-DA-Agonisten** *Pramipexol*, *Ropinirol* und *Rotigotin* (Dosis ▶ 5.10.17, ▶ 5.10.19 und ▶ 5.10.20, Präparate) werden als Therapie der ersten Wahl empfohlen, wenn eine PLMD zusammen mit depressiver Symptomatik auftritt. Zur Behandlung von RLS steht auch eine transdermale Verabreichung des Nicht-Ergot-DA-Agonisten *Rotigotin* zur Verfügung. Vorteile des Pflasters sind ein fehlender First-pass-Effekt in der Leber, ein gleichmäßigerer Plasmaspiegel und ein geringeres Risiko einer Augmentation. Die Retardform von *Ropirinol* oder *Pramipexol* kann *off label* angewendet werden. In einer Metaanalyse zeigte *Pramipexol* im Vergleich zu *Rotigotin* eine gleich gute, im Vergleich zu *Ropinirol* eine bessere Wirksamkeit.

Bei Patienten mit **unzureichendem Ansprechen** auf einen Nicht-Ergot-DA-Agonisten (*Pramipexol*, *Ropinirol*, *Rotigotin*) oder bei Notwendigkeit einer hohen Dosis zur Symptomkontrolle sollte auf ein Gabapentinoid (*Pregabalin*, *Gabapentin* [Gabapentin enacarbil nur in USA zugelassen]) umgestellt werden oder eine Kombinationstherapie durchgeführt werden, um DA Agonisten einzusparen.

▪ Augmentation bei RLS

Die Augmentation – ein im Tagesverlauf früheres Auftreten, eine Intensitätszunahme tagsüber oder eine Ausweitung der RLS-Symptome auf andere Körperteile bei Einnahme von *L-Dopa* oder DA-Agonisten – stellt eine wesentliche Komplikation in der längerdauernden Behandlung des RLS dar. Die Augmentation tritt häufiger bei höheren Dosen von *L-Dopa*, DA-Agonisten und erniedrigtem Ferritinserumspiegel auf. Bei Auftreten einer Augmentation sollte erneut ein Eisenmangel ausgeschlossen werden und bei einem Ferritin-Wert ≤ 75 µg/l oder bei Transferrin-Sättigung 20 % Eisen substituiert werden. *L-Dopa* sollte abgesetzt werden. Die Therapie mit einem DA-Agonisten sollte reduziert oder auf einen lang wirksamen DA-Agonisten und/oder Gabapentinoide umgestellt werden. Bei unzureichender Sypmtomkontrolle sollte ein Opioid allein oder in Kombinationstherapie eingesetzt werden (Heidbreder et al. 2022; Li et al. 2023).

Bei über 40 % der mit DA-Agonisten behandelten Patienten kommt es zu einer Augmentation. Dann sollte auf einen lang wirksamen DA-Agonisten, z. B. *Rotigotin*-Pflaster, auf ein Gabapentinoid (*Gabapentin* oder *Pregabalin*) oder bei nicht ausreichender Wirksamkeit auf Opioide umgestellt werden.

Als **Risiken** unter DA-Agonisten sind Hypersexualität, pathologisches Spielen und Zwangsstörungen beschrieben, wobei Patienten mit psychiatrischen Erkrankungen, besonders Suchterkrankungen in der Vorgeschichte, gefährdet sind. Weiterhin besteht die Gefahr plötzlicher Einschlafattacken. Insomnie kann sich einstellen, da DA-Agonisten mit dem Tiefschlaf interferieren.

Gabapentinoide (α_2-δ-Liganden)

Eine Alternative zur Therapie mit DA-Agonisten ist die Therapie mit den Gabapentinoiden *Pregabalin* und *Gabapentin* (*off label*). Beide sind auch bei neuropathischen Schmerzen, Epilepsie und *Pregabalin* auch bei Angststörungen wirksam.

Pregabalin, ein Analog der γ-Aminobuttersäure (▶ 4.2 und ▶ 4.12.15, Präparat), war in mehreren RCT bei RLS wirksam. Die Dosierungen reichten von 50–600 mg, wobei mit 150 mg eine signifikante Verbesserung erreicht wurde. In höheren Dosen wurde eine hohe NW-Rate berichtet. Eine Metaanalyse der vorhandenen RCT zeigte, dass *Pregabalin*, *Gabapentin enacarbil* und *Rotigotin* die gleiche Wirksamkeit aufweisen (Iftikhar et al. 2017).

Gabapentin kann die Symptome bei moderatem bis schweren RLS verbessern und wird als primäre oder sekundäre Therapie empfohlen (300–1200 mg/d). Die Prodrug *Gabapentin enacarbil* (in USA zugelassen) zeigt reliablere Plasmaspiegel und reduziert ebenso wie *Gabapentin* die RLS-Symptomatik. Höhere Dosen weisen bessere Effekte auf.

Als **Nebenwirkungen** treten unter den Gabapentinoiden (α_2-δ-Liganden) Schwindel, Tagesmüdigkeit und Fatigue auf, sodass eine langsame Aufdosierung empfohlen wird. Ein Problem mit der Anwendung von *Gabapentin* stellt die variable intestinale Resorption dar. NW zu *Pregabalin* ▶ 4.12.15, Präparat.

Oxycodon/Naloxon

Wenn eine Therapie mit dopaminergen Substanzen und Gabapentinoiden nicht ausreicht, um die Symptome zu kontrollieren, können Opioide eingesetzt werden. Eine RCT zeigt, dass ein schweres RLS nach Versagen der dopaminergen Therapie durch eine Kombination von *Oxycodon* und *Naloxon* in Retardform gut behandelt werden kann (Trenkwalder et al. 2013). Weitere größere RCT mit Opioiden liegen nicht vor. *Oxycodon* ist ein Opioidanalgetikum, das an verschiedenen Opioidrezeptoren im Gehirn als Agonist wirkt. *Naloxon* ist dagegen ein reiner kompetitiver Opioidantagonist, der einer opioidinduzierten Obstipation entgegenwirkt, indem es die Wirkung von *Oxycodon* auf die Opioidrezeptoren im Darm lokal blockiert.

Die Fixkombination aus retardiertem *Oxycodon/Naloxon* erwies sich bei RLS als gut verträglich. Eine Augmentation wurde über ein Jahr nicht beobachtet. Entzugssymptome traten bei drei Patienten auf. Aufgrund der obigen Studie wurde die Retardform von *Oxycodon/Naloxon* in Europa als *second line* zur RLS-Therapie zugelassen. Auch andere Opioide (*Tramadol, Codein, Morphin CR, Hydrocodon* und *Methadon*) sind wirksam (Silber et al. 2021). Augmentationen sind unter Opioiden bisher v. a. anhand von Fallbeispielen unter *Tramadol* beschrieben worden, wobei *Tramadol* als einziges Opioid eine serotonerge Wirkkomponente aufweist und deshalb bei RLS nicht eingesetzt werden sollte (Heidbreder et al. 2022).

5.6.2 Störung der periodischen Extremitätenbewegung im Schlaf (PLMD)

Die **PLMD** ist durch kurze stereotype Bewegungen bzw. Muskelkontraktionen im Bein mit einem Rhythmus von 20–60 s gekennzeichnet. In der Polysomnographie können periodische Bewegungen von Beinen und Armen im Schlaf (PLMS) oder im Wachen (PLMW) auch ohne typische RLS-Symptomatik (insbesondere Bewegungsdrang) beobachtet werden. Die Indikation zur Therapie der PLMD ergibt sich nach der Abklärung im Schlaflabor aus der subjektiven Beeinträchtigung durch Schlafstörungen und ihrer Konsequenzen für die Tagesbefindlichkeit.

5.6.3 Schlafbezogener Bruxismus (Zähneknirschen)

Schlafbezogener Bruxismus ist durch rhythmische (phasische oder tonische) Kiefermuskelkontraktionen während des Schlafs gekennzeichnet. Diese Kontraktionen erzeugen zähneknirschende Geräusche und können so schwerwiegend sein, dass sie zu erheblichem Leidensdruck und Beeinträchtigungen (z. B. durch häufige Schlafstörungen) oder zu erheblichen Schäden an den Zähnen führen. Bei Bruxismus sollte neben Entspannungsverfahren eine Vorstellung beim Zahnarzt (Verordnung einer Aufbissschiene) erfolgen. Eine medikamentös unterstützende Therapie wird mit 0,3 mg *Clonidin* (▶ 7.4.6. Präparat) und kurzfristig mit BZD vorgeschlagen.

5.7 Substanz-/medikamenteninduzierte Schlafstörungen

Die Diagnose Substanz-/medikamenteninduzierte Schlafstörung existiert in der ICD-11 nicht als übergeordnete Kategorie, sondern wird lediglich bei einigen Schlaf-Wach-Störungen, jedoch nicht bei den Insomnien, als eigenständige Kategorie aufgeführt. Aus Gründen der Übersichtlichkeit und Vollständigkeit wird daher hier die Kategorie der Schlafstörungen durch Substanzen des DSM-5 übernommen. Diese schließt durch Alkohol, Koffein, Kokain und Tabak induzierte Schlafstörungen ein. In diesem Abschnitt werden nur Schlafstörungen in Zusammenhang mit AM aufgeführt.

Substanz-/medikamenteninduzierte Insomnie Eine potenziell schlafstörende Wirkung haben aktivierende Antidepressiva (z. B. MAOH, SSRI, SNRI, NDRI, *Reboxetin*), Amfetamine, Antiasthmatika (z. B. *Clenbuterol*), Antibiotika (z. B. Makrolide, Gyrasehemmer), Anticholinergika, Antihypertensiva (z. B. β-Rezeptorenblocker, Kalziumantagonisten, ACE-Hemmer, *Clonidin*, *Urapidil*), Antiparkinsonmittel (z. B. *L-Dopa*, *Bromocriptin*), Chemotherapeutika, kurz wirksame Hypnotika (über Rebound-Phänomen), Interferone, Koffein, Kontrazeptiva, *Kokain*, Kortikosteroide, Migränetherapeutika (z. B. *Methysergid*), Nikotin, aktivierende Nootropika (z. B. *Piracetam*), Sympathomimetika (z. B. *Ephedrin*), *Theophyllin*, *Thyroxin*.

5

Substanz-/medikamenteninduzierte Hypersomnie Akute Intoxikationen mit Hypnotika führen zur Hypersomnie.

Substanz-/medikamenteninduzierte Parasomnie *Citalopram, Mirtazapin, Paroxetin, Donepezil, Galantamin, Risperidon, Ketamin, Tasimelteon, Metoprolol, Propranolol, Atorvastatin, Valsartan, Rimonabant* und direkt wirkende antivirale Medikamente können Albträume induzieren. Schlafwandeln wurde unter Non-BZD-Hypnotika und anekdotisch auch unter *Amitryptilin*, *Paroxetin*, *Fluoxetin*, *Mirtazapin*, *Reboxetin*, *Bupropion*, *Lithium*, *Quetiapin*, *Olanzapin*, *Chlorprothixen*, *Topiramat*, *Propranolol*, *Metoprolol*, *Efavirenz*, und *Ciprofloxacin* sowie unter *Asenapin* und *Natriumoxybat* beobachtet. BZD- und Non-BZD-Hypnotika können komplexe Handlungen wie *sleep driving* verursachen, ▸ 5.1.7. *Sleep driving* wurde auch nach Einnahme von *Natriumoxybat* berichtet. REM-Schlaf-Verhaltensstörung kann insbesondere durch Antidepressiva (*Amitryptilin*, *Clomipramin*, *Duloxetin*, *Fluoxetin*, *Imipramin*, *Mirtazapin*, *Paroxetin*, *Sertralin*, *Trimipramin*, *Venlafaxin*), *Selegin* (MAO-B-Hemmer), *Lamotrigin*-Entzug, *Bisoprolol* und Alkohol, Schokolade sowie Kaffee induziert werden. Die schlafbezogene Essstörung wurde unter *Bupropion*, *Mirtazapin*, *Aripiprazol*, *Olanzapin*, *Zolpidem* und *Natriumoxybat* beobachtet (Dumont et al. 2024).

Substanz-/medikamenteninduzierte Albtraum-Störung β-Rezeptorenblocker, α-Agonisten und *Paroxetin* können u. a. Albträume induzieren.

Substanz-/medikamenteninduziertes Restless-Legs-Syndrom Psychopharmakabedingtes RLS kann verursacht werden durch: TZA (besonders *Amitriptylin*, aber auch *Clomipramin*, *Imipramin*, *Trimipramin*), SSRI (besonders *Fluoxetin* und *Paroxetin*, aber auch *Citalopram*, *Escitalopram*, *Sertralin*), *Venlafaxin*, *Mirtazapin* und *Mianserin* (sehr häufig), Antipsychotika, Anfallssuppressiva, *Lithium* und *Natriumoxybat*. Auch unter *Metoclopramid*, Interferon-α, H_2-Rezeptorenblockern, *L-Thyroxin*, *Flunarizin*, Saccharin, *Tramadol*, Koffein und Alkohol kann RLS auftreten. PLMS kann unter vielen Antidepressiva auftreten (Dumont et al. 2024).

Substanz-/medikamenteninduzierte Schlafapnoe Orale Kortikosteroide, auch gering dosiert und kurzfristig eingenommen, können Schlafapnoe induzieren.

5.8 Medikamente zur Behandlung der Enuresis nocturna

Enuresis nocturna wird diagnostiziert bei zumeist unwillkürlichem nächtlichem Harndrang bei Kindern ab einem Lebens- und geistigem Alter von etwa 5 J. Organische Grunderkrankungen müssen ausgeschlossen werden. Die Störung galt traditionell auch als Parasomnie; da die Enuresis nocturna nur im Schlaf auftritt. Die Harninkontinenz kann von Geburt an vorhanden (d. h. eine atypische Ausdehnung der normalen kindlichen Inkontinenz) oder nach einer Phase des Erwerbs der Blasenkontrolle aufgetreten sein. Nach ICD-11 wird die Enuresis als Ausscheidungsstörung im Kapitel der psychischen Störungen eingeordnet.

Enuresis sollte zunächst mit Verhaltensänderungen und ggf. mit apparativer Verhaltenstherapie (Mittel der ersten Wahl) behandelt werden. Eine medikamentöse Therapie ist indiziert, wenn andere Maßnahmen nicht erfolgreich waren, nicht durchgeführt werden können oder eine spezifische Indikation, wie z. B. das Nichteinnässen auf einer Klassenfahrt oder Urlaubsreise, besteht. Mittel der Wahl ist das synthetische Analogon von ADH ***Desmopressin*** (u. a. Minirin) (zugelassen). Bei 70 % der Kinder kommt es zu einer Reduktion des nächtlichen Einnässens. Die AM-Therapie wird begonnen mit der abendlichen Gabe (ca. 60 min vor dem Zubettgehen) von 0,1–0,2 mg einer Tablette oder einer Schmelztablette mit einer Dosis von 60–120 µg. Eine Erhöhung auf die doppelte Dosis (0,4 mg bzw. 240 µg) ist bei unzureichendem Therapieeffekt nach 2 Wochen möglich. Für die nasale Applikation besteht keine Zulassung mehr. Aufgrund der seltenen NW einer Wasserintoxikation sollten nach der AM-Gabe nicht mehr als 250 ml Flüssigkeit getrunken werden. Das AM kann abgesetzt werden, wenn das Kind nach 4 Wochen nicht trocken wird. Bei positivem AM-Effekt kann *Desmopressin* für 12 Wochen genommen werden, danach sollte ein Absetzversuch mit Ausschleichen erfolgen.

- Bei zusätzlicher Enuresis mit Blasendysfunktion und Tagessymptomatik können die Anticholinergika *Propiverin* oder *Oxybutynin* (beide zugelassen) eingesetzt werden. Eine Kombination mit *Desmopressin* ist möglich.
- Wenn eine längerfristige pharmakologische Behandlung nötig ist, kann *Imipramin* aufgrund der anticholinergen Wirkung in Erwägung gezogen werden, wobei auf kardiale NW zu achten ist. Dosierungen von *Imipramin*: Erwachsene: 50–100 mg/d, bis max. 300 mg/d; Pädiatrie: initial 10 mg/d, 20 mg bei 5- bis 8-Jährigen, 20–50 mg/d bei 9- bis 14-Jährigen, 50–80 mg/d ab 15 J. *Imipramin* wird bei Kindern in der Dosis von 1 mg/kg KG gut vertragen.
- *Reboxetin* hat eine antienuretische Wirkung, ist allerdings im Kindesalter nicht zugelassen (von Gontard et al. 2021).

5.9 Plasmakonzentrationen von Hypnotika

Die Messung von Plasmakonzentrationen ist bei Hypnotika für die Therapiesteuerung in der Regel nicht notwendig, da die hypnotische Wirkung kurze Zeit nach Einnahme eintritt. Bei Hypnotika mit Abhängigkeitspotenzial kann allerdings eine Plasmakonzentrationsmessung im Einzelfall sinnvoll sein, wenn bei therapeutisch empfohlenen Dosen keine schlafinduzierende Wirkung eintritt. Durch eine Messung der Plasmakonzentration, möglichst zu der Zeit maximaler Wirkstoffkonzentrationen, kann überprüft werden, ob eine unzureichende oder fehlende Wirkung durch mangelhafte Adhärenz (keine Wirkspiegel wegen Nichteinnahme), einen beschleunigten Metabolismus (zu niedrige Wirkspiegel, metabolische Toleranzbildung durch induzierendes AM) oder eine Rezeptor-Desensitivierung (normale Wirkspiegel) erklärt werden kann. Zusätzlich kann durch eine Messung der Plasmakonzentration geprüft werden, ob eine zu lange anhaltende sedierende Wirkung (Tagesmüdigkeit, verminderte Aufmerksamkeit, eingeschränkte Fahrtauglichkeit) durch einen verlangsamten Abbau des Hypnotikums (z. B. durch Wechselwirkungen mit Inhibitoren von CYP2C19 oder CYP3A3) verursacht wurde. Für diese Überprüfungen sollten auch die dosiskorrigierten Plasmakonzentrationen berechnet werden.

5.10 Präparate

Auf die Angabe der Packungsgrößen wird verzichtet. Bei Generika wird in der Regel auch auf die Angabe der Darreichungsformen verzichtet, abweichende Dosierungen von Generika werden, so weit bekannt, erwähnt. Packungsgrößen und Darreichungsformen müssen ggf. der Fachinformation entnommen werden. Es wird auf die weiterführende und ergänzende Darstellung der NW (▶ 5.1.7) und Kontraindikationen (▶ 5.1.8) für Hypnotika sowie auf die Besonderheiten im Alter und bei internistischen Erkrankungen (▶ 5.1.12 und ▶ Kap. 13) und auf das Risiko der Kombination mit sedierenden AM und Alkohol (▶ 5.1.10) hingewiesen. Wegen der Ähnlichkeit der NW und Kontraindikationen bei den BZD werden sie gemeinsam in ▶ 4.6 abgehandelt. Schwangerschaftsrisiken ▶ Kap. 14.

5.10.1 Brotizolam

Brotizolam

Thieno-triazolo-diazepin

Lendormin (Boehringer Ingelheim)
Tbl. 0,25 mg
Lendorm 0,25 mg Emra[1] (Emra-Med)

[1] Aufgrund einer höheren Zahl von Brotizolam-Generika wird auf eine Auflistung von weiteren Präparaten mit der Anfangsbezeichnung „Lendorm" verzichtet.

- **Pharmakodynamik**
- Verstärkung der GABAergen Hemmung über spezifische BZD-Rezeptoren ($GABA_A$-Rezeptorkomplex).

- **Pharmakokinetik**
- Schnelle Resorption; Bioverfügbarkeit etwa 70 %; T_{max} = 0,8–1 h; $t_{1/2}$ = 3–8 h; bei älteren Patienten 6–9 h.
- Die Hauptmetaboliten *9-Hydroxymethyl-Brotizolam* und *6-Hydroxy-Brotizolam*, die durch CYP3A4 gebildet werden, haben der Muttersubstanz vergleichbare

Affinitäten zum Rezeptor und Eliminations-HWZ (3–6 h), scheinen aber nicht zur pharmakologischen Wirkung beizutragen.

- Keine Kumulationsgefahr.
- Plasmakonzentration von *Brotizolam* 1 h nach Einnahme von 0,125–0,25 mg: 1–4 ng/ml[(p)].

▪ Indikationen und Behandlungshinweise

- *Kurzzeitige Behandlung von Ein- und Durchschlafstörungen*[z].
- Routinehinweise ▶ 5.1.10.

▪ Dosierung

- Regeldosis 0,125–0,25 mg[z]. Es können auch, v. a. bei älteren Patienten, 0,125 mg ausreichend sein.

▪ Nebenwirkungen, Risikopopulationen und Intoxikationen

▶ 5.1.7, ▶ 4.6.

▪▪ Risikopopulationen

▶ 4.6.

▪ Kontraindikationen

▶ 5.1.8.

▪ Interaktionen

- Bei Kombination mit Inhibitoren oder Induktoren von CYP3A4 (▶ Anhang INT) kann es zu einer veränderten Pharmakokinetik kommen. Die Effekte scheinen klinisch nicht relevant zu sein. Bei Risikopatienten und im Alter allerdings besondere Vorsicht.

▪ Bewertung

Hypnotikum für Ein- und Durchschlafstörungen. Keine Kumulationsneigung. Abhängigkeitsrisiko.

5.10.2 Chloralhydrat

Chloralhydrat

Trichlorethanol; NbN: *Positive allosteric modulator (GABA$_A$ receptor, alcohol site)*

Chloraldurat 250 mg (Desitin)
Kps. 250 mg
Chloraldurat 500 mg (Desitin)
Kps. 500 mg
In CH als Nervifene (Lösung) im Handel.
Es gibt noch Generika, zu denen aber keine Fachinformationen vorliegen.

- **Pharmakodynamik**
- Angriffspunkt am $GABA_A$-Rezeptorkomplex, evtl. auch am NMDA-Rezeptor.

- **Pharmakokinetik**
- Schnelle Resorption; orale Bioverfügbarkeit 95 %; $T_{max} = 30$ min; rasche Umwandlung hauptsächlich in der Leber durch Alkoholdehydrogenase zum eigentlich aktiven Metaboliten *Trichlorethanol* ($t_{1/2} = 7–9$ h); nach Glukuronidierung renale Eliminierung, max. Plasmaspiegel von *Trichlorethanol* treten etwa 2 h nach oraler Gabe von *Chloraldurat* auf (im Mittel 5,5 µg/ml nach 500 mg und 15,8 µg/ml nach 1500 mg). Die Plasma-HWZ von *Chloralhydrat* beträgt 4 min.

- **Indikationen und Behandlungshinweise**
- *Kurzzeitbehandlung von Schlafstörungen bei klinisch bedeutsamem Schweregrad*[z].
- *Chloralhydrat* hat keine muskelrelaxierende Begleitwirkung. Hierdurch gewinnt das Präparat einen besonderen Stellenwert bei älteren Patienten, die durch Stürze besonders gefährdet sind.
- Bei wiederholter Einnahme zeigt *Chloralhydrat* oft schon nach etwa einer Woche u. a. aufgrund einer Enzyminduktion einen deutlichen **Wirkungsverlust**.
- Die therapeutische Breite von *Chloralhydrat* ist gering. Letale Dosis 5–10 g.

- **Dosierung**
- 250–1000 mg als Standarddosierung, max. Tagesdosis 1,5 g[z].

- **Nebenwirkungen, Risikopopulationen und Intoxikationen**

Kreuztoleranz und Kreuzabhängigkeit u. a. mit Alkohol, BZD und Barbituraten. **Abhängigkeitsentwicklungen** wie bei den BZD sind bekannt. Bei plötzlichem Entzug nach längerer Anwendung Auftreten typischer Entzugssyndrome wie bei BZD.

Zur Häufigkeit existieren keine sicheren Angaben: Benommenheit, Schwindel, Kopfschmerzen, Verwirrtheit, Ängstlichkeit, Unruhe, Schlafstörungen, Müdigkeit am Morgen, Magen-Darm-Beschwerden, Verlängerung des QTc-Intervalls, allergische Reaktionen (v. a. der Haut).

Sonstige NW Sehr selten TdP. Wegen der schleimhautreizenden Wirkung wird *Chloralhydrat* in Kapselform verabreicht.

Risikopopulationen **Herz:** Vorsicht bei Herz-Kreislauf-Erkrankungen. **Leber** und **Niere:** ggf. Dosisreduktion bei Leber- und Nierenfunktionsstörungen.

Intoxikationen Akzentuierte NW, Bewusstlosigkeit, Hypotonie, Arrhythmien einschließlich QTc-Zeit-Verlängerungen und TdP, Atemdepression.

- **Kontraindikationen**
- Schwere Leber- und Nierenschäden, schwere Herz- und Kreislauf-Schwäche, Behandlung mit Antikoagulanzien vom Cumarin-Typ.
- Schwangerschaft und Stillzeit, Kinder und Jugendliche < 18 J.

Relative Kontraindikationen

- Gastritis, Atemstörungen, Schlafapnoe, Hypokaliämie, Bradykardie, angeborenes Long-QT-Syndrom, andere klinisch signifikante kardiale Störungen (insbesondere Erregungsleitungsstörungen, Arrhythmien).

- **Interaktionen**

- Der hypnotische Effekt des AM wird durch gleich gerichtete auf das ZNS wirkende AM und Alkohol erhöht.
- Keine Kombination mit AM, die die QTc-Zeit verlängern, wie z. B. Antiarrhythmika Klasse IA oder III, Antibiotika, Malariamittel, Antihistaminika, *Amiodaron*, *Erythromycin*, *Haloperidol*, *Domperidon* oder *Methadon*, oder die zu einer Hypokaliämie führen, z. B. Antikoagulanzien, *Furosemid*, Antidiabetika.
- Keine Kombination mit *Disulfiram* (Hemmung der Bildung des aktiven Metaboliten *Trichlorethanol*), Fallberichte über Neuropathie.

- **Bewertung**

Traditionelles Einschlafmittel. Vorteil der fehlenden muskelrelaxierenden Begleitwirkung, aber generell **nicht empfehlenswert**. Bei wiederholter Einnahme nimmt die Wirksamkeit ab. Abhängigkeitsentwicklungen sind bekannt. Sehr geringe therapeutische Breite (therapeutische Dosis 0,25–1 g/d, letale Dosis bereits ab 5 g/d). **Cave:** Bei zusätzlichem Alkoholkonsum besteht die Gefahr der Atemlähmung.

5.10.3 Daridorexant

Daridorexant

Quviviq (Idorsia)
Filmtbl. 25/50 mg

- **Pharmakodynamik**

- Als dualer Orexinrezeptorantagonist (DORA) hemmt das AM an den beiden Orexinrezeptoren Typ 1 und Typ 2 (OX1R und OX2R) die den Wachzustand fördernde Wirkung des Neuropeptids Orexin (auch Hypocretin genannt) im Hypothalamus.

- **Pharmakokinetik**

- *Daridorexant* wird nach oraler Gabe rasch resorbiert und erreicht innerhalb von 1–2 h maximale Plasmakonzentrationen. Bei einer oralen Dosis von 100 mg beträgt die absolute Bioverfügbarkeit 62 %. Bei gesunden Personen wirkte sich eine Nahrungsaufnahme nicht auf die Gesamtexposition aus. Nach der Einnahme einer fett- und energiereichen Mahlzeit war T_{max} von *Daridorexant* um 1,3 h verlängert und C_{max} um 16 % verringert. $t_{1/2}$ 6–9 h.

- *Daridorexant* wird extensiv metabolisiert, primär über CYP3A4 (89 %). Die Hauptmetaboliten sind pharmakologisch nicht aktiv.
- Plasmakonzentration 45 min nach Einmaleinnahme von 25 mg *Daridorexant* 450–1400 ng/ml[(p)].

▪ Indikationen und Behandlungshinweise

- *Zur Behandlung von Erwachsenen mit Schlafstörungen (Insomnie), deren Symptome seit mindestens 3 Monaten anhalten und eine beträchtliche Auswirkung auf die Tagesaktivität haben*[z].
- Die Behandlung sollte so kurz wie möglich erfolgen. Die Zweckmäßigkeit einer Weiterbehandlung ist innerhalb der ersten 3 Monate und anschließend in regelmäßigen Abständen zu beurteilen. Es liegen klinische Daten für eine Behandlung bis zu 12 Monaten vor. Darüber hinaus sind Patienten mit anamnestischem Missbrauch oder Abhängigkeit von Alkohol oder anderen Substanzen sorgfältig hinsichtlich eines möglichen Missbrauchs von *Daridorexant* zu überwachen.
- Vorsicht bei Patienten > 75 J. wegen begrenzter Verfügbarkeit von Daten zur Wirksamkeit und Sicherheit.
- Routinehinweise ▶ 5.1.10.

5

▪ Dosierung

- 25–50 mg/d[z] 30 min vor dem Schlafengehen. Empfohlen werden 50 mg.

▪ Nebenwirkungen, Risikopopulationen und Intoxikationen

Häufig Kopfschmerzen, Somnolenz, Schwindel, Übelkeit, Müdigkeit.

Gelegentlich Halluzinationen, Schlafparalyse.

Risikopopulationen **Herz:** Bisher keine systematischen Daten zur Anwendung bei Herz- und Kreislauf-Erkrankungen, daher ist Vorsicht geboten. *Daridorexant* scheint keinen Einfluss auf die kardiale Repolarisation (QTc-Zeit) zu haben. **Leber:** Bei Leberinsuffizienz schweregradabhängige Clearance-Minderung und ggf. Notwendigkeit der Dosisanpassung (leichtgradig: keine Dosisreduktion notwendig; mittelgradig: nicht über 25 mg dosieren, schwergradig: keine Anwendung). **Niere:** Keine Dosisreduktion bei Niereninsuffizienz aller Schweregrade erforderlich.

Intoxikationen Überdosierung führte zu Somnolenz, Muskelschwäche, Aufmerksamkeitsstörung, Müdigkeit, Kopfschmerzen und Verstopfung.

▪ Kontraindikationen

- Narkolepsie, gleichzeitige Einnahme **starker** CYP3A4-Inhibitoren.

Relative Kontraindikationen

- Bei Patienten mit psychiatrischen Erkrankungen Vorsicht, da wenige Daten zur Sicherheit vorliegen.
- **Cave:** Vereinzelt Suizidgedanken bei vorbestehenden psychiatrischen Störungen, besonders Depressionen.

- Anamnestischer Missbrauch oder Abhängigkeit von Alkohol oder anderen Substanzen.
- Schwerere obstruktive Schlafapnoe und COPD.
- Sturzgefahr bei älteren Personen. Vorsicht bei der Anwendung bei Personen > 75 J.

▪ **Interaktionen**

- Gleichzeitige Einnahme **mäßig starker** CYP3A4-Inhibitoren: empfohlene Dosis dann 25 mg. Bei gesunden Probanden erhöhte die Gabe von einmal täglich 240 mg *Diltiazem* (mäßig starker CYP3A4-Inhibitor) den Plasmaspiegel von *Daridorexant* um 40 %.
- Eine gleichzeitige Einnahme von CYP3A4-Induktoren kann zu verminderter Wirksamkeit führen. Bei Kombination mit dem moderaten Inhibitor *Efavirenz* (600 mg) sanken die Plasmaspiegel von *Daridorexant* um 61 %.
- Grapefruit(saft): Verzehr am Abend vermeiden.
- Orale Kontrazeptiva.

▪ **Bewertung**

Schlafmittel mit neuer Wirkkomponente als Orexinantagonist zur Behandlung der chronischen Insomnie. Nach einer Behandlungsdauer von 12 Monaten nahmen die schlafverbessernden Effekte unter 50 mg *Daridorexant* am Ende noch geringfügig zu (Kunz et al. 2023). Nach den bisher vorliegenden Daten wird die Schlafarchitektur nicht verändert und die Tagesaktivität verbessert sich. Das Risiko für Rebound-Effekte und für morgendlichen Überhang soll gering sein. Bei Patienten mit Insomnie fanden sich bisher keine Anzeichen für Missbrauch oder Entzugserscheinungen unter der Medikation. Allerdings sollten die möglichen Risiken unter einer längeren Behandlung sorgfältig beachtet werden (s. oben ▸ Behandlungshinweise). Insgesamt scheint das AM damit den vorhandenen Schlafmitteln, insbesondere den BZD- und Non-BZD-Hypnotika, überlegen zu sein. Diese Hypothese muss durch weitere klinische Untersuchungen gestützt werden.

5.10.4 Diphenhydramin

Diphenhydramin

Antihistaminikum; NbN: *Histamine receptor antagonist* (H_1)

Betadorm D (Recordati Pharma)
Tbl. 50 mg

▪ **Pharmakodynamik**

- Vorwiegend H_1-antihistaminerge Wirkkomponenten, zudem anticholinerge Eigenschaften.

- **Pharmakokinetik**
- Gute und schnelle Resorption; orale Bioverfügbarkeit etwa 50 %; T_{max} = ca. 1 h, $t_{½}$ = 2–9 h, im höheren Alter 9–18 h.
- Metabolisierung durch N-Demethylierung in der Leber, bevorzugt durch CYP2D6, hauptsächlich renale Elimination nach Glukuronidierung über UGT2B10.
- Längere Anflutungsdauer als bei BZD.
- Plasmakonzentration 2 h nach Einnahme von 50 mg: 30–83 ng/ml[(p)] und nach 10 h 10–60 ng/ml[(p)].

5

- **Indikationen und Behandlungshinweise**
- *Zur Kurzzeitbehandlung von Schlafstörungen*[z].
- Schlafinduzierende Wirkung geringer als bei BZD-Hypnotika.

- **Dosierung**
- Einzeldosis 25–50 mg ½ h vor dem Schlafengehen, max. 50 mg[z].

- **Nebenwirkungen, Risikopopulationen und Intoxikationen**

Sehr häufig Sedierung, Somnolenz.

Häufig Benommenheit und Konzentrationsstörungen während des Folgetages insbesondere nach unzureichender Schlafdauer, Schwindelgefühl, Asthenie, Kopfschmerzen, Muskelschwäche, Magen-Darm-Beschwerden (Übelkeit, Erbrechen, Diarrhö), Schmerzen im Oberbauch, Obstipation, gastroösophagealer Reflux, anticholinerge Effekte wie Mundtrockenheit, trockener Hals, Sehverschlechterungen, Störungen bei der Entleerung der Harnblase.

Gelegentlich Insomnie, Verwirrtheitszustände, Reizbarkeit, Nervosität, Tinnitus, Hautausschlag.

Selten Paradoxe Reaktionen (Ruhelosigkeit, Agitiertheit, Angst, Tremor und Schlafstörungen), Überempfindlichkeitsreaktionen, cholestatischer Ikterus, Veränderungen des Blutbildes.

Sonstige NW Halluzinationen, Koordinationsstörungen, Krampfanfälle, Parästhesien, Schleiersehen, erhöhter Augeninnendruck, Beschwerden in der Brust, trockene Nasenschleimhaut, Dyspepsie, Hypotonie, Palpitationen, Tachykardie, Verlängerung des QTc-Intervalls, Harnretention, Juckreiz, Urtikaria, erhöhte Lichtempfindlichkeit der Haut.

Die anticholinergen Wirkkomponenten erhöhen die Toxizität und komplizieren das Vergiftungsbild.

Risikopopulationen **Herz:** Keine Anwendung bei bestehender QTc-Zeit-Verlängerung bzw. gleichzeitiger Gabe von QTc-Zeit-verlängernden AM. **Leber** und **Niere:** Bei Funktionseinschränkungen Anwendung nur mit entsprechender Vorsicht und Dosisanpassung.

Intoxikationen Akzentuierte NW; Bewusstseinsstörungen bis zum Koma, evtl. Verwirrtheit, Agitation, epileptische Krampfanfälle; Hypotonie, QTc-Zeit-Verlängerungen, evtl. Herzrhythmusstörungen; respiratorische Insuffizienz; anticholinerge Symptome (Hyperthermie, Oligurie, Obstipation, trockene Schleimhäute, Mydriasis); metabolische Azidose.

■ Kontraindikationen

- Akute Alkohol-, Schlafmittel-, Analgetika- und Psychopharmakaintoxikation; akutes Asthma bronchiale, Pylorusstenose, Achalasie, Engwinkelglaukom, Prostatahyperplasie mit Restharnbildung, Harnverhalt, Epilepsie, Hypokaliämie, Hypomagnesiämie, Phäochromozytom, Bradykardie, angeborenes Long-QT-Syndrom, andere klinisch signifikante kardiale Störungen (insbesondere koronare Herzkrankheit, Erregungsleitungsstörungen, Arrhythmien), Rhabdomyolyse, Niereninsuffizienz. Kinder und Jugendliche < 18 J.

Relative Kontraindikationen

- Vorsicht bei bestimmten Atemwegserkrankungen wie Emphysem, chronische Bronchitis, chronisch obstruktive Lungenerkrankung, Asthma bronchiale, bei Pylorusstenose, Achalasie, eingeschränkter Leberfunktion.

■ Interaktionen

- Vorsicht bei der Kombination mit anderen zentral dämpfenden AM.
- Blutdrucksenkende AM können zu verstärkter Müdigkeit führen.
- Keine Kombination mit MAOH.
- **Cave:** Wegen seiner anticholinergen Wirkung darf *Diphenhydramin* nicht mit Anticholinergika (z. B. *Biperiden*) oder anticholinergen Antipsychotika/TZA (besonders *Chlorprothixen*, *Clozapin*, *Levomepromazin*, *Perazin*, *Thioridazin*) kombiniert werden.
- Keine Kombination mit AM, die die QTc-Zeit verlängern, wie z. B. Antiarrhythmika Klasse IA oder III, Antibiotika, Malariamittel, Antihistaminika, Antipsychotika, oder zu einer Hypokaliämie führen (z. B. bestimmte Diuretika) können.
- Vorsicht bei Kombination mit Inhibitoren von CYP2D6 (z. B. *Fluoxetin*, *Melperon*, *Paroxetin*) Anstieg der Wirkspiegel von *Diphenhydramin* (► Anhang INT), dadurch auch erhöhtes Risiko für QTc-Zeit-Verlängerung.
- *Diphenhydramin* kann bei Allergie-Tests zu falsch-negativen Ergebnissen führen.

■ Bewertung

Schlafinduzierende Wirkung geringer als bei BZD-Hypnotika. Aufgrund eines relativ hohen NW- und Interaktionsrisikos wird von einer Verordnung von *Diphenhydramin* **dringend abgeraten** (nicht rezeptpflichtig). Da das AM aber immer noch sehr häufig angewandt wird, soll auf die Risiken in diesem Rahmen besonders hingewiesen werden. Deutliche Beeinträchtigung des Reaktionsvermögens. Abhängigkeitsentwicklungen in Einzelfällen bekannt. Gefahr bei Überdosierung und Intoxikationen in suizidaler Absicht. Freiverkäuflich im Handel. **Cave**: Während der Behandlung darf kein Alkohol getrunken werden.

5.10.5 Doxylamin

Doxylamin

Antihistaminikum

Hoggar Night (STADA)
RapiSom (neuraxpharm)
Pulver 25 mg
Schlafsterne (Retorta)
SchlafTabs ratiopharm (ratiopharm)
Valocordin-Doxylamin (Krewel Meuselbach)
Lsg. 1 ml (22 Trpf.) enthält 25 mg Doxylaminsuccinat (20 ml)
Doxylamin-Generika auch: Tbl. 30 mg.

- **Dosierung**

- Einzeldosis 25 mg, Tageshöchstdosis 50 mg^{Z}.

- **Bewertung**

Schlafinduzierende Wirkung geringer als bei BZD-Hypnotika. Deutliche Beeinträchtigung des Reaktionsvermögens. Abhängigkeitsentwicklungen in Einzelfällen bekannt. Gefahr bei Überdosierung und Intoxikationen in suizidaler Absicht. Tachykardie, Herzrhythmusstörungen und EKG-Veränderungen kommen vor. Fallberichte über Rhabdomyolyse bei Überdosierung. Aufgrund einer relativ hohen NW- und Interaktionsquote und schlechter Datenlage wird von *Doxylamin* **dringend abgeraten** (nicht rezeptpflichtig).

5.10.6 Eszopiclon

Eszopiclon

Non-Benzodiazepin, Zyklopyrrolon; NbN: *GABA benzodiazepine receptor agonist (GABA$_A$ receptor positive allosteric modulator)*

Lunivia (Hennig)
Tbl. 1/2/3 mg

- **Pharmakodynamik**

- *Eszopiclon* ist das S-Enantiomer von *Zopiclon*. Es wirkt über den GABA$_A$-Rezeptorkomplex bevorzugt über die Untereinheiten α-2 und α-3 und abgeschwächt über α-5 und verstärkt die GABAerge Hemmung. Es besitzt ausgeprägtere hypnotische und anxiolytische Potenz als das Razemat.

Pharmakokinetik

- Rasche Resorption; $T_{max} = 1$ h; $t_{1/2} = 6$ h, bei stark eingeschränkter Leberfunktion war die *Eszopiclon*-Exposition im Vergleich zu gesunden Kontrollen zweifach erhöht, Eliminations-HWZ und C_{max} waren unverändert. Die Metabolisierung erfolgt bevorzugt durch CYP3A4; CYP2E1 ist ebenfalls beteiligt. Hauptmetabolite sind (S)-*Zopiclon-N-Oxid* und (S)-*Desmethylzopiclon*. Letzterer ist pharmakologisch aktiv. Nach einmal täglicher Anwendung kam es bei gesunden Erwachsenen zu keiner Akkumulation. Die Exposition ist im Bereich 1–6 mg dosisproportional.
- Die Plasmakonzentration von *Eszopiclon* sollte zur Schlafinduktion über 10 ng/ml liegen. Der Wert wird üblicherweise innerhalb von 30 min nach Gabe von 3,5 mg erreicht, nach 8 h sollte der Wert bei 10 ng/ml oder darunter liegen.

Indikationen und Behandlungshinweise

- *Kurzzeitbehandlung von Schlafstörungen bei Erwachsenen; nur bei schwerwiegender Erkrankung, die den Patienten stark beeinträchtigt oder extrem belastet*[z]. **Cave:** Die Dauer der Behandlung soll so kurz wie nötig sein und einschließlich der schrittweisen Absetzphase 4 Wochen nicht überschreiten.
- In speziellen Fällen, z. B. bei chronischen Schlafstörungen, kann es notwendig sein, den Behandlungszeitraum auf höchstens 6 Monate auszudehnen. Dies erfordert regelmäßige Kontrollen und Beurteilungen des Zustands des Patienten, da mit zunehmender Behandlungsdauer das Risiko für Missbrauch und Abhängigkeit steigt.

Dosierung

- Initial 1 mg/d[z]; kann auf 2–3 mg/d, bei Patienten ab 65 J. auf 2 mg/d[z] erhöht werden.

Nebenwirkungen, Risikopopulationen und Intoxikationen

Prinzipiell können unter *Eszopiclon* alle der den BZD eigenen NW auftreten (▶ 5.1.7).

Sonstige NW Abhängigkeit, Dyssosmie, Hypertonie, Synkope.

NW die nicht mit Eszopiclon, aber mit razemischem Zopiclon berichtet wurden Angioödem, anaphylaktische Reaktion, Entzugssyndrom, gedämpfte Emotionen, Aufmerksamkeitsstörung, verlängerte Reaktionszeit, Diplopie, Atemdepression, leichte bis mäßige Erhöhung von Transaminasen und/oder alkalischer Phosphatase, Muskelschwäche, Sturz (überwiegend bei älteren Patienten).

Risikopopulationen **Herz:** Keine Anwendungsbeschränkungen bei kardialen Vorerkrankungen. **Leber:** Bei leicht bis mäßig eingeschränkter Leberfunktion ist keine Dosisanpassung erforderlich. **Niere:** Bei Nierenfunktionsstörungen unabhängig vom Schweregrad ist keine Dosisanpassung erforderlich.

Intoxikationen

- Benommenheit bis hin zum Koma.

- **Kontraindikationen**
- Ältere Patienten, die gleichzeitig potente CYP3A4-Inhibitoren einnehmen.
- ▶ 5.1.8.

- **Interaktionen**
- Gleichzeitiger Alkoholkonsum ist zu vermeiden, bei Einnahme anderer zentral dämpfender AM kann es zur Wirkverstärkung kommen.
- Anstieg der Wirkspiegel von *Eszopiclon* bei Kombination mit **CYP3A4-Inhibitoren** (z. B. *Erythromycin* oder *Ketoconazol*) (▶ **Anhang INT**). Bei Kombination mit **Induktoren von CYP3A4** (z. B. *Carbamazepin* oder *Johanniskraut*) Abnahme der Wirkspiegel und Wirksamkeit von *Eszopiclon* (▶ **Anhang INT**).

5

- **Bewertung**

Schlafmittel für Ein- und Durchschlafstörungen. Ähnliches Risiko für Abhängigkeitsentwicklungen wie unter BZD-Hypnotika. Auf eine erwartete Überlegenheit gegenüber *Zopiclon* kann aufgrund bisheriger klinischer Erfahrungen noch nicht geschlossen werden.

5.10.7 Flunitrazepam

Flunitrazepam

Benzodiazepin; NbN: *GABA benzodiazepine receptor agonist (GABA$_A$ receptor positive allosteric modulator)*

Rohypnol (Cheplapharm Arzneimittel)
Tbl.[1] 1 mg

[1] Für die parenterale Applikation gibt es keine psychiatrische Indikation.
In A auch als Somnubene im Handel.

- **Pharmakodynamik**
- Verstärkung der GABAergen Hemmung über spezifische BZD-Rezeptoren (GABA$_A$-Rezeptorkomplex). *Flunitrazepam* ist die fluorierte und N-methylierte Analogsubstanz zu *Nitrazepam*. Durch die Substituenten wird eine Wirkungsverstärkung mittels einer erhöhten Affinität der Substanz zum Rezeptor erreicht.

- **Pharmakokinetik**
- Rasche und fast vollständige Resorption; orale Bioverfügbarkeit 80–90 %; T_{max} = 0,75–2 h; $t_{½}$ = 17–2 h.
- Metabolisierung durch CYP3A4 und in geringem Umfang durch CYP2C19.
- Bildung zahlreicher Metaboliten; der aktive Metabolit *Desmethylflunitrazepam* hat eine Eliminations-HWZ von 20–30 h.

- Plasmakonzentration: 6–12 ng/ml[(p)] zur Sedierung, 12–15 ng/ml[(p)] zur Schlafinduktion. Wenn Konzentrationen über 15 ng/ml für eine Schlafinduktion benötigt werden, kann dies ein Hinweis auf Toleranzentwicklung bzw. Missbrauch sein.

▪ Indikationen und Behandlungshinweise

- *Kurzzeitbehandlung von Schlafstörungen*[z].
- Aufgrund der langen HWZ sind Kumulationsentwicklungen und Hang-over-Effekte insbesondere bei älteren Patienten möglich. **Cave:** Die Dauer der Verordnung darf wenige Tage (bis max. 2 Wochen) nicht übersteigen; keine Verschreibung an Drogenabhängige oder Patienten mit Abhängigkeitsanamnese.
- Routinehinweise ▸ 5.1.10.

▪ Dosierung

- Ambulant 0,5–1 mg[z], in Ausnahmefällen bis 2 mg[z]. Bei älteren und geschwächten Patienten 0,5 mg/d.

▪ Nebenwirkungen, Risikopopulationen und Intoxikationen

▸ 5.1.7, ▸ 4.6.

Risikopopulationen ▸ 4.6.

▪ Kontraindikationen

▸ 5.1.8.

▪ Interaktionen

- Keine Kombination mit *Buprenorphin.*
- Bei Kombination mit AM, die CYP2C19 oder CYP3A4 hemmen oder induzieren, kann es zu einer veränderten Pharmakokinetik kommen (▸ Anhang INT). Die Effekte scheinen allerdings klinisch nicht relevant zu sein.

▪ Bewertung

Hochwirksames Hypnotikum, jedoch aufgrund langer HWZ und erhöhtem Risiko für Hang-over-Effekte und Kumulationsgefahr, besonders bei älteren Patienten, psychiatrischer Einsatz **nur in Ausnahmefällen** zu empfehlen. Sehr hohes Abhängigkeitsrisiko. Paradoxe Reaktionen können, insbesondere bei älteren Patienten, schwer sein. **Cave:** Keine Kombination mit zentral dämpfenden AM oder Alkohol.

5.10.8 Flurazepam

Flurazepam

Benzodiazepin; NbN: *Benzodiazepine receptor agonist (GABA$_A$ receptor positive allosteric modulator)*

Dalmadorm (Viatris)
Tbl.[1] 30 mg (20 Tbl.)

Flurazepam real (Esteve Pharmaceuticals)
Staurodorm Neu (Esteve Pharmaceuticals)

[1] Flurazepam-Generika auch: Tbl. 27, 42 mg.

Pharmakodynamik

- Verstärkung der GABAergen Hemmung über spezifische BZD-Rezeptoren ($GABA_A$-Rezeptorkomplex).

5

Pharmakokinetik

- *Flurazepam* ist eine Prodrug und wird nahezu vollständig resorbiert. Es wird rasch zu den aktiven Metaboliten *Hydroxyethylflurazepam* und *Flurazepamaldehyd* und mittelschnell zu *Desalkylflurazepam* wahrscheinlich durch CYP3A4 und CYP2C19 verstoffwechselt. Hydroxyethyl- oder Aldehydmetaboliten akkumulieren nicht. *Desalkylflurazepam* akkumuliert jedoch entsprechend seiner langen HWZ von 19–133 h langsam und erreicht nach bis zu 3 Wochen Steady-State-Konzentrationen. T_{max} = 1–3 h (*Flurazepam*).
- Plasmakonzentrationen 6–24 h nach einmaliger bzw. wiederholter Einnahme von 30 mg *Flurazepam*: 10–22 ng/ml und 28–165 ng/ml *Desalkylflurazepam*[(p)].

Indikationen und Behandlungshinweise

- *Kurzzeitbehandlung von Schlafstörungen; nur bei Schlafstörungen von klinisch bedeutsamem Schweregrad*[z].
- Aufgrund der ausgeprägten Kumulation der aktiven Substanz *Desalkylflurazepam* können nach wiederholter Gabe Sedierungseffekte und andere BZD-NW während des Tages auftreten.
- Routinehinweise ▶ 5.1.10.

Dosierung

- 15–30 mg, in der Regel 15 mg; keine Erhöhung bei älteren und geschwächten Patienten; max. 30 mg[z].

Nebenwirkungen, Risikopopulationen und Intoxikationen

▶ 5.1.7, ▶ 4.6.

Risikopopulationen ▶ 4.6.

Kontraindikationen

▶ 5.1.8.

Interaktionen

- Bei Kombination mit AM, die CYP2C19 oder CYP3A4 hemmen oder induzieren, kann es zu einer veränderten Pharmakokinetik kommen (▶ Anhang INT). Die Effekte scheinen allerdings klinisch nicht relevant zu sein.

▪ Bewertung

Hochwirksames Hypnotikum mit sehr hohem Abhängigkeitsrisiko; aufgrund langer HWZ erhöhtes Risiko für Hang-over-Effekte und Kumulationsgefahr, besonders bei wiederholter Gabe und bei älteren Patienten. **Psychiatrischer Einsatz nur in Ausnahmefällen bei hartnäckigsten Schlafstörungen**.

5.10.9 Levodopa/Benserazid

Levodopa/Benserazid

Dopaminvorstufe/Aminsäuredecarboxylase-Inhibitor

Levodopa/Benserazid-neuraxpharm[1]
Tbl. 50 mg Levodopa/12,5 mg Benserazid, 100 mg Levodopa/25 mg Benserazid, 200 mg Levodopa/50 mg Benserazid
Restex (Roche)
Tbl. 100 mg Levodopa/28,5 mg Benserazidhydrochlorid, entsprechend 25 mg Benserazid
Restex Retard (Roche)
Kps. 100 mg Levodopa/28,5 mg Benserazidhydrochlorid, entsprechend 25 mg Benserazid

[1] Aufgrund einer höheren Zahl von Levodopa/Benserazid-Generika wird auf eine Auflistung von weiteren Präparaten mit der Anfangsbezeichnung „Levodopa/ Benserazid" verzichtet.

▪ Pharmakodynamik

- *L-Dopa* ist eine Aminosäure, die in Kombination mit dem peripheren, nicht hirngängigen Decarboxylasehemmer *Benserazid* einen zentralen DA-Mangel substituiert.

▪ Pharmakokinetik

- *L-Dopa* wird durch Dopa-Decarboxylase (DDC) in DA umgewandelt. DA wird durch O-Methylierung (Katechol-O-Methyltransferase, COMT) und Desaminierung (MAO) inaktiviert. Die Hauptmetaboliten sind *Homovanillinsäure* und *Dihydroxyphenylessigsäure*. Die gleichzeitige Verabreichung von *L-Dopa* und *Benserazid* verringert die periphere Decarboxylierung. *Benserazid* wird in der Darmwand und in der Leber zu *Trihydroxybenzylhydrazin* hydroxyliert, ein wirkungsvoller DDC-Inhibitor. *Benserazid* wird fast vollständig in Form von Metaboliten ausgeschieden, wahrscheinlich durch Glukuronosyltransferasen und ohne Beteiligung von CYP-Enzymen.
- *L-Dopa* wird hauptsächlich im oberen Abschnitt des Dünndarms resorbiert. $T_{max} = 1$ h, $t_{1/2} = 1{,}5$ h. Nahrungsaufnahme reduziert die Geschwindigkeit und das Ausmaß der Resorption von *L-Dopa*.

- Im Gegensatz zu *L-Dopa* überwindet *Benserazid* in therapeutischen Dosen nicht die Blut-Hirn-Schranke, es wirkt daher ausschließlich peripher als Decarboxylasehemmer.

▪ Indikationen und Behandlungshinweise

- *Idiopathisches und infolge dialysepflichtiger Niereninsuffizienz symptomatisches RLS*[z].
- Vor der Behandlung mit Restex ist abzuklären, ob die RLS-Beschwerden auf einen Eisenmangelzustand zurückzuführen sind.
- Zugelassen auch bei Parkinson-Krankheit (andere Präparate).
- Für *L-Dopa* und *Benserazid* haben sich in tierexperimentellen Studien embryotoxische/teratogene Effekte gezeigt. *L-Dopa* hemmt die Prolaktinausschüttung und somit die Laktation.

5

▪ Dosierung

> Aufgrund des häufigen Auftretens einer Augmentation bei täglich verabreichten *L-Dopa*-Dosierungen, insbesondere bei Dosen ≥ 200 mg, soll *Levodopa* nicht mehr zur kontinuierlichen Therapie des RLS eingesetzt werden. Eine Therapie mit *Levodopa* sollte nur noch zu diagnostischen Zwecken und bei Bedarf mit maximal 100 mg erfolgen (Heidbreder et al. 2022).

▪ Nebenwirkungen, Risikopopulationen und Intoxikationen

Sehr häufig Schlafstörungen, die nicht RLS-bedingt sind, Depressionen, Anorexie, Dyskinesie im fortgeschrittenen Stadium der Behandlung, Übelkeit, Erbrechen, Diarrhö (in der Regel durch Einnahme der Tabletten mit etwas Nahrung oder Flüssigkeit oder durch langsamere Dosissteigerung zu beherrschen), vorübergehende Erhöhung der alkalischen Phosphatase, Erhöhung der Harnstoff-Stickstoff-Werte.

Häufig Ängstlichkeit, Halluzinationen, Änderung des Geschmacksempfindens, Arrhythmie, hypotone orthostatische Kreislaufregulationsstörung.

Gelegentlich Geschmacksverlust.

Sonstige NW Innere Unruhe, Wahn, zeitliche Desorientierung, Müdigkeit, übermäßige Tagesmüdigkeit und Schlafattacken, allergische Hautreaktionen, Erhöhung der Lebertransaminasen, Anämie, Thrombozytopenie, Urinverfärbungen. Veränderungen von labordiagnostischen Messungen. Impulskontrollstörungen (z. B. pathologisches Spielen, Spielsucht), gesteigerte Libido, Hypersexualität, jedoch in geringerem Ausmaß als unter DA-Agonisten, Dyskinesien, dopaminerges Dysregulationssyndrom, malignes Levodopa-Entzugssyndrom bei plötzlichem Absetzen nach langjähriger Einnahme, fraglich gehäuftes Auftreten von Melanomen.

Risikopopulationen **Herz:** Vorsicht bei kardialen Vorerkrankungen und Neigung zu orthostatischer Hypotonie bzw. bei gleichzeitiger Einnahme anderer Medikamente mit Potenzial der orthostatischen Dysregulation (regelmäßige Kreislauf- und EKG-

Kontrollen insbesondere in der Einstellungsphase). **Leber und Niere:** Bei leichten bis mäßigen Funktionsstörungen keine Dosisreduktion.

Intoxikationen Akzentuierte NW, Verwirrtheit, Agitation, Herzrhythmusstörungen, Hypertonie, Übelkeit, Erbrechen, Dyskinesien.

Kontraindikationen

- Psychosen, Hyperthyreose, Phäochromozytom, Cushing-Syndrom, schwere Herzerkrankungen, schwere Stoffwechsel-, Leber- und Knochenmarkerkrankungen, schwere nichtdialysierte Niereninsuffizienz, Engwinkelglaukom, Patienten < 25 J., Schwangerschaft.

Relative Kontraindikationen

- Herzinfarktanamnese, Herzrhythmusstörungen, koronare Durchblutungsstörungen, Magen-Darm-Ulzera in der Vorgeschichte sowie Osteomalazie, Weitwinkelglaukom, Diabetes, hypotone orthostatische Kreislaufregulationsstörungen, ältere Patienten.

Interaktionen

- Keine Kombination mit einem irreversiblen, nichtselektiven MAOH (Risiko einer hypertensiven Krise oder eines zentralen Serotoninsyndroms).
- Die Gabe eines selektiven MAO-A- oder MAO-B-Hemmers ist nicht kontraindiziert. Jedoch darf keine gleichzeitige Gabe erfolgen. *Selegilin* (MAO-B-Hemmung) kann sogar die Wirkung von *L-Dopa* verstärken, ohne gefährliche Interaktionen auszulösen. Allerdings gibt es auch Fallberichte über Intoxikationen.
- Keine Kombination mit *Reserpin*.
- Möglichst keine Kombination mit Sympathomimetika wie *Adrenalin*, *Isoproterenol* oder *Noradrenalin*.
- Vorsicht bei Kombination mit Blutdrucksenkern oder anderen AM mit orthostatischem Potenzial.
- Vorsicht bei Kombination von Antipsychotika mit DA-blockierender Wirkung, da dabei die Wirkung von *L-Dopa* bzw. DA gehemmt wird.
- Eisensulfat und proteinreiche Mahlzeiten können die Resorption von *L-Dopa* reduzieren.
- *Metoclopramid* erhöht die Geschwindigkeit der *L-Dopa*-Absorption.
- *L-Dopa* muss 12–48 h vor einer Narkose mit *Halothan* abgesetzt werden, da Blutdruckschwankungen und Arrhythmien auftreten können.

Bewertung

Präparat zur Diagnostik und intermittierenden Behandlung des RLS mit geringem NW-Profil. Keine QTc-Zeit-Verlängerung. Jedoch höheres Risiko für Augmentation als DA-Agonisten. Das Auftreten einer Augmentation ist abhängig von der täglichen Einnahme und der Dosis (Dosis nicht > 100 mg/d).

5.10.10 Lormetazepam

Lormetazepam

Benzodiazepin; NbN: *GABA benzodiazepine receptor agonist (GABA$_A$ receptor positive allosteric modulator)*

Ergocalm (Teofarma)
Tbl.[1] 1/2 mg (**Ergocalm Tabs**)
Lormetazepam-ratiopharm (ratiopharm)

[1] In CH auch als Loramet im Handel.

5

▪ Pharmakodynamik

- Verstärkung der GABAergen Hemmung über spezifische BZD-Rezeptoren (GABA$_A$-Rezeptorkomplex). Sehr hohe Affinität zum BZD-Rezeptor, vergleichbar mit der von *Lorazepam* oder *Flunitrazepam*.

▪ Pharmakokinetik

- Orale Bioverfügbarkeit 73–88 %; T_{max} = 2 h; $t_{1/2}$ = 8–14 h. *Lormetazepam* hat keine klinisch relevanten aktiven Metaboliten. Der aktive Metabolit *Lorazepam* wird nur langsam gebildet, jedoch rasch durch Glukuronidierung inaktiviert.
- Plasmakonzentration 2 h nach Einnahme von 1 mg: 4–8 ng/ml[(p)].

▪ Indikationen und Behandlungshinweise

- *Kurzzeitbehandlung von Schlafstörungen; nur bei schwerwiegenden Schlafstörungen, die den Patienten stark beeinträchtigen oder belasten*[z].
- Als Prämedikation und postoperativ bei chirurgischen und diagnostischen Eingriffen.
- Aufgrund der relativ kurzen HWZ kaum Kumulationsneigung, Hang-over-Effekte bei höherer Dosierung verstärkt möglich.
- Routinehinweise ► 5.1.10.

▪ Dosierung

- Ambulant 1 mg/d; 2 mg nur, wenn bei geringeren Dosen keine zufriedenstellende Wirkung erzielt wird. Bei Patienten im höheren Alter 0,5 mg[z].

▪ Nebenwirkungen, Risikopopulationen und Intoxikationen

► 5.1.7, ► 4.6.

Risikopopulationen ► 4.6.

▪ Kontraindikationen

► 5.1.8.

- **Interaktionen**

- Vorsicht bei der Kombination mit Narkoanalgetika, Muskelrelaxanzien und AM, die die Atemfunktion beeinflussen können.

- **Bewertung**

Hypnotikum für schwerwiegende Durchschlafstörungen. Keine klinisch relevanten Metaboliten. Kaum Kumulationsneigung. Bei Einschlafstörungen sind grundsätzlich zunächst Non-BZD vorzuziehen.

5.10.11 Melatonin

Melatonin

Indolalkylamid; NbN: *Melatonin receptor agonist* (MEL_1, MEL_2)

Evoqi (Medice)
Retardtbl. 2 mg
Melatonin neuraxpharm (neuraxpharm)
Melatonin-ratiopharm (ratiopharm)
Melozzan (Medice)
Tbl. 0,5/1/2/3/4/5 mg, Lsg.1 mg/ml
Pinealin (AGB-Pharma)
Tbl. 0,5/1/2/3/4/5 mg
Slenyto (Infectopharm Arzneimittel und Consilium)
Retardtbl. 1/5 mg
Voquily (Infectopharm und Consilium)
Lsg. 1 mg/ml
Es gibt Generika mit der Bezeichnung Circadin, zu denen aber keine Fachinformationen vorliegen.

- **Pharmakodynamik**

- Es wird vermutet, dass *Melatonin*, wie auch eine Lichtexposition, den zirkadianen Rhythmus reguliert. Es aktiviert Melatoninrezeptoren im Nucleus suprachiasmaticus.

- **Pharmakokinetik**

- Die Bioverfügbarkeit von *Melatonin* liegt bei ca. 15 %. Die Metabolisierung erfolgt im Wesentlichen durch 6-Hydroxylierung und O-Demethylierung durch CYP1A2 und geringfügig durch CYP2C19. Der First-pass-Metabolismus beträgt etwa 85 %. T_{max} liegt bei etwa 3 h, $t_{1/2}$ bei 3,5–4 h. Diese HWZ wird durch die Retardierung erreicht, ohne Retardierung beträgt sie nur 20 min. Die Ausscheidung erfolgt überwiegend renal.
- Plasmakonzentration 3 h nach Einnahme von 2 mg: 1,0–2,5 ng/ml$^{(p)}$.

Indikationen und Behandlungshinweise

- **Retardiertes Melatonin:** *Monotherapie für die Behandlung der primären, durch schlechte Schlafqualität gekennzeichneten Insomnie bei Patienten ab 55 J. bis zu 13 Wochen*[z].
- **Mellozzan-Lsg.** und **Pinealin:**
  - *Kurzzeitbehandlung von Jetlag bei Erwachsenen*[z].
  - *Mellozzan, Pinealin, Voquily, Slenyto: Behandlung von Schlafstörungen (Insomnie) bei Kindern und Jugendlichen von 6–17 Jahren mit Aufmerksamkeitsdefizit-/Hyperaktivitäts-Störung (ADHS), wenn Schlafhygienemaßnahmen unzureichend waren*[z].

5

- **Voquily:** *Behandlung von Einschlafstörungen bei Kindern und Jugendlichen von 6–17 J. mit Aufmerksamkeitsdefizit-/Hyperaktivitäts-Störung (ADHS), wenn Schlafhygienemaßnahmen unzureichend waren*[z].
- **Slenyto:**
  - *Behandlung von Schlafstörungen (Insomnie) bei Kindern und Jugendlichen im Alter von 2–18 J. mit Autismus Spektrum-Störung (ASS) und/oder neurogenetischen Störungen mit abweichender diurnaler Melatonin-Sekretion und/oder nächtlichem Erwachen, wenn Schlafhygienemaßnahen unzureichend waren*[z].
  - *Behandlung von Schlafstörungen (Insomnie) bei Kindern und Jugendlichen im Alter von 6–17 Jahren mit Aufmerksamkeitsdefizit-/Hyperaktivitätsstörungen (ADHS), wenn Schlafhygienemaßnahmen unzureichend waren*[z].
- *Off label* → BZD-Entzug → REM-Schlaf-Verhaltensstörung.
- *Melatonin* kann die sedierenden Eigenschaften von BZD und Non-BZD-Hypnotika erhöhen.
- Routinehinweise ▶ 5.1.10.

Dosierung

- Retardiertes Melatonin: 2 mg/d[z], 1–2 h vor dem Zubettgehen und nach der letzten Mahlzeit. Die Dosierung kann bis zu 13 Wochen aufrechterhalten bleiben.
- Mellozan-Lsg. und Pinealin: bei Jetlag 0,5–5 mg/d[z] vor dem Zubettgehen am Zielort einer transmeridianen Reise max. 5 d[z].
- Mellozan, Pinealin, Slenyto,Voquily bei ADHS: Anfangsdosis 0,5–2 mg/d, max. 5 mg/d (Slenyto max. 10 mg/d) 30–60 min vor dem Zubettgehen.
- Slenyto: bei anderen Indikationen (außer ADHS): Anfangsdosis 2 mg/d, max. 10 mg/d, 30–60 min vor dem Zubettgehen.

Nebenwirkungen, Risikopopulationen und Intoxikationen

Gelegentlich Reizbarkeit, Nervosität, Albträume, anormale Träume, Rastlosigkeit, Insomnie, Somnolenz, Angst, psychomotorische Hyperaktivität, Migräne, Kopfschmerzen, Lethargie, Benommenheit, Mundtrockenheit, (Ober-)Bauchschmerzen, Übelkeit, Dyspepsie, Mundgeschwür, Hypertonie, Hyperbilirubinämie, Dermatitis, nächtliches Schwitzen, Hautausschlag, generalisierter Juckreiz, trockene Haut, Schmerzen in den Extremitäten, menopausale Symptome, Asthenie, Schmerzen im Brustraum, Glukosurie, Proteinurie, abnorme Leberfunktionswerte, Gewichtszunahme.

Die seltenen NW sind der Fachinformation zu entnehmen.

Risikopopulationen **Herz, Leber, Niere:** Keine Einschränkungen bei entsprechenden Vorerkrankungen bekannt (trotz nachgewiesener Clearance-Minderung bei Leberinsuffizienz).

Intoxikationen Somnolenz ist die häufigste unerwünschte Wirkung von Überdosierungen.

Kontraindikationen

- Patienten mit hereditärer Galaktoseintoleranz, Laktasemangel oder Glukose-Galaktose-Malabsorption sollen *Melatonin* nicht einnehmen. Patienten mit Autoimmunerkrankungen wird die Einnahme nicht empfohlen.

Interaktionen

- Vorsicht bei Kombination mit Narkoanalgetika, Muskelrelaxanzien und AM, die die Atemfunktion beeinflussen können. Verstärkung der sedierenden Eigenschaften von BZD und *Zolpidem* und *Zopiclon.*
- Inhibitoren von CYP1A2 (z. B. *Fluvoxamin* oder *Ciprofloxacin* verzögern die Elimination von *Melatonin*), führen zu erhöhten *Melatonin*-Spiegeln (▸ Anhang INT). Durch Induktoren von CYP1A2 (z. B. Rauchen) Reduktion der Plasmakonzentrationen von *Melatonin* (▸ Anhang INT).

Bewertung

Melatonin imitiert die physiologische *Melatonin*-Freisetzung und übt dadurch einen positiven Effekt auf das Schlafverhalten aus; dies aber eher bei älteren Menschen, offenbar unabhängig von der Höhe der *Melatonin*-Spiegel. Es entfaltet keine sofortige Wirkung wie BZD und Non-BZD-Hypnotika; daher für die Akutpsychiatrie nicht geeignet. Eingeschränktes Zulassungsspektrum. Zulassung nur für 13 Wochen bei Patienten ab 55 J. und bei Erwachsenen mit Jetlag. Zusätzlich enger Zulassungsbereich für Insomnie bei Erkrankungen in der Kinder- und Jugendpsychiatrie. **Cave:** Keine Kombination mit Alkohol.

5.10.12 Modafinil

Modafinil

Psychostimulierende Substanz; NbN: *Dopamine reuptake inhibitor (DAT)*

Modafinil Arsito[1] (Aristo)
Vigil (TEVA)
Tbl. 100/200 mg

[1] Aufgrund einer höheren Zahl von Modafinil-Generika wird auf eine Auflistung von weiteren Präparaten mit der Anfangsbezeichnung „Modafinil" verzichtet.
In A und CH auch als Modasomil im Handel.

Pharmakodynamik

- Der Wirkmechanismus des Psychostimulans *Modafinil* ist noch nicht restlos geklärt. *Modafinil* moduliert indirekt exzitatorische (Glutamat) und inhibitorische (GABA) Neurotransmitter. Weiterhin kommt es zu einer Zunahme von Orexin, die zu einer vermehrten Ausschüttung von DA, NA und Serotonin im Locus coeruleus führen.

Pharmakokinetik

- Gute, aber langsame Resorption; T_{max} = 2–3 h; $t_{½}$ = 10–15 h, bei fortlaufender Einnahme Steady State 15 h; orale Bioverfügbarkeit 11–52 %.
- Metabolisierung in der Leber über CYP1A2, CYP2C9, CYP2C19, CYP3A4, die Hauptmetaboliten sind pharmakologisch inaktiv und werden vorwiegend über die Niere ausgeschieden. *Modafinil* selbst wird zu weniger als 10 % unverändert ausgeschieden.
- *Modafinil* hat in therapeutischer Dosierung eine enzyminduzierende Wirkung auf CYP3A4. Ein hemmender Effekt wird wahrscheinlich auf CYP2C19 und CYP2C9 ausgeübt.
- Plasmakonzentration im Steady State nach 200 mg/d und morgendlicher Einnahme: 1000–1700 ng/ml[(p)].

Indikationen und Behandlungshinweise

- *Exzessive Schläfrigkeit, die mit Narkolepsie mit und ohne Kataplexie einhergeht*[z] (▶ 5.2.2).
- Die Langzeitwirkung von *Modafinil* (> 9 Wochen) wurde nicht untersucht. Daher sollte jede Langzeittherapie regelmäßig überprüft werden.
- *Modafinil* steigert dosisabhängig die Wachheit während des Tages.
- Bei abruptem Absetzen keine Absetzsymptome, allerdings manchmal erhöhte Frequenz der Kataplexie.
- Eine Einstellung auf *Modafinil* sollte nur nach vollständiger Untersuchung der exzessiven Schläfrigkeit einschließlich Schlaflabor, dem Ausschluss anderweitiger Ursachen der beobachteten Hypersomnie und der Diagnose einer Narkolepsie entsprechend den Kriterien der *International Classisfication of Sleep Disorders* (ICSD) erfolgen. Die Behandlung sollte von einem Arzt mit entsprechender Fachkenntnis für die angezeigte Erkrankung erfolgen.
- Routineuntersuchungen: vor Therapiebeginn EKG, regelmäßige Überwachung von Blutdruck und Herzfrequenz.
- Patienten mit anormal ausgeprägter Schläfrigkeit, die *Modafinil* einnehmen, sollten darauf hingewiesen werden, dass sich der Wachheitsstatus möglicherweise nicht wieder vollständig normalisieren kann. Das Ausmaß der Schläfrigkeit sollte bei Patienten mit exzessiver Schläfrigkeit (einschließlich der Patienten, die *Modafinil* einnehmen) regelmäßig untersucht werden. Gegebenenfalls sollten die Patienten angewiesen werden, das Führen von Fahrzeugen oder andere potenziell gefährliche Aktivitäten zu unterlassen. NW wie verschwommenes Sehen oder Schwindelgefühle könnten ebenfalls die Fähigkeit beeinträchtigen, ein Fahrzeug zu führen.

❯ *Modafinil* sollte bei Kindern und Jugendlichen nicht verordnet werden.

Dosierung

- Beginn mit 200 mg/d, bei unzureichendem Ansprechen bis zu 400 mg/d; Erhaltungsdosis 200–400 mg/d[z] (morgens oder aufgeteilt morgens und mittags). Die Dosis muss individuell sorgfältig eingestellt werden.

Nebenwirkungen, Risikopopulationen und Intoxikationen

Sehr häufig Kopfschmerzen.

Häufig Nervosität, Insomnie, Angst, Depression, Denkstörungen, Verwirrtheit, Reizbarkeit, verminderter Appetit, Schwindelgefühl, Somnolenz, Parästhesien, Asthenie, Brustschmerzen, Tachykadie, Palpitationen, Vasodilatation, Bauchschmerzen, Übelkeit, Mundtrockenheit, Diarrhö, Dyspepsie, Verstopfung, pathologische Leberfunktionstests, dosisabhängige Erhöhung der alkalischen Phosphatase und γ-Glutamyl-Transferase, verschwommenes Sehen.

Gelegentlich Psychomotorische Hyperaktivität, Schlafstörungen, Migräne, Aggression, Feindseligkeit, Agitiertheit, Suizidgedanken, Nervosität, Depersonalisation, Persönlichkeitsstörung, emotionale Labilität, verminderte Libido, anormale Träume, Amnesie, Sprachstörungen, Dyskinesien, Hyperkinesie, Koordinations-, Bewegungsstörungen, Sprachstörungen, Geschmacksstörungen, Tremor, Vertigo, ZNS-Stimulation, Beinkrämpfe, erhöhter Muskeltonus, Hypoästhesie, Rücken-, Nackenschmerzen, Myalgie, Myasthenie, Arthralgie, Zuckungen, Hypertonie, Hypotonie, EKG-Veränderungen, Extrasystolen, Arrhythmie, Bradykardie, Durst, Appetitzunahme, Gewichtsveränderungen, Flatulenz, Reflux, Erbrechen, Dysphagie, Glossitis, Mundulzera, Dyspnoe, vermehrtes Husten, Asthma, Epistaxis, Rhinitis, Sinusitis, Pharyngitis, Eosinophilie, Leukopenie, Diabetes mellitus, Hypercholesterinämie, Hyperglykämie, periphere Ödeme, Geschmacksveränderungen, Sehstörungen, trockenes Auge, anormaler Urin, veränderte Häufigkeit der Urinabgabe, Miktionsveränderungen, Menstruationsstörungen, Schwitzen, Hautausschlag, Akne, Pruritus, leichte allergische Reaktionen (z. B. Heuschnupfen-Symptomatik).

Sonstige NW Psychosen, Manien, Wahnvorstellungen, Halluzinationen, Angioödem, Urtikaria, Überfindlichkeitsreaktionen (charakterisiert durch Symptome wie Fieber, Hautausschlag, Lymphadenopathie), Anaphylaxie.

Bei Patienten mit Bluthochdruck ist eine Überwachung von Blutdruck und Herzfrequenz, ggf. EKG erforderlich. Das Reaktionsvermögen kann verringert sein.

Es kann sehr selten zu lebensgefährlichen Überempfindlichkeitsreaktionen der Haut, inklusive Stevens-Johnson-Syndrom, toxische epidermale Nekrolyse und Hypersensivitätssyndrom DRESS (*Drug Rash with Eosinophilia and Systemic Symptoms*) kommen. Überempfindlichkeitsreaktionen mit Multiorganbeteiligung sind in engem zeitlichem Zusammenhang mit dem Beginn einer *Modafinil*-Therapie aufgetreten.

Risikopopulationen **Herz:** Keine Anwendung bei bekannter linksventrikulärer Hypertrophie, Cor pulmonale, Mitralklappenprolaps, bei dem unter ZNS-Stimulanzien ein Mitralklappenprolaps-Syndrom (ischämische EKG-Veränderungen, Brustschmerzen, Arrhythmien) auftrat. **Leber:** Bei schwergradiger Leberinsuffizienz Halbierung der Dosis. **Niere:** Zur Anwendung bei Nierenfunktionsstörungen liegen keine ausreichenden Daten vor, daher sollte sie mit Vorsicht erfolgen.

Intoxikationen Akzentuierte NW. Agitation, Insomnie, Verwirrtheit, Desorientiertheit, Halluzinationen, Hypertonie, (tachy- und bradykarde) Herzrhythmusstörungen, Übelkeit, Erbrechen, Diarrhö.

▪ Kontraindikationen

- Nichtkontrollierbare schwere bis mittelschwere Hypertonie.
- Herzrhythmusstörungen.

Relative Kontraindikationen

- Bedeutsame Angststörungen, Psychosen, Depressionen, Manien, gesteigerte Erregbarkeit, Insomnie, schwere Leber- oder Nierenfunktionsstörungen, Herz-Kreislauf-Erkrankungen, Hypertonie, Galaktosestoffwechselstörungen.
- **Cave:** Studien zeigten geringe Hinweise auf ein Abhängigkeitspotenzial für *Modafinil*. Die Möglichkeit einer Abhängigkeit kann daher bei Langzeitanwendung nicht ausgeschlossen werden. Bei Vorgeschichte von Alkohol-, AM- oder Drogenmissbrauch sollte das AM mit besonderer Vorsicht angewendet werden. *Modafinil* wird auch als Party- und Lifestyle-Droge missbraucht.

▪ Interaktionen

- Keine Kombination mit AM, die *Prazosin* (α_1-Rezeptorantagonist) enthalten.
- Vorsicht bei Kombination mit MAOH, Risiko einer hypertensiven Krise oder eines zentralen Serotoninsyndroms.
- Vorsicht bei Kombination mit *Warfarin*. Wegen der möglichen Suppression der CYP2C9-Aktivität durch *Modafinil* kann die Elimination von *Warfarin* verlangsamt sein. Die Prothrombinzeit sollte während der ersten beiden Einnahmemonate von *Modafinil* und nach einer Dosisanpassung regelmäßig überwacht werden.
- *Modafinil* induziert intestinales CYP3A4, daher kann es zu einer Wirkungsabschwächung mit ausgeprägtem First-pass-Metabolismus kommen, nachgewiesen für *Triazolam* und für *Ethinylestradiol*.
- *Modafinil* hemmt CYP2C19, was bei Patienten unter Antidepressiva dazu führen kann, dass eine niedrigere Dosierung von Antidepressiva benötigt wird (Kontrolle der Blutspiegel).
- Bei Kombination mit *Ciclosporin* wurde eine 50 %ige Reduktion des *Ciclosporin*-Spiegels beobachtet.
- Bei Kombination mit Anfallssuppressivabesteht das Risiko einer Wirkungsabschwächung von *Modafinil*.
- Die Wirksamkeit hormoneller Kontrazeptiva kann durch die Induktion von CYP3A4 durch *Modafinil* beeinträchtigt sein. Es werden alternative/begleitende empfängnisverhütende Methoden empfohlen. In einer pharmakokinetischen Untersuchung waren die Wirkspiegel von *Ethinylestradiol* durch *Modafinil* nicht verändert, deutlich war die Erniedrigung der Spiegel von *Temazepam*.

▪ Bewertung

Psychostimulans zur Behandlung der Narkolepsie. Verbessert Tagesmüdigkeit. Geringes Abhängigkeitspotenzial. Keine Off-label-Anwendungen; die EMA hat wegen Hautirritationen die Indikation auf Narkolepsie begrenzt.

5.10.13 Natriumoxybat

Natriumoxybat

Narkotikum

Natriumoxybat Accord (Accord Healthcare)
1 ml Natriumoxybat enthält 500 mg 4-Hydroxybutansäure, Natriumsalz (Natriumoxybat); Packungsgröße in Europa: 180 ml
Natriumoxybat Ascend (Ascend)
Natriumoxybat Ethypharm (Ethypharm)
Xyrem (UCB)
Xyrem kohlpharma (kohlpharma)
Xyrem Orifarm (Orifarm)
BTM-pflichtig.

▪ Pharmakodynamik

- *Natriumoxybat* ist das Natriumsalz von GHB. Es hat eine den Nachtschlaf fördernde, die exzessive Tagesschläfrigkeit reduzierende und antikataplektische Wirkung bei Narkolepsie.

▪ Pharmakokinetik

- *Natriumoxybat* wird nach oraler Verabreichung schnell, aber nicht vollständig resorbiert. Die orale Bioverfügbarkeit beträgt 25 %. Die Resorption wird durch eine stark fetthaltige Mahlzeit verzögert und abgeschwächt. Durchschnittliche Zeit bis zur T_{max} = 0,5–2 h, $t_{1/2}$ = 0,5–1 h.
- *Natriumoxybat* wird hauptsächlich über den Trikarbonsäurezyklus und sekundär durch β-Oxidation eliminiert. Es gibt keine aktiven Metaboliten.
- Plasmakonzentration: 50–100 µg/ml[(p)] zur Sedierung oder Schlafinduktion (Konzentration von endogener GHB 0,5–1,0 µg/ml).

▪ Indikationen und Behandlungshinweise

- *Behandlung der Narkolepsie mit Kataplexie bei erwachsenen Patienten*[z].
- *Jugendliche und Kinder ab 7 J. mit einem KG von mindestens 15 kg*[z].
- Die Patienten profitieren von einer Verringerung der übermäßigen Tagesschläfrigkeit und Kataplexien, einer Verbesserung des Nachtschlafs und einer Reduktion der Anzahl der Schlafattacken.

- *Off label* → hypnagogene Halluzinationen, Schlafparalyse, wenn diese Symptome unabhägig von dem Vorliegen einer Narkolepsie auftreten → *Natriumoxybat* bei Alkoholabhängigkeit ▶ 7.2.1 (Neue pharmakologische Ansätze).
- Mit der Gabe von *Natriumoxybat* nehmen Patienten zusätzlich Natrium in einer Größenordnung von 0,82 g (bei einer *Natriumoxybat*-Dosis von 4,5 g/d) bis 1,6 g (bei einer *Natriumoxybat*-Dosis von 9 g/d) auf. Eine Diät zur Reduktion der Natriumaufnahme sollte sorgfältig bei Patienten mit Herzinsuffizienz, Hypertonie oder eingeschränkter Nierenfunktion erfolgen.
- Mindestens 6 h nach der Einnahme von *Natriumoxybat* dürfen die Patienten keine Tätigkeiten ausüben, die geistige Wachheit oder motorische Koordinationsfähigkeit erfordern, wie etwa das Führen von Maschinen oder Fahrzeugen.
- Routinehinweise: Die Patienten müssen vor der Behandlung hinsichtlich Anzeichen einer Atemdepression befragt werden. Auf Interaktionsrisiken sorgfältig hinweisen (s. unten).
- Die Behandlung sollte unter Anleitung eines Arztes, der Erfahrungen in der Behandlung von Schlafstörungen hat, begonnen und durchgeführt werden. **BTM-pflichtig**.

5

▪ Dosierung

- Die empfohlene Anfangsdosis beträgt 4,5 g/d^{Z}, verteilt auf 2 gleiche Dosen.
- Die Dosis kann bis auf maximal 9 g/d^{Z}, verteilt auf 2 gleiche Dosen, erhöht werden. Dabei sollte die Dosisanpassung (auf- oder abwärts) in Dosierungsschritten von 1,5 g/d (d. h. 0,75-g-Dosis) erfolgen. Zwischen den Dosissteigerungen wird ein Abstand von 1–2 Wochen empfohlen.
- 1. Dosis vor dem Schlafengehen, 2. Dosis 2,5–4 h später.
- Die Bioverfügbarkeit von *Natriumoxybat* wird durch Nahrung signifikant reduziert.
- Empfohlen wird eine Nahrungskarenz von 2–3 h vor Einnahme von *Natriumoxybat*.
- **Cave:** Es wurde auf das Risiko von Dosierungsfehlern aufgrund einer Verwechslungsmöglichkeit zwischen Gramm (g) und Milliliter (ml) hingewiesen. Korrekte Dosierung in Gramm (g).

▪ Nebenwirkungen, Risikopopulationen und Intoxikationen

Sehr häufig Schwindel, Kopfschmerzen, Nausea.

Häufig Müdigkeit, (Durch-)Schlafstörungen, Schlaflosigkeit, Schlafwandeln, Schlaflähmung, Sedierung, Somnolenz, Verwirrtheit, Desorientiertheit, Depression (allerdings gibt es auch Hinweise für eine antidepressive Wirkung der Substanz), Angst, Nervosität, Asthenie, Anorexie, Gefühl des Betrunkenseins, abnorme Träume, Albträume, Aufmerksamkeitsstörungen, Gleichgewichtsstörungen, Kataplexie, Tremor, Stürze, Arthralgie, Muskelspasmen, Rückenschmerzen, Schnarchen, Nasenverstopfung, Hypertonie, Erbrechen, Diarrhö, Oberbauchschmerzen, erhöhter Blutdruck, Dyspnoe, Hyperhidrosis, Hautausschlag, Hypästhesie, Parästhesien, Dysgeusie, (Dreh-)Schwindel, verschwommenes Sehen, Palpitationen, periphere

Ödeme, Enuresis nocturna, Harninkontinenz, Nasopharyngitis, Sinusitis, Gewichtsabnahme, verminderter Appetit.

Gelegentlich Psychose, Paranoia, abnormes Denken, Halluzinationen, Agitiertheit, Einschlafschwierigkeiten, Amnesie, Suizidversuch, Myoklonus, Restless-Legs-Syndrom, Hypersensivität, Stuhlinkontinenz.

Sonstige NW Bewusstseinsverlust, Suizidgedanken, Tötungs-/Mordgedanken, Wahnvorstellungen, Reizbarkeit, Aggression, euphorische Stimmung, schlafbezogene Essstörung, Appetitsteigerung, gesteigerte Libido, Drehschwindel, Dyskinesien, Konvulsionen, Tinnitus, Atemdepression, Schlafapnoe, Erstickungsgefühl, Bruxismus, Mundtrockenheit, Urtikaria, Angioödem, Seborrhö, Dehydratation, Pollakisurie/Harndrang, Nykturie. In seltenen Fällen wurden nach Absetzen von *Natriumoxybat* Rebound-Effekte und Entzugssymptome (Insomnie, Angstzustände, Schwindel und psychotische Zustände) beobachtet. *Natriumoxybat* kann Atemdepression verursachen. Es wurde über Fälle von Abhängigkeit nach illegaler Anwendung von häufig wiederholten Gaben von *Natriumoxybat* berichtet, die weit über dem therapeutischen Dosisbereich lagen.

Risikopopulationen **Herz** und **Niere:** Bei der Anwendung bei Patienten mit Herzinsuffizienz bzw. Nierenfunktionsstörungen sollte eine diätetische Reduktion der Natriumaufnahme erfolgen, ansonsten keine Einschränkungen. **Leber:** Bei eingeschränkter Leberfunktion Anfangsdosis halbieren und die Reaktion auf Dosissteigerungen genau überwachen.

Intoxikationen Akzentuierte NW, Bewusstseinsstörungen bis zum Koma, Agitation, Aggressivität, epileptische Krampfanfälle, Kreislaufdepression, respiratorische Insuffizienz.

Entzug nach chronischem Gebrauch: Hypertonie, Delir, Angst, Insomnie, Somnolenz.

▪ Kontraindikationen

- Überempfindlichkeit gegen *Natriumoxybat*, Succinat-Semialdehyd-Dehydrogenase-Mangel, gleichzeitige Behandlung mit Opioiden oder Barbituraten. Patienten mit schwerer Depression.

Relative Kontraindikationen

- Porphyrie, Epilepsie, eingeschränkte Leberfunktion (▶ 13.3) und ältere Patienten (▶ 13.1).
- Ältere Patienten müssen bei Einnahme des AM genau auf eingeschränkte motorische und/oder kognitive Funktionen überwacht werden.

▪ Interaktionen

- Keine Kombination mit sedierenden Hypnotika einschließlich BZD, mit Alkohol oder *Tramadol* (auch Verstärkung einer möglichen Atemdepression).
- Keine Kombination mit *Topiramat* wegen des Risikos von Koma.

- Aufgrund des erhöhten Risikos einer Schlafapnoe sollten Patienten mit einem BMI > 40 kg/m^2 bei Einnahme des AM engmaschig überwacht werden.
- Vorsicht bei Kombination mit AM, die die GHB-Dehydrogenase stimulieren oder hemmen (z. B. *Ethosuximid*, *Phenytoin* oder *Valproat*). Erhöhte Beeinträchtigung kognitiver Funktionen, Schläfrigkeit, verminderte Fahrtauglichkeit.
- Vermehrt NW bei gleichzeitiger Verabreichung von *Natriumopxybat* und trizyklischen Antidepressiva.

Bewertung

Behandlungsoption bei Kataplexie bei Patienten mit Narkolepsie. Positive Bewertung der Wirksamkeit; in einer Studie wurde die langfristige Wirksamkeit über 7–55 Monate plazebokontrolliert gezeigt. Hohe NW-Rate, besonders auch anfängliche Depression und Ängste möglich. Strikt regulierter Einnahmemodus, da es überdosiert als Hypnotikum wirkt. Langsam absetzen. Als *liquid ecstasy* auf dem Drogenmarkt bekannt. **Cave:** Keine Kombination mit Alkohol, BZD oder Schlafmitteln; ältere Patienten auf eingeschränkte motorische und/oder kognitive Funktionen überwachen. Mögliches Abhängigkeitsrisiko.

5.10.14 Nitrazepam

Nitrazepam

Benzodiazepin; NbN: *GABA benzodiazepine receptor agonist (GABA$_A$ receptor positive allosteric modulator)*

Eatan N (Desitin)
Mogadan (Viatris)
Tbl.[1] 5 mg
Nitrazepam AL (Aliud Pharma)
Nitrazepam-neuraxpharm (neuraxpharm)

[1] Nitrazepam-Generika auch: Tbl. 10 mg.
In A und CH als Mogadon im Handel.

Pharmakodynamik

- Verstärkung der GABAergen Hemmung über spezifische BZD-Rezeptoren (GABA$_A$-Rezeptorkomplex).

Pharmakokinetik

- Die Bioverfügbarkeit schwankt bei oraler Gabe zwischen 54 und 98 %; T_{max} = 0,5–2 h; $t_{1/2}$ = 18–30 h; *Nitrazepam* wird wahrscheinlich durch CYP3A4, N-Acetyltransferase und Aldehydoxidase metabolisiert; seine beiden Metaboliten weisen keine nennenswerte pharmakologische Aktivität auf.
- Plasmakonzentration 1 h nach Einnahme von 10 mg: 50–120 ng/ml$^{(p)}$.

- **Indikationen und Behandlungshinweise**

- *Kurzzeitbehandlung von Schlafstörungen; nur bei Schlafstörungen von klinisch bedeutsamem Schweregrad*[z].
- Aufgrund der mittellangen HWZ muss mit Hang-over-Effekten und Kumulationsneigung nach wiederholter Gabe gerechnet werden.
- *Nitrazepam* wird auch als Antiepileptikum (z. B. bei BNS-Krämpfen) eingesetzt.
- Routinehinweise ▶ 5.1.10.

- **Dosierung**

- 2,5–5 mg; höchstens 10 mg[z]. Bei älteren Patienten darf eine Dosis von 5 mg nicht überschritten werden.

- **Nebenwirkungen, Risikopopulationen und Intoxikationen**

▶ 5.1.7, ▶ 4.6.

Risikopopulationen ▶ 4.6.

- **Kontraindikationen**

▶ 5.1.8.

- **Interaktionen**

- Bei Kombination mit AM, die CYP3A4 hemmen oder induzieren, kann es zu einer Wirkverstärkung bzw. -abschwächung kommen (▶ Anhang INT). Die Effekte scheinen klinisch nicht relevant zu sein.

- **Bewertung**

Hochwirksames Hypnotikum; im Vergleich zu *Flunitrazepam* und *Flurazepam* kürzere HWZ, jedoch bei höherer Dosierung Risiko von Hang-over-Effekten. Sehr hohes Abhängigkeitsrisiko. Kumulationsgefahr, besonders bei wiederholter Gabe und bei älteren Patienten. **Psychiatrischer Einsatz nur in Ausnahmefällen bei hartnäckigsten Schlafstörungen.**

5.10.15 Oxycodon/Naloxon

Oxycodon/Naloxon

Kombination eines Opioids mit einem Opioidantagonisten (Oxycodonhydrochlorid/Naloxonhydrochlorid)

Targin (Mundipharma)
Retardtbl. 5/2,5 mg; 10/5 mg; 20/10 mg; 40/20 mg
BTM-pflichtig.
Generika ohne RLS-Zulassung sind nicht genannt.

Pharmakodynamik

- *Oxycodon* ist ein Opioid, das an Opioidrezeptoren im Gehirn als kompetitiver Agonist wirkt. Es besitzt keine antagonistischen Effekte. *Naloxon* dagegen ist ein reiner kompetitiver Opioidantagonist, der als kompetitiver Antagonist an allen Opioidrezeptoren wirkt und damit die Wirkungen, die durch Opiate und Opioide verursacht werden, teilweise oder ganz aufhebt.

Pharmakokinetik

5

- Orales *Oxycodon* hat eine Bioverfügbarkeit von 60–70 %, wobei sich die Bioverfügbarkeit zwischen verschiedenen Formen von oral verabreichtem *Oxycodon* (Tablette, Kapsel, Flüssigkeit) kaum unterscheidet (Huddart et al. 2018). HWZ 4–6 h.
- *Oxycodon* wird zu etwa 45 % über CYP3A4 zu *N-Desmethyloxycodon* abgebaut, dem inaktiven Hauptmetaboliten von *Oxycodon*. Etwa 19 % *Oxycodon* wird über CYP2D6 in *Oxymorphon* umgewandelt, welches am μ-Opioidrezeptor 14-fach potenter ist als die Muttersubstanz. Bei UM von CYP2D6 ist die Bildung von *Oxymorphon* begünstigt (im Mittel 3- bzw. 6-fach höhere Konzentrationen als bei EM bzw. PM von CYP2D6). Bei UM von CYP2D6 wird ein erhöhtes Risiko für eine Opioidabhängigkeit vermutet. Über CYP3A4 wird *Oxymorphon* in *N-Desmethyloxymorphon* umgewandelt. *N-Desmethyloxycodon* und *N-Desmethyloxymorphon* sind pharmakologisch nicht aktiv. In Phase-II-Reaktionen entstehen verschiedene inaktive Glukuronide. *Oxycodon* und seine Stoffwechselprodukte werden sowohl mit dem Urin als auch mit dem Stuhl ausgeschieden.
- *Naloxon* hat nach oraler Einnahme eine Bioverfügbarkeit < 3 %. Bei i. v.-Anwendung beträgt die HWZ 1–1,5 h. *Naloxon* wird ohne Beteiligung von CYP-Enzymen in der Leber metabolisiert und über den Urin ausgeschieden. Seine Hauptmetaboliten sind *6β-Naloxol*, *Naloxon-3-glukuronid* und andere Glukuronide.
- Plasmakonzentration 12 h nach Einnahme von 10 mg *Oxycodon*/5 mg *Naloxon* im Steady State: 6–12 ng/ml für *Oxycodon* und 0,1–0,2 ng/ml für *Naloxon*[(p)].

Indikationen und Behandlungshinweise

- *Second-line-Therapie bei schwerem bis sehr schwerem idiopatischem Restless-Legs-Syndrom (RLS) nach Versagen der Therapie mit Gabapentinoiden und dopaminergen AM*[z].
- *Oxycodon*/*Naloxon* wird als Retardpräparat verabreicht. Um die Verzögerung der Wirkstofffreisetzung nicht zu beeinträchtigen, müssen die Retardtabletten im Ganzen eingenommen werden. Die Einnahme zerkleinerter Tabletten führt zu einer schnelleren Wirkstofffreisetzung und zur Resorption einer möglicherweise letalen Dosis von *Oxycodon*.
- *Oxycodon*/*Naloxon* ist **BTM-pflichtig.**

Dosierung

- 2 × täglich 1 Retardtbl. nach festem Zeitschema. Anfangsdosis 2 × 5/2,5–10/5 mg/d; max: 2 × 30/15 mg/d.

■ Nebenwirkungen, Risikopopulationen und Intoxikationen

Sehr häufig Kopfschmerz, Somnolenz, Obstipation, Übelkeit, Hyperhidrosis, Ermüdung.

Häufig Appetitabnahme bis zum Appetitverlust. Schlaflosigkeit, Depression, Schwindelgefühl, Aufmerksamkeitsstörungen, Tremor, Parästhesien, Sehstörungen, Vertigo, Hitzewallungen, Blutdruckzunahme, Blutdruckabfall, Abdominalschmerz, Mundtrockenheit, Erbrechen, Erhöhung leberspezifischer Enzyme (GPT, γ-GT), Pruritus, Hautreaktionen/Hautausschlag, Brustkorbschmerz, Schüttelfrost, Durst, Schmerzen.

Gelegentlich Verminderte Libido, Schlafattacken, Geschmacksstörungen, Dyspnoe, Flatulenz, Erektionsstörungen, Arzneimittelentzugssyndrom, periphere Ödeme, Verletzungen durch Unfälle.

Risikopopulationen **Herz:** Vorsicht bei Hypotonie, Hypertonie, vorbestehenden Herz-Kreislauf-Erkrankungen. **Leber:** Vorsicht bei leichter Leberfunktionsstörung. Bei schwerer Leberfunktionsstörung liegen keine Daten vor, daher sollte eine Anwendung nicht erfolgen. **Niere:** Vorsicht bei leichter Nierenfunktionsstörung. Eine sorgsame Überwachung ist insbesondere bei Patienten mit schwerer Nierenfunktionsstörung notwendig.

Intoxikationen Bei Intoxikation sind die Symptome der *Oxycodon*-Überdosierung klinisch relevant. Es können auftreten: Somnolenz bis hin zum Koma, Miosis, Atemdepression, Bradykardie mit Blutdruckabfall, muskuläre Hypotonie. In schweren Fällen kann es zu Lungenödem und Kreislaufversagen, möglicherweise mit letalem Ausgang, kommen.

■ Kontraindikationen

- Schwere Atemdepression mit Hypoxie und/oder Hyperkapnie, schwere chronisch obstruktive Lungenerkrankungen, Cor pulmonale, schweres Bronchialasthma.
- Nichtopioidbedingter paralytischer Ileus.
- Mittlere bis schwere Leberfunktionsstörungen.
- Zusätzlich bei RLS: Opioidabusus in der Anamnese.

Relative Kontraindikationen

- Zustände mit erhöhtem Hirndruck, Prostatahypertrophie mit Restharnbildung, erhöhte zerebrale Krampfbereitschaft, Pankreatitis, Myxödem, ältere oder geschwächte Patienten, opioidbedingter paralytischer Ileus, schwere Beeinträchtigung der Lungenfunktion, Hypothyreose, M. Addison, Intoxikationspsychose, Cholelithiasis, Alkoholismus, Delirium tremens, Epilepsie.

! Cave

- Eine Atemdepression ist die bedeutsamste Gefährdung einer Opioidüberdosierung. Bei Patienten mit RLS, die zusätzlich an Schlafapnoe leiden, ist bei der Behandlung mit *Oxycodon/Naloxon* aufgrund des additiven Risikos einer Atemdepression mit Vorsicht vorzugehen.

  - Die chronische Anwendung von *Oxycodon/Naloxon* kann zu physischer Abhängigkeit führen. Bei abruptem Beenden der Therapie können Entzugssymptome auftreten. Bei längerfristiger Anwendung kann es zur Toleranzentwicklung kommen.
  - Bei Umstellung von Patienten mit Langzeitanwendung hoher Dosen von Opioden kann *Oxycodon/Naloxon* Entzugssymptome auslösen. *Oxycodon/Naloxon* ist zur Entzugsbehandlung nicht geeignet.
  - Bei Diarrhö kann *Naloxon* die Ursache sein.

▪ **Interaktionen**

- Zentral dämpfend wirkende Substanzen (Opioide, Gabapentinoide, Sedativa, Hypnotika, Antidepressiva, Phenothiazine, Antipsychotika, Antihistaminika und Antiemetika) können den ZNS-dämpfenden Effekt (z. B. die Atemdepression) von *Oxycodon/Naloxon* verstärken.
- Vorsicht bei der Anwendung von MAOH.
- Bei gleichzeitiger Anwendung von *Oxycodon* und *Cumarin*-Derivaten sind relevante Veränderungen der Thromboplastinzeit (International Normalized Ratio/INR und des Quick-Werts in beide Richtungen) beobachtet worden.
- Eine Kombination mit **CYP3A4-Inhibitoren** oder **-Induktoren** sollte vermieden werden (▶ **Anhang INT**). Bei Kombination mit CYP3A4-Inhibitoren, wie z. B. Makrolidantibiotika, Azol-Antimykotika, Proteasehemmer, *Cimetidin* oder Grapefruitsaft, verläuft der Hauptabbauweg über CYP2D6. Dadurch kommt es zu einem Anstieg der Bildung von *Oxymorphon*. Es ist dann mit einer verstärkten opiodagonistischen Wirkung zu rechnen, da *Oxymorphon* 14-fach stärker am μ-Opiodrezeptor wirkt als *Oxycodon*. CYP3A4-Induktoren, wie z. B. *Rifampicin*, *Carbamazepin*, *Phenytoin* oder *Johanniskraut*, beschleunigen den Abbau von *Oxycodon* und führen möglicherweise zum Wirkverlust.
- Bei Kombination mit CYP2D6-Inhibitoren kommt es zu keiner signifikanten Veränderung der Plasmakonzentration von *Oxycodon*. Daher scheint keine Dosisanpassung erforderlich zu sein. Von der *Royal Dutch Association – Pharmacogenetics Working Group* (DPWG) wurde im Jahr 2011 für Patienten mit CYP2D6-Varianten mit verminderter oder verstärkter Aktivität empfohlen, ein anderes Analgetikum als *Oxycodon* zu verordnen.

▪ **Bewertung**

Therapie bei schwerem bis sehr schwerem idiopatischem RLS allein oder in Kombination nach Versagen einer dopaminergen Therapie und einer Therapie mit Gabapentinoiden (α_2-δ-Liganden); die Empfehlungen beruhen nur auf einer RCT. Hohes Risikopotenzial.

5.10.16 Pitolisant

Pitolisant

Histamin-3-Rezeptor-Ligand; NbN: *Histamine receptor antagonist* (H_3)

Ozawade (Bioprojekt Deutschland GmbH)
Filmtbl. 4,5/18 mg, für die Indikation übermäßige Tagesschläfrigkeit bei obstruktiver Schlafapnoe (OSA)
Ozawade CC Pharma (CC Pharma)
Wakix (Bioprojekt Deutschland GmbH)
Filmtbl. 4,5/18 mg, für die Indikation Narkolepsie mit und ohne Kataplexie
Wakix Oxifarm (Oxifarm)

Pharmakodynamik

- *Pitolisant* ist ein starker H_3-Rezeptorantagonist/inverser Agonist des H_3-Rezeptors. Mittels Blockade der Histamin-Autorezeptoren wird die Aktivität der histaminergen Neurone im Gehirn, einem wichtigen Erregungssystem, verstärkt. Diese stehen mit den die Wachheit fördernden Orexin-Neuronen im Zusammenhang. Weiter moduliert die Substanz verschiedene Neurotransmittersysteme und erhöht so die Ausschüttung von Acetylcholin und Noradrenalin im ZNS.

Pharmakokinetik

- *Pitolisant* wird gut und schnell resorbiert. Die maximale Plasmakonzentration wird ca. 3 h nach der Gabe erreicht.
- Die Metabolisierung von *Pitolisant* beim Menschen ist noch nicht vollständig beschrieben. Es gibt mehrere inaktive Metaboliten. Erster Hauptmetabolit ist *5-Aminovaleriansäure*.
- *Pitolisant* induziert CYP3A4 in vitro. Es werden klinisch relevante Wechselwirkungen mit Substraten von CYP3A4 und CYP2B6 sowie Substraten von UGT, CYP2C und P-gp erwartet. Bisherige Daten sprechen gegen eine klinische Relevanz der in vitro beobachteten Effekte.
- *Pitolisant* hat eine Eliminations-HWZ von 10–12 h.
- Plasmakonzentration 3 h nach Einnahme von 18 mg: 20–40 ng/ml[(p)].

Indikationen und Behandlungshinweise

- *Narkolepsie mit oder ohne Kataplexie, auch bei Kindern und Jugendlichen ab 6 J.*[z].
- *Zur Verbesserung der Wachheit und zur Reduktion übermäßiger Schläfrigkeit während des Tages bei erwachsenen Patienten mit obstruktiver Schlafapnoe (OSA), deren übermäßige Tagesschläfrigkeit (EDS, excessive daytime sleepiness) durch eine primäre OSA-Therapie wie z. B. eine CPAP-Beatmung (CPAP, continuous positive airway pressure) nicht zufriedenstellend behandelt werden konnte oder wenn eine solche Therapie nicht vertragen wurde*[z].

- *Pitolisant* verbessert Wachheit und Aufmerksamkeit tagsüber. Die Behandlung sollte von einem Arzt mit Erfahrung in der Behandlung von Schlafstörungen eingeleitet und regelmäßig überprüft werden.

Dosierung

- **Narkolepsie**: 1. Woche 9 mg, 2. Woche bis zu 18 mg, 3. Woche bis zu 36 mg.
- **OSA**: 1. Woche 4,5 mg, 2. Woche bis zu 9 mg, 3. Woche bis zu 18 mg.

Nebenwirkungen, Risikopopulationen und Intoxikationen

Häufig Schlaflosigkeit, Angst, Reizbarkeit, Depression, Schlafstörung, Ermüdung, Kopfschmerzen, Schwindelgefühl, Tremor, Vertigo, Übelkeit, Erbrechen, Dyspepsie.

Gelegentlich Agitiertheit, optische und akustische Halluzinationen, Affektlabilität, abnorme Träume, Dyssomnie, Ein-, Durchschlafstörungen, vorzeitiges Erwachen, Nervosität, Anspannung, Apathie, Asthenie, Albträume, Ruhelosigkeit, Panikattacken, verminderte/gesteigerte Libido, Suizidgedanken, verminderter/gesteigerter Appetit, Unwohlsein, Flüssigkeitsretention, Dyskinesie, Gleichgewichtsstörungen, Kataplexie, Aufmerksamkeitsstörungen, Dystonie, On-Off-Phänomen, Hypersomnie, Migräne, psychomotorische Hyperaktivität, Restless-Legs-Syndrom, Somnolenz, Epilepsie, Bradykinesie, Parästhesien, verminderte Sehschärfe, Blepharospasmus, Tinnitus, Extrasystolen, Bradykardie, Hypertonie, Hypotonie, Hitzewallungen, Gähnen, Mundtrockenheit, Abdominalschmerz, abdominale Beschwerden, Diarrhö, Obstipation, gastroösophageale Refluxerkrankung, Gastritis, gastrointestinale Schmerzen, Hyperazidität, orale Parästhesien, Magenbeschwerden, Erythem, Pruritus, Ausschlag, Hyperhidrosis, Schwitzen, Arthralgie, Rückenschmerzen, Muskelrigidität, Muskelschwäche, Schmerzen des Muskel- und Skelettsystems, Myalgie, Schmerz in einer Extremität, Pollakisurie, Metrorrhagie, Brustschmerz, Unwohlsein, (periphere) Ödeme, Gewichtszunahme, Gewichtsabnahme, Leberenzyme erhöht, verlängertes QT-Intervall, erhöhte Herzfrequenz, erhöhte γ-Glutamyltransferase-Werte.

Selten Anormales Verhalten, Verwirrtheitszustand, depressive Verstimmung, Erregbarkeit, Zwangsgedanken, Dysphorie, hypnopompe und hypnagoge Halluzinationen, geistige Beeinträchtigung, Anorexie, Appetitstörung, Hyperphagie, Verlust des Bewusstseins, Spannungkopfschmerz, eingeschränktes Erinnerungsvermögen, schlechte Schlafqualität, aufgeblähter Bauch, Dysphagie, Flatulenz, schmerzhaftes Schlucken, Enterokolitis, toxischer Hautausschlag, Photosensivität, Nackenschmerzen, Muskel- und Skelettsystem-bedingter Brustschmerz, Spontanabort, Schmerzen, nächtliche Schweißausbrüche, Beklemmungsgefühl, Kreatininphosphokinase erhöht, anormaler Allgemeinzustand, EKG: Unregelmäßigkeiten bei der Repolarisation sowie Umkehrung der T-Welle, TdP.

Risikopopulationen **Herz:** Bei Herzerkrankungen oder gleichzeitiger Behandlung mit AM mit QTc-Zeit-verlängerndem Potenzial muss eine sorgfältige Überwachung erfolgen. **Leber:** Bei mittelschwerer Leberfunktionsstörung 18 mg, keine Anwendung bei schwerer Leberfunktionsstörung. **Niere:** Bei eingeschränkter Nierenfunktion max. 18 mg.

Intoxikationen Symptome einer Überdosierung: Kopfschmerzen, Schlaflosigkeit, Reizbarkeit, Übelkeit, Abdominalschmerz.

▪ Kontraindikationen

- Schwere Leberfunktionsstörung.

Relative Kontraindikationen

- Gastrointestinale Erkrankungen (Anwendung bei säurebedingten Magenerkrankungen oder gleichzeitige Anwendung magenreizender AM).
- Schwere Epilepsie.
- Psychiatrische Erkrankungen (Auftreten von Suizidgedanken bei Patienten mit psychiatrischer Vorgeschichte)

▪ Interaktionen

- Tri- oder tetrazyklische Antidepressiva (z. B. *Imipramin*, *Clomipramin*, *Mirtazapin*) können die Wirksamkeit von *Pitolisant* beeinträchtigen, da sie eine H_1-rezeptorantagonistische Wirkung aufweisen und möglicherweise die Wirkung von endogenem Histamin aufheben.
- Die Kombination von QTc-Zeit-verlängernden Stoffen oder Substanzen, die das Risiko für Repolarisationsstörungen erhöhen, sollte unter sorgfältiger Überwachung stattfinden.
- Antihistaminika (z. B. *Diphenhydramin*, *Promethazin*) können die Wirksamkeit von *Pitolisant* beeinträchtigen.
- Vorsicht bei Kombination mit **Inhibitoren von CYP2D6**, z. B. *Paroxetin*, *Fluoxetin* oder *Bupropion* (▸ **Anhang INT**), Anstieg der Wirkspiegel von *Pitolisant* auf das Doppelte.
- In-vitro-Daten legen nahe, dass *Pitolisant* und seine Hauptmetaboliten in therapeutischen Konzentrationen möglicherweise CYP3A4, CYP2B6 und, basierend auf extrapolierten Daten, CYP2C, UGT und P-gp induziert. Bislang fehlen Daten, die eine klinische Relevanz bestätigen. Bei **Substraten von CYP2B6** (z. B. *Bupropion*) ist wegen des Risikos von Wirkverlust Vorsicht geboten und eine klinische Überwachung der jeweiligen Wirksamkeit notwendig (▸ **Anhang SUB**).
- Vorsicht bei Kombination mit Induktoren von CYP3A4 (z. B. *Rifampicin*, *Phenobarbital*, *Carbamazepin*, *Johanniskraut* oder *Phenytoin*). Es ist mit einer Wirkabschwächung von *Pitolisant* zu rechnen.
- Vorsicht bei Kombination mit Substraten von OCT1 (Organo-Kation-Transporter 1, SLC22A1) (z. B. *Metformin*).
- Bei oralen Kontrazeptiva sollte die Kombination mit *Pitolisant* vermieden und eine zusätzliche zuverlässige Empfängnisverhütungsmethode angewendet werden.

▪ Bewertung

Mit *Pitolisant* steht ein AM mit neuartigem Wirkprinzip zur Behandlung der Narkolepsie und der übermäßigen Tagesschläfrigkeit bei OSA zur Verfügung. Die Wirksamkeit gegen Tagesmüdigkeit ist ähnlich der von *Modafinil. Pitosilant* wirkt auch antikataplektisch. Das Sicherheitsrisiko wird als akzeptabel angesehen. **Cave:** Schwere psychiatrische Erkrankungen.

5.10.17 Pramipexol

Pramipexol

Dopaminagonist

Pramipexol Henning[1] (Henning)
Sifrol (Boehringer Ingelheim)
Tbl. 0,088/0,18/0,35/0,7 mg Pramipexol-Base (entspricht 0,125/0,250/0,5/1 mg Pramipexol-Dihydrochlorid)

[1] Aufgrund einer höheren Zahl von Pramipexol-Generika wird auf eine Auflistung von weiteren Präparaten mit der Anfangsbezeichnung „Pramipexol" verzichtet.

5

Pharmakodynamik

- *Pramipexol* ist ein nichtergoliner DA-Agonist der zweiten Generation.
- *Pramipexol* ist ein synthetisches Aminobenzothiazolderivat, das durch eine hohe selektive Rezeptoraffinität für die D_2-Gruppe der DA-Rezeptoren mit präferenzieller D_3-Bindung charakterisiert ist.

Pharmakokinetik

- Nach oraler Einnahme wird *Pramipexol* rasch und vollständig resorbiert. T_{max} = 1–3 h, $t_{½}$ = 10–16 h. *Pramipexol* wird beim Menschen nur in geringem Maße metabolisiert. Die renale Exkretion von unverändertem *Pramipexol* stellt den wesentlichen Eliminationsweg dar.
- Plasmakonzentration im Steady State 12 h nach Einnahme von 0,54 mg/d: 0,7–1,3 ng/ml$^{(p)}$.

Indikationen und Behandlungshinweise

- *Idiopathisches RLS*^{z}.
- Symptomatische Behandlung der Parkinson-Erkrankung (allein oder in Kombination mit *L-Dopa*; dann höhere Dosierungen).
- Routineuntersuchungen: Blutdruck regelmäßig kontrollieren. Augenärztliche Untersuchungen in regelmäßigen Abständen oder bei Auftreten von Sehstörungen.

Dosierung

- RLS: Beginn mit 0,088 mg der Base (= 0,125 mg der Salzform) einmal täglich 2–3 h vor dem Zubettgehen. Erhöhung alle 4–7 Tage bis max. 0,52 mg^{z} der Base (= 0,75 mg der Salzform). Bei Nierenfunktionsstörungen geringere Dosis.

Nebenwirkungen, Risikopopulationen und Intoxikationen

Sehr häufig Übelkeit.

Häufig Kopfschmerzen, abnorme Träume, Schlaflosigkeit, Schwindel, Somnolenz, Müdigkeit, Obstipation, Erbrechen.

Gelegentlich Lungenentzündung, inadäquate ADH-Sekretion, Verwirrtheitszustand, Halluzinationen, Störungen der Libido, Wahnvorstellungen, Hyperphagie, Wahn, Manie, Delir, Verhaltensauffälligkeiten im Sinne von Impulskontrollstörungen und zwanghaftem Verhalten (wie zwanghaftes Einkaufen, pathologisches Spielen, Hypersexualität, Essattacken), plötzliches Einschlafen, Synkope, Dyskinesien, Amnesie, Hyperkinesie, Sehstörungen einschließlich verminderte Sehschärfe, Doppeltsehen, verschwommenes Sehen, Herzversagen, Hypotonie, Dyspnoe, Schluckauf, Überempfindlichkeitsreaktionen, Pruritus, Hautausschlag, periphere Ödeme, Gewichtsabnahme einschließlich vermindertem Appetit, Gewichtszunahme.

Häufigkeit unbekannt DA-Agonisten-Entzugssyndrom einschließlich Apathie, Angst, Depression, Müdigkeit, Schwitzen und Schmerzen.

Risikopopulationen **Herz:** Vorsicht bei kardialen Vorerkrankungen, insbesondere bei Herzinsuffizienz und Neigung zu orthostatischer Hypotonie. **Leber:** Eine Dosisanpassung bei Leberinsuffizienz ist nicht erforderlich. **Niere:** Bei Patienten mit einer Kreatinin-Clearance > 20 ml/min ist keine Reduzierung der Tagesdosis erforderlich. Die Anwendung von *Pramipexol* bei Hämodialysepatienten oder Patienten mit schwerer Beeinträchtigung der Nierenfunktion wurde nicht untersucht.

Intoxikationen Wie ▶ *Levodopa/Benserazid.*

▪ Kontraindikationen

- Psychosen (DA-agonistische Wirkung!). Hohe kardiale Risiken.

▪ Interaktionen

- Bei Kombination mit *L-Dopa* wird empfohlen, während einer Dosiserhöhung von *Pramipexol* die *Levodopa*-Dosis zu reduzieren.
- *Pramipexol* und AM, die die aktive renale Tubulussekretion hemmen oder auf diesem Weg ausgeschieden werden, wie z. B. *Amantadin*, *Cimetidin*, *Mexiletin*, *Zidovudin*, *Cisplatin*, *Chinin* und *Procainamid* können zu einer reduzierten Clearance von einem oder beiden AM führen.
- Die gleichzeitige Gabe von Antipsychotika und *Pramipexol* sollte vermieden werden (Ausnahme: *Clozapin*, *Quetiapin*).

▪ Bewertung

Präparat zur Behandlung des RLS, wahrscheinlich mit einer antidepressiven Komponente. Sorgfältiges kardiales Monitoring. Dosis wegen des Augmentationsrisikos möglichst geringhalten (▶ 5.6).

5.10.18 Promethazin

Promethazin

Antihistaminikum; NbN: *Histamine, dopamine receptor antagonist* (H_1, D_2)

Atosil (Desitin)
Tbl. 25 mg
Trpf. 22,6 mg = 20 Trpf. = 1 ml
Amp. 28,2 mg/2 ml
Promethazin-neuraxpharm (neuraxpharm)
Drg. 10/25/50/75/100 mg
Lsg. 20 mg = 20 Trpf. = 1 ml
Amp. 50 mg/2 ml
Proneurin 25 (HEXAL)
Prothazin (Teofarma)

5

Pharmakodynamik

- Vorwiegend H_1-antihistaminerge Wirkkomponenten, zusätzlich anticholinerge, adrenolytische und schwach antiserotonerge Eigenschaften. Keine antipsychotischen Eigenschaften.

Pharmakokinetik

- Schnelle und nahezu vollständige Resorption, aber geringe Bioverfügbarkeit wegen eines ausgeprägten First-pass-Metabolismus; T_{max} = 1,5–3 h; $t_{1/2}$ = 10–12 h. Metabolisierung durch CYP2D6; keine pharmakologisch aktiven Metaboliten.
- Plasmakonzentration 1,5–3 h nach Einnahme von 25 mg: 2–18 ng/ml[(p)].

Indikationen und Behandlungshinweise

- *Schlafstörungen, wenn andere Therapiemöglichkeiten nicht durchführbar sind oder nicht erfolgreich waren*[z].
- *Unruhe- und Erregungszustände im Rahmen psychiatrischer Grunderkrankungen*[z].
- Übelkeit und Erbrechen.
- Routineuntersuchungen ▶ 3.9.

Dosierung

- **Schlafstörungen:** 20–50 mg zur Nacht, maximal 1 mg/kg KG.
- **Schwere Unruhe- und Erregungszustände:** i. m./i. v. initial in der Regel 25 mg, Wiederholung nach 2 h möglich, kurzfristige Steigerung auf 200 mg/d[z] möglich.
- Ältere oder geschwächte Patienten sowie Patienten mit hirnorganischen Veränderungen, Kreislauf- und Atemschwäche sowie gestörter Leber- oder Nierenfunktion erhalten in der Regel die Hälfte der angegebenen Tagesdosierung.
- Das Führen von Fahrzeugen und das Bedienen von Maschinen sollte zumindest während der ersten Zeit der Behandlung unterbleiben.

Nebenwirkungen, Risikopopulationen und Intoxikationen

Sehr häufig Sedierung, Mundtrockenheit, Eindickung von Schleim mit gestörter Speichelsekretion.

Häufigkeit (Detailangaben nicht bekannt) Schlafstörungen, Verwirrtheitszustände, allgemeine Unruhe, Krampfanfälle, Früh- und Spätdyskinesien, pharmakogenes Parkinson-Syndrom, Leukopenie, Agranulozytose, verlängertes QT-Intervall, Blutdruckveränderungen (Hypotonie bzw. orthostatische Dysregulation) und reflektorische Erhöhung der Herzfrequenz (insbesondere zu Beginn der Behandlung), Obstipation, Gewichtszunahme, Cholestase, phototoxische Reaktionen, kutane Photosensibilisierungen, allergische Hauterscheinungen, Temperaturerhöhung, Miktionsstörungen, sexuelle Funktionsstörungen. Atemdepression bei Patienten mit neurologischen Ausfällen, vorbestehenden Atemstörungen, Kindern oder bei Kombination mit anderen atemdepressiv wirkenden AM, Porphyrie, Thrombose, Thromboembolien, Galaktorrhö.

Vor allem unter höheren Dosen: Gewichtszunahme, erhöhte Herzfrequenz, Gefühl einer verstopften Nase, vermehrtes Durstgefühl, Schwitzen, Akkommodationsstörungen, erhöhter Augeninnendruck.

Besonders bei älteren Personen und Kindern: paradoxe ZNS-Stimulationen mit Tremor, Irritabilität, Schlaflosigkeit und Affektstörungen (prädisponierend: fieberhafte Erkrankungen und Dehydratation).

Insbesondere bei hoch dosierter und längerer Anwendung: extrapyramidalmotorische NW, anticholinerges Syndrom, Einlagerungen und Pigmentierungen in Hornhaut und Linse des Auges.

Sehr selten Malignes neuroleptisches Syndrom, TdP.

Risikopopulationen **Herz:** Vorsicht bei manifesten kardialen Vorerkrankungen, insbesondere Herzinsuffizienz und Orthostaseneigung, Hypotonie, Hypertonie, Bradykardie und Hypokaliämie sowie bei vorbestehender QTc-Zeit-Verlängerung und Risikofaktoren für Thromboembolie. **Leber** und **Niere:** Bei bekannter Leber- bzw. Niereninsuffizienz sollte je nach Schweregrad eine Dosisanpassung erfolgen. Vorsicht bei Patienten mit erhöhtem Risiko für Schlaganfälle.

Intoxikationen Akzentuierte NW, zentrales anticholinerges Syndrom (▶ 12.8.2) mit deliranter Symptomatik, Bewusstseinsstörungen bis zum Koma, epileptische Anfälle, extrapyramidale Symptome, Hypotension, EKG-Veränderungen (PQ-, QTc-Intervall-Verlängerung, AV-Block I–III), Herzrhythmusstörungen, Kreislaufdepression, pulmonale Komplikationen bis zur respiratorischen Insuffizienz, Lungenödem, metabolische Azidose.

Cave

Bei i. v.-Injektion (dafür spezielle Anleitungen) sind Venenwandreizung, Thrombophlebitiden bis hin zu Nekrosen möglich. Parenterale Gabe möglichst vermeiden.

Kontraindikationen

- Akute Alkohol-, Schlafmittel-, Analgetika- und Psychopharmakaintoxikationen, schwere Blutzell- und Knochenmarkschädigung, Kreislaufschock, Koma.
- Anamnestisch bekanntes malignes neuroleptisches Syndrom unter *Promethazin*.
- Kinder < 2 J., da eine erhöhte Gefährdung durch plötzlichen Kindstod nicht ausgeschlossen werden kann.

Relative Kontraindikationen

- Epileptische Anfälle, Parkinson-Syndrom, subkortikale Hirnschäden, Engwinkel- und Winkelblockglaukom, Harnretention, Prostatahyperplasie, Leber- und Nierenerkrankungen, Pylorusstenose, Hypotonie, orthostatische Dysregulation, Bradykardie, Hypokaliämie, angeborenes Long-QT-Syndrom sowie andere klinisch signifikante kardiale Störungen (insbesondere KHK, Erregungsleitungsstörungen, Arrhythmien).
- Gleichzeitige Behandlung mit AM, die ebenfalls das QT-Intervall im EKG verlängern oder eine Hypokaliämie hervorrufen können, chronische Atembeschwerden, Asthma bronchiale, Photosensibilität bzw. phototoxische Reaktionen in der Anamnese, Leukopenie und andere Erkrankungen des hämatopoetischen Systems, Demenz.

Interaktionen

- Keine Kombination mit AM, die die QTc-Zeit verlängern oder zu Hypokaliämie führen.
- Keine Kombination mit anticholinergen Antiparkinsonmitteln, anderen Phenothiazinpräparaten oder TZA.
- Vorsicht bei Kombination mit Antiepileptika oder MAOH.
- Wirkverstärkung von Antihypertonika; Abschwächung der α-adrenergen Wirkung von *Adrenalin*.
- Vorsicht bei der Kombination mit **CYP2D6-Inhibitoren**, Anstieg der Wirkspiegel von *Promethazin* (▶ **Anhang INT**), dadurch auch erhöhtes Risiko für QTc-Zeit-Verlängerung.

Bewertung

Wegen hohem NW- und Interaktionsrisiko und geringer therapeutischer Breite als **Schlafmittel nur Mittel der zweiten Wahl**, auch schwächer wirksam als BZD-Hypnotika. Keine antipsychotische Wirksamkeit. Routineuntersuchungen entsprechend der Gruppe der Phenothiazine notwendig. In der **Notfallsituation** (▶ 12.3, ◘ Tab. 12.1 und 12.2) gute sedierende Eigenschaften, auch antiemetische Wirkungen und ausgeprägte antihistaminische Wirkung; zusätzlich adrenolytisch, anticholinerg, antiserotonerg. Wegen schwerwiegender Neben- und Wechselwirkungen (u. a. QT-Zeit-Verlängerung, TdP, malignes neuroleptisches Syndrom, Thrombozytopenie) hat die Europäische Arzneimittelagentur (EMA) umfangreiche Warnungen veröffentlicht und eine EU-weite Aktualisierung der Fachinformationen veranlasst.

5.10.19 Ropinirol

Ropinirol

Dopaminagonist

Adartrel (GlaxoSmithKline)
Tbl.[1] 0,25/0,5/2 mg (als HCl)
Ropinirol AbZ Filmtabletten[2] (AbZ)

[1] Ropinirol-Generika auch: Tbl. 1, 3, 4 mg.
[2] Aufgrund der hohen Zahl von Ropinirol-Generika wird auf eine Auflistung von weiteren Präparaten mit der Anfangsbezeichnung „Ropinirol" verzichtet.

Pharmakodynamik

- *Ropinirol* ist ein nichtergoliner D_2/D_3-Agonist, der die DA-Rezeptoren im Striatum stimuliert.

Pharmakokinetik

- Die Bioverfügbarkeit von *Ropinirol* beträgt etwa 50 %. T_{max} = 1,5 h, $t_{1/2}$ = 3–10 h.
- Die Metabolisierung von *Ropinirol* erfolgt hauptsächlich durch CYP1A2 und nachgeordnet durch CYP3A4. Keiner der im Wesentlichen durch N-Depropylierung und Hydroxylierung gebildeten Metaboliten ist an der Wirkung des AM beteiligt.
- Plasmakonzentration 1,5 h nach Einnahme von 2 mg/d: 0,7–2,0 ng/ml[(p)].

Indikationen und Behandlungshinweise

- *Symptomatische Behandlung des mittelschweren bis schweren idiopathischen Restless-Legs-Syndroms (RLS)*[z].
- Hinweise auf antidepressive Wirksamkeit als Augmentationstherapie.
- Routineuntersuchungen: Regelmäßig Blutdruck in der Initialphase.

Dosierung

- Anfangsdosis an den ersten beiden Tagen 0,25 mg, dann in der ersten Woche 0,5 mg/d. Steigerung bei schwerem RLS auf 2 mg, max. 4 mg/d[z]. Einnahme kurz vor dem Zubettgehen, auch bis zu 3 h vorher möglich.
- Bei RLS wurden Dosierungen > 4 mg nicht untersucht. Diese sind nur für die Behandlung der Parkinson-Erkrankung vorgesehen.

Nebenwirkungen, Risikopopulationen und Intoxikationen

Sehr häufig Übelkeit, Erbrechen.

Häufig Müdigkeit, übermäßige Schläfrigkeit (Somnolenz), Augmentation oder frühmorgendliches Rebound-Phänomen, Nervosität, Schwindel, Schmerzen im Abdomen, Synkopen.

Gelegentlich Halluzinationen, Verwirrtheit, (orthostatische) Hypotonie.

Sonstige NW Überempfindlichkeitsreaktionen (einschließlich Urtikaria, Angioödem, Hautausschlag, Juckreiz), psychotische Reaktionen (andere als Halluzinationen), einschließlich Delir, Wahnsymptome und paranoide Störungen, Aggression, dopaminerges Dysregulationssyndrom, Impulskontrollstörungen (z. B. pathologisches Spielen, Spielsucht), gesteigerte Libido, zwanghaftes Geldausgeben oder Einkaufen, Essattacken und Esszwang, Hypersexualität als NW unter DA-Agonisten, DA-Agonisten-Absetzsyndrom (Apathie, Angst, Depression, Fatigue, Schwitzen und Schmerzen).

Risikopopulationen **Herz:** Vorsicht bei kardialen Vorerkrankungen, insbesondere bei Herzinsuffizienz und Neigung zu orthostatischer Hypotonie. **Leber:** Bei schwerer Leberinsuffizienz keine Anwendung. **Niere:** Bei leichter bis mittelschwerer Niereninsuffizienz (Kreatinin-Clearance zwischen 30 und 50 ml/min) keine Dosisanpassung erforderlich, zur Anwendung bei schwerer Niereninsuffizienz (Kreatinin-Clearance < 30 ml/min) ohne regelmäßige Hämodialysebehandlung liegen keine Daten vor (▶ Kontraindikationen). Bei chronischer Niereninsuffizienz und Hämodialyse beträgt die Initialdosis 0,25 mg/d. Weitere Dosissteigerungen sollten auf Verträglichkeit und Wirksamkeit basieren. Die empfohlene Maximaldosierung von Adartrel beträgt 3 mg/d bei Patienten, die eine regelmäßige Hämodialysebehandlung erhalten. Zusätzliche Dosen nach Hämodialyse sind nicht erforderlich.

Intoxikationen Wie ▶ *Levodopa/Benserazid.*

▪ Kontraindikationen

- Psychosen (DA-agonistische Wirkung!), schwere Leberfunktionsstörungen, schwere Nierenfunktionsstörungen (Kreatinin-Clearance < 30 ml/min) ohne regelmäßige Hämodialysebehandlung.

Relative Kontraindikationen

- Kardiovaskuläre Erkrankungen.

▪ Interaktionen

- Die gleichzeitige Anwendung von Antipsychotika sollte vermieden werden.
- Bei gleichzeitiger Behandlung mit Vitamin-K-Antagonisten ist eine häufigere INR-Kontrolle angeraten.
- Bei Patienten, die mit dem Rauchen anfangen oder aufhören, kann eine Dosisanpassung erforderlich sein wegen Induktion bzw. Deinduktion von CYP1A2.
- Bei Frauen unter hormoneller Kontrazeption kann eine Dosisanpassung erforderlich sein.
- Vorsicht bei Kombination mit Inhibitoren von CYP1A2, z. B. *Ciprofloxacin, Enoxacin* oder *Fluvoxamin* (▶ Anhang INT).

▪ Bewertung

AM zur Behandlung des RLS mit erhöhtem NW-Profil. Dosis wegen des Augmentationsrisikos möglichst geringhalten (▶ 5.6).

5.10.20 Rotigotin

Rotigotin

Dopaminrezeptoragonist

Leganto (Bayer)
Transderm. Pfl. 1 mg/24 h/2 mg/24 h/3 mg/24 h
Neupro (UCB)
Transderm. Pfl. 1/2/3 mg über 24 h

Pharmakodynamik

- *Rotigotin* ist ein nichtergoliner DA-Agonist an D_{1-5}-Rezeptoren, bevorzugt an D_2 und D_3, interagiert auch mit $5\text{-}HT_{1A}$- jedoch nicht mit $5\text{-}HT_{2B}$-Rezeptoren.

Pharmakokinetik

- *Rotigotin* wird durch N-Dealkylierung sowie direkte und sekundäre Konjugation verstoffwechselt. An der Dealkylierung ist CYP2C19 beteiligt, aber auch andere CYP-Isoformen sind in der Lage, die N-Dealkylierung von *Rotigotin* zu katalysieren. Die Hauptmetaboliten sind Sulfate und Glukuronidkonjugate der Muttersubstanz sowie biologisch inaktive N-Desalkylmetaboliten.
- Innerhalb von 24 h werden ca. 45 % des im Pflaster enthaltenen Wirkstoffs an die Haut abgegeben. T_{max} = 8–26 h, $t_{½}$ = 3–8 h. Die Steady-State-Konzentration ist nach 1–2 Tagen erreicht.
- Bei transdermaler Applikation liegt die Bioverfügbarkeit bei etwa 3 %. Durch die transdermale Anwendung sind kein First-pass-Effekt sowie keine Auswirkungen durch Nahrungsmittel und gastrointestinale Erkrankungen zu erwarten.
- Plasmakonzentration unmittelbar nach Abnahme des Pflasters bei Applikation von 1 mg/d: 0,6–0,8 ng/ml[(p)].
- Etwa 71 % werden über den Urin ausgeschieden.
- Die Gesamt-Eliminations-HWZ liegt zwischen 5 und 7 h.

Indikationen und Behandlungshinweise

- *Symptomatische Behandlung des mittelschweren bis schweren idiopathischen RLS*[z].
- Idiopathische Parkinson-Erkrankung im Frühstadium oder in Kombination mit *L-Dopa*.
- Routineuntersuchungen: Initial regelmäßig Blutdruck messen.

Dosierung

- Initial 1 mg/24 h; wöchentlich ggf. um 1 mg/24 h auf max. 3 mg/24 h steigern. Alle 6 Monate überprüfen.

▪ Nebenwirkungen Risikopopulationen und Intoxikationen

Sehr häufig Kopfschmerzen, Übelkeit, Reaktionen an der Applikations- und Instillationsstelle (einschl. Erythem, Juckreiz, Reizung, Ausschlag, Dermatitis, Vesikel, Schmerzen, Ekzem, Entzündung, Schwellung, Verfärbung, Papeln, Exfoliation, Urtikaria, Überempfindlichkeit), Schwächezustände (einschl. Müdigkeit, Asthenie, Unwohlsein).

Häufig Überempfindlichkeit, die auch Angioödem, Zungen- und Lippenödem einschließen kann, plötzliche Schlafanfälle, Störungen des sexuellen Verlangens (einschl. Hypersexualität, gesteigerter Libido), Schlaflosigkeit, Schlafstörung, ungewöhnliche Träume, Störungen der Impulskontrolle (einschl. pathologisches Spielen, Stereotypie/Zwangshandlungen, Essattacken/Essstörungen, zwanghaftes Kaufverhalten), Somnolenz, Hypertonie, Erbrechen, Dyspepsie, Juckreiz, Reizbarkeit, periphere Ödeme.

Gelegentlich Obsessive Zwangsstörung, Agitiertheit, orthostatische Hypotonie.

Selten Aggressives Verhalten/Aggression, Desorientiertheit.

Häufigkeit unbekannt Dopaminerges Dysregulationssyndrom, Wahrnehmungsstörungen (einschl. Halluzinationen, optische Halluzinationen, akustische Halluzinationen, Illusionen), Albträume, Paranoia, Verwirrtheitszustände, psychotische Störungen, Wahnvorstellung, Delir, Schwindelgefühle, Bewusstseinsstörungen NEC (einschl. Synkope, vasovagale Synkope, Bewusstlosigkeit), Dyskinesie, orthostatischer Schwindel, Lethargie, Krämpfe, verschwommenes Sehen, Sehverschlechterung, Photopsie, Drehschwindel, Palpitationen, Vorhofflimmern, supraventrikuläre Tachykardie, Hypotonie, Schluckauf, Obstipation, Mundtrockenheit, Bauchschmerzen, Diarrhö, Erytheme, Hyperhidrosis, generalisierter Juckreiz, Hautreizung, Kontaktdermatitis, generalisierter Ausschlag, erektile Dysfunktion, Gewichtsabnahme, erhöhte Leberenzyme (einschl. AST, ALT, GGT), Gewichtszunahme, erhöhte Herzfrequenz, erhöhte CPK-Werte, Sturzneigung.

Risikopopulationen **Herz:** Vorsicht bei kardialen Vorerkrankungen, insbesondere bei Herzinsuffizienz und Neigung zu orthostatischer Hypotonie. **Leber:** Bei leichter bis mittelgradiger Leberinsuffizienz keine Dosisreduktion erforderlich, zur Anwendung bei schwerer Leberfunktionsstörung liegen keine ausreichenden Daten vor. Bei Verschlechterung der Leberfunktionsstörung kann eine Dosisreduktion erforderlich werden. **Niere:** Bei leichter bis schwerer Niereninsuffizienz einschließlich dialysierter Patienten ist eine Dosisreduktion nicht erforderlich.

Intoxikationen Wie ▶ *Levodopa/Benserazid*.

▪ Kontraindikationen

- Pflaster bei Magnetresonanztomographie oder Kardioversion abnehmen (Pflaster enthält Aluminium). Schwere Leberfunktionsstörungen.

■ **Interaktionen**

- Die gleichzeitige Anwendung von Antipsychotika sollte wegen gegenseitiger Wirkabschwächung vermieden werden.
- *Rotigotin* kann die dopaminergen NW von *L-Dopa* verstärken und eine Dyskinesie verursachen und/oder eine vorbestehende Dyskinesie verschlimmern.

■ **Bewertung**

AM zur Behandlung des RLS mit kontinuierlicher dopaminerger Stimulation. Dosis wegen des Augmentationsrisikos möglichst geringhalten (▶ 5.6).

5.10.21 Solriamfetol

Solriamfetol

NA- und DA-Wiederaufahmehemmer

Sunosi (Pharmanovia)
Tbl. 75/150 mg

■ **Pharmakodynamik**

Selektiver DA und NA-Wiederaufnahmehemmer, keine Wirkung auf Histamin oder Orexin.

■ **Pharmakokinetik**

- *Solriamfetol* wird im Gastrointestinaltrakt gut und schnell resorbiert.
- Plasmakonzentration nach Gabe von 75 mg. Die Plasma-HWZ beträgt etwa 7 h. Das AM wird kaum metabolisiert und weitgehend unverändert ausgeschieden.
- Plasmakonzentration 2 h nach Einnahme von 75 mg/d: ca. 1000 ng/ml.

■ **Indikationen und Behandlungshinweise**

- *Verbesserung der Wachheit und Reduktion exzessiver Schläfrigkeit während des Tages bei Patienten mit Narkolepsie (mit und ohne Kataplexie) sowie bei Patienten mit obstruktiver Schlafapnoe, deren exzessive Tagesschläfrigkeit (EDS) durch eine primäre OSA-Therapie, wie z. B. durch eine CPAP-Therapie, nicht zufriedenstellend behandelt werden konnte*[z].
- Die Behandlung ist von einem Arzt einzuleiten, der Erfahrung mit der Behandlung von Narkolepsie oder OSA hat (▶ 5.3).
- Das AM ist keine Therapie für die zugrundeliegende Atemwegsobstruktion bei Patienten mit OSA. Bei diesen Patienten ist die OSA-Primärtherapie beizubehalten.
- Vor Einleitung der Behandlung mit dem AM sind Blutdruck und Herzfrequenz zu messen und während der Behandlung regelmäßig zu kontrollieren, insbesondere nach einer Dosiserhöhung. Eine vorbestehende Hypertonie sollte vor Einleitung der Behandlung mit dem AM gut eingestellt werden.

- Der Bedarf für eine Weiterbehandlung mit dem AM ist regelmäßig zu prüfen. Wenn Anstiege von Blutdruck oder Herzfrequenz auftreten, die durch Dosisreduktion oder andere angemessene Intervention nicht zu kontrollieren sind, ist das Absetzen des AM in Betracht zu ziehen.

Dosierung

- **Narkolepsie:** Initial 75 mg/d nach dem Aufwachen; bei starker Schläfrigkeit auch initial 150 mg. Je nach klinischem Ansprechen Verdopplung der Dosis im Abstand von mindestens 3 Tagen auf eine höhere Dosisstärke; max. 150 mg/d[Z].
- **Obstruktive Schlafapnoe:** Initial 37,5 mg/d nach dem Aufstehen, Verdopplung der Dosis im Abstand von mindestens 3 Tagen auf eine höhere Dosisstärke möglich; max. 150 mg/d.
- Die Einnahme weniger als 9 h vor dem Zubettgehen ist zu vermeiden, da das AM den Nachtschlaf stören kann.
- Der Bedarf für die Fortsetzung der Behandlung und die angemessene Dosierung sollten während einer längerfristigen Behandlung in regelmäßigen Abständen überprüft werden.

Nebenwirkungen und Risikopopulationen

Sehr häufig Kopfschmerz.

Häufig Angstzustände, Schlaflosigkeit, Reizbarkeit, verminderter Appetit, Zähneknirschen, Schwindelgefühl, Palpitationen, Übelkeit, Husten, Diarrhö, Mundtrockenheit, Abdominalschmerz, Obstipation, Erbrechen, Hyperhidrosis, Gefühl der Fahrigkeit, Brustkorbbeschwerden, Blutdruck erhöht.

Gelegentlich Agitiertheit, Unruhe, Aufmerksamkeitsstörung, Tremor, Tachykardie, Hypertonie, Dyspnoe, Brustkorbschmerz, Durst, Herzfrequenz erhöht, Gewicht erniedrigt.

Risikopopulationen **Herz:** Vorsicht bei Patienten mit höherem Risiko für schwere kardiovaskuläre Ereignisse, insbesondere bei vorbestehender Hypertonie, bekannten kardiovaskulären oder zerebrovaskulären Erkrankungen und bei älteren Patienten. **Leber:** Es liegen keine ausreichenden Daten vor. **Niere:** Bei mäßigen Nierenfunktionsstörungen initial (Kreatinin-Clearance 30–59 ml/min) 37,5 mg/d, nach 5 Tagen 75 mg/d möglich. Bei schweren Nierenfunktionsstörungen max. 37,5 mg/d, kontraindiziert bei terminaler Niereninsuffizienz.

Kontraindikationen

- Myokardinfarkt innerhalb des vergangenen Jahres, instabile Angina pectoris, unkontrollierte Hypertonie, schwerwiegende Arrhythmien oder andere schwerwiegende Herzprobleme.
- Terminale Niereninsuffizienz.

Relative Kontraindikationen

- Erhöhter intraokulärer Druck oder Risiko für ein Engwinkelglaukom.

- Vorsicht bei Patienten mit Missbrauch von Stimulanzien oder Alkohol in der Anamnese.
- Die Wirkung bei Patienten mit anamnestisch bekannter oder gleichzeitig vorliegender Psychose oder bipolarer Störung wurde nicht untersucht. Das Auftreten psychiatrischer Symptome und die Verschlimmerung vorbestehender Störungen, etwa manischer Episoden, sind möglich.

▪ **Interaktionen (vorläufige Daten)**
- Keine gleichzeitige Anwendung mit MAOH, keine Anwendung innerhalb von 14 Tagen nach Beendigung einer MAOH-Behandlung.
- Vorsicht bei gleichzeitiger Anwendung von AM, die den Blutdruck und die Herzfrequenz erhöhen können.
- Vorsicht bei gleichzeitiger Anwendung von AM, die zu einem Anstieg des DA-Spiegels führen oder direkt an DA-Rezeptoren binden.

▪ **Bewertung**
Neuartiges AM zur Behandlung exzessiver Tagesmüdigkeit bei Narkolepsie und Schlafapnoe. Keine antikataplektische Wirkung. Phase-3-Studien untersuchten die Förderung der Wachheit bei Patienten mit Narkolepsie und obstruktiver Schlafapnoe. Mithilfe von multiplen Wachtests wurde plazebokontrolliert eine nachhaltige Förderung der Wachheit bei den Patienten über 9 h nach morgendlicher Gabe gezeigt. In einer weiteren Studie wurden die gesundheitsbezogene Lebensqualität sowie Beeinträchtigungen bei der Arbeit und bei Freizeitaktivitäten von Patienten mit Narkolepsie unter *Solriamfetol* verbessert. Es besteht ein (wohl geringes) Missbrauchspotenzial.

5.10.22 Tasimelteon

Tasimelteon

Dualer Melatoninrezeptoragonist

Hetlioz (Vanda)
Hartkps. 20 mg

▪ **Dosierung**
- 20 mg/d, jeweils zur gleichen Zeit, 1 h vor dem Schlafengehen.

▪ **Bewertung**
Tasimelteon ist zur Behandlung des Nicht-24-Stunden-Schlaf-Wach-Syndroms bei völlig blinden Erwachsenen zugelassen. Reguliert den zirkadianen Rhythmus durch Einstellung der inneren Uhr im Nucleus suprachiasmaticus über duale agonistische Wirkung an MT_1- und MT_2-Rezeptoren. Gut verträglich. Häufigste NW: Kopfschmerzen. Die Wirksamkeit wurde in zwei RCT nachgewiesen. Wegen des engen Indikationsgebiets und des hohen Preises wird das AM hier nur in Kurzform dargestellt.

5.10.23 Temazepam

Temazepam

Benzodiazepin; NbN: *GABA benzodiazepine receptor agonist (GABA$_A$ receptor positive allosteric modulator)*

Remestan (Viatris)
Kps. 20 mg
Remestan mite (Viatris)
Kps. 10 mg
Temazep-CT (AbZ-Pharma)
Kps. 20 mg
In CH als Normison im Handel.

Pharmakodynamik

- Verstärkung der GABAergen Hemmung über spezifische BZD-Rezeptoren (GABA$_A$-Rezeptorkomplex).

Pharmakokinetik

- Orale Bioverfügbarkeit 90–100 %; T_{max} = ca. 1 h; $t_{1/2}$ = 5–13 h. *Temazepam* hat keine klinisch relevanten aktiven Metaboliten. Das gebildete *Oxazepam* trägt aufgrund seiner geringen Konzentration nicht zur pharmakologischen Wirkung bei. Kaum Kumulationsrisiko.
- Plasmakonzentration 1–2 h nach Einnahme von 20 mg: 200–750 ng/ml[(p)].

Indikationen und Behandlungshinweise

- *Kurzzeitbehandlung von Schlafstörungen. Nur bei Schlafstörungen von klinisch bedeutsamem Schweregrad*[z].
- *Temazepam* kann bei mehrmaliger Gabe in geringer Dosierung auch als Anxiolytikum verwendet werden.
- Starke muskelentspannende Wirkung.
- Routinehinweise ▶ 5.1.10.

Dosierung

- Ambulant 10–20 mg in der Regel bis höchstens 40 mg; stationär bis 40 mg[z]. Ältere Patienten 10 mg, in Ausnahmefällen 20 mg.
- Als Anxiolytikum kann *Temazepam* in einer Dosis von 2–3 × 10 mg gegeben werden.

Nebenwirkungen, Risikopopulationen und Intoxikationen

▶ 5.1.7, ▶ 4.6.
Hang-over-Effekte nur bei höherer Dosierung.

Risikopopulationen ▶ 4.6.

- **Kontraindikationen**
- ► 5.1.8.
- Bei geschwächten Patienten und beeinträchtigter Leberfunktion reduzierte Dosis.

- **Interaktionen**
- Vorsicht bei Kombination mit Narkoanalgetika, Muskelrelaxanzien, β-Rezeptorenblockern, Antihypertensiva und AM, die die Atemfunktion beeinflussen können, besonders bei Risikopatienten und im Alter.

- **Bewertung**

Wirksames Hypnotikum, besonders bei Durchschlafstörungen gut geeignet (länger wirksames BZD-Hypnotikum), verlangsamte gastrointestinale Absorption im Vergleich zu anderen BZD. Keine Kumulationsneigung. Abhängigkeitsrisiko.

5.10.24 Triazolam

Triazolam

Benzodiazepin; NbN: *GABA benzodiazepine receptor agonist ($GABA_A$ receptor positive allosteric modulator)*

Halcion (Pfizer)
Tbl. 0,25 mg

- **Pharmakodynamik**
- Verstärkung der GABAergen Hemmung über spezifische BZD-Rezeptoren ($GABA_A$-Rezeptorkomplex).

- **Pharmakokinetik**
- T_{max} = 0,7–2,4 h; $t_{1/2}$ = 1,5–5 h. Metabolisierung durch CYP3A4 im Wesentlichen zu α-*Hydroxytriazolam* ($t_{1/2}$ = 5–6 h); Metaboliten tragen kaum zur klinischen Wirkung bei. Keine Kumulationsgefahr.
- Plasmakonzentration 1 h nach Einnahme von 0,25–0,5 mg: 1–10 ng/ml[(p)].

- **Indikationen und Behandlungshinweise**
- *Zur Kurzzeitbehandlung von Schlafstörungen, insbesondere Einschlafstörungen*[z].
- Die Dauer der Anwendung sollte 2 Wochen nicht überschreiten.
- Hang-over-Effekte nur bei höheren Dosen.
- Am Morgen kann nach abendlicher Gabe erhöhte Ängstlichkeit und Unruhe als Rebound-Phänomen beobachtet werden.
- Routinehinweise ► 5.1.10.

- **Dosierung**
- 0,125–0,25 mg[z]; ältere Patienten 0,125 mg.

▪ Nebenwirkungen, Risikopopulationen und Intoxikationen

▶ 5.1.7, ▶ 4.6.

Vorwiegend zu Beginn Verwirrtheit, Ataxie, Schwindel und Doppelbilder.

Gelegentlich Hautreaktionen, gastrointestinale Störungen, Libidostörungen.

Sonstige NW Selten Schlafwandeln, Gangunsicherheit und Synkopen. Unter *Triazolam* sind paradoxe Disinhibitionsphänomene (Agitiertheit, Euphorisierung, Erregungszustände, Schlaflosigkeit, Aggressivität) häufiger als bei anderen BZD, besonders unter höherer Dosierung und bei älteren Menschen.

Risikopopulationen ▶ 4.6.

▪ Kontraindikationen

▶ 5.1.8.

▪ Interaktionen

- Vorsicht bei Kombination mit Narkoanalgetika, Muskelrelaxanzien, β-Rezeptorenblockern, Antihypertensiva und AM, die die Atemfunktion beeinflussen.
- Die Kombination mit starken **CYP3A4-Inhibitoren** (z. B. *Ritonavir* oder *Clarithromycin*) ist kontraindiziert, Anstieg der Wirkspiegel (▶ **Anhang INT**). Die Eliminations-HWZ von *Triazolam* verlängert sich z. B. bei Kombination mit *Ketoconazol* von 3 h auf 41 h.
- Beschleunigter Abbau bei Kombination mit **Induktoren** von **CYP3A4** (z. B. *Carbamazepin*, *Johanniskraut*, *Oxybutynin*) (▶ **Anhang INT**).

▪ Bewertung

Wirksames Hypnotikum. Einschlafmittel. Als Durchschlafmittel nicht geeignet. Höhere NW-Rate als bei anderen BZD-Hypnotika (u. a. anterograde Amnesie, relativ hohes Interaktionsrisiko), daher nur **Mittel der zweiten** Wahl. Abhängigkeitsrisiko. **Cave:** Keine Kombination mit Alkohol.

5.10.25 Tryptophan

Tryptophan

Serotoninpräkursor

Ardeydorm (Ardeypharm)
Tbl. 500 mg
Ardeytropin (Ardeypharm)
Kalma (STADA)
In A und CH unter einer Reihe von Namen als Nahrungsergänzungsmittel im Handel.

- **Pharmakodynamik**

- Die essenzielle Aminosäure *L-Tryptophan* wird durch 5-Hydroxylierung und Decarboxylierung zu Serotonin umgewandelt. Die pharmakologische Wirkung soll über eine erhöhte Serotoninverfügbarkeit erzielt werden.

- **Pharmakokinetik**

- T_{max} = 1–2 h; zunächst linearer Abfall der Konzentration über 2–5 h, danach exponentieller Abfall. Abbau ohne Beteiligung von CYP-Isoenzymen in der Leber zum renal eliminierbaren Kynurenin zu 95 %. Peripherer Abbau zu Serotonin zu 2,5 % sowie Permeabilität von zentralem *Tryptophan* über die Blut-Hirn-Schranke zu 2,5 %.

- **Indikationen und Behandlungshinweise**

- *Förderung der Schlafbereitschaft und Erleichterung des Einschlafens bei Schlafstörungen*[z].

- **Dosierung**

- 500–1000 mg/d (max. 2000 mg[z]) am Abend, 20–30 min vor dem Schlafengehen.
- Über die Anwendung in der Langzeittherapie liegen keine Erfahrungen vor, nach 3–4 Wochen sollte die Notwendigkeit der Fortführung der Therapie überprüft werden.

- **Nebenwirkungen, Risikopopulationen und Intoxikationen**

Zur Häufigkeit der NW existieren keine sicheren Angaben: Schwindel, Kopfschmerzen, Sedierung, Lichtempfindlichkeit. Bei Hypertonie Blutdrucksenkung möglich.

Sonstige NW Zentrales Serotoninsyndrom bei Präparaten mit serotoninwiederaufnahmehemmender Wirkung möglich.

Risikopopulationen **Herz, Leber, Niere:** Keine Anwendungsbeschränkungen bei kardialen Vorerkrankungen sowie leicht- bis mäßiggradiger Leber- und Niereninsuffizienz. Wegen sympathikomimetischer Wirkung ist bei Hypertonie Vorsicht geboten.

Intoxikationen Akzentuierte NW, u. a. Somnolenz zu erwarten: Bisher keine Berichte zu symptomatischen Überdosierungen.

- **Kontraindikationen**

- Akute Alkohol-, Schlafmittel-, Analgetika- und Psychopharmakaintoxikation.
- Schwere Leberinsuffizienz, hepatische Enzephalopathie, schwere Nierenerkrankungen und Niereninsuffizienz, Dünndarmkarzinoid mit Herzschädigung (Hedinger-Syndrom).

- **Interaktionen**

- Keine Kombination mit Serotonin-stimulierenden AM, wie SSRI, MAOH, *Clomipramin*, *Duloxetin* oder *Venlafaxin* und auch *Dextromethorphan* (Gefahr eines zentralen Serotoninsyndroms).
- Verminderte Toleranzentwicklung bei Opioiden.

- *L-Tryptophan* kann die Wirkung von TZA oder Lithiumsalzen verstärken.
- *L-Tryptophan* kann die Wirkung von *L-Dopa* durch Hemmung der Aufnahme in das Gehirn abschwächen.
- Die Wirkungen von *L-Tryptophan* können durch *Carbamazepin* verstärkt und durch *Phenytoin* abgeschwächt sein.
- Vorsicht ist geboten bei gleichzeitiger Einnahme mit *Dextrometorphan* (Bestandteil freiverkäuflicher Hustenmittel).

Bewertung

Geringe hypnotische Potenz, kann bei Behandlung von chronischen Schlafstörungen unterstützend eingesetzt werden. Kein antidepressiver Wirksamkeitsnachweis. Nur **Mittel der zweiten Wahl.**

5.10.26 Zolpidem

Zolpidem

Non-Benzodiazepin; NbN: *GABA benzodiazepine receptor agonist (*$GABA_A$ *receptor positive allosteric modulator)*

Bikalm (Sanofi-Aventis)
Edluar (MEDA Pharma)
Stilnox (Sanofi-Aventis)
Tbl.[1] 10 mg
Zolpidem AbZ[2] (AbZ Pharma)
Zolpinox (Holsten)

[1] Zolpidem-Generika auch: Tbl. 5 mg.
[2] Aufgrund der hohen Zahl von Zolpidem-Generika wird auf eine Auflistung von weiteren Präparaten mit der Anfangsbezeichnung „Zolpidem" verzichtet.
In A auch als Ivadal, Modeal und Zoldem, in CH auch als Zoldorm im Handel.
In CH auch retardiertes Zolpidem, u. a. Stilnox CR.

Pharmakodynamik

- Verstärkung der GABAergen Hemmung über spezifische BZD-Rezeptoren ($GABA_A$-Rezeptorkomplex). Präferenz für Rezeptoren mit α_1-Untereinheiten.

Pharmakokinetik

- Orale Bioverfügbarkeit beträgt etwa 70 %; T_{max} = ca. 2 h; $t_{1/2}$ = 1,5–2,5 h, bei Leberinsuffizienz deutlich verlängert auf ca. 10 h. Extensiver Abbau mit Beteiligung von CYP3A4 zu pharmakologisch nicht aktiven Metaboliten. Kein Kumulationsrisiko.
- Plasmakonzentration 0,5–2,5 h nach Einnahme von 10 mg: 80–200 ng/ml[(p)]. Nach Einnahme von 10 mg *Zolpidem* ist 8 h danach bei 3 % der Männer und

15 % der Frauen eine Plasmakonzentration > 50 ng/ml zu erwarten. Bei diesen Konzentrationen ist mit eingeschränkter Fahrtauglichkeit zu rechnen.

Indikationen und Behandlungshinweise

- *Kurzzeitbehandlung von Schlafstörungen von bedeutsamem Schweregrad*[z].
- Routinehinweise ▶ 5.1.10.

Dosierung

- Regeldosis 5–10 mg, max. 10 mg[z], bei älteren Patienten max. 5 mg. Möglichst 1 h vor Einnahme keine Nahrungsaufnahme mehr, um die Schlafinduktion zu erleichtern.
- Das Risiko für **eingeschränkte Fahrtauglichkeit** ist erhöht, wenn der Zeitabstand zwischen der Einnahme von *Zolpidem* und der Ausübung von Tätigkeiten, die Aufmerksamkeit und Reaktionsvermögen erfordern, **weniger als 8 h** beträgt.

Nebenwirkungen, Risikopopulationen und Intoxikationen

Prinzipiell können unter *Zolpidem* alle der den BZD eigenen NW auftreten (▶ 5.1.7).

Häufig Schläfrigkeit, kognitive Störungen wie anterograde Amnesie (assoziiert mit unangemessenem Verhalten), Halluzinationen, Agitiertheit, Depression, Erschöpfung, Kopfschmerzen, Schwindel, verstärkte Schlaflosigkeit, Albträume, Infektionen des oberen/unteren Respirationstrakts, Diarrhö, Übelkeit, Erbrechen, Bauch-, Rückenschmerzen, Athralgie, Myalgie, Muskelspasmen, Nackenschmerzen, Muskelschwäche.

Gelegentlich Innere Unruhe, Reizbarkeit, Aggression, Wutanfälle, Verwirrtheitszustände, Parästhesie, Tremor, Aufmerksamkeitsstörung, Sprechstörung, Doppeltsehen, verschwommenes Sehen, Appetitstörung, erhöhte Leberenzymwerte, Hautausschlag, Pruritus, Hyperhidrosis, Schlafwandeln und damit assoziierte Verhaltensweisen wurden von Patienten berichtet, die *Zolpidem* eingenommen hatten und nicht vollständig wach waren. Dazu zählten schlafwandelndes oder übermüdetes Fahren eines Fahrzeugs („Schlaffahren"), Zubereiten und Verzehr von Mahlzeiten, Telefonieren, ohne sich später daran zu erinnern. Alkohol und andere zentral dämpfende AM scheinen das Risiko für solches Verhalten zu erhöhen. Gleiches gilt für Hochdosen vom *Zolpidem*. Bei Patienten, die solche Reaktionen berichten, sollte das Absetzen des AM erwogen werden.

Die FDA warnt, dass solches Verhalten durch Stürze und Verkehrsunfälle zum Tode führen kann.

Sonstige NW Selten Hautreaktionen, Störungen der Libido, Bewusstseinseintrübung, Sehverschlechterung, Gangunsicherheit und Sturzgefahr, Wahnvorstellungen, Urtikaria, sehr selten Abhängigkeit (Enzugserscheinungen oder Reboundeffekte nach Absetzen), abnormales Verhalten, Delir, Atemdepression, Toleranzentwicklung, angioneurotisches (Quincke-)Ödem.

Risikopopulationen **Herz:** Keine Anwendungsbeschränkungen bei kardialen Vorerkrankungen. **Leber:** Bei leichter bis mäßiger Leberinsuffizienz Behandlung mit der 5-mg-Dosis, bei schwerer Leberinsuffizienz sollte aufgrund der Gefahr einer hepatischen Enzephalopathie keine Anwendung erfolgen. **Niere:** Keine Dosisreduktion bei leichter bis mittelschwerer Nierenfunktionsstörung erforderlich. Die Substanz ist nicht dialysierbar.

Intoxikationen Akzentuierte NW, v. a. Bewusstseinsstörungen bis zum Koma; große therapeutische Breite.

Kontraindikationen

▶ 5.1.8.

Interaktionen

- Vorsicht bei Kombination mit Narkoanalgetika, Muskelrelaxanzien.
- Anstieg der Wirkspiegel von *Zolpidem* bei Kombination mit **CYP3A4-Inhibitoren** (z. B. *Erythromycin*, *Ketoconazol*) (▶ **Anhang INT**). Bei Kombination mit **Induktoren von CYP3A4** (z. B. *Carbamazepin*, *Phenytoin*, *Rifampicin*) Abnahme der Wirkspiegel von *Zolpidem* (▶ **Anhang INT**).

Bewertung

Bei Einschlafstörungen gut geeignet. Das Risiko für Abhängigkeitsentwicklungen ist ähnlich hoch wie unter BZD-Hypnotika. Kein Kumulationsrisiko.

5.10.27 Zopiclon

Zopiclon

Non-Benzodiazepin, Zyklopyrrolon; NbN: *GABA benzodiazepine receptor agonist (GABA$_A$ receptor positive allosteric modulator)*

Somnosam (Hormosan)
Ximovan (Sanofi-Aventis)
Tbl.[1] 7,5 mg
Zopiclodura (Viatris)
Zopiclon AbZ[2] (AbZ)

[1] Zopiclon-Generika auch: Filmtbl. 3,75 mg (Zopiclon 1A Pharma, Zopiclon axcount, Zopiclon-CT, Zopiclon-neuraxpharm, Zopiclon Puren und Zopiclon-ratiopharm).
[2] Aufgrund der höheren Zahl von Zopiclon-Generika wird auf eine Auflistung von weiteren Präparaten mit der Anfangsbezeichnung „Zopiclon" verzichtet.
In A als Somnal, in CH auch als Imovane im Handel.

▪ Pharmakodynamik

- Verstärkung der GABAergen Hemmung über spezifische BZD-Rezeptoren ($GABA_A$-Rezeptorkomplex). Präferenz für Rezeptoren mit α_1-Untereinheiten.

▪ Pharmakokinetik

- Rasche Resorption; T_{max} = 1,5–2 h; $t_{1/2}$ = 2–6 h, bei Leberinsuffizienz Verlängerung der Eliminations-HWZ auf 8–11 h möglich. Die Metabolisierung erfolgt durch CYP3A4, aber auch andere Enzyme. Der Hauptmetabolit *Zopiclon-N-Oxid* ist nur wenig pharmakologisch aktiv. Keine Kumulationsneigung.
- Plasmakonzentration 1,5–2 h nach Einnahme von 7,5 mg: 70–120 ng/ml[(p)]. Tagsüber sollten die Plasmakonzentrationen nicht über 20 ng/ml liegen, weil dann mit eingeschränkter Fahrtauglichkeit zu rechnen ist.

▪ Indikationen und Behandlungshinweise

- *Kurzzeitbehandlung von Schlafstörungen von bedeutsamem Schweregrad*[z].
- Routinehinweise ▶ 5.1.10.

▪ Dosierung

- Regeldosis 7,5 mg/d[z]. Bei älteren Patienten 3,75 mg. Möglichst 1 h vor Einnahme keine Nahrungsaufnahme mehr, um die Schlafinduktion zu erleichtern.

▪ Nebenwirkungen, Risikopopulationen und Intoxikationen

Prinzipiell können unter *Zopiclon* alle der den BZD eigenen NW auftreten (▶ 5.1.7).

Sonstige NW Häufig bitterer Geschmack, Mundtrockenheit. Selten Störungen des Magen-Darm-Trakts, Dyspnoe, Hinfallen (vorwiegend bei älteren Personen), Störungen der Libido, Hautreaktionen. Nicht bekannt Delir, Sehstörungen (Doppeltsehen), Atemdepression.

Ungewöhnliches Schlafverhalten einschließlich Schlafwandeln.

Risikopopulationen **Herz:** Keine Anwendungsbeschränkungen bei kardialen Vorerkrankungen. **Leber** und **Niere:** Bei älteren und geschwächten Patienten sowie bei Patienten mit Leberinsuffizienz, Nierenfunktionsstörungen und chronischer Ateminsuffizienz sollte die Behandlung mit der 3,75-mg-Dosis begonnen werden.

Intoxikationen Bewusstseinsstörungen bis zum Koma.

▪ Kontraindikationen

- Myasthenia gravis, schwere Ateminsuffizienz und Schlafapnoe-Syndrom, schwere Leberinsuffizienz, Kinder und Jugendliche < 18 J., ungewöhnliches Schlafverhalten nach Einnahme von *Zopiclon* in der Vorgeschichte, Weizenstärke.

▪ Interaktionen

Anstieg der Wirkspiegel von *Zopiclon* bei Kombination mit **CYP3A4-Inhibitoren** (z. B. *Erythromycin* oder *Ketoconazol*) (▶ **Anhang INT**). Bei Kombination mit **Induktoren von CYP3A4** (z. B. *Carbamezepin* oder *Johanniskraut*) Abnahme der Wirkspiegel und Wirksamkeit von *Zopiclon* (▶ **Anhang INT**).

■ Bewertung

Bei Ein- und Durchschlafstörungen gut geeignet. Ähnliches Risiko für Abhängigkeitsentwicklungen wie unter BZD-Hypnotika. Das rechtsdrehende Stereoisomer von *Zopiclon* ist *Eszopiclon* (▶ 5.10.6, Präparat). Erst durch weitere klinische Vergleichsstudien können Wirksamkeitsunterschiede und NW der beiden Präparate gesichert werden.

Literatur

Bae H, Cho Y-W, Kim KT et al (2023) Ferric carboxymaltose effects on restless legs syndrome and on brain iron in patients with iron deficiency anemia. Sleep Med 109:128–131

Bassetti C, Kallweit U, Vignatelli L et al (2021) European guideline and expert statements on the management of narcolepsy in adults and children. J Sleep Res 30:e13387

Berry RB, Wagner MH, Ryals S (Hrsg) (2024) Fundamentals of sleep medicine, 2. Aufl. Elsevier, Amsterdam

Bogan R, Maynard JP, Neuwirth R et al (2023) Safety and pharmacodynamics of a single infusion of danavorexton in adults with obstructive sleep apnea experiencing excessive daytime sleepiness despite adequate use of CPAPl. Sleep Med 107:229–235

Charlesworth JD, Adlou B, Singh H et al (2023) Bilateral high-frequency noninvasive peroneal nerve stimulation evokes tonic leg muscle activation for sleep-compatible reduction of restless legs syndrome symptoms. J Clin Sleep Med 19(7):1199

Chiaro G, Turchese Caletti M, Provoni F (2015) Treatment of sleep-related eating disorder disorder. Curr Treat Options Neurol 17(8):316

Dauvilliers Y, Verbraecken J, Partinen M et al (2020) Pitolisant for daytime sleepiness in obstructive sleep apnea patients refusing CPAP: a randomized trial. Am J Respir Crit Care Med 201:1135–1145

De Crescenzo F, D'Alò GL, Ostinelli EG et al (2022) Comparative effects of pharmacological interventions for the acute and long-term management of insomnia disorder in adults: a systematic review and network meta-analysis. Lancet 400:170–184

De Luca R, Nardone S, Grace KP et al (2022) Orexin neurons inhibit sleep to promote arousal. Nat Commun 13(1):41630

Dresler M, Spoormaker VI, Beitinger P et al (2014) Neuroscience-driven discovery and development of sleep therapeutics. Pharmacol Ther 141:300–334

Dumont S, Bloch V, Lillo-Lelouet A et al (2024) Parasomnias and sleep-related movement disorders induced by drugs in the adult population: a review about iatrogenic medication effects. J Sleep Res. https://doi.org/10.1111/jsr.14306

Evans R, Kimura H, Alexander R et al (2022) Orexin 2 receptor-selective agonist danavorexton improves narcolepsy phenotype in a mouse model and in human patients. Proc Natl Acad Sci USA 119:e2207531119

Garcia-Borreguero D, Cano-Pumarega I (2017) New concepts in the management of restless legs syndrome. BMJ 356:j104

von Gontard A, Kuwertz-Bröking E et al (2021) Leitlinie S2k Enuresis und nicht-organische (funktionelle) Harninkontinenz bei Kindern und Jugendlichen. Update 2021. AWMF online. https://register.awmf.org/assets/guidelines/028-026l_S2k_Enuresis-und-nicht-organische-funktionelle-Harninkontinenz_2021-12.pdf. Zugegriffen: 26. Aug. 2025

Gursahani H, Jolas T, Martin M et al (2023) Preclinical pharmacology of solriamfetol: potential mechanisms for wake promotion. CNS Spectr 28(2):222

Hayes CA, Kingsley JR, Hamby KR, Carlow J (2008) The effect of endovenous laser ablation on restless legs syndrome. Phlebology 23:112–117

Heidbreder A, Trenkwalder C et al (2022) Restless Legs Syndrom, S2k-Leitlinie. In: Deutsche Gesellschaft für Neurologie, Deutsche Gesellschaft für Schlafforschung und Schlafmedizin (DGSM) (Hrsg) Leitlinien für Diagnostik und Therapie in der Neurologie

Högl B, Arnulf I, Bergmann M et al (2022) Rapid eye movement sleep behaviour disorder: past, present, and future. J Sleep Res 31(4):e13612

Huddart R, Clarke M, Altman RB, Klein TE (2018) PharmGKB summary: oxycodone pathway, pharmacokinetics. Pharmacogenet Genomics 28(10):230–237

Iftikhar IH, Alghothani L, Trotti LM (2017) Gabapentin enacarbil, pregabalin and rotigotine are equally effective in restless legs syndrome: a comparative meta-analysis. Eur J Neurol 24(12):1446–1456

Klepitskaya O, Lui Y, Sharma S et al (2018) Deep brain stimulation improves restless legs syndrome in patients with Parkinson disease. Neurology 91(11):e1013–e1021

Kunz D, Dauvilliers Y, Benes H et al (2023) Long-term safety and tolerability of daridorexant in patients with insomnia disorder. CNS Drugs 37(1):93–106

Lang C, Ludolph AC (2021) Stellenwert von Pitolisant in der Behandlung der Narkolepsie. Psychopharmakotherapie 28:251–259

Li SB, de Lecea L (2020) The hypocretin (orexin) system: from a neural circuitry perspective. Neuropharmacology 167:107993. https://doi.org/10.1016/j.neuropharm.2020.107993

Li Y-S, Yeh W-C, Hsu C-Y et al (2023) Association of low serum ferritin levels with augmentation in patients with restless legs syndrome: a systematic review and meta-analysis. Sleep Med 112:173–180

Malhotra A, Shapiro C, Pepin JL et al (2020) Long-term study of the safety and maintenance of efficacy of solriamfetol (JZP-110) in the treatment of excessive sleepiness in participants with narcolepsy or obstructive sleep apnea. Sleep 43(2):zsz220

Mayer G (2014) Narkolepsie. Nervenarzt 85:26–34

Mignot E, Bogan RK, Emsellem H et al (2023) Safety and pharmacodynamics of a single infusion of danavorexton in adults with idiopathic hypersomnia. Sleep 46(9):zsad49. https://doi.org/10.1093/sleep/zsad049

Mitsukawa K, Terada M, Yamada R et al (2024) TAK-861, a potent, orally available orexin receptor 2-selective agonist, produces wakefulness in monkeys and improves narcolepsy-like phenotypes in mouse models. Sci Rep 14:20838

Mittal SO, Machado D, Richardson D et al (2018) Botulinum toxin in restless legs syndrome – a randomized double-blind placebo-controlled crossover study. Toxins 10(10):E401

Mohammadi MM, Raygani AAV (2023) Investigating the effect of temperature therapy on the severity of restless legs syndrome: systematic review and meta-analysis. Clin Med Res 21(4):216–225

Monti JM, Pandi-Perumal SR (2007) Eszopiclone: its use in the treatment of insomnia. Neuropsychiatr Dis Treat 3(4):441–453

Müller MJ, Feld M, Hessmann P (2024) Schlaf-Wach-Störungen. In: Hölzel L, Berger M (Hrsg) ICD-11 – Psychische Störungen. Springer, Berlin, Heidelberg New York, S 405–439

Niederschweiberer J, Schumacher NU, Kumpfmüller D et al (2022) Das Anti-IgLON5-Syndrom in der klinischen Neurologie – zwei Fallberichte. Nervenarzt 93:1247–1249

Nissen C, Frase L, Hajak G, Wetter TC (2014) Hypnotika – Stand der Forschung. Nervenarzt 85:67–76

Qadri SN, Jamil S, Zahid S et al (2024) Clinical efficacy and safety of IV ferric carboxymaltose in restless legs syndrome: a meta-analysis of 537 patients. Sleep Med 124:244–253

Riemann D, Baum E, Cohrs S et al (2017) S3-Leitlinie Nicht erholsamer Schlaf/Schlafstörungen. Kapitel „Insomnie bei Erwachsenen". Somnologie 21:2–44

Riemann D, Espie A, Altena E et al (2023) The European insomnia guideline: an update on the diagnosis and treatment of insomnia. J Sleep Res 32:e14035

Rosenblum Y, Nakagawa J, van Hattem T et al (2025) Sleep neurophysiology in depression. Biol Psychiatry. https://doi.org/10.1016/j.biopsych.2025.07.023

Rzepka-Migut B, Paprocka J (2020) Efficacy and safety of melatonin treatment in children with autism spectrum disorder and attention-deficit/hyperactivity disorder – a review of the literature. Brain Sci 10:219

Saitoh T, Sakurai T (2023) The Present and future of synthetic orexin receptor agonists. Peptides 167(4):17105

Saper CB, Fuller PM (2017) Wake-sleep circuitry: an overview. Curr Opin Neurobiol 44:186–192

Schenck CH (2024) REM sleep behaviour disorder (RBD): personal perspectives and research priorities. J Sleep Res. https://doi.org/10.1111/jsr.14228

Schweitzer PK, Mayer G, Rosenberg R et al (2021) Randomized controlled trial of solriamfetol for excessive daytime sleepiness in OSA: an analysis of aubgroups adherent or nonadherent to OSA treatment. Chest 160(1):307–318

Sharpless B (2016) A clinican's guide to recurrent isolated sleep paralysis. Neoropsychiatr Dis Treat 12:1761–1767

Silber MH, Becker PM, Buchfuhrer MJ et al (2021) The management of restless legs syndrome: an updated algorithm. Mayo Clin Proc 96(7):1921–1937

Smieszek SP, Kaden AR, Johnson CE et al (2023) Case report: a patient with delayed sleep-wake phase disorder and optic nerve hypoplasia treated with tasimelteon: a case study. Front Neurosci 17:1287514

Steiger A (2018) Tasimelteon reentrains sleep period in a patient with phase delay syndrome. J Sleep Res 27:P62

Steiger A (2023) Endocrinokogy of sleep. In: Kushida CA (Hrsg) Encyclopedia of sleep and circadian rhythms, 2. Aufl. Bd 2. Elsevier, Academic Press, Cambridge, S 274–295

Trenkwalder C, Benes H, Grote L et al (2013) Prolonged release oxycodone-naloxone for treatment of severe restless legs syndrome after failure of previous treatment: a double-blind, randomised, placebo-controlled trial with an open-label extension. Lancet Neurol 12:1141–1150

Trenkwalder C, Winkelmann J, Inoue Y, Paulus W (2015) Restless legs syndrome – current therapies and management of augmentation. Nat Rev Neurol 11(8):434–445

Trenkwalder C, Winkelmann J, Oertel W et al (2017) Ferric carboxymaltose in patients with restless legs syndrome and nonanemic iron deficiency: a randomized trial. Mov Disord 32(10):1478–1482

Winkelman JW, Zackon J, Kilty A (2024a) Improvement in self-reported, but not actigraphic, sleep measures with suvorexant in people with well-controlled restless legs syndrome and persistent insomnia. Sleep Med 124:30–37

Winkelman JW, Berkowski A, DelRosso LM et al (2024b) Treatment of restless legs syndrome and periodic limb movement disorder: an American Academy of Sleep Medicine clinical practice guideline. J Clin Sleep Med 21(1):137–152. https://doi.org/10.5664/jcsm.11390

Winkelmann J, Allen RP, Högl B et al (2018) Treatment of restless legs syndrome: evidence-based review and implications for clinical practice (revised 2017). Mov Disord 33(7):1077–1091

Antidementiva

Christian Lange-Asschenfeldt

Inhaltsverzeichnis

Benkert/Hippius Kompendium der Psychiatrischen Pharmakotherapie,
https://doi.org/10.1007/978-3-662-72452-1_6

6.1 Übersicht

Antidementiva sind zentral wirkende Substanzen zur Behandlung kognitiver Störungen – insbesondere des Gedächtnisses, der Konzentration und Aufmerksamkeit, des Urteilsvermögens und der Orientierung – und zur Verbesserung der beeinträchtigten Alltagskompetenz bei Demenzerkrankungen.

Die Klassifikation der **Demenzerkrankungen** in der ICD-11 folgt nur zum Teil der Systematik der DSM-5-Klassifikation. Im Kapitel „Neurokognitive Störungen" der ICD-11 finden sich – eingereiht neben dem **Delir** (► 12.4.3) – die Diagnosen der leichten neurokognitiven Störung (entspricht nun ganz dem *mild cognitive impairment*, MCI), der amnestischen Störung sowie den sekundären bzw. nichtspezifizierten Demenzerkrankungen. Dort werden gelistet: die Demenz durch Alzheimer-Krankheit (differenziert nach frühem und spätem Beginn sowie gemischten Ätiologien), eine zerebrovaskuläre Erkrankung, Lewy-Körper-Krankheit und die frontotemporale Demenz, des Weiteren sekundäre Formen: Demenzerkrankungen aufgrund psychoaktiver Substanzen sowie andernorts klassifizierter Erkrankungen (z. B. Parkinson-Krankheit, Chorea Huntington, HIV-Krankheit) und schließlich nicht näher bezeichnete Demenzen. Für jede dieser Kategorien, aber auch separat, können Verhaltensstörungen (*behavioral or psychological disturbances in dementia*, BPSD) sowie dimensional drei Schweregrade (leicht, mäßig, schwer) differenziert kodiert werden.

Anders als im DSM-5 wird der Demenzbegriff in der ICD-11 wieder verwendet. Dem Vorschlag, diesen aufzulösen, ist die WHO nicht gefolgt, ebenso wenig wie die internationale Literatur und die klinische Praxis. Daher wird der Begriff Demenz auch hier uneingeschränkt gebraucht. Die ICD-11 folgt jedoch dem DSM-5 darin, dass Biomarker in der diagnostischen Klassifikation außer Acht gelassen werden. Dies widerspricht dem aktuellen Stand der Forschung und der klinischen Praxis und könnte sich angesichts der aufkommenden kausalen Therapieoptionen als für die Versorgung nachteilig erweisen.

Antidementiva können (zugelassen oder *off label*) bei folgenden Demenzerkrankungen bzw. Störungsbildern eingesetzt werden:

- Demenz durch Alzheimer-Krankheit (*Alzheimer's disease*, AD),
- Demenz durch zerebrovaskuläre Krankheit (VD),
- frontotemporale Demenz (FTD),
- Demenz durch Lewy-Körper-Krankheit (DLK),
- Demenz durch Parkinson-Krankheit (*Parkinson's disease with dementia*, PDD),
- Demenz durch humanes Immundefizienz-Virus (HIV),
- Mischformen.
- Darüber hinaus gibt es Hinweise für eine zumindest kurzfristige Wirksamkeit einzelner Antidementiva (v. a. *Donepezil*, *Piracetam*) bei der medikamentösen Behandlung von kognitiven Störungen bei neurologischen Erkrankungen (z. B. Förderung der Sprachtherapie bei Aphasie, rehabilitativ nach Schlaganfall, multipler Sklerose).
- Auch nichtkognitive bzw. Verhaltensstörungen bei Demenzerkrankungen (inkl. psychotische Störungen) können auf Antidementiva ansprechen (► 6.4.9).

Einteilung der Antidementiva

- Antidementiva **im engeren Sinne** sind Substanzen mit nachgewiesener Wirksamkeit nach den Kriterien in ▶ 6.3:
  - Antidementiva mit symptomatischer Wirkung: *Donepezil*, *Galantamin*, *Memantin*, *Rivastigmin*.
  - Antidementiva mit kausaler Wirkung (*disease modifying therapies*): *Lecanemab*.
- Sog. „Nootropika“: AM mit Zulassung für die Behandlung von „Hirnleistungsstörungen“ oder „chronischen hirnorganisch bedingten Leistungsstörungen“ im Alter, z. T. seit den 1980er Jahren: *Ginkgo biloba*, *Nicergolin*, *Nimodipin*, *Piracetam*, *Pyritinol*. Von diesen Wirkstoffen ist nur noch *Ginkgo biloba* mit Einschränkungen zu empfehlen (▶ 6.2, ▶ 6.4.1).

6.2 Wirkmechanismen

Es gibt eine Vielzahl antidementiver Wirkansätze. Die therapeutisch wichtigsten sind derzeit die Hemmung der Acetylcholinesterase (Verstärkung der cholinergen Neurotransmission) und der NMDA-Rezeptor-Antagonismus (neuroprotektives Wirkprinzip). Es handelt sich allerdings nicht um kausale, sondern um symptomatische Wirkprinzipien. Erste AM mit potenziell kausalen Wirkmechanismen (*disease modifying therapies*; Immuntherapie mit Amyloid-Antikörpern; s. unten, Neue pharmakologische bzw. nutritiv-therapeutische Ansätze) sind verfügbar und darüber hinaus weiterhin Gegenstand intensiver Forschung. Zunehmend wird auch die Bedeutung vasoprotektiver Maßnahmen (Prävention bzw. Einstellung vaskulärer Risikofaktoren) in der Literatur betont, was neben den vaskulären Demenzen auch primär neurodegenerative Demenzen und hier v. a. die AD betrifft.

Acetylcholinesterasehemmer (AChE-I): Donepezil, Galantamin, Rivastigmin

- Grundlage dieses Wirkansatzes bildet die Annahme eines **cholinergen Defizits** durch Untergang cholinerger Neurone als einer der ersten beschriebenen und konsistentesten neurobiologischen Befunde bei der AD sowie Feststellungen, dass eine veränderte cholinerge Neurotransmission tierexperimentell, bei Gesunden und bei Patienten mit AD zu Alterationen der Aufmerksamkeit und des Gedächtnisses führt. Durch die Verlangsamung des Abbaus von Acetylcholin (ACh) durch AChE-I werden die cholinerge Neurotransmission gefördert und damit cholinerg vermittelte kognitive Defizite günstig beeinflusst.
- Geringfügige Unterschiede im molekularen Wirkprofil (*Galantamin*: zusätzliche allosterische Aktivierung **α_7-nikotinischer ACh-Rezeptoren**; *Rivastigmin*: zusätzliche Hemmung der Butyrylcholinesterase) haben sich bisher nicht als klinisch relevant herausgestellt.

NMDA(Glutamat)-Rezeptorantagonist: Memantin

- Eine **überschießende NMDA-Rezeptor-Aktivierung** mit der Folge übermäßiger Depolarisation und intrazellulärer Kalziumüberladung gilt als gängiger neuronaler Schädigungsmechanismus („Exzitotoxizität“) bei einer Vielzahl neurodegenerativer Erkrankungen, z. B. der AD, der sowohl zur Symptomatik als auch zur Krankheitsprogression beiträgt. Über einen selektiven Antagonismus am NMDA-Rezeptor soll durch *Memantin* diesem Pathomechanismus entgegengewirkt werden.

Nootropika Der Begriff „Nootropika“ ist als Oberbegriff für zentralnervös wirkende AM mit positiver Wirkung auf kognitive Funktionen veraltet, er wird heute noch in einem engeren Sinne als Sammelbegriff verwendet für eine Untergruppe solcher AM mit unscharf definierten Indikationen wie „hirnorganisch bedingten Leistungseinschränkungen im Alter“, die zumeist in den 1980er Jahren und damit vor Einführung heutiger Demenzklassifikationen und moderner Qualitätskriterien für klinische Studien zugelassen wurden.

- *Nimodipin* als Kalziumkanalhemmer (Verringerung von Exzitotoxizität) und *Nicergolin* als Ergot-Derivat (Mischwirkung aus partiellem α-Adrenozeptor- und 5-HT-Agonismus) sowie *Pyritinol* (evtl. Erhöhung der Acetylcholinsynthese und -freisetzung) haben keinen Stellenwert mehr in der Demenzbehandlung.
- *Piracetam*: Kein einheitlicher Wirkmechanismus; erhöht u. a. zelluläre Kalzium- und Natriumfluxe, beeinflusst GABAerges System; gelegentliche Anwendung noch in rehabilitativer Indikation (Unterstützung der Sprachtherapie bei Aphasie nach Schlaganfall, multiple Sklerose).
- *Ginkgo biloba*: Kein einheitlicher Wirkmechanismus bekannt, u. a. Hemmung des plättchenaktivierenden Faktors durch *Ginkgolid B* (Inhaltsstoff von *Ginkgo biloba*), was sich aber bislang *in vivo* nicht bestätigt hat, auch antioxidative Eigenschaften der Flavoglykoside werden diskutiert.

- **Neue pharmakologische bzw. nutritiv-therapeutische Ansätze**

- **Immuntherapie:** Antikörper, die gegen das toxische und zur Aggregation neigende Amyloid-β($A\beta_{1-42}$)-Peptid gerichtet sind, unterbinden die Aggregation zu Fibrillen und schließlich Plaques bei der AD und fördern die Elimination von (toxischem) löslichem Peptid; Wirkstoffe zur **passiven Immunisierung** mittels monoklonaler Antikörper gegen $A\beta_{1-42}$ sind aktuell am weitesten in der Entwicklung und zum Teil bereits zur Behandlung von Frühstadien der AD (MCI bei AD bzw. leichtgradige AD) zugelassen (s. unten).
- *Lecanemab* (*BAN2401*, Handelsname: Leqembi) ist ein monoklonaler Amyloid-Antikörper, der sich gegen als toxisch geltende kleine und mittelgroße (50–200 kDa) lösliche β-Amyloid-Protofibrillen richtet.
- Die Substanz ist seit April 2025 durch die EMA in Europa zur Behandlung von Frühstadien der AD zugelassen, seit 2023 erfolgten bereits Zulassungen in den USA, dem Vereinigten Königreich, Japan und China; somit steht zum ersten Mal auch in Europa eine krankheitsmodifizierende, nicht nur symptomatische Therapie in Erkrankungsfrühstadien zur Verfügung.
- Grundlage für die Zulassung sind die positiven Ergebnisse der Clarity-AD-Studie (van Dyck et al. 2023). Diese über 18 Monate angelegte Studie mit 2-wöchentlichen Antikörperinfusionen zeigte neben einer deutlich positiven Wirkung auf die Amyloidpathologie signifikante, wenn auch geringe bis moderate Effekte auf Kognition und Alltagsfunktionalität (ca. 27 % gegenüber Plazebo).

- Ein weiterer monoklonaler Antikörper ist *Donanemab* (Handelsname: Kisunla) mit spezifischer Bindung an β-Amyloid$_{p3-42}$, das in frühen Aggregationsphasen von Bedeutung ist. Die Substanz konnte in der Phase-III-Studie TRAILBLAZER-ALZ 2 den kognitiven und funktionellen Abbau in frühen Stadien der AD in 4-wöchentlichen Infusionsintervallen nach 18 Monaten um ca. 35 % verlangsamen und ist in den USA seit Juli 2024 zugelassen; allerdings hat sich die EMA nach Nutzen-Risiko-Abwägung im März 2025 gegen eine Zulassung in Europa ausgesprochen.
- *Aducanumab* (Handelsname: Aduhelm) war als weltweit erster zugelassener Amyloid-Antikörper vornehmlich gegen aggregiertes β-Amyloid gerichtet. Trotz widersprüchlicher Daten aus zwei Phase-III-Studien an insgesamt ca. 3200 Patienten und vorausgehender Kontroversen war 2021 die FDA-Zulassung in einem beschleunigten Verfahren erfolgt, ein entsprechender Antrag bei der EMA wurde abgelehnt. Mittlerweile stoppte der Hersteller Biogen Entwicklung und Produktion.
- Die entscheidenden Phase-III-Studien zu den monoklonalen Antikörpern *Gantenerumab*, *Solanezumab* und *Crenezumab* mit Wirkung gegen β-Amyloid-Oligomere verliefen negativ.
- NW der Amyloid-Antikörpertherapie sind u. a. häufige (Größenordnung 10–20 %) amyloidbezogene Auffälligkeiten (*amyloid-related imaging abnormalities*; ARIA) im MRT, die als umschriebene vasogene Ödeme (ARIA-E) oder Mikroblutungen (ARIA-H) imponieren (Klein et al. 2022). Sie sind bei etwa 80 % der Betroffenen asymptomatisch, ansonsten können Kopfschmerzen, Benommenheit bzw. Verwirrtheit, Übelkeit, Erbrechen, Tremor und Gangstörungen auftreten; potenziell ernste Folgen sind jedoch nicht auszuschließen, weshalb in Studien und klinischer Anwendung engmaschige MRT-Kontrollbildgebungen gefordert werden.
- Die Einführung der genannten und evtl. auch weiteren antikörperbasierten Therapien in die Versorgung bedeutet eine Herausforderung: Da ein klinisch bedeutsamer Nutzen allenfalls für frühe symptomatische oder sogar präklinische Formen zu erwarten ist, steigen die Anforderungen an die Frühdiagnostik, da es die eng definierten Zielgruppen zu identifizieren gilt. Dies geht einher mit im Vergleich zur bisherigen rein symptomatischen Therapie deutlich höheren Behandlungskosten und infrastrukturellen Herausforderungen.
- Es existieren weiterhin Studien zur **aktiven Immunisierung**, bei der Impfstoffe getestet werden, die zur Bildung von Antikörpern gegen Bestandteile von Aβ-Peptiden führen. Nach ersten positiven Ergebnissen sind Phase-III-Studien für *ABvac40* und *UB-311* geplant (Stand 2024). Problematisch waren in der Vergangenheit Verträglichkeitsprobleme i. S. von unerwünschten Autoimmuneffekten (z. B. aseptische Meningoenzephalitis, ARIA) und auch eine unzureichende klinische Wirksamkeit trotz positiver Effekte auf die Plaque-Reduktion.
- **Sonstige β-Amyloid-basierte Therapieansätze:** Hemmstoffe der β-Sekretase 1 (**BACE1**) und **γ-Sekretase** verfehlten in Phase-III-Studien die Endpunkte (Bazzari und Bazzari 2022).
- Daten zu **intravenösen Immunglobulinen** waren ebenfalls nicht überzeugend.

- **Tau-Protein-basierte Therapieansätze:** Weitere seit Jahren untersuchte Wirkansätze zielen auf die ebenfalls den neurodegenerativen Prozess kennzeichnende Bildung neurofibrillärer Bündel aus hyperphosphoryliertem Tau-Protein. Dieses Prinzip birgt allerdings aufgrund der intrazellulären Lokalisation dieser Ablagerungen methodische Herausforderungen. Mehrere monoklonale Antikörper (**passive Immunisierung**) befinden sich in klinischer Erprobung, darüber hinaus auch Kandidaten für die **aktive Immunisierung** (*AADvac1*, *ACI-35*). Weitere Ansätze sind die Hemmung der Tau-Aggregation (z. B. durch das Methylenblauderivat *Leuko-Methylthioniumchlorid*, Phase-III-Studie, auch bei frontotemporaler Demenz) sowie *Lithium* (Hemmung der posttranslationalen Modifikation des Tau-Proteins).
- Einen innovativen **neuroprotektiven** Therapieansatz bei frühen Stadien der AD repräsentiert der σ_1-Rezeptoragonist *Blarcamesine* (*ANAVEX 2-73*). Über diesen Signalweg wird mutmaßlich eine Verbesserung der Autophagie als zellulärem Reparaturmechanismus erreicht. Die Applikation erfolgt oral; MRT-Kontrollbildgebungen entfallen, da der Mechanismus nicht antiamyloidbasiert ist und ARIA nicht zu erwarten sind. Ergebnisse einer aktuellen Phase-IIb/III-Studie zeigen eine Reduktion der Krankheitsprogression bis ca. 38 % (Macfarlane et al. 2025). Weltweit besteht noch keine Zulassung. Die EMA gab im Dezember 2025 trotz positiver Studienergebnisse eine negative Stellungnahme ab.
- Andere neuroprotektive Strategien zielen insbesondere auf die bei neurodegenerativen Erkrankungen wie der AD pathogenetisch bedeutsame mitochondriale Dysfunktion (letztlich v. a. antioxidativ), z. B. die mitochondrialen Komplex-I-Inhibitoren *Metformin*, *Resveratrol* und *Masitinib*.
- **Antiinflammatorische Therapieansätze:** Eine Hemmung der Mikroglia-Aktivierung, die eine Ausschüttung von zur Neurodegeneration beitragenden proinflammatorischen Mediatoren (z. B. IL-1β, TNF-α) bewirken, ist ein weiteres verfolgtes Therapieprinzip, z. B. durch den PPARγ-Agonisten *Pioglitazon*, eigentlich ein Typ-2-Antidiabetikum, und somit ein Beispiel für *drug repurposing* (Phase-II-Studie abgeschlossen).
- Daten zu **nutritiven Therapieansätzen** (z. B. spezifische Nahrungsergänzungsmittel, wie etwa Membran- bzw. Phosphatidpräkursoren zur hypothetischen Förderung der Synapsenneubildung oder *Kokosöl*) konnten bisher nicht überzeugen (Überblick zu aktuellen Therapeutika: Huang et al. 2023).
- Potenzielle neue Therapieansätze zur Behandlung von **neuropsychiatrischen bzw. Verhaltensstörungen** wie Depression, Angst, Agitation, Apathie, psychotisches Erleben ▶ 6.4.9.

6.3 Allgemeine Therapieprinzipien

- Nur ca. 10 % der Demenzen sind derzeit aufgrund ihrer Ätiologie kausal therapierbar (etwa durch Hormon- bzw. Vitaminsubstitution z. B. bei Hypothyreose oder Vitamin-B_{12}-Mangel).
- Ziele der – kausalen (falls möglich) wie symptomatischen – Therapie sind die Behandlung oder Stabilisierung der kognitiven Dysfunktion, die Besserung der Alltagskompetenz und die Verminderung von Verhaltensauffälligkeiten.

- Es ist ein **multimodaler individueller Behandlungsplan** anzuwenden, da Patienten mit Demenz neben vielgestaltigen kognitiven Leistungseinbußen auch nichtkognitive Störungen (BPSD) wie depressive Syndrome, Apathie, paranoide/halluzinatorische Syndrome, Persönlichkeitsveränderungen, psychomotorische Unruhe mit Ängsten, Erregung, Aggression und hartnäckige Schlafstörungen zeigen können (▶ 6.4.9).
- Mehrere Behandlungsprinzipien müssen in einen **Gesamtbehandlungsplan** integriert werden: Pharmakotherapie, nichtmedikamentöse (▶ 6.5) sowie pflegerische Maßnahmen. Im Einzelnen gehören hierzu neben der Therapie der kognitiven und Verhaltensstörungen auch die Psychoedukation von Patienten und Angehörigen sowie die Therapie somatischer Begleiterkrankungen, die den Verlauf entscheidend mitbeeinflussen können.
- **Prädiktoren** für ein Ansprechen auf eine antidementive Behandlung existieren bislang nicht.
- Als **Ziele der antidementiven Behandlung** werden eine Verbesserung der Symptomatik (Effekt bei den aktuell verfügbaren Antidementiva jedoch oftmals gering) sowie eine Verlangsamung der Symptomprogression angestrebt, welche aufgrund des irreversiblen Fortschreitens der Neurodegeneration bereits ein wesentliches Therapieziel darstellt.
- In Zulassungsstudien werden für den **Wirksamkeitsnachweis** signifikante Besserungen der Symptomatik auf der kognitiven, der funktionalen (Aktivitäten des täglichen Lebens) und der globalen Ebene (klinischer Gesamteindruck) gefordert. Als sekundäre Zielparameter klinischer Studien werden daneben als **patientenrelevante Maße** demenzassoziierte Verhaltensstörungen, die krankheitsbezogene Lebensqualität, die Notwendigkeit einer vollstationären Pflege, die Mortalität und therapieassoziierte unerwünschte Ereignisse sowie als **angehörigenrelevante Maße** die Belastung pflegender Angehöriger und die Zeit des Pflegeaufwandes beurteilt. Für die Erstattungsfähigkeit spielen neben der klinischen Wirksamkeit pharmakoökonomische Aspekte eine zunehmende Rolle.
- Die **Objektivierung möglicher Therapieeffekte** etwa nach biometrisch-testpsychologischen Kriterien zur Einschätzung der Wirksamkeit einer antidementiven Behandlung gestaltet sich schwierig. Der Therapieerfolg kann im Einzelfall sehr unterschiedlich ausfallen. In sehr frühen sowie späten Krankheitsstadien limitieren Boden- bzw. Deckeneffekte die Beurteilung möglicher Veränderungen. Eine Überprüfung des Therapieerfolgs im Sinne eines direkten Wirksamkeitsnachweises ist im individuellen Fall aufgrund der großen Variabilität der klinischen Verläufe bisher nicht möglich. Sowohl eine Besserung der Symptomatik oder fehlende Symptomprogression als auch Verschlechterungen können aufgrund der hohen Variabilität des Spontanverlaufs häufig nicht eindeutig auf eine positive Wirkung oder fehlende Wirksamkeit einer antidementiven Behandlung zurückgeführt werden.
- Eine **klinische Verlaufskontrolle** unter Medikation sollte in regelmäßigen Abständen erfolgen, ggf. unter Hinzuziehung neuropsychologischer Verlaufstestungen (▶ 6.3.1). In die Beurteilung des Therapieverlaufs und die Entscheidung über die Fortführung der Behandlung sollen die individuelle Verträglichkeit, die Wirkung auf die Zielsymptome (s. oben) sowie möglicherweise hinzugekommene Begleit-

erkrankungen oder Kontraindikationen eingehen. Zu berücksichtigen sind hierbei die Einschätzungen des Patienten selbst (subjektiv erlebte Verbesserungen) sowie die der Betreuungspersonen.
- Diverse **MRT- bzw. liquorbasierte Biomarker** sind in der Diagnostik insbesondere der AD etabliert (▶ 6.4.1), jedoch existiert bisher kein verlaufsbezogener Biomarker.

6.3.1 Diagnostik bei Demenzerkrankungen

Frühdiagnose bei Demenzsyndromen

Die Frühdiagnose folgt nach der *S3-Leitlinie Demenzen* einem dreischrittigen Algorithmus:
- Syndromdiagnose (Demenzerkrankung)
- Ausschluss reversibler/behandelbarer/symptomatischer Ursachen (sekundäre Demenzformen, z. B. Normaldruckhydrozephalus, zerebrale Raumforderung, metabolische Enzephalopathie, Hypovitaminosen wie Vitamin-B_{12}-, Folsäuredefizit)
- Ätiologische Zuordnung.

Diese erfolgt durch:
- Anamnese und Untersuchung
  - Ausführliche Anamnese mit strukturierter Fremdanamnese (Angehörige, Bezugspersonen) inkl. Medikamentenanamnese
  - Psychiatrische, neurologische und internistische Untersuchung
- Basis-Labordiagnostik
  - Differenzialblutbild, Elektrolyte, Kreatinin, Harnstoff, Transaminasen, Nüchtern-Blutzucker, TSH, CRP, Leber/-Nierenparameter, Vitamin B_{12}
- Strukturelle zerebrale Bildgebung
  - MRT/CT
- Neuropsychologische Testung
  - Die Auswahl geeigneter Verfahren richtet sich v. a. nach dem Krankheitsstadium bzw. der spezifischen Fragestellung; das Vorgehen ist in der Regel zweistufig:
    - **Stufe 1 (Screening):** Als Kurztest zur Schweregradabschätzung haben sich der MMST (Mini-Mental-Status-Test), der MoCA-Test oder der PANDA-Test (bei gezieltem V. a. Demenz durch Parkinson-Krankheit) bewährt, ergänzend z. B. der DemTect und der schnell durchführbare „Uhrentest“
    - **Stufe 2:** Ausführliche Testung aller relevanten kognitiven Domänen: Gedächtnis (v. a. episodisch), Orientierung, Raumkognition, Praxie, Sprache, Handlungsplanung (Exekutivfunktionen), (komplexe) Aufmerksamkeit zur differenzialdiagnostischen Einordnung und Schweregradbestimmung; verbreitet ist hier die deutschsprachige Version des CERAD-Tests (*Consortium for the Establishment and Registry of Alzheimer's Disease)* sowie in klinischen Studien die ADAS-cog *(Alzheimer's Disease Assessment Scale – cognitive Subscale)*

Der optionalen weiteren differenzialdiagnostischen Absicherung, insbesondere der AD, dienen ggf.

- eine **erweiterte Labordiagnostik**: z. B. Lues/-Borrelien-Serologie, toxikologische Untersuchung.
- **Liquoranalytik:** neben dem Liquorgrundprofil Bestimmung von $A\beta_{1-42}$: bzw. der Ratio $A\beta_{1-42}/A\beta_{1-40}$: pathologisch erniedrigt; der neurodegenerativen Proteine t-Tau (Gesamt-Tau) und p-Tau (Phospho-Tau): pathologisch erhöht; Entzündungsparameter NSE, S100 (Christl et al. 2019).
- **nuklearmedizinische Verfahren:** in Zweifelsfällen bzw. bei besonderen Fragestellungen [^{18}F]FDG-PET bzw. mit spezifischen, noch nicht für den Routinebetrieb empfohlenen PET-Liganden (β-Amyloid: zugelassen *Florbetapir*, *Florbetaben, Flutemetamol*; Tau: keine Zulassung, z. B. *Flortaucipir*).
- **EEG** bei speziellen Fragestellungen (kein regelhafter Einsatz; v. a. Differenzialdiagnose Prionenerkrankungen, Autoimmunenzephalitiden, Anfallserkrankungen).
- **molekulargenetische Diagnostik** bei begründetem V. a. monogenetische familiäre AD-Syndrome.
- Einige spezielle Parameter sind in der AD-Diagnostik als **Biomarker** etabliert (► 6.4.1).
- In der Entwicklung/Evaluation befindlich und wohl als eine der nächsten Neuerungen in den kommenden Jahren sicher zu erwarten sind **Plasmabiomarker** für β-Amyloid, Tau und andere (► 6.4.1). Im Blutplasma valide nachzuweisen sind inzwischen neben $A\beta_{1-42}$ und $A\beta_{1-40}$, verschiedene p-Tau-Spezies (p-Tau181, p-Tau217, p-Tau231) sowie der Astrozytenmarker GFAP und der axonale Schädigungsmarker Neurofilament light (NfL). Kürzlich wurde gezeigt, dass die diagnostisch relevante Trennung zwischen Amyloid-positiven (A+) und -negativen (A−) Patientenkollektiven (s. unten) mit ausreichender Sensitivität und Spezifität mittels Plasma-p-Tau 217 sowie der Plasma-Ratio $A\beta_{1-42}/A\beta_{1-40}$ gelingt (Palmqvist et al. 2023). Der Einsatz von Plasma-p-Tau 217 scheint auch im klinischen Alltag praktikabel zu sein (Palmqvist et al. 2023) und eine Kombination mit Amyloidprotein-Werten könnte entsprechend in naher Zukunft Einzug in die klinische Praxis halten. Derzeit wird intensiv an einer weiteren methodischen Präzisierung und Verbesserung der diagnostischen Validität blutbasierter Biomarker gearbeitet, was angesichts der heraufkommenden krankheitsmodifizierenden Therapieoptionen für Frühstadien der AD (aktuell: Amyloid-Antikörper) im Hinblick auf die Identifizierung geeigneter Zielgruppen (s. oben) notwendig wird.
- Oftmals ist eine frühe differenzialdiagnostische Abgrenzung degenerativer Demenzerkrankungen nicht möglich; sie gelingt noch am ehesten in spezialisierten Einrichtungen (Gedächtnisambulanzen). Oft ist der klinische Verlauf wegweisend. Insbesondere in höherem Lebensalter sind Mischbilder vaskulärer und degenerativer Demenzen vorherrschend.

6.3.2 Demenzprävention

- Aufgrund einer Vielzahl von Einflussfaktoren, der Häufigkeit von Demenzmischformen, der Heterogenität untersuchter Populationen und der Notwendigkeit langer Beobachtungszeiträume sowie großer Stichprobenumfänge sind Demenzpräventionsstudien methodisch herausfordernd und haben in der Vergangenheit nicht selten zu widersprüchlichen Ergebnissen geführt (Lee et al. 2022).

- **Kardiovaskuläre Risikofaktoren** beeinflussen sowohl das Manifestationsrisiko als auch den Verlauf der Demenz. Eine sorgfältige Einstellung vorhandener Risikofaktoren (v. a. Hypertonie, Diabetes, Hypercholesterinämie, Vorhofflimmern) bzw. eine Anpassung des Lebensstils (z. B. Rauchverzicht) sollte daher auch vom Standpunkt der Demenzprävention aus, sowohl hinsichtlich Primär- als auch Sekundärprävention, unbedingt erfolgen.
- Ein positiver Einfluss von **körperlicher Aktivität** (regelmäßige moderate aerobe Belastung) i. S. einer Primärprävention (einschließlich Risikopopulationen) wird immer wieder angeführt, ist jedoch (noch) nicht ausreichend mit Langzeitdaten belegt.
- **Ernährungsfaktoren** mit nachgewiesenem Präventionspotenzial sind ein hoher Anteil pflanzlicher Nahrungsbestandteile und Fischverzehr sowie ein hoher Anteil ungesättigter Fettsäuren (sog. modifizierte mediterrane Ernährung) und wird nach der *S3-Leitlinie* empfohlen; eine aktuelle Langzeitbeobachtungsstudie aus Schweden über einen Zeitraum von 20 Jahren erbrachte jedoch diesbezüglich keine Bestätigung (Glans et al. 2023). Ein spezifischer präventiver Effekt der Supplementierung mit *Omega-3-Fettsäuren* oder der im Gehirn ubiquitären *Docosahexaensäure* konnte in einer Vielzahl von Studien nicht sicher nachgewiesen werden.
- Als mögliche weitere demenzprotektive Faktoren gelten regelmäßige **geistige Aktivität**, kognitiv stimulierende Freizeitaktivitäten (wie z. B. Lesen, Schreiben, Lösen von Kreuzworträtseln, Musizieren, Gesellschaftsspiele) und **soziale Aktivitäten** bzw. die Dichte des sozialen Netzwerks.
- Auf der Grundlage von Beobachtungsstudien mit positiven Ergebnissen und theoretischen Erwägungen werden immer wieder verschiedene **medikamentöse Strategien** der Neuroprotektion diskutiert und in Studien erprobt, bisher existiert jedoch keine ausreichende Evidenz für die Empfehlung konkreter Verfahren. Keine Empfehlung in der *S3-Leitlinie*.
- So zeigten **Sexualhormone** (Östrogene bei postmenopausalen Frauen bzw. Androgene [*Dehydroepiandrosteron*, *Testosteron*]) keine Wirkung in bisherigen kontrollierten Studien.
- Für α-*Tocopherol* (*Vitamin E*) in hohen Dosen wird ein protektiver (antioxidativer) Effekt diskutiert; es besteht jedoch das Risiko einer verstärkten Blutungsneigung sowie einer erhöhten Gesamtmortalität bei Dosierungen > 400 IU/d, daher wird eine Gabe nicht empfohlen.
- ***Vitamin*** $\boldsymbol{B_{12}}$ sollte im Falle eines nachgewiesenen Mangels substituiert werden; ob es auch bei normalen Serumspiegeln demenzpräventive Eigenschaften besitzt, ist ungeklärt.
- Weiterhin besteht keine ausreichende Evidenz für eine präventive Wirksamkeit von *Vitamin D*, obwohl Vitamin-D-Mangel als Risikofaktor für die AD diskutiert wird.
- Für **Statine** gibt es seit Langem Hinweise auf eine Risikoreduktion für die Entwicklung einer Demenz (v. a. AD und VD). Hierfür dürfte eine Vielzahl von

Mechanismen eine Rolle spielen (Stärkung der synaptischen Signalübertragung, Hemmung der Bildung von β-Amyloid-Plaques, Hemmung der ApoE-Synthese und -Sekretion, Endothelprotektion zerebraler Gefäße mit Verbesserung des Blutflusses u. a.) (Alsubaie et al. 2022). Eine generelle Empfehlung der Verordnung zur Demenzprophylaxe unabhängig vom kardiovaskulären Risikoprofil kann allerdings aufgrund des Fehlens kontrollierter prospektiver Studien nicht gegeben werden.
- Obwohl es Hinweise für demenzprotektive Effekte einer Langzeiteinnahme von **nichtsteroidalen Antiphlogistika und COX-2-Inhibitoren** gibt, wird ein gezielter Einsatz zur Primärprävention nicht empfohlen.
- Es gibt Hinweise aus präklinischen und klinischen Studien, dass **SSRI** (auch bei nichtdepressiven Individuen) zumindest den Übergang von einem MCI zur AD verzögern (z. B. Bartels et al. 2018) könnten, von einer breiten Anwendung in dieser Indikation wird jedoch aufgrund von Nutzen-Risiko-Erwägungen abgeraten.
- Ebenso gibt es Hinweise für einen demenzprotektiven Effekt durch Langzeitgabe von *Lithium* in Niedrigdosis; diskutiert wird eine Hemmung der Tau-Phosphorylierung durch GSK-3β-Inhibition. Die bisherige Datenlage ist jedoch uneindeutig, es fehlen qualitativ hochwertige Studien.
- Bisher durchgeführte Studien zu **Antidementiva** zur Primärprävention demenzieller Syndrome waren negativ.
- Insbesondere bei älteren Menschen sollten AM vermieden oder sparsam verwendet werden, die mit einem erhöhten Demenzrisiko assoziiert sein könnten, z. B. Benzodiazepine/Z-Substanzen oder anticholinerge AM (Lockery et al. 2021).

6.4 Indikationen

Eine schematische Darstellung zur medikamentösen Therapie der AD und der VD findet sich in ◘ Abb. 6.1.

Ziel gegenwärtiger und zukünftiger antidementiver Therapie ist deren möglichst frühzeitiger Beginn. Durch die Neustrukturierung der demenziellen Erkrankungen in DSM-5 und ICD-11 mit der Möglichkeit der Diagnosestellung als leichte neurokognitive Störung bei noch milder Symptomausprägung soll nun die Voraussetzung für eine frühzeitigere Diagnostik und Indikationsstellung geschaffen werden. Aufgrund der gegenwärtigen Zulassungslage betrifft dies gegenwärtig v. a. die nun sog. leichte neurokognitive Störung bei AD (Biomarker-positiv, s. unten) und bei Demenz durch Parkinson-Krankheit (PDD).

6.4.1 Demenz durch Alzheimer-Krankheit

Die AD ist eine primär degenerative zerebrale Erkrankung mit progressivem Neuronen- und Synapsenverlust. Die Symptome beginnen schleichend, bei der häufigeren sporadischen Form in der Regel nach dem 60. Lj.; nach erster Diagnosestellung führt sie mit einer medianen Progressionszeit von 10 Jahren zum Tode. Die Erstsym-

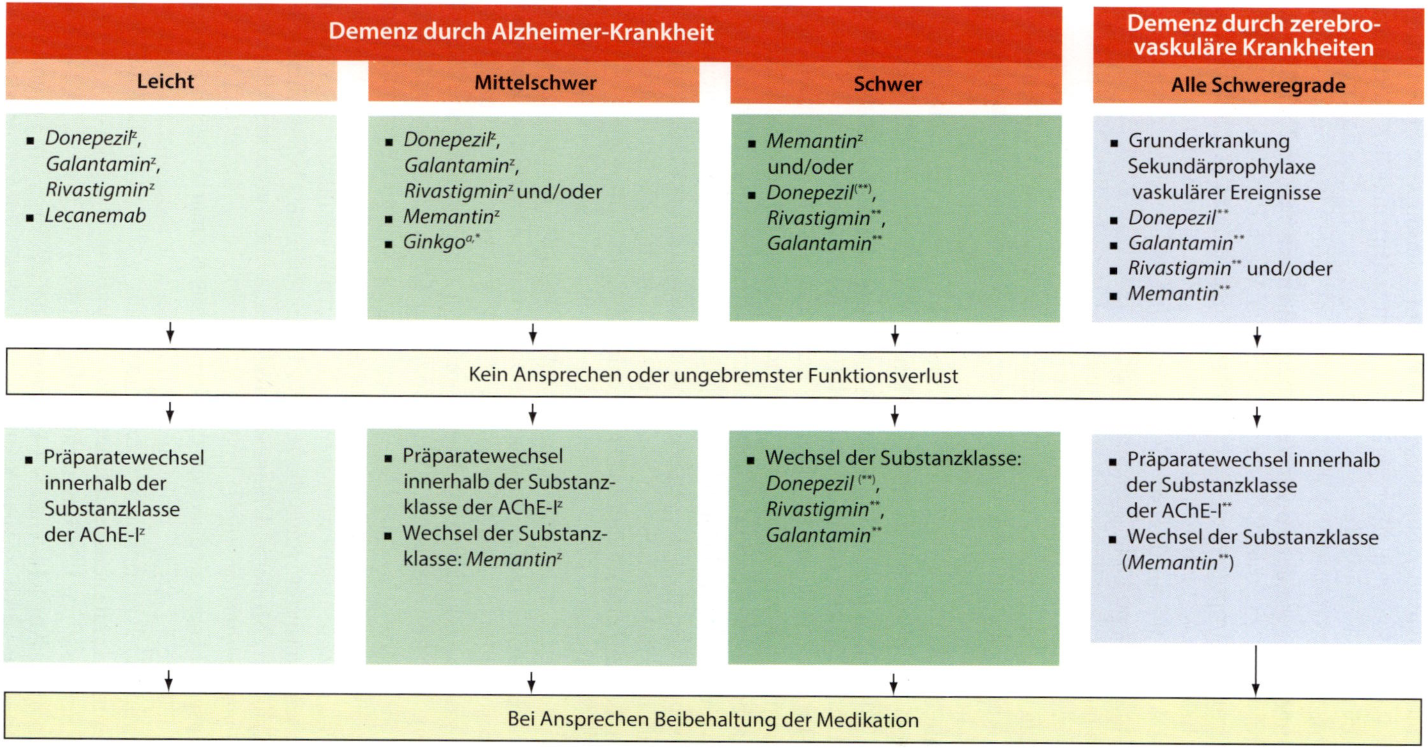

Abb. 6.1 Therapiealgorithmus bei der Demenz durch Alzheimer-Krankheit und der Demenz durch zerebrovaskuläre Krankheiten (Diagnosen nach ICD-10). [z] zugelassen; * Therapieempfehlung; noch nicht evaluiert; ** Hinweise auf Wirksamkeit bzw. positive Studienergebnisse, aber in dieser Indikation in D nicht zugelassen (*off label*); [a] *Ginkgo biloba* nur Tagesdosis 240 mg und v. a. bei nichtpsychotischen Verhaltensstörungen; *AChE-I* Acetylcholinesterasehemmer

ptome einer AD werden von der Umgebung des Patienten häufig erst später wahrgenommen, der Patient kann sie überspielen. Klinisch fallen zunächst Störungen der Merkfähigkeit und Konzentration auf, später fortschreitende Gedächtnis- und Orientierungsstörungen. Schließlich kommt verminderte Urteilskraft hinzu. Nicht nur kognitive Einbußen, sondern auch Verhaltensstörungen mit (z. T. früh auftretender) Depressivität, Apathie, Störungen des Schlaf-Wach-Rhythmus, Persönlichkeitsveränderungen (Impulsivität, Gereiztheit) und aggressivem Verhalten sowie psychotischem Erleben (Wahn bzw. Halluzinationen) prägen im weiteren Verlauf das Krankheitsbild. Die Gesamtheit der Symptome führt schließlich zu einem Verlust der Selbstständigkeit und zu Pflegeabhängigkeit.

Die AD-Diagnose ist erst durch eine autoptische neuropathologische Untersuchung zu sichern. Nur in etwa einem Drittel der Fälle mit sicherer AD finden sich dabei ausschließlich die für eine AD typischen neuropathologischen Veränderungen; Mischbilder vaskulärer und anderer degenerativer Demenzen sind insbesondere im höheren Alter häufig.

Die **Ätiologie** der AD ist unbekannt; es finden sich jedoch charakteristische neuropathologische und neurochemische Merkmale, u. a.: intrazelluläre neurofibrilläre Bündel aus hyperphosphoryliertem Tau-Protein, extrazelluläre Amyloid-Plaques aus Aβ (insbesondere $A\beta_{1-42}$, das durch proteolytische Spaltung des Amyloid-Präkursor-Proteins APP durch die β- und γ-Sekretase entsteht), Synapsen- und Neuronenverlust mit reaktiver Gliose und verminderte Aktivität der Cholinacetyltransferase. Von besonderer pathophysiologischer Bedeutung sind frühe synaptische Funktionsstörungen bereits durch lösliches oligomeres, noch nicht aggregiertes $A\beta_{1-42}$. Bemerkenswert ist, dass die genannten neuropathologischen Merkmale bei ca. 30 % der Patienten mit klinischer AD-Diagnose fehlen; umgekehrt fand sich in Autopsiestudien bei Individuen ohne AD z. T. eine Amyloid-Pathologie.

Die **Diagnose** ergibt sich neben der Anamnese aus der Summe klinischer (inkl. testpsychologischer) und ergänzender apparativer Befunde, unterstützt durch den Ausschluss relevanter Differenzialdiagnosen (▶ 6.4). Wesentliche **klinische Kriterien** stellen sowohl nach DSM-5 als auch ICD-11 ein kognitiver Funktionsverlust (Gedächtnis bzw. andere kognitive Domänen), eine signifikante Alltagsbeeinträchtigung, die Abwesenheit anderer möglicher Ursachen (v. a. Delir und andere psychische Störungen) dar. Das Vorliegen einer kausalen Genmutation bzw. klare Hinweise für eine genetische Ursache aus der Familienanamnese sowie eine kontinuierliche Verschlechterung werden in beiden Klassifikationssystemen als stark hinweisend gewertet. Auch die ICD-11 bleibt allerdings bei solchen rein syndromalen Kriterien. Moderne **Diagnosekriterien**, u. a. die durch das US-amerikanische *National Institute of Ageing* und die *Alzheimer's Association* (NIA-AA-Kriterien) herausgegebenen, sind jedoch darüber hinaus Biomarker-gestützt (was auch in der aktuellen *S3-Leitlinie* empfohlen wird), um eine möglichst frühzeitige Identifizierung von AD-Risikopatienten zu ermöglichen, v. a. im Hinblick auf das aktuelle Aufkommen krankheitsmodifizierender Therapien. Die NIA-AA-Kriterien berücksichtigen die **„A/T/N-Biomarker"** (Biomarker) (Jack et al. 2024). Sie beinhalten: (1) positive **Amyloid-Marker (A+)**: vermindertes $A\beta_{1-42}$ im Liquor bzw. verminderte Ratio $A\beta_{1-42}/A\beta_{1-40}$ oder Nachweis von β-Amyloid-Ablagerungen im Amyloid-Liganden-PET (▶ 6.3.1); (2) positive **Tau-Marker (T+)**: erhöhtes p-Tau,

Tau-Ablagerungen im Tau-PET; (3) **Neuronale Schädigungsmarker (N+)**: t-Tau-Anstieg im Liquor, mesiotemporaler bzw. hippokampaler Atrophienachweis im MRT, verminderter regionaler Glukosemetabolismus im PET/SPECT. Auf dieser Grundlage erfolgt die Einteilung der AD in 3 Phasen:

- präklinische AD (asymptomatisch und Biomarker-positiv, mindestens A+),
- prodromale AD (amnestische/hippokampale MCI und Biomarker-positiv, mindestens A+),
- manifeste AD.

Mögliche Biomarkerkonstellationen der AD sind also (meist in dieser zeitlichen Reihenfolge nachzuweisen): A+T−N−, A+T+N− und A+T+N+. Bei den präklinischen Formen steigt das Risiko der späteren AD-Manifestation mit der Anzahl positiver Biomarker (Ossenkoppele et al. 2022).

Als eigene neuropathologische Entität wurde vor einiger Zeit eine sog. *limbic-predominant age-related TDP-43 encephalopathy* (LATE) mit AD-ähnlicher Symptomatik und Verlauf, jedoch fehlenden Amyloid-Biomarkern (A−) charakterisiert (Nelson et al. 2019).

Es findet sich ein **erhöhtes Risiko für die Entwicklung einer AD** bei Angehörigen 1. Grades mit AD, bei familiärer Belastung mit Down-Syndrom, bei Vorliegen eines APOE-ε4-Allels (besondere Bedeutung der Chromosomen 21, 14, 1 und 19) und bei Vorliegen kardiovaskulärer Risikofaktoren (einschließlich Hypercholesterinämie, Hypertonie, Arteriosklerose, KHK, Rauchen, Adipositas und Diabetes). Als mögliche weitere Risikofaktoren gelten Hyperhomocysteinämie, Folsäuremangel, Hyperinsulinämie, (rezidivierende) Schädel-Hirn-Traumata und depressive Episoden in der Vorgeschichte.

▪ Medikamentöse Therapie der Demenz durch Alzheimer-Krankheit

Therapieziele sind die (1) Verzögerung der Progression kognitiver Defizite, (2) Besserung/Stabilisierung der Alltagskompetenz und (3) Verminderung von Verhaltensstörungen. Die spezifische Pharmakotherapie ist in einen schweregrad- und symptomabhängigen Gesamtbehandlungsplan einzubetten, der auch psychosoziale Interventionen für Patienten und Angehörige umfassen sollte. Die AChE-I *Donepezil*, *Galantamin* und *Rivastigmin* sowie der NMDA-Rezeptorantagonist *Memantin* sind bei AD gut evaluiert; ihr Einsatz in der Behandlung der AD kann dem Stufenplan der ◘ Abb. 6.1 entnommen werden.

Acetylcholinesterasehemmer (AChE-I)

- Klinische Studien zeigen eine Wirksamkeit der AChE-I *Donepezil*, *Galantamin* und *Rivastigmin* bei der AD auf die Kernsymptome kognitive Beeinträchtigung und funktionelle Einschränkungen (ADL).
- Eine Zulassung besteht in Deutschland für die Behandlung der leichten bis mittelschweren AD. Gemäß der *S3-Leitlinie „Demenzen“* (DGN und DGPPN 2025) wird eine Anwendung von AChE-I in diesen Indikationen ausdrücklich empfohlen. Einzelne klinische Studien zeigten auch einen Nutzen von AChE-I bei schwerer AD (insbesondere *Donepezil*), der Einsatz ist im Einzelfall zu erwägen, stellt jedoch weiterhin eine Off-label-Indikation dar (in den USA zugelassen).

- Auch wenn die Effektstärke relativ gering ist, stellen AChE-I bei Fehlen anderer, wirksamerer Therapieoptionen derzeit die Therapie der Wahl dar. Wenn keine Kontraindikationen vorliegen, sollte nach den Leitlinien aufgrund der Progredienz und der Irreversibilität der AD sowie der hohen Belastung von Patienten und Betreuenden sowie des Fehlens kausaler Therapieverfahren jeder Patient mit leichter bis mittelschwerer AD einen Therapieversuch mit AChE-I erhalten. Dabei ist ein früher Therapiebeginn anzustreben.
- Für die Wirkstoffe *Donepezil* und *Galantamin* sind zuletzt auch ökonomische Vorteile im Hinblick auf die Reduktion von Behandlungskosten (im Gegensatz zu Nichtbehandlung bzw. Behandlung mit *Ginkgo biloba*) gezeigt worden.
- Aufgrund des Fehlens klinisch relevanter Wirksamkeitsunterschiede richtet sich die Differenzialindikation der einzelnen AChE-I nach Nebenwirkungs/-Interaktionskriterien.
- Die Wirkung von AChE-I ist dosisabhängig, es sollte daher im Zulassungsrahmen mit der höchsten verträglichen Dosis behandelt werden.
- Etwa halbjährlich sollte eine klinische und ggf. testpsychologische Behandlungskontrolle erfolgen. Allerdings sind bisher geeignete Maßnahmen zur individuellen Therapiekontrolle bzw. Therapieerfolgskriterien nur unzureichend definiert.
- Bei Zweifel an der Wirksamkeit kann ggf. im Therapieverlauf ein Absetzversuch erfolgen; auch für eine Umstellung auf einen anderen AChE-I existiert Evidenz.
- Systematische Daten zur **Behandlungsdauer** liegen in begrenztem Umfang vor; bei guter Verträglichkeit und anzunehmendem Nutzen sollte fortlaufend und auf jeden Fall länger als die den meisten Zulassungsstudien zugrundeliegende Behandlungsdauer von 24 Wochen therapiert werden.
- Prinzipiell sollte bei guter Verträglichkeit und fehlenden Kontraindikationen langfristig behandelt werden, und zwar auch bei allmählicher Verschlechterung in das schwere Krankheitsstadium.
- Das **Beenden der Behandlung** ist zu erwägen bei ungebremster, kontinuierlicher Verschlechterung der kognitiven Defizite bei bereits schwergradiger Demenz oder bei ungünstiger Nutzen-Risiko-Bilanz (etwa intolerable NW, Auftreten von Kontraindikationen, notwendige potenziell interaktionsrelevante Komedikation).

Memantin

- Klinische Studien zeigen eine Wirksamkeit von *Memantin* in der Behandlung der mittelschweren und schweren AD; eine Zulassung und Empfehlung in der *S3-Leitlinie* besteht für diesen Indikationsbereich.
- Die Behandlung ist auch aus pharmakoökonomischer Sicht sinnvoll, wie Analysen von Krankenversicherungsdaten belegen.
- Hinsichtlich der Wirksamkeit von *Memantin* bei leichter AD bleibt die Studienlage negativ, sodass eine Gabe bei leichter AD nicht empfohlen wird.

Ginkgo biloba

- Häufige Anwendung v. a. im Hausarztbereich bei Demenzerkrankungen unterschiedlicher Ätiologie und kognitiven Störungen; der Extrakt *EGb 761* ist für die symptomatische Behandlung bei „hirnorganisch bedingten geistigen Leistungseinbußen bei demenziellen Syndromen" zugelassen.

- Die Datenlage wird hinsichtlich der Wirksamkeit bei AD unterschiedlich bewertet; das Cochrane-Institut sieht bei einer mit Plazebo vergleichbaren Anwendungssicherheit keine klinisch relevante Wirksamkeit, während das IQWIG einen Nutzenhinweis bei der hohen Dosis von 240 mg/d (auf Aktivitäten des täglichen Lebens, ADL) attestiert, wenngleich unter Verweis auf geringe Effektstärken und spezielle sowie heterogene und auf den westeuropäischen Versorgungskontext nicht zwanglos übertragbare Patientenkollektive.
- Eine Metaanalyse zeigte allerdings eine signifikante Wirkung auf kognitive Funktionen, Alltagskompetenz und Verhaltenssymptome bei guter Anwendungssicherheit für *EGb 761* 240 mg/d bei leichter bis moderater AD, v. a. in der Untergruppe von Patienten mit Verhaltenssymptomen.
- *Ginkgo biloba* kann daher in dieser Dosierung zur Behandlung der leichten bis moderaten AD zur Anwendung kommen, v. a. bei vorliegenden Kontraindikationen oder Unverträglichkeit von AChE-I bzw. *Memantin* oder bei entsprechendem Behandlungswunsch. Für eine Kombinationsbehandlung von *Ginkgo biloba* mit anderen Antidementiva existiert bisher keine ausreichende Evidenz.

Andere Substanzen

- Studien zu **entzündungshemmenden Substanzen** (u. a. *Diclofenac*, *Indometacin*, *Ibuprofen*, *Naproxen*, *Prednison*, *Rofecoxib*, *Celecoxib*) bei der AD waren negativ.
- **Hormonersatztherapie** bei postmenopausalen Frauen wird ebenso wie eine Therapie der AD mit *Vitamin E* wegen mangelnder Evidenz und des jeweiligen NW-Risikos nicht empfohlen.
- Die Evidenz für **Nahrungsergänzungsmittel** (z. B. *Omega-3-Fettsäuren*, *Cholin*, *Phospholipide* und andere Membran- bzw. Synapsenbausteine) ist unzureichend, sodass die Anwendung derzeit nicht empfohlen wird.
- *Johanniskrautextrakte* haben in tierexperimentellen Untersuchungen Kognitionsverbesserungen und β-Amyloid-Plaque-Reduktion durch Aktivierung von Mikroglia und des Blut-Hirn-Schranken-Transportproteins ABCC1 gezeigt; es existiert allerdings keine klinische Evidenz.

Kombinationsbehandlungen

- Eine **Kombinationsbehandlung von AChE-I und *Memantin*** wird aufgrund entsprechender negativer Evidenz aus einer größeren Metaanalyse **nicht** empfohlen.
- Kombinationen von AChE-I mit ***Omega-3-Fettsäuren*, Östrogenen**, **Statinen** oder **entzündungshemmenden Substanzen** werden aufgrund fehlender Evidenz gegenwärtig nicht empfohlen.
- Zur Frage der Effektivität bei Kombination von AChE-I oder *Memantin* mit *Ginkgo biloba* existiert ebenfalls keine hinreichende Evidenz; die Kombination kann jedoch aufgrund theoretisch nicht zu erwartender erhöhter Komplikationen im Einzelfall erwogen werden.

6.4.2 Demenz durch zerebrovaskuläre Krankheit

Der Begriff der VD oder Demenz durch zerebrovaskuläre Krankheit umfasst eine ätiologisch heterogene Gruppe von Demenzsyndromen. Der internationalen Literatur folgend wird häufig auch von *vascular cognitive impairment* (VCI) gesprochen. Die Einteilung erfolgt einerseits in Verursachung durch **makroskopische Infarkte/ Makroangiopathie** oder **Post-Stroke-Demenz** (nach strategischem Einzelinfarkt mit akutem Beginn, ca. 1 %) bzw. **Multiinfarktdemenz** (vorwiegend kortikale oder gemischt kortikal-subkortikale Demenz, ca. 40 %), andererseits durch zerebrale **Mikroangiopathie** und **subkortikale vaskuläre Enzephalopathie** (mit arterieller Hypertonie assoziiert, ischämische Läsionen überwiegend im Marklager, ca. 40 %). Zu letzterer zählt auch die zerebrale Amyloidangiopathie mit ihren Folgeerscheinungen aus Marklagerläsionen, intrazerebralen Blutungen, Mikroblutungen und Ischämien. Hinzu kommen weitere seltene Gefäßerkrankungen, wie beispielsweise die zerebrale autosomal-dominante Arteriopathie mit subkortikaler Leukenzephalopathie (**CADASIL**, *cerebral autosomal dominant arteriopathy with subcortical infarcts and leucoencephalopathy*).

Nach DSM-5 und ICD-11 werden klinische Kennzeichen einer vaskulären Ätiologie (Assoziation bzw. zeitlicher Zusammenhang mit zerebrovaskulären Ereignissen, Hinweise für progrediente kognitive Störungen insbesondere im Bereich Aufmerksamkeit und Exekutivfunktionen) und andererseits der bildgebende Nachweis korrespondierender (v. a. parenchymaler) zerebraler Läsionen (CT oder MRT) gefordert.

Vaskuläre Demenzen entwickeln sich meist mehr oder weniger schnell nach einer Reihe von Schlaganfällen als Folge von zerebrovaskulärer Thrombose, Embolie oder Blutung. Somit ist an eine VD insbesondere bei plötzlichem Beginn, schrittweisen oder abrupten Verschlechterungen im Verlauf und Vorliegen fokalneurologischer Ausfälle zu denken. Gelegentlich ist auch ein einziger ausgedehnter oder an „strategischer Stelle" in sensiblen Hirnregionen (z. B. Gyrus parahippocampalis, posteriores Stromgebiet, subkortikal im Thalamus oder ausgedehnte Territorialinfarkte) aufgetretener Infarkt die Ursache. Mikroangiopathische Veränderungen sind meist Ausdruck multipler periventrikulärer Marklagerläsionen bzw. Lakunen in Basalganglien und periventrikulärem Marklager und treten bei kardiometabolischen Risikofaktoren auf, wobei die arterielle Hypertonie eine zentrale Rolle spielt. Die genannten Faktoren führen über einen längeren Zeitraum zu einem beschleunigten Alterungsprozess der zerebralen Mikrovaskulatur. Zu Beginn zeigen sich bei vaskulären Demenzen häufiger als bei der AD Aufmerksamkeits- und Exekutivstörungen, Verlangsamung der Denkabläufe und der Psychomotorik, depressive Symptome (hier bis zu 40 %, bei AD 15–25 %) mit Antriebslosigkeit, aber auch Harninkontinenz, Gangstörungen und andere neurologische Zeichen. Vaskuläre Demenzen stellen die zweithäufigste Ursache einer demenziellen Entwicklung dar.

Die **gemischte Demenz** (VD plus AD) bezeichnet das gemeinsame Vorliegen von AD und zerebrovaskulärer Krankheit. Nach DSM-5 entspricht die „schwere NCD aufgrund multipler Ätiologien" u. a. dieser Demenzform, nach ICD-11 die „Demenz aufgrund andernorts klassifizierter Erkrankungen". Es handelt sich zumeist um AD-Patienten mit zusätzlichen vaskulären Ereignissen, welche den Krankheitsverlauf klinisch erkennbar modifizieren (v. a. begleitende ischämische Infarkte). Überschneidungen beider Pathologien sind insbesondere in höherem Alter sehr häufig; auch im Hinblick auf Risikofaktoren findet sich eine Vielzahl von Überlappungen.

- **Medikamentöse Therapie der Demenz aufgrund zerebrovaskulärer Erkrankungen und der gemischten Demenz (hier: vaskulär/Alzheimer-Krankheit)**

Eine schematische Darstellung der medikamentösen Therapie der VD findet sich integriert in ◘ Abb. 6.1. Eine Behandlung der vaskulären Grundkrankheit, vaskulärer Risikofaktoren und eine Sekundärprophylaxe vaskulärer Ereignisse sind grundlegend. Aus Studienergebnissen geht ein geringfügiger Nutzen von AChE-I und *Memantin* bei der VD hervor; eine Zulassung in diesem Bereich besteht nicht. Die **gemischte Demenz** wird wie eine AD kodiert, sodass eine antidementive Behandlung mit AChE-I und/oder *Memantin* innerhalb des zugelassenen Indikationsbereichs erfolgen kann. Schwierigkeiten in der Beurteilung der Wirksamkeit von AChE-I und *Memantin* bei der VD ergeben sich aufgrund der Heterogenität der zugrundeliegenden Krankheitsmechanismen und der in fortgeschrittenem Alter hohen Komorbidität von VD und AD; Therapieeffekte könnten dadurch vielmehr auf die Beeinflussung einer gleichzeitig vorliegenden AD als auf die eigentliche Behandlung der VD zurückzuführen sein.

- Es gibt Hinweise für eine Wirksamkeit von AChE-I und *Memantin* bei der VD, insbesondere auf exekutive Funktionen bei subkortikaler VD; allerdings besteht für keine der Substanzen eine Zulassung in dieser Indikation.
- Evidenz aus Metaanalysen legt konkret eine Wirksamkeit im Sinne eines geringfügigen Nutzens von *Donepezil*, *Galantamin* oder *Memantin* in der jeweiligen Zulassungshöchstdosis unter Beachtung der möglichen NW nahe. Insbesondere im Hinblick auf häufige Mischformen von VD und AD und das Fehlen zuverlässiger diagnostischer Marker bzw. Kriterien, die eine Überlagerung mit einer AD beweisen oder ausschließen, sollte eine entsprechende Behandlung erwogen werden.
- Ebenso kann eine Behandlung mit *Ginkgo biloba* (*EGb 761*) in hoher Dosierung (240 mg/d) bei der VD erwogen werden, wenn keine psychotischen Verhaltensstörungen vorliegen.
- Für die Behandlung mit **Thrombozytenaggregationshemmern** (z. B. ASS) zur primären Demenzbehandlung bei VD existiert bisher keine ausreichende Evidenz.
- Entscheidend bleiben aufgrund der aktuell eingeschränkten Therapieoptionen bzw. Zulassungslage **vaskuläre primär- und sekundärprophylaktische Maßnahmen** mit allerdings überzeugender Datenlage.

6.4.3 Frontotemporale Demenz

Die FTD ist eine Erkrankung aus dem Spektrum der frontotemporalen Lobärdegenerationen. Neben der psychiatrisch relevanten behavioralen Variante der FTD (bvFTD) existieren noch als sog. Sprachvarianten die (1) nichtflüssige (agrammatische), (2) flüssige (semantische) und (3) logopenische primär progressive Aphasie (PPA), letztere mit einer großen phänotypischen Überschneidung mit der logopenischen Variante der AD. Die FTD stellt in der Altersgruppe vor dem 65. Lj. mit 20 % die zweithäufigste Demenzerkrankung dar. Wie bei der AD ist eine sichere Diagnose nur post mortem möglich. Als diagnostisch hinweisend für eine bvFTD werden nach aktuellen Diagnosekriterien (Konsortium „Frontotemporale Lobärdegeneration“: ▶ www.ftld.de, zuletzt abgerufen am 20.09.2025) ein schleichender Beginn meist vor dem 65. Lj., eine langsame Progredienz, im Krankheitsverlauf frühzeitiges Auftreten von Enthemmung, Apathie, Empathieverlust und/oder perseveratives, stereotypes Verhalten sowie Hyperoralität bzw. Veränderung von Ernährungsgewohnheiten angesehen. Neuropsychologische Defizite haben einen dysexekutiven Schwerpunkt bei meist v. a. initial relativ gut erhaltenem episodischem Gedächtnis und visuell-räumlichen Fähigkeiten.

Bei schleichendem Beginn und stetiger Progredienz wird in der Klassifikation zwischen der Variante mit Verhaltens- und der Variante mit Sprachstörung unterschieden; ein weiteres Kriterium ist der relative Erhalt von Merkfähigkeit und perzeptuell-motorischen Funktionen. Wie bei anderen neurodegenerativen Erkrankungen wird nach einer wahrscheinlichen oder möglichen Form operationalisiert. Für die Diagnose einer klinisch wahrscheinlichen FTD wird weiterhin noch ein typischer struktureller oder funktioneller Bildgebungsbefund (z. B. frontotemporale kortikale Atrophie oder Hypometabolismus) gefordert. Während die cholinerge Transmission bei der FTD zumindest in frühen Stadien relativ intakt erscheint, zeigen sich regionale Defizite in der serotonergen und dopaminergen Neurotransmission.

▪ Medikamentöse Therapie der frontotemporalen Demenz

Die Datenbasis ist insgesamt weiterhin sehr schmal, sodass überzeugende Daten zur Behandlung kognitiver Störungen nicht und von Verhaltensstörungen kaum vorliegen.

- Es gibt Wirksamkeitshinweise für **serotonerge** Substanzen mit positiven Effekten auf Verhaltensauffälligkeiten bei fehlender Beeinflussung kognitiver Symptome. Im Einzelfall kann bei vorliegender Depression, Apathie und Impulsivität ein Therapieversuch mit einem SSRI, z. B. *Sertralin* oder *Escitalopram*, erfolgen.
- Auch wenn eine Gabe von **Antipsychotika** in Anbetracht der bei bvFTD vorliegenden Defizite in der dopaminergen Neurotransmission widersprüchlich erscheint, ist eine Behandlung insbesondere von Agitation und Enthemmung manchmal erfolgreich, und im Einzelfall kann ein atypisches Antipsychotikum (AAP) erwogen werden, z. B. *Risperidon*, *Olanzapin* oder *Quetiapin*. Zur Anwendung von Antipsychotika bei älteren Patienten mit Demenz ▶ 6.4.9 und ▶ 3.4.6.
- **AChE-I** zeigen bei Fehlen eines ausgeprägten cholinergen Defizits bei der bvFTD keinen oder nur einen schwachen Effekt, über die Anwendung sollte ebenfalls nur im Einzelfall entschieden werden, wobei eine Verbesserung der BPSD bisher nur unter *Rivastigmin* gezeigt wurde.
- *Memantin* zeigte in einer ersten offenen Studie im Gegensatz zu den Ergebnissen einer sehr kleinen Fallserie keinen positiven Effekt.
- Einzelfallberichte weisen auf eine positive Wirkung von dopaminergen Substanzen (*Methylphenidat*) hin.

6.4.4 Demenz durch Lewy-Körper-Krankheit

Die DLK beginnt meist zwischen dem 60. und 68. Lj. und betrifft Männer häufiger als Frauen. Die Dauer liegt bei 6–8 J. Es gibt deutliche nosologische Überschneidungen zur AD einerseits und zur PDD andererseits. Die nosologische Trennung zwischen DLK und PDD wird kontrovers diskutiert. Die Differenzierung richtet sich nach dem Zeitpunkt des Auftretens eines motorischen Parkinson-Syndroms („1-Jahres-Regel"): Tritt vor oder bereits innerhalb eines Jahres nach Beginn einer motorischen Parkinson-Symptomatik eine Demenz auf, wird diese definitionsgemäß als DLK klassifiziert. Zu Beginn finden sich oftmals Störungen der Aufmerksamkeit, exekutiver Funktionen und visuell-räumlicher Fähigkeiten, die meist auch ausgeprägter als andere Hirnleistungsstörungen sind. Parkinson-Symptome sind zu Beginn oder im Verlauf häufig; daneben kennzeichnen Fluktuationen der kognitiven Leistungsfähigkeit und der Aufmerksamkeitsfokussierung sowie optische Halluzinationen das klinische Erscheinungsbild. Die Diagnose wird weiter unterstützt bei Vorliegen einer REM-Schlaf-Verhaltensstörung, wiederholten Stürzen, Synkopen, vorübergehenden Bewusstseinsstörungen, einer erhöhten Suszeptibilität für antipsychotische Wirkungen und NW. Optische Halluzinationen als Kernsymptom der DLK sowie Halluzinationen anderer Sinnesmodalitäten und ein systematisierter Wahn sind häufiger als bei der PDD.

Histopathologisch sind intraneuronale eosinophile Einschlusskörper (Lewy-Körper) und Ubiquitin- und α-Synuklein-positive Neuriten typisch; überschneidend finden sich häufig auch AD-typische und vaskuläre Veränderungen.

Es finden sich Störungen des monoaminergen und cholinergen Systems mit im Vergleich zur AD stärker ausgeprägtem cholinergem Defizit.

Die **Diagnose** DLK stützt sich auf die revidierten Kriterien nach McKeith et al. (2017) mit der stetig progredienten Demenz als zentralem Merkmal sowie Fluktuationen der Kognition (v. a. der Aufmerksamkeit und Wachheit), visuelle Halluzinationen, REM-Schlaf-Verhaltensstörungen und Parkinson-Symptomatik. Als hinweisende Biomarker gelten reduzierte Dopamintransporterdichte in den Basalganglien im FB-CIT-SPECT oder PET, verminderte Tracer-Aufnahme bei der myokardialen ^{123}I-MIBG-Szintigraphie und polysomnographischer Nachweis von REM-Schlaf ohne Atonie. Weiterhin existieren unterstützende Biomarker (z. B. ausgeprägte Empfindlichkeit gegenüber Antipsychotika, relativ erhaltene Struktur des medialen Temporallappens in Abgrenzung zur AD und posterior betonte Slow-Wave-Aktivität im EEG mit periodischen Fluktuationen im Prä-Alpha/-Theta-Bereich) und unterstützende klinische Merkmale (u. a. wiederholte Stürze/Synkopen, schwere autonome Dysfunktion). Die Klassifikationssysteme DSM-5 und ICD-11 haben diese Kriterien weitgehend übernommen.

▪ Medikamentöse Therapie der Demenz durch Lewy-Körper-Krankheit

Hochgradige antipsychotikainduzierte (EPS, aber auch sedierende oder anticholinerge) NW sind für diese Demenzform typisch. Vor einer Behandlung psychotischer Symptome mit Antipsychotika sollte eine Optimierung einer dopaminergen Therapie der motorischen Parkinson-Symptomatik erfolgen.

- **AChE-I** scheinen bei der DLK neben einer positiven Wirkung auf kognitive Defizite auch positive Effekte auf psychopathologische Symptome inklusive psychotischer Symptome zu zeigen. Ein Behandlungsversuch ist vor einer Gabe von Antipsychotika in jedem Fall angezeigt. Die Behandlungseffekte sind dabei z. T. deutlicher als bei der AD; eine Zulassung besteht in dieser Indikation jedoch nicht; *Rivastigmin* ist am besten untersucht und gilt als Mittel der Wahl, wenn auch weiterhin in Off-label-Indikation. Beim Einsatz von AChE-I sollte ein engmaschiges Monitoring erfolgen, da in Einzelfällen auch Verschlechterungen der kognitiven Leistungsfähigkeit, eine REM-Schlaf-Verhaltensstörung sowie eine Zunahme von motorischen Parkinson-Symptomen unter AChE-I beschrieben wurden.

- Bei der Behandlung psychotischer Symptome mit **Antipsychotika** kann *Quetiapin* (25–150 mg/d) oder *Clozapin* (6,25–50 mg/d), langsam steigernd, versucht werden (s. auch ▶ 3.15, Präparate), jedoch ist die Anwendung nicht evidenzgesichert. *Olanzapin* und *Risperidon* haben eher eine ungünstige Nutzen-Risiko-Relation; konventionelle Antipsychotika (KAP) müssen vermieden werden.
- Bei der medikamentösen Behandlung der extrapyramidalmotorischen bzw. Parkinson-Symptomatik muss oftmals in Absprache mit Patienten und Angehörigen zwischen den Beeinträchtigungen durch motorische Parkinson-Symptome einerseits und durch psychotische Symptome andererseits abgewogen werden. Antiparkinsonmittel sollten mit niedriger Startdosis und nur unter langsamer Dosissteigerung und engmaschigem Monitoring bezüglich einer Zunahme psychotischer Symptome verabreicht werden.
- Zu *Memantin* bei DLK ist die Datenlage uneinheitlich. Es gibt Berichte zur Verschlechterung psychotischer Symptome, jedoch zeigte auch eine RCT einen positiven Effekt hinsichtlich des klinischen Gesamteindrucks und auf Verhaltensstörungen.
- Aufgrund der besonderen Sturzgefährdung sollten generell sedierende AM wie z. B. BZD, aber auch Anticholinergika, nur zurückhaltend angewendet werden.

6

6.4.5 Demenz durch Parkinson-Krankheit

Eine Demenz tritt bei etwa 30 % der Parkinson-Patienten im Verlauf der Erkrankung auf. Als Risikofaktoren gelten früh auftretende Halluzinationen, akinetisch-rigider Verlaufstyp und höheres Lebensalter (meist > 65 J.). Das Erscheinungsbild der PDD überschneidet sich mit dem der DLK (▶ 6.4.4). Im Vordergrund stehen wie bei der DLK Aufmerksamkeitsdefizite und Einschränkungen der Exekutivfunktionen, räumlich-visuelle Störungen und psychotische Symptome; Gedächtnisstörungen treten später hinzu.

Essenzielle Kriterien für die Diagnose nach DSM-5 und ICD-11 (dort eingeordnet in Abschnitt „Demenzen aufgrund andernorts klassifizierter Erkrankungen“) sind das Vorliegen einer Parkinson-Krankheit sowie ein schleichender Beginn und eine stetige Progression der kognitiven Störungen. Es wird auch hier unterschieden zwischen wahrscheinlicher und möglicher Erkrankung; hierfür ist ausschlaggebend, dass eine gemischte Ätiologie ausscheidet bzw. dass die motorische Parkinson-Symptomatik vor Einsetzen der kognitiven Symptomatik begonnen hat bzw. beide dieser Kriterien.

Psychotische Symptome bei der PDD (und DLK) sind häufig Folge unerwünschter Arzneimittelwirkungen bei dopaminerger Therapie, daher ist eine genaue Medikamentenanamnese wichtig. Aufgrund komplexer Veränderungen der monoaminergen und cholinergen Neurotransmission im Krankheitsverlauf ist jedoch zusätzlich ein direkter pathophysiologischer Zusammenhang mit der Grunderkrankung wahrscheinlich.

Bei der PDD findet sich im Vergleich zu Parkinson-Syndromen ohne Demenz eine stärker ausgeprägte globale Hirnatrophie. Neuropathologisch zeigen sich wie bei der DLK neben einer Lewy-Körper-Pathologie oftmals zusätzlich AD-typische Veränderungen im Sinne einer Mischpathologie. Das Ausmaß der kognitiven Beeinträchtigung korreliert in solchen Fällen jedoch in höherem Maße mit der Dichte kortikaler Lewy-Körper.

Es finden sich Störungen des monoaminergen und cholinergen Systems mit im Vergleich zur AD stärker ausgeprägtem cholinergem Defizit.

Depression bei Parkinson-Krankheit ▶ 1.4.1.

- **Medikamentöse Therapie der Demenz durch Parkinson-Krankheit**
- Studien zu **AChE-I** bei PDD ergaben nur geringfügige positive Therapieeffekte hinsichtlich **kognitiver Parameter**; in Bezug auf die Beeinflussung psychopathologischer Symptome ist die Datenlage weniger überzeugend. Eine Zulassung für die Behandlung der leichten bis mittelschweren PDD liegt für die orale Applikationsform von *Rivastigmin* vor; in der Praxis erfolgt jedoch fast immer die besser verträgliche (Off label-)Gabe der transdermalen Form. Hinweise gibt es auch für eine Wirksamkeit bei PDD von *Donepezil*.
- **Psychotische Symptome** bei PDD sind in den meisten Fällen NW der Antiparkinsontherapie, sie treten jedoch auch intrinsisch auf („Parkinsonpsychose"). Daher sollte zunächst versucht werden, entsprechende psychotogene Präparate sukzessive abzusetzen bzw. weitestgehend zu reduzieren, was in vielen Fällen schon erfolgreich ist. Zunächst werden Anticholinergika und *Amantadin* abgesetzt, danach COMT- und MAO-B-Hemmer, schließlich werden Dopaminagonisten und *L-Dopa* reduziert. Als nächster Schritt bietet sich – falls erforderlich – aufgrund des günstigeren NW-Profils ein Therapieversuch mit *Quetiapin* (25–150 mg/d) an (*off label*). Bei ungenügender Wirkung oder Auftreten eines akinetisch-rigiden Syndroms sollte eine Umstellung auf *Clozapin* (6,25–100 mg/d) erfolgen, welches das einzige für diese Indikation in Deutschland zugelassene Antipsychotikum darstellt mit gut belegter Wirksamkeit, jedoch mit den Nachteilen dieser Substanz hinsichtlich der Behandlung älterer Menschen und der bekannten strikten Monitoring-Empfehlungen. Die Patienten sprechen oft schon auf sehr niedrige Dosen dieser Antipsychotika an (Dosierungen oberhalb 50 mg sind für beide Antipsychotika meist nicht erforderlich und eher nachteilig aufgrund der NW). *Olanzapin* und *Risperidon* sowie konventionelle Antipsychotika (KAP) verstärken die motorischen Störungen und sollen nicht eingesetzt werden. In den USA, nicht jedoch in Europa, ist der inverse 5-HT_{2A}-Agonist *Pimavanserin* zur Behandlung von Wahn und Halluzinationen im Rahmen der PDD zugelassen.

6.4.6 Demenz aufgrund andernorts klassifizierter Erkrankungen

Demenzsyndrome können durch vielfältige internistische (u. a. Endokrinopathien, Hypovitaminosen, metabolische Enzephalopathien, Intoxikationen, Elektrolytstörungen, Infektionskrankheiten) oder neurologische Erkrankungen (z. B. Chorea

Huntington, HIV-Enzephalopathie, Prionenerkrankungen, multiple Sklerose, Normaldruckhydrozephalus, Schädel-Hirn-Trauma) bedingt sein und sind z. T. reversibel. Die Behandlung der jeweiligen Grunderkrankung steht in dieser Gruppe daher im Vordergrund der Therapie. Die PDD im vorigen Abschnitt wurde aufgrund der vorhandenen Evidenz und Zulassung einer spezifischen antidementiven Therapie separat behandelt.

6.4.7 Demenz aufgrund von psychoaktiven Substanzen einschließlich Medikamenten

Hierunter werden nach ICD-11 Demenzformen verstanden, die mit persistierenden kognitiven Störungen unabhängig von akuten Substanzwirkungen wie Intoxikation oder Entzug einhergehen und auch bei Abstinenz bzw. Karenz von der Substanz bestehen bleiben.

- Prototypen sind die **alkoholtoxische Demenz** sowie das alkoholinduzierte Wernicke-Korsakow-Syndrom (▶ 7.2.1).
- Andere Drogen wie Kokain, Amfetamine und „Designerdrogen" können ebenfalls – insbesondere bei chronischer Exposition – relevante und z. T. irreversible bis verzögert reversible neurokognitive Störungen verursachen.
- Vergleichbares gilt auch für eine Vielzahl unterschiedlicher AM, wie z. B. Steroide, Antihypertensiva, Kardiaka, Protonenpumpeninhibitoren und andere, insbesondere anticholinerge Wirkstoffe (Coupland et al. 2019).

6.4.8 Leichte neurokognitive Störung

Als leichte kognitive Beeinträchtigung (***mild cognitive impairment***, MCI) wird das Vorliegen eines kognitiven Defizits (mehr als 1,5 Standardabweichungen unterhalb der Altersnorm) basierend auf einer Verschlechterung im Vergleich zu früher vorhandenen Fähigkeiten bezeichnet, das sowohl subjektiv als auch objektiv zu belegen ist und das nicht zu einer Beeinträchtigung von Alltagsaktivitäten führt. Etwa 10–25 % der Bevölkerung > 65 J. leiden an einer MCI. MCI umfasst eine heterogene Gruppe von Störungen mit unterschiedlicher Ätiologie, Verlauf und Prognose, darunter auch Frühstadien der AD im Sinne eines prädemenziellen Stadiums (prodromale AD). Die neuropsychologische Charakterisierung erlaubt eine Einordnung in amnestische und nichtamnestische Formen von MCI, je nachdem, ob signifikante Störungen des episodischen Gedächtnisses oder eher anderer kognitiver Domänen vorliegen, auch Einzel- und Multidomänenformen werden unterschieden. Pro Jahr entwickeln etwa 10–15 % der älteren Patienten mit MCI das Vollbild einer Demenz, das höchste Risiko besteht bei den amnestischen Formen. Reversible und stabile Verläufe sind ebenfalls möglich. MCI ist keine nosologische Entität und kann retrospektiv nach erfolgtem Übergang in eine AD als Krankheitsfrühstadium angesehen werden. Ein neueres Konzept differenziert noch weiter in *subjective cognitive impairment* (SCI, keine testpsychologisch objektivierbaren Defizite) sowie Biomarker-gestützt präklinische Stadien (▶ 6.3.1). Dem MCI entspricht in der ICD-11 die „Leichte neurokognitive Störung".

Als mögliche **Prädiktoren eines späteren Übergangs in eine AD** gelten insbesondere Variablen aus neuropsychologischen Untersuchungen (v. a. Defizite in den Bereichen des verbalen Gedächtnisses, der Exekutivfunktionen und der Alltagspraxis), sodann spezielle diagnostische Marker einzeln oder in Kombination.

- Die Datenlage spricht weiterhin eindeutig gegen einen Einsatz von AChE-I und *Memantin* bei MCI. Lediglich im Einzelfall (z. B. amnestischer Typ mit positiver diagnostischer Markerkonstellation und Behandlungswunsch des Betroffenen) kann eine Off-label-Behandlung mit einem AChE-I erwogen werden.
- Ein **Ziel in der Etablierung potenzieller Prädiktoren** liegt im Hinblick auf die zukünftige Entwicklung von kausal ansetzenden, krankheitsmodifizierenden Therapiestrategien eher in der Möglichkeit einer Erfassung und Behandlung in einem noch prodromalen Stadium.
- Der **Einsatz diagnostischer Verfahren** (▶ 6.3.1) mit Möglichkeit einer zunehmend treffsicheren, prognostischen Einschätzung des weiteren möglichen Übergangs einer MCI in eine AD **bei gegenwärtigem Fehlen** einer wirksamen ursächlichen **Behandlungsmöglichkeit** wirft **ethische Probleme** auf, die sich bei in Zukunft zu erwartenden weiteren Verbesserungen der Frühdiagnostik etwa bei noch komplett asymptomatischen Individuen verschärfen werden. Patienten sollten bezüglich der Bedeutung und Tragweite möglicher diagnostischer Ergebnisse und der gegenwärtig zur Verfügung stehenden Therapiestrategien vorher beraten werden. Bei Nachweis einer fortschreitenden neurodegenerativen Erkrankung als Ursache der kognitiven Störung sind begleitend psychotherapeutische und psychosoziale Interventionen zur Krankheitsbewältigung erforderlich.

■ Medikamentöse Therapie bei MCI

- Die meisten gegenwärtig untersuchten Ansätze zur medikamentösen Behandlung der MCI basieren auf Strategien der AD-Behandlung. Für keines der klassischen Antidementiva einschließlich AChE-I und *Memantin* existiert derzeit eine positive Evidenz für die Behandlung der MCI. Ebenso waren in RCT Antioxidanzien (*Vitamin E*), **antiinflammatorische Substanzen** (*Rofecoxib*), **Nootropika** (z. B. *Piracetam*) und *Ginkgo biloba* in der Verringerung des Risikos des Übergangs in eine AD nicht wirksam.
- Die Amyloid-Antikörperpräparate *Lecanemab* (Handelsname: Leqembi; EU-weit zugelassen seit April 2025, auf dem deutschen Markt seit September 2025) und *Donanemab* (Handelsname: Kisunla; offiziell zugelassen durch EMA im September 2025) sind hingegen für die Indikationen „leichte kognitive Störung" (MCI) und leichtgradige Demenz bei Alzheimer-Erkrankung unter bestimmten Voraussetzungen indiziert.
- Bei Hinweisen auf depressive Komorbidität sollte vorrangig eine antidepressive Behandlung erfolgen, unter der sich möglicherweise auch die kognitiven Symptome verbessern.

Demenzprävention ▶ 6.3.2.

6.4.9 Verhaltensstörungen bei Demenz

Die Pharmakotherapie der Verhaltensstörungen bei Demenz (*behavioral or psychological disturbances in dementia*, BPSD) mit psychomotorischer Unruhe, Enthemmung, Aggressivität, Apathie, Angst, Depression, nächtlicher Desorientierung, desorganisiertem Verhalten und psychotischen Symptomen wie Wahn oder Halluzinationen kann sich sehr schwierig gestalten; sie wird in ◻ Abb. 6.2 beschrieben. Wenn auch Verhaltensstörungen überwiegend in späteren Demenzstadien therapeutisch relevant werden, sollte auf ihr Auftreten bereits in früheren Stadien geachtet werden. Neuere Untersuchungen belegen, dass derartige neuropsychiatrische Frühmanifestationen (in Anlehnung an MCI bezeichnet als *mild behavioral impairment*, MBI) Risikofaktoren für das spätere Auftreten einer Demenzerkrankung darstellen, speziell der AD (neben der FTD, wo sie häufig definierende Erstsymptome sind) (Ruthirakuhan et al. 2022).

6

- Ein erster wichtiger Therapieschritt sind **nichtmedikamentöse Maßnahmen** mit Zuwendung, Orientierungshilfen oder Tagesstrukturierung (▸ 6.5). Medizinische, situative und umgebungsbedingte **Auslöser** sollten überprüft und ggf. modifiziert werden und Stressoren, wenn möglich, reduziert werden.
- Vor einer symptomspezifischen medikamentösen Behandlung der Verhaltensstörung (◻ Abb. 6.2) sollte die antidementive Basisbehandlung **mit AChE-I oder *Memantin*** etabliert werden. Auf diese Weise kann bei leicht ausgeprägten BPSD teilweise bereits eine ausreichende Besserung, bei höhergradig ausgeprägten BPSD im günstigsten Fall eine Einsparung von Antidepressiva oder Antipsychotika erreicht werden.
- **AChE-I** können demenzassoziierte Verhaltensstörungen bei AD verbessern, wenngleich das Ausmaß der Verbesserungen insgesamt gering ist und die zugrundeliegenden Studien meist nicht an Patienten mit ausgeprägten BPSD durchgeführt wurden. Schwierigkeiten in der Wirksamkeitsbewertung ergeben sich zudem durch den oftmals sehr variablen Symptomverlauf. ***Galantamin*** kann Verhaltenssymptome bei leichter bis mittelschwerer AD positiv beeinflussen, möglicherweise auch ***Donepezil***. Für ***Rivastigmin*** gibt es Wirksamkeitshinweise bei psychotischen Symptomen (wahnhaftes und v. a. halluzinatorisches Erleben) bei DLK und PDD, sodass hier der Einsatz empfohlen wird mit der Option, Antipsychotika evtl. einzusparen.
- Für ***Memantin*** gehen aus zwei RCT bei moderater bis schwerer AD Hinweise auf positive Effekte bei BPSD, insbesondere Agitiertheit, hervor; die Effektstärke ist jedoch auch hier gering.
- Bei den **AAP** gibt es bisher den besten Wirksamkeitsbeleg für *Risperidon* (als einziges mit formaler Zulassung für schwere chronische Aggressivität mit Selbst- und Fremdgefährdungsaspekten sowie psychotische Symptome) zur Behandlung von BPSD, die Datenlage zu weiteren Substanzen ist heterogen. Als alternative Substanz kann *Aripiprazol* erwogen werden, da hierzu die nächstbeste Evidenz besteht. Bei Auftreten von ausgeprägten EPS unter *Risperidon* kommt in der klinischen Praxis oft *Quetiapin* zum Einsatz (**Cave**: Off-label-Indikation für beide AM). Die Wirksamkeit ist aber begrenzt und bezieht sich in der Regel auf **ag-**

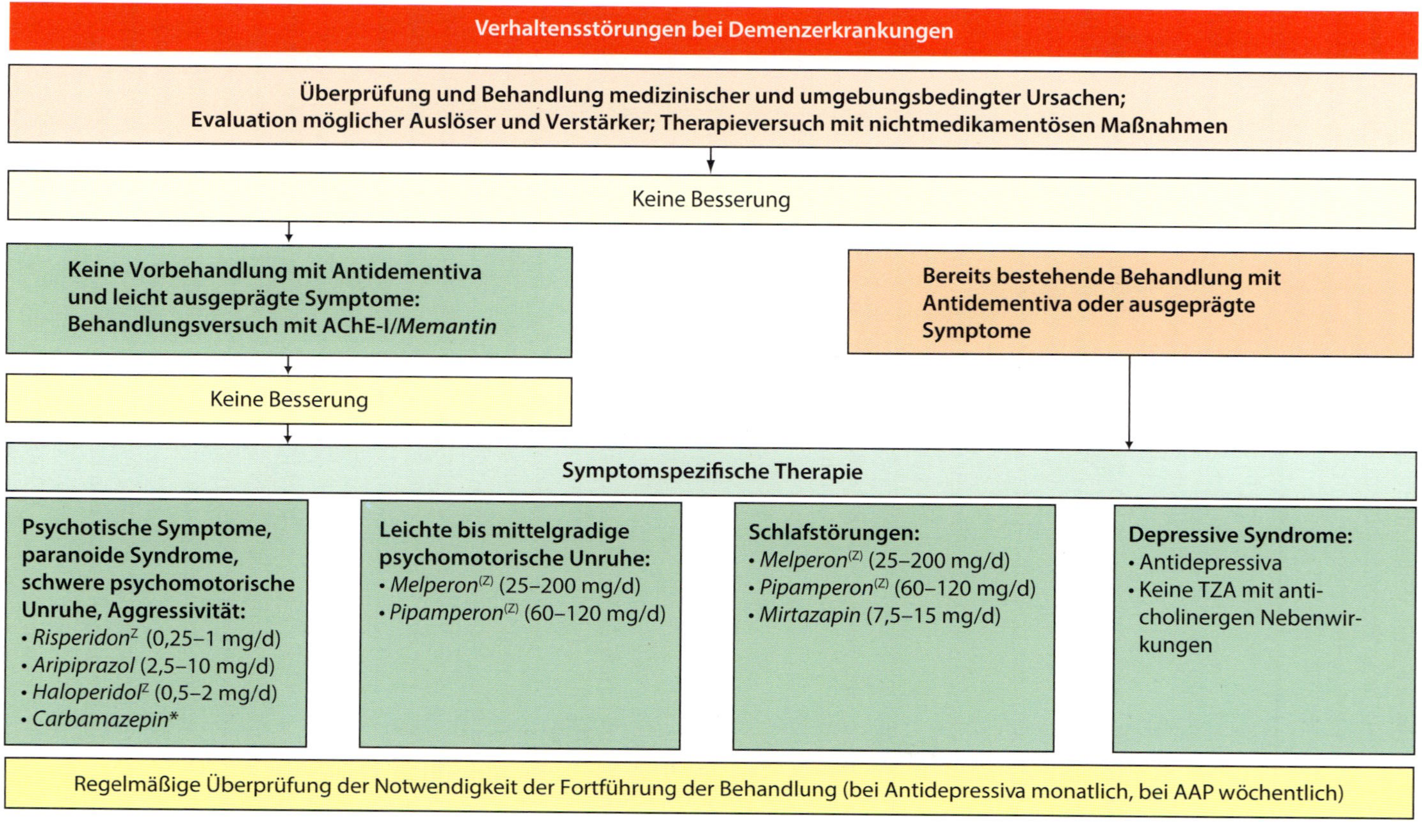

Abb. 6.2 Therapiealgorithmus der Verhaltensstörungen bei Demenzerkrankungen. *AChE-I* Acetylcholinesterasehemmer, [z] Zulassungsstatus, [(z)] Zulassungsstatus widersprüchlich ▶ 3.15, Präparate; * Therapieempfehlung; noch nicht evaluiert ▶ 6.4.9, Antipsychotikagabe bei Patienten mit DLK und PDD ▶ 6.4.4 und ▶ 6.4.5; Antipsychotika bei älteren Patienten mit Demenz ▶ 3.4.6; Medikamentöse Therapie von Verhaltensauffälligkeiten im Rahmen der bvFTD ▶ 6.4.3

gressives Verhalten und **Wahn**, nicht aber auf eine Anhebung des allgemeinen Funktionsniveaus oder die Lebensqualität und auch **nicht auf die Behandlung von alleiniger psychomotorischer Unruhe** (die z. B. auch durch ratlos-ängstliche Situationsverkennung bei Desorientierung bedingt sein kann und dann kein Zielsymptom für ein Antipsychotikum darstellt). AAP können weiterhin (wenn auch in geringerem Ausmaß als KAP) kognitive Defizite verstärken. Im Hinblick auf das Fehlen einer Alternative ist ein Einsatz bei klinischer Notwendigkeit (schwere BPSD mit Eigen- und Fremdgefährdung) und Versagen nichtpharmakologischer Strategien in der klinischen Praxis oftmals indiziert.
- Bei schwerster, anderweitig therapierefraktärer Agitation mit entsprechenden Gefährdungsaspekten und fehlender Wirksamkeit von AAP oder anderen Maßnahmen kann nach sorgfältiger Nutzen-Risiko-Abwägung *Haloperidol* in niedrigsten Dosierungen (z. B. 0,5–1 mg) erwogen werden.

6

! Bei älteren Patienten mit Demenz besteht für alle **Antipsychotika** ein erhöhtes Risiko für zerebrovaskuläre und kardiale Ereignisse sowie eine erhöhte Gesamtmortalität, v. a. bei institutionalisierten Patienten (▶ 3.4.6). Die Anwendung sollte nur nach sorgfältiger Indikationsstellung, so niedrig dosiert und so kurz wie möglich, erfolgen. Letzteres gilt ebenso für den Einsatz von **BZD**, bei dem aufgrund des erhöhten Sturzrisikos, des Suchtpotenzials sowie neueren Studien zufolge mit erhöhter Gesamtmortalität bei längerer Anwendung ebenfalls große Vorsicht geboten ist.

- Bei leichter bis mäßiger psychomotorischer Unruhe, Aggressivität und Schlafstörungen sowie evtl. adjuvant sind primär die niederpotenten Butyrophenone wie *Pipamperon* oder *Melperon* indiziert (letzteres wegen CYP2D6-Hemmung nicht mit *Risperidon* oder anderen Substraten von CYP2D6, ▶ Anhang SUB, kombinieren).
- Zur Sedierung/Anxiolyse bei Agitation können allenfalls kurz wirksame **BZD** (z. B. *Lorazepam*) vorübergehend eingesetzt werden; hier ist besonders die auch im Vergleich zu anderen sedierenden Substanzen noch erhöhte Sturzgefahr zu beachten, weiterhin auch das Suchtpotenzial (einschließlich „Low-dose-Abhängigkeit") sowie ein substanzielles delirogenes Potenzial. In mehreren Studien wurde die langfristige Therapie mit BZD auch bei nicht an Demenz Erkrankten mit einem erhöhten Risiko des späteren Auftretens von Demenzerkrankungen sowie speziell bei AD mit einer erhöhten Gesamtmortalität in Verbindung gebracht (▶ 3.14 und ▶ 4.11).
- Es gibt Hinweise zur Wirksamkeit von *Carbamazepin* bei Agitation und/oder Aggression; die Gabe kann nach fehlendem Ansprechen anderer Therapien erwogen werden, allerdings ist das Nutzen-Risiko-Verhältnis (Enzyminduktion und daher hohes Interaktionspotenzial bei häufig polypharmazierten und multimorbiden geriatrischen Patienten) ungünstig und die Anwendung daher nur in Einzelfällen zu erwägen. *Valproat* war in mehreren RCT bei Agitation im Rahmen einer Demenz unwirksam und birgt zudem gerade bei älteren Patienten ein NW- und Interaktionsrisiko und kann sich ungünstig auf die Kognition auswirken, die Anwendung sollte vermieden werden.
- Bei Agitation im Rahmen einer AD war in einer RCT *Citalopram* wirksam und führte zu einer Reduktion der Betreuerbelastung, die Applikation war aber im Vergleich zu Plazebo mit einer signifikanten Verlängerung der QTc-Zeit assoziiert.

- Die Kombination *Dextromethorphan/Chinidin*, die bereits eine Zulassung in der Behandlung der pseudobulbären Affektstörungen besitzt, war in einer RCT auch bei Agitation bei AD wirksam und gut verträglich.
- Die Evidenzbasis für eine Pharmakotherapie der Depression bei AD ist trotz einer Reihe von Publikationen schmal, es fehlen qualitativ hochwertige RCT mit adäquaten Fallzahlen. Nach aktueller Datenlage besteht ein geringer signifikanter Vorteil von **Antidepressiva** (insbesondere SSRI) gegenüber Plazebo (He et al. 2021; Zhang et al. 2023). Der Schwerpunkt der Behandlung sollte auf nichtmedikamentösen Maßnahmen liegen (▶ 1.4.1, Depression bei Demenz), insbesondere auch, weil die Verordnung von SSRI bei Patienten mit Demenz mit einem dosisabhängig erhöhten Risiko für Stürze in Verbindung gebracht wird (▶ 1.5.9). AM mit anticholinerger Wirkkomponente sollten vermieden werden. Bei Verordnung von Antidepressiva sollte regelmäßig die Notwendigkeit einer Fortführung überprüft werden (◘ Abb. 6.2).
- Für die Behandlung von Schlafstörungen bei Demenzerkrankungen kann laut *S3-Leitlinie* derzeit keine evidenzbasierte Empfehlung ausgesprochen werden. Im klinischen Alltag bewährt sich häufig der Einsatz der auch in dieser Indikation zugelassenen niedrigpotenten Antipsychotika *Melperon* und *Pipamperon* (▶ 3.15.17 und ▶ 3.15.23).
- Differenzialdiagnostisch sollte klinisch eine Depression von einer demenzassoziierten **Apathie** abgegrenzt werden. Die Apathie zeichnet sich durch Teilnahmslosigkeit und herabgesetzte Empfindlichkeit gegenüber äußeren Reizen aus, wobei aber Kernkriterien einer depressiven Störung nicht vorliegen und das Erscheinungsbild zunächst einer depressiven Affektstörung ähnelt. Zur Behandlung der Apathie können aktuell mangels ausreichender Evidenz keine allgemeingültigen Empfehlungen gegeben werden. Auch bei der Apathie stehen nichtmedikamentöse Maßnahmen zur allgemeinen Aktivierung im Vordergrund. Es gibt Hinweise für eine Wirksamkeit von AChE-I, SSRI und *Methylphenidat*.
- Medikamentöse Therapie von Verhaltensauffälligkeiten im Rahmen der bvFTD ▶ 6.4.3; Besonderheiten in der Behandlung psychotischer Symptome und anderer BPSD im Rahmen der DLK und PDD ▶ 6.4.4 bzw. ▶ 6.4.5; BZD-Hypnotika ▶ 5.1.3.

Ältere Menschen haben eine erhöhte Suszeptibilität für Sedierung, EPS, anticholinerge Wirkungen und Orthostase. Oft ist die renale Clearance vermindert, der hepatische Metabolismus verzögert (▶ 13.1) sowie das Sturzrisiko potenziert.

6.4.10 Demenz und COVID-19

- Neben einer Vielzahl anderer Organsysteme betrifft die Infektion mit SARS-CoV-2 auch das ZNS. Ursachen liegen zum einen darin, dass das Virus neurotrop und neuroinvasiv ist (Eindringen in das Gehirn über axonalen Transport, etwa durch den N. olfactorius, oder hämatogen über die geschädigte Blut-Hirn-Schranke) sowie zum anderen in einer zerebralen Beteiligung bei systemischer Immunreaktion („Zytokinsturm“).

- Neuropathologische Manifestationen sind vielfältig und beinhalten hämorrhagische *white matter lesions* (WML), axonale Schädigungen und Demyelinisierung, leukozytoklastische und lymphohistiozytäre entzündliche Reaktionen; diese Veränderungen sprechen am ehesten für eine immunvermittelte oder hypoxische und damit sekundäre Schädigung.
- Kürzlich konnte gezeigt werden, dass in diesem Rahmen AD-ähnliche pathophysiologische Mechanismen mit der gleichen Endstrecke der Tau-Hyperphosphorylierung wirksam sind.
- Entsprechend ist ein kognitiver Abbau, insbesondere in Risikopopulationen wie älteren Menschen, nach SARS-CoV-2-Infektion häufig. Bei demenzieller Vorerkrankung verschlechtert diese den Verlauf (Reyes-Bueno et al. 2020).
- Zu beachten ist auch die Gemeinsamkeit der Risikofaktoren für das Auftreten einer Demenzerkrankung und das Eintreten eines schwereren Verlaufs von COVID-19 (Alter, Vorerkrankungen etc.).
- Es existieren derzeit noch keine Empfehlungen für eine antidementive Therapie oder medikamentöse neuroprotektive Strategien bei COVID-19 mit zerebraler Beteiligung.

6.5 Nichtmedikamentöse Maßnahmen in der Behandlung neurokognitiver Störungen

- Die Information, Motivation und Psychoedukation des Patienten und der Angehörigen bzw. des Betreuers ist die Basis der Behandlung und sollte sich auch auf die Einnahme von Antidementiva beziehen. Es sollte besonders betont werden, dass ein vorübergehender Stillstand des Leistungsabbaus bereits ein Erfolg ist. Auch soziale, finanzielle und rechtliche Aspekte sowie Strategien zum Selbstmanagement und zur Problemlösung von Konfliktsituationen im Umgang mit dem Patienten sollten im Rahmen der **Angehörigenarbeit** besprochen werden. Weiterhin ist für eine psychosoziale Entlastung der Angehörigen zu sorgen, bei denen ein besonderes Risiko für das Auftreten depressiver Störungen besteht.
- Psychotherapeutische und persönlichkeitsstützende Verfahren und verhaltenstherapeutische Interventionen können bei leichten bis mittelschweren Demenzen eingesetzt werden. Ein kompensatorisches Vorgehen mit dem Ziel, dass der Patient trotz Einbußen im Alltag zurechtkommt, ist anzustreben.
- Spezielle und verbliebene Fähigkeiten sollten gefördert werden. Einfache **interne Strategien** (Mnemotechniken) wie Gesichter-Namen-Assoziationslernen und einfache **externe Strategien** (Listen, Kalender, aktive Hinweisreize wie Wecker) zur vereinfachten Umfeldstrukturierung können hilfreich sein. Informationen zu Personen, Zeit und Ort werden in der Realitätsorientierungstherapie gelernt.
- In der Milieutherapie wird versucht, durch Anpassung des Wohn- und Lebensbereichs (Schaffung einer überschaubaren, aber anregenden Umgebung, konstant strukturierter Tagesablauf etc.) das Wohlbefinden und die verbliebenen Alltagskompetenzen des Patienten zu fördern.

- Bei schwereren Demenzen scheint die Erinnerungstherapie, die auch emotional entlastend ist und bei der auf alte Gedächtnisinhalte zurückgegriffen wird, sinnvoll zu sein.
- Weitere Maßnahmen können die Validationstherapie, die Selbsterhaltungstherapie (SET), Ergo-, Musik-, Kunst- und Bewegungstherapie sowie das sog. Snoezelen (multimodale sensorische Stimulation) umfassen.

6.6 Nebenwirkungen und Risiken

6.6.1 Acetylcholinesterasehemmer

- Im Allgemeinen sind die AChE-I gut verträglich; zu den häufigsten NW gehören Appetitlosigkeit, Übelkeit, Erbrechen, Diarrhö/Obstipation, Müdigkeit, Schlafstörungen und Muskelkrämpfe. Die Häufigkeit und Intensität von NW ist dabei von der Geschwindigkeit der Aufdosierung abhängig.
- **Gastrointestinale NW** treten dosisabhängig insbesondere zu Beginn der Behandlung und während der Titrationsphase auf. Sie scheinen seltener mit *Donepezil* als mit *Rivastigmin* (und *Galantamin*) assoziiert zu sein. Die gastrointestinale Verträglichkeit von *Rivastigmin* ist unter transdermaler Applikationsform erheblich besser als bei oraler Gabe.
- **Kardiale NW** ergeben sich aus der vagotonen cholinomimetischen Wirkung. Eine neuere Kohortenstudie zeigte jedoch eine deutliche Risikoreduktion hinsichtlich Myokardinfarkt und Tod unter Langzeitbehandlung mit AChE-I.

> Es liegen einzelne Fallberichte zu bradykarden Herzrhythmusstörungen im Zusammenhang mit der Einnahme von AChE-I vor. Regelmäßige Puls- und ggf. EKG-Kontrollen sind v. a. zu Beginn der Therapie anzuraten. Die gleichzeitige Gabe von AChE-I mit anderen bradykardisierenden AM (z. B. β-Rezeptorenblocker, Digitalisglykoside) ist zu vermeiden.

- **Neurologische NW:** Es wird angenommen, dass Cholinomimetika generalisierte Krampfanfälle auslösen können (am häufigsten unter *Donepezil*, weniger häufig unter *Rivastigmin*). Die Anfallsaktivität kann jedoch auch eine Manifestation der AD sein.
- **Andere NW** (z. B. zentral, kardiovaskulär, respiratorisch) treten häufiger während der Erhaltungstherapie und ohne Dosisabhängigkeit auf.
- *Rivastigmin* ist auch als transdermales Pflaster erhältlich, welches entsprechend einer 6-monatigen Studie eine im Vergleich zur oralen Gabe verbesserte Verträglichkeit aufweist.
- Aufgrund der cholinergen Wirkung der AChE-I ist Vorsicht bei vorbestehenden bradykarden Herzrhythmusstörungen und supraventrikulären Erregungsleitungsstörungen des Herzens oder bei gleichzeitiger Einnahme bradykardieauslösender AM (**Cave:** β-Rezeptorenblocker, Digitalisglykoside u. a.) geboten. Auch bei Komedikation mit NSAR wie *Diclofenac* und *Ibuprofen* besteht ein erhöhtes Risiko für Herz-Kreislauf-Stillstand.

- Es gibt Hinweise aus Fallberichten für ein erhöhtes relatives Blutungsrisiko unter AChE-I; v. a. *Donepezil* scheint in seltenen Fällen mit hämatologischen NW wie Anämie, Thrombozytopenie bzw. Ekchymosen assoziiert zu sein. Vorsicht ist daher geboten bei gleichzeitiger Verschreibung von Thrombozytenaggregationshemmern und Antikoagulanzien (es besteht jedoch keine absolute Kontraindikation).

6.6.2 Memantin

- *Memantin* zeigt ein günstiges Wirkungs-NW-Verhältnis; die NW-Rate ist insgesamt gering. Die häufigsten NW sind Agitation, Schlaflosigkeit, Schläfrigkeit, eine Senkung der Krampfschwelle, Kopfschmerzen und Verwirrtheit.

6.6.3 Amyloid-Antikörper

- Spezifische Nebenwirkungen der Amyloid-Antikörpertherapie sind die in ► 6.2 (Neue pharmakologische bzw. nutritiv-therapeutische Ansätze) erwähnten amyloidbezogenen Auffälligkeiten ARIA-E (vasogene Mikroödeme) und ARIA-H (Mikroblutungen), die häufig (ca. 10–20 %) und in den meisten Fällen asymptomatisch sind.
- Es besteht ein deutlich erhöhtes Risiko für ARIA bei Homozygotie für ApoE-ε4, entsprechend besteht für diesen Genotyp eine Kontraindikation gegen *Lecanemab*.
- Ansonsten können Kopfschmerzen, Benommenheit bzw. Verwirrtheit, Übelkeit, Erbrechen, Tremor und Gangstörungen auftreten.

6.7 Kontraindikationen

Einzelheiten ► 6.11, jeweiliges Präparat
- Vor Operationen sollte für die AChE-I eine mögliche pharmakodynamische Wirkungsverstärkung von depolarisierenden Muskelrelaxanzien von Succinylcholin-Typ bedacht werden.
- **Cave:** bei der Gabe von AChE-I bei Patienten mit anamnestisch bekannten Synkopen, bradykarden Herzrhythmusstörungen, Sick-Sinus-Syndrom, supraventrikulären Erregungsleitungsstörungen, Herzinsuffizienz, KHK, Asthma bronchiale oder anderen obstruktiven Lungenerkrankungen und bei Patienten mit einem erhöhten Risiko zur Bildung peptischer Ulzera. Vorsicht auch bei Komedikation mit anderen negativ inotropen Pharmaka (z. B. β-Rezeptorenblocker, Digitalisglykoside).
- Eine Kontraindikation für die Gabe von *Galantamin* besteht bei schwerer Leber- und/oder Niereninsuffizienz, für die Gabe von *Rivastigmin* bei schwerer Leberinsuffizienz. Für *Memantin* gilt das Vorliegen einer schweren Niereninsuffizienz als Kontraindikation.
- Es wird auf die Kontraindikationen bei den AM, die bei Verhaltensstörungen im Zusammenhang mit Demenz verordnet werden können, hingewiesen (► 3.15, Präparate).

6.8 Dosierung, Interaktionen und Plasmakonzentration

Eine vergleichende Übersicht findet sich in ◘ Tab. 6.1, Weiteres zu Interaktionen und Dosierung ► 6.11, jeweiliges Präparat. Bei allen aufgeführten Präparaten sind für Plasmakonzentrationen therapeutische Zielwerte bekannt, mit Ausnahme von *Donepezil* gibt es jedoch bisher keinen Nachweis eines klinischen Nutzens von therapeutischem Drug Monitoring in der Routineanwendung. Im Einzelfall kann es sinnvoll sein, Plasmakonzentrationen zu messen. Wenn sich z. B. unter *Donepezil* keine Wirksamkeit zeigt, kann geprüft werden, ob die Wirkstoffkonzentrationen über 50 ng/ml liegen; diese führen erst zu einem vollen therapeutischen Effekt.

6.9 Routineuntersuchungen

- **AChE-I:** Regelmäßige EKG-Kontrollen werden empfohlen (vor Therapiebeginn sowie nach 4, 8, 12 Wochen, dann vierteljährlich). Routineuntersuchungen von Laborparametern sind primär nicht erforderlich, regelmäßige Bestimmungen der Leberenzyme bzw. Harnretentionswerte sollten jedoch bei Leber- und Nierenfunktionsstörungen erfolgen.
- ***Memantin*:** Routinekontrollen von EKG oder Laborparametern sind nicht erforderlich, außer bei Patienten mit bekannter Nierenfunktionsstörung. Für sie wird eine regelmäßige Bestimmung der Harnretentionswerte empfohlen.

6.10 Behandlungsdauer und Therapieresistenz

- Empfohlen wird anhand der Studienlage bei der Einstellung auf ein Antidementivum eine **Behandlungsdauer von mindestens 12–24 Wochen**, sofern nicht NW die Beendigung der Behandlung erfordern. Danach wird eine **erste klinische Verlaufskontrolle** im Sinne einer Therapiekontrolle empfohlen.
- Ergibt sich auf den verschiedenen Beurteilungsebenen (► 6.3.1) keine erkennbare Wirkung und/oder eine im Vergleich zum Zeitpunkt vor Beginn der Behandlung unverändert schnelle Symptomprogression, sollte im Einzelfall ein **Präparatewechsel** oder eine **Kombination eines AChE-I mit *Memantin*** (► 6.4.1 und ◘ Abb. 6.1) erwogen werden, ebenso bei sprunghafter Verschlechterung im Verlauf der Behandlung nach Ausschluss verursachender interkurrenter Erkrankungen und Überprüfung der Diagnose.
- Dabei kann bei NW oder neu aufgetretenen Kontraindikationen für eine Behandlung ein **Umsetzen** von einem AChE-I auf *Memantin* und umgekehrt sinnvoll sein. Nach den Ergebnissen mehrerer offener Studien kann ein **Wechsel innerhalb der Substanzklasse der AChE-I** trotz Fehlens überzeugender Hinweise auf Wirksamkeitsunterschiede innerhalb der Gruppe der AChE-I zu einer erneuten Symptomverbesserung führen; oftmals sind die klinischen Effekte bei gleichem Wirkprinzip jedoch gering.

Tab. 6.1 Dosierung, CYP450-Metabolisierung und HWZ von AChE-I und *Memantin*

Eigenschaften	***Donepezil***	***Galantamin***	***Rivastigmin***	***Memantin***
Darreichungsformen	Tbl., Schmelztbl.	Retardkps., Lsg.	Kps., Lsg, TTS	Tbl., Lsg.
Startdosis	5 mg/d	8 mg/d	3 mg/d TTS: 4,6 mg/24 h	5 mg/d
Dosissteigerung	Nach 4–6 Wochen auf empfohlene Erhaltungsdosis	Alle 4 Wochen um 8 mg	Alle 2 Wochen um 3 mg TTS: nach 4 Wochen auf empfohlene Erhaltungsdosis	5 mg/Woche
Erhaltungsdosis[a]	10 mg/d	16–24 mg/d[b]	6–12 mg/d[b] TTS: 9,5 mg/24 h bzw. 13,3 mg/24 h[c]	20 mg/d[d]
Einnahmezeitpunkte pro Tag	1	1[e]	2 TTS: 1 × tgl.	1
Einnahme zu den Mahlzeiten	Irrelevant	Empfohlen	Ja	Irrelevant
CYP450-Metabolisierung	CYP2D6, CYP3A4	CYP2D6, CYP3A4	Nein	Nein
HWZ	Lang (70–80 h)	Kurz (7–8 h)	Sehr kurz (1 h bzw. 3 h)[f]	Lang (60–100 h)

[a] Bei Bestehen einer positiven Dosis-Wirkungs-Beziehung wird für die AChE-I in Abhängigkeit von der Verträglichkeit eine möglichst hohe Erhaltungsdosis angestrebt. Im Niedrigdosisbereich besteht bei *Galantamin* und *Rivastigmin* und nach neueren Untersuchungen wohl auch bei *Donepezil* jeweils keine bzw. eine nur unsichere Wirksamkeit. [b] Wurde die Behandlung mit *Rivastigmin* und *Galantamin* für mehr als einige Tage unterbrochen, sollte eine erneute Dosistitration bis zum Erreichen der Erhaltungsdosis erfolgen. [c] Bei symptomatischer Verschlechterung unter 9,5 mg/24 h über 6 Monate. [d] Bei Nierenfunktionsstörung 10 mg/d. [e] Bei Gabe als Lösung Verteilung der Tagesgesamtdosis auf 2 Einnahmezeitpunkte. [f] Durch die quasi irreversible Hemmung dauert es etwa 10 h nach oraler Einnahme, bis sich die Enzymaktivität wieder auf dem Ausgangsniveau befindet.

TTS transdermales therapeutisches System.

- Das **Beenden einer antidementiven Therapie** mit einem AChE-I oder *Memantin* aufgrund des **Übergangs** einer AD von einer leichten bis mittelschweren zu einer **schweren AD** ist sinnvoll, allerdings nicht evidenzbasiert.
- Solange die Hauptdiagnose bestehen bleibt, keine Unverträglichkeiten auftreten, sich keine Kontraindikationen für eine Behandlung ergeben und ein **Nutzen anzunehmen** ist, sollte eine antidementive Therapie nach *S3-Leitlinie* mindestens im leichten bis mittelschweren Stadium **langfristig** fortgeführt werden.

6.11 Präparate

Auf die Angabe der Packungsgrößen wird verzichtet. Bei Generika wird in der Regel auch auf die Angabe der Darreichungsformen verzichtet, abweichende Dosierungen von Generika werden, so weit bekannt, erwähnt. Packungsgrößen und Darreichungsformen müssen ggf. der Fachinformation entnommen werden. Es wird auf die weiterführende und ergänzende Darstellung der NW (▶ 6.6) und Kontraindikationen (▶ 6.7) sowie auf die Besonderheiten im Alter und bei internistischen Erkrankungen (▶ Kap. 13) hingewiesen. Auf die Risiken bei Kombinationen mit sedierenden Arzneimitteln und Alkohol ist hinzuweisen; es ist immer mit einer Abschwächung der kognitiven Leistungsfähigkeit und einem erhöhten Risiko für Stürze zu rechnen.

6.11.1 Donepezil

Donepezil

Acetylcholinesterasehemmer; NbN: *Acetylcholine enzyme inhibitor (acetylcholinesterase)*

Aricept[1] (Eisai, Pfizer)
Tbl. 5/10 mg
Aricept Evess (Esai, Pfizer)
Schmelztbl. 5/10 mg

DoneLiquid GeriaSan (GeriaSan)
Donepezil AAA[1] (AAA Pharma)
Yasnal (TAD Pharma)

[1] Aufgrund einer höheren Zahl von *Donepezil*-Generika wird auf eine weitere Auflistung verzichtet. Anderslautende Generika, der Erstanbieter und Anbieter von abweichenden Dosierungen werden genannt.

- **Pharmakodynamik**
- Reversibler selektiver AChE-I.

- **Pharmakokinetik**
- $t_{½}$ = 70–80 h; T_{max} = 4 h; Bioverfügbarkeit ca. 100 %; Plasmaproteinbindung > 90 %. Steady State nach ca. 3 Wochen.
- Metabolisierung über CYP2D6 und nachgeordnet CYP3A4 und UDP-Glukuronosyltransferase. Ein wirksamer Metabolit (*6-O-Desmethyl-Donepezil*), mehrere unwirksame Metaboliten. Bei Patienten mit defektem CYP2D6 verlangsamte Clearance und dadurch vermehrte NW möglich, bei ultraschnellen Metabolisierern von CYP2D6 ist sie beschleunigt.
- Plasmakonzentration: 50–75 ng/ml[(p)] morgens nach Einmaleinnahme zur Nacht.

- **Indikationen und Behandlungshinweise**
- *Leichte bis mittelschwere Demenz bei Alzheimer-Krankheit*[z].
- Wirksam auch bei schwerer AD (in USA Zulassung auch in dieser Indikation).

- Moderate Wirksamkeit bei VD; in einer Studie jedoch keine eindeutige positive Wirkung bei VD auf dem Boden eines CADASIL-Syndroms als Modell einer „reinen“ VD.
- *Off label* → DLK → PDD → kognitive Störungen im Rahmen von Schädel-Hirn-Traumata, multipler Sklerose, Down-Syndrom → Unterstützung der Sprachtherapie bei Aphasie nach Schlaganfall → Augmentation mit Antidepressiva bei demenzassoziierter Apathie → theoretische Option bei iatrogenem anticholinergem Delir (nach Fallbericht).
- Absicherung der Diagnose durch einen in der Behandlung von Demenzen erfahrenen Arzt.

Vorsicht vor Operationen, lange HWZ.

6

Dosierung

- Beginn mit 5 mg/d, nach einem Monat ggf. Steigerung auf 10 mg/d[Z] (Einmalgabe zur Nacht). Es wird in Abhängigkeit von der Verträglichkeit eine möglichst hohe Erhaltungsdosis angestrebt.

Nebenwirkungen, Risikopopulationen und Intoxikationen

Häufig Kopfschmerzen, Schlaflosigkeit, Müdigkeit, Schwindelgefühl, Halluzinationen, Erregungszustände, aggressives Verhalten, Appetitlosigkeit, Übelkeit, Erbrechen, Diarrhö, Synkopen, Muskelkrämpfe, Ausschlag, Juckreiz, Harninkontinenz.

Gelegentlich Bradykardie, Krampfanfälle, Magen- und Zwölffingerdarmgeschwüre, gastrointestinale Blutungen, geringe Erhöhung der Muskel-Kreatinkinase im Serum.

Sonstige NW Selten sinuatrialer und atrioventrikulärer Block, EPS, Leberfunktionsstörungen (einschl. Hepatitis). Seltene Fallberichte von hämatologischen NW in Form von Anämien und Thrombozytopenien bei AChE-I. Gastrointestinale NW treten dosisabhängig insbesondere zu Beginn der Behandlung und während der Titrationsphase, andere NW (z. B. zentral, kardiovaskulär, respiratorisch) häufiger während der Erhaltungstherapie und ohne Dosisabhängigkeit auf; sie sind seltener als bei *Galantamin* oder *Rivastigmin*. QTc-Zeit-Verlängerung ▶ Interaktionen.

Risikopopulationen **Herz:** Wegen auch peripher möglicher cholinomimetischer Wirkung (Verstärkung des Vagotonus) Bradykardien möglich, daher keine Anwendung bei Sick-Sinus-Syndrom bzw. anderen supraventrikulären Erregungsleitungsstörungen; Vorsicht bei gleichzeitiger Gabe von negativ inotropen AM (z. B. *Digitoxin*) sowie bei höhergradiger Herzinsuffizienz und bei erhöhtem Risiko für QTc-Zeit-Verlängerung. **Leber** und **Niere:** Bei eingeschränkter Leberfunktion Dosisanpassung (Clearance bei Leberinsuffizienz um etwa 20 % vermindert). Keine Dosisanpassung bei Nierenfunktionsstörungen erforderlich.

Intoxikationen V. a. akzentuierte NW mit Übelkeit, Erbrechen, Diarrhö, hypertone Entgleisung und Halluzinationen möglich. Aufgrund der parasympathomimetischen Eigenschaften des AChE-I Bradykardien und Synkopen möglich.

▪ Kontraindikationen

Relative Kontraindikationen

- Vorbestehende bradykarde Herzrhythmusstörungen, Sick-Sinus-Syndrom, supraventrikuläre Erregungsleitungsstörungen, Asthma bronchiale oder andere obstruktive Lungenerkrankungen. Patienten mit erhöhtem Risiko für peptische Ulzera.

> Vorsicht bei vorbestehenden bradykarden Herzrhythmusstörungen, supraventrikulären Erregungsleitungsstörungen, Asthma bronchiale oder obstruktiven Lungenerkrankungen.

▪ Interaktionen

- Keine Kombination mit Cholinomimetika oder -lytika, depolarisierenden Muskelrelaxanzien vom Succinylcholin-Typ, bradykardieauslösenden AM, z. B. β-Rezeptorenblockern. Vorsicht mit Protonenpumpeninhibitoren ▶ 6.4.7.
- Verstärkung antipsychotikainduzierter EPS möglich.
- Es liegen Fallberichte zu QTc-Zeit-Verlängerung und ventrikulären Arrhythmien bei AChE-I, speziell *Donepezil*, vor; regelmäßige Puls- und ggf. EKG-Kontrollen v. a. zu Beginn der Therapie und bei Kombination mit QTc-Zeit-verlängernden AM ist zu empfehlen.
- Vorsicht bei Kombination mit **CYP2D6-Inhibitoren**, z. B. *Bupropion*, *Chinidin*, *Fluoxetin* oder *Paroxetin* wegen Hemmung des Abbaus von *Donepezil*, etwa 30 % höhere Plasmakonzentrationen und verminderte Verträglichkeit (Speichelfluss, Diarrhö oder Stuhlinkontinenz) von *Donepezil* (▶ **Anhang INT**).

▪ Bewertung

Wirksam bei AD aller Schweregrade, zugelassen nur bei leichter bis mittelschwerer AD. Verbesserung von Verhaltensstörungen bei Demenz (▶ 6.4.9) möglich. Aus offenen Langzeitstudien und einer RCT gehen Hinweise auf eine über einen Beobachtungszeitraum von bis zu ca. 5 J. anhaltende Verlangsamung der Symptomprogression hervor. Moderate Effekte bei der VD (*off label*). **Cave**: QTc-Zeit-Verlängerung, insbesondere bei entsprechender Disposition Interaktionen.

6.11.2 Galantamin

Galantamin

Acetylcholinesterasehemmer; NbN: *Acetylcholine enzyme inhibitor (acetylcholinesterase)*

Galantamin-CT[1] (AbZ Pharma)
Galanaxiro (Glenmark)
Galnora (Krka/TAD Pharma)

Reminyl 1-mal täglich retardiert (Janssen-Cilag)
Kps. 8 mg (retardiert)

Reminyl 4 mg/ml Lösung (Janssen-Cilag)
Lsg. 4 mg = 1 ml

Kps. 16/24 mg (retardiert)
Kps. 8/16 mg (retardiert) (Starterpackung)

[1] Aufgrund der hohen Zahl von *Galantamin*-Generika wird auf eine weitere Auflistung verzichtet. Anderslautende Generika, der Erstanbieter und Anbieter von abweichenden Dosierungen werden genannt.

▪ Pharmakodynamik

- Reversibler AChE-I.

▪ Pharmakokinetik

6

- $t_{½}$ = 5–6 h; T_{max} = 2–4 h bzw. 1 h (Lösung); Bioverfügbarkeit ca. 90 %; Plasmaproteinbindung 18 %. Steady State nach 2–3 Tagen.
- O- und N-Demethylierung sowie N-Oxidation durch CYP2D6 und CYP3A4, Phase-II-Metabolisierung durch Glukuronidierung (Hauptmetaboliten *O-Desmethyl-Galantamin*, *N-Desmethyl-Galantamin* und *O-Desmethylglukuronid*). 94 % renale Ausscheidung.
- Plasmakonzentration: 30–60 ng/ml[(p)].

▪ Indikationen und Behandlungshinweise

- *Leichte bis mittelschwere Demenz bei Alzheimer-Krankheit (AD)*[z].
- Wahrscheinlich auch bei schwerer AD wirksam.
- Moderate Wirksamkeit bei VD.
- *Off label* → DLK → PDD.
- Absicherung der Diagnose durch einen in der Behandlung von Demenzen erfahrenen Arzt.

▪ Dosierung

- Beginn mit 8 mg ret. 1 × täglich zum Essen; bei Gabe als Lösung Verteilung der Tagesgesamtdosis auf 2 Einnahmezeitpunkte (auch morgens und abends). Langsame Dosissteigerung um 8 mg alle 4 Wochen bis zum Erreichen der Erhaltungsdosis von 16 mg/d bzw. 24 mg/d[z]. Es wird in Abhängigkeit von der Verträglichkeit eine möglichst hohe Erhaltungsdosis angestrebt.

▪ Nebenwirkungen, Risikopopulationen und Intoxikationen

Sehr häufig Appetitminderung, Übelkeit, Erbrechen.

Häufig Kopfschmerzen, Schwindel, Schlaflosigkeit, Somnolenz, Erschöpfung, Verwirrtheit, Depression, Stürze, Tremor, Muskelkrämpfe, Synkopen, Gewichtsabnahme, Diarrhö, Dyspepsie, Harnwegsinfekte.

Gelegentlich Bradykardien, Vorhofarrhythmien, Palpitationen, Tinnitus, Parästhesien, Beinkrämpfe. QTc-Zeit-Verlängerung Interaktionen.

Sonstige NW Selten Krampfanfälle, Aggression, Agitation, Halluzinationen, Bradykardie, vereinzelt AV-Blockierungen, Hypotension, gastrointestinale Blutungen, Dysphagie. Seltene Fallberichte von hämatologischen NW in Form von Anämien und Thrombozytopenien bei AChE-I. Gastrointestinale NW treten dosisabhängig insbesondere zu Beginn der Behandlung und während der Titrationsphase, andere NW (z. B. zentral, kardiovaskulär, respiratorisch) häufiger während der Erhaltungstherapie und ohne Dosisabhängigkeit auf; gastrointestinale NW sind etwas seltener als bei *Rivastigmin* (orale Darreichungsform). Cave: Es existieren Berichte über schwerwiegende dermatologische NW, z. B. in Form von Stevens-Johnson-Syndrom oder akuter generalisierter exanthematischer Pustulose, daher sollten Patienten über das mögliche Auftreten solcher NW aufgeklärt und *Galantamin* bei ersten Anzeichen von Hautreaktionen abgesetzt werden.

Risikopopulationen **Herz:** Wegen auch peripher möglicher cholinomimetischer Wirkung (Verstärkung des Vagotonus) Bradykardien möglich, daher keine Anwendung bei Sick-Sinus-Syndrom bzw. anderen supraventrikulären Erregungsleitungsstörungen; Vorsicht bei gleichzeitiger Gabe von negativ inotropen AM (z. B. *Digitoxin*) sowie höhergradiger Herzinsuffizienz; besondere Vorsicht bei erhöhtem Risiko für QTc-Zeit-Verlängerung, dann je nach Ausmaß und Dynamik regelmäßige EKG-Kontrollen oder ggf. Umstellung bzw. Absetzen. **Leber** und **Niere:** Dosisanpassung bei Leberfunktionsstörungen wegen signifikanter Clearance-Minderung; bei mittelschwerer Leberinsuffizienz können maximal 16 mg/d[z], langsam aufdosiert, gegeben werden. Keine Gabe bei schwerer Leberinsuffizienz. Bei leichter bis mäßiger Niereninsuffizienz (Kreatinin-Clearance > 9 ml/min) keine Dosisanpassung erforderlich.

Intoxikationen ▸ *Donepezil*.

■ Kontraindikationen

- Schwere Leber- und/oder Niereninsuffizienz.

Relative Kontraindikationen

- Vorbestehende bradykarde Herzrhythmusstörungen, Sick-Sinus-Syndrom, supraventrikuläre Erregungsleitungsstörungen, Asthma bronchiale oder andere obstruktive Lungenerkrankungen. Patienten mit erhöhtem Risiko zur Bildung peptischer Ulzera.

> Vorsicht bei vorbestehenden bradykarden Herzrhythmusstörungen, supraventrikulären Erregungsleitungsstörungen, Asthma bronchiale oder obstruktiven Lungenerkrankungen. Keine Gabe bei schwerer Leber- oder Niereninsuffizienz.

■ Interaktionen

- Keine Kombination mit Cholinomimetika oder -lytika, depolarisierenden Muskelrelaxanzien vom Succinylcholin-Typ.
- Vorsicht bei Kombination mit AM, die die Herzfrequenz herabsetzen, z. B. *Digoxin*, β-Rezeptorenblocker, bestimmte Kalziumkanalblocker oder *Amiodaron*. Vorsicht mit Protonenpumpeninhibitoren ▸ 6.4.7.

- Es liegen Fallberichte zu **QTc-Zeit-Verlängerung** und ventrikulären Arrhythmien für *Galantamin* vor; regelmäßige Puls- und EKG-Kontrollen. Kombination mit QTc-Zeit-verlängernden AM sollte vermieden werden.
- Es ist insbesondere in der Anfangsphase mit vermehrten cholinergen und kardialen NW zu rechnen, ggf. Dosisreduktion.
- Bei Kombination mit Antipsychotika mögliche Verstärkung von EPS.
- Bei Kombination mit **Inhibitoren** von **CYP2D6**, z. B. *Chinidin*, *Fluoxetin* oder *Paroxetin* (▶ **Anhang INT**) steigen die Plasmaspiegel von *Galantamin* um etwa 40 % an. Mit einem leichten Anstieg ist bei Kombination mit Inhibitoren von CYP3A4 zu rechnen, z. B. 30 % bzw. 12 % bei gleichzeitiger Gabe von *Ketoconazol* bzw. *Erythromycin* (▶ Anhang INT).

▪ **Bewertung**

Wirksam bei leichter bis mittelschwerer AD. Verbesserung der Verhaltensstörungen bei Demenz (▶ 6.4.9) möglich. Aus offenen Langzeitstudien gehen Hinweise auf eine über einen Beobachtungszeitraum von bis zu 4 J. anhaltende Verlangsamung der Symptomprogression hervor. Moderate Effekte bei der VD (*off label*). **Cave**: QTc-Zeit-Verlängerung, insbesondere bei entsprechender Disposition Interaktionen und schwerwiegende dermatologische NW.

6.11.3 Ginkgo biloba

Ginkgo biloba

Nootropikum

Tebonin[1] (Dr. Willmar Schwabe)
Tbl. 40/80/120 mg
Tbl. 240 mg (**Tebonin konzent**)
Lsg. 40 mg Lösung
1 ml = 20 Trpf. = 40 mg (**Tebonin forte**)

[1] Aufgrund einer höheren Zahl von Ginkgo-biloba-Generika wird auf eine weitere Auflistung verzichtet.

▪ **Pharmakodynamik**

- Wirkmechanismus nicht bekannt.
- Verschiedene pharmakodynamische Eigenschaften wurden in präklinisch- und klinisch-experimentellen Studien nachgewiesen: antioxidative Wirkung, Verbesserung der Hypoxietoleranz, Förderung der Durchblutung (v. a. im Bereich der Mikrozirkulation), Verbesserung der Fließeigenschaften des Blutes.

▪ **Pharmakokinetik**

- Die Pharmakokinetik ist abhängig von der Art des Präparates und differiert naturgemäß im Hinblick auf die unterschiedlichen Wirkstoffbestandteile.

- Wichtigste Bestandteile aus *Egb 761*: $t_{1/2}$ (Ginkgolid A) = 3,9 h, $t_{1/2}$ (Ginkgolid B) = h, $t_{1/2}$ (Bilobalid) = 3,2 h; T_{max} = ca. 1,5 h; Bioverfügbarkeit 98 % (Ginkgolid A), 79 % (Ginkgolid B), 72 % (Bilobalid); Plasmaproteinbindung 43 % (Ginkgolid A), 4 % (Ginkgolid B), 6 % (Bilobalid).
- Wahrscheinlich Teilnahme am enterohepatischen Kreislauf.

Indikationen und Behandlungshinweise

- *Symptomatische Behandlung von leichten bis mittelschweren hirnorganisch bedingten geistigen Leistungseinbußen im Rahmen eines therapeutischen Gesamtkonzeptes bei dementiellen Syndromen mit der Leitsymptomatik: Gedächtnisstörungen, Konzentrationsstörungen, depressive Verstimmung, Schwindel, Ohrensausen, Kopfschmerzen*[z].
- Primäre Zielgruppe: Patienten mit Demenz durch Alzheimer-Krankheit, Demenz durch zerebrovaskuläre Krankheit und Mischdemenz.

Dosierung

Die Dosierung hängt von der Art des Präparates ab. Da die Präparate in ihrer genauen Zusammensetzung sehr unterschiedlich sind, aber gleichzeitig unklar ist, welche Einzelsubstanz der Ginkgoflavonglykoside und Terpenoide für die Wirkung verantwortlich ist, wurde auf die genaue Präparatecharakterisierung an dieser Stelle verzichtet. Der Extrakt aus *Ginkgo biloba* ist „*Egb 761*"; seine über 60 Bestandteile sind zu ca. 95 % bekannt, Dosierung zwischen 120 und 240 mg/d[z].

Nebenwirkungen, Risikopopulationen und Intoxikationen

Zur Häufigkeit existieren keine sicheren Angaben. Am häufigsten wurden Blutungen einzelner Organe beobachtet, v. a. bei gleichzeitigem Einsatz gerinnungshemmender AM. Allergische Reaktionen bis zum anaphylaktischen Schock, weiterhin leichte Magen-Darm-Beschwerden, Kopfschmerzen, Schwindel, Verstärkung vorbestehender Schwindelsymptomatik.

Risikopopulationen Keine besonderen Vorsichtsmaßnahmen bei Herz-, Leber- und Nierenerkrankungen.

Intoxikationen Bisher nicht bekannt.

Kontraindikationen

- Keine Besonderheiten bekannt.

Interaktionen

- **Cave:** unter *Ginkgo-biloba*-Extrakten sind in Kombination mit Gerinnungshemmern Blutungen nicht ausgeschlossen.
- Es gibt *Ginkgo-biloba*-Extrakte, die CYP2C19 induzieren. Es kann daher zu einer Wirkabschwächung von AM kommen, die über CYP2C19 abgebaut werden (z. B. *Citalopram*, *Escitalopram* oder *Moclobemid*) (▶ Anhang SUB). Für *Egb 761* fanden sich aber keine relevanten Interaktionen mit CYP2C19 oder anderen CYP-Isoenzymen.
- Es ist nicht bekannt, welche der zahlreichen Inhaltsstoffe von *Ginkgo biloba* zu Wechselwirkungen führen. Das Interaktionsrisiko kann wegen unterschiedli-

cher Zusammensetzung von Präparat zu Präparat verschieden sein. Daher sollte überprüft werden, ob für das verordnete Präparat die Interaktionen untersucht wurden. Falls keine Daten vorliegen, wird von einer Kombination mit Gerinnungshemmern oder CYP2C19-Substraten abgeraten.

▪ **Bewertung**

Die Datenlage ist v. a. aufgrund sehr heterogener Studienpopulationen weiterhin unsicher. Die Anwendung des Extrakts *Egb 761* in der Dosierung von 240 mg/d kann jedoch auf der bestehenden Datenbasis bei leichter bis mittelgradiger AD oder VD mit nichtpsychotischen Verhaltenssymptomen (z. B. Angst, Agitation) erwogen werden, v. a. bei Patienten mit vorliegenden Kontraindikationen oder Unverträglichkeiten von AChE-I bzw. *Memantin* und einem entsprechenden Behandlungswunsch; eine Gleichrangigkeit zu AChE-I oder *Memantin* ist allerdings bisher nicht nachgewiesen. Das NW- und Interaktionsrisiko ist gering. Die Wirksamkeit von Kombinationsbehandlungen ist noch nicht ausreichend untersucht. Die Evidenz für die Demenzprävention ist bisher negativ, der Einsatz in dieser Indikation ist daher nicht zu empfehlen.

6.11.4 Lecanemab

Lecanemab

Biologikum; rekombinanter humanisierter monoklonaler IgG_1-Antikörper

Leqembi (Eisai)
Amp. 200 mg/2 ml; 500 mg/5 ml

▪ **Pharmakodynamik**

- Rekombinanter humanisierter monoklonaler IgG_1-AK gegen lösliche (Protofibrillen, Größe 75–500 kDa) und, weniger selektiv, auch unlösliche Aβ-Spezies; der AK wird exprimiert in Chinesischen Hamster-Ovar(CHO)-Zellen und weist ein ungefähres Molekulargewicht von 150 kDa auf.
- *Lecanemab* verhindert bzw. reduziert die extrazelluläre Aβ-Plaque-Ablagerung im Hirnparenchym, die eine zentrale Rolle in der Pathogenese der AD spielt (▶ 6.4.1).

▪ **Pharmakokinetik**

- $t_{½}$ = 5–7 d; Steady State (bei Infusion von 10 mg/kg KG alle 2 Wochen) nach 6 Wochen.
- Abbau durch proteolytische Enzyme (vergleichbar zu endogenen Immunglobulinen); keine hepatische Metabolisierung, keine renale Elimination zu erwarten.

Tab. 6.2 Vorgehen bei Auftreten von ARIA-E unter Therapie mit *Lecanemab*

Klinische Symptomausprägung[a]	ARIA-E-Ausprägung im MRT		
	Leicht	**Mittel**	**Schwer**
Asymptomatisch	Weiterbehandlung möglich	Behandlung aussetzen[b]	Behandlung aussetzen[b]
Leicht	Weiterbehandlung möglich nach klinischer Evaluation	Behandlung aussetzen[b]	
Mittel bzw. schwer	Behandlung aussetzen[b]		

[a] Leicht: Symptome vorhanden, keine Alltagsbeeinträchtigung, mittel: Symptome mit Alltagsbeeinträchtigung, schwer: starke Symptome mit Unfähigkeit, den beruflichen oder normalen Alltag zu bewältigen.

[b] Aussetzen, bis ARIA im MRT und Symptome rückläufig sind; nach evtl. Wiederaufnahme ist ein Kontroll-MRT 2–4 Monate nach Erstbeschreibung zu erwägen; für die Wiederaufnahme der Behandlung sollten klinische Aspekte ausschlaggebend sein.

ARIA Amyloid-related imaging abnormalities.

Indikationen und Behandlungshinweise

- MCI bei AD und leichte AD nach NIA-AA-Kriterien (▶ 6.4.1).
- Nachgewiesene Aβ-Pathologie mittels Liquoranalytik ($A\beta_{1-42}$ bzw. $A\beta_{1-42}$-$A\beta_{1-40}$-Ratio erniedrigt) oder Amyloid-PET (erhöhte Amyloidlast).
- Ausschluss einer ApoE-ε4-Homozygotie (aufgrund des deutlich erhöhten ARIA-Risikos).
- Die Behandlung ist spezialisierten Zentren vorbehalten.
- Vorliegen einer MRT-Bildgebung (nicht älter als 1 Jahr) vor Therapiebeginn.
- Aufgrund des möglichen Auftretens von ARIA-E und ARIA-H (▶ 6.2) Durchführung von MRT-Kontrollbildgebungen innerhalb der ersten 15 Behandlungsmonate alle 3 Monate bzw. jederzeit bei klinischem V. a. ARIA (mögliche Symptome: Kopfschmerzen, Verwirrtheit, Schwindel, Übelkeit); erhöhte diesbezügliche Aufmerksamkeit wird insbesondere in den ersten 14 Behandlungswochen empfohlen.
- Bei Auftreten von Symptomen bzw. Nachweis von **ARIA-E** im MRT ist die Behandlung u. U. zu unterbrechen. Es wird empfohlen, nach dem in Tab. 6.2 vorgegebenen Algorithmus zu verfahren; immer ist jedoch das klinische Urteil in der Sicherheitsbeurteilung ausschlaggebend.
- Bei Nachweis von **ARIA-H** kann bei asymptomatischer und leichter radiologischer Ausprägung die Weiterführung der Therapie erwogen werden; in allen anderen Fällen und in jedem Fall bei Blutungsdurchmessern > 1 cm ist die Behandlung auszusetzen und evtl. abzubrechen (Honig et al. 2023).
- Die Wiederaufnahme der Behandlung kann jeweils erfolgen, wenn Symptome und radiologische Ausprägung deutlich rückläufig sind; in solchen Fällen wird ein Kontroll-MRT 2–4 Monate nach Erstbeschreibung empfohlen.

■ **Dosierung**

- i. v.-Gabe von 10 mg/kg KG (in 250 ml 0,9 % NaCl-Lösung) alle 2 Wochen; zur Therapiedauer existieren bisher keine Empfehlungen, die Anwendung ist prinzipiell unbegrenzt und orientiert sich an Wirkung und Verträglichkeit, da Langzeitdaten noch nicht vorliegen.

■ **Nebenwirkungen, Risikopopulationen und Intoxikationen**

Angaben zu Art und Häufigkeiten von NW lassen sich aufgrund der erst kürzlich erfolgten FDA-Zulassung lediglich aus publizierten Daten der Phase-II- und -III-Studien (Clarity-AD: van Dyck et al. 2023) ableiten, da eine breite Anwendung (in den USA) gerade erst beginnt. Langzeitbeobachtungsstudien auf Basis der genannten Studien sind initiiert.

An NW traten in der Clarity-AD-Studie (N = 1795) signifikant häufiger als unter Plazebo auf (in der Reihenfolge der Häufigkeit):

- **Infusionsreaktionen** (*Lecanemab*: 26,4 %, Plazebo: 7,4 %): meist grippeähnliche Symptome, Übelkeit, Erbrechen, Blutdruckänderungen (zumeist am Anfang der Therapie).
- **ARIA-H** (*Lecanemab*: 14,0 %, Plazebo: 7,7 %) und **ARIA-E** (*Lecanemab*: 12,6 %, Plazebo: 1,7 %): Kopfschmerzen, Benommenheit bzw. Verwirrtheit, Übelkeit, Erbrechen, Tremor und Gleichgewichts- bzw. Gangstörungen; ARIA zeigten eine Assoziation mit dem ApoE-ε4-Genotyp (am häufigsten bei Homozygotie). Bei 4 % der mit *Lecanemab* behandelten Patienten wurde gegenüber 1 % der Plazebokontrollen Vorhofflimmern festgestellt, und eine Lymphopenie trat bei 4 % unter Verum gegenüber 1 % unter Plazebo auf.
- **Sonstige NW** (z. B. Stürze, Rückenschmerzen, Diarrhö) traten nicht signifikant häufiger als unter Plazebo auf; ebenso waren Todesfälle nicht signifikant häufiger.

Risikopopulationen **Herz:** Bisherige Daten sprechen nicht für eine erhöhte Gefährdung bei kardialen Vorerkrankungen. **Leber** und **Niere:** Aufgrund des Abbaus durch proteolytische Enzyme und bei nichtvorhandenem hepatischem Metabolismus und renaler Elimination keine Einschränkung bei Leber- und Niereninsuffizienz; es fehlen jedoch systematische Daten.

Intoxikationen Zu Intoxikationen liegen keine Daten vor.

■ **Kontraindikationen**

- Bisher existieren noch keine ausreichenden Daten außerhalb der publizierten Phase-II- und Phase-III-Studien zu *Lecanemab*.
- Sichere Kontraindikationen sind ApoE-ε4-Homozygotie sowie eine Amyloidangiopathie aufgrund des erhöhten ARIA-Risikos.
- Darüber hinaus sollten Patienten mit schwer einstellbarem Hypertonus sowie fortgeschrittenen zerebrovaskulären Erkrankungen (z. B. stattgehabter intrazerebraler Blutung) *Lecanemab* nicht erhalten.
- Weiterhin ist Vorsicht geboten bei bekannter erhöhter Blutungsneigung bzw. Antikoagulation.

- **Interaktionen**
  - **Pharmakokinetische** Interaktionen sind nicht bekannt und aufgrund des proteolytischen Abbaus nicht zu erwarten.
  - **Pharmakodynamisch** sind additive Wirkungen von *Lecanemab* bei Anwendung von gerinnungshemmenden Substanzen (Thrombozytenaggregationshemmer, Antikoagulanzien) im Hinblick auf eine Erhöhung des intrazerebralen Blutungsrisikos denkbar. Berichtet wurde ein Todesfall eines Studienpatienten unter systemischer Thrombolyse (rt-PA) bei Schlaganfall aufgrund einer multifokalen intrazerebralen Blutung, bei dem sich allerdings bei Obduktion histologisch eine zerebrale Amyloidangiopathie zeigte (radiologisch nicht manifestiert) (Reish et al. 2023).

- **Bewertung**

Mit *Lecanemab* steht nunmehr nach den USA, Großbritannien und einigen asiatischen Ländern auch in Europa (Zulassung durch die EMA im April 2025) erstmalig ein krankheitsmodifizierender Therapieansatz der frühen AD zur Verfügung, ein Meilenstein in der Therapie neurodegenerativer Erkrankungen.

Die Markteinführung in Deutschland erfolgte im September 2025. Die Zielgruppe sind frühe Krankheitsstadien (Amyloidmarker-positive MCI und leichtgradige AD), die es im hausärztlichen und im ambulanten fachärztlichen Sektor mit hohem Ressourcenbedarf zu diagnostizieren und damit herauszufiltern gilt (Personal und Diagnostik-Tools wie MRT- und ggf. PET-Bildgebung, Liquoranalytik etc.). Der organisatorische, personelle und technische Aufwand für die Therapie der hierfür qualifizierten Patienten ist vergleichsweise hoch, nicht zuletzt aufgrund der hohen Krankheitsprävalenzen einerseits und der eng definierten Zielpopulation andererseits. Nicht zu vergessen sind auch die Belastung für Patienten und Angehörige und schließlich die Kosten für das Gesundheitswesen, die mit einer regelmäßigen Infusionstherapie (2-wöchentlich und im Prinzip zeitlich unbegrenzt) und den genannten notwendigen Kontrolluntersuchungen (inkl. Bildgebung) verbunden sind. Andererseits wird argumentiert, dass bei erfolgreicher flächendeckender Therapie Pflegekosten gesenkt werden könnten. Die Umsetzung einer solchen innovativen Therapieform in eine bedarfsgerechte Versorgung, die Ressourcenplanung und langfristige Nutzen-Risiko-Analyse ist Gegenstand intensiver weiterer Forschung und auch von Kontroversen und wird laufend evaluiert werden müssen.

6.11.5 Memantin

Memantin

N-Methyl-D-Aspartat(NMDA)-Rezeptorantagonist; NbN: *Gluatamate receptor antagonist (NMDA)*

Axura (Merz Pharmaceuticals)
Tbl. 5/10/15/20 mg
Lsg. 10 mg/ml
Lsg. 5 mg/Pumpenhub

Ebixa (Lundbeck)
Tbl. 5/10/15/20 mg
Lsg. 10 mg/ml
Lsg. 5 mg/Pumpenhub
Memantin 1A Pharma[1] (1A Pharma)

[1] Aufgrund der hohen Zahl von *Memantin*-Generika wird auf eine weitere Auflistung verzichtet.

6

Pharmakodynamik

- Spannungsabhängiger, nichtkompetitiver NMDA-Rezeptorantagonist mittlerer Affinität. *Memantin* blockiert die Wirkung pathologisch erhöhter tonischer Konzentrationen von Glutamat, die zu neuronalen Funktionsstörungen führen können.

Pharmakokinetik

- $t_{½}$ = 54–74 h; T_{max} = 3–8 h; absolute Bioverfügbarkeit von ca. 100 %; Plasmaproteinbindung ca. 45 %.
- Kein durch Cytochrom P450 katalysierter Metabolismus. Hauptmetaboliten (*N-3,5-Dimethyl-Gludantan* und *1-Nitroso-3,5-Dimethyl-Adamantan*) ohne NMDA-antagonistische Wirkung.
- Elimination fast ausschließlich renal (> 99 %).
- Reduktion der renalen Eliminationsrate von *Memantin* um das 7- bis 9-Fache bei alkalischem Urin (pH > 8); z. B. bei Einnahme größerer Mengen von Antazida oder Nahrungsumstellungen.
- Plasmakonzentration: 90–150 ng/ml[(p)].

Indikationen und Behandlungshinweise

- *Moderate bis schwere Demenz bei Alzheimer-Krankheit*[z].
- Ein Therapieversuch über 24 Wochen und eine Weiterverordnung von *Memantin* nach dokumentiertem Therapieerfolg ist zulässig.
- Sinnvoll als „Add-on-Medikament" in Kombination mit AChE-I; additive Effekte mit Steigerung der antidementiven Wirksamkeit werden angenommen.
- Moderate Wirksamkeit bei VD.
- Absicherung der Diagnose durch einen in der Behandlung von Demenzen erfahrenen Arzt.

Dosierung

- Beginn mit 5 mg/d am Morgen für 7 Tage, im Folgenden wird eine wöchentliche Steigerung der Dosis um 5 mg/d bis zum Erreichen der empfohlenen Erhaltungsdosis von 20 mg/d[z] als Einmalgabe empfohlen. Bei der Lösung mit Dosierpumpe entsprechen jeweils 5 mg einer Pumpbewegung; die Lösung sollte hier nicht direkt aus der Flasche bzw. Pumpe eingenommen, sondern z. B. auf einen Löffel aufgebracht oder in ein Glas Wasser eindosiert werden.
- Bei Patienten mit einer mittelschweren Nierenfunktionsstörung (Kreatinin-Clearance 30–49 ml/min) sollte die Dosis 10 mg/d betragen. Bei guter Verträglichkeit

über mindestens 7 Tage kann die Dosis auf 20 mg/d erhöht werden. Bei Patienten mit schwerer Nierenfunktionsstörung (Kreatinin-Clearance 5–29 ml/min) sollte die Dosis 10 mg/d betragen.

▪ Nebenwirkungen, Risikopopulationen und Intoxikationen

Häufig Kopfschmerzen, Schläfrigkeit, Schwindel, erhöhter Blutdruck, Obstipation, Gleichgewichtsstörungen, erhöhte Leberfunktionswerte.

Gelegentlich Müdigkeit, Verwirrtheit, Halluzinationen, Erbrechen, Venenthrombosen/Thromboembolie, Pilzinfektion.

Sonstige NW Sehr selten Krampfanfälle, psychotische Reaktionen.

Risikopopulationen **Herz:** Keine Besonderheiten, es gibt jedoch keine Daten bei schwerer Herzinsuffizienz bzw. nach Myokardinfarkt. **Leber:** Kaum hepatischer Metabolismus, daher keine Dosisanpassung notwendig. **Niere:** Lineare Beziehung von Kreatinin-Clearance und renaler Gesamt-Clearance bei nahezu ausschließlicher renaler Elimination, daher besondere Vorsicht bei Niereninsuffizienz (Dosierung, Interaktionen und Kontraindikationen).

> Bei Patienten mit mittelschweren Nierenfunktionsstörungen sollte die Dosis auf 10 mg/d reduziert werden; für schwere Nierenfunktionsstörungen sind keine Angaben verfügbar. Eine Alkalisierung des Urins (z. B. Einnahme größerer Mengen von Antazida, Nahrungsumstellungen) kann die renale Eliminationsrate vermindern. Bei schweren Nierenfunktionsstörungen sollte keine Anwendung erfolgen.

Intoxikationen Bei leichteren Formen Müdigkeit, Schwächegefühl, Diarrhö. Bei extremen Formen Agitation, Psychose, visuelle Halluzinationen, erniedrigte Krampfschwelle, Schläfrigkeit, Stupor und Bewusstlosigkeit.

▪ Kontraindikationen

Relative Kontraindikationen

- Schwere Nierenfunktionsstörungen, Harnwegsinfektionen, Patienten mit Epilepsie, Krampfanfällen in der Anamnese oder erhöhter zerebraler Anfallsbereitschaft, zurückliegender Myokardinfarkt.

▪ Interaktionen

- Vorsicht bei der Kombination mit dopaminergen Substanzen und Anticholinergika (möglicherweise verstärkte Wirkung) und Antipsychotika (Wirkabschwächung), *Baclofen* und *Dantrolen*, *Hydrochlorothiazid*.
- Vorsicht bei oralen Antikoagulanzien (INR-Erhöhung möglich).
- Mögliche Verstärkung der antidementiven Wirkung in Kombination mit AChE-I.
- Mögliche Verstärkung zentraler NW durch additiven Effekt auf NMDA-Rezeptoren bei *Amantadin*, *Dextromethorphan*, *Ketamin*.
- Vorsicht mit AM wie *Cimetidin*, *Procainamid*, *Ranitidin*, die das gleiche renale Kationentransportsystem benutzen (potenzielle Erhöhung der Plasmaspiegel).

- Vorsicht mit Antazida, Natriumbikarbonat, Carboanhydrasehemmern: erhöhte Plasmaspiegel von *Memantin* aufgrund einer verminderten renalen Eliminationsrate bei Alkalisierung des Urins möglich.
- Bei Kombination mit AM, die über CYP2B6 metabolisiert werden (z. B. *Bupropion, Methadon, Sertralin*), ist ein Anstieg der Wirkspiegel möglich, da *Memantin* in vitro **CYP2B6** hemmt (► **Anhang SUB**).

▪ Bewertung
Wirksam bei mittelschwerer bis schwerer AD bei guter Verträglichkeit. Einzig zugelassenes Antidementivum bei schwerer Demenz. Bei leichter AD anscheinend nicht wirksam. Verbesserung der BPSD (► 6.4.9) möglich. Moderate Effekte bei VD (*off label*). Keine überzeugenden Studien zur Demenzprävention. Insgesamt geringe NW, aber Risiko bei Nierenfunktionsstörungen.

6

6.11.6 Piracetam

Piracetam

Nootropikum

CEBROTONIN (Walter Ritter)
Nootrop (UCB Pharma)
Piracetam AL[1] (Aliud Pharma)

[1] Aufgrund der hohen Zahl von *Piracetam*-Generika wird auf eine weitere Auflistung verzichtet.

▪ Dosierung
- Beginn mit 3 × 800 mg/d oral, maximal 4,8 g/d^{z}. Bei leichter Niereninsuffizienz (Serum-Kreatinin bis 3 mg/dl) Dosishalbierung, bei schwerer Niereninsuffizienz (Serum-Kreatinin > 3 mg/dl) Viertelung der Dosis.

▪ Bewertung
Aufgrund des fehlenden Wirksamkeitsnachweises ist *Piracetam* als Antidementivum$^{(z)}$ **nicht zu empfehlen**. Es gibt außerhalb der psychiatrischen Pharmakotherapie eine Indikation bei postanoxischen hirnorganischen Syndromen; bei Myoklonien unterschiedlicher Genese ist es auch in i. v.-Dosen bis zu 16 g/d wirksam; weiterhin gibt es Hinweise für eine Wirksamkeit zur Unterstützung einer Behandlung bei aphasischen Störungen.

6.11.7 Rivastigmin

Rivastigmin

Acetylcholinesterasehemmer; NbN: *Acetylcholine enzyme inhibitor (acetylcholinesterase, butyrylcholinesterase)*

Exelon (Novartis Pharma)
Kps. 1,5/3/4,5/6 mg
Lsg. 2 mg = 1 ml
Exelon transdermales Pflaster (Novartis Pharma)
TTS 4,6 mg/24 h [5 cm^2]; 9,5 mg/24 h [10 cm^2]; 13,3 mg/24 h [15 cm^2]
Nimvastid (TAD Pharma)
Rivastigmin Actavis[1] (Actavis)
Rivastigmin 1A transdermales Pflaster[1] (1A Pharma)
Rivendo transdermales Pflaster (Endomedica)
Rivirec transdermales Pflaster (ITF Pharma)

[1] Aufgrund der hohen Zahl von *Rivastigmin*-Generika (oral bzw. transdermal) wird auf eine weitere Auflistung verzichtet. Anderslautende Generika und der Erstanbieter werden genannt.

- **Pharmakodynamik**
  - „Pseudoirreversibler" AChE-I mit hirnregionaler Selektivität (Kortex und Hippokampus). Zusätzlich Hemmung der Butyrylcholinesterase. Trotz kurzer Plasma-HWZ (1 h) wird die Acetylcholinesterase über einen Zeitraum von bis zu 10 h gehemmt.

- **Pharmakokinetik**
  - T_{max} = 1 h; $t_{1/2}$ = 1–2 h, Bioverfügbarkeit ca. 36 % (orale Gabe). Langsame Resorption aus transdermalen Pflastern (T_{max} = 10–16 h); wesentlich geringere Fluktuation zwischen Tiefst- und Höchstkonzentration im Vergleich zu einer oralen Einnahme, scheinbare HWZ aufgrund Begrenzung der Elimination durch die Resorptionsrate länger (3,4 h) als nach oraler oder intravenöser Anwendung. Plasmaproteinbindung 40 %.
  - Metabolisierung durch die Acetylcholinesterase. Das Enzym wird carbamyliert und mit einer HWZ von mehreren Stunden wieder hydrolysiert, sodass es ohne Neusynthese regeneriert („pseudoirreversible" Hemmung) wird. Der decarbamylierte Metabolit von *Rivastigmin* wird schnell und fast vollständig über die Niere ausgeschieden (95 % innerhalb von 24 h).
  - Nahezu keine Beteiligung des CYP-Systems.
  - Plasmakonzentration: 5–13 ng/ml[(p)] (unmittelbar vor Wechsel des transdermalen Pflasters), 8–20 ng/ml 1–2 h nach oraler Einnahme.

Indikationen und Behandlungshinweise

- *Leichte bis mittelschwere Demenz bei Alzheimer-Krankheit*[z].
- *Leichte bis mittelschwere Demenz bei idiopathischer Parkinson-Krankheit (PDD, nur oral zugelassen)*[z].
- *Off label* → schwere AD → VD → DLK → Verhaltensstörungen bei bvFTD.
- Hinweise bei kognitiven Störungen bei Schizophrenie, → paranoider Psychose bei Parkinson-Krankheit (▶ 3.4.6), → kognitiven Störungen im Rahmen von Schädel-Hirn-Traumen und multipler Sklerose.
- Absicherung der Diagnose durch einen in der Behandlung von Demenzen erfahrenen Arzt.

Dosierung

6

Oral

- Beginn mit 3 mg/d verteilt auf 2 Einzeldosen (2 × 1,5 mg) zu den Mahlzeiten. Dosissteigerung alle 2 Wochen bis zu einer Erhaltungsdosis von 6–12 mg/d[z] verteilt auf 2 Einnahmezeitpunkte. Wenn die Behandlung länger als einige Tage unterbrochen wurde, Wiederbeginn mit 2 × 1,5 mg und anschließende Dositritration. Es wird in Abhängigkeit von der Verträglichkeit eine möglichst hohe Erhaltungsdosis angestrebt.
- Die orale Applikationsform ist aufgrund der geringeren Verträglichkeit und Notwendigkeit der mehrmals täglichen Einnahme im Gegensatz zur transdermalen Anwendung kaum noch in Gebrauch.

Transdermales Pflaster

- Beginn mit 4,6 mg/24 h; nach 4 Wochen Erhöhung auf die empfohlene tägliche Erhaltungsdosis von 9,5 mg/24 h. Bei guter Verträglichkeit und fortschreitender kognitiver und/oder funktioneller Verschlechterung kann nach 6 Monaten die Dosis auf 13,3 mg/24 h erhöht werden. Applikation einmal täglich auf die Haut im oberen oder unteren Rückenbereich, an Oberarm oder Brustkorb; bei Applikation im Bereich der Oberschenkel oder im Bauchbereich verminderte Bioverfügbarkeit von *Rivastigmin*. Die Applikation sollte bei Pflasterwechsel nicht an der gleichen Stelle erfolgen, auch ist darauf zu achten, alte Pflaster vor Aufbringen der neuen Tagesdosis zu entfernen. Wenn die Behandlung länger als einige Tage unterbrochen wurde, ist sie mit 4,6 mg/24 h wiederaufzunehmen.
- Die transdermalen Pflaster mit einer Freisetzung von 9,5 mg/24 h führen zu einer Wirkstoffexposition ähnlich einer oralen Dosis von etwa 12 mg/d.
- Das transdermale *Rivastigmin*-Präparat Rivirec wird aufgrund seiner besonderen Freisetzungskinetik mit gleichmäßiger Wirkstoffabgabe über 3–4 Tage lediglich zweimal wöchentlich appliziert.
- Patienten mit einer oralen Tagesdosis von 3 und 6 mg *Rivastigmin* können auf 4,6 mg/24 h, diejenigen mit einer Tagesdosis von 12 mg *Rivastigmin* oral können auf 9,5 mg/24 h transdermale Pflaster umgestellt werden. Je nach vorangegangener Verträglichkeit der oralen Dosis kann eine Umstellung bei Patienten mit einer Tagesdosis von 9 mg *Rivastigmin* auf 9,5 mg/24 h oder 4,6 mg/24 h transdermale Pflaster erfolgen.

▪ Nebenwirkungen, Risikopopulationen und Intoxikationen

Sehr häufig Schwindel, Appetitlosigkeit, Übelkeit, Erbrechen, Diarrhö, Harnwegsinfektionen, Harninkontinenz.

Häufig Müdigkeit, Kopfschmerzen, Agitiertheit, Unwohlsein, Bauchschmerzen, Gewichtsverlust, vermehrtes Schwitzen, Tremor. Zusätzlich transdermale Pflaster: Hautreaktionen an der Applikationsstelle.

Gelegentlich Schlaflosigkeit, Depression, Angst, delirante Syndrome, Agitiertheit, Stürze, Synkopen, Bradykardien.

Sonstige NW Selten Krampfanfälle, Angina pectoris, Magen- und Duodenalulzera, Hautausschlag. Sehr selten Halluzinationen, Herzrhythmusstörungen, Bluthochdruck, EPS, Harnwegsinfekte, gastrointestinale Blutungen. Seltene Fallberichte von hämatologischen NW in Form von Anämien und Thrombozytopenien bei AChE-I. Gastrointestinale NW treten dosisabhängig, insbesondere zu Beginn der Behandlung und während der Titrationsphase, andere NW (z. B. zentral, kardiovaskulär, respiratorisch) häufiger während der Erhaltungstherapie und ohne klare Dosisabhängigkeit auf; sie sind häufiger als bei *Donepezil*. Entsprechend einer 6-monatigen Vergleichsstudie weist *Rivastigmin* bei Applikation über ein transdermales Pflaster eine im Vergleich zur oralen Gabe bessere Verträglichkeit auf. Nach Handhabung eines transdermalen Pflasters ist der Kontakt mit den Augen zu vermeiden.

Risikopopulationen **Herz:** Wegen auch peripher möglicher cholinomimetischer Wirkung (Verstärkung des Vagotonus) Bradykardien möglich, daher wird die Anwendung bei Sick-Sinus-Syndrom bzw. anderen supraventrikulären Erregungsleitungsstörungen nicht empfohlen; Vorsicht bei gleichzeitiger Gabe von negativ inotropen AM (z. B. *Digitoxin*) sowie bei höhergradiger Herzinsuffizienz und bei erhöhtem Risiko für QTc-Zeit-Verlängerung. **Leber** und **Niere:** Im Gegensatz zu *Donepezil* und *Galantamin* kaum oxidativer hepatischer Metabolismus; keine Änderung relevanter pharmakokinetischer Parameter bei Leberinsuffizienz. Bei Nierenfunktionsstörung ggf. Dosisanpassung erforderlich (Clearance bei mäßig eingeschränkter Nierenfunktion um etwa 50 % vermindert).

Intoxikationen ▸ *Donepezil*.

▪ Kontraindikationen

Relative Kontraindikationen

- Schwere Leber- und Niereninsuffizienz.

❯ Besondere Vorsicht bei bradykarden Herzrhythmusstörungen, supraventrikulären Erregungsleitungsstörungen, Asthma bronchiale, obstruktiven Lungenerkrankungen und erhöhtem Risiko zur Bildung peptischer Ulzera.

▪ Interaktionen

- Keine Kombination mit Cholinomimetika oder -lytika, depolarisierenden Muskelrelaxanzien vom Succinylcholin-Typ, bradykardieauslösenden AM, z. B. β-

Rezeptorenblockern. Vorsicht mit Protonenpumpeninhibitoren ▶ 6.4.7. **Cave:** Auswahl der Anästhetika.
- Es liegen Fallberichte zu QTc-Zeit-Verlängerung und ventrikulären Arrhythmien bei AChE-I vor; regelmäßige Puls- und ggf. EKG-Kontrollen v. a. zu Beginn der Therapie und bei Kombination mit QTc-Zeit-verlängernden AM empfohlen.
- *Rivastigmin* unterliegt einem nichthepatischen Metabolismus ohne Beteiligung des CYP-Systems, bislang sind keine pharmakokinetischen Interaktionen bekannt.

▪ Bewertung

Wirksam bei leichter bis mittelschwerer AD und leichter bis mittelschwerer PDD. Verbesserung der Verhaltensstörungen bei Demenz (▶ 6.4.9) möglich. Für die Wirksamkeit bei VD und DLK gibt es Hinweise. Kurze HWZ (vor Operationen wichtig), sehr geringes Interaktionspotenzial. Die transdermale Applikationsform hat sich aufgrund der besseren gastrointestinalen Verträglichkeit sowie des Vorteils der Einmalgabe im Vergleich zur oralen Darreichungsform weitgehend durchgesetzt. Transdermal besteht nunmehr auch eine Zulassung für die Hochdosistherapie (13,3 mg/24 h) bei Nachweis der höheren Wirksamkeit und vergleichbarem Sicherheitsprofil. Weiterhin auch als Lösung erhältlich.

6

Literatur

Alsubaie N, Al-Kuraishy HM, Al-Gareeb AI et al (2022) Statins use in Alzheimer disease: bane or boon from frantic search and narrative review. Brain Sci 12(10):1290

Bartels C, Wagner M, Wolfsgruber S et al (2018) Impact of SSRI Therapy on risk of conversion from mild cognitive impairment to Alzheimer's dementia in individuals with previous depression. Am J Psychiatry 175(3):232–241

Bazzari FH, Bazzari AH (2022) BACE1 Inhibitors for Alzheimer's disease: the past, present and any future? Molecules 27(24):8823

Christl J, Verhülsdonk S, Pessanha F et al (2019) Association of cerebrospinal fluid S100B protein with core biomarkers and cognitive deficits in prodromal and mild Alzheimer's disease. J Alzheimers Dis 4:1119–1127

Coupland CAC, Hill T, Dening T et al (2019) Anticholinergic drug exposure and the risk of dementia: a nested case-control study. JAMA Intern Med 179(8):1084–1093

DGN, DGPPN (2025) S3-Leitlinie Demenzen, Version 5.0, 28.02.2025. https://register.awmf.org/de/leitlinien/detail/038-013. Zugegriffen: 20. Sept. 2025

van Dyck CH, Swanson CJ, Aisen P et al (2023) Lecanemab in early Alzheimer's disease. N Engl J Med 388(1):9–21

Glans I, Sonestedt E, Nägga K et al (2023) Association between dietary habits in midlife with dementia incidence over a 20-year period. Neurology 100(1):e28–e37

He Y, Li H, Huang J et al (2021) Efficacy of antidepressant drugs in the treatment of depression in Alzheimer disease patients: a systematic review and network meta-analysis. J Psychopharmacol 35(8):901–909. https://doi.org/10.1177/02698811211030181

Honig LS, Barakos J, Dhadda S et al (2023) ARIA in patients treated with lecanemab (BAN2401) in a phase 2 study in early Alzheimer's disease. Alzheimers Dement 9(1):e12377

Huang LK, Kuan YC, Lin HW, Hu CJ (2023) Clinical trials of new drugs for Alzheimer disease: a 2020–2023 update. J Biomed Sci 30(1):83. https://doi.org/10.1186/s12929-023-00976-6

Jack CR Jr, Andrews JS, Beach TG et al (2024) Revised criteria for diagnosis and staging of Alzheimer's disease: Alzheimer's Association Workgroup. Alzheimers Dement 20(8):5143–5169. https://doi.org/10.1002/alz.13859

Klein G, Scelsi MA, Barakos J et al (2022) Comparing ARIA-E severity scales and effects of treatment management thresholds. Alzheimers Dement 14(1):e12376

Lee J, Howard RS, Schneider LS (2022) The current landscape of prevention trials in dementia. Neurotherapeutics 19(1):228–247

Lockery JE, Broder JC, Ryan J et al (2021) A cohort study of anticholinergic medication burden and incident dementia and stroke in older adults. J Gen Intern Med 36(6):1629–1637

Macfarlane S, Grimmer T, Teo K et al (2025) Blarcamesine for the treatment of early Alzheimer's disease: results from the ANAVEX2-73-AD-004 phase IIB/III trial. J Prev Alzheimers Dis 12(1):100016

McKeith IG, Boeve BF, Dickson DW et al (2017) Diagnosis and management of dementia with Lewy bodies: fourth consensus report of the DLB Consortium. Neurology 89(1):88–100

Nelson PT, Dickson DW, Trojanowski JQ et al (2019) Limbic-predominant age-related TDP-43 encephalopathy (LATE): consensus working group report. Brain 142(6):1503–1527

Ossenkoppele R, Pichet Binette A et al (2022) Amyloid and tau PET-positive cognitively unimpaired individuals are at high risk for future cognitive decline. Nat Med 28(11):2381–2387

Palmqvist S, Stomrud E, Cullen N et al (2023) An accurate fully automated panel of plasma biomarkers for Alzheimer's disease. Alzheimers Dement 19(4):1204–1215

Reish NJ, Jamshidi P, Stamm B et al (2023) Multiple cerebral hemorrhages in a patient receiving lecanemab and treated with t-PA for stroke. N Engl J Med 388(5):478–479

Reyes-Bueno JA, Mena-Vázquez N, Ojea-Ortega T et al (2020) Case fatality of COVID-19 in patients with neurodegenerative dementia. Neurologia 35(9):639–645

Ruthirakuhan M, Ismail Z, Herrmann N et al (2022) Mild behavioral impairment is associated with progression to Alzheimer's disease: a clinicopathological study. Alzheimers Dement 18(11):2199–2208

Zhang J, Zheng X, Zhao Z (2023) A systematic review and meta-analysis on the efficacy outcomes of selective serotonin reuptake inhibitors in depression in Alzheimer's disease. BMC Neurol 23(1):210. https://doi.org/10.1186/s12883-023-03191-w

Medikamente zur Behandlung von Abhängigkeitserkrankungen und abhängigem Verhalten

Falk Kiefer und Francesca Borlak

Inhaltsverzeichnis

Benkert/Hippius Kompendium der Psychiatrischen Pharmakotherapie,
https://doi.org/10.1007/978-3-662-72452-1_7

7.1 Übersicht

In diesem Kapitel werden die Suchtmittel mit ihren Substanzcharakteristika, Entzugssyndromen, Entwöhnungsmaßnahmen und ihrer Intoxikationssymptomatik bzw. -therapie besprochen (▶ 7.1.2). Die Gliederung erfolgt nicht nach Medikamentengruppen, sondern nach Suchtmitteln. Aufgrund der Neugruppierung in DSM-5 und ICD-11, die auch das **pathologische Glücksspielen** und den **pathologischen Internetgebrauch** (bzw. *gaming/gambling*, online/offline) dem Kapitel der Suchterkrankungen (*substance-related and addictive disorders*) zuordnet, werden Substanzen, die zu deren Behandlung geeignet sind, ebenfalls hier vorgestellt. Eine weitere Änderung des DSM-5 betrifft stoffgebundene Suchterkrankungen, die nicht länger kategorial in Substanzmissbrauch und Substanzabhängigkeit getrennt werden, sondern als Substanzgebrauchsstörungen (*substance use disorders*) in ihrer Ausprägung dimensional in „leicht", „moderat" und „schwer" eingeteilt werden.

Diese Systematik wird in der ICD-11 nicht übernommen, wo weiterhin bei Vorhandensein der aus ICD-10 bekannten Abhängigkeitskriterien von einer Abhängigkeit (*dependence*) in Abgrenzung zum schädlichen Gebrauch (*harmful use*) differenziert wird. Das Kompendium wird sich daher in diesem Kapitel in den grundsätzlichen Definitionen vorerst weiter an den aktuell noch gültigen Kriterien der ICD-10 orientieren. Für die Pharmakotherapie wichtige DSM-5- und ICD-11-Kriterien werden dabei berücksichtigt.

In der ICD-11 ändert sich ebenfalls, dass jetzt nicht mehr 3 von 6, sondern 2 von 3 (Doppel-)Kriterien erfüllt sein müssen, um als abhängig eingestuft zu werden. Durch die veränderte Gewichtung wird es nun leichter, Betroffene schnell zu erkennen und die richtige Diagnose zu stellen (Heinz et al. 2022; ◘ Tab. 7.1).

▪ Definitionen

Riskanter Konsum Unabhängig von der Erfüllung der diagnostischen Kriterien für Missbrauch oder Abhängigkeit definiert der „riskante Konsum" eine Schwelle, ab der mit einem verstärkten Auftreten von Alkoholfolgeerkrankungen gerechnet werden muss (täglich > 12 g reiner Alkohol für Frauen, > 24 g für Männer). Allerdings gibt es keinen risikolosen Konsum und Schwelleneffekt: auch ein geringer Alkoholkonsum ist schädlicher als kein Alkoholkonsum.

Schädlicher Gebrauch/Missbrauch Die Kriterien für Abhängigkeit werden nicht erfüllt. Jedoch besteht Substanzkonsum trotz des Wissens um schädigende psychische oder körperliche Konsequenzen, die durch den Gebrauch der Substanz verursacht oder verstärkt werden. Im DSM-5 wurde Alkoholmissbrauch wegen seiner begrenzten Reliabilität als eigenständige Diagnose aufgegeben, in der ICD-11 wird die Diagnose beibehalten.

Abhängigkeit Ein Abhängigkeitssyndrom kann sich im Verlauf eines wiederholten Suchtmittelkonsums entwickeln. Als zentrales Symptom besteht eine anhaltende Unfähigkeit, Dauer oder Umfang der Suchmitteleinnahme zu kontrollieren. Toleranzeffekte (inkl. Dosissteigerung und Entzugssymptomatik), kognitive Phänomene

Tab. 7.1 Diagnostische Kriterien für Abhängigkeit und das Abhängigkeitssyndrom in ICD-11 und ICD-10. (Heinz et al. 2022)

ICD-11 Abhängigkeit	**ICD-10 Abhängigkeitssyndrom**
Die Diagnose erfordert, dass 2 oder mehr der 3 zentralen Kriterien über einen Zeitraum von mindestens 12 Monaten bestehen, kann aber auch gestellt werden, wenn die Substanz mindestens einen Monat kontinuierlich (täglich oder fast täglich) konsumiert wird	Um die Diagnose eines Abhängigkeitssyndroms stellen zu können, müssen 3 oder mehr Kriterien mindestens einen Monat lang gleichzeitig oder wiederholt innerhalb von 12 Monaten vorhanden sein
1. Beeinträchtigte Kontrolle über den Substanzkonsum – bezogen auf Beginn, Menge und Umstände oder Ende des Konsums. Wird oft, aber nicht notwendigerweise, von subjektiven Empfindungen von Drang oder Verlangen, die Substanz zu konsumieren, begleitet	1. Ein starkes Verlangen („Craving") oder eine Art Zwang, die Substanzen zu konsumieren
2. Physiologische Merkmale (indikativ für substanzbezogene Neuroadaption) manifestieren sich als: (i) Toleranz, (ii) Entzugserscheinungen nach Konsumstopp oder -reduktion oder (iii) wiederholter Konsum der Substanz, um Entzugserscheinungen zu mindern oder zu verhindern Entzugserscheinungen müssen dem Entzugssyndrom der Substanz entsprechen und sind nicht auf anhaltende Substanzeffekte zurückzuführen	2. Verminderte Kontrolle über den Substanzgebrauch, d. h. über Beginn, Beendigung oder Menge des Konsums, deutlich daran, dass oft mehr von der Substanz oder über einen längeren Zeitraum konsumiert wird als geplant, oder an dem anhaltenden Wunsch oder an erfolglosen Versuchen, den Substanzkonsum zu verringern oder zu kontrollieren
3. Substanzkonsum wird fortschreitend zur Priorität im Leben, d. h., dass die Substanz Vorrang über andere Interessen, Vergnügungen, alltägliche Aktivitäten, Verpflichtungen oder die Gesundheitspflege oder persönlichen Pflege erhält. Der Substanzkonsum nimmt zunehmend eine zentrale Rolle im Leben der Person ein und verschiebt andere Aspekte des Lebens in die Peripherie und wird trotz Auftreten von Problemen fortgeführt	3. Toleranzentwicklungen gegenüber den Wirkungen der Substanz. Für eine Intoxikation oder um den gewünschten Effekt zu erreichen, müssen größere Mengen der Substanz konsumiert werden, oder es treten bei fortgesetztem Konsum derselben Menge deutlich geringere Effekte auf
	4. Ein körperliches Entzugssyndrom, wenn die Substanz reduziert oder abgesetzt wird, mit dem für die Substanz typischen Entzugssymptomen oder auch nachweisbar durch den Gebrauch derselben oder einer sehr ähnlichen Substanz, um Entzugssymptome zu mildern oder zu vermeiden
	5. Einengung auf den Substanzgebrauch, deutlich an der Aufgabe oder Vernachlässigung anderer wichtiger Vergnügungen oder Interessensbereiche wegen des Substanzgebrauchs; oder es wird viel Zeit darauf verwandt, die Substanz zu bekommen, zu konsumieren oder sich davon zu erholen

Tab. 7.1 (*Fortsetzung*)

ICD-11 Abhängigkeit	ICD-10 Abhängigkeitssyndrom
	6. Anhaltender Konsum trotz eindeutiger schädlicher Folgen, deutlich an dem fortgesetzten Gebrauch, obwohl der Betreffende sich über Art und Ausmaß des Schadens bewusst ist oder bewusst sein könnte

ICD International Classification of Diseases

(Suchtdruck) und Verhaltensänderungen (verstärkte Präferenz für Aktivitäten, die mit Substanzkonsum assoziiert sind) können hinzukommen. Nach ICD-11 müssen mehrere der folgenden Kriterien innerhalb eines Einjahreszeitraums immer wieder oder dauerhaft während eines Einmonatszeitraums erfüllt sein. Zum Vergleich ICD-11/ICD-10 Tab. 7.1 (Heinz et al. 2022).

7.1.1 Therapieelemente bei schädlichem Gebrauch und Abhängigkeit

Akutbehandlung

Motivationsbehandlung: Im ersten Schritt motivierende Beratung zur Veränderung des aktuellen Konsumverhaltens. Im zweiten Schritt Motivation zur Durchführung unterstützender Therapiemaßnahmen, wie z. B. der Durchführung einer Entzugs- und Entwöhnungsbehandlung. Primär hausärztliche Tätigkeit im Rahmen mehrerer Kurzinterventionen oder aber Delegation an eine Suchtberatungsstelle oder psychiatrische Ambulanz. Die **motivationale Therapie** muss integraler Bestandteil jeder Akut- und Langzeitbehandlung suchtkranker Menschen sein.

Krisenintervention: Überwiegend kurze stationäre Behandlungen zur Überwachung einer komplizierten Intoxikation, z. B. mit suizidalen Gedanken, oder bei krisenhafter Verschlechterung von Folgeerkrankungen.

Entzugsbehandlung: Symptomatische und medikamentöse Behandlung des Entzugssyndroms bis zu dessen Beendigung. Sie sollte in der Regel als **qualifizierte Entzugsbehandlung** erfolgen und motivationsfördernde psychotherapeutische Behandlungselemente enthalten. Die Entzugsbehandlung wird zumeist unter stationären Bedingungen durchgeführt; für geeignete Patienten (absprachefähig, sozial integriert, kein Entzugskrampfanfall oder Delir in der Vorgeschichte) kommen auch tagesklinische oder ambulante Entzugsbehandlungen infrage.

Postakutbehandlung

Entwöhnungsbehandlung: Oft als „Langzeittherapie“ bezeichnet. Ambulante, teil-, oder vollstationäre psycho- und soziotherapeutische sowie rehabilitative Maßnahmen zur Stärkung der Abstinenzfähigkeit. Als Rehabilitationsmaßnahme erfolgt die

Kostenträgerschaft meist durch den Rentenversicherer; die Antragstellung erfolgt in der Regel über Suchtberatungsstellen.

Pharmakologische Rückfallprophylaxe/„Anti-Craving“: Substanzen, die Suchtdruck mindern, die zentrale Wirksamkeit des Suchtstoffs modifizieren oder das Suchtmittel substituieren, können zur abstinenzerhaltenden oder konsumreduzierenden Therapie („*risk reduction*“) eingesetzt werden. In Bezug auf das Therapieziel Trinkmengenreduktion sollte zukünftig der Terminus **„Rezidivprophylaxe“** Anwendung finden.

Der Besuch einer **Selbsthilfegruppe** wird generell begleitend in der Postakutbehandlung und darüber hinaus empfohlen. In mehreren Metaanalysen konnte die Wirksamkeit gruppentherapeutischer Angebote, welche sich an dem 12-Schritte-Programm der Anonymen Alkoholiker (AA) orientierten, nachgewiesen werden.

Soziotherapeutische Einrichtungen bieten Menschen, welche aufgrund eines komplizierten Verlaufs der Abhängigkeitserkrankung oder psychiatrischer Komorbiditäten eine Verschlechterung des psychosozialen Funktionsniveaus erlebt haben, die Möglichkeit einer längerfristigen Stabilisierung in einer beschützten Umgebung.

7.1.2 Pharmakologische Interventionen bei Abhängigkeitserkrankungen

Zur **Akutbehandlung** zählen die pharmakologischen Interventionen bei **Intoxikation** und zur **Entzugsbehandlung**; sie werden in ◘ Tab. 7.2 und in den entsprechenden nachfolgenden Abschnitten dargestellt. Zur **Langzeitbehandlung** gehören Medikamente zur **Rückfallprophylaxe**, **Konsumreduktion** und zur **Substitutionsbehandlung** (◘ Tab. 7.2). Sie sollten mit den oben dargestellten psychotherapeutischen Interventionen kombiniert werden.

7.2 Störungen durch Substanzkonsum

Es werden die Störungen durch die einzelnen psychotropen Substanzen einschließlich ihrer Substanzcharakteristika und der therapeutischen Ansätze bei Intoxikation, Entzug und Abhängigkeit systematisch dargestellt. Abhängigkeitserkrankungen bei Schizophrenie ▶ 3.4.1; Antidepressiva bei Abhängigkeitserkrankungen auch ▶ 1.4.1.

7.2.1 Störungen im Zusammenhang mit Alkohol

Substanzcharakteristika

Alkohol entfaltet eine Vielzahl von Wirkungen im ZNS. Bekannt sind u. a.

- Interaktion mit rezeptorgekoppelten Ionenkanälen: $GABA_A$-BZD-Rezeptorkomplex, 5-HT_3-Rezeptor (stimulatorisch); NMDA-Rezeptorkomplex (inhibitorisch).

- Interaktion mit G-Protein-gekoppelten Rezeptoren: z. B. Dopamin-, Opioid-, 5-HT_{1A}-Rezeptor(en).
- Erhöhte Aktivität von CYP2E1.

Tab. 7.2 Pharmakotherapie bei Abhängigkeitserkrankungen[a]

Suchtmittel	Medikation bzw. Antidot bei Intoxikation[b]	Medikation bei Entzug	Medikation bei Entwöhnung
Alkohol	Keine Bei selbst- oder fremdgefährdender Agitation z. B. *Haloperidol* möglich	*Clomethiazol*[z], BZD[z], *Carbamazepin*[z] (Anfallsverhütung bei Alkoholentzugssyndrom), *Clonidin*[c], AP bei Delir	*Naltrexon*[z], *Nalmefen*[z], *Acamprosat*[z], ggf. *Disulfiram*[z]
BZD, *Zolpidem*, *Zopiclon*	*Flumazenil*[z] (Antidot bei BZD)	BZD, stufenweise Reduktion	–
GHB ▶ 7.2.3	BZD, pharmazeutische GHB, AP nur bei selbst- oder fremdgefährdender Agitation	BZD	–
Opioide (z. B. *Codein*, Heroin, *Methadon*)	*Naloxon*[z] (Antidot)	*Buprenorphin*, *Methadon*, *Levomethadon*, *Clonidin* plus symptomatische Therapie	Substitution mit *Methadon*[z], *Levomethadon*[z], *Buprenorphin*[z] *Buprenorphin/Naloxon*[z] *Morphinsulfat* (retardiertes Morphin)[z] Alternativ zur Abstinenztherapie: *Naltrexon*[z]
Kokain, Amfetamine, „synthetische Drogen" (Crystal Meth, Ecstasy, *MDMA*, *MDA*)	BZD, Antipsychotika, ggf. Kalziumantagonist	*Bupropion*, *Imipramin*, ggf. BZD, *Topiramat*, *Valproat*	*Bupropion*, *Imipramin*, ggf. *Disulfiram*, *Modafinil*, *Topiramat*, *Valproat* (▶ 7.2.5)
Psychotomimetika (*Ketamin*, *LSD*, *Meskalin*, *Psilocybin* u. a.)	BZD, ggf. AAP	–	–
Cannabis und synthetische Cannabinoide (Spice u. a.)	BZD, Antipsychotika	–	–

Tab. 7.2 (*Fortsetzung*)

Suchtmittel	Medikation bzw. Antidot bei Intoxikation[b]	Medikation bei Entzug	Medikation bei Entwöhnung
Nikotin	–	Nikotinpflaster[z], Nikotinspray[z], Nikotinkaugummi[z], Nikotinsublingualtablette[z], *Bupropion*[z], *Vareniclin*[z]	Nikotinpflaster[z], Nikotinkaugummi[z], Nikotinspray[z], Nikotinsublingualtablette[z], *Bupropion*[z], *Vareniclin*[z]

[a] Nach Wichtigkeit gelistet; s. entsprechende Präparate bzw. Kapitel. [b] ▶ 12.8; [c] als Komedikation bei im Vordergrund stehender (hypertoner bzw. tachykarder) Herz-Kreislauf-Symptomatik. Keine anfallssuppressive oder delirverhütende Eigenschaften.
[(z)] Seit 2013 in D nicht mehr zugelassen, ggf. Import, dann *off label.* [z] Zulassungsstatus (▶ Leseanweisung), *AP* Antipsychotika, *BZD* Benzodiazepine, *GHB* γ-Hydroxybuttersäure, *MDMA 3,4-Methylendioxymethylamfetamin* (Ecstasy), *MDA 3,4-Methylendioxyamfetamin* (Eve), *AAP* atypische Antipsychotika.

Risikoarmer und riskanter Alkoholgebrauch

Historisch wurde Alkohol als Stärkungsmittel gegen die Melancholie, als Anregungsmittel gegen Schwächezustände oder zur Therapie der Tuberkulose eingesetzt. Heute ist klar, dass protektive Effekte von geringen Alkoholmengen auf Herz-Kreislauf-Erkrankungen durch einen günstigen Einfluss von Alkohol auf die Blutgerinnung durch die negativen zelltoxischen Effekte überkompensiert werden. Es gibt also keinen gesundheitsfördernden oder risikofreien Alkoholgebrauch. Zur Definition „riskanter Konsum" und „schädlicher Gebrauch" ▶ 7.1, Definitionen.

Alkoholabhängigkeit

Die Alkoholabhängigkeit stellt mit ca. 1,6 Mio. Betroffenen in Deutschland nach der Tabakabhängigkeit die häufigste Abhängigkeitserkrankung dar. Sie entwickelt sich über mehrere Jahre meist aus einem riskanten Konsummuster. Während in den ersten Jahren eine kontinuierlich zunehmende Präferenzbildung für alkoholassoziierte Situationen und eine Toleranzentwicklung im Vordergrund stehen, können im weiteren Verlauf ein zunehmender Kontrollverlust, Entzugserscheinungen und körperliche Folgeerkrankungen hinzutreten. Risikofaktoren für die Entwicklung einer Abhängigkeit sind eine positive Familienanamnese, männliches Geschlecht, früher Konsumbeginn und hohe primäre Alkoholverträglichkeit. Es besteht eine erhöhte **Komorbidität** mit anderen psychiatrischen Erkrankungen, besonders Depressionen, Angststörungen und weiteren Suchterkrankungen. Mehr als 30 % aller alkoholabhängigen Patienten leiden an einer behandlungsbedürftigen **Depression**; mehr als 10 % aller alkoholabhängigen Patienten suizidieren sich (▶ 1.4.1, Depression und Antidepressiva bei Abhängigkeitserkrankungen).

- **Pharmakologische und psychotherapeutische Therapieprinzipien**
  - Hauptziel in der Behandlung alkoholabhängiger Patienten ist die **Verbesserung ihres psychischen und somatischen Gesundheitszustands**, ihrer sozialen Funk-

tionsfähigkeit und der subjektiven Lebensqualität. Oberste Priorität besitzt die Vermeidung einer weiteren Schadensentwicklung.

- Daraus ergibt sich, dass Trinkmengenreduktion oder Abstinenz nur mittelbare Therapieziele sind, die keinen Selbstzweck darstellen, sondern dem Zweck der Schadensminderung dienen.
- In der Behandlung alkoholabhängiger Patienten kann nicht von einer primären Abstinenzmotivation ausgegangen werden, eine solche Orientierung entwickelt sich häufig erst im Verlauf der Erkrankung durch Zielkonflikte, die sich aus negativen Folgen eines fortgesetzten Konsums ergeben. Hilfreich ist eine Orientierung am **Stufenmodell der Veränderung**, nach welchem der Betroffene einen Kreislauf von Vorahnungsphase (Motivationsarbeit), Entscheidungsphase (Planung der Behandlung), Handlungsphase (Entzugsbehandlung), Abstinenzerhaltungsphase (Rückfallprophylaxe) und möglicherweise Abstinenzbeendigungsphase (Rückfall und erneute Motivationsarbeit) durchläuft.
- Ausgehend von der Behandlungs- und Kontaktdauer hat es sich bewährt, zwischen einer Akut- und einer Postakutbehandlung alkoholabhängiger Patienten zu unterscheiden.
- Zu den wichtigsten Elementen der Akutbehandlung gehören die Intoxikationsbehandlung, die Entzugsbehandlung und die Krisenintervention bei psychiatrischer Komorbidität (Depression, Suizidalität).
- Die **Entzugsbehandlung** ist i. Allg. stationär als **qualifizierter Entzug** mit psychoedukativen Maßnahmen und Motivationsförderung über einen Regelbehandlungszeitraum von 3 Wochen vorzunehmen. Bei absehbar mildem Verlauf ohne vorbeschriebene schwere Entzugssymptome (inkl. generalisierter Krampfanfälle, Delirien oder ausgeprägter Folgeerkrankungen) kann die Entzugsbehandlung auch ambulant oder tagesklinisch vorgenommen werden.
- Die Akutbehandlung alkoholabhängiger Patienten wird überwiegend von Hausärzten und Psychiatrischen Kliniken und von Notaufnahmen der Allgemeinkrankenhäuser durchgeführt. Die **Postakutbehandlung (Langzeittherapie)** ist eine längerfristige ambulante oder stationäre Behandlung alkoholabhängiger Patienten, welche eine Stabilisierung der bisher erreichten Abstinenzphasen anstrebt. Voraussetzung für die Vermeidung von Alkoholrückfällen ist die Berücksichtigung **neurobiologischer und psychosozialer Faktoren**; aus diesen Gründen kommen psychotherapeutische sowie pharmakologische Interventionen zum Einsatz.
- Die wichtigsten **psychotherapeutischen Interventionen** in der Langzeittherapie alkoholabhängiger Patienten sind die motivationale Therapie, kognitiv-behaviorale Techniken, achtsamkeitsbasierte Verfahren und das Vorgehen nach dem 12-Schritte-Programm der Anonymen Alkoholiker. Für alle Techniken stehen praxisnahe Manuale zur Verfügung.
- In den letzten Jahren hat die **medikamentöse Rückfallprophylaxe** zunehmend ihre Wirksamkeit erwiesen. Daten zeigen, dass die Verordnung einer rückfallprophylaktischen Medikation zusammen mit einer ambulanten (haus)ärztlichen Betreuung gute Effekte erzielen kann.
- Die medikamentöse Behandlung mit dem Ziel der **Trinkmengenreduktion** erscheint besonders für alkoholabhängige Patienten in frühen Erkrankungsstadien geeignet, die (noch) keine Abstinenzbereitschaft zeigen. Abhängig vom Verlauf

der Behandlung können die Therapiekontakte für motivationale Interventionen genutzt werden, um die Veränderungsbereitschaft zu stärken und den Patienten ggf. für das Abstinenzziel zu gewinnen.
- Generell birgt die breitere Akzeptanz des Behandlungsziels der Trinkmengenreduktion die Chance, mehr Patienten als bisher in ein therapeutisches Setting zu bringen; die Trinkmengenreduktion ist mit einer Minderung alkoholassoziierter Folgeschäden verbunden (Falk et al. 2019).
- Die **Behandlungsziele in der Postakutbehandlung** müssen sich an den individuellen Möglichkeiten des Patienten, z. B. der Länge der bisherigen Abstinenzphasen, orientieren und sollen möglichst konkret gemeinsam mit dem Patienten vereinbart werden.
- Durch Einnahme einer **rückfallprophylaktischen Medikation** soll versucht werden, die bisher erreichten **Abstinenzphasen** zu verlängern oder Rückfälle in ihrer Länge oder Schwere zu begrenzen (**stufenweises Vorgehen**). Zur Überprüfung der Wirksamkeit haben sich „Trinktagebücher" (z. B. das Trinktagebuch der DHS; ▶ www.dhs.de/unsere-arbeit/projekte/trinktagebuch-1; zuletzt abgerufen am 20.08.2025) bewährt. Diese Interventionen können dazu beitragen, längerfristig Abstinenz- oder Risikoreduktionsziele zu erreichen; s. unten, Monitoring des Alkoholkonsums.
- Eine **Entwöhnungstherapie mit gezielten psychotherapeutischen Interventionen** ist eine ergänzende Möglichkeit, dem Patienten bei dem Ziel der Erreichung einer Langzeitabstinenz zu helfen. Sie findet zunehmend ambulant (Suchtberatungsstellen), verbreitet aber auch stationär (Fachkliniken) über einen Zeitraum von 2–4 Monaten statt. Sie sollte im Regelfall durch eine Nachsorge ergänzt werden. Die **aktive Teilnahme an Selbsthilfegruppen** (z. B. Anonyme Alkoholiker mit einem strukturierten 12-Schritte-Programm oder Kreuzbund, Guttempler) ist für viele Patienten in der Abstinenzerhaltung hilfreich.

Alkoholintoxikation

- **Akute Alkoholintoxikation** (bei schwerer Ausprägung internistische Notfallsituation):
  - Enthemmung, Rededrang, Euphorisierung, bei schwerer Intoxikation auch aggressives fremd- oder eigengefährdendes Verhalten, seltener Angst oder depressive Stimmung,
  - Konzentrations- und Merkfähigkeitsstörungen, Desorientiertheit, Bewusstseinsstörungen,
  - Stand- und Gangunsicherheit: Nystagmus, Ataxie, Dysarthrie, Schwindel.
- **Leichte und mittelschwere Alkoholintoxikationen** stellen in der Regel keine Indikation für pharmakotherapeutische Interventionen dar. Zur Behandlung fremd- oder selbstgefährdender Erregungszustände kann *Haloperidol* in einer Dosierung von 5–10 mg (oral, i. m.) eingesetzt werden. Der Einsatz von BZD ist wegen synergistischer Effekte am $GABA_A$-Rezeptorkomplex kontraindiziert.

Alkoholentzug

- Es wird v. a. eine sympathoadrenerge Hyperaktivität durch Disinhibition des noradrenergen Locus coeruleus postuliert. Wichtig scheint auch der plötzliche

Wegfall inhibierender (GABAerger) und überschießender exzitatorischer Einflüsse (NMDA) zu sein.

- Die Symptomatik kann sich von einer milden Ausprägungsform (unkomplizierter Alkoholentzug), die ambulant behandelt werden kann, bis hin zu einem schweren Alkoholentzug (und einem Delirium tremens, s. unten), das einer sofortigen stationären Behandlung bedarf, ausdehnen.
- **Symptomatik des unkomplizierten Alkoholentzugs:** Leichte Blutdruckerhöhung, Tachykardie, Hyperhidrosis, Fingertremor, Kopfschmerzen, psychomotorische Unruhe, Reizbarkeit, leichte Übelkeit.
- **Symptomatik des schweren Alkoholentzugs: Massive Blutdruckerhöhung**, **Tachykardie**, Hyperhidrosis, Arm- oder Ganzkörpertremor, massive psychomotorische Unruhe, Übelkeit, Erbrechen, starke Ängste bis hin zu Suizidgedanken.
- **Komplikation des Alkoholentzugs:** Entwicklung prädeliranter Symptome, wie z. B. Orientierungsstörungen, Wahrnehmungsstörungen, ggf. eines Alkoholentzugsdelirs (Delirium tremens, s. unten) oder eines Grand-mal-Entzugskrampfanfalls, in seltenen Fällen eines Status epilepticus.

Pharmakotherapie des Alkoholentzugs

- Grundsätzliches Therapieprinzip der Pharmakotherapie des Alkoholentzugs ist die **Substitution** des Alkohols durch ein Präparat mit ähnlichem Rezeptorprofil (insbesondere $GABA_A$-Agonismus), die **Auftitration** mit diesem Präparat bis zum weitgehenden Sistieren der Entzugssymptome und abschließend die **schrittweise Reduktion** zur Rückbildung der funktionellen Toleranz.
- ***Clomethiazol*** ist in Deutschland für eine stationäre Entgiftungsbehandlung zugelassen. *Clomethiazol* vermindert sicher verschiedene Entzugssymptome wie Pulsanstieg, Blutdruckspitzen, Ängstlichkeit, psychomotorische Unruhe und besitzt eine delirverhütende und krampfanfallshemmende Wirkung. Aufgrund seiner kurzen HWZ ist es gut steuerbar und kann sowohl fest dosiert als auch symptomorientiert verabreicht werden. *Clomethiazol* ist nicht für eine ambulante Anwendung geeignet. – Dosierung ▶ 7.4.5, Präparat.
- **BZD** (▶ Kap. 4) sind eine gleichwertige Alternative zu *Clomethiazol*. Zum Einsatz kommen in erster Linie BZD mit einer langen HWZ (> 24 h) wie z. B. *Diazepam*; die Kumulationsgefahr ist zu beachten. Bei Leberfunktionsstörungen kann auf mittellang (6–24 h) wirksame Substanzen wie *Lorazepam* oder *Oxazepam* zurückgegriffen werden. BZD können sowohl fest dosiert als auch symptomorientiert gegeben werden. Im Gegensatz zu *Clomethiazol* können sie auch parenteral verabreicht werden, in Deutschland stehen hierfür z. B. *Diazepam* und *Lorazepam* zur Verfügung. Trotz guter Studienlage und langer klinischer Erfahrung in anderen Ländern sind BZD in Deutschland in der Indikation Alkoholentzug nicht zugelassen; in den USA sind sie Mittel der ersten Wahl (Dosis ▶ 4.12.6, *Diazepam*).
- Bei bekanntem Missbrauch von *Clomethiazol* oder BZD sollte der jeweils andere Wirkstoff zum Entzug der Alkoholabhängigkeit eingesetzt werden. Bei kombiniertem Entzug von Alkohol und BZD erfolgt die Entzugsbehandlung mit einer BZD-Monotherapie.
- ***Carbamazepin*** (▶ 2.13.1, Präparat; Einsatz als Stimmungsstabilisierer) besitzt eine Zulassung zur Anfallsverhütung im Alkoholentzug unter stationären Be-

Box 1

Pharmakotherapie des Alkoholentzugs – Bewertung

- *Clomethiazol* oder lang wirksame BZD wie z. B. *Diazepam* stellen die AM der ersten Wahl zur pharmakologischen Behandlung eines Alkoholentzugs unter stationären Bedingungen dar. Die Dosierung sollte symptomorientiert anhand eines Score-Bogens erfolgen (Alkoholentzugsverlaufsbogen; ▶ 7.4.5, *Clomethiazol*). Da aufgrund des internationalen Gebrauchs von BZD die Datenlage zu ihrer Wirksamkeit umfangreicher ist, empfehlen die aktuellen Leitlinien BZD als Therapie der ersten Wahl.
- *Carbamazepin* oder die Kombination von *Carbamazepin* und *Tiaprid* stellen insbesondere unter ambulanten Bedingungen eine Alternative dar (*off label*), die beim Fehlen von Risikofaktoren (Delir, Krampfanfälle, körperliche Komplikationen) und bei Sicherstellung einer ausreichenden Betreuung erwogen werden kann.

dingungen. Bei schneller Aufdosierung zeigt es zudem einen zentral dämpfenden Effekt, der zur Minderung von Entzugssymptomen beitragen kann. Studien weisen auf eine ähnlich gute Wirkung wie bei *Clomethiazol* oder *Oxazepam* im **leicht- bis mittelgradigen Alkoholentzug** hin; allerdings **ohne antidelirante oder delirprophylaktische Wirksamkeit**. Dosierung: 600–800 mg in den ersten beiden Tagen als nichtretardierte Tabletten oder Saft, danach über 5 Tage absetzen.
- *Carbamazepin* plus *Tiaprid*: Die Kombinationstherapie aus *Carbamazepin* (Dosierung s. oben) und *Tiaprid* (4 × 300 mg, danach über 5 Tage reduzieren) stellte in verschiedenen Therapiestudien eine sichere und *Clomethiazol* oder *Diazepam* vergleichbare Entzugsbehandlung dar. Der Zusatznutzen der *Tiaprid*-Gabe im Vergleich zur *Carbamazepin*-Monotherapie liegt in einer stärkeren Reduktion psychomotorischer Unruhe.
- *Doxepin* besitzt eine (Alt-)Zulassung zur Behandlung leichter Entzugssyndrome; die Wirkung ist nicht sicher belegt. Dosierung: 3–6 × 50 mg/d über 3 Tage, dann schrittweise Reduktion. Keine ambulante Verordnung bei potenziell suizidalen Patienten.

Bewertung der Pharmakotherapie des Alkoholentzugs ▶ Box 1.

Weitere supplementäre Therapien im Alkoholentzug

- Eine orale ***Vitamin-B_1*-Gabe (*Thiamin*)** sollte erfolgen. Bereits bei geringgradigem Verdacht auf Wernicke-Enzephalopathie hoch dosierte intravenöse (2 × 300 mg) *Vitamin-B_1*-Gabe.
- Chronische Alkoholeinnahme erhöht dosisabhängig den Spiegel der exzitatorischen Aminosäure *Homocystein*. Die auch im Alkoholentzug noch über Tage vorhandene Hyperhomocysteinämie potenziert möglicherweise die über NMDA-Rezeptoren vermittelte glutamaterge Neurotransmission; die Behandlung besteht in einer Kombinationstherapie von *Vitamin B_6*, *Vitamin B_{12}* und *Folsäure*.

- ***Clonidin*** als Komedikation bei hypertoner bzw. tachykarder Herz-Kreislauf-Situation im Alkoholentzug; *Clonidin* hat aber keine anfallssuppressiven oder delirverhütenden Eigenschaften.
- Elektrolytsubstitution, insbesondere Kalium und Magnesium.
- Stressulkusprophylaxe z. B. mit *Omeprazol* (z. B. Antra) oder *Pantoprazol* (z. B. Pantozol).

- **Neue pharmakologische Ansätze**
- Präklinische Untersuchungen und pharmakoepidemiologische Daten deuten darauf hin, dass **Glucagon-like-Peptide-1-Rezeptoragonisten** (GLP-1-Rezeptoragonisten ▶ Kap. 9) den Alkoholkonsum reduzieren können. Eine aktuelle doppelblinde randomisierte Phase-2-Parallelarmstudie über 9 Wochen mit *Semaglutid* (0,25 mg/Woche für 4 Wochen, 0,5 mg/Woche für 4 Wochen und 1,0 mg für 1 Woche) vs. Plazebo ergab eine Minderung des Verlangens nach Alkohol und der Zahl der Getränke pro Trinktag (Hendershot et al. 2025).
- *Topiramat* (▶ 9.3.6, Präparat) zeigt den Ergebnissen mehrerer RCT zufolge trinkmengenreduzierende Eigenschaften und reduziert nach dem Ergebnis einer RCT auch impulsives Verhalten.
- Für *Natriumoxybat* (GHB) (▶ 5.9.13, Präparat) hat die EMA die Marktzulassung zur Behandlung von Alkoholabhängigkeit (Alkoholentzugssyndrom und Aufrechterhaltung der Abstinenz) abgelehnt. Grund hierfür war die unzureichende Datenlage und das Risiko einer missbräuchlichen Anwendung. Geprüft wurde das Präparat Hopveus (Neuentwicklung von Alcover). Dieses frühere *Natriumoxybat*-AM ist in Österreich und Italien über nationale Verfahren zugelassen.
- Ob *Gabapentin* für die Abstinenzbehandlung geeignet ist, bleibt umstritten. Die dämpfenden Effekte auf das Entzugssyndrom stehen dem Missbrauchspotenzial gegenüber (insbesondere bei polytoxikomanen Patienten). Letzteres ist ein gewichtiges Argument gegen eine langfristige Behandlung, auch wenn neue Daten trinkmengenreduzierende und abstinenzerhaltende Effekte aufzeigen (Anton et al. 2020).
- Hallzinogene wie *Psilocybin* könnten zukünftig als neue Substanzklasse in der Suchttherapie Bedeutung erhalten. Trotz erster Hinweise auf therapeutische Effekte in der Behandlung der Alkoholabhängigkeit (Bogenschutz et al. 2022) stehen aktuell belastbare Studien noch aus.

Alkoholentzugsdelir (Delirium tremens)

Das Alkoholentzugsdelir kann sich als eine akute organische Psychose primär oder aus einem Entzugssyndrom heraus entwickeln. Klinisch ist das Alkoholentzugsdelir am gleichzeitigen Vorliegen eines Alkoholentzugssyndroms und eines deliranten Syndroms u. a. mit einer Bewusstseinsstörung mit Desorientierung, lebhaften Halluzinationen und Illusionen, Schlaflosigkeit, Wahnvorstellungen, Unruhe und Aufmerksamkeitsstörungen erkennbar. Unbehandelt endet es in 1/3 der Fälle letal. Obwohl das Delir keine spezifische Störung im Rahmen des Alkoholentzugs darstellt und auch bei anderen organischen psychischen Störungen auftritt, wird es wegen seiner klinischen Relevanz an dieser Stelle behandelt. Die Therapie besteht aus einer **Alkoholentgiftungsbehandlung** nach den oben beschriebenen Richtlinien beim Alkoholentzugssyndrom und einer symptomorientierten **Delirbehandlung**. Die bisherigen Therapieempfehlungen beruhen nur auf Fallberichten, haben sich aber in der Klinik seit Jahrzehnten bewährt.

- **Pharmakotherapie des Alkoholentzugsdelirs**
  - ***Clomethiazol***, ggf. in Kombination mit einem Antipsychotikum, ist das Mittel der ersten Wahl beim Delirium tremens. *Clomethiazol* wird entsprechend der Vorgabe beim Alkoholentzugssyndrom verordnet (s. oben). Dosierung ► 7.4.5, Präparat.
  - Wenn ein Antipsychotikum bei Vorliegen entsprechender Zielsymptome (z. B. Halluzinationen, psychomotorische Erregung) symptomorientiert ergänzend eingesetzt werden muss, wird in der Regel ***Haloperidol*** (5–10 mg/d) gewählt; es gibt Hinweise, dass auch ***Risperidon*** (Dosis: 0,5–2 mg/d) ähnlich effektiv ist. Die Antipsychotika sollten nach Abklingen der halluzinatorischen Symptome rasch abgesetzt werden.
  - Eine Alternative ist die **Kombination** von einem **BZD** und einem **Antipsychotikum** (wie beim Alkoholentzugssyndrom, s. oben).

7

! Die alleinige Gabe von *Haloperidol* beim Alkoholentzugsdelir (nicht bei anderen Delirien, ► Kap. 12) führt nach metaanalytischer Auswertung im Vergleich zu einer kombinierten Gabe mit BZD oder auch der alleinigen Gabe von BZD zu einer höheren Mortalität, einer größeren Anzahl von schwerwiegenden NW und einer längeren Delirdauer und ist daher nicht indiziert. Vom Hersteller wird nur noch eine i. m.-Applikation empfohlen (► 3.15.13, Präparat; ► 3.6.3).

Pharmakologische Rezidivprophylaxe der Alkoholabhängigkeit

- ***Acamprosat*** ist für die Rückfallprophylaxe der Alkoholabhängigkeit zugelassen. Ob der Wirkmechanismus über modulatorische Effekte am NMDA-Rezeptor oder über direkte Effekte von Kalziumionen vermittelt wird, ist derzeit in Untersuchung. *Acamprosat* kann nach den Ergebnissen einer Metaanalyse Komplettabstinenz halten, nicht jedoch nach einem Trinkzwischenfall die Rückkehr in das abhängige Trinken verhindern. Die Kombination mit kognitiver Verhaltenstherapie (KVT) kann die Wirksamkeit der Medikation steigern.
- ***Naltrexon*** ist als μ- und δ-Opioidrezeptorantagonist zur Behandlung der Alkoholabhängigkeit zur Reduktion des Rückfallrisikos, als unterstützende Behandlung in der Abstinenz und zur Minderung des Verlangens nach Alkohol zugelassen. *Naltrexon* wird in mehreren Metaanalysen positiv bewertet und besitzt neben rückfallprophylaktischen auch trinkmengenreduzierende Eigenschaften; es eignet sich daher im Gegensatz zu *Acamprosat* auch zur Behandlung nicht primär abstinenzorientierter Patienten. Bei Patienten mit leichteren Erkrankungsformen ist nach einer RCT auch die passagere Einnahme von *Naltrexon* vor einer Hochrisikosituation eine wirksame Intervention. Die Wirksamkeit von *Naltrexon* konnte u. a. auch an komorbid psychiatrisch erkrank-

ten Patienten (Depression; posttraumatische Belastungsstörung) nachgewiesen werden.

- ***Nalmefen*** wirkt als selektiver Opioidrezeptorligand mit antagonistischer Aktivität am μ- und δ-Rezeptor und mit partieller agonistischer Aktivität am κ-Rezeptor trinkmengenreduzierend bei Alkoholabhängigkeit. Inwieweit die Wirkung am κ-Rezeptor (Reduktion anxiogener, anhedoner Symptome) einen klinisch relevanten Zusatznutzen vermittelt, ist offen. *Nalmefen* ist zugelassen zur Reduktion des Alkoholkonsums bei erwachsenen Patienten mit Alkoholabhängigkeit, deren Alkoholkonsum „sich auf einem hohen Risikoniveau befindet" (> 60 g/d für Männer; > 40 g/d für Frauen), bei denen keine körperlichen Entzugserscheinungen vorliegen und für die keine sofortige Entgiftung erforderlich ist. Die Hepatotoxizität ist geringer als die von *Naltrexon*. *Nalmefen* eignet sich für ein „*as needed*" oder „*targeted treatment*"; d. h., die Einnahme kann an Tagen erfolgen, an denen ein (hoher) Alkoholkonsum erwartet wird. Eine vergleichende Bewertung mit anderen verfügbaren Alkoholtherapeutika (*Acamprosat*, *Naltrexon*) ist gegenwärtig nicht möglich (andere Zulassungsindikation: Aufrechterhaltung der Abstinenz; kein „As-needed-Gebrauch").

Andere pharmakologische Strategien in der Rezidivprophylaxe

- ***Disulfiram*** ist in Deutschland nicht mehr, jedoch in anderen europäischen Ländern weiterhin zugelassen und verordnungsfähig und kann über internationale Apotheken importiert werden; die Anwendung erfolgt dann *off label*. *Disulfiram* kann in einer engmaschig begleiteten, supervidierten Behandlung hilfreich sein; wegen der potenziell lebensbedrohlichen Komplikationen bei Trinkzwischenfällen stellt es jedoch keine Standardtherapie dar.
- **Kombinationsbehandlungen** mit Substanzen unterschiedlichen pharmakologischen Profils könnten eine Strategie zur Verbesserung des klinischen Effekts darstellen, die Studienlage ist jedoch noch uneinheitlich. Positive Berichte liegen für die Kombination von *Acamprosat* plus *Naltrexon* sowie für *Acamprosat* plus *Disulfiram*, *Naltrexon* plus *Topiramat*, *Naltrexon* plus *Ondansetron* und *Naltrexon* plus *Vareniclin* vor.
- **Trizyklische Antidepressiva**, insbesondere *Imipramin*, stellen nach den Ergebnissen einer großen Metaanalyse wirksame Substanzen zur Behandlung depressiver alkoholabhängiger Patienten dar, die Evidenzlage für eine SSRI-Monotherapie ist dagegen negativ. Im Hinblick auf das schlechte Sicherheitsprofil der TZA kommt den neueren dual wirksamen Substanzen, wie z. B. *Venlafaxin*, *Duloxetin* oder *Mirtazapin*, in der Behandlung depressiver alkoholabhängiger Patienten eine wichtige Rolle zu. Ergebnisse zur Wirksamkeit der Kombinationsbehandlung von *Naltrexon* mit SSRI sind widersprüchlich; für *Sertralin* plus *Naltrexon* liegt eine positive, für *Citalopram* plus *Naltrexon* eine negative RCT vor.

Bewertung der pharmakotherapeutischen Rückfallprophylaxe der Alkoholabhängigkeit ▶ Box 2.

Box 2

Pharmakotherapeutische Rezidivprophylaxe der Alkoholabhängigkeit – Bewertung

- *Naltrexon* und *Nalmefen* besitzen trinkmengenreduzierende Eigenschaften, d. h. es kann auch bei nicht eindeutig abstinenzmotivierten Patienten zur **Trinkmengenreduktion** verordnet werden.
- Mit *Nalmefen* wurde erstmals ein Mittel zur Behandlung der Alkoholabhängigkeit zugelassen, das nicht auf den Erhalt einer zuvor erreichten Abstinenz zielt, sondern die Reduktion der Trinkmenge unterstützt. Dies kann dazu beitragen, bisher nicht behandelten Patienten in einen Therapieprozess hineinzuverhelfen.
- *Acamprosat* besitzt eine **abstinenzerhaltende Wirkung**, bei einer Abstinenzverletzung verhindert es jedoch nicht den Rückfall in das regelmäßige, abhängige Trinken.
- *Acamprosat* oder *Naltrexon* sollten für mindestens 3–6 Monate, in Einzelfällen auch für 12 Monate nach Abschluss einer Alkoholentgiftungsbehandlung eingenommen werden. *Nalmefen* kann zudem gezielt („*as needed*") an Tagen mit hoher Rückfall- oder Konsumgefahr eingesetzt werden.

7

Neue pharmakologische Ansätze in der Trinkmengenreduktion

- Das Antiepileptikum *Topiramat* (▶ 9.3.6, Präparat) zeigte in mehreren RCT an Alkoholabhängigen eine gegenüber Plazebo überlegene Wirkung im Hinblick auf eine Trinkmengenreduktion, kann jedoch mit kognitiven Beeinträchtigungen einhergehen.
- Eine Metaanalyse stellt die trinkmengenreduzierenden oder abstinenzerhaltenden Effekte von *Baclofen* (Lioresal) als $GABA_B$-Rezeptoragonist infrage. Die Ergebnisse sind weiterhin uneinheitlich; in der metaanalytischen Betrachtung konnten jedoch auch Hochdosierungen keine signifikanten Effekte erzielten (Bschor et al. 2018).
- Eine aktuelle große schwedische Studie (Söderpalm et al. 2025) liefert erstmals Hinweise für die Wirksamkeit einer dopaminergen Kombinationstherapie bei Alkoholabhängigkeit: Die Kombination aus *Vareniclin* und *Bupropion* senkte den Alkoholkonsum stärker als Monotherapien. Ein indirekter Vergleich mit bisher verfügbaren AM ist methodisch nicht möglich. Die 13-wöchige multizentrische randomisierte Studie mit 384 Teilnehmenden zeigte starke Effekte bei gleichzeitig hoher Verträglichkeit. Das könnte die neurobiologische Hypothese eines dopaminvermittelten Defizits bei AUD (*alcohol use disorder*) stützen und neue Therapieperspektiven eröffnen.
- Der $5\text{-}HT_3$-Rezeptorantagonist *Ondansetron* (z. B. Zofran; 2 × 4 mg/d) als Zusatztherapie bei KVT war in einer großen RCT bei Alkoholabhängigen mit frühem Beginn einer Plazebobehandlung überlegen. **Cave:** Keine Verordnung bei Frauen im gebärfähigen Alter wegen eines erhöhten Risikos orofazialer Fehlbildungen bei der Anwendung im ersten Trimenon.

Monitoring des Alkoholkonsums

- Bei behandlungsmotivierten Patienten haben sich grundsätzlich die Selbstangaben zum Konsum als ausreichend valide zum Monitoring des Therapieverlaufs gezeigt.
- Als indirekte **Alkoholmarker** stehen kohlenhydratdefizientes Transferrin (CDT), γ-Glutamyltransferase (GGT) und mittleres korpuskuläres Volumen (MCV) sowie direkte Alkoholmarker wie Ethylglukuronid (EtG) und Ethylsulfat (EtS) im Serum sowie im Urin, EtG und Fettsäureethylester (FAEE) im Haar zur Verfügung. Phosphatidylethanol (PEth) scheint ein vielversprechender Parameter zu sein, der mit hoher Spezifität (48–89 %) und Sensitivität (88–100 %) das bisherige Spektrum ergänzt (Andresen-Streichert et al. 2018).
- Zum diagnostischen Screening in der klinischen Praxis hat sich insbesondere der CAGE-Test, der Münchner Alkoholismus-Test (MALT) und der *Alcohol Use Disorders Identification Test* (AUDIT-C) bewährt.

Alkoholassoziierte psychische Störungen und Alkoholfolgeerkrankungen

Alkoholhalluzinose

Die Alkoholhalluzinose ist eine alkoholbedingte psychotische Störung. Akustische Halluzinationen (dialogisierende, beschimpfende Stimmen), Angst, Verfolgungswahn sind die wichtigsten Symptome.

Therapie: Hochpotente Antipsychotika, z. B. *Haloperidol* (5–10 mg/d); alternativ *Risperidon* (2–6 mg/d), häufig spontane Remission, dann ist die antipsychotische Pharmakotherapie zu beenden.

Eifersuchtswahn

Im Vordergrund stehen wahnhafte Überzeugungen, vom Geschlechtspartner betrogen zu werden; fast ausschließlich bei Männern.

Therapie: Wie Alkoholhalluzinose. Insgesamt scheint aber der alkoholbedingte Eifersuchtswahn schlechter als der Wahn bei schizophrenen Störungen auf eine antipsychotische Behandlung anzusprechen.

Wernicke-Korsakow-Syndrom/alkoholtoxische Demenz

Langfristiger und hochdosierter Alkoholkonsum geht mit oft unspezifischen neurokognitiven Störungen einher. Eine typische Form der alkoholtoxischen Demenz ist das Wernicke-Korsakow-Syndrom mit Desorientiertheit, mnestischen Störungen und Konfabulationen. Häufig sind nicht alle Symptome gleichzeitig erfüllt.

Therapie: Hoch dosiert *Thiamin* (*Vitamin* B_1), z. B. 2 × 300 mg/d langsam i. v. als Kurzinfusion über mindestens 5 Tage. Wenn eine klinische Besserung eintritt, sollte die i. v.-Behandlung bis zum Sistieren der Besserung fortgesetzt werden, danach die Dosis für 5 weitere Tage halbiert geben und dann eine Prophylaxe mit oraler *Thiamin*-Gabe fortsetzen. Anaphylaktische Zwischenfälle treten unter parenteraler *Thiamin*-Gabe sehr selten auf. Der *Thiamin*-Bedarf ist bei gleichzeitiger Applikation glukosehaltiger Infusionen erhöht.

Prophylaxe: 3 × 100 mg/d *Vitamin* B_1 oral.

Die orale *Vitamin-*B_1-Prophylaxe ist aufgrund der häufigen Fehlernährung alkoholabhängiger Patienten eine zwingende Maßnahme. Bei nur geringgradigem Verdacht auf Wernicke-Enzephalopathie sollte eine hoch dosierte intravenöse (2 × 300 mg) *Vitamin-*B_1-Gabe erfolgen.

Hepatische Enzephalopathie

Delirantes Syndrom unterschiedlicher Schwere mit Bewusstseinsstörungen bis hin zu Stupor und Koma; erhöhte Serumammoniakspiegel; psychomotorische Unruhe (jedoch auch stuporöse Zustandsbilder); zusätzlich *flapping tremor* der ausgestreckten Hände; bei schwerer Ausprägung Intensivüberwachung notwendig.

Therapie: Bei der leichtgradigen bis mittelschweren hepatischen Enzephalopathie erfolgt nach Ausschluss einer gastrointestinalen Blutung oder Infektion die Reduktion der Eiweißzufuhr auf 1–1,5 g/kg KG/d und die Beschleunigung der Darmentleerung (10–30 ml Laktulose 1–4 × pro Tag). Zur Unterstützung der Metabolisierung von Ammoniak: *L-Ornithin-L-Aspartat* (LOLA, HEPA Merz) 3 × 3–6 g/d p. o., ggf. zusätzlich Proteinrestriktion auf 0,5–1 g/kg KG/d. Bei **höhergradiger hepatischer Enzephalopathie (Grad III–IV) zusätzlich:** Erhöhung der Laktulosedosis, strenge Einweißrestriktion auf 30 g/d, parenterale Ernährung, LOLA i. v., Darmsterilisation mit *Neomycin* und Azidoseausgleich.

7

Als Therapieversuch bei klinisch relevanten Bewusstseinsstörungen kann 1 mg ***Flumazenil*** gegeben werden, ggf. wiederholt, max. 0,05 mg/kg KG. Wegen sehr kurzer HWZ und Gefahr von Komplikationen (v. a. Krampfanfälle) hat diese Maßnahme eher diagnostischen Wert. Keine BZD bei hepatischer Enzephalopathie.

Alkoholbezogene Aggression

Etwa ein Drittel der Gewalttaten in Deutschland geschieht unter Alkoholeinfluss. Als Ursache von aggressivem Verhalten unter Alkoholeinfluss gelten kognitive Defizite, wie z. B. eine verminderte Kontrolle des Verhaltens, reduzierte Hemmung aggressiver Impulse und die Tendenz, soziale Interaktionen unter Alkoholeinfluss als feindselig aufzufassen. Erhöhte Zahlen für Gewalt bei Alkoholabhängigen gehen bei dauerhafter Alkoholabstinenz auf das Niveau der Allgemeinbevölkerung zurück.

Therapie: Es bestehen Hinweise auf eine Wirksamkeit von SSRI zur Reduktion negativer Emotionen und der Impulsivität. Die Entwicklung von verhaltenstherapeutischen Therapieprogrammen befindet sich noch in den Anfängen; ebenso wie zur spezifischen Wirksamkeit von Antidepressiva fehlen bislang kontrollierte Studien mit entsprechendem Behandlungsziel. Effektiver sind Ansätze, den gesamtgesellschaftlichen Alkoholkonsum zu reduzieren.

Andere Folgeerkrankungen der Alkoholabhängigkeit

Ethyltoxische Leberzirrhose, Myopathie, Polyneuropathie und Kardiomyopathie stellen wichtige Alkoholfolgeerkrankungen dar, für die bisher noch keine spezifischen Interventionen entwickelt wurden. Weitere wichtige Alkoholfolgeerkrankungen, wie die zentrale pontine Myelinolyse, entwickeln sich auf dem Boden eines Natriummangels (**Cave:** langsamer Ausgleich der Hyponatriämie im Alkoholentzug!). Das Marchiafava-Bignami-Syndrom, die Entwicklung einer Balkenatrophie, wird im Kontext eines zentralen *Vitamin-*B_1-Mangels interpretiert.

7.2.2 Störungen im Zusammenhang mit Benzodiazepinen

Zur Intoxikation mit BZD ▶ 12.8.2, zum Auftreten von Entzugssymptomen ▶ 4.6.2; psychomotorische Erregungszustände ▶ 12.4.

7.2.3 Störungen im Zusammenhang mit γ-Hydroxybuttersäure/γ-Butyrolacton

Substanzcharakteristika

γ-Hydroxybuttersäure (GHB) ist eine mit GABA verwandte und im menschlichen Körper natürlich vorkommende kurzkettige Fettsäure aus der Gruppe der Oxybate. Sie ist farblos, geruchlos, hat einen leicht bitteren Geschmack und wird meist als Flüssigkeit, seltener als Pulver oder Kapsel konsumiert. Die physiologische Wirkung entfaltet sich durch das Binden an GHB-spezifische Rezeptoren mit indirekten inhibitorischen Effekten auf $GABA_A$-Rezeptoren, in hoher Dosierung auch auf $GABA_B$-Rezeptoren, und Effekten auf das Dopamin-, Serotonin- und Glutamatsystem (Busardò und Jones 2015). γ-Butyrolacton (GBL) sowie 1,4-Butandiol (1,4-BD) sind chemische Analoga von GHB und kommen hauptsächlich in Lösungs- und Reinigungsmitteln vor. Sie werden im Körper rasch durch entsprechende Enzyme (Lactonasen, ADH) zu GHB umgewandelt. Anders als GHB unterliegt GBL nicht dem Betäubungsmittelgesetz und wird aus diesem Grund häufig missbräuchlich konsumiert. Weitere Begriffe für die Substanzen GHB/GBL sind „Liquid Ecstasy" oder „G", sie werden u. a. auch als Inhaltsstoffe von „K.O.-Tropfen" verwendet. Bisherige Untersuchungen zeigen ein Abhängigkeitspotenzial vergleichbar mit dem von Alkohol und BZD.

- GHB wird schnell nach oraler Einnahme resorbiert und passiert die Blut-Hirn-Schranke. Der Wirkungseintritt erfolgt nach 15–30 min, die Wirkdauer beträgt 2–4 h, die Nachweisbarkeit im Blut/Urin ist kurz (bis zu 12 h). GBL bewirkt einen schnelleren Wirkungseintritt im Vergleich zu GHB.
- Die Diagnose einer akuten Intoxikation ist im klinischen Alltag dadurch erschwert, dass in Standard-Drogentests oft nicht auf GHB/GBL getestet wird.
- Psychotrope Effekte sind vergleichbar mit denen bei einer Alkohol- oder BZD-Intoxikation.
- Die übliche Dosis ist 1 ml flüssiges GHB (orale Einnahme) was ca. 1 g GHB entspricht. 0,5 g werden üblicherweise zur Entspannung/Enthemmung, 1 g für stimulierende und euphorisierende Effekte und 2–3 g für einen tiefen Schlaf/Bewusstlosigkeit eingesetzt. > 4 g bergen ein hohes Risiko für eine Überdosis („*G-hole*"). GBL muss im Vergleich zu GHB deutlich niedriger (etwa mit dem Faktor 0,5) dosiert werden, um dieselbe (GHB-)Wirkung zu entfalten.
- Eine Toleranzentwicklung schützt nicht vor einer letalen Überdosis, besonders bei Einnahme großer Mengen über kurze Zeit, auch wegen der oft unpräzisen Dosierung sowie eines Mischkonsums.
- Wird GBL unverdünnt konsumiert, werden die Speiseröhre, die Magen- sowie die Dick- und Dünndarmschleimhaut angegriffen.

Intoxikation mit GHB/GBL

Symptomatik:

- Psychotrope Effekte beginnen bei GHB ca. 15 min nach oraler Einnahme und halten ca. 3–4 h an. GBL flutet noch schneller im ZNS an und hat eine kürzere Wirkdauer.
- Bei einer milden Intoxikation zeigen sich u. a. Euphorie, Agitation, gesteigerte Libido, Übelkeit und Erbrechen, Diarrhö, Ataxie, Verwirrtheit, Myoklonien, Hypotonie bis hin zu epileptischen Anfällen, Bradykardien, Koma und respiratorisches Versagen bei schweren Intoxikationen.
- Ein besonderes Risiko sind Mischintoxikationen z. B. mit Alkohol und BZD aufgrund der synergistischen inhibitorischen Effekte auf das ZNS mit Atemdepression.

Therapie:

- Aufgrund einer oft unspezifischen Symptomkonstellation, von Mischintoxikationen und dem schwierigen laborchemischen Nachweis (kurze HWZ) ist die Behandlung einer akuten Intoxikation herausfordernd.
- Die Behandlung der Intoxikation ist symptomatisch und sollte eine intensivmedizinische Überwachung, die Atemwegssicherung und ggf. Beatmung beinhalten.
- Die primäre (z. B. durch Magenspülung oder Aktivkohle) oder sekundäre (Hämodialyse/Hämofiltration) Detoxifikation ist aufgrund der schnellen Absorption, der kurzen HWZ, der raschen Distribution im Körper sowie des schnellen Metabolismus von GHB/GBL meist nicht erfolgversprechend.
- Im Delir können antipsychotische Substanzen wie *Haloperidol*, *Quetiapin* oder *Olanzapin* zum Einsatz kommen.

Entzug von GHB/GBL

Symptomatik:

- Der Beginn der Symptomatik erfolgt meist 1–6 h nach letzter Einnahme. Aufgrund der kurzen HWZ und raschen Elimination kommt es oft zu einem schnellen und fulminanten Verlauf mit hohem Delirrisiko.
- Frühsymptome sind u. a. Übelkeit und Erbrechen, Verwirrtheit und Tremor, nachfolgend kommt es zu Hypertension, Tachykardien, epileptischen Anfällen bis hin zum akuten Delir mit neben der vegetativen Symptomatik typischen Symptomen wie Angst, Desorientiertheit, Paranoia sowie optischen und akustischen Halluzinationen.
- Ein Entzug dauert durchschnittlich 9 Tage an, kann lebensbedrohlich verlaufen und ist häufig schwerer als bei Alkohol oder BZD.

Therapie:

- Die stationäre Überwachung ist zwingend erforderlich.
- Für den akuten Entzug gibt es keine standardisierten Protokolle; im Rahmen von Fallstudien und Open-label-Studien erfolgte meist die Gabe von hochdosierten BZD (Karila et al. 2024).

- In schweren Fällen wurde die Gabe von pharmazeutischem GHB mit schrittweisem Ausschleichen untersucht.
- Bei kompliziertem Verlauf sind intensivmedizinische Maßnahmen erforderlich, in diesem Kontext ggf. die Gabe von Barbituraten.

Schädlicher Gebrauch und Abhängigkeit von GHB/GBL

- Konsumkontext: Häufig in Party-, Club- und Chemsex-Szenen, gelegentlich als „K.O.-Tropfen" bei Straftaten missbraucht.
- Einnahmemotivation: Enthemmung, Euphorie, Steigerung der Sexualität, Entspannung, Schlafinduktion.
- Risiken: Sehr steile Dosis-Wirkungs-Kurve, Gefahr der Überdosierung mit Atemdepression, Bewusstlosigkeit oder Koma.
- Wechselwirkungen: Besonders gefährlich in Kombination mit Alkohol oder anderen ZNS-dämpfenden Substanzen (Synergismus, erhöhtes Intoxikationsrisiko).
- Das Auftreten von Abhängigkeitssymptomen ist bereits nach wenigen Tagen regelmäßigen Konsums möglich.
- Schnelle Toleranzentwicklung: eine rasche Dosissteigerung ist erforderlich, um die gewünschte Wirkung zu erzielen.
- Eine spezifische Pharmakotherapie der Abhängigkeit ist bislang nicht etabliert. *Baclofen* wird diskutiert, die Studienlage ist noch unzureichend.
- *Natriumoxybat* ist das Natriumsalz der GHB und in der EU zur Behandlung von Narkolepsie mit Kataplexie bei erwachsenen Patienten zugelassen (Xyrem).
- In Österreich und Italien ist *Natriumoxybat* (Alcover) für den Alkoholentzug unter ärztlicher Aufsicht und in Kombination mit psychotherapeutischer Beratung sowie Maßnahmen zur sozialen Rehabilitation zugelassen, die EMA hat kürzlich die Überprüfung des Wirkstoffs für diese Indikation angekündigt. Aufgrund der aktuellen Nutzen-Risiko-Bewertung empfehlen die aktuellen Leitlinien zur Behandlung von Alkoholgebrauchsstörungen ausdrücklich nicht den Einsatz von GHB für den Alkoholentzug.

7.2.4 Störungen im Zusammenhang mit Opioiden

Substanzcharakteristika

- **„Opioid"** bezeichnet eine heterogene Gruppe von endogenen und exogenen Substanzen, die an Opioidrezeptoren binden; **„Opiat"** bezeichnet eine Gruppe von Alkaloiden, die aus Opium (Milch des Schlafmohns) gewonnen werden. Zur Substanzgruppe der Opioide gehören neben endogenen Liganden wie dem Peptidhormon β-Endorphin exogene Liganden wie das Opiat **Morphin** und seine synthetischen und halbsynthetischen Derivate. Wichtigster Vertreter ist das Heroin (*Diacetylmorphin* oder *Diamorphin*).
- Opioide binden an spezifische Rezeptoren; bislang sind vier unterschiedliche Rezeptortypen bekannt. Endogene Liganden sind neben den Endorphinen Enkephaline und Dynorphine.

- Den Opioiden gemeinsam sind euphorisierende, tranquilisierende und analgetische Wirkungen sowie eine Dämpfung des Atem- und Hustenzentrums, Obstipation und ausgeprägte periphere parasympathomimetische Eigenschaften wie z. B. Miosis.
- Durch Opioide kommt es zu einer starken physischen und psychischen Abhängigkeit.
- Die Toleranzentwicklung bezüglich der verschiedenen Opioidwirkungen vollzieht sich unterschiedlich rasch, es besteht eine Kreuztoleranz gegenüber Substanzen mit Hauptwirkort am gleichen Rezeptor.

Opioidabhängigkeit

Die Diagnose einer Opioidabhängigkeit richtet sich nach den in der Einleitung definierten diagnostischen Kriterien einer Abhängigkeitserkrankung. Auch bei der Opioidabhängigkeit wird zwischen **Akutbehandlung** und **Langzeitbehandlung** unterschieden.

Die Behandlung der Opioidabhängigkeit zeichnet sich dadurch aus, dass neben einer abstinenzorientierten Therapie auch die ärztlich kontrollierte Vergabe des Suchtmittels für die Langzeitbehandlung als Behandlungsmöglichkeit zur Verfügung steht.

Abstinenzorientierte Therapie und Rückfallprophylaxe der Opioidabhängigkeit

- Das **Abstinenzziel** ist für eine Mehrzahl der Patienten aufgrund der Schwere oder Dauer der Störung sowie erheblicher psychosozialer und medizinischer Komplikationen oft gar nicht, und wenn, dann erst längerfristig erreichbar.
- Die Durchführung einer **Entwöhnungsbehandlung** sollte für ausreichend motivierte, psychisch stabile opioidabhängige Patienten erwogen werden. Sie wird in der Regel unter stationären Bedingungen in einer entsprechenden Fachklinik über einen Zeitraum von 8–52 Wochen, teilweise mit einer sich anschließenden Adaption, durchgeführt. Ziel einer Entwöhnungsbehandlung ist die dauerhafte Opioidabstinenz, also auch der Verzicht auf eine Substitutionsbehandlung. Während der Behandlung wird häufig ein Prinzip der therapeutischen Gemeinschaft mit definierten sozialen Grundregeln (Ersatzfamilie, Nachreifung) mit verschiedenen psychoedukativen, verhaltenstherapeutischen und rehabilitativen Maßnahmen angestrebt (z. B. Arbeitstherapie, berufliche und soziale Reintegration). Die Einleitung einer Entwöhnungsbehandlung erfolgt in der Regel über eine Drogenberatungsstelle und setzt den erfolgreichen Abschluss einer Opioidentgiftungsbehandlung voraus.
- Zur **Aufrechterhaltung der Opioidabstinenz** kann der in dieser Behandlungsindikation zugelassene Opioidantagonist ***Naltrexon*** eingesetzt werden. Die Akzeptanz bei potenziellen Patienten ist jedoch gering. Die *Naltrexon*-Behandlung bewährt sich eher bei sozial integrierten, medikamentenabhängigen Patienten (klassisch: Ärzte und Apotheker). Vor *Naltrexon*-Behandlung sollte das Ausschleichen der Opioide langsam erfolgen, da dies den Abstinenzerfolg beeinflusst (Sigmon et al. 2013). Verschiedene RCT zeigten positive Effekte für in Deutschland bisher nicht verfügbare subkutane *Naltrexon*-Depotpräparate (Bell und Strang 2020).

- Problematisch sind die Abbruch- und Rückfallquoten während der Behandlung, alternative Behandlungsmöglichkeiten, z. B. die Einleitung oder Wiederaufnahme einer Substitutionsbehandlung, sind insbesondere bei ausgesprochen instabilen Patienten zu prüfen.

- **Substitutionsbehandlung bei Opioidabhängigkeit**
- Die Sicherstellung des Überlebens, die Besserung und Stabilisierung des Gesundheitszustands und die Abstinenz von unerlaubt erworbenen oder erlangten Opioiden stellen die wichtigsten unmittelbaren Ziele in der Behandlung opioidabhängiger Patienten dar. Diese Therapieziele lassen sich insbesondere für die Mehrzahl der schwerer betroffenen, noch nicht ausreichend stabilisierten Patienten am ehesten mit einer Substitutionsbehandlung erreichen.
- Zur Substitutionsbehandlung werden die lang wirksamen Opioidagonisten ***Methadon***, ***Levomethadon***, der kombinierte Opioidrezeptoragonist/-antagonist ***Buprenorphin*** und retardiertes ***Morphin*** zusammen mit psychosozialen Begleittherapien eingesetzt. Kontrollierte Studien belegen die Wirksamkeit des Verfahrens. Eine Opioidsubstitution verbessert die Therapietreue der Patienten und vermindert den Beikonsum von Heroin und anderen Drogen. Weitere Vorteile sind die Ermöglichung einer sozialen Reintegration, die Distanzierung von Illegalität und eine Reduktion des Infektionsrisikos. Eine Mehrzahl der Studien spricht für eine Überlegenheit einer qualifizierten Opioidsubstitution gegenüber rein abstinenzorientierten Therapieverfahren. Die Vergabe muss aber im Rahmen eines Gesamtbehandlungskonzepts stehen.
- Mit **Buvidal** ist ein ***Buprenorphin*-Depotpräparat** für die Behandlung von Erwachsenen und Jugendlichen ab 16 J. erhältlich. Buvidal ist eine lang wirksame Depotformulierung, die einmal wöchentlich oder monatlich als Injektion unter die Haut verabreicht wird (Soyka und Pogarell 2019). Buvidal ist in vielen europäischen Ländern inzwischen zum Behandlungsstandard geworden.
- Mit dem Depot soll die Adhärenz gesteigert, unbeabsichtigte Exposition von Kindern und Missbrauch vermieden und die Belastung durch täglich überwachte Einnahme reduziert werden.
- Aktuelle Daten aus der Behandlung von 428 opioidabhängigen Patienten zeigten, dass über einen Zeitraum von 28 Wochen 35 % der Patienten, die Buvidal erhielten, negative Urinkontrollen für (andere) Opioide aufwiesen, im Vergleich zu 28 % der Patienten unter Behandlung mit *Buprenorphin* sublingual als Vergleichstherapie (EMA 2018).
- Probuphine (**Sixmo**) ist als ***Buprenorphin*-haltiges Implantat** (74,2 mg) für die Substitutionsbehandlung bei klinisch stabilen erwachsenen Patienten zugelassen, die nicht mehr als 8 mg/d sublinguales *Buprenorphin* benötigen.
- Die Sicherheit und Wirksamkeit von Sixmo wurde in 3 Zulassungsstudien an insgesamt 626 erwachsenen Patienten untersucht. 96,4 % der Patienten in der Implantat-Gruppe sprachen auf die Behandlung an, verglichen mit 87,6 % in der Gruppe mit sublingualem *Buprenorphin*.
- Die Behandlung muss im Rahmen eines Netzwerks aus medizinischer, sozialer und psychologischer Betreuung erfolgen. Hierzu soll ein Schulungsprogramm für Ärzte aufgestellt werden, um detaillierte Informationen über das chirurgi-

sche Verfahren zum Einführen und Entfernen des Implantats bereitzustellen. Darüber hinaus soll eine Patienteninformationskarte bereitgestellt werden, die die Patienten jederzeit mit sich führen und vor Anwendung jeder medizinischen Behandlung dem jeweiligen medizinischen Fachpersonal vorzeigen sollten. Auch die Durchführung einer Studie zur Untersuchung eines Brechens der Implantate oder anderer Komplikationen beim Einführen und Entfernen der Implantate in der klinischen Praxis wurde zur Auflage gemacht.

- **Espranor** ist seit Juni 2024 als neue Darreichungsform von *Buprenorphin* in Deutschland verfügbar. Das Präparat wird als **Lyophilisat zum Auflösen** im Mund angeboten und ist für die Substitutionstherapie bei Opioidabhängigkeit bei Erwachsenen und Jugendlichen ab 15 J. zugelassen. Espranor löst sich schnell im Mund auf, was die Anwendung vereinfacht und die Therapietreue fördern soll. Die Behandlung erfolgt im Rahmen medizinischer, sozialer und psychotherapeutischer Maßnahmen.
- Die Substitutionsbehandlung sollte in der Regel durch eine entsprechend **qualifizierte Einrichtung (Schwerpunktpraxis, Gesundheitsamt, Ambulanz)** erfolgen, in welcher das Substitutionsmittel anfangs unter Aufsicht (später: „*take home*“) eingenommen wird. Die individuell verordnete Dosis des Substitutionsmittels muss nach dem Ausmaß der Gewöhnung (Toleranzentwicklung) des Patienten festgelegt werden. Unangemeldete Kontrollen des oft fortgeführten Beikonsums anderer Substanzen müssen durchgeführt werden.
- Bei Erfolg der Substitutionsbehandlung kann die Einleitung einer **Take-home-Vergabe** bedacht werden. Sie ist erst dann möglich, wenn sich der Patient in einer stabilen Substitutionsbehandlung befindet. Eine **stabile Substitutionsbehandlung** ist gegeben, wenn
  - die erforderlichen Arztkontakte regelmäßig wahrgenommen werden,
  - die Einstellung auf das Substitutionsmittel abgeschlossen ist,
  - Risiken einer Selbst- und Fremdgefährdung, insbesondere für ggf. im Haushalt mitlebende Kinder, so weit wie möglich ausgeschlossen sind,
  - der Patient stabil keine weiteren Substanzen konsumiert, die zusammen mit der Einnahme des Substitutionsmittels zu einer schwerwiegenden gesundheitlichen Gefährdung führen können,
  - der Patient nicht gegen getroffene Vereinbarungen verstößt,
  - eine psychosoziale Stabilisierung erfolgt ist.
- Während der Take-home-Verschreibung soll der Arzt einmal pro Woche persönlichen Kontakt mit dem Patienten haben und notwendige Untersuchungen durchführen, z. B. Urinkontrollen auf Substanzgebrauch. Einmal pro Woche soll auch die Einnahme des Substitutionsmittels unter Kontrolle in der substituierenden Einrichtung stattfinden.
- Für die Verordnung einer Substitutionstherapie bei mehr als 10 Patienten muss von den verordnenden Fachärzten die Zusatzbezeichnung „Suchtmedizinische Grundversorgung“ erworben werden, die in der letzten Weiterbildungsordnung in die Facharztweiterbildung „Psychiatrie und Psychotherapie“ integriert wurde.
- Probleme treten häufig bei der Weitervermittlung substituierter Patienten in eine abstinenzorientierte stationäre Entwöhnungstherapie (z. B. bei komorbider Alkohol- oder BZD-Abhängigkeit) auf, welche in Deutschland früher das kom-

plette Ausschleichen einer Substitutionsbehandlung voraussetzte. Aufgrund der hohen Abbruchquoten während einer Opioidentgiftungsbehandlung sollte die Fortführung der Substitution während der Durchführung einer (Teil-)Entwöhnungsbehandlung bei stabil substituierten Patienten ermöglicht werden.
- Bei über 23-jährigen Patienten bei seit 5 Jahren bestehender schwerster Opioidabhängigkeit und dem Nichterfolg von zwei vorhergehenden Therapien kann eine Substitution mit ***Diacetylmorphin*** (synthetischem Heroin) in Spezialambulanzen erfolgen.
- Eine aktuelle Metaanalyse zur Mortalität unter Substitutionsbehandlung zeigt eine verminderte Sterblichkeit durch Überdosierung, Suizid, alkoholassoziierten, krebsassoziierten und kardiovaskulären Todesfällen bei opioidabhängigen Patienten mit (vs. ohne) Substitutionstherapie (Santo et al. 2022).

Opioidintoxikation

Vegetative Dysregulation mit Überwiegen der Aktivität des zentralen Parasympathikus gegenüber dem Sympathikus, anfänglich Euphorie, Analgesie, dann Vigilanzstörungen (Somnolenz bis zum Koma), Hypotonie, (vornehmlich bradykarde) Herzrhythmusstörungen, Hypothermie (periphere Vasodilatation, Histaminfreisetzung), zentrale Atemlähmung, evtl. Lungenödem als Folge der Hypoxämie, Miosis (oft hinweisend); Übelkeit, Erbrechen, Obstipation bis zum Ileus, Oligurie durch antidiuretischen Effekt der Opiate bzw. Opioide.
- Besonders große Gefahr wegen des oft bestehenden Konsums weiterer Substanzen; Symptomatik und Toxikodynamik bei allen μ- und δ-Opioidrezeptoragonisten prinzipiell vergleichbar.
- Mit der Dauer einer stabilen Substitutionsbehandlung sinkt das Risiko für Überdosierungen mit Opioiden.

Therapie der Opioidintoxikation

- **Primäre Detoxifikation** spielt eine untergeordnete Rolle (selten orale Opioidapplikation; Ausnahmen: *Methadon*, *Codein*-Derivate), Antidot vorhanden.
- **Sekundäre Detoxifikation:** Evtl. forcierte Diurese, Beschleunigung der renalen Eliminierung durch Ansäuern des Urins mit *Ammoniumchlorid*.
- **Symptomatische Therapie:**
  - Sauerstoffapplikation, antihypotensive Maßnahmen, antiarrhythmische Therapie, Anfallssuppressiva (*Diazepam*, jedoch in der Regel wegen zusätzlicher Atemdepression nur nach Intubation und Beatmung), Schutz vor Auskühlung,
  - Flüssigkeitsbilanzierung, Azidoseausgleich,
  - bei respiratorischer Insuffizienz abhängig von Blutgasanalyse bzw. klinischem Bild Intubation und Beatmung.
- **Antidot**
  - Seit 2018 besteht eine Zulassung der EMA für **nasal applizierbares *Naloxon*** (Nyxoid) zur Notfalltherapie von Erwachsenen und Jugendlichen ab 14 J. auch außerhalb des medizinischen Settings. Aktuell hat der Sachverständigenausschuss für Verschreibungspflicht des Bundesinstituts für Arzneimittel und Medizinprodukte (BfArM) entschieden, dass das *Naloxon*-haltige Na-

Tab. 7.3 Symptome des Opioidentzugs

Substanzverlangen (Suchtdruck)	Diarrhö
Rhinorrhö oder Niesen	Pupillenerweiterung
Tränenfluss	Piloerektion oder wiederholte Schauer
Muskelschmerzen oder -krämpfe	Tachykardie oder Hypertonie
Abdominelle Spasmen	Gähnen
Übelkeit oder Erbrechen	Unruhiger Schlaf

senspray Nyxoid 1,8 mg bald ohne ärztliche Verordnung abgegeben werden kann. Die gesetzliche Umsetzung steht noch aus.
- Im klinischen Setting wird meist ***Naloxon*** (Narcanti) **i. v.** in 0,2-mg-Schritten bis 2 mg eingesetzt.
- Bei zu schneller bzw. hoch dosierter Gabe von *Naloxon* können Opioidentzugssymptome mit Erregungszuständen auftreten. Wegen geringer HWZ von *Naloxon* sind ggf. Nachinjektionen erforderlich.

Opioidentzug

Der Opioidentzug ist durch ein Spektrum verschiedener Beschwerden charakterisiert (Tab. 7.3). Er tritt ca. 6–8 h nach der letzten Einnahme von Heroin und mengenabhängig zwischen 24–36 h nach der letzten Einnahme von *Methadon* auf, erreicht nach 48 h das Maximum und klingt nach maximal 5–7 Tagen ab. In der Regel kommt es zwar subjektiv zu massiven Beeinträchtigungen durch Entzugssymptome, aber objektiv meist nicht zu vital bedrohlichen Symptomen (im Gegensatz zum Alkoholentzug).

Opioidentzugstherapie

- Bei einer Entgiftungsbehandlung kommen opioidgestützte und nichtopioidgestützte Therapieverfahren („kalter Entzug") zum Einsatz. Die Auswahl des Therapieverfahrens sollte im Hinblick auf den Gesamttherapieplan (z. B. opioidfreie Langzeitentwöhnung, Substitution, Krisenintervention etc.) und die subjektiven Präferenzen des Patienten erfolgen. Für die erfolgreiche Durchführung eines Opioidentzugs sollte ein entsprechend geschultes Behandlungsteam vorhanden sein; verbindliche Verhaltensregeln, z. B. in Form einer schriftlichen Therapievereinbarung, sollten festgelegt werden, um häufigen Behandlungsproblemen (Beikonsum, Drogenhandel etc.) zu begegnen.
- Die **opioidgestützte Entgiftungsbehandlung** wird mit den lang wirksamen Opioidagonisten *Methadon*, *Levomethadon* oder dem lang wirksamen partiellen Opioidagonisten *Buprenorphin* durchgeführt. Die Behandlung gliedert sich in zwei Abschnitte. Im ersten Teil der Behandlung wird anhand der vorhandenen Opioidentzugssymptome die Dosis des Agonisten so lange erhöht, bis die vorhandenen Opioidentzugssymptome vollständig aufgehoben sind. Im zweiten Teil der Behandlung wird dann die Opioiddosis über einen Zeitraum von 2–4 Wochen schrittweise reduziert. Die Behandlung kann prinzipiell auch ambulant erfolgen,

hierfür werden jedoch teilweise deutlich längere Behandlungszeiten erforderlich (▶ 7.4, jeweiliges Präparat). Bei mehrfach abhängigen Patienten sollte vor einer Opioidentgiftungsbehandlung zunächst die Alkohol- und BZD-Entgiftung erfolgen. Die vorbestehende Opioiddosis muss bei begleitender Gabe von BZD (z. B. im Rahmen einer Alkoholentgiftungsbehandlung) ggf. reduziert werden, auf klinische Zeichen einer Opioidintoxikation/eines Opioidentzugs ist jedoch sorgfältig zu achten. Der wesentliche Vorteil der opioidgestützten Entgiftungsbehandlung ist der deutlich geringere Anteil vorzeitiger Therapieabbrüche im Vergleich zur nichtopioidgestützten Opioidentgiftungsbehandlung, sie sollte daher die Regelbehandlung darstellen. Sie kann mit der nichtopioidgestützten Entgiftungsbehandlung kombiniert werden.

- Die **nichtopioidgestützte Entgiftungsbehandlung** wird wegen des eher schlechteren Behandlungsergebnisses und der geringen Akzeptanz seltener durchgeführt. Hierzu wird meist ***Clonidin***, das v. a. Symptome der zentralen noradrenergen Hyperaktivität wie z. B. Tachykardie, Hypertonie, Rhinorrhö, Niesen, Pupillenerweiterung, Piloerektion und innere Unruhe hemmt, verabreicht. Verschiedene andere Kernsymptome des Opioidentzugs, wie ausgeprägtes Opioidverlangen, dysphorische Stimmung, Schlafstörungen, abdominelle und muskuläre Schmerzen, werden jedoch nicht durch *Clonidin* gebessert. Diese Symptome sollten durch eine **symptomatische Therapie**, z. B. *Ondansetron* oder *Metoclopramid* (bei Übelkeit und abdominellen Krämpfen), nichtsteroidale Analgetika (bei Muskelschmerzen), *Magnesium-Aluminium-Hydroxid*, *Simeticon* und/oder *Pantoprazol* (bei Dyspepsie), *Doxepin* (bei Schlafstörungen), in Ausnahmefällen auch mit BZD (bei ausgeprägter innerer Unruhe) behandelt werden. Die nichtopioidgestützte Entgiftungsbehandlung besitzt gegenüber den opioidgestützten Verfahren den Vorteil einer kürzeren Behandlungsdauer, sie sollte jedoch aufgrund der **hohen Therapieabbruchrate** die Ausnahmebehandlung gegenüber der opioidgestützten Entgiftungsbehandlung darstellen.
  - Von der FDA wurde *Lofixidin*, ein selektiver α_2-adrenerger Rezeptoragonist, der die Freisetzung von Noradrenalin reduziert, zur Linderung der Entzugserscheinungen bei Opiatabhängigkeit für eine 2-Wochen-Therapie zugelassen.

7.2.5 Störungen im Zusammenhang mit Kokain, Amfetaminen und anderen Stimulanzien

Substanzcharakteristika

- Diese Psychostimulanzien hemmen die neuronale Wiederaufnahme von Dopamin und Noradrenalin. Amfetamine führen zusätzlich zur Freisetzung neu synthetisierter Transmitter aus den synaptischen Vesikeln. *Methamfetamin* („**Crystal Meth**") überwindet dabei aufgrund seiner Lipophilie die Blut-Hirn-Schranke rascher und in höherer Konzentration, was neben seiner stärkeren Dopaminwiederaufnahmehemmung für ein höheres Suchtpotenzial verantwortlich gemacht wird (s. auch ▶ 10.2.5, Kokain, Ecstasy und Crystal Meth).
- Als Konsequenz tritt eine vermehrte Neurotransmission in mesolimbischen und mesokortikalen Projektionen des dopaminergen Systems („Reward-System") auf.

- Initial kommt es unter Einnahme von Stimulanzien zu euphorischen Zuständen, Aktivitätssteigerung, erhöhter Aufmerksamkeit, vermindertem Schlafbedürfnis und subjektiv erhöhter Leistungsfähigkeit.
- Die wiederholte rasch auftretende Toleranzentwicklung ist möglicherweise auf eine Empfindlichkeitsminderung postsynaptischer D_2-Rezeptoren (*down regulation*) zurückzuführen. Diese Veränderung hängt auch von der Applikationsart (oral, nasal, geraucht) sowie vom Konsummuster ab. Die natürliche Funktion des dopaminergen Systems u. a. für Belohnungslernen und positive Verstärkung wird hierdurch beeinträchtigt.
- Bei längerer Einnahme von Amfetamin oder Kokain kommt es neben den Veränderungen im dopaminergen System zu Veränderungen der glutamatergen Exzitabilität v. a. in präfrontalen Hirnarealen, welche mit einer gesteigerten Aktivierung dopaminerger Neurone im Nucleus accumbens einhergehen. Diese Veränderungen werden als ursächlich für die massive kognitive Ausrichtung auf drogenassoziierte Reize und eine damit assoziierte Belohnungserwartung angesehen.

Kokain- und Amfetaminabhängigkeit

Die Diagnose einer Kokain- und Amfetaminabhängigkeit wird nach den allgemeinen Kriterien der Substanzabhängigkeit gestellt.

- Typisch für eine Kokain- und Stimulanzienabhängigkeit sind die ausgeprägte Euphorie und die Steigerung der Leistungsfähigkeit als Substanzwirkung und ein sehr ausgeprägtes Verlangen nach der jeweiligen Substanz während des Entzugs.
- Kokain- oder amfetaminabhängige Patienten können ein ausgeprägtes Entzugssyndrom mit depressiver Stimmung, Angstzuständen, Erschöpfung, Antriebslosigkeit und Hyperphagie entwickeln, das in Einzelfällen mehrere Wochen anhalten kann.
- Bei der Kokain- und Stimulanzienabhängigkeit ist es daher schwierig, die Entzugsbehandlung von der Langzeitbehandlung abzugrenzen, sodass in bisherigen Pharmakotherapiestudien keine Unterscheidung zwischen den Indikationen **Entzugsbehandlung und Rückfallprophylaxe** getroffen wurde. Beide Therapiephasen werden häufig zur sog. **Postakutbehandlung** zusammengefasst.
- Nur bei 25 % der Betroffenen handelt es sich um eine monosymptomatische Kokain- und Amfetaminabhängigkeit, häufig tritt die Erkrankung zusammen mit anderen Substanzabhängigkeiten (Cannabis, BZD etc.) auf, sodass der Gesamtbehandlungsplan abgestimmt werden sollte.
- In den letzten Jahren wurden in den USA verschiedene **psychotherapeutische Interventionen** zur Behandlung der Kokain- und Amfetaminabhängigkeit entwickelt. Die wirksamsten Interventionen waren Kontingenzmanagement, z. B. die Vergabe weiterer Therapiegutscheine oder kleinerer Geldbeträge für therapiekonformes Verhalten, und der *Community Reinforcement Approach*. Effektivitätsparameter in diesen Studien waren die Aufrechterhaltung des therapeutischen Kontakts, die Vermeidung des Drogenkonsums, die Anzahl negativer Drogentests und die Verminderung von Folgeschäden.

- **Therapie der Kokain-, Amfetamin- und Methamfetaminabhängigkeit**
- Bei Angst- und Erregungszuständen im Rahmen einer **Kokain- und Amfetaminintoxikation** sollten **BZD** eingesetzt werden. Sie sind weiterhin auch Therapie der ersten Wahl bei kokaininduziertem akutem thorakalem Schmerz und Myokardinfarkt aufgrund einer zusätzlichen potenten sekundären vasospasmolytischen Wirkung.
- Therapeutische Effekte von *Bupropion*, *Imipramin* (150–250 mg/d) und *Reboxetin* insbesondere auf affektive Symptome des **Kokainentzugs** wurden bei kokainabhängigen Patienten beschrieben, sodass diese Substanzen zunächst die erste Behandlungswahl darstellen. Von dem Einsatz von SSRI bei amfetaminabhängigen Patienten muss aufgrund negativer Studienergebnisse derzeit abgeraten werden.
- Das GABA-agonistische Antiepileptikum *Topiramat* (▶ 9.3.6, Präparat) besitzt auf Basis mehrerer RCT **rückfallprophylaktische und konsumreduzierende Eigenschaften** bei Kokain- und gemischter Kokain- und Alkoholabhängigkeit. Für *Tiagabin* liegen erste positive Pilotstudiendaten vor (Nourredine et al. 2021). Weitere klinische Studien sprechen für positive Effekte von *Disulfiram*, *Modafinil*, *Mirtazapin* und *Naltrexon* in der Rückfallprophylaxe bei kokainabhängigen Patienten. Ausschluss ADHS: Unter Amfetaminmissbrauchern finden sich auch Patienten mit einer unbehandelten adulten ADHS. Hier kann im Einzelfall nach qualifizierter Diagnostik eine Behandlung mit *Atomoxetin* oder *Methylphenidat* (▶ 10.3.3) indiziert sein.
- Für die Behandlung **methamfetaminbezogener Störungen** liegen inzwischen *S3-Leitlinien* vor (Gouzoulis-Mayfrank et al. 2017). Die symptomorientierte Akutbehandlung erfolgt mit BZD und AAP, für die Sinnhaftigkeit einer weitergehenden Pharmakotherapie existiert keine ausreichende Evidenz. Stattdessen sollten strukturierte psychotherapeutische Interventionen mit kognitiv-behavioralen Elementen und Kontingenzmanagement eingesetzt werden.

Kokain- und Amfetaminintoxikation

Aufgrund der zentralen Sympathikusstimulation kommt es zu starken sympathoadrenergen vegetativen und zentralen Effekten.

- In der Regel **biphasischer Verlauf** eines Intoxikationssyndroms:
  - **Anfänglich** Phase der Stimulation: Euphorie, Unruhe, Reizbarkeit, allgemeine Agitation, zerebrale Krampfanfälle, psychotische Zustandsbilder, z. T. mit Halluzinationen.
  - **Später** Phase der Depression: Kopfschmerzen, Insomnie, Verwirrtheit, Verlangsamung, Hyporeflexie, Anhedonie mit gelegentlicher Suizidalität, Anorexie.
- Evtl. respiratorische Insuffizienz. Gastrointestinale Symptomatik mit Übelkeit, Erbrechen, Vasokonstriktion in verschiedenen Gefäßstromgebieten und entsprechende ischämische Komplikationen: akuter Myokardinfarkt, Nekrosen an Extremitäten, Hirn-, Mesenterial-, Niereninfarkt, Zentralarterienverschluss der Retina. Hypertension mit entsprechenden Komplikationen: intrakranielle Blutungen; ventrikuläre und (tachykarde) supraventrikuläre Herzrhythmusstörungen. Metabolische Katecholaminwirkungen: Hyperglykämie, Hyperthermie, Laktatazidose. Rhabdomyolyse, Lebernekrosen, eosinophile Myokarditis, Gerinnungsstörungen bis zur disseminierten intravasalen Gerinnung.

- **Amfetaminintoxikation:** Klinische Einteilung in 4 Schweregrade:
  - Unruhe, Irritabilität, Insomnie, Tremor, Hyperreflexie, Mydriasis, Flush,
  - Hypertonie, Tachykardie, Herzrhythmusstörungen, Hyperpyrexie, Verwirrtheit,
  - Delir, psychotische Symptomatik mit Sinnestäuschungen, Angst, Agitation,
  - Krampfanfälle, Koma, Herz-Kreislauf-Versagen.
- **„Kokainschock“:** Akut lebensbedrohliche Komplikation, Auftreten unmittelbar nach Einnahme: ausgeprägte innere Unruhe und Angst, psychomotorische Erregung, Hypotonie, Bradykardie, extreme Hautblässe, Bewusstseinstrübung bis zum Koma.

Therapie der Kokain- und Amfetaminintoxikation

- **Primäre Detoxifikation:** Magenspülung und Applikation von *Carbo medicinalis* prinzipiell sinnvoll, jedoch wegen Agitiertheit meist kaum durchführbar. Durchführung nicht erzwingen!
- **Sekundäre Detoxifikation:** Wahrscheinlich ineffektiv.
- **Symptomatische Therapie:**
  - Sedierung bzw. antipsychotische Medikation (z. B. *Haloperidol* 5–10 mg i. m.),
  - Herabsetzung der Krampfschwelle möglich, daher adjuvant BZD, z. B. *Diazepam* 10 mg i. v.,
  - bei Vasospasmen bzw. Hypertonie: Kalziumantagonisten, z. B. *Nifedipin* (Adalat) p. o. und/oder Nitrate s. l. bzw. i. v. als Perfusorapplikation; antihypertensive Maßnahmen; Antiarrhythmika, Anfallssuppressiva, Flüssigkeits-, Elektrolyt- und Azidoseausgleich; kühlende Maßnahmen.
  - Bei „Kokainschock“: *Adrenalin* (Suprarenin) 0,5–1,0 mg verdünnt i. v., 500–1000 mg *Prednisolon* (z. B. Solu-Decortin H) i. v.; allgemeine Maßnahmen: Sauerstoffzufuhr, ggf. Intubation und Beatmung.
  - Bei kokaininduziertem akutem thorakalem Schmerz und Myokardinfarkt haben sich BZD als wirksam erwiesen und als Therapie der ersten Wahl etabliert.

7.2.6 Störungen im Zusammenhang mit Ecstasy und Eve

Substanzcharakteristika

Ecstasy (MDMA, *3,4-Methylendioxymethylamfetamin*) und Eve (MDA, *3,4-Methylendioxyamfetamin*) sind synthetische (sog. Designer-)Drogen. Gelegentlich wird der Begriff **Entactogene** verwandt. MDMA wird im Körper u. a. zu MDA umgewandelt. Der irreführende Begriff „**Liquid Ecstasy**“ bezeichnet dagegen eine andere pharmakologische Substanzgruppe (Na^+-Salze der γ-Hydroxybuttersäure, GHB).

- Es wird keine physische, aber möglicherweise eine psychische Abhängigkeit induziert.
- Die Wirkung entsteht durch Förderung der Freisetzung von Serotonin aus präsynaptischen Vesikeln bei gleichzeitiger 5-HT-Wiederaufnahmehemmung, Ausschüttung von Dopamin sowie einer reversiblen Hemmung der MAO-A.
- Bei chronischer Anwendung zeigen sich neurotoxische Effekte mit degenerativen Veränderungen serotonerger Neurone u. a. im Neokortex und im Hippokampus.

- Psychotrope Akuteffekte sind zentrale Stimulation und Euphorie. Typisch sind erhöhte Kontaktbereitschaft und Empathiegefühle, verminderte Ich-Abgrenzung sowie erhöhte Emotionalität. Im Gegensatz zu Halluzinogenen sind halluzinatorische Effekte seltener, Wahrnehmungsverschärfungen häufiger.
- Subakut treten Schlaf- und Appetitminderung, Konzentrationsstörungen, Gereiztheit sowie Erschöpfungszustände auf.
- Im Verlauf ist das Auftreten von Depressionen, paranoiden Syndromen, Depersonalisationssyndromen und besonders Panikstörungen beschrieben.

▪ Therapie bei Abhängigkeit von Ecstasy und Eve

- Bei akut auftretenden **Angst- und Erregungszuständen** sollten **BZD** verordnet werden. Eine spezifische Pharmakotherapie der Abhängigkeit ist bislang nicht bekannt.
- **SSRI** können protrahierte psychotrope Effekte von MDMA wie z. B. Angststörungen und depressive Syndrome bei abstinenten Patienten mildern. Auf die Gefahr eines zentralen Serotoninsyndroms bei gleichzeitigem Gebrauch beider Substanzen ist hinzuweisen.

Intoxikation mit Ecstasy und Eve

Symptomatik:

- MDMA-Intoxikation ist eigenständiges Syndrom; Todesfälle (v. a. Leberversagen, jedoch auch im Zusammenhang mit Dehydratation) sind bekannt geworden.
- Ursachen für toxische Effekte: Serotonerge und dopaminerge sowie zentrale und periphere sympathomimetische Wirkungen; hohe interindividuelle Varianz hinsichtlich toxischer Dosisbereiche.
- Hepatopathien mit Cholestase, Transaminaseerhöhungen, Lebersynthesestörungen bis zum fulminanten Leberversagen mit fatalem Ausgang, Palpitationen, Sinustachykardien, erhöhte ektope Erregungsbildung mit Gefahr ventrikulärer Tachyarrhythmien (insbesondere bei kardialer Vorschädigung, z. B. WPW-Syndrom), arterielle Hypertension (häufig), Hyperthermie, Elektrolytentgleisung (auch SIADH beschrieben), zerebrale Krampfanfälle, Gerinnungsstörungen bis zur disseminierten intravasalen Gerinnung, Rhabdomyolyse, Nephropathien, akutes Nierenversagen; aplastische Anämie (Einzelfälle).

Therapie:

- **Primäre Detoxifikation:** Nur bei größeren Mengen: z. B. Einnahme in suizidaler Absicht: Magenspülung, *Carbo medicinalis*, forcierte Diarrhö.
- **Sekundäre Detoxifikation:** Wahrscheinlich ineffektiv, jedoch Hämodialyse bei diuretikaresistentem akutem Nierenversagen.
- **Symptomatische Therapie:**
  - Sedierung bzw. antipsychotische Medikation, z. B. *Haloperidol* 5–10 mg i. m.,
  - Herabsetzung der Krampfschwelle möglich, daher adjuvante BZD, z. B. *Diazepam* 10 mg i. v.,
  - bei Hypertonie: Kalziumantagonisten, z. B. *Nifedipin* (Adalat), evtl. in Kombination mit *Clonidin*; Antiarrhythmika, ggf. Kardioversion; Anfallssuppressiva; Flüssigkeits-, Elektrolyt- und Azidoseausgleich; kühlende Maßnahmen.

7.2.7 Störungen im Zusammenhang mit Psychotomimetika/Halluzinogenen (LSD, Meskalin, Psilocybin und ähnliche Substanzen)

Substanzcharakteristika

Die Substanzen dieser Gruppe charakterisiert eine vorwiegend zentral-serotonerge Wirksamkeit (u. a. dorsaler Raphekern) durch einen partiellen Agonismus an 5-HT-Rezeptoren (insbesondere 5-HT_2- und 5-HT_{1A}-Rezeptoren).

- Bereits in sehr geringen Dosen (z. B. im Fall der hochaktiven Droge *Lysergsäurediethylamid*, LSD, 75 µg) kommt es zur Manifestation psychotischer Phänomene: Störungen von Stimmung, Denken, Wahrnehmung, Ich-Erleben, Zeit- und Raumerleben, rauschartige Bewusstseinsveränderungen sowie insbesondere optische und akustische Illusionen bzw. Halluzinationen, wobei für die Ausgestaltung des Rauschzustands neben Art, Dosis und Applikation die Umgebungsfaktoren (Setting) bedeutsam sind.
- Es resultiert eine schnelle Toleranzentwicklung (bei Kreuztoleranz gegen verwandte serotonerge Substanzen) mit rascher Rückbildung bei Absetzen; physische und psychische Abhängigkeit sind selten.
- Gefährlich sind „Horrortrips" mit suizidalen bzw. fremdaggressiven Impulsen sowie Flashback-Psychosen (noch nach Monaten).

7

■ **Therapie bei Abhängigkeit von Psychotomimetika/Halluzinogenen**

- Eine spezifische Pharmakotherapie der Abhängigkeit ist bislang nicht bekannt.
- Für die Behandlung von Flashback-Psychosen bestehen ebenfalls keine einheitlichen Leitlinien.
- Positive Berichte existieren u. a. für BZD, *Clonidin* und *Naltrexon*.
- Antipsychotika der 1. Generation (z. B. *Haloperidol*) verschlechtern nach den Ergebnissen einer älteren Untersuchung die Symptomatik, atypische Antipsychotika sind nicht untersucht.

Intoxikation mit Psychotomimetika/Halluzinogenen

- Bei vorwiegend zentral-serotonerger Wirksamkeit: periphere Intoxikationserscheinungen zumeist erst bei sehr hohen Dosen.
- Psychotische Symptomatik (Angst- und Erregungszustände, „Horrortrip") mit optischen und akustischen Sinnestäuschungen, Vigilanzstörungen bis zum Koma, zerebrale Krampfanfälle, Hyperreflexie, Mydriasis, Anisokorie; Flashbacks prinzipiell dosisunabhängig möglich. Tachykardie, Hypertonie; Tachypnoe, evtl. Atemdepression, Übelkeit, Erbrechen, Piloerektion, Flush, Hyperthermie; Gerinnungsstörungen.

■ **Therapie der Intoxikation mit Psychotomimetika/Halluzinogenen**

- **Primäre Detoxifikation:** Nach oraler Aufnahme toxischer Mengen evtl. Magenspülung und Aktivkohle (bei Agitation jedoch oft nicht möglich).
- **Sekundäre Detoxifikation**: Nicht empfohlen.

- **Symptomatische Therapie**: ggf. Antihypertensiva (v. a. Kalziumantagonisten, Nitrate); Anfallssuppressiva; bei Hyperthermie Kühlung; Azidoseausgleich; antipsychotische Behandlung (z. B. *Haloperidol* 5–10 mg p. o. oder parenteral).

7.2.8 Störungen im Zusammenhang mit Cannabis

Substanzcharakteristika

Cannabis (THC, *Δ-9-Tetrahydrocannabinol*) ist der wichtigste psychoaktive Bestandteil von **Haschisch** und **Marihuana** (Gewinnung aus indischem Hanf; Haschisch: Harz der Pflanze, Marihuana: getrocknete Blätter und Blüten).

- Als psychotroper Akuteffekt zeigt sich dosisabhängig eine anregende bzw. dämpfende Wirkung mit Zunahme der Dämpfung bei höheren Dosen. Verzerrung von Sinneseindrücken, Euphorie, Entspannung und verändertes Zeitgefühl sind typisch, gefolgt von Sedierung. In höheren Dosen treten auch Halluzinationen auf. Horrortrips bzw. Flashback-Psychosen sind beschrieben.
- Eine Mischung verschiedener synthetischer Cannabinoide als vermeintlich harmlose Kräutermischung ist seit einigen Jahren unter dem Oberbegriff **„Spice"** im Handel. Herstellung, Handel und Besitz von Spice ist in Deutschland verboten; die Therapieempfehlungen entsprechen denen der Cannabisabhängigkeit.

Schädlicher Gebrauch von Cannabis und Cannabisabhängigkeit

Das Problem der cannabisbezogenen Störungen hat aufgrund der Zunahme des Gebrauchs und der höheren Konzentration an *Tetrahydrocannabinol* (THC) neuer Züchtungen (Wirkstoffgehalt ca. 20 %) an Bedeutung gewonnen. Im Auftrag des Bundesministeriums für Gesundheit wurden die aktuellen wissenschaftlichen Erkenntnisse zu den Risiken des Freizeitkonsums von Cannabis und zu dem Potenzial von Cannabis-Arzneimitteln in einem systematischen Review zusammengefasst (Hoch et al. 2018).

- Als besondere Risikofaktoren wurden u. a. der frühe Beginn des Cannabiskonsums in der Adoleszenz, intensive Gebrauchsmuster sowie Beikonsum von Tabak identifiziert.
- Regelmäßiger und häufiger Cannabiskonsum führt zu globalen Defiziten der Kognition, insbesondere der Gedächtnisleistung, wobei das Bild dieser Einschränkungen nicht so einheitlich ist wie bei Akuteffekten. Früher Beginn (< 15. Lj.) und häufiger Cannabiskonsum in der frühen Adoleszenz sind mit geringerem Bildungserfolg assoziiert und gehen aus klinischer Sicht oft mit einem amotivationalen Syndrom einher.
- Früher Konsumbeginn, regelmäßiger Cannabisgebrauch und aktuelle Cannabisabhängigkeit erhöhen das Risiko für Angststörungen (Faktor 3,2). Das Risiko für Depressivität erhöht sich durch Cannabiskonsum leicht, in Abhängigkeit von der Intensität des Konsums (Faktor 1,3–1,6).
- Metaanalysen zeigten, dass bei gelegentlichem Cannabiskonsum die Häufigkeit des Auftretens psychotischer Störungen um das 1,4- bis 2,0-Fache, bei hoher Konsumintensität um das 2,0- bis 3,4-Fache erhöht ist. Der Zeitpunkt der psychotischen Ersterkrankung verlagert sich gegenüber nichtkonsumierenden

Personen um 2,7 Jahre vor. Cannabisgebrauch ist mit ungünstigen Verläufen der psychotischen Störungen (Rückfallquote, Krankenhausverweildauer, stärkere Ausprägung der Positivsymptomatik) assoziiert.
- Eine Metaanalyse von 11 Studien unter Einschluss von mehr als 23.000 Cannabiskonsumenten mit Konsumbeginn in der Adoleszenz zeigte ein erhöhtes Risiko für Suizidalität (Faktor 1,5) und Suizidversuche (Faktor 3,5) im Vergleich zu Nichtkonsumenten (Gobbi et al. 2019).
- Bei **neuen psychoaktiven Substanzen** („Badesalze", „Spice") handelt es sich in der Mehrzahl um **synthetische Cannabinoide** mit stimmungs- und wahrnehmungsverändernder Wirksamkeit. Bei Intoxikation (Agitation, Tachykardie) und negativem Drogenscreening sollten neuartige Substanzen ggf. in einer gezielten toxikologischen Analyse aufgespürt werden (Hohmann et al. 2014).

Zur Cannabisabhängigkeit bei Schizophrenie ► 3.4.1.

Cannabisentzug

- Der Cannabisentzug verläuft in der Regel symptomarm und bedarf zumeist keiner spezifischen Therapie. Bei Hyperhidrosis, Agitiertheit und Schlafstörungen hat sich klinisch *Doxepin* (25–100 mg) bewährt. Vor einer antidepressiven Therapie sollte zuerst eine mögliche Spontanremission depressiver Symptome unter Abstinenz abgewartet werden.

Cannabisintoxikation

- Geringe akute Toxizität.
- Initial psychische Stimulation mit Euphorie, später Sedierung und depressive Verstimmung; Halluzinationen, Agitation, Angstzustände; zerebrale Krampfanfälle, Flashbacks, Tachykardie (in hohen Dosen Bradykardie), zunächst Hyper-, später Hypotension, Pharyngitis, Bronchitis, in extrem hohen Dosen Atemdepression, Hunger- und Durstgefühl, Übelkeit, Erbrechen.
- Bei längerfristigem Konsum insbesondere in der Adoleszenz sind persistierende neuropsychologische Defizite Hinweise auf neurotoxische Effekte

▪ Therapie der Cannabisintoxikation

- **Primäre Detoxifikation:** Wegen geringer oraler Bioverfügbarkeit nicht sinnvoll.
- **Sekundäre Detoxifikation:** Wegen der relativ kurzen Wirkdauer der Substanz nicht sinnvoll.
- **Symptomatische Therapie:** Sedierung bzw. antipsychotische Medikation (z. B. *Haloperidol* 5–10 mg i. m.); ggf. antihypotensive Maßnahmen.

Medizinische Anwendung von Cannabinoiden

Im Bereich der medizinischen Anwendung wurde in der aktuellen vom BMG in Auftrag gegebenen Analyse (Hoch et al. 2018) ein Nutzen bei der Indikation Übelkeit und Erbrechen bzw. Appetitstimulation bei Menschen mit chemotherapeutisch behandelter Krebserkrankung und HIV/AIDS gefunden. Bei chronischen Schmerzen liegen überwiegend Belege für eine leichte Schmerzreduktion und verschiedene Verbesserungen in Sekundärmaßen vor. Cannabis-Arzneimittel wurden in der Regel in

Kombination mit Analgetika verabreicht. Die Daten sprechen derzeit eher nicht für eine substanzielle Reduktion der Symptomatik. Bei Spastizität bei multipler Sklerose (MS) und Paraplegie liegen Hinweise für eine Besserung der Symptomatik auf subjektiver Ebene vor. Eine aktuelle Metaanalyse unter Einbezug von 83 Studien zum Einsatz von Cannabinoiden (THC und CBD [*Cannabidiol*]) bei **psychischen Erkrankungen** zeigt nur bei Symptomen von Angst in der Gruppe von Patienten mit somatischer Komorbidität (chronischer Schmerz und MS) eine geringgradige Wirksamkeit von THC (mit und ohne CBD). Keine Evidenz ließ sich für Angststörungen im Allgemeinen, depressive Störungen, ADHS, Tourette-Syndrom, PTBS oder Psychosen belegen (Black et al. 2019; McKee et al. 2021).

7.2.9 Störungen im Zusammenhang mit Tabak

Substanzcharakteristika

Nikotin, als zentral wirksames Alkaloid Bestandteil des Tabaks, besitzt eine dosisabhängige Wirkung auf nikotinische ACh-Rezeptoren (in niedrigen Dosen als Agonist, in höheren Dosen als Antagonist). Die Wirkungen entfalten sich sowohl über den Sympathikus als auch den Parasympathikus. *Nikotin* hat eine charakteristische biphasische Wirkung mit initialer Stimulation sowie Dämpfung in höheren Dosen. Es tritt psychische und physische Abhängigkeit mit Toleranzentwicklung auf.

Tabakabhängigkeit

Die Tabakabhängigkeit (der Begriff Nikotinabhängigkeit berücksichtigt zu wenig die komplexe Interaktion von *Nikotin* mit anderen Bestandteilen des Tabakrauchs) stellt die häufigste Abhängigkeitserkrankung dar. Etwa 23 % aller Deutschen rauchen trotz der bekannten gesundheitsschädlichen Wirkungen des Rauchens, etwa 30–50 % der regelmäßigen Raucher sind tabakabhängig. Jährlich sind etwa 110.000 Todesfälle in Deutschland auf die Folgen des Rauchens zurückzuführen. Neue Forschungsergebnisse zeigen, dass sich *Nikotin* in seiner abhängigkeitserzeugenden Wirkung nur wenig von den anderen abhängigkeitserzeugenden Substanzen unterscheidet. Vielen tabakabhängigen Patienten gelingt es daher erst nach mehreren Anläufen mit pharmakologischer Unterstützung, das Rauchen dauerhaft zu beenden.

Zur Tabakabhängigkeit bei Schizophrenie ▶ 3.4.1.

Tabakintoxikation

- Tachykardie, Blutdrucksteigerung, periphere Vasokonstriktion (in sehr hohen Dosen auch Bradykardie und Hypotonie), weiterhin Übelkeit und Erbrechen (v. a. zu Beginn).
- Sehr hohe Dosen können zu Atemdepression führen, während niedrige Dosen zunächst eine Steigerung des Atemantriebs bewirken.

Therapie

- Bei höhergradigen Intoxikationen, Herzrhythmusstörungen oder Blutdruckveränderungen: Detoxifikation unter intensivmedizinischen Bedingungen; symptomatische Therapie der Herzrhythmusstörungen.

Tabakentzug

- Das Entzugssyndrom ist in der Ausprägung sehr unterschiedlich: Reizbarkeit, Nervosität, Ruhelosigkeit, Konzentrationsstörungen, Benommenheit, Müdigkeit, Schwächegefühl, Dysphorie, depressive Verstimmungen, Schlafstörungen, Angstzustände, Kopfschmerzen, Obstipation, Übelkeit und Erbrechen, Appetitsteigerung und Gewichtszunahme (u. U. für mehrere Wochen).

Therapie

- **Nikotinersatzstoffe** (Nikotinpflaster, Nikotinkaugummi, Nikotinnasenspray; langsam über 12 Wochen ausschleichen) alternativ *Vareniclin* oder *Bupropion*.

Tabakentwöhnung

▪ Psychotherapie

- Die **Punkt-Schluss-Methode („Rauchstopp")**, d. h. der auf einen Tag festgelegte Stopp des Tabak-/Zigarettenkonsums, hat sich als erfolgreiche Therapiemethode erwiesen. Die Effektivität von internetbasiertem Coaching zur Unterstützung der Punkt-Schluss-Methode ist noch nicht hinreichend untersucht, stellt jedoch eine interessante Möglichkeit dar, einen größeren Kreis von Betroffenen zu erreichen (z. B. ► http://www.rauchfrei-info.de der Bundeszentrale für gesundheitliche Aufklärung, BZgA; zuletzt abgerufen am 20.08.2025). Die Metaanalyse des Effektivitätsvergleichs von „Rauchstopp" vs. schrittweiser Reduktion hat keine Überlegenheit der einen über die andere Strategie erbracht.
- **Verhaltenstherapeutische Gruppentherapien** (z. B. „Rauchfrei in sechs Wochen") sind insbesondere schwer abhängigen Rauchern anzuraten, welche trotz ernsthafter Versuche mit den o. g. Techniken nur kurze Abstinenzzeiten erreichen.
- **Kombinationstherapien** aus Pharmakotherapie und KVT hatten gegenüber den Monotherapien eine gesteigerte Wirksamkeit.
- Während als initialer Behandlungsversuch die Verordnung eines **Nikotinersatzstoffs** eine für sich allein ausreichend wirksame Behandlungsmaßnahme darstellt (s. unten), sollte bei chronifizierten Zuständen eine begleitende verhaltenstherapeutische Behandlung begonnen werden. Dieses gilt insbesondere für die Raucherentwöhnung von Patienten mit affektiven Erkrankungen.

▪ Pharmakotherapie

- Es gibt drei durch RCT gesicherte und auch zugelassene pharmakotherapeutische Verfahren bei Tabakabhängigkeit:
  - **Nikotinersatzstoffe** in Form eines Pflasters oder auch (kombiniert mit) Kaugummis können die Effektivität der Selbstinstruktion oder der verhaltenstherapeutischen Programme steigern. Sie sind aufgrund der umfangreichen Daten zur Wirksamkeit und Sicherheit Mittel der ersten Wahl. Ihr Einsatz ist daher unbedingt zu empfehlen, um die Chancen eines erfolgreichen Absetzversuchs zu steigern.
  - ***Vareniclin*** als $\alpha_4\beta_2$-Subtyp-spezifischer partieller Agonist am nikotinischen ACh-Rezeptor konnte seine Wirksamkeit bei der Raucherentwöhnung, auch im direkten Vergleich mit *Bupropion*, nachweisen. Regelmäßige Einnahme von 2 × 1 mg *Vareniclin* steigert die Odds-Ratio eines erfolgreichen langfristi-

gen Ausstiegs im Vergleich zur nichtpharmakologischen Behandlung um den Faktor 3. Die Substanz stellt zum gegenwärtigen Zeitpunkt eine gute pharmakologische Alternative zu Nikotinersatzstoffen in der Raucherentwöhnung dar, auch wenn die aktuellen Daten zur Verträglichkeit eine individuelle Abwägung von Nutzen und Risiko erforderlich machen. *Vareniclin* ist verschreibungspflichtig, jedoch nicht erstattungsfähig; es muss, im Gegensatz zu den frei verkäuflichen Nikotinersatzstoffen, auf Privatrezept verordnet werden. In Einzelfällen wurden bei Anwendung von *Vareniclin* Stimmungsschwankungen bis hin zu suizidalen Gedanken und ein erhöhtes Risiko kardiovaskulärer Ereignisse berichtet. Groß angelegte prospektive Studien und retrospektive Kohortenstudien zum Risiko für neuropsychiatrische und kardiovaskuläre Folgeerkrankungen, Hospitalisierungen oder Mortalität zeigen kein erhöhtes Risiko im Vergleich zur Nikotinersatztherapie (Davies et al. 2018; Doran et al. 2019; Carney et al. 2020).
  - ***Bupropion*** ist als dopaminerg/noradrenerges Antidepressivum für die Unterstützung der Raucherentwöhnung zugelassen. Aufgrund zahlreicher Kontraindikationen (▶ 1.13.3, Präparat) ist *Bupropion* nur Mittel der zweiten Wahl. Es werden additive Effekte von *Bupropion* und verhaltenstherapeutischen Gruppenbehandlungen sowie eine Überlegenheit im Vergleich zur Nikotinersatzbehandlung in der Therapie depressiver Raucher beschrieben (Stapleton et al. 2013).
- Daten belegen, dass bei Non-Respondern auf eine Nikotinersatztherapie die Kombination von *Bupropion* und *Vareniclin* erfolgreicher sein kann als die Monotherapie mit *Vareniclin* (Rose und Behm 2014).
- Arzneimittel zur Tabakentwöhnung (klassische Nikotinersatzprodukte und *Vareniclin*) können neuerdings bei schwerer Tabakabhängigkeit von der Krankenkasse erstattet werden. Die Verordnungsfähigkeit ist an die Teilnahme an einem evidenzbasierten Programm zur Tabakentwöhnung geknüpft.

> Die Tabakentwöhnung geht generell mit einer in der Regel vorübergehenden und milden Symptomatik von Ängstlichkeit, Reizbarkeit, Konzentrationsstörung und depressiver Verstimmung einher. Dennoch müssen die möglichen Konsequenzen der Raucherentwöhnung bei einer vorliegenden psychischen Störung grundsätzlich Berücksichtigung finden; eine Raucherentwöhnung sollte eher nicht in Phasen instabiler psychischer Verfassung durchgeführt werden; ein Monitoring affektiver Symptome sollte insbesondere bei einer begleitenden Pharmakotherapie erfolgen.

- **Neue pharmakologische Ansätze**
- Eine Immunisierung gegen *Nikotin* ist Zukunftsstrategie in der Behandlung der Tabakabhängigkeit; klinische Daten liegen nicht vor.
- Ob zukünftig **E-Zigaretten**, die elektronisch gesteuert ein nikotinhaltiges Liquid verdampfen, einen Platz in der Nikotinersatz- bzw. Entzugsbehandlung einnehmen können, ist aktuell umstritten, auch im Hinblick auf die toxischen Effekte der nikotinhaltigen Aerosole auf das Lungengewebe (Rankin et al. 2019). Kritisch ist zudem zu sehen, dass E-Zigaretten (aromatisiert und attraktiv vermarktet) ein Potenzial als Einstiegsdroge in die Abhängigkeit besitzen (Rüther et al. 2016).

Box 3

Pharmakotherapie bei Tabakabhängigkeit – Bewertung

- Die Tabakentwöhnung sollte primär mithilfe eines verhaltenstherapeutischen Raucherentwöhnungsprogramms (z. B. „Rauchfrei in sechs Wochen"), bei Auftreten von Nikotinentzugserscheinungen in Kombination mit einer Nikotinsubstitution (Pflaster, Kaugummi), erfolgen.
- Bei ausbleibendem Therapieerfolg kann alternativ oder zusätzlich zur Nikotinsubstitution *Bupropion* eingesetzt werden.
- Auf Basis der vorliegenden Daten besitzt *Vareniclin* (als Partialagonist am nikotinischen ACh-Rezeptor, $\alpha_4\beta_2$-Subtyp, nicht kombinierbar mit Nikotinsubstitution) eine im Vergleich höhere Wirksamkeit, aber auch eine Restunsicherheit bezüglich neuropsychiatrischer und kardiovaskulärer Komplikationen. Diese relativieren sich jedoch mit den erheblichen gesundheitlichen Risiken eines fortgesetzten Tabakkonsums und müssen im Einzelfall abgewogen werden.

Bewertung der Pharmakotherapie bei Tabakabhängigkeit ▶ Box 3.

7.3 Nichtstoffgebundene Abhängigkeitserkrankungen (Verhaltenssüchte)

Auf der Basis neuer Befunde zur Phänomenologie und Neurobiologie wurde im DSM-5 und in der ICD-11 **pathologisches Glücksspielen** und **pathologischer Internetgebrauch** (bzw. *gaming/gambling*, online/offline) als Verhaltenssucht diesem Kapitel zugeordnet. Aktuell werden weitere belohnungsassoziierte Präferenzstörungen wie **exzessives Kaufen**, **exzessives Sexualverhalten** (▶ 8.2.5) oder **Binge-Eating** (▶ 9.2.3) hier noch nicht eingeordnet.

Die zentralen Suchtkriterien (starkes Verlangen, Kontrollverlust, Fortführung des Verhaltens trotz negativer Konsequenzen) sind als diagnostische Kriterien und als pharmakologisches Zielsyndrom nutzbar. Die Datenlage zur Pharmakotherapie ist vielversprechend, aber begrenzt.

Neue pharmakologische Ansätze

- Zur Pharmakotherapie des pathologischen Glückspielens liegt inzwischen ein Cochrane-Review vor: Sowohl für Opioidantagonisten (*Naltrexon*, *Nalmefen*) als auch für atypische Antipsychotika (*Olanzapin*) besteht eine vorläufige Evidenz für eine Minderung der Symptomschwere des pathologischen Spielverhaltens; dies gilt nicht oder nur bedingt für Antidepressiva und Stimmungsstabilisierer, auch wenn für *Topiramat*, *Carbamazepin*, *Valproat*, auch *Lithium* vereinzelte positive Hinweise vorliegen.
- Vielversprechende Ergebnisse liegen für den Glutamatmodulator *N-Acetyl-Cystein* (NAC, z. B. Fluimucil, 600–1200 mg/d, nicht bei Kindern) vor. Die 8-wöchige Behandlung mit NAC reduzierte das Spielverlangen und erhöhte die Abstinenzquote.

- Die Behandlung mit *Bupropion* über 6 Wochen konnte in einer Studie mit einem Rückgang des Craving (Internet-Videospiele) und der Spielzeit assoziiert werden.
- Bei Komorbidität von ADHS und pathologischem Internetgebrauch führte die Behandlung mit *Methylphenidat* zu einer Reduktion der Computer- und Internetnutzung.

Verminderte Alkoholtoleranz ▶ Interaktionen.

7.4 Präparate

Auf die Angabe der Packungsgrößen wird verzichtet. Bei Generika wird in der Regel auch auf die Angabe der Darreichungsformen verzichtet, abweichende Dosierungen von Generika werden, so weit bekannt, erwähnt. Packungsgrößen und Darreichungsformen müssen ggf. der Fachinformation entnommen werden. Es wird auf die ergänzende Darstellung in ▶ Kap. 13 zu der Risikoeinschätzung im Alter und bei internistischen Krankheiten hingewiesen. Schwangerschaftsrisiken ▶ Kap. 14.

7.4.1 Acamprosat

Acamprosat

Entwöhnungsmittel; NbN: *Glutamate multi-modal*

Campral[1] (Merck Serono)
Tbl. 333 mg

[1] Es gibt eine höhere Anzahl von hier nicht aufgeführten Generika.

Pharmakodynamik

- Indirekter antagonistischer Effekt über unklaren Wirkmechanismus auf postsynaptische Wirkungen exzitatorischer Aminosäuren, besonders auf das glutamaterge System (NMDA-Rezeptorkomplex).

Pharmakokinetik

- Orale Bioverfügbarkeit ca. 11 %; langsame Resorption mit erheblichen interindividuellen Schwankungen.
- $t_{1/2}$ = 3–33 h (Mittelwert 13 h, Steady State nach etwa 7 Tagen regelmäßiger Einnahme).
- Keine Plasmaproteinbindung.
- Ausschließlich renale Elimination (zu etwa 50 % in unveränderter Form), keine Metabolisierung durch die Leber.
- Plasmakonzentration: 250–700 ng/ml[(p)] zu erwarten morgens 12 h nach letzter Einnahme von 1998 mg/d verteilt auf 3 Dosen.

▪ Indikationen und Behandlungshinweise

- *Zur Unterstützung der Aufrechterhaltung der Abstinenz bei alkoholabhängigen Patienten*[z].
- Beginn der Behandlung unmittelbar nach der Entgiftung; empfohlene Behandlungsdauer 1 Jahr, wobei die Therapie im Falle eines Rezidivs nicht unterbrochen werden sollte.
- *Acamprosat* weist im Gegensatz zu *Naltrexon* keine trinkmengenreduzierenden Effekte auf, der Einsatz setzt die Durchführung einer Alkoholentgiftungsbehandlung zur Erreichung der Ausgangsabstinenz voraus.
- Ein rückfallverhütender Effekt besteht in der Regel nur, solange die Substanz eingenommen wird.
- *Acamprosat* ist nicht zur Behandlung des Alkoholentzugs geeignet.
- Kein Abhängigkeitspotenzial. Nach abruptem Absetzen entstehen keine Entzugssymptome.

▪ Dosierung

- Patienten mit einem Körpergewicht bis 60 kg: 4 Tbl. (= 1332 mg)/d[z], > 60 kg 6 Tbl. (= 1998 mg)/d[z]; Einnahme 3 × täglich.

▪ Nebenwirkungen, Risikopopulationen und Intoxikationen

Sehr häufig Durchfall.

Häufig Bauchschmerzen, Übelkeit, Erbrechen, Blähungen, Juckreiz, makulopapulöser Hautausschlag, erniedrigte Libido, Frigidität oder Impotenz.

Gelegentlich Erhöhte Libido.

Risikopopulationen **Herz:** Keine Einschränkung bei Herz-Kreislauf-Erkrankungen. **Leber:** Bei leichter bis mäßiger Leberfunktionsstörung keine Änderung der Pharmakokinetik, bei schwerer Ausprägung kontraindiziert. **Niere:** Lineare Beziehung zwischen Kreatinin- und Gesamt-Clearance, daher bei schwerer Niereninsuffizienz kontraindiziert.

Intoxikationen Akzentuierte NW, keine bedrohlichen Intoxikationen bekannt.

▪ Kontraindikationen

- Niereninsuffizienz und schwere Leberinsuffizienz.

▪ Interaktionen

- Keine Wirkungsverstärkung von Alkohol.
- Keine Wechselwirkungen mit *Disulfiram* oder *Diazepam.*
- Bei der Kombination mit *Naltrexon* verbesserte Wirkung zur Alkoholrückfallprophylaxe. Eine Dosisanpassung von *Acamprosat* ist nicht nötig.
- Die Einnahme von *Acamprosat* mit Nahrungsmitteln vermindert die Bioverfügbarkeit.

■ **Bewertung**

Sinnvoll in der Anwendung im Rahmen eines Gesamtbehandlungsplans mit begleitenden psycho- und soziotherapeutischen Maßnahmen. Sicher belegt ist der abstinenzerhaltende Effekt der Substanz; sie verfügt jedoch über keine trinkmengenreduzierenden Eigenschaften. *Acamprosat* ist sehr gut verträglich und hat in der Regel keine subjektiv wahrnehmbaren psychotropen Effekte. Die Anwendung ist auf Patienten mit eindeutiger Abstinenzabsicht beschränkt.

7.4.2 Buprenorphin

Buprenorphin

Substitutionsmittel bei Opioidabhängigkeit; NbN: *Opioid receptor partial agonist (μ), receptor antagonist (κ, δ)*

Buprenorphin-neuraxpharm (neuraxpharm)
Sublingual-Tbl. 0,4/2/8 mg
Buprenorphin-neuraxpharm[2] (neuraxpharm)
Transdermales Pflaster 35/52,5/70 μg/h
Buprenorphin-neuraxpharm 7 Tage (neuraxpharm)
Transdermales Pflaster 5/10/20 μg/h
Buprenoratiopharm (ratiopharm)
Transdermales Pflaster 35/52,5/70 mg/h
Buprenorhin AWD (TEVA)
Transdermales Pflaster 35/52,5/70 mg/h
Buprenophin (Libra-pharm)
Transdermales Pflaster 5 μg/h
Buvidal[1] (Camurus)
Depot-Inj.Lsg 64/96/128/160 mg/1 Fertigspritze (monatlich)
Depot-Inj.Lsg 8/16/24/32 mg/1 Fertigspritze (wöchentlich)
Espranor (Ethypharm)
Buprenorphin-Lyophilisat Schmelztbl. 2/8 mg
Subutex (Indivior)
Sublingual-Tbl. 0,4/2/8 mg

[1] s. auch ▶ 7.2.4, Opioidabhängigkeit.
[2] *Buprenorphin* wird von einer Vielzahl von Generika-Herstellern in verschiedenen Formulierungen angeboten.
Btm-pflichtig.

■ **Pharmakodynamik**

- Kombinierter Opioidrezeptoragonist/-antagonist (partieller μ-Opioidrezeptoragonist mit langsamer Rezeptorkinetik sowie κ-Opioidrezeptorantagonist); dadurch einzigartiges Wirkprofil unter den klinisch eingesetzten Opioiden.

■ **Pharmakokinetik**

- Bei sublingualer Gabe Bioverfügbarkeit von ca. 30–50 %; orale Gabe ungeeignet.
- Nach Resorption rasche Verteilung in Leber, Niere, Muskel und Fettgewebe.
- Nach Einnahme von *Buprenorphin*-Sublingualtabletten werden maximale Plasmakonzentrationen nach 90 min mit einer langen terminalen Eliminationsphase von 16–48 h beobachtet. Nach Pflasterapplikation mit 20 mg *Buprenorphin* werden kontinuierlich 20 µg/h über 7 Tage in das Blut abgegeben. Nach der ersten Applikation werden maximale Plasmakonzentrationen nach Tag 4 erreicht; diese fallen dann bis Tag 7 um etwa die Hälfte wieder ab. Nach Entfernen des Pflasters fallen die *Buprenorphin*-Konzentrationen innerhalb von 32 h um die Hälfte ab.
- Effektive Wirkdauer: ca. 24 h durch rasche Umverteilung, hohe Rezeptoraffinität und langsame Rezeptorkinetik.
- Metabolisierung in der Leber durch *N*-Dealkylierung (bevorzugt durch CYP3A4 und nachgeordnet durch CYP2C8) zu *Norbuprenorphin* und Glukuronidierung zu den entsprechenden 3-Glukuroniden. *Norbuprenorphin* ($t_{½}$ = 30–108 h) kommt im Plasma in etwa 2-fach höherer Konzentration vor als die Muttersubstanz. Tierexperimentell ist gezeigt worden, dass *Norbuprenorphin* pharmakologisch aktiv ist, mit einem allerdings unterschiedlichen Profil wie die Muttersubstanz (*Norbuprenorphin* ist schwach antinozizeptiv und ausgeprägt atemdepressiv, *Buprenorphin* ist ausgeprägt antinozizeptiv und schwach atemdepressiv).
- Ausscheidung zu ca. 80 % durch biliäre Sekretion des glukuronidierten Metaboliten; ca. 20 % im Urin.
- Plasmakonzentration: 0,5–2,5 ng/ml *Buprenorphin* und 3–8 ng/ml *Norbuprenorphin*(p) 6 h nach Einnahme von 8 mg Sublingualtabletten. Nach Pflasterapplikation (20 mg) mit Freigabe von 20 µg/h *Buprenorphin* liegen die Plasmaspiegel im Mittel bei 0,4 ng/ml nach 3 Tagen und bei 0,2 ng/ml nach 7 Tagen. Nach Pflastergabe sind die Schwankungen der Wirkstoffkonzentrationen deutlich geringer als nach Einnahme von Sublingualtabletten. Wie die Dosen für die Unterdrückung von Entzugssymptomen sind auch die erforderlichen Wirkstoffkonzentrationen individuell in Abhängigkeit von der Toleranzentwicklung unterschiedlich.
- Buvidal enthält den Wirkstoff *Buprenorphin* und ist ein „Hybrid-Arzneimittel“, d. h., die Bioäquivalenz wurde nicht über die Plasmaspiegel nachgewiesen, sondern die therapeutische Äquivalenz wurde anhand des Outcome belegt. Das Referenz-AM für Buvidal ist Subutex.

■ **Indikationen und Behandlungshinweise**

- *Substitutionsbehandlung bei Opiatabhängigkeit*[z]. Diese erfolgt nach den gleichen Regeln, wie sie für die Substitutionsbehandlung mit *Methadon* gelten, d. h., bei der Verordnung sind die Richtlinien der Bundesärztekammer zum Einsatz von Substitutionsmitteln, die Bestimmungen des Betäubungsmittelgesetztes (BtMG) und der Betäubungsmittelverschreibungsverordnung (BtMVV) zu beachten (► 7.2.4).
- Auch im Rahmen einer Detoxifikationsbehandlung einsetzbar (hierbei allmähliche Dosisreduktionen).
- Der eindeutige Vorteil besteht in der relativ **breiten Sicherheitsspanne** im Vergleich zu reinen µ-Opioidrezeptoragonisten. Untersuchungen mit Dosierungen

von 32 mg an nichtopioidabhängigen Patienten zeigten keine interventionspflichtigen Atemdepressionen. Naturalistische Verlaufsbeobachtungen sprechen für eine niedrigere Rate von Komplikationen unter *Buprenorphin*-Gabe im Vergleich zur *Methadon*-Substitution. Eine **Dosisanpassung** ist bei begleitender Gabe von BZD erforderlich. *Buprenorphin* in ausreichender Dosierung (mindestens 8 mg/d) ist in der Regel einer *Methadon*-Substitution gleichwertig.

- Eine **Umstellung** von Patienten, die bereits auf *Methadon/Levomethadon* stabil eingestellt sind, ist möglich. Die unmittelbare Verabreichung von *Buprenorphin* insbesondere nach der Gabe eines reinen μ-Opioidagonisten kann jedoch ein Entzugssyndrom auslösen. Vor der Umstellung sollte daher die maximale Tagesdosis *Methadon* auf 60 mg reduziert werden. Ferner ist eine Medikationspause von mindestens 36 h bei einer bisherigen Tagesdosis von 30–60 mg *Methadon* bzw. von 24 h bei einer bisherigen Tagesdosis von < 30 mg *Methadon* einzuhalten.
- *Buprenorphin* eignet sich aufgrund der langen HWZ für die Gabe einer entsprechend höheren Einmaldosis alle 2–3 Tage (**Alternate-day-Verordnung**). *Buprenorphin* eignet sich ebenfalls für eine **Take-home-Vergabe**. Allerdings ist hier zu bedenken, dass *Buprenorphin* nach Auflösung der Substanz zur i. v.-Gabe missbraucht werden kann. Aus diesem Grund hat ein Hersteller ein Kombinationspräparat aus *Buprenorphin* und *Naloxon* mit einem Mischungsverhältnis von 4:1 entwickelt, *Buprenorphin/Naloxon* (Suboxone).

Dosierung

- Mit der Gabe der ersten Dosis sollte bis zum Auftreten eines **Opioidentzugssyndroms** gewartet werden, in der Regel ca. 6–8 h nach der letzten Heroininjektion, 24–36 h nach der letzten *Methadon*-Einnahme.
- Initiale Dosierung 0,8–4 mg, bei stärkster Abhängigkeit 8 mg, bei Vorliegen einer Alkohol- oder BZD-Intoxikation 2 mg. Bei ausreichender Behandlungsdosis sollten innerhalb von 60 min die Entzugssymptome nachhaltig zurückgehen, bei persistierenden Entzugszeichen sollte die Erstdosis nochmals verabreicht werden.
- Weitere Nachuntersuchungen sollten jeweils in Abständen von 2–4 h erfolgen. Bei persistierenden Entzugssymptomen sollten weitere 4–8 mg *Buprenorphin* bis zu einer maximalen Tagesdosis von 24 mg gegeben werden. Bei einer begleitenden Alkohol- oder BZD-Intoxikation bzw. therapeutischer BZD-Gabe ist eine Dosisreduktion erforderlich, eine sorgfältige Überwachung ist zu gewährleisten. Die kumulative Tagesdosis des 1. Tages sollte am 2. Tag als Einmalgabe morgens verabreicht werden. Ziel der Behandlung ist eine **vollständige Suppression** der Entzugssymptome, insbesondere des Opioidverlangens.
- Bei weiterbestehenden Entzugssymptomen kann die Tagesdosis erhöht werden, bei Müdigkeit und anderen Intoxikationszeichen sollte eine Dosisreduktion vorgenommen werden.
- Der effektive Dosisbereich zur Substitutionsbehandlung liegt in der Regel zwischen 8–16 mg/d; max. Tagesdosis in Deutschland 24 mg[z], in Österreich 32 mg[z], in der Schweiz 16 mg[z]. Dosierungen < 8 mg/d sind nicht ausreichend wirksam.

- Die *Buprenorphin*-Einnahme kann bei Ausschluss eines Alkohol- oder BZD-Beigebrauchs auf ein Intervall von 2–3 Tagen (Alternate-day-Verordnung) umgestellt werden. Bei dieser Verordnungsweise nimmt der Patient die doppelte bzw. 3-fache *Buprenorphin*-Tagesdosis alle 2–3 Tage ein. Während der Umstellungsphase sollte der Patient mindestens 4–6 h auf das Auftreten von Intoxikationszeichen überwacht werden. In klinischen Studien wurde die Wirksamkeit und Sicherheit von *Buprenorphin* für die alternierende Gabe jeden 2. Tag in Dosen von 8–34 mg/70 kg KG sublingual bzw. bei alternierender Gabe für ein 3-Tages-Intervall in Dosen von 12–44 mg/70 kg KG *Buprenorphin*-Lösung sublingual gezeigt.
- Bei Durchführung einer **opioidgestützten Entgiftungsbehandlung** – insbesondere *Methadon* – oder bei buprenorphinsubstituierten Patienten sollte die *Buprenorphin*-Dosis auch unter stationären Bedingungen über einen Zeitraum von ca. 4 Wochen ausgeschlichen werden. Bei Dosierungen von > 8 mg/d wird eine wöchentliche Dosisreduktion um 4 mg, bei Dosierungen von ≤ 8 mg/d eine wöchentliche Dosisreduktion um 2 mg empfohlen. Im ambulanten Behandlungssetting werden teilweise doppelt so lange Reduktionsintervalle empfohlen.
- Bei der **Opioiddetoxifikation rein heroinabhängiger Patienten** unter stationären Bedingungen kann möglicherweise ein rascheres Absetzen über einen Zeitraum von 2–3 Wochen erwogen werden. Der Vorteil liegt in der etwas kürzeren Behandlungsdauer, der Nachteil besteht in den höheren Abbruchraten bei der kürzeren Behandlung. Bei der beschleunigten Opioidentgiftung sollte die *Buprenorphin*-Dosis initial bis zum Sistieren der Entzugszeichen aufdosiert, dann täglich um 2 mg bis zu einer Tagesdosis von 8 mg reduziert, danach alle 2–3 Tage um 2 mg bis zu einer Tagesdosis von 2 mg reduziert und anschließend abgesetzt werden. Bei Auftreten erheblicher Entzugszeichen sind die Dosisintervalle zu strecken.
- **Einsatz von Buvidal**: Die erste Dosis wird verabreicht, wenn beim Patienten eindeutige Entzugssymptome auftreten. Bei Patienten, die von kurz wirksamen Opioiden (z. B. Morphin oder Heroin) abhängig sind, wird die erste Dosis frühestens 6 h nach dem letzten Erhalt eines Opioids gegeben. Bei Patienten, die von lang wirksamen Opioiden (z. B. *Methadon*) abhängig sind, wird die *Methadon*-Dosis vor Beginn der Behandlung mit Buvidal auf maximal 30 mg/d reduziert. Die erste Dosis Buvidal wird frühestens 24 h nach Erhalt der letzten *Methadon*-Dosis angewendet.
- Patienten, die zuvor noch kein *Buprenorphin* erhalten haben, sollten eine 4-mg-Dosis *Buprenorphin*-Tabletten erhalten und vor der Anwendung von Buvidal eine Stunde lang beobachtet werden, um sicherzustellen, dass sie das AM vertragen. Diese Patienten sollten zu Beginn der Behandlung wöchentliche Dosen Buvidal erhalten, bevor auf die monatlichen Injektionen umgestellt wird.

▪ Nebenwirkungen, Risikopopulationen und Intoxikationen

Sehr häufig Asthenie, Schlaflosigkeit, Kopfschmerzen, Entzugssyndrom.

Häufig Abhängigkeitsentwicklung vom Opioidtyp (geringer als bei reinen Opioidagonisten), Benommenheit, Schwindel, Kopfschmerzen, Angst, Frösteln, Schwitzen, Bauchschmerzen, gastrointestinale Störungen, Blutdruckabfall, Verlängerung des QTc-Intervalls möglich (jedoch wohl seltener als unter *Methadon/Levomethadon*), Rückenschmerzen, Nasenfluss, Tränenfluss.

Gelegentlich Halluzinationen, Atemdepression, Lebernekrose, Hepatitis.

Sonstige NW In Einzelfällen TdP-Arrhythmien, im Gegensatz zu *Methadon* sind Todesfälle nicht beschrieben.

Risikopopulationen **Herz:** Wegen möglicher QTc-Zeit-Verlängerung EKG-Kontrollen und Interaktionen. Aufgrund parasympathomimetischer Wirkungen wie bei allen Opioiden häufig (diastolischer) Blutdruckabfall und Bradykardie. **Leber:** In interindividuell unterschiedlichem Ausmaß Akkumulation von Muttersubstanz und Metaboliten bei Leberfunktionsstörungen, daher schweregradabhängig Dosisreduktion; Berichte von Lebertoxizität. **Niere:** Bei schweren Nierenfunktionsstörungen ggf. Dosisreduktion.

Intoxikationen Akzentuierte NW, Bradykardie, Hypotension, Bewusstseinsstörungen bis zum Koma, Atemdepression bis zum Atemstillstand.

▪ Kontraindikationen

- Akute Alkohol-, Schlafmittel-, Analgetika-, Psychopharmakaintoxikation.
- Bekannte Überempfindlichkeit gegen *Buprenorphin*.
- Schwere Leberfunktionsstörungen, schwere respiratorische Insuffizienz, akuter Alkoholismus oder Delirium tremens.
- Behandlung mit MAOH und BZD.
- **Buvidal** darf bei Patienten mit schwerer respiratorischer Insuffizienz und schweren Leberproblemen sowie bei Patienten, die eine Alkoholvergiftung haben oder Alkoholentzugssymptome aufweisen, nicht angewendet werden.

Relative Kontraindikationen

- Verlängerte QTc-Zeit, Bradykardie, gleichzeitige Behandlung mit Antiarrhythmika Klasse I–III, Hypokaliämie, nach Schädel-Hirn-Trauma, bei erhöhtem intrakraniellem Druck, Erkrankungen der Atemorgane, Diabetes, Prostatahypertrophie, abdominalen Erkrankungen, suizidalen Patienten oder im höheren Lebensalter. Bei Kindern und Jugendlichen < 18 J. liegen keine ausreichenden Erfahrungswerte vor.

▪ Interaktionen

- Keine Kombination mit MAOH, BZD oder Gabapentinoiden (wechselseitige Wirkungsverstärkung mit dem Risiko einer letalen Überdosierung), insbesondere *Flunitrazepam*, Opioidantagonisten (Ausnahme: Intoxikationstherapie), partiellen und vollen Agonisten.
- Kein Alkoholkonsum wegen möglicher Wirkverstärkung bis hin zur Atemdepression.
- Vorsicht mit anderen QTc-Zeit-verlängernden AM. Vorsicht bei Kombination mit Antiarrhythmika der Klassen I und III wegen möglicher QTc-Zeit-Verlängerungen.

- Die Kombination mit CYP3A4-Inhibitoren oder -Induktoren muss engmaschig überwacht werden. Erniedrigte Serumkonzentrationen sind möglich bei gleichzeitiger Einnahme von CYP3A4-Induktoren, wie z. B. *Carbamazepin* (▶ Anhang INT). Dies kann Entzugssymptome durch Wirkverlust auslösen. Erhöhte Serumkonzentrationen und daraus folgend Atemdepression, Delir und Myokloni sind bei gleichzeitiger Einnahme von CYP3A4-Inhibitoren, z. B. *Clarithromycin*, *Erythromycin* oder *Ketoconazol* (▶ Anhang INT), zu erwarten.

■ **Bewertung**

Sinnvolle Alternative zur Substitution mit *Methadon/Levomethadon* mit breiterem Sicherheitsspektrum und guter Akzeptanz durch die Patienten; Überbrückung von Feiertagen und Wochenenden ohne tägliche Kontakte möglich. Bei parenteralem Missbrauch durch nasale Applikation oder i. v.-Injektion sollte auf *Buprenorphin/Naloxon* zurückgegriffen werden.

7

7.4.3 Buprenorphin/Naloxon

Buprenorphin/Naloxon

Substitutionsmittel bei Opioidabhängigkeit kombiniert mit Opioidantagonisten; NbN: *Opioid receptor partial agonist (μ), receptor antagonist (κ, δ)/Opioid receptor antagonist (μ)*

Suboxone[1] (Indivior)
Tbl. 2 mg Buprenorphin/0,5 mg Naloxon und 8 mg Buprenorphin/2 mg Naloxon und 16 mg Buprenorphin/4 mg Naloxon
BtM-pflichtig.

[1] Es gibt zahlreiche hier nicht aufgeführte Generika.

■ **Pharmakodynamik**

- Kombinationspräparat aus dem partiellen μ-Opioidagonisten *Buprenorphin* und dem reinen Opioidantagonisten *Naloxon*. Durch *Naloxon* wird die initial euphorisierende Wirkung von *Buprenorphin* in der Anflutungsphase gehemmt, um das Abhängigkeitspotenzial zu minimieren.

■ **Pharmakokinetik**

- ▶ *Buprenorphin*.
- *Naloxon* ist bei sachgerechter, sublingualer Anwendung kaum im Plasma nachweisbar und wird rasch über die Leber ausgeschieden; $t_{1/2}$ = 1–3 h.
- Bei missbräuchlicher i. v.-Anwendung verteilt sich das enthaltene *Naloxon* rasch (Distributions-HWZ 4 min) und löst ein Opioidentzugssyndrom aus.

■ Indikationen und Behandlungshinweise

- *Substitutionsbehandlung bei Opioidabhängigkeit bei Erwachsenen und Jugendlichen > 15. Lebensjahr*[z]; Details ▶ *Buprenorphin.*
- Auch im Rahmen einer Detoxifikationsbehandlung einsetzbar, ▶ *Buprenorphin.*
- Der wesentliche Vorteil von Suboxone gegenüber Subutex oder *Methadon* ist das geringere Risiko einer missbräuchlichen i. v.-Anwendung.
- Eine Umstellung von Patienten, die bereits auf *Methadon/Levomethadon* stabil eingestellt sind, ist möglich. Die unmittelbare Verabreichung von *Buprenorphin/Naloxon* insbesondere nach der Gabe eines reinen μ-Opioidagonisten kann jedoch ein Entzugssyndrom auslösen. Vor der Umstellung sollte daher die maximale Tagesdosis *Methadon* auf 30 mg reduziert und eine Medikationspause von 24 h eingehalten werden.
- *Buprenorphin/Naloxon* eignet sich aufgrund der langen HWZ für die Gabe einer entsprechend höheren Einmaldosis alle 2–3 Tage (Alternate-day-Verordnung) sowie ggf. für eine Take-home-Vergabe.

■ Dosierung

- Mit der Gabe der ersten Dosis sollte bis zum Auftreten eines Opioidentzugssyndroms gewartet werden, in der Regel ca. 6–8 h nach der letzten Heroininjektion, 24–36 h nach der letzten *Methadon*-Einnahme.
- Initiale Dosierung 4/1 mg *Buprenorphin/Naloxon*, bei stärkster Abhängigkeit 8/2 mg *Buprenorphin/Naloxon*, bei Vorliegen einer Alkohol- oder BZD-Intoxikation 2/0,5 mg *Buprenorphin/Naloxon.*
- Weitere Behandlungsdetails ▶ *Buprenorphin.*
- Der effektive Dosisbereich zur Substitutionsbehandlung liegt in der Regel zwischen 8/2–16/4 mg *Buprenorphin/Naloxon* pro Tag; maximale Tagesdosis 24/6 mg *Buprenorphin/Naloxon*[z], Dosierungen < 8/2 mg/d sind nicht ausreichend wirksam.
- Zur Alternate-day-Verordnung ▶ *Buprenorphin*; maximale Einzeldosis jedoch 24/6 mg *Buprenorphin/Naloxon.*
- Zum Einsatz im Rahmen einer ambulanten opioidgestützten Entzugsbehandlung ▶ *Buprenorphin.*

■ Nebenwirkungen, Risikopopulationen und Intoxikationen

Sehr häufig Entzugssyndrom, Kopfschmerzen, Schlaflosigkeit, gastrointestinale Störungen, Schwitzen.

Häufig Schwindel, Somnolenz, Migräne, Nervosität, Depressionen, abnormes Denken, Fieber, Frösteln, Schmerzen, Myalgie, Krämpfe in den Beinen, Hypertonie, Gewichtsabnahme, Albuminurie, Leberfunktionsstörung, verstärkter Husten, Rhinitis, Pharyngitis, Amblyopie, Tränenflussstörung, Parästhesien, Urtikaria, Ödeme, verminderte Libido.

Gelegentlich Entwicklung einer Drogenabhängigkeit, Gähnen, abnorme Träume, Euphorie, Apathie, Agitiertheit, Krämpfe, Tremor, Tachykardie, Bradykardie, Myokardinfarkt, Hypotonie, Dyspnoe, Blutzellstörungen, Hyper- und Hypoglykämie,

Hyperlipidämie, Miosis, Konjunktivitis, exfoliative Dermatitis, Alopezie, Hauttrockenheit, Arthritis, Nierenstörungen, sexuelle Störungen, Hypothermie.

Risikopopulationen **Herz:** Neigung zu Hypotension und Bradykardie (parasympathomimetische Wirkung). **Leber:** Bei leichten und mittelschweren Leberfunktionsstörungen ggf. niedrigere Initialdosen und langsamere Aufdosierung, keine Anwendung bei schweren Formen. **Niere:** Vorsicht bei schwerer Nierenfunktionsstörung.

Intoxikationen Akzentuierte NW, Bradykardie, Hypotension, Bewusstseinsstörungen bis zum Koma, Atemdepression bis zum Atemstillstand.

■ **Kontraindikationen**

- ▶ *Buprenorphin.*
- Im Gegensatz zu Subutex bei Jugendlichen > 15 J. zugelassen.

■ **Interaktionen**

- ▶ *Buprenorphin.*

■ **Bewertung**

Innovative *Buprenorphin*-Formulierung, die eine missbräuchliche intravenöse oder intranasale Anwendung verhindern kann.

7.4.4 Bupropion

Bupropion

Raucherentwöhnungsmittel; NbN: *Dopamine reuptake inhibitor and releaser*

Zyban (GlaxoSmithKline)
Tbl. 150 mg

■ **Pharmakodynamik**

▶ 1.13.3, Präparat.

■ **Pharmakokinetik**

- Bei oraler Gabe rasche Resorption, Bioverfügbarkeit ca. 87 %.
- Zyban: T_{max} = ca. 2,5 h (*Bupropion*) bzw. 6 h (aktive Metaboliten, v. a. 4-*Hydroxybupropion*). Retardtablette (im Gegensatz zu Elontril-Tabletten) mit veränderter, d. h. diffusionskontrollierter Wirkstofffreisetzung; ▶ 1.13.3, Präparat.
- $t_{1/2}$ = 28 h, extensive Metabolisierung in der Leber mit ausgeprägtem First-pass-Effekt im Wesentlichen durch CYP2B6; drei bekannte Metaboliten, die pharmakologisch aktiv sind: *4-Hydroxybupropion* (Hauptmetabolit; $t_{1/2}$ = ca. 20 h), *Threo-Hydrobupropion* ($t_{1/2}$ = ca. 3 h) und *Erythro-Hydrobupropion* ($t_{1/2}$ = ca. 33 h). Im Steady State ist *Hydroxybupropion* der wesentliche wirksame Stoff. Die Konzentrationen sind etwa 15-fach höher als die der Muttersubstanz.

- Ausscheidung über Urin (8 %) und Faeces (10 %).
- Plasmakonzentration: 850–1500 ng/ml *Hydroxybupropion*(p) 12 h nach Einnahme von täglich 300 mg. *Bupropion* ist chemisch instabil. Es wird im Blut fast ausschließlich *Hydroxybupropion* gefunden.

■ **Indikationen und Behandlungshinweise**

- *Zur Hilfe bei der Raucherentwöhnung nikotinabhängiger Patienten*z in Verbindung mit unterstützenden motivierenden Maßnahmen.
- Zyban ist im Gegensatz zu Nikotinersatzstoffen verschreibungspflichtig, jedoch nicht erstattungsfähig; Ausschluss aus dem Leistungskatalog der GKV; Verordnung auf Privatrezept.
- Unter dem Handelsnamen Elontril in anderer Formulierung zugelassen in der *Behandlung von Episoden einer Major Depression*z (▶ 1.13.3, Präparat).
- Die Behandlung sollte noch während des aktiven Rauchens begonnen werden. Ab der 2. Behandlungswoche sollte das Rauchen beendet werden.
- Empfohlene Behandlungsdauer: 7–9 Wochen.
- *Off label* → Kokainabhängigkeit bei methadonsubstituierten opioid- und kokainabhängigen Patienten in Kombination mit Kontingenzmanagement (positives Feedback in Form von kleinen Geldbeträgen und Behandlungsgutscheinen bei negativen Urintests).
- Es gibt Berichte zur positiven Wirkung bei Libidominderung (▶ 8.2.1).

■ **Dosierung**

- Initial 150 mg, ab dem 7. Tag 300 mg/d (in 2 Einzelgaben in mindestens 8-stündigem Abstand); Tageshöchstdosis 300 mgz.
- Als Antidepressivum ▶ 1.13.3, Präparat.
- Bei Leber- und Nierenfunktionsstörung und älteren Personen 1 × 150 mg/d, auch als Erhaltungsdosis.

■ **Nebenwirkungen und Risikopopulationen**

▶ 1.13.3, Präparat.

Risikopopulationen **Herz:** Wegen möglicher Blutdruckerhöhung und Tachykardie in der Anwendung allein sowie in Kombination mit Nikotinpflaster werden engmaschige Blutdruckmessungen insbesondere in der Initialphase empfohlen; keine Anwendung bei unzureichend eingestellter arterieller Hypertonie. **Leber** und **Niere:** ▶ Dosierung.

■ **Kontraindikationen**

▶ 1.13.3, Präparat.

■ **Interaktionen**

▶ 1.13.3, Präparat.

■ **Bewertung**

Bewährte Entwöhnungshilfe bei Tabakabhängigkeit. Risiko von Krampfanfällen. Tachykardie und Blutdruckerhöhung ▶ Risikopopulationen/Herz. Hohes Interaktionsrisiko. In plazebokontrollierten Raucherentwöhnungsstudien ergaben sich schwache Hinweise auf die Induktion depressiver Symptome, insbesondere suizidaler Gedanken; eine substanzspezifische Zunahme dieser Symptome konnte in einer großen Anwendungsbeobachtung verschiedener Raucherentwöhnungsmittel nicht beobachtet werden. Es ist daher wahrscheinlich, dass depressive Verstimmungen als ein Symptom des Nikotinentzugs auftreten.

7.4.5 Clomethiazol

Clomethiazol

Entgiftungsmittel; NbN: *GABA positive allosteric modulator (GABA$_A$ receptor, barbiturate site)*

Distraneurin (CHEPLAPHARM)
Kps. 192 mg
Mixtur 31,5 mg/ml

- **Pharmakodynamik**
- Verstärkung der Wirkung der inhibitorischen Neurotransmitter GABA und Glycin, insbesondere am GABA$_A$-abhängigen Chloridionenkanal. *Clomethiazol* wirkt sedierend, hypnotisch und anfallssuppressiv.

- **Pharmakokinetik**
- Bioverfügbarkeit ca. 33 % nach Einnahme von 2 Kapseln, bei höheren Dosen oder eingeschränkter Leberfunktion kann sie deutlich höher sein.
- $t_{1/2}$ = 2,3–5 h (bei Leberfunktionsstörungen 9 h); rasche und fast vollständige Metabolisierung in der Leber (CYP2A6, CYP3A4) zu drei Metaboliten, der Metabolit *5-(2-Chloro-1-Hydroxyethyl)-4-methylmethiazol* trägt möglicherweise zur sedierenden Wirkung bei; schnelle Absorption (nach Tablettengabe langsamer).
- Renale Elimination.
- Plasmakonzentration: 100–5000 ng/ml[(p)] 6 h nach Einnahme einer Kapsel *Clomethiazol*.

- **Indikationen und Behandlungshinweise**
- *Behandlung von Prädelir, Delirium tremens und akuter Entzugssymptomatik unter kontrollierten stationären Bedingungen*[z].
- *Behandlung von Verwirrtheits-, Erregungs- und Unruhezuständen bei Patienten mit hirnorganischem Psychosyndrom im höheren Alter unter kontrollierten stationären Bedingungen*[z].
- *Schwere Schlafstörungen in höherem Lebensalter, wenn andere Maßnahmen zur Beeinflussung der Schlafstörungen wegen Wirkungslosigkeit oder NW nicht anwendbar sind*[z].
- Wegen der anfallssuppressiven Eigenschaften kann *Clomethiazol* beim Status epilepticus indiziert sein, wenn BZD, Hydantoine, *Valproat* und Barbiturate keine Wirkung zeigen.

- **Dosierung**
  - Verschiedene Applikationsformen, wobei Kapseln die Clomethiazolbase und die Mixtur das Ethandisulfonatsalz enthalten; 1 Kps. (192 mg) und 6 ml Mixtur (189 mg) sind therapeutisch äquivalent.
  - Die Dosierung sollte nicht schematisch, sondern flexibel nach Sedierungsgrad und Schwere der Entzugssymptome der Patienten erfolgen. Die Entzugsschwere kann mit standardisierten Befundskalen wie z. B. dem in den aktuellen Leitlinien empfohlenen Alkoholentzugsverlaufsbogen CIWA-Ar – auch von geschultem Pflegepersonal – erfasst werden:
  - **Alkoholentzugsbehandlung mithilfe des CIWA-Ar-Bogens** (▣ Tab. 7.4): Innerhalb der ersten 4 Tage wird eine Überwachung in 2-Stunden-Intervallen, am 5. Tag in 3-Stunden-Intervallen, am 6. Tag in 4-Stunden-Intervallen, am 7. Tag in 6-Stunden-Intervallen vorgenommen. Zu den Überwachungszeitpunkten werden die 10 Alkoholentzugssymptome erfasst. Die jeweiligen Punktwerte werden zu einem Summenwert addiert. Für eine Gesamtpunktzahl von 5–9 Punkten wird 1 Kps. *Clomethiazol*, für einen Gesamtpunktwert > 9 Punkte werden 2 Kps. *Clomethiazol* verabreicht.
  - **Orientierungshilfe für eine festdosierte Behandlung:** Initial 2–4 Kps. *Clomethiazol* oder 10–20 ml Mixtur, in den ersten 2 h bis zu 6–8 Kps., dann in ca. 2-stündigem Abstand jeweils weitere 2 Kps. bis zu einer Höchstdosis von ca. 24 Kps. täglich; in Ausnahmefällen auch höher; bei zu starker Sedierung Dosisreduktion, nach Plateauphase von ca. 3 Tagen *Clomethiazol* ausschleichend absetzen.

- **Nebenwirkungen, Risikopopulationen und Intoxikationen**

Sehr häufig Erhöhte Speichel- und Bronchialsekretion.

Häufig Starke Müdigkeit, Benommenheit, Kopfschmerzen, Herzklopfen, Missempfindungen wie Taubheit oder Kribbelgefühl, Juckreiz, Hautausschläge, Bindehautentzündung.

Gelegentlich Gastrointestinale Störungen, Brennen in Hals und Nase, Schnupfengefühl und Hustenreiz (nach einigen Tagen abnehmend).

Sonstige NW Selten ernste Atem- und Kreislaufdepression. In Einzelfällen Gesichtsödem, Anstieg der Serumtransaminasen, Ikterus.

Risikopopulationen **Herz:** Bei kardialen Vorerkrankungen besondere Vorsicht wegen kreislaufdepressiver Wirkung. **Leber** und **Niere:** Bei Leber- und Nierenfunktionsstörungen Gefahr der Akkumulation aufgrund verlängerter Eliminationshalbwertszeiten, daher Dosisanpassung. Keine Anwendung bei höhergradiger Leberinsuffizienz.

Intoxikationen Akzentuierte NW, Bewusstseinstrübung bis zum Koma, zentrale Atemdepression bis zum Atemstillstand, Kreislaufversagen, Herzstillstand.

7

Tab. 7.4 *Clinical Institute Withdrawal Assessment for Alcohol Scale –Revised Version* (CIWA-Ar). (Sullivan et al. 1989)[a]

1. Übelkeit und Erbrechen	
Fragen: „Ist Ihnen schlecht? Haben Sie sich übergeben?"	
(0)	Keine Übelkeit und kein Erbrechen
(1)	Leichte Übelkeit ohne Erbrechen
(2)	–
(3)	–
(4)	Gelegentlich Übelkeit mit Brechreiz und Würgen
(5)	–
(6)	–
(7)	Dauernde Übelkeit, häufiger Brechreiz, Würgen und Erbrechen
2. Tremor (Arme ausgestreckt und Finger gespreizt)	
(0)	Kein Tremor
(1)	Tremor nicht sichtbar, aber an Fingerspitze zu fühlen
(2)	–
(3)	–
(4)	Mäßiger Tremor bei ausgestreckten Armen
(5)	–
(6)	–
(7)	Starker Tremor auch bei nicht ausgestreckten Armen
3. Schweißausbrüche	
(0)	Kein Schweiß sichtbar
(1)	Kaum Schweiß, Handflächen feucht
(2)	–
(3)	–
(4)	Deutliche Schweißtropfen auf der Stirn
(5)	–
(6)	–
(7)	Durchgeschwitzte Kleidungsstücke
4. Ängstlichkeit	
Fragen: „Sind Sie nervös oder ängstlich?"	
(0)	Keine Ängstlichkeit, entspannt
(1)	Leicht ängstlich
(2)	–

Tab. 7.4 (*Fortsetzung*)

(3)	–
(4)	Mäßige Angst oder Wachsamkeit, die auf Angst schließen lässt
(5)	–
(6)	–
(7)	Vergleichbar mit akuter Panik, wie bei schweren Delirien oder akuten schizophrenen Episoden
5. Antriebsniveau	
(0)	Normale Aktivität
(1)	Etwas mehr als normale Aktivität
(2)	–
(3)	–
(4)	Mäßige Unruhe oder Ruhelosigkeit
(5)	–
(6)	–
(7)	Geht während des Interviews meist auf und ab oder schlägt bzw. nestelt mit den Händen
6. Taktile Störungen	
Fragen: „Spüren Sie irgendein Jucken oder Ameisenlaufen, irgendein Brennen oder Taubheitsgefühle, oder haben Sie das Gefühl, dass Käfer auf oder unter Ihrer Haut krabbeln?"	
(0)	Keine Störungen
(1)	Kaum Jucken oder Ameisenlaufen, Brennen oder Taubheitsgefühle
(2)	Leichtes Jucken oder Ameisenlaufen, Brennen oder leichte Taubheitsgefühle
(3)	Mäßiges Jucken oder Ameisenlaufen, Brennen, oder mäßige Taubheitsgefühle
(4)	Mäßig starke taktile Halluzinationen
(5)	Starke taktile Halluzinationen
(6)	Sehr starke taktile Halluzinationen
(7)	Anhaltende taktile Halluzinationen
7. Akustische Störungen	
Fragen: „Sind Sie geräuschempfindlicher? Sind die Geräusche greller als sonst? Erschrecken die Geräusche Sie? Hören Sie etwas, das Sie stört? Hören Sie Dinge, von denen Sie wissen, dass sie nicht da sind?"	
(0)	Nicht vorhanden
(1)	Sehr leichte Geräuschverzerrung oder Schreckhaftigkeit
(2)	Leichte Geräuschverzerrung oder Schreckhaftigkeit
(3)	Mäßige Geräuschverzerrung oder Schreckhaftigkeit

Tab. 7.4 (*Fortsetzung*)

(4)	Mäßig starke akustische Halluzinationen
(5)	Starke akustische Halluzinationen
(6)	–
(7)	–
8. Visuelle Störungen	
Fragen: „Erscheint Ihnen das Licht heller als sonst? Sind die Farben anders? Schmerzen dadurch die Augen? Sehen Sie irgendetwas, das Sie stört? Sehen Sie Dinge, von denen Sie wissen, dass Sie nicht da sind?"	
(0)	Nicht vorhanden
(1)	Sehr leicht vermehrte Lichtempfindlichkeit
(2)	Leicht vermehrte Lichtempfindlichkeit
(3)	Mäßig vermehrte Lichtempfindlichkeit
(4)	Mäßig starke optische Halluzinationen
(5)	Starke optische Halluzinationen
(6)	Sehr starke optische Halluzinationen
(7)	Anhaltende optische Halluzinationen
9. Kopfschmerzen, Druckgefühle im Kopf	
Fragen: „Fühlt sich Ihr Kopf anders an? Haben Sie das Gefühl, als hätten Sie einen Ring um den Kopf?" Schwindelgefühle und Benommenheit sollen nicht beurteilt werden.	
(0)	Keine Kopfschmerzen
(1)	Sehr leichte Kopfschmerzen
(2)	Leichte Kopfschmerzen
(3)	Mäßige Kopfschmerzen
(4)	Mäßig starke Kopfschmerzen
(5)	Starke Kopfschmerzen
(6)	Sehr starke Kopfschmerzen
(7)	Extrem starke Kopfschmerzen
10. Orientiertheit und Trübung des Bewusstseins	
Fragen: „Welcher Tag ist heute? Wo sind Sie? Wer bin ich (der Befragende)?"	
(0)	Orientiert und kann fortlaufend ergänzen
(1)	Kann nicht fortlaufend ergänzen oder ist unsicher hinsichtlich des Datums
(2)	Desorientiert über das Datum, aber nicht mehr als 2 Tage
(3)	Desorientiert über das Datum um mehr als 2 Tage

Tab. 7.4 (*Fortsetzung*)

(4)	Desorientiert über Ort und Person
(5)	–
(6)	–
(7)	–

[a] Erklärungen s. Text, ▶ Dosierung

Absinken in Bewusstlosigkeit, Atemdepression und hypotone Blutdruckreaktionen.

Bereits nach relativ kurzfristiger Verordnung ist eine Abhängigkeitsentwicklung möglich. *Clomethiazol* maximal 14 Tage und nicht ambulant verordnen.

Kontraindikationen

- Akute Alkohol-, Schlafmittel-, Analgetika-, Psychopharmakaintoxikation.
- Respiratorische Insuffizienz bzw. obstruktive Lungenerkrankungen (Gefahr einer Atemdepression).

Relative Kontraindikation

- Eingeschränkte Leber- und Nierenfunktion.

Interaktionen

- Keine Kombination mit anderen psychotrop wirkenden Substanzen, besonders **Alkohol**, Anxiolytika, Hypnotika, (schwer abschätzbare, u. U. massive Wirkungsverstärkung).
- Bei Kombination mit *Propranolol* kommt es zu einer ausgeprägten Bradykardie.
- *Clomethiazol* hemmt CYP2E1, Vorsicht daher bei Kombination mit **Substraten** von **CYP2E1**, z. B. *Halothan* oder *Enfluran* (▶ **Anhang SUB**). Vorsicht bei Kombination mit CYP3A4-Inhibitoren (▶ Anhang INT) z. B. *Voriconazol* Wirkungsverstärkung und -verlängerung durch Hemmung von CYP3A4 und damit des Abbaus und Anstieg der Wirkspiegel von *Clomethiazol*.

Bewertung

Wirksames und gut steuerbares AM zur Unterdrückung und Vorbeugung des gesamten Spektrums von Alkoholentzugssymptomen, insbesondere des Alkoholentzugsdelirs. *Clomethiazol* sollte wegen des Abhängigkeitspotenzials nur unter stationären Bedingungen und kurzfristig eingesetzt werden.

7.4.6 Clonidin

Clonidin

α_2-Agonist; „Antihypertensivum im Entzug"; NbN: *Norepinephrine receptor agonist* (α_2)

Catapresan (Glenwood)
Tbl. 0,075/0,15/0,3 mg
Amp. 0,15 mg/ml
Clonidin-ratiopharm (ratiopharm)
Kps. 0,075/0,15/0,3/0,25 mg
Amp. 0,15 mg/ml
Clonidin retard-ratiopharm (ratiopharm)
Kps. 0,25 mg
Paracefan (Hikma Pharma)
Amp. 0,15/0,75 mg/ml (5 Amp.)

- **Pharmakodynamik**

- Zentraler α_2-Agonist, dadurch v. a. Aktivitätshemmung noradrenerger Neurone im Locus coeruleus (wichtigstes noradrenerges Kerngebiet im ZNS mit hoher Opioidrezeptordichte, Dämpfung durch Opioide). Eingeführt als Antihypertensivum.

- **Pharmakokinetik**

- Nahezu vollständige Resorption.
- Ungefähr 70 % der verabreichten Dosis werden mit dem Harn hauptsächlich in Form der unveränderten Muttersubstanz (40–60 % der Dosis) ausgeschieden. Der pharmakologisch inaktive Hauptmetabolit *p-Hydroxy-Clonidin* wird durch CYP2D6 gebildet.
- $t_{½}$ = 5–19 h (abhängig von der Nierenfunktion); T_{max} = 1,5–2 h (oral) bzw. 10–15 min (parenteral).
- Plasmakonzentration: 0,2–2 ng/ml$^{(p)}$ zur Blutdrucksenkung, > 1 ng/ml ist mit Sedierung assoziiert.

- **Indikationen und Behandlungshinweise**

Oral

- Opioidentzugssyndrom (*off label*).
- Komedikation (z. B. mit *Clomethiazol*) beim Alkoholentzugssyndrom bei im Vordergrund stehender (hypertoner bzw. tachykarder) Herz-Kreislauf-Symptomatik.
- Weitere Off-label-Indikationen → ADHS und Tic-Störungen (▶ 10.3.4; in den USA bei Kindern und Jugendlichen mit ADHS zugelassen) → vegetative Übererregbarkeit bei PTBS (▶ 1.4.8) → Hitzewallungen bei klimakterischen Beschwerden (▶ 1.4.14) → Zustände innerer Unruhe, dissoziative Symptome und Selbstverletzungsdrang (▶ 11.4.1).

Parenteral

- Schweres Alkoholentzugssyndrom, jedoch nur unter kontinuierlicher intensivmedizinischer Überwachung und mit anfallssuppressiver und delirverhütender Komedikation.
- Bei Intoxikation durch *Clonidin*: α_2-Antagonisten, z. B. *Tolazolin* (Priscol), bei Bradykardien *Atropin* (▶ Kap. 12).

▪ Dosierung

Oral

- Zur Behandlung eines Opioidentzugssyndroms sind Behandlungsdosen von 7–30 µg/kg KG erforderlich. Beginn mit 3–4 × 0,15 mg/d; Steigerung bis 1,2 mg/d, in Einzelfällen auch bis 2,0 mg/d[z]. Nach Abklingen der Entzugssymptome (Heroin 4–7 Tage, *Methadon* bis 14 Tage) stufenweise Reduktion innerhalb von 3–5 Tagen.

Parenteral

- Initial Injektion von 0,15–0,6 mg langsam i. v., Tagesdosis nach klinischen Erfordernissen 0,3–4 mg/d[z]. Wenn notwendig: fortsetzende Applikation über Perfusor.

❯ Bei schlagartigem Absetzen von *Clonidin* überschießende Sympathikusreaktionen möglich: Hypertensive Krisen und Rebound-Tachykardien.

▪ Nebenwirkungen, Risikopopulationen und Intoxikationen

Sehr häufig Schwindel, Sedierung, Mundtrockenheit, Blutdruckabfall, Pulsverlangsamung.

Häufig Müdigkeit, Kopfschmerzen, Schlafstörungen, depressive Verstimmungen, erektile Dysfunktion, Libidominderung.

Gelegentlich Wahrnehmungsstörungen, Sinusbradykardien, Obstipation, Übelkeit, Erbrechen, Pruritus, Urtikaria, Parästhesien, Schmerzen in den Speicheldrüsen, Raynaud-Syndrom.

Sonstige NW Selten Verwirrtheitszustände, Verstärkung vorbestehender Herzrhythmusstörungen, initialer Blutdruckanstieg, Gewichtsabnahme, Akkommodationsstörungen, Reduktion des Tränenflusses, Alopezie, Miktionsstörungen, Gynäkomastie.

Risikopopulationen **Herz:** Die Anwendung sollte unter sorgfältiger und engmaschiger Überwachung von Blutdruck und Herzfrequenz wegen entsprechender depressorischer Hauptwirkung erfolgen. Dosisreduktion bei Blutdruckabfall < 90 mmHg systolisch bzw. 55 mmHg diastolisch, Pulsfrequenz < 55/min. **Leber** und **Niere:** Bei Leber- bzw. Niereninsuffizienz schweregradabhängige Dosisanpassung.

❯ *Clonidin* besitzt weder anfallssuppressive noch delirverhütende Eigenschaften und ist daher in der Behandlung des Alkoholentzugssyndroms nicht zur Monotherapie geeignet.

Intoxikationen Akzentuierte NW, Bewusstseinstrübung bis zum Koma, Bradykardie, Hypotension.

▪ **Interaktionen**

- Verstärkung der sedierenden Wirkung von zentral dämpfenden Pharmaka und Alkohol.
- Abschwächung der blutdrucksenkenden Wirkung durch *Tolazolin*, Histamin, TZA oder Antipsychotika möglich.
- Erhöhte Gefahr von (bradykarden) Herzrhythmusstörungen bei gleichzeitiger Therapie mit Herzglykosiden oder β-Rezeptorenblockern.
- Verstärkung der antihypertensiven Wirkung von Antihypertensiva.
- Verminderung der blutdrucksenkenden Wirkung von *Clonidin* durch blutdrucksteigernde oder Natrium und Wasser retinierende Substanzen, wie nichtsteroidale Antirheumatika.
- Bei hohen i. v.-Dosen kann *Clonidin* die arrhythmogene Wirkung (QTc-Zeit-Verlängerung) hoher Dosen von *Haloperidol* verstärken.
- Anstieg der Plasmakonzentration von *Buprenorphin* bei Kombination mit *Clonidin* und erhöhtes Risiko einer *Buprenorphin*-Überdosierung (Mechanismus unklar).

7

▪ **Kontraindikationen**

- Sick-Sinus-Syndrom, ausgeprägte (auch asymptomatische) Bradykardie oder Hypotonie.

Relative Kontraindikationen

- Kardiale Vorschädigung, (insbesondere höhergradige) AV-Blockierungen, zerebrale Durchblutungsstörungen.

▪ **Bewertung**

Basismedikation im Rahmen eines nichtopioidgestützten Opioidentzugs; schlechter wirksam als *Buprenorphin* oder *Methadon*. Sinnvolle Komedikation bei im Vordergrund stehender Herz-Kreislauf-Symptomatik beim Alkoholentzug. Häufige Blutdruck- und Pulskontrollen.

7.4.7 Disulfiram

Disulfiram

Entwöhnungsmittel; NbN: *Alcohol enzyme inhibitor (mainly liver)*

Antabus[1]

[1] In D vom Markt genommen; erhältlich über internationale Apotheken, Österreich (Colme Trpf. 60 mg/ml), Schweiz (Antabus Disp. 0,4 g).

- **Pharmakodynamik**

- Irreversible Hemmung der Aldehyd-Dehydrogenase (weniger der Dopamin-β-Hydroxylase) durch wirksame Metaboliten, im Wesentlichen *Methyldiethylthiocarbamatsulfoxid*, Anstieg des Alkoholabbauprodukts *Acetaldehyd* auf das 10-Fache, dadurch im Falle eines Alkoholkonsums: sog. **Disulfiram-Alkohol-Reaktion** (DAR, s. unten).

- **Pharmakokinetik**

- Bioverfügbarkeit 80–90 %.
- Mäßig schnelle Aufnahme nach oraler Gabe (T_{max} ca. 8–10 h) mit anschließend rascher metabolischer Aktivierung in der Leber (CYP1A2, CYP2B6, CYP2E1, CYP3A4); i. Allg. rascher Wirkungseintritt (10–30 min) nach Einnahme eines einzigen alkoholhaltigen Getränks. *Disulfiram* ist ein Prodrug, aktiver Metabolit ist *Diethylthiomethylcarbamatmethylester* (*DDTC-Me*).
- $t_{1/2}$ = 6–9 h.
- Plasmakonzentration: 50–400 ng/ml$^{(p)}$ 24 h nach Einnahme von 400 mg/d (*Disulfiram*), 270–310 ng/ml (*DDTC-Me*).

- **Indikationen und Behandlungshinweise**

- Adjuvans zur Rückfallprophylaxe bei Alkoholabusus und Alkoholabhängigkeit im Sinne einer Aversivbehandlung.
- In D besteht keine Zulassung mehr, *Disulfiram* kann hier aus anderen Ländern importiert werden (*off-label* Anwendung)
- **Symptome bei der DAR**: Übelkeit, Erbrechen; pochender Kopfschmerz, Flush; Durst; Tachypnoe, Dyspnoe; Herzrasen; Brustschmerz; Schwindel; Angst. Intensität mit starken interindividuellen Schwankungen von der *Disulfiram*- und Alkoholkonzentration abhängig. In Extremfällen: Atemdepression, massive Hypotonie, Arrhythmien, Krampfanfälle, Exitus.
- Sorgfältige Aufklärung über eine mögliche DAR; supervidierte (kontrollierte) AM-Einnahme.
- Wirkdauer einer DAR ca. 60–180 min mit den oben beschriebenen Symptomen.
- Eine DAR kann noch 1–2 Wochen nach der letzten Einnahme auftreten.
- Bei schwerer DAR: Trendelenburg-Position, parenterale Flüssigkeits- und Sauerstoffzufuhr, Antihistaminika, z. B. 50 mg *Promethazin* (Atosil) i. v.
- *Off label* → Kokainabhängigkeit.
- Routineuntersuchungen: Kontrollen der Leberenzyme.

- **Dosierung**

- Zieldosis nach Aufdosierung: 200–500 mg/d; individuell ist die wirksame Dosis sehr unterschiedlich. Ein „Probetrunk" eines alkoholhaltigen Getränks zur Demonstration der DAR ist heute nicht mehr üblich.

- **Nebenwirkungen (ohne gleichzeitigen Alkoholkonsum), Risikopopulationen und Intoxikationen**

Sehr häufig Müdigkeit, unangenehmer Mund- und Körpergeruch, diffuse Oberbauchbeschwerden, Schweregefühl im Kopf, Blutdruckabfall.

Gelegentlich Kopfschmerzen, Polyneuropathien, Optikusneuropathie mit Sehstörungen, Depression, Verwirrtheitszustände, maniforme und paranoid-halluzinatorische Psychosen, Obstipation, Durchfall, Anstieg von Transaminasen, Bilirubin und alkalischer Phosphatase, Hepatotoxizität.

Sonstige NW Selten schwere Ataxien, Dysarthrien, Blutdruckanstieg. In Einzelfällen: Leberversagen und Entwicklung metabolischer Störungen wie bei einer Laktatazidose.

Risikopopulationen **Herz:** Bei kardiovaskulärer Vorschädigung kontraindiziert. **Leber** und **Niere:** Erhöhte Vorsicht bei höhergradigen Leber- und Nierenfunktionsstörungen.

Intoxikationen Akzentuierte NW, Dyspnoe, Tachykardie, Hypertension.

▪ Kontraindikationen

- Akute Alkohol-, Schlafmittel-, Analgetika-, Psychopharmakaintoxikation.
- Schwere Leberinsuffizienz, floride Ulzera, kardiale Vorschädigung, Epilepsien, psychotische Störungen.

▪ Interaktionen

- Keine Kombination mit *Metronidazol*, einigen Antibiotika (Cephalosporine, *Chloramphenicol*), MAOH und *Isoniazid* (schwere toxische ZNS-Symptomatik), *Amitryptilin*.
- Vorsicht bei Kombination mit anderen zentral dämpfenden Substanzen (Alkohol, andere Drogen, BZD, TZA, Phenothiazine).
- Bei gleichzeitiger Gabe oraler Antidiabetika, v. a. Biguanide, Begünstigung einer Laktatazidose.
- *Disulfiram* kann die Wirkung von *Cenobamat*, *Chlordiazepoxid*, *Chloroxazon*, *Desipramin*, *Diazepam*, *Imipramin*, *Phenytoin*, *Theophyllin* (nicht aber von *Lorazepam* und *Oxazepam*) verstärken (reduzierte Clearance).
- **Cave:** Acetaldehydsyndrom unter *Paraldehyd*.

▪ Bewertung

Aufgrund des Risikos möglicher Komplikationen einer DAR stellt *Disulfiram* **keine Standardtherapie** in der Alkoholrückfallprophylaxe dar. Anwendung in D *off label*, Import über internationale Apotheken notwendig. *Acamprosat* und *Naltrexon* sind vorzuziehen. *Disulfiram* kann im Einzelfall im Rahmen einer supervidierten Therapie (3–5 Kurzkontakte/Woche, supervidierte Einnahme) bei motivierten, sozial stabilen Patienten hilfreich sein.

7.4.8 Levomethadon

Levomethadon

Substitutionsmittel

L-Polaflux Tropfen zum Einnehmen, Lösung (HEXAL)
Lsg. 5 mg/ml
L-Polamidon Lösung zur Substitution (HEXAL)
Lsg. 5 mg/ml
L-Polamidon Tabletten (Sanofi-Aventis Pharma)
Tbl. 5/20 mg/ml
L-Polamidon Tropfen zum Einnehmen, Lösung (Sanofi-Aventis)
Lsg. 5 mg/ml
Levomethadon[1] (neuraxpharm)
Lsg. 5 mg/ml

[1] Es gibt eine höhere Anzahl von hier nicht aufgeführten Generika.
BtM-pflichtig.

Pharmakodynamik

- Synthetischer μ-Opioidrezeptoragonist. *Levomethadon* ist das L(−)-Enantiomer von *Methadon* und besitzt die doppelte effektive und analgetische Potenz wie das Razemat aus *Levomethadon* und rechtsdrehendem *D-Methadon*.

Pharmakokinetik

- Rasche orale Resorption; Wirkungseintritt nach 1–2 h; absolute Bioverfügbarkeit ca. 80 %; Steady State nach 4–5 Tagen, $t_{1/2}$ = ca. 14–55 h (Wirkdauer steigt bei regelmäßiger Einnahme).
- Metabolisierung durch CYP2B6, CYP3A4 und CYP2C19. Ausscheidung im Urin (ca. 60 %) sowie biliär über die Faeces.
- *Levomethadon* ist nicht dialysierbar.
- Plasmakonzentration: 30–400 ng/ml[(p)] 12 h nach der letzten Einnahme bei einer Tagesdosis von 40 mg. Plasmakonzentrationen, die zur Unterdrückung von Entzugssymptomen notwendig sind, sollten über 250 ng/ml liegen.

Indikationen und Behandlungshinweise

- *Substitutionsbehandlung bei Opioidabhängigkeit*[Z]. Diese erfolgt nach den gleichen Regeln, wie sie für die Substitutionsbehandlung mit *Methadon* gelten (▸ 7.2.4).
- Überbrückungssubstitution z. B. bei Krankenhausaufenthalten.
- Eine **Take-home-Vergabe** muss durch den Arzt verordnet werden (s. oben). In diesen Fällen muss die Lösung zur Vermeidung eines i. v.-Missbrauchs mit einer viskositätserhöhenden Lösung vermischt, in Tagesdosen portioniert und kindersicher verpackt verordnet werden.

- **Dosierung**

- Die zur **Substitutionsbehandlung** erforderliche Dosierung orientiert sich am Auftreten von Entzugssymptomen und muss individuell ermittelt werden. Ziel ist eine vollständige Reduktion der Opioidentzugssymptome und des Opioidverlangens.
- Zur Vermeidung von Überdosierungen werden am **1. Tag** morgens 15–20 mg *Levomethadon* (entspricht 3–4 ml Lösung) verabreicht. Bei Bedarf können am Abend des 1. Tages oder 10–12 h nach der ersten Gabe zusätzlich 10–25 mg *Levomethadon* (entsprechend 2–5 ml Lösung zusätzlich) gegeben werden. Am Folgetag wird die Gesamtdosis des Vortags als Einmalgabe morgens verabreicht. Bei weiter bestehenden Entzugszeichen kann die L-Polamidon-Dosis täglich um 5–10 mg (1–2 ml Lösung) bis zum Sistieren der Entzugssymptome gesteigert werden.
- Die **Erhaltungsdosis** wird üblicherweise nach 1–6 Tagen erreicht. Sie kann bis zu 60 mg L-Polamidon (12 ml Lösung) – in Einzelfällen auch wesentlich mehr – betragen. Eine Dosis von > 60 mg/d sollte nur bei sicherem Ausschluss eines gefährdenden Beikonsums erfolgen.
- In Deutschland ist die **Umstellung** von *D,L-Methadon* (*Methadonrazemat*) auf *Levomethadon* (L-Polamidon) in der Regel unkompliziert. Die L-Polamidon-Lösung besitzt die halbe Wirkstoffkonzentration (5 mg/ml) im Vergleich zu den standardisierten Apothekenrezepturen von *Methadonrazemat* (10 mg/ml), sodass im Regelfall gleiche Volumina verabreicht werden müssen (Beispiel: 8 ml einer 10-mg/ml-*Methadonrazemat*-Lösung sind wirkungsgleich zu 8 ml einer 5-mg/ml-L-Polamidon-Lösung).

! Überdosierungen bei niedriger oder unklarer Toleranzschwelle (z. B. nach Gefängnisaufenthalten), Beikonsum von Alkohol, BZD, Schlafmitteln, Narkosemitteln, Phenothiazinen oder TZA. In diesen Fällen sollte die initiale Dosis 15 mg (entsprechend 3 ml Lösung) nicht überschreiten, eine engmaschige Überwachung der Patienten muss gewährleistet sein.

- Bei unzureichender Wirksamkeit kann die Dosis **täglich** um jeweils 5–10 mg erhöht werden.
- Nach 1–6 Tagen wird die Gesamttagesdosis einmalig morgens verabreicht. Die Umstellung auf einmalige morgendliche Gaben erfolgt in 5-mg-Schritten.
- Die **Erhaltungsdosis** wird nach 1–6 Tagen erreicht und kann bis zu 60 mg[z] betragen. Eine **effektive Substitutionsbehandlung** erfordert eine ausreichende Schwellendosis, in der Regel 30–50 mg/d[z]. Eine zu niedrig dosierte Behandlung fördert den Beikonsum (insbesondere von Heroin) und führt zu vorzeitigem Behandlungsabbruch. In Einzelfällen ist die Gabe auch höherer Dosierungen (> 60 mg/d) zulässig[z]. Aufgrund des deutlich erhöhten Intoxikationsrisikos ist jedoch der Ausschluss eines Beikonsums erforderlich[z].
- Bei Patienten im höheren Lebensalter, in reduziertem Allgemeinzustand oder mit moderaten oder schweren Nieren- oder Leberfunktionsstörungen wird eine reduzierte Dosis empfohlen.

7

■ Nebenwirkungen, Risikopopulationen und Intoxikationen

Häufig bis gelegentlich Abhängigkeitsentwicklung zu Beginn der Behandlung, bei unzureichender Dosierung Symptome des Opioidentzugs (◘ Tab. 7.3), Kopfschmerzen, Nausea, Schlaflosigkeit, Unruhe, Sedation, Euphorie und Dysphorie, Verwirrtheit, Desorientiertheit, Schwächeanfälle, Herzklopfen, Bradykardie, Atemdepression, Appetitlosigkeit, Erbrechen, Verstopfung, Mundtrockenheit, Sehstörungen, Hautausschläge, Schweißausbrüche, Ödeme, Gallenwegkrämpfe, Blasenentleerungsstörungen, eingeschränkte Libido und/oder Potenz.

Selten bis sehr selten EEG-Veränderungen, Herzrhythmusstörungen (Synkopen), Verlängerung des QTc-Intervalls mit Gefahr einer Arrhythmie (TdP), Herzstillstand, Atemstillstand, Blutdruckabfall bei Lageveränderung, Einschränkung der Kreislauffunktion, Schock, Sickerblutungen (Hämorrhagie), Flush.

Risikopopulationen **Herz:** Aufgrund der opioideigenen parasympathomimetischen Wirkung (v. a. in hohen Dosen) Bradykardie und (v. a. diastolischer) Blutdruckabfall; keine Anwendung bei erhöhtem Risiko für QTc-Zeit-Verlängerung. **Leber:** Bei Lebererkrankungen, ggf. niedrigere Einstiegsdosis und langsamere Titration. **Niere:** Aufgrund von bei höheren Dosen vorwiegend renaler Exkretion von Muttersubstanz und Metaboliten Dosisreduktion bei eingeschränkter Nierenfunktion; nicht dialysierbar.

> Das Risiko des Abbruchs einer erfolgreichen Substitutionsbehandlung mit möglichem Rückfall in einen i. v.-Drogenkonsum ist gegenüber den Risiken des Fortführens der Substitutionsbehandlung abzuwägen (Schwangerschaft ► Kap. 14).

Intoxikationen Akzentuierte NW, Bradykardie, Hypotension, Bewusstseinsstörungen bis zum Koma, Atemdepression bis zum Atemstillstand.

> Herabgesetztes Reaktionsvermögen schließt die aktive Teilnahme am Straßenverkehr aus. Das genotoxische und kanzerogene Potenzial von *Levomethadon* ist noch nicht ausreichend beurteilbar.

■ Kontraindikationen

- Akute Alkohol-, Schlafmittel-, Analgetika-, Psychopharmakaintoxikation.

Relative Kontraindikationen

- Bewusstseinsstörung, Suizidalität, erhöhter intrakranieller Druck, Hypotension und Hypovolämie, moderate bis schwere Beeinträchtigung des Atemzentrums, Erkrankungen der Atemorgane, Pankreatitis, Prostatahypertrophie mit Restharnbildung, Gallenwegerkrankungen, obstruktive und entzündliche Darmerkrankungen, Hypothyreoidismus, Phäochromozytom, verlängertes QTc-Intervall, Bradykardie, Hypokaliämie.

■ Interaktionen

- Keine Kombination mit MAO-B-Hemmern.
- Keine Behandlung mit Opioidantagonisten (Ausnahme: Behandlung einer Überdosierung).

- *Buprenorphin* darf frühestens 24 h nach Absetzen von L-Polamidon-Lösung zur Substitution angewendet werden.
- Vorsicht bei Kombination mit AM, die die QTc-Zeit verlängern. Das reine Stereoisomer *Levomethadon* ist allerdings kardial weniger kritisch als das razemische *Methadon*.
- Vorsicht bei Behandlung mit Antiarrhythmika der Klassen I–III.
- Vorsicht bei Kombination mit anderen zentral dämpfenden Substanzen (Alkohol, andere Drogen, BZD, TZA, Phenothiazine, Gabapentinoide); es kann zu wechselseitiger Wirkungsverstärkung mit dem Risiko einer letalen Überdosierung führen.
- **Erniedrigte Serumkonzentrationen** möglich bei gleichzeitiger Einnahme von Induktion von CYP3A4 oder CYP2B6, z. B. *Carbamazepin*, *Nevirapin*, *Phenobarbital*, *Spironolacton*, *Rifabutin*, *Rifampicin*, *Indinavir*, *Saquinavir*, *Verapamil*, Auftreten von Opioidentzugssymptomen möglich.
- **Erhöhte Serumkonzentrationen** möglich bei gleichzeitiger Einnahme von: Antiarrhythmika, *Cimetidin*, *Clarithromycin*, *Erythromycin*, *Fluconazol*, *Fluvoxamin*, *Itroconazol*, *Ketoconazol* oder anderen **Inhibitoren** von **CYP3A4**, **CYP2B6** oder **CYP2C19** (► **Anhang INT**) oder von *Ethinylestradiol*-haltigen Kontrazeptiva oder Proteaseinhibitoren.

7

Bewertung

Sinnvolle Alternative zur Durchführung einer Substitutionsbehandlung mit *Methadon* insbesondere bei nichtvorhandener Erfahrung mit der Herstellung generischer *Methadon*-Substitutionslösungen; Überbrückungssubstitution möglich.

> Eine Über- oder Unterdosierung bei zwischenzeitlicher Umstellung von mit *Methadonrazemat* substituierten Patienten ist zu beachten, da substituierte Patienten häufig die Dosierung des Razemats lediglich in ml-Mengen, nicht jedoch in der mg-Menge erinnern können. In der Regel wird *Methadonrazemat* in Deutschland in einer Konzentration von 10 mg/ml rezeptiert, sodass 1 ml einer 5 mg/ml-L-Polamidon-Lösung wirkungsgleich zu 1 ml einer 10 mg/ml-*Methadonrazemat*-Lösung sind. Dieses ist jedoch in jedem Einzelfall sorgfältig zu prüfen.

7.4.9 Methadon

Methadon

Substitutionsmittel; NbN: *Opioid receptor agonist* (μ)

Eptadone Tropfen zum Einnehmen, Lösung (Molteni)
Lsg. 5 mg/ml
Methaddict (HEXAL)
Tbl. 5/10/40/80 mg

Methadon[1] (neuraxpharm)
Tbl. 5/10/20/40 mg (20, 50, 75 Tbl.)

[1] Es gibt eine höhere Anzahl von hier nicht aufgeführten Generika.
BtM-pflichtig.

Pharmakodynamik

- μ-Opioidrezeptoragonist.
- Razemat aus linksdrehendem *Levomethadon* und rechtsdrehendem *D-Methadon.*
- *Levomethadon* besitzt die doppelte effektive und analgetische Potenz wie das *Methadonrazemat*. Bei Dosierungsangaben ist stets darauf zu achten, ob diese sich auf *Methadon* oder *Levomethadon* beziehen! Kardiotoxisches Potenzial besitzt insbesondere *D-Methadon.*

Pharmakokinetik

- $t_{1/2}$ = ca. 24–48 h (kann bei Opioidabhängigen deutlich verlängert sein).
- Relativ schnelle Absorption; extensive hepatische Metabolisierung, Ausscheidung sowohl renal als auch biliär.
- Metabolisierung durch CYP2B6, CYP2C19 und CYP3A4, zu ca. 2 % aktive Metaboliten (*Methadol* und *Normethadol*), wobei das inaktive Enantiomer *D-Methadon* für CYP2B6 bevorzugtes Substrat ist, für CYP2C19 *L-Methadon*, CYP3A4 ist nicht stereoselektiv.
- Hohe Gewebebindung (*Methadon* kann noch Wochen nach letzter Einnahme im Gewebe nachweisbar sein).
- Analgetische Wirkdauer: 4–6 h; eine methadoninduzierte Atemdepression kann bis zu 75 h anhalten.
- Plasmakonzentration: 90–620 ng/ml[(p)] 12 h nach der letzten Einnahme bei einer Tagesdosis von 80 mg. Zur Unterdrückung von Entzugssymptomen werden Plasmakonzentrationen > 400 ng/ml empfohlen.

Indikationen und Behandlungshinweise

- *Substitutionsbehandlung im Rahmen eines integrierten Behandlungskonzepts in der Substitutionstherapie bei Opioidabhängigkeit*[z].

Dosierung

- *Methadon* muss zur Substitutionsbehandlung für jeden Patienten individuell dosiert werden: in der Regel sind 60–100 mg/d[z] erforderlich. In Einzelfällen müssen deutlich höhere Dosierungen gewählt werden[z]. Ziel einer effektiven Substitutionsbehandlung ist die vollständige Unterdrückung des Opiatverlangens. Bei Unterdosierung besteht die Gefahr eines Beigebrauchs anderer Opioide oder anderer Drogen wie z. B. von Kokain oder BZD. Dann ist zunächst eine Dosiserhöhung anzustreben. Bei höheren Dosen ist der Betroffene auf die Intoxikationsgefahr hinzuweisen, ein Beikonsum muss ausgeschlossen werden.
- Zur Vermeidung von Überdosierungen werden am **1. Tag** morgens 30–40 mg *Methadonrazemat* (entspricht 3–4 ml einer 10 mg/ml-Lösung) verabreicht. Bei

Bedarf können am Abend des 1. Tages oder 10–12 h nach der ersten Gabe zusätzlich 20–50 mg *Methadonrazemat* (entsprechend 2–5 ml Lösung) gegeben werden, der Patient soll hierbei jedoch noch ausreichend lange auf Zeichen der Überdosierung nachbeobachtet werden.

! Überdosierungen bei niedriger oder unklarer Toleranzschwelle (z. B. nach Gefängnisaufenthalten), Beikonsum von Alkohol, BZD, Schlafmitteln, Narkosemitteln, Phenothiazinen oder TZA. In diesen Fällen sollte die initiale Dosis 30 mg (entsprechend 3 ml Lösung) nicht überschritten werden. Auch in höherem Alter, bei reduziertem Allgemeinzustand, Leber- und Nierenschäden reduzierte Dosis!

- Bei weiter unzureichender Wirksamkeit kann die Dosis täglich um jeweils weitere 10–20 mg erhöht werden. Nach 1–6 Tagen wird die Tagesdosis einmalig morgens verabreicht. **Erhaltungsdosis** bis zu 120 mg^z, in Einzelfällen auch höher. Eine zu niedrige Dosis fördert den Beikonsum (▶ *Levomethadon*). Die Umstellung auf einmalige morgendliche Gaben erfolgt in 10-mg-Schritten. Auf Zeichen der Überdosierung ist zu achten.
- Im Falle einer geplanten **Opioidentgiftung** eines substituierten Patienten ist eine ausreichende Entgiftungszeit einzurechnen. Im Falle einer ambulanten Behandlung wird empfohlen, die tägliche *Methadon*-Dosis wöchentlich um nicht mehr als 10 mg *Methadon* zu reduzieren. Auch unter stationären Bedingungen werden Dosisreduktionen von mehr als 20 mg *Methadon* pro Woche nicht gut toleriert und führen häufig zum vorzeitigen Therapieabbruch.
- Pro Patient bzw. pro BtM-Rezept dürfen höchstens 3000 mg *Methadon* innerhalb von 30 Tagen verschrieben werden (je Anwendungstag nicht mehr als 300 mg *Methadon*).
- Täglich kontrollierte Abgabe an den Patienten mit supervidierter Einnahme.
- **Take-home-Verfahren** nur bei längerfristig stabilen Patienten ohne Beigebrauch (▶ 7.2.4 und Hinweise zu L-Polamidon).

Nebenwirkungen, Risikopopulationen und Intoxikationen

Sehr häufig/häufig Abhängigkeitsentwicklung vom Opiattyp, Kopfschmerzen, Nausea, Mattigkeit, Benommenheit, Schlaflosigkeit, Unruhe, Euphorie, Dysphorie, Sedation, Verwirrtheit, Desorientierung, Herzklopfen, Bradykardie, Schwächeanfälle, Atemdepression, Erbrechen, Obstipation, Anorexie, Mundtrockenheit, Gallenwegspasmen, Sehstörungen, Schweißausbrüche, Urtikaria, Ödeme, antidiuretische Effekte, Harnverhalt, Miktionsstörungen, eingeschränkte Libido und/oder Potenz (Hinweise: Nach Erreichen einer stabilen Dosis nehmen die NW über einen Zeitraum von mehreren Wochen in Häufigkeit und Stärke ab; Obstipation und Schwitzen bleiben oft dauerhaft bestehen).

Gelegentlich bis sehr selten Hämorrhagie, Hypotonie, Synkopen, Herzstillstand, Einschränkung der Kreislauffunktion, Schock, Verlängerung des QTc-Intervalls mit Gefahr einer Arrhythmie (TdP), Flush. Das Risiko einer QTc-Zeit-Verlängerung auf > 450 ms liegt bei Patienten, die Dosen über 240 mg/d erhalten und *Methadon* langsam eliminieren, über 10 % (Csajka et al. 2016).

Sonstige NW Herabgesetztes Reaktionsvermögen, schließt die aktive Teilnahme am Straßenverkehr aus. Zu Beginn der Substitutionsbehandlung treten häufig Opiatentzugssymptome (Tab. 7.3) auf, welche die NW der Substanz überlagern können.

Risikopopulationen ► *Levomethadon*.

! Bei hohen Dosen ist auf prädisponierende Faktoren für das Auftreten von TdP (Bradykardie, Hypokaliämie, angeborenes Long-QT-Syndrom sowie AM, die die Metabolisierung über CYP2B6, CYP2C19 oder CYP3A4 beeinflussen, ► Interaktionen) zu achten; kardiologische Diagnostik vor Beginn der Behandlung und EKG-Kontrollen werden dringend empfohlen.

Intoxikationen ► *Levomethadon*.

Kontraindikationen

- Akute Alkohol-, Schlafmittel-, Analgetika-, Psychopharmakaintoxikation.
- Polytoxikomanie mit einer Präferenz nichtopioidhaltiger Suchtmittel, Kombination mit opioidhaltigen Analgetika.
- Bewusstseinsstörungen, insbesondere mit Atemdepression (z. B. im Rahmen von Psychopharmakaintoxikationen).

Relative Kontraindikationen

- Bei einer Heroinabhängigkeit < 2 J. Dauer sollte die Indikation zur Substitutionsbehandlung sorgsam gegenüber anderen Therapieoptionen abgewogen werden. Gleiches gilt für eine intermittierende Heroinabhängigkeit mit längeren drogenfreien Intervallen. Erhöhter Hirndruck, Hypotension bei Hypovolämie, Prostatahypertrophie mit Restharnbildung, Gallenwegerkrankungen, obstruktive und entzündliche Darmerkrankungen, Phäochromozytom. Erhöhte Vorsicht bei Lebererkrankungen (Störung der Biotransformation von *Methadon* möglich).

Interaktionen

- Keine Kombination mit MAOH, Narkotikaantagonisten oder Opioidagonisten/-antagonisten.
- Besondere Vorsicht bei Kombination mit anderen stark wirksamen Analgetika.
- Vorsicht bei Kombination mit anderen zentral dämpfenden Substanzen (Alkohol, andere Drogen, BZD, TZA, Phenothiazine, Gabapentinoide); es kann zu wechselseitiger Wirkungsverstärkung mit dem Risiko einer letalen Überdosierung führen.
- Vorsicht bei Behandlung mit Antiarrhythmika der Klassen I–III.
- Vorsicht bei Kombination mit AM, die die QTc-Zeit verlängern.
- Effekte einiger Antihypertensiva (z. B. *Reserpin*, *Prazosin*, *Clonidin*) können durch *Methadon* verstärkt werden.
- **Erhöhte *Methadon*-Plasmaspiegel** bei Kombination mit **Inhibitoren** von **CYP3A4**, z. B. *Erythromycin*, oder **CYP2B6**, z. B. *Clopidogrel* (► **Anhang INT**).
- **Erniedrigte *Methadon*-Plasmaspiegel** durch **Induktion** von **CYP3A4** oder **CYP2B6**, wie z. B. durch *Nevirapin*, *Phenobarbital*, *Phenytoin* oder *Rifampizin*

(► **Anhang INT**) oder durch Antazida (Resorptionshemmung): Risiko des Auftretens von Opioidentzugssymptomen.
- Bei Kombination mit dem HIV-Proteasehemmer *Efavirenz* sinken die *Methadon*-Plasmaspiegel durch Induktion von CYP2B6 und/oder CYP3A4 um über 50 %. Dosisanpassung von *Methadon* erforderlich.

▪ Bewertung

Eine Vielzahl von Studien belegt den Nutzen der Substitutionsbehandlung mit *Methadon*. Eine erfolgreiche Substitution verbessert die Therapieteilnahme, reduziert den Konsum von Opioiden und verringert die Kriminalität des Betroffenen. Eine *Methadon*-Substitution ist vor allen Dingen für diejenigen opioidabhängigen Patienten zu erwägen, für die eine drogenfreie Behandlung aufgrund erheblicher psychischer Instabilität und mangelnder protektiver psychosozialer Faktoren nicht infrage kommt oder bei denen mehrere Entgiftungs- oder Entwöhnungsbehandlungen abgebrochen worden sind. Bisher sind keine Leitlinien zur Dauer einer *Methadon*-Substitution bekannt. Das Rückfallrisiko ist nach Absetzen von *Methadon* hoch, sodass die Überleitung in eine Entgiftungsbehandlung sorgsam zu bedenken ist. Der Einsatz von *Levomethadon* ist im Regelfall aufgrund der höheren Kosten nur zu Überbrückungssubstitution bei mangelnder Verfügbarkeit und mangelnder Erfahrung mit der Herstellung und dem Umgang von *Methadonrazemat*-Lösungen zu rechtfertigen.

7.4.10 Morphinsulfat

Morphinsulfat

Substitutionsmittel, retardiertes Morphin

Substitol (mundipharma)
Kps. 30/60/100 mg (retardiert)
Kps. 200 mg (retardiert)
BtM-pflichtig.

▪ Pharmakodynamik

- μ-Opioidrezeptoragonist.
- 100 mg *Morphinsulfat* entsprechen 75,2 mg *Morphin*.

▪ Pharmakokinetik

- $t_{1/2}$ = ca. 11–21 h.
- Relativ schnelle Absorption; extensive hepatische Metabolisierung; wegen eines ausgeprägten First-pass-Effekts geringe Bioverfügbarkeit (20–40 %).
- Ausscheidung hauptsächlich renal (ca. 80 %), geringfügig biliär.
- *Morphin* wird vorwiegend in der Leber, aber auch im Darmepithel metabolisiert. Der wesentliche Schritt ist die Glukuronidierung der phenolischen Hydroxyl-

gruppe durch UDP-Glukuronosyltransferase UGT2B7 zum 3- bzw. 6-Glukuronid und geringfügig die *N*-Demethylierung zu *Normorphin*.
- Plasmakonzentration: 50–520 ng/ml[(p)] 1 h nach der letzten Einnahme bei einer Tagesdosis von 500 mg *Morphinsulfat* bzw. 362,5 mg *Morphin*.

▪ Indikationen und Behandlungshinweise

- *Substitutionsbehandlung im Rahmen medizinischer und umfassender psychosozialer Maßnahmen*[z].

▪ Dosierung

- Am **1. Tag** 100–200 mg. Bei Bedarf kann nach frühestens 6 h einmalig mit 200 mg Substitol nachdosiert werden, der Patient soll hierbei jedoch noch ausreichend lange auf Zeichen der Überdosierung nachbeobachtet werden.
- Substitol muss zur Substitutionsbehandlung für jeden Patienten **individuell dosiert** werden: in der Regel sind 500–800 mg/d erforderlich. In Einzelfällen müssen deutlich höhere oder geringere Dosierungen gewählt werden. Ziel einer effektiven Substitutionsbehandlung ist die vollständige Unterdrückung des Opioidverlangens. Bei Unterdosierung besteht die Gefahr eines Beigebrauchs anderer Opioide oder anderer Drogen wie z. B. von Kokain oder BZD. Dann ist zunächst eine Dosiserhöhung anzustreben. Bei höheren Dosen ist der Betroffene auf die Intoxikationsgefahr hinzuweisen, ein Beikonsum muss ausgeschlossen werden.
- Täglich kontrollierte Abgabe an den Patienten mit supervidierter Einnahme.
- Substitol-Kapseln sind im Ganzen unzerkaut einzunehmen. Alternativ können die enthaltenen Retard-Pellets direkt eingenommen werden. Das Zerkauen oder Verreiben der Pellets führt zu einer schnellen Wirkstofffreisetzung und zur Resorption einer möglicherweise letalen Dosis von *Morphin*.
- **Take-home-Verfahren** bei längerfristig stabilen Patienten ohne Beigebrauch sollten nur sehr zurückhaltend genutzt werden, bis ausreichende Daten zu Missbrauch und Weitergabe vorliegen (► 7.2.4).

▪ Nebenwirkungen, Risikopopulationen und Intoxikationen

Sehr häufig/häufig Überempfindlichkeitsreaktionen, Stimmungsänderungen, Appetitabnahme, geänderte Aktiviertheit, Denk- und Wahrnehmungsstörungen, Verwirrtheitszustände, Kopfschmerzen, Schwindel, Geschmacksstörungen, Miosis, Obstipation, Erbrechen, Dyspepsie, Schwitzen, Urtikaria, Pruritus, Harnretention.

Gelegentlich bis sehr selten Verminderte Libido, Konvulsionen, Tremor, Muskelkontraktionen, Hyperalgesie, Allodynie, verschwommenes Sehen, Doppeltsehen, Nystagmus, Tachykardie, Bradykardie, Blutdruckabfall und Blutdruckanstieg, Bronchospasmen, Dyspnoe, Erhöhung der Pankreasenzyme, Pankreatitis, Darmverschluss, Gallenkoliken, Erhöhung der Leberenzyme, Nierenkoliken.

Risikopopulationen **Herz:** Aufgrund der opiateigenen parasympathomimetischen Wirkung (v. a. in hohen Dosen) Bradykardie und (v. a. diastolischer) Blutdruckabfall, daher Vorsicht bei vorbestehenden kardialen Erkrankungen. **Leber** und **Niere:** Bei Leber- und Nierenfunktionsstörungen sowie bei V. a. verzögerte Magen-Darm-Passage soll Substitol besonders vorsichtig dosiert werden.

Intoxikationen ▶ *Methadon.*

- **Kontraindikationen**
- Ileus, akutes Abdomen.

Relative Kontraindikationen
- Bewusstseinsstörungen, Minderung der Atemfunktion, Cor pulmonale, erhöhter Hirndruck, Hypotension bei Hypovolämie, Prostatahypertrophie mit Restharnbildung, Harnwegverengungen, Gallenwegerkrankungen, obstruktive und entzündliche Darmerkrankungen, Phäochromozytom, Pankreatitis, schwere Beeinträchtigung der Nieren- und Leberfunktion, Hypothyreose, erhöhte Krampfneigung.

- **Interaktionen**
- Besondere Vorsicht bei Kombination mit anderen stark wirksamen Analgetika.
- Vorsicht bei Kombination mit anderen zentral dämpfenden Substanzen (Alkohol, andere Drogen, BZD, TZA, Antipsychotika, Gabapentinoide, Antihistaminika); kann zu wechselseitiger Wirkungsverstärkung mit dem Risiko einer letalen Überdosierung führen.
- Anticholinergika können anticholinerge NW von Opioiden verstärken. Abschwächung der *Morphin*-Wirkung unter *Rifampicin.*

- **Bewertung**

Alternative zu den bereits länger auf dem Markt befindlichen Substitutionsmitteln. Wirksamkeit vergleichbar mit *Methadon* bei Hinweisen auf bessere Verträglichkeit (weniger Schwitzen und Gedämpftsein) und höhere Zufriedenheit mit der Behandlung. **Cave:** Substitol kann aufgelöst und injiziert werden (Gefahr u. a. durch Talkum als Hilfsstoff). Bei V. a. missbräuchliche Verwendung Kapseln entleeren und Pellets unter Aufsicht einnehmen lassen.

7.4.11 Nalmefen

Nalmefen

Opioidantagonist zur Behandlung der Alkoholabhängigkeit; NbN: *Opioid receptor antagonist (μ, δ), receptor partial agonist (κ)*

Selincro (Lundbeck)
Tbl. 18 mg

- **Pharmakodynamik**
- *Nalmefen* ist ein selektiver Opioidrezeptorligand mit antagonistischer Aktivität am μ- und δ-Rezeptor und mit partieller agonistischer Aktivität am κ-Rezeptor.
- In-vivo-Studien haben gezeigt, dass *Nalmefen* den Alkoholkonsum verringert, möglicherweise durch Modulierung mesolimbisch-mesokortikaler Funktionen.

▪ Pharmakokinetik

- *Nalmefen* wird nach oraler Einmalgabe schnell resorbiert und erreicht eine maximale Plasmakonzentration (C_{max}) nach ca. 1,5 h. Extensiver, schneller Metabolismus zum Hauptmetaboliten *Nalmefen3-O-Glukuronid*, wobei in erster Linie die Glukuronosyltransferase (UGT) UGT2B7 für die Umwandlung verantwortlich ist. Die absolute orale Bioverfügbarkeit von *Nalmefen* beträgt 41 %. $t_{½}$ = 12,5 h.
- PET-Daten nach Einzelgabe und wiederholter Gabe von *Nalmefen* zeigen eine Rezeptorbelegung von 94–100 % innerhalb von 3 h.
- Plasmakonzentration: 10–20 ng/ml[(p)] 1,5 h nach Einnahme von 18 mg/d.

▪ Indikationen und Behandlungshinweise

- *Reduktion des Alkoholkonsums bei erwachsenen Patienten mit Alkoholabhängigkeit, deren Alkoholkonsum „sich auf einem hohen Risikoniveau befindet" (> 60 g/d für Männer; > 40 g/d für Frauen), bei denen keine körperlichen Entzugserscheinungen vorliegen und für die keine sofortige Entgiftung erforderlich ist*[z].
- Eine kontinuierliche psychosoziale Unterstützung, die auf Therapieadhärenz und eine Reduktion des Alkoholkonsums zielt, sollte die Behandlung begleiten.
- Vor Beginn der Medikation sollte der Patient seinen Alkoholkonsum für etwa 2 Wochen dokumentieren. Erfolgt in dieser Zeit keine spontane Trinkmengenreduktion, sollte die Behandlung begonnen und ihre Notwendigkeit regelmäßig überprüft werden.
- *Nalmefen* ist nicht für Patienten bestimmt, deren Therapieziel eine sofortige Abstinenz ist.

▪ Dosierung

- 1 Tbl. bei Bedarf. An jedem Tag, an dem der Patient das Risiko verspürt, Alkohol zu trinken, sollte 1–2 h vor dem voraussichtlichen Zeitpunkt des Alkoholkonsums eine Tablette eingenommen werden. Wenn der Patient bereits begonnen hat, Alkohol zu trinken, sollte so bald wie möglich eine Tablette eingenommen werden. Max. Dosis: 1 Tbl. mit 18 mg/d[z].
- Anwendungsdauer: 6–12 Monate.

▪ Nebenwirkungen, Risikopopulationen und Intoxikationen

Sehr häufig/häufig Verminderter Appetit, Schlaflosigkeit, Schlafstörungen, Verwirrtheit, Ruhelosigkeit, verminderte Libido, Schwindel, Kopfschmerzen, Somnolenz, Tremor, Aufmerksamkeitsstörungen, Parästhesie, Hypoästhesie, Tachykardie, Palpitationen, Übelkeit, Erbrechen, trockener Mund, Hyperhidrose, Muskelspasmen, Ermüdung, Asthenie, Unwohlsein, emotionale Beeinträchtigungen, Gewichtsreduktion.

Sonstige NW In den klinischen Studien wurden Verwirrtheit und selten Halluzinationen und Dissoziation beobachtet. Die Mehrzahl dieser Reaktionen war leicht oder mittelschwer ausgeprägt, mit dem Behandlungsbeginn verbunden und von kurzer Dauer (wenige Stunden bis wenige Tage).

Risikopopulationen **Herz:** Erhöhte Vorsicht bei kardiovaskulären Vorerkrankungen. **Leber** und **Niere:** Bei leicht- und mittelgradigen Leber- und Nierenfunktionsstörungen trotz reduzierter Clearance in der Regel keine Dosisanpassung erforderlich; Anwendung bei schweren Formen wird nicht empfohlen.

Intoxikationen Große therapeutische Breite. Hohe Dosen (2 J. 108 mg *Nalmefen* pro Tag; Einzeldosis von 450 mg *Nalmefen*) waren ohne pathologische Folgen. Die Behandlung einer Überdosierung sollte unter Beobachtung an der Symptomatik ausgerichtet werden.

> **!** Falls in einem Notfall Opioide benötigt werden, muss die Dosis stets individuell eingestellt werden. Falls ungewöhnlich hohe Dosen benötigt werden, ist eine engmaschige Beobachtung erforderlich. *Nalmefen* muss eine Woche vor der voraussichtlichen Anwendung von Opioiden vorübergehend abgesetzt werden.

Kontraindikationen

- Behandlung mit Opioidanalgetika, bestehende oder kurz zurückliegende Opioidabhängigkeit oder akute Opioidentzugssymptome.
- Schwere Leber- (Child-Pugh-Klassifizierung) oder schwere Nierenfunktionsstörung (eGFR < 30 ml/min pro 1,73 m^2).
- In jüngster Vergangenheit aufgetretene akute Alkoholentzugserscheinungen (einschließlich Halluzinationen, Krampfanfälle und Delirium tremens).

Interaktionen

- Minderung der Wirksamkeit von Opioidagonisten.
- Keine klinisch relevanten pharmakokinetischen Wechselwirkungen mit Alkohol.
- Keine klinisch relevanten Wechselwirkungen mit AM, die über die häufigsten CYP450- und UDP-Glukuronosyltransferase-Enzyme (UGT) metabolisiert werden.
- Nach in vitro-Untersuchungen kann bei gleichzeitiger Anwendung von starken Inhibitoren des UGT2B7-Enzyms (z. B. *Diclofenac*, *Fluconazol*, *Medroxyprogesteronacetat*, *Meclofenaminsäure*) die Exposition mit *Nalmefen* ansteigen.
- Behandlung mit UGT-Induktoren (z. B. *Dexamethason*, *Phenobarbital*, *Rifampicin*, *Omeprazol*) kann zu subtherapeutischen *Nalmefen*-Konzentrationen führen.

Bewertung

Alkoholtherapeutikum, dessen Indikation und Wirkansatz auf die Trinkmengenreduktion abzielen. Durch das Therapieziel der Trinkmengenreduktion besteht die Möglichkeit, die bisher große Gruppe unbehandelter alkoholabhängiger Patienten (ca. 90 %) in einen therapeutischen Prozess zu bringen, der zu einer Reduktion der Folgeschäden, ggf. auch im zweiten Schritt zu einer abstinenzorientierten Therapie, führen kann. Aus klinischer Sicht erscheint die trinkmengenreduzierende Behandlung mit *Nalmefen* eine Alternative für die alkoholabhängigen Patienten, die bisher erfolgreich abstinenzorientiert behandelt wurden. Im Sinne eines „*stepped care*" kann die Trinkmengenreduktion, im ersten Schritt ohne, im zweiten Schritt mit medikamentöser Unterstützung, eine sinnvolle Erweiterung der Therapieoptionen darstellen.

7.4.12 Naltrexon

Naltrexon

Opioidantagonist; NbN: *Opioid receptor antagonist (μ, κ)*

Adepend 50 mg Filmtbl. (Aop Orphan Pharmaceuticals)
Tbl. 50 mg
Naltrexon-HCl-neuraxpharm 50 mg Filmtbl. (neuraxpharm)
Tbl. 50 mg
Nemexin (Bristol-Myers Squibb)
Tbl. 50 mg

- **Pharmakodynamik**

- Kompetitiver μ-Opioidrezeptorantagonist (etwa 2-fache Wirkstärke von *Naloxon*), unter Dauerbehandlung ist der Hauptwirkstoff der Metabolit *6β-Naltrexol.*
- Keine klinisch relevante intrinsische Wirkung.

- **Pharmakokinetik**

- $t_{½}$ = ca. 4 h (*Naltrexon*) bzw. 9–13 h (Metabolit *6β-Naltrexol*) (lange anhaltende Opioidrezeptorblockade, HWZ 3–4 Tage!); orale Bioverfügbarkeit 5–60 %; hoher First-pass-Metabolismus.
- Hauptmetabolit *6β-Naltrexol*, welches über die Aldoketoreduktase AKR1C4 gebildet wird, ebenfalls opiatantagonistisch wirksam.
- Rasche Absorption nach oraler Gabe (im Gegensatz zu *Naloxon*).
- Plasmakonzentration (Summe *Naltrexon* plus *6β-Naltrexol*): 15–30 ng/ml[(p)] 24 h nach täglicher Einnahme von 50 mg.

- **Indikationen und Behandlungshinweise**

- *Alkoholabhängigkeit zur Reduktion des Rückfallrisikos, als unterstützende Behandlung in der Abstinenz und zur Minderung des Verlangens nach Alkohol*[z] (▶ 7.2.1).
- *Naltrexon* besitzt darüber hinaus bei nicht abstinenzmotivierten Patienten trinkmengenreduzierende Eigenschaften. **Indikation gilt nur für Adepend.**
- Der Nutzen einer Kombinationstherapie von *Naltrexon* und *Acamprosat* bleibt bei uneinheitlichen Studienergebnissen weiterhin unklar.
- *Entwöhnungsbehandlung bei Opiatabhängigkeit*[z] (nach erfolgter Entgiftung). **Indikation gilt nur für Nemexin und Naltrexon-neuraxpharm.**
- In der Regel handelt es sich um eine sehr gut verträgliche Substanz. Die Gabe von *Naltrexon* kann jedoch bei **aktiv konsumierenden opioidabhängigen Patienten Entzugssymptome** auslösen. Vor Behandlungsbeginn sollte deshalb ein Intervall von 7–10 Tagen ohne Opioideinnahme gesichert sein (Drogenscreening im Urin; im Zweifel fraktionierte Testinjektion von 0,2–2 mg/d *Naloxon*; ▶ 7.2.4, Opioidintoxikation).

- In den USA ist *Naltrexon* als **30 Tage wirksame i. m.-Depotmedikation** unter **Vivitrex** zur Behandlung der Alkohol- und Opioidabhängigkeit zugelassen. Nach den bisher vorliegenden Daten ist zumindest von einer Gleichwertigkeit, möglicherweise sogar einer Überlegenheit gegenüber oral verabreichtem *Naltrexon* auszugehen. Erste RCT haben die Sicherheit, Verträglichkeit und Wirksamkeit subkutaner *Naltrexon*-Implantate belegt.
- *Off label* → Amfetaminabhängigkeit → dissoziative Symptome und selbstverletzendes Verhalten bei BPS (► 11.4.1).

Dosierung

- Initiale Dosis: ½ Tbl. Falls nach 1 h keine Entzugssymptome auftreten, kann die restliche ½ Tbl. verabreicht werden.
- Übliche Tagesdosis: 1 Tbl. (50 mg^{Z}), Einnahme durch Patienten selbst oder supervidiert.
- Wegen der langen Rezeptordissoziations-HWZ sind Variationen des Dosierungsschemas möglich, z. B. montags 2 Tbl., mittwochs 2 Tbl. und freitags 3 Tbl. als Einmalgabe.

7

Nebenwirkungen, Risikopopulationen und Intoxikationen

Sehr häufig Kopfschmerzen, Schlafstörungen, Angstzustände, Antriebsschwäche, Erbrechen, Übelkeit, Bauchschmerzen und -krämpfe, Gelenk- und Muskelschmerzen.

Häufig Gesteigerte Energie, Niedergeschlagenheit, Reizbarkeit, Benommenheit, Schweißausbrüche, Thoraxschmerzen, Appetitlosigkeit, Durchfall, Verstopfung, Durstgefühl, gesteigerter Tränenfluss, Hautrötung, verzögerte Ejakulation, Potenzstörungen.

Gelegentlich Müdigkeit, Schwindel, Halluzinationen, Denkstörungen, Depression, Tremor, Sehstörungen, Veränderung des Blutdrucks, Hitzeflush, Herzklopfen, Atemnot, Leberfunktionsstörungen, Hepatitis, Transaminasenanstieg (reversibel).

Sonstige NW Reversible idiopathische thrombozytopenische Purpura.

Risikopopulationen **Herz:** Keine Anwendungsbeschränkungen, jedoch regelmäßige Kontrollen von EKG und Kreislaufparametern. **Leber:** Keine Anwendung bei schwerer Leberinsuffizienz. **Niere:** Bei leichter bis mittelgradiger Niereninsuffizienz niedrigere Einstiegs- und Erhaltungsdosis aufgrund der überwiegenden renalen Elimination; bisher keine Daten bei schwerer Niereninsuffizienz.

Intoxikationen Akzentuierte NW, vital bedrohliche oder schwer gesundheitsschädliche Intoxikationen nicht bekannt.

! Falls in einem Notfall Opioide benötigt werden, muss die Dosis stets individuell eingestellt werden. Falls ungewöhnlich hohe Dosen benötigt werden, ist eine engmaschige Beobachtung erforderlich. *Naltrexon* muss eine Woche vor der voraussichtlichen Anwendung von Opioiden vorübergehend abgesetzt werden.

- **Kontraindikationen**
  - Akute Opioid-, Alkohol-, Schlafmittel-, Analgetika-, Psychopharmakaintoxikation.
  - Akute Hepatitis, schwere Leberfunktionsstörungen.
  - Noch nicht erfolgte Opioidentgiftung, gleichzeitige Behandlung mit Opioidanalgetika.

- **Interaktionen**
  - Verminderte Wirkung von opioidhaltigen AM (Hustenmittel, Medikamente gegen Durchfall, opioiderge Analgetika) durch *Naltrexon*, daher sollte die gleichzeitige Gabe vermieden werden.
  - Keine klinisch relevanten pharmakokinetischen Wechselwirkungen mit Alkohol.
  - Bei Opioidabhängigen kann ein Entzugssyndrom ausgelöst werden.
  - Benötigt ein Patient in Notfallsituationen Opioidanalgetika, kann die zur Analgesie erforderliche Dosis höher sein.

> Eine erhöhte Intoxikations- und Todesrate wurde bei der Selbstverabreichung relativ niedriger Dosen von Opioiden unmittelbar nach Beendigung einer *Naltrexon*-Therapie mehrfach beschrieben. Sie ist wahrscheinlich auf supersensitive Opioidrezeptoren zurückzuführen. Eine ähnliche Situation entsteht auch bei passagerem Absetzen von *Naltrexon* (z. B. durch unregelmäßige Einnahme), sodass der Patient über die veränderte Opioidempfindlichkeit während und insbesondere nach Beendigung der Therapie aufzuklären ist. Dieselbe Informationspflicht besteht auch bei Entlassung aus der Behandlung in einer beschützten Umgebung (Klinik, Gefängnis etc.). Auch für diese Situation ist eine erhöhte Todesrate bekannt.

- **Bewertung**

Sinnvoll als medikamentöse Unterstützung bei der Entwöhnungsbehandlung von opioidabhängigen Patienten nach erfolgter Opioidentgiftung bei hochmotivierten Patienten mit guter Adhärenz und ausreichender sozialer Integration. Für die Indikation einer Rückfallprophylaxe bei Alkoholabhängigkeit ist die Datenlage ebenfalls positiv. *Naltrexon* ist in dieser Behandlungsindikation in Deutschland zugelassen. *Naltrexon* wirkte in zahlreichen Studien trinkmengenreduzierend. *Naltrexon* kann mit anderen Psychopharmaka, wie Antipsychotika und Antidepressiva, sinnvoll kombiniert werden.

7.4.13 Nikotin

Nikotin

Substitutionsmittel

Asmoken (SANOVA Pharma)
Tbl. 1,5 mg
nikofrenon 10/-20/-30 (Heumann)
Transdermales Pflaster
7/14/21 mg/24 h
NICORETTE Inhaler (Johnson & Johnson)
Inhaler 15 mg
NICORETTE Kaugummi (Johnson & Johnson)
Kaugummi 2 mg whitemint/2 mg freshfruit/2 mg freshmint/4 mg freshfruit/4 mg freshmint/4 mg whitemint
NICORETTE freshmint Lutschtabletten (Johnson & Johnson)
Sublingual-Tbl. 2 mg
NICORETTE Pflaster TX (Johnson & Johnson)
Transdermales Pflaster 10/15/25 mg
NICORETTE Spray (Johnson & Johnson)
Spray 13,2 ml
NICOTINELL Kaugummi (Novartis)
Kaugummi 2 mg Tropenfrucht/2 mg Cool Mint/2 mg Spearmint/4 mg Tropenfrucht/4 mg Cool Mint/4 mg Spearmint
NICOTINELL Lutschtabletten (Novartis)
Lutschtabletten 1/2 mg Mint
NICOTINELL Pflaster (Haleon Germany)
Transdermales Pflaster
17,5/35/52,5 mg/24 h
NiQuitin Mini Lutschtabletten (Perrigo Deutschland)
Lutschtabletten 1,5/4 mg
NiQuitin Clear transdermales Pflaster (Perrigo Deutschland)
Transdermales Pflaster 7 mg/24 h, 14 mg/24 h, 21 mg/24 h

- **Pharmakodynamik**
  - Agonist (niedrige Dosen) bzw. Antagonist (höhere Dosen) für Acetylcholin an nikotinischen ACh-Rezeptoren.

- **Pharmakokinetik**
  - $t_{1/2}$ = ca. 2 h, verlängert bei *poor metabolizers* von CYP2A6.
  - Keine pharmakologisch aktiven Metaboliten, vorwiegend hepatische Metabolisierung über CYP2A6 mit Bildung von *Cotinin*.
  - Resorption über Haut bzw. Mundschleimhaut.
  - Plasmakonzentrationen: Beim Rauchen einer Zigarette werden innerhalb von 10–20 s wirksame Nikotinkonzentrationen im Gehirn erreicht. Die Nikotinkonzentrationen im Blut liegen nach 10 min bei 15–30 ng/ml. Bei Applikation von *Nikotin* in Lutschtabletten, Kaugummi oder Pflaster ist die Anflutung deutlich langsamer. Nach einer Einzeldosis von 2 mg *Nikotin* in Lutschtabletten oder Kaugummi werden maximal 8 bzw. 6 ng/ml nach 45 min erreicht. Bei Appli-

kation transdermaler Pflaster mit Standarddosen wird nach 8–10 h ein Plateau erreicht mit Plasmakonzentrationen von 10–20 ng/ml. Eine Plasmakonzentration von 5–20 ng/ml wird zur Behandlung der Nikotinabhängigkeit empfohlen (35-mg-Pflaster).

Indikationen und Behandlungshinweise

- *Behandlung der Tabakabhängigkeit durch Linderung der Entzugssymptome*[z] und Unterstützung der Raucherentwöhnung im Rahmen von Raucherentwöhnungsprogrammen. Die Wirkung der Nikotinersatztherapie kann durch die Teilnahme an einem Raucherentwöhnungsprogramm (z. T. auch internetbasiert) gesteigert werden.
- Nikotinpräparate sind im Gegensatz zu den anderen Entwöhnungshilfen (z. B. *Bupropion*, *Vareniclin*) **freiverkäufliche**, nicht rezeptpflichtige **Arzneimittel.**
- Klinische Wirkung biphasisch: Zunächst stimulierend, bei höheren Dosierungen aber sedierend; niedrigere Dosen steigern den Atemantrieb, hohe Dosen können zur Atemdepression führen.
- Die Nikotinersatztherapie kann die Symptome eines **Nikotinentzugssyndroms**, wie z. B. Reizbarkeit, innere Unruhe, Stimmungsschwankungen bis hin zu depressiven Syndromen, Konzentrationsstörungen, Appetitsteigerung und Gewichtszunahme, mildern.

Dosierung

- **Kaugummi:** Raucher mit einem Konsum von bis zu 20 Zigaretten täglich: ein 2-mg-Kaugummi/h[z]. Stärkere Raucher: ein 4-mg-Kaugummi/h, jedoch nicht mehr als 16 Kaugummis pro Tag[z]; nach 4–6 Wochen Dosisreduktion, nach 12 Wochen Beendigung des Konsums.
- **Lutschtabletten:** Raucher mit einem Konsum von bis zu 20 Zigaretten täglich oder Konsum später als 30 min nach dem Aufstehen: eine 1- bis 2-mg-Lutschtablette/h in Abhängigkeit vom Rauchverlangen, stärkere Raucher: eine 4-mg-Lutschtablette/h in Abhängigkeit vom Rauchverlangen, jedoch nicht mehr als 15 Lutschtabletten pro Tag[z]; nach 4–6 Wochen Dosisreduktion, nach 12 Wochen Beendigung des Konsums.
- **Pflaster:** Raucher mit einem Konsum von bis zu 20 Zigaretten täglich: ein Pflaster mit mittlerer Dosisfreigabe pro Tag[z] (z. B. Nicotinell 35 mg/24 h Pflaster), stärkere Raucher: zunächst Pflaster mit größerer Wirkstofffreigabe[z] (z. B. Nicotinell 52,5 mg/24 h Pflaster), nach 4–6 Wochen Übergang auf ein Pflaster mit mittlerer Dosisabgabe (s. oben), nach 8 Wochen auf ein Pflaster mit kleinster Dosisabgabe (z. B. Nicotinell 17,5 mg/24 h Pflaster), nach 12 Wochen Beendigung des Konsums.
- Abhängig vom Umfang des Nikotinkonsums (▶ Dosierung) wird mit Beginn des Rauchstopps die Nikotinsubstitution (z. B. transdermales Pflaster) begonnen. Die Therapie wird auch fortgeführt, wenn initial keine komplette Abstinenz erreicht werden kann oder wenn es zu Rückfällen kommt. Dringend empfohlen ist die begleitende Teilnahme an einem Raucherentwöhnungsprogramm. Wenn innerhalb von 4 Wochen das Rauchen nicht eingestellt werden kann, sollte die Nikotinersatztherapie abgesetzt und ein anderer Therapieansatz gewählt werden.

Nebenwirkungen, Risikopopulationen und Intoxikationen

Für alle Applikationsformen:

Häufig Grundsätzlich ähnliche Nikotin-NW wie beim Rauchen: Kopfschmerz, Schwindel, Übelkeit, gastrointestinale Beschwerden, Erbrechen, Tachykardie, periphere Vasokonstriktion.

Gelegentlich Palpitationen, Hautrötungen, Urtikaria.

Sonstige NW Selten reversibles Vorhofflimmern.

Sehr häufig/häufig Hautreaktionen (z. B. Pruritus, Exantheme, Ödeme, Brennen), Erytheme.

Sehr häufig Gastrointestinale Störungen, Schluckauf, Übelkeit, Reizungen in Mund oder Hals, Schmerzen in den Kaumuskeln.

Risikopopulationen **Herz:** Bei instabilen Herz-Kreislauf-Erkrankungen ► Kontraindikationen; bei stabiler koronarer Herzerkrankung Anwendung nach sorgfältiger Nutzen-Risiko-Abwägung. **Leber:** Vorsicht bei höhergradigen Leberfunktionsstörungen. **Niere:** Keine Dosisänderung bei Niereninsuffizienz erforderlich.

Intoxikationen Akzentuierte NW, Hypotension, Herz-Kreislauf-Versagen, generalisierte Krampfanfälle.

Kontraindikationen

- Instabile Angina pectoris, Zustand nach frischem Myokard- oder Hirninfarkt, (tachykarde) Herzrhythmusstörungen, Überempfindlichkeitsreaktionen der Haut.

Relative Kontraindikationen

- Koronare Herzerkrankung, Herzinsuffizienz, Arteriosklerose, Hypertonie, Nieren- und Leberfunktionsstörungen, Hyperthyreose, Diabetes, Gastritis und akute Magen- und Duodenalulzera.

Interaktionen

- Vorsicht bei Kombination mit *Vareniclin.*
- Tabakrauch, nicht *Nikotin*, induziert CYP1A2. Daher ist nach Aufgabe des Rauchens und Umstellung auf *Nikotin* innerhalb von 3 Tagen mit einem Ansteigen der Plasmaspiegel von AM zu rechnen, die **Substrate** von **CYP1A2** sind, z. B. *Clozapin* oder *Olanzapin* (► **Anhang SUB**). Der Wegfall des induzierenden Effekts auf CYP1A2 mit Anstieg der Plasmakonzentration ist auch nach Umstellung auf E-Zigaretten zu beachten.

Bewertung

Der Einsatz von Nikotinersatzstoffen ist insbesondere bei regelmäßigem Konsum von > 15 Zigaretten am Tag oder nach erfolglosen, nichtpharmakologisch gestützten Absetzversuchen zu empfehlen. Der Effekt kann durch psychosoziale Begleitung (z. B. ärztliche Beratung, internetbasiertes Coaching, verhaltenstherapeutische

Entwöhnungstherapien) deutlich gesteigert werden. Bei Patienten mit besonders schwerer Tabakabhängigkeit ist eine Kombination verschiedener Nikotinersatzstoffe (Kaugummi und Pflaster) oder auch die Kombination eines Nikotinersatzstoffs mit *Bupropion* zu erwägen (s. auch ► 7.2.9, ► Box 3).

7.4.14 Vareniclin

Vareniclin

Raucherentwöhnungsmittel; NbN: *Acetylcholine receptor partial agonist (nicotinic receptors)*

Champix[1] (Pfizer)
Filmtbl. 0,5/1 mg

[1] Es gibt eine höhere Anzahl von hier nicht aufgeführten Generika.

- **Pharmakodynamik**
  - Partieller Agonist am nikotinischen ACh-Rezeptor, hohe Affinität zum $\alpha_4\beta_2$-Subtyp, kaum Affinität zu anderen Neurorezeptoren.
- **Pharmakokinetik**
  - Hohe orale Bioverfügbarkeit und vollständige Resorption unabhängig von Nahrungsaufnahme und Tageszeit.
  - Maximale Plasmakonzentrationen innerhalb von 3–4 h, Steady State nach 4 Tagen.
  - *Vareniclin* wird zu 92 % unmetabolisiert über den Urin ausgeschieden. $t_{1/2}$ = 23–39 h.
  - Die Pharmakokinetik ist unbeeinträchtigt von Alter, Rasse, Geschlecht, Rauchstatus und Gabe anderer AM.
  - Bei mäßiger Niereninsuffizienz (Kreatinin-Clearance: 30–50 ml/min) erhöhte sich die Exposition mit *Vareniclin* auf das 1,5-Fache, bei schwerer Niereninsuffizienz (< 30 ml/min) auf das 2,1-Fache.
  - Plasmakonzentration: 4–5 ng/ml[(p)] zu erwarten 12 h nach der letzten Einnahme bei einer Tagesdosis von 1 mg.
- **Indikationen und Behandlungshinweise**
  - *Mittel zur Raucherentwöhnung bei Erwachsenen*[z].
  - Durch seine partiell agonistische Wirkung besitzt *Vareniclin* eine doppelte Wirkung. Mit der antagonistischen Wirkung hemmt es die subjektiv angenehme Nikotinwirkung der konsumierten Zigarette; mit der agonistischen Wirkung die klassischen Symptome des Nikotinentzugssyndroms, z. B. Reizbarkeit, innere Unruhe, Stimmungsschwankungen bis hin zu depressiven Syndromen, Konzentrationsstörungen, Appetitsteigerung und Gewichtszunahme.

- Die empfohlene Einnahmedauer beträgt 12 Wochen, ggf. kann eine Weiterbehandlung über weitere 12 Wochen erwogen werden.
- *Vareniclin* ist ein verschreibungspflichtiges, jedoch nicht von der GKV erstattungsfähiges AM, das im Gegensatz zu den freiverkäuflichen Nikotinersatzstoffen auf Privatrezept verordnet werden muss.

▪ Dosierung

- Tag 1–3: 0,5 mg 1 × täglich.
- Tag 4–7: 0,5 mg 2 × täglich (Starterpackung).
- Tag 8 bis Behandlungsende: 1 mg 2 × täglich; jeweils unzerkaut.
- Dosisreduktion bei starker Niereninsuffizienz: 1 mg 1 × täglich.

▪ Nebenwirkungen, Risikopopulationen und Intoxikationen

Sehr häufig Übelkeit (bei 1/3), Kopfschmerzen, abnorme Träume, Schlaflosigkeit.

Häufig Müdigkeit, Somnolenz, Schwindelgefühl, gesteigerter Appetit, Diarrhö, Dyspepsie, Obstipation, Erbrechen, Flatulenz, Geschmacksveränderungen, Mundtrockenheit.

Gelegentlich Affektschwankungen, Angina pectoris, Depression, Dysphorie, Dysarthrie, Hypertonie, Palpitationen, Atemwegskongestion, Magenbeschwerden, Krampfanfälle, Kältegefühl, nasopharyngeale Infektionen, Rachenreizung, Polydipsie, Unwohlsein.

Sonstige NW Selten oder Häufigkeit nicht bekannt: Herzinfarkt, Selbstmordgedanken, Realitätsverlust und Unfähigkeit, klar zu denken oder zu urteilen (Psychose), Aggressivität, Verhaltensstörung, Schlafwandeln, Diabetes, hoher Blutzuckerspiegel, Hautreaktionen einschließlich Erythema multiforme und Stevens-Johnson-Syndrom, Angioödem.

Risikopopulationen **Herz:** ► Bewertung. **Leber:** Bei Leberfunktionsstörungen keine Dosisanpassung erforderlich. **Niere:** Bei schwerer Funktionsstörung keine Daten, daher sorgfältige Nutzen-Risiko-Abwägung und Dosisreduktion.

Intoxikationen Akzentuierte NW, vital bedrohliche oder schwer gesundheitsschädliche Intoxikationen nicht bekannt.

▪ Kontraindikationen

- Überempfindlichkeit gegenüber dem Wirkstoff.

▪ Interaktionen

- Es konnte in mehreren Studien kein erhöhtes Sicherheitsrisiko gefunden werden (Desai et al. 2019; Evins et al. 2019). *Vareniclin* verursacht gelegentlich Vorhofflimmern, Palpitationen; ST-Strecken- oder T-Wellen-Amplituden-Senkung im EKG. Daher EKG-Kontrolle bei Kombination mit AM, die die QTc-Zeit verlängern.
- Tabakrauch, nicht *Nikotin*, induziert CYP1A2. Daher ist nach Aufgabe des Rauchens mit einem Ansteigen der Plasmaspiegel von AM zu rechnen, die **Substrate** von **CYP1A2** sind, z. B. *Clozapin* oder *Olanzapin* (► **Anhang SUB**).

▪ Bewertung

Innovative Substanz in der Raucherentwöhnung, die in ihrer Effektstärke *Bupropion* und möglicherweise auch Nikotinersatzstoffen überlegen ist. Im Vergleich zu den Nikotinersatzstoffen häufigere NW in Form von Übelkeit und Schlafstörungen. Analysen zum Risiko für Folgeerkrankungen, Hospitalisierungen oder Mortalität zeigen kein erhöhtes Risiko im Vergleich zur Nikotinersatztherapie. Fällt die Entscheidung für eine *Vareniclin*-Therapie, sollten **kardiovaskuläre Risikofaktoren** wie erhöhter Blutdruck oder erhöhter Cholesterinplasmaspiegel durch eine kardiovaskuläre Diagnostik ausgeschlossen und ggf. begleitend therapiert werden. Eine Assoziation zwischen *Vareniclin* und Suizidalität wurde in aktuellen Studien nicht mehr beobachtet.

Literatur

Andresen-Streichert H, Müller A, Glahn A et al (2018) Alkoholmarker bei klinischen und forensischen Fragestellungen. Dtsch Ärztebl 115(18):309–315

Anton RF, Latham P, Voronin K et al (2020) Efficacy of Gabapentin for the treatment of alcohol use disorder in patients with alcohol withdrawal symptoms: a randomized clinical trial. JAMA Intern Med 180(5):1–9

Bell J, Strang J (2020) Medication treatment of opioid use disorder. Biol Psychiatry 87(1):82–88

Black N, Stockings E, Campbell G et al (2019) Cannabinoids for the treatment of mental disorders and symptoms of mental disorders: a systematic review and meta-analysis. Lancet Psychiatry 6(12):995–1010

Bogenschutz MP, Ross S, Bhatt S et al (2022) Percentage of heavy drinking days following psilocybin-assisted psychotherapy vs placebo in the treatment of adult patients with alcohol use disorder: a randomized clinical trial. JAMA Psychiatry 79(10):953–962

Bschor T, Henssler J, Müller M, Baethge C (2018) Baclofen for alcohol use disorder—a systematic meta-analysis. Acta Psychiatr Scand 138(3):232–242

Busardò F, Jones AW (2015) GHB pharmacology and toxicology: acute intoxication, concentrations in blood and urine in forensic cases and treatment of the withdrawal syndrome. Curr Neuropharmacol 13(1):47–70

Carney G, Bassett K, Maclure M et al (2020) Cardiovascular and neuropsychiatric safety of smoking cessation pharmacotherapies in non-depressed adults: a retrospective cohort study. Addiction 115(8):1534–1546

Csajka C, Crettol S, Guidi M, Eap CB (2016) Population genetic-based pharmacokinetic modeling of methadone and its relationship with the QTc interval in opioid-dependent patients. Clin Pharmacokinet 55(12):1521–1533

Davies NM, Taylor GMJ, Taylor AE et al (2018) The effects of prescribing varenicline on two-year health outcomes: an observational cohort study using electronic medical records. Addiction 113(6):1105–1116

Desai RJ, Good MM, San-Juan-Rodriguez A et al (2019) Varenicline and nicotine replacement use associated with US Food and Drug Administration Drug Safety Communications. JAMA Netw Open 2(9):e1910626

Doran N, Dubrava S, Anthenelli RM (2019) Effects of varenicline, depressive symptoms, and region of enrollment on smoking cessation in depressed smokers. Nicotine Tob Res 21(2):156–162

EMA (2018) https://www.ema.europa.eu/en/documents/overview/buvidal-epar-medicine-overview_de.pdf. Zugegriffen: 20. Aug. 2025

Evins AE, Benowitz NL, West R et al (2019) Neuropsychiatric safety and efficacy of varenicline, bupropion, and nicotine patch in smokers with psychotic, anxiety, and mood disorders in the EAGLES trial. J Clin Psychopharmacol 39(2):108–116

Falk DE, O'Malley SS, Witkiewitz K et al (2019) Evaluation of drinking risk levels as outcomes in alcohol pharmacotherapy trials: a secondary analysis of 3 randomized clinical trials. JAMA Psychiatry 76(4):374–381

Gobbi G, Atkin T, Zytynski T et al (2019) Association of cannabis use in adolescence and risk of depression, anxiety, and suicidality in young adulthood. A systematic review and meta-analysis. JAMA Psychiatry 76(4):426–434

Gouzoulis-Mayfrank E, Härtel-Petri R, Hamdorf W et al (2017) Methamphetamine-related disorders. Dtsch Ärztebl Int 114(26):455–461

Heinz A, Halil GA, Gutwinski S et al (2022) ICD-11: Änderungen der diagnostischen Kriterien der Substanzabhängigkeit. Nervenarzt 93:51–58

Hendershot CS, Bremmer MP, Paladino MB et al (2025) Once-weekly Semaglutide in adults with alcohol use disorder: a randomized clinical trial. JAMA Psychiatry 82(4):395–405. https://doi.org/10.1001/jamapsychiatry.2024.4789

Hoch E, Friemel CM, Schneider M (Hrsg) (2018) Cannabis: Potential und Risiko. Ergebnisse einer wissenschaftlichen Analyse. Springer, Berlin, Heidelberg, New York

Hohmann N, Mikus G, Czock D (2014) Wirkungen und Risiken neuartiger psychoaktiver Substanzen. Dt Ärztebl 9:139–147

Karila L, Angerville B, Benyamina A, Billieux J (2024) Pharmacological treatment of GHB withdrawal syndrome. Curr Addict Rep 11:163–171

McKee KA, Hmidan A, Crocker CE et al (2021) Potential therapeutic benefits of cannabinoid products in adult psychiatric disorders: a systematic review and meta-analysis of randomised controlled trials. Psychiatr Res 140:267–281

Nourredine M, Jurek L, Angerville B et al (2021) Use of topiramate in the spectrum of addictive and eating disorders: a systematic review comparing treatment schemes, efficacy, and safety features. Cns Drugs 35(2):177–213

Rankin GD, Wingfors H, Uski O et al (2019) The toxic potential of a fourth-generation E-cigarette on human lung cell lines and tissue explants. J Appl Toxicol 39(8):1143–1154

Rose JE, Behm FM (2014) Combination treatment with varenicline and bupropion in an adaptive smoking cessation paradigm. Am J Psychiatry 171(11):1199–1205

Rüther T, Wissen F, Linhardt A et al (2016) Electronic cigarettes – attitudes and use in Germany. Nicotine Tob Res 18(5):660–669

Santo T Jr, Campbell G, Gisev N et al (2022) Prevalence of mental disorders among people with opioid use disorder: a systematic review and meta-analysis. Drug Alcohol Depend 1:238

Sigmon SC, Dunn KE, Saulsgiver K et al (2013) A randomized, double-blind evaluation of buprenorphine taper duration in primary prescription opioid abusers. JAMA Psychiatry 70(12):1347–1354

Söderpalm B, Lidö H, Franck J et al (2025) Efficacy and safety of varenicline and bupropion, in combination and alone, for alcohol use disorder: a randomized, double-blind, placebo-controlled multicentre trial. Lancet Reg Health Eur 54:101310

Soyka M, Pogarell O (2019) Neue Slow-release-Buprenorphinformulierungen zur Optimierung der Opioidsubstitution. Nervenarzt 90(9):932–937

Stapleton J, West R, Hajek P et al (2013) Randomized trial of nicotine replacement therapy (NRT), bupropion and NRT plus bupropion for smoking cessation: effectiveness in clinical practice. Addiction 108(12):2193–2201

Sullivan JT, Sykora K, Schneiderman J et al (1989) Assessment of alcohol withdrawal: the revised clinical institute withdrawal assessment for alcohol scale (CIWA-Ar). Br J Addict 84(11):1353–1357

Medikamente zur Behandlung von sexuellen Funktionsstörungen

Matthias J. Müller

Inhaltsverzeichnis

Benkert/Hippius Kompendium der Psychiatrischen Pharmakotherapie,
https://doi.org/10.1007/978-3-662-72452-1_8

8.1 Übersicht

Klassifikation

Bei vielen sexuellen Problemen ist eine genaue Zuordnung der Ursachen nicht möglich, und die Entstehung wird als multifaktoriell begründbar angenommen. Gleichwohl ist es diagnostisch erforderlich, sexuelle Probleme auszuschließen, die eher durch Substanzkonsum, Medikamente, medizinische Krankheitsfaktoren, ernsthafte Belastungen (u. U. Gewalt) innerhalb einer Beziehung oder durch andere Stressoren erklärt werden können.

Die ICD-10 unterscheidet organische (Krankheiten des Urogenitaltrakts) von nichtorganischen sexuellen Dysfunktionen (psychische Störungen). In der ICD-11 wird diese Trennung aufgegeben und stattdessen in einem Kapitel („Zustände mit Bezug zu sexueller Gesundheit“) integriert. Dies entspricht wie auch die DSM-5-Klassifikation einem deskriptiven Ansatz, der auf klassifikatorischer Ebene eine Zuordnung zu „organischen“ oder „psychischen“ Ursachen vermeidet und damit einer Stigmatisierung oder Medikalisierung vorbeugen soll.

Entsprechend der ICD-11- und der DSM-5-Klassifikation lassen sich sexuelle Funktionsstörungen als heterogene Gruppe verstehen, die dadurch charakterisiert sind, dass sexuelle Reaktionen und/oder die sexuelle Genussfähigkeit klinisch bedeutsam beeinträchtigt sind. Diagnostisch ist zudem zu prüfen, ob sexuelle Störungen Ergebnis unzureichender sexueller Stimulierung sind.

Wenn die sexuelle Funktionsstörung vorrangig durch eine andere psychische Störung (z. B. Depression, Traumafolgestörungen), Substanz- oder Medikamentenkonsum (bzw. das Absetzen) oder einen medizinischen Krankheitsfaktor (z. B. periphere Neuropathie) zu erklären ist, sollte ausschließlich die Diagnose der anderen Störung vergeben werden.

Die wesentlichen sexuellen Funktionsstörungen (ICD-11: Sexuelle Dysfunktion) lassen sich bei Männern und Frauen entsprechend ICD-11 und DSM-5 mit Bezug zur ICD-10 und mit Relevanz für die Psychopharmakotherapie einteilen:

- *Dysfunktion verminderten sexuellen Verlangens* (*hypoactive sexual desire dysfunction*): Fehlen oder deutliche Verringerung des Verlangens oder der Motivation zu sexuellen Aktivitäten (vermindertes oder fehlendes spontanes oder reaktives Verlangen oder Unfähigkeit, das Verlangen oder Interesse an einer einmal begonnenen sexuellen Aktivität aufrechtzuerhalten).
- *Dysfunktion der sexuellen Erregung* bei der Frau (*female sexual arousal dysfunction*) und beim Mann (*Erektionsstörungen*, d. h. Schwierigkeit, eine für einen befriedigenden Geschlechtsverkehr notwendige Erektion zu erlangen oder aufrechtzuerhalten).
- *Dysfunktionen des Orgasmus*.
- *Dysfunktionen der Ejakulation*: vorzeitige Ejakulation (Ejaculatio praecox); Unfähigkeit, die Ejakulation ausreichend zu kontrollieren, damit der Geschlechtsverkehr für beide Partner befriedigend ist, und verzögerte Ejakulation (Ejaculatio retarda).
- *Sexuelle Schmerzstörungen* (*sexual pain disorders*) werden in der ICD-11 in einem eigenen Kapitel geführt, Dyspareunie wird den Erkrankungen des urogenitalen Systems zugeordnet.

- *Hypersexualität* i. S. von gesteigertem sexuellem Verlangen (ICD-10: F52.7) findet sich nicht als diagnostische Kategorie einer sexuellen Störung in ICD-11 und DSM-5. Zum Teil lassen sich hypersexuelle Störungen in der ICD-11 den Impulskontrollstörungen zuordnen (6C72) (▶ Kap. 11). *Hypersexualität* und unangebrachtes sexuelles Verhalten (*inappropriate sexual behaviour*) sind andererseits bei Patienten mit organisch bedingten psychischen Störungen, v. a. im Rahmen demenzieller Erkrankungen (v. a. bei Demenz bei Parkinson-Krankheit, vaskulärer Demenz, frontotemporaler Demenz, fortgeschrittener Alzheimer-Krankheit und Chorea Huntington) bzw. auch im Rahmen von manischen und schizomanischen Syndromen nicht selten.
- Davon abzugrenzen sind v. a. *paraphile Störungen*, die in der ICD-11 eine eigene Störungsgruppe bilden (6D30–36) (Exhibitionismus, Voyeurismus, Pädophilie etc.).
- *Substanz- bzw. medikamenteninduzierte sexuelle Funktionsstörungen* werden nach ICD-11 und DSM-5 den substanzinduzierten Störungen zugeordnet.

Subtypisierungen sind im DSM-5 für den Schweregrad (leicht/mittel/schwer), in ICD-11 und DSM-5 für den Beginn der Störung (lebenslang bzw. erworben) und die Situationsspezifität (generalisiert bzw. situativ) vorgesehen. Zudem sollten (DSM-5) die Faktoren (1) Partner, (2) Beziehungsqualität, (3) individuelle Vulnerabilitätsfaktoren, (4) kulturelle oder religiöse Einflüsse und (5) medizinische Einflussfaktoren bei Diagnose und Therapie mitberücksichtigt werden. In der ICD-11 ist für die Diagnose einer sexuellen Funktionsstörung notwendig, dass (1) die Dysfunktion häufig auftritt, (2) zumindest für mehrere Monate besteht und (3) klinisch bedeutsames Leiden („*distress*") hervorruft.

▪ Prävalenz – Häufigkeit

- Sexuelle Funktionsstörungen sind in der Bevölkerung (Briken et al. 2020) und insbesondere bei Patienten mit psychiatrischen Störungen (z. B. depressive Störungen, Schizophrenien, Abhängigkeitserkrankungen, Angststörungen) häufig. In einer Metaanalyse wurde der bidirektionale Zusammenhang zwischen Depressionen und sexuellen Funktionsstörungen belegt.
- Altersabhängigkeit und Komorbidität mit Diabetes sowie Herz- und Kreislauf-Erkrankungen sind v. a. bei erektilen Funktionsstörungen zu beachten.
- Während bei Männern Ejaculatio praecox und erektile Dysfunktionen deutlich überwiegen, sind es bei Frauen v. a. Libidostörungen, Schmerzen beim Geschlechtsverkehr und Orgasmusstörungen.
- Sehr häufig führen auch Drogen und Medikamente (v. a. Psychopharmaka, aber auch internistische AM, z. B. Antihypertensiva) zu sexuellen Dysfunktionen oder verschlechtern bestehende sexuelle Störungen.

▪ Gesamtbehandlungsplan

Sexuelle Funktionsstörungen erfordern immer eine eingehende **interdisziplinäre Diagnostik** und Therapie. Grundlage einer Therapie ist die ausführliche Sexualanamnese und die Klärung somatischer und psychiatrischer Ursachen (z. B. depressive Störungen, Angststörungen).

Die Behandlung besteht zumeist aus einer Kombination aus Psychotherapie (in der Regel Entspannungsverfahren, Verhaltenstherapie, Paartherapie) und medikamentösen Maßnahmen im Rahmen eines Gesamtbehandlungsplans. Wird eine hormonelle oder operative Therapie erwogen, sind immer die Fachgebiete der Urologie bzw. Gynäkologie und ggf. der Endokrinologie einzubeziehen.

Zunehmend finden sich auch Apps und Online-Programme zur Verbesserung der sexuellen Gesundheit und (in der Regel therapeutisch begleitet) für sexuelle Funktionsstörungen.

8.2 Indikationen

Es werden hier die verfügbaren pharmakotherapeutischen Ansätze beschrieben. Auf eine Beschreibung von Störungen, für die medikamentöse Behandlungsansätze fehlen, wird weitgehend verzichtet.

8.2.1 Dysfunktion verminderten sexuellen Verlangens

- Als erstes AM zur Behandlung von prämenopausalen Frauen mit hypoaktiver Sexualfunktionsstörung wurde ***Flibanserin*** (Addyi) von der FDA zugelassen. Eine europäische Zulassung wurde nicht beantragt. *Flibanserin* wirkt als 5-HT_{1A}-Rezeptoragonist und 5-HT_{2A}-Antagonist mit mäßiger antagonistischer Aktivität an 5-$HT_{2B/2C}$- und D_4-Rezeptoren. Im Durchschnitt steigerte die Behandlung (100 mg/d) mit *Flibanserin* die Zahl der sexuell befriedigenden Ereignisse gegenüber Plazebo um 0,5–1 Ereignis pro Monat, insgesamt werden die Wirkungen als marginal, die NW (häufig Schwindel, Müdigkeit und Übelkeit, Risikoerhöhung für Synkopen) und Wechselwirkungen (Gefahr starker Blutdrucksenkung in Kombination mit Alkohol) als nicht unerheblich eingestuft.
- Der Melanokortinrezeptor-4-Agonist ***Bremelanotid*** (Vyleesi) ist von der FDA zur Steigerung der sexuellen Appetenz bei Frauen mit verminderter Libido zugelassen. Die subkutane Applikation (45 min vor geplanter sexueller Aktivität, max. 1 Injektion/24 h an max. 8 Tagen im Monat) war in einer RCT mit einer signifikanten Verbesserung des sexuellen Verlangens assoziiert, als NW traten gegenüber Plazebo häufiger Übelkeit, Flush und Kopfschmerzen auf. In den Studien erhöhte sich unter *Bremelanotid* zudem der Blutdruck (Kontraindikation: unkontrollierte Hypertonie oder bekannte kardiovaskuläre Erkrankung). Ein Review kommt zu einer kritischen Bewertung (geringe bis keine Wirkung) (Spielmans und Ellefson 2023).
- In einer Metaanalyse fanden sich zusammenfassend positive Ergebnisse für den Einsatz von **Phopsphodiesterase-5-(PDE-5)-Inhibitoren** (teilweise *Sildenafil* 50 mg/d in Kombination mit *Testosteron* 0,5 mg/d) bei sexuellen Funktionsstörungen der Frau, u. a. bei Libido- und Erregungsstörungen sowie bei sexuellen Störungen, die als NW von SSRI auftraten.
- Es gibt offene Studien über positive Effekte von ***Bupropion*** (► 7.4.4, Präparat) in niedriger Dosis (75 mg) und eine Metaanalyse für *Bupropion* 150–300 mg/d

bei nichtdepressiven Frauen (Razali et al. 2022; niedrigere Dosis mit besserer Wirkung) sowie bei SSRI-assoziierten sexuellen Funktionsstörungen in Monotherapie oder als *add-on* (150–300 mg/d) bei Männern und Frauen. Dabei findet sich eine Verbesserung aller Ebenen der sexuellen Funktion, in der Regel jedoch keine Erhöhung der sexuellen Aktivität. Begründet wird die Wirksamkeit von *Bupropion* v. a. durch die zentrale DA-Wiederaufnahmehemmung, die für die Steigerung des sexuellen Verlangens verantwortlich gemacht wird.

- *Amantadin*, *Apomorphin*, *L-Arginin*, *Olanzapin*, *Phentolamin*, *Prostaglandin E1* und *Yohimbin* haben bei Frauen mit sexuellen Störungen in Einzelfällen Besserungen erzielt; ein Wirksamkeitsnachweis wurde bisher nicht erbracht.
- Bei menopausalen Frauen mit *hypoactive sexual desire disorder* (Libidostörungen) wird **transdermal appliziertes *Testosteron*** (300 µg für mindestens. 3 Monate) mit einer positiven Wirkung bei relativ guter Verträglichkeit (UAW v. a. androgene Wirkungen wie Akne) auch in internationalen Guidelines empfohlen (Parish et al. 2021).
- Nach aktueller Studienlage ist hingegen die Nutzen-Risiko-Abschätzung einer systemischen Gabe von ***DHEA*** (*Dehydroepiandrosteron*) z. B. bei Libidostörungen ungünstig, während in mehreren Studien bei postmenopausalen Frauen eine positive Wirkung von täglich vaginal appliziertem *DHEA* auf alle Ebenen der sexuellen Funktion belegt wurde. *DHEA* ist ein neuroaktives Steroid mit antiglukokortikoider Wirkung. Es ist am $GABA_A$-Rezeptor antagonistisch wirksam; die Konzentration fällt im Alter stark ab. Zum möglichen antidepressiven Effekt ▶ 1.4.2, Hormone.
- Bei Frauen mit postmenopausaler Libidoverminderung gibt es hormonelle Therapieansätze auch mit Östrogenen und kombinierten Hormonpräparaten (Clayton et al. 2018). ***Tibolon*** (2,5 mg/d), ein synthetisches Steroid mit kombinierter Östrogen-, Progesteron- und Androgenaktivität (gonadomimetisch), ist zur Behandlung von Östrogenmangelsymptomen bei > 1 Jahr postmenopausalen Frauen zugelassen. Neben Verbesserungen postmenopausaler Beschwerden zeigen einige Untersuchungen eine Verbesserung des sexuellen Verlangens. Allerdings ist ein erhöhtes Risiko für kardiovaskuläre Komplikationen und Mammakarzinom, aber v. a. ein erhöhtes Schlaganfallrisiko bei Einnahme von niedrig dosierten Östrogenen oder *Tibolon* in der Menopause zu beachten.

8.2.2 Dysfunktion der sexuellen Erregung beim Mann (Erektionsstörung)

Der Therapieschwerpunkt bei Erektionsstörungen liegt bei den selektiven **Phosphodiesterase-Typ-5-Inhibitoren** (PDE-5-Hemmer). Alternativen (v. a. intrakavernöse Injektion von vasoaktiven Substanzen und mechanische Hilfen wie z. B. Vakuumpumpen und Penisprothesen, Testosterontherapie) haben eine geringere Bedeutung und werden v. a. bei Kontraindikationen, Unverträglichkeit oder Unwirksamkeit von PDE-5-Inhibitoren oder bei spezifischen Indikationen (Hypogonadismus) empfohlen.

Für eine längerfristig erfolgreiche Behandlung ist neben der medikamentösen Therapie die psychotherapeutische Begleitung, wenn möglich unter Einbeziehen der Partner, anzuraten.

Hauptansatzpunkt der oralen Pharmakotherapie mit **PDE-5-Inhibitoren** ist die Regulation der Erektion durch die Kaskade L-Arginin – Stickstoffmonoxid(NO)-Synthase – NO – zyklisches Guanosinmonophosphat (cGMP) – Kalzium. NO wirkt als Transmitter bei der inter- und intrazellulären Kommunikation im mikrovaskulären Gefäßsystem. *Avanafil*, *Sildenafil*, *Vardenafil*, *Tadalafil* und andere PDE-5-Inhibitoren hemmen relativ selektiv die Isoform Typ 5 der Phosphodiesterase (Hauptvorkommen: Gefäße, Thrombozyten), wodurch es bei sexueller Erregung und NO-Freisetzung aus Nervenendigungen im Corpus cavernosum zum verminderten Abbau von cGMP und somit zum verminderten Kalziumeinstrom, zur Relaxation der glatten Muskulatur, zum Bluteinstrom in Cavernosum-Sinusoide und schließlich zur Erektion kommt. *Tadalafil* hat eine deutlich längere HWZ als *Sildenafil*, *Vardenafil* und *Avanafil*; *Avanafil* hat die kürzeste Wirklatenz.

8

- Untersuchungen zeigen eine Wirksamkeit von PDE-5-Inhibitoren auch bei pulmonaler arterieller Hypertonie (PAH), Raynaud-Syndrom und Sklerodermie. *Sildenafil* (Revatio, 20 mg) und *Tadalafil* (Adcirca, 20 mg) sind zur Behandlung der PAH zugelassen.
- Symptome einer Störung des unteren Urogenitaltrakts (*lower urinary tract symptoms*, LUTS), v. a. bei benigner Prostatahyperplasie, sind bei erektiler Dysfunktion gehäuft. Eine Metaanalyse ergab, dass PDE-5-Inhibitoren (ohne signifikante Unterschiede zwischen den Substanzen) auch in Monotherapie gegenüber Plazebo eine signifikante Reduktion von LUTS-Symptomen und eine Verbesserung der erektilen Dysfunktion bewirken (Zhou et al. 2023). Eine deutliche Erhöhung des Uroflows ergab sich in Kombination mit α-Rezeptorenblockern.
- Es liegen umfangreiche Erfahrungen auch aus Langzeitstudien bei Erektionsstörungen für *Sildenafil*, *Vardenafil*, *Tadalafil* und auch für *Avanafil* vor, teilweise auch bei längerer kontinuierlicher täglicher Einnahme. Dabei ergaben sich die bekannten NW und keine Hinweise auf Wirkungsverlust.
- Unterschiede zwischen verschiedenen PDE-5-Inhibitoren bestehen insbesondere bezüglich Selektivität und Pharmakokinetik. *Sildenafil* und *Vardenafil* sind in Form einer Schmelztablette verfügbar mit einer Wirklatenz von etwa 30 min vor gewünschter sexueller Aktivität, *Avanafil* (Tablette) hat mit 15–30 min eine noch kürzere Wirklatenz.
- Bezüglich der Wirksamkeit sind aus Metaanalysen keine Unterscheide zwischen *Sildenafil* (50–100 mg), *Tadalafil* (10–20 mg), *Vardenafil* (10–20 mg) und *Avanafil* (100–200 mg) ableitbar, während bei der Verträglichkeit *Tadalafil* und insbesondere *Avanafil* Vorteile v. a. gegenüber *Sildenafil* zeigten (Gong et al. 2017).
- Die Abbruch- und Absetzraten (30–80 %) sind unter PDE-5-Behandlung sehr hoch. Hauptursachen für das Absetzen sind subjektiver Wirksamkeitsmangel, Komorbiditäten, Kosten und Partnerschaftsprobleme.
- *Sildenafil* und *Vardenafil* weisen neben der PDE-5-Hemmung relevante Aktivität als Inhibitoren der PDE 6 (Hauptvorkommen: Retina) auf, *Tadalafil* als Inhibitor der PDE-11 (Hauptvorkommen: Hoden, Herz, Skelettmuskel, Prostata). Dadurch lassen sich teilweise NW erklären, für *Sildenafil* und *Vardenafil* Störun-

gen des Farbensehens, für *Tadalafil* Rückenschmerzen und Myalgien. *Avanafil* weist eine hohe Selektivität und Spezifität (PDE-5) auf und kann durch die kurze Wirklatenz und HWZ Vorteile (u. a. möglicherweise geringere visuelle NW) bei multimorbiden Patienten aufweisen.
- Erektionsstörungen sind insbesondere bei Patienten mit erhöhtem kardiovaskulärem Risiko und Depressionen häufig. PDE-5-Inhibitoren scheinen das Risiko für kardiovaskuläre Ereignisse zwar zu reduzieren, auf Interaktionen bei Komedikation ist jedoch zu achten.

Weitere therapeutische Ansätze

- Für die orale Einnahme von *Yohimbin* (vermehrte Noradrenalin-Ausschüttung aufgrund präsynaptischer α_2-Blockade) liegen in begrenztem Umfang positive Resultate vor, ebenso für *L-Arginin* (3–5 g), eine Behandlungsempfehlung kann allenfalls bei leichterer Ausprägung und Versagen bzw. Ablehnung oder Kontraindikationen für PDE-5-Inhibitoren oder Injektionstherapien erfolgen.
- ***Testosteron*** (oral, i. m. und transdermal) zeigt nach einer Metaanalyse bei Männern > 40 J. mit niedrigem Testosteronspiegel (< 12 nmol/l) positive Wirkungen bei leichter erektiler Dysfunktion (ED) und eine ausreichende Verträglichkeit (kurz- und mittelfristige Anwendung) (Hudson et al. 2023). Für die Anwendung bei Patienten mit ED bei Diabetes mellitus Typ 2 und bei Hypogonadismus (Testosterondefizienz) liegen Metaanalysen vor. NW, insbesondere kardiale Risiken, sind zu beachten.
- Die intrakavernöse Selbstinjektion (nach Anleitung durch einen Arzt) einer Kombination von *Aviptadil* (25 µg; vasoaktives intestinales Peptid) und *Phentolamin* (2 mg; α-Rezeptorenblocker) ist als Invicorp vom BfArM zugelassen bei erwachsenen Männern mit ED unabhängig von der Ursache (in der Regel keine Kostenerstattung durch die GKV). Häufigste NW: Hitzegefühle, Hämatome, Kopfschmerzen, Schwindelgefühle, Tachykardie, Palpitationen. Kontraindikationen: gleichzeitige Anwendung oder Einnahme von Antikoagulanzien.
- Intrakavernöse Injektionen (Selbstapplikation vor gewünschter sexueller Aktivität) von *Alprostadil* (*Prostaglandin E1*, Schwellkörperautoinjektionstherapie SKAT) und *Papaverin* (aus der Opiumpflanze; gefäßrelaxierende Wirkung, auch in Kombination mit *Phentolamin*) sowie deren transurethrale Applikationen (*Alprostadil* MUSE) sind zuverlässig wirksame Behandlungsstrategien. Aufgrund der Komplikationen wie Fibrosen, Hypotonien und Priapismus (über 5 % bei *Alprostadil*) sind diese Verfahren auf den Einsatz bei Therapieversagen bzw. Kontraindikationen der oralen Pharmakotherapie begrenzt.
- Extrakorporale Stoßwellentherapie niedriger Intensität (Li-ESWT) ist nach aktueller Studienlage eine vielversprechende, nichtinvasive und nichtmedikamentöse Behandlungsmethode bei ED, v. a. bei vaskulär bedingter ED.
- Als sichere Verfahren, die bei Therapieversagen, Kontraindikationen oder Ablehnung der medikamentösen Behandlungen immer noch zum Einsatz kommen können, gelten ebenso mechanische (Vakuumpumpen) und operative Verfahren (Implantation einer Penisprothese).
- Hinweise für eine serotonerge Regulation der Erektion mit inhibitorischen Effekten von 5-$HT_{1A/B}$-Rezeptoren sowie proerektogenen Effekten durch 5-HT_{2C}-

Rezeptoren auf spinaler Ebene liegen vor. *Trazodon* war in einer RCT bei erektiler Dysfunktion nicht wirksam, *Tianeptin* zeigte sich hingegen in einer RCT bei Männern mit leichter bis moderater Depression und erektiler Dysfunktion gegen Plazebo überlegen.

- Ein Review zur Wirkung von Extrakten aus der Pflanze *Tribulus terrestris* (Nahrungsergänzungsmittel, enthält Flavonoide, Alkaloide und Tannine mit unklarem Wirkmechanismus) auf die erektile Funktion und Testosteronspiegel ergab allenfalls schwach positive Effekte (Vilar Neto et al. 2025). Auf NW (Magenbeschwerden, Schlaflosigkeit, Unruhe) und Verunreinigung mit anabolen Steroiden ist zu achten.
- Es gibt aus einzelnen Studien Hinweise, dass eine Kombination von PDE5-Inhibitoren mit anderen Behandlungsoptionen (*Folsäure*, Metformin, Li-ESWT, Vakuumpumpe) die Wirkung ohne erhöhtes NW-Risiko steigern kann.

Neue pharmakologische Ansätze

- Im Mittelpunkt stehen die Weiterentwicklung von rasch und länger wirksamen hochselektiven PDE-5-Inhibitoren (s. oben) und die Erforschung anderer Angriffspunkte, die eine vermehrte Verfügbarkeit von NO zum Ziel haben:
  - Mehrere plazebokontrollierte Studien zeigten für die Kombination von *L-Arginin* mit *Pycnogenol* (Prelox, in Deutschland nicht zugelassen), einem natürlich vorkommenden NO-Synthase-Aktivator (aus bestimmten Kiefernarten), signifikante Wirkungen und geringe unspezifische NW bei Männern mit leichter bis mittelgradiger erektiler Dysfunktion.
  - Weiterhin werden u. a. Guanylatzyklase-Aktivatoren (z. B. YC-1) und Rho-Kinase-Inhibitoren, die über eine Erhöhung der NO-Konzentration wirken, NO-freisetzende PDE-5-Inhibitoren sowie Strategien zur Beeinflussung von Schwefelwasserstoff (H_2S, im Corpus cavernosum aus *L-Cystein* enzymatisch synthetisiert) und pflanzliche Präparate (*Tribulus terrestris*, *Panax ginseng*) bei erektiler Dysfunktion geprüft.
- Der Melanokortinrezeptor-4-Agonist *Bremelanotid* (▶ 8.2.1) und möglicherweise weitere zentral wirksame Melanokortinrezeptoragonisten (*Melanotan I und II*) könnten – als *add-on* oder Alternative zu PDE-5-Inhibitoren bei Männern auch eine Verbesserung der erektilen Funktion bewirken.
- Die Datenlage zu GLP-1-Rezeptoragonisten (▶ Kap. 9) v. a. in Bezug auf eine mögliche Verbesserung einer erektilen Dysfunktion bei männlichen Patienten ist noch unsicher.

8.2.3 Vorzeitige Ejakulation und andere Ejakulationsstörungen

- Die Prävalenz der vorzeitigen Ejakulation (Ejaculatio praecox) (verkürzte intravaginale Ejakulationslatenz < 2 min, persistierende oder rezidivierende, subjektiv verfrühte Ejakulation bei minimaler sexueller Stimulation vor, während oder nach Penetration, deutlicher Leidensdruck, unzureichende Ejakulationskontrolle) wird auf 5–20 % geschätzt. Von der dispositionellen, lebenslangen Ejaculatio praecox sind auch erworbene Störungen abzugrenzen, die häufig mit einer erektilen Dysfunktion einhergehen und urologisch-internistischer Abklärung bedürfen (u. a. Ausschluss einer Prostatitis).

- Eine Spontanremission ist eher selten zu erwarten, eine persistierende Ejaculatio praecox wird mit teilweise genetisch verankerter serotonerger Dysfunktion (v. a. 5-HT_{2C}-/5-HT_{1A}-Rezeptoren, Serotonintransporter) sowie mit infektiös-urogenitalen Störungen (v. a. chronische Prostatitis) in Zusammenhang gebracht.
- Häufig werden verhaltenstherapeutische oder andere psychotherapeutische Maßnahmen (Squeeze-Technik, Start-Stopp-Technik) empfohlen, eine Cochrane-Analyse ergab jedoch hierfür nur sehr begrenzte Wirksamkeitshinweise.
- Wirksamkeitsnachweise bei Ejaculatio praecox liegen zur **Lokaltherapie** mit **anästhesierenden Salben** (*Prilocain-Lidocain*-Creme, chinesische Pflanzenextrakte) vor, die etwa 20 min vor dem Koitus auf Glans und Penisschaft aufgetragen werden. Die topische Therapie wird als mittelgradig wirksam und als weitgehend sicher erachtet.
- Mit dem kurz wirksamen SSRI ***Dapoxetin*** ist ein Medikament für die Indikation **Ejaculatio praecox** zugelassen. Die Ejakulationslatenz wird im Mittel um etwa 1 min (2- bis 3-fach) verlängert. Bei raschem Wirkungseintritt ist *Dapoxetin* als On-demand-Medikation prinzipiell geeignet (Einnahme 1–3 h vor gewünschter sexueller Aktivität), aufgrund der geringen Wirkung und NW (SSRI) ist der Einsatz weiterhin umstritten.
- Die unter anderen **SSRI** beobachtete NW der Ejakulationsverzögerung wurde in mehreren kontrollierten Studien therapeutisch eingesetzt; für *Paroxetin*, *Sertralin*, *Citalopram* und eingeschränkt *Fluoxetin* konnte eine Wirksamkeit nachgewiesen werden; *Paroxetin* scheint innerhalb der SSRI den stärksten Effekt auf die Ejakulationslatenzverzögerung (etwa 9-fach) zu zeigen. Auch für *Clomipramin* bis 50 mg (2 × 10–15 mg) sind Erfolgsraten von 50–85 % für diese Indikation belegt.
  - Eine regelmäßige Einnahme von SSRI (außer *Dapoxetin*) ist bezüglich der Wirksamkeit einer On-demand-Verabreichung (Einnahme 2–6 h vor gewünschtem Koitus) offensichtlich überlegen, führt jedoch auch zu höheren NW-Raten. Bei täglicher SSRI-Einnahme ist mit einer deutlichen Ejakulationslatenzerhöhung innerhalb von 5–10 Tagen zu rechnen, das Wirkungsmaximum liegt häufig bei 2–3 Wochen; ein Teil der Patienten zeigt nach einigen Monaten eine reduzierte Response (Tachyphylaxie).
  - Die Erfolgsraten (Ejakulationslatenzverlängerung) liegen für die untersuchten SSRI zwischen 50 und 75 %. NW treten bei bis zu 35 % der Patienten auf (v. a. Übelkeit), dabei auch andere sexuelle Funktionsstörungen (Anorgasmie, Libidostörungen).
  - Die verfügbaren Ergebnisse für *Dapoxetin* belegen die Wirksamkeit und Verträglichkeit. Leitlinien empfehlen bei der primären Ejaculatio praecox eine medikamentöse Basistherapie (*Dapoxetin*, andere SSRI) und topische Anästhetika (s. unten), auch in Kombination mit psychotherapeutischen Maßnahmen.
  - Die Kombination von SSRI und kognitiv-verhaltenstherapeutischen Ansätzen ist nach einer aktuellen Metaanalyse der Monotherapie mit SSRI bei Ejaculatio praecox überlegen.

- Die Wirksamkeit von **PDE-5-Inhibitoren** (Monotherapie) bei Ejaculatio praecox ist weitgehend gesichert, insbesondere liegen Studien zur Wirkungsverstärkung bei Kombination eines SSRI mit einem PDE-5-Inhibitor bei Ejaculatio praecox und bei kombinierter Ejaculatio praecox mit erektiler Dysfunktion vor.
- *Tramadol* (25–50 mg, bei Bedarf) hatte auch nach Metaanalysen positive Effekte (vergleichbar mit *Paroxetin*), kann jedoch wegen NW in dieser Indikation nicht primär empfohlen werden.

Medikamentöse Ansätze bei Ejakulationsverzögerung und Anejakulation

- Ejakulationsverzögerungen (Ejakulationslatenz > 25–30 min) bis zum kompletten Ausbleiben der Ejakulation sind differenzialdiagnostisch zu klären; neben angeborenen Störungen und psychologischen Faktoren sind anatomische (postoperativ), neurogene (z. B. diabetische Neuropathie), infektiöse (z. B. Urethritis), endokrine (v. a. Hypogonadismus, Hypothyreose) und substanzbedingte medikamentöse Ursachen (u. a. Thiaziddiuretika, TZA und SSRI, Phenothiazine, Alkoholabusus) zu erwägen. Ejakulationsverzögerungen wurden als NW in bis zu 10 % bei Gabe sog. prostataspezifischer α-Rezeptorenblocker wie *Alfuzosin* bzw. *Tamsulosin* beschrieben.

8

- Bei **Ejaculatio retarda** bzw. **Anejakulation** ohne organische Ursache werden primär psychotherapeutische Verfahren eingesetzt; bei medikamentös induzierter Ejaculatio retarda oder retrograder Ejakulation sollte ein Medikationswechsel erfolgen.
- Zur Behandlung der Ejaculatio retarda bzw. Anejakulation sind derzeit keine AM zugelassen.
- Wirksamkeitshinweise aus Einzelfallberichten und Fallserien bestehen für *Imipramin* (auch bei retrograder Ejakulation) und andere noradrenerge Substanzen (*Ephedrin*, *Midodrin*, auch *Reboxetin*), *Cyproheptadin* (v. a. Histamin-H_1-Antagonist; 4–12 mg/d, auch *on-demand*, NW: v. a. Sedierung) und *Amantadin* (NMDA-Antagonist mit dopaminerger Wirkung, 100–400 mg/d, *on-demand* 5–6 h vor Koitus). Einzelfallberichte mit positiver Wirkung liegen weiterhin vor für *Yohimbin*, *Bupropion*, *Buspiron*, *Apomorphin* und *Oxytocin* (24 IU intranasal *on-demand*).

8.2.4 Sexuelle Schmerzstörungen (genitopelvine Schmerz-Penetrationsstörung/Dyspareunie)

- Für die Behandlung der Dyspareunie und ähnlicher Schmerzstörungen, die in ICD-11 und DSM-5 vorrangig den organisch bedingten Störungen zugeordnet werden, werden Kombinationen aus Entspannungsverfahren (progressive Muskelrelaxation), gezielten Beckenbodenübungen (ggf. mit transkutaner elektrischer Nervenstimulation [TENS]), Vaginaltraining (mit Dilatatoren) und Partnerübungen empfohlen.
- In den USA und der EU ist der spezifische Östrogenrezeptormodulator (SERM) *Ospemifen* (Osphema; Senshio) zur Behandlung symptomatischen vulvovaginalen Atrophie (mit u. a. Schmerzen beim Geschlechtsverkehr) bei postmenopausalen Frauen zugelassen (in Deutschland jedoch vom Markt genommen). Wichtigste NW: Hitzewallungen und Schwitzen, vaginaler Ausfluss, Muskelkrämpfe.

8.2.5 Gesteigertes sexuelles Verlangen und Paraphilien

- Die Behandlung von **Hypersexualität** und unangebrachtem sexuellem Verhalten (*inappropriate sexual behaviour*) im Rahmen anderer, v. a. organisch bedingter psychischer Störungen (u. a. Demenzerkrankungen), umfasst vorwiegend nichtpharmakologische Maßnahmen. AM sind in dieser Indikation nicht zugelassen und müssen vorsichtig unter Berücksichtigung der NW in möglichst niedriger Dosierung und zeitlich begrenzt verabreicht werden.
- Aus Fallserien liegen positive Erfahrungen auch für *Mirtazapin*, *Clomipramin* und *Trazodon* sowie Antipsychotika (*Haloperidol* 1–3 mg/d, *Quetiapin* 25 mg/d) und Anfallssuppressiva (*Gabapentin*, *Carbamazepin*) vor, die Ergebnisse zu Acetylcholinesterasehemmern (*Rivastigmin*, *Donepezil*) sind uneinheitlich.
- Bei schwereren Störungen oder Ausbleiben eines Therapieerfolgs wurden auch mit Erfolg Antiandrogene (MPA, CPA, s. unten) und *Finasterid* (5 mg/d) sowie Östrogene und GnRH-Analoga eingesetzt.
- In Einzelfällen waren H_2-Rezeptorenblocker (*Cimetidin*) und β-Rezeptorenblocker (*Pindolol*, *Propranolol*) wirksam.
- Sexuelle Deviationen, v. a. bei **Paraphilien**, zeigen geringe Response- und hohe Rezidivraten und sollten im Rahmen eines Gesamtbehandlungsplans psychotherapeutisch (Verhaltenstherapie/emotionsfokussierte Therapien) behandelt werden.
- Fallserien deuten darauf hin, dass **SSRI** (Beginn mit niedriger Dosis, Steigerung wirkungsabhängig bis zum Dosismaximum) – analog zur Wirkung bei den verwandten obsessiven Erkrankungen – in höheren Dosierungen sowohl eine Verminderung des sexuellen Verlangens bewirken als auch deviante sexuelle Phantasien und Praktiken (Paraphilien, „Hands-off-Praktiken") bessern bzw. reduzieren können.
- Es gibt Einzelfallberichte über erfolgreiche Behandlungen von gesteigert-dranghaften sexuellen Verhaltensweisen (*compulsive sexual behaviour*) mit *Naltrexon* (▶ Kap. 11). Verhaltenstherapeutische Ansätze scheinen hier aber überlegen zu sein (Scanavino et al. 2023).
- *Medroxyprogesteronacetat* (MPA), z. B. Depot-Clinovir (nur zur Kontrazeption als 3-Monats-Spritze zugelassen), und *Cyproteronacetat* (CPA, Androcur) fanden sich in mehreren Studien geeignet, Hypersexualität und sexuell deviantes Verhalten (auch „Hands-on-Verhalten") zu reduzieren. Erhebliche NW (u. a. Embolierisiko, Hepatotoxizität, Knochendichteminderung, Meningeombildung) schränken den Einsatz ein.
- Als Therapiealternative werden LHRH-Agonisten (GnRH-Analoga), insbesondere *Leuprorelinacetat* sowie *Triptorelin* und *Goserelin*, mit Erfolg eingesetzt. Alle Präparate haben keine primäre Zulassung bei Paraphilien und zeigen deutliche antiandrogene NW.
- Klinisch wurden im Einzelfall die ansonsten unerwünschten Wirkungen von (v. a. hochpotenten konventionellen) Antipsychotika in höherer Dosierung auf Libido und sexuelle Erregbarkeit bei schwerer Hypersexualität (z. B. im Rahmen von manischen oder schizophrenen Episoden) wirksam eingesetzt.

8.2.6 Substanz-/medikamenteninduzierte sexuelle Funktionsstörung

- Folgende **Arzneimittel** können Ursache einer sexuellen Funktionsstörung mit **vorwiegend erektiler Dysfunktion** sein: ACE-Hemmer, *Cimetidin*, *Clonidin*, Kalziumantagonisten, Kortikosteroide, *Methyldopa*, *Metoclopramid*, *Reserpin*, *Spironolacton*, Thiazide; die Häufigkeit von erektiler Dysfunktion unter Behandlung mit β-Rezeptorenblockern hängt stark mit Erwartungseffekten zusammen.
- Selektive α_{1A}-adrenerge Antagonisten („α-Blocker“), die zur Behandlung der benignen Prostatahypertrophie und von LUTS eingesetzt werden (*Alfuzosin*, *Tamsulosin*, *Terazosin*, *Doxazosin*, *Silodosin*) können sexuelle Funktionsstörungen, insbesondere Ejakulationsstörungen, verursachen.
- Die zur Behandlung der benignen Prostatahypertrophie und von LUTS eingesetzten 5α-Reduktase-Inhibitoren (z. B. *Dutasterid*, *Finasterid*) sind mit einer signifikant erhöhten Rate sexueller Funktionsstörungen assoziiert.
- Psychopharmaka mit besonders erhöhtem Risiko für erektile Dysfunktion (und andere sexuelle Funktionsstörungen) sind Antipsychotika (KAP und AAP, s. unten), BZD, *Carbamazepin*, *Lithium*, TZA und SSRI (s. unten). Als Ursache für die Erektionsstörungen wird bei den trizyklischen Präparaten die anticholinerge Komponente diskutiert.
- **Alkohol** und **Nikotin** führen bei chronisch hoher Einnahme zu erektiler Dysfunktion, unter **Opiaten** sind sexuelle Störungen häufig. Eine Metaanalyse ergab ein etwa doppelt so hohes Risiko für verschiedene sexuelle Funktionsstörungen bei Männern unter *Methadon* (etwa 50 %) im Vergleich zu *Buprenorphin*, sodass ggf. eine Umstellung bei der Substitutionstherapie empfohlen wird.
- Für **Stimulanzien** und **Kokain** sind insbesondere Libidosteigerungen beschrieben.
- Zunehmend wird von „**sexualisiertem Substanzmissbrauch**“ („Chem-Sex“, „*sex enhancers*“) berichtet (Strasser et al. 2023): v. a. stimulierende psychotrope Substanzen werden zur Intensivierung und Verlängerung sexueller Erfahrungen eingesetzt, insbesondere *Metamfetamin*, *Mephedron* und γ-Hydroxybutyrat (GHB) bzw. γ-Butyrolakton (GBL), aber auch *Ketamin*, *Alkylnitrit* („Poppers“), oder PDE-5-Inhibitoren.
- **Priapismus** kommt v. a. unter α-adrenolytischen Substanzen gehäuft vor, die häufigsten Fallbeschreibungen gibt es für *Trazodon*. Man nimmt an, dass α_1-blockierende Effekte die Sympathikus-vermittelte Detumeszenz der Corpora cavernosa inhibieren. Dass auch andere Mechanismen bei Priapismus involviert sind, demonstrieren relativ häufige Fälle unter *Alprostadil*, seltener unter *Sildenafil*, SSRI und Antipsychotika ohne α_1-blockierende Effekte.

› Bei anhaltender Erektion von über 4 h unverzüglich einen Arzt aufsuchen (urologischer Notfall)!

■ Sexuelle Funktionsstörungen unter Antidepressiva

Insgesamt sind durch Antidepressiva induzierte sexuelle Funktionsstörungen häufig (Inzidenz etwa 50 %) und mit Einschränkungen von Lebensqualität, Selbstwertgefühl, Stimmung und Beziehungsqualität assoziiert. Große Beobachtungsstudien

Tab. 8.1 Sexuelle Funktionsstörungen unter Antidepressiva[a]

Antidepressiva	Risiko[b]	Sexuelle Funktionsstörungen	Inzidenz/Prävalenz
SSRI	↑	v. a. Ejakulationsverzögerung (Männer) und Orgasmusstörungen (Frauen)	30–80 %
Venlafaxin	↑		
Clomipramin	↑		
TZA	↑	v. a. Erektions- und Orgasmusstörungen	30–50 % (seltener als unter SSRI)
Duloxetin	(↑)		
Milnacipran[b]	(↑)		
Reboxetin	(↑)		
Mirtazapin	–	Geringere Häufigkeit, v. a. Libidostörungen	20–25 %
Vortioxetin[c]	–		
Agomelatin	–	Sehr geringe Häufigkeit	5–20 % Mit Plazebo vergleichbar
Moclobemid	–		
Tianeptin	–		
Hypericum-Extrakt	–		
Bupropion	–	Positive Therapieeffekte (▶ 8.2.1)	

Die Prävalenz sexueller Funktionsstörungen ist stark methodenabhängig; auch bei unbehandelten Gesunden sind sexuelle Funktionsstörungen altersabhängig häufig, bei depressiven Patienten schweregradabhängig mit 25–100 % sehr häufig.
↑ Risiko hoch, − Risiko gering.
[a] Chokka und Hankey (2018). [b] Hinweise für geringeres Risiko als *Duloxetin*. [c] unsichere Datenlage
TZA trizyklische Antidepressiva, *SSRI* selektive Serotoninwiederaufnahmehemmer.

haben ergeben, dass sexuelle Störungen aller drei Funktionsebenen unter verschiedenen Antidepressiva in unterschiedlicher Prävalenz auftreten (Tab. 8.1; Chokka und Hankey 2018; Montejo et al. 2018).

- **Priapismus** wurde häufiger bei *Trazodon* beobachtet, aber auch bei **TZA** und anderen Antidepressiva mit α_1-adrenolytischer Wirkung, in Einzelfällen unter Behandlung mit **SSRI**. Im Einzelfall sind unter **α-blockierenden Substanzen** (v. a. *Trazodon*) auch schmerzhafte Schwellungen der Klitoris (klitoraler Priapismus) aufgetreten.
- Die angenommenen Mechanismen bei der Entstehung antidepressivainduzierter sexueller Funktionsstörungen sind gleichzeitig Ansatzpunkte für deren Behandlung:
  - Stimulation der 5-HT_2- und 5-HT_3-Rezeptoren (SSRI und andere Antidepressiva),
  - anticholinerge Wirkungen (ACh-Rezeptorblockade) (TZA u. a.),

  - NO-Synthase-Blockade (z. B. *Paroxetin*, mehr als andere SSRI),
  - Prolaktinerhöhung (geringgradig unter SSRI und anderen Antidepressiva),
  - D_2-antagonistische Wirkung (v. a. *Trimipramin*, *Clomipramin*).
- Bei Frauen zeigen sich v. a. verminderte Erregbarkeit und reduziertes Orgasmuserleben.

Persistierende sexuelle Funktionsstörung nach Absetzen von SSRI/SNRI (PSSD)

- In den letzten Jahren wird zunehmend von Patienten berichtet (Männer und Frauen sind etwa gleich häufig betroffen), die nach Absetzen von serotonergen Substanzen SSRI/SNRI oder auch nach *Finasterid* (5α-Reduktase-Inhibitor) und selbst nach teilweise kurzzeitiger Einnahme noch Monate bis Jahre unter einer persistierenden sexuellen Funktionsstörung (*post-SSRI sexual dysfunction*, PSSD) leiden (Healy et al. 2022).
- Die Prävalenz der PSSD wird auf etwa 4/100.000 geschätzt (Ben-Sheetrit et al. 2023), die mögliche Persistenz SSRI-induzierter sexueller Dysfunktionen nach Behandlungsende ist mittlerweile in den Fachinformationen von SSRI, im DSM-5 sowie von der EMA anerkannt.
- Symptomatik: stark eingeschränkte Libido, Anorgasmie, erektile Dysfunktion, Ejaculatio praecox und retarda, verminderte sexuelle Erregbarkeit, ejakulatorische Anhedonie, herabgesetzte Empfindlichkeit im Genitalbereich (genitale Anästhesie), reduziertes Ejakulationsvolumen.
- Ätiologie und Pathophysiologie sind unklar, verschiedene Hypothesen (u. a. epigenetische SSRI-induzierte Veränderungen durch Methylierung [Gen-Silencing etc.] in für die Sexualität relevanten ZNS-Arealen, Gegenregulationen im serotonergen und noradrenergen System sowie endokrine Veränderungen [Testosteronabfall] unter der SSRI-Therapie) werden diskutiert; in manchen Fällen handelt es sich bei PSSD möglicherweise um eine spezifische Unterform des SSRI-Absetzsyndroms.
- Die Behandlung ist seither nicht zufriedenstellend; Versuche mit prodopaminergen Substanzen (*Bupropion*, *Aripiprazol*), *Agomelatin*, *Mirtazapin*, *Sildenafil* sowie mit niedrigenergetischer Laserbestrahlung (zur Behandlung der penilen Anästhesie) zeigten in Einzelfällen Besserung.

Therapeutische Maßnahmen bei antidepressivainduzierten sexuellen Funktionsstörungen

Es gibt bei antidepressivainduzierten sexuellen Störungen kaum empirisch validierte Behandlungsalgorithmen (Chokka und Hankey 2018); daher ist es wichtig, im Einzelfall unter Einbeziehen psychotherapeutischer Möglichkeiten eine Behandlungsstrategie zu entwickeln.

Auf der Grundlage der vorhandenen Evidenz ist ein abgestuftes Vorgehen möglich:

- **Beratung und Abwarten** (*wait and see*); v. a. bei schweren sexuellen Störungen häufig nicht erfolgversprechend. Bei unter SSRI aufgetretenen Ejakulations- und Orgasmusstörungen wurde ein Rückgang der Beschwerden bei 20–60 % der Patienten nach 6 Monaten berichtet.

- **Dosisreduktion**, ggf. *drug holidays* (wenn psychiatrisch vertretbar); ein Aussetzen der SSRI-Medikation über das Wochenende war für *Sertralin* und *Paroxetin* in einer kleinen Studie begrenzt erfolgreich. Bei Gefahr der Symptomverschlechterung (Relapse) nicht empfehlenswert.
- Zusätzliche Gabe eines AM zur Neutralisierung oder Behandlung der pharmakogenen sexuellen Funktionsstörung (**Augmentation**):
  - ***Bupropion*** (Dosis 75–300 mg/d) kann durch SSRI bedingte sexuelle Funktionsstörungen bei Männern und Frauen bessern, beste Evidenz (vgl. de Aquino et al. 2025).
  - **PDE-5-Inhibitoren** bei Erektionsstörungen oder andere Therapien zur Behandlung der erektilen Dysfunktion (► 8.2.2). Für *Sildenafil* (50 mg/d) und *Tadalafil* liegen Studien zum Wirksamkeitsnachweis auch bei antidepressivainduzierter erektiler Dysfunktion vor.
  - *Mirtazapin* (Dosis 7,5–30 mg/d); v. a. eine 5-HT_{2C}-Blockade scheint den günstigen Effekt zumindest bei Männern zu bewirken.
  - *Buspiron* (Dosis bis 60 mg/d). Für die Wirksamkeit bei krankheitsbedingten und SSRI-induzierten sexuellen Funktionsstörungen liegen Hinweise vor.
- Bei anhaltenden sexuellen Störungen unter Antidepressiva sollte ein **Umsetzen** erwogen werden, vorzugsweise unter Beachtung der Risiken und NW (◘ Tab. 8.1) auf *Agomelatin*, *Bupropion*, *Mirtazapin*, *Vortioxetin* oder *Tianeptin*, ggf. sind auch *Moclobemid* und *Hypericum* zu erwägen (bei einem Teil der Patienten wird dann allerdings nicht mehr der erwünschte antidepressive Effekt erreicht werden können).
- Auftretende oder persistierende sexuelle Funktionsstörungen nach SSRI/SNRI s. oben (PSSD).

Sexuelle Funktionsstörungen unter Antipsychotika

Unter Antipsychotika sind sexuelle Störungen häufig (40–70 %), hierfür werden v. a. direkte D_2-antagonistische Wirkungen (z. B. auf das Reward-System) und die D_2-antagonistisch vermittelte Prolaktinerhöhung durch viele Antipsychotika verantwortlich gemacht (◘ Tab. 8.2; Montejo et al. 2018).

Während bei unbehandelten Schizophrenien v. a. Störungen von Libido und sexuellem Erleben auftreten, werden unter Behandlung mit Antipsychotika auch häufig Erektionsstörungen berichtet. Sexuelle Funktionsstörungen sind ein wichtiger Aspekt der reduzierten Lebensqualität unter Antipsychotika und werden als ein häufiger Grund für fehlende Adhärenz angenommen.

- Studien zum Vergleich von KAP und AAP (einschließlich *Clozapin*) haben die zu erwartenden Vorteile für AAP nicht konsistent belegen können. Im Vergleich von *Haloperidol* und *Clozapin* ergaben sich in einer prospektiven Studie keine Unterschiede bei der Inzidenz sexueller Funktionsstörungen und auch keine Zusammenhänge mit der Adhärenz der Patienten, während andere offene Studien Vorteile für *Clozapin* gegenüber KAP und *Risperidon* berichteten.
- Während hochpotente KAP und dosisabhängig *Paliperidon* und *Risperidon*, selten *Olanzapin*, insbesondere aber *Sulpirid* und *Amisulprid*, eine deutliche **Prolaktinerhöhung** (D_2-Antagonismus) mit einer relativen Häufung von assoziierten Störungen hervorrufen (v. a. Zyklusunregelmäßigkeiten, Amenorrhö, Galak-

Tab. 8.2 Sexuelle Funktionsstörungen unter Antipsychotika

Antipsychotika[a]	Sexuelle Funktionsstörungen	Inzidenz/Prävalenz
KAP, hochpotent (z. B. *Haloperidol*), *Amisulprid*, *Paliperidon*, *Risperidon* (deutlich PRL-erhöhend)	Libido-, Erregungs- und Orgasmusstörungen	25–80 % (v. a. Männer)
Clozapin, *Quetiapin*, *Olanzapin*, *Ziprasidon* (nicht deutlich PRL-erhöhend)	Libido-, Erregungs- und Orgasmusstörungen	15–50 %, wahrscheinlich seltener als unter KAP
Aripiprazol (partiell dopaminagonistisch, PRL-neutral oder PRL-reduzierend)	Libido-, Erregungs- und Orgasmusstörungen (u. U. Hypersexualität)	10–20 % seltener als unter anderen Antipsychotika Fallberichte: Hypersexualität

[a] Für *Asenapin* und *Lurasidon* (geringe PRL-Erhöhung) sowie *Cariprazin* und *Brexpiprazol* (PRL-neutral oder PRL-reduzierend) liegen noch keine entsprechenden Daten aus Metaanalysen vor.
KAP konventionelle Antipsychotika, *PRL* Prolaktin.

8

torrhö bei Frauen, Gynäkomastie und Libidostörungen bei Männern), sind durch **H_1-Blockade** (Sedierung), **anticholinerge und adrenolytische Wirkungen** Störungen von Libido, Erektion und Erleben auch ohne Prolaktinerhöhung bei anderen Antipsychotika erklärbar.

- Häufig sind Korrelationen zwischen sexueller Dysfunktion und Prolaktinspiegel auch unter Antipsychotika gering. Unter *Amisulprid* scheinen prolaktinabhängig Zyklusstörungen bei Frauen häufiger aufzutreten.
- Unter *Risperidon* (2–3 mg) und *Sertindol* gibt es Fallbeschreibungen über **Ejakulationshemmung** und reduziertes Ejakulationsvolumen nach 1- bis 2-wöchiger Einnahme.
- **Priapismus** kommt selten bei Antipsychotika vor, v. a. bei α_1-blockierenden Substanzen wie z. B. *Chlorpromazin* und *Thioridazin*, aber auch *Clozapin* (mehrere Fälle) und *Olanzapin*, in Einzelfällen bei *Risperidon*, *Ziprasidon*, *Quetiapin*, *Aripiprazol* und anderen Antipsychotika.

Therapeutische Maßnahmen bei antipsychotikainduzierten sexuellen Funktionsstörungen

In einer früheren Cochrane-Analyse waren lediglich der Einsatz von *Sildenafil* bei erektiler Dysfunktion sowie der Wechsel von *Risperidon* und KAP zu *Olanzapin* wirksam. Ein individuelles Vorgehen unter Berücksichtigung der psychosozialen Komponenten bei unter Antipsychotika auftretenden oder persistierenden sexuellen Funktionsstörungen wird daher angeraten:

- Wenn möglich, zunächst eingehende **Beratung und Abwarten**.
- Wenn psychopathologisch vertretbar, bei Persistenz der sexuellen Störungen Versuch der **Dosisreduktion**.

- Bei Auftreten von sexuellen Funktionsstörungen unter Antipsychotika kann die **Prolaktinbestimmung** im Plasma (in der Regel Mehrfachbestimmungen unter definierten Bedingungen) und ggf. eine weitere Abklärung zielführend sein. Das Blut sollte morgens, nüchtern, möglichst ohne Stressor, bei Frauen am 1.–5. Zyklustag für eine Prolaktinbestimmung entnommen werden.
- Bei Therapie mit Antipsychotika, die eine Prolaktinerhöhung bewirken, sollte bei Persistieren von sexuellen Funktionsstörungen oder bei Auftreten schwerer und v. a. subjektiv nicht tolerierbarer Störungen eine **Umstellung auf ein AAP ohne** (z. B. *Aripiprazol*) oder mit geringer **Prolaktinerhöhung** (z. B. *Quetiapin*) erwogen werden. Positive Effekte wurden über eine Prolaktinsenkung mit niedrigdosierten DA-Agonisten (z. B. *Amantadin*, *Bromocriptin*, *Cabergolin*) beschrieben; sie sind u. a. wegen der potenziell psychotogenen Wirkung allerdings nicht generell zu empfehlen.
- Die Add-on-Therapie mit *Aripiprazol* kann die Prolaktinerhöhung unter anderen Antipsychotika, die möglicherweise mit sexuellen Funktionsstörungen einhergeht, reduzieren (**Cave:** Hypersexualität).
- Bei nichtprolaktininduzierten sexuellen Funktionsstörungen kann analog zu den o. g. Maßnahmen eine Zusatzmedikation mit einem **PDE-5-Inhibitor** bei erektiler Dysfunktion empfohlen werden.

▪ Sexuelle Funktionsstörungen unter Stimmungsstabilisierern und Anxiolytika

Sexuelle Funktionsstörungen sind auch bei Patienten mit bipolaren Störungen und Angststörungen häufig.

- Sexuelle Funktionsstörungen auf allen Ebenen, insbesondere Libido- und Erregungsstörungen, sind unter *Lithium*-Monotherapie häufig. Wahrscheinlich wird die endotheliale Relaxation der Corpora cavernosa durch *Lithium* gestört; dies könnte auch den positiven Effekt von *Acetylsalicylsäure* (ASS) auf unter *Lithium* auftretende Erektionsstörungen erklären.
- Ein hohes Risiko für verschiedene sexuelle Funktionsstörungen besteht für *Carbamazepin* möglicherweise durch Erhöhung (Induktion) der Proteinbindung von *Testosteron* im Serum (reduzierter freier Anteil). Ein geringeres Risiko besteht für *Oxcarbazepin*, in Einzelfällen finden sich Anorgasmie und retrograde Ejakulation.
- Insbesondere Libido- und Orgasmusstörungen wurden bei Frauen mit bipolarer Störung unter Behandlung mit *Valproat* berichtet. Zudem sind endokrine Störungen unter *Valproat* bekannt.
- Einzelfallberichte liegen auch zu verschiedenen sexuellen Funktionsstörungen bei Männern und Frauen unter Behandlung mit *Gabapentin* und *Pregabalin* vor, während für *Lamotrigin* ein eher geringes Risiko für sexuelle Funktionsstörungen (Einzelfälle mit Hypersexualität) beschrieben wird.
- BZD scheinen – auch in Kombination mit anderen Psychopharmaka – die Inzidenz sexueller Funktionsstörungen zu erhöhen, sowohl Libidostörungen wie auch erektile Dysfunktionen und Orgasmusverzögerungen sind beschrieben; daneben finden sich Einzelfallberichte von Libidosteigerung und „sexueller Enthemmung“ unter *Lorazepam* und *Clonazepam*.
- *Buspiron* (v. a. HT_{1A}-agonistische Wirkung) wirkt – wahrscheinlich in Dosierungen ab 30 mg/d – günstig auf sexuelle Funktionen.

8.3 Präparate

Auf die Angabe der Packungsgrößen wird verzichtet. Bei Generika wird in der Regel auch auf die Angabe der Darreichungsformen verzichtet, abweichende Dosierungen von Generika werden, so weit bekannt, erwähnt. Packungsgrößen und Darreichungsformen müssen ggf. der Fachinformation entnommen werden. Es wird auf die ergänzende Darstellung in ▶ Kap. 13 zu der Risikoeinschätzung im Alter und bei internistischen Krankheiten und auf die Kombination mit sedierenden Arzneimitteln und Alkohol hingewiesen. Es werden in diesem Teil ausnahmsweise für die PDE-5-Hemmer die gemeinsamen Nebenwirkungen, Kontraindikationen und Interaktionen in einer Übersicht vorangestellt.

PDE-5-Inhibitoren – gemeinsame Nebenwirkungen, Kontraindikationen und Interaktionen

NW, Kontraindikationen und Interaktionen sind für die vier derzeit zugelassenen PDE-5-Inhibitoren (*Avanafil*, *Sildenafil*, *Tadalafil*, *Vardenafil*) ähnlich und werden daher teilweise für diese Gruppe gemeinsam angegeben (spezifische Aspekte, s. ▶ Präparate).

8

▪ Nebenwirkungen, Risikopopulationen und Intoxikationen

Wichtigste NW ◘ Tab. 8.3 (s. auch Corona et al. 2016a, b).

NW sind in der Regel vorübergehend und leicht bis mittelgradig ausgeprägt, dosisabhängig. Bei Vorliegen einer Hypertonie scheinen NW häufiger oder stärker aufzutreten.

Die kardiale Verträglichkeit ist bei Einhalten der Kontraindikationen insgesamt gut, zumindest *Vardenafil* kann jedoch die QTc-Zeit verlängern.

Es gibt Berichte über eine kleine Anzahl von Patienten mit plötzlich auftretenden Hörstörungen (meist einseitig) oder Taubheit und von Krampfanfällen bei Einnahme von PDE-5-Inhibitoren.

In großen Kohortenstudien waren maligne Melanome bei Männern, die PDE-5-Inhibitoren eingenommen hatten, häufiger. Die Ergebnisse wurden, v. a. für *Sildenafil*, bestätigt und auch für Basalzellkarzinome berichtet. Ein Kausalzusammenhang ist noch nicht gesichert; die PDE-5-Hemmung könnte jedoch einen Mechanismus darstellen, der das invasive Wachstum bestimmter Melanomzellen fördert.

Risikopopulationen **Herz:** Da PDE-5-Inhibitoren wie alle AM zur Behandlung der erektilen Dysfunktion kontraindiziert sind bei Männern, denen generell von sexueller Aktivität abzuraten ist, darf keine Anwendung erfolgen bei schweren Herz-Kreislauf-Erkrankungen wie instabiler Angina pectoris oder schwerer Herzinsuffizienz (Grade NYHA III oder IV). Zur gleichzeitigen Anwendung mit Nitraten und einem eventuellen Zusammenhang mit Myokardinfarkten und plötzlichem Herztod s. unten, Warnhinweis. **Leber:** Bei leichter bis mäßiger Leberfunktionsstörung (Child-Pugh A und B) sollten PDE-5-Inhibitoren primär in der jeweils niedrigsten wirksamen Dosis gegeben werden, eine Dosiserhöhung sollte ggf. vorsichtig erfolgen. Bei schwerer Leberfunktionsstörung (Child-Pugh C) existieren bei allen Wirkstoffen kaum Daten, daher sollte eine Anwendung nur unter äußerster Vorsicht erfolgen. Die Hersteller

Tab. 8.3 Übersicht zu den wichtigsten Nebenwirkungen von PDE-5-Inhibitoren

Häufigkeit (%)	***Sildenafil***	***Vardenafil***	***Tadalafil***	***Avanafil***
	25–100 mg	**5–20 mg**	**2,5–20 mg**	**50–200 mg**
Kopfschmerzen	++	++	++	+
Schwindel	+	+	(+)	(+)
Gesichtsröte (Flush)	++	++	+	+[a]
Dyspepsie	+	+	++	(+)
Rhinitis (verstopfte Nase)	+	++	+	+
Myalgien/Rückenschmerzen	(+)	(+)	+	(+)
Sehveränderungen und -störungen	+	(+)	(+)	(+)

++ sehr häufig (≥ 10 %); + häufig (1–10 %); (+) gelegentlich (0,1–1 %), nach aktuellen Fachinformationen.
[a] Häufig Hitzegefühl; gelegentlich Hitzewallungen.

von *Avanafil* und *Vardenafil* empfehlen hier keine Anwendung. **Niere:** Bei leichter bis mäßiger Niereninsuffizienz ist bei allen PDE-5-Inhibitoren keine Dosisanpassung erforderlich. Bei schwerer Niereninsuffizienz (Kreatinin-Clearance < 30 ml/min) sollte eine Dosisanpassung erfolgen, die Anwendung von *Avanafil* ist kontraindiziert.

! Bei gleichzeitiger Anwendung von Nitraten (z. B. *Glyceroltrinitrat*) oder anderen NO-Donatoren (z. B. *Molsidomin*, *Nitroprussid-Natrium*) ist eine Potenzierung hypotensiver Effekte möglich. Daher ist die Einnahme von PDE-5-Inhibitoren bei Patienten kontraindiziert, die organische Nitrate einnehmen (zur letzten Einnahme von *Avanafil* sollten mindestens 12 h, zu *Sildenafil* und *Vardenafil* mindestens 24 h und zur letzten Einnahme von *Tadalafil* mindestens 48 h vergangen sein). Von einer Kombination mit α-Adrenozeptorenblockern ist ebenfalls abzuraten.

Das Risiko für Herzinfarkte und einen plötzlichen Herztod ist bei adäquater Anwendung von PDE-5-Inhibitoren nicht erhöht. Übersichtsarbeiten legen nahe, dass PDE-5-Inhibitoren bei Patienten mit erektiler Dysfunktion und komorbiden kardiovaskulären Störungen (Hypertonie, koronare Herzerkrankung, Herzinsuffizienz, Diabetes mellitus, Pulmonalarterienhochdruck und Raynaud-Syndrom) bei vorschriftsmäßiger Anwendung sicher eingesetzt werden können.

Intoxikationen Akzentuierte NW, bisher keine Berichte von ernsthaften oder dauerhaften Gesundheitsschäden nach Überdosierung.

! Bei einseitigem plötzlichem Sehverlust nach Anwendung von PDE-5-Inhibitoren ist die Einnahme sofort einzustellen (nichtarteriitische anteriore ischämische Optikusneuropathie, NAION).

- **Kontraindikationen**
- Patienten, denen von sexueller Aktivität abzuraten ist, v. a. mit schweren Herz-Kreislauf-Erkrankungen (z. B. instabile Angina pectoris, schwere Herzinsuffizienz).
- Hypotonie (RR < 90/50 mmHg).
- Patienten mit kürzlich erlittenem Schlaganfall oder Herzinfarkt (< 3–6 Monate).
- Schwere Leberinsuffizienz.

Relative Kontraindikationen
- Anatomische Penismissbildungen (z. B. Fibrose, M. Peyronie), für Priapismus prädisponierende Erkrankungen (z. B. Sichelzellenanämie, Plasmozytom, Leukämie), Kombination mit anderen Behandlungen einer erektilen Dysfunktion, Gerinnungsstörungen, aktive peptische Ulzera, erhöhte Empfindlichkeit gegenüber vasodilatativen Substanzen (z. B. Multisystematrophie, Aortenstenose, obstruktive Kardiomyopathie), NAION (s. oben) in der Anamnese. Schlafapnoe-Syndrom. Patienten mit instabiler Epilepsie.

- **Interaktionen**
- Addition des blutdrucksenkenden Effekts von Antihypertensiva oder anderen Substanzen mit blutdrucksenkenden Eigenschaften möglich.
- Vorsicht bei Kombination von *Vardenafil* mit anderen potenziell QTc-Zeit-verlängernden AM (▶ 8.3.1, ▶ Präparat).
- Alkoholkonsum in Kombination mit PDE-5-Inhibitoren kann das Potenzial für eine symptomatische Hypotonie erhöhen.
- Erhöhung der Plasmakonzentration durch **CYP3A4-Inhibitoren** wie *Erythromycin*, *Indinavir*, *Ritonavir* oder Grapefruitsaft (▶ **Anhang INT**).
- Mit beschleunigter Elimination und verminderter Wirkung ist bei Einnahme von **CYP3A4-Induktoren**, z. B. *Carbamazepin*, zu rechnen (▶ **Anhang INT**).

8

8.3.1 Avanafil

Avanafil

PDE-5-Inhibitor

Spedra (Berlin-Chemie)
Tbl. 50/100/200 mg

- **Pharmakodynamik**
- Relativ selektiver Inhibitor der PDE 5 (cGMP-Anstieg; ▶ 8.2.2).
- Sehr schwache Inhibition der PDE 6 (Retina).

- **Pharmakokinetik**
- T_{max} = ca. 30–45 min; $t_{1/2}$ = 6–1 h; Bioverfügbarkeit ca. 40 %. Wirkungsdauer 4–5 h.

- Metabolisierung hauptsächlich über CYP3A4 und geringfügig über CYP2C9; ein bekannter aktiver Metabolit (PDE-5-Inhibition; ca. 4 % der pharmakologischen Gesamtaktivität).
- 1 h nach 100 mg 80–120 ng/ml, nach 24 h nicht mehr nachweisbar.
- Geringe Absorptionsminderung und -verzögerung durch fettreiche Mahlzeiten.

▪ Indikationen und Behandlungshinweise

- *Erektile Dysfunktion*[z] bei erwachsenen Männern.
- Einnahme bei Bedarf ca. 15–30 min vor sexueller Aktivität.
- Höchstens eine Bedarfsanwendung pro Tag.
- *Avanafil* wirkt nur bei sexueller Stimulation, kein pharmakologischer Effekt auf die Libido.
- Keine Kombination mit anderen AM gegen Erektionsstörungen.
- Routinehinweise s. oben, ▶ PDE-5-Inhibitoren/Kontraindikationen und Interaktionen.

▪ Dosierung

- Beginn mit 100 mg oral pro Bedarfsanwendung, abhängig von Wirkung und NW ggf. Dosisreduktion auf 50 mg bzw. Dosissteigerung auf bis zu 200 mg[z].
- Startdosis bei leichter bis mittlerer Leberinsuffizienz bei 50 mg.
- Bei Kombination mit CYP3A4-Inhibitoren Höchstdosis 100 mg.

▪ Nebenwirkungen, Risikopopulationen und Intoxikationen (s. oben, ▶ PDE-5-Inhibitoren)

Häufig Kopfschmerzen, Hitzegefühl, Nasenverstopfung.

Gelegentlich Schwindel, Somnolenz, Nebenhöhlenschmerzen, verschwommenes Sehen, Palpitationen, Hitzewallungen, Sinussekretstauung, Belastungsdyspnoe, Dyspepsie, Übelkeit, Erbrechen, Magenbeschwerden, Rückenschmerzen, Muskelverspannungen, Müdigkeit, Leberwerterhöhung, EKG-Veränderungen, Tachykardie.

Selten Influenza, Nasopharyngitis, saisonale Allergie, Gicht, Schlaflosigkeit, Ejaculatio praecox, Affektstörungen, psychomotorische Hyperaktivität, Angina pectoris, Tachykardie, Hypertonie, Rhinorrhö, Verstopfung der oberen Atemwege, Mundtrockenheit, Gastritis, Bauchschmerzen, Diarrhö, Ausschlag, Flankenschmerz, Myalgie, Muskelspasmen, Pollakisurie, Penisstörungen, Spontanerektionen, Juckreiz im Genitalbereich, Asthenie, Brustschmerzen, grippeähnliche Symptome, peripheres Ödem, Hypertonie, Hämaturie, PSA-Erhöhung, Gewichtszunahme, Bilirubinerhöhung, Kreatininerhöhung, Temperaturerhöhung.

▪ Kontraindikationen (s. oben, ▶ PDE-5-Inhibitoren)

- Schwere Nieren- oder Leberinsuffizienz.

▪ Interaktionen

- s. oben, ▶ PDE-5-Inhibitoren.

▪ **Bewertung**

Effektives und bei Berücksichtigung von Kontraindikationen und Anwendungsbeschränkungen gut verträgliches AM gegen erektile Dysfunktion mit raschem Wirkungseintritt.

8.3.2 Sildenafil

Sildenafil

PDE-5-Inhibitor

Sildenafil Heumann[1]
Viagra (Pfizer)
Tbl. 25/50/100 mg

[1] Aufgrund einer hohen Zahl von Sildenafil-Generika wird auf eine Auflistung von Präparaten sowohl mit als auch ohne die Anfangsbezeichnung „Sildenafil" verzichtet.

8

▪ **Pharmakodynamik**

- Relativ selektiver Inhibitor der PDE 5 (cGMP-Anstieg; ▸ 8.2.2).
- Schwache Inhibition der PDE 6 (Retina).

▪ **Pharmakokinetik**

- T_{max} = ca. 1 h; $t_{½}$ = 2–5 h; Bioverfügbarkeit ca. 40 %. Wirkungsdauer 4–5 h.
- Metabolisierung hauptsächlich über CYP3A4 und geringfügig über CYP2C9.
- Wirksamer Metabolit: *N-Desmethylsildenafil* (ca. 50 % der pharmakologischen Aktivität der Muttersubstanz, trägt mit ca. 20 % zur Gesamtwirkung bei; $t_{½}$ = 2–8 h).
- Bei Einnahme zusammen mit einer Mahlzeit ist die Resorptionsrate reduziert, die T_{max} verzögert sich um 60 min, während die C_{max} im Mittel um 29 % verringert ist.
- 1 h nach 100 mg 260–620 ng/ml, nach 24 h nicht mehr nachweisbar.

▪ **Indikationen und Behandlungshinweise**

- *Erektile Dysfunktion*[z] jeglicher Genese, insbesondere auch bei gesicherter organischer Ursache (z. B. bei Diabetes, Rückenmarkverletzungen).
- Pulmonal-arterielle Hypertonie (PAH) (Revatio).
- Einnahme ca. 1 h vor sexueller Aktivität; höchstens einmal pro Tag.
- *Sildenafil* wirkt nur bei sexueller Stimulation, kein pharmakologischer Effekt auf die Libido.
- Keine Kombination mit anderen AM gegen Erektionsstörungen.
- Routinehinweise s. oben, ▸ PDE-5-Inhibitoren/Kontraindikationen und Interaktionen.

▪ Dosierung

- Beginn mit 50 mg oral pro Bedarfsanwendung, abhängig von Wirkung und NW ggf. Dosisreduktion auf 25 mg bzw. Dosissteigerung auf bis zu 100 mg[Z]. Höhere Dosis mit möglicherweise besserem subjektivem Effekt.
- Startdosis bei Nieren- (Kreatinin-Clearance < 30 ml/min) oder Leberinsuffizienz bei 25 mg.
- Bei Kombination mit CYP3A4-Inhibitoren oder α-Rezeptorenblockern Startdosis 25 mg, bei Kombination mit *Ritonavir* nicht mehr als 25 mg in 48 h.
- Dosisanpassungen sind lt. Fachinformation auch im höheren Lebensalter (> 65 J.) nicht erforderlich.

▪ Nebenwirkungen, Risikopopulationen und Intoxikationen (s. oben, ▶ PDE-5-Inhibitoren)

Sehr häufig Kopfschmerzen.

Häufig Schwindel, Sehstörungen, Veränderungen des Farbsehens, Flush, verstopfte Nase, Übelkeit, Dyspepsie.

Gelegentlich Überempfindlichkeitsreaktionen, Somnolenz, Hypästhesie, Bindehautstörungen, Augenstörungen, Tränenflussstörung, Vertigo, Tinnitus, Palpitationen, Tachykardie, Hypertonie, Hypotonie, Epistaxis, Erbrechen, Reflux, trockener Mund, Hautausschlag, Myalgie, Brustschmerzen, Müdigkeit, Hämaturie.

Selten Schlaganfall, Krampfanfall, transitorische ischämische Attacke, nichtarteriitische anteriore ischämische Optikusneuropathie (NAION), Synkopen, Taubheit, Herzinfarkt, Vorhofflimmern, Hämatospermie, Penisblutung, Verschluss von Netzhautgefäßen, Gesichtsfelddefekte, ventrikuläre Arrhythmie, instabile Angina pectoris, plötzlicher Herztod, Stevens-Johnson-Syndrom, toxisch epidermale Nekrolyse, Priapismus, prolongierte Erektion.

▪ Kontraindikationen (s. oben, ▶ PDE-5-Inhibitoren)

- Zusätzlich: Bekannte erblich bedingte Retinaerkrankung (z. B. Retinitis pigmentosa).
- Galaktoseintoleranz, Laktasemangel, Glukose-Galaktose-Malabsorption.

▪ Interaktionen (s. oben, ▶ PDE-5-Inhibitoren)

- Erhöhte *Sildenafil*-Plasmakonzentrationen bei Patienten > 65 J., bei Niereninsuffizienz (Kreatinin-Clearance < 30 ml/min) und Leberinsuffizienz.

▪ Bewertung

Effektives und bei Berücksichtigung von Kontraindikationen und Anwendungsbeschränkungen gut verträgliches AM gegen erektile Dysfunktion mit breiter Datenbasis.

8.3.3 Tadalafil

Tadalafil

PDE-5-Inhibitor

Cialis (Lilly)
Tbl. 5/10/20 mg
Tadalafil Mylan[1]

[1] Aufgrund einer hohen Zahl von Tadalafil-Generika wird auf eine Auflistung von Präparaten sowohl mit als auch ohne die Anfangsbezeichnung „Tadalafil" verzichtet. Generikum/Reimport auch 2,5 mg.

- **Pharmakodynamik**
- Relativ selektiver Inhibitor der PDE 5 (cGMP-Anstieg; ▶ 8.2.2).
- Zusätzlich Inhibitor der PDE 11. Die Bedeutung der PDE-11-Hemmung ist im Einzelnen noch nicht bekannt; das PDE-11A-Isoenzym kommt u. a. in der Skelettmuskulatur und in den Testes vor.

- **Pharmakokinetik**
- Rasche Resorption; Bioverfügbarkeit unbekannt; kein Einfluss von Mahlzeiten auf die Resorption.
- Wirkungseintritt nach etwa 30 min; T_{max} = 2 h; $t_{½}$ = ca. 17,5 h; daher Wirkungen bis zu 24–36 h anhaltend.
- Metabolisierung v. a. über CYP3A4 und geringfügig CYP2C9; O-Methylierung durch Catechol-O-Methyltransferase; Hauptmetabolit *Methylcatechol-Glukuronid* ohne klinische Wirkung.
- Ausscheidung > 60 % über Faeces und etwa 35 % renal.
- Reduktion der *Tadalafil*-Clearance bei höherem Lebensalter (> 65 J.) um ca. 25 % und bei Patienten mit Leberinsuffizienz und Niereninsuffizienz (bei Kreatinin-Clearance 30–50 ml/min Verdopplung der Plasmaspiegel von *Tadalafil*).
- 120 min nach 10 mg 200®400 ng/ml, nach 24 h ca. 150 ng/ml.

- **Indikationen und Behandlungshinweise**
- *Erektile Dysfunktion*[z].
- Lange Wirkungsdauer (24–36 h).
- *Benignes Prostatasyndrom*[z] (Dosis nur 5 mg; zur Wirkung s. oben).
- *Tadalafil* (Adcirca) zur Behandlung der PAH.
- *Tadalafil* wirkt gegen erektile Dysfunktion nur bei sexueller Stimulation, kein pharmakologischer Einfluss auf die Libido.
- Keine Kombination mit anderen AM gegen Erektionsstörungen.
- Von der täglichen Einnahme über einen längeren Zeitraum wird abgeraten.
- Routinehinweise s. oben, ▶ PDE-5-Inhibitoren/Kontraindikationen und Interaktionen.

- **Dosierung**

- **Erektile Dysfunktion:** Empfohlene Dosis 10 mg 0,5–12 h vor erwarteter sexueller Aktivität. Bei ausbleibender Wirkung kann Dosis auf 20 mg[z] erhöht werden; empfohlene Einnahmehäufigkeit einmal täglich.
- Bei Ansprechen auf die Einnahme nach Bedarf und Einnahmebedarf > 2 ×/Woche ist eine tägliche Einnahme indiziert. Die empfohlene Dosis ist dann 1 × 5 mg täglich jeweils zur etwa gleichen Tageszeit, basierend auf der individuellen Verträglichkeit kann die Dosis auf 1 × 2,5 mg täglich herabgesetzt werden.
- Keine Dosisanpassung bei älteren Männern oder Diabetes notwendig.
- Bei Leber- oder Nierenfunktionsstörungen max. 10 mg[z].
- **Benignes Prostatasyndrom:** Empfohlene Dosis 5 mg jeweils etwa zur gleichen Tageszeit[z]. Bei gleichzeitiger Behandlung einer erektilen Dysfunktion ebenfalls 5 mg/d. Bei mangelnder Verträglichkeit Umstellung auf andere Behandlung, da 2,5 mg nicht sicher wirksam sind.

- **Nebenwirkungen, Risikopopulationen und Intoxikationen (s. oben, ► PDE-5-Inhibitoren)**

Häufig Kopfschmerz, Hautrötung, verstopfte Nase, Dyspepsie, Rückenschmerzen, Muskelschmerzen, Schmerzen in den Extremitäten.

Gelegentlich Überempfindlichkeitsreaktionen, Schwindel, verschwommenes Sehen, Empfindungen, die als Augenschmerzen beschrieben wurden, Tinnitus, Tachykardie, Palpitationen, Hypotonie (v. a. wurde dies berichtet, wenn *Tadalafil* von Patienten eingenommen wurde, die bereits mit Antihypertensiva behandelt wurden), Hypertonie, Atemnot, Nasenbluten, gastroösophagealer Reflux, abdominale Beschwerden, Erbrechen, Übelkeit, Hautausschlag, Hämaturie, lang andauernde Erektionen, Brustschmerz, periphere Ödeme, Müdigkeit.

Sonstige NW Angioödem, Schlaganfall (einschließlich hämorrhagische Ereignisse), Synkopen, vorübergehende ischämische Attacken, Migräne, Krampfanfälle, vorübergehende Amnesie (Gedächtnisstörung), Gesichtsfeldausfall, Schwellung der Augenlider, Bindehautrötung, NAION, Augenvenenverschluss, plötzliche Schwerhörigkeit oder Taubheit, Myokardinfarkt, instabile Angina pectoris, ventrikuläre Arrhythmien, Urtikaria, Stevens-Johnson-Syndrom, exfoliative Dermatitis, Hyperhidrosis, Priapismus, Penishämorrhagie, Hämatospermie, Gesichtsödem, plötzlicher Herztod.

- **Kontraindikationen (s. oben, ► PDE-5-Inhibitoren)**

- Zusätzlich (laut Hersteller): Herzinsuffizienz NYHA II innerhalb der letzten 6 Monate.
- Galaktoseintoleranz, Laktasemangel oder Glukose-Galaktose-Malabsorption.

- **Interaktionen**

- s. oben, ► PDE-5-Inhibitoren.

■ **Bewertung**

Effektives AM gegen erektile Dysfunktion mit längerer Wirkungsdauer. Wichtig ist die Berücksichtigung von Kontraindikationen und Anwendungsbeschränkungen. Die Bedeutung der zusätzlichen PDE-11-Hemmung ist unklar.

8.3.4 Vardenafil

Vardenafil

PDE-5-Inhibitor

Levitra (Bayer)
Tbl. 5/10/20 mg
Schmelztbl. 10 mg
Vardenafil AbZ[1]
Tbl. 5/10/20 mg

[1] Aufgrund einer hohen Zahl von Vardenafil-Generika wird auf eine Auflistung von Präparaten sowohl mit als auch ohne die Anfangsbezeichnung „Vardenafil" verzichtet.

■ **Pharmakodynamik**

- Relativ selektiver Inhibitor der PDE 5 (cGMP-Anstieg; ▶ 8.2.2).
- Zusätzlich schwache Inhibition der PDE 6 (Retina).

■ **Pharmakokinetik**

- Rasche Resorption, Bioverfügbarkeit etwa 15 %.
- Bei Einnahme von *Vardenafil* zusammen mit einer sehr fettreichen Mahlzeit (Fettgehalt: 57 %) ist die Resorptionsgeschwindigkeit reduziert, die T_{max} verlängert sich im Mittel um 1 h, und C_{max} ist im Mittel um 20 % verringert.
- Zumindest 3 pharmakologisch aktive Metaboliten (M1, M4, M5) (primärer Hauptmetabolit M1 $t_{1/2}$ = 4 h, ebenfalls selektiver PDE-5-Inhibitor).
- T_{max} = ca. 1 h; $t_{1/2}$ = 4–5 h; bei Einnahme der Schmelztablette kann T_{max} bereits nach 15 min erreicht sein, im Mittel liegt T_{max} jedoch auch bei etwa 1 h. Die übrigen pharmakokinetischen Parameter sind vergleichbar, dennoch sind nach Bioäquivalenzstudien Film- und Schmelztablette in gleicher Dosierung (10 mg) nicht bioäquivalent.
- *Vardenafil* wird hauptsächlich in der Leber durch CYP3A4 mit geringer Beteiligung von CYP2C9 metabolisiert und zu > 90 % über die Faeces ausgeschieden.
- 1 h nach 10 mg 7–11 ng/ml, nach 24 h keine messbare Konzentration.

■ **Indikationen und Behandlungshinweise**

- *Erektile Dysfunktion*[Z].
- *Vardenafil* wirkt nur bei sexueller Stimulation, kein pharmakologischer Einfluss auf die Libido.

- Die Kombination mit anderen AM gegen Erektionsstörungen ist nicht untersucht und sollte vermieden werden.
- Maximale Einnahmehäufigkeit einmal täglich.
- Einziger PDE-5-Inhibitor, der als Schmelztablette erhältlich ist; ein rascherer Wirkungseintritt ist dadurch jedoch nicht gesichert.
- Routinehinweise s. oben, ▶ PDE-5-Inhibitoren/Kontraindikationen und Interaktionen.

Dosierung

- Filmtablette: Empfohlene Standarddosis 10 mg, abhängig von Wirkung und NW ggf. Dosisreduktion auf 5 mg bzw. Dosissteigerung auf bis zu 20 mg^{z}.
- In höherem Lebensalter und bei leicht bis mäßig eingeschränkter Leberfunktion oder stark eingeschränkter Nierenfunktion: Initialdosis 5 mg^{z}.
- Empfohlener Einnahmezeitpunkt ca. 25 min bis 1 h vor angestrebter sexueller Aktivität.
- Schmelztablette: Standard- und Maximaldosis 10 mg^{z}; etwa 1 h vor geplanter sexueller Aktivität ohne Flüssigkeit einnehmen (auf die Zunge legen).

Nebenwirkungen, Risikopopulationen und Intoxikationen (s. oben, ▶ PDE-5-Inhibitoren)

Sehr häufig Kopfschmerzen.

Häufig Flush (Gesichtsrötung mit Wärmeempfinden), Schwindel, verstopfte Nase, Dyspepsie.

Gelegentlich Allergische Ödeme und Angioödem, Schlafstörungen, Somnolenz, Parästhesien und Dysästhesien, visuelle Störungen, okuläre Hyperämie, Farbensehen, Augenschmerzen, Augenbeschwerden, Photophobie, Tinnitus, Schwindel, Palpitationen, Tachykardie, Dyspnoe, Nasennebenhöhlenverstopfung, gastroösophageale Refluxerkrankung, Gastritis, gastrointestinale und abdominelle Schmerzen, Diarrhö, Erbrechen, Übelkeit, Mundtrockenheit, Transaminasenanstieg, Rückenschmerzen, CK-Anstieg, Muskelschmerzen, verstärkter Muskeltonus und Krämpfe, Erythem, Exanthem, Anstieg von Erektionen, Unwohlsein.

Selten Konjunktivitis, Allergische Reaktionen, Angstgefühle, Synkopen, zerebrale Krämpfe, Amnesie, vorübergehende ischämische Attacke, Anstieg des Augeninnendrucks, vermehrte Tränenbildung, Myokardinfarkt, ventrikuläre Tachyarrhythmien, Angina pectoris, Hypertonie, Hypotonie, Nasenbluten, y-GT-Anstieg, Photosensibilität, Priapismus, Brustschmerzen.

Sonstige NW In Einzelfällen zerebrale Blutung, NAION, Störungen des Visus, plötzliche Schwerhörigkeit oder Taubheit, plötzlicher Tod, Hämaturie, Penisblutung, Hämatospermie.

Kontraindikationen (s. oben, ▶ PDE-5-Inhibitoren)

- Zusätzlich: Dialysepflichtige Niereninsuffizienz, Kombination mit starken CYP3A4-Inhibitoren (*Ritonavir*, *Indinavir*, *Itraconazol* und *Ketoconazol*) bei

Männern > 75 J., bekannte erblich bedingte Retinaerkrankung (z. B. Retinitis pigmentosa).

- **Interaktionen (s. oben, ▶ PDE-5-Inhibitoren)**
- *Vardenafil* kann bei Einmalgaben zu einer geringfügigen Verlängerung des QTc-Intervalls führen. Bei Kombination mit anderen QTc-Zeit-verlängernden AM können sich die Effekte addieren.
- Bei gleichzeitiger Anwendung von *Erythromycin* 5 mg nicht überschreiten.

- **Bewertung**

Effektives AM gegen erektile Dysfunktion. Wichtig ist die Berücksichtigung von Kontraindikationen und Anwendungsbeschränkungen. Auch als Schmelztablette verfügbar.

8.3.5 Dapoxetin

8

Dapoxetin

Serotoninwiederaufnahmehemmer

Priligy (Janssen-Cilag)
Tbl. 30/60 mg

- **Pharmakodynamik**
- Selektiver Serotoninwiederaufnahmehemmer (SSRI).
- Nichtrelevante Wirkung auf andere Transporter oder Rezeptoren.

- **Pharmakokinetik**
- Rasche Resorption nach oraler Gabe; Bioverfügbarkeit ca. 40 %.
- T_{max} = 1–2 h; rasche biphasische Elimination mit initialer $t_{½}$ = 80–90 min (30 und 60 mg), nach 24 h sind die Plasmaspiegel < 4 % von C_{max}.
- 1 h nach 30 bzw. 60 mg im Mittel 300 bzw. 500 ng/ml; die terminale Eliminationszeit ($t_{½}β$) liegt für *Dapoxetin* und seinen Metaboliten *N-Desmethyldapoxetin* bei 10–16 h. Bioverfügbarkeit ca. 60 %.
- Extensive hepatische Metabolisierung vorwiegend über CYP2D6 und insbesondere CYP3A4 und FMO1.
- Die Metaboliten (*N-Desmethyldapoxetin* und *Dapoxetin-N-Oxid*) scheinen klinisch nicht relevant zu sein.

- **Indikationen und Behandlungshinweise**
- *Ejaculatio praecox*[Z] bei Männern zwischen 18 und 64 J.
- Nutzen-Risiko-Abwägung vor der ersten und nach etwa der 6. Einnahme.

■ Dosierung

- 30 mg, max. 60 mg[Z]. Einnahme 1–3 h vor geplanter sexueller Aktivität, keine Wiederholung innerhalb von 24 h. Bei orthostatischer Hypotonie kein Beginn mit 60 mg und keine Dosissteigerung auf 60 mg/d.

■ Nebenwirkungen, Risikopopulationen und Intoxikationen

Die NW entsprechen weitgehend denen anderer SSRI.

Sehr häufig Übelkeit (bei 60 mg bis zu 30 %), Schwindel, Kopfschmerz.

Häufig Angstzustände, Agitiertheit, Ruhelosigkeit, Insomnie, anormale Träume, verminderte Libido, Somnolenz, Aufmerksamkeitsstörung, Tremor, Parästhesie, Verschwommensehen, Tinnitus, Erröten, Nasennebenhöhlenverstopfung, Gähnen, Durchfall, Erbrechen, Verstopfung, Abdominalschmerz, Oberbauchschmerz, Dyspepsie, Flatulenz, Magenbeschwerden, geblähtes Abdomen, Mundtrockenheit, Hyperhidrose, erektile Dysfunktion, Müdigkeit, Reizbarkeit, erhöhter Blutdruck.

Gelegentlich Depressive Verstimmungen, euphorische Stimmungslagen, Stimmungsveränderungen, Nervosität, Gleichgültigkeit, Apathie, Verwirrtheitszustand, Desorientierung, Denkstörungen, Hypervigilanz, Ein- und Durchschlafstörungen, Albträume, Zähneknirschen, Libidoverlust, Anorgasmie, Ejakulationsversagen, genitale Parästhesien, Orgasmusstörungen, vasovagale Synkopen (in der Mehrzahl in den ersten 3 h, die Häufigkeit von Synkopen kann durch die Einnahme von *Dapoxetin* mit einem großen Glas Wasser deutlich reduziert werden) und orthostatischer Schwindel, Akathisie, Dysgeusie, Hypersomnie, Lethargie, Sedierung, Bewusstseinstrübung, Mydriasis, Augenschmerzen, Sehstörungen, Vertigo, Sinusarrest, Sinusbradykardie, Tachykardie, Hypotonie, Hypertonie, Hitzewallung, Bauchbeschwerden, epigastrische Beschwerden, Pruritus, kalter Schweiß, Asthenie, Hitzegefühl, Betrunkenheitsgefühl.

Sonstige NW Alteration der Thrombozytenfunktion mit selten verlängerter Blutungszeit und/oder Anzeichen einer Blutung wie unter Antidepressiva mit (selektiver) Hemmung der Serotoninwiederaufnahme: ► 1.5.3; Hyponatriämie, SIADH und zentrales Serotoninsyndrom sind bei allen SSRI möglich. Selten Stuhldrang, belastungsabhängiger Schwindel, plötzlich eintretender Schlaf.

Risikopopulationen **Herz:** ► Kontraindikationen. **Leber:** Keine Anwendung bei mäßiger und schwerer Leberinsuffizienz. **Niere:** Vorsicht bei leichter bis mäßiger Niereninsuffizienz, keine Anwendung bei schwerer Ausprägung.

❯ Vor Einleitung der Therapie werden die genaue Anamnese einer orthostatischen Hypotonie und ein Orthostasetest empfohlen (RR und Puls liegend und stehend), bei orthostatischer Reaktion in der Vorgeschichte oder im Test bzw. bei entsprechender Disposition sollte keine *Dapoxetin*-Gabe erfolgen. Anwendungsstudien zeigten jedoch bei vorschriftsmäßiger Anwendung ein geringes kardiovaskuläres Risiko.

Intoxikationen Bisher wurde kein Fall von Überdosierung berichtet. Theoretisch identische Symptome und vergleichbare Prognose und Behandlungsmaßnahmen wie bei anderen SSRI, z. B. ► *Citalopram*.

- **Kontraindikationen**
- Orthostatische Reaktionen in der Vorgeschichte, schwere Herzerkrankungen (Herzinsuffizienz NYHA II–IV, Reizleitungsstörungen, koronare Herzerkrankung, Herzklappenerkrankungen), mäßige bis schwere Leberfunktionsstörungen, schwere Nierenfunktionsstörungen, psychiatrische Erkrankungen.

- **Interaktionen**
- Keine Kombination mit MAOH. Nach Absetzen von *Dapoxetin* soll ein MAOH nicht innerhalb der nächsten 7 Tage verabreicht werden.
- Wie bei anderen SSRI kann die gleichzeitige Verabreichung zusammen mit serotonergen Substanzen (*L-Tryptophan*, Triptane, *Tramadol*, *Linezolid*, SSRI, SNRI, *Lithium*, *Johanniskraut*-Präparate) zum Auftreten von serotoninassoziierten Wirkungen führen.
- Unter *Dapoxetin* ist auf Alkohol zu verzichten, da alkoholbedingte neurokognitive Effekte und neurokardiogene NW wie Synkopen verstärkt werden können.
- Keine Kombinationen mit **CYP3A4-Inhibitoren** wie *Erythromycin*, *Indinavir*, *Ritonavir* oder Grapefruitsaft (▶ **Anhang INT**). Mit beschleunigter Elimination und verminderter Wirkung ist bei Einnahme von CYP3A4-Induktoren, z. B. *Carbamazepin*, zu rechnen (▶ Anhang INT). Vorsicht bei Kombinationen mit **CYP2D6-Inhibitoren**, z. B. *Fluoxetin*; Anstieg der Plasmakonzentration von *Dapoxetin* um etwa 50 % (▶ **Anhang INT**).

8

- **Bewertung**

Derzeit einziges zugelassenes Präparat gegen Ejaculatio praecox (Ejakulationslatenz wird auf das 2- bis 3-Fache verlängert, entsprechend etwa 1 min). Bei raschem Wirkungseintritt ist *Dapoxetin* als On-demand-Medikation geeignet (Einnahme 1–3 h vor sexueller Aktivität). Sehr fragliche Nutzen-Risiko-Relation bei relativ vielen NW und unklarem Interaktionsrisiko. Keine Kostenübernahme durch Krankenkassen.

8.3.6 Yohimbin

Yohimbin

α_2-Adrenozeptorantagonist
Yocon-Glenwood (Cheplapharm Arzneimittel)
Tbl. 5 mg
Es gibt mehrere Generika.

- **Dosierung**
- Beginn mit 2 × 5 mg/d, dann bei Bedarf und guter Verträglichkeit schrittweise erhöhen auf bis zu 3 × 5–10 mg/d[z] für 6–8 Wochen oder *on demand* 10–15 mg etwa 1 h vor der gewünschten sexuellen Aktivität.

- **Bewertung**

Aufgrund der begrenzten Wirksamkeit und möglicher NW (häufig Kopfschmerzen, Übelkeit, verstärkter Harndrang, Unruhe, Reizbarkeit, Ängstlichkeit, Schlafstörungen, Risiko hypertoner Kreislaufreaktionen) bei ausgeprägten Störungen **keine Alternative zu PDE-5-Inhibitoren**. Trotz Zulassung bei erektiler Dysfunktion (zur unterstützenden Behandlung der leichten bis mittelschweren erektilen Dysfunktion im Rahmen weiterer therapeutischer Maßnahmen) allenfalls bei leichtgradigen Störungen und fehlenden Alternativen zu empfehlen.

Literatur

de Aquino ACQ, Sarmento ACA, Teixeira RLA et al (2025) Pharmacological treatment of antidepressant-induced sexual dysfunction in women: a systematic review and meta-analysis of randomized clinical trials. Clinics 80:100602

Ben-Sheetrit J, Hermon Y, Birkenfeld S et al (2023) Estimating the risk of irreversible post-SSRI sexual dysfunction (PSSD) due to serotonergic antidepressants. Ann Gen Psychiatry 22(1):15

Briken P, Matthiesen S, Pietras L et al (2020) Estimating the prevalence of sexual dysfunction using the new ICD-11 guidelines. Dtsch Ärztebl Int 117(39):653–658

Chokka PR, Hankey JR (2018) Assessment and management of sexual dysfunction in the context of depression. Ther Adv Psychopharmacol 8(1):13–23

Clayton AH, Kingsberg SA, Goldstein I (2018) Evaluation and management of hypoactive sexual desire disorder. Sex Med 6(2):59–74

Corona G, Rastrelli G, Burri A et al (2016a) The safety and efficacy of Avanafil, a new 2(nd) generation PDE5i: comprehensive review and meta-analysis. Expert Opin Drug Saf 15(2):237–247

Corona G, Rastrelli G, Burri A et al (2016b) First-generation phosphodiesterase type 5 inhibitors dropout: a comprehensive review and meta-analysis. Andrology 4(6):1002–1009

Gong B, Ma M, Xie W et al (2017) Direct comparison of tadalafil with sildenafil for the treatment of erectile dysfunction: a systematic review and meta-analysis. Int Urol Nephrol 49(10):1731–1740

Healy D, Bahrick A, Bak M et al (2022) Diagnostic criteria for enduring sexual dysfunction after treatment with antidepressants, finasteride and isotretinoin. Int J Risk Saf Med 33(1):65–76

Hudson J, Cruickshank M, Quinton R et al (2023) Symptomatic benefits of testosterone treatment in patient subgroups: a systematic review, individual participant data meta-analysis, and aggregate data meta-analysis. Lancet Healthy Longev 4(10):e561–e572

Montejo AL, Montejo L, Baldwin DS (2018) The impact of severe mental disorders and psychotropic medications on sexual health and its implications for clinical management. World Psychiatry 17(1):3–11

Parish SJ, Simon JA, Davis SR et al (2021) International Society for the Study of Women's Sexual Health clinical practice guideline for the use of systemic testosterone for hypoactive sexual desire disorder in women. J Womens Health 30(4):474–491

Razali NA, Sidi H, Choy CL et al (2022) The role of bupropion in the treatment of women with sexual desire disorder: a systematic review and meta-analysis. Curr Neuropharmacol 20(10):1941–1955

Scanavino MDT, Guirado AG, Marques JM et al (2023) Treatment effects and adherence of sexually compulsive men in a randomized controlled trial of psychotherapy and medication. J Behav Addict 12(1):261–277

Spielmans GI, Ellefson EM (2023) Small effects, questionable outcomes: bremelanotide for hypoactive sexual desire disorder. J Sex Res 21:1–22

Strasser M, Halms T, Rüther T et al (2023) Lethal lust: suicidal behavior and chemsex—a narrative review of the literature. Brain Sci 13(2):174

Vilar Neto JO, de Moraes WMAM, Pinto DV et al (2025) Effects of Tribulus (*Tribulus terrestris* L.) supplementation on erectile dysfunction and testosterone levels in men—a systematic review of clinical trials. Nutrients 17(7):1275

Zhou R, Che X, Zhou Z, Ma Y (2023) A systematic review and meta-analysis of the efficacy and safety of tamsulosin plus tadalafil compared with tamsulosin alone in treating males with lower urinary tract symptoms secondary to benign prostrate hyperplasia. Am J Mens Health 17(1):15579883231155096

Medikamente zur Behandlung von Essstörungen und Adipositas

Hubertus Himmerich

Inhaltsverzeichnis

https://doi.org/10.1007/978-3-662-72452-1_9

9.1 Übersicht

Unter Essstörungen werden persistierende Störungen des Essverhaltens verstanden, die zu einer veränderten Nahrungsaufnahme führen und damit die körperliche Gesundheit und die psychosoziale Funktionsfähigkeit beeinträchtigen. Zentrale und periphere Auswirkungen der veränderten Energiezufuhr tragen zur Aufrechterhaltung des pathologischen Essverhaltens bei und können komorbide psychische Störungen verstärken. Ein zur Diagnosestellung bei Essstörungen wichtiges Maß für das relative Körpergewicht ist der Body-Mass-Index (BMI: Körpergewicht [kg] dividiert durch das Quadrat der Körpergröße [m^2]).

Bei **Anorexia nervosa** (Magersucht, **AN**), **Bulimia nervosa** (Ess-Brech-Sucht, **BN**), **Binge-Eating-Störung** (**BES**) und **Adipositas** kann neben internistischen und psychotherapeutischen Maßnahmen auch eine psychopharmakologische Behandlung erwogen werden.

In DSM-5 und ICD-11 wurde das Kapitel der Essstörungen erweitert und umfasst nun auch die **BES** als vollwertige Störung sowie die **Störung mit Vermeidung oder Einschränkung der Nahrungsaufnahme (*Avoidant/Restrictive Food Intake Disorder*, ARFID)** – eine Essstörung, die sich als restriktives Essverhaltensmuster manifestiert, das zu einer Mangelernährung führt – sowie die sog. Fütterstörungen wie die Pica (Verzehr von Nichtnahrungsmitteln) und die **Ruminations-Regurgitationsstörung** (absichtliches Heraufwürgen und erneutes Kauen von Essen).

9

Das DSM-5 führt darüber hinaus als **„Andere Spezifizierte Fütter- und Essstörungen“** die atypische AN (Vorliegen aller AN-Symptome außer erheblichem Gewichtsverlust), die BN mit geringer Frequenz und begrenzter Dauer (kompensatorische Verhaltensweisen seltener als einmal pro Woche oder mit weniger als 3 Monaten Dauer), die BES mit geringer Frequenz und begrenzter Dauer (Essanfälle seltener als einmal pro Woche oder mit weniger als 3 Monaten Dauer) und die Purging-Disorder (wiederkehrendes selbstinduziertes Erbrechen oder Missbrauch von Medikamenten zur Gewichtskontrolle) auf. Für diese Erkrankungen liegen keine pharmakologischen RCT vor, sie werden verhaltenstherapeutisch behandelt.

Die Behandlung der AN (► 9.2.1), der BN (► 9.2.2) und der BES (► 9.2.3) kann indikationsabhängig aus einer Kombination von Psychotherapie, Familientherapie, Diätberatung und einer medikamentösen Behandlung bestehen (*S3-Leitlinie*, AWMF Online 2019). Für ARFID (► 9.2.4), Pica (► 9.2.5) und die Ruminations-Regurgitationsstörung (► 9.2.6) gibt es erste Studien und Fallberichte zur medikamentösen Behandlung in Kombination mit Psychotherapie oder Maßnahmen zur Verhaltensmodifikation.

Gewichtsveränderungen sind darüber hinaus eine häufige **NW von verschiedenen Psychopharmaka** (► 9.2.8 und ◘ Tab. 9.1). Während der Hauptschlafperiode auftretende Episoden unbewussten exzessiven oder gefährlichen Essens und Trinkens werden den **Parasomnien** zugeordnet (► 5.5.1, Schlafbezogene Essstörung).

Die **Adipositas** (► 9.2.7) ist eine primär internistische Erkrankung, die jedoch zentralnervös mitreguliert wird und aus einer psychischen Störung wie der BN oder BES resultieren und mit psychischen Problemen einhergehen kann (z. B. Anpassungsstörungen, Impulskontrollstörungen). Mögliche pharmakotherapeutische

Tab. 9.1 Gewichtsänderung unter Psychopharmaka

Medikamente	Gewichtszunahme	Gewichtsneutral	Gewichtsabnahme
Antidepressiva	*Maprotilin, Mianserin, Mirtazapin,* TZA (insbesondere *Amitriptylin*), auch *Nortriptylin*	*Agomelatin, Duloxetin, Hypericum*-Extrakt, *Esketamin*, MAOH, *Milnacipran*, SSRI (später auch geringe Zunahme, besonders unter *Citalopram*, am stärksten aber unter *Paroxetin*), *Tianeptin, Trazodon, Venlafaxin, Vortioxetin*	*Bupropion, Reboxetin*
Stimmungsstabilisierer	*Carbamazepin, Lithium, Valproat*	*Lamotrigin*	*Topiramat*
Antipsychotika	AAP (am meisten unter *Olanzapin, Zotepin, Clozapin und Iloperidon*; Ausnahmen nebenstehend), Phenothiazine, Thioxanthene	*Aripiprazol, Asenapin*, Butyrophenone (geringes Risiko), *Cariprazin, Loxapin, Lurasidon, Paliperidon, Ziprasidon*	–
Anxiolytika und Medikamente zur Behandlung von Schlaf-Wach-Störungen	*Pregabalin*	BZD, Non-BZD-Hypnotika, *Buspiron, Opipramol, L-Dopa*, Dopaminagonisten	*Modafinil [Natriumoxybat], [Pitolisant], [Solriamfetol]*
Antidementiva	–	*Donepezil, Galantamin, Memantin, Rivastigmin*	–
Medikamente zur Behandlung von Abhängigkeit und Entzugssyndromen	–	*Acamprosat, Buprenorphin, Buprenorphin/Naloxon, Clomethiazol, Disulfiram, Levomethadon, Methadon, Morphinsulfat Nalmefen, Vareniclin*	*Nikotin, Naltrexon*
Medikamente zur Behandlung von sexuellen Störungen	–	*Dapoxetin*, PDE-5-Inhibitoren	*Yohimbin*
Psychostimulanzien und Medikamente zur Behandlung von ADHS	–	*Atomoxetin, [Guanfacin]*[a]	*Amfetamin, Lisdexamfetamin, Methylphenidat*

[a] Für *Guanfacin* wurden Fälle von Gewichtszunahme berichtet. Bei Präparaten in *eckigen Klammern* ist aufgrund einer schmalen Datenbasis nur eine vorläufige Einstufung möglich.

AAP atypische Antipsychotika, *BZD* Benzodiazepine, *MAOH* Monoaminoxidasehemmer, *SSRI* selektive Serotoninwiederaufnahmehemmer, *TZA* trizyklische Antidepressiva. *ADHS* Aufmerksamkeitsdefizit/-Hyperaktivitätsstörung

Behandlungsmethoden der Adipositas setzen im ZNS, im endokrinen oder im gastrointestinalen System an.

Patienten mit Essstörungen berichten oft über somatische Symptome, wenn sie einen Arzt aufsuchen, ohne ihr Essverhalten zum Thema zu machen. Es gibt aber eine Vielzahl von körperlichen Störungen und Verhaltensauffälligkeiten, die auf eine unerkannte Essstörung hinweisen, z. B. Wachstumsstörungen, rasche Erschöpfbarkeit, Obstipation oder Diarrhö, Neigung zu Knochenbrüchen, verspätete Menarche, exzessive körperliche Betätigung und häufiges Durchführen von Diäten.

Essstörungen und Adipositas erfordern eine interdisziplinäre Diagnostik und Therapie. Medikamente sollten im Rahmen eines multimodalen **Gesamtbehandlungsplans** verordnet werden.

■ Regulation der Nahrungsaufnahme

Die Nahrungsaufnahme wird auf unterschiedlichen Ebenen gesteuert, und zahlreiche Neuropeptide und Neurotransmitter sind an der Regulation beteiligt, welche durch komplizierte Regelkreise miteinander verknüpft sind. Zu den wichtigsten zentralnervösen regulierenden Systemen zählen

- das vorwiegend im **präfrontalen Kortex** gelegene **selbstregulatorische System**, welches Essen in den sozialen Kontext integriert, mit individuellen Werten abgleicht und selbstregulatorische Kontrolle ausübt,
- das **präfrontal**, aber auch in den **Basalganglien** und im **Thalamus** lokalisierte **hedonische System**, welches Verlangen nach Essen und Befriedigung nach erfolgter Nahrungsaufnahme hervorruft,
- das **hypothalamische homöostatische System**, welches Signale über den Ernährungszustand und die Nahrungszufuhr aus der Körperperipherie integriert und Nahrungsaufnahme und Energieverbrauch moduliert (Himmerich und Treasure 2018).

Ein orexigenes, also zu Hunger und Nahrungsaufnahme führendes peripheres Signal, ist das im Magen gebildete Ghrelin. Anorexigene Signale des Körpers stellen Glukose, das Enterozytenhormon *Glucagon-like Peptide-1* (GLP-1), das Pankreashormon Insulin und das Fettgewebshormon Leptin dar. Im Hypothalamus sind der Nucleus arcuatus, der Nucleus paraventricularis und der laterale Hypothalamus von besonderer Relevanz für die Gewichtsregulation. Der Nucleus arcuatus integriert die ankommenden humoralen Signale von Glukose, GLP-1, Insulin, Leptin, Ghrelin und weiteren Hormonen und Energieträgern und setzt sie in neuronale Signale um. Orexigene hypothalamische Signalmoleküle stellen das Neuropeptid Y (NPY) und das Agouti-related-Peptid (AgRP) dar, während melanozytenstimulierendes Hormon (α-MSH) und das *Cocaine and Amphetamine Regulated Transcript* (CART) anorexigen wirken. In dieses Regelsystem greifen die Neurotransmitter Histamin, Serotonin, Dopamin, Noradrenalin, Glutamat und Acetylcholin modulierend ein (Himmerich et al. 2015).

Neben diesen für die Regulation der Nahrungsaufnahme wichtigen zentralen und peripheren Mechanismen tragen Umwelt- und Ernährungsfaktoren, genetische Faktoren, das Mikrobiom, weitere Stoffwechsel- und hormonelle Faktoren, Botenstoffe des Immunsystems und bestimmte phänotypische Merkmale zur Entwicklung einer Essstörung bei (Himmerich et al. 2019).

9.2 Indikationen

9.2.1 Anorexia nervosa

AN tritt bei ca. 0,5 % der Bevölkerung auf, wobei Frauen etwa 10-mal häufiger betroffen sind (der Altersgipfel liegt bei Mädchen bei 17 Jahren, bei Jungen bei 12 Jahren). Die Mortalitätsrate ist mit 0,56 % pro Jahr sehr hoch. Es besteht eine hohe Komorbidität mit Angststörungen, depressiven Störungen und Autismus-Spektrum-Störungen. Symptomatisch liegen häufig Ängste, gedrückte Stimmung und Schlafstörungen vor. Auch wenn Patienten mit AN eine die Gewichtszunahme induzierende Medikation oft ablehnen, wünschen sich viele eine psychopharmakologische Behandlung dieser psychischen Probleme (Himmerich et al. 2018). AN ist eine oft chronische, rezidivierende und zu dauerhafter Behinderung und Erwerbsunfähigkeit führende Erkrankung. Wahrscheinlich spielt für die Entstehung und Aufrechterhaltung der Störung die psychobiosoziale Interaktion (genetische, neurochemische und psychosoziale Faktoren) eine wichtige Rolle.

Hauptkriterien für die **Diagnose** sind nach ICD-11 ein signifikant niedriges Körpergewicht in Relation zu Körpergröße, Alter und Entwicklungsstadium (BMI $< 18{,}5\ kg/m^2$ bei Erwachsenen, BMI unterhalb der 5. Perzentile bei Kindern und Jugendlichen). Dies geht einher mit einem andauernden Verhaltensmuster zur Verhinderung der Wiederherstellung eines normalen Körpergewichts, das Verhaltensweisen zur Verringerung der Energiezufuhr (eingeschränkte Nahrungsaufnahme), Abführ- und Ausspülmaßnahmen (z. B. selbstinduziertes Erbrechen, Missbrauch von Abführmitteln) und Verhaltensweisen zur Erhöhung des Energieverbrauchs (z. B. übermäßige Bewegung) einschließen kann, häufig verbunden mit intensiver Furcht vor Gewichtszunahme, einem Selbstwertgefühl, für das ein niedriges Körpergewicht oder eine bestimmte Körperform eine zentrale Rolle spielt, oder einer gestörten Körperwahrnehmung. Es werden zwei Typen der AN unterschieden: der **restriktive Typ** (mit Diäten und übermäßiger körperlicher Aktivität) und der **bulimische Typ** (mit Essanfällen und/oder selbstinduziertem Erbrechen).

Der Ernährungsmangel geht oft mit erheblichen **körperlichen Auffälligkeiten** wie Wachstumsverzögerung, Osteopenie und Niereninsuffizienz, aber auch Laborwertveränderungen (► 9.1), Störungen der Erregungsabläufe am Herzen und der Schilddrüsenfunktion einher. Die häufigste Todesursache bei AN sind ventrikuläre Arrhythmien und plötzlicher Herztod.

- Ein **primäres Ziel der Therapie** ist die Wiederherstellung eines aus medizinischer Sicht angemessenen Körpergewichts (BMI > 18,5) und dessen Stabilisierung. Während dieser Phase wird die orale Substitution von Vitaminen und Mineralstoffen empfohlen. Die Substitution von Mineralstoffen sollte unter Elektrolyt- und EKG-Kontrolle erfolgen. Die parenterale Ernährung sollte den Patienten vorbehalten bleiben, die unter psychoedukativen oder verhaltenstherapeutischen Maßnahmen keine Gewichtszunahme gezeigt haben und nicht selbst ausreichend Nahrung zu sich zu nehmen. Eine zu schnelle Gewichtszunahme kann zum lebensbedrohlichen **Refeeding-Syndrom** führen, bei dem es zu Störungen des Wasser- und Elektrolythaushalts sowie des Glukosestoffwechsels kommt.

- Ziel der **psychotherapeutischen Behandlung** ist die Reduktion essgestörten Verhaltens. Im Rahmen eines massiven Untergewichts kann es aufgrund der defizitären kognitiven Leistungsfähigkeit schwierig sein, psychotherapeutisch mit den Patienten zu arbeiten, da hier ein Mindestmaß an Konzentrations-, Denk- und Introspektionsfähigkeit gefordert ist. Das bestuntersuchte Therapiekonzept ist die kognitive Verhaltenstherapie (KVT). KVT-Elemente der AN-Behandlung sind ein strukturierter Plan zur Gewichtszunahme (Ernährungsmanagement) mit kontingentem Gewichtsvertrag, die Korrektur der typischen dysfunktionalen Kognitionen, Übungen zur Körperwahrnehmung und Körperakzeptanz, Konfrontationsübungen und ein Training zum Problemlösen und zur Erhöhung der Stress- bzw. Ärger- und Frustrationstoleranz unter Einbeziehung des sozialen Umfelds und der Familie.
- Bisher gibt es in Europa kein in der Indikation AN zugelassenes Medikament.

Pharmakologische Ansätze

- Die *S3-Leitlinie* empfiehlt, dass Antipsychotika und Antidepressiva nicht zur Erreichung einer Gewichtszunahme bei AN eingesetzt werden sollen. Allerdings könne bei erheblich auf Gewichtsängste und Essen eingeschränktem Denken und bei nicht zu beherrschender Hyperaktivität der Versuch eines Einsatzes niedrig dosierter Antipsychotika – v. a. *Olanzapin* – im Einzelfall gerechtfertigt sein (*S3-Leitlinie*).
- Für *Olanzapin* liegen fünf RCT vor, die seine Überlegenheit gegenüber Plazebo hinsichtlich einer Gewichtszunahme zeigen. Die größte RCT mit 302 AN-Patienten, die nach der o. g. noch gültigen *S3-Leitlinie* erschien, zeigte neben der signifikanten, aber geringfügigen Gewichtszunahme keine wesentliche Beeinflussung der AN-typischen Psychopathologie und Verhaltensweisen (Attia et al. 2019). Möglicherweise werden durch *Olanzapin* auch Ängste und Schlafstörungen positiv beeinflusst. Bei bisher fehlgeschlagenen Versuchen zur Gewichtszunahme und bei starker Gewichtsabnahme kann ein Versuch mit niedriger Dosis (2,5–5 mg/d, bei Jugendlichen 1,25 mg/d) vorgenommen werden (Himmerich et al. 2023); ggf. kann die Dosis bis auf 20 mg/d erhöht werden.
- Fallbeschreibungen legen nahe, dass auch *Aripiprazol* (5–15 mg/d) günstige Effekte auf überwertige Ideen und Essensrituale hat.
- Der NMDA-Rezeptoragonist *D-Cycloserin* scheint die Effekte einer Expositionstherapie bei AN zu verbessern.
- *Dronabinol* (*Tetrahydrocannabinol*) zeigte in einer RCT bei AN eine Plazebo überlegene Gewichtszunahme. Umfangreichere Erfahrungen mit *Dronabinol* liegen zur Behandlung der Kachexie bei Tumor- und HIV-infizierten Patienten vor.
- Vielversprechende zurzeit diskutierte neue pharmakologische Therapieansätze sind das dissoziative Anästhetikum *Ketamin* (Keeler et al. 2021), das Psychedelikum *Psilocybin* (Peck et al. 2023) und das rekombinante Leptinanalogon *Metreleptin* (Milos et al. 2020).

Zur aktuellen Übersicht von pharmakologischen Behandlungsansätzen bei AN: Himmerich et al. (2023).

9.2.2 Bulimia nervosa

BN tritt bei 1–4 % der Bevölkerung auf, wobei Frauen häufiger als Männer betroffen sind. Der Altersgipfel liegt bei 20–30 Jahren. Biologische Faktoren, soziokulturelle Einflüsse und chronische Belastungen sollen eine ätiologische Rolle spielen. BN tritt oft in Zusammenhang mit affektiven Störungen und bei Patienten mit Impulskontrollstörungen, Persönlichkeitsstörungen, Drogenabhängigkeit, Angststörungen, dissoziativen Störungen und (anamnestischem) sexuellem Missbrauch auf. Auch Störungen des Wasser- und Elektrolythaushalts und kardiovaskuläre Erkrankungen sind mit der BN assoziiert. Solche komorbiden Erkrankungen können die Prognose und die Mortalität von Patienten mit BN entscheidend beeinflussen. Im Gegensatz zur AN weisen die Patienten z. T. starke Gewichtsschwankungen bei Normal- bis Übergewicht auf.

Hauptkriterien für die **Diagnose** nach ICD-11 sind wiederkehrende Episoden von Essanfällen (z. B. einmal pro Woche oder häufiger über einen Zeitraum von mindestens einem Monat); ein Essanfall (Binge-Eating-Episode) liegt vor, wenn der Betroffene einen subjektiven Kontrollverlust über das Essen erlebt und sich unfähig fühlt, mit dem Essen aufzuhören oder die Art oder Menge der verzehrten Lebensmittel zu begrenzen; wiederholtes unangemessenes Ausgleichsverhalten, um eine Gewichtszunahme zu verhindern (z. B. selbstinduziertes Erbrechen, Missbrauch von Abführmitteln oder Einläufen, exzessives körperliches Training); übermäßige Beschäftigung mit Körperform oder Körpergewicht, was das Selbstwertgefühl stark beeinflusst.

Es werden zwei Typen unterschieden: der **Purging-Typ** (mit selbstinduziertem Erbrechen oder Missbrauch von Laxanzien, Diuretika oder Klistieren) und der **Non-Purging-Typ** (ohne regelmäßiges Erbrechen/Laxanzienmissbrauch, aber mit anderen unangemessenen, einer Gewichtszunahme gegensteuernden Maßnahmen wie Fasten oder übermäßige körperliche Aktivität).

Medikamentöse Therapie

- SSRI stellen im Falle einer psychopharmakologischen Behandlung die Therapie der ersten Wahl dar. ***Fluoxetin*** (60 mg/d) ist sowohl in der Akutbehandlung als auch in der Rezidivprophylaxe am besten evaluiert, das einzige in Deutschland zur Behandlung der BN zugelassene AM (► 1.13.11, Präparat) und bei hoher Evidenz für seine Wirkung und gutem Nutzen-Risiko-Profil empfehlenswert. Die Dosis von 60 mg/d ist wirksamer als niedrigere Dosierungen; die positive Wirkung auf die Anzahl der Ess-Brech-Anfälle scheint unabhängig von einer antidepressiven Wirkung zu sein. Eine 2-jährige Therapiedauer ist zu empfehlen.
- Eine psychopharmakologische Therapie z. B. mit *Fluoxetin* oder *Topiramat* (s. unten) sollte nur im Rahmen eines **Gesamtbehandlungsplans** zusammen mit einer psychotherapeutischen Intervention (KVT, IPT, Selbsthilfemanuale, Familientherapie) erfolgen.
- Die *S3-Leitlinie* empfiehlt bei einem Angebot einer Pharmakotherapie, *Fluoxetin* mit einer Dosis von 60 mg in Kombination mit Psychotherapie einzusetzen, und

weist darauf hin, dass in dieser Indikation ausschließlich *Fluoxetin* und dieses nur für Erwachsene zugelassen ist.

Weitere pharmakologische Ansätze

- *Topiramat* (75–200 mg/d) ist bei BN wirksam und gut verträglich (*off label*). Es wurden in mehreren RCT positive Wirkungen auf Essanfälle, selbstinduziertes Erbrechen, Unzufriedenheit mit dem eigenen Körper und das Streben nach Schlankheit gefunden. Die Dauer einer Therapie ist unklar.
- Aus einzelnen RCT gibt es Hinweise für eine positive Wirkung von *Amitriptylin*, *Imipramin*, *Fluvoxamin* und *Trazodon*; höhere Dosen zeigten oft einen besseren Effekt. *Bupropion* ist trotz positiver Ergebnisse aufgrund des erhöhten Krampfanfallrisikos relativ kontraindiziert.
- *Ondansetron* (5-HT_3-Antagonist) zeigte zwar in mehreren RCT eine positive Wirkung, ist aber aufgrund des Risikos einer dosisabhängigen Verlängerung des QTc-Intervalls als Off-label-Indikation bei BN nicht zu empfehlen.
- Der Opioidrezeptorantagonist *Naltrexon* zeigte in Studien bei Patienten mit BN inkonsistente Ergebnisse. In zwei kleineren offenen Studien wurde eine Reduktion der bulimischen Symptomatik beschrieben.
- Weitere zurzeit in RCT untersuchte Substanzen sind der intranasal applizierte Opioidantagonist *Naloxon*, *Lisdexamfetamin*, die Kombination aus *Phentermin* (in D nicht zugelassen) und *Topiramat* (in den USA als Kombinationspräparat zur Behandlung von Übergewicht und Adipositas zugelassen), das antiandrogene orale Kontrazaptivum *Ethinylestradiol* in Kombination mit dem Gestagen *Drospirenon* und der α-Adrenozeptorantagonist *Prazosin* (in D nicht mehr im Handel). *Lisdexamfetamin* und *Phentermin* beeinflussen wie *Amfetamin* selbst die zentrale hypothalamische Appetitregulation.

Zur aktuellen Übersicht von pharmakologischen Behandlungsansätzen bei BN s. McElroy et al. (2019) und Himmerich et al. (2023).

9

9.2.3 Binge-Eating-Störung

Die BES kommt etwa doppelt so häufig vor wie die BN (5–10 % der Bevölkerung), wobei der Anteil der Frauen bei 60 % liegt. Dieses Störungsbild ist durch den intermittierenden Verzehr großer Nahrungsmengen (*binge eating*) gekennzeichnet. Da sich bei diesem Krankheitsbild im Gegensatz zur BN keine regelmäßigen, einer Gewichtszunahme gegensteuernden Maßnahmen finden, sind die Patienten meist übergewichtig oder adipös. Es findet sich im Gegensatz zur Adipositas ohne BES eine doppelt so hohe Inzidenz von affektiven Störungen und Angststörungen, insbesondere bei Frauen.

Hauptkriterien für die **Diagnose** nach ICD-11 sind häufige, wiederkehrende Episoden von Essanfällen (z. B. einmal pro Woche oder mehr über einen Zeitraum von mehreren Monaten) und ein deutlicher Kontrollverlust über das eigene Essverhalten. Die Essanfälle sind sehr belastend und werden oft von negativen Emotionen wie Schuld oder Ekel begleitet. Im Gegensatz zur BN treten jedoch keine regelmäßigen unangemessenen Ausgleichsmaßnahmen auf, um eine Gewichtszunahme zu verhindern (z. B. selbstinduziertes Erbrechen, Missbrauch von Abführmitteln oder Einläufen, exzessives körperliches Training). Um eine BES nach DSM-5 zu diagnostizieren, müssen die Essanfälle mindestens einmal pro Woche über mindestens 3 Monate auftreten. In der ICD-10 fiel die BES noch unter die „nicht näher bezeichneten Essstörungen".

Therapieziel ist eine möglichst vollständige Abstinenz von Binge-Eating-Episoden bzw. eine Reduktion der Anzahl der *„binges"* und im Fall von Übergewicht bzw. Adipositas eine zusätzliche Gewichtsabnahme. Als Standardbehandlung gelten geleitete Selbsthilfe und KVT. Basierend auf der Literatur und internationalen Leitlinien für die pharmakologische Behandlung der BES (Himmerich et al. 2023) können *Lisdexamfetamin* und *Topiramat* zur Behandlung der BES empfohlen werden (*off label*), falls Psychotherapie nicht verfügbar ist oder sich Patienten gegen eine Psychotherapie entscheiden.

Es besteht eine hohe **Komorbidität** mit der Aufmerksamkeitsdefizit-/Hyperaktivitätsstörung (ADHS), der Migräne, den affektiven Störungen, den Angststörungen und Adipositas. Wenn diese Erkrankungen komorbid mit der Binge-Eating-Störung vorliegen, können z. B. bei ADHS *Atomoxetin*, *Lisdexamfetamin* und *Methylphenidat*, bei Migräne *Topiramat*, bei einer depressiven oder ängstlichen Störung SSRI, SNRI oder *Bupropion* und bei Adipositas GLP-1-Rezeptoragonisten erwogen werden. Medikamente, die zu einer Gewichtszunahme führen (◘ Tab. 9.1), sollten vermieden werden (Himmerich et al. 2024).

Pharmakologische Ansätze

- In den letzten Jahren wurden insgesamt vier positive RCT zur Akutbehandlung der BES und der Rückfallprävention mit *Lisdexamfetamin* durchgeführt. *Lisdexamfetamin* (50–70 mg/d) wurde von der FDA in den USA zur Behandlung der BES zugelassen. Die NW-Rate und die BtM-Pflicht sind zu beachten (▶ 10.2.3 und ▶ 10.5.1, Präparat *Amfetamin* zur Indikation bei ADHS). In Europa ist *Lisdexamfetamin* nur zur Behandlung der ADHS zugelassen.
- Unter den Anfallssuppressiva scheint *Topiramat* in der Behandlung der BES hinsichtlich einer Gewichtsreduktion und einer Reduktion der BES-Symptomatik wirksam zu sein. Hierzu liegen vier RCT vor (*off label*).
- Für SSRI (*Citalopram*, *Fluvoxamin*, *Fluoxetin* und besonders *Sertralin*) und SNRI gibt es Hinweise zur Wirksamkeit, wobei der positiven Wirkung auf die Impulskontrolle und der Behandlung komorbider Ängste und Depressionen besondere Bedeutung zukommt. Die Dosis liegt im oberen Bereich, wie bei den Zwangsstörungen (*off label*).
- In einer RCT zeigte *Atomoxetin* (40–120 mg/d) eine signifikante Überlegenheit gegenüber Plazebo hinsichtlich der Frequenzabnahme der Essanfälle und der Reduktion des Körpergewichts (*off label*).
- In einer randomisierten Studie (nicht plazebokontrolliert) war *Methylphenidat* (18–72 mg/d) der KVT hinsichtlich der Abnahme der Frequenz der Binge Eating-Episoden und der Gewichtsabnahme überlegen.

- Aus Fallberichten und Pilotstudien gibt es Hinweise, dass auch GLP-1-Rezeptoragonisten bei der BES hilfreich sein könnten.
- Auch die Kombination aus *Phentermin* (s. oben) und *Topiramat* zeigte sich in einer RCT wirksam gegen Essattacken (Safer et al. 2020).
- Bei BES mit Adipositas können zusätzlich auch die in ▶ 9.2.7 aufgeführten Behandlungsansätze in Betracht gezogen werden.

Zur aktuellen Übersicht von pharmakologischen Behandlungsansätzen bei BES s. Himmerich et al. (2024).

9.2.4 Störung mit Vermeidung oder Einschränkung der Nahrungsaufnahme (ARFID)

ARFID ist eine Essstörung, bei der nur sehr wenig gegessen wird und/oder bestimmte Nahrungsmittel vermieden werden.

Hauptkriterien für die **Diagnose** ARFID nach DSM-5 und ICD-11 sind eine Störung des Essverhaltens mit anhaltendem Unvermögen, einen angemessenen Ernährungs- oder Energiebedarf zu decken, zusammen mit einer der folgenden Konsequenzen: Gewichtsverlust, vermindertes Wachstum, Nahrungsdefizit, Abhängigkeit von enteraler Ernährung oder Einnahme von Nahrungsergänzungsmitteln oder eine Verminderung des psychosozialen Funktionsniveaus.

Therapieziel ist das Erlernen eines normalen Essverhaltens. Positive Behandlungsergebnisse liegen für die KVT vor.

Pharmakologische Ansätze In den letzten Jahren wurden lediglich Fallserien und Krankenaktenauswertungen zur ARFID-Behandlung mit verschiedenen SSRI wie *Fluoxetin* und *Sertralin* (Mahr et al. 2022), mit dem Antidepressivum *Mirtazapin* (Gray et al. 2018) und dem AAP *Olanzapin* (Brewerton und D'Agostino 2017) publiziert. Für diese pharmakologischen Strategien ist die Evidenz so gering, dass diese Medikamente nur als individuelle Off-label-Therapie in Kombination mit Psychotherapie diskutiert werden, aber nicht generell empfohlen werden können (Himmerich et al. 2023).

9.2.5 Pica

Laut DSM-5 und ICD-11 ist Pica eine Essstörung, die durch das Essen von Dingen, die keine Nahrungsmittel sind, z. B. Erde, gekennzeichnet ist. Die Symptome zur Stellung dieser **Diagnose** müssen über einen Zeitraum von mindestens einem Monat bestehen und unangemessen für den Entwicklungsstand der Betroffenen sein. Pica tritt oft bei Patienten mit einer Zwangsstörung oder einer neurodegenerativen Erkrankung auf.

Behandlungsziel ist die Reduktion, idealerweise das Sistieren des Konsums von Substanzen, die nicht als Lebensmittel angesehen werden. Techniken der Verhaltensmodifikation können hilfreich sein, es ist jedoch nur wenig über spezifische Behandlungen für diese Störung bekannt. Mangelernährung, Vergiftungen oder ein Darmverschluss machen eventuell eine medizinische oder chirurgische Behandlung notwendig.

Pharmakologische Ansätze In den letzten Jahren wurden lediglich Fallberichte mit jeweils einem einzigen Patienten zur Pica-Behandlung mit verschiedenen SSRI, AAP, Stimmungsstabilisierern und Stimulanzien publiziert (Himmerich et al. 2023). Zwei Fallberichte liegen zur Behandlung mit *Fluoxetin* vor. Die Evidenz für die pharmakologische Pica-Behandlung ist daher so gering, dass keine Empfehlung ausgesprochen werden kann.

9.2.6 Ruminations-Regurgitationsstörung

Die DSM-5- und ICD-11-Kriterien für die **Diagnose** einer Ruminations-Regurgitationsstörung sind wiederholtes Hochwürgen von zuvor geschluckter und ggf. teilweise bereits verdauter Nahrung über einen Zeitraum von mindestens einem Monat. Hochgewürgte Nahrung kann erneut gekaut und geschluckt oder ausgespuckt werden. Magen-Darm-Erkrankungen, die eine Regurgitation verursachen können – wie gastroösophagealer Reflux (GERD) oder ein Zenker-Divertikel –, und andere Essstörungen müssen vor einer Diagnosestellung ausgeschlossen wurden. Therapeutisch können Techniken der Verhaltensmodifikation mit Zwerchfell-Atemübungen (Vachhani et al. 2020) oder EMG-Biofeedback-Training (AWMF Online 2019) hilfreich sein.

Pharmakologische Ansätze

- *Baclofen*, ein GABA-Agonist mit muskelrelaxierender Wirkung, wurde in einer doppelblinden Crossover-Studie an 20 Erwachsenen mit Ruminationsstörung untersucht. 63 % der Patienten berichteten über eine Verbesserung der Symptome in der *Baclofen*-Phase, während nur 26 % eine Verbesserung in der Plazebo-Phase berichteten (Pauwels et al. 2018).
- In einer offenen prospektiven Studie mit dem Antipsychotikum *Levosulpirid*, einem selektiven D_2-Rezeptorantagonisten mit prokinetischer Aktivität (in D nicht im Handel), berichteten 38 % der Patienten, die mehrere Monate mit dem Medikament behandelt wurden, über eine Besserung (Lee et al. 2007).
- Häufige Nebenwirkungen von *Baclofen* sind Müdigkeit, Schwindelgefühl, Muskelschwäche mit Sturzgefahr und Übelkeit; es kann jedoch auch schwerwiegende psychiatrische NW oder Absetzerscheinungen zeigen, wie z. B. psychotische Störungen oder depressive Symptome. Für *Levosulpirid* ist die Evidenz schwach. Daher kann für die pharmakologische Behandlung der Ruminations-Regurgitationsstörung keine Empfehlung ausgesprochen werden, auch wenn im Einzelfall die Anwendung von *Baclofen* und *Levosulpirid off label* sinnvoll erscheinen könnte.

9.2.7 Adipositas

Adipositas ist eine häufige internistische Erkrankung (Übergewicht: BMI > 25; Adipositas: BMI > 30), bei deren Entstehung Umweltfaktoren, kulturelle, psychische und insbesondere genetische Faktoren sowie die zentralnervöse Appetitregulation eine große Rolle spielen (Qasim et al. 2018) und in deren Therapie psychiatrische Aspekte zunehmend zentrale Bedeutung gewinnen. Adipositas ist mit einem deutlich erhöhten Risiko für viele internistische Begleiterkrankungen, besonders einem kardiovaskulären Risiko, verbunden.

Medikamentöse Therapie

- Frühere medikamentöse Therapien waren z. T. sehr risikoreich, wie Psychostimulanzien, Laxanzien, Diuretika, *L-Thyroxin* oder *Nikotin*. Vom Markt genommen wurden *Rimonabant* (Cannbinoid-1-Rezeptorantagonist) wegen erheblicher psychiatrischer NW, *Sibutramin* (SDNRI) wegen vermehrten Auftretens nichttödlicher Herzinfarkte und Schlaganfälle sowie *Fenfluramin* und *Dexfenfluramin* (5-HT_{2C}-Rezeptoragonisten) wegen Herzklappenschäden.
- Aktuelle in Europa (und in den USA) **zugelassene Medikamente zur Gewichtsreduktion** sind eine fixe **Kombination aus *Bupropion* und *Naltrexon*** (Durrer Schutz et al. 2019), die GLP-1-Rezeptoragonisten ***Liraglutid*** und ***Semaglutid***, der GLP-1- und glukoseabhängiges insulinotropes Peptid (GIP)-Rezeptoragonist ***Tirzepatid*** sowie der Lipasehemmer ***Orlistat***.
- Zur Gewichtsreduktion werden auch die **Antiepileptika** *Topiramat* und *Zonisamid* eingesetzt (*off label*). Die größte Evidenz für eine Gewichtsreduktion liegt für ***Topiramat*** (▶ 9.3.6, Präparat) vor.

9

GLP-1-Rezeptoragonisten

- **GLP-1-Rezeptoragonisten** wie ***Liraglutid***, ***Semaglutid*** und *Exenatid* wurden in der Diabetesforschung als AM zur Gewichtsreduktion entdeckt. Mittlerweile sind *Liraglutid* und *Semaglutid* zur Behandlung der Adipositas und bei Patienten mit einem Ausgangs-BMI ≥ 27 kg/m^2 bis < 30 kg/m^2 (Übergewicht), bei denen mindestens eine gewichtsbedingte Begleiterkrankung (z. B. Diabetes mellitus Typ 2) vorliegt, **zugelassen**. Das Hormon **GLP-1** gehört neben dem GIP zur Gruppe der Inkretine. Dies sind Stoffwechselhormone, welche nach dem Essen die Insulinsekretion verstärken. GLP-1 stimuliert die glukoseabhängige Insulinfreisetzung aus den Pankreasinseln, verlangsamt aber auch die Magenentleerung und hemmt eine unangemessene Glukagonfreisetzung nach Mahlzeiten und die Nahrungsaufnahme. Die Aktivierung des GLP-1-Rezeptors scheint außerdem das hedonische System im Gehirn zu beeinflussen, weswegen GLP-1-Rezeptoragonisten mittlerweile nicht nur zur Behandlung von Essststörungen und Adipositas, sondern auch zur Behandlung von Abhängigkeitserkrankungen diskutiert werden (Hayes und Schmidt 2016).
- In einer doppelblinden RCT bei Patienten mit Übergewicht oder Adipositas betrug während einer 68-wöchigen Behandlung mit einmal wöchentlich subkutan verabreichtem *Semaglutid* die mittlere Veränderung des Körpergewichts −14,9 % in der *Semaglutid*-Gruppe im Vergleich zu −2,4 % unter Plazebo. Die Verringerung des Körpergewichts unter *Semaglutid* war dabei anhaltend, klinisch relevant und signifikant unterschiedlich im Vergleich zu Plazebo (Wilding et al. 2021).
- Zusätzlich zu den positiven Auswirkungen auf den Blutzuckerspiegel und das Körpergewicht bei Patienten mit Typ-2-Diabetes und Adipositas scheinen GLP-1-Rezeptoragonisten den Schweregrad und/oder das Risiko für bestimmte kör-

perliche Folgeerkrankungen von Typ-2-Diabetes und Adipositas wie Schlaganfall, Herzinfarkt, Dyslipidämie, nichtalkoholische Fettleber und diabetische Nephropathie zu senken (Himmerich 2025).

- Bezüglich psychiatrischer Erkrankungen weisen vorläufige Untersuchungen auf mögliche positive Effekte von GLP-1-Rezeptoragonisten bei Patienten mit Demenz, Essstörungen, psychopharmakologisch induzierter Gewichtszunahme, Depressionen, Angststörungen und Abhängigkeitserkrankungen hin (Himmerich 2025).
- GLP-1-Rezeptoragonisten weisen **pharmakokinetische und pharmakodynamische Unterschiede** auf: *Liraglutid*, *Semaglutid* und *Exenatid* sind injizierbare AM. *Exenatid* wird zweimal täglich, *Liraglutid* einmal täglich injiziert. *Semaglutid* kann wegen einer erheblich längeren HWZ nur einmal wöchentlich injiziert werden. Im Gegensatz zu *Liraglutid* und *Exenatid* kann *Semaglutid* aber auch oral eingenommen werden.
- In RCT zeigten GLP-1-Rezeptorantagonisten positive Effekte bei psychopharmakaassoziierter Gewichtszunahme. So zeigte sich unter *Liraglutid* in einer RCT an 214 mit *Clozapin* oder *Olanzapin* behandelten Patienten gegenüber Plazebo eine signifikante Gewichtsabnahme sowie eine signifikante Verbesserung von Glukosetoleranz und Blutdruck (Larsen et al. 2017). In einer Studie an Patienten, die unter *Clozapin* an Gewicht zugenommen hatten, führte *Exenatid* zu einem größeren Gewichtsverlust als eine Standardbehandlung (Siskind et al. 2018).
- Aufgrund der Fallbeschreibung einer Patientin mit atypischer Anorexie, die *Semaglutid* zur Gewichtskontrolle missbraucht hatte (z. B. Guerdjikova et al. 2024), sorgen sich Kliniker, insbesondere Essstörungsexperten, dass GLP-1-Rezeptoragonisten von Patienten mit Anorexie und Bulimie zur Gewichtsabnahme missbraucht werden könnten (Himmerich 2025).

GLP-1- und GIP-Rezeptoragonisten

- Bei ***Tirzepatid*** handelt es sich um eine Weiterentwicklung der GLP-1-Rezeptoragonisten. Es stimuliert sowohl die GLP-1- als auch die GIP-Rezeptoren und führt so zu einer verbesserten Blutzuckerkontrolle. **GIP** wird im Duodenum und Jejunum gebildet und soll eine zentrale Wirkung auf das Appetit- und Sättigungsgefühl haben. *Tirzepatid* ist zur Behandlung des Typ-2-Diabetes und der Adipositas in Europa und den USA **zugelassen**.
- In einer 72-wöchigen RCT bei Patienten mit Adipositas führten 5 mg, 10 mg oder 15 mg *Tirzepatid* einmal wöchentlich s. c. zu einer signifikanten und anhaltenden Verringerung des Körpergewichts. Mehr als die Hälfte der Studienteilnehmer in der 10-mg- und 15-mg-*Tirzepatid*-Gruppe nahmen 20 % oder mehr an Körpergewicht ab (Jastreboff et al. 2022).
- Basierend auf 2 RCT mit 469 erwachsenen Studienteilnehmern hat die FDA *Tirzepatid* zur Behandlung des mittelschweren bis schweren obstruktiven Schlafapnoe-Syndroms (OSAS) bei Erwachsenen mit Adipositas zugelassen. Die FDA weist darauf hin, dass *Tirzepatid* mit einer kalorienreduzierten Diät und vermehrter körperlicher Bewegung kombiniert werden sollte. In Europa besteht keine Zulassung für *Tirzepatid* in der Indikation OSAS.

GLP-1-, Glukagon und GIP-Rezeptoragonisten (◘ Tab. 9.2)

- *Retatrutid* stimuliert nicht nur GLP-1- und GIP-Rezeptoren, sondern auch Glukagonrezeptoren. Dies scheint zu einer weiteren Steigerung der Effektivität bezüglich der Gewichtsabnahme zu führen.
- *Retatrutid* wurde in einer randomisierten und plazebokontrollierten Phase-2-Studie an 338 Patienten getestet, die entweder adipös waren oder einen BMI zwischen 27 und 30 und eine Übergewichtsfolgeerkrankung hatten. Diese Probanden wurden entweder mit Plazebo oder mit einer wöchentlichen Injektion von *Retatrutid* (1 mg, 4 mg, 8 mg oder 12 mg) behandelt. Nach 24 Wochen hatten die Probanden mit der höchsten Dosierung von 12 mg pro Woche im Schnitt 17,5 % des Ausgangsgewichts verloren, nach einer Behandlungszeit von 48 Wochen lag der Gewichtsverlust in dieser Gruppe bei etwa 24 % (~26 kg), während Probanden, die Plazebo erhielten, in 48 Wochen nur 2 % an Gewicht abnahmen. Die Verträglichkeit von *Retatrutid* entsprach der von den bereits zugelassenen GLP-1-Rezeptoragonisten. Am häufigsten traten moderate gastrointestinale NW auf (Jastreboff et al. 2023).

Wirkmechanismen

- Die fixe Kombination aus ***Bupropion*** und ***Naltrexon*** soll durch eine Modulation der Dopaminwirkung sowohl im hypothalamischen homöostatischen System als auch im hedonischen System (▶ 9.1) zur Gewichtsabnahme führen.
- ***Liraglutid***, ***Semaglutid*** und ***Exenatid*** sind GLP-1-Rezeptoragonisten. Sie aktivieren die postprandiale Insulinsekretion und beeinflussen im Gehirn das hedonische System und den Hypothalamus (▶ 9.3.2 und ▶ 9.3.4, Präparate), sodass es zu einer Appetitminderung kommt. ***Tirzepatid*** aktiviert nicht nur GLP-1-, sondern auch GIP-Rezeptoren. ***Retatrutid***, aktiviert zusätzlich zu GLP- und GIP-Rezeptoren noch Glukagonrezeptoren.
- Der Lipasehemmer ***Orlistat*** ist nur im Darm wirksam und verhindert hier die Fettverdauung (▶ 9.3.3, Präparat).

Weitere pharmakologische Ansätze

- Für die Antidepressiva *Bupropion* und *Reboxetin* (▶ 1.13.3 und ▶ 1.13.22, Präparate) gibt es Hinweise auf eine Wirksamkeit gegen Gewichtszunahme unter der Therapie mit Antipsychotika und gegen Adipositas.
- In der klinischen Prüfung als Antiadipositum befinden sich der Monoamin-wiederaufnahmehemmer *Tesofesin*, der CB_1-Rezeptorantagonist *Taranabant*, das *Peptid YY3-36* (ein Produkt enteroendokriner Zellen), der Pankreaslipasehemmer *Cetilistat*. Aus präklinischen Untersuchungen und bei Gesunden gibt es außerdem Hinweise auf die Wirksamkeit von intranasalem *Insulin* zur Reduktion von Appetit und Nahrungsaufnahme.
- Der $5\text{-}HT_{2C}$-Rezeptoragonist *Lorcaserin* (Belviq) und die Kombination *Phentermin* plus *Topiramat* (Qsymia) sind in den USA zur Gewichtsreduktion bei Adipositas zugelassen (Singh und Singh 2020). Die Zulassung der Kombination von *Phentermin* und *Topiramat* wurde mehrfach von der EMEA wegen Sicherheitsbedenken abgelehnt.
- Es liegen außerdem positive Studienergebnisse aus einer Phase-2-RCT mit dem monoklonalen Aktivinrezeptor-II-Antikörper *Bimagrumab* zur Gewichtsreduk-

Tab. 9.2 GLP-1-Rezeptoragonisten, Handelsnamen, Verabreichungsweg, Einnahmehäufigkeit und Dosis. (Mod. nach Himmerich 2025)

Substanz	Rezeptor-agonismus	Handelsname	Indikation und Zulassung	Verabreichungs-weg	Häufigkeit	Dosis	Anmerkung
Liraglutid	GLP-1	Victoza	T2D	s. c.	Täglich	0,6–1,8 mg	–
		Saxenda	Adipositas	s. c.	Täglich	0,6–3 mg	Nicht erstattungsfähig
Liraglutid plus *Insulin degludec* (fixe Kombination)	–	Xultophy	T2D	s. c.	Täglich	0,36–1,8 mg *Liraglutid*; 10–50 Einheiten *Insulin degludec*	2016 in Deutschland vom Markt genommen
Retatrutid	GLP-1, GIP, Glukagon	Noch kein Handelsname	Keine Zulassung	s. c.	Wöchentlich	4–12 mg	In Entwicklung
Semaglutid	GLP-1	Ozempic	T2D	s. c.	Wöchentlich	0,25–2 mg	–
		Wegovy	Adipositas	s. c.	Wöchentlich	0,25–2,4 mg	Nicht erstattungsfähig
		Rybelsus	T2D	Oral	Täglich	3–14 mg	Nicht bei Adipositas zugelassen, nur bei T2D
Tirzepatid	GLP-1, GIP	Mounjaro	T2D	s. c.	Wöchentlich	2,5–15 mg	–
			Adipositas	s. c.	Wöchentlich	2,5–15 mg	Nicht erstattungsfähig
		Zepbound	Adipositas*	s. c.	Wöchentlich	2,5–15 mg	*Tirzepatid* ist bisher nur unter dem Handelsnamen Mounjaro in Deutschland zugelassen

GLP-1 Glucagon-like Peptide-1, *GIP* glukoseabhängiges insulinotropes Peptid, * keine Zulassung in Deutschland, *T2D* Typ-2-Diabetes, *s. c.* subkutane Injektion

tion bei übergewichtigen und adipösen Erwachsenen mit Typ-2-Diabetes vor (Heymsfield et al. 2021).

Nichtmedikamentöse Therapien

- Ab einem BMI > 40 kg/m^2 können bei sorgfältiger Indikationsstellung nach wenigstens 6- bis 12-monatiger konservativer Behandlung auch **operative Therapien** zur Anwendung kommen. In der Adipositaschirurgie haben sich v. a. *gastric banding*, *gastric bypass* und *sleeve gastrectomy* etabliert.
- Eine medikamentöse Therapie sollte immer von **verhaltenstherapeutischen** (mit Selbsthilfemanualen) **und diätetischen Maßnahmen** begleitet werden. Die **Nahrung** sollte in erster Linie fettarm sein. Eine mögliche Alternative stellen kohlenhydratarme Diäten dar, unter denen gleichfalls günstige Effekte auf den Glukose- und Fettstoffwechsel beschrieben wurden.
- Ein wesentliches Element der Adipositastherapie ist **körperliche Bewegung**. Diese führt nicht nur zu einer Steigerung des Kalorienumsatzes, sondern auch zu einer Vermehrung der Muskelmasse, die wiederum zu einer Erhöhung des Grundumsatzes führt.
- Trotz neuer medikamentöser Behandlungsmöglichkeiten bleibt die **Adipositasprävention** höchstes Ziel. Weitere Details zum Vorgehen in der Adipositastherapie finden sich in der Leitlinie „*European Practical and Patient-Centred Guidelines for Adult Obesity Management in Primary Care*" (Durrer Schutz et al. 2019).

9.2.8 Gewichtszunahme als Nebenwirkung unter Psychopharmaka

In der psychiatrischen Pharmakotherapie hat eine Gewichtszunahme unter Psychopharmaka (▫ Tab. 9.1) großen Einfluss auf die medikamentöse Adhärenz. Eine Gewichtszunahme hat darüber hinaus gravierende Konsequenzen in Bezug auf die Lebensqualität und stellt einen Risikofaktor für die Entwicklung einer gestörten Glukosetoleranz und eines Diabetes sowie einen Risikofaktor für Karzinome (u. a. Mamma-, Prostata-, Kolonkarzinom) dar. Als zentrale Komponente des **metabolischen Syndroms** (▶ 3.6.2) geht eine abdominelle Adipositas zudem wahrscheinlich mit einem erhöhten Risiko für Herz-Kreislauf-Erkrankungen einher.

Die einzelnen Psychopharmaka zeigen bezüglich ihrer Wirkung auf das Körpergewicht deutliche Unterschiede. Diese scheinen v. a. durch die unterschiedliche Affinität der Substanzen zum histaminergen H_1-Rezeptor, aber auch durch serotonerge Mechanismen bedingt zu sein (Himmerich et al. 2015). Ein AM führt umso mehr zur Gewichtszunahme, je stärker es antihistaminerg wirkt. Das Ausmaß der Gewichtszunahme variiert zwischen den einzelnen AM und individuell. Da die **Gewichtsentwicklung zu Beginn einer Psychopharmakotherapie** den weiteren Gewichtsverlauf unter diesem AM vorhersagt, sollte besonderes Augenmerk auf die Gewichtsveränderungen in den ersten Wochen der Therapie gerichtet werden, und es sollten bei erheblicher Gewichtszunahme Gegenmaßnahmen ergriffen oder die Medikation, wenn möglich, umgestellt werden. Bei der Auswahl eines Psychopharmakons sollte Medikamenten mit einem geringen Risiko für die Induktion einer Gewichtszunahme der Vorrang gegeben werden.

Die GLP-1-Rezeptoragonisten *Liraglutid* und *Exenatid* zeigten in jeweils einer RCT eine signifikante Gewichtsabnahme bei mit *Clozapin* oder *Olanzapin* behandelten Patienten (▶ 9.2.7; Larsen et al. 2017; Siskind et al. 2018). Neben den GLP-1-Rezeptoragonisten könnte auch der GLP- und GIP-Rezeptoragonist *Tirzepatid* bei psychopharmakologisch induzierter Gewichtszunahme *off label* zum Gewichtsmanagement erwogen werden (McIntyre et al. 2024).

Das Antidepressivum *Bupropion* zeigte in einer RCT eine signifikante Gewichtsabnahme bei mit *Olanzapin* oder *Risperidon* behandelten Patienten.

Die Gewichtszunahme als NW unter Antidepressiva wird in ▶ 1.5 und ◘ Tab. 1.4 (Spalte „Gewichtszunahme") und unter Antipsychotika und ihrer Therapie in ▶ 3.6.2 und ◘ Tab. 3.3 beschrieben.

9.3 Präparate

Auf die Angabe der Packungsgrößen wird verzichtet. Bei Generika wird in der Regel auch auf die Angabe der Darreichungsformen verzichtet, abweichende Dosierungen von Generika werden, so weit bekannt, erwähnt. Packungsgrößen und Darreichungsformen müssen ggf. der Fachinformation entnommen werden. Es wird auf das Risiko der Kombination mit sedierenden Arzneimitteln und Alkohol hingewiesen. Schwangerschaftsrisiken ▶ Kap. 14.

9.3.1 Bupropion/Naltrexon

Bupropion/Naltrexon

Kombination eines Antidepressivums (*Bupropion*, ▶ 1.13.3, Präparat) und eines Opioidantagonisten (*Naltrexon* ▶ 9.2.7 und ▶ 7.4.12, Präparat)

Mysimba (Orexigen)
Tbl. Bupropion (78 mg) und Naltrexon (7,2 mg)

▪ **Pharmakodynamik und Pharmakokinetik**
- *Naltrexon* (▶ 7.4.12, Präparat), *Bupropion* (▶ 1.13.3, Präparat).

▪ **Indikationen und Behandlungshinweise**
- *Gewichtsmanagement Adipöser (BMI ≥ 30 kg/m*^{2}*) sowie Übergewichtiger (BMI ≥ 27 bis < 30 kg/m*^{2}*) mit einem weiteren gewichtsabhängigen Risikofaktor (Bluthochdruck, Typ-2-Diabetes, erhöhtes Gesamtcholesterin) zusätzlich zu kalorienreduzierter Ernährung und körperlicher Aktivität*[z].
- Die Behandlung sollte nach 16 Wochen abgesetzt werden, wenn Patienten zu diesem Zeitpunkt ihr Ausgangsgewicht nicht um mindestens 5 % reduzieren konnten.
- Es ist in Deutschland zwar prinzipiell zugelassen, aber nicht auf dem deutschen Markt erhältlich.

- **Dosierung**

- In Woche 1: täglich morgens 1 Tbl. (78 mg/7,2 mg), in Woche 2: täglich 1 Tbl. morgens und 1 Tbl. abends, in Woche 3: täglich 2 Tbl. morgens und 1 Tbl. abends, ab Woche 4: 2 Tbl. morgens und 2 Tbl. abends.
- Im Einzelfall kann es angezeigt sein, die Plasmakonzentrationen der wirksamen Metaboliten von *Bupropion* oder *Naltrexon* zu messen, z. B. zur Überprüfung der Adhärenz. *Bupropion* und *Naltrexon* wirken im Wesentlichen über ihre aktiven Metaboliten *4-Hydroxybupropion* bzw. *6β-Naltrexol*, deren Konzentrationen im Blut deutlich höher sind als die der Muttersubstanzen. Die morgendlichen Konzentrationen (Talspiegel) sollten für *4-Hydroxybupropion* zwischen 100 und 440 ng/ml (Ende Woche 1), 241 und 1024 ng/ml (Ende Woche 2), 343 und 1431 ng/ml (ab Ende Woche 3) bzw. 482–2049 ng/ml (ab Ende Woche 4) und für *6β-Naltrexol* zwischen 1,7 und 2,2 ng/ml (Ende Woche 1), 5,3 und 7,1 ng/ml (Ende Woche 2), 7,0 und 9,3 ng/ml (Ende Woche 3) bzw. 10,6 und 14,2 ng/ml (ab Ende Woche 4) liegen.

- **Nebenwirkungen, Risikopopulationen und Intoxikationen**

Sehr häufig Übelkeit, Erbrechen, Bauchschmerzen, Kopfschmerzen, Obstipation, Schlafstörungen, Angst, Unruhe, Gelenk- und Muskelschmerzen.

9

Häufig Lymphopenie, Schwindel, Tremor, Reizbarkeit, Fieber, verminderter Appetit, Diarrhö, verändertes Geschmacksempfinden, Mundtrockenheit, Zahnschmerzen, Konzentrationsschwierigkeiten, Schläfrigkeit, Tinnitus, Herzrhythmusstörungen und EKG-Veränderungen, verzögerte Ejakulation, Hyperhidrose, Exanthem, Pruritus, Alopezie.

Selten Bewusstseinsverlust, epileptische Anfälle.

Risikopopulationen *Naltrexon* (► 7.4.12, Präparat), *Bupropion* (► 1.13.3, Präparat).

Intoxikationen Akzentuierte NW, bisher keine Berichte dauerhafter oder ernster Gesundheitsschäden bei Überdosierung.

- **Kontraindikationen**

- Tumoren des ZNS, Hypertonie, Epilepsie, Alkohol- oder Sedativaabhängigkeit oder -entzug, bipolare Störung, Anorexia und Bulimia nervosa, Leber- oder Niereninsuffizienz.

- **Interaktionen**

- *Naltrexon* (► 7.4.12, Präparat), *Bupropion* (► 1.13.3, Präparat). Opioidhaltige Arzneimittel wirken bei Patienten, die Mysimba einnehmen, möglicherweise nicht ausreichend, da *Naltrexon* die Wirkung von Opioiden blockiert. Vorsicht bei gleichzeitiger Einnahme serotonerger AM (selten Krampfanfälle und Serotoninsyndrom).

- **Bewertung**

Bupropion/Naltrexon ist für adipöse Patienten, die nicht an einer arteriellen Hypertonie, einer Anorexie oder Bulimie oder einem Tumor des ZNS leiden, geeignet.

Cave: Krampfanfälle in der Anamnese müssen sicher ausgeschlossen werden. Ein EU-Review hat mit Blick auf die häufig auftretende Schläfrigkeit sowie mögliche epileptische Anfälle und Bewusstseinsverlust eine Warnung für das Führen von Fahrzeugen und Maschinen sowie das Durchführen gefährlicher Aufgaben herausgegeben. Mysimba ist vom G-BA als Lifestyle-Medikament bewertet worden, kann nicht zulasten der gesetzlichen Krankenversicherung verordnet werden und ist in Deutschland zwar zugelassen, aber nicht erhältlich. *Naltrexon/Bupropion* soll nicht bei Personen angewendet werden, die von Opioiden abhängig sind, die mit Opioidagonisten wie *Methadon* oder *Buprenorphin* behandelt werden, und bei Personen, die einen akuten Opioidentzug durchlaufen.

9.3.2 Liraglutid

Liraglutid

GLP-1-Analogon *γ-L-Glutamoyl(N-α-hexadecanoyl)-Lys26, Arg34-GLP-1(7–37)*

Saxenda (Novo Nordisk)
Victoza (Novo Nordisk)
Injektionslsg. 6 mg/ml im Fertig-Pen

▪ Pharmakodynamik

- *Liraglutid* ist ein GLP(*glucagon-like peptide*)-1-Analogon, das an den GLP-1-Rezeptor bindet und diesen aktiviert. Dadurch kommt es zu gesteigertem zentralem Sättigungsgefühl, Verzögerung der Magenentleerung, gesteigerter Insulinsekretion und glukoseabhängiger Reduktion der Glukagonsekretion im Pankreas.

▪ Pharmakokinetik

- Nach subkutaner Applikation wird *Liraglutid* langsam resorbiert. In pharmakokinetischen Untersuchungen wurden maximale Konzentrationen 8–12 h nach der Gabe ermittelt. *Liraglutid* ist ein verzweigtkettiges, aus 32 Aminosäuren bestehendes Peptid. Das N-terminale Ende ist durch eine Fettsäure acyliert. Dadurch wird diese Substanz vor dem Abbau durch Dipeptidylpeptidase-IV (DPP-IV) geschützt, während GLP-1 selbst durch DPP-IV abgebaut wird. Es wird durch endogene Peptidasen proteolytisch abgebaut. Die Eliminations-HWZ liegt bei 13 h. Die absolute Bioverfügbarkeit beträgt etwa 55 %.

▪ Indikationen und Behandlungshinweise

- *Zusatztherapie (Add-on-Therapie) unter dem Handelsnamen Saxenda in Kombination mit kalorienreduzierter Diät und vermehrter körperlicher Aktivität zur Gewichtsabnahme bei Erwachsenen mit einem BMI ≥ 30 kg/m²*[z].
- *Bei übergewichtigen Erwachsenen mit einem BMI von ≥ 27 bis < 30 kg/m², wenn gleichzeitig eine Folgeerkrankung des Übergewichts vorliegt*[z], z. B. Diabetes, Hypertonie, Dyslipidämie oder Schlafapnoe-Syndrom.

- *Kinder und Jugendliche ab 12 J.: Liraglutid darf bei adipösen Jugendlichen eingesetzt werden, deren Ausgangs-BMI mindestens einem Erwachsenen-BMI-Wert von 30 kg/m² entspricht und wenn sie ein Körpergewicht > 60 kg haben*[z].
- Wenn nach Anwendung der Dosierung von 3 mg/d über 12 Wochen bei beiden Indikationen nicht > 5 % des ursprünglichen Körpergewichts abgenommen wurden, ist die Therapie mit *Liraglutid* zu beenden.
- Bei Patienten mit Adipositas verringert *Liraglutid* das Risiko, einen Typ-2-Diabetes zu entwickeln (▶ 9.2.7).
- Unter dem Handelsnamen Victoza kann *Liraglutid* in der Indikation Typ-2-Diabetes verschrieben werden, es ist aber unter diesem Handelsnamen nicht für die Adipositasbehandlung zugelassen.
- Bei bereits bestehender **Schilddrüsenerkrankung** wurde in klinischen Studien über eine erhöhte schilddrüsenbezogene NW-Rate berichtet. *Liraglutid* sollte deshalb bei diesen Patienten mit Vorsicht angewendet werden (▶ Sonstige Nebenwirkungen).

9

▪ Dosierung

- Zu Beginn: 0,6 mg/d *Liraglutid* (0,1 ml Injektionslösung). Nach mindestens einer Woche wird die Dosis auf 1,2 mg/d verdoppelt und danach weiter pro Woche um 0,6 mg/d bis auf 3 mg/d gesteigert.
- Unter dem Handelsnamen Victoza in der Indikation Typ-2-Diabetes zunächst 0,6 mg einmal täglich für mindestens 1 Woche, dann Erhöhung auf 1,2 mg einmal täglich für mindestens 1 Woche, dann bei Bedarf Erhöhung auf 1,8 mg einmal täglich.
- Subkutane Applikation mittels Fertig-Pen.

▪ Nebenwirkungen, Risikopopulationen und Intoxikationen

Sehr häufig Übelkeit, Erbrechen, Diarrhö.

Häufig Hypoglykämie, Appetitminderung. Da *Liraglutid* die Glukosekonzentration im Blut senkt, können als Folge Kopfschmerzen, Benommenheit und Tremor auftreten. Besonders ist auf die Möglichkeit einer Pankreatitis, der Gallensteinentstehung und anderer gutartiger Erkrankungen der Gallenblase und Gallenwege hinzuweisen. Biliäre Probleme, v. a. Gallensteine, treten unter *Liraglutid* und *Semaglutid* rund doppelt so häufig auf wie unter Plazebo. Erhöhte Kalzitoninkonzentrationen im Blut sowie Struma traten insbesondere bei Patienten mit bestehender Schilddrüsenerkrankung in den klinischen Studien auf.

Sonstige Nebenwirkungen Ein erhöhtes Risiko für Schilddrüsenneoplasien ist nicht auszuschließen, da sich im Tierversuch Schilddrüsenneoplasien zeigen und eine Analyse von Daten des *FDA Adverse Event Reporting System* (FAERS), eines Erfassungssystems für NW, Anzeichen für ein erhöhtes Risiko für medulläre und papilläre Schilddrüsenkarzinome unter der Therapie mit GLP-1-Rezeptoragonisten fand (Yang et al. 2022).

Risikopopulationen **Herz:** Keine Anwendungsbeschränkungen bei Herzerkrankungen. **Leber** und **Niere:** Keine Anwendungsbeschränkungen bei Leber- und Nierenerkrankungen. *Liraglutid* scheint nach einer retrospektiven Studie bei Patienten mit chronischer Nierenerkrankung sicher zu sein (San et al. 2023) und bei Patienten mit Typ-2-Diabetes zu einer Verbesserung der Leberentzündung und der Leberfibrose zu führen.

Intoxikationen Akzentuierte NW, bisher keine Berichte dauerhafter oder ernster Gesundheitsschäden bei Überdosierung.

Kontraindikationen

- Typ-1-Diabetes.

Interaktionen

- Vorsicht bei Kombination mit Sulfonylharnstoffen; es können Hypoglykämien auftreten. Das Risiko kann durch Senkung der Sulfonylharnstoff-Dosis gesenkt werden.
- Durch die verzögerte Magenentleerung kann die Resorption gleichzeitig oral angewandter AM beeinflusst werden. Für *Atorvastatin* oder *Digoxin* ist T_{max} um 1–3 h verzögert, C_{max} ist im Mittel um 38 bzw. 31 % vermindert.
- Kein pharmakokinetisches Interaktionspotenzial mit Medikamenten, die über Cytochrom-P450-Enzyme abgebaut werden.

Bewertung

Liraglutid hatte bereits vor seiner Zulassung zur Behandlung von Übergewicht und Adipositas unter den Handelsnamen Victoza und Xultophy als Antiadipositum für Patienten mit Typ-2-Diabetes und einem BMI ≥ 30 große Verbreitung in Adipositas-Spezialsprechstunden gefunden. Vor allem ist *Liraglutid* für **adipöse Patienten mit Typ-2-Diabetes empfehlenswert**. *Liraglutid* ist unter dem Handelsnamen Saxenda in Europa zur Behandlung der Adipositas zugelassen; es ist vom G-BA als Lifestyle-Medikament bewertet worden und kann damit nicht zulasten der gesetzlichen Krankenkassen verordnet werden. Unter dem Produktnamen Victoza ist der Wirkstoff *Liraglutid* allerdings als Antidiabetikum bei Verordnung erstattungspflichtig. *Liraglutid* muss täglich injiziert werden, während die Einnahme von *Semaglutid* (► 9.3.4) lediglich wöchentliche Injektionen erfordert. Es gibt Hinweise aus einer Metaanalyse (Silverii et al. 2024) auf ein erhöhtes Risiko für die Entwicklung von Schilddrüsenkarzinomen und eine erhöhte schilddrüsenbezogene NW-Rate bei Schilddrüsenvorerkrankungen unter *Liraglutid* (sowie auch *Semaglutid*). Die Datenlage dazu ist aber nicht abgesichert.

9.3.3 Orlistat

Orlistat

Lipasehemmer

Orlistat ratiopharm[1] (ratiopharm)
Kps. 60/120 mg

Xenical (Roche)
Kps. 120 mg

[1] Aufgrund einer höheren Zahl von Orlistat-Generika wird auf eine Auflistung von weiteren Präparaten mit der Anfangsbezeichnung „Orlistat“ verzichtet

▪ **Pharmakodynamik**

- *Orlistat* bindet irreversibel an die Pankreaslipase, 30 % des aufgenommenen Fetts werden somit unverdaut wieder ausgeschieden.

▪ **Pharmakokinetik**

- < 1 % der eingenommenen Dosis wird aus dem Gastrointestinaltrakt absorbiert. Die Wirkung auf die Fettverdauung erreicht nach 4 Tagen ein Maximum.

▪ **Indikationen und Behandlungshinweise**

- *Adipositas*[z] oder *Übergewicht*[z] (BMI ≥ 30 kg/m^2) bei Vorliegen begleitender Risikofaktoren bei gleichzeitiger Einhaltung einer hypokalorischen Diät im Sinne eines „Gewichtsmanagements“.
- *Orlistat* ist in einer Dosierung von 60 mg rezeptfrei, aber apothekenpflichtig für die Gewichtsreduktion von Erwachsenen mit einem BMI von mindestens 28 kg/m^2 zugelassen. Das AM sollte nicht länger als 6 Monate eingenommen werden.

9

▪ **Dosierung**

- Xenical: 3 × 120 mg/d[z]; 30–60 min vor der Nahrungsaufnahme und nicht mehr als 1 h später einnehmen. Enthält die Mahlzeit keine Fette (oder wird sie ausgelassen), kann auf die Medikation verzichtet werden.
- Orlistat 60 mg Kps.: 3 × 60 mg/d[z].

▪ **Nebenwirkungen, Risikopopulationen und Intoxikationen**

Sehr häufig Diarrhö, Steatorrhö, ölige Absonderungen am After, Bauchschmerzen und -beschwerden, Flatulenz, Stuhldrang, vermehrte Stühle, Kopfschmerzen, Infektionen der Atemwege, Hypoglykämie, Influenza.

Häufig Völlegefühl und Blähungen, Rektumschmerzen, Stuhlinkontinenz, Zahnbeschwerden, Harnwegsinfektion, Menstruationsbeschwerden, Abgeschlagenheit, Angstgefühle.

Risikopopulationen **Herz**, **Leber** und **Niere:** Bei nur minimaler Resorption sind kaum systemische Wirkungen zu erwarten. *Orlistat* kann Nierensteine bei chronischer Nierenerkrankung verursachen.

Intoxikationen Akzentuierte NW zu erwarten, bisher jedoch keine Berichte symptomatischer Überdosierungen.

▪ **Kontraindikationen**

- Chronisches Malabsorptionssyndrom, Cholestase.

Relative Kontraindikationen
- Ältere Patienten.

▪ Interaktionen
- Keine pharmakodynamischen Interaktionen, weil *Orlistat* das Darmlumen nicht in nennenswerten Mengen verlässt.
- Keine Kombination mit Fibraten, *Acarbose*, Biguaniden.
- Vorsicht bei gleichzeitiger Gabe von *Pravastatin.*
- Bei Kombination von Antikoagulanzien, z. B. *Phenprocoumon*, INR regelmäßig kontrollieren, denn *Orlistat* vermindert die Resorption von *Vitamin K.*
- *Orlistat* vermindert auch die Resorption anderer fettlöslicher Vitamine (A, D, E). Im Einzelfall sollte die Einnahme eines Multivitaminpräparats vor dem Schlafengehen erwogen werden.
- Die Behandlung mit Antidiabetika ist bei gleichzeitiger Gabe von *Orlistat* engmaschig zu überwachen. Es wurden Fälle rektaler Blutungen gemeldet.
- *Orlistat* kann indirekt die Verfügbarkeit von oralen Kontrazeptiva, Schilddrüsenhormonen, Antiepileptika und *Amiodaron* verringern (Fälle ungewollter Schwangerschaften, Hypothyreosen und epileptischer Anfälle).
- *Orlistat* vermindert die Bioverfügbarkeit von *Ciclosporin.* Bei Kombination (Senkung der *Ciclosporin*-Spiegel im Blut um etwa 30 %) Kontrolle der *Ciclosporin*-Plasmakonzentrationen, bis diese sich stabilisiert haben.

▪ Bewertung
Wegen der schlechten gastrointestinalen Verträglichkeit und des fraglichen langfristigen Nutzens ist *Orlistat* **nicht empfehlenswert**. *Orlistat* ist vom G-BA als Lifestyle-Arzneimittel bewertet worden und kann nicht zulasten der gesetzlichen Krankenversicherung verordnet werden.

9.3.4 Semaglutid

Semaglutid

GLP-1-Rezeptoragonist

Ozempic (Novo Nordisk)
Injektionslsg. im Fertig-Pen 0,25/0,5/1/2 mg
Rybelsus (Novo Nordisk)
Tbl. 1,5/3/4/7/9/14 mg
Wegovy (Novo Nordisk)
Injektionslsg. im Fertig-Pen 0,25/0,5/1/2,4 mg
FlexTouch Injektionslsg. im Fertig-Pen 0,25/0,5/1/2,4 mg

- **Pharmakodynamik**

- *Semaglutid* ist ein GLP(*glucagon-like peptide*)-1-Analogon, das an den GLP-1-Rezeptor bindet und diesen aktiviert. Dadurch kommt es zu gesteigertem zentralem Sättigungsgefühl, Verzögerung der Magenentleerung, gesteigerter Insulinsekretion und glukoseabhängiger Reduktion der Glukagonsekretion im Pankreas.

- **Pharmakokinetik**

- Nach subkutaner Applikation wird *Semaglutid* langsam resorbiert. Die Eliminations-HWZ liegt bei einer Woche. Damit ist es im Gegensatz zu *Liraglutid* für eine wöchentliche Injektion geeignet. Seine hohe Albuminbindung führt zu einer verringerten renalen Clearance und einem Schutz vor metabolischem Abbau. Darüber hinaus ist *Semaglutid* gegen Abbau durch das proteolytische Enzym DPP-IV stabilisiert. Die absolute Bioverfügbarkeit von *Semaglutid* beträgt etwa 89 %.
- Die Resorption von oralem *Semaglutid* erfolgt überwiegend im Magen. Die geschätzte Bioverfügbarkeit von *Semaglutid* beträgt nach oraler Verabreichung etwa 1 %.

- **Indikationen und Behandlungshinweise**

- *Für die Zusatztherapie (Add-on-Therapie) bei Adipositas und Übergewicht* (genaue Bedingungen s. unten) ist *Semaglutid* als subkutane Injektion unter dem Handelsnamen Wegovy in Kombination mit kalorienreduzierter Diät und vermehrter körperlicher Aktivität zur Gewichtsabnahme zugelassen. Die subkutane Injektion unter dem Handelsnamen Ozempic ist bei Typ-2-Diabetes, aber nicht bei der Adipositas ohne Typ-2-Diabetes zugelassen. Auch das oral verabreichte *Semaglutid* unter dem Handelsnamen Rybelsus ist nur bei Typ-2-Diabetes, nicht bei der Adipositas ohne Typ-2-Diabetes zugelassen (◘ Tab. 9.2).
  - *bei Erwachsenen mit einem BMI ≥ 30 kg/m*^{2}[z].
  - *Bei übergewichtigen Erwachsenen mit einem BMI von ≥ 27 bis < 30 kg/m*^{2}*, wenn gleichzeitig eine Folgeerkrankung des Übergewichts (Diabetes, Hypertonie, Dyslipidämie, Schlafapnoe-Syndrom) oder eine Vorgeschichte mit kardiovaskulären Erkrankungen oder Schlaganfall vorliegt*[z].
- Es ist noch nicht geklärt, ob bei **Schilddrüsenerkrankungen** unter *Semaglutid* eine erhöhte schilddrüsenbezogene NW-Rate besteht. *Semaglutid* sollte deshalb bei diesen Patienten mit Vorsicht angewendet werden (► Sonstige Nebenwirkungen).

- **Dosierung**

- Subkutane Applikation von *Semaglutid* (Handelsname: Wegovy) mittels Fertig-Pen: Um die Wahrscheinlichkeit von gastrointestinalen NW zu verringern, sollte die Dosis über einen Zeitraum von 16 Wochen auf eine Erhaltungsdosis von 2,4 mg einmal wöchentlich erhöht werden: Dosis in Woche 1–4: 0,25 mg *Semaglutid*; in Woche 5–8: 0,5 mg; in Woche 9–12: 1 mg; in Woche 13–16: 1,7 mg; Erhaltungsdosis 2,4 mg.
- Subkutane Applikation von *Semaglutid* (Handelsname: Ozempic) nur bei Typ-2-Diabetes, nicht bei Adipositas ohne Diabetes zugelassen. Initial 0,25 mg ein-

mal wöchentlich s. c. für 4 Wochen, Woche 5–8: Steigerung auf 0,5 mg einmal wöchentlich, ggf. Steigerung auf 1 mg einmal wöchentlich für mindestens 4 Wochen, danach bei Bedarf Steigerung auf 2 mg einmal wöchentlich.
- Orale Applikation von *Semaglutid* (Handelsname: Rybelsus) nur bei Typ-2-Diabetes, nicht bei Adipositas ohne Diabetes zugelassen. Initialdosis zunächst 3 mg einmal täglich für einen Monat, dann 7 mg einmal täglich für mindestens 1 Monat. Falls erforderlich, Erhöhung auf 14 mg einmal täglich als 14-mg-Tablette; die Verwendung von zwei 7-mg-Tabletten zum Erreichen einer Tagesdosis von 14 mg wurde nicht untersucht und kann daher nicht empfohlen werden.

▪ Nebenwirkungen, Risikopopulationen und Intoxikationen

Sehr häufig Übelkeit, Erbrechen, Diarrhö.

Häufig Gastrointestinale Beschwerden wie Obstipation und Flatulenz, Kopfschmerzen, Schwindel und Erschöpfung, Hypoglykämie, Verschlechterung einer diabetischen Retinopathie, Cholelithiasis, Alopezie, Appetitminderung und Pulserhöhung. Patienten, die mit *Semaglutid* behandelt werden, sollten auf das potenzielle Dehydrierungsrisiko im Zusammenhang mit gastrointestinalen NW hingewiesen werden und Vorkehrungen gegen Flüssigkeitsverluste treffen. Biliäre Probleme, v. a. Gallensteine, treten unter *Liraglutid* und *Semaglutid* rund doppelt so häufig auf wie unter Plazebo.

Sonstige Nebenwirkungen Im Tierversuch wurden nichttödliche Schilddrüsen-C-Zell-Tumoren beobachtet. Diese sind ein Klasseneffekt für GLP-1-Rezeptoragonisten. Die Nagetier-C-Zell-Tumoren werden durch einen nichtgenotoxischen, spezifischen GLP-1-Rezeptor-vermittelten Mechanismus verursacht, auf den Nagetiere besonders empfindlich reagieren. Die Relevanz für den Menschen wird als gering eingeschätzt, kann aber nicht vollständig ausgeschlossen werden (s. auch ▶ 9.3.2, *Liraglutid*, Sonstige Nebenwirkungen).

Risikopopulationen **Herz:** Es gibt keine Erfahrungen bei Patienten mit Herzinsuffizienz des NYHA-Stadiums IV, daher wird die Anwendung von *Semaglutid* bei diesen Patienten nicht empfohlen. **Leber** und **Niere:** Stark eingeschränkte Leber- und Nierenfunktion.

Intoxikationen Akzentuierte NW, bisher keine Berichte dauerhafter oder ernster Gesundheitsschäden bei Überdosierung.

▪ Kontraindikationen

- Typ-1-Diabetes, diabetische Retinopathie, diabetische Ketoazidose, stark eingeschränkte Nieren- oder Leberfunktion, schwere Herzinsuffizienz, familiäres medulläres Schilddrüsenkarzinom und multiple endokrine Neoplasie Typ 2.
- Kinder und Jugendliche < 18 J.

Relative Kontraindikationen
- Patienten > 75 J.,
- verzögerte Magenentleerung (Gastroparese),
- inflammatorische Darmerkrankung.

■ **Interaktionen**
- Bei gleichzeitiger Behandlung von Patienten mit *Semaglutid* und *L-Thyroxin* sollte eine Überwachung der Schilddrüsenparameter erwogen werden.
- Durch die verzögerte Magenentleerung kann die Resorption gleichzeitig oral angewandter AM beeinflusst werden.
- Kein pharmakokinetisches Interaktionspotenzial mit Medikamenten, die über Cytochrom-P450-Enzyme abgebaut werden.

■ **Bewertung**
Semaglutid ist ein neues AM aus der Gruppe der GLP-1-Rezeptoragonisten. Unter dem Handelsnahmen Wegovy ist es für adipöse Patienten mit oder ohne Typ-2-Diabetes empfehlenswert. Es konnte gezeigt werden, dass *Semaglutid* das kardiovaskuläre Erkrankungsrisiko bei Patienten mit Übergewicht und Adipositas reduziert. Als Antidiabetikum ist *Semaglutid* unter den Handelsnahmen Ozempic (zur subkutanen Injektion) und Rybelsus (als Tablettenform) zugelassen. *Semaglutid* scheint als subkutane Injektion wirksamer zu sein als in Tablettenform, bei der die Bioverfügbarkeit nach oraler Einnahme nur 1 % beträgt. Ein Vorteil gegenüber *Liraglutid* liegt in der einfacheren Darreichungsform (wöchentliche Injektion) und besseren Wirksamkeit. Es gibt Hinweise auf ein erhöhtes Risiko für die Entwicklung von Schilddrüsenkarzinomen und eine erhöhte schilddrüsenbezogene NW-Rate bei Schilddrüsenvorerkrankungen unter *Semaglutid* (und auch *Liraglutid*). Die Datenlage dazu ist aber nicht abgesichert. Der G-BA entschied im April 2021, dass *Semaglutid* als Adipositas-Medikation nicht zulasten der gesetzlichen Krankenkassen verordnet werden kann. Unter dem Produktnamen Ozempic ist der Wirkstoff *Semaglutid* allerdings als Antidiabetikum bei Verordnung erstattungspflichtig.

9

9.3.5 Tirzepatid

Tirzepatid

GLP-1- und GIP-Rezeptoragonist

Mounjaro (Eli Lilly)
Injektionslsg. in Durchstechflasche 2,5/5/7,5/10/12,5/15 mg
Injektionslsg. in Fertig-Pen (KwikPen®) 2,5/5/7,5/10/12,5/15 mg
Zepbound (Eli Lilly)
Injektionslsg. in Fertig-Pen 2,5/5/7,5/10/12,5/15 mg

■ **Pharmakodynamik**
- *Tirzepatid* ist ein GLP(*glucagon-like peptide*)-1- und GIP(*glukoseabhängiges insulinotropes Peptid*)-Rezeptoragonist. Durch die Bindung an und Aktivierung von GLP-1- und GIP-Rezeptoren kommt es zu gesteigertem zentralem Sättigungsgefühl, Verzögerung der Magenentleerung, gesteigerter Insulinsekretion und glukoseabhängiger Reduktion der Glukagonsekretion im Pankreas.

Pharmakokinetik

- Nach subkutaner Applikation wird *Tirzepatid* langsam resorbiert. Die Eliminations-HWZ liegt bei 5 Tagen. Seine hohe Albuminbindung erlaubt eine wöchentliche Injektion. Die Bioverfügbarkeit von *Tirzepatid* beträgt etwa 80 %. Die Zeit, die benötigt wird, um den maximalen Serumspiegel zu erreichen, liegt zwischen 8 und 72 h. Als modifiziertes Polypeptid wird *Tirzepatid* in verschiedenen Geweben, einschließlich der Leber, in einzelne Aminosäuren umgewandelt.

Indikationen und Behandlungshinweise

- *Zusatztherapie (Add-on-Therapie) in Kombination mit kalorienreduzierter Diät und vermehrter körperlicher Aktivität zur Gewichtsabnahme*
  - *bei Erwachsenen mit einem BMI ≥ 30 kg/m*^{2}[z].
  - *bei übergewichtigen Erwachsenen mit einem BMI von ≥ 27 bis < 30 kg/m*^{2}*, wenn gleichzeitig eine Folgeerkrankung des Übergewichts (Diabetes, Hypertonie, Dyslipidämie, Schlafapnoe-Syndrom) oder eine Vorgeschichte mit kardiovaskulären Erkrankungen oder Schlaganfall vorliegt*[z].
- Zusatztherapie des mittelschweren bis schweren obstruktiven Schlafapnoe-Syndroms (OSA) bei Erwachsenen mit Adipositas in Kombination mit kalorienreduzierter Diät und vermehrter körperlicher Bewegung (in D in dieser Indikation noch nicht zugelassen).
- Ähnlich wie beim *Semaglutid* ist noch nicht geklärt, ob bei **Schilddrüsenerkrankungen** unter *Tirzepatid* eine erhöhte schilddrüsenbezogene NW-Rate besteht. *Tirzepatid* sollte mit Vorsicht angewendet werden, wenn es eine Vorgeschichte oder eine aktuelle Erkrankung an einer **Magenentleerungsstörung**, einer **Pankreatitis**, einer **diabetischen Retinopathie** oder eines **Makulaödems** gibt.
- Vorsicht ist weiterhin wegen der der Gefahr einer **Hypoglykämie** bei gleichzeitiger Behandlung mit anderen Antidiabetika geboten.

Dosierung

- Subkutane Applikation mittels Durchstechflasche oder Fertigpen: Die Anfangsdosis beträgt 2,5 mg einmal wöchentlich für 4 Wochen. Nach 4 Wochen kann die Dosis auf 5 mg einmal wöchentlich erhöht werden. Die Dosis kann bei Bedarf in Schritten von 2,5 mg auf 7,5 mg, 10 mg, 12,5 mg oder 15 mg einmal wöchentlich erhöht werden. Eine bestimmte Dosis sollte vor einer weiteren Dosiserhöhung für mindestens 4 Wochen beibehalten werden, bevor zu einer höheren Dosis übergegangen wird.

Nebenwirkungen, Risikopopulationen und Intoxikationen

Sehr häufig Übelkeit, Diarrhö, abdominelle Schmerzen, Erbrechen, Obstipation.

Häufig Hypoglykämie, allergische Reaktionen, Schwindel, Hypotonie, gastrointestinale Beschwerden wie Dyspepsie, gastroösophageale Refluxkrankheit und Flatulenz, Haarausfall, Müdigkeit, Reaktionen an der Injektionsstelle (z. B. Juckreiz oder Rötung), erhöhter Puls, erhöhte Konzentrationen von Pankreasenzymen (Lipase und Amylase) im Blut, erhöhte Calcitonin-Werte.

Sonstige Nebenwirkungen

- Gelegentlich treten Cholelithiasis oder Cholezystitis auf.
- Ein erhöhtes Risiko für Schilddrüsenkarzinome könnte ein Klasseneffekt für GLP-1-Rezeptoragonisten sein (s. auch ▶ 9.3.2, *Liraglutid*, Sonstige Nebenwirkungen).

Risikopopulationen **Herz:** Es gibt keine Erfahrungen bei Patienten mit Herzinsuffizienz des NYHA-Stadiums IV, daher wird die Anwendung von *Semaglutid* bei diesen Patienten nicht empfohlen. **Leber** und **Niere:** Stark eingeschränkte Leber- und Nierenfunktion.

Intoxikationen Akzentuierte NW, bisher keine Berichte dauerhafter oder ernster Gesundheitsschäden bei Überdosierung.

▪ Kontraindikationen

- Typ-1-Diabetes, diabetische Retinopathie, diabetische Ketoazidose, stark eingeschränkte Nieren- oder Leberfunktion, schwere Herzinsuffizienz, familiäres medulläres Schilddrüsenkarzinom und multiple endokrine Neoplasie Typ 2.
- Kinder und Jugendliche < 18 J.

Relative Kontraindikationen

- Patienten > 75 J.,
- verzögerte Magenentleerung (Gastroparese),
- inflammatorische Darmerkrankung.

9

▪ Interaktionen

- Bei gleichzeitiger Behandlung von Patienten mit *Tirzepatid* und *L-Thyroxin* sollte eine Überwachung der Schilddrüsenparameter erwogen werden.
- Durch die verzögerte Magenentleerung kann die Resorption gleichzeitig oral angewandter AM beeinflusst werden.
- Kein pharmakokinetisches Interaktionspotenzial mit Medikamenten, die über Cytochrom-P450-Enzyme abgebaut werden.

▪ Bewertung

Während die herkömmlichen GLP-1-Rezeptoragonisten (*Liraglutid*, *Semaglutid*) zu einem Gewichtsverlust von ca. 15 % über 1 Jahr führen, erreicht *Tirzepatid* bei einer wöchentlich injizierten Dosis zwischen 10 und 15 mg einen Gewichtsverlust von etwa 20 % (Jastreboff et al. 2022). Es ist als GLP-1- und GIP-Rezeptoragonist also wirksamer bezüglich einer Gewichtsabnahme als die reinen GLP-1-Rezeptoragonisten. Es kann daher für Patienten mit Adipositas empfohlen werden. Der G-BA entschied im September 2024, dass *Tirzepatid* als Adipositas-Medikation nicht zulasten der gesetzlichen Krankenkassen verordnet werden kann. In der Indikation „Typ-2-Diabetes mellitus" ist *Tirzepatid* jedoch zulasten der gesetzlichen Krankenversicherungen verordnungsfähig (Handelsname für beide Indikationen Mounjaro). In USA zusätzlich auch zur Behandlung des mittelschweren bis schweren obstruktiven Schlafapnoe-Syndroms (OSAS) bei Erwachsenen mit Adipositas zugelassen (Handelsname Zepbound). Das Risiko für die Entwicklung von Schilddrüsenkarzinomen ist bislang für alle GLP-1-Rezeptoragnisten nicht geklärt (s. auch ▶ 9.3.2, *Liraglutid*, und ▶ 9.3.4 *Semaglutid*).

9.3.6 Topiramat

Topiramat

Anfallssuppressivum, Kalzium- und Natriumkanalblocker; NbN: *GABA, Glutamate facilitation of GABA transmission, receptor antagonist on AMPA and KA*

Topamax[1] (Janssen-Cilag)
Filmtbl. 25/50/100/200 mg
Hartkps. 25/50 mg

[1] Topiramat-Generika werden nicht einzeln aufgeführt, weil Topiramat nicht für psychiatrische Indikationen zugelassen ist

Pharmakodynamik

- Inaktivierung spannungsabhängiger Kalzium- und Natriumkanäle.

Pharmakokinetik

- Bioverfügbarkeit: 81 %; T_{max} = ca. 2 h; $t_{1/2}$ = 19–23 h.
- Plasmakonzentrationen unter Steady State nach Gabe von 2 × täglich 50 mg 1,7–2,6 µg/ml$^{(p)}$.

Indikationen und Behandlungshinweise

- *Topiramat* ist in der Psychiatrie für keine Indikation zugelassen.
- *Off-label* → Bulimia nervosa → Binge-Eating-Störung → Adipositas → Borderline-Persönlichkeitsstörung (▸ 11.4.1) → Kokain- und gemischte Kokain- und Alkoholabhängigkeit (▸ 7.2.4).
- In der Neurologie zugelassen bei Epilepsie (fokale und tonisch-klonische Anfälle) und Migräneprophylaxe (nicht zur Akutbehandlung).
- Routineuntersuchungen: Regelmäßige Kontrolle des Blutbildes (Anämie häufig), von Kreatinin (Flüssigkeitszufuhr kann das Risiko für eine Nephrolithiasis reduzieren), Leberenzymen und Elektrolyten.

Dosierung

- Beginn mit 25 mg/d, Steigerung wöchentlich um 25 mg/d bis zur Zieldosis. Maximale Tagesdosis: 500 mg/d.
- Dosen für unterschiedliche Indikationen: Epilepsie: 100–200 mg/d, Migräneprophylaxe: 50–100 mg/d, Alkoholabhängigkeit: bis 300 mg/d, Bulimia nervosa: 100–400 mg/d, Binge-Eating-Störung: 200–600 mg/d, Adipositas: 100–400 mg/d.
- Dosis auf 2 Einzelgaben verteilen (morgens und abends).

Nebenwirkungen, Risikopopulationen und Intoxikationen

Sehr häufig Gewichtsabnahme, Parästhesien (ggf. Kaliumsubstitution), Müdigkeit, Schwindel, Geschmacksstörungen, Übelkeit, Diarrhö, Nasopharyngitis, Fatigue, affektive Störungen.

Häufig Anorexie, Anämie, mnestische und kognitive Störungen, eingeschränkte psychomotorische Störungen, Tremor, Gleichgewichtsstörungen, Dysarthrie, Gangstörung, Insomnie, Sedierung, Angst, Dyspnoe, Nephrolithiasis, Arthralgien, Muskelprobleme, Alopezie, Pruritus, Sehstörungen, Tinnitus, Ohrenschmerzen.

Selten/sehr selten Leberfunktionsstörungen, Engwinkelglaukom, Uveitis.

❗ Erhöhtes Risiko für Suizidalität ▶ 2.7.

Risikopopulationen **Herz:** Keine Anwendungsbeschränkungen bei kardialer Vorschädigung. **Leber** und **Niere:** Bei Leber- und/oder Nierenfunktionsstörungen aufgrund reduzierter Plasma-Clearance Dosisreduktion.

Intoxikationen Schläfrigkeit, Stupor, affektive Symptome, Dysarthrie, Doppelbilder, Koordinationsstörungen, Bauchschmerzen, Hypotonie, Erregtheit, Schwindel und Krampfanfälle; Abfall der Bikarbonatkonzentration im Plasma. Maßnahmen: Magenspülung oder Induktion von Erbrechen, ggf. Hämodialyse.

▪ Kontraindikationen

- Nieren- oder Leberinsuffizienz, metabolische Azidose, Nephrolithiasis, Dehydratation, Glaukom.

9

▪ Interaktionen

- Unter *Topiramat* ist das Risiko eines Engwinkelglaukoms 5-fach erhöht, unter *Bupropion* 2-fach. Es ist davon auszugehen, dass bei Kombination von *Bupropion* und *Topiramat* das Risiko weiter erhöht ist.
- *Topiramat* ist ein schwacher Induktor von CYP3A4, dadurch kann die Wirksamkeit anderer AM herabgesetzt sein. Bei Dosen von 200–800 mg *Topiramat* besteht die Möglichkeit einer verminderten kontrazeptiven Wirksamkeit durch Abfall der Wirkspiegel von *Ethinylestradiol* um bis zu 30 %. Es wird die **Einnahme eines Kontrazeptivums** mit einem **Östrogengehalt von nicht weniger als 35 µg pro Tablette** empfohlen.
- *Carbamazepin* und *Phenytoin* reduzieren die Plasmakonzentration von *Topiramat*, Zugabe oder Absetzen kann eine Anpassung der Dosierung von *Topiramat* erfordern.
- Die *Lithium*-Spiegel können ansteigen, sollten daher nach An- und Absetzen von *Topiramat* überwacht werden.
- Fallbericht über erhöhten Ammoniakgehalt im Blut bei Kombination von *Valproat* und *Topiramat*.

▪ Bewertung

Topiramat ist **nur in den Indikationen Epilepsie und Migräneprophylaxe zugelassen**. Es gibt mehrere psychiatrische Off-label-Indikationen (s. oben). Bei Bulimia nervosa gibt es allerdings mit *Fluoxetin* ein gut verträgliches zugelassenes alternatives Präparat, das als erste Behandlungsoption zu empfehlen ist. Bei Binge-Eating-Störung ist ein Behandlungsversuch mit *Topiramat* oder *Lisdexamfetamin* möglich. Bei Gewichtszunahme unter Psychopharmaka und bei Adipositas ist *Topiramat* als

Off-label-Indikation eine Alternative; in dieser Indikation ist *Topiramat* in der fixen Kombination mit *Phentermin* (Qsymia) in den USA zugelassen. **Cave:** Langsame Dosissteigerung zur Vermeidung kognitiver und mnestischer NW (Verkehrstauglichkeit kann eingeschränkt sein); keine Verordnung bei untergewichtigen Patienten.

Literatur

Attia E, Steinglass JE, Walsh BT et al (2019) Olanzapine versus placebo in adult outpatients with anorexia nervosa: a randomized clinical trial. Am J Psychiatry 176:449–456

AWMF Online (2019) S3-Leitlinie „Diagnostik und Therapie der Essstörungen". https://www.awmf.org/leitlinien/detail/ll/051-026.html. Zugegriffen: 20. Sept. 2025

Brewerton TD, D'Agostino M (2017) Adjunctive use of olanzapine in the treatment of avoidant restrictive food intake disorder in children and adolescents in an eating disorders program. J Child Adolesc Psychopharmacol 27:920–922

Durrer Schutz D, Busetto L, Dicker D et al (2019) European practical and patient-centred guidelines for adult obesity management in primary care. Obes Facts 12:40–66

Gray E, Chen T, Menzel J et al (2018) Mirtazapine and weight gain in avoidant and restrictive food intake disorder. J Am Acad Child Adolesc Psychiatry 57:288–289

Guerdjikova AI, Ward A, Ontiveros M, McElroy SL (2024) Semaglutide misuse in atypical Anorexia nervosa—A case report. J Clin Psychopharmacol 44:179–180. https://doi.org/10.1097/JCP.0000000000001820

Hayes MR, Schmidt HD (2016) GLP-1 influences food and drug reward. Curr Opin Behav Sci 9:66–70

Heymsfield SB, Coleman LA, Miller R et al (2021) Effect of Bimagrumab vs placebo on body fat mass among adults with type 2 diabetes and obesity: a phase 2 randomized clinical trial. Jama Netw Open 4:e2033457

Himmerich H (2025) Glucagon-Like Peptide-1 (GLP-1)-Rezeptoragonisten: Eine neue pharmakologische Behandlungsoption für psychiatrische Erkrankungen? Nervenarzt 96(3):247–254. https://doi.org/10.1007/s00115-025-01813-x

Himmerich H, Treasure J (2018) Psychopharmacological advances in eating disorders. Expert Rev Clin Pharmacol 11:95–108

Himmerich H, Minkwitz J, Kirkby KC (2015) Weight gain and metabolic changes during treatment with antipsychotics and antidepressants. Endocr Metab Immune Disord Drug Targets 15(4):252–260

Himmerich H, Joaquim M, Bentley J et al (2018) Psychopharmacological options for adult patients with anorexia nervosa: the patients' and carers' perspectives. CNS Spectr 23:251–252

Himmerich H, Bentley J, Kan C, Treasure J (2019) Genetic risk factors for eating disorders: an update and insights into pathophysiology. Ther Adv Psychopharmacol 9:2045125318814734

Himmerich H, Lewis YD, Conti C et al (2023on) World Federation of Societies of Biological Psychiatry (WFSBP) guidelines update 2023 on the pharmacological treatment of eating disorders. World J Biol Psychiatry 24:643–706

Himmerich H, Bentley J, McElroy SL (2024) Pharmacological treatment of binge eating disorder and frequent comorbid diseases. CNS Drugs 38:697–718

Jastreboff AM, Aronne LJ, Ahmad NN et al (2022) Tirzepatide once weekly for the treatment of obesity. N Engl J Med 387:205–216

Jastreboff AM, Kaplan LM, Frías JP et al (2023) Triple-hormone-receptor agonist retatrutide for obesity—a phase 2 trial. N Engl J Med 389(6):514–526

Keeler JL, Treasure J, Juruena MF et al (2021) Ketamine as a treatment for anorexia nervosa: a narrative review. Nutrients 13:4158

Larsen JR, Vedtofte L, Jakobsen MSL et al (2017) Effect of liraglutide treatment on prediabetes and overweight or obesity in clozapine- or olanzapine-treated patients with schizophrenia spectrum disorder: a randomized clinical trial. JAMA Psychiatry 74:719–728

Lee H, Rhee PL, Park EH et al (2007) Clinical outcome of rumination syndrome in adults without psychiatric illness: a prospective study. J Gastroenterol Hepatol 22:1741–1747

Mahr F, Billman M, Essayli JH, Loney LSE (2022) Selective serotonin reuptake inhibitors and hydroxyzine in the treatment of avoidant/restrictive food intake disorder in children and adolescents: rationale and evidence. J Child Adolesc Psychopharmacol 32:117–121

McElroy SL, Guerdjikova AI, Mori N, Romo-Nava F (2019) Progress in developing pharmacologic agents to treat bulimia nervosa. CNS Drugs 33:31–46

McIntyre RS, Kwan ATH, Rosenblat JD et al (2024) Psychotropic drug-related weight gain and its treatment. Am J Psychiatry 181:26–38

Milos G, Antel J, Kaufmann LK et al (2020) Short-term metreleptin treatment of patients with anorexia nervosa: rapid on-set of beneficial cognitive, emotional, and behavioral effects. Transl Psychiatry 10:303

Pauwels A, Broers C, Van Houtte B et al (2018) A randomized double-blind, placebo-controlled, cross-over study using Baclofen in the treatment of rumination syndrome. Am J Gastroenterol 113:97–104

Peck SK, Shao S, Gruen T et al (2023) Psilocybin therapy for females with anorexia nervosa: a phase 1, open-label feasibility study. Nat Med 29:1947–1953

Qasim A, Turcotte M, de Souza RJ et al (2018) On the origin of obesity: identifying the biological, environmental and cultural drivers of genetic risk among human populations. Obes Rev 19:121–149

Safer DL, Adler S, Dalai SS et al (2020) A randomized, placebo-controlled crossover trial of phentermine-topiramate ER in patients with binge-eating disorder and bulimia nervosa. Int J Eat Disord 53:266–277

San K, Fogel J, Khazron D (2023) Retrospective analysis of hospitalized patients with type 2 diabetes mellitus treated with glucagon-like peptide 1 receptor agonist therapy. South Med J 116:231–236

Silverii GA, Monami M, Gallo M et al (2024) Glucagon-like peptide-1 receptor agonists and risk of thyroid cancer: a systematic review and meta-analysis of randomized controlled trials. Diabetes Obes Metab 26:891–900

Singh AK, Singh R (2020) Pharmacotherapy in obesity: a systematic review and meta-analysis of randomized controlled trials of anti-obesity drugs. Expert Rev Clin Pharmacol 13:53–64

Siskind DJ, Russell AW, Gamble C et al (2018) Treatment of clozapine-associated obesity and diabetes with exenatide in adults with schizophrenia: a randomized controlled trial (CODEX). Diabetes Obes Metab 20:1050–1055

Vachhani H, Ribeiro BS, Schey R (2020) Rumination syndrome: recognition and treatment. Curr Treat Options Gastroenterol 18(1):60–68. https://doi.org/10.1007/s11938-020-00272-4

Wilding JPH, Batterham RL, Calanna S et al (2021) Once-weekly Semaglutide in adults with overweight or obesity. N Engl J Med 384:989–1002

Yang Z, Lv Y, Yu M et al (2022) GLP-1 receptor agonist-associated tumor adverse events: a real-world study from 2004 to 2021 based on FAERS. Front Pharmacol 13:925377

Medikamente zur Behandlung von ADHS und anderen Entwicklungsstörungen

Philip Heiser und Hans-Willi Clement

Inhaltsverzeichnis

Benkert/Hippius Kompendium der Psychiatrischen Pharmakotherapie,
https://doi.org/10.1007/978-3-662-72452-1_10

10.1 Übersicht

Im Mittelpunkt steht die Aufmerksamkeitsdefizit-/Hyperaktivitätsstörung (ADHS). Besprochen werden neben der ADHS auch weitere neuromentale Entwicklungsstörungen (*neurodevelopmental disorders*) entsprechend dem DSM-5, soweit pharmakotherapeutische Studien bekannt sind. Zu dieser Kategorie gehören auch die Tic-Störungen, die Autismus-Spektrum-Störungen und intellektuelle Beeinträchtigungen.

In der **ICD-11** wurde bei ADHS der Name des Störungsbildes (ICD-10: Hyperkinetische Störungen) und die Kategorie (ICD-10: Störungen mit Beginn in Kindheit und Jugend) aus dem DSM-5 übernommen. Ebenfalls wurde nun die Binnendifferenzierung (vorwiegend unaufmerksames, vorwiegend hyperaktiv-impulsives und gemischtes Erscheinungsbild) übernommen. Es werden in der ICD-11 keine einzelnen Symptome und kein Alterskriterium (DSM-5: Beginn vor dem Alter von 12 J.) beschrieben. Forschung zu ADHS erfolgt derzeit weitgehend entsprechend DSM-5 (Döpfner und Banaschewksi 2022).

Aufmerksamkeitsdefizit-/Hyperaktivitätsstörungen mit den jetzt weiter gefassten Kriterien gehören zu den häufigsten psychischen Störungen im Kindes- und Jugendalter mit steigenden **Prävalenzen** (Durchschnitt 5,3 %; Altershöhepunkt 9,5 J., Median 12 J.). Das männliche Geschlecht ist in der Kindheit und im Jugendalter mindestens doppelt so häufig betroffen wie das weibliche; das Geschlechterverhältnis gleicht sich im Erwachsenenalter zunehmend an (Faraone et al. 2024). Die Prävalenz der ADHS blieb auch während und nach der Corona-Pandemie stabil (Martin et al. 2025). Symptome der ADHS bleiben bei 50–80 % der Patienten bis in das Erwachsenenalter bestehen, zunehmend häufig wird die Erkrankung erstmals im Erwachsenenalter diagnostiziert (Faraone et al. 2024).

Die **Symptomatik** manifestiert sich in der Kindheit mit Defiziten in der Aufmerksamkeit sowie mit Hyperaktivität und Impulsivität. Sie muss immer situationsübergreifend vorliegen und in der Kindheit begonnen haben. Die Symptomdauer beträgt mindestens 6 Monate, und es müssen Beeinträchtigungen in 2 oder mehr Lebensbereichen (soziale, schulische oder berufliche) vorliegen. Häufig resultieren Komplikationen im Lernverhalten, in verminderter Organisationsleistung, emotionaler Instabilität und z. T. erheblichen Fehlanpassungen im Sozialverhalten. Diese Symptome finden sich dann auch bei betroffenen Erwachsenen wieder, wobei von den Kernsymptomen v. a. die Aufmerksamkeitsstörung und die Impulsivität weiterbestehen. Im DSM-5 wurden erstmals die Kriterien für ADHS im Erwachsenenalter implementiert. Etwa 2/3 der Patienten erleben einen fluktuierenden Verlauf (Sibley et al. 2024). Ein klinisches Interview, das die Kernsymptome und die begleitenden Störungen erfasst, sollte auf der Grundlage des DSM-5 oder der ICD-11 erfolgen. Viele reliable und valide Messinstrumente können zum Screening, für die Diagnose und das Messen der Behandlungseffekte eingesetzt werden (Faraone et al. 2024).

Es finden sich bei ADHS gehäuft **Komorbiditäten** (60 % nach Danielson et al. 2024; ▸ 10.3.3). Ein pränataler **Risikofaktor** ist ein niedriger 25-Hydroxy-Vitamin-D-Spiegel (Horsdal et al. 2025). Im Kindesalter sind die häufigsten Komorbiditäten Störungen des Sozialverhaltens und Störungen der Emotionen. Haben Jugendliche ein erhöhtes genetisches Risiko für ADHS und Depression, steigt das Suizidrisiko deutlich an (Orri et al. 2025). Viele Kinder mit ADHS und anderen Entwicklungsstörungen leiden unter Schlafstörungen. Die zugelassenen *Melatonin*-Präparate für Kinder und Jugendliche mit ADHS (Melozzan, Pinealin, Voquily) werden in ► Kap. 5 beschrieben. Die häufigsten Komorbiditäten im Erwachsenalter sind affektive (v. a. depressive und bipolare) Störungen, Essstörungen, Adipositas, Abhängigkeitserkrankungen und antisoziale oder Borderline-Persönlichkeitsstörungen (komorbid oder als DD) (Banaschewski et al. 2018). Es besteht auch eine hohe Komorbidität mit der PTBS (Magdi et al. 2025). Es besteht ein zweifach erhöhtes Mortalitätsrisiko (v. a. bis zum Alter von 30 J.) bei Patienten mit ADHS (Schiavone et al. 2022). ADHS ist über den gesamten Lebensverlauf mit einer Vielzahl von somatischen Erkrankungen assoziiert. Insbesondere neurologische Erkrankungen wie Parkinson-Krankheit (33 % höheres Risiko nach Radomyslsky et al. 2025) und Demenz, schlafbezogene Störungen und Autoimmunerkrankungen, die das muskuloskelettale, das Verdauungs- und das endokrine System betreffen, sind stark und signifikant mit ADHS assoziiert. Darüber hinaus treten bei ADHS gehäuft akute Erkrankungen auf. Endokrine, kardiovaskuläre und neurologische Erkrankungen treten bei ADHS frühzeitig auf (Libutzki et al. 2024). Bei Patienten mit ADHS besteht ein erhöhtes Risiko für intestinale Störungen (Ng et al. 2025). Auch die Sensorik kann verändert sein (Jurek et al. 2025). Insgesamt ist ADHS eine sehr kostenintensive Erkrankung, v. a. aufgrund der Komorbiditäten im Erwachsenenalter (Libutzki et al. 2019). Patienten mit ADHS haben häufig erhebliche sozioökonomische Schwierigkeiten, die sich in höheren Gesundheitskosten, höheren Raten an psychiatrischen Komorbiditäten und häufigerem Gebrauch von Begleitmedikation widerspiegeln (Jennum et al. 2025). Prädiktoren aus der Kindheit für ein fortbestehendes ADHS sind Angststörungen in der Kindheit, soziale Probleme, ein erniedrigter sozioökonomischer Status und die Vorbehandlung mit Stimulanzien; ein höherer IQ in der Kindheit ist mit einem geringeren Risiko für eine ADHS-Persistenz assoziiert (van der Plas et al. 2025).

Metaanalysen von formalgenetischen Studien haben eine **Heritabilität** von 80 % gefunden. Die gleichen genetischen Faktoren wie bei ADHS zeigen Übereinstimmung mit anderen psychiatrischen Erkrankungen (Angststörungen, Depressionen, bipolare Störungen, Störungen des Sozialverhaltens, Autismus-Spektrum-Störungen, Substanzmissbrauchserkrankungen) und einigen somatischen Erkrankungen. Auf molekularer Ebene konnten bis jetzt nur Risikogene identifiziert werden. Diese Risikogene stammen häufig aus dem dopaminergen und noradrenergen Formenkreis. Eine Kausalität konnte noch nicht hergestellt werden. Neurobiologische Befunde weisen auf funktionelle Veränderungen der dopaminergen Neurotransmission hin (Faraone und Larsson 2019; Waltereit und Müller 2018). In Bezug auf strukturelle **Gehirnveränderungen** konnten anhand von MRT-Metaanalysen bei Kindern kleinere Gesamtvolumina bei sich spät entwickelnden Gehirnstrukturen, die den exekutiven Funktionen zugeordnet werden, nachgewiesen werden. Bei den funktionellen MRT-Metaanalysen konnte in kognitiven Kontrollstudien eine Unteraktivierung des inferioren Frontalkortex und der Insula bei ADHS-Patienten gefunden werden. Metaanalysen zeigten auch Minderaktivierungen des rechten oder bilateralen dorsolateralen präfrontalen Kortex während Aufmerksamkeits- und Konzentrationsgedächtnistests. Im Hinblick auf das „Defaut Mode Network“ (Ruhenetzwerk) gilt bei ADHS, dass selbstreferenzielle Gedanken und geistiges Abschweifen mit der Aufmerksamkeit interferieren, die bedingt durch eine Netzwerkstörung des „Default Mode Network" ist. Als wichtigster Umweltfaktor gilt das Aufwachsen eines Kindes in einer Familie mit niedrigem sozioökonomischem Status (Faraone et al. 2024).

Die **medikamentöse Behandlung** war in den beiden letzten Jahren eine große Herausforderung, da viele Substanzen und Präparate nicht lieferbar waren, v. a. aufgrund der Herabsetzung der Grenzwerte für Nitroseverbindungen durch die EMA und das BfArM. Es mussten dann teilweise Umstellungen innerhalb einer Präparategruppe oder auf eine andere Substanz erfolgen. Zudem wurden *Methylphenidat*-Präparate mit veränderter Wirkstofffreisetzung 2024 in die Substitutionsausschlussliste aufgenommen; sie sollten nicht untereinander ausgetauscht werden. Aktuell (Stand März 2025) sind zumindest alle Substanzen wieder verfügbar. Der Beginn der medikamentösen Behandlung der ADHS ist innerhalb der ersten beiden Jahre mit einer **reduzierten Gesamtsterblichkeit** bei Kindern und Jugendlichen und bei Erwachsenen, v. a. aufgrund unnatürlicher Ursachen wie Unfälle und Suizide, assoziiert (Li et al. 2024). Die Behandlung von ADHS-Patienten mit Psychostimulanzien oder Nichtstimulanzien ist nicht mit einem erhöhten Suizidrisiko assoziiert (Vasiliadis et al. 2025).

Zur medikamentösen Behandlung der ADHS stehen **Psychostimulanzien** (*Methylphenidat* und **Amfetaminpräparate**) und **Nichtpsychostimulanzien** zur Verfügung. Dazu gehören die selektiven Noradrenalinwiederaufnahmehemmer (*Atomoxetin* und *Viloxazin*). *Viloxazin* ist nur in den USA zugelassen; es war bis vor 20 Jahren auch in Europa als Antidepressivum im Handel (Robinson et al. 2022). Weiterhin stehen die α_{2A}-adrenergen Rezeptoragonisten *Guanfacin* und *Clonidin* zur Verfügung (*Guanfacin* retard ist nur für Kinder und Jugendliche zugelassen, *Clonidin* ist nur in den USA bei Kindern und Jugendlichen mit ADHS zugelassen). Auch weitere Antidepressiva (z. B. *Bupropion*, *Vortioxetin*) und AAP (z. B. *Quetiapin*, *Aripiprazol*) wurden zur Behandlung der ADHS geprüft, sie erhielten aber keine Zulassung (Nazarova et al. 2022). Psychostimulanzien sind seit über 30 Jahren die AM der ersten Wahl zur Behandlung der ADHS. Aufgrund ihres Abhängigkeitspotenzials unterliegen *Methylphenidat* und die Amfetaminpräparate dem **Betäubungsmittelgesetz**. Bei den Psychostimulanzien besteht ein generelles Missbrauchs- und Suchtpotenzial, v. a. bei nasaler Applikation. Es ist ein TDM, v. a. bei Kindern und Jugendlichen, zu empfehlen und es gibt therapeutische Referenzbereiche für Kinder, Jugendliche und Erwachsene für alle vier zugelassenen ADHS-Substanzen (Egberts et al. 2022; Hiemke et al. 2018).

Psychostimulanzien Substanzen, die die Aktivität der Nerven erhöhen, beschleunigen oder verbessern (WHO). Sie können antriebs-, leistungs- und konzentrationssteigernd wirken und die Vigilanz stabilisieren. In höheren Dosen wirken sie oft euphorisierend.

Bei den anderen neuromentalen Entwicklungsstörungen hat die pharmakologische Behandlung eine geringere Relevanz. Eine Ausnahme stellen schwere Tic-Störungen und einzelne Symptome der Autismus-Spektrum-Störung und der intellektuellen Beeinträchtigung dar.

10.2 Wirkmechanismen

10.2.1 Methylphenidat

Durch Psychostimulanzien kommt es zu einer Erhöhung der intrasynaptischen Konzentrationen von Dopamin (DA) und Noradrenalin (NA). *Methylphenidat* ist hydrophiler als *Amfetamin* (► 10.2.3) und wird deshalb langsamer in das ZNS aufgenommen. Bei *Methylphenidat* steht eine Hemmung des Dopamintransporters (DAT) im Vordergrund. Die Hemmung des Noradrenalintransporters (NET) ist geringer ausgeprägt. Es besteht eine direkte Korrelation zwischen Dosis, Plasmakonzentration und akuter Hemmung der Transporter (Waltereit und Müller 2018).

10.2.2 Atomoxetin

Atomoxetin ist ein selektiver NA-Wiederaufnahmehemmer, aber kein Psychostimulans. Die Wirkung tritt häufig erst nach 8–10 Wochen ein.

Durch Inhibition des NET kommt es auch zu einem Anstieg von DA im präfrontalen Kortex, weil der NET nicht sehr selektiv ist und DA gut transportieren kann. Da sich im Nucleus accumbens nur wenige noradrenerge Neurone befinden, kommt es durch Inhibierung des NET zu keinem bedeutsamen Anstieg von NA und DA im Nucleus accumbens (zentrale Rolle im Belohnungssystem des Gehirns und bei der Entstehung von Sucht); dies könnte der Grund für das fehlende Abhängigkeitspotenzial von *Atomoxetin* sein. Zusätzlich ist eine klinisch relevante Bindung an den Serotonintransporter nachgewiesen. Es kommt zu einer erhöhten Ausschüttung von BDNF (*brain-derived neurotrophic factor*).

10.2.3 Amfetamin und Lisdexamfetamin

Bei *Amfetamin* wird der NET geringfügig stärker gehemmt als der DAT. Hinzu kommt bei *Amfetamin* eine deutlich stärkere direkte Hemmung des vesikulären Transporters, sodass *Amfetamin* eine größere impulsunabhängige Transmitterfreisetzung stimuliert (Waltereit und Müller 2018). Das D-Isomer von *Amfetamin* bindet deutlich stärker an den DAT, während die Bindung an den NET ungefähr gleich stark durch D- und L-Isomere erfolgt. *Lisdexamfetamin* ist eine inaktive Vorstufe (Prodrug) von *D-Amfetamin*, die im Intestinaltrakt über einen Peptidtransporter aufgenommen wird und dann bevorzugt in Erythrozyten unter Freisetzung von *Amfetamin* und Lysin hydrolysiert und damit aktiv wird (► 10.5.1, Präparat). In der Formulierung als Prodrug ist das Missbrauchs- und Suchtpotenzial niedriger als für freies *D-Amfetamin*.

10.2.4 Guanfacin

Guanfacin ist ein selektiver α_{2A}-adrenerger Rezeptoragonist (und kein Psychostimulans). Es ist als Retardformulierung erhältlich. Die Wirkung tritt bereits innerhalb der ersten 3 Wochen ein.

Die NA-Übertragung wird postsynaptisch modifiziert und die Signalübertragung durch Schließen der hyperpolarisationsaktivierten und durch zyklische Nukleotide modulierten Kanäle (HCN-Kanäle) verbessert. Dadurch wird die funktionelle Konnektivität des neuronalen Netzwerks im präfrontalen Kortex gestärkt.

10.2.5 Kokain, Ecstasy und Crystal Meth

Kokain hemmt die Wiederaufnahme von DA, NA und Serotonin, während *3,4-Methylendioxymethylamfetamin* (MDMA, **Ecstasy**) vorwiegend die Freisetzung von Serotonin und NA fördert. Bei *Methamfetamin* (syn. **Crystal Meth**) ist das Verhältnis der NA-DA-Freisetzung im Vergleich zu *Amfetamin* stärker in Richtung DA verschoben. Diese Substanzen haben eine schnellere Anflutzeit im Vergleich zu *Methylphenidat* und *Amfetamin*, weswegen das Missbrauchs- und Suchtpotenzial größer ist (s. auch ▶ 7.2.5).

In einer Metaanalyse wurde eine signifikante Reduktion der striatalen DA-Freisetzung und der DAT bei Konsumenten von *Kokain*, *Methylphenidat* oder *Amfetamin* gefunden. Ebenfalls zeigte sich eine Reduktion der D_2/D_3-Rezeptoren. Keine Veränderungen fanden sich bei den vesikulären Monoamintransportern, der DA-Synthese und den D_1-Rezeptoren (Ashock et al. 2017).

10.2.6 Cannabinoide

Obwohl in der *S3-Leitlinie* die Behandlung von ADHS mit Cannabis nicht empfohlen wird, wird sie für den Erwachsenenbereich diskutiert (Banaschewski et al. 2018). In einigen wenigen Studien konnten Kernsymptome und Begleitsymptome (z. B. Schlafstörung und depressive Verstimmung) verbessert werden (Baas et al. 2022). Bei Kindern und Jugendlichen mit ADHS ist eine Behandlung mit Cannabis obsolet.

■ **Neue pharmakologische Ansätze**

- *Viloxazin*, ein selektiver NA-Wiederaufnahmehemmer bzw. eine Serotonin-Noradrenalin-modulierende Substanz, ist bei Kindern und Jugendlichen mit ADHS in den USA zugelassen. Seit 2022 ist *Viloxazin* auch für Erwachsene mit ADHS in den USA zugelassen ▶ 10.1.
- *Centafanadin* ist ein Serotonin-NA-DA-Wiederaufnahmehemmer (SNDRI), der v. a. die Wiederaufnahme von NA und DA hemmt. Phase-3-Studien konnten bei Erwachsenen mit ADHS eine gute Wirksamkeit und Verträglichkeit zeigen (Adler et al. 2022). Bei Kindern und Jugendlichen mit ADHS laufen entsprechende Studien, auch mit *Solriamfetol* (SNDRI; ▶ 5.10.21, Präparat) und *L-Threonsäure-Magnesiumsalz* (Childress 2024).

- PDC-1421, ein Extrakt aus *Polygala tenuifolia*, ist ein NA-Wiederaufnahmehemmer, der im ersten Teil einer Phase-2-Studie eine Wirksamkeit und Effektivität bei Erwachsenen mit ADHS zeigen konnte. Zum aktuellen Stand der Studienlage mit adrenergen Neurotransmitter-Wiederaufnahmehemmern bei ADHS s. Ilipilla und Arnold (2024).
- AZSTARYS wurde durch die FDA 2021 als Kombinationspräparat, bestehend aus dem kurz wirksamen *Dexmethylphenidat* und *Serdexmethylphenidat*, ein Prodrug von *Dexmethylphenidat*, für Kinder mit ADHS ab 6 J. zugelassen.
- ADAIR (*Abuse Deterrent Amfetamine Immediate Release*) ist ein orales, sofort wirkendes und neu entwickeltes *Amfetamin*-Präparat, um den Missbrauch durch nasale oder venöse Applikation zu vermindern. Es müssen noch weitergehende Studien im Hinblick auf das Missbrauchspotenzial durchgeführt werden.
- Zwei elektrische Stimulationsverfahren, wobei ein Verfahren den externen Trigeminusnerv stimuliert (7–12 J.), und ein Neurofeedback-Verfahren (8–12 J.) sind durch die FDA zugelassen. Positive Befunde im Hinblick auf die ADHS-Symptome konnten mittels transkranieller Gleichstromstimulation (tDCS) nachgewiesen werden, wobei es noch keine Zulassung durch die FDA gibt.
- Im Hinblick auf softwarebasierte verhaltenstherapeutische Interventionen gibt es ein untersuchtes vielversprechendes Programm (*mehealth for ADHD*) (Nazarova et al. 2022).
- Zwei **digitale Gesundheitsanwendungen** (DIGA), zertifiziert durch das BfArM für Erwachsene mit ADHS, namens ORIKO (Takeda) und attexis (Medice) können seit 2025 in Deutschland verordnet werden.
- Ein digitales Elterntraining für Eltern von Kindern mit ADHS und oppositionellen Verhaltensstörungen im Alter von 4–11 J. (hiToco, Medice) (Döpfner et al. 2025) wurde als DIGA durch das BfArM ebenfalls im Jahr 2025 zugelassen.

10.3 Indikationen

10.3.1 ADHS im Kindes- und Jugendalter

Die Behandlung der ADHS von Kindern und Jugendlichen setzt erzieherische und schulische Maßnahmen sowie behandlungsorganisatorische Kooperationen voraus. Zusätzlich sind mehrkomponentige (kognitive) verhaltenstherapeutische Maßnahmen wie z. B. soziales Kompetenztraining und Selbstinstruktionstraining zu empfehlen. Kognitiv-verhaltenstherapeutische Verfahren haben positive Effekte auf verschiedene störungsrelevante Probleme, jedoch stellt die Pharmakotherapie den wesentlichen Teil der Therapie bei zumindest schwereren Ausprägungen des Störungsbildes dar (Banaschewski et al. 2018; Sibley et al. 2023).

Bei einer **leichtgradigen ADHS** ist entsprechend der *S3-Leitlinie* (seit > 5 Jahren nicht aktualisiert, wird zurzeit überarbeitet) mit einer psychosozial/psychotherapeutischen Behandlung zu beginnen. Bei einer **mittelgradigen ADHS** lautet die Empfehlung, entweder mit einer psychosozial/psychotherapeutischen oder mit einer medikamentösen Behandlung zu beginnen. Für Kinder und Jugendliche mit einer **schwergradigen ADHS** sollte initial medikamentös mit Psychostimulanzien begonnen werden. *Methylphenidat* ist das Mittel der ersten Wahl.

Der hohe Stellenwert von *Methylphenidat* bei Kindern und Jugendlichen wird unter Berücksichtigung von Wirkung und Verträglichkeit durch Studienergebnisse bei kurzzeitiger Therapie (Cortese et al. 2018) gestützt: In einer großen Metaanalyse waren im Hinblick auf die ADHS-Kernsymptomatik (Ärztebewertung) alle berücksichtigten Substanzen (*Amfetamin*, *Methylphenidat* und *Atomoxetin*) nach 12 Wochen Plazebo überlegen. Im Gegensatz dazu waren in der Lehrerbewertung nur *Methylphenidat* und *Modafinil* Plazebo überlegen. Im direkten Wirksamkeitsvergleich (Ärztebewertung) war *Amfetamin* gegenüber *Atomoxetin* und *Methylphenidat* überlegen. Im Hinblick auf die Verträglichkeit waren *Amfetamin* und *Guanfacin* schlechter als Plazebo.

Therapieschritte

- In der medikamentösen Behandlung ist ***Methylphenidat*** (Zulassung für Kinder und Jugendliche ab 6 J.) das **AM der ersten Wahl**. Es besteht eine positive Korrelation zwischen Dosis, Plasmakonzentration und Blockierung der DAT (Waltereit und Müller 2018). Die Behandlung mit *Methylphenidat* kann meist mit einem kurzwirksamen Präparat begonnen (Wirkung nach etwa 30 min für die Dauer von etwa 4 h) und dann auf ein Retardpräparat umgestellt werden (Wirkungsdauer 8–12 h). Es ist mindestens einmal jährlich ein kontrollierter Auslassversuch durchzuführen. Die Wirksamkeit konnte über einen Zeitraum von 2 Jahren nachgewiesen werden (Matthijssen et al. 2019). Bei einer längeren Dauer der Behandlung (> 1 Jahr) ist auf NW wie Psychose und Tics sowie Medikamentenmissbrauch zu achten. Es gibt Befunde, dass sich unter der *Methylphenidat*-Behandlung bei Kindern und Jugendlichen mit ADHS die Rate an Depressionen und Suiziden reduziert (Krinzinger et al. 2019; Li et al. 2024).
- Auch ***Atomoxetin*** hat eine Zulassung als **Mittel der ersten Wahl** (Banaschewski et al. 2018). *Atomoxetin* ist ab 6 J. im Rahmen eines umfassenden Therapieplans zur Behandlung einer ADHS zugelassen. *Atomoxetin* ist eine alternative Therapieoption zu den Psychostimulanzien in der Behandlung der ADHS und gilt als bevorzugtes Mittel bei komorbiden Tic- und Angststörungen oder bei der Notwendigkeit einer 24-Stunden-Wirkung.
- ***D-Amfetamin*** (Attentin) und das langwirksame Präparat ***Lisdexamfetamin*** (Elvanse) sind als Mittel der zweiten Wahl zugelassen, wenn eine vorangegangene Behandlung mit *Methylphenidat* unzureichend war. Hat sich *Methylphenidat* als nicht wirksam erwiesen, empfiehlt es sich, auf Amfetaminpräparate, *Atomoxetin* oder *Guanfacin* umzusteigen. Die sorgfältige und regelgerechte Medikation von *Methylphenidat* und Amfetaminen hat bei ADHS in der Regel selten unerwünschte Wirkungen. Sie sind dosisabhängig und treten häufig nur zu Beginn der Therapie auf (aber ► 10.1).
- ***Guanfacin*** in der Retardformulierung ist 2015 zur Behandlung der ADHS ab 6 J. eingeführt worden (Yu et al. 2023).
- Kombinationstherapien zwischen Psychostimulanzien und Nichtpsychostimulanzien sind bei ausgeprägten ADHS-Syndromen möglich und erfolgen bei ca. 25 % der Patienten (Zhou et al. 2020). Da es unterschiedliche Interpretati-

Box 1

Pharmakotherapie der ADHS im Kindes- und Jugendalter

- Eine Indikation zur medikamentösen Behandlung besteht dann, wenn die Symptomatik mittelgradig bis stark ausgeprägt ist und/oder psychoedukative, psychosoziale und psychotherapeutische Hilfen nicht umsetzbar oder nicht hilfreich waren.
- *Methylphenidat* ist Mittel der ersten Wahl bei der Behandlung der ADHS im Kindes- und Jugendalter mit gutem Wirkungs- und NW-Profil.
- *Lisdexamfetamin* und *Amfetamin* gelten als hochwirksame Mittel der zweiten Wahl, allerdings mit stärkeren NW als *Methylphenidat*.
- *Atomoxetin* ist ebenfalls Mittel der ersten Wahl und hat eine Indikation bei ADHS mit komorbiden Angst- oder Tic-Störungen.
- *Guanfacin* ist zugelassen, wenn eine Behandlung mit Psychostimulanzien nicht infrage kommt, unverträglich war oder sich als unwirksam erwiesen hat. Es wird auch zunehmend bei ADHS und Störung des Sozialverhaltens verschrieben, häufig in Kombination mit einem Psychostimulans.
- Es sind bei extrem stark ausgeprägter Symptomatik auch Kombinationen der ADHS-AM möglich, v. a. wird dann eine Kombination eines Psychostimulans (*Methylphenidat* oder *Amfetamin*) mit einem Nichtpsychostimulans oder die Kombination von einem kurz- und langwirksamen Psychostimulans in Erwägung gezogen.

nosmöglichkeiten bei der Kombination mit *Guanfacin* retard durch die Fachinformation gibt, kam die AGNP 2021 speziell über *Guanfacin* retard (Gerlach et al. 2021) und die ADHS-Leiltlinien (Banaschewski et al. 2018) insgesamt zu der Empfehlung, dass eine Kombination verschiedener ADHS-Medikamente erwogen werden kann. Auch Studien belegen diesen Sachverhalt (Wilens et al. 2012).

- Psychostimulanzien sind ab dem Alter von 6 J. bei ADHS zugelassen. In Ausnahmefällen ist auch eine Off-label-Behandlung ab 5 J. (Banaschewski et al. 2018) oder < 6 J. (FDA 2025) möglich. Laut FDA (2025) sind Retardpräparate bei Patienten < 6 J. mit einem höheren Risiko für einen signifikanten Gewichtsverlust (von > 10 % auf der CDC-Gewichtsperzentile) und für andere NW im Vergleich zu Kindern > 6 J. (bei gleicher Dosierung) verbunden. Auch die Plasmaspiegel der Medikamente bei Kindern < 6 J. sind höher. Aus diesen Gründen rät die FDA von der Verordnung von Retardpräparaten < 6 J. ab.
- Antipsychotika stellen weitere Optionen (*off label*) nach Behandlungsversuchen mit *Methylphenidat*, Amfetaminen, *Atomoxetin* und *Guanfacin* oder bei starker expansiver Symptomatik dar.
- Für *Clonidin* gibt es positive Befunde. In den USA durch die FDA als retardierte Form für Kinder mit ADHS ab 6 J. zugelassen (► 7.4.6).
- Achtsamkeitsbasierte Interventionen sind empfehlenswert und zeigen positive Effekte (Lee et al. 2022; Sibley et al. 2023)
- Durch Virtual-Reality-Technologie lassen sich laut einer Metaanalyse die Aufmerksamkeitsdefizite bei Kindern im Alter von 6–12 J. mit ADHS moderat reduzieren (Zheng et al. 2025).

- Weiterhin zeigen Diäten mit mehrfach ungesättigten Fettsäuren und Eliminationsdiäten (z. B. Hühnerei, Kuhmilch, glutenhaltige Getreideprodukte, Zuckerzusätze) positive Therapieeffekte (Sibley et al. 2023; Walz et al. 2022).
- Körperliche Aktivität und Bewegungsinterventionen bei Kindern und Jugendlichen mit ADHS sind laut eines Meta-Reviews gerade im Hinblick auf die Verbesserung der Aufmerksamkeit mit großen Effektstärken verbunden (Vancampfort et al. 2025).
- Jugendliche mit ADHS und Schlafproblemen können durch kognitive verhaltenstherapeutische Interventionen ihre Schlafhygiene und Schlafprobleme sowie ihre Stimmung verbessern (Keuppens et al. 2025).

Pharmakotherapie der ADHS im Kindes- und Jugendalter ▶ Box 1.

10.3.2 ADHS im Erwachsenalter

Es sind klinisch zwei Varianten von ADHS im Erwachsenenalter zu unterscheiden: Bei der ersten wurde die Erkrankung bereits im Kindes- und Jugendalter diagnostiziert (Prävalenz 6 %), und es bestehen neuropsychologische Defizite; bei der zweiten Variante wurde die Diagnose erstmalig im Erwachsenenalter diagnostiziert (Prävalenz 3 %), es gibt keine Hinweise auf eine ADHS im Kindes- und Jugendalter, und es bestehen keine neuropsychologischen Defizite. Diese letzte Variante betrifft 90 % der Patienten im Erwachsenenalter (Moffitt et al. 2015). Allerdings müssen laut den DSM-5-Kriterien die ADHS-Symptome immer bis zum Alter von 12 J. vorhanden gewesen sein (DSM-5: jeweils nur 5 von 9 Items). Der Screening-Fragebogen *Adult-ADHD Self-Report Scale DSM-5* enthält 6 Items mit hoher Spezifität für ADHS (Ustun et al. 2017).

- Der **Gesamtbehandlungsplan** besteht für das Erwachsenenalter ebenfalls aus multimodalen Komponenten. Psychoedukative, psychosoziale, psychotherapeutische und medikamentöse Interventionen sollten individuell abgestimmt werden; sie sind die wesentlichen Komponenten der Therapie. Im Rahmen von nichtpharmakologischen Studien stellen die meisten Studien eine Verbesserung der ADHS-Symptome durch die KVT-Behandlung fest. Darüber hinaus haben achtsamkeitsbasierte und kognitive Remediationstherapien Evidenz als wirksame Interventionen für die Kernsymptome von ADHS, und es gibt Hinweise auf den Einsatz von dialektisch-behavioraler Gruppentherapie und Hypnotherapie (Nimmo-Smith et al. 2020). Durch die medikamentöse Behandlung der ADHS konnte auch die Häufigkeit von Autounfällen reduziert werden (Chang et al. 2017). Ebenfalls war die Leistung in kognitiven Tests bei Patienten mit ADHS unter Medikation besser (Lu et al. 2017).

▪ Therapieschritte

- Für Erwachsene mit einer ADHS (unabhängig vom Schweregrad) wird entsprechend der *S3-Leitlinie* empfohlen, initial die Therapie medikamentös zu beginnen. Wenn keine relevanten Komorbiditäten vorliegen, sollte mit Psychostimulanzien begonnen werden. Eingesetzt werden können *Methylphenidat*-Präparate sowie das *Lisdexamfetamin*-Präparat Elvanse (Banaschewski et al. 2018). Auch für das Nichtpsychostimulans *Atomoxetin* liegt eine Zulassung sowie Evidenz vor (Ostinelli et al. 2025).

- In der Metaanalyse von Cortese et al. (2018) waren im Ärzte-Rating *Amfetamin, Methylphenidat, Bupropion* und *Atomoxetin* nach 12 Wochen besser wirksam als Plazebo. Im direkten Wirksamkeitsvergleich (Ärztebewertung) war *Amfetamin* gegenüber *Atomoxetin* und *Methylphenidat* überlegen. Im Hinblick auf die Verträglichkeit waren *Amfetamin, Atomoxetin* und *Methylphenidat* schlechter verträglich als Plazebo. Entsprechend den Ergebnissen der Cortese-Studie ist (bei kurzzeitiger Therapie) *Amfetamin* bei Erwachsenen das AM der ersten Wahl.
- In der klinischen Praxis allerdings wird die Behandlung zumeist mit *Methylphenidat* begonnen. *Lisdexamfetamin* hat zwar eine höhere Effektstärke, aber auch stärkere NW (z. B. Appetitminderung) als *Methylphenidat.* Generell überwiegen in Europa die Erfahrungen mit *Methylphenidat*.

Behandlungsablauf Die Präparate müssen oft langfristig verordnet werden; es ist ein mindestens jährlicher kontrollierter Auslassversuch bei den Psychostimulanzien durchzuführen. Aussagekräftige Langzeituntersuchungen zur Wirksamkeit fehlen für alle AM für ADHS. Auch im Erwachsenenalter können Kombinationstherapien zwischen Psychostimulanzien und Nichtpsychostimulanzien indiziert sein. Erwachsene benötigen im Vergleich zu Kindern in der Regel eine auf das Körpergewicht bezogene geringere Dosis von Psychostimulanzien.

Methylphenidat

- Die meisten Erfahrungen liegen in der Erwachsenenbehandlung innerhalb der Gruppe der Psychostimulanzien mit *Methylphenidat* vor; es gilt als Mittel der ersten Wahl bei der Therapie von Erwachsenen mit ADHS (*S3-Leitlinie*). Es sind nur Retardpräparate zugelassen. Die Wirkdauer beträgt 8 h. *Methylphenidat* soll im Rahmen einer therapeutischen Gesamtstrategie angewandt werden und ist BtM-pflichtig. Inzwischen ist für Medikinet adult eine Zeifachgabe pro Tag möglich, sodass die Wirkdauer von 8 auf 16 h verlängert werden kann.
- In der Follow-up-Untersuchung der COMPAS-Studie (*Comparison of Methylphenidate and Psychotherapy in Adult ADHD Study*) (Lam et al. 2019) wurde 1,5 Jahre nach Beendigung der Studie noch eine signifikante Verbesserung der ADHS-Symptomatik unter *Methylphenidat* im Vergleich zu Plazebo sowohl unter kognitiv-verhaltenstherapeutischer Gruppentherapie als auch bei Einzeltherapie gefunden.
- Auf die für Psychostimulanzien typischen NW muss sorgfältig geachtet werden (► 10.4). Vor einer Verordnung ist es notwendig, den Patienten hinsichtlich seines kardiovaskulären Status einschließlich Blutdruck und Herzfrequenz in der Ausgangslage zu beurteilen. Eine Anamnese soll Begleitmedikationen, frühere und aktuelle internistische und psychiatrische Begleiterkrankungen, familienanamnestisch bekannte plötzliche kardiale/unerwartete Todesfälle sowie das Körpergewicht vor der Behandlung erfassen.

Lisdexamfetamin

- *Lisdexamfetamin* ist eine langwirksame Therapieoption für Erwachsene mit ADHS im Rahmen eines Gesamtbehandlungskonzepts. Es ist BtM-pflichtig. Eine Wirkdauer von 14 h ist nachgewiesen. Das Suchtpotenzial ist niedriger als bei anderen Psychostimulanzien, da es sich um ein inaktives Prodrug handelt.
- Die NW und Voraussetzungen zur Therapie sind ähnlich wie bei *Methylphenidat*, wobei die Appetitminderung und der Gewichtsverlust zumeist stärker ausgeprägt sind.

Atomoxetin

- Für *Atomoxetin* liegt ebenfalls eine Zulassung zur Behandlung der ADHS im Erwachsenalter im Rahmen eines umfassenden Behandlungsplans vor. Es ist nicht BtM-pflichtig. *Atomoxetin* ist v. a. bei begleitenden Abhängigkeitsproblemen oder Komorbiditäten wie Angst- und Tic-Störungen indiziert.

Amfetamin, Guanfacin, Antidepressiva und andere Medikamente

- Grundsätzlich kann ADHS auch im Erwachsenenalter mit *D-Amfetamin* (BtM-pflichtig) oder *Guanfacin* (nicht BtM-pflichtig) behandelt werden. Es liegen aber keine Zulassungen für die ADHS-Behandlung im Erwachsenalter vor.
- **Antidepressiva** mit einem noradrenergen Wirkmechanismus wie *Bupropion*, *Reboxetin* (in D nicht mehr durch die GKV erstattungsfähig, erhältlich als Re-Import) und *Venlafaxin* sind in der Regel AM der dritten Wahl in der Behandlung von ADHS bei Erwachsenen (*off label*). Auch die MAOH (*Moclobemid*, *Selegilin*, *Tranylcypromin*) gehören dazu. Die beste Wirksamkeit konnte mit *Bupropion* erzielt werden (Buoli et al. 2016). Die Dosierungen liegen in Bereichen der antidepressiven Behandlung, es sollte in jedem Fall zunächst mit einer niedrigen bis mittleren Dosierung begonnen werden, um die Ansprechrate zu überprüfen.
- *Modafinil* (*off label*) zeigte in zwei von drei RCT eine positive Wirkung auf die ADHS-Symptomatik (Buoli et al. 2016).

Pharmakotherapie der ADHS im Erwachsenenalter ▶ Box 2.

Box 2

Pharmakotherapie der ADHS im Erwachsenenalter

- *Methylphenidat* und *Lisdexamfetamin* sind Mittel der ersten Wahl bei der Behandlung der ADHS im Erwachsenenalter, mit hoher Wirksamkeit und überschaubarem NW-Profil.
- Es hat sich bewährt, die Therapie aufgrund der geringeren NW mit *Methylphenidat* zu beginnen.
- *Atomoxetin* ist indiziert, wenn die ADHS von Komorbiditäten wie Angst- oder Tic-Störungen begleitet wird, Psychostimulanzien nicht vertragen werden oder Kontraindikationen für die Verordnung von Psychostimulanzien bestehen.
- Off-label-Behandlungen mit *Guanfacin* oder noradrenerg wirksamen Antidepressiva sind alternativ möglich.

Medikamente in Kombination mit Psychotherapie bei ADHS bei Erwachsenen

Eine multimodale Behandlung ist besonders bei schwerer ADHS empfehlenswert. Die Wirksamkeit von KVT wurde durch Metaanalysen und Reviews bestätigt (Jensen et al. 2016; Young et al. 2016). Die Ergebnisse einer Cochrane-Analyse über die Wirkung kognitiv-verhaltenstherapeutischer Interventionen deuten darauf hin, dass KVT die Kernsymptome von ADHS verbessern könnte, wobei die Qualität der Evidenz der eingeschlossenen Studien aber als sehr niedrig bis moderat eingeschätzt wird (Lopez et al. 2018).

Die *S3-Leitlinie* (derzeit in Überarbeitung) empfiehlt nach einer Psychoedukation primär eine Pharmakotherapie mit Psychostimulanzien, die eine große Effektstärke besitzen. Eine Psychotherapie kann unterstützend indiziert sein, v. a. bei schwerer ADHS. Im Falle einer Indikation für eine Psychotherapie wird eine KVT empfohlen.

- In kontrollierten Studien konnte gezeigt werden, dass bei medikamentös behandelten Patienten (v. a. *Methylphenidat*), die zusätzliche KVT erhielten, die Kombinationsbehandlung zu einer Reduktion der ADHS-Symptomatik führte (Banaschewski et al. 2018).

10.3.3 ADHS und Komorbiditäten im Kindes-, Jugend- und Erwachsenenalter

- Komorbiditäten bei ADHS im Kindes- und Jugendalter sind besonders häufig Störungen des Sozialverhaltens, Angststörungen, affektive Störungen, Teilleistungsstörungen, Tic-Störungen, Ein- und Durchschlafprobleme (▶ Kap. 5), Alkohol- und Substanzmissbrauch bzw. -abhängigkeit und Persönlichkeitsstörungen (v. a. antisoziale Persönlichkeitsstörung, Borderline-Persönlichkeitsstörung). Die häufigsten Komorbiditäten im Erwachsenenalter sind affektive (v. a. depressive und bipolare) Störungen und Angststörungen, Abhängigkeitserkrankungen und Persönlichkeitsstörungen (v. a. Cluster B und C) (Banaschewski et al. 2018).
- Teilweise erfolgt auch eine Kombinationsbehandlung mit Antidepressiva bei komorbiden emotionalen Störungen. Im Kindes- und Jugendalter sind es überwiegend SSRI (Zhou et al. 2020), während es im Erwachsenenalter eher SNRI (z. B. *Bupropion*, *Venlafaxin*) sind. Bei Patienten mit **ADHS und Störung des Sozialverhaltens** bzw. dissozialer Persönlichkeitsstörung ist zunächst eine Therapie mit Psychostimulanzien empfehlenswert. Bei ausgeprägter begleitender Störung des Sozialverhaltens mit Impulskontrollstörung ist eine Kombination von einem Psychostimulans mit einem Nichtpsychostimulans möglich. Die Kombination von *Methylphenidat* und *Guanfacin* ist dabei die erste Option. Die Kombination eines ADHS-AM mit einem AAP oder einem niedrig- bzw. mittelpotenten Antipsychotikum ist schließlich eine weitere Option.
- **Tics** treten bis zu 30 % assoziiert mit ADHS auf. Unter der Medikation mit Psychostimulanzien kann es zur Verstärkung einer bestehenden Tic-Symptomatik oder zum Neuauftreten kommen. Ist aufgrund des Schweregrades der ADHS eine Therapie mit Psychostimulanzien unverzichtbar, so ist es möglich, die Tics spezifisch medikamentös zu behandeln (▶ 10.3.4).

- *Methylphenidat* wirkt auch auf die Kardinalsymptome der ADHS bei Patienten mit **Intelligenzminderung**. Bei geistiger Behinderung mit höherem Schweregrad wird oft keine Wirkung gesehen, oder es treten paradoxe Wirkungen auf.
- Bei komorbiden **Suchterkrankungen** sind langwirksame bzw. retardierte ADHS-Präparate von Stimulanzien oder Nichtstimulanzien zu empfehlen (Holtmann et al. 2025).
- Es gibt eine signifikante Assoziation zwischen ADHS und Adipositas bei Kindern und Erwachsenen (Cortese et al. 2016).

10.3.4 Tic-Störung

Die Tic-Störungen gehören nach DSM-5 zu den motorischen Entwicklungsstörungen; in der ICD-11 sind die Tic-Störungen unter den Erkrankungen des Nervensystems subsumiert. Tics sind plötzliche, abrupt einschießende und weniger als eine Sekunde andauernde unwillkürliche Bewegungen und/oder Lautäußerungen, die sich oft in kurzen Serien stereotyp wiederholen. Es sind dabei funktionell zusammenhängende Skelettmuskelgruppen gleichzeitig oder nacheinander einbezogen. Typischerweise geht Tics ein Dranggefühl voran, das nach dem Tic vorübergehend abklingt. Die meisten Betroffenen können ihre Tics willkürlich kurzzeitig unterdrücken. Tics sind nicht zweckgebunden und werden subjektiv als bedeutungslos erlebt. Sie variieren über die Zeit in ihrer Erscheinungsform (Komplexität, Art, Intensität, Häufigkeit) und lassen sich nach ihrer Qualität (motorisch/vokal) sowie ihrem Komplexitätsgrad unterscheiden. Treten sowohl motorische als auch vokale Tics länger als ein Jahr auf, wird vom **Gilles-de-la-Tourette-Syndrom** (syn. Tourette-Syndrom) gesprochen. Es werden dann auch ein Erkrankungsbeginn im Kindes- oder Jugendalter und Fluktuationen im Verlauf gefordert. Jungen sind 3- bis 4-mal so häufig betroffen wie Mädchen. Es liegt ein komplexes Vererbungsmuster zugrunde. Hohe Konkordanzraten von 89–94 % bei eineiigen Zwillingen belegen die Bedeutung genetischer Faktoren. Die Tic-Störungen beginnen meist in einem Alter zwischen 6 und 7 J. Etwa die Hälfte der Kinder leidet zusätzlich unter einer ADHS und/oder einer Zwangsstörung. Komorbid treten häufig auch Ängste, Depressionen, Schlafstörungen (Parasomnien) auf. Pathogenetisch wird von einem inhibitorischen Funktionsdefizit der Basalganglien und der mit ihnen verbundenen thalamischen und kortikalen Strukturen – bei einer erhöhten dopaminergen Aktivität im Striatum – ausgegangen.

- Medikamentös sind **Antipsychotika** Mittel der Wahl (*off label*). Am häufigsten werden *Tiaprid* (Tiapridex 3 × 100–200 mg), *Risperidon* (0,5–4 mg) oder *Aripiprazol* (5–30 mg) eingesetzt; wirksam ist auch *Sulpirid* (3–6 × 200 mg). Zu diesen Substanzen gibt es positive RCT. Hinweise gibt es auch für eine Wirksamkeit der AAP *Olanzapin* und *Ziprasidon*.
- Für die folgenden Substanzen gibt es positive RCT (aber ohne Zulassung): *Clonidin*, BZD, *Baclofen*, *Clomipramin*, Cannabinoide, *Pergolid* und *L-Dopa*. Die Wirkung der DA-Agonisten (*Pergolid*, *L-Dopa*) wird auf eine Interaktion mit den DA-Autorezeptoren zurückgeführt, was auch erklären würde, warum es in niedriger Dosis zu einer Tic-Verminderung, in hoher Dosis aber zu einer

Zunahme der Tics kommen kann. Die Studienlage ist uneinheitlich. Während *Pergolid* in mehreren kleinen Studien wirksam war, konnte für *Pramipexol* kein positiver Effekt nachgewiesen werden. Bei Therapieversagen oder Unverträglichkeit der Antipsychotika kann auch *Tetrabenazin* versucht werden.
- Für Tic-Störungen ist ausschließlich *Haloperidol* (ab 10 J.) zugelassen; Alternativen sollten bevorzugt werden.

Die Behandlung der häufig komorbid auftretenden ADHS (▶ 10.3.3) sollte bei leichterer Ausprägung zunächst mit einem Antipsychotikum (*Aripiprazol*, *Risperidon*, *Tiaprid*; alle *off label*, ▶ Kap. 3) begonnen werden, bei stärkerer Ausprägung ist eine Kombination mit *Methylphenidat* sinnvoll. Falls sich die Tics unter *Methylphenidat* verschlechtern, kommt eine Therapie mit *Atomoxetin* oder *Guanfacin* in Betracht. Bei komorbiden Zwangsstörungen kommt eine Kombination aus einem Antipsychotikum und einem SSRI infrage (▶ Kap. 1).
- Eine Behandlung mit *Botulinumtoxin* kann durchgeführt werden, wenn einzelne wenig fluktuierende Tics zu einer relevanten Beeinträchtigung führen.
- Neu werden zurzeit bei Tic-Störungen untersucht: *Tetrabenazin*, *Valbenazin*, *Deutetrabenazin*, *Ecopipam* und Cannabinoide.
- Im Vordergrund der psychotherapeutischen Maßnahmen stehen Psychoedukation, symptomzentrierte Verhaltenstherapie und Entspannungsverfahren.
- Die tiefe Hirnstimulation befindet sich beim Gilles-de-la-Tourette-Syndrom noch im experimentellen Stadium.

10.3.5 Autismus-Spektrum-Störung

Im DSM-5 und so auch in der ICD-11 werden frühkindlicher Autismus und Asperger-Syndrom unter der Autismus-Spektrum-Störung (ASS) zusammengefasst. Um die Diagnose zu spezifizieren, wird v. a. das Intelligenz- und Sprachniveau beschrieben. Bei den Symptomen wird in zwei Kategorien unterteilt: 1. gestörte soziale Kommunikation und Interaktion, 2. restriktive und repetitive Verhaltensweisen, Interessen und Aktivitäten. Es konnten bei der ASS neuropsychologische Defizite bei den exekutiven Funktionen, der zentralen Kohärenz und Theory-of-Mind-Funktionen gefunden werden. Die häufigsten Komorbiditäten sind ADHS, Ängste, Depression, Schlafstörungen, Epilepsie, metabolische und immunologische Erkrankungen (Hirota und King 2023; Salloum-Asfar et al. 2024).
- Bei **autistischen Symptomen** im Rahmen geistiger Behinderung (starker emotionaler und sozialer Rückzug, Stereotypien, Veränderungsangst, Wutausbrüche) wurde die Wirksamkeit von *Risperidon* in niedriger Dosis auch bei Kindern und Jugendlichen gezeigt (in den USA zugelassen).
- *Aripiprazol* ist ebenfalls bei Kindern mit ASS wirksam (in den USA ab 6 J. bei Irritabilität zugelassen); *Haloperidol* ist zugelassen, wird aber kaum noch eingesetzt (Salloum-Asfar et al. 2024). Positive Effekte sind für *Fluoxetin* und *Sertralin* bei dieser Indikation, wenn auch Ängste und Depressionen vorliegen, beschrieben. Zu SSRI sind in dieser Indikation die Ergebnisse nicht eindeutig; unter SSRI sind auch Zunahmen von Aggressivität und Hyperaktivität sowie

eine anfänglich erhöhte Suizidalität bei Kindern und Jugendlichen bekannt. Für TZA (*Clomipramin*) gibt es einzelne positive Berichte. In einer aktuellen retrospektiven Fallstudie konnte gezeigt werden, dass eine hochdosierte Gabe von *Propranolol* expansives Verhalten, wie aggressives und selbstverletzendes Verhalten, reduzieren kann (London et al. 2020; Salloum-Asfar et al. 2024).

- Treten **aggressive Verhaltensstörungen** im Zusammenhang mit **ADHS** auf – auch als Komorbidität bei ASS –, können die AM, die für ADHS indiziert sind, erwogen werden (Hirota und King 2023; Salloum-Asfar et al. 2024).
- In einzelnen Fällen mit großer Ängstlichkeit können auch BZD wie *Clonazepam* und *Lorazepam* verschrieben werden (Salloum-Asfar et al. 2024).
- *Melatonin* ist indiziert bei Schlafproblemen, um den Schlaf-Wach-Rhythmus zu regulieren und die Schlafqualität zu verbessern (► Kap. 5). Eine Zulassung in D besteht für das retardierte *Melatonin*-Präparat Slenyto zur Therapie der Insomnie bei Kindern und Jugendlichen mit ASS im Alter von 2–18 J. (Dosierung 2–10 mg abends 30–60 min vor dem Zubettgehen).
- In einer großen plazebokontrollierten Studie mit intranasaler *Oxytozin*-Therapie über 24 Wochen bei Kindern und Jugendlichen mit ASS konnte keine Verbesserung der sozialen und kognitiven Funktionalität nachgewiesen werden (Sikich et al. 2021).

10.3.6 Intellektuelle Beeinträchtigung

Die diagnostischen Kriterien der intellektuellen Beeinträchtigung umfassen die Diagnostik der kognitiven Kapazität (IQ) und der adaptiven Funktionalität (alltagspraktische Fähigkeiten).

- Bei anhaltendem aggressivem Verhalten im Rahmen von **Intelligenzminderung** bei Kindern ab 5 J. und Jugendlichen ist *Risperidon* zugelassen und hat sich in niedriger Dosierung bewährt; es sollte aber bei langfristiger Verordnung die Indikation regelmäßig überprüft werden (Verordnung > 6 Wochen *off label*). Um die NW-Rate (z. B. Gewichtszunahme, EPS, Prolaktinerhöhung) möglichst gering zu halten, wird nun vermehrt *Guanfacin* (*off label*) oder *Aripiprazol* (*off label*) eingesetzt.
- Nach einer Metaanalyse ist *Valproat* bei der Behandlung von **Aggressivität bei Jugendlichen mit Verhaltensstörungen** wirksam; verschiedene Antikonvulsiva waren hingegen nicht wirksam bei aggressivem Verhalten von Kindern und Jugendlichen mit Entwicklungsverzögerungen. Auch für verhaltensbasierte Interventionen fehlen in dieser Indikation sichere Wirksamkeitsnachweise.
- Bei **Oligophrenien** und anderen geistigen Behinderungen tritt nicht selten neben motorischen Stereotypien **repetitives selbstverletzendes Verhalten** mit z. T. auch mutilierenden Selbstverletzungen auf. In dieser Indikation kann sehr vorsichtig *Risperidon* eingesetzt werden, möglicherweise wirkt auch *Olanzapin* oder ein anderes AAP.
- Bei **expansiven und disinhibierten Verhaltensstörungen** im Rahmen von Oligophrenien kann ein Versuch mit *Guanfacin*, *Valproat* oder, als letzte Option, ein Antipsychotikum (KAP in niedriger Dosis oder AAP) empfohlen werden.

- Für Verhaltensstörungen im Rahmen des angeborenen **Fragile-X-Syndroms** (Symptome: unterschiedlich stark ausgeprägte Intelligenzminderung, Sprachstörungen, Aufmerksamkeitsdefizite, häufig Gesichtsauffälligkeiten, Epilepsie, autistische Verhaltensstörungen) sind bei fehlenden evidenzbasierten medikamentösen Strategien symptomatische Behandlungsversuche zu empfehlen.
- Eine offene Studie mit *Topiramat* als Add-on-Medikation legt eine Wirksamkeit bei Verhaltensstörungen und Aggression im Rahmen geistiger Behinderung nahe.
- Keine generelle Empfehlung sollte trotz positiver Fallberichte für *Naltrexon* und *Methylphenidat* bei geistiger Retardation und autistischen Symptomen ausgesprochen werden.

10.4 Nebenwirkungen und Risiken

Neben spezifischen NW von *Methylphenidat*, der Amfetaminpräparate und der Nichtpsychostimulanzien *Atomoxetin* und *Guanfacin* (▶ 10.5, Präparate) müssen besonders die kardiovaskulären Risiken vor einer Behandlung berücksichtigt werden. Blutdruck und Puls sowie Körpergröße und -gewicht und der Appetit müssen regelmäßig und bei jeder Dosisanpassung dokumentiert werden. Das Risiko für Substanzmissbrauch ist bei den Psychostimulanzien zu beachten.

Von Kombinationsbehandlungen mit AP (z. B. bei ADHS und Störung des Sozialverhaltens oder ADHS mit emotionaler Dysregulation) sieht man zunehmend wegen der NW der AP ab und kombiniert dann eher die ADHS-Medikamente. Bei ADHS und sozialer Störung wird eine Kombination eines Psychostimulans mit *Guanfacin*, bei ADHS und emotionaler Störung eine Kombination eines Psychostimulans mit *Atomoxetin* favorisiert.

10.4.1 Risiko für kardiovaskuläre Nebenwirkungen

ADHS ist signifikant mit einem erhöhten Risiko für kardiovaskuläre Erkrankungen assoziiert. Eine Metaanalyse und eine Registerstudie zeigten, dass keine signifikante Assoziation zwischen der Einnahme von ADHS-AM und Herz-Kreislauf-Erkrankungen besteht (Li et al. 2022; Zhang et al. 2022). Allerdings zeigte sich in der Registerstudie, dass eine längerfristige Einnahme mit einem erhöhten Risiko für Herz-Kreislauf-Erkrankungen, v. a. Bluthochdruck und arterielle Erkrankungen, einherging, wobei v. a. in den ersten 3 Jahren der Behandlung ein erhöhtes Risiko beobachtet wurde. Es gab keinen Unterschied zwischen Patienten unter oder über 25 Jahre (Zhang et al. 2024).

Die FDA hat ADHS-Medikamente, die die Herzfrequenz und den Blutdruck erhöhen können, zusammenfassend beurteilt, d. h., für die Psychostimulanzien und *Atomoxetin* wurden gemeinsame Empfehlungen ausgesprochen. Psychostimulanzien und *Atomoxetin* sollen generell nicht bei Patienten mit schweren Herzerkrankungen oder bei Patienten, bei denen eine Erhöhung des Blutdrucks oder der Herzfrequenz problematisch sein könnte, eingesetzt werden. Bei Patienten, die

Box 3

Vorsichtsmaßnahmen zur Vermeidung kardiovaskulärer Risiken unter Methylphenidat, Amfetamin, Atomoxetin und Guanfacin

- Eine regelmäßige Aufzeichnung der Herzfrequenz und des Blutdrucks ist bei allen Patienten v. a. vor der Behandlung, bei jeder Dosisanpassung und während der Behandlung (mindestens alle 3 Monate) empfehlenswert.
- Bei Patienten mit Hypertonus, Tachykardie sowie kardiovaskulären oder zerebrovaskulären Erkrankungen müssen die Kontrollen von Puls und Blutdruck engmaschiger sein. Ein EKG muss bei allen Patienten, die noch andere AM erhalten, die das QTc-Intervall verlängern können, oder bei Patienten, die eine positive Familienanamnese für QTc-Zeit-Verlängerung haben, häufiger kontrolliert werden.
- Psychostimulanzien (*Methylphenidat* und *Amfetamin*), *Atomoxetin* und *Guanfacin* sollten bei Patienten mit schwerwiegenden kardiovaskulären oder zerebrovaskulären Erkrankungen und bei Patienten mit einem Long-QT-Syndrom nicht verordnet werden.
- Patienten mit einem nichtfunktionalen (*poor metabolizer*) CYP2D6-Enzym oder bei einer Begleitmedikation mit einem CYP2D6-Inhibitor (s. Interaktionen beim jeweiligen Präparat, ▶ 10.5) sind einem höheren kardialen Risiko ausgesetzt.
- Die Risiken zusammengenommen erfordern vor Beginn einer Behandlung bei jedem Patienten eine EKG-Ableitung und ggf. eine weitergehende kardiale Diagnostik, um Herz-Kreislauf-Erkrankungen sicher auszuschließen. Eine Begleitmedikation ist sorgfältig auszuwählen.
- In der *S3-Leitlinie* wird eine ärztliche Untersuchung gefordert. Ein EKG wird nur bei Risikopatienten empfohlen.

ADHS-AM einnehmen, sollen regelmäßig der Blutdruck und die Herzfrequenz gemessen werden. Diese Empfehlungen gelten für alle Altersklassen (FDA 2018a, b).

Unter *Guanfacin* kommt es zu minimalen Herzfrequenz- und Blutdrucksenkungen (Hervas et al. 2014).

Vorsichtsmaßnahmen zur Vermeidung kardiovaskulärer Risiken unter *Methylphenidat*, *Amfetamin*, *Atomoxetin* und *Guanfacin* ▶ Box 3.

10.4.2 Risiko für Substanzmissbrauch

Die Verordnung von **Psychostimulanzien** (*Methylphenidat*, *Amfetamin*) kann mit einem Risiko für Missbrauch verbunden sein; sie werden auch als Aufputschmittel und Appetitzügler eingesetzt. Deshalb sollte die Indikation sehr sorgfältig gestellt werden. Aufgrund des Abhängigkeitspotenzials sind *Methylphenidat* und *Amfetamin* BtM-pflichtig. Die Prodrug-Technologie von *Lisdexamfetamin* bietet einen Vorteil bei potenziellem Substanzmissbrauch.

In Langzeitstudien wurde das Risiko einer „Suchtkarriere" bei Kindern, die Psychostimulanzien erhalten hatten, untersucht. Die Behandlung einer ADHS mit Psychostimulanzien führte im Vergleich zu einer fehlenden Medikation zu einem

Box 4

Abhängigkeitsrisiko unter Psychostimulanzien bei Patienten mit ADHS

- Psychostimulanzien haben ein Missbrauchs- und Abhängigkeitspotenzial.
- Die Prävalenz für eine Suchterkrankung bei Patienten mit ADHS, die mit Psychostimulanzien behandelt werden, ist im Vergleich zu unbehandelten ADHS-Patienten reduziert. Eine Dosissteigerung ist auch bei Dauermedikation meist nicht notwendig.
- Patienten mit ADHS entwickeln im Vergleich zur Normalbevölkerung häufiger Abhängigkeitserkrankungen.
- Durch die ***Methylphenidat*-Retardpräparate** oder das lang wirksame *Lisdexamfetamin* wird das Missbrauchsrisiko vermindert.
- Die verpflichtende Aufbewahrung der BtM-Rezepte für den einzelnen Patienten bietet eine Kontrollmöglichkeit des Einnahmeverhaltens.
- Die Kontrollbedingungen im therapeutischen Setting müssen in jedem Fall sehr engmaschig sein (z. B. regelmäßiges Drogenscreening).
- Komorbide Abhängigkeitserkrankungen bei Patienten mit ADHS sollten mit KVT, ggf. in Kombination mit langwirksamen bzw. retardierten ADHS-Präparaten von Stimulanzien oder Nichtstimulanzien behandelt werden.

geringerem Suchtrisiko (Asherson 2017). Für *Atomoxetin* und *Guanfacin* besteht kein Risiko für ein erhöhtes Abhängigkeitspotenzial.

Abhängigkeitsrisiko unter Psychostimulanzien bei Patienten mit ADHS ▶ Box 4.

Auf Unruhe und Schlaflosigkeit ist bei allen Präparaten zu achten. Andere NW ▶ 10.5, Präparate.

10.5 Präparate

Auf die Angabe der Packungsgrößen wird verzichtet. Bei Generika wird in der Regel auch auf die Angabe der Darreichungsformen verzichtet, abweichende Dosierungen von Generika werden, so weit bekannt, erwähnt. Packungsgrößen und Darreichungsformen müssen ggf. der Fachinformation entnommen werden. Es wird auf die weiterführende und ergänzende Darstellung der NW in ▶ 10.4 hingewiesen. Schwangerschaftsrisiken ▶ Kap. 14. Auf die Risiken bei Kombinationen mit sedierenden AM und Alkohol muss der Patient hingewiesen werden.

10.5.1 Amfetamin

Amfetamin

Psychostimulans; NbN: *Dopamine, norepinephrine reuptake inhibitor (DAT, NET), releaser (DA, NE)*

Attentin[1] (*Dexamfetamin*) (Medice)
Tbl. 5/10/20 mg Dexamfetaminhemisulfat

Elvanse[2] (*Lisdexamfetamin*) (Takeda)
Hartkps. 20 mg (5,9 mg D-Amfetamin)/30 mg (8,9 mg)/40 mg (11,9 mg)/50 mg (14,8 mg)/60 mg (17,8 mg)/70 mg (20,8 mg)
Lisdex-Aristo Lösung[1]
Hartkps. 20 mg (5,9 mg D-Amfetamin)/30 mg (8,9 mg)/40 mg (11,9 mg)/50 mg (14,8 mg)/60 mg (17,8 mg)/70 mg (20,8 mg)
Lsg. 10 mg/ml
Lisdexamfetamin-ratiopharm[1]
Hartkps. 20 mg (5,9 mg D-Amfetamin)/30 mg (8,9 mg)/40 mg (11,9 mg)/50 mg (14,8 mg)/60 mg (17,8 mg)/70 mg (20,8 mg)
Lisdexamfetamin-ratiopharm Erwachsene[3]
Hartkps. 30 mg (8,9 mg)/50 mg (14,8 mg)/70 mg (20,8 mg)

BtM-pflichtig.
[1] Nur für Kinder und Jugendliche von 6–17 J.
[2] Für Kinder, Jugendliche und Erwachsene.
[3] Nur für Erwachsene.

Pharmakodynamik

- Blockade des NA- und DA-Transporters (NET, DAT), dadurch Wiederaufnahmehemmung von DA und NA aus synaptischem Spalt.
- Transportervermittelte Freisetzung von DA und NA aus den präsynaptischen Vesikeln.

Pharmakokinetik

- Nach oraler Gabe sehr gute Absorption über Peptidtransporter.
- $T_{max} = 2$ h (bei *Lisdexamfetamin* für *D-Amfetamin*: 3,8 h, um etwa 1 h verzögert nach fettreicher Mahlzeit); $t_{1/2}$ für *D-Amfetamin* = 8–11 h.
- *Lisdexamfetamin* (Prodrug) wird zu *D-Amfetamin* in Erythrozyten unter hydrolytischer Abspaltung von Lysin umgewandelt. Metabolisierung von *D-Amfetamin* unter Beteiligung von CYP2D6. Die Metaboliten *Norephedrin* und *4-Hydroxyamfetamin* sind pharmakologisch aktiv.
- Fast 100 % einer Dosis werden über den Urin ausgeschieden.
- Pharmakokinetische Daten, die nach Einzeldosen und im Steady State bei Kindern, Jugendlichen und Erwachsenen erhoben wurden, ergaben ähnliche Verteilungsvolumina und Clearance-Raten in den unterschiedlichen Altersgruppen (Fekete et al. 2020; Hagenkötter et al. 2025).
- Plasmakonzentration von *D-* und *L-Amfetamin* 3,3 h nach Einnahme: 23–45 ng/ml für *D-Amfetamin*, 7–14 ng/ml für *L-Amfetamin* und 30–59 ng/ml für die Summe *D + L-Amfetamin*. Plasmakonzentration von *D-Amfetamin* 3,5 h nach Einnahme von *Lisdexamfetamin*: 44–160 ng/ml.

- **Indikationen und Behandlungshinweise**

- **Erwachsene:** *Lisdexamfetamindimesilat* (LDX, Elvanse) *kann als Mittel der ersten Wahl im Rahmen einer therapeutischen Gesamtstrategie zur Behandlung von ADHS bei Erwachsenen angewandt werden*[Z].
- *D-Amfetamin* (Attentin) ist eine alternative Therapiemöglichkeit bei ADHS zu *Methylphenidat* und *Atomoxetin* (*off label*).
- *Lisdexamfetamin* ist zur Behandlung der Binge-Eating-Störung in den USA für Erwachsene zugelassen.
- **Kinder- und Jugendliche:** *Lisdexamfetamindimesilat* (LDX, Elvanse) und *D-Amfetamin* (Attentin) sind *im Rahmen einer therapeutischen Gesamtstrategie zur Behandlung von ADHS, wenn das klinische Ansprechen auf eine vorangegangene Behandlung mit Methylphenidat unzureichend war, bei Kindern und Jugendlichen ab 6 J. zugelassen*[Z].
- Alle Amfetaminpräparate sind **BtM-pflichtig**.

> BtM-Rezepte: Die bisherige Begrenzung der ärztlichen Verschreibung der Anlage III des BtMG auf eine Höchstverschreibungsmenge ist entfallen. Früher war die Höchstdosis für *Amfetamin* 600 mg/30 d und für *Lisdexamfetamin* 2100 mg/30 d.

- Routineuntersuchungen: EKG, Blutdruck, Puls, Gewicht, Kontrolle des Längenwachstums bei Kindern und Jugendlichen.

10

- **Dosierung**

- *D-Amfetamin*: Einschleichender Beginn mit 5–10 mg, max. 40 mg/d[Z].
- Die *Amfetamin*-Dosis sollte 0,5 mg/kg KG nicht überschreiten.
- Die klinischen Dosierungen sind für *Amfetamin* bei Kindern, Jugendlichen und Erwachsenen gleich.
- *Lisdexamfetamin*: Einschleichender Beginn mit 20–30 mg, max. 70 mg/d[Z].
- Die klinischen Dosierungen sind für *Lisdexamfetamin* bei Kindern, Jugendlichen und Erwachsenen gleich.
- Aufgrund der relativ geringen HWZ der Amfetamine kann eine individuelle Titrierung erfolgen; z. B. kann die Medikation nur an Schultagen gegeben und an Wochenenden und in den Ferien ausgesetzt werden, oder es kann eine individuelle tägliche Anpassung an die jeweiligen Anforderungen erfolgen (z. B. wird nachmittags noch eine Dosis verabreicht). Eine Kombination aus *Amfetamin* und *Lisdexamfetamin* ist möglich.

- **Nebenwirkungen, Risikopopulationen und Intoxikationen**

Sehr häufig Verminderter Appetit, Kopfschmerzen, Schlafstörungen, Mundtrockenheit.

Häufig Agitiertheit, Angst, verminderte Libido, psychomotorische Hyperaktivität, Zähneknirschen, Schwindel, Unruhe, Tremor, Tachykardie, Palpitationen, Dyspnoe, Durchfall, Obstipation, Oberbauchschmerzen, Übelkeit, Hyperhidrose, erektile Dysfunktion, Schmerzen in der Brust, Reizbarkeit, Müdigkeit, Zerfahrenheit, Blutdruckanstieg, Gewichtsabnahme.

Gelegentlich Überempfindlichkeit, Depression, Tic, Dysphorie, Euphorie, Dermatillomanie, Manie, Somnolenz, Dyskinesie, Dysgeusie, verschwommenes Sehen, Erbrechen, Urtikaria, Hautauschlag, Fieber.

Sonstige NW Selten Krampfanfälle, erhöhte Leberwerte, QTc-Intervall-Verlängerung für LDX.

Risikopopulationen **Herz**: Amfetaminpräparate sind bei manifesten Herz-Kreislauf-Erkrankungen kontraindiziert. Bei anamnestischem Verdacht oder Vorliegen kardialer Strukturauffälligkeiten sollte vor Therapiebeginn eine gründliche kardiologische bzw. kinderkardiologische Abklärung erfolgen. Vermeidung kardiovaskulärer Risiken ► 10.4.1, Box 3. **Leber** und **Niere**: Es liegen keine Daten vor; bei entsprechenden Funktionseinschränkungen sind erhöhte maximale Plasmaspiegel und/oder Eliminationszeiten zu erwarten, daher empfiehlt sich eine ggf. längere Titration bzw. niedrigere Zieldosis.

Intoxikationen Akzentuierte NW, Hyperpyrexie, Mydriasis, Hyperreflexie, Brustschmerz, Tachykardie, kardiale Arrhythmien, Verwirrung, Panikzustände, aggressives Verhalten, Halluzinationen, Delir, Krämpfe, Atemdepression, Koma, Kreislaufkollaps.

▪ Kontraindikationen

- Glaukom, Phäochromozytom, Hyperthyreose, Thyreotoxikose, Psychosen, vorbestehende relevante Herz-Kreislauf-Erkrankungen, relevante zerebrovaskuläre Erkrankungen, Porphyrie, Schwangerschaft, Stillzeit.

Relative Kontraindikationen

- Krampfanfälle in der Anamnese, Tic-Störungen. Bekannte Missbrauchs- oder Abhängigkeitserkrankungen. Der Einsatz von *Amfetamin* kann bei Patienten mit komorbiden Suchterkrankungen erwogen werden, wenn die ADHS zur Suchterhaltung eindeutig beiträgt.

▪ Interaktionen

- Keine Kombination mit MAOH (bis zu 14 d nach Einnahme).
- Vorsicht bei Kombination mit SSRI (Risiko eines zentralen Serotoninsyndroms), TZA, Sympathomimetika, *Lithium*.
- Vorsicht bei Kombination mit Alkohol: verstärkte subjektive Wahrnehmung der Wirkung von *Methylphenidat*, erhöhte Pulsrate, erhöhtes Risiko für Missbrauch und Abhängigkeitsentwicklung.
- Amfetamine können die Wirkung von *Guanethidin* und anderen Antihypertensiva abschwächen und die von Analgetika verstärken.
- Antipsychotika blockieren Dopaminrezeptoren und hemmen dadurch die zentral stimulierende Wirkung von Amfetaminen.
- Bei Kombination mit Dopaminagonisten, *Bupropion* oder *L-Dopa* ist mit einer additiven Wirkverstärkung zu rechnen.

▪ Bewertung

Bei Erwachsenen mit ADHS kann *Lisdexamfetamin* (Elvanse) als Mittel der ersten Wahl eingesetzt werden. Bei Narkolepsie (► 5.2.2) und Hypersomnie (► 5.2.1) ist eine Off-label-Verordnung von Amfetaminen möglich. Bei Kindern und Jugendlichen sind *Lisdexamfetamin* (Elvanse) und *D-Amfetamin* (Attentin) bei ADHS Alternativen zu *Methylphenidat*, *Atomoxetin* und *Guanfacin*; sie sind Mittel der zweiten Wahl. Das Retardpräparat *Lisdexamfetamin* erleichtert den Einnahmemodus. Durch die Prodrug-Technologie von Elvanse besteht ein deutlich geringeres Missbrauchspotenzial als z. B. bei *Methylamfetamin* (Crystal Meth, ▶ 10.2.5 und ▶ 7.2.5). Auf vielfältige Risiken ist zu achten.

❯ Vor und während der Verordnung von *Amfetamin* sollte ein EKG abgeleitet und eine körperliche Untersuchung durchgeführt werden. Vorsichtsmaßnahmen zur Vermeidung kardiovaskulärer Risiken ▶ 10.4.1, Box 3.

❯ *Amfetamin* besitzt als noradrenerg/dopaminerg wirkendes Psychostimulans grundsätzlich ein Missbrauchs- und Abhängigkeitspotenzial ▶ 10.4.2, Box 4.

10.5.2 Atomoxetin

10

Atomoxetin

Selektiver Noradrenalinwiederaufnahmehemmer; NbN: *Norepinephrine reuptake inhibitor (NET)*

Agakalin (Medice)
Filmtbl. 10/18/25/40/60/80/100 mg
Atomoxetin-neuraxpharm (Neuraxpharm)
Strattera (Lilly)
Hartkps. 10/18/25/40/80/100 mg
Lsg. 4 mg/ml

Aufgrund der hohen Zahl von Atomoxetin-Generika wird auf eine Auflistung von weiteren Generika mit der Anfangsbezeichnung „Atomoxetin" verzichtet.

- **Pharmakodynamik**
- *Atomoxetin* hemmt die Wiederaufnahme von NA in das präsynaptische Neuron und erhöht damit die Konzentration von NA im synaptischen Spalt, besonders im präfrontalen Kortex.
- Geringfügige Hemmung der Wiederaufnahme von Serotonin. Im Gegensatz zu den Psychostimulanzien verändert *Atomoxetin* nicht die Wiederaufnahme und extrazelluläre Konzentration von DA in Nucleus accumbens und Striatum.
- *Off label* → Binge-Eating-Störung (▶ 9.2.3).

- **Pharmakokinetik**
- Nach oraler Gabe sehr gute Absorption, nur minimal beeinträchtigt durch begleitende Nahrungsaufnahme. Orale Bioverfügbarkeit 63–94 %.
- T_{max} = 1–2 h; $t_{1/2}$ = 2–5 h, bei *poor metabolizers* von CYP2D6 verlängert auf 21 h.

- Metabolisierung bevorzugt durch CYP2D6 und nachgeordnet von CYP2C19. Wichtigster Metabolit ist *4-Hydroxyatomoxetin*, das ebenfalls als Inhibitor des NA-Transporters wirkt, im Plasma aber in nur sehr niedrigen Konzentrationen vorkommt.
- Etwa 80 % einer Dosis werden metabolisiert über den Urin ausgeschieden, der verbleibende Anteil wird über die Faeces eliminiert.
- Pharmakokinetische Daten, die nach Einzeldosen und im Steady State bei Kindern, Jugendlichen und Erwachsenen erhoben wurden, ergaben ähnliche Verteilungsvolumina und Clearance-Raten in den unterschiedlichen Altersgruppen. Plasmakonzentration von *Atomoxetin* 60 min nach Einnahme von 1,2 mg/kg KG/d: 40–400 ng/ml in normalen Metabolisierern von CYP2D6, 660–1600 ng/ml in *poor metabolizers* (PM) von CYP2D6. In PM von CYP2D6 sind deutlich höhere Plasmakonzentrationen zu erwarten als bei normalen Metabolisierern, weshalb empfohlen wird, die Einstellung auf *Atomoxetin* CYP2D6-genotypbasiert vorzunehmen (Brown et al. 2019).

Indikationen und Behandlungshinweise

- *Kinder (ab 6 J.), Jugendliche und Erwachsene: ADHS im Rahmen eines umfassenden Behandlungsprogramms*[z].
- *Atomoxetin* ist eine alternative Therapieoption zu den Psychostimulanzien in der Behandlung der ADHS. Es gilt als Mittel der ersten Wahl, wenn zusätzlich zur ADHS Tic- oder Angststörungen vorhanden sind oder eine 24-h-Wirkung erzielt werden soll. Auch bei komorbider Suchterkrankung kann es Mittel der ersten Wahl sein.
- Kein ausgeprägtes Absetzsyndrom.
- Routineuntersuchungen: EKG, Blutdruck, Puls, Leberwerte; Kontrolle von Längenwachstum und Gewicht bei Kindern und Jugendlichen.

Dosierung

- **Erwachsene, Kinder und Jugendliche > 70 kg KG:** Initialdosis 40 mg für mindestens 7 Tage, dann Dosis entsprechend klinischer Wirksamkeit ggf. auf 80 mg steigern[z]. Max. Tagesdosis 100 mg[z].
- **Kinder und Jugendliche bis 70 kg KG:** Initialdosis ca. 0,5 mg/kg KG/d für mindestens 7 Tage, dann Dosis entsprechend der klinischen Wirksamkeit auftitrieren. Die empfohlene Erhaltungsdosis beträgt etwa 1,2 mg/kg KG[z].
- Für höhere Tagesdosen konnte kein zusätzlicher Nutzen nachgewiesen werden.
- Gesamte Tagesdosis kann am Morgen eingenommen werden, bei fehlendem Ansprechen und mangelnder Verträglichkeit Verteilung der Dosis auf den Morgen und den späten Nachmittag. Langsam aufdosieren. Auf eine regelmäßige tägliche Einnahme ist zu achten.
- Bei Patienten mit bekanntem CYP2D6-PM-Genotyp langsames Auftitrieren. Mit einer Dosis von 0,5 mg/kg KG/d beginnen, und wenn nach 2 Wochen kein klinisches Ansprechen und keine NW auftreten, sollte 4 h nach der Einnahme Blut zur Bestimmung der Plasmakonzentration abgenommen werden. Wenn das Ansprechen unzureichend ist und die Konzentration < 200 ng/ml beträgt, sollte eine proportionale Dosiserhöhung erwogen werden, um eine Konzentration von etwa 400 ng/ml zu erreichen.

Nebenwirkungen, Risikopopulationen und Intoxikationen

Sehr häufig Verminderter Appetit, Kopfschmerzen, Schläfrigkeit, Schlaflosigkeit, abdominelle Schmerzen, Mundtrockenheit, Erbrechen, Übelkeit, erhöhter Blutdruck, erhöhte Herzfrequenz.

Häufig Appetitlosigkeit, Reizbarkeit, Stimmungsschwankungen, Agitiertheit, Angst, Depression, Tics, Mydriasis, Verstopfung, Dyspepsie, Dermatitis, Pruritus, Hautausschlag, Müdigkeit, Lethargie, Brustschmerzen, Gewichtsverlust, reduzierte Libido, Schwindel, Dysgeusie, Zittern, Parästhesie, Palpitationen, Tachykardie, Hitzewallungen, vermehrtes Schwitzen, Dysurie, Pollakisurie, verzögerte Blasenentleerung, Harnverhalt, Dysmenorrhö, Ejakulationsstörungen, erektile Dysfunktion, Prostatitis, Asthenie, Schüttelfrost, Gefühl der inneren Unruhe, Reizbarkeit, Durst.

Gelegentlich Suizidale Verhaltensweisen, Aggression, Feindseligkeit, emotionale Labilität, Psychose, Ohnmacht, Migräne, Krampfanfall, Dyspnoe, Erhöhung des Bilirubins, Kraftlosigkeit, Ruhelosigkeit, verschwommenes Sehen, QT-Intervall-Verlängerung, Urtikaria, Muskelkrämpfe, Brustschmerzen.

Sonstige NW Raynaud-Syndrom, erhöhte Leberwerte, Ikterus, Hepatitis, Leberschäden, akutes Leberversagen, Harnverhalt, Priapismus.

10

> Es wurde auch über suizidale Verhaltensweisen, Feindseligkeit sowie emotionale Labilität bei allen Altersgruppen berichtet. Sorgfältiges Monitoring ist indiziert.

Risikopopulationen **Herz**: Häufig treten mäßige Herzfrequenz- und Blutdruckanstiege auf, daher Vorsicht und ggf. engmaschige Kontrollen bei Patienten mit arterieller Hypertonie oder anderen kardiovaskulären Erkrankungen sowie bei Behandlung mit QTc-Zeit-verlängernden AM; Vermeidung kardiovaskulärer Risiken ▶ 10.4.1, Box 3. **Leber**: Bei Leberfunktionsstörungen Reduktion von Initial- und Zieldosis je nach Schweregrad auf 50–25 %; in kontrollierten Studien kein Hinweis auf erhöhte Hepatotoxizität, dennoch werden v. a. in der Anfangsphase der Therapie Kontrollen der Leberenzyme empfohlen. **Niere**: Bei Niereninsuffizienz keine Dosisanpassung.

Intoxikationen Akzentuierte NW, Somnolenz, Schwindel, Hypertension, Tachykardie. Keine bedrohlichen Intoxikationen bekannt.

Kontraindikationen

- Herz-Kreislauf-Erkrankungen (▶ 10.4.1, Box 3), Überempfindlichkeit gegen *Atomoxetin*.
- Engwinkelglaukom, relevante zerebrovaskuläre Erkrankungen, Phäochromozytom, Schwangerschaft, Stillzeit.

Relative Kontraindikationen

- Krampfanfälle in der Anamnese.

- **Interaktionen**
- Vorsicht bei Kombination mit *Salbutamol* oder anderen β_2-Agonisten, da die blutdrucksteigernde Wirkung verstärkt werden kann.
- Vorsicht bei Kombination mit Antihypertensiva; *Atomoxetin* kann die blutdrucksenkende Wirkung vermindern.
- Mögliches Risiko für QTc-Zeit-Verlängerung bei Kombination mit AM, die das QTc-Intervall verlängern, insbesondere bei hohen Wirkspiegeln von *Atomoxetin*.
- Patienten mit einem nichtfunktionalen CYP2D6-Enzym oder mit einem **CYP2D6-Inhibitor** als Begleitmedikation, wie z. B. *Paroxetin* oder *Melperon* (▶ **Anhang INT**), bauen einen mehrfach höheren *Atomoxetin*-Spiegel auf im Vergleich zu Patienten mit funktionalem Enzym (EM). PM weisen ein erhöhtes Risiko für unerwünschte Wirkungen auf. Eine entsprechende Dosisanpassung wird dann notwendig (s. oben, ▶ Dosierung).
- Umstellung von oder auf *Methylphenidat* überlappend möglich.

- **Bewertung**

Therapieoption in der Behandlung der ADHS bei Kindern, Jugendlichen und Erwachsenen. *Atomoxetin* hat eine geringere Effektstärke als die Psychostimulanzien. Bei zusätzlich begleitender Tic-, Angst- oder Suchtstörung oder bei einer notwendigen 24-Stunden-Wirkung gehört *Atomoxetin* zur ersten Wahl. Nach 8 Wochen ist die Wirksamkeit in der Regel zu beurteilen.

> Vor und während der Verordnung von *Atomoxetin* sollte ein EKG abgeleitet und eine körperliche Untersuchung durchgeführt werden. Vorsichtsmaßnahmen zur Vermeidung kardiovaskulärer Risiken ▶ 10.4.1, Box 3.

10.5.3 Guanfacin

Guanfacin

α_{2A}-adrenerger Rezeptoragonist; NbN: *Norepinephrine receptor agonist (α_2)*

Intuniv[1] (Guanfacin Retardtablette) (Takeda)
Tbl. 1/2/3/4 mg

[1] Nur für Kinder und Jugendliche von 6–17 J.

- **Pharmakodynamik**
- *Guanfacin* ist ein selektiver α_{2A}-adrenerger Rezeptoragonist, der die postsynaptische NA-Übertragung modifiziert. Es kommt intrazellulär zu einem Absinken des cAMP-Spiegels und zu einer Schließung der HCN-Kanäle.

Pharmakokinetik

- T_{max} = 5 h, $t_{1/2}$ = 13–34 h, lineare Pharmakokinetik bei Kindern und Jugendlichen (2–4 mg/d), die empfohlene Erhaltungsdosis liegt bei 0,05–0,12 mg/kg KG/d, 70 % an Plasmaproteine gebunden. Die orale Bioverfügbarkeit beträgt 65 %.
- Verstoffwechselung über eine CYP3A4/5-vermittelte Oxidation mit Sulfatierung und Glukuronidierung. Hauptmetabolit ist *3-OH-Guanfacinsulfat*.
- CYP3A4-Inhibitoren/Induktoren haben einen erheblichen Einfluss auf die Pharmakokinetik.
- Die Elimination erfolgt über Leber und Niere.
- Plasmakonzentration im Steady State 5–6 h nach Einnahme von 4 mg: 3–17 ng/ml (Kinder von 6–12 J.) bzw. 6–9 ng/ml (Jugendliche > 12 J.).

Indikationen und Behandlungshinweise

- **Kinder (ab 6 J.) und Jugendliche**: *ADHS im Rahmen eines umfassenden Behandlungsprogramms, wenn eine Behandlung mit Stimulanzien nicht in Frage kommt oder unverträglich ist oder sich als unwirksam erwiesen hat*[z].
- Zulassung für Erwachsene besteht nur in den USA und Kanada.
- Routineuntersuchungen: Während der Dosistitration Kontrolle von Blutdruck und Herzfrequenz einmal wöchentlich, nach Dosisstabilisierung im 1. Jahr alle 3 Monate, danach alle 6 Monate, nach Dosisanpassungen häufiger; EKG und Gewicht regelmäßig.

10

Dosierung

- Kinder und Jugendliche: Startdosis 1 mg, Dosissteigerung um 1 mg pro Woche, Einnahme morgens oder abends.
- 6–12 J.: ab 25 kg: bis 4 mg.
- 13–17 J: 34–41,4 kg: bis 4 mg; 41,5–49,4 kg: bis 5 mg; 49,5–58,4 kg: bis 6 mg, 58,5 kg und mehr: bis 7 mg.
- Auf eine regelmäßige tägliche Einnahme ist zu achten.
- Nach dem Absetzen von *Guanfacin* kann es zum Anstieg von Blutdruck und Herzfrequenz kommen, deshalb langsames Absetzen: 1 mg alle 3 Tage.

Nebenwirkungen, Risikopopulationen und Intoxikationen

Sehr häufig Somnolenz, Kopfschmerzen, Bauchschmerzen, Ermüdung.

Häufig Verminderter Appetit, Depression, Angst, Affektlabilität, Insomnie, Durchschlafstörung, Albträume, Sedierung, Schwindel, Lethargie, Bradykardie, Hypotonie, Erbrechen, Diarrhö, Übelkeit, Verstopfung, Mundtrockenheit, Hautausschlag, Enuresis, Reizbarkeit, Gewichtszunahme.

Gelegentlich Überempfindlichkeit, Agitiertheit, Halluzinationen, Krampfanfälle, Synkopen, Schwindel, AV-Block 1. Grades, Tachykardie, Sinusarrhythmie, Blässe, Asthma, Dyspepsie, Pruritus, Pollakisurie, Asthenie, Brustkorbschmerzen, Blutdruckanstieg, Abnahme der Herzfrequenz, Anstieg der Alanin-Aminotransferase.

Sonstige NW Hypersomnie, Hypertonie, Unwohlsein.

Risikopopulationen **Herz**: Aufgrund des möglichen Auftretens von Synkopen, Hypotonie und Bradykardie Vorsicht bei kardialen Vorerkrankungen, v. a. bei Herzinsuffizienz. Zu QTc-Zeit-Verlängerung sind die Daten widersprüchlich, es scheint kein erhöhtes Risiko für ventrikuläre Arrhythmien zu bestehen. Die Datenbasis ist jedoch schmal, daher sollte eine Kombination mit anderen QTc-Zeit-verlängernden AM nicht erfolgen. **Leber** und **Niere**: Die Ausscheidung erfolgt sowohl über die Leber (> 50 %) als auch die Niere (ca. 30 %); bei Funktionseinschränkungen ggf. schweregradabhängige Dosisanpassung; es liegen allerdings keine Daten für erwachsene Patienten vor.

Intoxikationen Hypotonie, initiale Hypertonie, Bradykardie, Lethargie, Atemdepression, hämodynamische Instabilität.

▪ Kontraindikationen

- Fertilität, Schwangerschaft, Stillzeit.

Relative Kontraindikationen

- AM, die die QTc-Zeit verlängern; Leber- und Nierenerkrankungen.

▪ Interaktionen

- Antihypertensiva: Hypotonie und Synkopen.
- Bei Kombination mit *Valproat* wurde ein 40 %iger Anstieg der *Valproat*-Spiegel berichtet, evtl. Dosisanpassung mit Kontrolle des Plasmaspiegels von *Valproat*.
- Eine Kombination mit *Methylphenidat* ist möglich und sinnvoll, wenn eine Monotherapie keine ausreichende Wirkung gezeigt hat.
- Vorsicht bei Kombination mit **CYP3A4-Inhibitoren**, wie z. B. *Ketoconazol* oder *Indinavir*, wegen des Anstiegs der *Guanfacin*-Plasmakonzentration (▸ **Anhang INT**). Es kann eine Reduktion der *Guanfacin*-Dosis um 50 % oder mehr notwendig werden. Vorsicht bei Kombination mit **CYP3A4-Induktoren**, wie z. B. *Bosentan* oder *Efavirenz*, wegen des Abfalls des *Guanfacin*-Plasmaspiegels (▸ **Anhang INT**), Risiko von Wirkverlust.

▪ Bewertung

Therapieoption in der Behandlung von ADHS bei Kindern und Jugendlichen. Die Effektstärke von *Guanfacin* ist geringer als bei Psychostimulanzien. Bei einer notwendigen 24-Stunden-Wirkung und falls die Behandlung mit Psychostimulanzien kontraindiziert ist, gehört *Guanfacin* zur ersten Wahl. Innerhalb von 3 Wochen ist die Wirksamkeit in der Regel zu beurteilen. Es kann zu einer Zunahme des BMI kommen. Auf vielfältige Risiken ist zu achten. *Guanfacin* wird auch zunehmend bei ADHS und Störung des Sozialverhaltens verschrieben, häufig in Kombination mit einem Psychostimulans.

› Vor und während der Verordnung von *Guanfacin* sollte auf kardiovaskuläre Risiken geachtet und regelmäßig ein EKG abgeleitet und eine körperliche Untersuchung durchgeführt werden.

10.5.4 Methylphenidat

Methylphenidat

Psychostimulans; NbN: *Dopamine, norepinephrine reuptake inhibitor (DAT, NET), releaser (DA, NE)*

Unretardierte Methylphenidat-Präparate:
Medikinet[1] (Medice)
Tbl. 5/10/20 mg
Methylpheni TAD[1] (TAD Pharma)
Tbl. 5/10/20 mg
Methylphenidat-1A Pharma[1] (1A Pharma)
Tbl. 10 mg
Ritalin[1] (InfectoPharm)
Tbl. 10 mg
Ritalin[1] (InfectoPharm)
Saft 2 mg/ml

Retardierte Methylphenidat-Präparate:
Concerta[2] (Janssen-Cilag)
Retardkps. 18/27/36/54 mg
Equasym retard[1] (Takeda)
Retardtkps. 10/20/30/40/50 mg
Kinecteen[1, 2] (Medice)
Matrixtab. 18/27/36/54 mg
Medikinet adult[3] (Medice)
Retardkps. 5/10/20/30/50/60 mg
Medikinet retard[1] (Medice)
Retardkps. 5/10/20/30/40/50/60 mg
Methylphenidat-HCl-ratiopharm[1] (ratiopharm)
Methylphenidathydrochlorid-neuraxpharm[1] (Neuraxpharm)
Retardkps. 18/27/36/54 mg
Ritalin adult[3] (InfectoPharm)
Retardkps. 10/20/30/40 mg
Ritalin LA[1] (InfectoPharm)
Retardkps. 10/20/30/40 mg
Tuzulby1 Retardkautabl. 20/30/40 mg (Neuraxpharm)

[1] Nur für Kinder und Jugendliche von 6–17 J.
[2] Weiterverordnung im Erwachsenenalter möglich.
[3] Für Erwachsene.
Es gibt noch weitere Generika.
BtM-pflichtig.

- **Pharmakodynamik**
  - Blockade des DA- und NA-Transporters (DAT, NET), dadurch Wiederaufnahmehemmung von DA und NA aus synaptischem Spalt.
  - Im Diskriminations-Tierversuch kann *Methylphenidat* den Effekt von *Amfetamin* und *Kokain* ersetzen.
  - Diskutiert wird eine Re-Etablierung eines im Krankheitsfall durch DAT-Überfunktion verminderten Reward-Mechanismus.

- **Pharmakokinetik**

- Orale Bioverfügbarkeit bei den kurzwirksamen Tabletten 30 %, bei den Retardpräparaten 22 %; bei den kurzwirksamen Präparaten T_{max} = 2 h, bei den Retardpräparaten ca. 3 h; $t_{1/2}$ = 2–3 h (Kinder); $t_{1/2}$ = 5–6 h (Erwachsene); rascher Wirkungseintritt nach 15–30 min. Nach 2–3 h ist die maximale Wirksamkeit erreicht. Unter Absinken des Wirkspiegels kann es zu einer vorübergehenden und subjektiv verstärkt erlebten Ausprägung der Ursprungssymptome kommen (Rebound-Phänomen), die nach erneuter Verabreichung jedoch wieder abklingen. Eine Reduktion dieses Phänomens kann durch die Verabreichung von Retardpräparaten erzielt werden.
- Rasche und intensive Metabolisierung durch Carboxylesterase (CES) 1 zum renalen, pharmakologisch nicht aktiven Hauptausscheidungsprodukt *Phenyl-2-piperidinessigsäure* (60–86 %). Geringe Mengen an Hydroxymetaboliten. < 1 % an *Methylphenidat* wird unverändert ausgeschieden. CYP2D6 ist am Abbau in geringem Umfang beteiligt.
- **Retardpräparate** von *Methylphenidat* ermöglichen eine vereinfachte Verabreichung. Concerta wird nach dem OROS-Prinzip (*osmotic controlled release delivery system*) freigesetzt, d. h. es stehen eine Initialdosis von etwa 22 % *Methylphenidat* und eine Verzögerungsdosis von etwa 78 % zur Verfügung. Die Wirkdauer von Concerta beträgt 12 h. Das Generikum dazu, Methylphenidathydrochlorid-neuraxpharm, hat eine Initialdosis von 21 % und eine Verzögerungsdosis von 79 %. Ritalin LA/Ritalin adult wird nach dem SODAS-Prinzip (*spheroidal oral drug absorption system*) freigesetzt, d. h. es stehen eine Initialdosis von etwa 50 % *Methylphenidat* und eine Verzögerungsdosis von ebenfalls etwa 50 % zur Verfügung. Die Wirkdauer von Ritalin LA/Ritalin adult beträgt 8–10 h. Medikinet retard/Medikinet adult weist ebenfalls ein zweigipfliges Profil mit einem 50:50-Release und einer Wirkdauer von ca. 8–10 h auf. Mit Equasym retard steht ein weiteres Retardpräparat mit einer Wirkdauer von 8–10 h zur Verfügung (30:70-Release), ebenso mit Kinecteen mit einer Wirkdauer von 12 h (25:75-Release). Durch die unterschiedlichen prozentualen Anteile ergibt sich die Möglichkeit einer individuellen Anpassung.
- *Methylphenidat*-Präparate mit veränderter Wirkstofffreisetzung wurden 2024 in die Substitutionsausschlussliste aufgenommen, sie sollten nicht untereinander ausgetauscht werden. Das Rationale hinter dieser Entscheidung besteht darin, dass durch die unterschiedlichen Anteile an sofort und verzögert freisetzendem Wirkstoffanteil bei gleicher Wirkstoffstärke der Kapseln unterschiedliche Freisetzungsprofile und Bioverfügbarkeiten und somit auch Wirkungen resultieren.
- Plasmakonzentration: 3,8–7,7 ng/ml 1 h nach Einnahme bzw. 6,6–13 ng/ml 6 h nach Einnahme von 1,0 mg/kg KG in Tabletten mit verzögerter Wirkstofffreigabe.

- **Indikationen und Behandlungshinweise**

- **Erwachsene**: *Medikinet adult und Ritalin adult sind im Rahmen einer therapeutischen Gesamtstrategie zur Behandlung einer seit Kindesalter fortbestehenden ADHS bei Erwachsenen ab einem Alter von 18 J. indiziert, wenn sich andere therapeutische Maßnahmen allein als unzureichend erwiesen haben*[z]. Für Medikinet

adult ist inzwischen eine Zweifachgabe pro Tag möglich, um die Wirkdauer von 8 auf 16 h zu verlängern.
- **Kinder und Jugendliche**: *Methylphenidat ist im Rahmen einer therapeutischen Gesamtstrategie zur Behandlung von ADHS bei Kindern ab einem Alter von 6 J. indiziert, wenn sich andere therapeutische Maßnahmen allein als unzureichend erwiesen haben*[Z].
- Anwendung nur nach sorgfältiger Sicherung der Diagnose; Verschreibung von Ärzten, die auf Verhaltensauffälligkeiten spezialisiert sind. Das jeweilige Präparat muss häufig langfristig verordnet werden, weswegen mindestens einmal jährlich ein kontrollierter Auslassversuch durchgeführt werden sollte (▶ 10.3.2, Therapieschritte). Nur im Hochdosisbereich ist nach 6–9 Monaten eine Wirkungsabschwächung beschrieben.
- *Narkolepsie i. R. einer therapeutischen Gesamtstrategie*[Z] (Zulassung gilt nur für Ritalin) ▶ 5.2.2.
- Langfristig ist das Risiko für Verkehrsunfälle eher verringert, allerdings besteht ein Warnhinweis hinsichtlich eines verminderten Reaktionsvermögens.
- *Methylphenidat* ist **BtM-pflichtig**.

> BtM-Rezepte: Die bisherige Begrenzung der ärztlichen Verschreibung der Anlage III des BtMG auf eine Höchstverschreibungsmenge ist entfallen. Früher war die Höchstdosis 2400 mg/30 d für *Methylphenidat*.

- Routineuntersuchungen: EKG, Blutdruck, Puls, Gewicht, Kontrolle von Längenwachstum bei Kindern und Jugendlichen, Leberwerte.

Dosierung

ADHS:
- Eine einschleichende Dosierung (initial 5–10 mg) bis zur individuell festgelegten Tageshöchstdosis mit einem kurzwirksamen *Methylphenidat*-Präparat (Kinder und Jugendliche bis 60 mg und Erwachsene bis 80 mg[Z] [Medikinet adult und Ritalin adult]) ist empfehlenswert, es können aber auch zu Beginn *Methylphenidat*-Retardpräparate ohne Aufdosierung verschrieben werden.
  Ein typisches Dosisschema beginnt mit 5 mg morgens nach dem Frühstück; danach 10 mg morgens jeweils für 3 Tage. Dann 10 mg morgens und 5 mg mittags für 3 Tage und schließlich 10 mg morgens und 10 mg mittags für 3 Tage. Nun erfolgt die Umstellung auf ein 20 mg-Retardpräparat morgens nach dem Frühstück, um schließlich auf eine individuelle Dosisanpassung umzusteigen.
- Bei den kurzwirksamen Präparaten Dosis über den Tag verteilen, je nach individuellen Erfordernissen. Abendliche Einnahmezeitpunkte sind zu vermeiden. Retardpräparate ermöglichen bei vielen Patienten eine einmalige Tagesgabe. Kurzwirksame und retardierte *Methylphenidat*-Präparate können kombiniert werden. Aufgrund der relativ geringen HWZ der *Methylphenidat*-Präparate kann eine individuelle Titrierung erfolgen; z. B. kann die Medikation nur an Schultagen gegeben und an Wochenenden und in den Ferien ausgesetzt werden, oder es kann eine individuelle tägliche Anpassung an die jeweiligen Anforderungen erfolgen (z. B. wird nachmittags noch eine Dosis verabreicht).

Eine Kombination aus kurz- und langwirksamen *Methylphenidat*-Präparaten ist möglich.
- Die Dosierungen für *Methylphenidat* sind für Kinder, Jugendliche und Erwachsene gleich. *Methylphenidat* sollte 1 mg/kg KG nicht überschreiten.
- Medikinet adult und Ritalin adult: Beginn 10 mg, wöchentlich um 10 mg/d erhöhen; Höchstdosis 80 mg/d. Einnahmen vorwiegend morgens, aber auch noch mittags möglich.
- Narkolepsie: 10 mg bis max. 80 mg (bei Kindern 60 mg)[z].

Nebenwirkungen, Risikopopulationen und Intoxikationen

Sehr häufig Kopfschmerzen, Schwindel, Schlafstörungen, Reizbarkeit, Nervosität, Appetitlosigkeit, Magenbeschwerden.

Häufig Angst/Agitation, Dyskinesien, Arthralgien, Tachykardie, Arrhythmien, Blutdruckerhöhung, Fieber, Übelkeit, Erbrechen, Gewichtsabnahme, Mundtrockenheit, Überempfindlichkeitsreaktionen, Haarausfall, Nasopharyngitis, Husten, laryngopharyngealer oder abdomineller Schmerz.

Gelegentlich Wachstumsverzögerung bei Kindern. Bei plötzlichem Absetzen Rebound-Phänomene: erhöhtes Schlafbedürfnis, Heißhunger, Kreislaufstörungen, Depressionen, psychotische Reaktionen.

Sonstige NW Selten Somnolenz, Sedierung, psychomotorische Hyperaktivität, Depressionen, Psychosen (mit Halluzinationen), Suizidalität, Angina pectoris, Dyspnoe, Myalgie, Tremor, Muskelzuckungen (Tics), Sehstörungen, erhöhte Leberenzyme, vereinzelt akutes Leberversagen.

Risikopopulationen **Herz**: Bei manifesten Herz-Kreislauf-Erkrankungen kontraindiziert; bei anamnestischem Verdacht bzw. bestehenden kardialen Auffälligkeiten sollte eine Abklärung vor Therapiebeginn erfolgen ▸ 10.4.1, Box 3. **Leber** und **Niere**: Es liegen keine Daten zur Anwendung bei Patienten mit Funktionseinschränkungen vor, daher ist Vorsicht geboten.

Intoxikationen Akzentuierte NW, Hyperpyrexie, Hypertonie, tachykarde Herzrhythmusstörungen, akutes Koronarsyndrom, Herz-Kreislauf-Versagen, Atemdepression, Koma, Delir, Vasospasmen mit der Gefahr der Infarzierung lebenswichtiger Organe.

Kontraindikationen

- Herz-Kreislauf-Erkrankungen (▸ 10.4.1, Box 3), Hyperthyreose, Engwinkelglaukom, Gilles-de-la-Tourette-Syndrom, Anorexia nervosa, Psychosen, Angsterkrankungen; bis zu 14 Tage nach Einnahme von MAOH.
- Bekannte Missbrauchs- oder Abhängigkeitserkrankungen (▸ 10.4.2, Box 4). Der Einsatz von *Methylphenidat* kann bei Patienten mit komorbiden Suchterkrankungen erwogen werden, wenn die ADHS zur Suchterhaltung eindeutig beiträgt.

Relative Kontraindikationen

- Krampfanfälle in der Anamnese, Tic-Störungen. Hereditäre Galaktoseintoleranz, Laktasemangel oder Glukose-Galaktose-Malabsorption.

- **Interaktionen**
  - Keine Kombination mit MAOH.
  - *Methylphenidat* verstärkt die initialen sympathomimetischen Effekte von AM wie *Guanethidin* oder *Amantadin*, TZA (insbesondere *Imipramin*), Antiepileptika oder Cumarinen.
  - Bei Kombination mit vasopressorisch wirksamen Substanzen und mit halogenierten Anästhetika ist mit einem Blutdruckanstieg zu rechnen.
  - Alkohol kann die ZNS-NW von *Methylphenidat* verstärken.
  - Vorsicht bei Kombination mit dopaminerg wirksamen Stoffen, sowohl von Antipsychotika als auch von DA-Agonisten einschließlich *L-Dopa*.
  - Vermehrte NW bei Kombination mit *Bupropion*.
  - Antazida können die Resorption von *Methylphenidat* vermindern.
  - Möglichst keine zeitgleiche Einnahme von H_2-Rezeptorenblockern.
  - Wenn ein chirurgischer Eingriff geplant ist, sollte *Methylphenidat* an diesem Tag nicht verabreicht werden.

- **Bewertung**

Methylphenidat ist bei Kindern, Jugendlichen und Erwachsenen mit ADHS (bei Erwachsenen nur Medikinet adult, Ritalin adult und einige *Methylphenidat*-Retardgenerika) das Mittel der ersten Wahl. Die Retardpräparate erleichtern den Einnahmemodus.

10

Vor und während der Verordnung von *Methylphenidat* sollten die Ableitung eines EKG und eine körperliche Untersuchung erfolgen. Vorsichtsmaßnahmen zur Vermeidung kardiovaskulärer Risiken ► 10.4.1, Box 3.

Methylphenidat besitzt als dopaminerg/noradrenerg wirkendes Psychostimulans grundsätzlich ein Missbrauchs- und Abhängigkeitspotenzial ► 10.4.2, Box 4.

Literatur

Adler LA, Adams J, Madera-McDonough J (2022) Efficacy, safety, and tolerability of centanafadine sustained-release tablets in adults with Attention-Deficit/Hyperactivity Disorder: results of 2 phase 3, randomized, double-blind, multicenter, placebo-controlled trials. Clinical trial. J Clin Psychopharmacol 42(5):429–439. https://doi.org/10.1097/JCP.0000000000001575

Asherson P (2017) Drug treatment for ADHD reduce risk of substance use disorder. Am J Psychiatry 174(9):827–828

Ashock AH, Mizuno Y, Volkow ND et al (2017) Association of stimulant use with dopaminergic alterations in users of cocaine, amphetamine, or methamphetamine. A systematic review and meta-analysis. JAMA Psychiatry 74(5):511–519

Baas S, Lahdo M, Ziemann M, Vaterrodt T (2022) Canabinoide in der Behandlung von ADHS bei Erwachsenen. Neuro Aktuell 7:37–44

Banaschewski T, Hohmann S, Millenet S et al (2018) Langfassung der interdiziplinären evidenz- und konsensbasierten (S3) Leitlinie „Aufmerksamkeitsdefizit-/Hyperaktivitätsstörung (ADHS) im Kindes-, Jugend- und Erwachsenenalter“. AWMF-Registernummer 028-045

Brown JT, Bishop JR, Sangkuhl K et al (2019) Clinical pharmacogenetics implementation consortium guideline for Cytochrome P450 (CYP)2D6 genotype and atomoxetine therapy. Clin Pharmacol Ther 106(1):94–102

Buoli M, Serati M, Cahn W (2016) Alternative pharmacological strategies for adult ADHD treatment: a systematic review. Expert Rev Neurother 16(2):131–144

Chang Z, Quinn PD, Hur K et al (2017) Association between medication use for attention-deficit/hyperactivity disorder and risk of motor vehicle crashes. JAMA Psychiatry 74(6):597–603

Childress A (2024) Recent advances in pharmacological management of attention-deficit/hyperactivity disorder: moving beyond stimulants. Expert Opin Pharmacother 25(7):853–866. https://doi.org/10.1080/14656566.2024.2358987

Cortese S, Moreira-Maia CR, StFleur D et al (2016) Association between ADHD and obesity: a systematic review and meta-analysis. Am J Psychiatry 173(1):34–43

Cortese S, Adamo N, Del Giovane C et al (2018) Comparative efficacy and tolerability of medications for attention-deficit hyperactivity disorder in children, adolescents, and adults: a systematic review and network meta-analysis. Lancet Psychiatry 5(9):727–738

Danielson ML, Claussen AH, Bitsko RH et al (2024) ADHD prevalence among U.S. children and adolescents in 2022: diagnosis, severity, co-occurring disorders, and treatment. J Clin Child Adolesc Psychol 53(3):343–360

Döpfner M, Banaschewski T (2022) Klassifikation von Aufmerksamkeitsdefizit-/Hyperaktivitätsstörungen in der ICD-11. Z Kinder Jugendpsychiatr Psychother 50(1):51–53

Döpfner M, Görtz-Dorten A, Häge A et al (2025) Efficacy of a mobile-based self-directed parent management training for parents of children with attention-deficit/hyperactivity disorder with or without oppositional defiant disorder—a randomized controlled trial. Eur Child Adolesc Psychiatry. https://doi.org/10.1007/s00787-025-02799-2

Egberts K, Fekete S, Häge A, Hiemke C et al (2022) Therapeutisches Drug Monitoring zur Optimierung der Psychopharmakotherapie von Kindern und Jugendlichen. Z Kinder Jugendpsychiatr Psychother 50(2):133–152

Faraone SV, Larsson H (2019) Genetics of attention deficit hyperactivity disorder. Rev Mol Psychiatry 24(4):562–575

Faraone SV, Bellgrove MA, Brikell I et al (2024) Attention-deficit/hyperactivity disorder. Nat Rev Dis Primers 10(1):11. https://doi.org/10.1038/s41572-024-00495-0

FDA (2018a) FDA drug safety communication: safety review update of medications used to treat attention-deficit/hyperactivity disorder (ADHD) in adults. https://www.fda.gov/drugs/drug-safety-and-availability/fda-drug-safety-communication-safety-review-update-medications-used-treat-attention-0 (content current as of: 02/13/2018). Zugegriffen: 10. Sept. 2025

FDA (2018b) FDA drug safety communication: safety review update of medications used to treat attention-deficit/hyperactivity disorder (ADHD) in children and young adults. https://www.fda.gov/drugs/drug-safety-and-availability/fda-drug-safety-communication-safety-review-update-medications-used-treat-attention (content current as of: 02/09/2018). Zugegriffen: 10. Sept. 2025

FDA (2025) FDA requires expanded labeling about weight loss risk in patients younger than 6 years taking extended-release stimulants for ADHD. https://www.fda.gov/drugs/drug-safety-and-availability/fda-requires-expanded-labeling-about-weight-loss-risk-patients-younger-6-years-taking-extended. Zugegriffen: 10. Sept. 2025

Fekete S, Hiemke C, Gerlach M (2020) Dose-related concentrations of neuro-/psychoactive drugs expected in blood of children and adolescents. Ther Drug Monit 42(2):315–324

Gerlach M, Ditttmann R, Egberts K et al (2021) Stellungnahme der Arbeitsgruppe "Kinder- und jugendpsychiatrische Pharmakologie" der Arbeitsgemeinschaft für Neuropsychopharmakologie und Pharmakopsychiatrie (AGNP) e.V. zur Kombinationstherapie von Psychostimulanzien und Guanfacin. Psychopharamkotherapie 28: 76–78

Hagenkötter SS, Egberts K, Fekete S et al (2025) Therapeutic reference ranges for ADHD drugs in blood of children and adolescents: a systematic review by the AGNP TDM-Task Force. Pharmacopsychiatry. https://doi.org/10.1055/a-2689-4911

Hervas A, Huss M, Johnson M et al (2014) Efficacy and safety of extended-release guanfacine hydrochloride in children and adolescents with attention-deficit/hyperactivity disorder: a randomized, controlled, phase III trial. Eur Neuropsychopharmacol 24:1861–1872

Hiemke C, Bergemann N, Clement HW (2018) Consensus guidelines for therapeutic drug monitoring in neuropsychopharmacology: update 2017. Pharmacopsychiatry 51(1-02):9–62. https://doi.org/10.1055/s-0043-116492

Hirota T, King BH (2023) Autism spectrum disorder: a review. JAMA 329(2):157–168

Holtmann M, Klein M, Krömer T et al (2025) Empfehlungen zur medikamentösen Behandlung von ADHS bei komorbiden, substanzbezogenen Störungen. Z Kinder Jugendpsychiatr Psychother 53(1):31–39

Horsdal HT, Albiñana C, Zhu Z et al (2025) Convergent evidence linking neonatal vitamin D status and risk of neurodevelopmental disorders: a Danish case-cohort study. Lancet Psychiatry 12(6):410–420. https://doi.org/10.1016/S2215-0366(25)00099-9

Ilipilla G, Arnold LE (2024) The role of adrenergic neurotransmitter reuptake inhibitors in the ADHD armamentarium. Expert Opin Pharmacother 25(8):945–956. https://doi.org/10.1080/14656566.2024.2369197

Jennum P, Sørensen AV, Baandrup L et al (2025) Long-term effects of attention deficit hyperactivity disorder (ADHD) on social functioning and health care outcomes. J Psychiatr Res 182:212–220. https://doi.org/10.1016/j.jpsychires.2025.01.016

Jensen CM, Amdisen BL, Jørgensen KJ, Arnfred SM (2016) Cognitive behavioural therapy for ADHD in adults: systematic review and meta-analyses. Atten Defic Hyperact Disord 8:3–11

Jurek L, Duchier A, Gauld C et al (2025) Sensory processing in individuals with Attention-Deficit/Hyperactivity Disorder Compared with control populations: a systematic review and meta-analysis. J Am Acad Child Adolesc Psychiatry. https://doi.org/10.1016/j.jaac.2025.02.019

Keuppens L, Marten F, Baeyens D et al (2025) Effectiveness of a cognitive-behavioral sleep hygiene intervention for adolescents with ADHD: a randomized controlled trial. Eur Child Adolesc Psychiatry. https://doi.org/10.1007/s00787-025-02755-0

Krinzinger H, Hall CL, Groom MJ et al (2019) Neurological and psychiatric adverse effects of long-term methylphenidate treatment in ADHD: A map of the current evidence. Neurosci Biobehav Rev 107:945–968

Lam AP, Matthies S, Graf E et al (2019) Long-term effects of multimodal treatment on adult attention-deficit/hyperactivity disorder symptoms. Follow-up analysis of the COMPAS Trial. JAMA Netw Open 2(5):e194980

10

Lee YC, Chen CR, Lin KC (2022) Effects of mindfulness-based interventions in children and adolescents with ADHD: a systematic review and meta-analysis of randomized controlled trials. Int J Environ Res Public Health 19(22):15198. https://doi.org/10.3390/ijerph192215198

Li L, Chang Z, Sun J et al (2022) Attention-deficit/hyperactivity disorder as a risk factor for cardiovascular diseases: a nationwide population-based cohort study. World Psychiatry 21(3):452–459

Li L, Zhu N, Zhang L et al (2024) ADHD pharmacotherapy and mortality in individuals with ADHD. JAMA 331(10):850–860. https://doi.org/10.1001/jama.2024.0851

Libutzki B, Ludwig S, May M et al (2019) Direct medical costs of ADHD and its comorbid conditions on basis of a claims data analysis. Eur Psychiatry 58:38–44. https://doi.org/10.1016/j.eurpsy.2019.01.019

Libutzki B, Neukirch B, Reif A, Hartman CA (2024) Somatic burden of attention-deficit/hyperactivity disorder across the lifecourse. Acta Psychiatr Scand 150(2):105–117. https://doi.org/10.1111/acps.13694

London EB, Yoo JH, Fethke ED et al (2020) The safety and effectiveness of high-dose propranolol as a treatment for challenging behaviors in individuals with autism spectrum disorders. J Clin Psychopharmacol 40(2):122–129

Lopez PL, Torrente FM, Ciapponi A et al (2018) Cognitive-behavioural interventions for attention deficit hyperactivity disorder (ADHD) in adults. Cochrane Database Syst Rev 3(3):CD10840. https://doi.org/10.1002/14651858.cd010840.pub2

Lu Y, Sjölander A, Cederlöf M et al (2017) Association between medication use and performance on higher education entrance tests in individuals with attention-deficit/hyperactivity disorder. JAMA Psychiatry 74(8):815–822

Magdi HM, Abousoliman AD, Lbrahim AM et al (2025) Attention-deficit/hyperactivity disorder and post-traumatic stress disorder adult comorbidity: a systematic review. Syst Rev 14(1):41. https://doi.org/10.1186/s13643-025-02774-7

Martin AF, Rubin GJ, Rogers MB et al (2025) The changing prevalence of ADHD? A systematic review. J Affect Disord 388:119427. https://doi.org/10.1016/j.jad.2025.119427

Matthijssen AM, Dietrich A, Bierens M et al (2019) Continued benefits of methylphenidate in ADHD after 2 years in clinical practice: a randomized placebo-controlled discontinuation study. Am J Psychiatry 176(9):754–762t

Moffitt TE, Houts R, Asherson P et al (2015) Is adult ADHD a childhood neurodevelopmental disorder? Evidence from a four-decade longitudinal cohort study. Am J Psychiatry 172(10):967–977

Nazarova VA, Sokolov AV, Chubarev VN et al (2022) Treatment of ADHD: drugs, psychological therapies, devices, complementary and alternative methods as well as the trends in clinical trials. Front Pharmacol 13:1066988

Ng RWY, Chen Z, Yang L et al (2025) Association between attention-deficit/hyperactivity disorders and intestinal disorders: a systematic review and meta-analysis. Sci Rep 15(1):19278. https://doi.org/10.1038/s41598-025-04303-x

Nimmo-Smith V, Merwood A, Hank D et al (2020) Non-pharmacological interventions for adult ADHD: a systematic review. Psychol Med 50(4):529–541. https://doi.org/10.1017/S0033291720000069

Orri M, Morneau-Vaillancourt G, Ouellet-Morin I et al (2025) Joint contribution of polygenic scores for depression and attention-deficit/hyperactivity disorder to youth suicidal ideation and attempt. Mol Psychiatry 30(9):4085–4093. https://doi.org/10.1038/s41380-025-02989-z

Ostinelli EG, Schulze M, Zangani C et al (2025) Comparative efficacy and acceptability of pharmacological, psychological, and neurostimulatory interventions for ADHD in adults: a systematic review and component network meta-analysis. Lancet Psychiatry 12(1):32–43. https://doi.org/10.1016/S2215-0366(24)00360-2

van der Plas NE, Noordermeer SDS, Oosterlaan J, Luman M (2025) Systematic review and meta-analysis: predictors of adult psychiatric outcomes of childhood Attention-Deficit/Hyperactivity Disorder. J Am Acad Child Adolesc Psychiatry. https://doi.org/10.1016/j.jaac.2025.04.012

Radomyslsky Z, Kivity S, Cohen R, Saban M (2025) ADHD and Parkinson's disease: unraveling the link and implications for early intervention. J Affect Disord 386:119462. https://doi.org/10.1016/j.jad.2025.119462

Robinson CL, Parker K, Kataria S et al (2022) Viloxazine for the treatment of attention deficit hyperactivity disorder. Health Psychol Res 10(3):38360

Salloum-Asfar S, Zawia N, Abdulla SA (2024) Retracing our steps: a review on autism research in children, its limitation and impending pharmacological interventions. Pharmacol Ther 253:108564. https://doi.org/10.1016/j.pharmthera.2023.108564

Schiavone N, Virta M, Leppämäki S et al (2022) Mortality in individuals with childhood ADHD or subthreshold symptoms—a prospective perinatal risk cohort study over 40 years. BMC Psychiatry 22(1):325. https://doi.org/10.1186/s12888-022-03967-3

Sibley MH, Bruton AM, Zhao X et al (2023) Non-pharmacological interventions for attention-deficit hyperactivity disorder in children and adolescents. Lancet Child Adolesc Health 7(6):415–428. https://doi.org/10.1016/S2352-4642(22)00381-9

Sibley MH, Kennedy TM, Swanson JM et al (2024) Characteristics and predictors of fluctuating Attention-Deficit/Hyperactivity Disorder in the Multimodal Treatment of ADHD (MTA) Study. J Clin Psychiatry 85(4):24m15395. https://doi.org/10.4088/JCP.24m15395

Sikich L, Kolevzon A, King BH et al (2021) Intranasal oxytocin in children and adolescents with autism spectrum disorder. N Engl J Med 385(16):1462–1473

Ustun B, Adler LA, Rudin C et al (2017) The world health organization adult attention-deficit/Hyperactivtiy disorder self-report screening scale for DSM-5. JAMA Psychiatry 74(5):520–526

Vancampfort D, Firth J, Stubbs B et al (2025) The efficacy, mechanisms and implementation of physical activity as an adjunctive treatment in mental disorders: a meta-review of outcomes, neurobiology and key determinants. World Psychiatry 24(2):227–239. https://doi.org/10.1002/wps.21314

Vasiliadis HM, Rochette L, Massamba V et al (2025) Association between stimulant and non-stimulant ADHD medications and completed suicide in adolescents and adults: a population-based nested case-control study. Psychiatry Res 344:116309. https://doi.org/10.1016/j.psychres.2024.116309

Waltereit R, Müller WE (2018) Weiterbildungs-Curriculum Psychopharmakologie/Pharmakotherapie. Teil 4: Psychopharmakologie und klinische Psychopharmakotherapie der Stimulanzien. Psychopharamkotherapie 25(4):199–207

Walz G, Blazynski N, Frey L et al (2022) Long-term effects of an oligoantigenic diet in children with Attention-Deficit/Hyperactivity Disorder (ADHD) on core symptomatology. Nutrients 14(23):5111. https://doi.org/10.3390/nu14235111

Wilens TE, Bukstein O, Brams M et al (2012) A controlled trial of extended-release guanfacine and psychostimulants for attention-deficit/hyperactivity disorder. J Am Acad Child Adolesc Psychiatry 51(1): 74–85.e2

Young Z, Moghaddam N, Tickle A (2016) The efficacy of cognitive behavioral therapy for adults with ADHD: a systematic review and meta-analysis of randomized controlled trials. J Atten Disord 24(6):875–888

Yu S, Shen S, Tao M (2023) Guanfacine for the treatment of Attention-Deficit Hyperactivity Disorder: an updated systematic review and meta-analysis. J Child Adolesc Psychopharmacol 33(2):40–50

Zhang L, Yao H, Li L et al (2022) Risk of cardiovascular diseases associated with medications used in Attention-Deficit/Hyperactivity Disorder: a systematic review and meta-analysis. JAMA 5(11):e2243597. https://doi.org/10.1001/jamanetworkopen.2022.43597

Zhang L, Li L, Andell P, Garcia-Argibay M et al (2024) Attention-deficit/hyperactivity disorder medications and long-term risk of cardiovascular diseases. JAMA Psychiatry 81(2):178–187

Zheng P, Yuan K, Liu S et al (2025) Effects of virtual reality technology on attention deficit in children with ADHD: a systematic review and meta-analysis. J Affect Disord 384:127–134. https://doi.org/10.1016/j.jad.2025.05.037

Zhou Z, Betts KA, Bocharova I et al (2020) Concomitant use of psychotropic medication with stimulants for the treatment of ADHD in children and adolescents: a retrospective insurance claims study in the United States. J Atten Disord 24(2):336–347

Medikamente bei Persönlichkeits- und Verhaltensstörungen

Matthias J. Müller

Inhaltsverzeichnis

Benkert/Hippius Kompendium der Psychiatrischen Pharmakotherapie,
https://doi.org/10.1007/978-3-662-72452-1_11

11.1 Übersicht

Definition, Abgrenzung und Klassifikation dieser Störungen sind weiterhin im Umbruch. In der ICD-11 wird der „Prototypen-Ansatz" von ICD-10 und DSM-5 weitgehend verlassen und ein dimensionaler Ansatz – sowohl bezüglich „Schweregrad" als auch im Hinblick auf „Persönlichkeitsmerkmale" – weitgehend verfolgt, mit Ausnahme der Möglichkeit, zusätzlich ein eher kategoriales „Borderline-Muster" zu klassifizieren (Hölzel et al. 2024).

In der ICD-10 sind unter dem Kapitel F6 (Persönlichkeits- und Verhaltensstörungen) sowohl spezifische Persönlichkeitsstörungen (F60), kombinierte und andere Persönlichkeitsstörungen (F61) sowie Persönlichkeitsänderungen (F62) mit „Abnormen Gewohnheiten" als auch Störungen der Impulskontrolle (F63), Störungen der Geschlechtsidentität und der Sexualpräferenz (F64/F65) sowie weitere Verhaltensauffälligkeiten und -störungen subsumiert.

In der ICD-11 werden diese Störungen teilweise in anderen Gruppen klassifiziert; einen Überblick über die wesentlichen Störungen aus ICD-10 (F6) und ICD-11 gibt ◘ Tab. 11.1 (McCabe und Widiger 2020).

11.2 Persönlichkeitsstörungen

11

Nach ICD-10 und DSM-IV/DSM-5 werden Persönlichkeitsstörungen generell als meist früh in Kindheit oder Jugend beginnende, anhaltende Muster von rigiden, nichtangepassten Denk- und Verhaltensweisen, die sich in nahezu allen Lebensbereichen (eigenes Erleben, Beziehungen, Beruf) als Störung für den Betreffenden oder die Umwelt äußern, konzeptualisiert. Eine Diagnose ist prinzipiell ab dem späteren Jugendalter möglich.

Die ICD-11 hat diesen Ansatz teilweise verlassen: zum einen werden ausgeprägte Funktionsbeeinträchtigungen in „Aspekten des Selbst" (Identität, Selbstwert, Selbstbild, Selbststeuerung) und/oder „Probleme in zwischenmenschlichen Beziehungen" im Sinne situationsübergreifender, maladaptiver und anhaltender Muster mit bedeutsamem Stress oder signifikanter Beeinträchtigung in wichtigen Funktionsbereichen als Diagnosekriterien formuliert, zum anderen wird ein Zeitkriterium („längerer Zeitraum", z. B. 2 Jahre oder länger) für das Vorliegen der Störung angegeben. Dies ermöglicht einerseits die Diagnose einer Persönlichkeitsstörung auch ohne einen frühen Beginn und eröffnet zudem auch die Möglichkeit, dass die Diagnose reversibel ist (keine zwingende „Lifetime-Diagnose").

Im DSM-5 und in der ICD-11 werden Übergänge zu einem dimensionalen Ansatz mit Prägnanztypen bzw. klinisch relevanten Merkmalsdomänen der Persönlichkeit umgesetzt. Die qualifizierenden Merkmalsbereiche der ICD-11 (6D11) lassen sich zudem auch auf eine „Persönlichkeitsproblematik" (QE50.7) anwenden, d. h., ohne dass die Diagnose einer Persönlichkeitsstörung gestellt wird.

Der klinisch-diagnostische Teil des DSM-5 (Teil II) nimmt eine Aktualisierung der 10 im DSM-IV enthaltenen spezifischen Persönlichkeitsstörungen, die drei

Tab. 11.1 Persönlichkeits- und Verhaltensstörungen nach ICD-10: zukünftige Einordnung in ICD-11

ICD-10	**ICD-11**		
	Persönlichkeitsstörungen	**Impulskontrollstörungen**	**Andere**
F60 Spezifische Persönlichkeitsstörungen	6D10 Persönlichkeitsstörungen	–	–
F61 Kombinierte Persönlichkeitsstörung			
F62 Andauernde Persönlichkeitsänderungen			
F62.0 … nach Extrembelastung	–	–	6B41 Komplexe PTBS (Stress/Traumafolgestörungen)
F62.1 … nach psychischen Störungen	–	–	6E68 Sekundäre Persönlichkeitsänderung (andere)
F63 Abnorme Gewohnheiten und Störungen der Impulskontrolle	–	6C7 Impulskontrollstörungen	–
F63.0 Pathologisches Spielen	–	–	*Abhängigkeitserkrankungen* 6C50 Spielsucht online 6C51 Spielsucht offline
F63.1 Pyromanie	–	6C70 Pyromanie	–
F63.2 Kleptomanie	–	6C71 Kleptomanie	–
F63.3 Trichotillomanie	–	–	*Zwangsstörungen* 6B25 Körperbezogenes repetitives Verhalten
F64 Störungen der Geschlechtsidentität	–	–	*Zustände mit Bezug zur sexuellen Gesundheit* 17HA60–HA61 Geschlechtsinkongruenz
F65 Störungen der Sexualpräferenz inkl. Paraphilien F65.0–8	–	–	*Paraphilien* 6D30–36 Paraphile Störungen

Tab. 11.1 (*Fortsetzung*)

ICD-10	ICD-11		
	Persönlichkeitsstörungen	Impulskontrollstörungen	Andere
F52.7 Gesteigertes sexuelles Verlangen	–	6C72 Zwanghafte Sexualverhaltensstörung	–
F63.8 Störung mit intermittierend auftretender Reizbarkeit	–	6C73 Intermittierende explosive Störung	–

PTBS/PTSD posttraumatische Belastungsstörung

Clustern (A–C) zugeordnet werden, vor. Zudem ist im Teil III (in Entwicklung befindliche Instrumente und Modelle) des DSM-5 ein Hybridmodell mit kategorialen und dimensionalen Anteilen zusätzlich implementiert, in dem der Cluster-/Prototypansatz zumindest relativiert wird. Im DSM-5 wurde die Klassifikation von Persönlichkeitsstörungen auf einer separaten Achse II verlassen, sie entspricht darin der ICD-10 und ICD-11.

11

Nach einer kategorialen Einteilung bzgl. des Vorliegens einer Persönlichkeitsstörung (in einem 1. Schritt) ist in der ICD-11 eine Einteilung in drei Schweregrade (leicht, moderat, schwer), v. a. aufgrund der Beeinträchtigung (Gefährdung) des Betroffenen oder anderer durch die Störung (optionaler 2. Schritt), eine Beschreibung des klinischen Syndroms anhand von fünf klinisch relevanten und prominenten Domänen (negative Affektivität, Distanziertheit, Dissozialität, Enthemmung, Anankasmus) und einer zusätzlichen Borderline-Kategorie gefordert („Borderline-Muster") (optionaler 3. Schritt). Das bedeutet, dass in der ICD-11 durchaus eine Diagnose „Persönlichkeitsstörung" möglich ist, ohne dass ein Schweregrad oder eine Merkmalsbeschreibung erfolgt (Hölzel et al. 2024). Ob sich damit die Diagnosehäufigkeit verändert, bleibt abzuwarten.

Bis zur definitiven Einführung der ICD-11 in deutschsprachigen Ländern wird v. a. auf die ICD-10-Klassifikation weiterhin Bezug genommen, zumal seitherige Studien in der Regel eine prototypische Klassifikation der Persönlichkeitsstörungen zugrunde gelegt haben. Die vorherrschenden, prägnanten Symptome, die oft kombiniert auftreten, wurden nach ICD-10 und DSM-IV Subtypen und Clustern (DSM-IV) im Sinne kategorialer Diagnosen zugeordnet.

- Prävalenzschätzungen für Persönlichkeitsstörungen (abhängig vom Klassifikationssystem): etwa 5–15 % in der Allgemeinbevölkerung und bis zu 40 % bei unselektierten Patienten in psychiatrischen Kliniken.
- Männer zeigen häufig höhere Schweregrade, Frauen höhere Komplexitätsgrade bei Persönlichkeitsstörungen. Des Weiteren besteht eine Altersabhängig-

keit v. a. für Borderline-Persönlichkeitsstörungen (BPS) (Abnahme im höheren Alter).

- Ein besonderes Risiko liegt in der hohen Suizidalität bei Persönlichkeitsstörungen (4–15 % Suizide); insgesamt besteht ein hoher Versorgungsbedarf.
- Längsschnittuntersuchungen (> 10 Jahre) zeigen eine recht hohe Besserungs- und Symptomremissionstendenz (v. a. bei BPS), aber auch anhaltende psychosoziale Probleme und Belastungen bei Patienten mit Persönlichkeitsstörungen, v. a. bei frühem Beginn, hohem Schweregrad und komplexem Störungsbild.

Eine **neurobiologisch fundierte Einteilung** der Persönlichkeitsstörungen ist bisher nicht gelungen oder nicht möglich. Es sind jedoch biologische Befunde insbesondere zu spezifischen „*traits*“ (z. B. Ängstlichkeit, Impulsivität, Aggressivität, Suizidalität) und wenigen kategorial definierten Persönlichkeitsstörungen (v. a. schizotype Störung, BPS: Leichsenring et al. 2024; antisoziale Persönlichkeitsstörung: Choy und Raine 2024) verfügbar. Genetische sowie epigenetische Faktoren und insbesondere Gen-Umwelt-Interaktionen, die zu erhöhter Stressvulnerabilität führen, werden in Zusammenhang gebracht mit der Ausbildung von Persönlichkeitszügen und deren Störung (z. B. Interaktion der genetisch beeinflussten Glukokortikoidrezeptor-Sensitivität und Traumatisierungen im Kindesalter bei der Entwicklung aggressiver und suizidaler Verhaltensweisen). Neben Hypothesen zur Monoamin-Dysbalance (v. a. Serotonin, Noradrenalin, Dopamin) und zur HPA-Achsen-Dysregulation werden glutamaterge und opioiderge Mechanismen sowie Neuropeptide (v. a. *Oxytozin*) im Zusammenhang mit neurobiologischen Grundlagen und neueren Therapieansätzen untersucht (Jeung-Maarse et al. 2023).

Genetische, neurophysiologische, neuropsychologische Befunde sowie Ergebnisse der zerebralen Bildgebung belegen die Nähe der **schizotypen Störung** (DSM: schizotype Persönlichkeitsstörung) zu schizophrenen Störungen („Spektrumstörungen“). Insbesondere finden sich bei schizotypen Störungen auch Volumenreduktionen in temporalen kortikalen Arealen und im Striatum, ohne die allerdings bei Schizophrenie häufig gefundenen frontalen Strukturveränderungen.

Bis zur Einführung der ICD-11 in deutschsprachigen Ländern wird die seitherige Einteilung entsprechend DSM-5 bzw. ICD-10 noch beibehalten. Der besonderen Bedeutung der Borderline-Syndrome (BPS) wird auch in der ICD-11 Rechnung getragen (s. oben); für die BPS bzw. Symptome des Syndroms liegen auch die meisten Studien zur psychotherapeutischen und psychopharmakologischen (Begleit-) Behandlung vor (Leichsenring et al. 2024).

Entsprechend DSM-IV wurden auch im DSM-5 3 **Cluster mit unterschiedlicher Symptomprägnanz** differenziert, die sich als pragmatische Gruppierung im Hinblick auf Grundlagen, Diagnostik und Therapie historisch entwickelt haben (die prototypischen Persönlichkeitsstörungen jedes Clusters sind **fett gedruckt**, die im DSM-5 [Teil II] enthaltenen, weiterhin kategorial klassifizierten 10 Persönlichkeitsstörungen ***kursiv***).

Persönlichkeitsstörungen: Cluster

Cluster A (sonderbar, exzentrisch):
- Merkmale sind v. a. Denk- und Wahrnehmungsverzerrungen, magisches Denken, argwöhnisches und misstrauisches Verhalten, distanzierte Beziehungen
  - **Schizotype Persönlichkeitsstörung** (in der ICD-10/ICD-11 werden schizotype Störungen in der Gruppe der Schizophrenien behandelt)
  - Paranoide Persönlichkeitsstörung
  - Schizoide Persönlichkeitsstörung

Cluster B (dramatisch, emotional betont, launisch, impulsiv):
- Wesentliche Merkmale sind v. a. dramatische und emotionale Verhaltensweisen, Impulsivität und Impulskontrollverlust, Affektstörungen, insbesondere emotionale Instabilität, Instabilität in Beziehungen, Auto- und Fremdaggressivität
  - Emotional instabile Persönlichkeitsstörung (nach ICD-10: impulsiver Typus und **Borderline-Persönlichkeitsstörung**)
  - Histrionische Persönlichkeitsstörung
  - *Antisoziale Persönlichkeitsstörung* (ICD-10: dissoziale Persönlichkeitsstörung)
  - Narzisstische Persönlichkeitsstörung (nicht in ICD-10)

Cluster C (ängstlich-unsicher, affektiv):
- Merkmale sind sozialer Rückzug, Unsicherheit im selbstständigen Denken und Handeln, Rigidität und Überkontrolliertheit, unterschwellige Affektstörungen, v. a. Ängstlichkeit und Depressivität
  - *Vermeidend-selbstunsichere Persönlichkeitsstörung* (nach ICD-10: **ängstlich-vermeidende Persönlichkeitsstörung**)
  - Dependente (abhängige) Persönlichkeitsstörung
  - Zwanghafte Persönlichkeitsstörung

11

Im DSM-5 finden sich des Weiteren Persönlichkeitsveränderungen aufgrund eines anderen medizinischen Krankheitsfaktors (entspricht weitgehend dem Konzept der „organisch bedingten Wesensänderung"), andere näher bezeichnete Persönlichkeitsstörungen (Vorliegen einer Persönlichkeitsstörung, Kriterien für das Vorliegen einer spezifischen Persönlichkeitsstörung sind jedoch nicht erfüllt).

In der ICD-11 sind das Konzept und die Klassifikation der Persönlichkeitsstörungen revidiert (s. oben). Wie in ICD-10 und DSM-5 ist zunächst die Diagnose einer Persönlichkeitsstörung anhand allgemeiner diagnostischer Kriterien zu stellen.

Des Weiteren erfolgt die Einstufung des Schweregrades (leicht, mittelgradig, schwer und nicht näher bezeichnet) vorwiegend anhand des Umfangs und des Ausmaßes der Beeinträchtigung sowie des Gefährdungspotenzials für den Betroffenen oder andere. Neben den Persönlichkeitsstörungen im Kapitel der „psychischen und Verhaltensstörungen" sind in der ICD-11 „sekundäre Persönlichkeitsänderungen" (aufgrund andernorts klassifizierter Störungen oder Erkrankungen) sowie „Persönlichkeitsprobleme" (im Sinne von Akzentuierungen) vorgesehen.

- Nur mit bzw. nach der Erhebung der Diagnose und des Schweregrades einer Persönlichkeitsstörung (oder einer Persönlichkeitsproblematik) erfolgt in der ICD-11 eine Erhebung eines Profils klinisch relevanter Persönlichkeitsmerkmalsdomänen („*trait domains*") anhand von fünf vorgegebenen Dimensionen, die sich an Fünf-Faktoren-Modellen der Persönlichkeit („*big five*") orientieren (Hölzel et al. 2024):
  - **Negative Emotionalität** („*negative affectivity*")**:** z. B. häufige negative Emotionen, emotionale Labilität, Negativismus, Ablehnung von Unterstützung („Missmut"), Pessimismus, Misstrauen,
  - **Distanziertheit** („*detachment*")**:** z. B. sozialer Rückzug, mangelndes Durchsetzungsvermögen, aber auch eingeschränkte Affektivität und Freudlosigkeit (Anhedonie),
  - **Dissozialität** („*dissociality*"): z. B. Egozentrismus, manipulatives Verhalten, Gefühllosigkeit, fehlende Empathie, unbeherrschte Wut, Aggressivität, Feindseligkeit,
  - **Enthemmung** („*disinhibition*"): z. B. impulsives, wenig planungsvolles Verhalten, Rücksichtslosigkeit, Risikoverhalten, Verantwortungslosigkeit,
  - **Zwanghaftigkeit** („*anankastia*"): z. B. Perfektionismus, zögerlicher, skrupulöser, perseverierender Verhaltensstil, überordentlich, pedantisch, rigide, wenig spontan, eigensinnig.
- Zusätzlich und unabhängig von den anderen Persönlichkeitsdomänen kann zur näheren Beschreibung – über die Schweregradbestimmung hinaus – das Vorliegen eines **Borderline-Musters** im Sinne eines Syndroms klassifiziert werden („*borderline pattern*"). Symptome und Verhaltensweisen auf folgenden Dimensionen dienen als Grundlage der Klassifikation (Hölzel et al. 2024).
  1. Einschränkungen des Selbstfunktionsniveaus: z. B. defizitäres Selbstkonzept, Selbsthass bzw. Selbstverachtung, chronische Gefühle innerer Leere und Selbstentfremdung.
  2. Probleme der interpersonellen Beziehungsgestaltung (gleichzeitiger Wunsch nach Nähe und Angst vor Intimität): z. B. Übersensibilität gegenüber Zurückweisung, verzweifeltes Bemühen, Ablehnung zu vermeiden, Misstrauen und Argwohn in Beziehungen, Neigung zu Grenzüberschreitungen, geringe Perspektivübernahme, verzerrte Interpretation sozialer Signale.
  3. Emotionale Instabilität/Störungen der Emotionsregulation: z. B. affektive Übersensibilität, Stimmungsschwankungen, emotionale Übererregung, anhaltende Wut, maladaptives Verhalten zur Regulation innerer Anspannung wie Selbstverletzungstendenzen, Suizidversuche, riskantes Verhalten, reaktiv-aggressives Verhalten.

Die Harmonisierung von DSM und ICD ist für die klinische Praxis nicht vollständig, für die Zukunft aber zunehmend zu erwarten: vier der fünf Domänen der Persönlichkeitsstörungen der ICD-11 entsprechen weitgehend den im DSM-5 Teil III (Forschung) vorgeschlagenen Dimensionen („*trait domains*"): negative Emotionalität, Dissozialität, Enthemmung und Distanziertheit (DSM-5: Psychotizismus, ICD-11: Zwanghaftigkeit).

Neben Persönlichkeitsstörungen sind auch **Verhaltensauffälligkeiten** im Zusammenhang mit Intelligenzminderungen (▶ 10.3.6) sowie abnorme Gewohnheiten und Impulskontrollstörungen (▶ 11.4.3) und andere Zwangsstörungen und Verhaltenssüchte (▶ 7.3) psychiatrisch relevant und zumindest teilweise einer psychopharmakologischen Behandlung zugänglich.

11.3 Allgemeine Therapieprinzipien

Spezifische AM, die zur Behandlung einer Persönlichkeitsstörung zugelassen sind, sind weiterhin nicht verfügbar. Jede Therapie mit Psychopharmaka bei Persönlichkeitsstörungen bleibt ein individueller Behandlungsversuch (*off label*). Die Psychopharmakotherapie von Persönlichkeitsstörungen wird weitgehend syndromorientiert in Abhängigkeit von der vorherrschenden Symptomatik durchgeführt.

> Es muss zunächst geklärt werden, ob zusätzlich zu einer bestehenden Persönlichkeitsstörung eine mit Psychopharmaka behandelbare psychiatrische Störung im Sinne zumindest einer Komorbidität besteht oder sich entwickelt hat. Besonders häufig sind depressive Episoden, die ggf. entsprechend den bestehenden Leitlinien auch psychopharmakologisch (am ehesten mit SSRI) behandelt werden können, sowie Angststörungen, posttraumatische Belastungsstörungen, Substanzmissbrauch und -abhängigkeit (v. a. Alkohol, BZD), Essstörungen oder bipolare Störungen (Kim und Lamb 2024; Leichsenring et al. 2024; Pascual et al. 2023).

- Die Therapie erfolgt im Rahmen eines mit dem Patienten abgestimmten **Gesamtbehandlungsplans**, der – abhängig von Krisen und vom Verlauf – modifiziert und angepasst wird (*shared decision making*). Dieser beinhaltet vorrangig psychotherapeutische Maßnahmen, ergänzt durch Krisenintervention und psychosoziale Unterstützung sowie ggf. die symptom- oder syndromorientierte medikamentöse und supportiv-psychiatrische Behandlung.
- Bei weiterhin fehlenden klaren Wirksamkeitsnachweisen (Stoffers-Winterling et al. 2022b) und fehlender Zulassung und gleichzeitig nicht unerheblichen NW sind Psychopharmaka bei Menschen mit Persönlichkeitsstörungen prinzipiell und generell vorsichtig und zurückhaltend und nur ggf. im Rahmen eines individuellen Heilversuchs (*off label*), zusätzlich zu Psychotherapie einzusetzen. Allerdings gilt ein begrenzt vorliegender Wirksamkeitsnachweis auch für viele psychotherapeutische Interventionen.
- Generelle Empfehlungen für den Einsatz von Psychopharmaka bei Persönlichkeitsstörungen:
  - Bei komorbiden psychischen Störungen soll die Behandlung entsprechend den Leitlinien bzw. Empfehlungen (einschließlich ggf. psychopharmakologischer Maßnahmen) im Rahmen des Gesamtbehandlungsplans erfolgen.
  - Psychopharmaka sollen generell so kurz wie möglich, in einer möglichst niedrigen effektiven Dosis und, wenn keine komorbiden psychischen Störungen vorliegen, nur im Sinne einer vorübergehenden Krisenintervention verschrieben werden.

  - Verträglichkeit und NW-Profil der eingesetzten Substanzen sind kontinuierlich zu beachten und mit dem Patienten zu besprechen. Auf Substanzen mit Suchtpotenzial (insbesondere BZD) sollte verzichtet werden.
- Vor dem Einsatz von Psychopharmaka „ist zu prüfen, ob nicht anderweitige, besser geeignete Interventionen verfügbar sind. Wird die Gabe von Medikamenten erwogen, so ist zu beachten, dass diese prinzipiell die Psychotherapiefähigkeit fördern können, wenn sie schwerwiegende, nicht anderweitig beherrschbare therapiegefährdende Symptome bessern, wie z. B. starke Unruhe- und Erregungszustände, Angst, schwere dissoziative Zustände oder ausgeprägte Schwierigkeiten, Aggressivität zu kontrollieren. Gleichzeitig können Medikamente die Psychotherapiefähigkeit aber auch gefährden, wenn sie beispielsweise stark dämpfend wirken und so möglicherweise Lernprozesse hemmen. Außerdem kann die Einnahme von Medikamenten das Gefühl der Selbstwirksamkeit der Behandelten in dem Sinne behindern, dass sie Medikamente als ‚externe Hilfen' einsetzen, anstatt zu lernen, Krisensituationen durch Selbstmanagement erfolgreich zu bewältigen“ (*S3-Leitlinie Borderline-Persönlichkeitsstörung*, DGPPN 2022).
- Vor allem für die **Therapie der BPS** liegen mehrere v. a. manualisierte Verfahren vor, deren Wirksamkeit empirisch belegt wurde (Leichsenring et al. 2024; Setkowski et al. 2023; Stoffers-Winterling et al. 2022a): v. a. die dialektisch-behaviorale Therapie (DBT) nach Linehan, psychoanalytisch orientierte übertragungsfokussierte Therapien (*transference-focussed psychotherapy*, TFP), Schematherapie (*schema-focussed therapy*, SFT) und mentalisierungsbasierte Therapien (*mentalization-based therapy*) (MBT) sowie Trainings für emotionale Stabilität und Problemlösen (*systems training for emotional predictability and problem solving for borderline personality disorder*, STEPPS).
- Eine Cochrane-Analyse hat die generelle Überlegenheit von Psychotherapien gegenüber „*treatment as usual*“ bei BPS bezüglich der Abnahme der Symptomschwere – und für DBT und MBT auch für einzelne Symptomdimensionen, bei allerdings weiterhin methodisch nicht ausreichender Qualität der Studien – belegt (Stoffers-Winterling et al. 2022a).
- Für die DBT liegen weiterhin die umfassendsten empirischen Belege vor, das Vorgehen folgt einer klaren Hierarchie, die Dauer der Therapien erstreckt sich in der Regel über Jahre. Dabei werden anfangs die Impulsivität, die suizidalen sowie manipulative Handlungen bearbeitet, erst dann folgt die Verringerung der Symptombelastung und in einem 3. Schritt die soziale Anpassung.
- Im Verlauf der Therapie einer BPS werden nicht selten begleitend zu einer Psychotherapie (z. B. DBT) stationäre Behandlungen und häufig eine zusätzliche Pharmakotherapie in Anspruch genommen (Leichsenring et al. 2024).
- Für **dissoziale (antisoziale) Persönlichkeitsstörungen** liegen Wirksamkeitsbefunde für systemische und kognitiv-behaviorale Therapieprogramme vor, die sich v. a. auf das kriminelle Verhalten beziehen. Erfolgversprechende MBT-Ansätze (auch als Gruppentherapie) sind in Erprobung (Bateman 2022). Evaluierte Medikationsansätze bei dissozialer Persönlichkeitsstörung existieren derzeit nicht.
- Zur Behandlung **ängstlich-vermeidender Persönlichkeitsstörungen** haben sich besonders störungsbezogene kognitiv-behaviorale Ansätze als wirksam erwiesen (Zielsymptome: Selbstunsicherheit, Vermeidung, Angst vor negativer Bewer-

tung, Depressivität). Die Behandlung erfolgt zumeist analog der Behandlung von chronischen Angststörungen (generalisierte Angststörung ▶ 1.4.6 und spezifische Phobie ▶ 4.4.2).
- Obwohl psychotherapeutische Behandlungsverfahren im Zentrum der Interventionen bei Persönlichkeitsstörungen stehen, erfordern schwerwiegende psychopathologische Symptome häufig den zusätzlichen, zumindest vorübergehenden **Einsatz von Psychopharmaka** und müssen in Krisensituationen nicht erst nach Ausbleiben des Erfolgs von psychotherapeutischen Maßnahmen erwogen werden.
- Wichtigste **Zielsyndrome für psychopharmakologische Interventionen** bei Persönlichkeitsstörungen sind:
  - depressive und andere affektive Symptome,
  - unkontrollierbare Impulsivität und Aggressivität,
  - Denk- und Wahrnehmungsstörungen, Identitätsstörungen, dissoziative Zustände,
  - unangemessenes, problematisches Verhalten, u. a. in zwischenmenschlichen Interaktionen.
- Voraussetzung einer Therapie ist der Ausschluss organischer Erkrankungen, um die medikamentöse Therapie ggf. anzupassen.
- Empfehlungen zur **Dauer der Therapie** können nicht gegeben werden, da sich die meisten Studien nur auf wenige Wochen beziehen. Absetzversuche sollten jedoch stets erwogen werden.
- Nur in begründeten Ausnahmefällen sollte die Fortführung einer erfolgreichen Pharmakotherapie in Kombination mit psychotherapeutischen Maßnahmen mit einer möglichst niedrigen effektiven Dosis unter sorgfältiger Überwachung von möglichen NW in Erwägung gezogen werden.

11.4 Indikationen

Die Aussagen zur Wirksamkeit der medikamentösen Therapie beziehen sich größtenteils auf Studien mit kleinen Fallzahlen. Aus diesen Studien und einzelnen Metaanalysen sowie aus der syndrombezogenen Wirksamkeit bei anderen psychischen Störungen lassen sich die medikamentösen Therapieempfehlungen für Patienten mit Persönlichkeitsstörungen und Verhaltensauffälligkeiten ableiten.

11.4.1 Persönlichkeitsstörungen

Zielsyndromorientierte Psychopharmakotherapie

Für die meisten Subtypen der Persönlichkeitsstörungen (▶ 11.1) gibt es nur wenige Therapieleitlinien unter Berücksichtigung pharmakologischer Ansätze (▶ Box 1) .
- Für Persönlichkeitsstörungen mit Symptomen, die auch im Rahmen von anderen psychischen Störungen auftreten und dabei wirksam behandelt werden können (v. a. depressive Symptome, Angstsymptome, psychosenahe Symptome, Zwangssymptome), lassen sich zumindest Hinweise für die Symptom-

Box 1

Besonderheiten bei der Pharmakotherapie von Persönlichkeitsstörungen

- Gemeinsame Planung (Patient und Behandlerteam) und kontinuierliche Evaluation und ggf. Anpassung der Therapie (Gesamtbehandlungsplan) sind von großer Bedeutung
- Häufig kritische Haltung gegenüber Medikamenten und Skepsis gegenüber vermeintlichen Symptombesserungen (Symptome haben u. U. hohe Funktionalität) bei andererseits hoher Plazebo-Response.
- Abbruchraten bei der Therapie von Persönlichkeitsstörungen sind (v. a. belegt in Studien) hoch, dies betrifft jedoch nicht nur die Pharmakotherapie.
- NW werden oft sensitiv oder verstärkt wahrgenommen.
- Wechsel und Änderung von Therapien werden oft als Zurückweisung erlebt.
- Medikamente erzeugen bei manchen Patienten das Gefühl von Kontrollverlust oder Schwächung der Selbstwirksamkeitsüberzeugung.
- Die Medikation kann zum Interaktionsfeld werden („Agieren“).
- Bei Erfolg werden manchmal Therapieende und „Beziehungsabbruch“ antizipiert.
- Suizidrisiko (Intoxikationen!), v. a. bei BPS.
- Abhängigkeitsrisiko beachten!

behandlung bei Persönlichkeitsstörungen gewinnen. Dies trifft insbesondere für Persönlichkeitsstörungen mit schizotypen, paranoiden, zwanghaften und selbstunsicheren Anteilen, aber auch bei histrionischen und narzisstischen Syndromen zu.

- Bei schizotypen und paranoiden Störungen wurden v. a. AAP in niedriger Dosis zur Symptomreduktion (psychosenahe Denkverzerrungen) erfolgreich eingesetzt, für *Risperidon* gibt es eine RCT (0,5–2,5 mg/d), Antidepressiva zeigten keine Wirkung in dieser Indikation. Auch hier sollte sich bei fehlender Zulassung der Einsatz von AAP an NW-Profil und Wirkung orientieren.
- Bei ängstlich-vermeidenden Persönlichkeitsstörungen lassen sich Ergebnisse aus der Wirksamkeit von Antidepressiva (SSRI, *Venlafaxin*, möglicherweise auch *Duloxetin*) und *Pregabalin* (potenzielles Abhängigkeitsrisiko) bei entsprechender Zielsymptomatik übertragen; insbesondere bei sozial ängstlich-vermeidender Symptomatik (soziale Angststörung ▶ 1.4.6).
- Zielsymptome wie unkontrollierbare Wut, Impulsivität, unkontrollierte Gewalt, emotionale Labilität und dysphorische Stimmung sind häufig bei antisozialen Persönlichkeitsstörungen, sie wurden jedoch in pharmakologischen Studien nur bei Patienten mit BPS untersucht. Eine Übertragung entsprechender Ergebnisse (s. unten) erscheint gerechtfertigt. Die Studien erlauben keine Empfehlung zur pharmakologischen Behandlung von Symptomen der antisozialen Persönlichkeitsstörung. Fallserien geben Hinweise auf die Wirksamkeit (aber auch negative Befunde) für β-Rezeptorenblocker (v. a. *Propranolol*) und *Valproat* bei Aggressivität (diagnoseunabhängig).

▪ Borderline-Persönlichkeitsstörung

Die BPS ist die weiterhin am besten charakterisierte und untersuchte Persönlichkeitsstörung mit besonderer Bedeutung auch in DSM-5 und ICD-11 und einer Prävalenz von etwa 1–3 % in der Allgemeinbevölkerung, etwa 5–6 % bzw. 10–12 % in der ambulanten Versorgung (Hausarzt- bzw. psychiatrische Praxis) und etwa 20 % bei stationären Patienten in der Psychiatrie (ca. 75 % Frauen, allerdings muss von einem Gender-Bias ausgegangen werden) (*S3-Leitlinie*, Leichsenring et al. 2024). Das Suizidrisiko ist mit bis zu 5–10 % hoch, Suizidversuche und schwere Selbstverletzungen sind häufig; gleichwohl ist nach einer 10-Jahres-Verlaufsstudie die Prognose nicht generell schlecht („Recovery" bei etwa 50 %) (Gunderson et al. 2018; Leichsenring et al. 2024). Eine Komorbidität v. a. mit Angststörungen, Abhängigkeitserkrankungen, Essstörungen und depressiven Störungen ist eher die Regel (Lebenszeitprävalenz bis 80 %), des Weiteren bestehen Überlappungen und Komorbiditäten mit dem Spektrum depressiver und bipolarer Störungen, PTBS und Aufmerksamkeitsdefizitstörungen (ADHS/ADS) sowie dissoziativen und somatoformen Störungen (*S3-Leitlinie*). Entsprechend komplex sind Symptomatik und Therapie im Rahmen eines multimodalen Vorgehens (am häufigsten Kombination Psychotherapie und Pharmakotherapie).

Die Pharmakotherapie der BPS fokussiert auf verschiedene Facetten der Störung, die auch faktorenanalytisch bestätigt wurden. Häufige Syndrome bei BPS, auch in Kombinationen und mit Überlappungen, sind:

- **Affektive Dysregulation** (v. a. affektive Instabilität, rasche Stimmungswechsel, innere Leere, Zurückweisungssensitivität, unangemessene Wut).
- **Impulsive Verhaltensstörung** (v. a. Selbstverletzungen, Suizidalität, Impulsivität, Aggressivität).
- **Interpersonelle Problemverhaltensweisen** (u. a. instabile Beziehungen, verzweifelte Versuche, nicht verlassen zu werden, Verhaltensexzesse).
- Zusätzlich sind **kognitiv-perzeptuelle Verzerrungen** (v. a. Identitätsstörungen, dissoziative Zustände auch mit psychogenen, nichtepileptischen Anfällen [PNEA], belastungsabhängige psychosenahe Denk- und Wahrnehmungsstörungen), innere Anspannung und Schlafstörungen sowie Zwangssymptome häufige Zielsymptome der Behandlung.
- **Komorbide psychische Störungen** bei BPS, die meist einer eigenständigen Therapie bedürfen, sind am häufigsten Angststörungen, Abhängigkeitserkrankungen (v. a. Alkohol, BZD), PTBS (v. a. bei Frauen), depressive Störungen und Essstörungen sowie ADHS/ADS. Bei jeweils über 50 % der Patienten mit BPS wurde im Längsschnitt ein BZD- und Alkoholmissbrauch bzw. eine Abhängigkeit gefunden.
- **Komorbide affektive Störungen und Angststörungen** sind entsprechend zu behandeln (▶ Kap. 1, 2 und 4); nach effektiver Behandlung depressiver Störungen besserten sich auch andere Symptome komorbider Persönlichkeitsstörungen. Komorbide Persönlichkeitsstörungen sind andererseits häufig Prädiktoren für schlechteres Ansprechen depressiver Störungen auf Antidepressiva.

Medikamentöse Optionen bei der Borderline-Persönlichkeitsstörung

> Bei fehlenden Wirksamkeitsnachweisen und fehlender Zulassung und gleichzeitig nicht unerheblichen NW sind Psychopharmaka bei BPS nur ggf. im Rahmen eines individuellen Heilversuchs (*off label*) zusätzlich zu Psychotherapie einzusetzen. Es sollen möglichst wenige Psychopharmaka gleichzeitig gegeben werden (bevorzugt: Monotherapie), auf möglicherweise abhängigkeitserzeugende Substanzen (insbesondere BZD, aber auch Z-Substanzen, *Pregabalin*) soll verzichtet werden oder, wenn keine Alternative effektiv ist, soll ihr Einsatz zeitlich begrenzt werden (< 4 Wochen). Ein (zusätzlicher) Einsatz von Psychopharmaka ist bei komorbiden psychischen Störungen, die eine Indikation für Psychopharmaka darstellen, entsprechend den vorliegenden Leitlinien empfohlen.

Es ist kein AM für die Behandlung der BPS zugelassen, und es finden sich nur wenige RCT mit begrenzter Aussagekraft. Kein AM kann alle Dimensionen der Störung gleichermaßen positiv beeinflussen; manche Symptome (z. B. innere Leere, Identitätsstörungen, Dissoziationen) sind der pharmakologischen Therapie oder einer entsprechenden Evaluation derzeit nur gering zugänglich und können das Zustandsbild verschlechtern. Insbesondere bei nichtepileptischen Anfällen ist nach neurologischer Abklärung der Einsatz von BZD oder Anfallssuppressiva eher kontraproduktiv. Die Effektstärken, auch bei nachgewiesener Wirksamkeit, sind gering bis mittelgradig. Kombinationen (außer *Valproat* und *Omega-3-Fettsäuren*) wurden selten untersucht. Sie scheinen eher ungünstig zu sein und sollten vermieden werden (Stoffers-Winterling et al. 2022b). Empirische Studien aus den letzten 10–15 Jahren liegen in beschränktem Umfang im Wesentlichen für Antipsychotika, Stimmungsstabilisierer, Antidepressiva, Antidementiva, Stimulanzien und *Omega-3-Fettsäuren* vor (*S3-Leitlinie*; Cochrane-Analyse: Stoffers-Winterling et al. 2022b; ◘ Tab. 11.2).

Nach vorliegenden Metaanalysen und Übersichtsarbeiten (Stoffers-Winterling et al. 2022b; Valdivieso-Jiménez et al. 2023) liegen nur in beschränktem Umfang Wirksamkeitsbelege von Psychopharmaka bei BPS vor.

- **Antipsychotika:** *Aripiprazol* (15 mg/d) wurde auch in einer längeren Studie (18 Monate) bei BPS positiv evaluiert und weist insbesondere wegen der geringeren NW Vorteile gegenüber dem AAP *Olanzapin* und KAP auf, auch wenn eine offene Vergleichsstudie geringfügige Vorteile bei der Wirksamkeit von *Olanzapin* gegenüber *Aripiprazol* (2,5–10 mg) ergab.
  - *Quetiapin* wird (*off label*) am häufigsten bei BPS eingesetzt, es liegt jedoch für *Quetiapin* nur eine RCT vor (*Quetiapin* 150 oder 300 mg/d; 8 Wochen), Abbrüche waren v. a. wegen Sedierung nicht selten, eine mittelhohe Dosierung (300 mg) war im Gegensatz zur niedrigeren Dosierung gegenüber Plazebo insgesamt nicht überlegen.
  - Die AAP *Aripiprazol* und *Olanzapin* sowie mit Einschränkungen *Haloperidol* und *Flupentixoldecanoat* zeigten bei Kurzzeitanwendung v. a. gegen Aggressivität und Ärger mittelgradige und gegen kognitiv-perzeptuelle Verzerrungen und Stimmungsinstabilität sowie auf das globale Funktionsniveau geringgradige Effekte. KAP sollten wegen des EPS-Risikos bei BPS nicht eingesetzt werden.

Tab. 11.2 Optionen für eine zielsyndromorientierte Pharmakotherapie bei BPS

Wirkstoff	Tagesdosis [mg]	Affektive Instabilität/begleitende affektive Symptome (Depressivität, Angst)[a]	Impulsivität[a], Aggressivität[a]	Kognitiv-perzeptuelle Symptome[a]	Beziehungsstörungen (interpersonelle Interaktion)[a]	Bemerkungen
Antipsychotika						
Aripiprazol	10–15	+/+	+	+	+	Günstiges NW-Profil, Langzeiterfahrungen, geringe Evidenz
Olanzapin	5–10	+/+	±	+	–	**Cave:** Gewichtszunahme, metabolisches Syndrom, u. U. Zunahme von Suizidalität und Selbstverletzungen
Quetiapin	50–150	(+/+)	(–)	(+)	(+)	NW (v. a. Sedierung), häufiger Einsatz, geringe Evidenz
Haloperidol	2–5	+/–	–	–	–	NW (EPS), nicht mehr empfohlen
Flupentixoldecanoat	20/4 Wochen	–/–	+	–	–	NW (EPS), nicht mehr empfohlen
Stimmungsstabilisierer						
Valproat[c]	500–2000	+/+	(+)	–	+	Plasmaspiegelkontrolle, i. d. R. keine Empfehlung[d]
Topiramat	150–300	+/+	+	–	+	Gewichtsabnahme, ansonsten geringe Evidenz

11

■ Tab. 11.2 (*Fortsetzung*)

Wirkstoff	Tagesdosis [mg]	Affektive Instabilität/ begleitende affektive Symptome (Depressivität, Angst)[a]	Impulsivität[a], Aggressivität[a]	Kognitiv-perzeptuelle Symptome[a]	Beziehungsstörungen (interpersonelle Interaktion)[a]	Bemerkungen
Lamotrigin[b]	150–300	+/(+)	±	–	–	Langsames Aufdosieren, keine Empfehlung nach aktuellem Stand
Carbamazepin, Lithium	–	–	(+)	–	–	Keine sichere Wirksamkeit, v. a. *Lithium*. **Cave:** Toxizität; keine Empfehlung
Antidepressiva und Omega-3-Fettsäruen						
SSRI und *Venlafaxin*	Substanzabhängig	(+)/(+)	–	–	–	Nach neuen Bewertungen nur bei eigenständiger Indikation empfohlen
TZA *Amitriptylin*	100–150	(+)/+	–	–	–	**Cave:** Toxizität; keine Empfehlung
Omega-3-Fettsäuren[c]	1000–1200	–/+	+	–	–	Günstiges NW-Profil; Evidenz gering

[a] Zielsymptome bei BPS, [b] Aktuelle RCT ohne Wirksamkeitsnachweis, [c] Kombination von *Valproat* und *Omega-3-Fettsäuren* war einer *Valproat*-Monotherapie überlegen (Bellino et al. 2014). *Valproat* kann bei Frauen im gebärfähigen Alter bzw. in der Schwangerschaft und derzeit bei Männern mit potenziellem Vaterschaftswunsch wegen Risiken für Missbildungen und Entwicklungsstörungen bei Kindern und gleichzeitig fehlender Zulassung nicht empfohlen werden (s. auch Rote-Hand-Brief ► https://www.bfarm.de/SharedDocs/Risikoinformationen/Pharmakovigilanz/DE/RHB/2024/rhb-valproat.pdf?__blob=publicationFile; zuletzt abgerufen am 08.08.2025)

+ Wirksamkeitsnachweis; Grundlage Cochrane-Metaanalyse (*S3-Leitlinie*; Stoffers-Winterling et al. 2022b); (+) unklare Wirksamkeit, höchstens eine kontrollierte Studie oder Fallserien; − kein Wirksamkeitsnachweis, ± widersprüchliche Ergebnisse

BPS Borderline-Persönlichkeitsstörungen, *NW* Nebenwirkungen, *TZA* trizyklische Antidepressiva

- Eine RCT mit *Brexpiprazol* (11 Wochen, 2–3 mg/d) mit 12 Wochen Open-label-Fortführung ergab am Endpunkt der RCT keine signifikante Überlegenheit gegenüber Plazebo (Rothman et al. 2024). NW (inbesondere Akathisien mit 14 %) waren unter *Brexpiprazol* häufiger.
- NW und Risiken von Antipsychotika (▸ Kap. 3).

- **Stimmungsstabilisierer** *Valproat*, *Topiramat* und *Lamotrigin*: Positive Befunde stammen v. a. aus älteren, kleinen, meist offenen Studien.
  - In einer 12-Wochen-Studie wurde eine *Valproat*-Monotherapie (Plasmaspiegel 50–100 µg/ml) mit einer Kombination aus *Valproat* und *Omega-3-Fettsäuren* (EPA 1,2 g/d, DHA 0,8 g/d) verglichen; es zeigten sich signifikante Vorteile der Kombination in Bezug auf Impulsivität, unkontrollierbare Wut und Selbstverletzungstendenzen. In einer Follow-up-Untersuchung nach 24 Wochen waren die Ergebnisse weitgehend stabil, auch nach Absetzen der *Omega-3-Fettsäuren* (nach 12 Wochen; *Valproat* wurde weiter verordnet) bestand noch ein signifikanter Vorteil der Kombination bzgl. Ärger/Wut.
  - Eine große RCT (mit 1-Jahres-Follow-up) zeigte keinen Vorteil von *Lamotrigin* (200–400 mg/d) bei Patienten mit BPS gegenüber Plazebo (weder in der Gesamtsymptomatik noch in Bezug auf einzelne Symptomdimensionen) (Crawford et al. 2018).
  - Die aktuelle Studienlage (Stoffers-Winterling et al. 2020, 2022b) lässt zusammenfassend keine Empfehlung für Stimmungsstabilisierer bei der Behandlung der BPS (außer in besonderen Situationen) zu. NW und Risiken von Anfallssuppressiva (▸ Kap. 2). Der Einsatz von *Valproat* v. a. bei Frauen (mit möglichem Kinderwunsch) ist besonders kritisch zu sehen. (s. auch ◘ Tab. 11.2 und Erläuterungen).

11

- **Antidepressiva**, v. a. SSRI bei vorherrschender und ausgeprägter Depressivität, komorbiden Angst- und Zwangsstörungen: In einer offenen 12-Wochen-Studie ergaben sich unter *Duloxetin* (60 mg/d) signifikante Besserungen verschiedener Symptomdimensionen bei 18 Patienten mit BPS, in Metaanalysen von RCT ergaben sich jedoch für Antidepressiva weder signifikante Besserungen gegenüber Plazebo bezüglich der Gesamtschwere noch für einzelne Symptomdimensionen bei BPS (Stoffers-Winterling et al. 2022b). Allerdings fehlen kontrollierte Studien weitgehend, die u. a. Antidepressiva bei Patienten mit BPS und diagnostizierter Komorbidität (z. B. Depressionen) explizit untersuchen. NW und Risiken von Antidepressiva (▸ Kap. 1).
- **Antidementiva**: in einer kleinen RCT zeigte sich nach 8 Wochen unter 20 mg *Memantin* eine gegenüber Plazebo größere Abnahme des BPS-Gesamtschweregrades (Kulkarni et al. 2018). (▸ Kap. 6).
- **Weitere AM:**
  - Hinweise auf einen möglichen positiven Effekt bei Patienten mit BPS ergaben sich aus einer RCT und einer Metaanalyse mit ***Omega-3-Fettsäuren***, insbesondere als *add-on* zu anderen Psychopharmaka und im Hinblick auf Emotionsregulation und Impulsivität. Die Datenlage ist weiterhin unsicher.
  - Zu *Oxytozin* (i. d. R. intranasale Applikation) bei BPS sind die Ergebnisse widersprüchlich, und es kann derzeit keine Empfehlung erfolgen (di Giacomo et al. 2024).

Box 2

Psychiatrisch-psychotherapeutisches Vorgehen bei BPS

- Im Rahmen des Gesamtbehandlungsplans der BPS kommt einer Psychopharmakotherapie nur eine begleitende Rolle zu, Psychotherapie ist das primäre Verfahren (s. auch oben).
- Basistherapien bei BPS sind insbesondere DBT und MBT (*S3-Leitlinie*).
- Ein (zusätzlicher) Einsatz von Psychopharmaka ist bei komorbiden psychischen Störungen, die eine Indikation für Psychopharmaka darstellen, entsprechend den vorliegenden Leitlinien, zu erwägen.
- Psychopharmaka werden daher nicht routinemäßig empfohlen; falls Psychopharmaka *off label* eingesetzt werden, soll eine Zielsymptomausprägung festgelegt (◘ Tab. 11.2) und die Psychopharmakotherapie entsprechend evidenzbasiert vorgenommen werden.
- Ein angemessener, zeitlich begrenzter Rahmen („Krisenintervention") ist zu beachten, im Falle des Nichtansprechens oder der Unverträglichkeit ist die Medikation konsequent wieder abzusetzen.
- Steht eine Psychotherapie nicht zur Verfügung, ist es gleichwohl sinnvoll, den Zeitraum der reinen Psychopharmakotherapie so kurz wie möglich zu halten (*S3-Leitlinie*).
- Abhängigkeitserzeugende Medikamente und Polypharmazie sollen vermieden werden.
- Pharmakotherapie ist in der Regel nur auf der Basis einer tragfähigen und kontinuierlichen therapeutischen Beziehung sinnvoll.
- Die Dosierung sollte individuell, an Zielsymptomen und NW orientiert, erfolgen. Meist sind relativ niedrige Dosierungen ausreichend.
- Mitbeteiligung der Patienten bei Auswahl, Dosierung und Einnahmeschemata (Information, *shared decision-making*).
- Erfolgserwartungen adäquat ansetzen.
- Notwendige Kontrolluntersuchungen (z. B. EKG, Blutabnahmen), NW und Begleiteffekte vorher besprechen; ggf. auch mögliche Alternativen und Konsequenzen.
- Mögliche Optionen bei Wechsel der Medikation besprechen.
- Frühzeitig die Konsequenzen eines medikamentösen Therapieerfolgs thematisieren (Erfolge definieren, Zielvereinbarungen, Stufenplan ausarbeiten).
- Klare „Verträge" mit entsprechenden Maßnahmen und Konsequenzen können hilfreich sein (z. B. bei selbstverletzendem Verhalten, Suizidalität, Zwangssymptomen).
- Verschreibung möglichst sicherer Medikation und ggf. kleiner Packungsgrößen.

- Die Anwendung von ***Botulinumtoxin A*** (Injektion in die Glabella-Region) ergab nach ersten positiven Ergebnissen einer offenen Studie in einer RCT im Vergleich zu einer Sham-Akupunktur keine Vorteile bei BPS (Wollmer et al. 2022).
- Zu **Opioidantagonisten** (*Naltrexon*, *Nalmefen*, *Naloxon*) liegen keine eindeutigen Ergebnisse bei BPS bzgl. der Kernsymptomatik vor; zur Behandlung

von dissoziativen Symptomen und selbstverletzendem Verhalten bei BPS und komplexer PTBS scheint v. a. *Naltrexon* (50–150 mg/d) vielversprechend zu sein (Escamilla et al. 2023).
  - In einer schwedischen Registerdatenanalyse zeigte sich für BPS bei Behandlung mit **Stimulanzien** (*Methylphenidat*, *Lisdexamfetamin*) bzw. *Bupropion* (im Gegensatz zu AP, Antidepressiva und Mood-Stabilizern) ein verringertes Risiko für psychiatrische Rehospitalisierungen (Lieslehto et al. 2023) und zudem ein geringeres Suizidrisiko bei Behandlung mit Stimulanzien.

Psychiatrisch-psychotherapeutisches Vorgehen bei BPS ▶ Box 2.

Weitere symptomorientierte pharmakologische Ansätze

- **Schlaf-Wach-Störungen** (fragmentierter Schlaf, REM-Latenz-Verkürzung, erhöhte REM-Dichte, vermehrte Albträume) sind bei Patienten mit BPS sehr häufig. Verschiedene Sedativa und Hypnotika werden eingesetzt. Für *Mirtazapin* (verstärkte Albträume, Gewichtszunahme) liegen allerdings auch negative Erfahrungsberichte bei BPS vor, sodass dieses AM in dieser Indikation nicht generell empfohlen werden kann. Zur Therapie der Schlafstörungen mit niedrig dosierten Antidepressiva bzw. Antipsychotika (z. B. *Melperon*, *Pipamperon*, sedierende AAP in niedriger Dosis) ▶ 5.1.3. Bezüglich *Promethazin* bestehen Warnhinweise (u. a. QTc-Zeit-Verlängerung, Torsade de pointes), sodass ein Einsatz nicht empfohlen werden kann.
- Bei **extremer innerer Anspannung, Übererregung (*hyperarousal*) und Aggressivität** sind *Clonidin* (75–150 µg/d) oder ggf. β-Rezeptorenblocker (*Propranolol* von 20 mg sehr langsam bis auf 200 mg/d steigern; mindestens 8 Wochen), v. a. bei organisch bedingtem aggressivem Verhalten, als Reservemedikation einsetzbar.

11

- *Clonidin* war auch in einer RCT bei Patienten mit BPS und PTBS zur Behandlung der **vegetativen Übererregbarkeit** wirksam. Bei oraler Gabe war entsprechend der Pharmakokinetik von *Clonidin* (T_{max} ca. 60 min) eine Wirkung auf akute **Zustände innerer Unruhe, dissoziative Symptome und Selbstverletzungsdrang** bei Frauen mit BPS beobachtbar.
- Die Einnahme von *Methylphenidat* (oder *Atomoxetin*) (s. auch oben) bei gleichzeitig vorliegender **ADHS** sollte im Einzelfall erwogen werden, Risiken müssen jedoch sorgfältig evaluiert werden.
- Bei **therapierefraktärer Angst** liegen Einzelfallberichte zur Wirksamkeit von BZD (*Clonazepam*, *Alprazolam*) vor; unter *Alprazolam* wurde aber in Einzelfällen über Kontrollverlust berichtet. Bei komorbider **generalisierter Angst** ist der Einsatz von *Pregabalin* möglich (Abhängigkeitspotenzial beachten!).
- **BZD** werden insbesondere in **Akut- und Notfallsituationen** eingesetzt; sie sind bei der Notwendigkeit einer akuten, vorübergehenden Sedierung für die in diesem Abschnitt genannten Störungen kaum verzichtbar und dann unter Berücksichtigung der Risiken und Alternativen begrenzt auch zu empfehlen (v. a. *Lorazepam*).
- Bei fehlenden globalen Wirksamkeitsnachweisen und dem besonders in dieser Patientengruppe hohen Abhängigkeitsrisiko wird der Einsatz von BZD zur Krisenintervention für möglichst kurze Zeit (maximal 1 Woche) empfohlen; zudem werden unter BZD kognitive Störungen und dissoziative Symptome verstärkt.

- Trotz der weitgehend fehlenden Evidenz und entsprechenden Leitlinienempfehlungen zur Behandlung der BPS wird weiterhin ein Großteil der Patienten mit BPS zumindest zusätzlich zu Psychotherapie auch psychopharmakologisch behandelt (Leichsenring et al. 2024), darunter ein großer Anteil (30–50 %) mit BZD. Analysen belegen, dass Patienten mit DBT-Skills-Training seltener v. a. BZD einnehmen (Soler et al. 2022).

! Mögliche Bahnung von impulsivem Kontrollverlust und paradoxen Reaktionen ist unter BZD (selten) möglich. Wegen des besonderen Abhängigkeitsrisikos sollten BZD bei Persönlichkeitsstörungen allenfalls kurzzeitig eingesetzt werden.

11.4.2 Verhaltensstörungen bei hirnorganischen Störungen

- Bei **aggressiven Verhaltensstörungen Erwachsener mit geistiger Behinderung** waren in einer RCT *Risperidon* (0,5–2 mg/d) und *Haloperidol* (1,5–5 mg/d) gegenüber Plazebo nicht überlegen; für *Zuclopenthixol* (10–18 mg/d) gibt es hingegen Hinweise auf Wirksamkeit aus einer Absetzstudie in dieser Indikation. In Einzelfällen können Antipsychotika bei aggressiven Verhaltensweisen mit Selbst- oder Fremdgefährdung bei geistiger Behinderung hilfreich sein, sie sollten aber nur nach individueller Situationsanalyse, strikter Indikationsstellung, zeitlich begrenzt und im Rahmen eines multimodalen Therapieplans eingesetzt werden.
- Bei **organisch bedingten aggressiven Störungen** (z. B. nach Schädel-Hirn-Trauma) kann ein Therapieversuch mit β-Rezeptorenblockern (v. a. *Propranolol*) auch in höherer Dosierung oder mit *Clonidin* erwogen werden (langsam aufdosieren), *Valproat* oder *Carbamazepin* waren nicht wirksam.

11.4.3 Impulskontrollstörungen

Die diagnostische oder nosologische Zuordnung von Störungen der Impulskontrolle ist weiterhin umstritten. In DSM-5 und ICD-11 werden **Trichotillomanie**, **Dermatillomanie** und **pathologisches Horten** den Zwangsstörungen (▶ 1.4.7), das **pathologische Glücksspielen** („*gambling*" und „*gaming*" *disorders*) den **Verhaltenssüchten** zugeordnet (▶ 7.3).

In der ICD-11 findet sich eine Kategorie mit Impulskontrollstörungen, die neben **Pyromanie** und **Kleptomanie** auch **zwanghaftes sexuelles Verhalten** (*compulsive sexual behaviour*) (ICD-10 F52.7: Gesteigertes sexuelles Verlangen) und die **intermittierende explosive Störung** (ICD-10 F63.8: Störung mit intermittierend auftretender Reizbarkeit) enthält. Auch im DSM-5 werden sie unter den Impulskontrollstörungen aufgeführt (◘ Tab. 11.1).

Für diese Impulskontrollstörungen i.e. S. finden sich nur wenige pharmakologische Ansätze. Für die **Pyromanie** gibt es positive Berichte zu *Valproat* und *Olanzapin*; SSRI sind eher unwirksam. Bei der Kleptomanie gibt es positive Einzelfallberichte zu *Naltrexon* und widersprüchliche zu SSRI.

Zwanghaftes Sexualverhalten (in der ICD-11 eigenständige Impulskontrollstörung 6C72, ◘ Tab. 11.1): Betroffenen gelingt es nicht, ihr sexuelles Verlangen zu kontrollieren oder zu zügeln, sie machen Sexualität zu einem zentralen Fokus und vernachlässigen andere Interessen; sie können auch dann nicht davon ablassen, wenn es ihnen schadet, Beziehungen sich auflösen, das Sozialleben leidet und sie sich finanziell ruinieren (hier finden sich auch Überschneidungen mit nichtstoffgebundenen Süchten). Übermäßiger Pornokonsum oder Telefonsex zählen ebenfalls dazu. Die Störung muss mindestens 6 Monate persistieren und zu erheblichem Stress im Umfeld führen. Stress, der nur durch eine moralische Bewertung oder Ablehnung eines bestimmten Sexualverhaltens entsteht, zählt jedoch ausdrücklich nicht dazu. Die Prävalenz beträgt etwa 5 % mit wahrscheinlich höherer Prävalenz bei Männern und einer hohen Komorbidität (bis zu 90 % andere psychische Störungen, v. a. Suchterkrankungen) (Ballester-Arnal et al. 2020). Therapeutisch sind derzeit insbesondere Verhaltenstherapien empfohlen.

Bei der **intermittierenden explosiven Störung** wurden in kleineren Studien SSRI und *Valproat* eingesetzt; in einer RCT mit *Fluoxetin* ergaben sich signifikante und anhaltende Besserungen der Aggressivität, allerdings mit einer Remissionsrate < 50 %. Zunehmend werden auch für diese Störungsform und andere Impulskontrollstörungen Psychotherapien (CBT) und biologische Verfahren entwickelt.

Treten bei **Parkinson-Krankheit** im Verlauf **Impulskontrollstörungen** auf (v. a. unter Dopaminagonisten, Häufigkeit bis zu 50 %, z. B. unkontrolliertes Glücksspielen, kompulsives Kaufen, Hypersexualität, Binge-Eating, stereotypes, sinnfreies Verhalten [„*punding*"]), wird nach einer Konsensusempfehlung zunächst die Dosisreduktion von Dopaminagonisten und ggf. weiterer Parkinson-Medikamente empfohlen. Als Second-line-Behandlungsstrategien kommen KVT, tiefe Hirnstimulation (Ncl. subthalamicus) und ein Behandlungsversuch (*off label*) mit *Quetiapin* oder *Clozapin* infrage, bzgl. SSRI sind die Ergebnisse widersprüchlich bei insgesamt unvollständiger Datenlage (Debove et al. 2024).

Literatur

Ballester-Arnal R, Castro-Calvo J, Giménez-García C et al (2020) Psychiatric comorbidity in compulsive sexual behavior disorder (CSBD). Addict Behav 107:106384

Bateman AW (2022) Mentalizing and group psychotherapy: a novel treatment foraAntisocial personality disorder. Am J Psychother 75(1):32–37

Bellino S, Bozzatello P, Rocca G et al (2014) Efficacy of omega-3 fatty acids in the treatment of borderline personality disorder: a study of the association with valproic acid. J Psychopharmacol 28:125–132

Choy O, Raine A (2024) The neurobiology of antisocial personality disorder. Neuropharmacology 261:110150

Crawford MJ, Sanatinia R, Barrett B et al (2018) The clinical effectiveness and cost-effectiveness of lamotrigine in borderline personality disorder: a randomized placebo-controlled trial. Am J Psychiatry 175(8):756–764

Debove I, Paschen S, Amstutz D et al (2024) Management of impulse control and related disorders in Parkinson's disease: an expert consensus. Mov Disord 39(2):235–248

DGPPN (2022) für die Leitliniengruppe: S3-Leitlinie Borderline-Persönlichkeitsstörung. Version 1.0 vom 14.11.2022. https://register.awmf.org/assets/guidelines/038-015l_S3_Borderline-Persoenlichkeitsstörungen_2022-11.pdf. Zugegriffen: 8. Aug. 2025

Escamilla I, Juan N, Peñalva C et al (2023) Treatment of dissociative symptoms with opioid antagonists: a systematic review. Eur J Psychotraumatol 14(2):2265184

di Giacomo E, Andreini E, Santambrogio J et al (2024) The interplay between borderline personality disorder and oxytocin: a systematic narrative review on possible contribution and treatment options. Front Psychiatry 15:1439615

Gunderson JG, Herpertz SC, Skodol AE et al (2018) Borderline personality disorder. Nat Rev Dis Primers 4:18029

Hölzel L, Berberich G, Wiegand H et al (2024) Persönlichkeitsstörungen und zugehörige Persönlichkeitsmerkmale. In: Hölzel L, Berger M (Hrsg) ICD-11 – Psychische Störungen. Springer, Berlin, Heidelberg. New York, S 312–336

Jeung-Maarse H, Schmitgen MM, Schmitt R et al (2023) Oxytocin effects on amygdala reactivity to angry faces in males and females with antisocial personality disorder. Neuropsychopharmacology 48(6):946–953

Kim ES, Lamb YN (2024) Treat borderline personality disorder with psychotherapy and concomitant psychiatric disorders with adjuvant pharmacotherapy. Drugs Ther Perspect 40:17–21

Kulkarni J, Thomas N, Hudaib AR et al (2018) Effect of the glutamate NMDA receptor antagonist memantine as adjunctive treatment in borderline personality disorder: an exploratory, randomised, double-blind, placebo-controlled trial. Cns Drugs 32(2):179–187

Leichsenring F, Fonagy P, Heim N et al (2024) Borderline personality disorder: a comprehensive review of diagnosis and clinical presentation, etiology, treatment, and current controversies. World Psychiatry 23(1):4–25

Lieslehto J, Tiihonen J, Lähteenvuo M et al (2023) Association of pharmacological treatments and real-world outcomes in borderline personality disorder. Acta Psychiatr Scand 147(6):603–613

McCabe GA, Widiger TA (2020) A comprehensive comparison of the ICD-11 and DSM-5 section III personality disorder models. Psychol Assess 32:72–84

Pascual JC, Arias L, Soler J (2023) Pharmacological Management of borderline personality disorder and common comorbidities. Cns Drugs 37(6):489–497

Rothman B, Brewer C, Chang D et al (2024) A randomised study and an extension study of brexpiprazole in patients with borderline personality disorder. Acta Neuropsychiatr 19(37):e39

Setkowski K, Palantza C, van Ballegooijen W et al (2023) Which psychotherapy is most effective and acceptable in the treatment of adults with a (sub)clinical borderline personality disorder? A systematic review and network meta-analysis. Psychol Med 53(8):3261–3280

Soler J, Casellas-Pujol E, Fernández-Felipe I et al (2022) "Skills for pills": The dialectical-behavioural therapy skills training reduces polypharmacy in borderline personality disorder. Acta Psychiatr Scand 145(4):332–342

Stoffers-Winterling J, Storebø OJ, Lieb K (2020) Pharmacotherapy for borderline personality disorder: an update of published, unpublished and ongoing studies. Curr Psychiatry Rep 22(8):37

Stoffers-Winterling JM, Storebø OJ, Kongerslev MT et al (2022a) Psychotherapies for borderline personality disorder: a focused systematic review and meta-analysis. Br J Psychiatry 221(3):538–552

Stoffers-Winterling JM, Storebø OJ, Pereira Ribeiro J et al (2022b) Pharmacological interventions for people with borderline personality disorder. Cochrane Database Syst Rev 11(11):CD12956. https://doi.org/10.1002/14651858.cd012956.pub2

Valdivieso-Jiménez G, Pino-Zavaleta DA et al (2023) Efficacy and safety of aripiprazole in borderline personality disorder: a systematic review. Psychiatr Q 94(4):541–557

Wollmer MA, Neumann I, Jung S, Bechinie A et al (2022) Clinical effects of glabellar botulinum toxin injections on borderline personality disorder: a randomized controlled trial. J Psychopharmacol 36(2):159–169

Pharmakotherapie psychiatrischer Notfallsituationen

Matthias J. Müller

Inhaltsverzeichnis

Benkert/Hippius Kompendium der Psychiatrischen Pharmakotherapie,
https://doi.org/10.1007/978-3-662-72452-1_12

12.1 Übersicht und allgemeine Gesichtspunkte

Psychiatrische Notfallsituationen kommen als **krisenhafte Zuspitzungen im Rahmen psychiatrischer Grundkrankheiten** und als **Ausnahmesituationen bei ansonsten psychisch Gesunden** (z. B. Agitiertheit/Erregungszustände, Stupor bei akuter Belastungsreaktion oder Suizidalität bei Anpassungsstörungen, aber auch delirante Erregungszustände im Rahmen körperlicher Grunderkrankungen oder bei Intoxikationen) vor. Ein erheblicher Anteil von Notarzteinsätzen und Interventionen in Notaufnahmen findet aufgrund psychiatrischer Notfallsituationen statt. Für den psychiatrischen Notfall ist eine *S2k-Leitlinie Notfallpsychiatrie* verfügbar (DGPPN 2019a).

Die medikamentöse Behandlung erfolgt insbesondere bei fehlender Kenntnis über eine Grunderkrankung **syndromgerichtet**. Der Vielfalt psychiatrischer Diagnosen bzw. krisenbegünstigender Faktoren steht eine relativ geringe Anzahl notfallpsychiatrisch relevanter Syndrome gegenüber. Im Wesentlichen kann zunächst unabhängig von der Ätiologie zwischen psychiatrischen Notfallsituationen, die durch Erregung, psychomotorische Unruhe und möglicherweise Aggressivität geprägt sind („Erregungszustände", ▶ 12.4, ◘ Abb. 12.1), und hypoaktiv-apathischen bis hin zu dissoziativen oder kataton-stuporösen Syndromen (▶ 12.5, ◘ Abb. 12.2) unterschieden werden.

Notfallpsychiatrische Syndrome

- Psychomotorische Erregungszustände
- Apathische, stuporöse, dissoziative und katatone Zustände
- Suizidalität und akute Belastungsreaktionen
- Spezifische Syndrome durch Intoxikationen mit psychotropen Substanzen (Psychopharmaka, andere AM, Drogen)

Es ist wichtig, auch im psychiatrischen Notfall durch diagnostische Maßnahmen und durch die Verlaufsbeobachtung Informationen zur möglichen oder wahrscheinlichen Ätiologie sukzessive zu gewinnen und die Behandlung ggf. entsprechend zu modifizieren.

Die Syndrome sind ätiologie-, d. h. diagnoseübergreifend und zeigen Überschneidungen, zudem können verschiedene ätiologische Faktoren zur Entstehung beitragen (z. B. Erregungszustand im Rahmen einer schizophrenen Störung und Amfetaminintoxikation).

12.2 Vorgehen in der psychiatrischen Notfallsituation

Die folgenden Maßnahmen sollten der medikamentösen Behandlung des psychiatrischen Notfalls unmittelbar vorausgehen:

- **Abschätzen**, ob der Patient eine **akute Gefahr** für Untersucher, Personal und/oder sich selbst darstellt. Indikation zur Zwangseinweisung (Unterbringung) bzw. Einschalten des Sozialpsychiatrischen Dienstes/des Ordnungsamts/der Polizei klären und ggf. veranlassen.

- **Ausschluss** einer unmittelbaren **vitalen Bedrohung** durch eine internistische oder chirurgische (Grund-)Erkrankung.
- **Vorläufige diagnostische Einordnung** von (a) Notfallsyndrom und (b) vermuteter zugrunde liegender psychiatrischer Störung (psychotisch, affektiv, Intoxikation, Entzug, reaktiv, Persönlichkeitsstörung) durch Fremdanamnese (Polizei, Personal, Angehörige) und Verhaltensbeobachtung. Eine genauere Diagnosestellung ist initial häufig nicht möglich und hat auch keine Priorität.
- **Festlegung der Behandlungsstrategie** und -modalität (freiwillig – unfreiwillig, sofort – nach Aufnahme/Übernahme). Besteht akute erhebliche Selbst- oder Fremdgefährdung, muss sofort gehandelt werden (ggf. rechtfertigender Notstand § 34 StGB); für eine Rechtsgrundlage (Unterbringungsbeschluss, Betreuung) ist schnellstmöglich zu sorgen. Die aktuelle Gesetzeslage (Ländergesetze) und die Individualrechte von Patienten mit psychischen Störungen sind zu beachten, sodass Zwangsmaßnahmen nur in Ausnahmen bei stringenter Begründung (zwingende Erfordernis, fehlende Alternativen, realistische Erfolgsaussichten) zulässig sind. Auch im Notfall ist auf eine sorgfältige Dokumentation zu achten.

In der Akutsituation des psychiatrischen Notfalls ist aufgrund der verfügbaren Informationen möglichst eine erste syndrombezogene Verdachtsdiagnose zu stellen, die ggf. im weiteren Verlauf modifiziert oder auch geändert werden muss.

- Die psychopharmakologische Behandlung sollte möglichst auf der Grundlage einer (vorläufigen) diagnostischen Einschätzung erfolgen, um frühzeitig die wahrscheinlichste Ursache der Notfallsituation behandeln zu können.
- Nichtpharmakologische Maßnahmen (bei Erregungszuständen v. a. verbale Deeskalation, Reizabschirmung) sollten immer zunächst und begleitend eingesetzt werden.
- Psychopharmaka sollten zur Beruhigung, nicht zur Schlafinduktion, gegeben werden.
- Patienten sollten weitestgehend sowohl in die Auswahl der Medikamente als auch in die Auswahl der Applikationsform einbezogen werden. Solange und sobald Patienten in der Lage sind, orale Medikation einzunehmen, ist diese den parenteralen Applikationen vorzuziehen.

12.3 Psychopharmaka für den psychiatrischen Notfall

Bei der Auswahl von Psychopharmaka im Notfall sind folgende Aspekte wichtig:

- Hohe Sicherheit (Verträglichkeit, Zulassung) bei häufig akut nicht einsichtsfähigen Patienten.
- Hohe Wirksamkeitswahrscheinlichkeit in Bezug auf die Zielsymptomatik.
- Hohe Applikationssicherheit und kurze Wirklatenz.

Entsprechend den Anforderungen im psychiatrischen Notfall und der geringen verfügbaren Evidenz ist die Anzahl der eingesetzten Psychopharmaka begrenzt. Von Bedeutung ist auch die individuelle Vertrautheit mit der Applikation, Dosierung und Wirkung der Medikation (Anderson et al. 2017; ◘ Tab. 12.1, 12.2).

Tab. 12.1 Applikationsformen von Psychopharmaka für psychiatrische Notfallsituationen[a]

Präparate	i. v., p.inf.	i. m., akut	s. c.	p.inh./ i.n.	Schmelz-tablette	Lösung/ Tropfen	Orale Festform
Antipsychotika							
Haloperidol	(+)[b]	+	(+)[c]	–/(+)	–	+	+[d]
Benperidol	(+)[b]	+	–	–	–	+	+
Zuclopenthixol/Zuclopenthixolacetat	–	+ (3 Tage)	–	–/–	–	+	+
Olanzapin	–	+	(+)[c]	–/–	+	–	+[d]
Aripiprazol	–	+	–	–/–	+[c]	+[c]	+[d, e]
Ziprasidon	–	+	–	–/–	–	–	+[d, e]
Risperidon	–	–	–	–/–	+	+	+[d]
Quetiapin	–	–	–	–/–	–	–	+[d]
Loxapin	–	–	–	+/–	–	–	(+)[f]
Anxiolytika/Sedativa							
Lorazepam	+	+	–	–/(+)	+	–	+
Diazepam	+	+	–	–/(+)	–	+	+
Midazolam[g]	(+)	(+)	(+)[c]	–/(+)	–	(+)	(+)
Melperon	–	–	–	–/–	–	+	+
Pipamperon	–	–	–	–/–	–	+	+
(*Promethazin*[h])	+	+	(+)[c]	–/–	–	+	+
(*Levomepromazin*[h])	+	+	(+)[c]	–/–	–	+	+

[a] Die Tabelle enthält die wichtigsten Antipsychotika und Anxiolytika/Sedativa für Notfallsituationen, jeweils in der Reihenfolge der – auch parenteralen – Einsetzbarkeit. [b] *Haloperidol* ist nicht mehr für die i. v.-Injektion zugelassen; möglicherweise hat *Benperidol* in niedriger Dosis geringere Risiken bzgl. einer QTc-Zeit-Verlängerung, prinzipiell müssen aber ähnlich hohe Risiken angenommen werden. Die i. v.-Gabe wird daher nicht empfohlen, wenn unverzichtbar, ist ein kardiales Monitoring durchzuführen. [c] In der Palliativmedizin (*off label*). [d] In niedriger Dosis Einsatz bei Delir möglich. [e] In oraler Applikation für den psychiatrischen Notfall in der Regel nicht geeignet. [f] In Deutschland nur als Inhalativum in begrenzter Indikation zugelassen. [g] Keine Zulassung in Deutschland für primär psychiatrische Indikationen (Indikation: Analgosedierung); [h] Vor dem Hintergrund von Warnhinweisen für *Promethazin* wegen u. U. schwerer NW (u. a. QT-Zeit-Verlängerung, Torsade de Pointes, MNS) wird vom Einsatz von *Promethazin*, aber auch von *Levomepromazin* und anderen strukturähnlichen Phenothiazinen in der Notfallpsychiatrie abgeraten, insbesondere bei parenteraler Anwendung

i. v. intravenös, *p.inf.* per infusionem, *i. m.* intramuskulär, *s. c.* subkutan, *p.inh.* per inhalationem, *i.n.* intranasal

+ Geeignet und zugelassen; – nicht verfügbar/nicht geeignet/nicht zugelassen; (+) geeignet/nicht zugelassen (*off label*)

Tab. 12.2 Auswahl der wichtigsten Psychopharmaka für die psychiatrische Notfallsituation

Indikation	Dosierung	Besonderheiten	Cave
Haloperidol			
Psychotische und delirante Zustandsbilder Psychomotorische Erregung auch schwerster Ausprägung	i. m./p. o.: 5–10 mg, bei älteren Patienten niedriger (zunächst 0,5–1,5 mg) ggf. Wiederholung alle 30 min, nicht mehr als 20 mg/24 h[z] oral bzw. 20 mg/24 h[z] parenteral (i. m.)	Hohes Wirkpotenzial Monotherapie nur in Ausnahmefällen Hohes EPS-Risiko v. a. in hohen Dosisbereichen Auch in Kombination mit BZD oder *Promethazin* Relevante Interaktionen (► 3.15.13, Präparat)	QTc-Zeit-Verlängerung auch bei niedriger Dosis möglich, besonders bei parenteraler Anwendung In hohen Dosen (und bei i. v.-Gabe) Monitorüberwachung empfohlen Frühdyskinesien, dann *Biperiden* (Akineton) 2,5–5 mg i. v.
Benperidol			
Psychotische und delirante Zustandsbilder Psychomotorische Erregungszustände (keine Zulassung bei demenzassoziierten Verhaltensstörungen)	i. m./i. v./p. o.: 1–6 mg Bei älteren Patienten 0,3–3 mg Max. 40 mg/24 h	Hohes Wirkpotenzial, rascher Wirkungseintritt nach parenteraler Gabe Sehr hohes EPS-Risiko Relevante Interaktionen (► 3.15.4, Präparat)	QTc-Zeit-Verlängerung möglich[a] In hohen Dosen (und bei i. v.-Gabe) Monitorüberwachung empfohlen *Benperidol* i. v. prinzipiell unter kardialem Monitoring möglich, aber nicht empfohlen Bei Frühdyskinesien *Biperiden* (Akineton) 2,5–5 mg i. v.
Zuclopenthixolacetat			
Initialbehandlung von akuten Psychosen, Manien und Exazerbationen chronischer Psychosen	i. m.: 50–150 mg, 1- bis 2-malige Wiederholung alle 2–3 Tage	Kurzzeitdepot mit guter Wirkung auch bei akuten Erregungszuständen, EPS-Risiko	QTc-Zeit-Verlängerung möglich, Frühdyskinesien, dann *Biperiden* (Akineton) 2,5–5 mg i. v.

Tab. 12.2 (*Fortsetzung*)

Indikation	Dosierung	Besonderheiten	Cave
Olanzapin			
Psychotische Zustandsbilder Psychomotorische Erregung bei Schizophrenie und Manie, insbesondere bei erhöhter Neigung zu EPS	i.m.[b]: initial 2,5–5 mg, max. 20 mg p. o.: initial 10–20 mg[c] Wiederholung alle 30 min möglich, jedoch nicht mehr als 20 mg/24 h bis max. 3 Tage	Geringeres EPS-Risiko Problemloser Übergang in orale Erhaltungstherapie Schnell lösliche orale Applikationsform möglich Relevante Interaktionen (▶ 3.15.18, Präparat)	QTc-Zeit-Verlängerung möglich Bei i. m.-Behandlung schnelle Umstellung auf orale Applikation anstreben Keine i. v.-Applikation, keine Empfehlung für Kombination mit BZD Kombination mit Alkohol
Aripiprazol			
Schnelle Beherrschung von Erregungszuständen bei Patienten mit Schizophrenie zur kurzzeitigen Anwendung, wenn eine orale Behandlung nicht möglich ist	i. m.: initial 9,75 mg (1,3 ml) als einmalige i. m.-Injektion, ggf. auch niedrigere Dosis von 5,25 mg (0,7 ml) bei Vormedikation Wiederholung nach 2 h möglich, max. 3 Injektionen innerhalb von 24 h Höchstdosis 30 mg/d	Sehr geringe metabolische NW, keine signifikante Gewichtszunahme; relativ geringes EPS-Risiko, keine Prolaktinerhöhung; keine bedeutsame Verlängerung des QTc-Intervalls Schnell lösliche orale Applikationsform möglich Relevante Interaktionen (▶ 3.15.2, Präparat)	Schnelle Umstellung auf orale Applikation anstreben Vorsicht bei Kombination mit BZD und anderen Psychopharmaka, aber wahrscheinlich beste Verträglichkeit der i. m.-AAP mit BZD
Ziprasidon			
Schnelle Beherrschung von Erregungszuständen bei Patienten mit Schizophrenie für die Dauer von bis zu 3 aufeinanderfolgenden Tagen, wenn eine orale Behandlung nicht möglich ist	i. m.: Einzeldosis 10 mg, Wiederholung alle 2 h möglich bis maximal 40 mg/d; Umsetzen auf orale Medikation innerhalb von 3 Tagen	Minimale Gewichtszunahme und relativ geringes Risiko für metabolische Veränderungen und Prolaktinerhöhung (im Vergleich zu anderen AAP, außer *Aripiprazol*) Geringes EPS-Risiko; problemloser Übergang in orale Erhaltungstherapie	QTc-Zeit-Verlängerung möglich (für *Ziprasidon* dosisabhängig beschrieben) Schnelle Umstellung auf orale Applikation anstreben Vorsicht bei Kombination mit BZD und anderen Psychopharmaka

Tab. 12.2 (*Fortsetzung*)

Indikation	Dosierung	Besonderheiten	Cave
Lorazepam			
Psychomotorische Erregung leichteren Grades sowie Adjuvans bei stärkerer Agitation (v. a. zu *Haloperidol*) Angstzustände (▶ 4.12.10, Präparat)	i. v./i. m.[a]: initial 0,5–1 mg p. o.: initial 1–2,5 mg ggf. Wiederholung alle 60 min, nicht mehr als 7,5 mg/24 h	Relativ kurze HWZ, keine aktiven Metaboliten Gut steuerbar	Hypotonie und Atemdepression möglich, insbesondere in hohen Dosen und bei i. v.-Gabe i. v.-Applikation sehr langsam!
Diazepam			
Symptomatische Behandlung von akuten und chronischen Spannungs-, Erregungs- und Angstzuständen (▶ 4.12.6, Präparat)	i. v./i. m.: initial 10–20 mg; Höchstdosis 60 mg/24 h p. o.: 5–10 mg, max. 60 mg/24 h	Lange HWZ (72 h), aktiver Metabolit; rasche Wirkung, lang anhaltend, schlecht steuerbar; Kumulationsgefahr	Hypotonie und Atemdepression möglich, insbesondere in hohen Dosen und bei i. v.-Gabe i. m.-Resorption sehr unzuverlässig i. v.-Applikation sehr langsam! Bei i. v.-Applikation RR- und Atemkontrollen; schmerzhafte Extravasate Thrombophlebitis
Promethazin			
Unruhe- und Erregungszustände im Rahmen psychiatrischer Grunderkrankungen (auch: akute allergische Reaktionen vom Soforttyp, wenn gleichzeitig Sedierung indiziert ist) (▶ 5.9.18, Präparat)	i. m./i. v.: initial in der Regel 25 mg, Wiederholung nach 2 h möglich. Maximal kurzfristig 200 mg/d bei schweren Unruhe- und Erregungszuständen	Gute sedierende Eigenschaften ohne merkliche antipsychotische Wirkung, keine Prolaktinerhöhung. Auch antiemetische Wirkungen; ausgeprägte antihistaminische Wirkung, zusätzlich adrenolytisch, anticholinerg, antiserotonerg Kombination mit *Haloperidol* i. m. in Akutsituationen evaluiert Kombination mit *Haloperidol* i. m. in Akutsituationen evaluiert, aber nicht empfohlen (Risiko-Nutzen-Abwägung, Monitoring) Relevante Interaktionen	Warnhinweise wegen u. U. schwerer NW (u. a. QT-Zeit-Verlängerung, Torsade de Pointes, MNS), sehr häufig Mundtrockenheit und weitere anticholinerge Wirkungen, Hypotonie Bei älteren Patienten und Bewusstseinsstörungen nicht empfehlenswert (potenziell delirogen) Bei i. v.-Applikation RR- und Atemkontrollen; i. v. und i. m. schmerzhafte Extravasate, Risiko für Nekrosen, Gangrän Vorsicht bei Intoxikationen mit Alkohol und anderen Psychopharmaka (v. a. Antidepressiva): kardiale NW, Delir, Senkung der Krampfschwelle

Tab. 12.2 (*Fortsetzung*)

Indikation	Dosierung	Besonderheiten	Cave
Melperon			
Leicht- bis mittelgradige psychomotorische Erregung und Unruhe, bei geriatrischen und multipel internistisch erkrankten Patienten	p. o.: initial 50–100 mg Nicht mehr als 400 mg/24 h	Gute sedierende Eigenschaften bei mäßiger antipsychotischer Wirkung und fehlenden anticholinergen Eigenschaften Relevante Interaktionen (▶ 3.15.17, Präparat)	QTc-Zeit-Verlängerung möglich; z. T. ausgeprägte orthostatische Hypotonie möglich Keine parenterale Applikation
Pipamperon			
Schlafstörungen, insbesondere bei geriatrischen Patienten, psychomotorische Erregungszustände	40–120 mg; nicht mehr als 360 mg/24 h	Gute sedierende Eigenschaften, geringe antipsychotische Wirkung, fehlende anticholinerge NW, besonders für ältere Patienten geeignet	QTc-Zeit-Verlängerung möglich z. T. orthostatische Hypotonie möglich Keine parenterale Applikation
Risperidon			
Schizophrenie; manische Episoden; Kurzzeitbehandlung (bis 6 Wochen) von anhaltender Aggressivität bei Patienten mit mäßiggradiger bis schwerer Alzheimer-Krankheit, die auf nicht-pharmakologische Methoden nicht ansprechen, und wenn ein Risiko für Eigen- und Fremdgefährdung besteht	Initial 1–2 mg höheres Lebensalter/Demenz: 0,25–1 mg Höchstdosis 12 mg	Antipsychotisch-beruhigende Eigenschaften, auch bei Jugendlichen und Älteren evaluiert; mittelgradige metabolische Risiken, deutlicher Prolaktinanstieg, adrenolytische, jedoch keine anticholinergen Eigenschaften Relevante Interaktionen (▶ 3.15.26, Präparat)	z. T. EPS, orthostatische Hypotonie möglich, auch QTc-Zeit-Verlängerung Schmelztablette verfügbar; keine parenterale Präparation für die Akutbehandlung

[a] Hinweise, dass QTc-Verlängerungen unter *Benperidol* (i. v.) geringer sind als unter *Haloperidol* (Schmidt et al. 2017); v. a. KAP sollten bei Delir (in möglichst geringer Dosis und mit engmaschigem NW-Monitoring) im höheren Lebensalter nur erwogen werden, wenn nichtmedikamentöse und andere medikamentöse Maßnahmen (inkl. AAP) nicht erfolgreich sind; [b] Warnhinweis; [c] bei Rauchern wird aufgrund der CYP1A2-Induktion ggf. eine höhere Dosis erforderlich

EPS extrapyramidalmotorische Störungen, *BZD* Benzodiazepine, *AAP* atypische Antipsychotika, *NW* Nebenwirkungen, *HWZ* Halbwertszeit

- Als **Antipsychotika** wurden mit den Butyrophenonen *Haloperidol*, *Pipamperon* und *Melperon* bewährte Substanzen wegen ihrer Effektivität, Verbreitung und relativen Sicherheit (*Melperon* und *Pipamperon* besonders für geriatrische und internistisch multimorbide Patienten in sedierender und hypnotischer Indikation) gewählt. *Zuclopenthixol* (oral) hat eine Zulassung für psychomotorische Erregungszustände und aggressive Verhaltensweisen bei Demenz; für *Zuclopenthixolacetat* i. m. liegt eine Metaanalyse bei Erregungszuständen bei psychiatrischen Störungen vor, die keine Überlegenheit gegenüber *Haloperidol* i. m. belegt; allerdings können die längere Wirkdauer und seltener notwendige Injektionen vorteilhaft sein.
- Aufgrund positiver Studien im Notfallsetting (Agitation bei Schizophrenie und Manie) stellen die **AAP** *Aripiprazol* (i. m.), *Olanzapin* (oral und i. m.) und *Ziprasidon* (i. m.) in der Pharmakotherapie psychiatrischer Notfallsituationen in vielen Fällen eine wirksame Alternative zu hochpotenten KAP dar (Uribe et al. 2025). Insbesondere aufgrund möglicher QTc-Zeit-Verlängerung ist ein First-line-Einsatz von *Ziprasidon* i. m. im Notfall ebenso wie von *Haloperidol* i. m. wegen möglicher NW umstritten (Stetson und Osser 2022).
- Das einzige inhalativ verfügbare und für die Behandlung akuter Agitation bei Patienten mit Schizophrenie oder bipolarer Manie zugelassene KAP *Loxapin* ist aufgrund der Kontraindikationen (COPD, Asthma, andere Atemwegsbeeinträchtigungen) und des Applikationsmechanismus für den Notfall trotz guter Wirksamkeitsdaten nur begrenzt einsetzbar (Stetson und Osser 2022; Uribe et al. 2025).
- Eine Anwendung niederpotenter **trizyklischer Antipsychotika**, z. B. *Chlorprothixen* oder *Levomepromazin*, zur Dämpfung akuter psychomotorischer Erregungszustände ist zwar möglich, wird aber wegen des anticholinergen und kardiovaskulären NW-Potenzials bei vorhandenen besseren Alternativen nicht mehr empfohlen (Ausnahme u. U. *Zuclopenthixol*, s. oben).

12

- In **Kombination** mit ***Haloperidol*** war das vorwiegend antihistaminisch und anticholinerg wirkende ***Promethazin*** (▶ 5.9.18, Präparat) als i. m.-Applikation u. a. nach Cochrane-Analysen bei psychoseassoziierten Erregungszuständen einer Monotherapie (jeweils i. m.) mit *Haloperidol* (Wirkung, NW-Rate) oder *Olanzapin* (Wirkdauer) überlegen (Ostinelli et al. 2017; Uribe et al. 2025). Nach den aktuellen Warnhinweisen für *Haloperidol* und *Promethazin* (v. a. QT-Zeit-Verlängerung, Torsade de Pointes) kann die Kombination für die Notfallpsychiatrie nur noch unter strengster Risiko-Nutzen-Abwägung erwogen werden.
- ***Haloperidol*** i. m. in Monotherapie (s. unten) sollte Notfällen, v. a. bei nicht auszuschließendem Alkohol- oder Drogenkonsum und fehlenden Alternativen (z. B. *Risperidon* oral 0,5–2 mg bei Patienten im mittleren Lebensalter mit Erregungszuständen bei Alkoholintoxikation), vorbehalten bleiben (Ostinelli et al. 2017). Vor dem Hintergrund der aktuellen Studienlage zur Wirksamkeit und zu Risiken erscheint eine *Haloperidol*-Monotherapie (i. m.) in Notfallsituationen derzeit noch nicht verzichtbar (Uribe et al. 2025).
- In Monotherapie können **BZD** bei psychiatrischen Notfällen bei ausgeprägter Erregung, unklarem medizinischem Status und fehlenden Hinweisen auf Alkohol- oder Sedativa-Einnahme zum Einsatz kommen. Als Sedativum wird dann

Lorazepam als relativ kurz wirksames BZD empfohlen. Bei akuten psychotischen Erregungszuständen liegen v. a. für die Monotherapie mit BZD keine sicheren Wirksamkeitsbelege vor (Ostinelli et al. 2017; Uribe et al. 2025). Bei älteren Patienten weisen BZD ähnlich wie anticholinerg wirksame Substanzen ein erhöhtes Delirrisiko („paradoxe Wirkung") auf.

- *Midazolam* ist als Standardsedativum mit sehr raschem Wirkungseintritt und kurzer HWZ in Anästhesie und Intensivmedizin etabliert, eine Zulassung für psychiatrische Indikationen besteht nicht. Die Off-label-Anwendung bei psychiatrischen Notfällen (v. a. nasale Applikation mit Spritzenzerstäuber) kann auch aufgrund der NW nicht empfohlen werden (Stetson und Osser 2022; Uribe et al. 2025).
- Bei der Behandlung prädeliranter und deliranter Zustände, v. a. im Rahmen des Alkoholentzugssyndroms, hat sich über Jahrzehnte in Deutschland ***Clomethiazol*** wegen seiner Effektivität und guten Steuerbarkeit bewährt, während es in angloamerikanischen Ländern nicht eingesetzt wird. Nachteilig sind dessen geringe therapeutische Breite und die nicht mehr zur Verfügung stehende parenterale Verwendungsfähigkeit. Alternativen sind *Lorazepam*, *Oxazepam* und ggf. *Diazepam* (▶ 7.2.1, Alkoholentzug).
- Die **Kombination von Antipsychotika und BZD** wurde in früheren Studien untersucht (speziell *Haloperidol* und *Lorazepam*) und kann in Einzelfällen Vorteile bieten (Uribe et al. 2025). Für *Haloperidol* i. m. oder auch AAP (*Aripiprazol*, *Ziprasidon* i. m.) in Kombination mit parenteral verabreichten BZD liegen jedoch keine sicheren Wirksamkeitsbelege vor, die NW-Rate wird jedoch erhöht, insbesondere bei Vorliegen von Alkoholintoxikationen.
  Die **Kombination** von ***Olanzapin*** **i. m. und BZD** wird nicht empfohlen (möglicherweise erhöhtes Mortalitätsrisiko, besonders in Kombination mit Alkohol) (s. unten, ▶ Warnhinweis).
- Die **orale Anwendung** von Psychopharmaka und die Beteiligung des Patienten sollten auch im Notfall stets angestrebt werden, ggf. sollen Schmelztabletten (*Olanzapin*, *Risperidon*, *Aripiprazol*, *Lorazepam*) oder flüssige Applikationsformen eingesetzt werden. Bei Patienten mit Erregungszuständen waren sowohl die Monotherapien von *Risperidon* oral und *Haloperidol* i. m. als auch die Kombinationen von *Risperidon* mit *Lorazepam* (oral) bzw. *Haloperidol* i. m. mit *Lorazepam* i. m. jeweils gleich wirksam. Allerdings muss beachtet werden, dass die Untersuchungen mit oraler Medikation in aller Regel an einwilligungsfähigen, nicht extrem schwer erregten Patienten durchgeführt wurden und daher nicht vollständig auf Notfallsituationen übertragbar sind.
- Als Alternative zur schnellen Kontrolle **leichter bis mittelschwerer Agitiertheit** bei Patienten mit Schizophrenie oder bipolarer Störung kann das **inhalativ** applizierbare ***Loxapin*** unter Berücksichtigung der Risiken zum Einsatz kommen (s. oben), eine höhere Dosis (10 mg) war dabei bei Agitation überlegen (Uribe et al. 2025).
- Eine **parenterale Anwendung (i. m./i. v.)** ist jedoch (z. B. bei aggressiven, hocherregten, abweisenden Patienten) nicht immer vermeidbar und dann u. U. auch sicherer durch bessere Effektivität; eine schnellere Aufhebung einer initial möglicherweise notwendigen Fixierung ist oft möglich. Injektionen, insbesondere die

meist gluteale Applikation, sind subjektiv nachteilig und stören in der Regel die Vertrauensbasis zwischen Arzt und Patient in der Notfallsituation und darüber hinaus. In jedem Fall sollte frühestmöglich, wenn vom Patienten gewünscht, eine orale Umstellung erfolgen.

- Im Falle einer parenteralen Applikation ist häufig (v. a. bei KAP) eine Reduktion der Dosis im Vergleich zur oralen Gabe erforderlich.
- Als parenterale Form von ***Haloperidol*** wird vom Hersteller ausschließlich die i. m.-Injektion und nur bei akuten Erregungszuständen im Rahmen einer schizophrenen oder bipolar-manischen Störung, die nicht mit oraler Medikation beherrschbar sind, empfohlen (◻ Tab. 12.1, 12.2).
- Eine i. v.-Applikation von *Haloperidol* oder ***Benperidol*** kann (zumindest ohne kardiales Monitoring) nicht empfohlen werden, auch wenn für *Benperidol* ein rascher Wirkungseintritt nach i. v.-Gabe beschrieben ist.
- In einer klinischen Studie waren QTc-Zeit-Verlängerungen nach einmaliger Gabe von 2 mg *Benperidol* i. v. geringer als unter 5 mg *Haloperidol* i. v. (Gruppenvergleich) (Schmidt et al. 2017). Eine grundlagenwissenschaftliche Arbeit zur dosisabhängigen Wirkung u. a. von substituierten Benzamiden und Butyrophenonen an kardialen hERG-kodierten Kaliumkanälen zeigte jedoch für *Benperidol* den stärksten hERG-Kanal-blockierenden Effekt aller untersuchten Antipsychotika. Auch in der Fachinformation zu *Benperidol* findet sich ein entsprechender Hinweis zu möglichen QTc-Zeit-Verlängerungen bei allen Butyrophenonen.
- In einer früheren klinischen Vergleichsuntersuchung ergaben sich für *Lorazepam* i. v. geringe QTc-Zeit-Veränderungen, für *Haloperidol* i. v. und *Prothiphendyl* i. v. (in Deutschland nicht verwendet) signifikante QTc-Zeit-Verlängerungen, die noch ausgeprägter unter Kombination beider Substanzen waren, mit der Empfehlung des kardialen Monitorings für die i. v.-Gabe dieser Substanzen.
- Vorübergehend kann die i. v.-Gabe oder die Kurzinfusion von **BZD** (**Cave:** Atemdepression: geeignete Zubereitungen wählen, langsam injizieren, Antidot *Flumazenil* bereithalten), oder ggf. ***Valproat*** (Konzentrat zur Infusion, *off label*) erwogen werden.
- Da bei Erregungszuständen im Rahmen psychiatrischer Notfälle häufig eine ausgeprägte Sympathikusaktivierung mit v. a. noradrenergem Hyperarousal besteht, sind auch zentrale Sympathikolytika (v. a. **α_2-Adrenozeptoragonisten**) zu erwägen (*off label*). Neben ***Clonidin*** (i. v., i. m., s. c., oral, zugelassen bei Hypertonie, auch *off label* intranasal applizierbar) wird auch ***Dexmedetomidin*** empfohlen (hohe α_2-Selektivität, v. a. am α_{2A}-Subtyp, zugelassen in Deutschland nur p. inf. zur Sedierung intensivmedizinisch überwachter Patienten, auch intranasal *off label* applizierbar). *Dexmedetomidin* aktiviert wie *Clonidin* dosisabhängig α_2-Adrenozeptoren und vermindert so die Freisetzung von Noradrenalin, v. a. im Hirnstamm (Locus coeruleus). Es lässt sich dadurch eine schlafähnliche Sedierung erreichen, bei der Patienten durch Ansprache jederzeit erweckbar sind. *Dexmedetomidin* wirkt zudem anxiolytisch, analgetisch sowie offensichtlich (im Vergleich mit BZD) weniger delirogen.
- In der Palliativmedizin (*off label*) etabliert sind s. c.-Bolusinjektionen und s. c.-Infusionen u. a. mit *Haloperidol* und *Midazolam*, aber auch in Einzelfällen mit *Olanzapin* bei Erregungszuständen (statt i. m.).

- Die **intranasale** Gabe (Zerstäubung und Resorption über die Nasenschleimhaut) von *Midazolam* oder *Lorazepam* wird *off label* v. a. bei Status epilepticus (aber auch z. B. bei klaustrophoben Ängsten vor MRT-Untersuchungen) erfolgreich und sicher angewendet (NW v. a. mögliche Reizung der Nasenschleimhaut).
- Für die häufig eingesetzten AM ***Valproat*** und ***Carbamazepin*** liegen zwar klinische Erfolgsberichte, aber keine hinreichenden Wirksamkeitsnachweise bei psychiatrischen Notfallsituationen, einschließlich Erregungszuständen und Aggression, vor. Im Rahmen impulsiv-aggressiver Zustände bei Patienten mit Persönlichkeitsstörungen kann ein Versuch mit *Valproat* (Dosis bis etwa 1500 mg/d) gerechtfertigt sein.
- Hingegen kann (u. a. bei Patienten mit erworbenen Hirnschädigungen und aggressiven Erregungszuständen) *off label* ein Versuch mit **β-Rezeptorenblockern** (v. a. *Propranolol*, meist sind hohe Dosierungen > 240 mg/d notwendig) unter v. a. kardialen Kontrollen angeraten sein.
- Weiterhin fehlen randomisierte und vergleichende Studien zur Behandlung von Erregungszuständen bei psychiatrischen Störungen weitgehend (Uribe et al. 2025). Aktuell sind die Optimierung von Setting-Faktoren, nichtpharmakologische Interventionen, wenn möglich, orale Administration (AAP, BZD) und nur in schweren Fällen, wenn ein sehr rascher Wirkungseintritt erforderlich ist, inhalatives *Loxapin* oder die i. m.-Injektion (bevorzugt AAP) sowie ausschließlich in Ausnahmefällen und unter kardiorespiratorischem Monitoring die i. v.-Injektion (BZD, ggf. *Benperidol*) zu empfehlen.

! Aufgrund wiederholt berichteter Komplikationen, u. a. Hypotension und Atemdepression, ist bei gleichzeitiger Behandlung mit *Olanzapin* i. m. oder *Clozapin* eine parenterale Anwendung von BZD zu vermeiden. Eine orale BZD-Behandlung in einem solchen Fall sollte vorsichtshalber – zumindest in den ersten Tagen – nur stationär und unter regelmäßiger Kontrolle der Vitalfunktionen erfolgen. Bei Beteiligung von Alkohol oder ähnlich wirkenden Drogen sollte auf eine Kombination von Antipsychotika, insbesondere *Olanzapin*, mit parenteralen BZD verzichtet werden.

12.4 Psychomotorische Erregungszustände

Psychomotorische Erregungszustände (▣ Abb. 12.1) sind durch ausgeprägte Antriebssteigerung sowie motorische Hyperaktivität, z. T. mit Gereiztheit, Aggressivität und Kontrollverlust gekennzeichnet. Oft besteht eine ängstliche Grundstimmung (v. a. bei psychotischen Erregungszuständen und Angststörungen). Erste Anzeichen sind mangelnde Kooperation, motorische Unruhe, Auf- und Abschreiten, intensives Gestikulieren, laute Sprache mit Drohgebärden, „Starren", Reizbarkeit und Impulsivität. Eigen- und/oder Fremdgefährdung sind möglich.

- Wenn nichtpharmakologische Interventionen versagen und erhebliche Gefährdung besteht, sollte bei Erregungszuständen unverzüglich eine medikamentöse Therapie eingeleitet werden.
- Entsprechend den vorliegenden Informationen sollten folgende Verdachtsdiagnosen als Arbeitshypothesen bei Erregungszuständen geprüft werden:

12

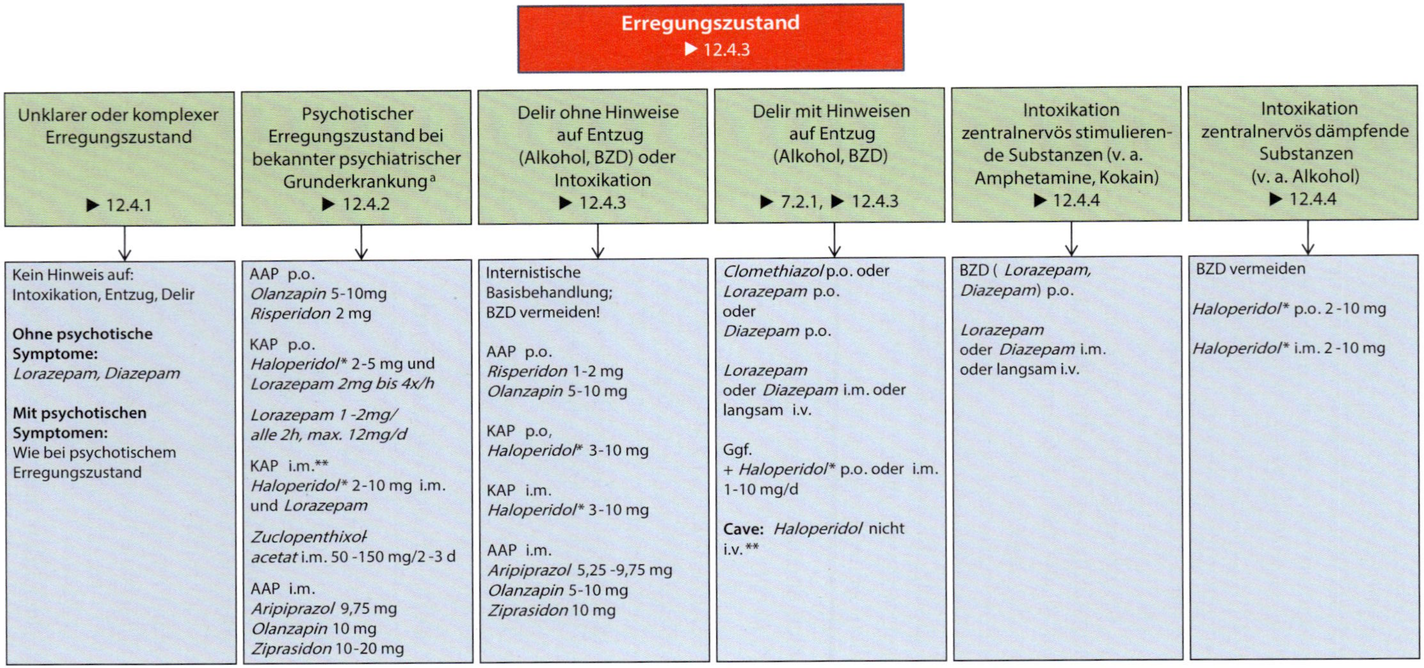

Abb. 12.1 Empfehlungen zur Behandlung von Erregungszuständen. [a] Kontraindikationen für KAP und AAP beachten, insbesondere Demenzerkrankungen (außer *Risperidon*); Vorsicht mit BZD; * *Haloperidol* bei Delir und Erregungsstörungen im höheren Lebensalter nur bei fehlender Wirkung von AAP, niedrige Dosierung (max. 3–5 mg/d) im höheren Lebensalter; zwar kein Hinweis auf Überlegenheit von AAP (*Risperidon*, *Olanzapin*) gegenüber KAP (*Haloperidol*) in oraler Anwendung bei dieser Indikation, geringere NW (v. a. EPS, QTc-Zeit-Verlängerungsrisiko) sprechen jedoch für AAP; ** *Haloperidol* i. v. nicht empfohlen, notfalls nur unter kardialem Monitoring. *BZD* Benzodiazepine, *AAP* atypische Antipsychotika, *KAP* konventionelle Antipsychotika. (Mod. nach Wilson et al. 2012, mit freundlicher Genehmigung von D. Feifel, San Diego; Stetson und Osser 2022; Uribe et al. 2025)

  - Unklare Erregungszustände oder komplexe Zustände (Mischformen),
  - psychotische Erregung bei bekannter psychiatrischer Vorerkrankung,
  - Delir ohne und mit Verdacht auf Entzug von Alkohol oder BZD,
  - Intoxikation mit zentralnervös stimulierenden Substanzen (z. B. Amfetamine, Kokain, SSRI) oder zentralnervös dämpfenden Substanzen (z. B. BZD, Alkohol).
- Nach Übersichtsarbeiten (Zun 2018a, b; Stetson und Osser 2022; Uribe et al. 2025) lassen sich mit folgenden Modifikationen **Empfehlungen zur Behandlung von Erregungszuständen** ableiten (Abb. 12.1):
  - *Haloperidol* i. m. wird bei ätiologisch vollständig unklaren Erregungszuständen (einschließlich fehlender Informationen zu aktueller oder früherer Alkohol- und Drogeneinnahme) und Notwendigkeit einer i. m.-Gabe von Antipsychotika im Notfall favorisiert; zudem wird bei psychotischen Zuständen *Zuclopenthixolacetat* als Kurzzeitdepot (2–3 Tage) mit Akutwirksamkeit mit in die Empfehlungen aufgenommen.
  - Die Reihenfolge der Empfehlungen von i. m. applizierbaren AAP ist nicht eindeutig, bezüglich der Wirksamkeit ist möglicherweise *Olanzapin* zu bevorzugen, in Bezug auf die Verträglichkeit und Kombinierbarkeit mit BZD erscheint *Aripiprazol* vorteilhaft (Uribe et al. 2025).
  - *Clomethiazol* ist in den USA nicht zugelassen, wird weiterhin zur Behandlung des Alkoholentzugsdelirs empfohlen und zeigt zudem delirpräventive Wirkungen.
  - Als BZD wird im Notfall v. a. *Lorazepam*, auch wegen der besseren Steuerbarkeit, empfohlen. *Diazepam* hat daneben insbesondere bei schwerer Ausprägung und erwünschter länger anhaltender Wirkung einen Stellenwert.

12.4.1 Unklarer oder komplexer Erregungszustand

- Für nichtdelirante Syndrome (kein Hinweis auf Orientierungs- oder Bewusstseinsstörung) mit ausgeprägter Erregung und keinem Hinweis auf zugrundeliegende psychiatrische Störungen (einschließlich Abhängigkeitserkrankungen) oder Intoxikationen gibt es keine evidenzbasierte Vorgehensweise.
- Bei fehlenden psychotischen Symptomen (paranoides Verhalten, andere Wahngedanken, Halluzinationen) werden BZD (*Lorazepam*, *Diazepam*) empfohlen.
- Wenn psychotische Symptome vorliegen, werden ein Antipsychotikum und ein Vorgehen analog einer zugrundeliegenden psychotischen psychiatrischen Störung empfohlen.

Notfalltherapie bei unklaren psychomotorischen Erregungszuständen (kein Hinweis auf Delir, Intoxikation oder Entzug) ► Box 1.

Box 1

Notfalltherapie bei unklaren psychomotorischen Erregungszuständen (kein Hinweis auf Delir, Intoxikation oder Entzug)

- **Basistherapie** mit einem Antipsychotikum: *Risperidon* 1–2 mg p. o., *Haloperidol* 5–10 mg p. o. oder i. m., ggf. 1- bis 2-malige Wiederholung im Abstand von 30 min, aber *Haloperidol* maximal 20 mg/24 h p. o. bzw. 20 mg/24 h parenteral; bei älteren Patienten zunächst *Risperidon* oder *Haloperidol* 0,5–2 mg.
- **Alternativen**: *Olanzapin* 10–20 mg p. o., *Aripiprazol* 9,75 mg i. m. (max. 3 Injektionen/24 h); *Ziprasidon* 10 mg i. m. (max. 40 mg/24 h), *Olanzapin* 2,5–5 mg i. m. (max. 20 mg/24 h).
- Als **Monotherapie** (bei fehlenden psychotischen Symptomen) oder zusätzlich als **Komedikation** BZD möglich: *Lorazepam* 1–2 mg p. o. (am besten Expidet-Formulierung) oder 0,5–1 mg i. v./i. m. (**Cave**: nicht in Kombination mit *Olanzapin*), ggf. Wiederholung in 30-minütigen Abständen bis maximal 7,5 mg/24 h.
- Psychomotorische Erregungszustände bei demenziellen Erkrankungen ▶ 3.4.6, dort auch Warnhinweise.

12.4.2 Psychotischer Erregungszustand bei bekannter psychiatrischer Grunderkrankung

- Notfallpsychiatrisch relevante Erregungszustände sind bei nahezu allen psychiatrischen Grunderkrankungen möglich (◘ Tab. 12.3). Vorgeschichte, Fremdanamnese und akute Symptomatik machen eine (vorläufige) diagnostische Einordnung häufig möglich.

12

- Bei Erregungszuständen im Rahmen zugrundeliegender schizophrener, schizoaffektiver oder bipolarer Störung sind Antipsychotika gegenüber BZD zu bevorzugen.
  - AAP sind gegenüber KAP (*Haloperidol*, *Zuclopenthixolacetat*) primär zu erwägen.
  - Bei Akzeptanz einer oralen Einnahme sind aktuell *Risperidon* oder *Olanzapin* zu empfehlen (Wirkung, Verträglichkeit), auch gegenüber *Haloperidol* i. m.
  - Alternativ kann bei leichter bis mittelschwerer Agitiertheit bei Schizophrenie und bipolarer Störung *Loxapin* als Inhalativum eingesetzt werden, bei Manien auch *Asenapin* sublingual.
  - Bei Notwendigkeit einer parenteralen Applikation werden *Haloperidol* i. m., *Zuclopenthixolacetat* i. m., alternativ *Aripiprazol* i. m., *Ziprasidon* i. m. und *Olanzapin* i. m. (▶ 12.3, Warnhinweis) empfohlen. Wenn eine initiale Antipsychotikagabe nicht ausreichend ist, ist die zusätzliche Gabe von *Lorazepam* (nicht bei *Olanzapin* i. m.) gegenüber einer weiteren Antipsychotikagabe zunächst vorzuziehen.
- Erregungszustände bei depressiven Störungen und Angststörungen (v. a. Panikstörungen) ohne psychotische Merkmale werden zunächst mit *Lorazepam* behandelt (Alternativen: *Melperon*, bei agitiert-wahnhaft depressiven Zuständen

Tab. 12.3 Übersicht über psychomotorische Erregungszustände

Differenzialdiagnose	Medikamentöse Notfalltherapie
Psychotische Erregung und Aggressivität bei Schizophrenie und manischen Syndromen	*Risperidon* oder *Olanzapin* p. o., *Haloperidol* p. o./i. m. (alternativ *Zuclopenthixolacetat* i. m., ggf. auch *Aripiprazol* i. m., *Ziprasidon* i. m., *Olanzapin* i. m.[a]), Komedikation: *Lorazepam* p. o./i. m./i. v.
Erregung bei depressiven Syndromen	*Lorazepam* p. o./i. m./i. v.; Einleitung der antidepressiven Basistherapie Alternativ: *Melperon*, *Quetiapin* p. o.
Erregung bei Angststörungen mit/ohne Panikattacken	*Lorazepam* p. o./i. m./i. v. Alternativ: *Melperon*

[a] ▶ 12.3, Warnhinweis

auch initial *Quetiapin* 25–50 mg); ein rascher Beginn einer spezifischen Behandlung ist anzustreben.

- Die zwingende neurologische/internistische Untersuchung verlangt ggf. über die psychiatrische Pharmakotherapie hinausgehende medikamentöse Notfalltherapie (Tab. 12.3).

Psychomotorische Erregungszustände bei demenziellen Erkrankungen ▶ 3.4.6. Psychomotorische Erregungszustände bei Alkohol- oder Benzodiazepinentzug ▶ 7.2.1 und ▶ 4.6.3 und bei Intoxikationen ▶ 7.2.1 und ▶ 4.6.4.

12.4.3 Delirante Syndrome

Leitsymptome akuter deliranter Syndrome sind Bewusstseins-, Aufmerksamkeits- und kognitive Störungen (z. B. mnestische Störungen, Verwirrtheit) sowie Desorientiertheit. Zusätzlich können vorkommen: Wahrnehmungsstörungen mit – v. a. optischen – Halluzinationen und illusionären Verkennungen, erhöhte Suggestibilität, psychomotorische Störungen entweder in Form von Unruhe und Erregung, z. T. mit Bewegungsstereotypien, oder psychomotorische Hemmung und Apathie, oft in raschem Wechsel; außerdem fokalneurologische Symptome wie Ataxie, Dysarthrie, Tremor und vegetative Symptome wie Übelkeit, Erbrechen, Diarrhö, Hyperhidrosis, Hyperthermie und Tachykardie, Blutdruckanstieg. Die Ursachen und Auslöser sind häufig multifaktoriell bedingt.

Delirantes Syndrom nach ICD-11 und DSM-5

ICD-11 – Delir wird ähnlich wie im DSM-5 unter der Sektion „Neurokognitive Störungen" behandelt (ICD-10: F05). Entsprechend der ICD-11 ist ein Delir (6D70) gekennzeichnet durch einen raschen Beginn und typischerweise fluktuierenden Tagesverlauf von Störungen des Bewusstseins oder der Orientierung, erheblichen Aufmerksamkeitsstörungen sowie weiteren kognitiven Störungen (Gedächtnisstörungen,

Denkstörungen, Verwirrtheit, Wahrnehmungsstörungen, Sprachstörungen) und häufigen Störungen des Schlaf-Wach-Rhythmus. Delirsyndrome werden in ICD-11 eingeteilt nach der Verursachung durch eine spezifische Erkrankung, durch psychoaktive Substanzen und AM, durch multiple Ursachen und bei unklaren Ursachen.

DSM-5 – Delir findet sich unter den „neurokognitiven Störungen" (▶ 6.1) mit den Kriterien:

- Aufmerksamkeits- und Auffassungsstörung (*awareness*),
- rasche Entwicklung (in Stunden bis wenigen Tagen) und Fluktuationen im Tagesverlauf,
- zusätzliche kognitive Störung (z. B. Gedächtnis, Orientierung, Sprache, Wahrnehmung),
- die Störungen sind nicht besser erklärbar durch eine bestehende oder sich entwickelnde andere neurokognitive Störung (z. B. Demenz) und bestehen nicht im Rahmen einer schweren Bewusstseinsstörung (z. B. Koma).

Hinweise aus Anamnese, Untersuchung oder Laborbefunden: Die Störung ist direkte physiologische Folge einer anderen medizinischen Störung, einer Intoxikation oder eines Substanzentzugs, einer Toxinexposition oder die Folge verschiedener solcher Ursachen.

Es lassen sich dabei **zwei Prägnanztypen** im Sinne eines **hyperaktiven** (etwa 5 %) und eines **hypovigilant-hypoaktiven** (etwa 30 %) **deliranten Syndroms** unterscheiden, Mischformen (einschließlich rasch fluktuierender Zustände) oder Übergänge sind jedoch die häufigste Form (etwa 65 %). Die hypoaktive Form mit geringeren vegetativen und psychomotorischen Auffälligkeiten erschwert die Diagnose (Zoremba und Coburn 2019).

- Die **Prävalenz des Delirs** ist hoch, sowohl als Aufnahmeanlass in Kliniken (10–25 %) als auch in Bezug auf die Entwicklung während eines Krankenhausaufenthaltes (5–80 %). Für die Erkennung und die Verlaufsbeurteilung werden einfache Skalen empfohlen, zur Beurteilung der Delirsymptomatik z. B. die *Confusion Assessment Method* (CAM-ICU) und die *Delirium Rating Scale* (DRS), zur Beurteilung des Wachheitsgrades (Aktivitätsniveau) die *Richmond Agitation and Sedation Scale* (RASS) und weitere (Zoremba und Coburn 2019). Die Prüfung visueller und auditiver Einschränkungen ist dabei wichtig.
- Durch **Früherkennung** und Behandlung des Delirs kann die Dauer verkürzt und die **Prognose** verbessert werden. Allerdings zeigte eine Metaanalyse keine Reduktion der Kurzzeitmortalität durch Interventionen zur Verkürzung eines Delirs. Bei unzureichender oder fehlender Behandlung entwickeln sich jedoch nicht selten Stupor, Koma und epileptische Anfälle; die Mortalität ist sowohl akut als auch im weiteren Verlauf (bis zu 40 % innerhalb eines Jahres nach Delir) hoch. Delirien scheinen – auch subsyndromal und nach Abklingen – das Risiko für die Entwicklung kognitiver Defizite und demenzieller Erkrankungen im Verlauf zu erhöhen (Zoremba und Coburn 2019). Zudem könnten insbesondere postoperative Delirien das Risiko für die spätere Entwicklung von Symptomen einer posttraumatischen Belastungsstörung erhöhen.
- **Risikofaktoren und Auslöser:** Das Auftreten eines deliranten Syndroms ist im höheren Lebensalter häufiger (u. a. wegen Multimorbidität, Polypharmazie); wei-

tere Risikofaktoren sind Immobilität, funktionelle Einschränkungen, vermehrte Stürze, Dehydratation, geringes Aktivitätslevel, psychoaktive Medikamente und Substanzen (v. a. Anticholinergika, Psychopharmaka, die zu Hyponatriämie führen können, und Alkohol). Schmerzen und Infektionen sind häufige Auslöser oder verstärkende Faktoren bei deliranten Syndromen.
- Oft sind an der Entstehung mehrere **Ursachen** beteiligt: Entzugssyndrome (hauptsächlich Alkohol), Intoxikationen, Narkose und postoperative Zustände (v. a. nach lang dauernden, schweren Eingriffen) sowie Komplikationen bei internistischen und neurologischen Erkrankungen.
- Leichte kognitive Störungen und v. a. Demenzerkrankungen sind im höheren Lebensalter der größte Risikofaktor für die Entwicklung eines Delirs und für einen komplizierten Verlauf (Delir bei Demenz) (► 3.4.6).

Charakteristisch sind die Entwicklung der Delirsymptomatik bis zum Vollbild innerhalb kürzester Zeit (Stunden bis wenige Tage) und ein Fluktuieren der Ausprägung. Jedes Delir ist ein **akuter, potenziell lebensbedrohlicher Zustand** und erfordert Krankenhausbehandlung, bei schweren Verläufen kontinuierliche intensivmedizinische Überwachung der Vitalparameter.

Diagnostik bei Verdachtsdiagnose Delir

- Körperliche Untersuchung, wenn möglich, kognitiver Status und Schmerzassessment,
- Vitalparameter, EKG, Körpertemperatur,
- laborchemische und hämatologische Parameter (v. a. Alkoholspiegel, Glukose, Elektrolyte, Leber- und Nierenparameter, Entzündungszeichen, Blutbild),
- Urinstatus mit Drogenscreening,
- Thoraxröntgen,
- zerebrale Bildgebung, wenn möglich MRT,
- evtl. EEG zum Ausschluss epileptischer Aktivität,
- evtl. Lumbalpunktion.

Bei unklaren psychotischen (Wahn, Halluzinationen) sowie neu aufgetretenen kognitiv und/oder affektiv auffälligen Zuständen (hyper- oder hypoaktives Delir, symptomatische Psychose) ist auch an **limbische Enzephalitiden** zu denken. Ätiologisch unterschiedliche limbische Enzephalitiden führen möglicherweise zu klinisch ähnlichen Symptomen. Da eine rasche Einleitung der Immuntherapie und ggf. die Tumorsuche die Letalität senken kann, sollte bei klinischem Verdacht unverzüglich die entsprechende Diagnostik eingeleitet werden (Liquor- und Serumuntersuchung u. a. auf Auto-Antikörper, MRT mit T2/FLAIR-Sequenzen [*Fluid-Attenuated Inversion Recovery*]; v. a. das Liquor-MR-Signal wird unterdrückt; Nachweis u. a. von häufig beidseitigen hyperintensen Hippokampus-Arealen, ggf. FDG-PET, EEG).

▪ Anti-NMDA-Rezeptor-Enzephalitis

- Die Anti-NMDA-Rezeptor-Enzephalitis und andere Autoantikörper-assoziierte Enzephalitiden (Guasp und Dalmau 2025) sind von neuropsychiatrischer Bedeutung, da bei etwa 6–10 % erstdiagnostizierter Patienten mit „Schizophrenie“

(im Gegensatz zu < 0,5 % der Kontrollen) Antikörper gegen NMDA-Rezeptoren gefunden wurden und die Symptomatik zumindest partiell überlappt (mögliche Hypofunktion des NMDA-Rezeptors) (Tebartz van Elst et al. 2019).

- Einerseits sind Autoantikörper-assoziierte psychische Störungen als Differenzialdiagnose bei schizophreniformen Syndromen zu berücksichtigen, andererseits treten im Verlauf dieser schwierig zu diagnostizierenden neuropsychiatrischen Notfälle nicht selten hyper- oder hypoaktive Delirsymptome auf.
- Betroffen von der Anti-NMDA-Rezeptor-Enzephalitits sind v. a. junge Frauen (ca. 80 %). Die Ursache ist unklar, bei ca. 60 % der erwachsenen Patientinnen findet sich ein Ovarialkarzinom (paraneoplastisches Syndrom).
- Der Verlauf folgt sehr häufig (> 90 % der bekannten Fälle) einer Sequenz. **Prodromalphase:** Abgeschlagenheit, Schlafstörungen, „grippale" Symptome, subfebrile Temperaturen, leichte Verwirrtheit; im Verlauf dann **schizophreniforme Symptome:** Wahn, Illusionen, Halluzinationen, formale Denkstörungen, bizarres Verhalten, Affektstörungen, Angst, Erregungszustände („hyperaktives Delir"); **apathische Symptome:** reduzierte Aktivität, Mutismus, Stupor, fehlende Reaktivität, katatone Symptome; später **neurologische Symptome:** epileptische Anfälle, Dystonien, Dyskinesien, Schluckstörungen, Sprechstörungen und **vegetativ-autonome Dysregulation:** Blutdruckkrisen, Synkopen, Temperaturstörungen, Hyperhidrosis, Atemdepression, Koma.
- Antikörper gegen NMDA-Rezeptoren scheinen bei psychischen Störungen und zumindest im Serum altersabhängig gehäuft zu sein; die Relevanz ist noch unklar. Spezifisch für die Anti-NMDA-Rezeptor-Enzephalitis scheinen v. a. IgG-AK gegen die NR1-Untereinheit des Rezeptors im Liquor zu sein. Neuere Untersuchungen zeigen zudem mögliche Überlappungen der Anti-NMDA-R-Enzephalitis mit der MOG-Enzephalomyelitis (Antikörper gegen das Myelinscheidenprotein Myelin-Oligodendrozyten-Glykoprotein [MOG-AK]).
- Frühe **Diagnostik** ist entscheidend, bei Auftreten neurologischer Symptome und vegetativer Dysregulation ist intensivmedizinische Behandlung erforderlich: MRT bei etwa 50 % auffällig, v. a. Hyperintensität im mesiotemporalen Kortex; EEG in 80–90 % der Fälle auffällig, diffuse, teils rhythmische δ-/θ-Aktivität; Serum- und Liquoruntersuchung auf Antikörper gegen NMDA-Rezeptoren (Diagnosesicherung, v. a. IgG-NR1). Im Liquor bei 90 % der Fälle leichte lymphozytäre Pleozytose, ca. 60 % oligoklonale Banden.
- **Therapie und Prognose:** *Methylprednisolon* 1 g i. v. 3–6 Tage, ggf. zusammen mit i. v.-Immunglobulinen, ggf. Plasmapherese, bei Therapieversagen *Rituximab* und weitere Immuntherapien. Etwa 60–70 % der Patienten remittieren oder zeigen geringe neurologische Defizite bei rascher adäquater und intensiver Therapie (Medikation, Intensivmedizin, Ergotherapie, Physiotherapie, Logopädie). Bei ca. 20 % bleiben neurologische Schäden, die Mortalität liegt bei ≤ 5–10 %. Rezidive sind möglich, häufig Amnesie für die Dauer der (ZNS-)Erkrankung.

Prävention und Prophylaxe des Delirs

- Im Rahmen schwerer medizinischer Erkrankungen (v. a. Infektionen, metabolische und endokrine Störungen) und insbesondere bei Operationen wurden delirpräventive medikamentöse und nichtmedikamentöse Maßnahmen untersucht.

- Ziele einer delirpäventiven Behandlung sind (primär) die Reduktion der Inzidenz von Delirsyndromen, aber auch der Dauer und des Schweregrades des Delirs sowie die Verkürzung des Krankenhausaufenthalts und die Reduktion der Mortalität durch frühzeitige nichtpharmakologische und spezifisch pharmakologische Maßnahmen.
- Bei der Einordnung der Befunde müssen neben möglichen Auslösern/Ursachen auch verschiedene Settings (chirurgisch, internistisch, Intensivstation/ICU, Normalstation bzw. IMC, Pflegeheim, Palliativbehandlungen etc.) und Altersgruppen (Kinder/Jugendliche, Erwachsenenalter, höheres Lebensalter) berücksichtigt werden.
- Im Hinblick auf die Empfehlung **nichtpharmakologischer delirpräventiver Maßnahmen** besteht in den aktuellen Leitlinien und Übersichtsarbeiten (Aldecoa et al. 2024; Burry et al. 2021; Duan et al. 2023; Veronese et al. 2024) große Übereinstimmung, in empirischen Studien zeigen sich insgesamt geringe bis moderate Effekte für Kombinationen verschiedener Interventionen:
  - Sorgfältiges Flüssigkeits-/Elektrolyt-/Ernährungsmanagement,
  - Schmerz- und Infektionsprophylaxe,
  - Möglichst kurze Narkose- und Operationsdauer,
  - wenn möglich, EEG-gestützte „flache" Sedierung,
  - möglichst kurze und gebündelte intensivmedizinische Maßnahmenrasche Mobilisierung (Physiotherapie), auch im Bett,
  - Behandlerkonstanz/Bezugspflege,
  - kognitiv aktivierende Maßnahmen und Reorientierung,
  - Etablierung von Wach- und Ruhezeiten
  - Vermeiden von Reizüberflutung (Reizabschirmung v. a. nachts) und Reizdeprivation,
  - Ausgleich sensorischer Defizite,
  - Einbeziehen von Angehörigen (einschließlich Rooming-in).
- Die nichtpharmakologischen Maßnahmen sollten stets zur Prävention, aber auch zur Verkürzung und Abmilderung von deliranten Syndromen (s. unten), insbesondere auch im Hinblick auf Spätfolgen, primär und ggf. in Kombination mit pharmakologischen Interventionen eingesetzt werden. Ein Monitoring (s. oben) mit standardisierten Skalen sollte die Maßnahmen ebenso begleiten wie die auch medikamentöse Behandlung modfizierbarer Risiko- und Auslösefaktoren (z. B. Dehydratation, Vitamin- und Elektrolytdefizite, Schmerzen, Infektionen) und die Reduktion von Polypharmazie, soweit möglich.
- Zu **pharmakologischen Maßnahmen zur Delirprävention** können keine generellen Empfehlungen gegeben werden. Zunächst ist die Vereinfachung bestehender (auch psychopharmakologischer) Medikation zu prüfen, inbesondere anticholinerg wirkende Medikamente (u. U. auch *Olanzapin*, *Quetiapin*, *Paroxetin*) sollten abgesetzt oder ersetzt werden.
- Eine pharmakologische Intervention zur Delirprophylaxe soll immer zeitlich begrenzt erfolgen.
- Zu Medikamentengruppen bzw. spezifischen Einzelsubstanzen liegen mittlerweile Metaanalysen, eine Netzwerk-Metaanalyse (Burry et al. 2021) und ein Umbrella-Review (Überblick über Metaanalysen; Veronese et al. 2024) vor. Die

überwiegende Anzahl der Studien, die in den Übersichtsarbeiten analysiert wurden, stammen aus chirurgischen Intensiveinheiten und wurden an Patienten im mittleren und höheren Lebensalter durchgeführt.

- Der Einsatz des **α_2-ardrenergen Agonisten *Dexmedetomidin*** zur intensivmedizinischen Sedierung kann die Delirdauer im Vergleich zu BZD und *Propofol* (sowie hochdosierten Opiaten) verkürzen. Unter intensivmedizinischen Bedingungen ist eine Bolusinjektion und anschließende kontinuierliche Infusion zur postoperativen Delirprophylaxe wirksam (Veronese et al. 2024). *Dexmedetomidin* könnte auch eine günstige Rolle bei therapierefraktären Erregungs- und Verwirrtheitszuständen nach EKT zukommen. Für den α_2-Agonisten *Clonidin* ist die Datenlage unvollständig.
- In einzelnen Studien wurden positive Effekte zur Reduktion der Delirinzidenz für niedrig dosierte Gaben von **KAP**, insbesondere ***Haloperidol***, und **AAP** (v. a. *Risperidon*, *Olanzapin*, *Aripiprazol*) (Reduktion des Risikos v. a. postoperativer Delirsyndrome bzw. der Dauer und des Schweregrades des Delirs im Vergleich zu Plazebo) gefunden. Aktuelle Übersichtsarbeiten (Burry et al. 2021; Veronese et al. 2024) können einen geringen Effekt v. a. bzgl. der postoperativen Delirinzidenz partiell bestätigen, zeigen aber auch, dass mit diesem Effekt i. d. R. keine Verbesserung des Outcomes (Dauer der Intensivstationbehandlung, Mortalität) assoziiert ist.
- Für ***Gabapentin*** und ***Pregabalin*** gab es in offenen Studien Hinweise auf eine delirpräventive Wirkung. Zumindest bei älteren Patienten wird der Einsatz von Anfallssuppressiva zur Delirprävention (und -behandlung) wegen fehlender Wirkung bei gleichzeitig bestehendem NW-Risiko nicht empfohlen (Gupta et al. 2022).
- **AChE-I** hatten keinen delirpräventiven Effekt. Cholinerge Substanzen (u. a. AChE-I) erwiesen sich weder zur Prophylaxe noch zur Therapie des Delirs als geeignet, *Physostigmin* bleibt der intensivmedizinischen Behandlung von v. a. zentralen anticholinergen Syndromen vorbehalten.
- In mehreren Studien hatten ***Melatonin*** bzw. der **Melatoninagonist *Ramelteon*** (nicht in der EU zugelassen; 8 mg zur Nacht) bei Patienten, die wegen schwerer medizinischer Erkrankungen hospitalisiert wurden, gegenüber Plazebo einen signifikanten Effekt (Delirhäufigkeit reduziert, Delirdauer verkürzt). In einer Metaanalyse (6 plazebokontrollierte Studien; Patienten aus kardiologischen und allgemein-internistischen Intensiveinheiten, Durchschnittsalter etwa 60 J.) zu *Melatonin* (3–5 mg um 21 Uhr, für 4–14 Tage) ergab sich kein genereller delirpräventiver Effekt; lediglich in der Subgruppe der kardiologischen Patienten (3 Studien) war die Delirinzidenz unter *Melatonin* im Vergleich zu Plazebo signifikant geringer (Duan et al. 2023).
- Für **BZD** besteht – außer bei der Prävention und Behandlung von Delirien, die im Rahmen von Alkohol- oder Medikamentenentzug auftreten – nach aktueller Studienlage keine positive Evidenz bezüglich der Entstehung und Ausprägung von Delirsyndromen (Burry et al. 2021). Insbesondere bei älteren Patienten ist das Risiko von BZD für „paradoxe" (delirogene) Wirkungen nicht unerheblich.
- Zusammenfassend ergibt sich nach aktueller Studienlage, Übersichtsarbeiten und Leitlinien (*S1-Leitlinie* DGN 2022; Aldecoa et al. 2024) **keine generelle Empfehlung für eine medikamentöse Delirprophylaxe.**

Empfohlene Maßnahmen zur Delirprophylaxe

- Nichtpharmakologische Maßnahmen zur Delirprävention stehen im Vordergrund.
- Absetzen bzw. Verzicht auf anticholinerg wirksame Medikamente, aber auch auf AChE-I und BZD (außer bei Alkohol- und Sedativaentzug) sowie Vorsicht mit Antipsychotika bei erhöhtem kardialem Risiko.
- Zur postoperativen Delirprävention kann *Dexmedetomidin* (intensivmedizinischer Einsatz) unter Berücksichtigung von Nutzen und Risiken (NW v. a. Bradykardie und Hypotension) erwogen werden. Ob *Clonidin* ähnliche Wirkungen zeigt, ist zumindest nicht gut belegt.
- Antipsychotika (auch AAP) können derzeit nicht generell zur Delirprävention empfohlen werden.
- Niedrig dosierte AAP und KAP (v. a. *Risperidon, Haloperidol*) können erwogen werden, sollten aber auf die vorübergehende Behandlung psychotischer Symptome beschränkt werden. Die delirpräventive Wirkung von Antipsychotika ist etwas besser belegt als der Einsatz zur Behandlung von manifesten Delirsyndromen (s. unten).
- Die Datenlage zur Delirprophylaxe mit *Melatonin* ist nicht abschließend geklärt. Zumindest bei Patienten mit kardiovaskulärer Erkrankung kann *Melatonin* (3–5 mg, 21 Uhr, über z. B. 1 Woche) in Anbetracht der i. d. R. guten Verträglichkeit erwogen werden (Schlaf-Wach-Regulation und möglicherweise positive Effekte auf die endotheliale Funktion).
- Für weitere AM liegen derzeit keine hinreichenden Daten vor, die eine Anwendung zur Delirprävention rechtfertigen.

Behandlung deliranter Syndrome

Möglichst frühzeitig ist die Beteiligung von Alkohol, BZD oder anderen psychotropen Substanzen (Entzug oder Intoxikation) zu klären (Nachweis oder Ausschluss durch Anamnese, Atem-, Urin- und Bluttests).

> Es ist zu beachten, dass sich die Behandlung des Alkoholentzugsdelirs (► 7.2.1) von den übrigen Delirformen unterscheidet, s. auch . Abb. 12.1 (4. Spalte). In Zweifelsfällen und bei nicht auszuschließendem Verdacht auf eine organisch bedingte oder substanzinduzierte Störung ist neben der internistischen Basistherapie am ehesten die Gabe von *Haloperidol* (p. o. oder i. m.) oder *Risperidon* (1–2 mg p. o.) (Pepa et al. 2017) schweregradabhängig bei Auftreten psychotischer Symptome (Zoremba und Coburn 2019) in möglichst niedriger Initialdosis zu empfehlen.

- Auch bei der Behandlung von deliranten Syndromen sind die genannten internistischen Basismaßnahmen und nichtpharmakologische Maßnahmen (Delirprävention) fortzuführen (s. oben, Prävention und Prophylaxe des Delirs).
- Für den Einsatz von Pharmaka bei der Behandlung des Delirs ist die Evidenz insgesamt gering in Bezug auf Verkürzung des Delirs, Krankenhausaufenthalt,

längerfristige kognitive Folgen und Mortalität (Burry et al. 2019; Carayannopoulos et al. 2024). Die medikamentöse Behandlung von Delirzuständen (insbesondere bei hyperaktiven und gemischten Formen) ist dennoch oft unverzichtbar, erfolgt symptomorientiert und zeitlich begrenzt und muss häufig aufgrund möglicher, v. a. kardialer und respiratorischer NW unter intensivmedizinischen Bedingungen stattfinden.

- Zur Kontrolle von Erregungszuständen, vegetativen Symptomen und Agitation werden v. a. die **α_2-Agonisten** *Clonidin* und *Dexmedetomidin* sowie kurzwirksame BZD (v. a. *Midazolam*) und ggf. β-Rezeptorenblocker intensivmedizinisch eingesetzt (Zoremba und Coburn 2019). *Dexmedetomidin* kann insbesondere postoperative Delirien verkürzen, ist nach vorliegenden Studien jedoch sowohl bei postoperativen wie auch anderen intensivpflichtigen Delirien effektiv und kann – unter Überwachung – empfohlen werden (Aldecoa et al. 2024; Burry et al. 2019).
- **Antipsychotika**, insbesondere *Haloperidol* und AAP, wurden zur Behandlung bzw. Verkürzung von hyper- und hypoaktiven Delirzuständen unterschiedlicher Ätiologie (v. a. internistische Erkrankungen, postoperativ) untersucht, der Effekt ist wahrscheinlich noch geringer als die delirpräventive Wirkung (s. oben). Ein Einsatz von Antipsychotika in niedriger Dosierung (z. B. *Haloperidol*; Aldecoa et al. 2024), v. a. zur Behandlung psychotischer Symptome bei Delirzuständen, ist dennoch häufig unverzichtbar. Bei psychotischen Symptomen im Rahmen hypoaktiver und hyperaktiver Delirien können niedrig dosiert AAP oder *Haloperidol* eingesetzt werden, eine generelle Empfehlung für Antipsychotika zur Behandlung von Delirien kann nicht gegeben werden.

12

> Bei älteren Patienten mit Delir sollten *Haloperidol* und andere KAP nach aktuellen Empfehlungen und Leitlinien (*S3-Leitlinie Analgesie, Sedierung und Delirmanagement in der Intensivmedizin*, Deutsche Gesellschaft für Anästhesiologie und Intensivmedizin [DGAI] und Deutsche Interdisziplinäre Vereinigung für Intensiv- und Notfallmedizin [DIVI] 2021) nur eingesetzt werden, wenn nichtmedikamentöse und andere medikamentöse Maßnahmen (einschließlich *Melperon*, *Pipamperon* und AAP) nicht erfolgreich waren. Die Gabe von KAP bei Delir sollte unter regelmäßigen EKG- und Laborkontrollen und klinischem NW-Monitoring in niedrigst möglicher Dosierung und zeitlich begrenzt erfolgen.

- Unter engmaschiger Kontrolle von Risiken und NW erscheint der kurzzeitige Einsatz (Tage bis wenige Wochen) von *Risperidon* (0,5–2 mg/d), *Quetiapin* (25–100 mg/d), *Olanzapin* (2,5–10 mg/d), *Aripiprazol* (2,5–10 mg/d) sowie die niedrigdosierte *Haloperidol*-Gabe (0,5–2 mg/d, < 5 mg/d) gleichermaßen wirksam wie sicher.
- Eine aktuelle Studie hat für *Quetiapin* (25–50 mg/d) im Vergleich zu *Haloperidol* (1–2 mg/d) bei Patienten mit hyperaktivem Delir eine vergleichbare Wirkung gezeigt (Zakhary et al. 2024).
- In einer Untersuchung zeigte sich ein geringeres Ansprechen von Patienten > 75 J. insbesondere auf *Olanzapin*.

- Unter *Aripiprazol* und in einer retrospektiven Studie unter *Quetiapin* besserten sich v. a. hypoaktive Delirien, während unter *Olanzapin* hyperaktive Delirien besser ansprachen, unter *Haloperidol* zeigten sich keine Unterschiede bzgl. der Subtypen. In höheren Dosierungen von *Haloperidol* sind gegenteilige Effekte beschrieben.
- Besondere Vorsicht (u. a. strenge Indikationsstellung) ist bei der Verordnung von Antipsychotika im Rahmen eines Delirs bei Demenz geboten, bei Demenz durch Lewy-Körper-Krankheit oder durch Parkinson-Krankheit sind *Haloperidol* und *Risperidon* kontraindiziert.
- Bezüglich des Einsatzes von **BZD** bei Delirzuständen ist die Daten- und Empfehlungslage nicht vollständig einheitlich, bei älteren Patienten mit Delir sind BZD zu vermeiden.
- Unter engmaschiger Kontrolle kann bei jüngeren Patienten als Behandlungsversuch *Lorazepam* 0,5–1 mg p. o. oder i. v. 2- bis 4-stündlich, nicht mehr als 7,5 mg/24 h[z] zum Einsatz kommen.
- ***Clomethiazol*** (Distraneurin, initial 1–2 Kps.) ist unter Beachtung der Kontraindikationen (u. a. zentral verursachte Atemstörung, eingeschränkte Atemfunktion z. B. bei Asthma bronchiale oder akuter Bronchial/-Lungenerkrankung) auch für die Behandlung von Verwirrtheits-, Erregungs- und Unruhezuständen bei Patienten mit hirnorganischem Psychosyndrom im höheren Lebensalter unter kontrollierten stationären Bedingungen zugelassen (s. auch: *Clomethiazol*, Dosierung ▶ 7.4.5, Präparat).

Notfalltherapie beim deliranten Syndrom mit Erregungszustand (ohne Hinweise auf Alkohol- oder BZD-Entzug) ▶ Box 2.

Box 2

Notfalltherapie beim deliranten Syndrom mit Erregungszustand (ohne Hinweise auf Alkohol- oder BZD-Entzug)

- **Internistische Basistherapie:** u. a. Flüssigkeitszufuhr bei Exsikkose, ggf. Elektrolytausgleich, kardiale Stabilisierung, ggf. Sauerstoffzufuhr, Beschränkung der Medikation auf das Notwendige; Behandlung von Erregung und vegetativen Symptomen bevorzugt parenteral mit α_2-Agonisten (*Clonidin*, *Dexmedetomidin*), ggf. β-Rezeptorenblockern und kurzwirksamen BZD unter internistisch-intensivmedizinischer Überwachung.
- **Psychopharmakologische Basistherapie** mit einem Antipsychotikum: Ein genereller Einsatz kann nicht empfohlen werden; v. a. bei psychotischen Symptomen ist im Gegensatz zur Behandlung von psychomotorischer Erregung anderer Genese mit niedrigeren Dosen schweregradabhängig zu beginnen, insbesondere bei älteren Patienten. Wenn eine orale Gabe möglich ist: *Risperidon* 0,5–1 mg, *Olanzapin* 5–10 mg oder *Quetiapin* 25–50 mg, alternativ auch *Aripiprazol* 5–10 mg oder *Haloperidol* 1–2 mg. Dosierungen von *Haloperidol* > 3–5 mg/24 h sind bei Patienten mit Delir mit deutlich erhöhten NW (v. a. EPS) assoziiert.

- Parenteral *Haloperidol* 1–2 mg i. m. 2- bis 4-stündlich; die maximal zugelassene Tagesdosis sollte weit unterschritten werden; alternativ AAP (*Aripiprazol*, *Ziprasidon*, *Olanzapin* i. m.).
- BZD sollten vermieden werden, insbesondere bei älteren Patienten können v. a. BZD („paradoxe Wirkung"), Opioide und Antihistaminika delirante Zustände verstärken oder hervorrufen.
- Keine anticholinerg wirksamen AM (mögliche Verstärkung des deliranten Syndroms).

12.4.4 Erregungszustände bei Intoxikation mit psychotropen Substanzen

- Die Unterscheidung zwischen Alkoholentzugssymptomen und akuten Intoxikationen mit Alkohol ist nicht immer einfach. Die Anamnese eines chronischen Alkoholkonsums in Kombination mit vegetativen Symptomen (Tachykardie, Tremor, Hyperhidrose) und deliranter Erregung bei gleichzeitig niedrigen oder nicht nachweisbaren Blutalkoholkonzentrationen legen eine Entzugssymptomatik nahe.
- Es sollte zwischen Intoxikationen mit zentral dämpfenden (v. a. Alkohol, BZD) und zentral stimulierenden Substanzen (v. a. Amfetamine, Kokain) unterschieden werden (◘ Abb. 12.1).
- Bei Erregungszuständen, die im Rahmen von **BZD-Einnahmen** und/oder **Alkoholintoxikationen** sowie von **γ-Hydroxybuttersäure** (GHB, GBL, *liquid ecstasy*) auftreten, sollten Psychopharmaka sehr zurückhaltend eingesetzt werden. BZD und *Clomethiazol* sollten wegen des Risikos einer überadditiven atemdepressiven Wirkung (v. a. mit Alkohol) vermieden werden.
- In dieser Indikation bestehen weiterhin die besten Erfahrungen mit *Haloperidol* (p. o. oder i. m.), v. a. in Bezug auf die respiratorische Funktion (allenfalls minimale Beeinträchtigung). AAP sind bei Alkoholintoxikation nicht hinreichend untersucht. Insbesondere *Risperidon* und *Olanzapin*, ggf. auch *Ziprasidon* und *Aripiprazol* (immer ohne Komedikation mit BZD) könnten Alternativen darstellen (Wilson et al. 2012).
- Bei Erregungszuständen mit **Stimulanzien, Kokain und anderen zentralnervös stimulierenden Drogen** sind BZD (*Lorazepam*, *Diazepam*) vorrangig einzusetzen. Bei psychotischen Dekompensationen im Rahmen einer Stimulanzien- oder Kokainüberdosierung sind neben internistischen Maßnahmen (ggf. Intensivüberwachung) AAP, ggf. *Haloperidol*, empfohlen.
- Erregungszustände, die durch **Überdosierung bzw. Intoxikation mit Psychopharmaka** (z. B. SSRI, SNRI) oder anderen psychotropen Substanzen verursacht sind, bedürfen zunächst v. a. auch wegen möglicher kardialer und respiratorischer sowie hepatischer und renaler Risiken der engmaschigen internistischen Kontrolle und Therapie, ggf. der Intensivüberwachung. Nicht selten handelt es sich um Mischintoxikationen mit zunächst unklaren pharmakodynamischen

Tab. 12.4 Übersicht über Differenzialdiagnose und psychopharmakologische Notfalltherapie deliranter Syndrome mit Erregungszustand

Differenzialdiagnose	Medikamentöse Notfalltherapie
Delir/Erregungszustand bei somatischen Erkrankungen (Beispiele): **ZNS:** Akut entzündlich, Epilepsie, Trauma, zerebrovaskulär, neoplastisch, Demenz **Metabolisch:** Hyper-/hypoglykämisch, Hyperthyreose, renale/hepatische Insuffizienz **Kardiopulmonal:** Arrhythmien, Herzinsuffizienz, akute Myokardischämie **Systemisch:** Infektiöse/neoplastische Erkrankungen, Temperatur-/Flüssigkeits- oder Elektrolytentgleisungen, Anämie, postoperativ, Polytrauma	Behandlung der Grunderkrankung, primär internistisch-symptomatische Behandlung *Risperidon*, *Olanzapin* p. o. *Haloperidol* p. o./i. m. niedrige Dosis **Cave:** Antipsychotika bei Demenz; *Risperidon* und KAP zudem nicht bei Demenz durch Lewy-Körper-Krankheit oder Parkinson-Krankheit Speziell bei geriatrischen und multimorbiden Patienten: *Melperon*, *Pipamperon* (auch adjuvant) ggf. *Clomethiazol* (**Cave:** Atemdepression); v. a. bei älteren Patienten auf BZD möglichst verzichten
Delir/Erregungszustand bei Alkoholentzug ▶ 7.2.1, Alkoholentzug und Alkoholentzugsdelir (Delirium tremens)	*Clomethiazol* (▶ 7.4.5, Präparat); alternativ *Lorazepam*, *Diazepam*, ggf. zusätzlich *Haloperidol* Kein Alkohol!
Delir/Erregungszustand bei BZD-Entzug ▶ 4.6.3 und ▶ 4.6.4	Sukzessiver Entzug (ggf. über Wochen); ggf. *Haloperidol*
Delir/Erregungszustände bei Alkoholintoxikationen (inkl. kompliziertem Alkoholrausch) ▶ 7.2.1, Alkoholintoxikation	*Haloperidol*, ggf. *Risperidon* (bei Alkoholintoxikation: **Cave** BZD)
Delir/Erregungszustände bei Drogenintoxikation ▶ 7.2, Störungen durch Substanzkonsum	Sofortiger Drogenentzug, ggf. *Haloperidol*
Delir/Erregungszustände als NW von Psychopharmaka (z. B. zentrales Serotonin- oder anticholinerges Syndrom) ▶ 12.8.2	Sofortiges Absetzen oder starke Reduktion der AM (entsprechend dem Schweregrad des Delirs) Bei Erregung ggf. zusätzlich *Haloperidol* und/oder *Lorazepam* *Physostigmin* nur in der Intensivmedizin

und -kinetischen Konsequenzen. Ähnliches gilt für Mischintoxikationen mit bekannten oder unbekannten Drogen und Substanzen.

Übersicht ◘ Tab. 12.4; spezifische Syndrome der Überdosierung oder Intoxikation mit Psychopharmaka ▶ 12.8.2; Übersicht zur Pharmakotherapie von Abhängigkeitserkrankungen ▶ 7.1.2.

12.5 Hypovigilant-hypoaktive psychiatrische Notfallsituationen

Außer den Erregungszuständen (▶ 12.4) können auch plötzlich auftretende hypovigilante Zustände (v. a. mit quantitativen Bewusstseinsstörungen) sowie hypoaktivapathische bis hin zu dissoziativen oder kataton-stuporösen Syndromen psychiatrische Notfallsituationen darstellen (Zoremba und Coburn 2019). Studiendaten zur Behandlung hypovigilanter, kataton-stuporöser und dissoziativer Zustände fehlen weitgehend. Bei Störungen der Vigilanz (quantitative Bewusstseinsstörung) mit den Ausprägungen von Benommenheit/Somnolenz über Sopor bis zum Koma sind Psychopharmaka in der Regel kontraindiziert (und häufig auch nicht nötig), wohingegen die diagnostische Abklärung (einschließlich zerebraler Bildgebung) und ggf. intensivmedizinische Behandlung vorrangig sind.

- Bei allen quantitativen und qualitativen Bewusstseinsstörungen ist eine internistische Basisbehandlung (drohende vitale Gefährdung), ggf. die intensivmedizinische Überwachung und Therapie sowie die Notfalldiagnostik (Laboruntersuchung, zerebrale Bildgebung; ggf. Lumbalpunktion, EEG) mit dem Ziel der kausalen Therapie oder des Ausschlusses einer kausal behandelbaren Erkrankung vorrangig (z. B. limbische Enzephalitis, ▶ 12.4.3).
- Bei unklaren hypovigilant-hypoaktiven Bewusstseinsstörungen ist immer auch an eine hypoaktive Form eines Delirs (▶ 12.4.3) und möglicherweise rasch wechselnde Zustandsbilder (Erregungszustand) zu denken; Ähnliches gilt für stuporöse Zustandsbilder (Gefahr des raptusartigen Erregungszustandes mit Bewegungssturm).
- Immer ist an die Möglichkeit einer Intoxikation (Mischintoxikation, zentral dämpfende Substanzen) zu denken (▶ 12.8).
- Der Einsatz von psychotropen Substanzen bei quantitativen und/oder qualitativen Bewusstseinseinschränkungen ist in der Regel kontrainidiziert und – wenn überhaupt – nur sehr zurückhaltend und unter engmaschiger Kontrolle (stationär) geboten.

Die Empfehlungen zur Behandlung von hypovigilant-hypoaktiven Syndromen im psychiatrischen Notfall werden in ◘ Abb. 12.2 zusammengefasst.

12.5.1 Quantitative Bewusstseinsstörungen

Bei quantitativen Bewusstseinsstörungen (Zuständen verminderten Bewusstseins) handelt es sich um Störungen der Vigilanz mit **dimensionaler** Ausprägung von Benommenheit/Somnolenz über den Sopor bis zum Koma. Psychopharmaka sind in der Regel kontraindiziert und unnötig. Die diagnostische Abklärung und (ggf. intensiv-)medizinische Behandlung haben Vorrang. Der Einsatz einer Skala zur Verlaufsevaluation (RASS, ▶ 12.4.3) ist zu empfehlen.

Somnolenz

Als Somnolenz wird eine Vigilanzminderung mit vermehrter Schlafneigung bei noch möglicher Erweckbarkeit auf Ansprache bezeichnet. Zusätzlich bestehen psychomotorische Verlangsamung mit herabgesetzter Reaktionsfähigkeit sowie meist auch Aufmerksamkeitsstörungen und kognitive Verlangsamung.

- **Ätiologie:** Neurologisch (z. B. Epilepsie, meist postiktal, entzündliche Prozesse wie Meningitis/Enzephalitis, metabolische Enzephalopathien, limbische Enze-

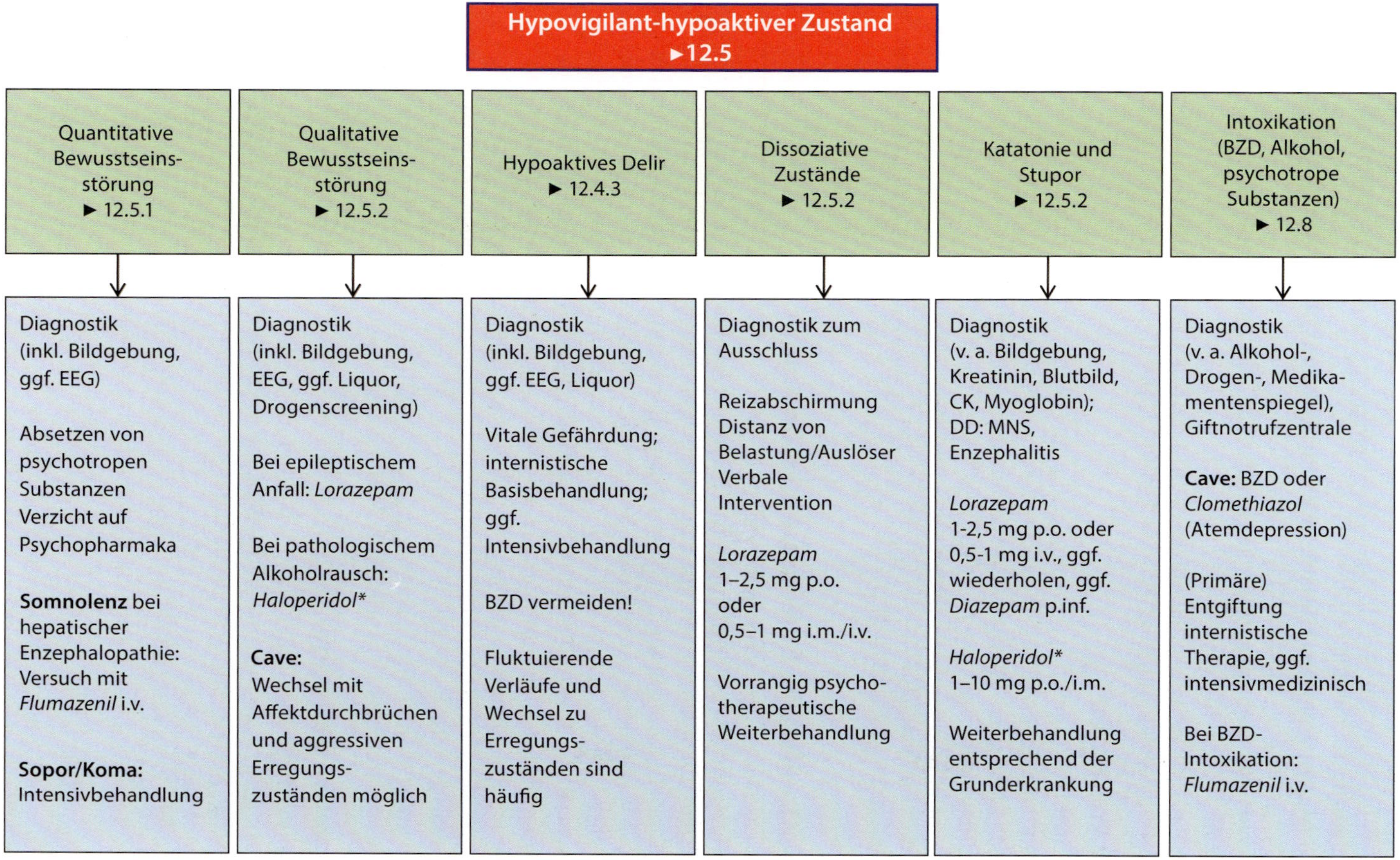

Abb. 12.2 Empfehlungen zur Behandlung hypovigilant-hypoaktiver Syndrome. * *Haloperidol*: Kontraindikationen beachten, insbesondere Demenzerkrankungen; bei Delir im höheren Lebensalter nur bei fehlender Wirkung von AAP, niedrige Dosierung (max. 2–4 mg/d) im höheren Lebensalter. *BZD* Benzodiazepine, *CK* Kreatinkinase, *MNS* malignes neuroleptisches Syndrom

phalopathie, Hirnstammprozesse, Schädel-Hirn-Trauma), internistisch (z. B. Intoxikationen, Hyperglykämie, Hypothyreose, Elektrolytstörungen, Komplikation bei schweren Allgemeinerkrankungen).
- **Diagnostik:** Körperliche Untersuchung, Labor (Elektrolyte, Entzündungs-, Leber-, Nierenparameter, Glukose, Schilddrüsenwerte, Blutbild, Urinstatus inkl. Drogenscreening, Lumbalpunktion), EEG, zerebrale Bildgebung.
- Bei Somnolenz im Rahmen der **hepatischen Enzephalopathie** oder einer Intoxikation mit BZD evtl. Versuch mit *Flumazenil* i. v. (Anexate, fraktioniert 0,1–1 mg); dabei vorübergehende Vigilanzbesserung möglich (diagnostisch), zuvor aber Ausschluss einer epileptischen Aktivität im EEG.

Sopor und Koma

Unter **Sopor** wird eine Vigilanzminderung mit (kurzfristiger) Erweckbarkeit nur durch starke Schmerzreize bei fehlender Spontanmotorik verstanden. Das **Koma** ist ein Zustand tiefer Bewusstlosigkeit mit überwiegend fehlender Responsivität auch auf Schmerzreize, ungezielte Abwehrbewegungen sind möglich. Schutzreflexe können vorhanden sein oder fehlen.
- **Ätiologie und Diagnostik:** Prinzipiell wie bei Somnolenz; Intensivüberwachung notwendig, ggf. Sicherstellung von Atmung und Kreislauffunktionen.

12.5.2 Qualitative Bewusstseinsstörungen

12

Bei qualitativen Bewusstseinsstörungen (**„Dämmerzustand“**; Zustände veränderten Bewusstseins) handelt es sich um eine vorübergehende Bewusstseinsveränderung bzw. traumartige Einengung des Bewusstseins. Die Handlungsfähigkeit ist erhalten bei jedoch verminderter intentionaler Spannweite. Charakteristisch ist ein teilweiser oder völliger Verlust der normalen Integration von Erinnerungen an die Vergangenheit sowie des Identitätsbewusstseins, unmittelbarer Wahrnehmungen und der bewussten motorischen Kontrolle. Häufig sind psychomotorische und kognitive Verlangsamung sowie teilnahmslos-apathisches Verhalten mit einem möglichen raschen Wechsel zu Affektdurchbrüchen und Erregungszuständen. Zum Teil besteht forensische Relevanz durch mögliches (und oft persönlichkeitsinkongruentes) fremdaggressives und impulsives Verhalten. Typisch ist eine Amnesie für den Zeitraum des Auftretens, gelegentlich mit „Erinnerungsinseln“.

Dissoziative Störungen

Bei nachweislich organischer Grunderkrankung können qualitative Bewusstseinsstörungen als organische dissoziative Störung (ICD-10: F05.6) oder – bei psychomotorischer Starre – als organische katatone Störung (ICD-10: F06.1) auftreten (zur Katatonie ► 3.4.5).
- **Ätiologie:** Überwiegend bei Epilepsie (v. a. postiktal, aber auch iktal als Anfallsäquivalent), weiterhin bei sog. pathologischem Alkoholrausch, Schädel-Hirn-Verletzungen, progressiver Paralyse, entzündlichen ZNS-Prozessen.
- **Diagnostik:** Körperliche Untersuchung, Anamnese, Labor, zerebrale Bildgebung, EEG, evtl. Lumbalpunktion zum Nachweis einer hirnorganischen Störung.

- **Differenzialtherapie:** Bei epileptischer Genese bzw. sicherem Ausschluss einer Intoxikation BZD (z. B. *Lorazepam* 0,5–1 mg i. v./i. m. oder 1–2,5 mg p. o., max. 7,5 mg/24 h^z), beim pathologischen Alkoholrausch *Haloperidol* 5–10 mg p. o. oder i. m. (max. 20 mg/24 h^z p. o. bzw. 20 mg/24 h^z i. m.).
- Grundsätzlich sollten bei Bewusstseinsstörungen Medikamente parenteral verabreicht werden.

Psychogene dissoziative Zustände, z. B. im Rahmen dissoziativer Störungen i.e. S. (ICD-10: F44) oder bei Persönlichkeitsstörungen (ICD-10: F6), können ebenfalls als qualitative Bewusstseinsstörungen imponieren und lassen sich teilweise nur schwer von organisch bedingten dissoziativen Störungen abgrenzen. Bei häufig bestehender psychomotorischer Hemmung mit Mutismus („Stupor") sowie fehlender oder stark eingeschränkter Reagibilität auf äußere Reize finden sich gleichzeitig unauffällige organische Befunde (Ausschlussdiagnostik). In der Anamnese sind häufig keine psychiatrischen Störungen festzustellen, auch wenn bei den betroffenen Patienten eine erhöhte Dissoziationstendenz angenommen wird. Diagnostisch wegweisend sind unmittelbar bzw. kurz zuvor vorausgegangene belastende Erlebnisse (Fremdanamnese). Häufig liegt eine auffällige Persönlichkeitsstruktur zugrunde.

Notfalltherapie bei dissoziativem Stupor ▶ Box 3.

Besondere differenzialdiagnostische Schwierigkeiten auch in der Notfallsituation bereiten sog. **„psychogene Anfälle"** (*psychogenic nonepileptic seizures*, PNEA) (ICD-10: F44.2). Dissoziative Krampfanfälle können epileptischen Anfällen motorisch stark ähneln, Zungenbiss, Verletzungen beim Sturz oder unwillkürlicher Urinabgang sind jedoch selten. Ein (quantitativer) Bewusstseinsverlust fehlt, nicht selten findet sich jedoch ein stupor- oder tranceähnlicher Zustand („postiktale Verwirrtheit"). Viele Patienten mit dissoziativen Krampfanfällen werden über Jahre hinweg als „Epilepsie-Patienten" mit Anfallssuppressiva behandelt (ein geringer, aber gegenüber der Gesamtbevölkerung erhöhter Prozentsatz der Patienten leidet unter einer komorbiden genuinen Epilepsie), die sicherste Differenzialdiagnose erfolgt durch Langzeit-Video-EEG, als therapeutisches Vorgehen wird die schonende und nicht entwertende Diagnoseeröffnung, das ausschleichende Absetzen von Anfallssuppressiva und psychotherapeutisches Vorgehen empfohlen. Die Störung tritt häufiger bei jungen Frauen auf (60–75 %, Risiko: frühe Traumatisierungen), wird aber auch bei vorausgegangenen (hirn-)organischen Grunderkrankungen beschrieben.

Box 3

Notfalltherapie bei dissoziativem Stupor

- Reizabschirmung, Distanz vom belastenden Ereignis bzw. von belastenden Faktoren schaffen, Gespräch in ruhiger, neutraler Umgebung suchen, Zeit nehmen.
- Nach Ausschluss organischer Ursachen einschließlich Intoxikationen *Lorazepam*, z. B. 1–2,5 mg p. o. (z. B. Expidet-Formulierung) oder 0,5–1 mg i. v. (max. 7,5 mg/24 h).
- Psychotherapie-Angebot zur Weiterbehandlung.

Katatone und stuporöse Zustände

Unter einem **Stupor** wird ein abnormer Zustand psychomotorischer Hemmung mit eingeschränkter bzw. aufgehobener Reaktivität auf Umweltreize (einschließlich Mutismus) verstanden. Das Wachbewusstsein ist meist voll erhalten, eine Amnesie entsteht in der Regel nicht.

Es wird angenommen, dass Katatonien eine eigene Störungsgruppe darstellen könnten, andererseits treten katatonstuporöse Syndrome unspezifisch bei verschiedenen psychiatrischen und internistischen Grunderkrankungen auf (zur Differenzialdiagnostik ▫ Tab. 12.5 und ▶ 3.4.5, Katatonie). DSM-5 und ICD-11 tragen diesem Umstand mit einer Möglichkeit zur eigenständigen Klassifikation katatoner Zustände Rechnung.

Entsprechend der häufig zunächst unsicheren Ätiologie stuporöser Zustände sollte die pharmakologische Notfallintervention zurückhaltend und vorsichtig sein (möglichst nach Ausschluss organischer Ursachen einschließlich Intoxikationen). Eine syndromale Überlappung katatoner und deliranter Zustände (u. a. auch bei BZD- oder *Clozapin*-Entzug) wird zunehmend diskutiert.

- Am häufigsten wird bei stuporösen Zuständen die orale oder parenterale Gabe von *Lorazepam*, bei schweren Ausprägungen (Katatonien) bis 20 mg/d, empfohlen.
- Katatone Zustände sollten – nach Diagnostik im Hinblick auf ein malignes neuroleptisches Syndrom (MNS) – primär mit BZD (vorzugsweise *Lorazepam*) behandelt werden (▶ 3.4.5). Nach einer „Testdosis" von 1–2,5 mg *Lorazepam* (oral oder langsam i. v.) können Dosierungen bis über 20 mg *Lorazepam* notwendig sein, alternativ wurden nach *Lorazepam*-Non-Response *Diazepam*-Infusionen (10 mg/500 ml über 8 h) vorgeschlagen (*off label*); darunter sind Response-Raten von 60–100 % berichtet worden; Patienten mit nichtschizophrenen Störungen und Katatonie sprechen eher noch besser auf BZD an.
- EKT gilt als Behandlung der zweiten Wahl, v. a. bei BZD-Non-Response (auch in Kombination) und primär bei febriler Katatonie mit vegetativer Instabilität sowie ggf. bei älteren Patienten mit Verschlechterung des Delirs unter BZD.
- Nach Ausschluss einer Enzephalitis (u. a. auch Anti-NMDA-Rezeptor-Enzephalitis, ▶ 12.4.3) ist bei Nichtansprechen auf pharmakologische Interventionen eine EKT zu erwägen.
- Eine überlegene Wirksamkeit von *Lorazepam* gegenüber anderen BZD ist nicht durch kontrollierte Studien belegt, eine Cross-over-Studie ergab keine Unterschiede zwischen *Lorazepam* (2 mg) und *Oxazepam* (60 mg) bei katatonstuporösen Zuständen mit Mutismus.
- Das Ansprechen auf *Lorazepam* bei katatonen und stuporösen Zuständen unterschiedlicher Ätiologie gibt keine diagnostischen Hinweise. Längerer Verlauf, ausgeprägter Mutismus und schizophrene Erstrangsymptome scheinen negative Prädiktoren für eine *Lorazepam*-Response bei Katatonie zu sein, während motorische Symptome positive Prädiktoren darstellen.
- Positive Wirkungen von *Haloperidol* und einigen AAP (*Olanzapin*, *Risperidon*, *Aripiprazol*) bei katatonen Zuständen im Rahmen schizophrener Störungen sind durch Fallserien und Kasuistiken belegt. Eine Fallsammlung legt nahe, dass Patienten mit Katatonie, die nicht auf *Lorazepam* oder EKT respondieren, von einem Glutamatrezeptorantagonisten (*Amantadin*, *Memantin*) profitieren können.

12

Tab. 12.5 Übersicht über Differenzialdiagnose und Notfalltherapie stuporöser Zustände

Differenzialdiagnose	Notfalltherapie (nach Ausschluss organischer Ursachen und Intoxikationen)
Stupor und Katatonie bei Schizophrenie	Initial *Lorazepam*, wenn ohne Wirkung: *Haloperidol*, alternativ *Olanzapin*[a] oder *Risperidon*[b], *Aripiprazol*[b], *Ziprasidon*[b], *Quetiapin*[b]; EKT
Depressiver bzw. manischer Stupor	*Lorazepam*; nach Abklingen des Akutzustandes antidepressive bzw. antimanische/stimmungsstabilisierende Behandlung; EKT
Stupor bei organischer katatoner Störung	Initial *Lorazepam*, ggf. *Diazepam*, wenn ohne Wirkung EKT, Versuch mit *Haloperidol*, Behandlung der Grunderkrankung, bei substanzinduzierter Genese Absetzen bzw. Entzug der verursachenden Substanz
Dissoziativer Stupor	*Lorazepam*, ggf. psychotherapeutische Krisenintervention

[a] ► 12.3, Warnhinweis
[b] Bisher jedoch nicht systematisch untersucht, nur Fallserien
EKT Elektrokonvulsionstherapie

Notfalltherapie bei Stupor unbekannter Genese ► Box 4.

Box 4

Notfalltherapie bei Stupor unbekannter Genese

- Nach Ausschluss organischer Ursachen einschließlich Intoxikationen initial Versuch mit *Lorazepam*, z. B. 1–2,5 mg p. o. (z. B. Expidet-Formulierung) oder 0,5–1 mg i. v. (max. 7,5 mg/24 h), ggf. auch *Diazepam* als Infusion (10 mg/500 ml über 8 h).
- Bei ausbleibendem Erfolg: EKT oder Versuch mit *Haloperidol* 5–10 mg p. o. oder i. m. (max. 20 mg/24 h p. o. bzw. 20 mg/24 h i. m.), wenn malignes neuroleptisches Syndrom und Enzephalitis ausgeschlossen sind (► 12.8.2).
- Bei perniziöser Katatonie zusätzlich Kühlung, Volumensubstitution, ggf. intensivmedizinische Behandlung; EKT nach Ausschluss einer Enzephalitis.

Katatonie bei schizophrenen Störungen

Katatone Symptome und Zustände sind bei schizophrenen Störungen häufig (15–20 %), werden aber klinisch seltener diagnostiziert (< 5 %). Als katatone Symptome, z. B. im Rahmen schizophrener Störungen (► 3.4.5), kommen psychomotorische Hemmung, zumeist mit Mutismus und Stupor, vor. Beobachtet werden können dabei häufig weitere Phänomene wie Negativismus, Echopraxie und Echolalie sowie eine „wächserne Biegsamkeit" der Extremitäten (Flexibilitas cerea) und ein Bewegungsverharren (über teilweise sehr lange Zeiten) in oft bizarren, unnatürlichen Positionen (Kataplexie).

> Ein abruptes Umschlagen von katatonem Stupor in einen katatonen psychomotorischen Erregungszustand („Bewegungssturm") ohne offensichtlichen äußeren Anlass ist möglich. Sehr selten: lebensbedrohliche perniziöse Katatonie mit Fieber (febrile Katatonie), autonomer Entgleisung, Akrozyanose, Petechien, Bewusstseinstrübung. Differenzialdiagnose: malignes neuroleptisches Syndrom (▶ 12.8.2).

- Die Behandlung von Katatonien bei bekannten schizophrenen Störungen sollte (möglichst nach Ausschluss organischer Ursachen einschließlich Intoxikationen) auch mit BZD (*Lorazepam*) beginnen.
- Nach „Lyse" des kataton-stuporösen Zustands treten häufig Halluzinationen und Wahn offen und floride zutage; dann sollte eine antipsychotische Behandlung (bevorzugt mit AAP, z. B. *Olanzapin* 10–20 mg; ggf. auch KAP) erfolgen. Bei medikamentöser Non-Response und nach Ausschluss von Enzephalitis und MNS ist EKT Mittel der Wahl, auch in Kombination mit BZD.
- Die BZD-Medikation sollte vorsichtig ausgeschlichen werden (< 4 Wochen, Abhängigkeitsrisiko).
- Offensichtlich respondieren Patienten mit schizophrener Katatonie eher etwas seltener auf BZD. Gleichwohl sollten Antipsychotika auch bei diesen Patienten zunächst zurückhaltend und erst nach Ausschluss eines malignen neuroleptischen Syndroms (insbesondere Hyperthermie, Rigidität, CK-Erhöhung, Rhabdomyolyse) eingesetzt werden, da Katatonien und MNS syndromale Überschneidungen aufweisen und wahrscheinlich Teile eines Erkrankungsspektrums sind und hochdosierte Gaben v. a. von KAP ein MNS triggern könnten.

Depressiver Stupor

12

Bei Vorliegen der diagnostischen Kriterien für eine depressive Episode steht eine ausgeprägte Antriebsminderung mit psychomotorischer und kognitiver Hemmung im Vordergrund. Die affektive Resonanzfähigkeit kann bis zur Affektstarre eingeschränkt sein, häufig besteht Negativismus und (elektiver) Mutismus. Blickkontakt ist vorhanden, das Verhalten bei Exploration wirkt passiv-duldend, weniger autistisch und bizarr (DD: Katatonie bei Schizophrenie) (▶ Box 5). **Cave:** Suizidalität.

Box 5

Notfalltherapie beim depressiven Stupor

- Nach Ausschluss organischer Ursachen einschließlich Intoxikationen, u. U. in suizidaler Absicht: Akut: *Lorazepam*, z. B. 1–2,5 mg p. o. (Expidet) oder 0,5–1 mg i. v. (max. 7,5 mg/24 h).
- Weiterbehandlung: Stationäre antidepressive Einstellung ggf. mit *Lorazepam* als Komedikation.

Manischer Stupor

Bei einer manischen Episode kann z. B. durch extreme Gedankenbeschleunigung oder psychotische Symptome die Handlungsfähigkeit bis hin zur Entwicklung eines Stupors eingeschränkt sein. Auch kann ein stuporöses Syndrom bei manisch-depressiven Mischbildern (mit oder ohne psychotische Merkmale) auftreten (▶ Box 6).

Box 6

Notfalltherapie beim manischen Stupor

- Möglichst Ausschluss organischer Ursachen einschließlich Intoxikationen.
- Akut: *Lorazepam*, z. B. 1–2,5 mg p. o. (z. B. Expidet-Formulierung) oder 0,5–1 mg i. v. (max. 7,5 mg).
- Weiterbehandlung: Stationäre Verlaufsbeobachtung und ggf. phasenprophylaktische/antimanische Aufdosierung mit einem Stimmungsstabilisierer (z. B. *Lithium*, *Valproat*).

Organischer Stupor und organische katatone Störung

Phänomenologisch besteht Ähnlichkeit mit dem katatonen Stupor bei Schizophrenien. Differenzialdiagnostisch wegweisend sind pathologische Befunde (z. B. entzündlich, autoimmun, Intoxikation, zerebrale Raumforderung, Epilepsie) bei der internistischen bzw. neurologischen Diagnostik (◘ Tab. 12.5).

- Bei psychotischen Begleitsymptomen ist der Einsatz eines Antipsychotikums (*Haloperidol*, zunächst 1–5 mg) zu erwägen, alternativ auch ein AAP (*Risperidon* 1–2 mg, *Olanzapin* 5–10 mg p. o., *Aripiprazol* 5 mg, *Quetiapin* 25–50 mg, **Cave:** Sedierung).
- Wegen der potenziell delirogenen Wirkung und einer möglichen Verstärkung von Sedierung und Atemdepression sollte auf BZD vor diagnostischer Absicherung (Ausschluss Intoxikation, Enzephalitis, Hirndruck usw.) in dieser Situation möglichst verzichtet werden.
- Bei anhaltender katatoner Symptomatik unter engmaschigen Kontrollen (Antidot bereithalten) ist ein Versuch mit *Lorazepam* gerechtfertigt; organische katatone Störungen sprechen in der Regel gut auf *Lorazepam* an (▶ Box 7).

Box 7

Notfalltherapie bei organischer katatoner Störung

- Behandlung der Grunderkrankung, ggf. *Haloperidol* 1–5 mg p. o. oder i. m. (max. 100 mg/24 h p. o. bzw. 60 mg/24 h i. m.) oder AAP nach Ausschluss eines malignen neuroleptischen Syndroms (▶ 12.8.2).
- Ggf. auch *Lorazepam* (nach Ausschluss von Intoxikation, Enzephalitis, Hirndruck usw.) unter engmaschiger Kontrolle und Notfallbereitschaft.
- Bei Versagen medikamentöser Therapieversuche: EKT.

12.6 Suizidalität

Suizidalität kommt als Symptom bei allen psychiatrischen Erkrankungen vor (v. a. bei affektiven Störungen wie depressiven oder bipolaren Störungen, schizophrenen Psychosen, alkoholbezogenen und Persönlichkeitsstörungen, besonders Borderline-Persönlichkeitsstörung), jedoch auch unabhängig von psychiatrischen Krankheitsbildern (*rational choice*, z. B. Terminalstadium schwerer somatischer Erkrankungen, „Bilanzsuizid", Lebenskrisen, v. a. Verluste, Trennungen, drastische äußerlich geprägte Änderungen der Lebensweise, schwere Kränkungen), wobei hier Persönlichkeitsfaktoren oft konfundieren.

Forschungsergebnisse legen zum einen eine genetische Prädisposition für Suizidalität und suizidale Handlungen, zum anderen Gen-Umwelt-Interaktionen, z. B. zwischen frühen Traumatisierungen und CRH-Rezeptor-Genvarianten, nahe.

Bei 90 % aller Suizide liegt eine psychiatrische Erkrankung zugrunde (bei ca. 60 % eine affektive Störung, Hauptrisikofaktor für einen Suizid ist die Diagnose einer depressiven Störung). Weitere Risikofaktoren sind: schwere Schlafstörungen, konkrete frühere Suizidversuche, komorbide Abhängigkeitserkrankung, fehlende soziale Einbindung oder Verlust von Bezugspersonen und handlungsweisender Charakter der Suizidideationen.

Ein generell höheres Suizidrisiko haben Männer, ältere und alleinlebende Menschen, psychiatrisch ersterkrankte Patienten sowie alters- und diagnoseunabhängig Patienten mit schlechtem Behandlungserfolg. Besonders gefährdet sind weiterhin Personen mit Suizidversuchen in der Anamnese und diagnoseübergreifend Patienten mit aktuell depressiver oder dysphorisch-agitierter Symptomatik. Gute familiäre, soziale und berufliche Bindungen sind protektive Faktoren.

Im Sinne einer **multiaxialen Evaluation von Suizidalität** sollten im Einzelfall die folgenden Faktoren bewertet werden:

- Individuelle Leitsymptome (psychopathologische Symptomatik: z. B. Depressivität, Hoffnungslosigkeit, Angst, Impulsivität, Aggressivität, psychotische Zustandsbilder, Intoxikation),
- psychosoziale Belastungsfaktoren (z. B. aktuelle Konflikte, Isolation, Misshandlung),
- somatische Faktoren (z. B. chronische körperliche Erkrankungen),
- Schweregrad (z. B. Ausprägung der Letalitätsabsicht, Arrangement und Art der eventuell beabsichtigten Mittel).

12.6.1 Umgang mit suizidalen Patienten

Jede Suizidäußerung eines Patienten ist ernst zu nehmen, eine ausführliche Exploration ist zwingend nötig.

- Die ausführliche Anamnese ist zur Einschätzung der akuten Gefährdung wichtig. Bei Verdacht auf Suizidalität muss diese offen und präzise thematisiert werden, die Absprachefähigkeit des Patienten ist vor dem Hintergrund von Ressourcen, protektiven Faktoren und sozialer Unterstützung zu beurteilen.

- Suizidale Patienten müssen eine besondere Beachtung und engmaschige Betreuung im Sinne einer Intensivierung des zeitlichen Engagements und der therapeutischen Bindung erhalten. Das konkrete Betreuungsangebot richtet sich nach den individuellen Risikofaktoren, der Absprachefähigkeit des Patienten und Umgebungsfaktoren.
- Akut suizidale Patienten, die nicht absprachefähig sind, sind unverzüglich in Begleitung in eine psychiatrische Klinik einzuweisen, bei fehlender Krankheitseinsicht oder Behandlungsbereitschaft kann eine Einweisung nach dem Betreuungsrecht (BGB) bzw. nach Unterbringungsgesetzen notwendig werden.
- Indikationen für eine stationäre Einweisung bei Suizidalität:
  - akute Suizidgefährdung,
  - medizinische Versorgungsnotwendigkeit nach einem Suizidversuch,
  - Behandlungsnotwendigkeit der zugrunde liegenden depressiven Störung,
  - Unsicherheit bei der hinreichend zuverlässigen Einschätzung der Suizidalität,
  - keine tragfähige therapeutische Beziehung möglich,
  - Weiterbestehen von Suizidalität trotz initialer adäquater Behandlung.

Notfalltherapie bei Suizidalität ▶ Box 8.

Wichtige Fragen bei akuter Suizidgefahr

- Drängen sich Suizidgedanken passiv auf? Wie häufig?
- Bestehen schon konkrete Vorstellungen oder sind schon Vorbereitungen getroffen? Welche?
- Wurden Suizidabsichten bereits angekündigt? Wann?
- Gab es Suizidversuche in der Vorgeschichte? Wie oft? Wann zuletzt?
- Gab es Suizidversuche bereits in der näheren Familie?
- Wie groß ist der Handlungsdruck/Leidensdruck?
- Besteht eine längere depressive Verstimmung oder Sinnkrise? Wie lange?
- Haben sich zwischenmenschliche Kontakte in der letzten Zeit reduziert? (Einsamkeit)
- Besteht in der letzten Zeit wenig Interesse an Hobbys und Kontakten? (Einengung)
- Wird in der letzten Zeit über erhebliche Schlafprobleme geklagt?
- Bestehen schwere körperliche Erkrankungen?
- Gibt es aktuelle Auslöser (Verlust, Kränkung)?
- Besteht das Gefühl der Hoffnungslosigkeit?

Box 8

Notfalltherapie bei Suizidalität

- Die Therapie ist stets abhängig von der Grunderkrankung, grundsätzlich sollte kombiniert medikamentös und psychotherapeutisch vorgegangen werden.
- Suizidalität bei **psychotischen Angst- und Erregungszuständen**: Konsequente antipsychotische Behandlung, zusätzlich passagere Gabe von BZD (z. B. *Lorazepam*

2–4 mg/d). BZD haben einen sehr schnellen Effekt und können die Hoffnungslosigkeit, die oft Anlass der Suizidalität ist, vorübergehend lindern.

- Suizidalität bei **depressiven Störungen**: Zunächst BZD (z. B. *Lorazepam* 2–4 mg/24 h); *Esketamin* (Spravato, intranasal) kann entsprechend der Zulassung als akute Kurzzeitbehandlung zur schnellen Reduktion depressiver Symptome, die nach ärztlichem Ermessen einem psychiatrischen Notfall entsprechen, eingesetzt werden (▶ Kap. 1). Allerdings ist nach einer aktuellen Metaanalyse kein direkter antisuizidaler Effekt von *Esketamin* zu erwarten (Fountoulakis et al. 2025). Eine konsequente orale antidepressive Pharmakotherapie sollte angestrebt werden, ist in der Akut- und Notfallsituation jedoch nicht vorrangig; bei Vorhandensein psychotischer Symptome zusätzlich antipsychotische Behandlung. Bei hochsuizidal-depressiven Patienten kann die EKT lebensrettend sein.
- Suizidale Krisen bei **Persönlichkeitsstörungen**: Passagere Gabe von BZD (z. B. *Lorazepam* 2–4 mg/d, max. 7,5 mg) oder niedrigdosierten Antipsychotika kann hilfreich sein, um Anspannung und autoaggressive Impulse zu reduzieren.
- Suizidalität bei Suchterkrankungen: Bei akuter Drogenintoxikation zunächst stationäre Behandlung zur Entgiftung (▶ Kap. 7).
- Krankheitsunabhängig ist für ausreichenden Nachtschlaf (v. a. Durchschlafen) zu sorgen; empfehlenswert ist ggf. eine Dosisverteilung mit höherer Dosis des Antipsychotikums bzw. Antidepressivums am späten Abend, evtl. zusätzlich Verordnung eines Schlafmittels.
- Das Vorgehen nach stattgehabtem Suizidversuch richtet sich nach der jeweiligen Ausprägung; Sicherung und Überwachung vitaler Funktionen sowie somatisch-medizinische Maßnahmen wie Entgiftung und Wundversorgung haben immer Vorrang. Bis zur fachpsychiatrischen Evaluation ist der Patient im Zweifelsfall als weiterhin suizidal anzusehen.

12.6.2 Suizidprävention

Entscheidende Voraussetzung für eine erfolgreiche Suizidprävention ist die Identifikation von Risikofaktoren (▶ 12.6.1).

Wichtigste Maßnahme zur längerfristigen Suizidprävention bei psychiatrischen Erkrankungen ist die Durchführung einer **Erhaltungstherapie bzw. Rezidivprophylaxe** (je nach Diagnose antipsychotisch, antidepressiv bzw. phasenprophylaktisch oder kombiniert).

- Bei schizophrenen Psychosen wurde unter Behandlung mit ***Clozapin*** eine Abnahme des Suizidrisikos festgestellt. Die Datenbasis ist derzeit zu schmal, um diese Aussage auf andere AAP auszudehnen (Yao und McCall 2023).
- Bei bipolaren Störungen hat eine längerfristige ***Lithium*-Therapie** über den stimmungsstabilisierenden Effekt hinaus wahrscheinlich auch eine suizidpräventive Wirkung, was für Anfallssuppressiva und AAP nicht sicher angenommen werden kann. Der suizidprotektive Effekt wurde auch bei der depressiven Störung im Rahmen einer rezidivierend depressiven Störung, nicht jedoch bei anderen

mit Suizidalität einhergehenden Erkrankungen gesehen. Die Datenlage ist allerdings auch für *Lithium* nicht konsistent, eine neuere RCT zeigte keine entsprechenden Effekte (Katz et al. 2022).

- Die Effekte von ***Ketamin*** und v. a. ***Esketamin*** bezüglich einer Prävention suizidaler Ereignisse im längeren Verlauf bei depressiven Syndromen sind noch unklar (Yao und McCall 2023).
- Psychosoziale und psychotherapeutische Interventionen (v. a. CBT, DBT) können suizidpräventiv wirken und sollten zusätzlich angeboten werden (Yao und McCall 2023).
- Sowohl nichtpharmakologische als auch pharmakologische Maßnahmen zur Suizidprävention sollten individualisiert angeboten werden.
- Eine große Analyse schwedischer Gesundheitsdaten hat gezeigt, dass eine Behandlung mit ***Clozapin***, ***Lithium*** oder **EKT** bei schweren psychischen Störungen (Schizophrenie, bipolare Störung, Depression) in Adoleszenz/sehr frühem Erwachsenenalter bei Männern mit einer Reduktion der durch Suizide bedingten Übersterblichkeit im jungen/mittleren Erwachsenenalter assoziiert war (Desai Boström et al. 2023).

Zur Anwendung von *Lithium* in der Rezidivprophylaxe ▶ 1.10.3; zur Anwendung von *Lithium* als Augmentation ▶ 1.11.4; Anfallssuppressiva und Suizidalität ▶ 2.7; Antidepressiva und Suizidalität ▶ 1.5.12.

Je akuter und ausgeprägter („drängender") und konkreter die Suizidalität ist, desto mehr muss zunächst die sedierende Komponente der medikamentösen Therapie betont und eine kontinuierliche Überwachung und Betreuung des Patienten gewährleistet werden. Der Patient sollte möglichst frühzeitig mit dem auch langfristig weiterbehandelnden Arzt in Kontakt gebracht werden, um ein Vertrauensverhältnis aufzubauen.

12.7 Akute Belastungsreaktion

- Psychische Ausnahmezustände und Notfallsituationen können auch im Rahmen akuter schwerer Belastung auftreten (**akute Belastungsreaktion**: ICD-10, F43.0; bei Laien oft „Schock", „Nervenzusammenbruch", in der ICD-11, QE84, nicht mehr als „psychische Störung" klassifiziert) als Folgen einer psychischen Extrembelastung, für die der Betroffene keine geeignete Bewältigungsstrategie besitzt. Häufig handelt es sich um die Konfrontation mit körperlicher oder seelischer Gewalt gegen sich selbst oder nahestehende Andere oder um eine dramatische Verlustsituation. Im peritraumatischen Zeitraum (akut) sind die Betroffenen häufig wie „betäubt" und zeigen dissoziative Symptome (Depersonalisation, Derealisation) mit Bewusstseinseinengung, Wahrnehmungsstörungen bis hin zur Desorientiertheit. Auffällig sind extreme affektive Schwankungen (von Apathie bis hin zu depressiven oder aggressiven Durchbrüchen, oft rasch und unvermittelt wechselnd). Hinzu kommen nicht selten vegetative Symptome (Herzrasen, Übelkeit, Erbrechen, Hyperhidrosis, Tremor).

- In der ICD-11 wird die akute Belastungsreaktion in Anbetracht der Schwere des Stressfaktors als normale Reaktion angesehen und beginnt in der Regel innerhalb weniger Tage nach dem Ereignis oder nach Abstand aus einer bedrohlichen Situation zumindest abzuklingen.
  - Die **Behandlung der akuten Belastungsreaktion** besteht v. a. in der Entfernung vom Gefahrenbereich und dem Herstellen einer geschützten Umgebung.
  - Zu sofortigen Maßnahmen zur **Prävention einer posttraumatischen Belastungsstörung** (PTBS) und zum besten Zeitpunkt einer psychotherapeutischen Intervention, insbesondere im Hinblick auf Möglichkeiten der Prävention einer PTBS sowie Psycho- und Pharmakotherapie bei der PTBS ► 1.4.8.
- Auch weniger schwere Auslöser (z. B. Verlust, Prüfungsversagen, Trennung) können bei vulnerablen Menschen die Verarbeitungskapazität übersteigen und akut zu affektiven, kognitiven oder vegetativen Symptomen und Störungen im Verhalten führen, die extreme Ausmaße annehmen können (**Anpassungsstörungen**: ► 1.4.8).
- Die Behandlung der Anpassungsstörung erfolgt vorrangig durch psychotherapeutisch orientierte Gespräche (Fokus auf Auslöser und Bearbeitungsmöglichkeiten, Ressourcenaktivierung), nur in Ausnahmefällen und nur vorübergehend sollten Anxiolytika, Hypnotika und Antidepressiva gegeben werden.
- Akute und extreme kognitive Symptome („Todesangst“, Vernichtungsgefühl, Hilflosigkeit) und körperliche Beschwerden (häufig mit Hyperventilation, „Herzphobie“) können im Rahmen von Panikattacken, **Panikstörungen** und **Somatisierungsstörungen/Störungen des körperlichen Erlebens oder der körperlichen Belastung** auch ohne erkennbaren Auslöser auftreten und führen nicht selten zunächst zum Einschalten eines Notarztes oder zur Krankenhauseinweisung. Nach Ausschluss akuter somatischer Erkrankungen gelingt die Diagnostik meist über die Anamnese und Fremdanamnese. Auf den Einsatz von BZD sollte auch hierbei weitgehend verzichtet werden, verhaltenstherapeutische Sofortmaßnahmen (Vergewisserung, genaue Situationsanalyse, Entspannungsverfahren, kognitive Verfahren, Imagination) und anschließende Psychotherapien stehen im Vordergrund.

12

Pharmako- und Psychotherapie bei Panikstörung ► 1.4.6, bei somatischer Belastungsstörung oder Störungen der Körpererfahrung ► 1.4.9.

12.8 Intoxikationen als Ursache psychiatrischer Akutsituationen

Schon im Verdachtsfall stellt jede Intoxikation mit psychotropen Substanzen eine Notfallsituation dar und erfordert umgehende internistische Überwachung und ggf. Behandlung. Mit den notwendigen **Erstmaßnahmen vor Ort** sollte jeder im psychiatrischen Konsiliar- und Notdienst tätige Arzt vertraut sein (s. unten). Die folgenden Ausführungen beziehen sich auf allgemeine Gesichtspunkte und geben Hinweise zu allgemeinen Aspekten von Intoxikationen und Intoxikationssyndromen durch AM. Die Symptomatik und empfohlene Maßnahmen bei Überdosierung bzw. Intoxikation mit einzelnen Psychopharmaka finden sich in den ► Präparateteilen der einzelnen Kapitel und in ► 7.2.1, Alkoholintoxikation; Drogenintoxikation ► 7.2; Benodiazepinintoxikation ► 4.6.4.

12.8.1 Allgemeine Aspekte

Psychopharmakaintoxikationen ereignen sich meistens in suizidaler Absicht. Sie kommen aber auch akzidentell vor: z. B. in der Einstellungsphase bei Wechselwirkungen (insbesondere bei „Poor-metabolizer-Status") und nach Verwechslungen der Medikamente durch ältere oder verwirrte Patienten – oder in der Klinik. Es ist jedoch zu beachten, dass in den meisten Fällen (v. a. bei Suizidversuchen) **Mischintoxikationen** vorliegen; eine genaue Diagnosestellung ist meist nur aufgrund einer Fremdanamnese (Angehörige, Pflege- oder Rettungsdienstpersonal) und nach internistischer Abklärung möglich. Bei gezieltem Verdacht sollten – wenn immer möglich – Plasmaspiegelbestimmungen erfolgen.

Drogenintoxikationen: Häufige Ursachen sind Fehleinschätzung der Dosis (obskure Bezugsquellen bei illegalen Drogen) oder des additiven bzw. potenzierenden Effekts bei kombiniertem Drogenmissbrauch (v. a. bei „Drogenanfängern"), aber auch in suizidaler Absicht (▶ Kap. 7, einzelne Suchtmittel).

Die **Symptomatik** bei Intoxikationen mit Psychopharmaka oder Drogen ist sehr häufig unspezifisch und erlaubt in den seltensten Fällen ohne weitere anamnestische Angaben oder situative Hinweise (leere Medikamentenpackungen, Angaben des Patienten oder Dritter) exakte Rückschlüsse auf das toxische Agens. Das Kardinalsymptom ist in den meisten Fällen eine schweregradabhängige Störung des Bewusstseins. Leitsymptomatisch werden in der Notfallmedizin Intoxikationen mit Psychopharmaka bzw. Drogen mit eher **stimulierenden** (z. B. Psychostimulanzien, serotonerge AM) und solche mit eher **sedierenden** Eigenschaften (z. B. Anxiolytika, Hypnotika, Antipsychotika) in der Überdosierung unterschieden und nach Schweregraden unterteilt (▶ 12.8.2; ◘ Tab. 12.6). Ob ein eher agitiertes oder apathisches Syndrom bei einer Intoxikation vorliegt, hängt bei Drogen und Psychopharmaka neben der Art des toxischen Agens auch von der Dosierung und weiteren individuellen bzw. konstitutionellen Faktoren ab.

Die **Therapie** bei akuten Intoxikationen sollte aufgrund häufig rasch progredienter schwerer Verläufe sofort begonnen und durch Rettungsdienst/Notarzt und schließlich nach Aufnahme in einer geeigneten internistischen Abteilung unter kontinuierlichem Monitoring und ggf. intensivmedizinischer Intervention fortgeführt werden. Sie umfasst in zeitlicher Reihenfolge:

- Einschätzung und ggf. Aufrechterhaltung oder Wiederherstellung der **Vitalfunktionen**: Bewusstsein (Ansprechbarkeit, Schutzreflexe), Atmung (Freimachen bzw. Sicherung der Atemwege, Sauerstoffapplikation, ggf. Intubation und Beatmung), Kreislauf (antihypertensive bzw. antihypotensive Therapie, Schockbehandlung, ggf. kardiopulmonale Reanimation).
- **Primäre Detoxifikation:** Nur bei bewusstseinsklaren oder intubierten Patienten und wenn Zeitpunkt der Einnahme bekannt. Die Maßnahmen umfassen:
  - **Induziertes Erbrechen:** z. B. durch Applikation von Ipecacuanha-Sirup (wenn überhaupt, nur beim bewusstseinsklaren Patienten < 1 h nach Ingestion).
  - **Magenspülung:** Beim bewusstseinsklaren oder intubierten Patienten; wird nicht routinemäßig, sondern nur im Einzelfall erwogen bei kurz zurücklie-

Tab. 12.6 Arzneimittelinduzierte psychiatrische Akutsituationen, ausgelöst durch Psychopharmaka[a]

Substanzgruppe	Symptomatik und Therapie
Antidepressiva	
AD ohne sedierende Eigenschaften	Psychomotorische Unruhe, Umtriebigkeit, Erregtheit **Therapie:** Reduktion bzw. Absetzen des AD, evtl. Umsetzen auf ein sedierendes AD
SSRI und andere Pharmaka mit überwiegend serotonerger Wirkkomponente	Zentrales Serotoninsyndrom: z. T. delirante Symptomatik, Erregungszustände, Euphorie Risiko erhöht bei Kombination mit MAOH, daher Kombination vermeiden **Therapie:** ▶ Box 10
AD mit anticholinerger Begleitwirkung	Zentrales anticholinerges Syndrom: agitierte Verlaufsform mit deliranter Symptomatik **Therapie:** ▶ Box 11
Antipsychotika	
KAP	Akute depressive Verstimmungen bis hin zur Suizidalität (zu depressiven Störungen unter Antipsychotika ▶ 3.4.6) und psychomotorische Unruhe, Umtriebigkeit, Erregtheit (v. a. in hohen Dosisbereichen; DD: Akathisie) **Therapie:** Reduktion bzw. Absetzen des Präparats, evtl. zusätzlich BZD
Antipsychotika mit anticholinerger Begleitwirkung	Zentrales anticholinerges Syndrom: agitierte Verlaufsform mit deliranter Symptomatik **Therapie:** ▶ Box 11
AAP	In seltenen Einzelfällen delirante Symptomatik[b] **Therapie:** Tab. 12.4; ggf. vorübergehend BZD

[a] Andere Pharmaka s. unten; Therapie von Erregungszuständen ▶ 12.4 und deliranten Syndromen ▶ 12.4.3. [b] Fallberichte für *Olanzapin*, *Quetiapin* und *Risperidon*

AD Antidepressiva, *MAOH* Monoaminoxidasehemmer, *KAP* konventionelle Antipsychotika, *AAP* atypische Antipsychotika, *BZD* Benzodiazepine

gender Ingestion lebensbedrohlicher Substanzen, die nicht an Aktivkohle binden (z. B. Alkohol).

  - **Applikation von Aktivkohle:** Zur Absorptionsminderung (Unterbrechung der enterohepatischen Rezirkulation) in Abhängigkeit vom Zeitpunkt der Ingestion (sinnvoll < 1 h nach Aufnahme) und der eingenommenen Menge sowie von pharmakokinetischen Parametern der Substanz (langsame Absorptionsgeschwindigkeit). Aktivkohle sollte aufgrund der Aspirationsgefahr ebenfalls nur dem bewusstseinsklaren oder intubierten Patienten verabreicht werden.

- **Symptomatische Therapie:** Behandlung zentraler und/oder vegetativer sowie sonstiger internistischer Komplikationen (Sedierung, Blutdruckregulation, Antiarrhythmika, Flüssigkeits-, Elektrolyt- und Azidoseausgleich, Temperaturausgleich, anfallssuppressive Behandlung).

- Ggf. Applikation von **Antidota** (z. B. *Flumazenil* bei BZD-Inintoxikation, *Naloxon* bei Opiatintoxikation und *Biperiden* bei Intoxikation mit Cholinomimetika).
- **Sekundäre Detoxifikation, Durchführung zumeist nach Klinikaufnahme:** Forcierte Diurese, Hämodialyse bzw. -perfusion; abhängig von pharmakokinetischen Parametern (nicht sinnvoll z. B. bei großem Verteilungsvolumen oder hoher Plasmabindungskapazität).

Bei Verdacht auf eine Intoxikation ist eine internistische – ggf. intensivmedizinische – Behandlung vordringlich und muss ohne Verzögerung erfolgen. Bei gezieltem Verdacht sollte immer auch die örtliche Giftinformationszentrale (im Klinikum bzw. regional oder überregional) möglichst vorab kontaktiert werden. Der im psychiatrischen Konsil- bzw. Notdienst tätige Arzt sollte entsprechende Telefonnummern immer mit sich führen.

Parallel zur Notfalltherapie zählt zu den Erstmaßnahmen bei Intoxikation die Anamnese bezüglich Art und Dosis der eingenommenen Substanzen. Wenn möglich, sollte der reagible Patient bzw. Angehörige/Dritte befragt werden, auf situative Hinweise wie Abschiedsbriefe, leere Medikamentenschachteln oder Spirituosenflaschen, Spritzenbestecke etc. ist zu achten.

Bei Unklarheiten sollten Rückstände, verdächtige Substanzen oder auch Blut, Liquor und Körperausscheidungen (z. B. Erbrochenes) zur späteren Analyse asserviert werden.

12.8.2 Intoxikationssyndrome durch Pharmaka

Intoxikationssyndrome durch Psychopharmaka – unspezifische Störungen

Psychopharmaka können (selten) psychiatrische Akutsituationen auslösen (▣ Tab. 12.6). Zunächst gilt es, bei Auftreten von psychomotorischer Unruhe, Umtriebigkeit, Erregtheit (z. B. unter Antidepressiva) oder Verwirrtheit, Apathie, Somnolenz (z. B. unter Antipsychotika) die potenziell auslösenden Substanzen sofort abzusetzen und neben anderen diagnostischen Maßnahmen, wenn möglich, zur Bestimmung der Plasmakonzentration eine Blutprobe zu asservieren.

- **Differenzialdiagnose:** Febrile Katatonie, maligne Hyperthermie (Anästhesiezwischenfall), Enzephalitis.

Intoxikationssyndrome durch Psychopharmaka – spezifische Syndrome

Auf der Grundlage eines gemeinsamen zugrundeliegenden Wirkmechanismus (Pharmakodynamik) lassen sich prägnante klinische Syndrome abgrenzen, die bei Überdosierung bzw. Intoxikation von bestimmten Psychopharmaka (und anderen psychotropen Substanzen) oder auch bei Hypersensitivität von Patienten gegenüber diesen Wirkmechanismen auftreten. Die Syndrome sind notfallpsychiatrisch

Tab. 12.7 Stadienabhängige Behandlung des malignen neuroleptischen Syndroms. (Mod. nach Schönfeldt-Lecuona et al. 2020)

Stadium			Symptomatik	Behandlungsempfehlung
1	Parkinsonoid		Rigor, Tremor, Anspannung	Antipsychotika: Dosisreduktion, Wechsel auf APP oder *Clozapin*, Anticholinergika
2	Medikamentös bedingte Katatonie		Rigidität, Muskelrigor, Mutismus, Stupor	Umsetzen auf *Clozapin* oder Absetzen von Antipsychotika erwägen, *Lorazepam* (bis 8 mg/d)
3	MNS I	Leicht, beginnend	Leichtgradige Muskelrigidität, Katatonie oder Verwirrtheit, Temp. ≤ 38 °C, HF ≤ 100 bpm	Absetzen von Antipsychotika, *Lorazepam* (bis 8 mg/d)
4	MNS II	Mittelgradig	Mäßiggradige Muskelrigidität, Katatonie oder Verwirrtheit, Temp. 38–40 °C, HF 100–120 bpm	Absetzen von Antipsychotika, intensivmedizinische Überwachung und Behandlung; *Lorazepam* (bis 8 mg/d), *Bromocriptin* (bis 15 mg/d) oder *Amantadin* (bis 300 mg/d), EKT erwägen
5	MNS III	Schwer	Schwere Muskelrigidität, febrile Katatonie oder Koma, Temp. ≥ 40 °C, HF ≥ 120 bpm	Absetzen von Antipsychotika, intensivmedizinische Überwachung und Behandlung; *Dantrolen* (bis 10 mg/kg KG/d); *Bromocriptin* (bis 15 mg/d) oder *Amantadin* (bis 300 mg/d), EKT

AAP atypische Antipsychotika, *MNS* malignes neuroleptisches Syndrom, *HF* Herzfrequenz, *EKT* Elektrokonvulsionstherapie

relevant, potenziell letal und bedürfen daher einer raschen Diagnosestellung und entsprechender Maßnahmen.

Kontrollierte randomisierte Studien oder Beobachtungsstudien mit höherer Fallzahl liegen nicht vor, die Empfehlungen basieren auf klinischer Erfahrung und Experteneinschätzungen.

▪ Malignes neuroleptisches Syndrom (MNS)

Beim MNS (*neuroleptic malignant syndrome*, NMS) handelt es sich um eine seltene NW (0,01–0,04 %) (Nagel et al. 2015), v. a. einer Antipsychotikatherapie (Dopaminrezeptorblockade), vorwiegend bei hohen Dosen hochpotenter Antipsychotika, in Einzelfällen auch unter AAP, Stimmungsstabilisierern und Antidepressiva, jedoch auch bei normaler Dosierung (▶ 3.6.1). In der Regel tritt es innerhalb von 2 Wochen nach Beginn der Antipsychotikatherapie oder einer Dosiserhöhung auf; dabei besteht vitale Gefährdung. Die Symptome entwickeln sich innerhalb eines Zeitraums von 72 h:

- **Extrapyramidale Störungen:** Rigor, Akinesie, z. T. auch Dys- und Hyperkinesien, Tremor, Mutismus, Stupor; **fluktuierende Bewusstseinsstörungen** bis zum Koma; **autonome Funktionsstörungen** mit Tachykardie, (labiler) Hypertonus, Tachy- bzw. Dyspnoe, Hautblässe oder -rötung, Hypersalivation, Hyperhidrose (Diaphorese), Harninkontinenz, Hyperthermie.
- **Labor:** Erhöhte Kreatinkinase, nicht selten auch Erhöhung der Transaminasen sowie der alkalischen Phosphatase; Leukozytose; metabolische Azidose.

Es lassen sich entsprechend der aktuellen *S3-Leitlinie Schizophrenie* (DGPPN 2019b) stadienorientierte Behandlungsempfehlungen ableiten (◘ Tab. 12.7, Schönfeldt-Lecuona et al. 2020).

> Myoglobinämie bzw. -urie (Rhabdomyolyse) mit drohenden renalen Komplikationen möglich, daher Verlaufsbestimmungen auch von Kreatinkinase und Kreatinin bei Verdacht auf ein MNS und bei Myalgien wichtig (► 3.6.6).

Es besteht eine große klinisch-syndromale Überlappung von Katatonien und MNS, eine klinisch-symptomatische Trennung ist nicht immer möglich, Diaphorese (meist profuses Schwitzen), Rigor, hohes Fieber, CK-/Myoglobin-Erhöhung und Leukozytose sind häufiger bei MNS; Stereotypien, Stupor, wächserne Flexibilität und Negativismus sind häufiger bei Katatonien (ohne MNS).

Notfalltherapie bei beim malignen neuroleptischen Syndrom ► Box 9.

Wenn der Patient auf eine Fortführung der antipsychotischen Therapie angewiesen ist, sollte am ehesten *Clozapin* gewählt werden. Ein Beginn sollte frühestens 14 Tage nach Remission der MNS-Symptome beginnen, die Dosis muss sehr langsam gesteigert werden, auf Kombinationen, insbesondere *Lithium* und Antidepressiva, sollte verzichtet werden.

Box 9

Notfalltherapie beim malignen neuroleptischen Syndrom

- Absetzen der Antipsychotika, Kühlung, (parenterale) Flüssigkeitszufuhr; Intensivüberwachung.
- Prinzip der Weiterbehandlung:
  - *Dantrolen* i. v. 2,5 mg/kg KG, ggf. danach Dauerinfusion bis zu 10 mg/kg KG/24 h i. v. und anschließend 2,5 mg/kg KG/24 h i. v.,
  - alternativ *Bromocriptin* (Pravidel) 10–30 mg/24 h (bis 60 mg/24 h),
  - *Amantadin* i. v. 200–400 mg/24 h oder
  - *Lorazepam* 2–4 mg/24 h i. v./i. m. (maximal 7,5 mg/24 h),
- wenn keine Besserung: EKT; ggf. auch zu einem früheren Behandlungszeitpunkt.

Zentrales Serotoninsyndrom

Beim zentralen Serotoninsyndrom kommt es zu seltenen Neben- bzw. Wechselwirkungen von AM mit serotonerger Wirkkomponente, v. a. bei SSRI, *Venlafaxin*, *Mirtazapin* (additiv), TZA, MAOH, 5-HT-Agonisten, *Tryptophan*, *Kokain*, Amfetaminen, aber auch *Lithium* (vorwiegend in Kombinationstherapie). Es ist potenziell lebensbedrohlich und tritt überwiegend innerhalb der ersten 24 h nach Applikation, Dosiserhöhung oder Kombinationsbeginn auf:

- **Trias** aus **Fieber** (Hyperthermie, Schüttelfrost), **neuromuskulären Symptomen** (Hyperrigidität, Hyperreflexie, Myoklonie, Tremor, Kopfschmerz) und **psychopathologischen Auffälligkeiten** (delirante Symptome wie Bewusstseins- und Aufmerksamkeitsstörungen, Desorientiertheit, Verwirrtheit, z. T. Erregungszustände); weiterhin gastrointestinale Symptome wie Übelkeit, Erbrechen, Diarrhö; vital bedrohliche Komplikationen durch epileptische Anfälle, Herzrhythmusstörungen, Koma, Multiorganversagen, Verbrauchskoagulopathie.

Notfalltherapie beim zentralen Serotoninsyndrom ► Box 10.

Box 10

Notfalltherapie beim zentralen Serotoninsyndrom

- **Absetzen der Medikation** (in 90 % der Fälle ausreichend) und ggf. **symptomatische** Therapie: Kühlung, Volumensubstitution, bei Bedarf Sedierung.
- Bei Persistenz (selten) *Cyproheptadin* (Peritol) 4–8 mg initial p. o. bis 0,5 mg/kg KG/24 h.
- Bei Komplikationen u. U. Notwendigkeit der **intensivmedizinischen Therapie**.

Zentrales anticholinerges Syndrom

Das zentrale anticholinerge Syndrom tritt auf bei Überdosierung bzw. Intoxikation mit anticholinerg wirksamen AM (z. B. *Clozapin*, TZA) sowie additiv bei deren Kombination, aber auch bereits in normalen Dosisbereichen, z. B. bei Slow-metabolizer-Status. Es ist potenziell lebensbedrohlich:

12

- Periphere **anticholinerge Symptome** wie trockene Haut und Schleimhäute, Hyperthermie, Mydriasis, Harnverhalt, Obstipation (bis zum paralytischen Ileus), Tachykardie, Herzrhythmusstörungen; **agitierte Verlaufsform** mit deliranter Symptomatik, Desorientiertheit, Verwirrung, evtl. Sinnestäuschungen (optische und z. T. akustische Halluzinationen), motorischer Unruhe und Agitation, Dysarthrie und zerebralen Krampfanfällen, aber auch **apathisch-hypoaktive Verlaufsform** mit Somnolenz bzw. Koma.

Notfalltherapie beim zentralen anticholinergen Syndrom ► Box 11.

Arzneimittelinduzierte psychiatrische Akutsituationen durch andere Pharmaka („Nichtpsychopharmaka")

Unter einer großen Zahl von AM unterschiedlicher Klassen können psychiatrische NW auftreten. Unter den häufig eingenommenen Substanzklassen mit bekanntem Risiko für psychiatrische NW finden sich Antibiotika (v. a. Fluorchinolone), Antihistaminika, NSAID und weitere internistische AM.

Häufig sind sexuelle Funktionsstörungen und Schlafstörungen sowie ängstlich-depressive Verstimmungen. Daneben können auch manische oder psychotische Syn-

Box 11

Notfalltherapie beim zentralen anticholinergen Syndrom

- **Absetzen der anticholinergen Substanz.**
- Bei agitierter Verlaufsform ggf. BZD und/oder Antipsychotika je nach Symptomausprägung; bei Persistenz bzw. schwerer Ausprägung Applikation von 2–4 mg *Physostigmin* (Anticholium Injektionslösung) i. m. oder langsam i. v. (sowohl bei agitierter als auch sedativer Verlaufsform wirksam) und ggf. als Dauerinfusion über Perfusor (2–4 mg/h); **jedoch nur unter intensivmedizinischen Bedingungen mit kontinuierlichem Monitoring der Kreislauffunktionen und Möglichkeit der assistierten Beatmung.**
- Außerdem symptomatische Therapie z. B. bei Hypotonie, Herzrhythmusstörungen, Elektrolytentgleisung, Krampfanfällen etc.

drome mit paranoid-halluzinatorischer Symptomatik sowie delirante Syndrome vorkommen.
- Auf eine sorgfältige Medikamentenanamnese ist beim Neuauftreten von psychiatrischen Syndromen in jedem Fall zu achten. Risikogruppen sind insbesondere geriatrische und mehrfach erkrankte bzw. vorbehandelte Patienten.
- Die Latenzzeit nach Medikationsbeginn ist bis zum Auftreten psychotischer NW (unmittelbar bis Tage nach Erstgabe) meist gering.
- Besteht in der Akutsituation der **Verdacht auf eine pharmakogene psychiatrische Störung**, sollte die **Medikation zunächst abgesetzt** werden; bei Persistieren der Störung muss eine syndromgerichtete psychiatrische Pharmakotherapie eingeleitet werden.

> Die Einstellung auf ein AM mit potenziellen psychiatrischen NW sollte, insbesondere bei Risikopatienten (höheres Lebensalter, Mehrfacherkrankungen und -behandlungen), stets einschleichend beginnen und niedrig dosiert erfolgen (*start low – go slow*). Pharmakologische Polypragmasie ist in der Notfallsituation zu vermeiden. Eine gesicherte Überlegenheit von Kombinationen besteht nicht, hingegen das Risiko für Interaktionen und diagnostische Verschleierung.

Literatur

Aldecoa C, Bettelli G, Bilotta F et al (2024) Update of the European Society of Anaesthesiology and Intensive Care Medicine evidence-based and consensus-based guideline on postoperative delirium in adult patients. Eur J Anaesthesiol 41(2):81–108

Anderson EL, Nordstrom K, Wilson MP et al (2017) American association for emergency psychiatry task force on medical clearance of adults part I: introduction, review and evidence-based guidelines. West J Emerg Med 18(2):235–242

Burry L, Hutton B, Williamson DR et al (2019) Pharmacological interventions for the treatment of delirium in critically ill adults. Cochrane Database Syst Rev 9(9):CD11749. https://doi.org/10.1002/14651858.cd011749.pub2

Burry LD, Cheng W, Williamson DR et al (2021) Pharmacological and non-pharmacological interventions to prevent delirium in critically ill patients: a systematic review and network meta-analysis. Intensive Care Med 47(9):943–960

Carayannopoulos KL, Alshamsi F, Chaudhuri D et al (2024) Antipsychotics in thetTreatment of delirium in critically ill patients: a systematic =rReview and meta-analysis of randomized controlled trials. Crit Care Med 52(7):1087–1096

Desai Boström AE, Andersson P, Rask-Andersen M et al (2023) Regional clozapine, ECT and lithium usage inversely associated with excess suicide rates in male adolescents. Nat Commun 14(1):1281

Deutsche Gesellschaft für Anästhesiologie und Intensivmedizin (DGAI), Deutsche Interdisziplinäre Vereinigung für Intensiv- und Notfallmedizin (DIVI) (2021) S3-Leitlinie Analgesie, Sedierung und Delirmanagement in der Intensivmedizin (DAS-Leitlinie). https://register.awmf.org/de/leitlinien/detail/001-012. Zugegriffen: 8. Aug. 2025

DGN (Deutsche Gesellschaft für Neurologie) (2022) S1-Leitlinie: Delir und Verwirrtheitszustände inklusive Alkoholentzugsdelir (AWMF-Registernummer 030/006). Gültig bis 03.12.2025. https://www.awmf.org/leitlinien/detail/ll/030-006.html. Zugegriffen: 8. Aug. 2025

DGPPN (Deutsche Gesellschaft für Psychiatrie und Psychotherapie, Psychosomatik und Nervenheilkunde e. V.) (2019a) S2k-Leitlinie Notfallpsychiatrie. AWMF-Register-Nr. 038-023. https://register.awmf.org/assets/guidelines/038-023l_S2k_Notfallpsychiatrie_2019-05_1-abgelaufen.pdf. Zugegriffen: 8. Aug. 2025

DGPPN (Deutsche Gesellschaft für Psychiatrie, Psychotherapie und Nervenheilkunde e. V.), Leitliniengruppe: S3-Leitlinie Schizophrenie (2019b) S3-Leitlinie Schizophrenie. AWMF-Register Nr. 038-009. Langfassung. https://www.awmf.org/leitlinien/detail/ll/038-009.html. Zugegriffen: 8. Aug. 2025

Duan Y, Yang Y, Zhu W et al (2023) Melatonin intervention to prevent delirium in the intensive care units: a systematic review and meta-analysis of randomized controlled trials. Front Endocrinol 14:1191830

Fountoulakis KN, Saitis A, Schatzberg AF (2025) Esketamine treatment for depression in adults: a PRISMA systematic review and meta-analysis. Am J Psychiatry 182(3):259–275

Guasp M, Dalmau J (2025) Autoimmune encephalitis. Med Clin North Am 109(2):443–461

Gupta A, Joshi P, Bhattacharya G et al (2022) Is there evidence for using anticonvulsants in the prevention and/or treatment of delirium among older adults? Int Psychogeriatr 34(10):889–903

Katz IR, Rogers MP, Lew R et al (2022) Lithium treatment in the prevention of repeat suicide-related outcomes in veterans with major depression or bipolar disorder: a randomized clinical trial. JAMA Psychiatry 79(1):24–32

12

Nagel M, Freisberg S, Junghanns K et al (2015) Das maligne neuroleptische Syndrom (MNS) – Eine systematische Übersicht. Fortschr Neurol Psychiatr 83:373–380

Ostinelli EG, Brooke-Powney MJ, Li X, Adams CE (2017) Haloperidol for psychosis-induced aggression or agitation (rapid tranquillisation). Cochrane Database Syst Rev 7:CD9377. https://doi.org/10.1002/14651858.cd009377.pub3

Pepa PA, Lee KC, Huynh HE, Wilson MP (2017) Safety of risperidone for acute agitation and alcohol intoxication in emergency department patients. J Emerg Med 53(4):530–535

Schmidt A, Fischer P, Wally B, Scharfetter J (2017) Influence of intravenous administration of the antipsychotic drug benperidol on the QT interval. Neuropsychiatrie 31(4):172–175

Schönfeldt-Lecuona C, Kuhlwilm L, Cronemeyer M et al (2020) Treatment of the neuroleptic malignant syndrome in international therapy guidelines: a comparative analysis. Pharmacopsychiatry 53(2):51–59

Stetson SR, Osser DN (2022) Psychopharmacology of agitation in acute psychotic and manic episodes. Curr Opin Psychiatry 35(3):171–176

Tebartz van Elst L, Bechter K, Prüss H et al (2019) Autoantikörper-assoziierte schizophreniforme Psychosen: Pathophysiologie, Diagnostik und Therapie. Nervenarzt 90(7):745–761

Uribe ES, Rodríguez CAB, Juárez MEN et al (2025) Pharmacological management of acute agitation in psychiatric patients: an umbrella review. BMC Psychiatry 25(1):273

Veronese N, Solimando L, Bolzetta F et al (2024) Interventions to prevent and treat delirium: an umbrella review of randomized controlled trials. Ageing Res Rev 97:102313

Wilson MP, Pepper D, Currier GW et al (2012) The psychopharmacology of agitation: consensus statement of the American Association for Emergency Psychiatry project Beta Psychopharmacology Workgroup. West J Emerg Med 13(1):26–34

Yao Z, McCall WV (2023) Designing clinical trials to assess the impact of pharmacological treatment for suicidal ideation/behavior: issues and potential solutions. Pharmaceut Med 13:1–12

Zakhary T, Ahmed I, Luttfi I et al (2024) Quetiapine versus haloperidol in the management of hyperactive delirium: randomized controlled trial. Neurocrit Care 41(2):550–557

Zoremba N, Coburn M (2019) Delir im Krankenhaus. Dtsch Ärztebl 116:101–106

Zun LS (2018a) Evidence-based review of pharmacotherapy for acute agitation. Part 1: Onset of efficacy. J Emerg Med 54(3):364–374

Zun LS (2018b) Evidence-based review of pharmacotherapy for acute agitation. Part 2: Safety. J Emerg Med 54(4):522–532

Psychopharmaka im Alter und bei internistischen Erkrankungen

Christian Lange-Asschenfeldt

Inhaltsverzeichnis

Benkert/Hippius Kompendium der Psychiatrischen Pharmakotherapie,
https://doi.org/10.1007/978-3-662-72452-1_13

13.1 Psychopharmaka im Alter

Physiologische Alterungsprozesse haben einen starken Einfluss auf Wirkung und Verträglichkeit von AM im ZNS.

- Entscheidende **pharmakokinetische** Faktoren sind:
  - Reduzierte Körpermasse mit relativ erhöhtem Anteil an Fettgewebe, dadurch zunehmendes Verteilungsvolumen lipophiler AM (wie Psychopharmaka) mit verlängerter systemischer Verweildauer und Wirkung sowie Gefahr der Akkumulation.
  - Verminderung des Plasmaproteingehalts, dadurch evtl. erhöhte Konzentration von freien (ungebundenen) AM.
  - Reduktion der gastrointestinalen Oberfläche und der gastrointestinalen Motilität, eine verzögerte Magenentleerung und ein Anstieg des pH-Wertes im Magen können zu einem veränderten Zerfalls- und Auflösungsverhalten von Peroralia führen und Auswirkung auf die Absorptionsrate haben.
  - Eingeschränktes Herzzeitvolumen und Gefäßveränderungen sowie Abnahme von Leber- und Nierenvolumen, dadurch Verringerung des hepatischen und renalen Blutflusses mit Einschränkung von Arzneimittelmetabolismus bzw. -elimination; außerdem erhöhte Bioverfügbarkeit für Substanzen mit hoher präsystemischer Elimination.
  - Zu bedenken ist weiterhin das erhöhte Risiko von Interaktionen bei häufig bestehender Polypharmakotherapie im Alter (▶ Kap. 16).
- **Pharmakodynamisch** finden sich Veränderungen im Bereich der Neurotransmission für fast alle Neurotransmittersysteme; es wurden eine Abnahme der Zellzahl, eine verringerte Rezeptordichte sowie eine Reduktion der Neurotranssmittersynthese mit möglichem Einfluss auf Wirkmechanismus bzw. NW-Spektrum verschiedener Psychopharmaka gezeigt:
  - **Cholinerges System:** Erhöhte Empfindlichkeit für periphere und v. a. zentrale anticholinerge Symptome bei Pharmaka mit anticholinergem NW-Profil, also v. a. trizyklische Substanzen, aufgrund einer Verringerung der cholinergen Reserven im Alter (daher erhöhte Neigung zu Verwirrtheitszuständen bzw. Ausprägung deliranter Zustandsbilder).
  - **Noradrenerges System:** Erhöhte Empfindlichkeit gegenüber adrenolytischen Effekten (v. a. orthostatische Hypotonie).
  - **Dopaminerges System:** Erhöhte Suszeptibilität für EPS bzw. Spätdyskinesien bei D_2-antagonistischen Substanzen. Ältere Frauen zeigen eine besonders hohe Sensitivität für diese NW. Daher sollten bei älteren Patienten mit schizophrenen Störungen eher AAP eingesetzt werden.
  - **Serotonerges System:** Erhöhte Disposition für NW bei serotonergen AM (Agitation, Inappetenz, Dyspepsie, sexuelle Dysfunktion).
- Einfluss **psychosozialer Faktoren** auf die Pharmakotherapie im Alter: Minderung der Adhärenz durch soziale Isolation, vermehrte NW, komplizierte Behandlungsschemata, Versorgungsprobleme, kognitive Beeinträchtigung (▶ Kap. 6).

> Bei der medikamentösen Behandlung geriatrischer Patienten ist stets an eine Dosisanpassung zu denken. In der Regel sind geringere Dosen und langsame Aufdosierung („*start low, go slow*") unter sorgfältiger Überwachung relevanter Parameter (Nierenfunktion, Leberparameter, kardialer Status) anzustreben. Zur Sicherung der Adhärenz sollten Verwandte oder Pflegepersonen einbezogen werden. Das therapeutische Regime ist so einfach wie möglich zu halten und sollte regelmäßig überprüft werden, Medikation ist in übersichtlicher Form anzubieten, am besten als tägliche Einmalgabe. Schnell lösliche bzw. flüssige Präparationen können die Anwendung bei kontrollierter Applikation erleichtern. Polypharmazie, interaktionsträchtige und sehr lang wirksame AM (HWZ > 24 h) sind möglichst zu vermeiden. Auf häufig bestehende internistische und weitere Komorbiditäten ist bei der Psychopharmakotherapie besonders zu achten.

Bezüglich der spezifischen Risikoeinschätzung von AM im höheren Lebensalter finden sich Informationen zu den Präparaten im entsprechenden Abschnitt des jeweiligen allgemeinen Teils und im Präparateteil der betreffenden Kapitel.

13.2 Psychopharmaka bei Herz-Kreislauf-Erkrankungen

In therapeutischer Dosierung besteht für herzgesunde Patienten ein relativ geringes kardiovaskuläres Risiko bei der Anwendung von Psychopharmaka. Allerdings gibt es Untersuchungen, die die Unbedenklichkeit von trizyklischen Substanzen und von Butyrophenonen infrage stellen (▶ 1.5 und ▶ 3.6).

Bei kardiovaskulärer Vorschädigung (insbesondere vorbeschriebene oder latente Erregungsleitungsstörungen, Herzinsuffizienz, KHK, Blutdruckdysregulation) können Psychopharmaka in unterschiedlichem Ausmaß kardiotoxisch wirken (◘ Tab. 13.1; s. auch v. a. ▶ 1.5.1 und ▶ 3.6.3 sowie jeweilige Angaben unter „Risikopopulationen" in den Präparateteilen der ▶ Kap. 1–10); die wichtigsten Faktoren im NW-Profil sind:

- **Anticholinerge Wirkung** (v. a. trizyklische Substanzen): Herzfrequenzerhöhung, Aufhebung bzw. Reduktion der protektiven parasympathischen (vagalen) Wirkung, auch durch Abnahme der Herzfrequenzvariabilität.
- **Orthostatische Wirkung** (v. a. α_1-Rezeptor-Antagonismus), dadurch z. B. Reflextachykardie, (koronare und zerebrale) Durchblutungsstörungen, Kollapsneigung.
- **Erregungsleitungsstörungen** (Depolarisationsstörungen), z. B. durch chinidinartigen und negativ inotropen Effekt trizyklischer Substanzen.
- **Proarrhythmische Wirkung** (TdP) durch mögliche QTc-Zeit-Verlängerung (Repolarisationsstörungen), insbesondere bei Vorliegen von Risikofaktoren (▶ Box 1).

Tab. 13.1 Risikoeinschätzung bei Herz-Kreislauf-Erkrankungen

Indikationsgruppe	**Risikoeinschätzung**[a]		
	Gering	**Mäßig**	**Erhöht**
Antidementiva	*Lecanemab, Memantin*	*Donepezil, Galantamin*[b], *Rivastigmin*	–
Antidepressiva	*Agomelatin, Hypericum, Mianserin, Mirtazapin*, SSRI (*Citalopram*[b], *Escitalopram*[b], *Sertralin*), *Tianeptin*	*Bupropion, Duloxetin,* [*Esketamin*], *Fluoxetin, Fluvoxamin,* [*Ketamin*], *Milnacipran, Moclobemid, Desvenlafaxin, Paroxetin, Reboxetin, Venlafaxin,* [*Vortioxetin*]	*Tranylcypromin, Trazodon*, TZA
Antipsychotika	*Amisulprid, Aripiprazol,* [*Cariprazin*], *Melperon, Pipamperon, Sulpirid*	*Asenapin*, Butyrophenone, *Fluspirilen, Haloperidol* (niedrige Dosen, oral), *Paliperidon, Quetiapin, Olanzapin, Risperidon, Ziprasidon*[b], *Zuclopenthixol*	*Clozapin, Haloperidol*[b], [*Loxapin*], [*Lurasidon*], *Pimozid*[b], Phenothiazine (v. a. *Thioridazin*[b])
Anxiolytika/Hypnotika	*Buspiron*, BZD, *Eszopiclon, Chloralhydrat, Diphenhydramin*[b], *Melatonin, Pregabalin, Tasimelteon, L-Tryptophan, Zolpidem, Zopiclon*	[*Daridorexant*], *Opipramol, Pitolisant*	*Hydroxyzin*[b]
Stimmungsstabilisierer	*Lamotrigin, Valproat*	*Carbamazepin*	*Lithium*
Andere AM/Psychopharmaka	*Acamprosat, Bupropion, Naltrexon, Orlistat,* [*Semaglutid*], *Tirzepatid, Topiramat*	*Buprenorphin, Clomethiazol, Clonidin, L-Dopa/Benserazid, Liraglutid, Nalmefen, Natriumoxybat, Oxycodon/Naltrexon, Pramipexol, Ropinirol, Rotigotin,* [*Solriamfetol*]	*Amfetamin, Atomoxetin, Avanafil, Buprenorphin*[b], *Dapoxetin, Disulfiram,* [*Guanfacin*], *Methylphenidat, Levomethadon, Lisdexamfetamin, Methadon, Modafinil, Morphinsulfat, Nikotin, Sildenafil, Tadalafil, Vardenafil, Vareniclin*

[a] Basierend auf dem derzeitigen Literaturstand und Empfehlungen der Hersteller, bezogen auf therapeutische Dosisbereiche. Bei Präparaten in *eckigen Klammern* ist aufgrund einer schmalen Datenbasis nur eine vorläufige Einstufung möglich

[b] Erhöhte Häufigkeit von QTc-Zeit-Verlängerung beschrieben; keine Anwendung bei weiteren Risikofaktoren für QTc-Zeit-Verlängerung oder in Kombination mit anderen AM mit dieser potenziellen NW (▶ Box 1) (*Haloperidol*: relevant nur bei i. v.-Gabe, daher kontraindiziert)

SSRI selektive Serotoninwiederaufnahmehemmer, *TZA* trizyklische Antidepressiva, *BZD* Benzodiazepine

Box 1

Risikofaktoren für QTc-Zeit-Verlängerung

Eine Vielzahl von AM und besonders von Psychopharmaka können kardiale Repolarisationsstörungen (im EKG manifestiert als QTc-Zeit-Verlängerung) hervorrufen (s. auch ▶ 1.5.1 und ▶ 3.6.3).

- Epidemiologisch
  - Alter
  - Weibliches Geschlecht
- Anamnestisch
  - Bradykardie
  - KHK
  - Herzinsuffizienz
  - Leber-/Niereninsuffizienz
  - Poor-metabolizer-Status
  - Elektrolytverschiebungen mit Hypokaliämie und Hypomagnesiämie (z. B. bei Essstörungen, Delir, psychomotorischer Agitation)
  - (Familien-)Anamnese mit unklaren Arrhythmien/Synkopen und/oder Long-QT-Syndrom
- Iatrogen
  - Komedikation mit anderen QTc-Zeit-verlängernden Substanzen
  - Anticholinerge Begleitmedikation
  - Komedikation mit Inhibitoren relevanter CYP-450-Enzymsysteme (z. B. 3A3/4, 2D6)

Das Risiko ist bei den meisten AM als dosisabhängig und kumulativ, d. h. steigend mit der Anzahl von Risikofaktoren, anzusehen. Das Auftreten von QTc-Zeit-Verlängerung und TdP unter Psychopharmaka ist dennoch niemals präzise vorhersagbar, auch weil möglicherweise noch unbekannte konstitutionelle Risikofaktoren existieren. In ◘ Tab. 13.1 sind lediglich Psychopharmaka mit der höchsten Wahrscheinlichkeit für das Auftreten von QTc-Zeit-Verlängerung gekennzeichnet. Zur genaueren Einordnung wird hier jeweils auf den Präparateteil der einzelnen Kapitel oder auf die im Internet verfügbare Datenbank ▶ www.crediblemeds.org (zuletzt abgerufen am 20.09.2025) des *Arizona Center for Education and Research on Therapeutics* (AzCERT) verwiesen.

Zur Therapie mit Antidepressiva bei KHK sind in der Vergangenheit viel beachtete, z. T. große kontrollierte Studien durchgeführt worden, die v. a. die gute Verträglichkeit von SSRI, insbesondere *Sertralin* (SADHART) und *Citalopram* (*CREATE*) sowie *Mirtazapin* (MIND-IT) – z. T. auch nach akutem Koronarsyndrom (*Sertralin* und *Mirtazapin*) – belegen. Nutzen und Risiko von SSRI bzgl. Herz-Kreislauf-Vorschädigung sollten insgesamt jedoch differenzierter betrachtet werden. Sie können einerseits zur QTc-Zeit-Verlängerung mit der möglichen Folge ventrikulärer Herzrhythmusstörungen führen (v. a. *Citalopram*, *Escitalopram*), andererseits hat *Paroxetin* eine im Vergleich zu anderen SSRI deutlich stärkere anticholinerge Potenz.

Weiterhin besteht bei allen SSRI ein gering erhöhtes gastrointestinales und ein – wenn auch noch geringeres – intrakranielles Blutungsrisiko. Hier ist insbesondere Vorsicht geboten bei Komedikation mit Antikoagulanzien, Thrombozytenaggregationshemmern oder/und NSAR bzw. bei bekannten gastrointestinalen Läsionen (z. B. Ulkuskrankheit) bzw. stattgehabten Hirnblutungen (Kubiszewski et al. 2020) oder komorbiden Störungen der Blutgerinnung (▸ 1.5.3).

Bei komorbider Herzinsuffizienz scheinen nach aktueller Datenlage weder *Sertralin* (SADHART-HF) noch *Escitalopram* (MOOD-HF) eine signifikante Wirkung auf die depressive Symptomatik und das kardiale Outcome zu haben, diskutiert wird ein Klasseneffekt für alle SSRI.

! Vorsicht in der Anwendung von Psychopharmaka bei Patienten mit kardiovaskulären Vorerkrankungen ist besonders dann geboten, wenn weitere potenziell kardiovaskuläre Risikomedikamente verordnet werden. In diesem Zusammenhang sind auch NSAR zu nennen, die in der Regel frei verkäuflich sind und deren Anwendung in einer Studie mit einem erhöhten Risiko für Herz-Kreislauf-Stillstand einherging (Sondergaard et al. 2017).

13.3 Psychopharmaka bei Lebererkrankungen

Wie alle AM unterliegen auch Psychopharmaka einer mehr oder weniger ausgeprägten hepatischen Verstoffwechselung bzw. biliären Exkretion.

Je nach Ausmaß kommt es bei Leberinsuffizienz – primär unabhängig von der Ätiologie – für überwiegend hepatisch entgiftete AM zu einer verlängerten Eliminations-HWZ bzw. Plasmaspiegelerhöhung und Gefahr der Akkumulation aufgrund von

- Absorptionsverzögerung bei portaler Hypertension,
- erhöhter Bioverfügbarkeit bei Substanzen mit hoher präsystemischer Elimination,
- eingeschränktem oxidativen Ab- bzw. Umbau und eingeschränkter Konjugation (gestörter Phase-I- und Phase-II-Metabolismus),
- erhöhter Konzentration des freien Wirkstoffs bei eingeschränkter hepatischer Plasmaalbuminsynthese,
- vergrößertem Verteilungsvolumen bei Aszites- und Ödembildung.

13

Die Stadieneinteilung bei Leberfunktionsstörungen erfolgt in der Regel anhand des Child-Pugh-Scores für die Leberzirrhose (Child A: leicht, Child B: mittelgradig, Child C: schwer). Hieraus ergeben sich für die meisten Psychopharmaka Konsequenzen hinsichtlich notwendiger Dosisanpassung (z. B. reduzierte Initial- und Zieldosis, langsame Aufdosierung), notwendiger zusätzlicher Kontrollen bzw. möglicher Kontraindikationen (◻ Tab. 13.2; s. auch jeweilige Angaben unter „Risikopopulationen" in den Präparateteilen der ▸ Kap. 1–10).

Einige Psychopharmaka weisen ein erhöhtes Risiko für idiosynkratische Lebertoxizität auf, was nicht unbedingt mit vorbestehender Leberschädigung korrelieren muss (z. B. *Agomelatin*, *Mianserin*, *Valproat*). Diese sind in ◻ Tab. 13.2 mit einem höheren Risiko eingeschätzt, da in der klinischen Praxis bei Leberinsuffizienz Alternativen bevorzugt werden.

Tab. 13.2 Risikoeinschätzung bei Leberfunktionsstörungen

Indikationsgruppe	Risikoeinschätzung[a]		
	Gering	Mäßig	Erhöht
Antidementiva	*Memantin*, *Lecanemab*, *Rivastigmin*	*Donepezil*	*Galantamin*
Antidepressiva	*Desvenlafaxin*, *Hypericum*, *Ketamin*, *Milnacipran*, SSRI	[*Esketamin*], *Mirtazapin*, *Moclobemid*, *Reboxetin*, *Venlafaxin*, [*Vortioxetin*]	*Agomelatin*, *Bupropion*, *Duloxetin*, *Mianserin*, *Tianeptin*, *Tranylcypromin*, *Trazodon*, TZA
Antipsychotika	*Amisulprid*, *Sulpirid*	*Aripiprazol*, *Asenapin*, Butyrophenone, [*Cariprazin*], *Chlorprothixen*, *Flupentixol*, *Fluspirilen*, [*Lurasidon*], *Melperon*, *Olanzapin*, *Paliperidon*, *Pimozid*, *Pipamperon*, *Quetiapin*, *Risperidon*, *Ziprasidon*, *Zuclopenthixol*	*Clozapin*, [*Loxapin*], Phenothiazine (v. a. *Chlorpromazin*)
Anxiolytika/Hypnotika	Kurz wirksame BZD (z. B. *Lorazepam*, *Oxazepam*), *Pregabalin*, *Tasimelteon*, *L-Tryptophan*	*Buspiron*, lang wirksame BZD (z. B. *Chlordiazepoxid*, *Diazepam*), *Chloralhydrat*, [*Daridorexant*], *Diphenhydramin*, *Eszopiclon*, *Hydroxyzin*, *Opipramol*, *Pitolisant*, *Zolpidem*, *Zopiclon*	[*Melatonin*]
Stimmungsstabilisierer	*Lithium*	*Carbamazepin*, *Lamotrigin*	*Valproat*
Andere AM/Psychopharmaka	*L-Dopa/Benserazid*, [*Liraglutid*], *Nalmefen*, *Orlistat*, [*Semaglutid*], *Vareniclin*	*Acamprosat*, [*Amfetamin*], *Atomoxetin*, *Avanafil*, *Buprenorphin*, *Bupropion*, *Clomethiazol*, *Clonidin*, *Dapoxetin*, *Disulfiram*, *Guanfacin*, *Levomethadon*, [*Lisdexamfetamin*], *Methadon*, [*Methylphenidat*], *Modafinil*, *Morphinsulfat*, *Naltrexon*, *Nikotin*, *Oxycodon/Naltrexon*, *Pramipexol*, *Ropinirol*, *Rotigotin*, *Sildenafil*, [*Solriamfetol*], *Tadalafil*, *Topiramat*, *Vardenafil*	*Levomethadon*, [*Natriumoxybat*]

[a] Basierend auf dem derzeitigen Literaturstand und Empfehlungen der Hersteller, bezogen auf therapeutische Dosisbereiche. Bei Präparaten in *eckigen Klammern* ist aufgrund einer schmalen Datenbasis nur eine vorläufige Einstufung möglich

SSRI selektive Serotoninwiederaufnahmehemmer, *TZA* trizyklische Antidepressiva, *BZD* Benzodiazepine

13.4 Psychopharmaka bei Nierenerkrankungen

Unabhängig von der Ätiologie ergeben sich bei Nierenfunktionsstörungen bzw. -insuffizienz für Auswahl und Dosierung von Psychopharmaka wichtige Konsequenzen:

- Das Ausmaß der renalen Elimination eines AM bzw. seiner Metaboliten bestimmt den Risikograd seiner Anwendung und die eventuelle Notwendigkeit von Dosisanpassung und **Verlaufskontrollen** (laborchemische Nierenparameter, v. a. Harnretentionswerte und Clearance, Plasmaspiegelbestimmung etc.; Tab. 13.3; s. auch jeweilige Angaben unter „Risikopopulationen" in den Präparateteilen der ▶ Kap. 1–10).
- Die Stadieneinteilung erfolgt nach glomerulärer Filtrationsrate (GFR in ml/min/1,73 m^2; leicht: 89–60, mittelgradig: 59–30, schwer < 30). Die Abschätzung gelingt auch rechnerisch gut mittels der eGFR (estimated GFR). Allein anhand des Kreatininwertes ist keine sichere Abschätzung möglich, da dieser erst ab einer Abnahme der GFR > 50 % ansteigt und somit eine Nierenfunktionsstörung bei normalem Kreatininwert vorliegen kann.
- Neben der verzögerten Elimination können Nierenerkrankungen auch negativen Einfluss auf die Plasmaproteinbindungskapazität haben, z. B. durch Erniedrigung des Serum-pH-Werts bei **Urämie** sowie Hypoproteinämie bzw. Hypalbuminämie beim **nephrotischen Syndrom**.

Psychopharmaka bei Dialyse

- Psychische Erkrankungen, insbesondere depressive und Angststörungen, sind bei den zumeist multimorbiden dialysepflichtigen Patienten sehr häufig und haben einen stark negativen Einfluss auf die Lebensqualität (Alshelleh et al. 2023).
- Bei Dialysepflichtigen sind generell Psychopharmaka mit hoher Plasmaproteinbindungskapazität (z. B. SSRI) zu bevorzugen, da nur die freie/ungebundene Fraktion im Serum potenziell der Elimination durch die Dialyse unterliegt. Dabei ist auf konstante Serumalbuminspiegel (empfohlen: ≥ 4 g/dl) zu achten.
- Bisher existieren keine RCT zur Effektivität und Sicherheit von Psychopharmaka bei Dialysepatienten, aktuelle Daten beschränken sich auf Fallserien, insbesondere zu Antidepressiva. Demnach scheint die Pharmakokinetik der SSRI *Sertralin, Citalopram* und *Fluoxetin* (inkl. des Metaboliten *Norfluoxetin*) sowie von *Mirtazapin* durch Dialyse relativ wenig beeinflusst zu werden, während TZA (z. B. *Amitriptylin*) wohl weniger geeignet sind (Constantino und Fonseca 2019). Am besten untersucht und eine Sonderrolle einnehmend ist hier *Sertralin*, das nicht nur sicher zu sein scheint, sondern auch gegen die häufig auftretende **dialyseinduzierte Hypotonie (DIH)** etabliert wirksam ist und darüber hinaus in einer aktuellen RCT positive Effekte auf den urämischen Pruritus bei Dialysepatienten hatte (Elsayed et al. 2023). *Sertralin* gilt daher derzeit als Antidepressivum der ersten Wahl bei Dialysepatienten und wird aktuell in einer groß angelegten Studie (ASSertID) diesbezüglich systematisch untersucht; Ergebnisse liegen noch nicht vor.
- Substanzen mit potenziell orthostatischen NW sollten wegen der häufigen dialyseinduzierten Hypotonie vermieden werden.

13

Tab. 13.3 Risikoeinschätzung bei Nierenfunktionsstörungen

Indikationsgruppe	Risikoeinschätzung[a]		
	Gering	Mäßig	Erhöht
Antidementiva	*Galantamin, Lecanemab*	*Donepezil, Memantin, Rivastigmin*	–
Antidepressiva	*Agomelatin, Hypericum, Moclobemid,* SSRI, TZA	*Bupropion, Duloxetin, Esketamin, Ketamin, Mianserin, Mirtazapin, Reboxetin, Tianeptin, Tranylcypromin, Trazodon, Venlafaxin,* [*Vortioxetin*]	*Desvenlafaxin, Milnacipran*
Antipsychotika	Butyrophenone, *Olanzapin, Quetiapin*	*Aripiprazol, Asenapin,* [*Cariprazin*], *Chlorprothixen, Flupentixol, Fluspirilen,* [*Loxapin*], [*Lurasidon*], *Melperon, Paliperidon, Pimozid, Pipamperon,* Phenothiazine, *Risperidon, Ziprasidon, Zuclopenthixol*	*Amisulprid, Clozapin, Sulpirid*
Anxiolytika/Hypnotika	*Chlordiazepoxid, Doxylamin, Lorazepam, L-Tryptophan, Tasimelteon, Zolpidem, Zopiclon*	*Buspiron,* BZD (sonstige), *Chloralhydrat, Diphenhydramin, Eszopiclon, Hydroxyzin,* [*Melatonin*], *Opipramol, Pitolisant*	*Alprazolam,* [*Daridorexant*], *Dikaliumclorazepat, Pregabalin, Oxazepam*
Stimmungsstabilisierer	*Valproat*	*Carbamazepin, Gabapentin, Lamotrigin, Oxcarbazepin*	*Lithium*
Andere AM/Psychopharmaka	*Atomoxetin, L-Dopa/Benserazid,* [*Liraglutid*], *Nalmefen, Nikotin, Orlistat, Rotigotin,* [*Semaglutid*], [*Tirzepatid*]	[*Amfetamin*], *Avanafil, Buprenorphin, Bupropion, Clomethiazol, Clonidin, Dapoxetin, Disulfiram, Guanfacin, Levomethadon, Lisdexamfetamin, Methadon,* [*Methylphenidat*], [*Modafinil*], *Morphinsulfat, Naltrexon,* [*Natriumoxybat*][b], *Oxycodon/Naltrexon, Ropinirol, Sildenafil, Tadalafil, Topiramat, Vardenafil, Vareniclin*	*Acamprosat, Pramipexol*

[a] Basierend auf dem derzeitigen Literaturstand und Empfehlungen der Hersteller, bezogen auf therapeutische Dosisbereiche

[b] Maßnahmen zur alimentären Natriumreduktion empfohlen. Bei Präparaten in *eckigen Klammern* ist aufgrund einer schmalen Datenbasis nur eine vorläufige Einstufung möglich

SSRI selektive Serotoninwiederaufnahmehemmer, *TZA* trizyklische Antidepressiva, *BZD* Benzodiazepine

- Auf Interaktionen ist aufgrund der nahezu immer bestehenden Polypharmazie bei Dialysepatienten unbedingt zu achten.
- Aus den genannten Gründen und aufgrund der starken intra- und interindividuellen pharmakokinetischen Auswirkungen der Dialyse sind Plasmaspiegelbestimmungen (TDM) essenziell, sowohl zur Dosisfindung als auch zum Monitoring im Verlauf.

13.5 Psychopharmaka bei Diabetes mellitus

- Diabetes mellitus hat in Deutschland eine Prävalenz von ca. 8 % mit einem Gipfel in der Altersklasse der 70- bis 75-Jährigen. Unterschieden wird der Diabetes mellitus Typ 1, bei dem es im Rahmen einer Autoimmunpathogenese zu einer selektiven Zerstörung der insulinproduzierenden β-Zellen der Langerhans-Inseln des Pankreas kommt, vom Diabetes mellitus Typ 2 als Zustand einer (erworbenen), meist in der 2. Lebenshälfte auftretenden Insulinresistenz mit relativem Insulinmangel. 90–95 % aller Diabetespatienten sind Typ-2-Diabetiker. Durch ansteigende allgemeine Prävalenz infolge Überernährung, Bewegungsarmut und Überalterung der Bevölkerung nimmt die Bedeutung des Diabetes mellitus auch für die Psychopharmakotherapie zu (◘ Tab. 13.4).
- Diabetes mellitus ist die häufigste endokrine Störung bei internistischen Patienten, die Psychopharmaka erhalten. Bei psychiatrischen Patienten kommt Diabetes mellitus unabhängig von anderen Faktoren signifikant häufiger vor als in der allgemeinen Bevölkerung. Vor allem ist die Prävalenz von Hyperglykämien, Glukoseintoleranz und diabetischen Komplikationen bei Patienten mit **depressiven Störungen** und **Schizophrenie** unabhängig von der psychiatrischen Medikation erhöht. Das Vorliegen eines klinisch manifesten Diabetes mellitus ist seinerseits ein unabhängiger Risikofaktor für das Auftreten einer depressiven Störung sowie einer **Demenz** (sowohl vaskulär als auch neurodegenerativ).
- Die Therapie mit Antidepressiva scheint bei depressiven Patienten mit Diabetes mellitus ähnlich wirksam zu sein wie in der Normalbevölkerung und kann zudem mit einer verbesserten Blutzuckereinstellung einhergehen (▶ 1.4.1, Depression bei Diabetes mellitus).
- Diabetes mellitus Typ 2 ist häufig Teil des metabolischen Syndroms. Vor allem bestimmte AAP können ein metabolisches Syndrom auslösen (▶ 3.6.2) über zunächst voneinander unabhängige negative Beeinflussung von Körpergewicht, Fettstoffwechsel und Glukosetoleranz. Risikoeinschätzung in absteigender Reihenfolge: *Clozapin* ≙ *Olanzapin* > *Quetiapin* > *Risperidon* > *Aripiprazol* ≙ *Cariprazin* ≙ *Ziprasidon*. Insbesondere die Gewichtszunahme scheint bei den betreffenden AAP (zumindest in den unteren Dosisbereichen) nach einer aktuellen großen Metaanalyse dosisabhängig zu sein (Wu et al. 2022). Zur Behandlung von psychotischen Patienten mit Diabetes mellitus bzw. metabolischem Syndrom oder bei erhöhtem entsprechendem Risiko sind *Aripiprazol, Cariprazin* oder *Ziprasidon* Therapieoptionen.
- Da Übergewicht und Lebensalter die wichtigsten Risikofaktoren des Diabetes mellitus Typ 2 sind und bei manifester Erkrankung zunehmendes Körperge-

Tab. 13.4 Risikoeinschätzung bei Diabetes mellitus

Indikationsgruppe	Risikoeinschätzung[a]		
	Gering	**Mäßig**	**Erhöht**
Antidementiva	*Donepezil, Galantamin, Memantin, Rivastigmin,* [*Lecanemab*]	–	–
Antidepressiva	*Agomelatin, Bupropion*[b], *Desvenlafaxin, Duloxetin*[b], *Reboxetin*, SSRI[b], *Trazodon, L-Tryptophan, Venlafaxin*[b]	*Fluoxetin*[b], *Mianserin, Mirtazapin*, TZA	MAOH[b]
Antipsychotika	*Amisulprid, Aripiprazol, Asenapin*, Butyrophenone, *Cariprazin, Pimozid, Sulpirid*, Thioxanthene, *Ziprasidon*	Phenothiazine, *Quetiapin, Risperidon*	*Clozapin, Olanzapin*
Anxiolytika/Hypnotika	BZD, *Buspiron,* [*Daridorexant*], *Eszopiclon, Pregabalin*[b], *Zolpidem, Zopiclon*	–	–
Stimmungsstabilisierer	*Carbamazepin, Gabapentin, Lamotrigin, Oxcarbazepin*	*Valproat*	–
Andere AM/Psychopharmaka	*Acamprosat, Atomoxetin, Liraglutid*[c], *Lithium, Methylphenidat*[b], *Modafinil, Orlistat*[b], *Pramipexol, Ropinirol,* [*Rotigotin*], *Semaglutid*[c], *Tirzepatid, Vareniclin*	*Disulfiram, L-Dopa/Benserazid,* [*Natriumoxybat*[b]]	–

[a] Auswahl der gängigsten Präparate aus den einzelnen Substanzgruppen, basierend auf dem derzeitigen Literaturstand und Empfehlungen der Hersteller, bezogen auf therapeutische Dosisbereiche. Bei Präparaten in *eckigen Klammern* ist aufgrund einer schmalen Datenbasis nur eine vorläufige Einstufung möglich

[b] Substanzen führen eher zu Hypoglykämien

[c] Therapeutikum bei Diabetes mellitus Typ 2, jedoch **kontraindiziert** bei Diabetes mellitus Typ 1 sowie diabetischer Retinopathie und Ketoazidose

SSRI selektive Serotoninwiederaufnahmehemmer, *TZA* trizyklische Antidepressiva, *MAOH* Monoaminoxidasehemmer, *BZD* Benzodiazepine

wicht die Kontrollierbarkeit des Blutzuckerspiegels verschlechtert, sollten bei Diabetikern **adipogene Psychopharmaka** vermieden werden. Dies gilt v. a. für Substanzen mit einer H_1- und 5-HT_2-antagonistischen Wirkkomponente wie häufig bei tri- und tetrazyklischen Verbindungen (TZA oder auch *Mirtazapin*). Ein entsprechendes Risiko besteht auch die Anfallssuppressiva bzw. Stimmungsstabilisierer im weiteren Sinne wie *Pregabalin*, *Carbamazepin* und *Valproat*.

- Einige wenige Psychopharmaka können über eine Gewichtsreduktion (z. B. *Bupropion*) und z. T. auch gesteigerte Insulinsensitivität eine Verbesserung einer hyperglykämischen Stoffwechsellage bewirken. Bei gut eingestelltem Diabetes mellitus und Notwendigkeit einer Behandlung mit psychotropen Substanzen ist darüber hinaus daher auch an die Gefahr von Hypoglykämien zu denken, die insbesondere bei einigen SSRI (v. a. *Fluoxetin*), z. T. auch für *Venlafaxin*, besonders aber bei MAOH gegeben ist. SSRI sind insgesamt eher gewichtsneutral bzw. führen zu einer leichten Gewichtsabnahme, allerdings tritt nicht selten auch eine signifikante Gewichtszunahme unter längerer Behandlung auf, insbesondere bei *Paroxetin*.

- Zu beachten sind mögliche pharmakokinetische Interaktionen von Psychopharmaka mit oralen Antidiabetika (▶ Kap. 16), um Blutzuckerschwankungen zu vermeiden. Das Biguanid *Metformin* sowie der α-Glukosidasehemmer *Acarbose* und *Miglitol* sind in dieser Hinsicht wegen überwiegend renaler Exkretion bzw. nur minimaler systemischer Absorption (*Acarbose*) unbedenklich. Zu *Metformin* existiert eine Metaanalyse über 6 kontrollierte Studien, die eine Reduktion der Insulinresistenz und adipositasbezogener anthropometrischer Werte (BMI, Hüftumfang) bei schizophrenen Patienten unter Langzeitbehandlung mit AAP zeigen konnte. Vielversprechend sind erste Daten zur Wirksamkeit von GLP-1-Agonisten (*Semaglutid, Liraglutid, Tirzepatid*) in dieser Indikation (Campforts et al. 2024).
- Aufgrund der häufigen Komorbidität mit anderen internistischen, v. a. Herz- und Nierenerkrankungen (▶ 13.2 und ▶ 13.4) ist neben einer rationalen Psychopharmakotherapie die kontinuierliche hausärztlich-internistische Kontrolle und Einstellung von Blutzucker- und HbA_{1c}-Wert wie auch kardiovaskulärer Risikofaktoren unerlässlich, was ggf. eine enge interdisziplinäre Zusammenarbeit erfordert.

Literatur

Alshelleh S, Alhawari H, Alhouri A et al (2023) Level of depression and anxiety on quality of life among patients undergoing hemodialysis. Int J Gen Med 16:1783–1795

Campforts B, Drukker M, van Amelsvoort T et al (2024) Management of obesity with semaglutide or metformin in patients with antipsychotic-induced weight gain (MOSA): a non-randomised open-label pilot study. BMC Psychiatry 24(1):865

Constantino JL, Fonseca VA (2019) Pharmacokinetics of antidepressants in patients undergoing hemodialysis: a narrative literature review. Braz J Psychiatry 41(5):441–446

Elsayed MM, Elgohary IE, Abdelhamid HHS et al (2023) The effectiveness of sertraline in alleviating uremic pruritus in hemodialysis patients: a randomized clinical trial. BMC Nephrol 24(1):155–158

Kubiszewski P, Sugita L, Kourkoulis C et al (2020) Association of selective serotonin reuptake inhibitor use after intracerebral hemorrhage with hemorrhage recurrence and depression severity. JAMA Neurol 78(1):1–8

Sondergaard KB, Weeke P, Wissenberg M et al (2017) Non-steroidal anti-inflammatory drug use is associated with increased risk of out-of-hospital cardiac arrest: a nationwide case-time-control study. Eur Heart J Cardiovasc Pharmacother 3(2):100–107

Wu H, Siafis S, Hamza T et al (2022) Antipsychotic-induced weight gain: dose-response meta-analysis of randomized controlled trials. Schizophr Bull 48(3):643–654

Psychopharmaka in Schwangerschaft und Stillzeit

Michael Paulzen

Inhaltsverzeichnis

Benkert/Hippius Kompendium der Psychiatrischen Pharmakotherapie,
https://doi.org/10.1007/978-3-662-72452-1_14

14.1 Übersicht

Bei der medikamentösen Behandlung psychischer Störungen in Schwangerschaft und Stillzeit muss der Arzneimitteltherapiesicherheit höchste Priorität eingeräumt werden. Bezüglich einer Risikobeurteilung zum Einsatz von Psychopharmaka im Umfeld einer Schwangerschaft sind verschiedene Problemkonstellationen zu berücksichtigen. Hierbei handelt es sich um

- Frauen mit stabiler psychopharmakologischer Behandlung mit Kinderwunsch,
- erkrankte Frauen, die unter stabiler psychopharmakologischer Behandlung schwanger werden,
- schwangere Frauen, die erstmalig eine psychische Erkrankung entwickeln,
- schwangere Frauen mit einem Wiederauftreten bzw. Rückfall einer psychischen Erkrankung.

Weil die Auswirkungen einer Arzneimitteltherapie auf die Entwicklung des ungeborenen Kindes nicht immer direkt nachweisbar sind, sollten Psychopharmaka mit bekanntem oder unklarem teratogenem Potenzial von vorneherein vermieden werden und die zum Einsatz kommenden AM mit vorbekannt guter Verträglichkeit für das ungeborene Kind dennoch mit den niedrigst möglichen Dosierungen bzw. Wirkstoffkonzentrationen angewendet werden. Dies gilt umso mehr, als dass strukturelle oder funktionelle Auswirkungen einer Arzneimitteltherapie mitunter zu lebenslangen Folgen führen können. Die medikamentöse Behandlung erfolgt symptomorientiert. Neben einer sorgsam ausgewählten Psychopharmakotherapie haben die begleitende Psychotherapie und die Entlastung der Mutter durch angemessene Hilfen im sozialen Umfeld überdies einen besonders hohen Stellenwert im Rahmen der Behandlung psychischer Störungen in Schwangerschaft und Stillzeit.

Berücksichtigt werden in diesem Kapitel nur Psychopharmaka im engeren Sinne und die Sucht- und Substitutionsmittel, nicht aber die in den ► Kap. 7, 8, ► 14.9 und ► Kap. 10 beschriebenen AM.

Risikobewertung, Kriterien zur Auswahl und Richtlinien zum Gebrauch von Psychopharmaka in Schwangerschaft und Stillzeit

- Eine unbehandelte psychische Störung stellt grundsätzlich einen Risikofaktor für eine Schwangerschaft dar.
- Weder von der EMA noch von der FDA ist ein Psychopharmakon zum Gebrauch während der Schwangerschaft zugelassen.
- Vor der Gabe von Psychopharmaka in Schwangerschaft oder Stillzeit sollte ein guter Informationsaustausch zwischen Psychiatern, Gynäkologen und Pädiatern sichergestellt werden. Vorsorgeuntersuchungen inklusive hochauflösender Ultraschalluntersuchungen sollten regelmäßig erfolgen.
- Die Risiken einer während einer Schwangerschaft durchgeführten Psychopharmakotherapie beziehen sich auf:

  - Teratogenität (z. B. strukturelle Malformationen),
  - direkte toxische Wirkungen auf den Fetus (z. B. intrauterine Wachstumsretardierung),
  - Perinatalsyndrome (z. B. Frühgeburtlichkeit, Adaptationsschwierigkeiten),
  - neurobehaviorale Auswirkungen (z. B. postnatale Entwicklungs- und Verhaltensstörungen),
  - neuropsychiatrische Entwicklungsstörungen (z. B. Aufmerksamkeitsdefizit-/Hyperaktivitätsstörungen [ADHS] und Autismus-Spektrum-Störungen [ASS]).
- Eine Psychopharmakotherapie während Schwangerschaft und Stillzeit erfordert ein sorgfältiges Abwägen zwischen der Exposition des Kindes einerseits und dem Risiko des Fortbestehens einer psychischen Erkrankung oder eines Rezidivs der psychischen Erkrankung der Mutter nach dem Absetzen der Medikation andererseits.
- Auswirkungen auf das sich im Mutterleib befindliche Kind oder den zu stillenden Säugling durch Psychopharmaka sind zu keiner Zeit gänzlich auszuschließen, denn nahezu alle Psychopharmaka sind plazentagängig oder gehen in die Muttermilch über.
- Eine Behandlung mit Psychopharmaka insbesondere im 1. Trimenon der Schwangerschaft sollte nur dann durchgeführt werden, wenn das mit der psychischen Störung assoziierte Risiko für Mutter und Fetus das mit einer medikamentösen Behandlung verbundene Risiko übersteigt.
- Eine Schwangerschaft führt zu erheblichen Veränderungen der Pharmakokinetik von Psychopharmaka (► 14.1.1), die alle Phasen der Pharmakokinetik betreffen (Schoretsanitis et al. 2020).
- In der Regel ist davon auszugehen, dass AM-Konzentrationen im Verlauf einer Schwangerschaft abnehmen, v. a. durch Induktion von UGT1A4; CYP-Isoenzyme können sowohl induziert als auch inhibiert werden. Die Kenntnis der Metabolisierung der verordneten AM ist daher eine wichtige Voraussetzung für ihren Einsatz während einer Schwangerschaft.
- Therapeutisches Drug Monitoring (TDM) während Schwangerschaft und Stillzeit stellt ein wichtiges Instrument zur individualisierten Psychopharmakotherapie dar. Hierdurch lässt sich nicht nur die Pharmakotherapie der Schwangeren optimieren, sondern auch die intrauterine Exposition abschätzen.
- Eine Entbindung sollte im Umfeld eines Krankenhauses mit interdisziplinär vernetzten Strukturen erfolgen.
- **Wichtige Kenngrößen zur Abschätzung der kindlichen Exposition in der Stillzeit** sind
  - **absolute Kindsdosis** (absolute infant dose, **AID**): Psychopharmakakonzentration in der Muttermilch × Trinkmenge,
  - **Milch-zu-Plasma-Ratio (M/P-Ratio)**: Psychopharmakakonzentration in der Muttermilch/mütterliche Plasmakonzentration,
  - **relative Kindsdosis** (relative infant dose, **RID**): kindliche Psychopharmakaexposition (AID)/mütterliche Dosierung normalisiert auf das Körpergewicht.

- Bei gegebener Trinkmenge eines Säuglings von etwa 150 ml/kg KG wird insgesamt wenig Gesamtmenge eines AM durch die Muttermilch aufgenommen. Bei gemessener Konzentration eines beliebigen AM von 10 ng/ml Muttermilch und einer mittleren Trinkmenge eines 10 Wochen alten und 5 kg schweren Säuglings von 750 ml liegt die absolute Kindsdosis (AID) bei 0,0075 mg. Damit scheint die körpergewichtsadaptierte Dosis eines AM niedrig, es muss aber bedacht werden, dass die metabolisierenden Enzyme oft noch nicht ausgereift sind.

14.1.1 Physiologische Veränderungen pharmakokinetischer Parameter in der Schwangerschaft

- Frauen weisen grundsätzlich ein geringeres Körpergewicht, ein geringeres Plasmavolumen und einen höheren Anteil an Fettgewebe auf als Männer. Während die ersten beiden Parameter die Plasmakonzentration von AM tendenziell erhöhen, senkt eine höhere Fettmasse ihre zirkulierenden Konzentrationen, indem sie das Verteilungsvolumen erhöht.
- BZD, die sehr lipophil sind, reichern sich leicht im Fettgewebe an und erhöhen dadurch die HWZ.
- Das Verteilungsvolumen eines (Psycho-)Pharmakons wird durch das Körpergewicht, den Anteil des Fettgewebes, den Durchblutungsgrad und die Bindung an Proteine wie Albumin und α-1-saures Glykoprotein beeinflusst.
- Frauen verfügen über eine geringere Magensäuresekretion als Männer, sodass Verbindungen mit einem basischen pH-Wert, wie BZD, schnell absorbiert werden und rasch Plasmaspitzenwerte erreichen.
- Während der Schwangerschaft nimmt die Magensäuresekretion ab (Tab. 14.1), was zu einem erhöhten pH-Wert führt, der die Bioverfügbarkeit von schwachen Säuren verändert, während schwache Basen schneller passieren.
- Die Schwangerschaft ist mit einem erhöhten Herzzeit- und Auswurfvolumen verbunden, was zu einem deutlichen Anstieg des Plasmavolumens im Schwangerschaftsverlauf führt. Dadurch sind die AM-Konzentrationen reduziert.
- Während der Schwangerschaft nimmt das Plasmavolumen zu, und die Konzentrationen von Albumin und α-1-saurem Glykoprotein sinken: dies kann zu höheren freien Konzentrationen einiger SSRI führen.
- Frauen zeigen eine erhöhte Aktivität des Isoenzyms CYP3A4 und eine geringere Aktivität von CYP1A2.
- Während der Schwangerschaft kommt es durch hormonelle Veränderungen zu Aktivitätssteigerungen von CYP3A4 (50–100 %), CYP2D6 (50 %) und CYP2C9 (20 %). Dies kann zu einer Verstärkung der Metabolisierung einiger Psychopharmaka, z. B. *Quetiapin* (CYP3A4, CYP2D6) oder *Risperidon* (CYP2D6), führen (Paulzen und Schoretsanitis 2023a).
- CYP1A2 und CYP2C19 unterliegen einer Aktivitätsabnahme, was z. B. zu einer geringeren Metabolisierung von *Olanzapin* (CYP1A2) und *Citalopram* oder *Escitalopram* (CYP2C19) führt. Die Schwangerschaft verändert auch den Phase-II-Stoffwechsel, was zu einer erhöhten UGT1A4-Aktivität von bis zu

Tab. 14.1 Pharmakokinetische Veränderungen während er Schwangerschaft

Pharmakokinetische Phase	Veränderung in der Schwangerschaft	Folge
Absorption	Erhöhung des Magen-pH-Wertes Abnahme gastrointestinaler Motilität	Veränderung von Absorption und Bioverfügbarkeit
Distribution	Erhöhung von Verteilungsvolumen und kardialem Auswurfvolumen Verminderung der Plasmaeiweißbindung z. B. an Albumin Zunahme von Fettgewebe	Verminderung der Wirkstoffkonzentrationen Vergrößerung des Verteilungsvolumens für lipophile Substanzen
Metabolismus	Veränderung der Aktivität von Phase-I- und Phase-II Enzymen	Veränderung des Metabolismus, v. a. von CYP P450-metabolisierten Pharmaka
Exkretion	Steigerung der renalen Clearance	Niedrigere Steady-State-Konzentrationen Gesteigerte Elimination von renal ausgeschiedenen AM

300 % während des 3. Trimesters führt, was zu niedrigeren Konzentrationen einiger UGTA1A4-Substrate wie *Lamotrigin* führen kann.

- Die glomeruläre Filtration, die tubuläre Sekretion und die tubuläre Reabsorption sind bei Frauen langsamer und ändern sich bei schwangeren und stillenden Frauen. Das erhöhte Herzzeitvolumen während der Schwangerschaft erhöht z. B. die GFR um 50 %, sodass renal eliminierte AM (*Lithium*) rascher ausgeschieden werden.

14.2 Antidepressiva

14

Depressive Erkrankungen während der **Schwangerschaft** (▶ 1.4.15) können mit negativen Folgen (z. B. verzögerte Entwicklung, geringes Geburtsgewicht) für das Kind verbunden sein. Häufig sind Depressionen mit einer Aktivierung der Hypothalamus-Hypophysen-Nebennieren-Achse (HPA) während der Schwangerschaft assoziiert, was zu einem erhöhten Cortisolspiegel führt. Chronischer Stress kann zudem die Regulation und Modulation der Synthese von Entzündungsproteinen beeinträchtigen. Beide Faktoren können das Risiko für vorzeitige Wehentätigkeit und Frühgeburtlichkeit erhöhen. Somit stehen die Risiken einer nicht durchgeführten antidepressiven Psychopharmakotherapie möglichen schädlichen Einflüssen der Einzelsubstanzen gegenüber. Grundsätzlich scheinen Antidepressiva nach heutigem Kenntnisstand zwar mit veränderten Outcome-Parametern (frühzeitigere Geburt, verminderter Apgar-Score, nicht zwingend geringeres Geburtsgewicht) assoziiert zu sein, das Ausmaß einer potenziell schädigenden Wirkung scheint aber begrenzt zu sein.

- Ein systematischer Review, der insgesamt 51 Metaanalysen auswertete, formuliert erhöhte Risiken für den Antidepressivaeinsatz in der Schwangerschaft vornehmlich unter Verweis auf die (bekannten) Risiken für kardiale Malformationen unter *Paroxetin* und *Fluoxetin*. Grundsätzlich sollte demnach ein Antidepressivaeinsatz nicht als First-line-Therapie erwogen werden (Desaunay et al. 2023).
- Ein aktueller Umbrella-Review aus 21 Metaanalysen mit über 17 Mio. Patientinnen zeigte signifikante Zusammenhänge zwischen (1) Frühgeburtlichkeit bei schwangeren Frauen mit irgendeiner psychischen Störung oder Depression und der Einnahme von Antidepressiva während eines beliebigen Trimesters der Schwangerschaft; (2) einer für das Gestationsalter geringen Größe des Fetus (*small for gestational age* [SGA]) bei Schwangeren mit Depression, die während eines beliebigen Trimesters der Schwangerschaft einen SSRI erhielten; (3) schweren angeborenen Fehlbildungen oder Herzfehlbildungen bei Kindern von schwangeren Frauen mit Depressionen oder Angstzuständen, die während der Schwangerschaft *Paroxetin* erhielten (Fabiano et al. 2025).
- Die Fragen nach einem möglichen Zusammenhang zwischen einer Antidepressivatherapie und einer erhöhten Rate an Fehlgeburten beantwortet ein aktueller Review durch den Vergleich zwischen Antidepressiva-exponierten und nichtexponierten depressiven Schwangeren als Kontrollgruppe. Hier zeigte sich letztlich ein zu vernachlässigender Unterschied, sodass die Autoren davon ausgehen, dass die Indikationsstellung und damit am ehesten die Schwere der Erkrankung der treibende Faktor für erhöhte Fehlgeburtraten ist, nicht hingegen ein Antidepressivum (Smith et al. 2024).

Grundsätzlich ist bei geplanter oder bestehender Schwangerschaft und aktueller depressiver Episode oder vorbestehender rezidivierender depressiver Störung eine sorgfältige Nutzen-Risiko-Abwägung vorzunehmen.

Gemäß der *S3-Leitlinie Unipolare Depression* (Bundesärztekammer et al. 2022) sollte bei Beginn einer antidepressiven Pharmakotherapie

- einer Monotherapie der Vorzug gegeben werden,
- die geringste effektive Dosis gewählt werden,
- der Einfluss fluktuierender Wirkstoffspiegel Berücksichtigung finden,
- ein regelmäßiges Monitoring der Wirkstoffspiegel stattfinden,
- ein niedriger wirksamer Wirkstoffspiegel angestrebt werden,
- ein abruptes Absetzen der Medikation vermieden werden.

Den aktuellen Empfehlungen eines Expertenpanels zum Umgang mit Psychopharmaka während der **Stillzeit** zufolge stellen Depressionen und deren psychopharmakologische Behandlung keine Kontraindikationen für das Stillen dar. Eine in der Schwangerschaft wirkungsvoll etablierte antidepressive Pharmakotherapie sollte fortgesetzt werden. Wenn die Einführung eines Antidepressivums während der Stillzeit notwendig ist, sollten AM mit einem guten Sicherheitsprofil und aussagekräftigen epidemiologischen Daten, z. B. SSRI, bevorzugt und in der niedrigsten wirksamen Dosis bzw. Konzentration angewandt werden (Eleftheriou et al. 2024).

Peripartale depressive Störungen ► 1.4.15.

14.2.1 Trizyklische Antidepressiva

Teratogenes Risiko

- Eindeutige teratogene Risiken konnten für trizyklische Antidepressiva (TZA) nicht gefunden werden; sie wurden aber in der Literatur, insbesondere für *Clomipramin*, diskutiert, auch wenn aufgrund der präferenziellen Verordnung neuerer Antidepressiva kaum mehr neue Erkenntnisse über TZA in der Schwangerschaft veröffentlicht werden. Am risikoreichsten erscheint der Einsatz von TZA mit starker anticholinerger Komponente. Zudem sind auch hypotensive NW sowie die Gefahr einer Senkung der Krampfschwelle relevant.
- Daten über Fehlgeburten zeigen grundsätzlich ein erhöhtes Risiko bei bestehender antidepressiver Psychopharmakotherapie, ein noch höheres Risiko ergibt sich aber im Falle einer Polypharmazie mit der zeitgleichen Einnahme unterschiedlicher Antidepressiva.

Perinatale Risiken

- Werden Antidepressiva durch die Geburt „abgesetzt", können bei Neugeborenen Absetzsyndrome (*poor neonatal adaptation syndromes*, PNAS) in bis zu 30 % der Fälle mit erhöhter Unruhe, Erregbarkeit und Anfallsbereitschaft auftreten.
- Absetzsyndrome mit fetalen Tachykardien oder Entzugskrampfanfällen scheinen bei Substanzen mit starker anticholinerger Komponente wie *Clomipramin* besonders häufig zu sein.
- Offensichtlich gibt es Hinweise auf eine höhere Frühgeburtsrate, jedoch ohne negative Auswirkung auf das Überleben der Kinder.

Mit dem Stillen assoziierte Risiken

- TZA gehen meist in nur geringem Umfang in die Muttermilch über.
- Vorsicht ist insbesondere bei langwirksamen Metaboliten, die zu klinischen Effekten beitragen können, geboten. So konnte *N-Desmethyldoxepin* (Metabolit von *Doxepin*) in hohen Konzentrationen im kindlichen Plasma nachgewiesen werden.
- *Amitriptylin* scheint aufgrund seiner stark sedierenden Eigenschaften beim Säugling zu Trinkschwäche und Sedierung zu führen; M/P-Ratio 0,0–1,6.
- Durch die Messung der Konzentration eines TZA in der Muttermilch lässt sich die kumulative Gesamtexposition (AID) berechnen, wodurch Risiken kontrolliert werden können.

Langfristige Verhaltens- und Entwicklungseffekte

- In einer schwedischen Kohorte von 1679 Kindern, die intrauterin gegenüber einem TZA exponiert waren, zeigte sich eine erhöhte Odds Ratio von 1,4 (95 % KI 0,91–2,17) für das Auftreten von ASS.
- Eine kanadische Studie hingegen konnte bei 1023 ASS-Patienten keinen Zusammenhang mit einer intrauterinen TZA-Exposition finden; Odds Ratio 1,03 (95 % KI 0,23–4,61).

Empfehlungen ▶ 14.2.5, ▶ Box 1.

14.2.2 Selektive Serotoninwiederaufnahmehemmer

Der Einsatz von SSRI wird häufig mit einer verkürzten Schwangerschaftsdauer, einem geringeren Geburtsgewicht sowie einem niedrigeren Apgar-Score in Verbindung gebracht. Auch wenn dies anhand vieler Übersichtsarbeiten gut belegt scheint, sind die beobachteten Auffälligkeiten wahrscheinlich nicht monokausal auf den Einsatz von SSRI zurückzuführen. Eine Übersichtsarbeit, die exponierte und nichtexponierte Geschwister verglich, relativierte die Auswirkungen einer antidepressiven Pharmakotherapie in Bezug auf verschiedene Outcome-Parameter. So zeigte sich zwischen exponierten und nichtexponierten Kindern kein Unterschied bezüglich Frühgeburtlichkeit, SGA, Verhaltensauffälligkeiten oder Entwicklungsstörungen (Besag und Vasey 2023). Frauen, die eine bestehende Behandlung mit SSRI während einer Schwangerschaft beenden, haben allerdings ein deutlich erhöhtes Risiko für einen Rückfall in die Depression im Vergleich zu Patientinnen, die die SSRI-Behandlung fortführen. Unbehandelt sind Depressionen mit einem erhöhten Risiko für Frühgeburtlichkeit, aber nicht immer mit einem geringen Geburtsgewicht verbunden. SSRI gelten mittlerweile als die am besten untersuchte Substanzklasse. Aufgrund der langen Erfahrung, der bisherigen Erkenntnisse und auch nachdem sich mittlerweile viele Metaanalysen des Themas angenommen haben, gelten sie insgesamt als relativ sichere Substanzen in der Schwangerschaft. Unterschiede auf Einzelsubstanzebene führen jedoch dazu, auf einige Wirkstoffe von vornherein zu verzichten. Wegen des erhöhten Risikos für Fehlbildungen sind ***Paroxetin*** **und** ***Fluoxetin*** **zu vermeiden**. Pharmakokinetische Veränderungen in der Schwangerschaft und unterschiedliche Metabolisierungswege der SSRI führen dazu, dass es zu merklichen Konzentrationsänderungen im Verlauf einer Schwangerschaft kommen kann (▶ 14.1, Physiologische Veränderungen pharmakokinetischer Parameter in der Schwangerschaft).

Teratogenes Risiko

- SSRI durchdringen in unterschiedlichem Ausmaß die Plazentaschranke und sind sowohl im kindlichen Nabelschnurblut als auch im Fruchtwasser nachweisbar. Meist korreliert die mütterliche Wirkstoffkonzentration mit der kindlichen, sodass das Risiko der kindlichen Exposition mittels TDM abgeschätzt werden kann. Im kindlichen Nabelschnurblut von 12 Kindern, deren Mütter *Citalopram* erhalten hatten, lag die kindliche Wirkstoffkonzentration bei 78 % der mütterlichen, bei Kindern, deren Mütter *Sertralin* in der Schwangerschaft erhielten, lag die kindliche Wirkstoffkonzentration bei 36 % der mütterlichen.
- Eine mütterliche Behandlung mit einem SSRI scheint für die Gesamtgruppe nicht grundsätzlich mit einem signifikant erhöhten Risiko für Herzfehlbildungen oder andere Geburtsdefekte einherzugehen. Eine wichtige Ausnahme stellen ***Paroxetin*** **und** ***Fluoxetin*** dar. Ihr **Einsatz in der Schwangerschaft ist zu vermeiden**.
- Eine Häufung zeigte sich jedoch bezüglich der Fehlbildungen Anenzephalie, Kraniosynostose und Omphalozele bei bestehender SSRI-Behandlung in den ersten 3 Monaten der Schwangerschaft.
- Eine Übersichtsarbeit zeigte Hinweise auf ein vermehrtes Auftreten verschiedener Fehlbildungen (Analatresie/-stenose, Gastroschisis, Nierendysplasie, Klumpfuß) bei intrauteriner SSRI-Exposition.

- In einer anderen Studie konnte keine Assoziation zwischen spezifischen Fehlbildungen (Kraniosynostose, Omphalozele, Herzfehler) und der Einnahme irgendeines SSRI im 1. Trimenon gefunden werden, doch ergab sich eine signifikante Assoziation zwischen bestimmten Fehlbildungen und der Einnahme einzelner SSRI. So war die Einnahme von *Sertralin* signifikant mit einem Septumdefekt und mit einer Omphalozele assoziiert, und es konnte eine signifikante Assoziation zwischen einer *Paroxetin*-Einnahme und einer Obstruktion des rechten Ventrikels gezeigt werden.
- In einer Kohorte von insgesamt 493.113 Kindern zeigte sich bei intrauteriner SSRI-Exposition mit einer OR von 1,99 eine insgesamt erhöhte Prävalenz von Septumdefekten, *Sertralin* (OR 3,25) und *Citalopram* (OR 2,52) zeigten eine höhere Prävalenz, *Fluoxetin* (OR 1,34) eine deutlich niedrigere.
- Eine Behandlung mit *Paroxetin* im 1. Trimenon war im Vergleich mit anderen Antidepressiva signifikant häufiger mit Fehlbildungen assoziiert.
- Die Auswertung von insgesamt 6976 Kindern, die gegenüber einem SSRI exponiert waren, ergab statistisch kein grundsätzlich erhöhtes Risiko für Malformationen (OR 1,08). *Fluoxetin* zeigte ein erhöhtes Risiko für isolierte Ventrikelseptumdefekte (OR 2,03), *Paroxetin* zeigte ein erhöhtes Risiko für Defekte des rechtsventrikulären Ausflusstrakts (OR 4,68). *Citalopram* zeigte ein erhöhtes Risiko für Neuralrohrdefekte.
- Das Risiko für das Auftreten eines fetalen Alkoholsyndroms (FAS) war bei gleichzeitiger SSRI-Behandlung und Alkoholmissbrauch/-abhängigkeit der Mütter 10-fach erhöht.
- Die gleichzeitige Verordnung mehrerer unterschiedlicher SSRI war mit einem deutlich erhöhten Risiko kongenitaler Herzfehler assoziiert (OR 4,70).
- Auch die Kombinationsgabe eines SSRI mit einem BZD scheint mit einer höheren Inzidenz für das Auftreten kongenitaler Herzfehler verbunden zu sein als der SSRI-Einsatz alleine, allerdings zeigte eine aktuelle Studie diesbezüglich kein erhöhtes Risiko ▶ 14.6.1.
- Bisherige Daten für *Escitalopram* deuten nicht auf ein erhöhtes Malformationsrisiko für die Substanz hin.
- Für *Fluvoxamin* liegen nach wie vor nicht genügend Daten für eine Risikoabschätzung vor.

Perinatale Risiken

- SSRI scheinen mit einer geringgradig höheren **Frühgeburtsrate** assoziiert zu sein, ohne die Überlebensrate negativ zu beeinträchtigen. Offensichtlich erhöht der Beginn einer SSRI-Behandlung nach dem 1. Trimenon die Frühgeburtswahrscheinlichkeit stärker.
- In einer Studie zeigte sich eine Assoziation zwischen SSRI-Behandlung in der Schwangerschaft und einer verkürzten Schwangerschaftsdauer, einem geringeren Geburtsgewicht sowie einem niedrigeren Apgar-Score. Der Zusammenhang mit dem Apgar-Score fand sich jedoch nur bei Einnahme des SSRI im 3. Trimenon der Schwangerschaft (unter TZA fand sich kein Einfluss auf perinatale Parameter).
- In einer Studie wird auf einen Zusammenhang zwischen pränataler SSRI-Gabe (*Sertralin*, *Fluoxetin*, *Citalopram*, *Paroxetin*) und verkürzter Schwangerschafts-

dauer hingewiesen, jedoch kein Zusammenhang zwischen depressiver Symptomatik und Schwangerschaftsdauer gesehen.

- Eine aktuelle Kohortenstudie aus Großbritannien mit 216.070 Entbindungen von 176.866 Patientinnen zeigte bei insgesamt 17.615 Geburten oder 8,2 % eine Frühgeburtlichkeit. Patientinnen, die in den ersten 22 Schwangerschaftswochen einen SSRI erhielten, hatten im Vergleich zu nichtexponierten Patientinnen kein signifikant höheres Risiko für Frühgeburten (Amit et al. 2024).
- Eine populationsbezogene Kohortenstudie zeigte keine negativen Auswirkungen einer SSRI-Behandlung während der Schwangerschaft hinsichtlich der Rate von Totgeburten bzw. einer **neonatalen Mortalität**.
- Ähnlich wie für TZA wurde auch für SSRI über **Absetzsyndrome in der Perinatalzeit** berichtet. Andere Autoren gehen eher von einer serotonergen Überstimulation aus. Die Syndrome sind transienter Natur und in der Regel nicht lebensbedrohlich.
- Eine **verzögerte neonatale Adaptation** trat bei 15–30 % der Kinder auf, deren Mütter in der Spätschwangerschaft mit SSRI behandelt wurden. Typischerweise sind diese Phänomene vorübergehend und enden meist nach einem Zeitraum von weniger als 2 Wochen post partum.
- In einer Studie wurde der Zusammenhang zwischen einer Behandlung mit SSRI bei Schwangeren und einer **persistierenden pulmonalen Hypertonie (PPHN)** bei Neugeborenen untersucht. Eine PPHN tritt bei etwa 0,2 % der Neugeborenen auf und wird neben anderen Einflussfaktoren mit einer Antidepressivatherapie in späten Stadien der Schwangerschaft in Verbindung gebracht. Es zeigte sich eine signifikante Assoziation zwischen einer SSRI-Behandlung (*Citalopram*, *Fluoxetin*, *Paroxetin* oder *Sertralin*) in der Spätschwangerschaft nach der 20. SSW und einer PPHN bei Neugeborenen. Eine Assoziation zwischen PPHN bei Neugeborenen und SSRI-Einnahme der Mütter vor der 20. SSW fand sich nicht. Auch fand sich keine Assoziation zwischen PPHN bei Neugeborenen und der Einnahme von *Amitriptylin*, *Imipramin*, *Venlafaxin*, *Bupropion* oder *Trazodon* in der Schwangerschaft.
- Eine Übersichtsarbeit zeigte ein statistisch erhöhtes Risiko für eine PPHN bei SSRI-Einnahme in der Spätschwangerschaft, jedoch war das absolute Risiko für eine PPHN immer noch sehr gering. Eine weitere Arbeit zeigte eine Erhöhung des Risikos für eine PPHN von 1,2 auf 3,0 pro 1000 Neugeborene (OR 2,1; 95 % KI 1,5–3,0).
- Auch zeigte eine weitere Übersichtsarbeit ein erhöhtes Risiko für PPHN bei SSRI-Therapie in der Spätschwangerschaft. Insgesamt bleibt aber das Risiko klein. Gemäß den regulatorischen Vorgaben der FDA sollen entsprechend – aufgrund des niedrigen Risikos für eine PPHN – SSRI und SNRI auch in späten Stadien einer Schwangerschaft nicht abgesetzt werden, wenn sie klinisch erforderlich sind.
- Die Verbindung zwischen dem Einsatz von SSRI und dem Auftreten einer PPHN wurde auch in einer Übersichtsarbeit bestätigt, die deutliche Hinweise für ein vermehrtes Auftreten einer PPHN zeigte, wenn SSRI auch in der zweiten Schwangerschaftshälfte verabreicht wurden. Vergleichbare Ergebnisse zeigten sich aber nicht in einer großen skandinavischen Kohortenstudie an > 45.000

exponierten Kindern. Die Schwangerschaftsdauer war moderat verkürzt, das Geburtsgewicht diskret erniedrigt. Eine höhere Inzidenz von PPHN wurde nicht beobachtet (Rommel et al. 2022).

- Eine retrospektive Studie zeigte eine erhöhte intensivmedizinische Behandlungsnotwendigkeit für Neugeborene, deren Mütter im 3. Trimenon SSRI eingenommen hatten. Zu *Paroxetin* sind Ergebnisse über das Risiko des Auftretens eines Absetzsyndroms für Neugeborene widersprüchlich.
- Grundsätzlich scheint sich der Einsatz von SSRI am stärksten auf eine Veränderung des **Apgar-Scores** nach der Geburt auszuwirken. So zeigten Kinder unter SSRI-Exposition am häufigsten erniedrigte Apgar-Scores 5 min nach der Geburt.
- Hinweise für eine erhöhte Auftretenswahrscheinlichkeit von perinatal auftretenden **Krampfanfällen** oder gar einer Epilepsie zeigten sich in einer aktuellen Registerstudie aus Schweden nicht.
- Der Zusammenhang zwischen der Einnahme von Antidepressiva und einem erhöhten Risiko eines **postpartalen Blutungsrisikos (PPH)** ist widersprüchlich. Während eine Übersichtsarbeit kein gesteigertes Risiko für PPH unter SSRI-Therapie angab, zeigte eine andere Studie ein 1,6- bis 1,9-fach erhöhtes Risiko für PPH beim Einsatz von SNRI. Ein aktueller Review identifizierte die Einnahme von Antidepressiva als Beispiel für einen nichtmodifizierbaren Risikofaktor für PPH. Insbesondere SSRI verhindern die Aufnahme von *Serotonin* in die Thrombozyten, wodurch die Blutgerinnung behindern wird und das Risiko für PPH steigt (Yunas et al. 2025). Ein geringeres Risiko einer postpartalen Blutung zeigte sich in den Fällen, wenn Haut-zu-Haut-Kontakt und Stillen gewährleistet werden. Beides führt zur Ausschüttung von körpereigenem *Oxytocin*, das die Uteruskontraktion verstärkt und die Blutungsneigung verringert.

Mit dem Stillen assoziierte Risiken

14

- Die vorliegenden Studien weisen darauf hin, dass SSRI meist nur in relativ geringem Maß in die Muttermilch übergehen. Für einige SSRI liegen die M/P-Ratios < 1 (*Paroxetin* 0,63; *Fluoxetin* 0,3–0,8). Der aktive Metabolit von *Fluoxetin*, *Norfluoxetin*, kann aufgrund seiner langen HWZ akkumulieren. Im Tierversuch zeigen sich Knochenmineralisationsdefizite bei *Fluoxetin*-Exposition in utero und beim Stillen.
- Möglicherweise gehen *Citalopram* (M/P: 1,4–2,7) und *Escitalopram* (M/P: 2,0–3,0) oder auch *Sertralin* (M/P: 1,0–2,1) in einem höheren Ausmaß in die Muttermilch über als *Fluoxetin* oder *Paroxetin*. Bei *Fluvoxamin* zeigte sich eine M/P Ratio von 1,2–1,3.
- Eine pharmakokinetische Modellierung zu *Escitalopram* kommt zu dem Ergebnis, dass gestillte Säuglinge über die Muttermilch 3,3 % der körpergewichtsadaptierten mütterlichen Dosis zugeführt bekommen.
- Nach derzeitigem Kenntnisstand erscheint eine Therapie mit einem SSRI während der Stillzeit unter intensivem Monitoring gut kontrollierbar.
- Durch die Kalkulation der AID ist es möglich, anhand der Konzentrationen einzelner Antidepressiva die kumulative Gesamtexposition über die Muttermilch zu berechnen.

Langfristige Verhaltens- und Entwicklungseffekte/Autismus-Spektrum-Störungen (ASS)

- In einer Fall-Kontroll-Studie war die Behandlung mit einem SSRI mit einem 2-fach erhöhten Risiko des Auftretens einer ASS verbunden (OR 2,2). Der stärkste Effekt zeigte sich für eine Exposition während des 1. Trimenons (OR 3,8). Hier zeigte sich ein 3-fach erhöhtes Risiko für das Auftreten einer ASS.
- Eine Kohortenstudie aus Finnland verglich das Auftreten von Depressionen, ASS und ADHS zwischen intrauterin SSRI-exponierten Kindern mit Kindern unbehandelter depressiver Mütter und nichtexponierten Kindern gesunder Mütter zwischen der Geburt und dem 14. Lj. Es zeigte sich, dass intrauterin SSRI-exponierte Kinder höhere Auftretenswahrscheinlichkeiten von Depressionen, nicht aber von ASS oder ADHS hatten. Eine Assoziation zwischen SSRI-Exposition und dem Auftreten einer ASS scheint dennoch zu bestehen, eine Kausalität ist hierdurch nicht begründet.
- In einer Studie wurde die Entwicklung von über 900.000 Kindern (32.400 mit psychischer Störung), die im Zeitraum zwischen 1998 und 2012 in Dänemark geboren wurden, untersucht. Während die kumulative 15-Jahres-Inzidenz, an einer psychischen Störung zu erkranken, 8 % betrug, wenn die Frauen keine Antidepressiva vor oder während der Schwangerschaft eingenommen hatten, stieg sie auf 11,5 %, wenn nach Bekanntwerden der Schwangerschaft die Antidepressiva abgesetzt wurden. Wurden Antidepressiva die gesamte Schwangerschaft über eingenommen, lag die kumulative Inzidenz bei 13,6 %, wenn Antidepressiva in der Schwangerschaft neu begonnen wurden, lag sie bei 14,5 %. Die Untersuchungskohorte erhielt aber nicht ausschließlich SSRI.
- Eine Übersicht zu neurobehavioralen Effekten zeigte keine eindeutigen Ergebnisse zu Auswirkungen einer intrauterinen Exposition gegenüber Antidepressiva unterschiedlicher Substanzklassen und eventuellen Entwicklungsveränderungen bzw. -verzögerungen. Eine Untersuchung unterzog 16 intrauterin SSRI-exponierte Kinder, gesunde Kontrollen und Kinder, deren Mütter während der Schwangerschaft unbehandelt depressiv waren, einer Konnektivitätsanalyse und konnte zeigen, dass die SSRI-exponierten Kinder mit großer Effektstärke eine höhere Konnektivität zwischen rechter Amygdala und rechter Insula aufwiesen, solchen Hirnregionen, in denen Emotionalität verarbeitet wird. Die klinischen Implikationen sind aber unklar.
- Bezüglich langfristiger Verhaltens- und Entwicklungseffekte zeigte zuletzt eine Übersichtsarbeit mit 145.000 Antidepressiva-exponierten Kindern (verschiedene Substanzklassen) und mehr als 3 Mio. nichtexponierten Kindern unter Anwendung differenzierter Kontrollbedingungen, dass letztlich kein Unterschied nachweisbar war. Insbesondere beim Vergleich von exponierten mit nichtexponierten Geschwistern zeigten sich keine Unterschiede bezüglich der Auftretenswahrscheinlichkeit von ASS, ADHS, bestimmten Lern- oder Verhaltensstörungen. Gleichzeitig empfehlen die Autoren aber eine frühzeitige Untersuchung hinsichtlich möglicher Entwicklungsstörungen von intrauterin exponierten Kindern (Suarez et al. 2022).
- Kinder, die intrauterin einem SSRI ausgesetzt waren, zeigten im Alter von 5 J. eine diskret erhöhte Ängstlichkeit und Depressivität. Ein Einfluss auf emo-

tionale Prozesse oder auf Schwierigkeiten im sozialen Funktionieren zeigte sich nicht.

- Eine Untersuchung an 6- bis 17-jährigen Kindern, die intrauterin gegenüber einem SSRI exponiert waren, zeigte keine Auffälligkeiten hinsichtlich ihrer neurobehavioralen Entwicklung im Vergleich zu nichtexponierten Kindern, eine Assoziation bestand indes mit einer höheren mütterlichen Krankheitslast der bestehenden depressiven Störung (Cohen et al. 2022).

Empfehlungen ► 14.2.5, ► Box 1.

14.2.3 Monoaminoxidasehemmer

- Wegen möglicher hypertensiver Blutdruckkrisen und verminderter Plazentaperfusion wird i. Allg. von der Gabe von MAOH in der Schwangerschaft abgeraten. Ein Fallbericht schildert ein komplexes genetisch bedingtes Malformationssyndrom unter der Einnahme von > 100 mg *Tranylcypromin* während der Schwangerschaft, allerdings lässt sich ein kausaler Zusammenhang nicht herstellen. Dennoch wird von einer Anwendung in der Schwangerschaft dringend abgeraten.
- Erfahrungen über die Anwendung von *Moclobemid* während der Schwangerschaft beim Menschen existieren nur aus wenigen Einzelfallberichten. Ein Schädigungspotenzial wurde nicht beobachtet. *Moclobemid* geht nur in sehr geringem Ausmaß in die Muttermilch über.
- Vom Stillen unter MAOH ist aufgrund fehlender Erfahrungen abzuraten.

14.2.4 Selektive Serotonin- und Noradrenalinwiederaufnahmehemmer

14

- Im Rahmen der *National Birth Defects Prevention Study* in den USA zeigten sich bei geringen Fallzahlen diskrete Hinweise für ein vermehrtes Auftreten von Geburtsdefekten (Anenzephalie, Atriumseptumdefekt, Aortenisthmusstenose, Gaumenspalte oder Gastroschisis) unter einer mütterlichen Behandlung mit ***Venlafaxin***. Eine Studie des *UK Teratology Information Service* (UKTIS) zeigte bei 281 Schwangeren, die *Venlafaxin* erhielten, keine erhöhten Abortraten im Vergleich mit SSRI- oder nichtexponierten Schwangeren.
- In einer letzten Auswertung der *National Birth Defects Prevention Study* bestand bei 1562 von 30.630 Müttern, deren Kinder eine Fehlbildung aufwiesen, eine mütterliche Antidepressivatherapie in der Frühschwangerschaft (5,1 %). In der Kontrollgruppe lag der Anteil der mit Antidepressiva behandelten Mütter bei 4,1 %. *Venlafaxin* zeigte die mit Abstand höchsten Fehlbildungsraten unter den untersuchten Antidepressiva (angepasste OR, 9,14; 95 % KI 1,91–43,83).
- Somit müssen die früheren Annahmen von fehlenden Fehlgeburtsraten unter *Venlafaxin* zurzeit infrage gestellt werden.

- Eine Untersuchung zum Penetrationsverhalten von *Venlafaxin* in den kindlichen Kreislauf und in das Fruchtwasser zeigte für die aktive Wirkfraktion (Summe aus *Venlafaxin* + *O-Desmethylvenlafaxin*) Hinweise auf eine Akkumulation im Fruchtwasser und etwa gleich hohe Wirkstoffkonzentrationen im Nabelschnurblut.
- Die Exkretion von *Venlafaxin* in die **Muttermilch** ist möglicherweise deutlich höher im Vergleich zu anderen Antidepressiva. In 9 publizierten Einzelfällen zeigten sich allerdings keine negativen Auswirkungen auf die gestillten Säuglinge. Dennoch sollte eine engmaschige Überwachung erfolgen. In einer Untersuchung waren die M/P-Ratios jedoch sowohl für *Venlafaxin* als auch für *O-Desmethylvenlafaxin* niedriger als zuvor berichtet. Eine aktuelle Untersuchung zeigte für die aktive Wirkfraktion von *Venlafaxin* eine M/P-Ratio von 2,4; die Konzentrationen in der Milch waren demnach 2,4-mal höher als im mütterlichen Plasma (Leutritz et al. 2023).
- Auch bei ***Duloxetin*** besteht das grundsätzliche Risiko des Auftretens einer PPHN wie bei den SSRI (s. oben). Im Zusammenhang mit einer *Duloxetin*-Einnahme wurden Entzugssymptome beobachtet (Hypotonie, Tremor, nervöse Unruhe, Schwierigkeiten bei der Nahrungsaufnahme, Atemnot, zerebrale Krampfanfälle).
- Eine Kohortenstudie an mehreren tausend Schwangeren, die während der Schwangerschaft *Duloxetin* erhielten, zeigte ein erhöhtes postpartales Blutungsrisiko (PPH) und ein möglicherweise diskret erhöhtes Risiko für kardiale Fehlbildungen.
- Eine Beobachtungsstudie zu *Duloxetin*, getrennt nach früher Exposition (Tag 1–140, n = 1589) und später Exposition (Tag 141 bis Schwangerschaftsende, n = 450) zeigte kein signifikant erhöhtes Risiko für Kinder, die als *small for gestational age* gelten. Allerdings gab es einen Trend hin zu einer Frühgeburtlichkeit unter *Duloxetin* (Ankarfeldt et al. 2023).
- *Duloxetin* geht in die **Muttermilch** über, allerdings scheint das Milch-Plasma-Konzentrationsverhältnis sehr niedrig (0,25) zu sein.
- Erfahrungen zum Einsatz von ***Milnacipran*** in der Schwangerschaft gibt es nicht. Laut Fachinformation empfiehlt sich als vorbeugende Maßnahme ein Verzicht auf die Einnahme von *Milnacipran* während der Schwangerschaft. Stillen ist laut Fachinformation kontraindiziert.

14.2.5 Andere Antidepressiva

- In einer prospektiven Studie an 104 Müttern, die während der Schwangerschaft mit ***Mirtazapin*** behandelt wurden, konnten zwar keine erhöhten Fehlbildungsraten nachgewiesen werden, allerdings zeigte sich bei den mit *Mirtazapin* behandelten Müttern im Vergleich zu einer Kontrollgruppe eine verkürzte Schwangerschaftsdauer (Geburt vor der 37. SSW).
- Eine Übersichtsarbeit zu *Mirtazapin* zeigte keine Hinweise auf ein erhöhtes Risiko für kongenitale Malformationen bei In-utero-Exposition mit *Mirtazapin*.

- Eine Registerstudie aus Dänemark bestätigt die bisherigen Erkenntnisse zu *Mirtazapin*. Aus 4475 Schwangerschaften unter *Mirtazapin* wurden bezüglich einzelner Outcome-Parameter verschiedene Gruppen verglichen. Hinsichtlich kongenitaler Malformationen zeigten sich bei insgesamt 895 *Mirtazapin*-exponierten Schwangerschaften keine erhöhten Fehlbildungsraten (3,5 % vs. 4,3 %, OR = 0,81, 95 % KI 0,55–1,20). Auch hinsichtlich fataler Outcome-Parameter wie Spontanaborten ergab sich kein Unterschied zu nichtexponierten Schwangerschaften. Damit gilt *Mirtazapin* als sicher anzuwendendes Antidepressivum in der Schwangerschaft (Ostenfeld et al. 2022). Aber auch unter Einnahme von *Mirtazapin* (und *Venlafaxin*) besteht das Risiko einer PPHN beim Neugeborenen.
- Da *Mirtazapin* in die **Muttermilch** übergeht und in niedrigen Konzentrationen wegen der antihistaminergen Wirkung sedierend wirkt, sollte Stillen unter *Mirtazapin* nur unter engmaschiger Beobachtung des Kindes erfolgen.
- Eine retrospektive Fall-Kontroll-Studie zu den Auswirkungen einer Behandlung mit ***Bupropion*** vor bzw. 3 Monate nach erfolgter Konzeption zeigte ein erhöhtes Risiko für Linksherzfehler bei stattgehabter *Bupropion*-Gabe. Eine prospektive Studie an Müttern, die während der Schwangerschaft mit *Bupropion* behandelt wurden, konnte keine erhöhte Fehlbildungsrate nachweisen. Für *Bupropion*, *Venlafaxin* oder *Mirtazapin* konnte keine höhere Malformationsrate bei In-utero-Exposition gezeigt werden. Es zeigte sich jedoch eine höhere Rate an Frühgeburten vor der 37. SSW. Eine Untersuchung zu *Bupropion* zeigte im Vergleich zu anderen Antidepressiva bei Exposition im 1. Trimenon der Schwangerschaft eine erhöhte Rate an linksventrikulären Ausflusstrakt-Obstruktionen.
- *Bupropion* scheint in höherem Maße als andere Antidepressiva in die **Muttermilch** überzugehen (M/P: 2,5–8,58). Mögliche Folgen können kindliche Krampfanfälle sein. Zudem kann unter *Bupropion* die Milchproduktion nachlassen.
- Für ***Agomelatin*** liegen keine klinischen Daten über exponierte Schwangere vor. Aufgrund der Gefahr der Lebertoxizität sollte eine Anwendung während der Schwangerschaft und Stillzeit nicht erfolgen. Ein Einzelfallbericht zeigt niedrige Konzentrationen in der Muttermilch. Für ***Mianserin*** und ***Reboxetin*** liegen keine verlässlichen Daten vor, ebenso nicht für ***Vortioxetin***. ***Tianeptin*** zeigte in einer älteren Übersichtsarbeit bei 16 Schwangerschaften zwar keine besonderen Auffälligkeiten, wird in der Fachinformation jedoch weder in der Schwangerschaft noch in der Stillzeit empfohlen.
- Eine Untersuchung zum Einsatz von ***Trazodon*** in der Schwangerschaft (mediane Tagesdosierung 100 mg) zeigte in einem von 169 im 1. Trimenon exponierten Fällen eine kongenitale Malformation der Niere (0,6 %). In einer SSRI-Vergleichskohorte lag die Malformationsrate bei 2,6 %. Hinsichtlich der hier gewählten Indikation zur Schlafförderung scheint der Einsatz von *Trazodon* unproblematisch zu sein (Dao et al. 2023).

Empfehlungen für die Behandlung mit Antidepressiva in Schwangerschaft und Stillzeit ▶ Box 1.

Box 1

Behandlung mit Antidepressiva in Schwangerschaft und Stillzeit – Empfehlungen

- Die Indikation zur Behandlung mit einem Antidepressivum muss in der Schwangerschaft unter Abwägung der Auswirkungen einer Nichtbehandlung besonders eng gestellt werden.
- Frauen oder Paare mit Kinderwunsch, Schwangere und deren Partner sind ausführlich über die möglichen Risiken aufzuklären und sollten schriftlich in die Off-label-Behandlung (wegen fehlender Zulassung der Substanzen während einer Schwangerschaft) einwilligen.
- Bei leichten bis mittelgradigen Depressionen sollte von einer medikamentösen Behandlung abgesehen und auf psychotherapeutische Verfahren zurückgegriffen werden.
- In jedem Fall sollte der individuelle Nutzen einem möglichen Schaden gegenübergestellt werden, wenn ggf. auch schon bei mitteschweren depressiven Syndromen eine antidepressive Pharmakotherapie in Erwägung gezogen werden sollte.
- Werden die Risiken der Depression für die Mutter (z. B. Suizidalität, psychotische Symptome) höher als die potenziellen Risiken für das Kind eingestuft, ist eine Indikation für Antidepressiva gegeben.
- Eine Behandlung mit SSRI geht möglicherweise mit einem leicht erhöhten Risiko von bestimmten Fehlbildungen einher; sie bleiben allerdings insgesamt sehr selten. Aufgrund methodischer Probleme kann nicht sicher unterschieden werden, ob das möglicherweise bestehende teratogene Risiko auf die psychische Grunderkrankung oder auf die SSRI-Behandlung zurückgeführt werden muss.
- Beim Einsatz von Antidepressiva während der Schwangerschaft scheint die Rate an Spontanaborten geringgradig erhöht zu sein.
- Risiken bei der Verordnung von SSRI treten nicht nur im 1. Trimenon, sondern auch in der Spätschwangerschaft bei einer Verordnung nach der 20. SSW (PPHN) auf.
- Hinsichtlich der Auftretenswahrscheinlichkeit einer PPHN scheint innerhalb der Gruppe der SSRI kein Unterschied zwischen *Sertralin*, *Citalopram*, *Paroxetin* und *Fluoxetin* zu bestehen. Für *Mirtazapin*, *Venlafaxin* und *Duloxetin* muss ein ähnliches Risiko angenommen werden.
- TZA scheinen insgesamt ein höheres teratogenes Potenzial zu haben als SSRI.
- Unter TZA sollte auf *Clomipramin* in jedem Fall verzichtet werden.
- Falls während einer Schwangerschaft ein Antidepressivum neu gegeben werden muss, sind aus der Gruppe der SSRI *Paroxetin* und *Fluoxetin* zu vermeiden.
- *Sertralin* oder *Citalopram*, wahrscheinlich auch *Escitalopram*, scheinen nicht mit einem erhöhten Risiko für strukturelle Malformationen assoziiert zu sein und sollten beim Einsatz von Antidepressiva als First-line-Therapie erwogen werden.
- Neuere Daten zu *Venlafaxin* legen ein erhöhtes Fehlbildungsrisiko nahe. Somit müssen die früheren Annahmen von fehlenden Fehlgeburtsraten unter *Venlafaxin* zurzeit infrage gestellt werden.

- Frauen, die eine bestehende Behandlung mit SSRI während der Schwangerschaft beenden, haben ein 3-fach erhöhtes Rückfallrisiko verglichen mit Patientinnen, die die SSRI-Behandlung fortführen.
- Grundsätzlich scheint das Auftreten von ASS unter SSRI-Exposition diskret erhöht, ohne dass eine Kausalität nachweisbar ist.
- Eine Monotherapie mit einem Antidepressivum ist immer anzustreben. Mehrere SSRI oder auch Kombinationen anderer Antidepressiva sollten in keinem Fall gleichzeitig verordnet werden. Auch eine zusätzliche Verordnung von BZD ist zu vermeiden.
- Es scheint ein Zusammenhang zwischen einer intrauterinen Exposition mit *Bupropion* und dem Auftreten eines Aufmerksamkeitsdefizitsyndroms bei Kindern zu bestehen.
- Bei Neubeginn einer antidepressiven Pharmakotherapie im Postpartum sollte mit einer aufgrund der bisherigen Datenlage als weniger risikoreich geltenden Substanz (*Sertralin*, *Citalopram*, *Escitalopram*) begonnen werden.
- Stillen unter Antidepressiva sollte unter engmaschiger Kontrolle des Kindes und der niedrigsten möglichen therapeutischen Dosis erfolgen. Die Kenntnis der M/P-Ratio erlaubt eine Abschätzung des kindlichen Risikos. Das Kind sollte hierbei engmaschig auf etwaige unerwünschte Wirkungen kontrolliert werden. TDM von Psychopharmaka in der Muttermilch erlaubt die Bestimmung der Gesamtmenge eines Psychopharmakons, die ein Säugling im Rahmen des Stillens zu sich nimmt (ggf. weitere Informationen über: m.paulzen@alexianer.de).

14.3 Lithium

Teratogenes Risiko

14

- *Lithium*-Ionen sind voll plazentagängig. Das Nabelschnur-Mutterblut-Verhältnis liegt regelmäßig um 1, während es im Fruchtwasser zu einer regelrechten Akkumulation von *Lithium* kommt (Neergaard et al. 2024).
- Die Einnahme von *Lithium* während der Schwangerschaft kann mit einer erhöhten Rate kardiovaskulärer Fehlbildungen einhergehen, selten kann es zur Ausbildung einer Ebstein-Anomalie (Kombination aus Trikuspidalinsuffizienz, offenem Ductus arteriosus und Hypoplasie des rechten Ventrikels) kommen.
- Das Risiko, durch Einnahme von *Lithium* im 1. Trimenon kardiovaskuläre Fehlbildungen auszulösen, wird heute insgesamt deutlich niedriger eingeschätzt, als ursprünglich nach Auswertung des sog. Lithium-Babyregisters in den 1970er Jahren vermutet wurde. Allenfalls das Risiko für eine Ebstein-Anomalie ist leichtgradig erhöht.
- Eine prospektive Beobachtungsstudie zeigte in einer Gruppe von *Lithium*-behandelten Schwangeren eine deutlich erhöhte Abortrate und eine erhöhte Rate an Schwangerschaftsabbrüchen; hinsichtlich einer Fehlbildungsrate bezüglich kardiovaskulärer Anomalien zeigte sich kein Unterschied zwischen der *Lithium*-Gruppe und den nichtexponierten Schwangeren.

- 16 von 663 Kindern (2,41 %), deren Mütter in der Schwangerschaft *Lithium* erhielten, wiesen in einer Studie eine kardiale Malformation im Vergleich zu 1,1 % in der Gruppe nichtexponierter Kinder auf. Das relative Risiko lag bei 1,11 (95 % KI 0,46–2,64) bei einer Tagesdosierung (TD) ≤ 600 mg, bei 1,60 (95 % KI 0,67–3,80) bei einer TD von 601–900 mg und bei 3,22 (95 % KI 1,47–7,02) bei einer TD von > 900 mg. Isoliert betrachtet, war das Risiko rechtsventrikulärer Ausflussstörungen am Herzen ebenfalls erhöht. Insgesamt waren die Fehlbildungsraten niedriger als in früheren Studien.
- Eine Metaanalyse mit insgesamt 33.300 *Lithium*-exponierten Schwangerschaften ergab Prävalenzraten für kongenitale Malformationen von 4,1 % und eine Number Needed to Harm (NNH) von 33. Bei einer *Lithium*-Exposition bereits im 1. Trimenon ergab sich ein höheres Risiko für Spontanaborte. Über alle Schwangerschaftsabschnitte hinweg ergaben sich erhöhte Risiken für (kardiale) Malformationen, nicht aber für Spontanaborte. Das Risiko eines postpartalen Rückfalls unter *Lithium* war indes signifikant niedriger als bei Nichtbehandlung mit *Lithium* mit einer NNT von 3.
- Auch in einem Umbrella-Review kommen die Autoren zu dem Schluss, dass *Lithium* in der Schwangerschaft weder mit einem erhöhten Fehlbildungsrisiko noch mit einem erhöhten Risiko für Verhaltens- und Entwicklungsstörungen der Kinder verbunden ist.
- Ein kürzlich erschienener systematischer Review und Metaanalyse empfiehlt Frauen mit bipolarer Störung, die eine Schwangerschaft planen, in Erwägung ziehen, *Lithium* abzusetzen, wenn sie euthym sind; die Einnahme von *Lithium* im 1. Trimester und zu jedem Zeitpunkt der Schwangerschaft erhöhe die Wahrscheinlichkeit von Malformationen (v. a. Herzfehler), aber auch von Frühgeburtlichkeit und hohem Geburtsgewicht. Falls eine Schwangerschaft bereits eingetreten ist, gebe es keinen Grund mehr, *Lithium* abzusetzen; in diesem Fall sollten eine engmaschige Überwachung des Fetus und regelmäßige Lithiumspiegelkontrollen erfolgen (Callovini et al. 2024).

Perinatale Risiken

- Das Frühgeburtsrisiko ist bei Schwangeren unter *Lithium* erhöht, auch das Geburtsgewicht scheint höher zu sein. Der *Lithium*-Spiegel korreliert negativ mit der Schwangerschaftsdauer. So waren hohe Spiegel mit einer kürzeren Schwangerschaftsdauer verbunden (Schrijver et al. 2024).
- Bei Behandlung der Mutter mit *Lithium* im 3. Trimenon können *Lithium*-Serumspiegel von 1,0 mmol/l zu erheblichen Beeinträchtigungen des Neugeborenen führen (Herzrhythmusstörungen, EKG-Veränderungen, Diabetes insipidus); auch ein **Floppy-infant-Syndrom** mit Lethargie, muskulärer Hypotonie, Hypothermie, Ateminsuffizienz, abgeschwächten Saugreflexen mit Ernährungsstörungen wurde beschrieben. Eine Rückbildung ist meist innerhalb von 1–2 Wochen zu erwarten. Gelegentlich bei Neugeborenen beobachtete Strumen sind innerhalb einiger Monate reversibel.
- Eine prospektive Kohortenstudie mit 100 *Lithium*-behandelten Schwangeren ergab lediglich niedrigere Apgar-Scores. Andere Komplikationen oder ein erhöhtes Malformationsrisiko wurden nicht beobachtet (Sagué-Vilavella et al. 2022).

Mit dem Stillen assoziierte Risiken

- Bei Einnahme von *Lithium* während der Stillzeit werden beim Säugling Werte zwischen 10 und 50 % der bei der Mutter erhobenen Spiegel gemessen. Folgen dieser *Lithium*-Serumspiegel für das Kind sind unbekannt. Die M/P-Ratio liegt entsprechend meist < 0,5. Die *American Academy of Pediatrics* empfiehlt nach wie vor, bei bestehender *Lithium*-Therapie der Mutter nicht zu stillen. Neuere Untersuchungen bewerten Stillen als grundsätzlich möglich, dies sollte aber ausgewählten Patientengruppen vorbehalten bleiben.
- In einer schwedischen Studie mit 30 Stillkindern, deren Mütter mit *Lithium* behandelt wurden, zeigten sich mediane *Lithium*-Serumkonzentrationen von 0,10 mmol/l (bis zur Woche 2) (Range < 0,05–0,7 mmol/l), 0,08 in den Wochen 2–4 (Range < 0,05–1,2), 0,06 im 2. Lebensmonat (Range < 0,05–0,2) und 0,07 nach 2 Monaten (Range < 0,05–0,2).

Langfristige Verhaltens- und Entwicklungseffekte

- In den bisherigen Nachuntersuchungen gibt es keine Hinweise auf Entwicklungseinbußen, jedoch liegen insgesamt nur sehr wenige Ergebnisse vor. Eine Untersuchung an 15 *Lithium*-exponierten Kindern in utero zeigte keine Hinweise für Veränderungen von Wachstum, kognitiven Funktionen oder Verhaltenseffekten. Dies konnte in einer Studie an 20 *Lithium*-exponierten Kindern bestätigt werden, die zwischen dem 4. und 5. Lj. hinsichtlich ihres Intelligenzquotienten untersucht wurden und keine Auffälligkeiten zeigten.
- Eine Studie, die die neuropsychologische Entwicklung von 56 in utero gegenüber *Lithium* exponierten Kindern untersuchte, zeigte numerische Auffälligkeiten bei Aufmerksamkeitsaufgaben, die aber nicht statistisch signifikant waren. Der kindliche IQ *Lithium*-exponierter Kinder unterschied sich nicht von nichtexponierten Kindern.
- Eine MRT-Bildgebungsstudie an 63 Kindern im Alter von 8–14 J., die intrauterin *Lithium*-exponiert waren, ergab keine Hinweise auf hirnstrukturelle Anomalien. Verminderte Volumina subkortikaler grauer und kortikaler weißer Substanz bei exponierten Kindern zeigten keine statistische Signifikanz (Poels et al. 2023).

Empfehlungen für die Behandlung mit *Lithium* in Schwangerschaft und Stillzeit ▶ Box 2.

14.4 Anfallssuppressiva

Teratogenes Risiko Das Risiko für Fehlbildungen bei Kindern epilepsiekranker Frauen, die während der Schwangerschaft Anfallssuppressiva einnahmen, ist 2- bis 3-fach erhöht und liegt bei 4–8 % gegenüber 2,3 % in der Normalbevölkerung. Da aber eine Epilepsie mit einem erhöhten Fehlbildungsrisiko assoziiert sein könnte, ist unklar, inwiefern diese Daten auf Patientinnen mit psychischen Störungen übertragen werden können. Das teratogene Risiko ist nicht nur substanz-, sondern auch dosis- bzw. plasmaspiegelassoziiert.

Box 2

Behandlung mit Lithium in Schwangerschaft und Stillzeit – Empfehlungen

- Frauen, die *Lithium* einnehmen, sollten bei fehlendem Kinderwunsch aufgrund des potenziell teratogenen Risikos vorsorglich kontrazeptive Maßnahmen einleiten.
- Bei Bipolar-I-Störungen sollte *Lithium* im Wirksamkeits- und Sicherheitsvergleich mit Anfallssuppressiva nach neueren Risiko- und Sicherheitsbewertungen bevorzugt werden.
- Obwohl Risikobeurteilungen eine Nutzen-Risiko-Bewertung zugunsten einer Behandlung mit *Lithium* (im Vergleich zu Anfallssuppressiva) bei Schwangeren bei bipolaren affektiven Störungen aussprechen, ist von einer Neuverordnung von *Lithium* im 1. Trimenon abzuraten, eine laufende, stabil eingestellte und gut bewährte Behandlung kann aber nach sorgfältiger Nutzen-Risiko-Abwägung fortgeführt werden.
- Sollte es dennoch zum Einsatz von *Lithium* im 1. Trimenon kommen, werden in der 16.–18. SSW eine fetale Echokardiographie sowie eine hochauflösende Ultraschalluntersuchung bei erhöhtem relativem Risiko für kardiale Fehlbildungen empfohlen. Grundsätzlich sollten bei bestehender *Lithium*-Therapie obligat hochauflösende Ultraschalluntersuchungen bzw. fetale Echokardiographien durchgeführt werden.
- Bei geplanter Schwangerschaft und dem Wunsch nach Beendigung einer *Lithium*-Therapie scheint eine Latenz von einigen Wochen zwischen Absetzen von *Lithium* und Konzeption sinnvoll zu sein.
- Eine bestehende *Lithium*-Therapie sollte bei hoher Rezidivgefahr nicht beendet werden. Diese Einschätzung bleibt insbesondere gegenüber dem Einsatz anderer Anfallssuppressiva als Stimmungsstabilisierer bestehen.
- Bei klinischer Notwendigkeit sollte *Lithium* in mehreren Einzeldosen (3–4 pro Tag) verabreicht werden. Plasmaspiegel sollten im niedrigsten noch wirksamen Bereich liegen. Wegen steigender renaler Clearance im Verlauf einer Schwangerschaft (▶ 14.1, Physiologische Veränderungen pharmakokinetischer Parameter in der Schwangerschaft) sollten gegen Ende häufigere Spiegelkontrollen und ggf. Dosisanpassungen erfolgen, da dosiskorrigierte *Lithium*-Spiegel im letzten Trimenon signifikant niedriger sind als im 1. Trimenon.
- Die Entbindung einer Schwangeren bei bestehender *Lithium*-Therapie sollte bevorzugt in einem Schwerpunktzentrum mit Neugeborenen-Intensivabteilung erfolgen.
- Vom Stillen unter *Lithium* ist zwar grundsätzlich abzuraten, bei explizitem Wunsch sollte Stillen ausgewählten Patientengruppen vorbehalten bleiben; dann sollte ein intensives Monitoring des Kindes auf Dehydratation, Lethargie und Trinkfaulheit erfolgen.

- ***Valproat*** ist ein Teratogen. *Valproat* verringert den Folat-Transporter 1 (*reduced folate carrier*, RFC) in der Plazenta. Beim fetalen Valproinsäure-Syndrom können u. a. Trigonozephalie, Mikrozephalie sowie Epikanthus, flache Nasenwurzel, flaches Philtrum und schmale, sich überkreuzende Finger und Zehen sowie hyperkonvexe Nägel vorliegen.
- Der Ausschuss für Risikobewertung im Bereich der Pharmakovigilanz (PRAC) der EMA empfiehlt Einschränkungen, um eine *Valproat*-Exposition ungeborener Kinder im Mutterleib zu verhindern (▶ Kap. 2).
- Während einer Schwangerschaft darf *Valproat* nicht angewendet werden.

! Bei Frauen und Mädchen im gebärfähigen Alter darf *Valproat* nicht angewendet werden, es sei denn, die Bedingungen eines Schwangerschaftsverhütungsprogramms werden erfüllt:
- Bewertung der Patientinnen hinsichtlich ihrer Gebärfähigkeit,
- Durchführung von Schwangerschaftstests,
- Beratung von Patientinnen über die Risiken einer Behandlung mit *Valproat*,
- Aufklärung über die Notwendigkeit einer wirksamen Schwangerschaftsverhütung während der gesamten Behandlungsdauer,
- Durchführung von mindestens jährlichen fachärztlichen Kontrollen der Behandlung,
- Einführung eines neuen Bestätigungsformulars, auf dem dokumentiert wird, dass eine angemessene Beratung durch den verordnenden Arzt erfolgt ist und diese verstanden wurde.

Neuerdings existiert auch ein Herstellerhinweis für Männer. So weist ein Rote-Hand-Brief aus dem Jahr 2024 auf ein mögliches Risiko für neurologische Entwicklungsstörungen bei Kindern hin, deren Väter mit *Valproat* behandelt wurden. Daher gilt:
- Die Behandlung männlicher Patienten mit *Valproat* sollte durch einen Spezialisten für die Behandlung von Epilepsie, bipolaren Störungen oder Migräne eingeleitet und überwacht werden.
- Männliche Patienten, die *Valproat* einnehmen, sind über das mögliche Risiko aufzuklären, und die Notwendigkeit einer wirksamen Empfängnisverhütung sowohl für den Patienten als auch für seine Partnerin sollten besprochen werden.
- Ein erhöhtes Risiko für neurologische Entwicklungsstörungen scheint dann zu bestehen, wenn im Zeitraum 3 Monate vor Zeugung *Valproat* eingenommen wurde. Daher sollte in diesem Zeitraum auf die Einnahme verzichtet werden.
- Auf Basis der aktuellen Datenlage und angesichts der methodischen Heterogenität der Studien erscheint die Evidenz für die EMA-Empfehlungen zu *Valproat* bei Männern mit Kinderwunsch begrenzt. Die regulatorischen Maßnahmen sollten daher kontinuierlich an neue Erkenntnisse angepasst werden. Insgesamt kann aufgrund der bisher vorliegenden Daten nicht abschließend beurteilt werden, inwiefern eine *Valproat*-Einnahme des Vaters vor der Zeugung das Risiko für neurologische bzw. neurokognitive Entwicklungsstörungen bei den Kindern erhöht (Paulzen et al. 2026).

- Ein Rote-Hand-Brief zu der Einnahme von ***Topiramat*** während der Schwangerschaft informiert über die teratogenen Eigenschaften des Arzneistoffes.. In dem Brief wurden neue Kontraindikationen zur Einnahme von *Topiramat* gelistet sowie Schlüsselelemente eines Schwangerschaftsverhütungsprogramms präsentiert. Behördlich genehmigtes Schulungsmaterial steht kostenlos zur Verfügung, darunter ein Leitfaden für medizinisches Fachpersonal, ein Formular zur Bestätigung der Risikoaufklärung und ein Patientinnenleitfaden.

! Die Einnahme von *Topiramat* ist kontraindiziert
- in der Schwangerschaft, es sei denn, es gibt keine geeignete alternative Behandlung.
- bei Frauen im gebärfähigen Alter, die keine hochwirksame Empfängnisverhütung anwenden. Die einzige Ausnahme ist eine Frau, für die es keine geeignete Alternative gibt, die aber eine Schwangerschaft plant und die umfassend über die Risiken der Einnahme von *Topiramat* während der Schwangerschaft informiert worden ist.
- Die Behandlung von Frauen im gebärfähigen Alter sollte von einem in der Behandlung von Epilepsie oder Migräne erfahrenen Arzt eingeleitet und überwacht werden. Die Notwendigkeit einer Behandlung sollte mindestens einmal jährlich neu beurteilt werden.
- Aufgrund einer möglichen Wechselwirkung sollte Frauen, die systemische hormonelle Kontrazeptiva anwenden, geraten werden, zusätzlich eine Barrieremethode (z. B. ein Kondom) anzuwenden.
- Bei Frauen im gebärfähigen Alter, die *Topiramat* anwenden, sollte das Schwangerschaftsverhütungsprogramm eingehalten werden.

- Das Risiko für Neuralrohrverschlussstörungen (Spina bifida) bei ***Carbamazepin***-Einnahme während des 1. Trimenons liegt bei 0,1–1 bzw. 1–2 %. Auch Verschlussstörungen im Urogenitaltrakt (Hypospadie) treten vermehrt auf. Während der Schwangerschaft sollten deshalb neben Ultraschalluntersuchungen auch Kontrollen von α-Fetoprotein (α-FP) und Acetylcholinesterase durchgeführt werden.
- Bei Neuralrohrdefekten finden sich gehäuft erniedrigte *Folsäure*-Spiegel. Es wird empfohlen, ***Folsäure*** 4 Wochen vor einer Konzeption in hoher Tagesdosierung (4–5 mg) und bis zum Ende des 1. Trimenons zu verordnen und bei einer Behandlung mit *Valproat* oder auch *Carbamazepin* während der Schwangerschaft weiter einzunehmen.
- In Dosierungen < 400 mg/d liegt das Malformationsrisiko einer *Carbamazepin*-Behandlung bei ca. 3,4 %. Höhere Dosierungen (> 1000 mg/d) steigern das Risiko auf > 8 %.
- Unter *Carbamazepin*-Exposition fanden sich in erhöhtem Maße Entwicklungsverzögerungen, kraniofaziale Anomalien, Fingernagelhypoplasien und Wachstumsretardierungen. Neuere Bewertungen gehen jedoch davon aus, dass sich das teratogene Risiko im Wesentlichen auf Neuralrohrverschlussstörungen begrenzt. Unter intensiver pränataler Diagnostik und Gabe von *Folsäure* scheint das Risiko kalkulierbar.
- Neuere Untersuchungen relativieren das Risiko neonataler Hämorrhagien unter *Carbamazepin.* Die bisherige Empfehlung einer präventiven Vitamin K-Gabe scheint nicht mehr gerechtfertigt.
- In einer aktuellen Übersichtsarbeit auf Basis einer Kohorte von 3.182.773 Kindern, von denen 17.495 während der Schwangerschaft gegenüber Anfallssuppressiva exponiert waren, zeigte sich bei Kindern, die *Valproat* ausgesetzt waren, im Vergleich zu Kindern, die nicht gegenüber Anfallssuppressiva exponiert waren, mit größerer Wahrscheinlichkeit eine Diagnose von Autismus, geistiger Behinde-

rung und ADHS. Kinder, die *Topiramat* ausgesetzt waren, zeigten 2,5-mal häufiger eine geistige Behinderung (95 % KI: 1,23–4,98) und Kinder, die *Carbamazepin* ausgesetzt waren, zeigten 1,25-mal häufiger Autismus (95 % KI: 1,05–1,48) und 1,30-mal häufiger eine geistige Behinderung (95 % CI: 1,01–1,69). Es gab kaum Hinweise darauf, dass bei Kindern, die während der Schwangerschaft *Lamotrigin* gegenüber exponiert waren, Diagnosen neurologischer Entwicklungsstörungen gestellt wurden (Madley-Dowd et al. 2024).

- ***Lamotrigin*** scheint insbesondere in Dosierungen < 300 mg/d mit dem geringsten Fehlbildungsrisiko unter den Anfallssuppressiva verbunden zu sein (2,0 %). Dosierungen > 300 mg/d steigern das Fehlbildungsrisiko auf bis zu 4,5 %. Im kindlichen Kreislauf (Nabelschnurblut) finden sich etwa 90 % der mütterlichen *Lamotrigin*-Konzentrationen. Ein Vergleich von *Lamotrigin*-Konzentrationen zwischen mütterlichem Blut, Fruchtwasser, Nabelschnurblut und Muttermilch zeigte Penetrations-Ratios in jedes Medium von < 1. Entsprechend scheint es nicht zu einer Akkumulation von *Lamotrigin* in einer der genannten Umgebungen zu kommen.
- Unter *Lamotrigin* zeigten sich hinsichtlich orofazialer Missbildungen widersprüchliche Ergebnisse. Eine Studie zeigte ein bis zu 10,4-fach erhöhtes Risiko von Lippen- und Gaumenspalten, eine spätere Untersuchung zeigte lediglich eine diesbezügliche Malformationsrate von 2,4 %.
- Die *Lamotrigin*-Clearance steigt im Laufe der Schwangerschaft um bis zu 330 %. Nach der Geburt normalisiert sie sich rasch. Daher sind Plasmaspiegelkontrollen und ggf. Dosisanpassungen (in der Regel um bis zu 250 % der Ausgangsdosierung) notwendig. Auch die *Carbamazepin*-Clearance steigt im Verlauf einer Schwangerschaft an. Eine Beobachtung an 22 Schwangeren zeigte eine Verminderung des Plasmaspiegels von *Carbamazepin* um 42 %.

Mit dem Stillen assoziierte Risiken

- Die M/P-Verhältnisse liegen für *Valproat* bei 0,01–0,1 und für *Carbamazepin* < 0,7. *Lamotrigin* scheint stärker als *Valproat* in die Muttermilch überzugehen (die M/P-Ratio liegt bei ca. 0,8).
- Keines von 5 Kindern, die durch Stillen *Lamotrigin* gegenüber exponiert waren, zeigte NW, 9 von 25 Kindern, die *Carbamazepin* gegenüber exponiert waren, zeigten klinisch bedeutsame NW. Eines von 20 Kindern unter *Valproat*-Exposition litt unter einer Thrombozytopenie und einer Anämie.
- Der Einschätzung der *American Academy of Neurology* und der *American Epilepsy Society* entsprechend können keine eindeutigen Empfehlungen ausgesprochen werden.

Langfristige Verhaltens- und Entwicklungseffekte

- Eine Studie der *Neurodevelopmental Effects of Antiepileptic Drugs (NEAD) Study Group* zeigte, dass Kinder epilepsiekranker Mütter, die während der Schwangerschaft anfallssuppressiv mit *Valproat* behandelt wurden, im Alter von 3 J. einen signifikant niedrigeren IQ aufwiesen als Kinder, deren Mütter mit *Phenytoin*, *Carbamazepin* oder *Lamotrigin* behandelt wurden. Dabei konnte im Falle der intrauterinen *Valproat*-Exposition ein Zusammenhang zwischen der Dosis der Substanz und einem erniedrigten IQ gezeigt werden. Zudem kor-

relierte nur bei den *Valproat*-exponierten Kindern der gemessene IQ nicht mit dem mütterlichen.
- Hinweise auf eine sowohl die Schulausbildung als auch die spätere Berufsausbildung beeinträchtigende Auswirkung einer intrauterinen *Valproat*-Exposition zeigten sich auch in einem *Cochrane Review*, der 22 prospektive und 6 Kohortenstudien auswertete. Vergleichbare Auswirkungen auf die kognitiven Funktionen durch *Carbamazepin* oder *Lamotrigin* zeigten sich nicht.
- Auch gibt es Hinweise auf ein vermehrtes Auftreten von ASS und ADHS bei intrauteriner *Valproat*-Exposition.

Empfehlungen für die Behandlung mit Anfallssuppressiva in Schwangerschaft und Stillzeit ► Box 3.

Box 3

Behandlung mit Anfallssuppressiva in Schwangerschaft und Stillzeit – Empfehlungen

- TDM ist ein wichtiges Hilfsmittel zur Therapieüberwachung und Risikokontrolle. Aufgrund hoher Korrelationen zwischen mütterlichen und kindlichen AM-Konzentrationen erlaubt TDM eine Unterstützung bei der Expositions- und Risikobewertung (Paulzen und Schoretsanitis 2023a).
- Im Falle einer Schwangerschaft bei einer bestehenden Behandlung mit einem oder mehreren Anfallssuppressiva sollte die Schwangere über potenzielle teratogene Risiken der AM aufgeklärt werden; eine entsprechende Pränataldiagnostik sollte eingeleitet werden.
- Eine medikamentöse Umstellung ist meist nicht sinnvoll und wird nicht empfohlen.
- Bei geplanter Schwangerschaft und während der Frühschwangerschaft ist die Einnahme von *Folsäure* in hoher Tagesdosierung grundsätzlich sinnvoll.
- Da das teratogene Risiko nicht nur substanz-, sondern auch dosis- bzw. plasmaspiegelassoziiert ist, muss jede Einzelsubstanz auch hinsichtlich der verabreichten Dosis und bezüglich der Plasmakonzentration bewertet werden. Die Raten an kongenitalen Malformationen waren unter moderaten Dosierungen geringer (*Lamotrigin* < 300 mg, gefolgt von *Carbamazepin* < 400 mg).
- *Valproat* ist teratogen. Die Anwendung muss daher auf absolute Ausnahmesituationen gemäß den Vorgaben der EMA beschränkt werden. Dies gilt sowohl für Frauen als auch für Männer.
- Bei einer *Carbamazepin*-Therapie sollten eine intensive pränatale Diagnostik und die Gabe von *Folsäure* zwingend erfolgen.
- Zumindest im Rahmen einer Epilepsiebehandlung ist *Lamotrigin* Mittel der ersten Wahl, wenn ein Anfallssuppressivum indiziert ist. Bei der Behandlung bipolarer Störungen beschränkt sich der Einsatz auf die Prävention depressiver Episoden bei Patienten mit Bipolar-I-Störung. Mangelnde Evidenz für eine Behandlung akuter Episoden schließt einen Beginn einer Therapie mit *Lamotrigin* in der Schwangerschaft aus psychiatrischer Indikation meist aus.
- Bei einer Behandlung mit *Lamotrigin* sind Kontrollen der Plasmakonzentrationen und ggf. eine Dosisanpassung wichtig, da insbesondere durch die Induktion von

UGT1A4 in der Leber und die Ausbildung von UGT1A4 in der Plazenta der Plasmaspiegel im Schwangerschaftsverlauf erheblich absinken kann (▶ 14.1, Physiologische Veränderungen pharmakokinetischer Parameter in der Schwangerschaft).

- *Topiramat* kann bei Anwendung während der Schwangerschaft schwere angeborene Fehlbildungen und fetale Wachstumsbeeinträchtigungen verursachen. Aktuelle Daten deuten zudem auf ein möglicherweise erhöhtes Risiko für neurologische Entwicklungsstörungen, einschließlich ASS, geistiger Behinderung und ADHS, nach der Anwendung des AM während der Schwangerschaft hin.
- Stillen bei bestehender Therapie mit Anfallssuppressiva sollte in jedem Einzelfall bewertet werden. Neuere Daten sprechen nicht grundsätzlich gegen Stillen unter fortbestehender Behandlung mit einem Anfallssuppressivum. Grundsätzlich erfordert dies aber eine engmaschige Überwachung und Kontrolle der kindlichen Entwicklung (Paulzen und Schoretsanitis 2023b).

14.5 Antipsychotika

Teratogenes Risiko

- Alle Antipsychotika passieren die Plazenta. Niedrigste Konzentrationen im kindlichen Kreislauf (Nabelschnurblut) wurden für *Quetiapin* nachgewiesen. *Risperidon*, *Haloperidol* und *Olanzapin* gehen (in aufsteigender Reihenfolge) stärker in den kindlichen Kreislauf über.
- Bisher gibt es keinen eindeutigen Nachweis eines teratogenen Potenzials und einer damit verbundenen Zunahme von Fehlbildungen nach Antipsychotika-Exposition. Aber nach pränataler Exposition gegenüber Phenothiazinen (mit aliphatischer Seitenkette, z. B. *Chlorpromazin*) gibt es Berichte über das Auftreten von Fehlbildungen im Bereich der kardiovaskulären Organe, des ZNS und des Skeletts.
- Die Fehlbildungsrate bei 200 Schwangerschaften unter *Clozapin*-Behandlung lag zwischen ca. 4 und 6 %. In einem neueren Review zeigte sich für *Clozapin* kein erhöhtes Risiko für Teratogenität, Aborte oder kindliche Komplikationen.
- Mittlerweile sind die Erfahrungen mit AAP in der Schwangerschaft umfassender. Eine Studie mit über 9000 Schwangerschaften zeigte für *Aripiprazol* (n = 1756), *Olanzapin* (n = 1394), *Quetiapin* (n = 4221) und *Ziprasidon* (n = 697) kein erhöhtes Malformationsrisiko. Auch wenn insgesamt kein Gruppeneffekt für AAP hinsichtlich einer möglicherweise erhöhten Fehlbildungsrate nachgewiesen wurde, zeigte sich aber bei Kindern mit intrauteriner Exposition mit *Risperidon* (n = 1566) eine erhöhte Rate allgemeiner Fehlbildungen, die nicht auf das Herz-Kreislauf-System beschränkt waren.
- Eine weitere Übersicht zeigte keine höheren Malformationsraten zwischen KAP und AAP, jedoch zeigten sich diskrete Hinweise auf ein vermehrtes Vorkommen von Atrioseptaldefekten (ASD) bzw. Ventrikelseptumdefekten (VSD) bei AAP.
- Eine Kohortenstudie aus Dänemark zeigte in 1252 Fällen unter Antipsychotika-Exposition kein erhöhtes teratogenes Risiko für Antipsychotika. Signifikante

14

Unterschiede zeigten sich dabei weder im Vergleich zwischen exponierten und nichtexponierten Kindern noch zwischen exponierten Kindern und den Fällen, bei denen im Verlauf der Schwangerschaft das Antipsychotikum beendet wurde. Interessanterweise zeigte auch das untersuchte *Perphenazin* aus der Gruppe der Phenotiazine keine erhöhten Fehlbildungsraten (Liu et al. 2023).

- Umfangreiche Daten sind für *Olanzapin* publiziert; bei 4 von insgesamt 26 berichteten Malformationen unter *Olanzapin* handelte es sich um Neuralrohrdefekte. Während eine finnische Kohortenstudie im Jahr 2021 bei 413 *Olanzapin*-exponierten Kindern ein erhöhtes Risiko für kongenitale Malformationen (OR 2,12; 95 % KI 1,19–3,76) und im Speziellen für muskuloskelettale Fehlbildungen (OR 3,71; 95 % KI 1,35–10,1) fand, zeigte sich in einer kleinen prospektiven Kohortenstudie kein vergleichbares Risiko für *Olanzapin* (Viguera et al. 2023).
- In einer Kohortenstudie, die 21.751 AAP-exponierte Schwangerschaften untersuchte, fand sich nur bei *Olanzapin* ein erhöhtes Risiko für kongenitale Malformationen. Hier zeigte sich das adjustierte relative Risiko für Lippen- und Gaumenspalten erhöht (aRR, 2,1 95 % KI 1,1–4,3). Unter Kombinationsbehandlungen von AAP zeigten sich erhöhte Raten für Bauchwandverschlussstörungen oder verschiedene Gehirnanomalien (Huybrechts et al. 2023).
- Eine Analyse von insgesamt 610 Schwangerschaften unter *Olanzapin* sowie 102 Fällen von stillenden Müttern unter *Olanzapin* zeigte in 66 % der Fälle zeitgerechte Geburten, 9,8 % vorzeitige Geburten, 9,3 % Spontanaborte und 4,4 % kongenitale Anomalien.
- Eine Übersichtsarbeit von 516 prospektiv und 197 retrospektiv ausgewerteten Schwangerschaften unter *Risperidon* zeigte eine Fehlbildungsrate von 3,8 %.
- Eine Auswertung US-amerikanischer Gesundheitsdaten von 1,3 Mio. Schwangeren, von denen 9258 im 1. Trimenon ein AAP und 733 ein KAP erhielten, zeigten keinen Unterschied für AAP, KAP und nichtexponierte Kinder hinsichtlich einer erhöhten Malformationsrate. Allerdings zeigte sich in der Einzelbetrachtung bei *Risperidon* ein um 26 % erhöhtes Risiko für allgemeine sowie ein ebenfalls um 26 % erhöhtes Risiko für kardiale Malformationen.
- Eine Übersicht aus Finnland zeigte beim Vergleich von 4225 Schwangeren mit einem AAP im Vergleich zu 1576 Schwangeren mit einem KAP und 21.125 Schwangeren ohne Antipsychotika-Exposition eine insgesamt höhere Wahrscheinlichkeit für die Geburt großer Kinder (LGA, *large for gestational age*) und eine höhere Rate an Kaiserschnittgeburten. Kinder in der KAP-Gruppe wiesen jedoch niedrigere Apgar-Scores auf. 18,6 % der mit *Risperidon* und 32,8 % der mit *Clozapin* behandelten Frauen litten unter einem Gestationsdiabetes.
- Ergebnisse aus der *National Birth Defects Prevention Study* bei 22.387 Schwangeren, die ein AAP erhielten, zeigen eine erhöhte Rate konotrunkaler (den Ausflusstrakt betreffender) Herzfehler wie Fallotsche Tetralogien. Auch waren Gaumenspalten, Analatresien oder Bauchspalten in der AAP-Gruppe erhöht.
- *Aripiprazol* zeigte nur in einem von mehreren berichteten Einzelfällen eine fetale Tachykardie, jedoch liegen Berichte über kongenitale Anomalien vor. Im Tierversuch ergaben sich Hinweise auf teratogene Effekte. Entsprechend weist die Fachinformation darauf hin, dass *Aripiprazol* in der Schwangerschaft nicht angewendet werden darf, es sei denn, der mögliche Nutzen rechtfertigt eindeutig

das potenzielle Risiko für den Fetus. Neue Daten zeigen keine erhöhten Fehlbildungsraten unter *Aripiprazol.*
- Patientinnen, die unter AAP an Gewicht zunahmen, wiesen signifikant geringere *Folsäure*-Serumkonzentrationen auf als eine Kontrollgruppe von Krankenhauspatienten. Ihre tägliche *Folsäure*-Aufnahme lag unter dem Grenzwert, der als protektiv für Neuralrohrdefekte gilt. Daraus wurde auf ein erhöhtes Risiko für Fehlbildungen des Neuralrohrs bei Kindern von Patientinnen, die mit AAP behandelt werden, geschlossen. Die kausalen Zusammenhänge sind unklar.
- *Promethazin* soll in der Frühschwangerschaft nur bei zwingender Notwendigkeit, zum Ende der Schwangerschaft und in der Stillzeit mit besonderer Vorsicht angewendet werden (Möglichkeit der Atemdepression, von EEG- und Verhaltensänderungen beim Neugeborenen). Eine Übersicht zeigte jedoch sowohl für den 5-HT_3-Antagonisten *Ondansetron* als auch für *Promethazin* zur Behandlung von schwangerschaftsassoziiertem Erbrechen weder direkt nach der Geburt noch im Lebensalter von 17 bzw. 66 Monaten negative neurobehaviorale Auswirkungen beider Substanzen auf die Kinder.
- Daten über *Asenapin*, *Loxapin* und *Lurasidon* bei Schwangeren liegen nicht vor.
- Eine Auswertung von Daten aus der Embryotox-Datenbank ergab keine Hinweise auf erhöhte Fehlbildungsraten bei 17 prospektiv verfolgten Schwangerschaften unter *Paliperidon.*
- Eine systematische Auswertung der Übertritts-Ratios verschiedener Antipsychotika in das Fruchtwasser und den kindlichen Kreislauf (Nabelschnurblut) zeigte bei geringer Fallzahl eine erhebliche Varianz. Während die Nabelschnurblutkonzentration von *Haloperidol* im Mittel bei 0,66 der mütterlichen Konzentration lag (n = 12), erreichte die mittlere *Quetiapin*-Konzentration im kindlichen Kreislauf nur 0,24 der mütterlichen (n = 26). Bei sehr niedrigen Fallzahlen für *Clozapin*, *Aripiprazol* oder *Paliperidon* entsprach die Konzentration im Nabelschnurblut knapp der Hälfte derjenigen im mütterlichen Blut.
- Eine Fallserie von insgesamt 15 Schwangeren, die während der Schwangerschaft mit Depotformulierungen (LAI, *long acting injectables*) behandelt wurden (10 × *Aripiprazol*, 5 × *Paliperidon*), zeigte kein gehäuftes Risiko für Malformationen. Allerdings litt ein Kind einer 38-jährigen Mutter unter einer Trisomie 21 mit komplexen Fehlbildungen und verstarb 10 Tage post partum (Eleftheriou et al. 2023).
- Frauen im gebärfähigen Alter müssen aufgeklärt werden, dass eine Schwangerschaft während der Behandlung mit *Cariprazin* vermieden werden sollte, da eine Reproduktionstoxizität, einschließlich Fehlbildungen bei Ratten, festgestellt worden ist. Patientinnen im gebärfähigen Alter müssen während der Behandlung sowie mindestens 10 Wochen nach der letzten Dosis zuverlässige Verhütungsmethoden anwenden.

Perinatale Risiken

- Bei Neugeborenen, deren Mütter während der Schwangerschaft KAP eingenommen haben, muss mit extrapyramidalmotorischen Störungen (EPS) gerechnet werden. Tremor oder motorische Unruhe werden als perinatale Syndrome gesehen, sie bilden sich nach einigen Tagen zurück. Perinatalsyndrome wurden jedoch auch bei Gabe von *Olanzapin* und *Risperidon* berichtet.

- Eine aktuelle Untersuchung fand keine Auswirkungen von AAP auf Gestationsdauer und Geburtsgewicht, eine andere Studie fand unter AAP mehr Kinder, die *large for gestational age* (LGA, hypertrophe Kinder) waren. Eine prospektive Studie zeigte ein höheres Geburtsgewicht unter einer *Olanzapin*-Monotherapie als unter einer Polypharmazie, bei der auch *Olanzapin* verabreicht wurde.
- 379 Schwangere, von denen 152 *Quetiapin* erhielten, zeigten im Falle vaginaler Geburten signifikant häufiger vermehrte postpartale Blutungen. Auch war die Verweildauer der Kinder im Krankenhaus etwa 5 Tage länger als bei Nichtexposition. Diese Komplikationen zeigten sich aber ebenfalls bei anderen Antipsychotika. Zudem war in der Gruppe der Antipsychotika-exponierten Schwangeren das Risiko für einen Schwangerschaftsdiabetes signifikant erhöht (Kananen et al. 2023).
- 5 von 61 *Clozapin*-exponierten Kindern zeigten Perinatalsyndrome, u. a. Floppy-infant-Syndrom oder einen neonatalen Krampfanfall. Verantwortlich scheint eine intrauterine Akkumulation von *Clozapin* im kindlichen Blut zu sein.
- In einer Vergleichsuntersuchung von Schwangeren, die *Clozapin* oder *Quetiapin* erhielten, zeigte sich in der *Clozapin*-Gruppe ein höheres Risiko für Fehlgeburten, mütterlichen Gestationsdiabetes und ein niedrigeres Geburtsgewicht. Allerdings waren die Schwangerschaftsdauer, Apgar-Scores und die Überwachungsnotwendigkeit der Kinder in beiden Gruppen gleich (Kulkarni et al. 2024).
- 7 Fälle von 100 zeigten vorübergehende perinatale Komplikationen unter *Olanzapin*, eine aktuelle Untersuchung zeigte bei 3 von 30 Kindern Entzugssymptome nach der Geburt.

Mit dem Stillen assoziierte Risiken

- Antipsychotika können in unterschiedlichem Umfang in die Muttermilch übergehen. Einzelfallberichte zeigen eine M/P-Ratio von 0,06 (*Ziprasidon*), 0,2 (*Aripiprazol*), 0,29 (*Quetiapin*), 0,38 (*Olanzapin*), 0,42 (*Risperidon*), 0,7 (*Haloperidol*), 0,88 (*Paliperidon*) bis hin zu 19,5 für *Amisulprid*.
- Eine Behandlung mit Antipsychotika ist keine grundsätzliche Kontraindikation für Stillen, dennoch sollte eher zurückhaltend vorgegangen werden. Niedrige relative Kindsdosen sind v. a. für *Quetiapin* und *Olanzapin* beschrieben. Im Falle des Stillens sollte ein intensives Kindsmonitoring erfolgen.
- *Clozapin* ist kontraindiziert, weil es beim Kind Agranulozytosen erzeugen kann, obwohl die RID nur bei 1,33–1,44 % der mütterlichen Dosis liegt.

Langfristige Verhaltens- und Entwicklungseffekte

- In klinischen Beobachtungen sind bisher keine eindeutigen Hinweise auf intellektuelle Defizite oder Verhaltensauffälligkeiten nach pränataler Antipsychotika-Exposition gefunden worden.
- Eine Kohortenuntersuchung aus den USA zur Auswirkung einer intrauterinen Exposition mit Antipsychotika hinsichtlich langfristiger Verhaltens- und Entwicklungseffekte über einen Beobachtungszeitraum von bis zu 14 Jahren verglich 9551 Antipsychotika-exponierte Kinder mit > 2 Mio. nichtexponierten Kindern. Nach statistischer Bereinigung fanden sich weder für *Haloperidol* noch für die AAP *Olanzapin*, *Quetiapin* oder *Risperidon* Auffälligkeiten.

Aripiprazol zeigte sich jedoch statistisch signifikant mit höheren Auftretenswahrscheinlichkeiten verbunden für die Gesamtheit der untersuchten Verhaltens- und Entwicklungseffekte und insbesondere bezüglich des Auftretens von Sprach- bzw. Sprechstörungen sowie Verhaltensauffälligkeiten (Straub et al. 2022).

- Eine zweite Studie zu langfristigen Effekten hinsichtlich der Entwicklung von ASS und ADHS untersuchte insgesamt 15.466 intrauterin Antipsychotika-exponierte Kinder. Hier zeigte sich weder ein erhöhtes Risiko für ASS noch für ADHS bei intrauteriner Exposition mit einem Antipsychotikum (Hálfdánarson et al. 2022).
- Schließlich untersuchte eine aktuelle multinationale Kohortenstudie über eine mediane Nachbeobachtungszeit von 6,7 Jahren 11.626 vorgeburtlich Antipsychotika-exponierte Kinder (u. a. *Quetiapin* (n = 4492), *Olanzapin* (n = 1400), *Perphenazin* (n = 661), *Aripiprazol* (n = 523)). Die bereinigten Risikoschätzungen ließen nicht auf ein erhöhtes Risiko für neurologische Entwicklungsstörungen (gemessen wurden schulische Leistungen, mathematische und sprachliche Fähigkeiten) schließen (Bruno et al. 2024).
- Ein aktueller Review zu neurokognitiven Entwicklungsstörungen unter Antipsychotikaeinnahme während der Schwangerschaft ergab keine erhöhten Auftretenswahrscheinlichkeiten im Schulalter. Es zeigten sich lediglich zu Beginn der Entwicklungen diskrete Hinweise für motorische Verzögerungen bei den exponierten Kindern (Kaplan et al. 2025).

Empfehlungen für die Behandlung mit Antipsychotika in Schwangerschaft und Stillzeit ▶ Box 4.

14.6 Anxiolytika

14.6.1 Benzodiazepine und Non-Benzodiazepinhypnotika

14

- BZD dürfen während der gesamten Schwangerschaft nur in Ausnahmefällen bei zwingender Indikation angewendet werden.
- Daten der *Quebec Pregnancy Cohort* zeigten, dass 375 von 27.149 Frauen (1,4 %), bei denen es zu einer Fehlgeburt kam, vorher mindestens ein BZD-Rezept erhalten hatten. Von 134.305 Frauen mit Lebendgeburten war dagegen nur 788 (0,6 %) in der Frühschwangerschaft ein BZD-Rezept verordnet worden. Eine berechnete OR von 2,39 bedeutet, dass Frauen mit BZD-Einnahme mehr als doppelt so häufig von einem Spontanabort betroffen waren. Am deutlichsten war der Zusammenhang für *Diazepam* (OR 3,43), gefolgt von *Temazepam* (OR 2,74) und *Bromazepam* (OR 2,34).
- Eine Metaanalyse zum Einsatz von Hypnotika ergab keinen Hinweis auf erhöhte Raten kongenitaler Malformationen. Allerdings zeigten sich erhöhte Risiken für Frühgeburtlichkeit, SGA sowie ein niedriges Geburtsgewicht.

Box 4

Behandlung mit Antipsychotika in Schwangerschaft und Stillzeit – Empfehlungen

- Auf eine Gabe von Antipsychotika sollte – wenn möglich – im 1. Trimenon verzichtet werden; im Notfall sind sie in der niedrigsten möglichen Dosierung zu verabreichen.
- Muss ein Antipsychotikum in der Schwangerschaft zwingend verordnet werden, empfiehlt die im Oktober 2025 aktualisierte *S3-Leitlinie Schizophrenie* (DGPPN 2025) die AAP *Olanzapin*, *Risperidon* und *Quetiapin* ebenso wie *Haloperidol. Risperidon* scheint aber ebenso wie *Olanzapin* nicht mehr grundsätzlich als unproblematisch anzusehen zu sein.
- Aus der Gruppe der AAP scheint *Quetiapin* nicht nur aufgrund seiner geringen Übertritts-Ratio in den kindlichen Kreislauf die beste Wahl darzustellen (Wang et al. 2025).
- Abruptes Absetzen einer bestehenden und wirksamen antipsychotischen Therapie bei Eintritt einer Schwangerschaft sollte aufgrund des damit verbundenen Rückfallrisikos nach Möglichkeit vermieden werden.
- *Aripiprazol* kann angewendet werden, wenn der potenzielle Nutzen ein mögliches Risiko für den Fetus rechtfertigt. Jüngste Daten zur Depotgabe von *Aripiprazol* zeigen kein erhöhtes Risiko.
- In jedem Fall sollte eine schwangere Frau, die antipsychotisch behandelt wird, sowohl psychiatrisch als auch gynäkologisch sowie neonatologisch engmaschig betreut werden.
- Eine Entbindung sollte im Umfeld eines Großkrankenhauses mit interdisziplinär vernetzten Strukturen erfolgen.
- Eine Schwangerschaft führt zu erheblichen Veränderungen der Pharmakokinetik von Psychopharmaka. In der Regel ist davon auszugehen, dass AM-Konzentrationen im Verlauf einer bestehenden Schwangerschaft abnehmen. Dies ist belegt für *Quetiapin*, das im Wesentlichen über CYP3A4 verstoffwechselt wird. Diese Veränderungen betreffen auch andere CYP3A4-Substrate wie *Aripiprazol* und *Haloperidol* (► 14.1, Physiologische Veränderungen pharmakokinetischer Parameter in der Schwangerschaft).
- TDM während der Schwangerschaft kann die patientenindividuelle Psychopharmakotherapie optimieren und das Risiko für das ungeborene Kind kalkulierbarer machen.
- Im Falle einer Einnahme eines Antipsychotikums im 1. Trimenon der Schwangerschaft sollte eine ausführliche Ultraschalluntersuchung stattfinden, um eine normale pränatale (kardiale) Entwicklung zu kontrollieren. Die Mutterschaftsrichtlinien sehen hierzu jedoch keine Erweiterungen zum Basisultraschall bei Psychopharmakotherapie vor.
- Auf eine ausreichende Zufuhr an *Folsäure* ist besonders bei Patientinnen, die unter AAP an Gewicht zunehmen, zu achten.
- Auf die Behandlung mit Depotpräparaten sollte, wenn möglich, wegen der nach der Injektion auftretenden Plasmaspiegelspitzen verzichtet werden. Neuere Daten bewerten den Einsatz von Depotpräparaten aber nicht mehr so kritisch.

- Auf die Gabe von Anticholinergika wie *Biperiden* sollte in der Schwangerschaft verzichtet werden, da das AM als zumindest gering teratogen einzuschätzen ist. Vom Stillen unter *Biperiden* ist abzuraten.
- *Quetiapin* gilt in der Stillzeit als AAP der Wahl, ebenso empfohlen wird *Olanzapin. Haloperidol*, *Risperidon* und *Zuclopenthixol* gelten unter enger medizinischer Überwachung als einsetzbar. *Aripiprazol* scheint ebenso nur in geringem Maße in die Muttermilch überzugehen. Allerdings nimmt unter *Aripiprazol* die Milchproduktion ab. Auf *Asenapin*, *Clozapin*, *Paliperidon* und *Ziprasidon* sollte nach derzeitigem Kenntnisstand verzichtet werden.

Teratogenes Risiko

- Eine definitive Aussage zur Teratogenität von BZD besonders bei Gabe im 1. Trimenon kann zurzeit nicht gemacht werden, auch wenn eine aktuelle taiwanesische Kohortenstudie zum gleichzeitigen Einsatz von Antidepressiva und BZD bei knapp 8600 Schwangeren, die im 1. Trimenon sowohl Antidepressiva als auch BZD erhielten, kein erhöhtes Risiko für allgemeine Fehlbildungen, Herzfehler oder andere organspezifische Fehlbildungen zeigten. Eine Ausnahme waren Fehlbildungen des Verdauungssystems, für die sich eine statistisch signifikant erhöhte Fehlbildungsrate ergab (Chuang et al. 2024).
- Während es in älteren Untersuchungen Hinweise auf häufigere Gesichtsspalten gibt, zeigt eine neue Analyse keine Hinweise auf ein vermehrtes Auftreten von Malformationen.
- *Clonazepam* wird hinsichtlich des teratogenen Risikos gegenwärtig als am wenigsten bedenklich eingeschätzt. Messungen in Nabelschnurblut legen nahe, dass *Lorazepam* in geringerem Umfang als andere BZD die Plazenta passiert. Dennoch war *Lorazepam* in einer älteren Studie häufiger als andere BZD mit einer Analatresie beim Neugeborenen assoziiert; in einer neueren Untersuchung wurde diese Assoziation aber infrage gestellt.
- In einer prospektiven Studie an 31 Frauen, die während der Schwangerschaft *Zopiclon* erhalten hatten, konnte kein erhöhtes Fehlbildungsrisiko nachgewiesen werden.

Perinatale Risiken

- Bei Neugeborenen kann es zum **Floppy-infant-Syndrom** (► 14.3) kommen. Auch Entzugssyndrome kommen beim Neugeborenen nach längerer BZD-Einnahme durch die Mutter vor. Diese Symptome halten meist nur wenige Stunden oder Tage an, sie können jedoch bis zu mehreren Wochen persistieren. Lang wirksame BZD mit aktiven Metaboliten sind als besonders bedenklich einzuschätzen, da sie im Fetus wegen des unzureichenden Stoffwechsels kumulieren können.

Mit dem Stillen assoziierte Risiken

- BZD gehen in die Muttermilch über, die beschriebenen Spiegel sind sehr niedrig.
- Klinische Untersuchungen zeigen unterschiedliche Ergebnisse hinsichtlich langfristiger Verhaltenseffekte und Entwicklungsverzögerungen. Häufig findet sich

Box 5

Behandlung mit Anxiolytika in Schwangerschaft und Stillzeit – Empfehlungen

- Soweit möglich, sollte eine BZD-Gabe im 1. Trimenon aufgrund des teratogenen Risikos, v. a. aber aufgrund der erhöhten Abortrate, vermieden werden.
- Im 2. Trimenon scheinen geringe kontrollierte Gaben von BZD keine Komplikationen hervorzurufen.
- Da die Metabolisierungskapazitäten beim Säugling nicht ausgereift sind, muss mit ausgeprägten BZD-Wirkungen (Sedierung, Lethargie, Trinkschwierigkeiten) gerechnet werden. Da BZD jedoch nur in geringem Maße in die Muttermilch übergehen, raten einige Autoren dennoch nicht prinzipiell vom Stillen ab. Gleichwohl sollte bei regelmäßiger BZD-Einnahme auf das Stillen verzichtet werden.
- Für die Non-BZD-Hypnotika *Zopiclon* und *Zolpidem* liegen kaum Daten vor; sie sollten in Schwangerschaft und Stillzeit nicht gegeben werden. Beides gilt für *Eszopiclon*.

bei retardierter Entwicklung der Kinder bei den Müttern neben der Einnahme von BZD ein Missbrauch von Alkohol oder Drogen.

Empfehlungen für die Behandlung mit Anxiolytika in Schwangerschaft und Stillzeit ▶ Box 5.

14.6.2 Andere Anxiolytika

- *Buspiron*: Während der Schwangerschaft sollte *Buspiron* nur bei strenger Indikationsstellung angewendet werden, da beim Menschen keine Erfahrungen vorliegen. Experimentelle Studien haben keine Hinweise auf teratogene Wirkungen ergeben. Unter der Therapie mit *Buspiron* soll nicht gestillt werden.
- *Hydroxyzin*: Ausreichende Erfahrungen über die Anwendung beim Menschen liegen nicht vor. Tierversuche erbrachten keine Hinweise auf embryotoxische/teratogene Wirkungen. Während der Schwangerschaft und Stillzeit ist die Substanz kontraindiziert.
- *Pregabalin*: Tierexperimentelle Studien haben eine Reproduktionstoxizität gezeigt. Daten von 477 Kindern, die intrauterin *Pregabalin*-exponiert waren, zeigen ein nur geringgradig erhöhtes relatives Risiko für kongenitale Malformationen von 1,16. *Pregabalin* sollte während der Schwangerschaft jedoch nicht angewendet werden, und es sollte während der Behandlung mit *Pregabalin* nicht gestillt werden.
- Eine aktuelle skandinavische Kohortenstudie mit 2872 *Pregabalin*-exponierten Schwangerschaften zeigte kein erhöhtes Risiko für niedriges Geburtsgewicht, Frühgeburtlichkeit, SGA, niedrigen Apgar-Score, Mikrozephalie, ASS oder intellektuelle Einbußen (Dudukina et al. 2023).

- Im März 2022 wurde die US-amerikanische Fachinformation zu Lyrica mit Sicherheitsrisiken zu *Pregabalin* in der Schwangerschaft aktualisiert. Demnach beinhaltet die Fachinformation Warnhinweise zum Einsatz von *Pregabalin* in der Schwangerschaft und verweist auf eine systematische Erhebung der Daten in der *North American Antiepileptic Drug Pregnancy Registry* (▶ https://www.aedpregnancyregistry.org; zuletzt abgerufen am 26.03.2026). Allerdings setzt sich eine Übersichtsarbeit mit dem zugrundeliegenden Risiko auseinander und kommt zu der Einschätzung, dass die Daten zu *Pregabalin* in keinem Fall ein eindeutiges teratogenes Risiko zeigen. Dennoch sollte aufgrund der unklaren Datenlage dem gegenwärtigen Wissensstand entsprechend auf den Einsatz von *Pregabalin* während der Schwangerschaft und Stillzeit verzichtet werden.
- *Chloraldurat*, *Diphenhydramin* und *Doxylamin* dürfen in Schwangerschaft und Stillzeit nicht angewendet werden.
- Aufgrund fehlender Daten wird die Anwendung von *Melatonin* in Schwangerschaft und Stillzeit nicht empfohlen.

14.7 Andere Psychopharmaka

- *Atomoxetin*: Klinische Daten bei exponierten Schwangeren liegen nicht vor, für die Stillzeit sind sie unzureichend. Während der Stillzeit ist *Atomoxetin* kontraindiziert.
- *Methylphenidat*: Es liegen Spontanberichte von kardiorespiratorischer Toxizität bei Neugeborenen vor, insbesondere wurde von fetaler Tachykardie und Atemnot berichtet. Anwendung nur unter strenger Indikationsstellung. Stillen wird nicht empfohlen. In einer Kohortenstudie, in der Daten aus mehr als 1,8 Mio. Schwangerschaften aus den USA und 2,5 Mio. Schwangerschaften aus nordeuropäischen Ländern ausgewertet wurden, zeigten sich nur diskret erhöhte kardiale Fehlbildungsraten unter *Methylphenidat*, nicht aber unter sonstigen Amfetaminderivaten.
- Eine schwedische Registerstudie untersuchte das Verhältnis zwischen einer In-utero-Exposition gegenüber *Methylphenidat*, *Amphetaminen* und *Atomoxetin* und dem Risiko für neurologische Entwicklungsstörungen (NDD). Insgesamt umfasst die Studie 861.650 Kinder, die von 572.731 Müttern zwischen 2008 und 2017 geboren wurden. Die Ergebnisse zeigten kein erhöhtes Risiko für irgendeine der untersuchten NDD (ADHS oder ASS) (Bang Madsen et al. 2025).
- *Modafinil*: Tierexperimentelle Studien haben eine Reproduktionstoxizität gezeigt. Von der Anwendung von *Modafinil* während Schwangerschaft und Stillzeit wird abgeraten.
- *Natriumoxybat*: Tierexperimente weisen auf embryotoxische/teratogene Wirkungen hin. Daten von einer begrenzten Anzahl schwangerer Frauen, die im 1. Trimenon exponiert waren, weisen auf ein erhöhtes Risiko für Spontanaborte hin. Es ist nicht bekannt, ob die Substanz in die Muttermilch übergeht. Von der Anwendung in Schwangerschaft und Stillzeit wird abgeraten.
- *Pramipexol*: Es liegen für die Anwendung in Schwangerschaft und Stillzeit keine Daten vor. *Pramipexol* hemmt die Laktation. Eine Anwendung wird nicht empfohlen.

- *Ropinirol*: Tierexperimentelle Studien haben eine Reproduktionstoxizität gezeigt.
- *Rotigotin*: Ausreichende Erfahrungen über die Anwendung beim Menschen liegen nicht vor. Der Tierversuch erbrachte Hinweise auf embryotoxische/teratogene Wirkungen.

14.8 Sucht- und Substitutionsmittel

14.8.1 Alkohol

- Alkohol ist teratogen. Alkoholkonsum in der Schwangerschaft kann je nach zugeführter Alkoholmenge und in Abhängigkeit von der Schwangerschaftswoche bei Kindern zu körperlichen Fehlentwicklungen, zu einer Verzögerung der geistigen Entwicklung und zu Verhaltensstörungen (fetales Alkoholsyndrom [FAS] oder Alkoholembryopathie) führen. Besonders in Kombination mit SSRI scheint das Risiko für ein FAS deutlich anzusteigen.
- Im späteren Leben ist für diese Kinder das Risiko, an einer psychischen Störung zu erkranken, erhöht.

Substitutionsmittel

- *Acamprosat*: Für *Acamprosat* liegen keine adäquaten Daten zur Anwendung bei schwangeren Frauen vor. Untersuchungen an Tieren zeigten keine fetotoxischen oder teratogenen Effekte. Während der Schwangerschaft sollte nur dann mit *Acamprosat* behandelt werden, wenn die Patientin nicht ohne Behandlung mit *Acamprosat* abstinent bleiben kann und infolgedessen ein fetotoxisches oder teratogenes Risiko durch den Alkohol besteht. Frauen dürfen während der Behandlung mit *Acamprosat* nicht stillen.
- *Clomethiazol*: Tierexperimentelle Studien haben eine Reproduktionstoxizität gezeigt. *Clomethiazol* darf nicht während der Schwangerschaft verwendet werden. In der Muttermilch wurden *Clomethiazol*-Konzentrationen in derselben Größenordnung wie im mütterlichen Blut gefunden. *Clomethiazol* darf nicht während der Stillzeit eingenommen werden.
- *Disulfiram*: Bei Verabreichung von *Disulfiram* im ersten Drittel der Schwangerschaft sind Missbildungen und Schädigungen beim Kind beobachtet worden.

14.8.2 Opiate/Opioide

- Bei opiatabhängigen Schwangeren kommt es gehäuft zu Früh- und Fehlgeburten. Drei Viertel der Neugeborenen von opiatabhängigen Müttern entwickeln nach der Geburt ein Opiatentzugssyndrom.
- Schulkinder, deren Mütter während der Schwangerschaft Opiate konsumierten, waren im Vergleich zu einer Kontrollgruppe weniger leistungsstark.
- In einer Studie zeigten Kinder von Müttern, die während der Schwangerschaft Opiate konsumierten, kleinere Gehirnvolumina als in einer Kontrollgruppe.

Substitutionsmittel

- Eine erhöhte Rate kongenitaler Anomalien oder eine erhöhte Rate von Geburtskomplikationen ist bei Kindern *Levomethadon*-substituierter Mütter nicht beschrieben. Allerdings besaßen die Kinder substituierter Mütter ein geringeres Geburtsgewicht und einen geringeren Kopfumfang im Vergleich zu nicht drogenexponierten Müttern. Zudem wurden häufigeres Auftreten einer Otitis media, neurologische Auffälligkeiten sowie Entwicklungsschwierigkeiten bei Kindern *Levomethadon*-substituierter Frauen und vermehrtes Auftreten eines plötzlichen Kindstods beschrieben. Es bleibt jedoch unklar, inwiefern sich diese Veränderungen kausal auf die Substitutionsmedikation und nicht auf die Opiatabhängigkeit an sich zurückführen lassen. Vom Stillen ist wegen des Übergangs von *Levomethadon* in die Muttermilch abzuraten.
- Die gleichen Risiken bestehen für *Methadon*. Hier wurden in einer kürzlich publizierten Studie bei 33 Kindern im Alter von 8–10 J., deren Mütter während der Schwangerschaft *Methadon* erhielten, erhöhte Werte auf Hyperaktivitätsskalen erhoben. Auch in Verhaltensdomänen und kognitiven Subskalen zeigten sich signifikant erhöhte Werte (Spowart et al. 2023).
- In der MOTHER-Studie mit 96 mit *Methadon* oder *Buprenorphin* substituierten Schwangeren zeigten sich in beiden Gruppen keine negativen Effekte in Bezug auf Wachstum und kognitive Entwicklung. Dies galt auch für den Fall der Behandlung eines neonatalen Abstinenzsyndroms. Eine andere Studie an 568 substituierten Frauen zeigte in der *Buprenorphin*-Gruppe einen diskreten, aber nicht statistisch signifikant besseren Outcome als in der *Methadon*-Gruppe.
- *Buprenorphin* sollte in der Schwangerschaft aufgrund der geringen Datenlage nur nach einer sorgfältigen Nutzen-Risiko-Analyse angewendet werden (relative Kontraindikation). Eine engmaschige Überwachung der Schwangeren und des Fetus muss durch den Arzt erfolgen. Bei korrekter Anwendung sind die Gefahren im Vergleich zu einem fortgesetzten i. v.-Heroinkonsum mit rezidivierend auftretenden Entzugserscheinungen als deutlich geringer einzuschätzen. *Buprenorphin* sollte nicht in der Stillzeit verordnet werden. Eine eindeutige Differenzialindikation zwischen den Substituten in der Schwangerschaft besteht nicht, allerdings gibt es Hinweise auf ein geringer ausgeprägtes neonatales Entzugssyndrom nach Substitution mit *Buprenorphin* im Vergleich zu *Methadon*. Eine aktuelle Vergleichsstudie umfasste 9514 Schwangerschaften mit *Buprenorphin*-Exposition im 1. Trimenon und 3846 mit *Methadon*-Exposition. Das Risiko von Fehlbildungen betrug insgesamt 50,9 (95 % KI, 46,5–55,3) pro 1000 Schwangerschaften für *Buprenorphin* und 60,6 (95 % KI, 53,0–68,1) pro 1000 Schwangerschaften für *Methadon*. *Buprenorphin* war insgesamt mit einem geringeren Risiko für Fehlbildungen assoziiert als *Methadon* (RR, 0,82; 95 % KI, 0,69–0,97) (Suarez et al. 2024).
- Ein Cochrane-Review zeigte keine wesentlichen Unterschiede in der Langzeittherapie zwischen *Methadon* und *Buprenorphin*. Während *Methadon* eine höhere Adhärenz der Schwangeren zeigte, wiesen die Kinder von *Buprenorphin*-behandelten Müttern geringer ausgeprägte Entzugssyndrome auf.
- *Buprenorphin/Naloxon* ist nicht bei schwangeren Frauen zugelassen, eine Reproduktionstoxizität ist in Tiermodellen beschrieben worden. Bei Eintritt einer

Schwangerschaft unter *Buprenorphin/Naloxon*-Behandlung sollten die Patientinnen auf eine *Buprenorphin*-Monotherapie umgestellt werden. Im Tierversuch hemmt *Buprenorphin* die Milchproduktion. Vom Stillen ist abzuraten.
- *Clonidin* durchquert die Plazenta. Beim Fetus kann eine Herzfrequenzsenkung auftreten. In Einzelfällen wurde ein vorübergehender Blutdruckanstieg beim Neugeborenen post partum beobachtet. Anwendung nur bei strenger Indikationsstellung unter sorgfältiger Überwachung von Mutter und Kind. Während der Stillzeit darf *Clonidin* nicht angewendet werden, da *Clonidin* in die Muttermilch übergeht.
- *Naltrexon*: Eine embryoletale Wirkung ist in Tiermodellen beschrieben worden. Da beim Menschen keine Erfahrungen über die Sicherheit einer Anwendung in der Schwangerschaft vorliegen, sollte *Naltrexon* nur verordnet werden, wenn nach sorgfältiger Nutzen-Risiko-Abwägung der potenzielle Nutzen überwiegt. Vom Stillen ist abzuraten.

14.8.3 Nikotin

- Rauchen kann zu einer Plazentainsuffizienz führen. Kinder von rauchenden Schwangeren zeigen ein vergleichsweise geringes Geburtsgewicht.
- Kinder, deren Mütter während der Schwangerschaft geraucht haben, haben möglicherweise ein erhöhtes Risiko, am plötzlichen Kindstod zu sterben oder an psychischen Störungen wie z. B. kognitiven Störungen oder Hyperaktivität zu erkranken.
- Bei Neugeborenen, deren Mütter während der Schwangerschaft geraucht hatten, kann in den ersten Lebenstagen ein Nikotinentzugssyndrom mit arterieller Hypertonie, Irritabilität oder Tremor auftreten.
- Eine Longitudinalbeobachtung zeigte ein höheres Risiko für psychotische Erkrankungen bei Kindern von während der Schwangerschaft Tabak oder Alkohol konsumierenden Müttern.

Substitutionsmittel

- *Bupropion* darf während der Schwangerschaft und Stillzeit als Substitutionsmittel nicht angewendet werden.
- Für *Vareniclin* wurden tierexperimentell reproduktionstoxische Wirkungen beschrieben; *Vareniclin* scheint in die Muttermilch überzugehen; es sollte in der Schwangerschaft und Stillzeit nicht verordnet werden.
- *Buprenorphin* sollte zur Substitution in der Schwangerschaft nur nach einer sorgfältigen Nutzen-Risiko-Analyse angewendet werden.

14.8.4 Andere Suchtmittel

- *Kokain* ist teratogen. Außerdem ist Kokainkonsum während der Schwangerschaft mit einem verringerten Geburtsgewicht sowie Wachstumsstörungen in der Kindheit assoziiert. Das Risiko eines plötzlichen Kindstods ist erhöht.

- *Cannabis* scheint kein oder nur ein geringes teratogenes Potenzial zu besitzen.
- Eine Untersuchung zum Gebrauch von *N-Methylamfetamin* (Crystal Meth) während der Schwangerschaft zeigte Hinweise für eine erhöhte Frühgeburtsrate ebenso wie für eine gesteigerte Mortalität des ungeborenen Kindes.
- Daten zur Teratogenität anderer Suchtmittel liegen entweder nur in sehr geringem Umfang vor oder sind uneinheitlich.

14.9 Elektrokonvulsionstherapie und Schwangerschaft

Die Sicherheit für die Schwangere und den Fetus wird grundsätzlich als höher erachtet, wenn erweiterte Vorsichtsmaßnahmen getroffen werden: Anwesenheit eines Frauenarztes während der EKT, EKG-Monitoring der Mutter während der EKT, arterielle Blutgasanalysen während und unmittelbar nach der EKT, Doppler-Ultra/Duplexsonographie der fetalen Herzrate während und unmittelbar nach der EKT, Tokographie des uterinen Tonus während der EKT. Aufgrund der vielfältigen möglichen Auswirkungen einer EKT sowohl durch die Behandlungsmethode selbst als auch durch die erforderlichen Begleitmaßnahmen (in der Regel Larynxmasken- oder Intubationsnarkose aufgrund hoher Aspirationsgefahr, Verabreichung von Muskelrelaxanzien, Anästhetika und Anticholinergika) sollte eine EKT schweren Krankheitsbildern mit psychotischen oder katatonen Zuständen oder Krankheitsbildern mit starken suizidalen Tendenzen vorbehalten bleiben.

- In einer Übersichtsarbeit bei 169 schwangeren Frauen, die mit EKT behandelt wurden, zeigte sich eine sehr hohe Rate an unerwünschten Ereignissen (in 29 % der Fälle kam es zu einem Abfall fetaler Herzraten, zu uterinen Kontraktionen oder zu frühzeitigen Geburten zwischen der 29. und 37. SSW). Die kindliche Mortalität lag bei 7,1 %. EKT sollte somit bei Schwangeren nur als letzte Behandlungsoption eingesetzt werden. Ein Meta-Review von bisher 4 publizierten Metaanalysen zur EKT konnte diese Ergebnisse nicht widerlegen, formuliert die kritische Haltung zur EKT aber deutlich vorsichtiger. Eine weitere Metaanalyse unterstützt die möglichen Vorzüge einer EKT-Behandlung hinsichtlich der Effektivität, greift aber in der Bewertung auf die gleiche Datengrundlage wie die vorhergehend zitierte Untersuchung zurück.
- Ein kürzlich erschienener Review verschiedener Einzelfallberichte und Fallserien fokussiert v. a. auf die Risikoreduktion während einer EKT-Behandlung. So sollten u. a. auch Lagerungstechniken angewandt werden, um z. B eine Kompression der Vena cava inferior während der EKT zu verhindern. Zudem sollten mit *Propofol* und *Midazolam* eher unproblematische Medikamente im Rahmen der Anästhesie angewandt werden (Cipolla et al. 2024).
- Eine schwedische Registerstudie untersuchte EKT-erhaltende Schwangere mit EKT-behandelten Nichtschwangeren einerseits, andererseits die EKT-erhaltenden Schwangeren mit derselben Gruppe Frauen, die während einer anderen Schwangerschaft keine EKT erhielten, und schwangeren Frauen in psychiatrischer Behandlung ohne EKT. Die Rate unerwünschter Ereignisse im Zusammenhang mit der EKT war mit derjenigen der Kontrollgruppe vergleichbar. Es gab keine Frühgeburten oder schwerwiegenden unerwünschten Ereignisse

im Zusammenhang mit der Schwangerschaft, die in zeitlicher Nähe zur EKT standen. Die Wahrscheinlichkeit einer Frühgeburt und eines 5-Minuten-Apgar-Scores < 7 beim Neugeborenen war in der EKT-Gruppe signifikant höher als in der Vergleichsgruppe. Allerdings zeigten sich keine signifikanten Unterschiede, wenn die Frauen der schwangeren EKT-Gruppe mit der Gruppe verglichen wurden, die während einer anderen Schwangerschaft keine EKT erhalten hatte (Arnison et al. 2024).

- Interdisziplinären Behandlungsvorschlägen zur Durchführung einer EKT in der Schwangerschaft zufolge sollte seitens der Psychiatrie eine adäquate Aufklärung über Diagnose, Behandlungsindikation, Therapieoptionen unter besonderer Berücksichtigung der Sicherheit für Mutter und Fetus und ein Abwägen der Chancen und Risiken der Therapie mit den nachteiligen Effekten der unbehandelten psychischen Störung erfolgen. Aus gynäkologischer Sicht sollten vor Beginn einer EKT-Serienbehandlung eine adäquate präpartale Versorgung, ein qualifizierter Ultraschall, ein CTG mit Bestimmung des fetalen Zustands sowie ggf. eine Lungenreifeinduktion erfolgen. Während bzw. nach jeder EKT sollten eine Notsektiobereitschaft, ein CTG-Monitoring sowie eine vaginale Inspektion zum Ausschluss von Blutung/Blasensprung erfolgen. Auch anästhesiologische Empfehlungen werden ausgesprochen, schließlich sollte seitens der Neonatologie die Verfügbarkeit einer Maximalversorgung sichergestellt werden. Auch sollte eine mobile Versorgungs- und Transporteinheit bei wechselnden Interventionsorten verfügbar sein und Kenntnis über die angewandten Anästhetika wegen eines möglichen Apnoerisikos des Neugeborenen bestehen.

Literatur

Amit G, Yanover C, Bivas-Benita M et al (2024) Antidepressant use during pregnancy and the risk of preterm birth—a cohort study. Npj Women's Health 2(1):5

Ankarfeldt MZ, Petersen J, Andersen JT et al (2023) Duloxetine exposure during pregnancy and the risk of offspring being born small for gestational age or prematurely: a nationwide Danish and Swedish safety study. Drugs Real World Outcomes 10:69–81

Arnison T, Rask O, Nordenskjöld A et al (2024) Safety of and response to electroconvulsive therapy during pregnancy: results from population-based nationwide registries. Acta Psychiatr Scand 150:360–371

Besag FMC, Vasey MJ (2023) Should antidepressants be avoided in pregnancy? Drug Saf 46:1–17

Bruno C, Cesta CE, Hjellvik V et al (2024) Antipsychotic use during pregnancy and risk of specific neurodevelopmental disorders and learning difficulties in children: a multinational cohort study. EClinicalMedicine 70:102531

Bundesärztekammer (BÄK), Kassenärztliche Bundesvereinigung (KBV), Arbeitsgemeinschaft der Wissenschaftlichen Medizinischen Fachgesellschaften (AWMF) (2022) Nationale VersorgungsLeitlinie Unipolare Depression – Langfassung, Version 03.01.2022. https://register.awmf.org/de/leitlinien/detail/nvl-005. Zugegriffen: 8. Aug. 2025

Callovini T, Montanari S, Bardi F et al (2024) Obstetric outcomes in women on lithium: a systematic review and meta-analysis. J Clin Med 13:4872

Chuang H-M, Meng L-C, Lin C-W et al (2024) Concomitant use of antidepressants and benzodiazepines during pregnancy and associated risk of congenital malformations: a population-based cohort study in Taiwan. Lancet Psychiatry 11:601–610

Cipolla S, Catapano P, Messina M et al (2024) Safety of electroconvulsive therapy (ECT) in pregnancy: a systematic review of case reports and case series. Arch Womens Ment Health 27:157–178

Cohen LS, Rhodes SM, Claypoole LD et al (2022) Neurobehavioral follow-up of children exposed to selective serotonin reuptake inhibitors in utero. Ann Clin Psychiatry 34:197–206

Dao K, Shechtman S, Diav-Citrin O et al (2023) Reproductive safety of trazodone after maternal exposure in early pregnancy: a comparative ENTIS cohort study. J Clin Psychopharmacol 43:12–19

Desaunay P, Eude L-G, Dreyfus M et al (2023) Benefits and risks of antidepressant drugs during pregnancy: a systematic review of meta-analyses. Pediatr Drugs 25:247–265

DGPPN (2025) S3-Leitlinie Schizophrenie. Langfassung. Version 4.0. AWMF-Register Nr. 038–099. https://register.awmf.org/de/leitlinien/detail/038-009 (Erstellt: 15. Okt. 2025). Zugegriffen: 26.03.2026

Dudukina E, Szépligeti SK, Karlsson P et al (2023) Prenatal exposure to pregabalin, birth outcomes and neurodevelopment a population-based cohort study in four Nordic countries. Drug Saf 46(7):661–675

Eleftheriou G, Butera R, Sangiovanni A et al (2023) Long-acting injectable antipsychotic treatment during pregnancy: a case series. Int J Environ Res Public Health 20(4):3080

Eleftheriou G, Zandonella Callegher R, Butera R et al (2024) Consensus panel recommendations for the pharmacological management of breastfeeding women with postpartum depression. Int J Environ Res Public Health 21(5):551

Fabiano N, Wong S, Gupta A et al (2025) Safety of psychotropic medications in pregnancy: an umbrella review. Mol Psychiatry 30:327–335

Hálfdánarson Ó, Cohen JM, Karlstad Ø et al (2022) Antipsychotic use in pregnancy and risk of attention/deficit-hyperactivity disorder and autism spectrum disorder: a Nordic cohort study. Evid Based Ment Health 25:54–62

Huybrechts KF, Straub L, Karlsson P et al (2023) Association of in utero antipsychotic medication exposure with risk of congenital malformations in Nordic countries and the US. JAMA Psychiatry 80:156–166

Kananen A, Bernhardsen GP, Lehto SM et al (2023) Quetiapine and other antipsychotic medications during pregnancy: a 15-year follow-up of a university hospital birth register. Nord J Psychiatry 77(7):651–660. https://doi.org/10.1080/08039488.2023.2205852

Kaplan CA, Poels EMP, Van Den Heuvel MI et al (2025) Systematic review: antipsychotic medication in pregnancy and neurodevelopmental outcomes in children. J Am Acad Child Adolesc Psychiatry. https://doi.org/10.1016/j.jaac.2025.04.008

Kulkarni J, De Chellis A, Gilbert H et al (2024) Clozapine safety in pregnancy: a clinical study. Schizophr Bul. https://doi.org/10.1093/schbul/sbae132

Leutritz AL, Van Braam L, Preis K et al (2023) Psychotropic medication in pregnancy and lactation and early development of exposed children. Br J Clin Pharmacol 89:737–750

Liu X, Kolding L, Momen N et al (2023) Maternal antipsychotic use during pregnancy and congenital malformations. Am J Obstet Gynecol MFM 5:100950

Madley-Dowd P, Ahlqvist VH, Forbes H et al (2024) Antiseizure medication use during pregnancy and children's neurodevelopmental outcomes. Nat Commun 15:9640

Madsen BK, Larsson H, Skoglund C et al (2025) In utero exposure to methylphenidate, amphetamines and atomoxetine and offspring neurodevelopmental disorders—a population-based cohort study and meta-analysis. Mol Psychiatry. https://doi.org/10.1038/s41380-025-02968-4

Neergaard CL, Lihme F, Mikkelsen R et al (2024) Exploring lithium concentrations in maternal blood, amniotic fluid and umbilical cord blood: babies born to mothers treated with lithium carbonate for bipolar disorder. Danish J Obstet Gynaecol 3:34–41

Ostenfeld A, Petersen TS, Pedersen LH et al (2022) Mirtazapine exposure in pregnancy and fetal safety: a nationwide cohort study. Acta Psychiatr Scand 145:557–567

Paulzen M, Schoretsanitis G (2023a) Psychopharmakotherapie in Schwangerschaft und Stillzeit, Möglichkeiten der Unterstützung durch Therapeutisches Drug Monitoring. Teil I: Schwerpunkt Schwangerschaft. Nervenarzt 94:786–798. https://doi.org/10.1007/s00115-023-01528-x

Paulzen M, Schoretsanitis G (2023b) Psychopharmakotherapie in Schwangerschaft und Stillzeit, Möglichkeiten der Unterstützung durch Therapeutisches Drug Monitoring. Teil II: Schwerpunkt Stillzeit. Nervenarzt 94:801–810. https://doi.org/10.1007/s00115-023-01528-z

Paulzen M, Ochmann V, Schoretsanitis G (2026) All about nothing? Wie steht es um das Risiko kindlicher Entwicklungsstörungen bei väterlicher Valproinsäure-Behandlung? Nervenarzt 97:102–106. https://doi.org/10.1007/s00115-025-01933-4

Poels EMP, Kamperman AM, Bijma HH et al (2023) Brain development after intrauterine exposure to lithium: a magnetic resonance imaging study in school-age children. Bipolar Disord 25(3):181–190
Rommel AS, Momen NC, Molenaar NM et al (2022) Antidepressant use during pregnancy and risk of adverse neonatal outcomes: a comprehensive investigation of previously identified associations. Acta Psychiatr Scand 145:544–556
Sagué-Vilavella M, Solé E, Pinzón-Espinosa J et al (2022) Obstetric outcomes regarding the use of lithium in pregnant women with bipolar disorders: a prospective cohort study. Arch Womens Ment Health 25:729–737
Schoretsanitis G, Spigset O, Stingl JC et al (2020) The impact of pregnancy on the pharmacokinetics of antidepressants: a systematic critical review and meta-analysis. Expert Opin Drug Metab Toxicol 16(5):431–440
Schrijver L, Kamperman AM, Bijma H et al (2024) Dose response relationship between lithium serum levels during pregnancy and birth outcomes. Acta Psychiatr Scand 149:323–331
Smith S, Martin F, Rai D et al (2024) Association between antidepressant use during pregnancy and miscarriage: a systematic review and meta-analysis. BMJ Open 14:e74600
Spowart KM, Reilly K, Mactier H et al (2023) Executive functioning, behavioural, emotional, and cognitive difficulties in school-aged children prenatally exposed to methadone. Front Pediatr 11:1118634
Straub L, Hernández-Díaz S, Bateman BT et al (2022) Association of antipsychotic drug exposure in pregnancy with risk of neurodevelopmental disorders: a national birth cohort study. JAMA Intern Med 182:522–533
Suarez EA, Bateman BT, Hernández-Díaz S et al (2022) Association of antidepressant use during pregnancy with risk of neurodevelopmental disorders in children. JAMA Intern Med 182:1149–1160
Suarez EA, Bateman BT, Straub L et al (2024) First trimester use of buprenorphine or methadone and the risk of congenital malformations. JAMA Intern Med 184:242–251
Viguera AC, Freeman MP, Kobylski LA et al (2023) Risk of major malformations following first-trimester exposure to olanzapine: preliminary data from the Massachusetts General Hospital National Pregnancy Registry for Psychiatric Medications. J Clin Psychopharmacol 43:106–112
Wang E, Liu Y, Wang Y et al (2025) Comparative safety of antipsychotic medications and mood stabilizers during pregnancy: a systematic review and network meta-analysis of congenital malformations and prenatal outcomes. Cns Drugs 39(1):1–22
Yunas I, Islam MA, Sindhu KN et al (2025) Causes of and risk factors for postpartum haemorrhage: a systematic review and meta-analysis. Lancet 405(10488):1468–1480. https://doi.org/10.1016/S0140-6736(25)00448-9

Psychopharmaka und Fahrtauglichkeit

Michael Paulzen

Inhaltsverzeichnis

https://doi.org/10.1007/978-3-662-72452-1_15

15.1 Übersicht zur Fahrtauglichkeit unter Psychopharmaka

Berücksichtigt werden Psychopharmaka im engeren Sinne, also nicht Pharmaka, die in ► Kap. 8 und 9 beschrieben sind. Es liegen nicht zu allen Präparaten Untersuchungen zur Fahrtauglichkeit und Alltagssicherheit vor.

Bei der Beurteilung der **Fahrtauglichkeit** bei Vorliegen einer psychischen Störung muss stets abgeschätzt werden, ob eine Einschränkung aufgrund der Störung selbst oder durch eine zu ihrer Behandlung eingeleitete Psychopharmakotherapie vorliegt. Fahrtauglichkeit und **Alltagssicherheit** werden von Psychopharmaka im gleichen Sinne beeinflusst. Grundsätzlich liegt die Verantwortung zur Selbstüberprüfung beim Verkehrsteilnehmer, § 2 Abs. 1 der Fahrerlaubnisverordnung (FeV).

Die DRUID-Liste (*Driving under the Influence of Drugs, Alcohol and Medicines*) kategorisiert zahlreiche Arzneistoffe nach Ihrem Potenzial, die Fahrtauglichkeit zu beeinflussen und gibt zusätzlich arzneistoffspezifische Informationen für den Patienten an, welche der Behandler für die Aufklärung nutzen kann (Schulze et al. 2012).

Die DRUID-Expertengruppe legte folgende **Klassifikation** fest:

Kategorien der DRIUD-Liste

- Kategorie 0: Kein oder vernachlässigbarer Einfluss auf die Fahrtauglichkeit
- Kategorie I: Geringfügiger Einfluss auf die Fahrtauglichkeit
- Kategorie II: Moderater Einfluss auf die Fahrtauglichkeit
- Kategorie III: Schwerer Einfluss auf die Fahrtauglichkeit

Beispiel: *Clozapin* (Kategorie III)

- Informieren Sie den Patienten über die Effekte von *Clozapin* auf die Reaktionszeit und darüber, dass der Arzneistoff unerwünschte Arzneimittelwirkungen induzieren kann, welche die Fahrtauglichkeit beeinträchtigen können (z. B. Schwindel, Schläfrigkeit, verschwommenes Sehen und verminderte Aufmerksamkeit).
- Raten Sie dem Patienten in den ersten Behandlungstagen bzw. bis zum nächsten Arztbesuch nach medikamentöser Neueinstellung, nicht Auto zu fahren und u. a. beim Bedienen von Maschinen vorsichtig zu sein.
- Während der Einnahme sollte Alkohol vermieden werden.

- Grundsätzlich ist jeder Patient über Risiken und NW vollumfänglich auch hinsichtlich verkehrsmedizinisch relevanter Beeinträchtigungen in Bezug auf die Teilnahme am Straßenverkehr aufzuklären.
- Eine Fahruntauglichkeit besteht im Falle ihres Vorliegens absolut, d. h., es gibt insoweit keine Ausnahmen für „kurze Fahrstrecken" oder „bekannte Wege".
- Gemäß § 24a Abs. 1 des Straßenverkehrsgesetzes (StVG) handelt ordnungswidrig, wer vorsätzlich oder fahrlässig im Straßenverkehr ein Kraftfahrzeug

führt, obwohl er 0,25 mg/l oder mehr Alkohol in der Atemluft oder 0,5 ‰ oder mehr Alkohol im Blut oder eine Alkoholmenge im Körper hat, die zu einer solchen Atem- oder Blutalkoholkonzentration führt. Ebenso handelt derjenige ordnungswidrig, der vorsätzlich oder fahrlässig im Straßenverkehr ein Kraftfahrzeug führt, obwohl er 3,5 ng/ml oder mehr Tetrahydrocannabinol im Blutserum hat.

- Entsprechend der Regelung des § 24a Abs. 2 S. 3 StVG ist das Führen eines Kraftfahrzeugs nach bestimmungsgemäßer Einnahme verschiedener Substanzen von der Ordnungswidrigkeit ausgenommen, was allerdings nicht greift, wenn zuvor ärztlicherseits darüber aufgeklärt wurde, dass aufgrund der Dosierung nach Medikamenteneinnahme keine Fahrtauglichkeit mehr besteht.
- Eine bestimmungsgemäße, dauerhafte Einnahme von Medikamenten führt nur dann zum Ausschluss der Fahreignung, wenn es zu einer Beeinträchtigung des Leistungsvermögens unter das erforderliche Maß kommt.
- Für Ärzte und Patienten ergeben sich bei einer Dauermedikation Verpflichtungen zur Aufklärung über unerwünschte Wirkungen sowie zur Selbstbeobachtung.
- Von Relevanz sind vornehmlich zentral wirksame Mittel, insbesondere in der Einstellungsphase, bei Dosisänderung, Präparatewechsel, Gebrauch von Bedarfsmedikation und unkontrolliertem Beigebrauch.
- Je nach Fragestellung können forensisch-toxikologische Analysen von Blut (Serum), Urin oder Haaren wichtige Informationen liefern (Musshoff et al. 2021).
- Im zeitlichen Verlauf der psychopharmakologischen Behandlung gelten folgende Orientierungen:
  - In der **Ein- oder Umstellungsphase** mit sedierenden Psychopharmaka muss in der Regel die Fahrtauglichkeit für mindestens 10–14 Tage verneint werden. Dieses Intervall kann im Einzelfall erheblich länger sein.
  - Eine stabile Erhaltungstherapie wird in der Regel die Eignung zum Führen von Kraftfahrzeugen nicht beeinflussen. Die Einnahme von BZD, sedierenden Antidepressiva oder Antipsychotika hingegen kann die Fahrtauglichkeit im Einzelfall auch langfristig beinträchtigen.
  - Auch die Phase des Absetzens von Psychopharmaka muss als kritische Phase angesehen werden.
- In diesem Zusammenhang wird auf ein Urteil des Bundesgerichtshofs (BGH) hingewiesen: Für den Fall, dass ein Patient bei einer ambulanten Behandlung so stark sediert wird, dass seine Tauglichkeit für den Straßenverkehr für einen längeren Zeitraum erheblich eingeschränkt ist, kann dies für den behandelnden Arzt die Verpflichtung begründen, durch geeignete Maßnahmen sicherzustellen, dass sich der Patient nach der durchgeführten Behandlung nicht unbemerkt entfernt (BGH – VI ZR 265/02). Dies betrifft im Wesentlichen ambulante Eingriffe mit einer hierzu erforderlichen, stark sedierenden Medikation, kann im Einzelfall aber auch eine psychiatrische Pharmakotherapie betreffen, z. B. beim Einsatz von BZD zur Anxiolyse.
- Wenngleich der BGH die Tendenz zu einer sehr weitreichenden Überwachungspflicht des Arztes erkennen lässt, bleibt offen, inwieweit hieraus eine generelle Pflicht zu umfangreichen und letztlich praxisfremden Überwachungsmaßnahmen abgeleitet werden muss.

- Es ist zu beachten, dass bei einigen Erkrankungen, die von sich aus die Eignung zum Führen von Kraftfahrzeugen ausschließen können, erst durch die Arzneimittelbehandlung die Voraussetzungen zum Führen von Kraftfahrzeugen wieder erreicht werden können. Entscheidend bleibt jedoch auch hier, ob eine Arzneimitteltherapie zu einer wesentlichen Beeinträchtigung der psychophysischen Leistungsfähigkeit führt. Bei Unsicherheit in dieser Frage kann ggf. eine verkehrsmedizinische Untersuchung unter Einbeziehung objektiver Leistungstests erfolgen.
- Über eine mögliche Beeinträchtigung der Fahrtauglichkeit durch Psychopharmaka sowie über mögliche Interaktionen mit anderen AM, besonders mit Alkohol, muss der Patient vor Teilnahme am Straßenverkehr stets aufgeklärt werden. Die Inhalte der Aufklärung sollten schriftlich dokumentiert werden.
- Dem Patienten muss im Grundsatz eine Mitverantwortung und Entscheidungskompetenz zugewiesen werden, diese drückt sich aus in der Pflicht zur Vorsorge (§ 2 Abs. 1 FeV), wonach der Verkehrsteilnehmer sicherstellen muss, dass er nicht aufgrund physischer oder psychischer Erkrankung beeinträchtigt ist, sich im Straßenverkehr zu bewegen.
- Durch das Amtsgericht München (AG München, Az.: 912 Cs 421 Js 106234/17) wurde eine Frau verurteilt, die im Rahmen einer Behandlung im Krankenhaus *Lorazepam* (Blutkonzentration 7,3 ng/ml) erhalten hatte. Hiernach hatte sie ungebremst einen Auffahrunfall verursacht. Neben 12 Monaten Entzug der Fahrerlaubnis wurde eine Geldstrafe verhängt. Die Frau sei zwar im Krankenhaus nicht auf die Auswirkungen der Medikamente auf die Fahrttauglichkeit hingewiesen worden, sie selbst habe aber ihre Beeinträchtigung bemerkt.
- Der Behandler hat entsprechend der Musterberufsordnung für Ärzte (MBO-Ä, § 8) eine Aufklärungspflicht gegenüber dem Patienten. Er muss über Risiken der Erkrankung, der Therapie und eventuelle Konsequenzen für den Alltag unterrichten.
- Die „Begutachtungsleitlinien zur Kraftfahrereignung“ (Bundesanstalt für Straßenwesen 2022) beinhalten Grundlagen zur medizinischen Beurteilung der Fahreignung. Es ist eine Stellungnahme, die im Einzelfall, aber nicht für jeden Patienten Gültigkeit haben kann.
- Sinngemäß enthalten die „Begutachtungsleitlinien zur Kraftfahrteignung“ u. a. folgende Leitsätze zu psychischen Grunderkrankungen:
  - Bei jeder schweren Depression, die z. B. mit Wahn, stuporösen Symptomen oder akuter Suizidalität einhergeht, und bei allen manischen Phasen sind die Voraussetzungen zum sicheren Führen von Kraftfahrzeugen nicht gegeben, ebenso wenig wie in akuten Stadien schizophrener Episoden, bei Demenz oder bei organischen Psychosen wie einem Delir oder einem Korsakow-Syndrom.
  - Grundsätzlich werden nach Abklingen der Akutsymptomatik Überprüfungen der Fahrtauglichkeit empfohlen. Die Eignung zur aktiven Wiederteilnahme am Straßenverkehr setzt allerdings symptomfreie Intervalle voraus. Diese differieren je nach Grunderkrankung erheblich, z. B. kann in der Regel nach einer ersten schweren psychotischen Episode nach 6-monatiger Symptom-

freiheit die Fahrerlaubnis wiedererlangt werden. Besonders günstige Krankheitsverläufe rechtfertigen eine Verkürzung dieser Zeit.
  - Die Begutachtungsleitlinien zur Kraftfahrereignung trennen leichte hirnorganische Psychosyndrome, welche sich auf die Leistungen beim Führen eines Kraftfahrzeugs (und im Übrigen auch auf die Lebensbewältigung) kaum auswirken, von schweren organischen Psychosyndromen (z. B. Demenz), welche die Voraussetzungen zum Führen von Kraftfahrzeugen ausschließen. Demnach gilt, dass derjenige, der unter einer ausgeprägten senilen oder präsenilen Demenz oder unter einer schweren altersbedingten Persönlichkeitsveränderung leidet, nicht in der Lage ist, den gestellten Anforderungen zum Führen von Kraftfahrzeugen aller Kraftfahrzeuggruppen gerecht zu werden.
- Eine Studie aus Japan zeigte keine Unterschiede zwischen einer Gruppe stabil behandelter Patienten mit Depressionen unter antidepressiver Psychopharmakotherapie und gesunden Kontrollen in einer Fahrsimulator-Prüfung. Allerdings bleibt unklar, welche Antidepressiva in welchen Dosierungen verabreicht wurden (Miyata et al. 2018).
- Eine Übersichtsarbeit (Brunnauer und Laux 2017) kommt zu der Einschätzung, dass die meisten tri- und tetrazyklischen Antidepressiva die Fahrtauglichkeit akut beeinträchtigen, während SSRI und SNRI keine Auswirkungen auf die Fahrtauglichkeit zu haben scheinen. *Mirtazapin* erzeugt bei der akuten, nichtdauerhaften Verabreichung zur Schlafförderung nachweisbare Veränderungen des Fahrverhaltens. Insgesamt scheinen sich der akute Gebrauch und die dauerhafte Einnahme in ihrer Einflussnahme auf die Fahrtauglichkeit zu unterscheiden.
- Eine Vergleichsstudie untersuchte im Fahrsimulator 66 Kontrollprobanden und 82 Patienten, die Antidepressiva, Hypnotika oder Anxiolytika entweder kürzer als 3 Jahre oder länger als 3 Jahre erhielten. Lediglich die Patienten, die weniger als 3 Jahre (aber mehr als 6 Monate) ein Hypnotikum erhielten, zeigten eine größere Geschwindigkeitsvariabilität als Gesunde, während Langzeitkonsumenten dies nicht zeigten. Patienten, die Antidepressiva oder Anxiolytika erhielten, zeigten keine Auffälligkeiten (Westerhuis et al. 2024).
- Eine prospektive Kohortenstudie untersuchte die „*Road Test Performance*" mithilfe des *Washington University Road Test* bei kognitiv gesunden älteren Kraftfahrern (> 65 J.) unter dem Einfluss von Antidepressiva und Hypnotika. Es zeigte sich, dass die Einnahme von Antidepressiva und Hypnotika mit statistisch signifikant erhöhten Risiken für das Nichtbestehen der entsprechenden Fahrprüfungen verbunden war (Carr et al. 2023).
- Die US-amerikanische Arzneimittelbehörde FDA ergänzte in der Packungsbeilage von Z-Substanzen besonders hervorgehobene Warnhinweise. In einem „*boxed warning*" wird u. a. auf seltene, aber gefährliche NW wie *Sleep Driving* hingewiesen (FDA 2019).
- Für Cannabis gilt mittlerweile als Grenzwert 3,5 ng/ml *Tetrahydrocannabinol* (THC) im Blutserum. Bei substanzbedingten Ausfallserscheinungen greift § 316 des Strafgesetzbuchs (StGB): Wer nach dem Konsum berauschender Mittel nicht mehr in der Lage ist, ein Fahrzeug sicher zu führen und das trotzdem tut, dem

drohen bis zu einem Jahr Freiheitsstrafe oder eine Geldstrafe. Das schließt auch (medizinisches) Cannabis mit ein.

- Gemäß den Begutachtungsleitlinien zur Kraftfahreignung gilt zudem, dass, wer gelegentlich Cannabis konsumiert, in der Lage ist, den gestellten Anforderungen zum Führen von Kraftfahrzeugen beider Gruppen gerecht zu werden, wenn er Konsum und Fahren trennen kann, wenn kein zusätzlicher Gebrauch von Alkohol oder anderen psychoaktiv wirkenden Stoffen und keine Störung der Persönlichkeit und kein Kontrollverlust vorliegen.
- Mit Einführung des Gesetzes zum kontrollierten Umgang mit Cannabis (CanG) wurde neu in die Begutachtungsleitlinien aufgenommen: wer von Cannabis abhängig ist, ist nicht in der Lage, den gestellten Anforderungen zum Führen von Kraftfahrzeugen beider Gruppen von Fahrerlaubnisklassen gerecht zu werden.
- Grundsätzlich dürfen Cannabis-Patienten am Straßenverkehr teilnehmen, wenn sie in der Lage sind, ein Fahrzeug sicher zu führen. Dabei ist die gleiche Rechtslage wie bei anderen Medikamenten, etwa bei Opioiden, gültig. Bei einem Verstoß droht eine Strafbarkeit nach § 316 StGB.
- Wer von anderen psychoaktiv wirkenden Stoffen, z. B. Tranquilizer, bestimmte Psychostimulanzien, verwandte Verbindungen bzw. deren Kombinationen (Polytoxikomanie), abhängig ist, wird den gestellten Anforderungen beim Führen von Kraftfahrzeugen nicht gerecht (Middeldorf 2022).
- Eine aktuelle Studie an 38 Erwachsenen (Alter 18–40 J.), die eine einzelne akute Dosis von 0,5 g verdampften Cannabis (5,9 % THC, 13 % THC oder Plazebo) erhielten, konnte zeigen, dass das Fahrverhalten der Teilnehmer deutlich beeinträchtigt war. Auffällig war eine fehlende Korrelation zwischen den Konzentrationen von Cannabinoid-Metaboliten und der Fahrleistung, wodurch die Zuverlässigkeit von THC-Werten im Blut als Indikator für Beeinträchtigungen infrage gestellt wurde (Meda et al. 2025).
- Eine Studie aus den Niederlanden zeigte an 27 Patienten mit depressiver Episode, dass die Gabe von 84 mg intranasalem *Esketamin* sowohl am Folgetag der Einnahme als auch tagesgleich (6 h nach Applikation) nicht zu einer Beeinträchtigung des Fahrvermögens führte (Dijkstra et al. 2022).

Literatur

Brunnauer A, Laux G (2017) Driving under the influence of antidepressants: a systematic review and update of the evidence of experimental and controlled clinical studies. Pharmacopsychiatry 50(5):173–181

Bundesanstalt für Straßenwesen (2022) Begutachtungs-Leitlinien zur Kraftfahrereignung. Bundesanstalt für Straßenwesen,, Bergisch Gladbach (Stand 01. Juni 2022)

Carr DB, Beyene K, Doherty J et al (2023) Medication and road test performance among cognitively healthy older adults. JAMA Netw Open 6:e2335651

Dijkstra FM, Van De Loo AJ, Abdulahad S et al (2022) The effects of intranasal esketamine on on-road driving performance in patients with major depressive disorder or persistent depressive disorder. J Psychopharmacol 36:614–625

Meda SA, Stevens MC, Boer ER et al (2025) A randomized, placebo-controlled, double-blind, pilot study of cannabis-related driving impairment assessed by driving simulator and self-report. J Psychopharmacol 39:364–372

Middeldorf S (2022) Fahrtauglichkeit unter Schmerzmitteln – von Opioiden bis Cannabis. Wann wird Pharmakotherapie im Straßenverkehr gefährlich? Orthop Rheuma 25(5):32–37

Miyata A, Iwamoto K, Kawano N et al (2018) Driving performance of stable outpatients with depression undergoing real-world treatment. Psychiatry Clin Neurosci 72(6):399–408

Musshoff F, Skopp G, Brenner-Hartmann J et al (2021) Medikamente und Fahreignung. Rechtsmedizin 31:79–90

Schulze H, Schumacher M, Urmeew R, Auerbach K (2012) Project No: TREN-05-FP6TR-S07.61320-518404-DRUID, Final Report: Work performed, main results and recommendations. https://www.bast.de/Druid/EN/Dissemination/downloads_and_links/Final_Report.pdf?__blob=publicationFile&v=1. Zugegriffen: 4. Juni 2025

US Food and Drug Administration (2019) FDA adds Boxed Warning for risk of serious injuries caused by sleepwalking with certain prescription insomnia medicines. https://www.fda.gov/drugs/drug-safety-and-availability/fda-adds-boxed-warning-risk-serious-injuries-caused-sleepwalking-certain-prescription-insomnia. Zugegriffen: 20. Apr. 2025

Westerhuis F, Van Dijken JH, Veldstra JL et al (2024) Driving performance of long-term users of sedating antidepressants and benzodiazepines. Traffic Inj Prev 25:902–911

Pharmakokinetik und Arzneimittelinteraktionen

Christoph Hiemke und Gudrun Hefner

Inhaltsverzeichnis

Benkert/Hippius Kompendium der Psychiatrischen Pharmakotherapie,
https://doi.org/10.1007/978-3-662-72452-1_16

16.1 Pharmakokinetik

Die Pharmakokinetik beschreibt
- Freisetzung (**Liberation**): Freisetzung des Wirkstoffs aus einer Tablette oder einer anderen Darreichungsform,
- Aufnahme (**Absorption**): In der Regel enterale Resorption über den Verdauungstrakt,
- Verteilung (**Distribution**): Verschiedene Verteilungsräume, z. B. Gehirn (Blut-Hirn-Schranke), Fettgewebe etc.; Bindung an Plasmaproteine (Albumin, α_1-Glykoprotein),
- Verstoffwechselung (**Metabolismus bzw. Biotransformation**) und Ausscheidung (**Exkretion**): in der Regel über Niere oder Galle von AM und deren Metaboliten im menschlichen Körper.

Die Kenntnis **pharmakokinetischer Kenngrößen** von AM ist unerlässlich, um Dosierungsempfehlungen zu geben und mögliche Wirkungen und NW, deren Dauer und potenzielle Wechselwirkungen beurteilen zu können.

Folgende Begriffe sind zur Beschreibung pharmakokinetischer Kenngrößen von Bedeutung:
- **Bioverfügbarkeit**: Ausmaß und Geschwindigkeit, mit dem bzw. der ein Pharmakon den Blutkreislauf (und damit mittelbar den Wirkort) erreicht.
- **Clearance:** Blut- oder Plasmavolumen, aus dem in einer definierten Zeiteinheit das Pharmakon eliminiert wird.
  - Hepatische Clearance: Wichtig für Bioverfügbarkeit (First-pass-Effekt); abhängig von Enzymaktivität, Lebermasse und -durchblutung.
  - Renale Clearance: Abhängig von Nierendurchblutung und glomerulärer Filtration.
- Bei nierenpflichtigen, nicht über Leber (oder Darm) verstoffwechselten Pharmaka lässt sich die Clearance eines Pharmakons anhand der Kreatinin-Clearance abschätzen.
- **Verteilungsvolumen:** Scheinbares Volumen als Quotient von Pharmakonmenge im Körper zur Konzentration des Pharmakons im Blutplasma.
- **Elimination**: Beschreibt die irreversible Entfernung von AM aus dem Körper durch Biotransformation und Exkretion.
- **Eliminationskonstante** (k_e): Proportionalitätsfaktor zur Beschreibung des Abfalls der Plasmakonzentration eines Arzneistoffs im Blut bei einer Eliminationskinetik erster Ordnung.
- **Eliminationshalbwertszeit** ($t_{1/2}$): Zeit, innerhalb derer die Plasmakonzentration um die Hälfte absinkt, abhängig von Clearance und Verteilungsvolumen.
- **Kumulation:** Anstieg der mittleren Konzentration eines Pharmakons bei wiederholter Gabe.
- **Aufsättigungszeit:** Zeit, die benötigt wird, bis 90 % des Plateauwertes der Plasmakonzentration erreicht werden (ca. $4 \times t_{1/2}$).
- **Eliminationszeit:** Zeit, die benötigt wird, bis 90 % des Plateauwertes der Plasmakonzentration eliminiert worden sind (ca. $4 \times t_{1/2}$).

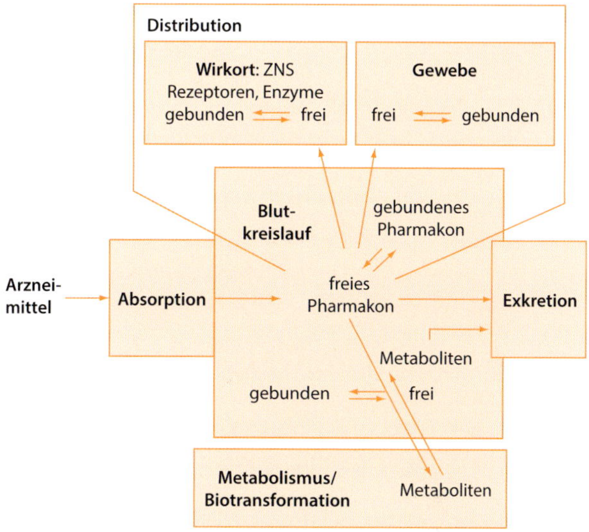

Abb. 16.1 Pharmakokinetische Phasen im menschlichen Körper

- **Lineare Pharmakokinetik:** Vorliegen einer linearen Dosis-Konzentrations-Beziehung.
- **Nichtlineare Pharmakokinetik:** Vorliegen einer nichtlinearen Dosis-Konzentrations-Beziehung, z. B. überproportionaler Anstieg der Konzentration eines Pharmakons im Steady State bei Gabe höherer Dosierungen. Sie liegt beispielsweise bei *Paroxetin* vor, welches durch Hemmung von CYP2D6 seine eigene Metabolisierung behindert.
- **Steady State (Fließgleichgewicht):** Entspricht bei wiederholter Gabe eines AM dem Zustand, bei dem dem Körper dieselbe Menge AM zu- und abgeführt wird. Er tritt mit zeitlicher Verzögerung ein und ist in der Regel von der Elimination abhängig.

Für die Erhebung pharmakokinetischer Daten werden Kompartimentmodelle zugrunde gelegt, wobei als Kompartiment ein hypothetischer, zumeist nicht mit anatomischen Strukturen korrespondierender „Raum" definiert wird, in dem die Konzentration eines Pharmakons näherungsweise als räumlich konstant und proportional zur Menge des Pharmakons angesehen wird. Wird vereinfachend ein Einkompartimentmodell angenommen, wird der Körper als ein einziges Kompartiment angesehen, in welchem die Konzentration des Pharmakons monoexponentiell abfällt.

Die Phasen von der Absorption bis zur Exkretion werden abgekürzt als ADME bezeichnet, Metabolisierung und Exkretion werden als Elimination zusammengefasst (Abb. 16.1).

Auch bei vollständiger Absorption im Darm kann die systemische Verfügbarkeit eines AM durch die erste Leberpassage deutlich reduziert werden. Dieser Effekt wird **First-pass-Effekt** genannt. Psychopharmaka mit einem ausgeprägten First-pass-Effekt sind beispielsweise *Asenapin* oder *Buprenorphin*. Sie werden als Sublingualtablette verabreicht, um den First-pass-Effekt zu umgehen. Bei *Rivastigmin* wird er durch transdermale Applikation umgangen. Bei *Quetiapin* wird durch eine **Retardierung** erreicht, dass bei chronischer Medikation ausreichend hohe Wirkspiegel dauerhaft eingestellt werden. Die Retardierung verzögert die Freisetzung und verlängert somit die Wirkdauer und mindert Fluktuationen der Plasmakonzentrationen. Damit wird nicht nur die Wirksamkeit verbessert, sondern auch die Verträglichkeit, da hohe Plasmakonzentrationen vermieden werden können. Eine technisch besonders aufwändige Retardierung ist das orale osmotische System (*osmotic release oral system*, OROS), das z. B. für *Methylphenidat* verwendet wird. Eine unverdauliche, semipermeable OROS-Hülle umschließt den Tablettenkern, der den Wirkstoff und osmotisch aktive Hilfsstoffe enthält. Nach Einnahme der Tablette dringt Wasser in das System ein, der Tablettenkern quillt auf, und der Wirkstoff wird über osmotischen Druck kontinuierlich durch eine per Laser erzeugte winzige Bohrung gedrückt.

Bei vielen Psychopharmaka sind auch die Metaboliten pharmakologisch aktiv und haben dann meist eine längere Eliminationshalbwertszeit als die Muttersubstanz.

Biotransformationsreaktionen im Arzneistoffwechsel werden unterteilt in:

- Phase-I-Reaktionen (Einfügung oder Freilegung einer funktionellen Gruppe):
  - Oxidation (Hydroxylierung, N- und O-Dealkylierung, wie z. B. Demethylierung, Deaminierung),
  - Reduktion,
  - Hydrolyse.
- Phase-II-Reaktionen:
  - Konjugationen (z. B. Glukuronidierung, Acetylierung).

Für Phase-I-Reaktionen sind v. a. die **Cytochrom-P450-Isoenzyme** (CYP) als mikrosomale mischfunktionelle Oxygenasen von Bedeutung. Sie werden zu 90–95 % in der Leber exprimiert, sind aber auch in Darmmukosa, Niere, Lunge und Gehirn zu finden. Aufgrund von Aminosäuresequenzhomologien werden verschiedene CYP-Familien, -Unterfamilien und -Isoenzyme unterschieden. CYP-Enzyme können durch Pharmaka, Hormone oder Alkohol (Ethanol) in ihrer Aktivität moduliert werden (Enzyminduktion, Enzyminhibition). Für die Metabolisierung von Psychopharmaka und für mögliche Arzneimittelwechselwirkungen (s. unten) sind insbesondere folgende CYP-Enzyme von Bedeutung: ▶ Anhang INT und ▶ Anhang SUB (CYP1A2, CYP2B6, CYP2C9, CYP2C19, CYP2D6, CYP3A4 und CYP2E1).

Manche AM werden erst durch metabolische Transformation aktiviert. Sie werden **Prodrug** genannt. *Lisdexamfetamin* ist z. B. ein Prodrug. Es wird aktiviert in Erythrozyten über eine Peptidhydrolase durch Bildung von L-Lysin und des aktiven Metaboliten *Dexamfetamin*. Andere AM verändern durch die Metabolisierung ihr pharmakodynamisches Profil. So entsteht beispielsweise aus *Clomipramin*, welches bevorzugt die Serotoninaufnahme hemmt, *Norclomipramin*, ein bevorzugter Noradrenalinaufnahmehemmer.

Aldoketoreduktasen (AKR) sind eine weitere Klasse von Enzymen, die am Abbau von Psychopharmaka beteiligt sind. Für den Menschen sind 13 AKR-Enzyme bekannt (Barski et al. 2016). Sie katalysieren die Reduktion von Aldehyd- oder Ketofunktionen. Substrate sind beispielsweise *Ziprasidon* und *Naltrexon*. Auch für diese Enzyme sind genetische Varianten identifiziert. Ihre Bedeutung für die Pharmakokinetik und -dynamik von Psychopharmaka ist bislang unklar.

Auch Efflux-Transporter, v. a. **P-Glykoprotein** (P-gp), welche in der Darmschleimhaut, der Blut-Hirn-Schranke und anderen Organschranken exprimiert werden, sind für die pharmakokinetische Variabilität von Psychopharmaka und vielen anderen Fremdstoffen relevant (Koehn 2020; Elmeliegy et al. 2020). P-gp, ein Mitglied der Transporter-Familie mit einer ATP-bindenden Cassette (ABC), ist das Genprodukt von *ABCB1*. Die Antidepressiva *Citalopram*, *Nortriptylin*, *Trazodon* oder *Venlafaxin* und die Antipsychotika *Amisulprid*, *Aripiprazol*, *Paliperidon*, *Quetiapin*, *Risperidon* oder *Ziprasidon* sind Substrate von P-gp. Effluxtransporter wie P-gp regeln die Verteilung von AM und bestimmen somit die Konzentration im Zielgewebe, für Psychopharmaka das Gehirn. Es existiert ein Genpolymorphismus für *ABCB1*. Für den C3435T-Polymporphismums wurde nachgewiesen, dass die Expression und Aktivität von P-gp bei T-Allelträgern vermindert ist (Saiz-Rodríguez et al. 2018). Für die untersuchten Antidepressiva und Antipsychotika wurden keine bis marginale Änderungen der Pharmakokinetik gefunden. Zu einem anderen *ABCB1*-Polymorphismus fanden die Untersucher (Belmonte et al. 2018) für *Aripiprazol* geringfügig veränderte Plasmaspiegel des Metaboliten *Dehydroaripiprazol*. Unklar ist auch die Bedeutung von P-gp bezüglich AM-Wechselwirkungen, d. h., wenn Psychopharmaka, die Substrate von P-gp sind, mit AM kombiniert werden, die P-gp inhibieren oder induzieren. Ausgeprägter könnten die Effekte von P-gp-Polymorphismen oder Kombination mit P-gp-Inhibitoren oder -Induktoren im Gehirn sein. Tierexperimentell konnte mithilfe der Positronen-Emissions-Tomographie (PET) nachgewiesen werden, dass die Aufnahme von radioaktiv markiertem *Fallyprid* (Dopaminrezeptor-Ligand und P-gp-Substrat) in das Gehirn durch *Ciclosporin* (P-gp-Hemmer) um 48 % gesteigert wird (Piel et al. 2014). Ein Übersichtsartikel (Nasyrova et al. 2023) kommt zu dem Schluss, dass P-gp für die Verträglichkeit von Antipsychotika bei Schizophreniepatienten in Abhängigkeit vom *ABCB1*-Genotyp bedeutsam sei.

Für Phase-II-Reaktionen sind v. a. die **UDP-Glukuronosyltransferasen** (UGT) von wesentlicher Bedeutung (Oda et al. 2015). Die Familie der UGT-Enzyme des Menschen besteht aus UGT1 und UGT2, und es gibt 3 Subfamilien, UGT1A, UGT2A und UGT2B. UGT-Enzyme kommen v. a. in der Leber, aber auch extrahepatisch vor. Sie übertragen Glukuronsäurereste von UDP-Glukuronsäure auf kleine hydrophobe Moleküle und machen sie damit nierengängig. Etwa 35 % aller AM werden durch UGT glukuronidiert. Zusätzlich sind auch viele endogene Substanzen (z. B. Steroide, Retinoide oder Gallensäuren) Substrate von UGT. Für 12 UGT-Isoenzyme sind genetische Varianten bekannt.

16.2 Genvarianten und Genotypisierung

Es wird geschätzt, dass 15–30 % der Variabilität im Arzneimittelmetabolismus durch genetisch determinierte Allelvarianten der verstoffwechselnden Enzyme (**Polymorphismen**; Vorkommen bei ≥ 1 % der Bevölkerung) bedingt sind (Zhou et al. 2017) (**Pharmakogenetik**). Für fast alle CYP-Enzyme existieren aufgrund von Polymorphismen genetisch bedingte Aktivitätsunterschiede, die für Wirkungen und NW der durch sie verstoffwechselten Pharmaka bedeutsam sein können (Manikandan und Nagini 2018; Zanger und Schwab 2013). Unterschieden werden verschiedene CYP-Metabolisierertypen.

Cytochrom-P450-Metabolisierertypen

- **EM** oder **NM:** Individuen mit 2 Allelen, die ein normal aktives Enzym exprimieren, werden als *extensive* (EM) oder *normal metabolizer* (NM), bezeichnet.
- **IM:** Ein *intermediate metabolizer* (IM) besitzt ein Allel, das für ein aktives Enzym kodiert, und eines für ein Enzym mit verminderter oder fehlender Aktivität.
- **PM:** Bei einem *poor metabolizer* (PM) wird kein aktives Enzym gebildet. Bei Patienten mit PM-Status besteht ein erhöhtes Risiko für das Auftreten unerwünschter AM-Wirkungen.
- **UM:** Ein *ultrarapid metabolizer* (UM) entsteht durch Genverdopplung (z. B. (*1/*1)xN oder (*1/*2)xN für *CYP2D6*) oder -mutation (z. B. die Variante *17/*17 für *CPY2C19*). Es resultiert eine gesteigerte Enzymaktivität. Bei UM-Status besteht ein erhöhtes Risiko von Therapieversagen.

CYP1A2, CYP2A6, CYP2B6, CYP2C9, CYP2C19, CYP2D6, CYP2E1 und CYP3A4 sind die wesentlichen CYP-Enzyme, die am Metabolismus von Psychopharmaka beteiligt sind. Es gibt große ethnische Unterschiede in der Häufigkeit des Auftretens von Genvarianten (Zhou et al. 2017).

Cytochrom-P450-Isoenzyme und genetische Polymorphismen

- **CYP1A2:** Bei der Genvariante *CYP1A2*1F* (Häufigkeit bei Mitteleuropäern ca. 50 %, bei Asiaten 8 %) ist die Induzierbarkeit des Enzyms durch Rauchen oder Konsum von geräucherter Kost begünstigt. In einer Metaanalyse an insgesamt 3570 Individuen, davon 817 Raucher, war bei Rauchern mit dieser Genvariante die CYP1A2-abhängige Metabolisierung von *Coffein* beschleunigt (Koonrungsesomboon et al. 2018). Nichtraucher unterschieden sich nicht. Raucher benötigen häufiger als Nichtraucher höhere Dosen von AM, die **Substrate** von CYP1A2 sind, wie z. B. *Clozapin*, *Olanzapin* oder *Melatonin*. In der Leber entsprechen 4–16 % der CYP-Enzymaktivität der Isoform CYP1A2.
- **CYP2A6:** Seine wichtigste psychopharmakologische Funktion ist der Abbau von *Nikotin* zum inaktiven *Cotinin*. Allelträger mit den Varianten *CYP2A6*2* und **4A–H* sind PM (Häufigkeit bei Mitteleuropäern 10 %, bei Asiaten 20 %). Bei den Varianten *CYP2A6*7*, **9* und **17* ist die Aktivität des Enzyms vermindert. In der Leber macht CYP2A6 zwischen 4 und 14 % der CYP-Gesamtaktivität aus.
- **CYP2B6:** Bei Allelträgern mit den Varianten *CYP2B6*5*, **6* und **18* sind die Expression und Aktivität des Enzyms vermindert. Bei den Varianten *CYP2B6*4*

16

und *22 sind die Expression und Aktivität gesteigert. Etwa 38 % der Mitteleuropäer und mehr als 48 % der Afroamerikaner sind IM und 6 bzw. 16 % PM von CYP2B6. In der Leber macht CYP2B6 zwischen 2 und 5 % der CYP-Gesamtaktivität aus.

- **CYP2C9 und CYP2C8:** Etwa 1 % der Mitteleuropäer besitzen eine Mutation mit verminderter Enzymaktivität (*CYP2C9*2*, **3*). Wesentlich häufiger sind mit etwa 35 % intermediäre Metabolisierer. In der Leber machen CYP2C9 und die Isoform CYP2C8 (ohne Bedeutung für Psychopharmaka) 8 bzw. 5–29 % der CYP-Gesamtaktivität aus.
- **CYP2C19:** 10–19 % der Mitteleuropäer und Afroamerikaner sind PM (im Wesentlichen Träger der Genvarianten *CYP2C19*2* und *CYP2C19*3*), bei Asiaten sind es mehr als 30 %. *CYP2C19*17* ist eine Genvariante mit verstärkter enzymatischer Aktivität, die bei 22 % der Mitteleuropäer vorkommt. Die Menge an CYP2C19 entspricht 1–3 % der CYP-Gesamtaktivität.
- **CYP2D6:** Es sind bisher 77 Genvarianten bekannt, davon sind mindestens 24 Defektvarianten, wobei in 90 % der Fälle die Allele *CYP2D6*3*, *CYP2D6*4* und *CYP2D6*5* für den Defekt verantwortlich sind. 5–10 % der Mitteleuropäer und Afroamerikaner sind PM, bei Asiaten sind es nur 1–2 %. Die Genvariante *CYP2D6*10* verursacht ein Enzym mit erniedrigter Aktivität. Bis zu 50 % der Asiaten sind Träger der **10*-Variante. 1–5 % der Mitteleuropäer sind UM, bei Nordafrikanern und Orientalen sind 10–29 % UM. 1–4 % der CYP-Gesamtaktivität der Leber entsprechen CYP2D6.
- **CYP2E1:** Die funktionelle Bedeutung dieses Enzyms besteht im Wesentlichen im Abbau von Ethanol. Die *CYP2E1*5B*-Variante (Häufigkeit bei Mitteleuropäern und Afrikanern 5 %, bei Asiaten > 30 %) zeichnet sich durch 10-fach erhöhte Transkription und Expression des Enzyms im Vergleich mit der Wildform *CYP2E1*1A* aus. Die Menge an *CYP2E1* entspricht 6–7 % der CYP-Aktivität der Leber. *CYP2E1* wird nicht nur in der Leber, sondern auch in anderen Organen exprimiert.
- **CYP3A:** Es gibt 4 Gene, die für ein aktives Enzym kodieren, CYP3A4, CYP3A5, CYP3A7 und CYP3A43. Letzteres ist für die Metabolisierung von Psychopharmaka nicht relevant. In der Fetalphase bis 6 Monate postnatal ist CYP3A7 aktiv, im adulten Individuum ist CYP3A4 das dominierende Enzym dieser CYP-Familie. Im adulten Zustand macht die Aktivität von CYP3A5 und CYP3A7 nur 2–3 % der Gesamtaktivität von CYP3A-Enzymen aus. 85 % der Mitteleuropäer sind PM für CYP3A5, bei Asiaten sind es 70 % und bei Afrikanern 50 %. Die Isoenzyme der CYP3A-Familie sind mit bis zu 60 % der CYP-Gesamtaktivität (Mittelwert 15–30 %) in der Leber die quantitativ wichtigsten. Es sind 22 Genvarianten bekannt, die allerdings nur zu einem geringen Teil die interindividuelle Variabilität erklären. CYP3A4 wird durch viele Fremdstoffe induziert, und es wird nicht nur in der Leber, sondern auch in der Darmmukosa exprimiert. Im Vergleich zu anderen CYP-Isoenzymen weist es eine geringere Substratspezifität und Saturierbarkeit auf.

Pharmakogenetische Untersuchungen sind inzwischen fester Bestandteil der Arzneistoffentwicklung (Relling et al. 2020). Im Einzelfall kann es auch im klinischen Alltag sinnvoll sein, einen pharmakogenetischen Test für CYP-Enzyme durchzuführen. Dies gilt insbesondere bei fehlendem Ansprechen oder unerwünschten AM-Wirkungen unter empfohlener Dosis. Es betrifft v. a. die Genotypisierung von *CYP2D6* und *CYP2C19*, da die meisten Antidepressiva über mindestens eines dieser Enzyme metabolisiert werden. Eine Genotypisierung von *CYP1A2*, *CYP3A4* oder von weiteren Genen wie *ABCB1* (kodiert für P-Glykoprotein) wird bisher nicht empfohlen, sinnvoller ist eine Phänotypisierung mit TDM für eine personalisierte Dosierung (Eap et al. 2021; Hart et al. 2024). Nach wie vor fehlen prospektive Studien, die den medizinischen oder ökonomischen Nutzen einer genotypbasierten Dosierung für Psychopharmaka nachgewiesen haben. In einer retrospektiven Analyse an 2087 Patienten, die mit *Escitalopram* behandelt worden waren, war bei PM oder UM von CYP2C19 der Wechsel auf ein anderes Antidepressivum innerhalb eines Jahres dreifach häufiger als bei EM (Jukić et al. 2018). An 49 depressiven Alterspatienten, die mit *Venlafaxin* oder *Nortriptylin* behandelt wurden, konnte die Einstellung auf optimale Plasmaspiegel durch eine CYP2D6-Genotypisierung nicht beschleunigt werden (van der Schans et al. 2019). Die über lange Jahre gehegte Hoffnung, durch Genotypisierungstests die Psychopharmakotherapie zu verbessern, schwindet zunehmend (Zubenko et al. 2018). Auch bzgl. Genotypisierungen von Genen, welche die Pharmakodynamik von Psychopharmaka beeinflussen können, kann bisher keine Empfehlung ausgesprochen werden (Eap et al. 2021; Hart et al. 2024).

Die CYP-Genotypisierung ist keine Regelleistung, die von den Krankenkassen bezahlt wird. Eine Kosten-Nutzen-Analyse an schizophrenen Patienten in Dänemark hat ergeben, dass durch eine Genotypisierung bei den extremen Metabolisierern (PM und UM) Behandlungskosten eingespart werden können (Herbild et al. 2013). Eine Ersparnis ergab sich nicht, wenn alle Patienten genotypisiert wurden, da die extremen Metabolisierer zu selten sind. Dennoch zeigen aktuelle Studien aufgrund einer hohen Prävalenzrate an „*actionable*" Genvarianten (Empfehlung zur Veränderung der Verordnung bei Vorliegen dieses Genotyps) das Potenzial einer personalisierten, genotypbasierten Dosierung (Scherf-Clavel et al. 2024). Dies gilt v. a. dann, wenn bei der Bewertung von den Ergebnissen einer Genotypisierung auch CYP-Phänokonversionen (u. a. aufgrund von pharmakokinetischen AM-Interaktionen) miteinbezogen werden. Dann kann auf Basis des aktuellen Funktionsstatus des Enzyms individuell dosiert werden (Scherf-Clavel et al. 2023).

Für die Praxis gilt aktuell, dass eine CYP-Genotypisierung einzelfallbezogen begründet werden muss, und es muss Hinweise geben, dass ein PM- oder UM-Status vorliegen könnte.

CYP-Genotypisierung (CYP2C19 und CYP2D6)

- Voraussetzung:
  - AM wird bevorzugt über CYP2C19 und/oder CYP2D6 metabolisiert

- Indikationen:
  - Hinweis auf genetische Besonderheit im AM-Metabolismus, z. B. Probleme mit anderen AM, die Substrate von CYP2D6 oder CYP2C19 sind, oder es gibt Familienmitglieder mit bekanntem Enzympolymorphismus
  - Höherer Plasmaspiegel als bei der Dosis zu erwarten (Verdacht auf PM)
  - Niedrigerer Plasmaspiegel als bei der Dosis zu erwarten (Verdacht auf UM)
  - Auffälliger metabolischer Phänotyp mit ungewöhnlich hoher oder niedriger Ratio der Konzentrationen Muttersubstanz:Metabolit im Plasma
  - Fehlendes Ansprechen bei sicherer Adhärenz und empfohlener Dosierung
  - Unerwünschte AM-Wirkung bei empfohlener Dosis
- Durchführung:
  - Da es sich um eine genetische Untersuchung handelt, muss der Patient eine schriftliche Einwilligungserklärung abgeben (wird in der Regel vom beauftragten Labor mit dem Anforderungsschein geliefert)
  - Medikation und Fragestellung auf dem Anforderungsschein angeben
  - Abnahme von ca. 5 ml EDTA-Blut (Transport und Lagerung bis zu 3 Tage bei Raumtemperatur möglich, Probe keinesfalls einfrieren), minimalinvasiv ist auch eine Analyse per Mundschleimhautabstrich möglich
  - Es sollte eine Interpretation der Messergebnisse durch das Labor erfolgen

Genotypbasierte Dosierung

Mit dem Wissen, dass es sich bei einem zu behandelnden Patienten um einen PM, IM oder UM von CYP2C19 oder CYP2D6 handelt, können Unterdosierungen mit dem Risiko von Therapieversagen oder Überdosierungen mit dem Risiko von unerwünschten AM-Wirkungen minimiert werden (Milosavljevic et al. 2021). Dosisanpassungen sollten bei den PM, IM oder UM möglichst immer mit Kontrolle der Blutspiegel erfolgen, da auch innerhalb abnormer Genotypen eine hohe interindividuelle pharmakokinetische Variabilität besteht (z. B. Jukić et al. 2018 für CYP2C19-Genotypen und Plasmaspiegel von *Escitalopram*).

Basierend auf den Leitlinien des *Clinical Pharmacogenetics Implementation Consortium* (CPIC) (Hicks et al. 2013, 2015) wurden für die Isoenzyme CYP2D6 und CYP2C19 genotypbasierte Dosisempfehlungen für Antidepressiva gegeben (van Westrhenen et al. 2020). Die *Dutch Pharmacogenetics Working Group* (DPWG) hat eine Leitlinie bzgl. „*gene-drug interactions*" und Antipsychotika mit therapeutischen Empfehlungen veröffentlicht (Beunk et al. 2023):

Antidepressiva

- *Amitriptylin*, für CYP2C19 PM: 50 % der üblichen Dosis, bei UM 150 % der üblichen Dosis, für CYP2D6 PM 50 % der üblichen Dosis oder vermeiden, bei IM 75 % der üblichen Dosis, bei UM 150 % der üblichen Dosis.
- *Citalopram*, für CYP2C19 PM: 50 % der üblichen Dosis, bei UM nicht empfohlen.
- *Clomipramin*, für CYP2C19 PM: 50 % der üblichen Dosis, bei UM 150 % der üblichen Dosis, für CYP2D6 PM 50 % der üblichen Dosis, für CYP2D6 PM 50 % der üblichen Dosis, bei IM 75 % der üblichen Dosis, bei UM vermeiden.

- *Doxepin*, für CYP2C19 PM: 50 % der üblichen Dosis, bei UM 150 % der üblichen Dosis, für CYP2D6 PM 40 % der üblichen Dosis, für IM 20 % der üblichen Dosis, bei UM doppelte Dosis.
- *Escitalopram*, für CYP2C19 PM: 50 % der üblichen Dosis, bei UM nicht empfohlen.
- *Fluvoxamin*, für CYP2D6 PM: 25–50 % der üblichen Dosis.
- *Nortriptylin*, für CYP2D6 PM: 40 % der üblichen Dosis, bei IM 60 % der üblichen Dosis, bei UM 160 % der üblichen Dosis.
- *Paroxetin*, für CYP2D6 PM: 50 % der üblichen Dosis.
- *Imipramin*, für CYP2C19 PM: 50 % der üblichen Dosis, bei UM 150 % der üblichen Dosis, für CYP2D6 PM 30 % der üblichen Dosis, bei IM 70 % der üblichen Dosis, bei UM 170 % der üblichen Dosis.
- *Sertralin*, für CYP2C19 PM: 50 % der üblichen Dosis.
- *Venlafaxin*, für CYP2D6 PM oder IM: Plasmaspiegelgeleitet, bei UM 150 % der üblichen Dosis.

Antipsychotika

- *Aripiprazol*, für CYP2D6 PM: Maximale Dosis 10 mg/d oder 300 mg/Monat (68–75 % der empfohlenen Maximaldosis von *Aripiprazol*).
- *Brexpiprazol*, für CYP2D6 PM: 50 % der üblichen Dosis.
- *Haloperidol*, für CYP2D6 PM: 60 % der üblichen Dosis, bei UM 150 % der üblichen Dosis anwenden oder eine Alternative auswählen (z. B. *Quetiapin* oder *Olanzapin*).
- *Pimozid*, für CYP2D6 PM: Maximale Dosis 10 mg/d (ab 12 J.), 0,05 mg/kgKG/d bis 2 mg/d (< 12 J.). Für CYP2D6 IM: Maximale Dosis 16 mg/d (ab 12 J.), 0,08 mg/kgKG/d bis 3 mg/d (< 12 J.).
- *Risperidon*, für CYP2D6 PM: 67 % der üblichen Dosis, bei Auftreten von unerwünschten Arzneimittelwirkungen unter dieser Dosis weitere Reduktion auf 50 % der üblichen Dosis. Für CYP2D6 UM: Alternative wählen oder Dosistitration bis zur Maximaldosis.
- *Zuclopenthixol*, für CYP2D6 PM: 50 % der üblichen Dosis, bei IM 75 % der üblichen Dosis, bei UM sollte die Dosis nicht mehr als 150 % der üblichen Dosis betragen.
- *Quetiapin*, für CYP3A4 PM: Für die Indikation Depression sollte eine Alternative (z. B. *Aripiprazol* oder *Olanzapin*) gewählt werden, für andere Indikationen 30 % der üblichen Dosis.
- Eine Kontrolle der Plasmaspiegel wird grundsätzlich zur optimalen Dosisanpassung bei genetischen Polymorphismen empfohlen.

16.3 Arzneimittelinteraktionen

Werden mehrere Pharmaka gleichzeitig oder sequenziell verabreicht, können daraus **Arzneimittelinteraktionen** (Wechselwirkungen) resultieren, indem die Medikamentenwirkungen oder -nebenwirkungen durch Zugabe einer zweiten Substanz **qualitativ** oder **quantitativ** verändert werden (**Verstärkung**, **Abschwächung**, Erweiterung/

Einschränkung bzw. Verschiebung des Wirkungs- bzw. NW-Spektrums). Arzneimittelinteraktionen können sowohl unbeabsichtigt, und dann meist **unerwünscht**, als auch – im Rahmen einer Therapieoptimierung – beabsichtigt, sinnvoll und **erwünscht** sein. Die meisten Arzneimittelwechselwirkungen sind weitgehend vorhersagbar (Hiemke und Eckermann 2014). Daher zählen inzwischen die meisten wechselwirkungsbedingten unerwünschten Arzneimittelwirkungen zu den vermeidbaren Medikationsfehlern.

Zu Arzneimittelinteraktionen kommt es durch verschiedene Wirkmechanismen (Haen 2014):

- **Pharmakodynamisch:**
  - identischer Wirkmechanismus (z. B. Verstärkung anticholinerger NW durch Kombination anticholinerg wirksamer Antipsychotika und Antidepressiva),
  - anderer Wirkmechanismus (z. B. zentrales Serotoninsyndrom durch MAO-Hemmung und gleichzeitige 5-HT-Wiederaufnahmehemmung),
  - synergistisch: Verschiebung der Dosis-/Konzentrations-Wirkungs-Kurve des Pharmakons nach links,
  - antagonistisch: Verschiebung der Dosis/-Konzentrations-Wirkungs-Kurve des Pharmakons nach rechts.
- **Pharmakokinetisch** (verbunden mit der Veränderung pharmakokinetischer Kennparameter, wie z. B. höhere Plasmakonzentrationen, verlängerte Eliminationshalbwertszeit etc.)**:**
  - Absorption (z. B. Resorptionshemmung durch Antazida, Ionenaustauscher, Nahrungsbestandteile wie Gerbstoffe, Resorptionsveränderung durch anticholinerg wirksame AM aufgrund von Motilitätsänderungen der Magen-Darm-Passage),
  - Verteilung (z. B. beim Ein- oder Austransport von AM in oder aus Organen über ATP-abhängige Transportproteine),
  - Metabolismus (Enzyminhibition durch Hemmstoffe, wie z. B. *Fluvoxamin* oder *Melperon*, oder Enzyminduktion, z. B. durch *Carbamazepin* oder Rauchen; Inhibitoren oder Induktoren mit klinisch relevantem Interaktionspotenzial sind in ► Anhang INT zusammengestellt),
  - Exkretion (z. B. Veränderungen der Nierendurchblutung durch nichtsteroidale Antiphlogistika, ACE-Hemmer oder *Theophyllin*/*Coffein* mit Auswirkungen auf die *Lithium*-Serumkonzentration).

Werden zwei AM kombiniert, die bevorzugt durch das gleiche Enzym abgebaut werden, so kann es durch **Substrat-Substrat-Interaktionen** theoretisch zu einer kompetitiven Hemmung und damit zu einer verlangsamten Elimination der kombinierten AM kommen. Dies wurde beispielsweise bei Einnahme von *Clozapin* mit Energydrinks oder Kaffee berichtet (*Clozapin* und *Coffein* sind bevorzugte CYP1A2-Substrate). Substrat-Substrat-Interaktionen spielen allerdings in der klinischen Praxis so gut wie keine Rolle, weil die Kapazität der arzneimittelabbauenden Enzyme in der Regel hoch ist. Die Enzyme sind nicht gesättigt. Daher wird die Umsetzungsgeschwindigkeit des ersten AM durch Zugabe eines zweiten nicht verlangsamt, die Plasmaspiegel ändern sich nicht.

Mit pharmakokinetischen Wechselwirkungen ist immer zu rechnen, wenn ein AM mit einem anderen kombiniert wird, welches ein Inhibitor oder Induktor eines Enzyms oder Transporters (▶ Anhang INT) ist, und das AM **Substrat** des inhibierten oder induzierten Enzyms oder Transporters ist (▶ Anhang SUB). Durch Verabreichung eines **Inhibitors** eines Enzyms (CYP, UGT) oder Transporters (P-gp) wird die Konzentration eines AM, das bevorzugtes Substrat dieses Enzyms oder Transporters ist, **erhöht** (Risiko von Unverträglichkeit oder Intoxikation) und die Eliminationshalbwertszeit verlängert (Deodhar et al. 2020). So hemmt z. B. *Perazin* CYP1A2, weshalb AM, die Substrate von CYP1A2 sind, wie z. B. *Clozapin*, nicht mit *Perazin* kombiniert werden sollten. Durch Einnahme eines **Induktors** wird die **Elimination** innerhalb von 5–14 Tagen **beschleunigt**, und die **Wirkspiegel sinken (Risiko von Wirkverlust)**. So sinken bei therapeutischen Dosen die Wirkspiegel des CYP3A4-Substrats *Quetiapin* durch gleichzeitige Einnahme von *Johanniskraut*-Präparaten, welche CYP3A4 über den Inhaltsstoff *Hyperforin* induzieren (Nicolussi et al. 2020).

AM mit hemmenden oder induzierenden Eigenschaften sind in den beiden Tabellen in ▶ Anhang INT gelistet:

- Ist mit **klinisch relevanten Wechselwirkungen** zu rechnen, wird im jeweiligen Präparateteil auf die Tabellen in ▶ Anhang INT oder die entsprechende Substratliste (▶ Anhang SUB) durch **Fettdruck** verwiesen. Auf das Risiko wird ggf. abgestuft hingewiesen (z. B. „Keine Kombination mit …", „Vorsicht bei der Kombination mit …").
- Wenn nur ein theoretisches Risiko besteht, aber keine Daten zur klinischen Relevanz vorliegen, wird ebenfalls auf ein potenzielles Interaktionsrisiko verwiesen, jedoch ohne Hervorhebung im Text.

Arzneimittelinteraktionen stellen häufig ein Wechselspiel zwischen pharmakodynamischen und pharmakokinetischen Effekten dar. Besonders bedeutsam sind Arzneimittelinteraktionen mit toxischen Konsequenzen. Relevant ist dies v. a. bei Kombinationen mit *Serotonin*-stimulierenden (Scotton et al. 2019; Chiew und Isbister 2024) oder anticholinerg wirksamen Substanzen (Naseri et al. 2023).

- Wird beispielsweise *Amitriptylin* in einer Dosis, die normalerweise unkritisch ist, mit *Fluoxetin* kombiniert, kann es zu Tachyarrhythmien oder sogar zum Herzstillstand kommen. *Fluoxetin* und sein Metabolit *Norfluoxetin* sind potente Inhibitoren von CYP2D6 (▶ **Anhang INT**). CYP2D6 ist am Abbau von *Amitriptylin* beteiligt (▶ **Anhang SUB**). Dadurch steigen die Blutspiegel von *Amitriptylin* an und erreichen unter therapeutisch empfohlenen Dosen u. U. toxische Werte. Ein Indikator für kardiotoxische Wirkungen ist die Verlängerung der QTc-Zeit (▶ 3.6.3). Wird umgekehrt ein Substrat von CYP3A4, z. B. *Quetiapin* (▶ **Anhang SUB**), mit einem Induktor von CYP3A4, z. B. *Carbamazepin* (▶ **Anhang INT**), kombiniert, kann es durch beschleunigte Elimination zum Wirkverlust von *Quetiapin* kommen.
- Ältere Patienten oder Patienten mit PM-Status sind für Arzneimittelinteraktionen besonders anfällig.
- Bei bestimmten Psychopharmaka muss mit Arzneimittelinteraktionen auch noch **nach deren Absetzen** gerechnet werden: z. B. anhaltende MAO-Hemmung

noch über ca. 10–14 Tage nach Absetzen eines irreversiblen MAOH oder anhaltende 5-HT-Wiederaufnahmehemmung durch *Fluoxetin* und dessen lang wirksamen Metaboliten *Norfluoxetin* noch über ca. 4–5 Wochen nach Absetzen von *Fluoxetin*.

- Für Arzneimittelwirkungen und -nebenwirkungen können pharmakokinetische Arzneimittelinteraktionen auf der Ebene der verschiedenen CYP-Enzyme von großer Bedeutung sein. Bekannte oder zu erwartende pharmakokinetische Wechselwirkungen können aus den Substrateigenschaften der einzelnen Wirkstoffe (s. Einzelpräparate oder ▶ Anhang SUB) in Kombination mit den Tabellen in ▶ Anhang INT für Psychopharmaka und auch für viele Nichtpsychopharmaka abgeleitet werden. Anfällig gegenüber unerwünschten Arzneimittelwechselwirkungen sind v. a. AM mit enger therapeutischer Breite (z. B. *Amitriptylin* oder *Clozapin*).
- Arzneimittelinteraktionen auf der Ebene der Exkretion sind v. a. bei einer *Lithium*-Medikation zu bedenken, aber auch bei anderen vorwiegend renal eliminierten Psychopharmaka, wie z. B. *Amisulprid*.
- Wenn ein AM erst durch metabolische Transformation in vivo aktiviert werden muss, also eine **Prodrug** ist, wie z. B. *Amitriptylinoxid* (aktiviert durch Flavinmonooxygenase zu *Amitriptylin* und *Nortriptylin*), *Tilidin* (aktiviert über CYP2C19 und CYP3A4 zu *Nortilidin*) oder *Tamoxifen* (aktiviert über CYP2D6 zu *4-Hydroxytamoxifen* und *Endoxifen*), kann durch Kombination mit einem Inhibitor des aktivierenden Enzyms (▶ Anhang INT) die Wirkung ausbleiben.

16.4 Pharmakokinetik bei Rauchern

Raucher haben einen beschleunigten hepatischen Metabolismus, da polyaromatische Kohlenwasserstoffe im Tabakrauch (nicht der Wirkstoff *Nikotin*) die Expression von Cytochrom-P450-Enzymen induzieren. Induziert wird bevorzugt das Isoenzym CYP1A2. Entsprechend ist v. a. die Clearance von AM beschleunigt, die über CYP1A2 metabolisiert werden. Beispielsweise ist die Clearance von *Olanzapin*, *Duloxetin* oder *Clozapin* bei Rauchern im Vergleich zu Nichtrauchern um gut 50 % gesteigert, in Abhängigkeit von der konsumierten Zigarettenmenge. Ab ca. 10 Zigaretten ist der maximale CYP-induzierende Effekt erreicht. Umgekehrt kommt es nach Aufhören des Rauchens innerhalb von nur 3 Tagen zu einer verlangsamten Elimination durch **Deinduktion** von CYP1A2. Im Einzelfall kann dies dazu führen, dass nach Beendigung des Rauchens toxische Wirkspiegel aufgebaut werden; es gibt mehrere Fallbeschreibungen über Intoxikationen von Patienten, die mit *Clozapin* oder *Olanzapin* behandelt wurden und mit dem Rauchen aufhörten. Die Induzierbarkeit von CYP1A2 ist offensichtlich vom Genotyp abhängig (▶ 16.2). Es wird empfohlen, nach Änderung der Rauchgewohnheiten eine individuelle Dosisanpassung vorzunehmen, am besten unter Kontrolle der Arzneimittelspiegel im Blut. Generell wird empfohlen, die *Clozapin*-Dosis bei Rauchern um ca. 30–50 % zu erhöhen. Zu einer CYP1A2-Induktion kommt es nicht durch E-Zigaretten. Allerdings ist zu beachten, dass beim Wechsel von Zigaretten oder Zigarren auf E-Zigaretten ebenso wie beim Beenden des Zigarettenrauchens mit einer CYP1A2-Deinduktion zu rechnen ist.

16.5 Einfluss von Nahrungsmitteln auf die Pharmakokinetik

Der therapeutische Erfolg samt Wirksamkeit und Verträglichkeit einer medikamentösen Maßnahme kann nicht nur durch die gleichzeitige Einnahme anderer AM beeinträchtigt werden, sondern auch durch Wechselwirkungen mit den Mahlzeiten bzw. Inhaltsstoffen von Lebensmitteln (Petri 2023). Im Vordergrund stehen Änderungen in der Pharmakokinetik des AM, und dabei können alle Phasen von der Liberation bis zur Ausscheidung betroffen sein.

Als unspezifischer Einfluss von Nahrung auf die Arzneimittelexposition lassen sich im Prinzip drei Situationen darstellen, die auch als Food-Effekte der Nahrung bezeichnet werden:

- **Kein Food-Effekt:** Das Ausmaß der Exposition, also die AUC (*area under the curve*, Plasmaspiegelkonzentrationskurve über die Zeit), bleibt mit oder ohne Nahrungsaufnahme unverändert. Dann kann das Medikament unabhängig von der Mahlzeit eingenommen werden. Jedoch sollte beachtet werden, dass die Nahrungsaufnahme zu einer verlangsamten Magenentleerung führt. Somit verzögert sich die Anflutung (T_{max} ist verlängert), und es kommt zu einer Abflachung der Plasmaspiegelkurve (die maximale Konzentration C_{max} sinkt).
- **Positiver Food-Effekt:** Die Nahrung erhöht die Exposition, AUC und C_{max} steigen an. Dieses Phänomen zeigt sich meist bei Wirkstoffen, die schlecht wasserlöslich sind. In der Regel wird dann, bis auf begründete Ausnahmen, die Einnahme zur Mahlzeit empfohlen. Dies gilt z. B. für *Ziprasidon***.** Eine Dosiserhöhung kann den positiven Food-Effekt nicht kompensieren. Es soll stets mit einer mindestens 500 kcal enthaltenden Mahlzeit, unabhängig von der Zusammensetzung, eingenommen werden. Dies bedeutet im Umkehrschluss aber auch, dass es zu Therapieversagen bei nüchterner Einnahme oder niederkalorischer Mahlzeit kommen kann.
- **Negativer Food-Effekt:** Die Einnahme zur Mahlzeit führt zu einer geringeren Bioverfügbarkeit. Davon betroffen sind häufig Substanzen mit hoher Löslichkeit, aber schlechter Permeabilität. Die Nüchterneinnahme ist hier die bevorzugte Art der Anwendung.
  Bei Quetiapin retard existiert ein positiver Food-Effekt (falsche Stelle): In einer Studie zur Untersuchung der Effekte von Nahrung auf die Bioverfügbarkeit von Quetiapin zeigte sich für Seroquel Prolong, dass eine sehr fetthaltige Mahlzeit statistisch signifikante Erhöhungen von Cmax und der AUC hervorrief, und zwar von ca. 50 % bzw. 20 %.

Die durch Nahrungsaufnahme verursachten unspezifischen Food-Effekte sind multifaktoriell, sodass deren Auswirkungen oft nicht vorhersagbar sind. Sie beruhen auf einer Verlangsamung der Magenentleerung, der erhöhten Sekretion von Speichel, Magensaft, Galle, Pankreassaft und der intestinalen Sekretion sowie der Erhöhung des pH-Werts im Magen und im oberen Dünndarm. Weiterhin kann eine Änderung des Blutflusses oder des Arzneistoffgradienten im Lumen des Gastrointestinaltrakts die Arzneistoffresorption verlangsamen oder vermindern. Nicht zuletzt kann es auch zu kompetitiven Interaktionen der Wirkstoffe mit Nahrungsbestandteilen um Aufnahme- und Effluxtransporter kommen.

Monolithische Arzneiformen zerfallen nicht im Magen. Zu ihnen gehören die Arzneiformen mit einem magensaftresistenten Überzug und retardierte Matrixtabletten. Sie werden im Sinne einer „Generalreinigung“ aus dem Magen entleert. Hierzu kommt es aber nur im Nüchternzustand des Magens. Ohne Nüchternzustand verbleiben die monolithischen Medikamente im Magen. Im Extremfall kann es sein, dass sämtliche über den Tag eingenommen Tabletten erst in den frühen Morgenstunden des Folgetages mit dem Eintreten des Nüchternzustands aus dem Magen entlassen werden, was als Dose-Dumping bezeichnet wird. Es sind nicht nur Mahlzeiten, die den Magen aus dem Nüchternzustand bringen. Getränke, die Energieträger wie Kohlenhydrate, Fette oder Proteine enthalten, können wie die Zufuhr fester Nahrung wirken. Hierzu zählen Milch, Cola oder Apfelsaft, selbst zuckerhaltige Lutschpastillen sind zu berücksichtigen.

Von Bedeutung für die Wechselwirkungen von AM mit **Kaffee** und **Tee** sind das darin enthaltene *Coffein* und die Gerbstoffe.

Coffein, welches auch in Energydrinks enthalten ist, wird in der Leber über CYP1A2 metabolisiert. Im Sinne einer kompetitiven Hemmung kann der Metabolismus von CYP1A2-Substraten verlangsamt sein, und die Plasmaspiegel steigen an. Besonders hervorzuheben ist *Clozapin*. Bei stabilen Plasmaspiegeln sollten die Patienten angehalten werden, ihren Kaffee- bzw. Teekonsum (und auch den Konsum von Energydrinks) konstant und möglichst gering zu halten. Hingegen ist von Brokkoli ein CYP1A2-induzierender Effekt bekannt.

Gerbstoffe oder auch Tannine sind pflanzliche Polyphenole mit adstringierenden Eigenschaften, die in Kaffee und Tee in relevanten Mengen enthalten sind. Mit einer Reihe von stickstoffhaltigen, basischen Psychopharmaka wie *Promethazin* bilden die Gerbstoffe Präzipitate, aus denen das AM nicht mehr resorbiert werden kann. Bei *Melperon* wird sowohl in flüssigen als auch in festen Darreichungsformen vor einer Wechselwirkung von Butyrophenonen mit Kaffee und Tee gewarnt. Aus In-vitro-Untersuchungen ist bekannt, dass die Bioverfügbarkeit um 80 % gesenkt werden kann. Auch *Risperidon* geht mit Tanninen unlösliche Komplexe ein. In einer Versuchsreihe sank der *Risperidon*-Gehalt in einer Mischung mit grünem, schwarzem oder Oolong-Tee um 12, 62 bzw. 78 %.

In den 1980er Jahren wurde die Wechselwirkung von Grapefruitsaft mit AM entdeckt. Der Interaktionsmechanismus beruht darauf, dass Inhaltsstoffe des Grapefruitsafts mit dem Enzym CYP3A4 in der Darmmukosa eine kovalente Bindung eingehen, wodurch die metabolische Aktivität irreversibel aufgehoben und somit der First-pass-Effekt gemindert wird. Dies bedeutet, dass ein zeitlicher Abstand zwischen Arzneimitteleinnahme und Konsum des Saftes dieser Wechselwirkung nicht vorbeugt. Es drohen toxische Plasmaspiegel der CYP3A4-Substrate. Auch von der Pomelo und von Bitterorangen sind CYP3A4-inhibierende Wirkungen zu erwarten.

Unter Therapie mit *Tranylcypromin* muss eine strikte Diät (tyraminarm) eingehalten werden. Die Zufuhr biogener Amine kann zu Bluthochdruckkrisen führen, weil deren Abbau blockiert wird („Cheese-Effekt“). Diese Interaktion führt zu Änderungen der Pharmakodynamik.

Es ist vorteilhaft, die Medikamente stets zu den gleichen Bedingungen in Abhängigkeit zur Mahlzeit einzunehmen. Zudem ist es wichtig, dass AM mit einer ausreichend großen Menge Leitungswasser (etwa 250 ml) eingenommen werden.

Wird das AM aus Bequemlichkeit oder Unkenntnis nur mit einem Schluck Flüssigkeit eingenommen, verzögert sich das Auflösen fester Darreichungsformen im Magen, und es besteht das Risiko, dass das Medikament in der Speiseröhre für Stunden verbleibt, zumal in liegender Körperhaltung. Ein geforderter Essabstand wird dann womöglich nicht mehr eingehalten, und es kommt zu den unerwünschten Nahrungsmitteleffekten. Auch kulturell (Fastenzeit), religiös, oder durch Diät (Jahreswechsel) bedingte drastische Änderungen im Essverhalten können zu veränderten Plasmaspiegeln führen und somit Auswirkungen auf Wirksamkeit und Verträglichkeit haben.

16.6 Pharmakokinetik bei Patienten mit Ernährungssonde

Bei Erkrankungen mit Schluckstörung (syn. Dysphagie), die die Einnahme von Medikamenten p. o. verbietet, müssen orale AM ebenso wie die Nahrung enteral über eine Ernährungssonde verabreicht werden (Petri 2010). Für die kurzfristige Zufuhr dient eine transnasale Sonde bzw. Nasensonde. Bei einer längerfristigen Anwendung ist die Anlage einer PEG (perkutane endoskopische Gastrostomie)-Sonde sinnvoll. Die Sondennahrung wird in der Regel als Bolus, intermittierend oder kontinuierlich verabreicht.

Eine PEG-Sonde ist bezüglich der Gabe von Medikamenten von Vorteil im Vergleich zu einer Nasensonde. Sie ist zum einen im Innendurchmesser großvolumiger, zum anderen ist sie endständig offen. Eine Nasensonde hat am Ende lediglich seitliche Öffnungen. Hierdurch entsteht ein Totvolumen mit Okklusionsgefahr. Wenn verfügbar, sollten flüssige Arzneiformen zur Sondenapplikation bevorzugt werden. Orodispersible Tabletten, z. B. Remergil Soltab, Zyprexa Velotab, und andere Schmelztabletten, sowie Tabletten zur Herstellung einer Suspension, z. B. Lamictal Tabletten, sind ebenfalls gut geeignet.

Stehen flüssige Arzneiformen nicht zur Verfügung, können die meisten Tabletten ohne besondere Freisetzungskinetik gemörsert und in Wasser aufgenommen als Suspension verwendet werden. Tabletten mit Retardierung oder magensaftresistentem Überzug dürfen allerdings nie gemörsert werden, weil dann der Retardeffekt verloren geht bzw. der Arzneistoff der Magensäure ausgesetzt wird. Es drohen bei Verlust der Retardierung höhere maximale Plasmaspiegel und Verträglichkeitsprobleme, und die Wirkdauer ist verkürzt. Bei Verlust des magensaftresistenten Überzugs droht ein Wirkverlust. Es gibt aber auch Retardtabletten, deren Galenik ein Zerfallen im wässrigen Medium erlaubt und deren Retardierung dennoch bestehen bleibt (z. B. Carbamazepin retard ratiopharm). Multiple Unit-Pellet-Systeme (z. B. Nexium mups) können teilweise in nur wenigen Minuten in Wasser in viele kleine Pellets zerfallengelassen werden, die so klein sind, dass sie sondengängig sind. Die galenischen Eigenschaften gehen hierbei nicht verloren.

Bei Hartgelatinekapseln ist zu unterscheiden, ob sie ein Pulver oder Pellets enthalten. Bei pulverhaltigen Steckkapseln können diese in der Regel geöffnet werden, und der Inhalt wird mit Wasser aufgenommen (z. B. Fluoxetin-ratiopharm Hartkapseln). Bei Pellets enthaltenden Hartkapseln kommt es auf die Größe der Pellets und die Art der Sonde an, ob eine Sondenapplikation möglich ist. Pellets von maximal 1,5 mm Durchmesser lassen sich über eine PEG-Sonde der Standardgröße ab CH15 verabreichen (z. B. Venlafaxin retard neuraxpharm Kps).

Wie bei der p. o.-Einnahme sind Abhängigkeiten der Gabe von Psychopharmaka von der Mahlzeitenzufuhr zu beachten.

Eine Besonderheit stellt *Lithium* dar. Es gibt in Deutschland *Lithium*-haltige Fertigarzneimittel ausschließlich in retardierter Form. Flüssige wie unretardierte Medikamente könnten über eine internationale Apotheke importiert werden. Dann muss eine Dosisreduktion des AM bei häufigeren Einnahmeintervallen erfolgen. Im Einzelfall ist zu erwägen, die verfügbaren Retard-Produkte zu mörsern und als feines, unretardiertes Pulver über eine Sonde zu verabreichen. Auch hier sind Dosis und Anzahl der Gaben anzupassen. Beide Maßnahmen erfordern ein engmaschiges Monitoring der Plasmaspiegel.

Bei der Verabreichung von Medikamenten über eine Sonde handelt es sich häufig um eine nicht bestimmungsgemäße Anwendung. Dieser Off-label-Gebrauch sollte mit den Patienten besprochen werden. Häufig geben die Firmen nur Empfehlungen aus theoretischen Erwägungen. Dennoch sollte in der Mehrzahl der Fälle eine ordnungsgemäße Verabreichung möglich sein. Einzelne Hersteller von enteralen Nahrungsprodukten bieten Sondenlisten an (z. B. Fresenius). Diese enthalten tabellarisch eine Übersicht, welche Fertigarzneimittel über eine enterale Ernährungssonde verabreicht werden können. Ist eine bestimmungsgemäße Applikation, wie z. B. die transkutane Verabreichung eines Depots oder eines Pflasters, verfügbar, so ist diese zu bevorzugen.

16.7 Pharmakokinetik bei Entzündungen und Infektionen

Durch eine akute Entzündung kann es zu einer veränderten Pharmakokinetik kommen, wahrscheinlich durch den Anstieg von Entzündungsmediatoren (CRP und Zytokine). Insbesondere die Zytokine IL-6, TNFα und IL-1 können Phase-I- und Phase-II-Enzyme hemmen. Besonders stark betroffen sind einzelne CYP-Isoenzyme (Deb und Arrighi 2021; Gatti und Pea 2022), höchstwahrscheinlich auf der Ebene der Genexpression durch Unterdrückung der Bildung von mRNA. Studien weisen vorwiegend auf eine Hemmung der Isoenzyme CYP1A2 und CYP3A4 hin, jedoch können auch weitere CYP-Isoenzyme, Phase-II-Enzyme und Efflux-Transporter betroffen sein (Gatti und Pea 2022; Lenoir et al. 2021). Bisher gibt es v. a. Berichte über *Clozapin*-Intoxikationen bei Pneumonie oder COVID-19. Des Weiteren wurden erhöhte *Risperidon*- und *Quetiapin*-Konzentrationen bei gesteigerten CRP-Werten (unspezifischer Entzündungsmarker) gefunden. Bei *Clozapin*, *Risperidon* und *Quetiapin* wurde eine positive Korrelation zwischen CRP-Werten und Arzneistoffkonzentrationen im Blut gefunden. In einer retrospektiven Analyse wurde für CRP bei *Clozapin* ein Schwellenwert von 25,5 mg/dl und für *Risperidon* (aktive Fraktion) von 37,5 mg/dl gefunden, bei dem ein 100 %-iger Blutspiegelanstieg zu erwarten ist (Hefner et al. 2016).

Bei den meisten publizierten Studien war die metabolische Ratio der betroffenen AM, trotz Konzentrationsanstieg im Blut, bei Entzündung unverändert, was gegen eine Phänokonversion der arzneistoffmetabolisierenden Enzyme spricht. Jedoch werden bei Entzündungen multiple Vorgänge im Körper aktiviert, welche eine Phänokonversion maskieren können. Eindrucksvoll ist dies an Berichten von asymptomatischen, *Clozapin*-intoxikierten (mit Plasmaspiegeln bis zu 4318 ng/ml) Patienten zu sehen, bei denen vermutlich das α_1-Glykoprotein unter der Entzündung stark angestiegen ist und somit ein Großteil des erhöhten *Clozapins* (hohe Plasmaproteinbindungskapazität) an Proteine gebunden und pharmakologisch inaktiv war. Aufgrund der weiterhin begrenzten Studienlage wird empfohlen, bei inflammatorischen Erkrankungen mit erhöhtem CRP die Blutspiegel zu kontrollieren und ggf. die Dosis zu senken (Moschny et al. 2021). Nach Abklingen der inflammatorischen Symptomatik sollte anhand der Blutspiegel die Dosis erneut angepasst werden. Diese Empfehlung gilt insbesondere für *Clozapin*, *Risperidon* und *Quetiapin*.

16.8 Pharmakomikrobiomik

Auf dem Gebiet der Pharmakomikrobiomik wird erforscht, welche Interaktionen zwischen Arzneistoffen und u. a. der Darm-Mikrobiota auftreten können. Sowohl können Arzneistoffe Auswirkungen auf das Mikrobiom haben als auch das Mikrobiom auf Arzneistoffe – auf pharmakokinetischer und pharmakodynamischer Ebene. Ein systematischer Review bzw. eine Metaanalyse befasst sich mit den aktuellen Evidenzen der „Psycho-Pharmakomikrobiomik" (Minichino et al. 2024).

Im Tierversuch konnte ein Einfluss des Darm-Mikrobioms auf die Bioverfügbarkeit von *Olanzapin* gezeigt werden, Modifikationen des Darm-Mikrobioms verdoppelten die Bioverfügbarkeit (Cussotto et al. 2021). Direkte und indirekte Mechanismen werden als Erklärung hierfür diskutiert (Minichino et al. 2024). Ein indirekter Mechanismus könnte die Modifikation der Aktivität von CYP-Enzymen sowie des enterohepatischen Kreislaufs durch Darmbakterien darstellen. Als direkter Mechanismus werden die Biotransformation und die Bioakkumulation beschrieben (Minichino et al. 2024). Biotransformation bedeutet, dass die Bakterien den Arzneistoff metabolisieren. Bioakkumulation bedeutet, dass der Arzneistoff in der Bakterienzelle gespeichert und die Bioverfügbarkeit reduziert wird (Torres-Carrillo et al. 2023).

Mikrobiom-Medikament-Interaktionen sind bisher zu wenig erforscht, um ein Risiko u. a. für Wechselwirkungen mit Psychopharmaka bei Patienten beurteilen zu können. Bedeutsam scheint Pharmakomikrobiomik für Arzneistoffe mit geringer Bioverfügbarkeit zu sein, aber die Studienlage ist für eine Ableitung klinischer Empfehlungen noch unzureichend.

16.9 Therapeutisches Drug Monitoring

- Für viele Psychopharmaka, insbesondere Antidepressiva, Antipsychotika und Stimmungsstabilisierer, ist die therapiebegleitende Kontrolle der Konzentrationen in Plasma oder Serum („Plasmaspiegel") zur Therapieoptimierung (**Therapeutisches Drug Monitoring, TDM**) sinnvoll (Hiemke et al. 2018; Schoretsanitis et al. 2020; Unterecker et al. 2019). Dies ermöglicht eine individuelle Dosisanpassung für den Patienten, da gleiche Dosierungen bei oraler Gabe in unterschiedlichem Ausmaß vom Patienten absorbiert und metabolisiert werden.

- Die Streuung der resultierenden Plasmakonzentrationen ist so hoch, dass von einer gegebenen Dosis nicht zuverlässig auf die Plasmakonzentration geschlossen werden kann. Die Konzentration am Wirkort ist die entscheidende Größe für Wirksamkeit und Verträglichkeit. Plasmakonzentrationen korrelieren in der Regel besser mit den Wirkspiegeln im Gehirn als die Dosis. Daher ist der Plasmaspiegel von Psychopharmaka ein geeigneter Surrogatparameter für Konzentrationen im Gehirn.
- Es besteht eine Beziehung zwischen Plasmakonzentration und Dosis. Erstere ist abhängig von der Clearance des AM. Aus der Clearance und der Dosis kann der normalerweise zu erwartende Plasmakonzentrationsbereich berechnet werden. Eine Abweichung des Messwerts vom Erwartungswert ist ein Hinweis auf pharmakokinetische Besonderheiten oder Adhärenz-Probleme (Hiemke et al. 2018).
- Es besteht eine Beziehung zwischen Plasmakonzentration und klinischer Wirkung, die allerdings nur darstellbar ist, wenn Fixdosen eingesetzt werden (Hiemke 2019). Es existiert eine **untere** und eine **obere Schwellenkonzentration**, zwischen denen die Plasmakonzentration für einen optimalen Therapieerfolg eingestellt werden sollte (**„therapeutischer Referenzbereich“**). Wie ein valider therapeutischer Referenzbereich für Psychopharmaka ermittelt werden kann, wurde von Hart und Mitarbeitern berichtet (Hart et al. 2025). Dieses Verfahren wird in den TDM-Konsensus-Leitlinien der AGNP-TDM-Gruppe angewandt, die Anfang 2026 publiziert werden.
- Plasmakonzentrationen sollten in der Regel im **Steady State** zu der Zeit minimaler Konzentrationen (Talspiegel) gemessen werden, da sich Referenzbereiche auf Talspiegel beziehen. Eine Ausnahme ist die Kontrolle von unerwünschten Effekten. Dann sollte Blut zum Zeitpunkt des Auftretens der NW entnommen werden. Bei AM zur Behandlung von ADHS kann es sinnvoll sein, Maximalspiegel zu messen, weil die Wirkung eher mit den Maximalspiegeln als mit den Minimalspiegeln korreliert und Talspiegel im nichtmessbaren Bereich liegen können (s. unten, Durchführung von TDM).
- Für die Kontrolle der Adhärenz kann es sinnvoll sein, nichtaktive Metaboliten zu messen, insbesondere bei AM mit sehr kurzer HWZ (< 6 h), z. B. *Agomelatin* oder *Methylphenidat*.

Therapeutisches Drug Monitoring

Indikationen:

- Vermeidung von Intoxikationen (z. B. *Lithium*)
- Verdacht auf unzuverlässige Einnahme der AM
- Kein/ungenügendes Therapieansprechen bei empfohlener Dosis
- Unerwünschte Arzneimittelwirkung bei empfohlener Dosis
- Kombination von AM mit Wechselwirkungspotenzial
- Rezidivprävention unter Erhaltungstherapie
- Rezidiv unter Erhaltungstherapie bei empfohlener Dosis

- Genetische Besonderheit im Arzneimittelmetabolismus
- Patient mit pharmakokinetisch relevanter Komorbidität (z. B. Leberfunktionsstörung oder Niereninsuffizienz)
- Patient mit ausgeprägtem Über- oder Untergewicht
- Patient mit chirurgischer Veränderung des Magen-Darm-Trakts
- Patient mit akuter oder chronischer Entzündung oder Infektion
- Schwangere oder stillende Patientin
- Patient im Kindes- oder Jugendalter (bis 18 J.)
- Alterspatient (> 65 J.)
- Patient mit verminderter Intelligenz
- Forensisch-psychiatrischer Patient
- Wechsel vom Originalpräparat auf ein Generikum oder von einem Generikum auf ein anderes

Durchführung von TDM:

- In der Regel im Steady State (Gleichgewicht zwischen Zufuhr und Ausscheidung des AM)
- Faustregel: nach 5–7 Tagen gleicher Dosierung ist bei den meisten Psychopharmaka Steady State erreicht (länger bei z. B. *Aripiprazol*, *Cariprazin*, *Fluoxetin* oder *Donepezil*, rascher z. B. bei *Venlafaxin* oder *Clozapin*)
- Blutentnahme zu Zeiten minimaler Wirkspiegel (t_{min}), in der Regel morgens vor Tabletteneinnahme
- Wenn die Blutentnahme nicht zum Zeitpunkt t_{min} erfolgt, kann der Messwert deutlich vom minimalen Wirkspiegel abweichen. Der Talspiegel kann dann aus dem Messwert errechnet werden (Hiemke et al. 2018). Dies ist v. a. dann bedeutsam, wenn die HWZ des AM kürzer als 12 h ist. Wird beispielsweise *Quetiapin* in retardierter Form (HWZ ca. 8 h) einmal täglich abends eingenommen, und die Blutentnahme erfolgt am nächsten Morgen, so ist die Plasmakonzentration morgens 2,9-fach höher als der Talspiegel. Dies ist für betroffene AM im jeweiligen Präparateteil angemerkt.
- Bei Psychopharmaka mit sehr kurzer HWZ (< 6 h), wie *Methylphenidat* oder *Atomoxetin*, oder bei besonderen galenischen Formulierungen, wie *Rivastigmin* als transdermales Pflaster, Blutentnahme zu der Zeit von C_{max} (s. Hinweise zu Plasmakonzentrationen bei Einzelpräparaten).
- Auf dem Anforderungsschein sollte die Komedikation angegeben werden, um im Labor mögliche Interferenzen zu erkennen und bei der Interpretation der Laborwerte auf Arzneimittelwechselwirkungen eingehen zu können.
- Bei der Interpretation der Messergebnisse sollte nicht nur geprüft werden, ob die Plasmakonzentration des AM innerhalb oder außerhalb des „therapeutischen Referenzbereichs", sondern auch ob sie innerhalb des dosisbezogenen Referenzbereichs (Haen 2022) liegt, d. h., ob die Plasmakonzentration bezogen auf die Dosis plausibel ist.

Bestimmung der individuellen Eliminationshalbwertszeit

Abklärung von mangelhafter Adhärenz vs. schneller Metabolisierung

Wenn bei Behandlung mit empfohlenen Dosen ein subtherapeutischer Plasmaspiegel gemessen wird, dann ist die Ursache dafür meist verminderte Adhärenz, aber auch eine ultraschnelle Metabolisierung des AM kann vorkommen. Durch Bestimmung der individuellen Eliminationshalbwertszeit $t_{½}$ kann geklärt werden, was zutreffend ist. Bei unzureichender Adhärenz ist die HWZ „normal", bei ultraschneller Metabolisierung verkürzt. Für die Untersuchung wird in der Phase der Elimination innerhalb eines Dosierungsintervalls zu zwei Zeiten (z. B. 1–2 h nach T_{max} und unmittelbar vor der nächsten Einnahme) eine Blutprobe abgenommen und die Konzentrationen des AM C1 und C2 in beiden Proben gemessen. Aus C1 und C2 und dem Zeitintervall td zwischen den beiden Blutentnahmen wird im ersten Rechenschritt die individuelle Eliminationskonstante k_e berechnet:

$$k_e = \frac{\ln C1 - \ln C2}{td}.$$

Aus k_e kann dann die individuelle $t_{½}$ berechnet werden:

$$t_{1/2} = \frac{\ln 2}{k_e}.$$

Die Vorgehensweise sei an einem Beispiel erläutert:

Ein Patient entwickelt bei täglicher Einnahme von morgens (8 Uhr) 150 mg *Sertralin* im Steady State eine subtherapeutische Plasmakonzentration von 7 ng/ml (Referenzbereich 10–150 ng/ml). Für die Blutspiegeluntersuchung werden wie folgt Blutproben abgenommen: am Tag der Einnahme um 15 Uhr (ca. 9 h nach T_{max}) und dann am Folgetag um 8 Uhr (17 h nach der esten Blutentnahme).

Die Messungen der Konzentrationen von *Sertralin* ergeben 23,4 ng/ml für C1 um 15 Uhr und 7,2 ng/ml für C2 um 8 Uhr.

Die Berechnung von k_e ergibt folgenden Wert:

$$k_e = \frac{\ln 23{,}4 - \ln 7{,}2}{17} = \frac{3{,}15 - 1{,}97}{17} = \frac{1{,}18}{17} = 0{,}069\left[\frac{1}{h}\right].$$

Aus k_e errechnet sich folgende individuelle HWZ:

$$t_{1/2} = \frac{\ln 2}{k_e} = \frac{0{,}693}{0{,}069} = 10{,}0\,\text{h}.$$

Für *Sertralin* liegt die „normale" HWZ zwischen 22 und 36 h. Die deutlich kürzere individuelle HWZ von 10 h belegt, dass der Patient ein ultraschneller Metabolisierer ist. Um therapeutische Spiegel zu erreichen, benötigt der Patient eine *Sertralin*-Dosis oberhalb der Maximaldosis von 200 mg.

Sowohl für die Plasmakonzentrationsmessungen als auch für die Genotypisierung wird empfohlen, eine Interpretation der Laborbefunde durch einen Experten einzuholen, um den klinischen Nutzen der Genotypisierung oder von TDM auszuschöpfen. Aus der Berechnung der dosisbezogenen Plasmakonzentration, des Verhältnisses der Konzentrationen von Metabolit zu Muttersubstanz (es macht keinen Unterschied, ob pharmakologisch aktiv oder nicht) oder der individuellen HWZ kann beispielsweise auf den pharmakokinetischen Phänotyp geschlossen werden (Hiemke et al. 2018). So können pharmakokinetische Besonderheiten, z. B. genetische CYP-Varianten, identifiziert werden, bei denen es im Einzelfall sinnvoll sein kann, eine CYP-Genotypisierung zu empfehlen. Ebenso können mit den o. g. Größen Arzneimittelwechselwirkungen identifiziert werden. Die Interpretation kann von einem klinischen Pharmakologen oder Pharmazeuten oder einem dafür ausgebildeten Arzt der Klinik vorgenommen werden.

Literatur

Barski OA, Tipparaju SM, Bhatnagar A (2016) The aldo-keto reductase superfamily and its role in drug metabolism and detoxification. Drug Metab Rev 40:553–624

Belmonte C, Ochoa D, Román M et al (2018) Influence of CYP2D6, CYP3A4, CYP3A5 and ABCB1 polymorphisms on pharmacokinetics and safety of aripiprazole in healthy volunteers. Basic Clin Pharmacol Toxicol 122(6):596–605

Beunk L, Nijenhuis M, Soree B et al (2023) Dutch Pharmacogenetics Working Group (DPWG) guideline for the gene-drug interaction between CYP2D6, CYP3A4 and CYP1A2 and antipsychotics. Eur J Hum Genet 32(3):278–285

Chiew AL, Isbister GK (2024) Management of serotonin syndrome (toxicity). Br J Clin Pharmacol 91(3):654–661

Cussotto S, Walsh J, Golubeva A et al (2021) The gut microbiome influences the bioavailability of olanzapine in rats. EBioMedicine 66:103307

Deb S, Arrighi S (2021) Potential effects of COVID-19 on cytochrome P450-mediated drug metabolism and disposition in infected patients. Eur J Drug Metab Pharmacokinet 46(2):185–203

Deodhar M, Al Rihani SB, Arwood MJ et al (2020) Mechanisms of CYP450 inhibition: understanding drug-drug interactions due to mechanism-based inhibition in clinical practice. Pharmaceutics 2(9):846

Eap CB, Gründer G, Baumann P et al (2021) Tools for optimising pharmacotherapy in psychiatry (therapeutic drug monitoring, molecular brain imaging and pharmacogenetic tests): focus on antidepressants. World J Biol Psychiatry 22(9):561–628

Elmeliegy M, Vourvahis M, Guo C, Wang DD (2020) Effect of P-glycoprotein (P-gp) inducers on exposure of P-gp substrates: review of clinical drug-drug interaction studies. Clin Pharmacokinet 59(6):699–714

16

Gatti M, Pea F (2022) The cytokine release syndrome and/or the proinflammatory cytokines as underlying mechanisms of downregulation of drug metabolism and drug transport: a systematic review of the clinical pharmacokinetics of victim drugs of this drug-disease interaction under different clinical conditions. Clin Pharmacokinet 61(11):1519–1544

Haen E (2014) Arzneimittelinteraktionen. Nervenarzt 85:417–426

Haen E (2022) Dose-related reference range as a tool in therapeutic drug monitoring. Ther Drug Monit 44(4):475–493.

Hart XM, Gründer G, Ansermot N et al (2024) Optimisation of pharmacotherapy in psychiatry through therapeutic drug monitoring, molecular brain imaging and pharmacogenetic tests: focus on antipsychotics. World J Biol Psychiatry 1:1–86

Hart XM, Amann F, Baumann P et al (2025) How to determine a therapeutic reference range for a psychotropic drug systematically? Recommendations of the TDM Task Force of the AGNP. Ther Drug Monit 47(2):199–210. https://doi.org/10.1097/FTD.0000000000001264
Hefner G, Shams ME, Unterecker S et al (2016) Inflammation and psychotropic drugs: the relationship between C-reactive protein and antipsychotic drug levels. Psychopharmacology 233(9):1695–1705
Herbild L, Andersen SE, Werge T et al (2013) Does pharmacogenetic testing for CYP450 2D6 and 2C19 among patients with diagnoses within the schizophrenic spectrum reduce treatment costs? Basic Clin Pharmacol Toxicol 113(4):266–272
Hicks JK, Swen JJ, Thorn CF et al (2013) Clinical Pharmacogenetics Implementation Consortium guideline for CYP2D6 and CYP2C19 genotypes and dosing of tricyclic antidepressants. Clin Pharmacol Ther 93:402–408
Hicks JK, Bishop JR, Sangkuhl K et al (2015) Clinical Pharmacogenetics Implementation Consortium (CPIC) guideline for CYP2D6 and CYP2C19 genotypes and dosing of selective serotonin reuptake inhibitors. Clin Pharmacol Ther 98:127–134
Hiemke C (2019) Concentration-effect relationships of psychoactive drugs and the problem to calculate therapeutic reference ranges. Ther Drug Monit 41(2):174–179
Hiemke C, Eckermann G (2014) Kombinationstherapie/Polypharmazie: Interaktionen von Psychopharmaka. Psychopharmakotherapie 21:269–279
Hiemke C, Bergemann N, Clement HW et al (2018) Consensus guidelines for therapeutic drug monitoring in neuropsychopharmacology: update 2017. Pharmacopsychiatry 51:9–62
Jukić MM, Haslemo T, Molden E et al (2018) Impact of CYP2C19 genotype on escitalopram exposure and therapeutic failure: a retrospective study based on 2,087 patients. Am J Psychiatry 175:463–470
Koehn LM (2020) ABC efflux transporters at blood-central nervous system barriers and their implications for treating spinal cord disorders. Neural Regen Res 15(7):1235–1242
Koonrungsesomboon N, Khatsri R, Wongchompoo P, Teekachunhatean S (2018) The impact of genetic polymorphisms on CYP1A2 activity in humans: a systematic review and meta-analysis. Pharmacogenomics J 18(6):760–768
Lenoir C, Terrier J, Gloor Y et al (2021) Impact of SARS-CoV-2 infection (COVID-19) on cytochromes P450 activity assessed by the Geneva cocktail. Clin Pharmacol Ther 110(5):1358–1367
Manikandan P, Nagini S (2018) Cytochrome P450 structure, function and clinical significance: a review. Curr Drug Targets 19(1):38–54
Milosavljevic F, Bukvic N, Pavlovic Z et al (2021) Association of CYP2C19 and CYP2D6 poor and intermediate metabolizer status with antidepressant and antipsychotic exposure: a systematic review and meta-analysis. JAMA Psychiatry 78(3):270–280
Minichino A, Preston T Fanshawe j et al. (2024) Psycho-pharmacomicrobiomics: a systematicrReview and meta-analysis. Biol Psychiatry 95(7):611–628
Moschny N, Hefner G, Grohmann R et al (2021) Therapeutic drug monitoring of second- and third-generation antipsychotics – influence of smoking behavior and inflammation on pharmacokinetics. Pharmaceuticals 14(6):514
Naseri A, Sadigh-Eteghad S, Seyedi-Sahebari S et al (2023) Cognitive effects of individual anticholinergic drugs: a systematic review and meta-analysis. Dement Neuropsychol 17:e20220053
Nasyrova R, Shnayder N, Osipova S et al (2023) Genetic predictors of antipsychotic efflux impairment via blood-brain barrier: role of transport proteins. Genes 14(5):1085
Nicolussi S, Drewe J, Butterweck V, Meyer Zu Schwabedissen HE (2020) Clinical relevance of St. John's wort drug interactions revisited. Br J Pharmacol 177(6):1212–1226
Oda S, Fukami T, Yokoi T et al (2015) A comprehensive review of UDP-glucuronosyltransferase and esterases for drug development. Drug Metab Pharmacokinet 30:30–51
Petri H (2010) Arzneimittelapplikation über Sonde und enterale Ernährung. Krankenhauspharmazie 31:306–330
Petri H (2023) Wechselwirkungen von Arzneimitteln mit der Nahrung. Internist Prax 67:1–13
Piel M, Schmitt U, Bausbacher N et al (2014) Evaluation of P-glycoprotein (abcb1a/b) modulation of [(18)F]fallypride in MicroPET imaging studies. Neuropharmacology 84:152–158
Relling MV, Klein TE, Gammal RS et al (2020) The clinical pharmacogenetics implementation consortium: 10 years later. Clin Pharmacol Ther 107(1):171–175

Saiz-Rodríguez M, Belmonte C, Román M et al (2018) Effect of ABCB1 C3435T polymorphism on pharmacokinetics of antipsychotics and antidepressants. Basic Clin Pharmacol Toxicol 123(4):474–485

van der Schans J, Hak E, Postma M et al (2019) Effects of pharmacogenetic screening for CYP2D6 among elderly starting therapy with nortriptyline or venlafaxine: a pragmatic randomized controlled trial (CYSCE Trial). J Clin Psychopharmacol 39(6):583–590

Scherf-Clavel M, Frantz A, Eckert A et al (2023) Effect of CYP2D6 pharmacogenetic phenotype and phenoconversion on serum concentrations of antidepressants and antipsychotics: a retrospective cohort study. Int J Clin Pharm 45(5):1107–1117

Scherf-Clavel M, Weber H, Unterecker S et al (2024) Frequencies of CYP2C19 and CYP2D6 gene variants in a German inpatient sample with mood and anxiety disorders. World J Biol Psychiatry 25(4):214–221

Schoretsanitis G, Kane JM, Correll CU et al (2020) Blood levels to optimize antipsychotic treatment in clinical practice: a joint consensus statement of the American Society of Clinical Psychopharmacology and the Therapeutic Drug Monitoring Task Force of the Arbeitsgemeinschaft für Neuropsychopharmakologie und Pharmakopsychiatrie. J Clin Psychiatry 81(3):19c–s13169

Scotton WJ, Hill LJ, Williams AC, Barnes NM (2019) Serotonin ayndrome: pathophysiology, clinical features, management, and potential future directions. Int J Tryptophan Res 12:1178646919873925

Torres-Carrillo N, Martinez-Lopez E, Torres-Carrillo N et al (2023) Pharmacomicrobiomics and drug-infection interactions: the impact of commensal, symbiotic and pathogenic microorganisms on a host response to drug therapy. Int J Mol Sci 24(23):17100

Unterecker S, Hefner G, Baumann P et al (2019) Therapeutisches Drug-Monitoring in der Neuropsychopharmakologie: Zusammenfassung der Konsensusleitlinien 2017 der TDM-Arbeitsgruppe der AGNP. Nervenarzt 90(5):463–471

van Westrhenen R, Aitchison KJ, Ingelman-Sundberg M, Jukić MM (2020) Pharmacogenomics of antidepressant and antipsychotic treatment: how far have we got and where are we going? Front Psychiatry 11:94

Zanger UM, Schwab M (2013) Cytochrome P450 enzymes in drug metabolism: regulation of gene expression, enzyme activities, and impact of genetic variation. Pharmacol Ther 138:103–141

Zhou Y, Ingelman-Sundberg M, Lauschke VM (2017) Worldwide distribution of cytochrome P450 alleles: a meta-analysis of population-scale sequencing projects. Clin Pharmacol Ther 102(4):688–700

Zubenko GS, Sommer BR, Cohen BM (2018) On the marketing and use of pharmacogenetic tests for psychiatric treatment. JAMA Psychiatry 75(8):769–770

Serviceteil

https://doi.org/10.1007/978-3-662-72452-1

Anhang INT

■ Anleitung zur Benutzung der Interaktionstabellen

In den folgenden Interaktionstabellen sind Inhibitoren, Induktoren und Substrate (Psychopharmaka und einige Nichtpsychopharmaka) von Cytochrom-P450(CYP)-Isoenzymen in alphabetischer Anordnung bzw. sortiert nach Isoenzymen aufgelistet.

Die relevanten pharmakokinetischen und pharmakodynamischen Wechselwirkungen sind für alle Psychopharmaka **bei jedem Präparat** im Abschnitt ► Interaktionen vermerkt.

Das Wechselwirkungsrisiko ist bei einer Kombinationsbehandlung immer unter Beachtung **aller** verordneten AM zu überprüfen. Mittels der Tabellen im Anhang INT kann das pharmakokinetische Wechselwirkungsrisiko überprüft werden mit dem Ziel der Risikominimierung bei Kombinationsbehandlungen.

1. Wenn es im Abschnitt ► Interaktionen im Präparateteil **keinen hervorgehobenen Verweis (Fettdruck)** auf diese Interaktionstabellen gibt, ist davon auszugehen, dass mit **keiner klinisch relevanten pharmakokinetischen Wechselwirkung** zu rechnen ist und das Psychopharmakon mit anderen AM kombiniert werden kann.

Beispiel

In ► Kap. 3 im Präparateteil unter *Amisulprid* gibt es im Abschnitt ► Interaktionen keinen hervorgehobenen Verweis auf die Interaktionstabellen im Anhang.

Für *Amisulprid* besteht folglich kein pharmakokinetisches Wechselwirkungsrisiko bei Kombination mit anderen AM.

2. Wenn es im Abschnitt ► Interaktionen im Präparateteil einen **hervorgehobenen Verweis (Fettdruck)** auf die Interaktionstabellen entweder im ► **Anhang INT** oder im ► **Anhang SUB** gibt, ist davon auszugehen, dass es eine **relevante pharmakokinetische Wechselwirkung** gibt.

■■ Vorgehen bei einem Verweis im Präparateteil auf ► Anhang INT

Wenn es im Präparateteil einen **hervorgehobenen Verweis** auf ► **Anhang INT** gibt, dann ist zu prüfen, ob der Patient AM einnimmt, die ein CYP-Enzym hemmen oder induzieren, das wesentlich am Abbau des entsprechenden AM beteiligt ist.

Beispiel

In ► Kap. 1 wird im Präparateteil unter *Duloxetin* im Abschnitt ► Interaktionen auf ein Interaktionsrisiko bei Kombination mit CYP1A2-Inhibitoren verwiesen.

„Keine Kombination mit **CYP1A2-Inhibitoren** (► **Anhang INT**), z. B. *Ciprofloxacin, Fluvoxamin.*"

- *Duloxetin* darf nicht mit Inhibitoren von CYP1A2 kombiniert werden. In Tab. INT2 sind Inhibitoren von CYP1A2 gelistet.

- Für *Duloxetin* ist CYP1A2 ein wesentliches Enzym des Abbaus. Es besteht nach Tab. INT2 ein pharmakokinetisches Wechselwirkungsrisiko bei Kombination mit *Ciprofloxacin*, *Fluvoxamin* oder anderen Inhibitoren von CYP1A2 sowie mit *Phenytoin*, das ein Induktor von CYP1A2 ist. Zusätzlich ist zu beachten, dass bei Rauchern erniedrigte Wirkspiegel anzunehmen sind, da Benzpyrene im Rauch CYP1A2 induzieren.

■■ Vorgehen bei einem Verweis im Präparateteil auf ► Anhang SUB

Im Präparateteil gibt es immer dann einen **hervorgehobenen Verweis (Fettdruck)** auf ► **Anhang SUB**, wenn das AM, welches auf pharmakokinetische Wechselwirkungen geprüft werden soll, Inhibitor oder Induktor eines CYP-Isoenzyms ist, ein „*perpetrator drug*". Dann muss geprüft werden, ob der Patient AM einnimmt, die über das CYP-Enzym abgebaut werden, welches gehemmt oder induziert wird, welches als „*victim drug*" bezeichnet wird. Wenn ein solches AM identifiziert wird, ist mit einer pharmakokinetischen Wechselwirkung zu rechnen. Es sollte immer geprüft werden, ob es alternativ eine AM-Kombination gibt, bei der nicht mit Wechselwirkungen zu rechnen ist. Diese Vorgehensweise dient der Risikominimierung. Dies kann im Einzelfall übertrieben sein, wenn z. B. ein AM, dessen Abbau potenziell gehemmt wird, zusätzlich durch nichtbetroffene Enzyme abgebaut wird, oder wenn das AM eine große therapeutische Breite aufweist. Im Einzelfall ist eine sorgfältige Nutzen-Risiko-Abwägung bei der Entscheidung für oder gegen eine Kombination verschiedener AM erforderlich.

Beispiel

In ► Kap. 3 wird im Präparateteil unter *Levomepromazin* im Abschnitt ► Interaktionen auf ein Interaktionsrisiko bei Kombination mit CYP2D6-Substraten verwiesen, da *Levomepromazin* ein *perpetrator drug* ist:

„Vorsicht bei Kombination mit **CYP2D6-Substraten**, da *Levomepromazin* CYP2D6 hemmt (► **Anhang SUB**)."

- *Levomepromazin* sollte nicht mit AM kombiniert werden, die bevorzugte Substrate von CYP2D6 sind.
- *Levomepromazin* ist Inhibitor von CYP2D6. Es besteht nach ► Anhang SUB ein pharmakokinetisches Wechselwirkungsrisiko bei Kombination mit AM, die Substrate von CYP2D6 sind. Demnach sollte *Levomepromazin* z. B. nicht mit *Metoprolol* kombiniert werden, welches ein *victim drug* ist.
- In ► Anhang SUB sind Psychopharmaka und Nichtpsychopharmaka gelistet, die Substrate von CYP2D6 sind.

AM mit **identischen oder überlappenden Cytochrom-P450-Substrateigenschaften** (► Anhang SUB) können meist ohne Risiko von pharmakokinetischen Wechselwirkungen kombiniert werden, da therapeutische Konzentrationen in der Regel weit unterhalb der Enzymsättigung liegen (z. B. *Venlafaxin* plus *Aripiprazol*, Substrate von CYP2D6, oder *Quetiapin* plus *Zolpidem*, Substrate von CYP3A4), sodass es zu keiner gegenseitigen Behinderung des Abbaus kommt. Bei Intoxikationen allerdings besteht auch bei diesen Kombinationen ein potenzielles Risiko, weil dann die Konzentrationen der kombinierten AM deutlich höher sind. Dies gilt auch bei Einnahme von AM, die Substrate von CYP1A2 sind, wie z. B. *Clozapin*, mit Getränken, die *Coffein* (Substrat von CYP1A2) enthalten. Dabei kann es zu toxischen Effekten von *Clozapin* kommen. Werden AM mit gleichen, ähnlichen oder unterschiedlichen Cytochrom-P450-Inhibitor- oder -Induktor-Eigenschaften (▶ Anhang INT) kombiniert, ist Vorsicht geboten, und die Konsequenzen der Kombination sind individuell zu prüfen. Hemm- oder Induktionseffekte können sich addieren oder aufheben.

3. **Unabhängig vom Präparateteil** kann mithilfe der Interaktionstabellen im Anhang eine AM-Kombination bzgl. möglicher pharmakokinetischer Wechselwirkungen kontrolliert werden. Diese Prüfung ermöglicht die Erkennung von potenziell kritischen Kombinationen, auch mit Nichtpsychopharmaka:
   - Im ersten Schritt ist für die Interaktionsprüfung in Tab. INT1 zu kontrollieren, ob die Liste der kombinierten AM einen Inhibitor oder Induktor enthält (*perpetrator drug*).
   - Wenn kein Inhibitor oder Induktor in der Liste der kombinierten AM enthalten ist, ist davon auszugehen, dass es keine pharmakokinetische Wechselwirkung gibt.
   - Wenn in Tab. INT1 ein Inhibitor oder Induktor in der Liste der kombinierten AM identifiziert wird, ist im nächsten Schritt zu prüfen, ob die AM-Liste Substrate (*victim drug*) des inhibierten oder induzierten Enzyms enthält (▶ Anhang SUB). Bei Identifizierung eines *victim drug* ist mit einer pharmakokinetischen Wechselwirkung und einer Wirkverstärkung bzw. -abschwächung zu rechnen. Es sind mögliche Alternativen zu bedenken.

Beispiel

Bei einer Kombination aus *Venlafaxin*, *Bisoprolol*, *Irbesartan*, *Atorvastatin* und *Voriconazol* wird im ersten Schritt der Prüfung in Tab. INT1 *Voriconazol* als Inhibitor von CYP2C19 und CYP3A4 identifiziert. Bei der nun notwendigen weiteren Überprüfung, ob die Medikamentenliste Substrate von CYP2C19 oder CYP3A4 enthält, wird im ▶ Anhang SUB unter den CYP2C19-Substraten *Venlafaxin* gefunden. Somit ist mit einer pharmakokinetischen Wechselwirkung zu rechnen, nämlich der Hemmung des Abbaus von *Venlafaxin* durch *Voriconazol*. Darüber hinaus wird man im ▶ Anhang SUB *Atorvastatin* als Substrat von CYP3A4 identifizieren. Somit ist auch mit einer Wechselwirkung zwischen *Voriconazol* und *Atorvastatin* zu rechnen. Durch *Voriconazol* wird der Wirkspiegel von *Venlafaxin* und *Atorvastatin* ansteigen. Für *Venlafaxin* und *Atorvastatin* ist mit vermehrten NW zu rechnen. Einen entsprechenden Hinweis erhält man für *Venlafaxin* über den Präparateteil, nicht jedoch für die Kombination von *Atorvastatin* und *Voriconazol*. Diese Kombination ist kontraindiziert. Über die Interaktionstabellen erhält man nur einen Hinweis, dass potenziell ein Wechselwirkungsrisiko besteht. Welches distinkte Risiko besteht, kann man über die Fachinformation oder über eine Datenbankabfrage zur Überprüfung von Wechselwirkungen herausfinden.

■ Datenbankabfrage zur Überprüfung von Wechselwirkungen

Hilfreich ist für den Anwender die Überprüfung von pharmakokinetischen und pharmakodynamischen Wechselwirkungen per Datenbankabfrage, z. B. über PSIAC (▶ www.psiac.de; zuletzt abgerufen am 20.09.2025), insbesondere bei Polypharmazie. PSIAC ist ein internetbasiertes Nachschlagewerk zu Wechselwirkungen von Medikamenten mit Schwerpunkt in der Psychiatrie, welches nach Angaben der Fachinformationen und aufgrund von wissenschaftlichen Publikationen erstellt wurde.

Tab. INT1 Inhibitoren und Induktoren von Cytochrom-P450(CYP)-Isoenzymen, P-Glykoprotein (P-gp) oder UDP-Glukuronosyltransferasen (UGT) in alphabetischer Anordnung

Inhibitoren	Induktoren
Abirateron (CYP2D6) *Amiodaron* (CYP2C9) *Amprenavir* (CYP3A4) *Aprepitant* (CYP3A4) *Atazanavir* (CYP3A4) *Bupropion* (CYP2D6) *Cabozantinib* (P-gp) *Cannabidiol* (CYP2C9, CYP2C19, CYP3A4) *Celecoxib* (CYP2D6) *Cenobamat* (CYP2C19) *Chinidin* (CYP2D6, P-gp) *Cimetidin* (CYP2D6, CYP3A4) *Cinacalcet* (CYP2D6) *Ciprofloxacin* (CYP1A2, CYP3A4) *Clarithromycin* (CYP3A4) *Clobazam* (CYP2D6) *Clomethiazol* (CYP2E1) *Clopidogrel* (CYP2C8) *Cobicistat* (CYP2D6, CYP3A4) *Cotrimoxazol* (CYP2C8, CYP2C9) *Crizotinib* (CYP3A4) *Cyclosporin* (P-gp) *Darifenacin* (CYP2D6) *Diethyldithiocarbamat* (aktiver Metabolit von *Disulfiram*) (CYP2E1) *Diltiazem* (CYP3A4) *Doxepin* (CYP2D6) *Dronedaron* (P-gp) *Duloxetin* (CYP2D6) *Erythromycin* (CYP3A4, P-gp) *Esomeprazol* (CYP2C19) *Ethinylestradiol* (CYP1A2, CYP2C19) *Fenfluramin* (CYP2D6) *Fluconazol* (CYP2C9, CYP2C19, CYP3A4) *Fluoxetin* und *Norfluoxetin* (CYP2D6, CYP2C19) *Fluvoxamin* (CYP1A2, CYP2C19) *Fosamprenavir* (CYP3A4) *Gemfibrocil* (CYP2C8) *Glecaprevir* (P-gp) Grapefruitsaft (CYP2C19, CYP3A4) *Grazoprevir* (CYP3A4) *Idelalisib* (CYP3A4) *Imatinib* (CYP3A4) *Interferon α-2b* (CYP1A2) *Isoniazid* (CYP1A2, CYP2A6, CYP2C9, CYP2C19, CYP3A4) *Itraconazol* (CYP3A4, P-gp) *Ketoconazol* (CYP3A4, P-gp)	*Apalutamid* (CYP2C9, CYP2C19, CYP3A4) *Bosentan* (CYP3A4) *Carbamazepin* (CYP2B6, CYP2C9, CYP3A4, P-gp, UGT) *Cenobamat* (CYP3A4) *Dabrafenib* (CYP3A4) *Dexamethason* (CYP3A4) *Efavirenz* (CYP2B6, CYP3A4) *Enzalutamid* (CYP3A4) *Ethanol* (CYP2E1) *Isoniazid* (CYP2E1) *Johanniskraut* (CYP2C19, CYP3A4, P-gp) *Mesuximid* (UGT) *Metamizol* (CYP2B6, CYP2C19, CYP3A4) *Mitotan* (CYP3A4) *Modafinil* (CYP3A4) *Oxcarbazepin* (CYP3A4) *Oxybutynin* (CYP3A4) *Phenobarbital* (CYP2B6, CYP2C8, CYP2C19, CYP3A4, UGT) *Phenytoin* (CYP1A2, CYP2B6, CYP3A4, UGT) *Primidon* (CYP2B6, CYP2C8, CYP3A4) Rauchen (CYP1A2) *Rifabutin* (CYP3A4) *Rifampicin* (CYP1A2, CYP2B6, CYP2C8, CYP2C9, CYP2C19, CYP3A4, P-gp) *Rifapentin* (CYP3A4) *Ritonavir* (CYP2C9, CYP2C19) *Warfarin* (CYP2C9)

■ **Tab. INT1** (Fortsetzung)

Inhibitoren	Induktoren
Letermovir (CYP3A4) *Levomepromazin* (CYP2D6) *Melperon* (CYP2D6) *Methoxsalen* (CYP1A2, CYP2A6) *Methylendioxymethylamphetamin* (*MDMA*) (CYP2D6) *Mexiletin* (CYP1A2) *Miconazol* (CYP2C9, CYP2C19, CYP3A4) *Mirabegron* (CYP2D6) *Moclobemid* (CYP2C19, CYP2D6) *Montelukast* (CYP2C8) *Naringenin* (CYP2C19, CYP3A4) *Nelfinavir* (CYP3A4) *Nevirapin* (CYP3A4) *Noscapin* (CYP2C9) *Omeprazol* (CYP2C19) *Paroxetin* (CYP2D6) *Perazin* (CYP1A2, CYP2D6) *Phenylpropanolamin* (CYP1A2) *Pibrentasvir* (P-gp) *Pimozid* (CYP2D6) *Posaconazol* (CYP3A4) *Ribociclib* (CYP3A4) *Ritonavir* (CYP3A4) *Rolapitant* (CYP2D6) *Rucaparib* (CYP1A2) *Sulfaphenazol* (CYP2C9) *Stiripentol* (CYP3A4) *Sultiam* (CYP2C9, CYP2C19) *Terbinafin* (oral) (CYP2D6) *Ticlopidin* (CYP2B6, CYP2C19) *Tranylcypromin* (CYP2A6) *Tucatinib* (CYP3A4) *Vemurafenib* (CYP1A2) *Verapamil* (CYP3A4) *Voriconazol* (CYP2B6, CYP2C19, CYP3A4) *Zileuton* (CYP1A2)	

Tab. INT2 Inhibitoren und Induktoren von Cytochrom-P450(CYP)-Isoenzymen sortiert nach Isoenzymen

CYP-Enzyme	Inhibitoren	Induktoren
CYP1A2	*Ciprofloxacin* *Ethinylestradiol* *Fluvoxamin* *Interferon α-2b* *Isoniazid* *Methoxsalen* *Mexiletin* *Perazin* *Phenylpropanolamin* *Rucaparib* *Vemurafenib* *Zileuton*	*Phenytoin* Rauchen (Benzpyrene, nicht *Nikotin*) *Rifampicin*
CYP2A6	*Isoniazid* *Methoxsalen* *Tranylcypromin*	–
CYP2B6	*Ticlopidin* *Voriconazol*	*Carbamazepin* *Efavirenz* *Metamizol* *Phenobarbital* *Phenytoin* *Primidon* *Rifampicin*
CYP2C9	*Amiodaron* (*Desethylamiodaron*) *Cannabidiol* *Cotrimoxazol* *Fluconazol* *Isoniazid* *Miconazol* *Noscapin* *Sulfaphenazol* *Sultiam*	*Apalutamid* *Carbamazepin* *Rifampicin* *Ritonavir* *Warfarin*
CYP2C19	*Cannabidiol* *Cenobamat* *Esomeprazol* *Ethinylestradiol* *Fluconazol* *Fluoxetin* *Fluvoxamin* Grapefruitsaft *Isoniazid* *Miconazol* *Moclobemid* *Naringenin* *Omeprazol* *Sultiam* *Ticlopidin* *Voriconazol*	*Apalutamid* *Johanniskraut*-Präparate *Metamizol* *Phenobarbital* *Rifampicin* *Ritonavir*

■ **Tab. INT2** (Fortsetzung)

CYP-Enzyme	Inhibitoren	Induktoren
CYP2D6	*Abirateron* *Bupropion* (nur in vivo durch Metabolit) *Celecoxib* *Chinidin* *Cimetidin* *Cinacalcet* *Clobazam* *Cobicistat* *Darifenacin* *Doxepin* *Duloxetin* *Fenfluramin* *Fluoxetin* und *Norfluoxetin* *Levomepromazin* *Melperon* *Methylendioxymetamphetamin (MDMA)* *Mirabegron* *Moclobemid* *Paroxetin* *Perazin* *Pimozid* *Rolapitant* *Terbinafin (oral)*	Induktoren unbekannt CYP2D6-Aktivität bei Schwangerschaft erhöht
CYP2E1	*Clomethiazol* *Diethyldithiocarbamat* (aktiver Metabolit von *Disulfiram*)	*Ethanol* *Isoniazid*
CYP3A4/5	*Amprenavir* *Aprepitant* *Atazanavir* *Cannabidiol* *Cimetidin* *Ciprofloxacin* *Clarithromycin* *Cobicistat* *Crizotinib* *Diltiazem* *Erythromycin* *Fluconazol* *Fosamprenavir* Grapefruitsaft *Grazoprevir* *Idelalisib* *Imatinib* *Isoniazid* *Itraconazol* *Ketoconazol*	*Apalutamid* *Bosentan* *Carbamazepin* *Cenobamat* *Dabrafenib* *Dexamethason* (ab 16 mg) *Efavirenz* *Enzalutamid* *Johanniskraut* (*Hyperforin*) *Metamizol* *Mitotan* *Modafinil* *Oxcarbazepin* *Oxybutynin* *Phenobarbital* *Phenytoin* *Primidon* *Rifabutin* *Rifampicin* *Rifapentin*

Tab. INT2 (Fortsetzung)

CYP-Enzyme	Inhibitoren	Induktoren
	Letermovir *Miconazol* *Naringenin* *Nelfinavir* *Nevirapin* *Posaconazol* *Ribociclib* *Ritonavir* *Stiripentol* *Tucatinib* *Verapamil* *Voriconazol*	

Anhang SUB

Anleitung zur Benutzung der Interaktionstabellen ► Anhang INT

Tab. SUB Substrate von Cytochrom-P450(CYP)-Isoenzymen sortiert nach CYP-Isoenzymen, P-Glykoprotein (P-gp) oder UDP-Glukuronosyltransferasen (UGT)

Substanzgruppe	Substrate
CYP1A2	
Psychopharmaka und psychotrop wirksame Substanzen	*Agomelatin, Asenapin, Chlorpromazin, Clozapin, Duloxetin, Fluvoxamin, Imipramin, Melatonin, Olanzapin, Prothipendyl, Ramelteon, Rasagilin, Ropinirol, Tasimelteon, Thioridazin*
Internistische und sonstige Arzneimittel	*Alosetron, Coffein, Cinacalcet, Erlotinib, Fenfluramin, Flutamid, Frovatriptan, Mexiletin, Phenacetin, Propranolol, Ramosetron, Riluzol, Ropivacain, Rucaparib, Theophyllin, Tizanidin, Zileuton, Zolmitriptan*
CYP2A6	
Psychopharmaka und psychotrop wirksame Substanzen	*Cenobamat, Nikotin, Valproat*
Internistische und sonstige Arzneimittel	*Coffein, Cumarin, Letrozol, Lidocain, Methoxsalen, Metronidazol, Pilocarpin, Tegafur*
CYP2B6	
Psychopharmaka und psychotrop wirksame Substanzen	*Bupropion, Cenobamat, Esketamin, Ketamin, Levomethadon, Mephenytoin, Methadon, Selegilin, Sertralin*
Internistische und sonstige Arzneimittel	*Arthemeter, Artemisin, Cyclophosphamid, Efavirenz, Ifosfamid, Pethidin, Propofol*
CYP2C9	
Psychopharmaka und psychotrop wirksame Substanzen	*Doxepin, Dronabinol, Fluoxetin, Phenobarbital, Phenytoin, Tetrahydrocannabinol*
Internistische und sonstige Arzneimittel	*Abrocitinib, Acenocoumarol, Azilsartan, Capecitabin, Clopidogrel, Celecoxib, Diclofenac, Flurbiprofen, Glibenclamid, Glimeprid, Glipizid, Glyburid, Ibuprofen, Indometacin, Irbesartan, Ketoprofen, Lornoxicam, Losartan, Mefenaminsäure, Meloxicam, Mestranol, Montelukast, Naproxen, Nateglenid, Ospemifen, Phenprocoumon, Piroxicam, Rofecoxoib, Ruxolitinib, Siponimod, Sulfamethoxazol, Tenoxicam, Terbinafin, Tolbutamid, Torasemid, Voriconazol, Warfarin*
CYP2C19	
Psychopharmaka und psychotrop wirksame Substanzen	*Amitriptylin, Atomoxetin, Bromazepam, Cannabidiol, Citalopram, Clobazam, Clomipramin, Clozapin, Desvenlafaxin (O-Desmethylvenlafaxin), Diazepam, Doxepin, Escitalopram, Fluoxetin, Imipramin, Medazepam, S-Mephenytoin, Moclobemid, Perazin, Phenobarbital, Phenytoin, Prothipendyl, Ramelteon, Sertralin, Trimipramin, Venlafaxin*

■ **Tab. SUB** (Fortsetzung)

Substanzgruppe	Substrate
Internistische und sonstige Arzneimittel	*Cimetidin, Clopidogrel, Esomeprazol, Gliclazid, Labetalol, Lansoprazol, Mavacamten, Nelfinavir, Nilutamid, Nisoldipin, Omeprazol, Pantoprazol, Proguanil, Rabeprazol, Ticlopidin, Voriconazol*
CYP2D6	
Psychopharmaka und psychotrop wirksame Substanzen	*Amitriptylin, Amfetamin, Aripiprazol, Atomoxetin, Brexpiprazol, Clomipramin, Dapoxetin, Desipramin, Dexamfetamin, Diphenhydramin, Donepezil, Doxepin, Flunarizin, Fluoxetin, Flupentixol, Fluphenazin, Fluvoxamin, Galantamin, Hydroxyzin, Imipramin, Lisdexamfetamin, Lisurid, 3,4-Methylendioxymethylamphetamin (MDMA), Mianserin, Nortriptylin, Opipramol, Paroxetin, Perphenazin, Pimozid, Pitolisant, Promethazin, Risperidon, Sertindol, Thioridazin, Trimipramin, Venlafaxin, Vortioxetin, Zuclopenthixol*
Internistische und sonstige Arzneimittel	*Alfentanil, Ajmalin, Alprenolol, Benztropin, Bufuralol, Carvedilol, Chlorpheniramin, Cinacalcet, Codein, Darifenacin, Debrisoquin, Dexfenfluramin, Dextromethorphan, Dihydrocodein, Dimetinden, Eliglustat, Encainid, Fenfluramin, Flecainid, Ibutilid, Indoramin, Loratidin, Metoclopramid, Metoprolol, Mexiletin, Minaprin, Nebivolol, Norepinephrin, Ondansetron, Oxycodon, Palonosetron, Penbutolol, Pentoxyverin, Pindolol, Prajmalin, Propafenon, Propranolol, Tamoxifen, Tegaserod, Tetrabenzin, Timolol, Tolperison, Tolterodin, Tramadol, Tropisetron, Umeclidinium, Urapidil, Vernakalant*
CYP2E1	
Psychopharmaka und psychotrop wirksame Substanzen	*Alkohol (Ethanol), Cenobamat, Disulfiram*
Internistische und sonstige Arzneimittel	*Acetaminophen, Chloroxazon, Enfluran, Halothan, Isofluran, Methoxyfluran, Paracetamol, Sevofluran*
CYP3A4/5	
Psychopharmaka und psychotrop wirksame Substanzen	*Alprazolam, Aripiprazol, Brexpiprazol, Bromazepam, Bromocriptin, Bromperidol, Brotizolam, Buprenorphin, Buspiron, Cabergolin, Cannabidiol, Carbamazepin, Cariprazin, Chlordiazepoxid, Clobazam, Clomethiazol, Clonazepam, Cocain, Daridorexant, Diazepam, Dronabinol, Esketamin, Eszopiclon, Fluspirilen, Galantamin, Guanfacin, Haloperidol, Hydroxyzin, Ketamin, Lemborexant, Levomepromazin, Levomethadon, Lumateperon, Lurasidon, Lysergsäurediethlyamid (LSD), Medazepam, Methadon, Midazolam, Modafinil, Nitrazepam, Nordazepam, Norfluoxetin, Perampanel, Pimavanserin, Pimozid, Pitolisant, Prazepam, Quetiapin, Reboxetin, Sibutramin, Suvorexant, Tasimelteon, Tetrahydrocannbinol, Tiagabin, Trazodon, Triazolam, Vilazodon, Zaleplon, Ziprasidon, Zolpidem, Zopiclon, Zotepin*

Tab. SUB (Fortsetzung)

Substanzgruppe	Substrate
Internistische und sonstige Arzneimittel	*Abemaciclib, Abirateron, Aclabrutinib, Afatinib, Albendazol, Alectinib, Alfentanil, Alfuzosin, Amiodaron, Amlodipin, Anastrozol, Androsteron, Apixaban, Aprepitant, Artemether, Astemizol, Atazanavir, Atogepant, Atorvastatin, Avanafil, Axitinib, Bedaquilin, Bicalutamid, Bictegravir, Bosentan, Bosutinib, Brigatinib, Budesonid, Cabazitaxel, Cabozantinib, Ceritinib, Cerivastatin, Chinidin, Ciclosporin, Cilostazol, Cinacalcet, Cisaprid, Clarithromycin, Clopidogrel, Cobicistat, Cobimetinib, Colchicin, Crizotinib, Cyclophosphamid, Dapson, Darifenacin, Darunavir, Dasatinib, Delavirdin, Dexamethason, Dihydroergotamin, Diltiazem, Docetaxel, Dolutegravir, Domperidon, Doravirin, Doxazosin, Doxycyclin, Dronedaron, Drospirinon, Ebastin, Edoxaban, Eletriptan, Elvitegravir, Encorafenib, Entrecinib, Eplerenon, Ergotamin, Erlotinib, Erythromycin, Estradiol, Ethinylestradiol, Etorcoxib, Etravirin, Everolimus, Exemestan, Felodipin, Fentanyl, Fesoterodin, Finasterid, Finerenon, Flucloxacillin, Fluticason, Fosamprenavir, Fosaprepitant, Gilteritinib, Glasdegib, Glibenclamid, Gliquidon, Grazoprevir, Halofantrin, Hydroxychloroquin, Ibrutinib, Ibutilid, Idelalisib, Imatinib, Ivabradin, Ivacaftor, Ixazomid, Ketoconazol, Lapatinib, Larotrectinib, Lenacapavir, Lenvatinib, Lercanidin, Letrozol, Loperamid, Lopinavir, Loratadin, Loratinib, Lovastatin, Maraviroc, Medroxprogesteron, Metamizol, Midostaurin, Mifepriston, Mirabegron, Mizolastin, Naloxegol, Nateglinid, Nelfinavir, Netupitant, Nevirapin, Nicardipin, Nifedipin, Nilotinib, Nimodipin, Nintedanib, Nirmatrelvir, Nisoldipin, Nitrendipin, Norethisteron, Olaparib, Ombitasvir, Ondansetron, Oxycodon, Palbociclib, Pantoprazol, Paritaprevir, Pazopanib, Pioglitazon, Piritramid, Propafenon, Propiverin, Ranolazin, Regorefenib, Repaglinid, Rifabutin, Rilpiverin, Rimegepant, Ritonavir, Rivaroxaban, Rolapitant, Rucaparib, Rupatadin, Ruxolitinib, Salmeterol, Saquinavir, Saxagliptin, Sildenafil, Silodosin, Simeprevir, Simvastatin, Sirolimus, Solifenacin, Sorafenib, Sufentanil, Sunitinib, Tacrolimus, Tadalafil, Tamoxifen, Tamsulosin, Temsirolimus, Terfenadin, Testosteron, Ticagrelor, Tilidin, Tipranavir, Tolterodin, Tolvaptan, Tramadol, Trimethoprim, Umifenovir, Vandetanib, Vardenafil, Venetoclax, Verapamil, Vincristin, Vindesin*
P-gp	
Psychopharmaka und psychotrop wirksame Substanzen	*Paliperidon, Risperidon*
Internistische und sonstige Arzneimittel	*Afatinib, Apixaban, Dabigatran, Digoxin, Edoxaban, Ledipasvir, Loperamid, Montelukast, Pazopanib, Rivaroxaban*

Tab. SUB (Fortsetzung)

Substanzgruppe	Substrate
UGT	
Psychopharmaka und psychotrop wirksame Substanzen	*Diphenhydramin, Entacapon, Haloperidol, Lamotrigin, Lorazepam, Lormetazepam, Olanzapin, Oxazepam, Oxcarbazepin, Psilocybin, Valproat*
Internistische und sonstige Arzneimittel	*Abacavir, Afatinib, Baloxavir, Bictegravir, Cobimetinib, Codein, Dapagliflozin, Empagliflozin, Ezetimib, Hydromorphon, Idelalisib, Letermovir, Lorlatinib, Meptazinol, Methocarbamol, Minoxidil, Montelukast, Morphin, Mycophenolatmofetil, Nintedanib, Paracetamol, Pazopanib, Pitavastatin, Prednisolon, Probenecid, Raloxifen, Silodosin, Tapentadol, Zidovudin, Zofenopril*

Präparateverzeichnis[1]

A

B

C

D

1 Aufgelistet sind nur die Handelsnamen, die in den Präparateteilen der einzelnen Kapitel genannt sind (s. auch ▶ Leseanweisung)

E

F

G

H

I

J

K

L

M

T

V

W

X

Y

Z

Stichwortverzeichnis

B

C

D

E

F

G

H

L

M

N

O

P

Q

R

S

T

U

V

W

X

Y

Z

SPRINGER NATURE

GPSR Compliance

The European Union's (EU) General Product Safety Regulation (GPSR) is a set of rules that requires consumer products to be safe and our obligations to ensure this.

If you have any concerns about our products, you can contact us on ProductSafety@springernature.com

In case Publisher is established outside the EU, the EU authorized representative is:

Springer Nature Customer Service Center GmbH
Europaplatz 3
69115 Heidelberg, Germany

Printed by Wilco bv, the Netherlands